PSYCHIATRIE CLINIQUE

Une approche bio-psycho-sociale

TOME II
Spécialités, traitements, sciences fondamentales et sujets d'intérêt

Lalonde, Aubut, Grunberg
et collaborateurs

PSYCHIATRIE CLINIQUE

Une approche bio-psycho-sociale

Tome II
Spécialités, traitements, sciences fondamentales et sujets d'intérêt

gaëtan morin
éditeur

Données de catalogage avant publication (Canada)

Lalonde, Pierre, 1941 2 mars-

   Psychiatrie clinique : une approche bio-psycho-sociale

   Comprend des réf. bibliogr. et des index.
   Sommaire : t. 2. Spécialités, traitements, sciences fondamentales et sujets d'intérêt.

   ISBN 2-89105-691-4 (v. 1)
   ISBN 2-89105-751-1 (v. 2)

   1. Psychiatrie. 2. Psychologie pathologique. 3. Psychiatrie biologique. 4. Psychiatrie sociale. 5. Maladies mentales – Traitement. 6. Maladies mentales. I. Aubut, Jocelyn, 1950- . II. Grunberg, Frédéric, 1927- . III. Titre.

RC456.P79   1999   616.89   C99-940739-2

Tableau de la couverture : *Premier entretien*
Œuvre de **Gilles Jobin**

Gilles Jobin est né à Jonquière (Arvida) en 1942. À l'adolescence, il démontre des dispositions pour le dessin et la peinture par des pratiques assidues qui occupent le plus clair de ses loisirs. Entre 1959 et 1966, il étudie à l'École des Beaux-Arts de Québec. Bien que diplômé en arts graphiques, Jobin se rendra compte rapidement que la peinture allait devenir sa meilleure corde. Ainsi décrit-il son art :

« Expressionnisme, fauvisme, intimisme : autant de termes pouvant correspondre à ce que je fais.
L'action doit précéder ma pensée lorsque j'œuvre ; c'est ainsi que je réussis le mieux. »

Gilles Jobin expose ses tableaux notamment à la Galerie La Corniche de Chicoutimi.

Consultez notre site
www.groupemorin.com
vous y trouverez du matériel complémentaire pour plusieurs de nos ouvrages.

Gaëtan Morin Éditeur ltée
171, boul. de Mortagne, Boucherville (Québec), Canada J4B 6G4
Tél. : (450) 449-2369

Il est illégal de reproduire une partie quelconque de ce livre sans autorisation de la maison d'édition. Toute reproduction de cette publication, par n'importe quel procédé, sera considérée comme une violation des droits d'auteur.

Révision linguistique : Jocelyne Dorion (troisième, quatrième et cinquième parties);
                            Jean-Pierre Leroux (sixième partie)

Imprimé au Canada   1 2 3 4 5 6 7 8 9 0   10 09 08 07 06 05 04 03 02 01

Dépôt légal 2e trimestre 2001 – Bibliothèque nationale du Québec – Bibliothèque nationale du Canada

© gaëtan morin éditeur ltée, 1980, 1988, 2001
Tous droits réservés

Liste des auteurs

Sous la direction de

Pierre Lalonde, M.D., Jocelyn Aubut, M.D.
et Frédéric Grunberg, M.D.

avec la collaboration de

Andrée Adams, M.Serv.soc.
Mark Adams, M.D.
Guy Ausloos, M.D.
Linda Beauclair, M.D.
Nagy Charles Bedwani, M.D.
Gabriel Belzile, M.D.
Pierre Belzile, M.Ps.
Odette Bernazzani, M.D.
Louise Blais, Ph.D.
Luc Blanchet, M.D.
Bernard Boileau, M.D.
François Borgeat, M.D.
Michel Botbol, M.D.
Pierre Bourgouin, M.D.
Pierre Bovet, M.D.
Jacques Bradwejn, M.D.
Clare C. Brant[†], M.D.
Richard Brière, Ph.D.
Jacques Buteau, M.D.
Vincent Caillard, M.D.
Louis Georges Castonguay, Ph.D.
Nicole Catheline, M.D.
Dara Charney, M.D.
Maryse Charron, M.D.
Guy Chouinard, M.D.
Richard Cloutier, M.D.
Jean-Charles Crombez, M.D.
Bruno Debruille, Ph.D.
Guy Deleu, M.D.
Pascale Des Rosiers, M.D.

Pierre Doucet, M.D.
Jean-Luc Dubreucq, M.D.
Natasha Dufour, M.D.
José L. Fabian, M.D.
Joël Gailledreau, M.D.
Jacques Gasser, M.D.
Yvon Gauthier, M.D.
Patrick Gosselin, M.Ps.
Nicolas Gougoulis, M.D.
Michel Goutal, M.D.
Marie-Jeanne Guedj, M.D.
Louis Guérette, M.D.
Jean-Marc Guilé, M.D.
François Guillem, Ph.D.
Emmanuel Habimana, Ph.D.
Jean Hébert, M.D.
Jean Huot[†], M.D.
Carol Jonas, M.D.
Barry D. Jones, M.D.
Vassilis Kapsambelis, M.D.
Catherine Kissel, M.D.
Alain Labelle, M.D.
Pierre Landry, M.D.
Yvon D. Lapierre, M.D.
Denis Laurendeau, M.D.
Yvon-Jacques Lavallée, M.D.
Germain Lavoie, Ph.D.
Ginette Lavoie, M.D.
Louis Legault, M.D.
Jean-Marc Legrand, M.D.

André Lelièvre, M.D.
Michel Lemay, M.D.
Jean-Michel Le Mellédo, M.D.
Denis Lepage, M.D.
Sonia Mansour-Robaey, M.D.
Daniel Marcelli, M.D.
Gérard Massé, M.D.
Michel Maziade, M.D.
Carole Ménard-Buteau, M.D.
Chantal Mérette, Ph.D.
Michel J. Messier, M.D.
Frédéric Millaud, M.D.
Gérard Montagne, M.D.
Raymond Morissette, M.D.
Laurent Mottron, M.D.
Carole Murphy, M.D.
John Allison O'Neil, M.D.
Isabelle Paquette, M.D.
Gilbert Pinard, M.D.
Marie-Carmen Plante, M.D.
François Primeau, M.D.

Rosita Punti, M.D.
Philippe Robaey, M.D.
Pierre-Paul Rompré, Ph.D.
Cécile Rousseau, M.D.
Marc-André Roy, M.D.
Renée Roy, M.D.
Martin St-André, M.D.
Daniel Saint-Laurent, M.D.
Marie Saint-Laurent, M.D.
Marc Sasseville, M.D.
Jean-François Saucier, M.D.
Jean-Paul Soucy, M.D.
Emmanuel Stip, M.D.
Ursula Streit, Ph.D.
Valérie Tourjman, M.D.
Martin Tremblay, M.D.
Jean-Robert Turcotte, M.D.
Claude Vanier, M.D.
Jacques Voyer, M.D.
Hubert Wallot, M.D.

Remerciements

Outre les auteurs des chapitres, plusieurs personnes ont contribué, de près ou de loin, à la réalisation de cet ouvrage. Nous tenons à leur exprimer notre gratitude. Nous remercions plus particulièrement :

Danielle Marois, secrétaire, qui a assuré le lien entre les auteurs et les directeurs de la publication.

Claire Brassard, secrétaire, pour son dévouement et sa disponibilité.

Patrick Barabé et Philippe Côté, résidents en psychiatrie, qui ont fait le relevé des mots pour l'index des sujets, et Johanne Massé, qui l'a construit.

Pascal Triboulet, psychiatre, ainsi que Christiane Lessard et Jean-François Charbonnel, pharmaciens, qui ont révisé les listes de médicaments.

L'équipe de Gaëtan Morin Éditeur, en particulier Marise Labrecque, éditrice ; Lucie Turcotte, chargée de projet ; Jocelyne Dorion et Jean-Pierre Leroux, réviseurs linguistiques.

Nos familles et celles de nos collaborateurs, qui ont fait preuve de beaucoup de patience et nous ont soutenus dans ce projet collectif.

Nous dédions ce livre à nos patients et à leurs proches, les véritables moteurs de notre formation, qui nous placent chaque jour devant le défi d'enrichir nos connaissances pour améliorer la qualité de leur vie.

Note au lecteur

Les descriptions cliniques des diverses psychopathologies que contient ce manuel se fondent sur les critères établis dans la 4e édition du *Diagnostic and Statistical Manual of Mental Disorders* (DSM-IV) et dans la 10e révision de la *Classification internationale des maladies* (CIM-10). Nous nous sommes efforcés de mettre en parallèle les éléments de ces deux nosographies à la lumière desquelles le médecin pose un diagnostic psychiatrique. Dans les tableaux comparatifs, comme nous avons donné la priorité à la séquence alphanumérique du DSM-IV, il arrive donc que la présentation des critères diagnostiques de la CIM-10 ne respecte pas l'ordre original.

Pour faciliter la lecture et par souci de clarté, nous avons évité autant que possible les formules masculin-féminin du type « le-la patient-e… » qui alourdissent le texte. Sauf quand le contexte l'indique autrement, la plupart des observations concernent autant les femmes que les hommes.

Table des matières

Liste des auteurs V
Remerciements VII
Note au lecteur IX
Liste des abréviations XV

TROISIÈME PARTIE
Spécialités psychiatriques

CHAPITRE 29
Urgences psychiatriques 834
*Marc Sasseville, Martin Tremblay,
en collaboration avec Claire Gagnon, Jean-François
de La Sablonnière, Jean-Yves Roy, Daniel Bordeleau,
Francine Morin*

CHAPITRE 30
Consultation-liaison 874
André Lelièvre, Jean-Robert Turcotte

CHAPITRE 31
Psychiatrie gériatrique 890
*Isabelle Paquette, Maryse Charron, Rosita Punti,
Carole Murphy*

Psychiatrie légale

CHAPITRE 32
Psychiatrie légale au Québec 924
Renée Roy, Frédéric Grunberg

CHAPITRE 33
Psychiatrie légale en France 950
Carol Jonas

Pédopsychiatrie (Michel Lemay et coll.)

CHAPITRE 34
Introduction à la pédopsychiatrie 974
*Michel Lemay, Philippe Robaey,
Sonia Mansour-Robaey*

CHAPITRE 35
Troubles précoces de l'enfance 990
Martin St-André, Laurent Mottron, Yvon Gauthier

CHAPITRE 36
Troubles à expression somatique
et psychomotrice 1018
Bernard Boileau, Louis Legault

CHAPITRE 37
Troubles de la cognition 1038
Jean-Marc Guilé

CHAPITRE 38
Troubles de l'adaptation sociale 1068
Guy Ausloos, Michel Lemay

CHAPITRE 39
Troubles anxieux 1086
Ginette Lavoie, Denis Laurendeau

CHAPITRE 40
Psychoses et dépressions 1102
Nagy Charles Bedwani

CHAPITRE 41
Pédopsychiatrie en France 1122
Nicole Catheline, Daniel Marcelli

QUATRIÈME PARTIE
Traitements psychiatriques

Traitements biologiques

CHAPITRE 42
Anxiolytiques et hypnotiques 1138
*Jean-Michel Le Mellédo, Jean-Marc Legrand,
Jacques Bradwejn, Natasha Dufour*

CHAPITRE 43
Antipsychotiques 1160
Alain Labelle, Yvon D. Lapierre, Barry D. Jones

CHAPITRE 44
Antidépresseurs 1182
Pierre Landry

CHAPITRE 45
Stabilisateurs de l'humeur 1206
Linda Beauclair, Guy Chouinard

CHAPITRE 46
Électroconvulsivothérapie 1226
Claude Vanier, Valérie Tourjman

CHAPITRE 47
Traitements biologiques en France 1238
Vincent Caillard, Joël Gailledreau

Traitements psycho-sociaux

CHAPITRE 48
Fondements de la psychothérapie 1260
Louis Georges Castonguay, François Borgeat

CHAPITRE 49
Thérapie psychanalytique 1276
Pierre Doucet

CHAPITRE 50
Thérapie comportementale 1300
Yvon-Jacques Lavallée, Patrick Gosselin

CHAPITRE 51
Thérapie cognitive 1326
Marie Saint-Laurent, Gilbert Pinard

CHAPITRE 52
Thérapie psychoéducative 1342
Guy Deleu, Pierre Lalonde

CHAPITRE 53
Thérapie systémique 1364
Guy Ausloos

CHAPITRE 54
Thérapie expérientielle 1380
Jean-Charles Crombez

CHAPITRE 55
Relaxation 1396
Jean Huot[†], Gabriel Belzile, Pierre Belzile

CHAPITRE 56
Hypnose 1408
Germain Lavoie

CHAPITRE 57
Éclectisme et intégration en psychothérapie . . 1426
Louis Guérette

CHAPITRE 58
Psychothérapie en France 1442
Michel Botbol, Nicolas Gougoulis,
Marie-Jeanne Guedj, Vassilis Kapsambelis

CINQUIÈME PARTIE
Sciences fondamentales

CHAPITRE 59
Épistémologie 1468
John Allison O'Neil

CHAPITRE 60
Génétique 1484
Michel Maziade, Chantal Mérette,
Marc-André Roy

CHAPITRE 61
Neurobiologie 1500
Pierre Landry, Richard Brière

CHAPITRE 62
Psychophysiologie et neuropsychologie 1538
Emmanuel Stip, Pierre-Paul Rompré,
Bruno Debruille, François Guillem

CHAPITRE 63
Imagerie cérébrale 1572
Jean-Paul Soucy, Pierre Bourgouin,
Catherine Kissel

CHAPITRE 64
Développement de la personnalité 1592
Raymond Morissette

CHAPITRE 65
Épidémiologie 1614
Marc-André Roy, Michel Maziade

CHAPITRE 66
Sociologie et maladie mentale 1632
Louise Blais,
avec la collaboration de Louise Mulligan-Roy

CHAPITRE 67
Éthique et psychiatrie 1648
François Primeau

SIXIÈME PARTIE
Sujets d'intérêt

CHAPITRE 68
Évaluation de la qualité des soins 1664
Daniel Saint-Laurent

CHAPITRE 69
Couple et famille 1682
Andrée Adams, Mark Adams

CHAPITRE 70
Psychiatrie et différences sexuelles........... 1700
*Pascale Des Rosiers, Odette Bernazzani,
Dara Charney*

CHAPITRE 71
Travail, chômage et invalidité.............. 1716
Denis Lepage

CHAPITRE 72
Réseaux et partenariat.................... 1730
Luc Blanchet, Michel J. Messier

CHAPITRE 73
Psychiatrie transculturelle, migrations........ 1746
*Emmanuel Habimana, Cécile Rousseau,
Jean-François Saucier, Ursula Streit*

CHAPITRE 74
Psychiatrie des autochtones................ 1760
Gérard Montagne, Clare C. Brant[†]

CHAPITRE 75
Suicide 1770
Carole Ménard-Buteau, Jacques Buteau

CHAPITRE 76
Violence................................. 1794
Frédéric Millaud

CHAPITRE 77
Comorbidité............................. 1810
Marie-Carmen Plante

CHAPITRE 78
Manifestations psychiatriques du sida 1828
José L. Fabian

CHAPITRE 79
Maladie incurable........................ 1844
Jacques Voyer

CHAPITRE 80
Maladie psychiatrique chronique............ 1860
*Jean-Luc Dubreucq, Jean Hébert,
Richard Cloutier*

CHAPITRE 81
Réadaptation 1876
Michel J. Messier

CHAPITRE 82
Réhabilitation psychosociale en France 1892
Michel Goutal

CHAPITRE 83
Évolution des services psychiatriques
au Québec............................... 1908
Hubert Wallot

CHAPITRE 84
Évolution des services psychiatriques
en France................................ 1924
Gérard Massé

CHAPITRE 85
Évolution des services psychiatriques
en Suisse 1940
Pierre Bovet, Jacques Gasser, François Borgeat

INDEX DES AUTEURS...................... 1951

INDEX DES MÉDICAMENTS 1993

INDEX DES SUJETS 2003

Liste des abréviations

AA :	acide arachidonique ; Alcooliques Anonymes
AAH :	allocation aux adultes handicapés
ACh :	acétylcholine
AChE :	acétylcholinestérase
ACHS :	Australian Council of Health Care Standards
ACT :	Assertive Community Treatment, suivi communautaire intensif
ACTH :	*adrenocorticotropic hormone*, hormone corticotrope hypophysaire, hormone de libération du cortisol, corticotrophine
Ad :	adrénaline
ADH :	*antidiuretic hormone*, hormone antidiurétique (vasopressine)
ADN :	acide désoxyribonucléique
ADT :	activité dynamique dans le temps
AFAR :	Association pour la formation, l'animation et la recherche
AFLS :	Association française de lutte contre le sida
AGEFIPH :	Association nationale de gestion du fonds pour l'insertion professionnelle des handicapés
AHC :	antidépresseur hétérocyclique
AINS :	anti-inflammatoire non stéroïdien
AIPS :	Association pour l'insertion professionnelle et sociale
AJCS :	Association des jeunes contre le sida
ALT :	alanine transférase
AMC :	Association médicale canadienne
AMM :	Autorisation de mise sur le marché ; Association médicale mondiale
AMP :	adénosine monophosphate
AMPA :	acide α-amino-3-hydroxy-5-méthyl-4-isoxazole-propionique
AMPc :	adénosine monophosphate cyclique
AMRP :	Association mondiale pour la réadaptation psycho-sociale
ANAES :	Agence nationale d'accréditation et d'évaluation en santé
ANDEM :	Agence nationale pour le développement de l'évaluation médicale
ANF :	*atrial natriuretic factor*, peptide natriurétique
ANOVA :	*analysis of variance*, analyse de la variance
AP :	action prolongée
APA :	American Psychiatric Association
APAJH :	Association pour adultes et jeunes handicapés
APART :	Association de promotion des appartements et rencontres thérapeutiques
APC :	Association des psychiatres du Canada
APVP :	années potentielles de vie perdues
ARC :	*AIDS-related complex*
ARN :	acide ribonucléique
ASC :	aire sous la courbe
ASEPSI :	Association pour l'étude de la promotion de structures intermédiaires
ASFFALTA :	Association française de foyers, appartements et logements thérapeutiques et associatifs
ASI :	Addiction Severity Index
ASP :	action semi-prolongée
AST :	aspartate transférase
ATC :	antidépresseurs tricycliques
ATP :	adénosine triphosphate
ATV :	aire tegmentaire ventrale
AVC :	accident vasculaire cérébral
AZT :	azidothymidine (zidovudine)
BAPU :	Bureau d'aide psychologique universitaire
BH :	barrière hémato-encéphalique
b.i.d. :	*bis in die*, deux fois par jour
BPRS :	Brief Psychiatric Rating Scale
BSS :	Barber Suggestibility Scale
C_{max} :	concentration maximale
CAAT :	Centre d'accueil et d'aide aux toxicomanes
CAMSP :	centre d'action médico-sociale précoce
CAT :	choline acétyltransférase
CATTP :	centre d'accueil thérapeutique à temps partiel
CC :	cognitivo-comportemental
CCNE :	Comité consultatif national d'éthique
CCPE :	commission de circonscription préélémentaire et élémentaire
C.c.Q. :	Code civil du Québec
CCK :	cholécystokinine
CCPPRB :	Comité consultatif de protection de personnes dans la recherche biomédicale
CCSD :	commission de circonscription de second degré
CDES :	Commission départementale d'éducation spéciale
CDI :	Clinical Diagnostic Interview
CEMEA :	Centre d'entraînement aux méthodes d'éducation active
CER :	comité d'éthique de recherche
CFRP :	Centre de formation et de recherche psychanalytique

CFTMEA :	*Classification française des troubles mentaux de l'enfant et de l'adolescent*
CGIS :	Clinical Global Impression Scale
CGRP :	*calcitonin gene related peptide*, peptide du gène de la calcitonine
CH :	centre hospitalier
CHA :	Centre d'hygiène alimentaire
CHG :	centre hospitalier général
CHRS :	centre d'hébergement et de réadaptation sociale
CHS :	centre hospitalier spécialisé
CHSLD :	centre d'hébergement et de soins de longue durée
CIDI :	Composite International Diagnostic Interview
CIM :	*Classification internationale des maladies*
CLSC :	Centre local de services communautaires
CMDP :	Conseil des médecins, dentistes et pharmaciens
CMP :	centre médico-psychologique
CMPP :	centre médico-psycho-pédagogique
CMQ :	Collège des médecins du Québec
CNEM :	Comité national de l'évaluation médicale
CNRS :	Centre national de la recherche scientifique
COMT :	catéchol-O-méthyl-transférase
COTOREP :	Commission technique d'orientation et de reclassement professionnels
CPK :	créatinine phosphokinase
CPOA :	Centre psychiatrique d'orientation et d'accueil
CPT :	Continuous Performance Test
CR :	*controlled release*, libération lente
CRF :	*corticotropin-releasing factor*, substance libératrice de la corticotrophine, corticolibérine
CRIPS :	Centre régional d'information et de prévention du sida
CRM :	Conseil de recherches médicales du Canada
CRSAO :	Centre de post-cure et de réadaptation sociale agricole de l'Ouest
CRSSS :	Conseil régional de la santé et des services sociaux
CSP :	Community Support Program
CSTP :	Carleton Skills Training Program
CTNERHI :	Centre technique national d'études et de recherches sur les handicaps et les inadaptations
CT-SCAN :	*computerized tomography*, tomographie axiale
CURSS :	Carleton University Responsiveness to Suggestion Scale
D :	dopamine
DA :	dopamine
DAG :	diacylglycérol
DAH :	déficit de l'attention/hyperactivité
DAO :	diamine-oxydase
DCP :	dysharmonie cognitive pathologique
DGS :	Direction générale de la santé
die :	une fois par jour
DIS :	Diagnostic Interview Schedule
DMT :	diméthyltryptamine
DOM :	2,5-diméthoxy-4-méthylamphétamine
DOMA :	acide dihydroxymandélique
DOPAC :	acide dihydroxyphénylacétique
DOPEG :	dioxyphényléthylèneglycol
DRP :	Diagnostic Rating Procedure
DSM :	*Diagnostic and Statistical Manual of Mental Disorders*
DT :	delirium tremens
DTPA :	*diethylene triamine pentaacetic acid*, acide diéthylène triamine pentaacétique
ECA :	Epidemiologic Catchment Area
ECD :	éthylène cysténiate dimer
ECG :	électrocardiographie, électrocardiogramme
ECT :	électroconvulsivothérapie
EE :	émotion exprimée
EEG :	électroencéphalographie, électroencéphalogramme
EHS :	entraînement aux habiletés sociales
ER :	Échelle de responsabilité
ESPT :	état de stress post-traumatique
ETP :	équivalent temps plein
FACES :	Family Adaptability and Cohesion Evaluation Scale
FCMT :	Family and Case Manager Test
FDG :	fluorodéoxyglucose
FMH :	Fédération des médecins suisses
FNA Psy :	Fédération nationale des associations de patients et ex-patients des services "psy"
FNARS :	Fédération nationale des associations d'accueil et de réadaptation sociale
FTT :	*failure-to-thrive*
GABA :	*gamma amino butyric acid*, acide gamma-aminobutyrique
GDP :	guanosine diphosphate
GH :	*growth hormone*, hormone de croissance
GHB :	gamma-hydroxybutyrate
GH-RH :	*growth hormone-releasing hormone*, hormone de libération de l'hormone de croissance, somatolibérine
GMPc :	guanosine monophosphate cyclique
GNRH :	*gonadotropin-releasing hormone*, gonadolibérine
GREPFA :	Groupe de recherche européen en accueil familial
GTP :	guanosine triphosphate
H :	histamine

HDC :	histidine décarboxylase	ISRS :	inhibiteur sélectif du recaptage de la sérotonine
HDT :	hospitalisation sur demande d'un tiers	i.v. :	intraveineux
HEDIS :	Health Plan Employer Data and Information Set	JCAH :	Joint Commission on Accreditation of Hospitals
HF :	histoire familiale	JCAHO :	Joint Commission on Accreditation of Health Care Organizations
HGSHS :	Harvard Group Scale of Hypnotic Susceptibility	KA :	*kainic acid*, acide kainique
5-HIAA :	*5-hydroxyindoleacetic acid*, acide 5-hydroxy-indol-acétique	K-FTDS :	Kiddie Formal Thought Disorder Rating Scale
HIP :	Hypnotic Induction Profile	K-SADS :	Kiddie Schedule for Affective Disorders and Schizophrenia
HMO :	Health Maintenance Organization	LCR :	liquide céphalorachidien
HMPAO :	hexaméthyl propylèneamine oxime	L-DOPA :	lévo-dihydroxyphénylalanine
HMT :	histamine méthyltransférase	LH :	*luteinizing hormone*, hormone lutéinisante
HO :	hospitalisation d'office	LH-RH :	*luteinizing hormone-releasing hormone*, hormone de libération de l'hormone lutéinisante, gonadolibérine
hs :	*hora somni*, à l'heure du coucher		
5-HT :	5-hydroxytryptamine, sérotonine		
5-HTP :	5-hydroxytryptophane	LP :	libération prolongée
HVA :	*homovanillic acid*, acide homovanillique	LPC :	*late positive component*, composante positive tardive
IAB :	Inventaire d'anxiété de Beck		
ICIDH :	*International Classification of Impairments, Disabilities and Handicaps*	LSD :	acide lysergique diéthylamide (sigle de l'allemand *Lysergsaürediäthylamid*)
ICT :	insuffisance cérébrale transitoire	MAO :	monoamine-oxydase
IDB :	Inventaire de dépression de Beck	MAO-A :	monoamine-oxydase de type A
IFC :	intervention familiale de crise	MAO-B :	monoamine-oxydase de type B
Ig :	immunoglobuline	MAST :	Michigan Alcoholism Screening Test
i.m. :	intramusculaire	mCPP :	méta-chlorophénylpipérazine
IMAO :	inhibiteur de la monoamine-oxydase	MDEA :	3,4-méthylènedioxyéthylamphétamine
IMP :	institut médico-pédagogique	MDMA :	3,4-méthylènedioxyméthamphétamine
IMPro :	institut médico-professionnel	MED :	meilleure estimation diagnostique
INSERM :	Institut national de la santé et de la recherche médicale	mÉq :	milliéquivalent
		MFFT :	Matching Familiar Figure Test
IP :	Inventaire de Padova	MGEN :	Mutuelle générale de l'éducation nationale
IP$_3$:	inositol triphosphate	MHPG :	méthoxy-hydroxy-phénylglycol
IPA :	International Psychoanalytical Association	MMDA :	5-méthoxy-3,4-méthylènedioxyamphétamine
IPD :	identique par descendance	mmol :	millimole
IR :	institut de rééducation	MMN :	*mismatch negativity*
IRM :	imagerie par résonance magnétique	MMSE :	Mini-Mental State Examination (Folstein)
IRMA :	*immunoradiometric assay*, dosage radio-immunométrique	MNEF :	Mutuelle nationale des étudiants de France
		MOR :	mouvements oculaires rapides
IRMAO :	inhibiteur réversible de la monoamine-oxydase	MPOC :	maladie pulmonaire obstructive chronique
IRMAO-A :	inhibiteur réversible de la monoamine-oxydase de type A	MSH :	*melanocyte-stimulating hormone*, hormone mélanotrope, mélanotrophine
IRMf :	imagerie par résonance magnétique fonctionnelle	NA :	noradrénaline
IRND :	inhibiteur du recaptage de la noradrénaline et de la dopamine	NCAM :	*neural cell adhesion molecule*, protéine d'adhésion neuronale
IRPro :	institut de rééducation professionnelle	NCCIP :	National Center for Clinical Infant Programs
IRSN :	inhibiteur du recaptage de la sérotonine et de la noradrénaline	NCQA :	National Committee for Quality Assurance
		NCS :	National Comorbidity Study
ISO :	International Organization for Standardization, Organisation internationale de normalisation	NIMH :	National Institute of Mental Health

NMDA :	N-Méthyl-D-Aspartate	s.c. :	sous-cutané
NPY :	neuropeptide Y	SCID :	Structured Clinical Interview (for DSM-III-R, for DSM-IV)
NT :	neurotensine		
OMS :	Organisation Mondiale de la Santé	SHALIT :	Stanford Hypnotic Arm Levitation Induction Test
ONG :	organisation non gouvernementale	SHCS :	Stanford Hypnotic Clinical Scale
PACT :	Program of Assertive Community Treatment	SHSS :	Stanford Hypnotic Susceptibility Scale
PAIO :	permanence d'accueil, d'information et d'orientation	sida :	syndrome immunodéficitaire acquis
		SIM :	suivi intensif dans le milieu
PCL :	psychiatrie de consultation-liaison	SIP :	Service d'inspection professionnelle
PCP :	phénylcyclohexyl-pipérine, phencyclidine	SNA :	système nerveux autonome
PEA :	psychiatrie de l'enfant et de l'adolescent	SNC :	système nerveux central
PEP :	*Performance Evaluation Procedure*	SPASM :	Société parisienne d'aide à la santé mentale
PET-scan :	Positron Emission Tomography	SPECT :	*Single Photon Emission Computed Tomography*, tomographie par émission de photon unique
PI :	psychodynamique-interpersonnel		
PIF :	*prolactin-inhibiting factor,* facteur inhibiteur de la prolactine	SPSHS :	Stanford Profile Scale of Hypnotic Susceptibility
		SR :	*slow release,* à libération prolongée
PiP_2 :	phosphatidyl-inositol biphosphate	SRFI :	Self Report Family Inventory
PLE :	potentiels liés aux événements	stat :	*statim,* immédiatement
pmol :	picomole	STP :	Serenity Tranquility Peace
PN :	*processing negativity*	T_3 :	triiodothyronine
PNLADAA :	Programme national de lutte contre l'abus de drogues et d'alcool chez les autochtones	T_4 :	thyroxine
		TA :	trouble des apprentissages
PNMT :	phényléthanolamine-N-méthyl-transférase	TAT :	Thematic Apperception Test
po :	*per os,* par la bouche	TC :	thérapie cognitive
1-PP :	pirimidinyl-1-pipérazine	TCA :	*trichloracetic acid,* acide trichloracétique
PPi :	pyrophosphate inorganique	TEP :	tomographie par émission de positrons
PPO :	Preferred Provider Organization	TEPU :	tomographie par émission de photon unique
PROSSM :	plans régionaux d'organisation de services en santé mentale	TFC :	thérapie familiale comportementale
		THC :	tétrahydrocannabinol
PSI :	plan de soins individualisé	t.i.d. :	*ter in die,* trois fois par jour
PTSM :	pyruvaldéhyde thiosemicarbazone	TL :	trouble du langage
Q.I. :	quotient intellectuel	TOC :	trouble obsessionnel-compulsif
QALY :	*quality adjusted life year*	TRH :	*thyrotropin-releasing hormone,* hormone de libération de la thyréostimuline, thyréolibérine
q.i.d. :	*quater in die,* quatre fois par jour		
QII :	Questionnaire d'intolérance à l'incertitude	TSH :	*thyroid-stimulating hormone,* thyréostimuline, hormone thyréotrope
QIP :	Quality Indicator Project		
QIPS :	Questionnaire sur les inquiétudes de Penn State	UMD :	unité pour malades difficiles
QSA :	Questionnaire de sensibilité à l'anxiété	UNAFAM :	Union nationale des amis et familles de malades mentaux
QSP :	Questionnaire sur les sensations physiques		
RAMQ :	Régie de l'assurance-maladie du Québec	UNAPEI :	Union nationale des associations de parents d'enfants inadaptés
RIA :	*radioimmuno assay,* dosage radio-immunologique		
		VCN :	variation contingente négative
RMI :	revenu minimum d'insertion	VIH :	virus de l'immunodéficience humaine
RMN :	résonance magnétique nucléaire	VIP :	*vasoactive intestinal polypeptide,* polypeptide intestinal vasoactif, peptide intestinal vasomoteur
RMNf :	résonance magnétique nucléaire fonctionnelle		
RMO :	références médicales opposables		
ROR :	retard d'organisation du raisonnement	VLS :	Vaincre le sida
RRSSS :	Régie régionale de la santé et des services sociaux	VMA :	*vanillylmandelic acid,* acide vanilmandélique
SAMU :	Service d'aide médicale d'urgence	WISC :	Wechsler Intelligence Scale for Children

TROISIÈME PARTIE

SPÉCIALITÉS PSYCHIATRIQUES

CHAPITRE 29

Urgences psychiatriques

MARC SASSEVILLE, M.D., L.M.C.C.
Psychiatre, chef du Service des urgences psychiatriques
de l'Hôpital Louis-H. Lafontaine (Montréal)
Professeur adjoint de clinique au Département de psychiatrie de l'Université de Montréal

MARTIN TREMBLAY, M.D., M.Sc. (sciences neurologiques), F.R.C.P.C.
Psychiatre aux urgences psychiatriques du Centre hospitalier de l'Université de Montréal
(Hôpital Notre-Dame)
Professeur adjoint de clinique au Département de psychiatrie de l'Université de Montréal

En collaboration avec
CLAIRE GAGNON, T.S.P.; JEAN-FRANÇOIS DE LA SABLONNIÈRE, M.D.;
JEAN-YVES ROY, M.D., F.R.C.P.C.; DANIEL BORDELEAU, M.D.;
FRANCINE MORIN, M.D., M.Ps., F.R.C.P.C.

PLAN

29.1 Définition et spécificité

29.2 Évaluation
    29.2.1 Raison de consultation
    29.2.2 Données factuelles
    29.2.3 Organicité
    29.2.4 Évaluation séméiologique
    29.2.5 Examen mental

29.3 Idée suicidaire et estimation du risque
    29.3.1 État suicidaire
        • *Estimation du risque suicidaire* • *Évaluation du patient suicidaire*

29.4 Situations cliniques
    29.4.1 Patient confus
    29.4.2 Patient menaçant
    29.4.3 Patient anxieux
    29.4.4 Patient méfiant
    29.4.5 Patient déprimé
    29.4.6 Patient psychotique
    29.4.7 Patient d'allure intoxiquée
    29.4.8 Patient toxicomane
    29.4.9 Patient atteint d'un trouble de la personnalité
        • *Notion de pseudo-irresponsabilité*

29.5 Effets secondaires des médicaments et pathologies iatrogènes

29.6 Intervention de crise
    29.6.1 Aperçu historique
    29.6.2 Intervention en situation de crise
        • *Résolution du problème*

29.7 Aspects médico-légaux de la pratique aux urgences psychiatriques au Québec
    29.7.1 Ordonnance d'examen psychiatrique
    29.7.2 Types de garde
        • *Garde préventive* • *Garde provisoire* • *Garde à la demande des psychiatres ou garde en établissement (anciennement dite cure fermée)*
    29.7.3 Mesures thérapeutiques urgentes sans consentement

Bibliographie

Lectures complémentaires

La médecine militaire et la médecine d'intervention en situation catastrophique sont à l'origine de la psychiatrie d'urgence. Dans une situation de combat, la prise en charge des urgences psychiatriques devait s'amorcer sur le front même. Le retour des soldats au front dès qu'ils étaient rétablis renforçait leur personnalité. Cela évitait la stigmatisation des problèmes mentaux et les effets néfastes d'une démobilisation. L'intervention psychiatrique d'urgence centrée sur la crise non seulement rétablissait le fonctionnement antérieur, mais pouvait même induire de nouvelles stratégies adaptatives et prévenir la nécessité d'une intervention à plus long terme. Dans la société civile, les actes criminels, les désastres et les catastrophes naturelles ont montré l'importance de l'intervention rapide quand survient un état de crise, une telle intervention permettant de prévenir les complications psychiatriques tels la dépression et l'état de stress post-traumatique.

Caplan (1964), entre autres, a milité en faveur de la mise en place de services d'urgences psychiatriques comme il devenait de plus en plus évident que les hospitalisations à long terme se révélaient non seulement peu nécessaires, mais parfois même néfastes dans le traitement de plusieurs problèmes psychiques.

En conséquence, une variété de modes d'intervention dite « de crise » ont été proposés. Bien que ces approches utilisent des critères particuliers que l'on peut difficilement appliquer intégralement dans les services des urgences psychiatriques, elles en ont néanmoins imprégné l'approche psychothérapeutique des situations de crise, approche qu'on peut qualifier de pragmatique et d'éclectique.

À l'instar de la médecine militaire en situation de combat dont elle est issue, l'urgence psychiatrique est, pour ainsi dire, en première ligne du système de santé. C'est l'endroit où les moindres changements se répercutent, car il s'agit souvent du seul où l'on peut se présenter 24 heures sur 24 et 7 jours sur 7 et avoir l'assurance d'être vu le jour même par un médecin. En raison de la progression des mouvements de désinstitutionnalisation, les services psychiatriques d'urgence sont devenus la principale porte d'entrée pour l'ensemble des personnes aux prises avec des problèmes de santé mentale dans la société nord-américaine. Ces services sont parfois la seule source de traitements pour bien des patients souffrant d'une affection chronique. Pour nombre d'entre eux, la visite à l'urgence déterminera le choix des traitements subséquents et influera sur le cours de leur maladie, voire sur leur vie. Cette réalité, combinée à la tendance actuelle à privilégier les hospitalisations brèves sur les lieux mêmes de l'urgence, amène les services des urgences à jouer un rôle majeur et grandissant dans nos systèmes de santé.

L'apparition des services d'urgences psychiatriques a par ailleurs facilité l'accès au psychiatre, en permettant aux patients de consulter rapidement pour des problèmes psychiques qu'ils auraient auparavant négligés. Il en résulte un dépistage précoce des maladies de même qu'une prise en charge plus rapide. Les problèmes liés à la consommation de drogues et d'alcool nécessitant une intervention d'urgence sont également plus nombreux à être pris en considération grâce à ces services.

L'effet cumulatif de ces divers facteurs a placé les services d'urgences psychiatriques sur la sellette, en première ligne du système de dispensation de soins en santé mentale, d'où la nécessité de bien définir l'urgence psychiatrique et de comprendre sa spécificité.

29.1 DÉFINITION ET SPÉCIFICITÉ

D'une façon générale, le terme « urgence » renvoie à la nécessité d'agir vite. Il peut caractériser un type de pratique (l'intervention d'urgence). Plus spécifiquement, une urgence désigne un cas nécessitant une intervention médicale rapide, cas qu'on rencontre le plus souvent dans les services des urgences des hôpitaux. Du point de vue psychiatrique, l'urgence se définit comme une situation dangereuse et critique appelant une prise en charge rapide par une équipe psychiatrique spécialisée.

La détermination d'une urgence psychiatrique repose sur deux procédures, soit le triage et l'évaluation (Click et coll., 1976).

Initialement, l'urgence ou la situation de crise se trouve définie par la personne qui demande la consultation, qu'il s'agisse du patient, d'un membre de son entourage ou d'un médecin. La nécessité d'une action rapide ne peut être établie tant que l'évaluation n'a pas été faite. Comme plusieurs cas potentiellement urgents peuvent se présenter en même temps, un système de triage s'avère nécessaire.

La pratique du triage est issue du besoin incontournable de départager, sur le champ de bataille, les soldats blessés nécessitant des soins immédiats de ceux qui peuvent attendre ou qui, malheureusement, ne peuvent être soignés sur le site même du combat. Une définition opérationnelle de l'urgence et de la crise s'impose. Il appartient aux médecins s'occupant des urgences (médicales comme psychiatriques) de confirmer l'urgence et de définir la crise, ce qu'ils font souvent d'une manière différente de celle du demandeur.

La définition la plus pragmatique de l'urgence psychiatrique se rapporte à tout état menaçant :
- l'intégrité physique du patient (automutilation, intoxication) ;
- l'intégrité physique d'une autre personne (voie de fait, tentative d'homicide) ;
- l'intégrité psychologique ou fonctionnelle du patient (traumatisme) ;
- l'intégrité du fonctionnement de la famille ou du groupe social (décès, divorce).

L'intégrité psychologique renvoie aux fonctions du Moi telles l'habileté à percevoir la réalité et la capacité à moduler ses émotions et à utiliser de façon adéquate son jugement et sa mémoire. L'intégrité fonctionnelle permet de faire face à des situations plus complexes comme le travail, la vie de famille, le maintien des relations interpersonnelles, les activités de la vie quotidienne et les soins personnels.

Une fois déterminé le problème principal, le patient doit être promptement évalué (voir la section 29.2). Une approche flexible et individualisée, tenant compte de la situation clinique, est de mise.

Le cadre conceptuel de toutes les interventions en situation d'urgence psychiatrique est inspiré de l'intervention de crise. Il se résume dans la question « Pourquoi ici et maintenant ? » Cette question, on doit se la poser en toute circonstance. Il faut comprendre que le mode de présentation d'une urgence psychiatrique, c'est-à-dire les symptômes, les signes et les comportements amenant le patient à consulter, résulte de l'interaction entre un facteur de stress et les capacités d'adaptation du patient et de son réseau social. La crise survient au moment où, psychologiquement, la personne tente de maîtriser ce stress. Celui-ci peut naître d'une situation objective, tels des événements de vie, mais peut également être engendré par des éléments subjectifs comme des conflits intrapsychiques, la crainte d'une séparation, la crainte du jugement d'autrui. L'émergence d'une maladie mentale fonctionnelle est également considérée comme un agent de stress important.

Par comparaison aux urgences médico-chirurgicales, l'approche des urgences psychiatriques est contextuelle, conjoncturelle ou situationnelle plutôt que diagnostique (Caroli et Massé, 1985 ; Grivois, 1986). Évaluer les risques liés à une situation donnée et agir sur la crise et sur les facteurs l'ayant précipitée ou pouvant l'aggraver sont les principaux objectifs de l'intervention. L'établissement d'un diagnostic clair et précis selon un système multiaxial, habituellement essentiel à l'ordonnance d'un traitement, reste important dans le contexte d'une urgence, mais un tel diagnostic est assurément secondaire.

La première tâche d'un service d'urgences psychiatriques est de vérifier s'il existe une cause physique. Un patient risque plus de mourir des suites d'un delirium s'il est traité comme s'il s'agissait d'une psychose que dans le cas inverse. La prudence est donc de règle dès qu'il y a soupçon d'étiologie organique.

Par ailleurs, plusieurs situations d'urgence impliquent des aspects médico-légaux du fait que le patient représente une menace pour lui-même ou pour autrui. Il en est ainsi lorsque, à cause de son état mental, le patient n'est pas apte à accepter ou refuser un traitement. Le recours à la loi constitue alors une véritable mesure thérapeutique. Ces divers aspects caractérisent les situations de crise et l'urgence psychiatrique.

29.2 ÉVALUATION

Dans une évaluation psychiatrique, les objectifs de l'entrevue diffèrent grandement selon qu'il s'agit d'un contexte d'urgence, d'une évaluation pour suivi en externe ou d'une admission à l'hôpital. En situation d'urgence, la préoccupation centrale est la situation de crise (la question « Pourquoi ici et maintenant ? »).

L'évaluation psychiatrique ne peut être faite de manière adéquate sans qu'un minimum de sécurité soit assuré à l'évaluateur. Pour que le médecin puisse procéder à une évaluation de la sphère émotionnelle d'un patient, la sienne propre ne doit pas être

Psychiatrie clinique : une approche bio-psycho-sociale

elle-même occupée à évaluer les dangers potentiels liés à l'entrevue.

L'évaluation s'attachera aux aspects décrits dans les paragraphes qui suivent.

29.2.1 Raison de consultation

La raison de consultation est le point de départ de l'évaluation psychiatrique en salle d'urgence. Elle constitue l'objet de la crise à l'origine de la démarche du patient et, en ce sens, elle oriente rapidement l'évaluation dans la direction de la crise actuelle et permet ainsi au médecin de trouver rapidement et plus efficacement une solution.

L'importance de la raison de consultation tient aussi au fait que le premier dilemme devant lequel se trouve le médecin est de savoir si l'urgence définie par le demandeur nécessite réellement une intervention immédiate. Le médecin doit ainsi confirmer ou infirmer l'urgence.

L'étape cruciale consiste à déterminer le véritable motif de la consultation. L'évaluation psychiatrique reposant largement sur les dires du patient, la fiabilité de ce dernier s'avère fondamentale dans le contexte d'une urgence psychiatrique. En effet, il arrive que des patients invoquent faussement des raisons « plausibles » pour justifier une démarche visant à des gains secondaires. Il est, par exemple, facile de prétendre avoir des idées suicidaires ou des hallucinations, ce qui est propre à alarmer au moment d'une première rencontre. Le médecin doit toutefois découvrir si les symptômes que rapporte le patient correspondent à un état habituel ou s'ils coïncident avec une situation de crise.

Le médecin tentera donc de savoir, de façon précise, ce qui, aux yeux du patient, nécessite une intervention psychiatrique. Il explorera chaque élément qui a motivé sa venue à l'urgence. Il faut ici se référer aux faits et non pas à l'interprétation des faits donnée par le patient ou par les personnes qui l'accompagnent afin de pouvoir orienter l'évaluation vers une compréhension adéquate du problème.

29.2.2 Données factuelles

Après avoir déterminé avec soin ce qui amène le patient en consultation, le médecin recueillera les données pertinentes le concernant, soit ses antécédents personnels et familiaux (médicaux et psychiatriques), les médicaments qu'il prend et ses habitudes de vie, notamment sa consommation d'alcool et de drogues. En ce qui a trait au travail, il explorera la possibilité d'une exposition à des produits toxiques pouvant avoir un effet sur le fonctionnement psychique. L'histoire sexuelle fera également l'objet d'une investigation dans le but de déceler des facteurs de risque en ce qui a trait au sida et aux autres maladies transmises sexuellement.

29.2.3 Organicité

La mise en évidence d'une cause organique devrait faire partie de toute évaluation psychiatrique en salle d'urgence. Elle constitue en fait le premier objectif de l'évaluation. Il faut rechercher une telle cause lorsque le tableau comprend les éléments suivants :

- un premier épisode de maladie fonctionnelle ;
- un mode d'apparition atypique en ce qui concerne l'âge, le mode de présentation (aigu, subaigu), l'évolution des symptômes ;
- une maladie somatique concomitante ;
- un âge avancé, surtout en l'absence d'antécédents psychiatriques personnels ;
- des troubles perceptifs autres qu'auditifs (hallucinations visuelles ou kinesthésiques) ;
- des symptômes neurologiques associés (symptômes sensoriels ou moteurs évoquant la possibilité de lésions cérébrales très localisées, perte de conscience, convulsions, céphalée inhabituelle, altération de la vision ou de la parole, mouvements anormaux) ;
- des caractéristiques catatoniques telles que le négativisme, la rigidité, les postures inhabituelles, la cataplexie (flexibilité cireuse), l'échopraxie, l'écholalie ou le mutisme.

Les tumeurs cérébrales sont fréquemment à l'origine de symptômes psychiatriques. Une tumeur à croissance lente entraîne généralement des changements de la personnalité telle une désinhibition lorsque les lobes frontaux sont atteints. Les tumeurs à développement un peu plus rapide causent pour leur part des déficits cognitifs, alors que les accidents vasculaires cérébraux (AVC) survenant brutalement (rupture d'anévrysme) altèrent l'état de conscience de l'individu.

Psychiatrie clinique : une approche bio-psycho-sociale

Le sida est aussi une cause à envisager et le praticien prêtera une attention particulière à la recherche de comportements dits « à risque » de même qu'à toute manifestation neuropsychiatrique susceptible d'être reliée à cette pathologie, les plus courantes étant l'encéphalite subaiguë et la démence progressive. Des symptômes tels que la fièvre, des convulsions ou d'autres signes suggérant une atteinte du système nerveux central chez un patient qui a de tels comportements à risque devraient également inciter à penser au sida (voir le chapitre 78).

29.2.4 Évaluation séméiologique

Une fois l'urgence validée, la raison de consultation clarifiée et les principaux antécédents médicaux et psychiatriques du patient ainsi que ses habitudes de vie connus, le médecin peut déjà se faire une idée du champ séméiologique dans lequel il devra pousser plus loin ses investigations. Il recherchera plus spécifiquement les signes et les symptômes de psychose, de dépression majeure ou d'atteintes des fonctions mentales supérieures pouvant engendrer une désorganisation de la pensée et une altération du jugement et faisant en sorte que le patient constitue une menace pour lui-même ou pour autrui.

L'évaluation séméiologique se fait en même temps que l'exploration des circonstances de la crise actuelle. L'objectif est de parvenir à une formulation articulant les aspects biologiques, psychologiques et sociaux de la crise qui pourra être communiquée au patient et qu'il pourra utiliser au moment de la recherche d'une solution. Il ne s'agit pas ici d'établir un diagnostic formel en vertu d'une classification nosographique non personnalisée qui, faut-il le rappeler, ne permet pas de rendre compte de la situation psychologique particulière d'un patient donné à un instant précis de sa vie. L'exploration phénoménologique de la crise actuelle permettra donc de préciser comment ce patient perçoit subjectivement ce qu'il vit.

L'exploration minutieuse permettra aussi de mettre en évidence les tentatives de manipulation et d'envisager la possibilité d'un trouble factice. S'il est facile pour certains patients de prétendre avoir un symptôme (évaluation séméiologique), il est plus difficile d'en donner une description détaillée en manifestant l'affect approprié (exploration individuelle). Par exemple, faire état d'un symptôme psychotique est à la portée de tous, alors que simuler une psychose demande de grandes qualités de comédien.

En somme, le but de l'exploration est l'objectivation et la différenciation des symptômes que présente le patient. Par exemple, une humeur dépressive est-elle de l'ordre de la tristesse, du découragement, de la nostalgie ou du désespoir ? L'hallucination auditive prend-elle une voix masculine ou féminine ? A-t-elle un caractère cordial, péremptoire ou agressif ? Le contenu de l'hallucination est-il ou non en accord avec ce que le patient pense de lui-même ? D'une certaine manière, on pourrait dire que l'évaluation séméiologique est d'ordre quantitatif, alors que l'exploration ajoute l'ordre qualitatif. Les deux forment un tout permettant d'éclairer la situation actuelle.

Par ailleurs, comme l'individu interagit continuellement avec son milieu social, il va sans dire que l'apparition d'un problème psychiatrique s'y répercute inévitablement. L'évaluation d'une urgence doit donc se compléter par un examen des conséquences réelles ou psychologiques de la crise dans la vie et l'environnement du patient. Les conséquences réelles peuvent être une blessure physique, une rupture amoureuse ou l'enclenchement d'actions juridiques, par exemple pour retirer au patient la garde légale d'enfants. Quant aux conséquences psychologiques, elles dépendent du sens que chaque individu intervenant dans le système social du patient (parents, amis, collègues, voisins) donne à la crise actuelle.

29.2.5 Examen mental

L'examen mental est la partie de l'évaluation psychiatrique qui fournit des informations objectives sur la situation immédiate (au moment de l'entrevue). Alors que l'anamnèse devrait se confirmer, si le patient et les tiers informateurs sont fiables, d'une entrevue à l'autre, l'état mental peut connaître des changements rapides et parfois dramatiques. Il s'agit donc de la partie de l'évaluation qui servira de point de référence à court terme (durant l'observation ou l'hospitalisation) sur l'état du patient et son évolution. Le tableau 29.1 (p. 840) donne un aperçu des éléments sur lesquels doit porter l'examen mental.

Cette partie de l'évaluation ne diffère pas d'un examen mental dans un autre contexte psychiatrique (voir le tome I, chapitre 3). Cependant, le médecin

Psychiatrie clinique : une approche bio-psycho-sociale

TABLEAU 29.1 Éléments de l'examen mental

1. Comportement
Allure générale
Niveau d'activité
Attitude envers l'évaluateur
Degré de coopération
Langage
Fiabilité estimée

2. Humeur et affect
Humeur prédominante
Affect
Concordance idéo-affective

3. Pensée
Cours
Forme
Contenu

4. Perception
Hallucinations
Illusions

5. Fonctions cognitives
État de conscience
Attention et concentration
Orientation
Mémoire
Capacité d'abstraction
Autocritique et jugement
Intelligence

sera plus attentif à certains points particuliers au contexte d'urgence.

On note l'aspect général dès le premier contact visuel, parfois même dans la salle d'attente. On s'attarde à la tenue et à la propreté du patient, à son attitude générale, à son comportement et à ses interactions avec le personnel et les autres patients. On prêtera une attention spéciale à tout changement brusque d'attitude (p. ex., un soudain repli sur soi ou, au contraire, une agitation subite) pouvant témoigner d'une imprévisibilité des comportements et, conséquemment, d'un potentiel d'agression physique.

L'intégrité du langage doit être appréciée dès le début de l'examen. Il sera décrit en termes de débit, de volume, de rythme et de prosodie. La présence d'une pression du discours devra être notée. L'habileté à nommer des objets sera évaluée.

L'humeur et ses variations seront observées soigneusement. L'irritabilité et le contrôle émotionnel sont des points importants en salle d'urgence. On évaluera si les émotions sont appropriées au contenu du discours du patient. Le degré de conscience et l'autocritique par le patient de ses émotions seront également notés.

Au chapitre de la pensée, on porte attention au cours, à la forme (concrète ou abstraite), au processus (cohérent ou non) et à la structure de la pensée. Le contenu sera évalué sur les plans quantitatif et qualitatif : pauvreté, conviction délirante, idée de référence, obsession, phobie, découragement, désespoir, idée suicidaire, etc. On veillera à ne pas considérer comme nécessairement délirants des contenus de la pensée ayant un caractère « bizarre ». Le délire se définit surtout par la présence d'une conviction erronée inébranlable et inaltérable par la logique.

Les hallucinations visuelles ou tactiles laissent soupçonner la possibilité d'une cause organique. Les hallucinations péremptoires (ordonnant au patient d'accomplir certaines actions) seront explorées sous l'angle de la dangerosité. La capacité de réponse du Moi aux ordres reçus sera déterminante à cet égard.

La présence d'une désorientation marquée ou d'un état de conscience altéré doit laisser supposer une atteinte organique jusqu'à preuve du contraire. Le Mini-Mental State Examination (MMSE) de Folstein (Folstein, Folstein et McHugh, 1975) est un outil simple et pratique pour l'évaluation du fonctionnement cognitif (voir le tome I, tableau 5.8, p. 128).

L'appréciation de la capacité du patient à juger de ses actes est déterminante pour la conduite à tenir en salle d'urgence. L'autocritique est la capacité qu'a l'individu de jeter un regard critique sur lui-même et sur ses comportements. Il ne s'agit pas de la capacité à porter un « bon » jugement dans un sens moral, mais de l'habileté à avoir une opinion critique de soi.

Le DSM-IV définit les traits de personnalité comme un style persistant de perception, une manière durable de penser et de se relier à son environnement et à soi-même se manifestant dans toutes les sphères d'activité de l'individu. Quand ces traits sont rigides et mal adaptés, ils causent des atteintes fonctionnelles significatives ou une détresse subjective et constituent alors un « trouble de la personnalité ».

Les traits de personnalité sont susceptibles d'aider à comprendre la dynamique et l'articulation des facteurs psychologiques et sociaux intervenant dans la situation de crise.

La pseudo-irresponsabilité (voir la section 29.4.9) constitue une problématique que l'examen psychiatrique mental ne doit pas négliger. La salle d'urgence et son contexte particulier rendent plus facilement détectable la présence de cette attitude relationnelle reliée à certains troubles de la personnalité.

*

Pour élaborer son diagnostic en salle d'urgence, le médecin aura recours à la classification multiaxiale du DSM-IV. Le diagnostic comprendra un énoncé succinct résumant le problème actuel et répondant à la question « Pourquoi ici et maintenant ? » Il est important que le diagnostic en salle d'urgence caractérise bien la situation présente, puisqu'il oriente la conduite à tenir. L'objectif de l'évaluation à l'urgence est d'établir un diagnostic exact lorsque c'est possible, mais il importe davantage d'arriver à une compréhension bio-psycho-sociale de la situation de crise actuelle.

29.3 IDÉE SUICIDAIRE ET ESTIMATION DU RISQUE

Le risque qu'un patient commette un suicide constitue assurément une urgence psychiatrique, et le médecin joue un rôle important dans l'estimation de ce risque. La plupart des personnes qui se suicident ont vu leur médecin dans l'année, les mois et parfois les heures précédant le geste. Un grand nombre de patients vus en situation d'urgence psychiatrique ont des idées suicidaires à divers degrés. Si la prévalence « d'idées suicidaires » est très élevée, le suicide est, quant à lui, beaucoup moins fréquent. Lorsqu'on considère la prévalence des parasuicides (tentatives de suicide) et des idées suicidaires au cours de la vie, près de 8 Québécois sur 100 admettront avoir pensé à se suicider, alors que 3,6 % des Québécois ont déjà tenté de s'enlever la vie à un moment particulier de leur existence (Boyer et coll., 1992). Le chapitre 75 traite plus en détail de cette question.

La détermination du risque suicidaire est complexe et le risque, difficile à quantifier. Elle sera abordée sous deux angles : l'estimation du risque suicidaire et l'évaluation du patient suicidaire. Une attention particulière sera portée à la distinction entre patient suicidaire et patient pseudo-suicidaire.

29.3.1 État suicidaire

L'état suicidaire peut être engendré par différentes psychopathologies et peut par ailleurs exister en dehors de tout trouble psychique ou de la personnalité.

La majorité des patients vus dans le contexte d'une urgence psychiatrique sont dits « suicidaires » (montrant des idéations suicidaires et présentant un potentiel de passage à l'acte) et ne souffrent pas d'un trouble clinique majeur relevant de l'axe I de la classification multiaxiale du DSM-IV. Le plus souvent, ces patients vivent des problèmes situationnels tels des conflits conjugaux, une peine d'amour, un deuil ou un échec professionnel qui provoquent une « crise » psychologique. À cet égard, les patients dits suicidaires se distinguent des suicidés (individus qui se sont donné la mort), parmi lesquels on trouve une plus forte proportion d'individus ayant souffert de schizophrénie (dont les voix leur disaient de se tuer), de trouble délirant (qui ont voulu fuir leur persécuteur dans la mort), de dépression majeure (qui veulent expier une culpabilité délirante ou une indignité intolérable), de toxicomanie ou d'alcoolisme.

Estimation du risque suicidaire

Les expressions « patient suicidaire » et « état suicidaire » recouvrent plusieurs réalités. La précision du vocabulaire facilite l'estimation du risque.

On dit d'un patient qu'il a une *idée suicidaire* lorsqu'il pense qu'il pourrait s'enlever la vie, mais qu'il n'a pas de plan précis. Beaucoup de patients ne dépassent pas ce stade. L'idéation suicidaire devient une *rumination suicidaire* quand elle se fait récurrente et insistante. Il y a *intention suicidaire* lorsque le patient a pris la décision d'attenter à ses jours. Il pense au suicide, au moyen qu'il prendra. Il veut passer à l'acte et peut avoir pris des dispositions en ce sens, avoir élaboré un *plan suicidaire*.

La *tentative de suicide* est d'une plus grande gravité et fait appel à des moyens qui comportent un

Psychiatrie clinique : une approche bio-psycho-sociale

risque élevé d'entraîner la mort. L'individu a alors accompli son geste et n'a pu être sauvé que par hasard ou par erreur de calcul. Le *raptus suicidaire* est une impulsion violente et soudaine pouvant conduire un individu délirant à commettre un acte entraînant sa mort. On parle de *comportement suicidaire* pour qualifier un style de vie qui amène l'individu à s'exposer à certains dangers sans qu'il ait une intention ferme et immédiate de mourir (p. ex., omission d'un traitement médical, conduite dangereuse, abus d'alcool et de drogues).

Une précision importante concerne la notion de *létalité* du moyen utilisé. Le médecin doit évaluer la létalité du geste planifié (ou déjà accompli) non seulement par rapport à ses connaissances, mais aussi en tenant compte du potentiel de létalité que le patient lui-même attribue au plan suicidaire qu'il a élaboré.

L'estimation du risque se fait selon deux approches : l'approche « épidémiologique » et l'approche « clinique ». Ces deux approches sont indissociables dans la pratique clinique quotidienne, et leur distinction ici obéit à une intention didactique. Il convient de préciser que l'estimation du risque par ces méthodes ne peut remplacer l'évaluation clinique complète (bio-psycho-sociale) du patient en état de crise présentant des « idées suicidaires ».

Approche épidémiologique

L'approche épidémiologique ou statistique consiste à s'enquérir d'un certain nombre de facteurs relevés rétrospectivement parmi les individus ayant réussi un suicide. On présume que ces observations permettent de situer une personne présentant des idées suicidaires sur une échelle graduée des facteurs de risque. L'avantage de cette méthode est qu'elle peut s'appliquer rapidement, habituellement en quelques minutes, qu'elle est simple et ne requiert pas de formation particulière.

Les études et les statistiques concernant les cas de suicide montrent que plusieurs caractéristiques différencient les suicidés de la population générale (voir le tableau 75.3, p. 1790). L'analyse de ces données fait ressortir divers facteurs de risque que le médecin doit s'efforcer de mettre en évidence lorsqu'il évalue un patient suicidaire. Les caractéristiques, variables et facteurs de risque résumés ici constituent des données de base à mettre en parallèle avec la situation du patient. On ne saurait toutefois tirer de conclusions quant au risque suicidaire à la lumière de ces seules données.

– *Facteurs démographiques et géographiques.* Au Québec, dans la population âgée de 20 ans et plus, le taux de suicide ne varie pas beaucoup en fonction de l'âge.

– *Religion.* Plus une religion encourage les liens communautaires, favorise la rencontre, les rituels, permet aux individus d'exprimer leurs difficultés et assure un encadrement social, plus elle protège ses adeptes contre le suicide. Il faut toutefois porter une attention spéciale à l'appartenance à certaines sectes professant des croyances, telles la réincarnation ou l'imminence d'une apocalypse, propres à encourager le suicide.

– *Situation familiale.* Le mariage et la vie en famille sont associés à de bas taux de suicide, alors que les divorcés présentent un risque suicidaire accru. On trouve plus de célibataires parmi ceux qui se suicident que parmi ceux qui meurent d'autres causes.

– *Enfance.* Les études sur le développement indiquent que certaines problématiques sont reliées au suicide chez l'adulte : perte d'objet tôt dans la vie, séparation d'avec la mère pour de longues périodes durant l'enfance, abus physiques et émotifs de la part des parents, y compris l'inceste, et déménagements fréquents.

– *Méthode.* Le moyen utilisé pour mettre fin à ses jours diffère selon le sexe (voir le tableau 29.2).

– *Isolement.* Dans la mesure où l'interaction avec autrui est bénéfique, l'engagement social de toute sorte réduit le risque suicidaire. Inversement, l'isolement augmente le risque. Une attention

TABLEAU 29.2 Moyens utilisés par les suicidés, selon le sexe, aux États-Unis

Hommes	Femmes
Arme à feu (59 %)	Arme à feu (40 %)
Pendaison (14 %)	Intoxication (26 %)
Intoxication (10 %)	Pendaison (12 %)

Source : D'après J.L. McIntosh, « Method of suicide », dans R.W. Maris (sous la dir. de), *Assessment and Prediction of Suicide*, New York, Guilford Press, 1992, p. 388.

particulière doit être portée au phénomène d'isolement en prison. Le suicide est une des causes principales de décès en milieu carcéral.

- *Planification.* Dans la plupart des cas de suicide, la personne avait exprimé des idées suicidaires, tenu des propos en ce sens et élaboré un plan. Un fort pourcentage de suicidés (70 % à 80 %) ont laissé des indices avant de passer à l'acte. Il faut donc être très attentif à ces éléments au cours de l'entrevue psychiatrique en situation d'urgence. L'élaboration d'un plan peut être soupçonnée si le patient a récemment rédigé un nouveau testament ou souscrit à une nouvelle police d'assurance-vie, ou encore s'il a fait don d'objets auxquels il semblait affectivement lié. La découverte d'une lettre d'adieu doit évidemment laisser craindre la possibilité d'un plan suicidaire en cours.

- *Maladie mentale ou physique.* L'alcoolisme, la toxicomanie et les troubles affectifs sont des facteurs de risque majeurs. Par ailleurs, de 35 % à 40 % de tous les suicidés souffraient d'une maladie physique, notamment l'épilepsie, le cancer, les problèmes gastro-intestinaux et les problèmes liés au système locomoteur, comme l'arthrite et la lombalgie.

Il faut aussi souligner que seule une minorité (15 %) de ceux qui ont déjà accompli un geste parasuicidaire se suicident. Par ailleurs, la plupart (90 %) des hommes âgés qui font une tentative de suicide réussissent la première fois. Ceux-ci optent pour des moyens radicaux, privilégiant le plus souvent la pendaison ou l'emploi d'une arme à feu.

Ces facteurs de risque constituent des outils d'évaluation du risque suicidaire utiles, mais une trop grande confiance en ceux-ci, sans égard pour la situation clinique singulière du patient, peut susciter un faux sentiment de sécurité ou mener à dramatiser une situation dans laquelle le danger réel est modéré.

Une dernière remarque a trait aux cas d'intoxication par l'alcool ou une drogue qu'on a souvent tendance à relier à une intention de mourir. Il est en outre tentant de croire qu'une telle intention constitue un signe pathognomonique d'un état dépressif. Mais il s'agit là d'erreurs communes qui obligent à aller au-delà des mots « déprimé » et « suicidaire » et à approfondir le sens de leur emploi. En fait, intoxication et intention suicidaire ne vont pas toujours de pair, tout comme l'intention suicidaire n'est pas synonyme de dépression. Il peut cependant exister une interrelation entre le suicide et ces conditions, illustrée dans la figure 29.1.

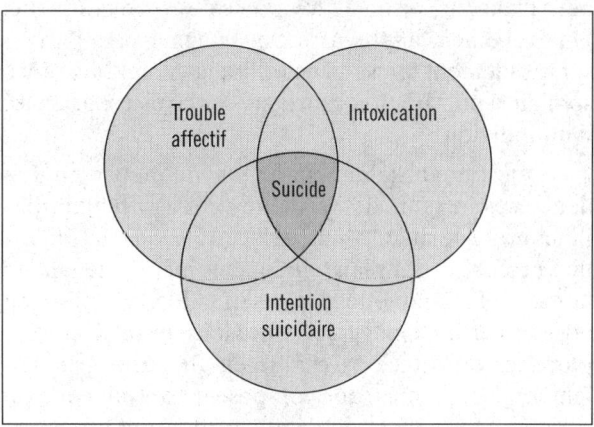

FIGURE 29.1 Interrelation entre intoxication, intention suicidaire et trouble affectif

La présence simultanée, chez un patient, de ces trois conditions – intoxication liée à une intention suicidaire liée à une dépression – ne se rencontre en réalité que rarement. Parmi tous les « suicidaires », les déprimés sont en minorité. En fait, il est plus fréquent de diagnostiquer chez eux un trouble de l'adaptation ou un trouble de la personnalité. L'approche épidémiologique a donc une utilité relative.

Approche clinique

Les données empiriques, objectives et mesurables qui déterminent le degré de risque suicidaire de façon statistique pour un groupe particulier peuvent avoir une signification très différente, grande ou négligeable, selon l'histoire individuelle du patient évalué. Il faut conséquemment interpréter les facteurs de risque de suicide en les intégrant dans une perspective plus personnalisée, psychodynamique.

Le suicide peut survenir à partir du moment où le degré de douleur psychique atteint ou dépasse le seuil de tolérance de l'individu. Le processus de l'évaluation clinique du risque suicidaire consiste essentiellement à déterminer à quel point la souffrance ressentie est proche du seuil de tolérance de l'individu. La souffrance et le seuil de tolérance peuvent varier en fonction de différents facteurs dont la fatigue, l'insomnie, le degré d'intoxication par l'alcool et les drogues. La présence d'une maladie ou d'une douleur chronique peut abaisser le seuil de tolérance de façon graduelle. Un événement imprévu, réel ou imaginé, peut l'abaisser rapidement. Le seuil de tolérance et la souffrance sont ainsi en variation constante selon les expériences d'un individu.

Questionner le patient en vue de mettre en évidence ces facteurs de risque ne peut assurément pas l'inciter au suicide, et omettre cette investigation est une erreur sur les plans clinique et médico-légal. De la même façon que le chirurgien palpe un abdomen aigu et cerne le siège de la douleur, le médecin explore la souffrance psychique en abordant graduellement les thèmes qui composent la trame de la situation de crise et de l'état suicidaire et en observant les réactions émotionnelles du patient. L'investigation doit aussi inclure l'évaluation des facteurs « protecteurs » associés à une diminution du risque (emploi, mariage, « parentalité »).

Les patients collaborent habituellement bien à l'évaluation du risque suicidaire et, en règle générale, une seule entrevue suffit pour qu'on puisse s'en faire une idée valable. Il n'y a rien de magique. Il s'agit d'écouter le patient, de lui parler, de s'enquérir de ses préoccupations concrètes du moment. L'état suicidaire a son histoire et sa dynamique, et il est souvent déconcertant de voir avec quelle facilité, devant un médecin empathique, tous les éléments se mettent en place. C'est le scénario sous-jacent à cet état qu'il faut élucider. Le psychiatre cherche à en cerner les raisons.

Évaluation du patient suicidaire

Intention suicidaire ou pseudo-suicidaire

L'intention suicidaire (désir ardent de mourir) et l'intention pseudo-suicidaire (où la motivation n'est pas la mort, mais découle plutôt de facteurs relationnels liés, p. ex., à la colère envers autrui tournée contre soi, à un désir de vengeance, à un désir d'obtenir une réponse de l'entourage) forment les deux pôles d'un continuum. Il n'est pas exclu qu'un patient se déplace, dans le temps, le long de ce continuum, bien que le mode de présentation puisse paraître identique à l'occasion des consultations. Une tentative ratée ne fait pas nécessairement du patient un « pseudo-suicidaire ». De la même façon, un suicide réussi ne procède pas obligatoirement d'une intention suicidaire. Ce sont les conditions dans lesquelles l'action a été accomplie, et non pas les résultats, qui permettent de caractériser l'intention.

L'intention apparaît d'autant plus suicidaire lorsqu'un moyen rapide et efficace (présentant un risque mortel élevé) est utilisé. Le patient suicidaire réalise un scénario qui a une forte possibilité de réussite, comme le recours à une arme à feu, la pendaison, l'intoxication par le monoxyde de carbone en un lieu isolé, l'absorption de tricycliques et d'alcool dans une chambre d'hôtel. À l'inverse, le geste du patient pseudo-suicidaire est souvent voué à l'échec avant même d'être amorcé (p. ex., tenter de s'étrangler avec une ceinture devant sa conjointe) ou le scénario comporte une erreur flagrante qui est, de toute évidence, délibérément voulue (prendre des médicaments quelques minutes avant l'arrivée du conjoint). Le patient suicidaire accomplit son geste en solitaire et en privé et ne se donne habituellement pas en spectacle de façon théâtrale et dramatique comme peut le faire le patient pseudo-suicidaire. Le tableau 29.3 compare les caractéristiques de ces deux types d'intention.

Le patient suicidaire est une personne angoissée, souvent désespérée. La mort est souvent envisagée comme une fin en soi. Le pseudo-suicidaire peut être assuré, dominateur, parfois même arrogant. La crainte que ses menaces inspirent lui procure une grande satisfaction, particulièrement lorsqu'elles lui valent des gains secondaires. Il se prend lui-même en otage et demande à l'autre d'être un garde du corps.

Le patient suicidaire envisage la mort comme inéluctable, incontournable, comme l'unique solution contre un sentiment aigu d'indignité ou un problème chronique jugé insurmontable. Il se montre peu disposé à rechercher d'autres solutions ou à changer son attitude. Le patient pseudo-suicidaire exprime pour sa part une « demande d'aide » qui se rapporte habituellement à un problème récent et concret.

Au contraire du patient suicidaire qui s'adresse à lui-même, vise à se changer lui-même, le patient pseudo-suicidaire s'adresse plus clairement à un membre de son entourage qui lui a fait un reproche. Il cherche à modifier son environnement.

En général, les patients pseudo-suicidaires présentent un trouble de la personnalité et un trouble de l'adaptation.

TABLEAU 29.3 Caractéristiques de l'intention suicidaire et de l'intention pseudo-suicidaire

	Intention suicidaire	Intention pseudo-suicidaire
Moyen	Rapide et efficace	Lent et inefficace
Risque	Élevé (« sauvé par pure chance »)	Faible (« erreur flagrante dans le scénario »)
Contexte	En solitaire	Besoin de « spectateur », dramatique
Rôle	Victime de lui-même (« a peur de lui-même »)	Agresseur contre lui-même (« se prend en otage »)
Attitude	Inquiète et traquée	Assurée et dominatrice
Fin envisagée	Mort inéluctable	Mort conditionnelle
Dyade	Moins évidente : personnage internalisé	Plus claire : personne de la vie courante
But	Résolution d'un problème chronique personnel	Appel à l'aide, réactionnel
Pronostic	Risque de suicide direct et immédiat	Risque de récidive, de parasuicides ou de suicide réussi par erreur
Diagnostic	+ psychose, dépression majeure	+ troubles de la personnalité
Contre-transfert évoqué	Positif	Négatif

Source : D'après J.F. Denis, « Suicidaire ou pseudosuicidaire ? Dilemme à l'urgence », *Union Med. Can.*, vol. 113, n° 9, 1984, p. 769.

Le contre-transfert est un outil utile dont dispose le praticien. Le médecin se montre habituellement plus empathique face au patient suicidaire qui inspire de la compassion que face au patient pseudo-suicidaire chez qui il perçoit une certaine fausseté, un manque d'authenticité, une volonté de manipulation. Il serait erroné d'attribuer d'emblée de mauvaises intentions au patient ayant des comportements ou des attitudes manipulateurs. Ils peuvent être l'expression malhabile d'une souffrance psychique véritable. Le contre-transfert négatif qu'ils suscitent doit être considéré comme un élément parmi un ensemble de données cliniques et statistiques.

Deux objectifs principaux sont poursuivis dans l'entrevue : évaluer l'état mental du patient et le risque qu'il représente, puis analyser la situation de crise afin de la clarifier aux yeux mêmes du patient. Il faut prendre au sérieux chaque menace suicidaire, même si, de toute évidence, il s'agit d'une manipulation pseudo-suicidaire. C'est en prenant au sérieux la menace suicidaire que le médecin pourra mettre en évidence la tentative de manipulation et faire s'exprimer la souffrance sous-jacente.

Le patient devra décrire en détail le déroulement de sa journée, en commençant par son réveil pour en arriver au moment précis où est apparue l'idée de mort ou l'idée suicidaire. Cet exercice vise à recréer le contexte du geste ou de l'idée suicidaire, à reconnaître l'affect qui y était relié, à replacer le patient dans l'état émotionnel où il se trouvait. La reconstruction minutieuse des événements ayant mené au geste ou à l'idée suicidaire permet de reconnaître les buts personnels et relationnels qui composent la réponse à la question fondamentale « Pourquoi ici et maintenant ? » Au cours de cette évaluation, le patient prend ses distances par rapport à l'idée suicidaire et la met en relation avec les événements de la journée. Il peut alors concentrer son énergie sur la véritable problématique dont elle est le symptôme. Cette démarche permet à la fois de recueillir les éléments d'évaluation pertinents et de soulager le patient.

Comme les notions d'intentions suicidaire et pseudo-suicidaire, l'idée suicidaire peut revêtir un caractère « autoplastique » ou « alloplastique ». Elle sera dite « autoplastique » lorsque la personne vise sa propre transformation et « alloplastique » lorsqu'une modification du milieu environnant est souhaitée. La recherche de visées autoplastiques permettra de se centrer sur la nature du changement voulu ou sur le désir de changement contenu dans cette situation. L'idée suicidaire, sur le plan psychique, constitue un des moyens que l'organisme utilise pour faire savoir que quelque chose doit changer, que la situation est devenue intolérable et qu'elle doit disparaître pour laisser place à un nouvel équilibre. Ce message symbolique peut donc être envisagé comme une demande de changement. Cette façon d'aborder les idées suicidaires est un outil très utile pour la recherche et l'évaluation du message que le patient s'adresse à lui-même ou adresse à son entourage.

Les idéations de nature alloplastique, relevant de l'extrémité « pseudo-suicidaire » du continuum de l'intentionnalité suicidaire, cherchent plus clairement à envoyer un message à une personne de l'entourage. Les comportements issus de telles idéations sont souvent associés, péjorativement, à une manipulation. Celle-ci peut être consciente ou inconsciente. La manipulation est *inconsciente* lorsque, sans l'avoir voulu ni recherché de façon consciente, le patient obtient un gain secondaire de la part de l'entourage. L'idée ou le geste suicidaire est ici une manière inconsciente de se relier aux autres, d'obtenir l'attention d'autrui. L'« état suicidaire chronique » représente un mode de relation stable et durable fondé sur une telle attitude (Gutheil, 1985). La manipulation *consciente* s'observe chez les patients qui parlent de suicide ou font un geste en ce sens lorsque leurs demandes, habituellement très précises, ne sont pas satisfaites. Un objectif clair, bien défini et concret est alors volontairement poursuivi par le patient. Par exemple, il peut désirer obtenir une ressource d'hébergement ou échapper aux conséquences judiciaires d'un acte.

*

L'utilisation concomitante des méthodes épidémiologique et clinique permet une compréhension globale et complète, bio-psycho-sociale, de la situation problématique dans laquelle se trouve un patient. L'évaluation du risque suicidaire correspond à l'évaluation d'un comportement hypothétique pour lequel il n'existe, malgré tous les outils mentionnés ci-dessus, aucun marqueur pathognomonique fiable. Néanmoins, le médecin doit se prononcer en qualifiant le risque suicidaire : imminent, imprévisible, faible, modéré grâce au soutien, etc. La décision de mettre en œuvre des mesures pour protéger un patient, avec ou sans son consentement, contre lui-même ou pour protéger autrui découle naturellement de cette appréciation du risque et demeure teintée de subjectivité. Du coup, un sentiment d'inconfort et de doute peut envahir le médecin habitué à appuyer ses décisions sur des critères objectifs. Au-delà des connaissances théoriques, l'expérience permet d'apprivoiser ce doute inhérent à la pratique psychiatrique d'urgence.

29.4 SITUATIONS CLINIQUES

29.4.1 Patient confus

EXEMPLE CLINIQUE

Une femme vient d'arriver à l'urgence. Elle a 64 ans, vit avec son mari et n'a pas d'antécédents médicaux. Quelques minutes plus tôt, des inconnus l'ont trouvée étendue sur le sol, dans un magasin, et l'ont aidée à se relever. Comme elle leur apparaissait très anxieuse, ils ont appelé une ambulance. Elle est examinée par le médecin omnipraticien de service qui parvient difficilement à comprendre ses propos et la voit très nerveuse. L'examen physique ne révèle rien d'anormal. Le bilan sanguin montre une leucocytose importante en l'absence de signes cliniques d'infection. Alors que la patiente attend pour rencontrer le cardiologue, qui assurera que sa chute n'a pas une cause cardiaque, une infirmière la découvre gisant sur le sol, tremblante, et note une sialorrhée importante. La patiente est alors plus nerveuse, répond de façon évasive aux questions et bouge beaucoup. L'examen neurologique est difficile à réaliser, mais semble indiquer une faiblesse de l'hémicorps gauche associée à un tonus augmenté et des réflexes ostéo-tendineux hypervigilants. Elle ne se souvient pas des événements de la journée, mais répète sans cesse que cela n'est pas grave et qu'elle veut retourner chez elle. Elle se trompe sur la date, ne collabore pas lorsqu'on tente d'évaluer ses fonctions cognitives supérieures au moyen du MMSE de Folstein, mais se rappelle son numéro de téléphone, son adresse et la liste de ses médicaments. Elle se situe adéquatement par rapport au lieu. Un électroencéphalogramme (EEG), puis une tomographie cérébrale confirment la présence d'une masse tumorale imposante au lobe temporal droit.

La nervosité de la patiente de l'exemple ci-dessus a coloré l'évaluation en rendant l'examen difficile et en masquant une atteinte cognitive qui serait passée inaperçue si elle n'avait pas été évaluée formellement. Dans le cas de cette patiente, l'altération de l'état de conscience, la désorientation temporelle, l'augmentation de l'activité psychomotrice, l'amnésie au sujet des événements récents et l'incapacité à collaborer à une évaluation des fonctions cognitives de base sont des éléments suggérant la présence d'un état délirieux. Une affection médicale, de nature métabolique, infectieuse, endocrinienne, neurologique ou autre, doit alors obligatoirement être recherchée. Le tableau 29.4 présente les principaux indices qui devraient inciter à soupçonner une affection médicale.

L'anamnèse doit d'abord être obtenue auprès du patient, puis elle peut être confirmée et complétée par un tiers fiable. Une attention particulière doit être portée aux problèmes de santé actuels et aux médicaments ou substances consommés. Les informations que fournit le patient peuvent être déformées, partielles ou incohérentes en raison de l'atteinte cognitive. L'examen mental doit nécessairement être complété par une recherche active de signes physiques pouvant témoigner d'une pathologie médicale non psychiatrique, d'une étiologie organique.

La mise en évidence et le traitement des affections médicales entraînant des symptômes psychiatriques (voir le tableau 29.5) se font en collaboration avec les médecins des autres spécialités médicales. Parmi les différents syndromes, le delirium constitue une urgence et devrait toujours être promptement dépisté. Le taux de mortalité lié à cette pathologie est élevé (voir le tome I, chapitre 5).

TABLEAU 29.4 Indices de la présence d'une pathologie organique pouvant mimer un syndrome psychiatrique

À l'histoire
Absence d'antécédents psychiatriques personnels
Changement dans le mode de présentation clinique habituel
Âge
Apparition brusque
Changement de la personnalité

À l'examen
Ataxie
Dysarthrie
Labilité affective
Sensorium altéré ou fluctuant
Hallucinations olfactives, visuelles, cénesthésiques ou illusions
Atteinte cognitive
Désorientation temporelle ou spatiale

TABLEAU 29.5 Diagnostic différentiel des problèmes médicaux se traduisant par des symptômes psychiatriques

Maladies neurologiques	
Chorée de Huntington	Hydrocéphalie normotensive
Convulsions et épilepsie	Sclérose en plaques
Démence	Trauma
Hématome sous-dural	

Maladies infectieuses	
Encéphalite	Pneumonie
Infection urinaire	Sepsis
Méningite	Sida

Troubles métaboliques
Déséquilibre électrolytique (Na+, Ca+...)
Carence vitaminique (B$_{12}$, thiamine)

Troubles endocriniens	
Hyper et hypoparathyroïdie	Maladie d'Addison
Hyper et hypothyroïdie	Maladie de Cushing
Hypoglycémie	

Maladies inflammatoires	
Lupus érythémateux	Vasculite

Néoplasies	
Tumeur cérébrale	Phénomène paranéoplasique

Troubles cardiovasculaires	
Accident vasculaire cérébral	Insuffisance cardiaque

Trouble hématologique
Porphyrie aiguë intermittente

Intoxication	
Alcool et drogue	Narcotique
Médicaments	Pénicilline (par voie i.v.)
Benzodiazépine	Propranolol
Cimétidine	Stéroïde, etc.
Digoxine	Métaux toxiques : plomb, cuivre
Lévodopa	Syndrome anticholinergique

Psychiatrie clinique : une approche bio-psycho-sociale

Une fois amorcée la recherche de la cause de la confusion, l'approche psychiatrique du patient confus vise à prévenir les complications consécutives à l'agitation et à la perte du jugement inhérente à l'état confusionnel. Le potentiel d'agression, le désespoir suicidaire, les chutes, l'épuisement ainsi que les difficultés éprouvées par le personnel infirmier doivent être considérés. Les méthodes suivantes peuvent s'avérer fort utiles pour résoudre ces problèmes: le réconfort verbal, la surveillance étroite, l'aménagement sécuritaire des lieux physiques et l'emploi de contentions.

Sur le plan pharmacologique, un tranquillisant de type benzodiazépine peut être administré, tel le lorazépam à raison de 1 à 2 mg par voie orale ou intramusculaire, à répéter à des intervalles de 30 minutes (si administré par voie i.m.) à 1 heure (si utilisé po) selon la réponse clinique. Un « tranquillisant majeur » tel l'halopéridol (2,5 à 5 mg po liquide ou par voie i.m. à répéter selon les mêmes intervalles que ci-dessus jusqu'à ce que le patient se calme et que les symptômes s'atténuent) peut également être administré. La combinaison de ces deux molécules est fréquemment utilisée et comporte l'avantage d'un effet synergique sur le plan de l'apaisement ainsi que d'une atténuation des effets secondaires de type extrapyramidal des neuroleptiques par l'agent benzodiazépine. Il est préférable de donner d'emblée une médication antiparkinsonienne lorsqu'un neuroleptique incisif est prescrit sur une base régulière, sauf si la dose quotidienne nécessaire utilisée est minime comme elle peut l'être lorsqu'on traite une personne âgée.

L'acétate de zuclopenthixol est une option intéressante pour traiter de façon rapide l'agitation qui accompagne la psychose dont le diagnostic est confirmé. Son action prolongée sur 48 à 72 heures permet d'éviter les recrudescences d'agitation, fréquentes dans les premiers jours. Les occasions d'affrontement entre le personnel et le patient qui refuse la médication deviennent plus rares, diminuant ainsi les risques d'accident. La dose d'attaque varie de 50 à 150 mg et peut être répétée à intervalles de 24 heures, mais la dose cumulative maximale ne doit pas dépasser 400 mg. Comme son absorption est lente, un délai de 2 à 8 heures est nécessaire avant que se manifeste un effet sédatif. Pour calmer le patient plus rapidement, il est recommandé d'ajouter au départ une benzodiazépine par voie intramusculaire qui sera répétée au cours des 24 premières heures pour produire l'effet désiré. La dose de zuclopenthixol est ajustée après 24 heures. Les effets secondaires sont les mêmes que ceux des autres neuroleptiques classiques. Il est préférable d'ajouter d'emblée un antiparkinsonien au zuclopenthixol lorsque celui-ci est administré aux jeunes hommes, le risque de dystonie aiguë étant dans ce groupe de patients plus élevé.

Si une contention est employée, il est usuel d'administrer un tranquillisant pour diminuer l'anxiété et la frustration et éviter l'épuisement dû à l'effort que le patient peut fournir en tentant de se dégager. Lorsque l'agitation peut être nocive pour le patient (p. ex., condition cardiaque précaire), il est possible d'accélérer la sédation en utilisant l'halopéridol et le lorazépam par voie intraveineuse. Le patient doit alors être mis en surveillance cardiorespiratoire, de préférence dans une unité de soins intensifs médicaux. Le tableau 29.6 résume le traitement de l'agitation.

29.4.2 Patient menaçant

EXEMPLE CLINIQUE

Un homme arrive à l'urgence accompagné par un policier et un ambulancier. Quelques minutes plus tôt, un commerçant s'était plaint que cet individu menaçait et harcelait d'autres clients. Peu de temps après son inscription auprès du service d'accueil de l'hôpital, le patient doit être maîtrisé par les gardiens de sécurité, et l'urgentiste est appelé. Un gardien explique que l'homme a commencé à s'agiter, puis a menacé de mort un employé, exigeant qu'on le laisse partir immédiatement de l'hôpital. Au cours de l'évaluation par le médecin, le patient affirme sur un ton agressif qu'il ne répondra pas aux questions tant qu'il sera maîtrisé par des contentions. On ne dispose d'aucun renseignement sur le patient. Personne ne l'accompagne et il n'a pas de dossier antérieur dans cet hôpital.

Les causes possibles d'un comportement agressif sont diverses. Le médecin responsable de l'évaluation d'urgence doit avant tout tenter de prévenir les actes de violence et prendre les moyens nécessaires afin d'assurer la sécurité du patient, celle des autres bénéficiaires de l'hôpital de même que celle du personnel soignant. Pour bien remplir son rôle, le médecin doit pouvoir procéder à l'évaluation clinique en toute sécurité. Cela peut comprendre la mise en

TABLEAU 29.6 Traitement de l'agitation

Situation où une benzodiazépine est préférable

Delirium du sevrage alcoolique

Intoxication par des substances abaissant le seuil convulsif ou entraînant des effets anticholinergiques notables

S'il y a fièvre (les neuroleptiques ont tendance à faire baisser la fièvre susceptible de masquer un signe clinique important)

Situation où un neuroleptique incisif est préférable

Désinhibition ou désorientation accrue avec les benzodiazépines

Diagnostic psychiatrique de psychose chez un patient recevant déjà des neuroleptiques

Chez un patient dément

Utilisation d'un antiparkinsonien anticholinergique en prophylaxie

Chez le patient jeune

En particulier chez les hommes

Chez le patient ayant déjà connu des manifestations extrapyramidales

Exemple : benztropine, 1 à 2 mg po ou i.m.
diphénhydramine, 25 à 50 mg po, i.m. ou i.v.
procyclidine, 2,5 à 5 mg po

œuvre de mesures particulières avant même que le patient soit transféré des services policiers ou ambulanciers aux soins de l'hôpital. La vigilance d'un personnel entraîné devrait permettre de détecter les signes précurseurs de violence (agitation, nervosité, fébrilité, incohérence, désorganisation, rage, tentative de fuite, changement abrupt du comportement).

Avant même de procéder à l'évaluation clinique du patient menaçant, il est nécessaire de connaître les circonstances à l'origine de la consultation de même que les informations déjà consignées au dossier. La violence étant un phénomène qui tend à se reproduire, tout antécédent de geste agressif doit être recherché. L'examen doit idéalement se faire en un lieu ouvert, aisément accessible au personnel des services de sécurité. Ce lieu doit permettre au médecin de sortir rapidement et offrir la possibilité d'un secours rapide. Les objets contondants doivent être placés hors de portée du patient (patère, cendrier, lampe, objets mobiles divers). La non-disponibilité de moyens d'agression est un élément de prévention.

Dans des conditions prévues et aménagées en fonction de sa sécurité et de celle du patient, le médecin peut exercer son jugement adéquatement, sans être influencé par l'anticipation d'un affrontement physique. Son attitude doit être assurée, respectueuse et calme. Il doit parfois être ferme sans être à son tour menaçant. Il n'est habituellement pas recommandé de céder au marchandage pour obtenir la collaboration du patient ou pour se soustraire à des menaces. Devant un comportement susceptible de tourner en acte violent, le médecin devra signifier clairement au patient menaçant quels comportements ne peuvent être tolérés dans le milieu hospitalier et quelles mesures de contrôle seront le cas échéant appliquées. Pendant l'évaluation, le médecin doit bien observer le patient, noter son état d'anxiété et de frustration et veiller à adoucir le caractère de confrontation de certaines interventions. Il est essentiel de savoir mettre un terme à une entrevue avant que le patient ne puisse plus contenir son agressivité.

Il est utile de recueillir le plus d'informations possible avant de porter un jugement sur l'éventualité d'un geste violent. Les sources d'information sont le dossier médical et psychiatrique antérieur, le patient lui-même, sa famille et ses proches de même que les différents témoins de l'événement ayant mené à la consultation psychiatrique. Dans le contexte de l'urgence, il faut juger de la possibilité d'un passage à l'acte agressif dans les heures qui suivent l'entrevue. L'évaluation du risque hétéroagressif s'effectue essentiellement selon la même approche que l'évaluation du risque suicidaire dont il a été question précédemment. Pour émettre un tel jugement, il n'existe pas de méthode plus fiable que l'analyse approfondie des antécédents, de l'état mental actuel et des caractéristiques de l'intention agressive. En situation d'urgence, il faut souvent se contenter d'informations parcellaires et adopter une attitude prudente. Il est parfois difficile, dans le cadre de l'entrevue, de se prononcer sur la dangerosité non imminente, c'est-à-dire la violence pouvant se manifester plusieurs heures ou plusieurs jours après la rencontre. Lorsqu'un risque de violence imminente apparaît présent, il est utile d'observer plus longuement le patient et de se référer à des établissements spécialisés dans la prise en charge des problématiques judiciaires et de violence liées à la maladie mentale. Le tableau 29.7 (p. 850) donne les principaux paramètres de l'évaluation du risque de violence.

Psychiatrie clinique : une approche bio-psycho-sociale

TABLEAU 29.7   Paramètres de l'évaluation du risque de violence et affections associées

Antécédents	Altération de l'état mental	Autres paramètres	Affections associées à la violence
Antécédents personnels de violence Antécédents judiciaires Histoire de trouble des conduites dans l'enfance	Agitation Nervosité Fébrilité Hallucinations mandatoires Délire persécutoire Catatonie	Distinction entre fantaisie, idée et intention agressives Présence de planification agressive Disponibilité des moyens Cible identifiée et atteignable Caractère envahissant des pensées hétéroagressives (égo-syntones ou non) Perception par le patient de sa propre capacité de contrôle Faible tolérance à la frustration	Trouble de la personnalité (antisociale, limite) Schizophrénie (paranoïde, catatonique) Delirium (causes diverses) Intoxication (alcool, stimulants, phencyclidine [PCP]) Trouble de la personnalité organique Épilepsie temporale

Comme toutes les attitudes menaçantes n'impliquent pas nécessairement l'imminence d'un passage à l'acte, il est possible au médecin, par son attitude et par ses paroles, de désamorcer certaines crises. L'agressivité peut être l'expression de diverses émotions (peur, révolte, irritation, culpabilité, déception), engendrées elles-mêmes par différentes cognitions (« un danger [réel ou imaginaire] me menace », « le destin est injuste », « ce que vous faites n'est pas bon », « ce que j'ai fait n'est pas bon », « ce que j'espérais n'est pas arrivé »). Il est nécessaire de s'attacher à ces dimensions afin de bien comprendre les facteurs intervenant dans l'agressivité du patient, de lui en faire prendre conscience et de chercher une solution appropriée au problème sous-jacent. Ainsi, toute expression d'agressivité ne devrait pas automatiquement conduire à la mise en œuvre de moyens de contrôle chimiques ou physiques. La communication et l'établissement d'une relation d'aide, lorsque c'est possible, permettent d'explorer la signification de l'agressivité et d'en favoriser l'expression verbale.

L'emploi d'un médicament est souvent utile. Il peut être administré par voie entérale lorsque le patient collabore. L'administration par voie intramusculaire après l'immobilisation du patient par des moyens de contention s'avère nécessaire lorsque l'agression est en cours. Les recommandations pharmacologiques pour les situations de tension agressive sont les mêmes que pour le patient confus. On prêtera toutefois une attention particulière à l'effet de désinhibition des comportements que l'utilisation d'une benzodiazépine à faible dose peut produire, augmentant ainsi le risque de passage à l'acte agressif chez certains individus. Il est donc préférable de combiner benzodiazépine et neuroleptique ou de donner une benzodiazépine jusqu'à l'apaisement.

L'isolement est parfois efficace, permettant au patient de se calmer dans la mesure où les stimuli extérieurs sont réduits. Lorsque l'isolement demeure insuffisant, par exemple en cas d'agressivité extrême, ou que le comportement de l'individu menace sa propre intégrité physique, l'usage des contentions physiques apparaît indiqué pourvu qu'elles soient employées sans abus, selon un protocole défini par la direction de l'hôpital. Le recours à des moyens de contention physique appelle certaines précautions :

– disposer d'au moins cinq intervenants pour un patient agité ;
– expliquer au patient les raisons de la mise en place d'une contention ;
– prendre soin de ne pas comprimer les membres ;
– administrer un tranquillisant pour calmer l'anxiété ou l'agressivité ;
– assurer une surveillance continuelle ;
– réexaminer le patient périodiquement ;
– retirer les contentions graduellement.

Dans un autre ordre d'idée, il faut insister sur la notion de responsabilité, à laquelle le médecin doit être sensible lorsqu'il est en présence d'un patient agressif. Un individu qui ne souffre d'aucune psychopathologie de nature affective, psychotique ou autre susceptible de fausser son jugement et d'altérer ses fonctions cognitives doit être considéré comme responsable de ses actes. Cette règle s'applique aussi au patient chez qui l'agressivité est due à une intoxication volontaire par l'alcool ou les drogues. Il est par conséquent nécessaire d'aviser le patient qu'un processus judiciaire sera enclenché s'il profère des menaces ou commet des actes violents ou délictueux (voies de fait, bris de matériel). Le travail des soignants doit s'accomplir dans un cadre qui fait en sorte que le patient sent la fermeté du médecin et la présence de limites claires à ses excès. L'existence d'un cadre thérapeutique ferme et défini est, en règle générale, rassurante non seulement pour le patient lui-même, mais aussi pour le personnel hospitalier. En dehors d'un tel cadre, il est illusoire d'espérer que la psychiatrie puisse apporter une solution valable aux comportements agressifs et menaçants liés aux divers troubles mentaux.

Il n'existe actuellement aucune méthode véritablement fiable permettant de prédire avec certitude la manifestation d'un comportement agressif. Les conséquences des actes violents pouvant s'avérer désastreuses, il ne serait donc pas raisonnable de se contenter d'appliquer un modèle mathématique prédictif des « risques de passage à l'acte » pour déterminer la marche à suivre sur le plan clinique. La décision d'intervenir ne se fonde pas uniquement sur l'évaluation du risque, mais davantage sur une attitude préventive et une grande prudence (Hugues, 1996).

29.4.3 Patient anxieux

EXEMPLE CLINIQUE

Un jeune homme de 20 ans, monsieur Y, se présente au service des urgences d'un hôpital général à 2 heures du matin. Il était au volant de son véhicule, retournant chez lui après une soirée avec des amis, lorsqu'il s'est senti soudainement opprimé, saisi d'une sensation de boule dans la gorge. En l'espace de quelques minutes, sa respiration était devenue laborieuse, rapide et superficielle, des sueurs lui coulaient dans le dos, ses mains tremblaient et s'engourdissaient, comme traversées de 1 000 aiguilles. Au médecin qui l'accueille, il raconte en haletant qu'il est convaincu qu'il a une attaque cardiaque tellement le malaise à la poitrine est intense. Après une évaluation physique, un ECG et un bilan biochimique sommaire, le médecin tente de rassurer le patient sur sa condition physique. Mais celui-ci insiste, arguant que, quelques minutes plus tôt, il a bien pensé mourir, et il refuse de croire qu'il s'agissait simplement de l'effet de la nervosité ou de son imagination. Il accepte tout de même de discuter de ses difficultés au travail, du stress lié à son nouvel emploi. Il rapporte que son père a eu une crise cardiaque dont il a été témoin il y a trois ans et que, depuis ce temps, il surveille son alimentation, ne fume plus et pratique excessivement toutes sortes de sports pour éviter que cela ne lui arrive. Sa mère souffrirait de « bouffées d'angoisse » pour lesquelles son médecin aurait prescrit un « antidépresseur ».

L'anxiété est un état de malaise psychique engendré par le sentiment de l'imminence d'un événement fâcheux ou dangereux, réel ou imaginaire. Cet événement appréhendé demeure fréquemment indéfini et son anticipation est plus ou moins consciente. Les symptômes somatiques peuvent parfois prédominer et même précéder l'apparition d'une idée angoissante. La sensation de perdre le contrôle est une manifestation fréquemment associée à cet état. L'anxiété prend plusieurs formes, est d'intensité variable et peut être plus ou moins envahissante et altérer le jugement pratique. Elle peut exacerber certains comportements ou des mécanismes de défense, faire adopter des attitudes régressives ou hostiles. L'anxiété, lorsqu'elle est considérée isolément, n'a que valeur de symptôme, n'est pas spécifique et n'est aucunement un diagnostic en soi.

Pour arriver à bien circonscrire l'origine de cette manifestation, l'entrevue doit chercher à mettre en évidence l'ensemble des symptômes qu'éprouve le patient, tant sur le plan psychique (émotions, pensées, comportements) que sur le plan physique. Une revue des principaux systèmes physiques (neurologique, digestif, cardiorespiratoire, endocrinien, etc.) doit être faite afin d'exclure toute cause médicale pouvant être à l'origine de la manifestation anxieuse. Parmi ces causes, on peut mentionner :

– les problèmes cardiaques : arythmie, angine, insuffisance ;

– les problèmes pulmonaires : asthme, pneumothorax, embolie, pneumonie, maladie pulmonaire obstructive chronique (MPOC) ;

Psychiatrie clinique : une approche bio-psycho-sociale

- les troubles endocriniens : hypo et hyperthyroïdie, hypoglycémie, phéochromocytome, maladie de Cushing ;
- les intoxications : stimulants, hallucinogènes, cannabis ;
- les empoisonnements alimentaires ;
- les sevrages : benzodiazépines, alcool, opiacés.

Il est important de questionner le patient sur le contexte d'apparition, la chronologie des symptômes éprouvés (physiques, psychiques et comportementaux), les pensées associées, de même que sur les stratégies qu'il a mises en œuvre en vue de se soulager. Les symptômes psychiques concomitants peuvent comprendre des idées suicidaires. Le fonctionnement global du patient, son jugement et les ressources dont il peut disposer doivent parallèlement faire l'objet d'une investigation. Comme dans toute évaluation psychiatrique, les antécédents psychiatriques et médicaux (personnels et familiaux) seront examinés.

Il est habituellement assez facile de circonscrire la nature et la source de l'anxiété. L'observation et des tests sanguins peuvent, au besoin, compléter l'évaluation. L'attaque de panique (telle que la décrit monsieur Y) constitue un problème relativement bénin, très fréquent et généralement méconnu de la population générale qui a tendance à en attribuer les symptômes à une maladie physique grave. En urgence, l'anxiété généralisée, les états de stress post-traumatique et les troubles de l'adaptation sont d'autres troubles anxieux fréquemment rencontrés. Les symptômes dissociatifs, tels que la dépersonnalisation et la déréalisation accompagnant souvent les manifestations anxieuses et pouvant être engendrées par l'hyperventilation et l'hypercortisolémie consécutive à une expérience stressante, sont particulièrement perturbants pour le patient. Un état psychotique peut par ailleurs se manifester par une anxiété morcelante, envahissante, qui vient perturber le jugement ou les capacités cognitives du sujet. L'akathisie consécutive à la prise de neuroleptiques peut également se présenter sous une forme anxieuse.

Quelle que soit la cause de la manifestation anxieuse, certaines interventions peuvent s'avérer fort utiles dans le cas d'un patient anxieux. L'état anxieux est caractérisé par l'appréhension d'un danger potentiel, par le questionnement répété « un danger me menace, quel est ce danger ? » Il est donc essentiel d'informer le patient sur son état de santé physique, que l'anxiété ait ou non une étiologie médicale. L'éventualité de dangers sociaux réels doit également être examinée. Il est nécessaire d'assurer au patient un encadrement stable et sécuritaire dans le milieu hospitalier. Dans le cas de monsieur Y, une explication des différences entre une attaque de panique et une crise cardiaque, appuyée sur l'histoire de ses propres symptômes, ses antécédents personnels, ses prédispositions et les résultats des examens paracliniques, peut se révéler extrêmement rassurante. Une telle intervention pourrait prendre la forme suivante : « Une crise cardiaque se manifeste habituellement par une douleur thoracique intense, irradiant parfois au cou ou aux bras, survenant généralement chez des hommes de plus de 50 ans qui présentent des problèmes physiques tels l'hypertension, un taux élevé de cholestérol ou le diabète, et qui ont de mauvaises habitudes de vie comme une alimentation grasse, la sédentarité et l'usage de tabac, ce qui est fort loin de vous ressembler. Une attaque cardiaque est rarement accompagnée de tremblements, d'étourdissements, d'engourdissement des extrémités et d'une sensation de perdre le contrôle. À l'examen, votre cœur est régulier et la tension est normale. Les tests de sang et l'électrocardiogramme ne montrent rien d'anormal. Une attaque de panique, toutefois, caractérise essentiellement ce que vous avez éprouvé. C'est un phénomène à la fois anxieux et physique, très souffrant et effrayant, mais jamais dangereux, qui se corrige spontanément. Personne n'en est jamais décédé et elle n'entraîne aucune perte de contrôle réelle et durable ni aucun dommage à la santé. Elle survient habituellement les premières fois sans déclencheur identifiable, mais peut être favorisée par des situations de stress que l'on peut vivre quotidiennement. Il est parfois possible de déterminer certaines circonstances qui ont favorisé son déclenchement. » Le médecin peut contribuer à calmer les appréhensions du patient en lui expliquant aussi avec soin les modalités du traitement qui suivra.

Ce qui précède est un exemple de dédramatisation par une approche psychoéducative. Par ailleurs, une interprétation psychodynamique peut également être efficace pour réduire, sans intervention pharmacologique, l'anxiété actuelle et quotidienne du sujet. Dans le cas de monsieur Y, le psychiatre pourrait l'amener à voir combien il investit d'énergie et d'espoir dans son nouveau travail, en quoi cela correspond à ce qu'il conçoit des attentes de son père. Le médecin pourra explorer les circonstances de la crise cardiaque du père du patient, ce qu'il en a pensé, ce qu'il a ressenti, de même que la modification de sa perception de la vie, du rôle qu'il joue dans la société, de celui qu'il se donne auprès de son père à la suite de sa maladie. Cette démarche peut procurer au patient du matériel complémentaire, stimuler d'autres éléments de compréhension. Dans la conduite à moyen terme, il peut être pertinent de diriger le patient vers des soins spécialisés pour prévenir la chronicité. Dans ces situations, expliciter la prise en charge de façon concrète est très sécurisant.

Lorsque ces moyens sont insuffisants pour calmer l'anxiété ou lorsque l'entrevue est impossible en raison d'une angoisse envahissante, une médication de type benzodiazépine peut être utilisée (p. ex., lorazépam, à raison de 0,5 à 2 mg po., diazépam, 5 à 10 mg po). Soulignons toutefois que l'intervention d'urgence, malgré une demande parfois pressante du patient désirant obtenir un traitement médicamenteux, doit se limiter aux conditions requérant une action immédiate et ne doit pas se substituer à la prise en charge globale habituellement amorcée par le médecin traitant. Il revient à ce médecin, qui a une vision longitudinale et prospective de la situation, de définir le plan d'intervention bio-psycho-social à court, moyen et long terme en considérant les risques et les bénéfices de la pharmacothérapie de l'anxiété.

29.4.4 Patient méfiant

EXEMPLE CLINIQUE

Madame X est amenée par ambulance. Elle a avisé elle-même le service d'appels d'urgence qu'elle saignait abondamment après s'être coupée accidentellement. Les ambulanciers ont pansé sur place son poignet gauche profondément et largement entaillé, puis l'ont conduite à l'hôpital. Malgré les questions du médecin sur l'origine de cette lacération, elle persiste à dire que cela est arrivé bêtement en cuisinant et refuse de répondre à d'autres questions. Devant le psychiatre demandé en consultation, la patiente conserve la même attitude. Elle refuse de collaborer et dit: « Je ne vois pas pourquoi je répondrais à vos questions. » Elle accepte de révéler son âge et son adresse, mais refuse de donner l'adresse d'un membre de sa famille. Elle affirme être très fatiguée et exige son congé immédiatement.

L'attitude méfiante de certains patients représente un défi de taille pour le médecin. Comme la décision de garder un patient contre son gré exige du médecin un minimum d'éléments pour justifier cette mesure contraignante, ce type de situation pousse parfois le médecin aux limites de son questionnement éthique et de sa capacité à tolérer l'incertitude.

La méfiance témoigne d'un besoin de rester maître d'une situation face à laquelle l'individu n'entrevoit par ailleurs pas d'issue. L'enjeu d'une évaluation médicale peut ne pas être perçu de la même façon par les différents acteurs. Le médecin a une vision curatrice de son intervention que ne partage probablement pas le patient méfiant. Beaucoup craignent de dire des choses qui pourraient être utilisées contre eux, dans l'intention, par exemple, de les contraindre à une hospitalisation ou de leur faire prendre un médicament contre leur gré. Dans les cas d'un trouble délirant ou psychotique, la certitude que le médecin ou l'hôpital font partie d'une quelconque organisation hostile et malfaisante peut être présente. Par ailleurs, l'anxiété provoquée par l'intrusion d'un tiers, ici le système médical, dans une situation de crise peut suffire pour entraîner le repli défensif du patient. La crainte du ridicule, du non-respect de la confidentialité ou de la stigmatisation par l'étiquette psychiatrique peut également amener le patient à ne pas vouloir communiquer ouvertement. La méfiance peut parfois se traduire par le mutisme, ce qui complique l'évaluation psychiatrique, cet état pouvant être engendré par différents troubles psychiques, soit la psychose, le ralentissement lié à la dépression et les syndromes d'origine organique.

Toutefois, le refus de collaborer ne dénote pas nécessairement la présence de méfiance. Par exemple, le patient en colère peut se taire pour éviter d'exploser; le patient déprimé peut refuser de partager l'intérêt du médecin pour sa propre situation; le patient passif-agressif peut remettre entre les mains du médecin la responsabilité de trouver une solution; le patient dépendant peut se sentir réconforté de voir un médecin tant s'efforcer à le sortir de son inactivité; un individu narcissique peut se valoriser par l'échec du thérapeute qui ne parvient pas à comprendre la situation. Rappelons que la collaboration du patient peut également être entravée, malgré sa volonté, par des pathologies psychiatriques ou physiques

Psychiatrie clinique : une approche bio-psycho-sociale

altérant le jugement, le processus et la structure de la pensée et les fonctions cognitives supérieures.

Malgré la difficulté évidente, le médecin ne doit pas abandonner l'espoir d'obtenir une meilleure collaboration du patient. Le temps est un facteur important qui joue en faveur de l'établissement d'une relation d'aide, le patient se rassurant par l'absence d'événements nuisibles à ses yeux et s'adaptant graduellement au milieu et à la présence des intervenants. Il faut donc éviter de prendre des décisions sous le coup de l'impatience et de l'agacement. Il importe plutôt d'être prudent si l'on veut instaurer un lien de confiance, de bien mesurer ses propos et ses attitudes. La formulation des questions et les interventions doivent viser l'établissement d'une communication dans laquelle le patient ne sentira pas menacée son intégrité physique et psychique. Le tableau 29.8 donne des exemples de formulations.

Lorsqu'il est impossible de surmonter cette barrière dans la communication, le médecin peut avoir recours à des informations fournies par des tiers, à l'observation du comportement du patient et à l'examen physique pour déterminer les premières dispositions thérapeutiques à prendre. Pour vérifier la concordance de certaines informations, la famille, les amis, les personnes qui amènent le patient au service des urgences, de même que les gens qui vivent et côtoient habituellement le patient, sont des sources utiles qu'il faut solliciter activement. Si cela est possible, il est préférable de rencontrer ces tiers en compagnie du patient. Un refus par le patient de permettre une telle rencontre est un élément qui confirme parfois la nature troublante de sa situation. Le droit du patient à la confidentialité n'est pas un absolu et est à juger selon la gravité des conséquences que laissent entrevoir les circonstances. Par ailleurs, le médecin peut toujours demander de l'information aux proches, tout en ne divulguant pas les confidences que le patient lui a faites.

29.4.5 Patient déprimé

EXEMPLE CLINIQUE

Monsieur X a 39 ans, il travaille dans un centre de mécanique automobile et est activement engagé dans le syndicat de l'entreprise. Il a accepté de venir, en compagnie de sa femme, au service des urgences psychiatriques après plusieurs heures de négociation. Depuis quelque temps, il dort mal, ce qui fait qu'il est souvent en retard le matin et qu'il éprouve une fatigue persistante qui le porte à commettre des erreurs mineures au travail. Pour lui, la cause de cet état de fatigue est que son patron lui en veut pour un grief déposé il y a de cela trois ans et cherche depuis à lui rendre la vie difficile. De plus, il est fréquemment en conflit avec d'autres employés, surtout lorsque sa compétence et son expérience ne sont pas reconnues d'emblée. La femme rapporte ne plus reconnaître son mari depuis quelques mois. Il ne prend plus goût à rien, délaisse leurs activités et passe-temps communs, rentre du travail épuisé pour se coucher immédiatement et se fâche pour des riens alors qu'il était auparavant aimable et avenant. Le matin de la visite à l'hôpital, monsieur X a réprimandé assez durement son fils parce qu'il tardait à se préparer pour l'école. En entrevue, le patient se dit fatigué de tout et affirme que sa mort ne dérangerait personne. Il ajoute nonchalamment avoir recherché, la veille, un endroit dans le garage où il pourrait se pendre, prévoyant passer à l'acte au cours de la prochaine fin de semaine, alors que sa femme accompagnera leur fils à une partie de hockey.

Cet exemple illustre un cas de trouble dépressif majeur. Celui-ci est ici caractérisé par le changement de l'état affectif, l'omniprésence de pensées négatives et des symptômes neurovégétatifs associés. La détermination de la pathologie est toutefois compliquée par les différentes composantes psychosociales qui se

TABLEAU 29.8 Exemples de formulations provocantes et sécurisantes

Formulations potentiellement provocantes	Formulations sécurisantes
Pourquoi avez-vous été amené ici contre votre gré ?	Vous semblez avoir été amené ici contre votre gré et on ne vous a pas laissé la chance de vous exprimer...
Pourquoi ces gens veulent-ils que vous rencontriez un psychiatre ?	Vous ne semblez pas d'accord avec ces gens qui vous ont amené, vous devez avoir vos raisons...
Si vous ne m'en dites pas plus, je devrai vous garder.	Quand je ne sais pas, je trouve difficile de prendre une décision, alors je dois attendre.

dégagent de l'histoire. Le fonctionnement professionnel de monsieur X semble refléter des éléments de structure de personnalité narcissique. Il serait cependant risqué de limiter l'évaluation aux composantes relationnelles de l'histoire et de négliger ainsi la recherche des symptômes dépressifs. Le diagnostic de dépression majeure peut alors être erroné, car il peut s'agir d'un état de crise chez un patient atteint d'un trouble de la personnalité ou d'un trouble de l'adaptation transitoire relié à des événements de vie difficiles. Pour pouvoir comparer le fonctionnement antérieur du patient avec son fonctionnement actuel, le médecin doit obtenir les informations de la part d'une personne qui connaît le patient. Il faut se rappeler que toute perturbation de l'état psychique peut engendrer des troubles du comportement et qu'un trouble du comportement n'est pas obligatoirement le signe d'un trouble de la personnalité.

Aux urgences psychiatriques, il est courant d'évaluer des personnes envoyées en consultation simplement pour « dépression ». Les critères diagnostiques de l'épisode dépressif majeur, tels qu'ils sont établis dans le DSM-IV (voir le tome I, tableau 11.3, p. 302-303), ne caractérisent toutefois qu'une minorité des patients dits « déprimés », ce qui illustre à quel point l'humeur triste, dite déprimée ou dépressive, est fréquemment confondue avec le trouble. En fait, humeur dépressive n'est pas synonyme de dépression majeure. La souffrance morale n'est pas un symptôme spécifique de la dépression majeure. Le patient souffrant d'une dépression majeure peut parfois être calme, peu exigeant et accaparant, et exprimer une souffrance difficile à percevoir. Par contraste, un individu qui présente un trouble de la personnalité sévère a tendance à décrire ses états d'âme de façon flamboyante et à émettre ses idées suicidaires comme une menace en vue d'obtenir une réponse de l'environnement.

Au cours de l'évaluation, le médecin ne peut se dispenser de détailler les circonstances de la consultation. Il doit fonder son jugement sur les éléments les plus objectifs de l'histoire afin de ne pas se laisser submerger par l'intensité des émotions exprimées. En situation d'urgence, où le patient ou sa famille exercent une forte pression en vue d'une action rapide, il faut rechercher les faits plus que les interprétations et les opinions.

Dans l'évaluation des patients atteints de dépression majeure, il importe de chercher activement les signes de psychose, car ceux-ci sont associés à une dépression de forte intensité et à un risque suicidaire élevé. Les indices de désengagement social et affectif sont parfois subtils et peuvent annoncer un geste autodestructeur délibéré souvent à visée autoplastique. Il faut donc s'informer si le patient est porté à s'isoler des personnes significatives pour lui, s'il a donné des objets ayant une valeur affective à ses yeux, s'il a délaissé ce qui pouvait auparavant lui procurer une certaine jouissance. Il faut souligner qu'en post-partum les symptômes dépressifs peuvent évoluer rapidement vers la psychose. Une dépression majeure survenant après un accouchement nécessite ainsi une attention particulière et un suivi serré. Le risque de suicide et d'infanticide de même que le risque de violence et de négligence doivent être évalués.

Le médecin doit tenter d'établir une alliance avec les patients qui délaissent passivement toute interaction affective avec leur entourage. Les solutions envisagées doivent être présentées de façon positive pour susciter un certain espoir. Des démarches concrètes doivent également être entreprises immédiatement : procéder à l'hospitalisation du patient, le mettre en observation à l'hôpital pour un court séjour, lui donner un rendez-vous en clinique externe, lui expliquer les bienfaits potentiels de la médication, amorcer une intervention psychothérapeutique et une psychoéducation, solliciter la participation de la famille ou des amis. Lorsque le patient refuse de collaborer en raison d'une absence complète d'espoir, il convient de le responsabiliser face à sa condition actuelle : « Votre responsabilité est maintenant d'accepter le traitement, faites-le pour vous ou faites-le pour vos enfants. » Des moyens légaux seront mis en œuvre lorsque le patient refuse tout traitement et qu'en raison de son état mental sa propre sûreté et celle d'autrui sont compromises.

29.4.6 Patient psychotique

EXEMPLE CLINIQUE

Une jeune femme de 23 ans, célibataire, qui n'a encore jamais eu recours à des services psychiatriques, est amenée aux urgences psychiatriques par ses parents. Ceux-ci racontent au médecin que leur fille était très réticente à venir, mais qu'ils ne pouvaient plus supporter ses comportements.

Depuis quelques semaines, disent-ils, elle refuse de sortir de la maison, s'enferme souvent dans sa chambre et leur parle continuellement de ce gourou qui doit la libérer de la possession des « corps subtils ». Ils rapportent n'avoir eu que peu de contacts avec leur fille au cours des dernières années en raison de son appartenance à une secte religieuse. Récemment, elle avait demandé à venir habiter chez eux, arguant vouloir se reposer en un lieu « protégé ». La jeune femme explique au psychiatre qu'elle a été expulsée de la secte, que depuis quelque temps son corps astral est dissocié, ce qui la rend vulnérable aux possessions, et qu'elle entend, par télépathie, la voix du gourou lui annonçant sa libération.

Tel que l'illustre ce cas clinique, il peut parfois être difficile de juger du caractère psychotique des propos d'un patient. Certaines personnes tiennent un discours inspiré de lectures mystiques, professent des croyances ésotériques ou des idées marginales. Un patient peut rapporter des faits plausibles que l'auditeur croira simplement exagérés. Par ailleurs, un individu atteint d'une maladie psychotique chronique partiellement réfractaire aux traitements peut vivre d'une façon normale tout en cultivant des croyances erronées et en expérimentant des phénomènes hallucinatoires. La présence de symptômes psychotiques n'est pas en soi une urgence psychiatrique. Pour que le médecin soit en mesure de déterminer l'urgence de la situation, il doit considérer le caractère envahissant et perturbant de ces croyances, leur évolution dans le temps et la capacité du patient à fonctionner en dehors de leur influence. Dans le cas présent, le médecin doit faire préciser, exemple à l'appui, ce que les parents appellent des « comportements insupportables » et tâcher de comprendre, à la lumière de l'entrevue clinique et de l'observation directe des comportements de la patiente à l'unité de soins, quel est l'état psychique qui engendre ces comportements.

La principale caractéristique de la psychose est la perte, plus ou moins grande, de contact avec la réalité extérieure. Cet état traduit surtout une perturbation du contenu de la pensée due à des troubles de la perception (idées délirantes, idées de référence, hallucinations, illusions). Des anomalies de la forme et de la structure de la pensée peuvent être présentes et l'affect est parfois inapproprié. L'évaluation de ces perturbations est souvent difficile en raison d'une incapacité du patient à collaborer à l'entrevue psychiatrique, car il peut être agité, catatonique, mutique ou replié sur lui-même. L'état psychotique peut être aigu et marquer une rupture dans le fonctionnement habituel de l'individu ou chronique et s'harmoniser d'une façon acceptable à la vie quotidienne du patient. Il peut entraver le fonctionnement global ou se limiter à quelques manifestations bien définies qu'il sera alors possible de maîtriser. Des patients sont capables de critiquer et de reconnaître certains symptômes comme étant anormaux, hors de leur volonté, étrangers à leur expérience (égo-dystones), mais l'absence de critique caractérise plus fréquemment la psychose. La situation peut évoluer rapidement, apparaître brutalement et se résorber en peu de temps ou connaître une progression lente et persistante. Plusieurs praticiens se demandent comment aborder le monde cryptique dans lequel vivent les psychotiques. En général, pour les besoins de l'évaluation, il faut tenter de mettre en évidence et de préciser les symptômes. La psychose est désarmante pour le médecin qui ne systématise pas sa procédure d'examen mental. Doit-on entrer dans le délire ? Non. Doit-on appuyer ou confirmer les distorsions psychotiques ? Non. Le patient qui perçoit de l'intérêt chez le médecin est habituellement plus enclin à livrer le contenu de ses pensées. Pour démontrer cet intérêt, il n'est pas nécessaire de confirmer ce qui est, de toute évidence, faux. Être attentif, s'investir dans l'entrevue, orienter le dialogue sans être autoritaire sont souvent les meilleures façons d'établir un lien de confiance avec le patient psychotique. Confirmer ou infirmer ses croyances n'apparaît ni nécessaire ni utile à la collecte de données et peut nuire à l'établissement de la relation thérapeutique. Que répondre à un patient qui demande : « Est-ce que vous pensez que je suis fou, docteur ? » En ce cas, comme pour d'autres questions du même type, il est sans nul doute stérile pour la relation et frustrant pour le patient que de répondre par une explication intellectualisée et de se lancer dans des distinctions diagnostiques ou terminologiques. Il vaut mieux tenter de souligner l'anxiété et la crainte éprouvées qui ont conduit à une telle question et permettre au patient de s'exprimer directement. Les formulations suivantes peuvent s'appliquer, mais on doit garder à l'esprit que les termes employés doivent être adaptés à la capacité de compréhension du patient (capacité d'attention, éducation, niveau intellectuel) :

Qu'est-ce qui vous fait croire ça ?

Que craignez-vous qu'il arrive ?

Les médecins n'emploient pas ce terme, mais quelle importance cela pourrait-il avoir pour vous de savoir ce que je pense maintenant de votre situation ?

Votre question est embêtante, car c'est une façon de formuler le problème qui n'est pas la mienne. Mais je crois comprendre que vous vous sentez dans une position inconfortable qui vous fait craindre que l'on ne tienne pas compte de ce que vous avez à dire.

Pour établir un plan de traitement d'urgence, il faut être en mesure de juger de l'influence des symptômes psychotiques sur le fonctionnement du patient. Une perspective longitudinale et l'appréciation de la situation sous un angle évolutif permettent d'évaluer le niveau d'adaptation de la vie du patient aux symptômes psychotiques et le degré d'imprévisibilité de ses comportements. L'imprévisibilité des comportements est intimement liée au potentiel de dangerosité associée à un état psychotique. Les autres conséquences psychosociales possibles de psychose doivent également faire l'objet d'une investigation : conflits conjugaux et sociaux, suicide, agression, actes criminels, abus de substances, marginalité et réclusion, stigmatisation, pauvreté, itinérance, inanition, etc. La psychose n'est pas synonyme de danger ou de perte d'autonomie. L'aptitude du patient à s'occuper de lui-même peut demeurer adéquate et intègre malgré de lourds symptômes psychotiques.

La psychose possède quelques analogies avec un autre état pathologique : le processus infectieux. Comme pour une infection et sa réaction inflammatoire, la manifestation la plus apparente chez un patient psychotique n'est pas la cause initiale du problème, mais bien une réaction de l'organisme pour se défendre. Le traitement, quant à lui, dépend de la nature de l'agent pathogène, de ses répercussions sur d'autres systèmes, de la chronicité de la maladie et de l'état général des défenses du patient. Le choix de la meilleure solution est donc déterminé par une analyse multidimensionnelle tenant compte des facteurs sociaux, tel l'isolement, et individuels, telle l'observance du traitement.

En situation d'urgence, il faut d'abord exclure toute cause neurologique, toxique ou métabolique. Au besoin, l'état d'agitation du patient peut être contenu par une médication, l'isolement en chambre sécuritaire ou l'usage d'un moyen de contention. Une fois le patient apaisé, il devient possible d'établir une relation en vue de limiter la désorganisation et de favoriser un meilleur contact avec la réalité. Le médecin peut tenter de corriger, de façon respectueuse, certaines distorsions en confrontant le patient avec la réalité de l'environnement actuel (où il se trouve, pourquoi il est confiné à une salle d'isolement ou maintenu dans son lit par des contentions, quel est le but des interventions actuelles, etc.). Plusieurs patients sont capables, malgré leur état, de comprendre la finalité des interventions les concernant. Leur collaboration et leur aptitude à établir une relation de confiance demeurent parfois surprenantes et ne devraient jamais être négligées comme ingrédient thérapeutique, même dans les cas de patients dont le comportement paraît très désorganisé.

29.4.7 Patient d'allure intoxiquée

EXEMPLE CLINIQUE

Monsieur X est un quinquagénaire divorcé travaillant comme enseignant. La veille de la rentrée scolaire, vers 3 heures du matin, il appelle la police et dit être victime de harcèlement de la part de voyous. Une fois sur les lieux, le policier ne voit rien de louche alors que l'homme insiste, affirme les apercevoir cachés sous les banquettes d'une voiture. Le policier note la transpiration abondante de monsieur X, trouve ses propos bizarres et décide de l'emmener à l'urgence. Au psychiatre, le patient raconte avec conviction les raisons plutôt vagues de ce harcèlement. Son haleine dégage une odeur d'alcool et il admet boire fréquemment mais sans exagération. Il transpire abondamment et présente une tachycardie à 110 pulsations par minute. Il tremble et a de la difficulté à saisir un crayon. Cependant, l'orientation dans le temps et l'espace demeure intacte. Dans l'ensemble, le patient est calme et capable de collaborer.

De tels tableaux cliniques ne sont pas rares en situation d'urgence psychiatrique. Ils appellent une démarche diagnostique plus complexe qu'il n'apparaît à première vue. On doit d'abord éliminer la possibilité d'une pathologie organique susceptible de mimer de tels états (voir le tableau 29.9, p. 858). Il importe de garder à l'esprit l'éventualité d'une intoxication non alcoolique, d'une dysfonction hépatique ou

Psychiatrie clinique : une approche bio-psycho-sociale

TABLEAU 29.9 Conditions pouvant mimer une intoxication alcoolique

Haleine forte	Ataxie
Acidocétose diabétique (odeur fruitée)	Accident vasculaire cérébelleux
Défaillance hépatique (odeur de poisson)	Encéphalite
Infection du tractus respiratoire (odeur fétide)	Hydrocéphalie normotensive
Insuffisance rénale (odeur d'ammoniac ou d'urine)	Hypothyroïdie
Intoxication par cyanide (odeur d'amande), par formaldéhyde (odeur de solvant)	Intoxication par benzodiazépine, anticonvulsivant ou lithium
	Sclérose en plaques
	Tumeur

rénale ou d'une lésion intracrânienne dont l'existence n'est pas connue, n'ayant pas été encore détectée. Un patient diabétique dans un état précomateux pourrait aussi présenter un tableau clinique voisin de celui de monsieur X. En outre, l'haleine fruitée engendrée par l'élimination de corps cétoniques chez un diabétique est semblable à celle qui se dégage par suite d'une intoxication alcoolique. Une telle haleine provient de la dégradation de cétones secondaires qu'on trouve plus fréquemment dans les produits alcooliques de moindre qualité. Bien que l'haleine qui sent l'alcool témoigne d'une consommation d'alcool, elle ne fournit aucun indice sur la quantité absorbée.

Dans le cas de monsieur X, la transpiration, les tremblements et la tachycardie, de même que l'histoire d'une consommation habituelle, incitent à soupçonner un syndrome de sevrage alcoolique. On devra alors s'enquérir, auprès du malade ou auprès d'un tiers, de l'importance réelle de la consommation récente et habituelle. En présence d'un consommateur de longue date, il sera pertinent de s'informer des situation antérieures de sevrage. Le patient a-t-il déjà eu des convulsions ? A-t-il déjà présenté des états délirieux ? La présence d'hallucinose alcoolique, en état d'intoxication ou de sevrage, devra également être recherchée. De telles informations constituent les meilleurs indicateurs de l'évolution probable du tableau actuel.

La distinction entre un abus ponctuel et une dépendance aura des conséquences non seulement sur le diagnostic immédiat, mais également sur l'élaboration du plan de traitement à court, moyen et long terme (voir le tome I, chapitre 6).

Les premiers symptômes d'un syndrome de sevrage alcoolique peuvent se manifester de quatre à six heures après l'arrêt de la consommation. Ils évoluent ensuite progressivement pour atteindre leur maximum en 48 à 72 heures après cette interruption.

Il est également primordial de se renseigner sur la consommation récente d'une ou de plusieurs autres substances, licites ou non, dont la toxicité est susceptible de potentialiser celle de l'alcool.

L'anamnèse et l'examen du patient intoxiqué comportent des difficultés particulières. L'état de conscience n'est pas toujours optimal, rendant la collaboration aléatoire ou impossible. En de telles circonstances, il faut poursuivre l'observation médicale, prendre régulièrement les signes vitaux, amorcer un traitement symptomatique et procéder à un examen psychiatrique complet sitôt que les conditions le permettront.

La consommation d'alcool peut induire une désinhibition des comportements. Certains individus deviendront belliqueux, d'autres, dangereusement insouciants. Combinée à une humeur dépressive, cette désinhibition peut favoriser l'expression d'idées suicidaires et un passage à l'acte.

Malgré le caractère ponctuel d'une intoxication aiguë, l'alcoolisme est souvent un problème chronique. Les épisodes d'intoxication menant à une consultation médicale ou psychiatrique d'urgence constituent des occasions privilégiées d'intervention. En confrontant le patient avec la réalité de ses comportements en état d'ivresse, en lui montrant l'aspect chronique et répétitif de sa dépendance, de même que les conséquences sociales de ses abus, le médecin favorise chez lui une plus grande capacité d'autocritique.

Bien que le traitement de la dépendance à l'alcool ne soit pas du ressort de l'équipe d'urgence, il importe d'informer le patient de la nature de la maladie dont il souffre. Parmi les ressources qui existent au sein de la communauté, le médecin doit indiquer au patient celles qui paraissent davantage correspondre à ses besoins. L'évaluation de la motivation du patient, la chronicité de sa dépendance à l'alcool, le succès ou l'échec de thérapies antérieures, le degré de fréquentation de groupe de soutien (de type

Alcooliques Anonymes, Narcotiques Anonymes), l'existence d'un réseau d'entraide naturel – famille, syndicat, programme d'aide aux employés – de même qu'une bonne connaissance de la variété des organismes et programmes d'aide existant dans la communauté permettront de déterminer judicieusement les ressources susceptibles de convenir au patient et de l'accompagner durant la période de sevrage.

Au cours de la période de sevrage, la grande majorité des patients éprouvent une humeur dépressive ou font des rechutes et peuvent ainsi revenir consulter au service des urgences. Une attitude empathique du médecin est plus à même d'amener le patient à accepter une aide spécialisée (El Guebaly, 1993; Milmoe et coll., 1967) [voir aussi le tome I, chapitre 6].

Le sevrage alcoolique, volontaire ou par suite d'une incapacité à se procurer la substance (p. ex., au cours d'une hospitalisation), comporte toujours des risques d'apparition de troubles graves tels que crises convulsives, delirium tremens ou hallucinose. En cas d'agitation chez un patient en manque d'alcool, l'emploi de neuroleptiques paraît peu judicieux, car ils abaissent le seuil convulsif. Par ailleurs, certains travaux ont noté un accroissement du nombre de décès chez les patients atteints de delirium lorsque des phénothiazines étaient utilisées pour traiter l'agitation, décès attribuables à l'hypotension ou à la toxicité hépatique (Lowinson et coll., 1997, p. 146, 378-379, 558). L'emploi d'une benzodiazépine à action prolongée (tel le chlordiazépoxide) sera donc préféré. En présence de convulsions, on pourra administrer lentement, par voie parentérale, du diazépam ou du lorazépam. Si l'on soupçonne une insuffisance hépatique, l'oxazépam sera préféré aux autres benzodiazépines, car son élimination dépend moins d'un métabolisme hépatique. L'efficacité de la phénytoïne dans le traitement des convulsions dues au sevrage n'a pas été établie. Le patient atteint d'alcoolisme chronique pouvant tirer de l'alcool consommé toutes les calories nécessaires à son fonctionnement, différentes carences d'apports alimentaires sont à craindre. Des vitamines du complexe B sont alors indiquées, pour prévenir l'émergence d'un syndrome de Wernicke-Korsakoff. On administrera, d'ordinaire, soit une dose initiale de thiamine (100 mg) par voie parentérale, soit des doses quotidiennes successives de 50 mg de thiamine par voie intramusculaire pendant 3 jours, puis des doses orales jusqu'à stabilisation. De la pyridoxine (50 mg) peut également être administrée (voir le tome I, chapitre 6). Le tableau 29.10 fait un survol des complications psychiatriques de l'alcoolisme et de leur traitement d'urgence.

Les patients ayant un «double diagnostic» (alcoolisme ou toxicomanie associés à une pathologie psychique sévère comme la schizophrénie, un trouble bipolaire ou une déficience intellectuelle modérée ou sévère) et prenant déjà des neuroleptiques risquent plus de faire des convulsions durant un sevrage. Par conséquent, pendant la période de sevrage aigu, il conviendra de limiter l'usage des neuroleptiques au minimum nécessaire en leur substituant temporairement des benzodiazépines à longue durée d'action lorsque la fonction hépatique le permet.

29.4.8 Patient toxicomane

EXEMPLE CLINIQUE

Un jeune homme dans la vingtaine est amené au service des urgences par des policiers. Il s'y était présenté un mois auparavant dans un état de grande agitation. L'évaluation avait alors établi qu'il consommait régulièrement de la cocaïne et du cannabis. Il avait reçu son congé après une nuit en observation à l'hôpital. Aujourd'hui, il est en proie à une agitation psychomotrice importante, est facilement irritable, se montre agressif et revendicateur. Il affirme n'avoir pris aucune drogue depuis une semaine, mais rapporte entendre des voix qui commentent son comportement et lui disent de se tuer. Ses parents déclarent avoir noté, depuis quelques mois, des changements importants chez leur fils: il s'isole fréquemment dans sa chambre, fait du bruit la nuit et parle seul. Ils soupçonnent une forte consommation de drogues. Depuis un mois, il ne va plus à ses cours à l'université. La recherche de drogues dans l'urine est négative. Le patient est hospitalisé et, après une stabilisation de son état au moyen de neuroleptiques, il admet qu'il consomme effectivement de la cocaïne et du cannabis depuis quelques mois, mais dans le seul but de faire disparaître les symptômes psychotiques qui l'envahissent progressivement.

La consommation de substances psychoactives peut entraîner des symptômes qui miment plusieurs troubles mentaux. Par ailleurs, la souffrance morale engendrée par les psychopathologies peut inciter le patient à rechercher un soulagement dans la

TABLEAU 29.10   Complications psychiatriques aiguës de l'alcoolisme

Symptômes et signes	Diagnostic	Traitement d'urgence
Troubles du comportement avec dysarthrie, incoordination, ataxie, nystagmus et hyperhémie cutanée. La quantité d'alcool consommée doit être égale ou supérieure à 100 mg/dL.	Intoxication	Surveillance et précautions pour prévenir agression ou accident. Administration de faibles doses de benzodiazépine pour calmer l'agitation : lorazépam, 1 à 2 mg po ou par voie i.m., répéter aux 30 minutes au besoin.
Comportement verbal agressif ou violence physique à la suite d'une faible consommation d'alcool.	Intoxication alcoolique pathologique (intoxication idiosyncrasique)	Même que pour intoxication simple. Attention particulière au risque d'assaut physique. Donner un neuroleptique incisif (halopéridol) au besoin.
Tremblements grossiers, nausées et vomissements, malaise et faiblesse, anxiété, dysphorie ou irritabilité, hallucinations ou illusions transitoires, céphalées et insomnie, tachycardie, hypertension, diaphorèse, convulsions. Apparition après une réduction de la quantité d'alcool consommée et disparition en 5 à 7 jours.	Sevrage	Bien réhydrater. Corriger les anomalies électrolytiques s'il y a lieu (y compris Ca^{++} et Mg^+). Traitement préventif : thiamine (100 mg par voie i.m.) et acide folique (1 à 5 mg par voie i.m. stat), puis thiamine, vitamine B_{12} et acide folique à forte dose pendant une semaine (p. ex., vitamine du complexe B et acide folique, 1 mg t.i.d.). Traitement : chlordiazépoxide (25 à 100 mg po q.i.d.) ; si la fonction hépatique est anormale, le lorazépam (1 à 2 mg po ou par voie i.m., q.i.d.) est préférable. Régler la posologie selon les symptômes et réduire sur 5 à 10 jours.
État délirieux (diminution de l'attention, pensée désorganisée, altération de l'état de conscience, désorientation, troubles psychomoteurs, perturbations de la mémoire, du rythme veille-sommeil, de la perception), en plus de troubles dysautonomiques. Débute quelques jours après la réduction de la consommation d'alcool et ne dure habituellement que de 2 à 3 jours.	Delirium de sevrage (delirium tremens)	Urgence médicale. Surveillance intensive du comportement et des signes vitaux. Réhydratation i.v. et diète à haute teneur calorique. Vitaminothérapie et surveillance des signes de sevrage décrits ci-contre. Administrer une benzodiazépine par voie i.v. (lorazépam, 1 à 2 mg aux 15 minutes) ; ne pas donner si le patient est somnolent.
Hallucinations visuelles ou auditives persistantes, apparaissant de 1 à 2 jours après la cessation ou la réduction de la consommation d'alcool. Durée très variable, parfois chronique.	Hallucinose alcoolique	Vitaminothérapie préventive, comme pour le sevrage. Si des symptômes de sevrage sont présents, traiter au moyen de benzodiazépines. Prescrire un antipsychotique incisif (p. ex., halopéridol) après la période de sevrage.
Confusion, ataxie et ophtalmoplégie (nystagmus, paralysie du VI nerf crânien, etc.), parfois hypothermie, hypotension, anomalies pupillaires et neuropathies. Patient apathique plutôt qu'agité.	Encéphalopathie de Wernicke	Thiamine, 100 mg par voie i.v. ou i.m. (glucose par voie i.v. après, si coma). Poursuivre l'administration parentérale de thiamine pendant quelques jours, puis passer à la voie orale. Traiter les symptômes de sevrage s'il y a lieu.

consommation de drogues. C'est pourquoi il est important d'interroger le patient sur les effets recherchés par l'usage de drogues, en plus de qualifier et de quantifier le plus justement possible ses habitudes de consommation (voir le tome I, tableau 7.16, p. 198). L'utilisation de certains instruments de dépistage, dont le questionnaire CAGE (Cut down, Annoyed, Guilt, Eye opener) [Mayfield, McLeod et Hall, 1974], peut compléter l'évaluation usuelle (voir aussi la version abrégée du Michigan Alcoholism Screening Test [MAST], tome I, tableau 6.7, p. 161).

Le questionnaire CAGE constitue l'un des outils diagnostiques les plus fiables dont dispose le médecin en situation d'urgence. Sa validité prédictive en ce qui concerne la consommation réelle est l'une des plus élevées qui soit parmi les divers outils de dépistage. Le CAGE comporte quatre questions :

1. Avez-vous déjà voulu cesser votre consommation (d'alcool ou de drogue) ? [Une consommation abusive entraîne des conséquences fâcheuses sur les plans physique, psychologique et social sur

lesquelles le patient sent n'avoir aucune prise, ce qui peut l'inciter à vouloir changer ses habitudes.]

2. Les gens autour de vous ont-il déjà manifesté de l'agressivité face à votre consommation ? [Cette question évalue plus spécifiquement la présence de conséquences sociales liées à la consommation.]

3. Par rapport à votre consommation, avez-vous déjà éprouvé de la gêne ou de la culpabilité ?

4. Vous est-il arrivé, le lendemain d'une consommation importante d'alcool ou de drogue, de ressentir dès l'éveil le besoin d'en reprendre ? [Cette dernière question fournit un indice sur une possible dépendance physiologique, en plus de donner une idée de la quantité habituellement consommée.]

On pourra compléter l'évaluation du patient par une recherche d'informations complémentaires auprès de ses proches. Cette démarche est d'autant plus utile que ces derniers sont fréquemment témoins des complications sociales de la consommation du patient et seront souvent impliqués dans le traitement. Leur participation dès le stade du diagnostic ne peut que favoriser une juste compréhension de la situation.

Le patient, en raison de son état de conscience, de sa confusion, de sa désorientation, de son anxiété ou de son irritabilité, n'est pas toujours en mesure de fournir au médecin les informations désirées. L'examen physique peut alors renseigner sur le type de substance consommée. Par exemple, la consommation de cannabis et de ses dérivés s'accompagne d'une mydriase, alors qu'on pourra observer un myosis à la suite d'une consommation de cocaïne, d'un stimulant ou d'un opiacé.

Le dépistage urinaire de substances psychoactives offre également des possibilités diagnostiques réelles (voir le tableau 29.11). Ce dépistage peut confirmer les hypothèses cliniques et peut montrer la présence de substances insoupçonnées même par le patient. En effet, différentes substances vendues sur le marché noir peuvent être constituées d'un mélange de

TABLEAU 29.11   Dépistage des substances psychoactives

Substances	Durée d'action (heures)	Demi-vie (heures)	Durée de détection dans l'urine (jours)
Amphétamines[a] (*ice, speed, meth*)	0,5 à 48	10 à 15	2
Barbituriques	(Inconnue)	20 à 100	1 à 14
Benzodiazépines	(Inconnue)	20 à 90	2 à 9
Cannabis (*haschich, pot*)	Moins de 6	10 à 40	2 à 8
Delta 9-tétrahydrocannabinol (THC)			10 à 42[b]
Cocaïne (*free-base, crack*)	Moins de 1,5	0,8 à 1,5	2 à 4
Hallucinogènes : LSD, mescaline, psilocybine (*magic mushroom*), diméthyltryptamine (DMT)	2 à 12	3[c]	(Inconnue)
Méthaqualone	(Inconnue)	2 à 60	7 à 14
Opiacés[d] : méthadone, morphine, héroïne, codéine	Moins de 6	2 à 4	1 à 3
Phencyclidine (PCP, *angel dust, crystal*)	Moins de 6 à 48	6 à 7	2 à 8 jusqu'à 30

[a] Comprend aussi les dérivés synthétiques des amphétamines :
  — 3,4-méthylènedioxyméthamphétamine (MDMA, ecstasy) ;
  — N-éthyl-3,4-méthylènedioxyamphétamine (MDEA, Eve) ;
  — 5-méthoxy-3,4-méthylènedioxyamphétamine (MMDA) ;
  — 2,5-diméthoxy-4-méthylamphétamine (DOM).
[b] Consommation de longue date importante.
[c] Pour le LSD seulement.
[d] Comprend aussi les dérivés synthétiques des opiacés.

Psychiatrie clinique : une approche bio-psycho-sociale

diverses drogues. Par exemple, il n'est pas rare que le cannabis acheté en milieu urbain contienne des doses substantielles de phencyclidine (PCP) à l'insu du consommateur. L'intoxication par le PCP, le 3,4-méthylènedioxyméthamphétamine (MDMA ou «ecstasy»), l'acide lysergique diéthylamide (LSD), le gamma-hydroxybutyrate (GHB), entre autres, peut engendrer un tableau clinique en tous points semblable à certains tableaux psychotiques classiques. Les corps policiers de la communauté sont également une excellente source d'information sur les drogues de rue couramment en usage dans une collectivité donnée.

Le traitement de la dépendance aux substances psychoactives relève, dans la plupart des cas, de services spécialisés non psychiatriques et non hospitaliers : centres de désintoxication, communautés thérapeutiques, groupes de soutien, etc. Une fois les dangers d'un syndrome de sevrage aigu écartés, le médecin doit orienter le patient vers la ressource la plus appropriée, puis assurer, ou du moins offrir, une liaison avec cette ressource. Les patients ayant un «double diagnostic» doivent idéalement recevoir un traitement intégré en un seul milieu qui vise les deux problématiques. De telles ressources sont toutefois rares. Selon Regier et coll. (1990), 47 % des schizophrènes ont un problème de consommation de substances psychoactives cliniquement significatif. Le cas présenté plus haut illustre cette problématique.

Par ailleurs, établir une distinction entre les symptômes des maladies affectives (troubles de l'humeur) et les symptômes dus à une consommation de substances psychoactives est souvent difficile. La prise régulière de substances psychoactives illicites est susceptible d'engendrer des modifications neurochimiques dans le métabolisme cérébral pouvant durer plusieurs mois après une cessation complète de la consommation. Il en résulte des perturbations de l'humeur, un affect dépressif qui peuvent prendre des mois avant de se corriger. En pratique, à moins de disposer d'une histoire longitudinale permettant de déterminer clairement l'existence d'épisodes dépressifs, d'hypomanie ou de manie sans lien chronologique avec un abus de substances, il faut attribuer un tableau de tristesse à un usage régulier de celles-ci, et un «double diagnostic» ne sera pas posé avant qu'une période de deux mois d'abstinence soit écoulée. Si, après cette période, le malade présente toujours un état dépressif important, un traitement antidépresseur approprié apparaît justifié.

On note, enfin, une association fréquente de dépendances toxiques et de troubles de la personnalité, particulièrement du type antisocial. Le coût et les conditions de consommation de ces substances illicites conduisent souvent le toxicomane à des actes criminels : vol, fraude, prostitution. Il importe de distinguer ces conduites ponctuelles, engendrées par la nécessité de se procurer la substance, des conduites inadéquates répétées caractérisant un individu ayant une structure de personnalité antisociale. Une telle structure de personnalité, par définition, se manifeste entre autres par de la délinquance ou des actes criminels répétés repérables dès l'enfance, avant l'âge de 15 ans. Si un tel mode de fonctionnement ne peut être mis en évidence, il faut considérer l'origine des conduites antisociales comme consécutives à la dépendance. Par conséquent, elles devraient disparaître avec l'abstinence.

La substance donnant lieu à l'abus ou à la dépendance peut être un médicament licite délivré sur ordonnance. Barbituriques, opiacés, tranquillisants, hypnotiques seront ici les substances que le patient atteint de toxicomanie cherche à se procurer. Les patients abusant de telles substances peuvent se présenter aux urgences psychiatriques dans un état marqué d'anxiété relié au sevrage. Lorsqu'il est prescrit dans le but de corriger un problème anxieux, l'arrêt de ces médicaments peut entraîner un retour du trouble initial, lequel se sera pas nécessairement associé à un syndrome de sevrage. Il s'agit alors d'une «anxiété rebond». Un diagnostic d'abus de médicaments, puis, plus tard, de dépendance, commande qu'on fasse au patient, sitôt que sa vie n'est plus en danger, des recommandations thérapeutiques précises. Il est avisé de s'enquérir de la consommation concomitante de substances stimulantes. La consommation prolongée de cocaïne, par exemple, peut engendrer des états anxieux attribués à des décharges de catécholamine par le système nerveux sympathique.

Le patient qui se présente à l'urgence en état d'intoxication par des substances psychoactives pose au médecin un certain nombre de problèmes. Souvent anxieux, irritable ou agité, il peut avoir des comportements qui dérangent les autres patients, ne pas écouter les consignes et ne pas collaborer avec le personnel soignant. Il indispose par son arrogance, sa désinhibition et son insouciance. Les symptômes délirants, paranoïdes, mégalomaniaques ou hallucinatoires qu'il présente peuvent faire penser à des *circonstances qui ont provoqué la dispute du couple. Aucun symptôme psychotique n'est mis en évidence. Le médecin éprouve un vague malaise durant l'entrevue, avec l'impression d'être piégé dans un jeu sans issue.*

Les patients atteints d'un trouble de la personnalité sont reconnus comme étant difficiles autant par leur entourage que par les intervenants du réseau de santé. Un fonctionnement inadapté et rigide, qui perturbe leurs relations interpersonnelles et colore leurs attitudes professionnelles et sociales, les caractérise. Leur façon d'entrer en relation, depuis l'adolescence ou le début de l'âge adulte, entraîne une vie ponctuée de crises auxquelles contribue leur faible capacité d'adaptation. Le DSM-IV classifie les divers troubles de la personnalité selon certains critères descriptifs. Ce sont celles du groupe B (personnalités dramatiques et émotives) que l'on rencontre le plus souvent dans les services des urgences, particulièrement les personnalités limites caractérisées par une instabilité de l'identité, des relations sociales et des affects (voir le tome I, chapitre 27).

Un trouble de la personnalité implique un trouble relationnel, une difficulté à entrer en relation avec autrui. Durant l'évaluation d'urgence, le médecin doit établir une relation avec un patient qui éprouve habituellement de la difficulté à le faire de façon adéquate. Le processus d'évaluation psychiatrique, qui repose en grande partie sur l'histoire des symptômes rapportée par le patient, s'en trouve fortement perturbé et compliqué, surtout que le patient souffrant d'un trouble de la personnalité peut décrire ses symptômes de façon si inadéquate qu'ils orientent le diagnostic vers un trouble psychique sévère relevant de l'axe I, alors que l'examen mental au moment de l'entrevue dément la présence d'une telle pathologie. La situation est d'autant plus complexe que ces patients peuvent effectivement souffrir d'une pathologie psychiatrique s'ajoutant à leur trouble de la personnalité. La personnalité limite est un trouble qui peut s'accompagner de micro-psychoses pendant lesquelles se manifestent, de façon brève et transitoire, des symptômes psychotiques. Le cas clinique présenté plus haut illustre bien la complexité de l'évaluation psychiatrique chez une patiente dont les propos suggèrent un tableau d'allure bipolaire en plus de velléités suicidaires. Il ne faut pas oublier que les traits de personnalité modulent aussi la présentation et l'évolution d'une pathologie de l'axe I.

Notion de pseudo-irresponsabilité

Le problème du diagnostic différentiel n'est qu'un aspect de la complexité de l'évaluation et du traitement des troubles de la personnalité. Certains patients amènent de façon souvent insidieuse et fort habile les membres de leur entourage à croire qu'ils ne sont pas responsables de leurs comportements et de leurs décisions. Les médecins, psychiatres, psychologues et autres soignants ne sont pas à l'abri de ce genre de situation. Le piège d'une connivence avec le patient quant à son incapacité à gérer sa vie – la pseudo-irresponsabilité – et la totale prise en charge qui s'ensuit logiquement sont à la source des impasses thérapeutiques fréquentes dans le traitement de ces pathologies. Un cercle vicieux s'installe dans la relation médecin-patient qui perpétue et accentue le dysfonctionnement social perturbateur de ce dernier (voir la figure 29.2).

Plusieurs facteurs contribuent à la mise en place d'un tel cycle. Le médecin est confronté à des réactions contre-transférentielles négatives, souvent inavouables, et peut en éprouver une culpabilité qui favorise l'adoption d'une attitude de surinvestissement thérapeutique. Un diagnostic de trouble sévère

FIGURE 29.2   Cycle du trouble de la personnalité

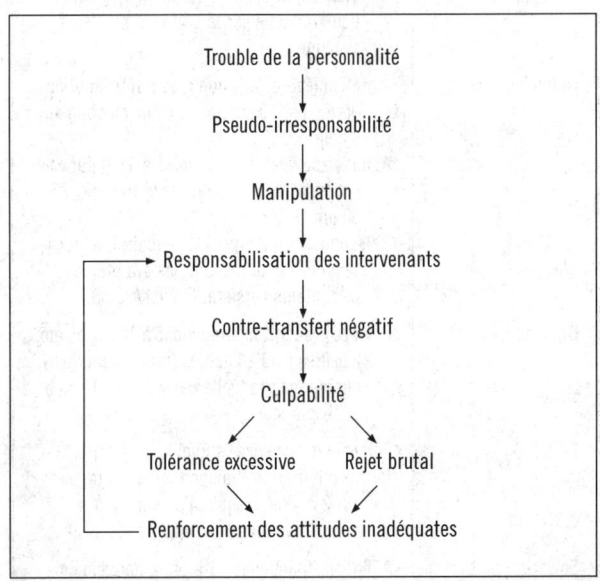

Source : J.F. Denis, « Le problème des troubles de la personnalité en psychiatrie », *Revue canadienne de psychiatrie*, vol. 35, n° 3, 1990, p. 210.

tableaux cliniques connus, en particulier à ceux de la schizophrénie et des troubles de l'humeur. Dans la plupart des cas, l'intervention d'urgence visera à assurer un milieu sécuritaire, à traiter l'intoxication (voir le tableau 29.12), puis à diriger le patient vers un organisme spécialisé dans le traitement de la toxicomanie. Lorsqu'un trouble psychiatrique concomitant est diagnostiqué et que celui-ci est en phase aiguë, le patient sera hospitalisé. Dans chacune de ces circonstances, l'intervention d'urgence pourra aider le patient à prendre lui-même toute la mesure des méfaits de sa consommation et des risques qu'il court à maintenir une conduite addictive.

Une démarche psychoéducative en ce qui a trait aux complications médicales reliées à l'usage de substances psychoactives, particulièrement par voie intraveineuse (VIH, hépatite virale, phlébite, abcès, septicémie, etc.), complétera l'intervention. Les conseils d'ordre préventif font partie des tâches du praticien en situation d'urgence psychiatrique.

29.4.9 Patient atteint d'un trouble de la personnalité

EXEMPLE CLINIQUE

Une femme dans la trentaine est amenée aux urgences psychiatriques par son conjoint. À la suite d'une dispute particulièrement violente, elle s'était enfermée dans la salle de bains et le conjoint, après avoir défoncé la porte, l'a retrouvée gisant sur le sol, les poignets lacérés. Il affirme qu'elle a besoin d'être hospitalisée et évoque une séparation. La patiente insiste aussi pour être gardée à l'hôpital. Elle dit qu'elle n'en peut plus et qu'elle ne sait pas ce qu'elle va faire. Elle explique qu'elle est maniaco-dépressive (trouble aujourd'hui désigné sous le nom de trouble bipolaire), et actuellement en dépression. Elle rapporte passer de moments où elle est énergique, enthousiaste et encouragée à d'autres moments où elle est sans force, irritable et triste. L'alternance entre les moments d'euphorie et les moments d'abattement est très fréquente et les épisodes sont de courte durée, habituellement de quelques heures à quelques jours, n'excédant jamais une semaine. Ces moments d'exubérance et de tristesse sont toujours liés à des événements heureux ou malheureux survenant dans ses relations intimes. Elle dit avoir fait plusieurs tentatives de suicide dans le passé, mais changeait d'idée après son geste et appelait un ami ou un service téléphonique d'aide pour être secourue. Sur le plan amoureux, elle décrit un ensemble de relations caractérisées par une période idyllique où elle est « en amour par-dessus la tête », suivie rapidement par la conviction que son partenaire ne la comprend pas. Elle raconte se sentir étrange par moments, comme si une force s'emparait d'elle, ce qui explique ses accès de colère. Elle se décrit comme dépendante, connaissant peu ses goûts et ses intérêts. Elle a occupé différents emplois, commençant chaque fois avec une ferveur hors du commun pour rapidement se lasser et abandonner son emploi. En entrevue, son comportement est dramatique, ponctué de pleurs intenses alternant avec des propos revendicateurs et agressifs, surtout lorsque le médecin cherche à explorer les

TABLEAU 29.12   **Traitement des intoxications**

Amphétamines, cocaïne	Agitation : diazépam, 5 à 10 mg par voie i.m. ou orale aux 3 heures. Tachyarythmie : propranolol, 10 à 20 mg po aux 4 heures.
Benzodiazépines	Substitution par une benzodiazépine à demi-vie plus longue (p. ex., diazépam) et diminution graduelle par la suite sur plusieurs semaines.
Hallucinogènes	Agitation légère : attitude rassurante, soutien ; diazépam, 10 mg par voie i.m. ou orale aux 6 heures. Agitation sévère : halopéridol, 1 à 5 mg par voie i.m. aux 6 heures + diphénhydramine, 25 à 50 mg. Halopéridol, 1 à 2 mg/jour, pendant quelques semaines pour prévenir les symptômes perceptuels persistants (*flashback*).
Opiacés	Sevrage graduel : méthadone, 5 à 10 mg po aux 6 heures pour 24 heures (max. 40 mg/jour), diminution graduelle par la suite (10 % à 20 % par jour).
PCP	Potentiel de violence : surveillance étroite. En cas d'agitation : halopéridol, 1 à 4 mg aux 2 à 4 heures jusqu'à sédation. Phénothiazines contre-indiquées.
Solvants volatils	Agitation : halopéridol, 1 à 5 mg par voie i.m. ou orale aux 6 heures jusqu'à sédation ; épinéphrine à éviter.

Psychiatrie clinique : une approche bio-psycho-sociale

de l'axe I, de nombreuses hospitalisations, une pharmacothérapie excessive en sont parfois les conséquences. Les proches du patient, également pris dans cette dynamique, peuvent exercer une pression sur le médecin afin qu'il trouve un traitement adéquat. Pressé d'un côté par ces derniers, de l'autre par les plaintes du patient, le médecin peut craindre une hypothétique poursuite judiciaire en cas de passage à l'acte suicidaire et tâcher de satisfaire les demandes des deux parties. À l'opposé, le médecin peut répondre aux demandes du patient par un rejet brutal. Ces deux attitudes emprisonnent le patient dans son mode de relation en renforçant sa vision de lui-même et du monde où il se perçoit telle une victime injustement traitée par un environnement « persécuteur ». Face à un refus, le patient peut se sentir obligé d'être encore plus « malade » pour appuyer sa demande d'aide.

Devant ce type de problématique, il est essentiel d'appliquer certains principes généraux afin d'éviter de devenir un autre élément renforçant ce système pathologique (Denis, 1990) :

1. Éviter le modèle de la « prise en charge » ;
2. Responsabiliser le patient ;
3. Fixer des limites explicites ;
4. Reconnaître ses propres limites et celles de ses collègues ;
5. Avouer d'emblée l'impuissance médicale ;
6. Adopter une démarche éducative ;
7. Faire preuve d'une fermeté bienveillante ;
8. Employer la confrontation au besoin ;
9. Bien étayer le dossier ;
10. Partager la responsabilité entre collègues ;
11. Élaborer une philosophie thérapeutique avec son équipe de travail.

29.5 EFFETS SECONDAIRES DES MÉDICAMENTS ET PATHOLOGIES IATROGÈNES

La pharmacothérapie occupe une place importante dans la thérapeutique psychiatrique. Elle est cependant responsable d'un bon nombre de complications et d'une morbidité élevée. Les patients âgés sont plus fréquemment aux prises, parfois de façon insidieuse et chronique, avec un emploi au long cours de psychotropes. Certains effets secondaires toxiques ont tendance à se produire en début de traitement, alors que la sensibilité du patient au médicament n'est pas connue. D'autres effets se manifestent par suite de changements dans la dose, de l'ajout d'un nouveau médicament ou de l'arrêt d'un traitement. Quelques syndromes sont quasi exclusifs à la pharmacothérapie psychiatrique, notamment :

– le syndrome anticholinergique, qui est causé par une surdose d'un médicament ayant un effet anticholinergique ou par l'emploi simultané de plusieurs agents bloquant les récepteurs muscariniques, par exemple un neuroleptique et un antiparkinsonien à forte dose ;
– le syndrome sérotoninergique, qui est causé par une suractivation du système sérotoninergique, à la suite, entre autres, de l'utilisation concomitante de deux molécules stimulant cette activité par des mécanismes différents (p. ex., retrait de la fluoxétine et début d'un traitement par la paroxétine dans un intervalle de moins de cinq semaines).

On trouvera dans le tableau 29.13 (p. 866) une description des diverses réactions indésirables à des médicaments fréquemment prescrits en psychiatrie ainsi que des traitements d'urgence qu'elles appellent.

29.6 INTERVENTION DE CRISE

29.6.1 Aperçu historique

Les théories et les techniques d'intervention de crise ont été élaborées par Lindemann (1944) et par Caplan (1964). Grâce à leurs travaux, l'intervention de crise a connu un essor important et constitue aujourd'hui une méthode d'intervention spécifique particulièrement adaptée au travail de l'urgence psychiatrique.

L'intervention de crise découle de la notion d'adaptation de l'individu à son environnement introduite par les tenants de la psychologie du Moi tels Hartmann et Rado. Se distanciant quelque peu des conceptions psychanalytiques freudiennes classiques, Hartmann a avancé que les fonctions autonomes primaires du Moi (mémoire, pensée, langage) se

Psychiatrie clinique : une approche bio-psycho-sociale

TABLEAU 29.13 Réactions indésirables à des médicaments fréquemment prescrits en psychiatrie et traitement d'urgence

Médicaments	Symptômes et signes	Diagnostic	Traitement d'urgence
Benzodiazépines	Somnolence, dysarthrie, ataxie, apathie, baisse de la concentration, désinhibition	Intoxication aiguë ou chronique (chez les personnes âgées)	Retrait du médicament. Lavage gastrique et charbon de bois, surveillance des fonctions vitales et neurologiques si intoxication aiguë. Attention au risque de syndrome de sevrage subséquent chez les dépendants.
	Nausées, vomissements, malaise, anxiété, tremblements, insomnie, hypertension, tachycardie, sudation, convulsions, delirium	Sevrage	Si la dose est de moins de 15 mg/jour de diazépam : cesser. Si la dose est de 15 à 40 mg/jour, changer pour une benzodiazépine à longue demi-vie (diazépam), puis diminuer la dose de 10 % chaque jour, ou plus lentement selon la tolérance. Dose de plus de 40 mg/jour, envisager une hospitalisation pour sevrage.
Tricycliques	Douleur abdominale et dysurie	Rétention urinaire (effet anticholinergique)	Cathétérisme intermittent, sonde à demeure. Béthanéchol, 2,5 à 5 mg par voie s.c., à répéter aux 15 minutes, pour un maximum de 4 doses. *Per os* : 10 à 50 mg t.i.d. ou q.i.d.
	Douleur à l'œil, vue brouillée, halo visuel	Crise de glaucome aiguë (effet anticholinergique)	Urgence ophtalmologique : faire appel à un spécialiste.
	Chute, étourdissements	Hypotension orthostatique (blocage alphanoradrénergique)	Conseiller de se lever lentement, de bien s'hydrater, ajouter du sel à la diète. Port de bas de soutien. Diminuer la dose du médicament ou changer de médicament.
	Palpitations, perte de conscience	Arythmie (effet quinidine/anti-arythmique à dose thérapeutique et effet arythmogène à dose toxique)	Urgence cardiologique : faire appel à un spécialiste.
Inhibiteurs de la monoamine-oxydase (IMAO)	Céphalées (surtout occipitales), raideur de la nuque, nausées et vomissements, sudation, hypertension artérielle : manifestations après l'ingestion de nourriture contenant de la tyramine ou à l'occasion d'un usage concomitant d'agents sympathicomimétiques et autres (péthidine, certains anesthésiques, etc.)	Crise hypertensive	Cesser le ou les médicaments. Phentolamine par voie i.v., diazoxide par voie i.v. ou nifédipine po avec surveillance des fonctions vitales en permanence. À éviter : méthyldopa, guanéthidine, réserpine, pargyline. Le patient peut avoir avec lui un comprimé de chlorpromazine (50 ou 100 mg) à prendre dès les premiers symptômes.

→

Psychiatrie clinique : une approche bio-psycho-sociale

TABLEAU 29.13 Réactions indésirables à des médicaments fréquemment prescrits en psychiatrie et traitement d'urgence (*suite*)

Médicaments	Symptômes et signes	Diagnostic	Traitement d'urgence
Neuroleptiques	Hyperthermie, raideur musculaire (en tuyau de plomb), sensorium altéré, instabilité autonomique : les manifestations surviennent habituellement dans les 10 jours suivant le début du traitement	Syndrome neuroleptique malin	Cesser le neuroleptique. Bilan : formule sanguine complète, électrolytes, urée et créatinine, enzymes hépatiques, CPK (> 1 000 IU/mL). Surveillance des fonctions vitales et de la diurèse. Réhydratation vigoureuse. Rafraîchir le patient. Dantrolène, 25 mg po *die* à 100 mg po q.i.d. ou 1 à 10 mg/kg en injection i.v. rapide ; ou bromocriptine, 2,5 à 5 mg po t.i.d. jusqu'à un maximum de 40 mg en 24 heures.
	Crampe musculaire, crise oculogyre, opisthotonos, détresse respiratoire (spasmes du larynx ou du pharynx)	Dystonie aiguë	Benztropine, 1 à 2 mg, ou diphénhydramine, 25 à 50 mg, par voie i.m. ou i.v., à répéter toutes les 15 à 30 minutes. En cas de détresse respiratoire, administrer par voie i.v. et répéter toutes les 5 à 15 minutes. En l'absence de réponse, administrer du lorazépam, 1 à 2 mg en injection i.v. lente (plus de 1 minute). Préparer le matériel à intubation. Prescrire un antiparkinsonien pour prévenir les crises subséquentes.
	Respiration irrégulière, dysphagie, toux ou mouvements choréo-athétosiques après une cessation ou une diminution rapide.	Dyskinésie de retrait	Reprendre le neuroleptique à la dose antérieure et la diminuer lentement sur plusieurs mois.
	Balancement des jambes, piétinement, irritabilité, agitation avec sensorium clair	Akathisie	Réduire, si possible, la dose du neuroleptique. Lorazépam, 1 à 2 mg po t.i.d. ; propranolol, 10 à 40 mg po t.i.d. ; benztropine, 2 mg po b.i.d., ou encore clonidine ou amantadine.
Lithium	Tremblements, apathie, agitation, ataxie, delirium, hyperréflectivité, parésie, hyperextension des extrémités, convulsions, coma (même en présence d'une lithémie dans les limites thérapeutiques habituelles)	Intoxication	Dosage sérique et cessation du lithium. Intoxication légère (concentrations de lithium allant de 1,5 à 2 mÉq/L) : observer, réhydrater par voie orale ou i.v. (6 L/jour). Intoxication modérée (concentrations supérieures à 2 mÉq/L sans symptômes graves) : soluté à 0,9 % NaCl par voie i.v. et furosémide ou mannitol, également lactate sodique et/ou aminophylline par voie i.v. Intoxication sévère (concentrations supérieures à 2 mÉq/L avec symptômes graves) : même traitement, envisager une hémodialyse répétée en réévaluant le patient et en mesurant les taux sériques de lithium (car il y a fluctuation de la lithémie).
Acide valproïque Carbamazépine Phénytoïne	Vomissements, somnolence, apathie, faible concentration, nystagmus, ataxie, dysarthrie, tremblements, coma	Intoxication	Dosage sérique, diminuer la dose quotidienne ou cesser. Doser B_{12} et acide folique et suppléer au besoin.

→

Psychiatrie clinique : une approche bio-psycho-sociale

TABLEAU 29.13 Réactions indésirables à des médicaments fréquemment prescrits en psychiatrie et traitement d'urgence (*suite*)

Médicaments	Symptômes et signes	Diagnostic	Traitement d'urgence
Clozapine Carbamazépine Tricycliques	Hyperthermie, pharyngite, ulcération péribuccale ou anale, infections diverses	Leucopénie (leucocytes < $3,5 \times 10^9$/L) Granulocytopénie (polynucléaires neutrophiles < $1,5 \times 10^9$/L) Agranulocytose (polynucléaires neutrophiles < $0,5 \times 10^9$/L)	Habituellement bénigne, poursuivre le médicament. Formule sanguine complète chaque semaine. Cesser le médicament. Surveillance médicale et hématologique. Formule sanguine complète 2 fois par semaine. Urgence médicale : consultation en hématologie.
Inhibiteurs sélectifs du recaptage de la sérotonine (ISRS), IMAO Clomipramine L-tryptophane	Nausées, vomissements, crampes abdominales, diarrhée, céphalées, tremblements, rigidité, hyperréflectivité, hyperthermie, sudation, hypotension, agitation, delirium : survenue après un changement de médicament ou par suite d'une combinaison de médicaments ayant des effets sérotoninergiques	Syndrome sérotoninergique	Cesser les médicaments en cause. Surveiller et traiter les complications médicales : déséquilibres électrolytiques, déshydratation, agitation, etc. Note : La cessation brusque de certains ISRS (paroxétine en particulier) peut entraîner un syndrome de sevrage. Les symptômes sont comparables à ceux du syndrome sérotoninergique. Traitement : réintroduire le médicament et le retirer graduellement.
Antiparkinsoniens Tricycliques Neuroleptiques	Hyperhémie, peau et muqueuses sèches, hyperthermie, mydriase, tachycardie, iléus, dysurie ou anurie, agitation, delirium, convulsions	Syndrome anticholinergique	Cesser le médicament en cause. Placer le patient en surveillance cardiaque, administrer une benzodiazépine pour calmer l'agitation.

développent à partir de zones non conflictuelles de la psyché et influent sur la capacité de l'individu à s'adapter à son environnement. Rado, pour sa part, reconnaît l'importance de tenir compte des éléments de la réalité dans les interventions psychothérapeutiques. C'est dans la foulée de la théorie du développement psychosocial de l'individu, élaborée par Erikson, que le concept de crise normale de maturation devient un objet d'intérêt et de recherche. Selon Erikson, le cycle d'une vie comporte normalement huit stades, chacun correspondant à une crise qui déstabilise l'individu, le rend plus vulnérable. L'individu doit résoudre chaque crise avant d'être en mesure d'affronter la crise de l'étape suivante, et la non-résolution d'une crise peut donner lieu à une mauvaise adaptation sur les plans cognitif, physique ou social (voir le chapitre 64).

Par ailleurs, Lindemann (1944) avait découvert, au cours de ses travaux sur l'adaptation au traumatisme, dont son étude sur les survivants de l'incendie au Coconut Grove, que toute situation stressante mettant en péril l'équilibre émotionnel de l'individu et ébranlant ses mécanismes d'adaptation habituels peut être à l'origine de réactions de deuil. Or plusieurs événements inévitables au cours de la vie constituent des situations susceptibles de plonger l'individu dans un état de crise important. Il y a donc lieu d'envisager des interventions dont le but est de favoriser l'adaptation et, ainsi, de prévenir l'apparition de problèmes de santé mentale.

Caplan (1964) construit par la suite une théorie de la crise qui comporte les éléments suivants :
- tout individu doit faire face à certains événements qui rompent son équilibre émotionnel ;
- ces déséquilibres momentanés sont normaux et non nécessairement pathologiques ;
- la crise est limitée dans le temps et son évolution est prévisible ;

- la crise met souvent en relief certains conflits antérieurs non résolus ;
- les périodes de crise sont souvent propices à la résolution des conflits antérieurs ;
- l'intervention sera brève et d'autant plus efficace qu'elle sera précoce.

Caplan distingue quatre phases possibles dans l'évolution d'une crise :
1) l'individu qui affronte une situation menaçant son équilibre émotionnel tente de la résoudre en mettant en œuvre ses moyens d'adaptation habituels ;
2) l'échec des mécanismes habituels engendre de l'anxiété et entraîne l'apparition de divers symptômes : insomnie, tension, fatigue ;
3) devant la persistance de l'échec, l'individu explore de nouvelles façons d'aborder le problème qui peuvent mener à sa résolution ou, si elles sont incomplètes ou mal adaptées, à la chronicisation des symptômes ;
4) les capacités d'adaptation de l'individu sont complètement dépassées, ce qui engendre une désorganisation plus ou moins grande selon les vulnérabilités préalables de la personnalité de l'individu (voir le tome I, chapitres 14 et 15).

29.6.2 Intervention en situation de crise

Morley, Messick et Aguilera (1967) ont proposé un modèle d'intervention de crise applicable aux situations d'urgences psychiatriques.

L'intervention en urgence psychiatrique peut s'effectuer en une seule entrevue, demander plusieurs rencontres ou nécessiter un séjour à l'hôpital pour une observation psychiatrique et l'intervention d'autres ressources (clinique externe, centre de crise, etc.), selon la nature de la crise, les forces et les vulnérabilités de l'individu, de même que la phase dans laquelle il se trouve au moment de sa demande d'aide. L'intervention de crise comporte différentes étapes :
1. Évaluation du patient et de son problème ;
2. Exploration du problème tel que le décrit le patient ;
3. Intervention proprement dite :
   - aider le patient à verbaliser les sentiments éprouvés en rapport avec son problème,
   - l'amener à cerner ce qui le fait le plus souffrir,
   - l'amener à comprendre la situation de crise actuelle par un retour dans le passé pour découvrir des sentiments similaires,
   - regarder avec lui les stratégies déjà essayées,
   - favoriser l'ouverture sur le monde social,
   - explorer de nouvelles pistes de solution,
   - mettre en application les solutions trouvées.

Le recours au modèle d'intervention de crise s'est progressivement institué en milieu d'urgence à la suite de la constatation de certaines lacunes :
- le patient était vu par trois ou quatre personnes avant d'être dirigé vers le psychiatre évaluateur ;
- de nombreux patients étaient gardés en observation ou étaient hospitalisés pour des raisons psychosociales : problème d'hébergement, conflits conjugaux, difficultés financières, etc. ;
- la famille ou les accompagnateurs n'avaient pas de place pour faire entendre leur désarroi.

Ces lacunes ont été comblées par la création d'équipes stables, composées d'intervenants ayant chacun des rôles bien définis. Le patient et ses proches sont invités à parler de leur perception de la crise et de leurs difficultés, ce qui facilite la mobilisation des ressources d'aide nécessaires. Il est important de limiter au minimum nécessaire le nombre des intervenants pour permettre au patient d'établir un lien privilégié.

Résolution du problème

Dès la première entrevue, il est essentiel d'aider le patient à créer une alliance avec le traitement et non pas uniquement avec le thérapeute. La résolution du problème se fonde sur une analyse cohérente, rationnelle et concrète des difficultés du patient. Tandis qu'il tente de répondre à la question « Pourquoi ici et maintenant ? », le praticien amène le patient à jeter un regard neuf, objectif, sur ses difficultés. Cette approche doit encourager le patient à exprimer les émotions qu'il a éprouvées au moment de la crise et favorise la catharsis ainsi que la récupération d'un sentiment de maîtrise. Le patient est ensuite invité à cerner ses difficultés concrètes et à leur donner un ordre d'importance selon le niveau de souffrance engendrée. Puis, avec l'intervenant, il explore des situations passées semblables qu'il a vécues. Les stratégies alors mises en œuvre pour régler le problème

Psychiatrie clinique : une approche bio-psycho-sociale

sont examinées et évaluées sous l'angle de leur pertinence et de leur applicabilité par rapport au problème actuel. Lorsque ces stratégies ne semblent pas appropriées à la situation de crise présente, le patient est amené à rechercher une nouvelle solution concrète relevant de son pouvoir d'action. À cette étape de la démarche de résolution de problèmes, il n'est pas rare qu'un patient ait repris confiance en ses capacités d'action, ait repris le «contrôle de la crise» et en ressente un énorme soulagement. Une fois la solution trouvée, il ne reste plus qu'à l'appliquer.

Pour la plupart des situations de crise rencontrées en milieu psychiatrique, un délai de 48 heures est souvent nécessaire pour trouver des solutions au problème et un délai de 6 à 8 semaines est nécessaire à leur application.

EXEMPLE CLINIQUE

Une femme de 25 ans, mère d'un enfant de 6 ans, se présente au service des urgences accompagnée de son mari, sur la recommandation de son médecin traitant, pour une évaluation d'un tableau dépressif. Le conjoint décrit un problème d'agressivité verbale et physique évoluant depuis quelques mois. Sa femme crie, casse des objets, frappe son fils à l'occasion, pleure beaucoup. Son appétit est diminué et son sommeil est perturbé, mais elle demeure capable d'accomplir ses tâches domestiques. Le mari s'attend à ce que sa femme obtienne un médicament et un suivi afin de calmer cette grande anxiété. Pour sa part, la patiente explique se sentir étouffée par toutes les responsabilités que son rôle de mère l'oblige à assumer. Elle rapporte avoir éprouvé un sentiment semblable alors qu'elle vivait avec son père, un homme autoritaire qui la maltraitait. Elle craint de reproduire cette dynamique relationnelle avec son propre fils.

Lorsque le médecin l'amène à exprimer ce qui la fait le plus souffrir, la patiente mentionne sa peur de traduire en actes l'agressivité qu'elle ressent face à son fils. La recherche d'une solution passe ici par ce qui, concrètement, pourrait, selon la patiente, apaiser sa souffrance et sa crainte d'actualiser son agressivité. À cet égard, elle estime que recevoir de l'aide pour l'accomplissement de ses tâches ménagères et avoir la possibilité de parler à quelqu'un lui seraient bénéfiques. Il lui est alors proposé de faire appel à une travailleuse sociale, qui pourrait chercher avec elle des moyens concrets pour l'aider et rencontrer son fils pour le faire parler de ses propres peurs. La patiente est consciente que son fils a parfois peur d'elle. Le conjoint ajoute, à ce moment de l'entrevue, qu'il pourrait s'occuper davantage du ménage ou de la préparation des repas.

Comme il ne paraît pas pertinent de contacter la Direction de la protection de la jeunesse (DPJ), la patiente est dirigée vers le Centre local de services communautaires (CLSC) de sa région, à qui sera communiquée, avec sa permission, l'information recueillie au cours de cette rencontre. La patiente a déjà demandé une consultation à la clinique externe psychiatrique. Étant donné le tableau de dépression majeure qu'elle présente, la patiente est encouragée à donner suite à cette demande et à rencontrer un psychiatre afin de faire une thérapie pharmacologique et psychologique. La patiente sort de l'entrevue soulagée, convaincue d'avoir repris la situation en main, entrevoyant une possibilité concrète de solution à très court terme.

29.7 ASPECTS MÉDICO-LÉGAUX DE LA PRATIQUE AUX URGENCES PSYCHIATRIQUES AU QUÉBEC

L'intervention d'urgence en psychiatrie amène le médecin à accomplir des actes qui ont des implications et des répercussions légales. Parmi ceux-ci, l'application d'un traitement contre le gré du patient, la garde en établissement ou l'évaluation d'un patient à la suite d'une ordonnance de la cour sont des actes cliniques s'inscrivant dans un cadre juridique déterminé. Les lois française et québécoise ne diffèrent pas dans les principes qui les sous-tendent, mais il existe plusieurs distinctions de nomenclature et de procédure entre les deux systèmes juridiques (voir les chapitres 32 et 33). En France, par exemple, la loi du 27 juin 1990, qui réglemente les conditions d'hospitalisation des malades mentaux et la protection de leurs droits, est venue remplacer la loi du 30 juin 1838 dite «loi sur les aliénés».

29.7.1 Ordonnance d'examen psychiatrique

Il est possible aux proches ou à toute personne intéressée de recourir à la loi afin d'obliger un individu dont le comportement paraît perturbé à subir un examen psychiatrique s'il y a des raisons suffisantes de croire que son état mental met en danger sa sécurité ou celle d'autrui. Dans les cas où une intervention immédiate est nécessaire, qu'un délai de plus que quelques heures est jugé dangereux, le service local d'appels d'urgence ou les services ambulanciers ou policiers doivent être contactés. Si la situation nécessite une intervention rapide, mais pouvant attendre le délai nécessaire à l'obtention d'une ordonnance d'examen psychiatrique (de 24 à 48 heures), cette dernière démarche devrait alors être privilégiée. La requête d'examen psychiatrique est une procédure qui, une fois la demande sanctionnée par un juge, permettra aux policiers d'amener le patient dans un établissement de soins pour subir une évaluation psychiatrique. Cette procédure doit être entreprise par une personne intéressée (le requérant) et portée à la connaissance du conjoint, d'un membre de la famille, du tuteur ou du curateur public (appelé le « mis en cause » dans la requête). Si le requérant et le mis en cause s'entendent sur la nécessité d'un examen psychiatrique, la procédure est rapide. Souvent, dans la même journée, il est possible de remplir la requête, de la présenter au juge et de la faire exécuter. Une lettre d'appui d'un médecin qui connaît le patient peut être utile mais n'est pas nécessaire.

Après l'évaluation (qui doit, dans la mesure du possible, être faite dans les 24 heures qui suivent l'ordonnance), le psychiatre doit établir son diagnostic et son plan de traitement et décider s'il est nécessaire d'hospitaliser le patient. Dans les sept jours suivant l'évaluation, il doit aviser la cour de son opinion et lui remettre un rapport détaillé.

29.7.2 Types de garde

Sans que cela autorise l'application d'un traitement non urgent, il est permis à un médecin de garder un patient contre son gré dans un établissement de soins. Les critères d'une telle décision et les pouvoirs des médecins diffèrent selon leur champ de spécialisation.

Pour garder un patient contre son gré dans un établissement de soins, le médecin doit se référer à la Loi sur la protection des personnes dont l'état mental présente un danger pour elles-mêmes ou pour autrui (loi 39). Il existe différents types de garde : la garde préventive, la garde provisoire et la garde à la demande des psychiatres (autrefois appelée « cure fermée »).

Garde préventive

Tout médecin pratiquant dans un établissement reconnu peut garder un patient contre son gré pour une durée maximale de 72 heures s'il croit que l'état mental de ce dernier présente un danger grave et immédiat pour lui-même ou pour autrui. Si le patient refuse l'évaluation psychiatrique et qu'un tel danger paraît présent, une requête pour une *garde provisoire* et une *ordonnance d'examen psychiatrique* doit être formulée. Si le patient est mineur, les parents ou le titulaire de l'autorité parentale doivent être avisés de la procédure. Si le patient est représenté par un mandataire, un tuteur ou un curateur, ce représentant devra être contacté.

Garde provisoire

Ordonnée par la cour à la demande d'un intéressé ou d'un médecin, la garde provisoire permet de procéder à l'évaluation psychiatrique préalablement autorisée par l'ordonnance d'examen psychiatrique prononcée par le juge.

Garde à la demande des psychiatres ou garde en établissement (anciennement dite cure fermée)

Deux examens de l'état psychique du patient, effectués par deux psychiatres différents dans un intervalle maximal de 72 heures, sont nécessaires pour ouvrir la procédure. Si une ordonnance d'examen psychiatrique est délivrée par la cour alors que le patient est déjà sous garde préventive, les deux examens psychiatriques doivent être complétés à l'intérieur d'un délai de 48 heures suivant l'émission de l'ordonnance d'examen. En vertu du Code civil du Québec, une personne ne peut être gardée contre son gré en établissement à moins que son état mental ne soit susceptible de mettre en danger sa santé ou sa sécurité ou celles d'autrui. Il est à noter que cette disposition ne considère pas la notion d'imminence du danger.

Il y aura ensuite jugement et décision de la cour sur la nécessité d'instituer une garde en établissement dont la durée demeure à la discrétion du juge.

Psychiatrie clinique : une approche bio-psycho-sociale

Le patient peut se représenter lui-même ou être représenté par un avocat. À la suite du délai fixé par la cour (habituellement 21 jours), le psychiatre doit renouveler la procédure s'il estime nécessaire de poursuivre l'hospitalisation. Une nouvelle requête est alors adressée au tribunal. Le Tribunal administratif du Québec (autrefois appelé commission d'examen) est ensuite chargé de réviser périodiquement la nécessité d'une telle ordonnance en visitant les institutions et les patients concernés.

29.7.3 Mesures thérapeutiques urgentes sans consentement

Les lois québécoises, par le biais du Code civil ou de la Loi sur la protection des personnes dont l'état mental présente un danger pour elles-mêmes ou pour autrui, prévoient un système d'urgence permettant aux médecins de fournir des soins aux patients souffrant d'un trouble mental qui ne peuvent donner un consentement éclairé. En situation d'urgence, il est permis de passer outre au principe de l'inviolabilité de la personne humaine pour donner les soins médicaux nécessaires à la vie d'un patient de même qu'à son intégrité physique et à celle d'autrui. Le traitement administré n'est alors autorisé qu'en vue de régler la situation d'urgence immédiate. Lorsqu'un patient atteint d'une maladie mentale refuse de se soumettre à un traitement jugé nécessaire à son bien-être par son médecin, mais qu'aucune dangerosité immédiate ne résultera de son refus, seule la cour a le pouvoir d'ordonner l'administration dudit traitement. Le processus judiciaire prend alors plusieurs jours, voire des semaines, avant d'être complété.

*
* *

En situation d'urgence, la pratique psychiatrique requiert une approche globale du patient souffrant de maladie mentale. Le psychiatre exerçant aux urgences se doit d'être très polyvalent. En effet, cette pratique exige de bonnes connaissances relativement aux multiples dimensions des troubles mentaux : biologique (p. ex., détermination des pathologies physiques ayant des manifestations psychiatriques, des psychopathologies fonctionnelles, de leur traitement, connaissance des effets et méfaits des drogues et des médicaments psychotropes), psychologique (p. ex., compréhension psychodynamique de l'adaptation à la maladie mentale et aux événements stressants et des manifestations sur le plan relationnel des troubles de la personnalité) et sociale (p. ex., répercussions de la maladie mentale dans le milieu de vie et le réseau de soutien du patient, jeux relationnels engagés par un patient souffrant d'un trouble de la personnalité ou d'une toxicomanie). Le psychiatre doit chercher à comprendre la situation de crise. Son évaluation doit lui permettre de répondre adéquatement à la question « Pourquoi ici et maintenant ? »

Le plan de traitement doit ensuite être établi de façon individuelle, c'est-à-dire être adapté aux besoins spécifiques du patient. Les approches pharmacologiques et psychothérapeutiques, de même que le recours aux ressources de la communauté, doivent être considérées.

La consultation au service des urgences marque un point crucial dans la vie du patient. Les décisions que prend le médecin à l'occasion de l'intervention psychiatrique auprès d'un patient en état de crise influent sur l'évolution de la problématique. Le psychiatre d'urgence a le pouvoir d'hospitaliser ou non le patient. Cette décision est lourde de sens et de conséquences et, comme toute démarche thérapeutique, n'est pas dénuée d'effets secondaires. Même si, dans certains des cas, le patient quittera le service des urgences avec un sentiment d'insatisfaction, avec la croyance que tout n'a pas été tenté en vue de l'aider, il est important de se rappeler qu'une hospitalisation risque d'accentuer une régression, une dépendance ou une pseudo-irresponsabilité. Dans ces circonstances, laisser partir un patient insatisfait est parfois la conduite la plus appropriée pour « aider sans nuire » (Lamarre, 1998).

L'important est d'adapter l'intervention aux besoins du patient. Il s'agit de donner les soins requis par l'état du patient, que ce soit l'hospitalisation, l'observation brève ou le retour dans la communauté avec le soutien des ressources du réseau social, communautaires et psychiatriques.

Bibliographie

BOYER, R., et coll.
1992 *L'épidémiologie des parasuicides et des idéations suicidaires,* enquête Santé Québec 1987, Direction des communications, ministère de la Santé et des Services sociaux.

CAPLAN, G.
1964 *Principle of Preventive Psychiatry,* New York, Grune & Stratton.

CAROLI, F., et MASSÉ, G.
1985 *Les situations d'urgence en psychiatrie,* Paris, Doin.

CLICK, R.A., et coll.
1976 *Psychiatric Emergencies,* New York, Grune & Stratton.

DENIS, J.F.
1990 « Le problème des troubles de la personnalité en psychiatrie », *Revue canadienne de psychiatrie,* vol. 35, n° 3, p. 208-214.

1984 « Suicidaire ou pseudosuicidaire ? Dilemme à l'urgence », *Union Med. Can.,* vol. 113, n° 9, p. 767-770.

EL GUEBALY, N.
1993 « Managing substance abuse and mental illness : A Canadian perspective », dans D. Riley (sous la dir. de), *Dual Diagnoses,* Ottawa, Centre canadien de lutte contre l'alcoolisme et la toxicomanie, p. 33-47.

FOLSTEIN, M.F., FOLSTEIN, S.E., et McHUGH, P.R.
1975 « Mini-mental State : A practical method for grading the cognitive state of patients for the clinician », *J. Psychiatr. Res.,* vol. 12, n° 3, p. 189-198.

GRIVOIS, H.
1986 *Urgences psychiatriques,* Paris, Masson.

GUTHEIL, T.G.
1985 « Medicolegal pitfalls in the treatment of borderline patients », *Am. J. Psychiatry,* vol. 142, n° 1, p. 9-14.

HUGHES, H.D.
1996 « Suicide and violence assessment in psychiatry », *Gen. Hosp. Psychiatry,* vol. 18, n° 6, p. 416-421.

LAMARRE, S.
1998 *Aider sans nuire, de la victimisation à la coopération,* Montréal, Éditions Lescop.

LINDEMANN, E.
1944 « Symptomatology and management of acute grief », *Am. J. Psychiatry,* vol. 101, p. 141-148.

LOWINSON, J.H., et coll.
1997 *Substance Abuse. A Comprehensive Textbook,* New York, Williams & Wilkins.

McINTOSH, J.L.
1992 « Method of suicide », dans R.W. Maris (sous la dir. de), *Assessment and Prediction of Suicide,* New York, Guilford Press, p. 381-418.

MAYFIELD, D., McLEOD, G., et HALL, P.
1974 « The CAGE questionnaire : Validation of a new screening instrument », *Am. J. Psychiatry,* vol. 131, n° 10, p. 1121-1123.

MILMOE, S., et coll.
1967 « The doctor's voice : Postdictor of successful referral of alcoholic patients », *J. Abnorm. Psychol.,* vol. 72, n° 7, p. 78-84.

MORLEY, W.E., MESSICK, J.M., et AGUILERA, D.C.
1967 « Crisis : Paradigm of intervention », *Journal of Psychiatric Nursing,* vol. 5, n° 6, p. 531-544.

REGIER, D.A., et coll.
1990 « Comorbidity of mental disorders with alcohol and other drug abuse », *JAMA,* vol. 264, p. 2511-2518.

Lectures complémentaires

AMERICAN PSYCHIATRIC ASSOCIATION
2000 « Physical restraint in psychiatric emergency services », *Journal of the American Association for Emergency Psychiatry,* vol. 6, n° 1, numéro spécial.

BAILLON, G.
1998 *Les urgences de la folie. L'accueil en santé mentale,* Paris, Gaëtan Morin Éditeur, coll. « Des pensées et des actes en santé mentale ».

DE CLERCQ, M.
1997 *Urgences psychiatriques et interventions de crise,* Bruxelles, De Boeck Université.

KAPLAN, H.I., et SADOCK, B.J.
1993 *Pocket Handbook of Emergency Psychiatric Medicine,* Baltimore, Williams & Wilkins.

MERCUEL, A., et coll.
1993 « Loi du 27 juin 1990 », *Encyclopédie médico-chirurgicale,* Paris, Psychiatrie 37901 A-10, p.1-7.

SASSEVILLE, M., et ROY, J.-Y.
1998 « Les trois paradigmes de l'urgence psychiatrique : la trame, la crise et l'émergence », dans M. De Clercq, S. Lamarre et H. Vergouwen (sous la dir. de), *Urgences psychiatriques et politiques de santé mentale, une perspective internationale,* Paris, Masson, p. 141-152.

CHAPITRE 30

Consultation-liaison

ANDRÉ LELIÈVRE, M.D., F.R.C.P.C.
Psychiatre, chef du Service de médecine psychosomatique et de consultation-liaison
de l'Hôpital du Sacré-Cœur de Montréal

JEAN-ROBERT TURCOTTE, M.D., M.P.H., F.R.C.P.C.
Psychiatre consultant en neuropsychiatrie au Service de médecine psychosomatique
et de consultation-liaison de l'Hôpital du Sacré-Cœur de Montréal
Chargé d'enseignement de clinique au Département de psychiatrie de l'Université de Montréal

PLAN

30.1 Principes généraux de la consultation-liaison
    30.1.1 Historique
    30.1.2 Fonctions de la psychiatrie de consultation-liaison
        • *Consultation* • *Liaison* • *Enseignement* • *Recherche*

30.2 Troubles dépressifs à l'hôpital général
    30.2.1 Épidémiologie
    30.2.2 Diagnostic
    30.2.3 Traitement

30.3 Troubles anxieux à l'hôpital général
    30.3.1 Épidémiologie
    30.3.2 Diagnostic
    30.3.3 Traitement

30.4 Troubles neuropsychiatriques à l'hôpital général
    30.4.1 Troubles psychiatriques dus à un accident vasculaire cérébral
    30.4.2 Traumatisme cranio-encéphalique
    30.4.3 Maladie de Parkinson
    30.4.4 Sclérose en plaques
    30.4.5 Épilepsie

30.5 Douleur à l'hôpital général
    30.5.1 Douleur chronique
    30.5.2 Antidépresseurs et douleur
    30.5.3 Narcotiques et douleur

Bibliographie

Lectures complémentaires

Depuis une vingtaine d'années, la psychiatrie de consultation-liaison s'est énormément développée et elle est devenue, dans les faits, une sous-spécialité à part entière de la psychiatrie. Elle s'articule autour d'un ensemble relativement complet et cohérent de connaissances et de méthodes, et s'y consacrent un nombre grandissant de psychiatres, dont l'expertise s'applique à toutes les branches de la médecine et de la chirurgie. De plus en plus, les médecins des diverses spécialités reconnaissent sa pertinence, son utilité, et y font appel pour les aider à mieux comprendre et soigner leurs patients.

Il aurait été intéressant de traiter de façon complète de la consultation-liaison dans les différentes spécialités médicales et chirurgicales, mais cela était impossible dans le cadre de ce chapitre, qui portera donc essentiellement sur les troubles anxieux et les troubles dépressifs qui accompagnent plusieurs pathologies physiques soignées à l'hôpital général. Une section est aussi consacrée à la neuropsychiatrie en raison de la fréquence des problèmes d'atteinte du système nerveux central et de leurs séquelles psychiatriques. Pour finir, nous aborderons la question de la douleur chronique, qui occupe une place spéciale en médecine, comparativement à la douleur aiguë. La physiopathologie de cette dernière est assez bien connue et il existe des traitements efficaces pour la soulager. Cependant, la physiopathologie de la douleur chronique reste moins bien connue et les traitements sont moins efficaces. On sait maintenant que des facteurs psychologiques y jouent un rôle déterminant et que des syndromes psychiatriques y sont fréquemment associés.

30.1 PRINCIPES GÉNÉRAUX DE LA CONSULTATION-LIAISON

30.1.1 Historique

La psychiatrie de consultation-liaison (PCL) est née il y a une soixantaine d'années dans des hôpitaux universitaires américains. Cette naissance s'inscrivait dans un mouvement, encore marginal à l'époque, de rapprochement de la psychiatrie et de la médecine et coïncidait avec l'ouverture progressive de services de psychiatrie dans les hôpitaux généraux. Dès le début, Billings (1941) décrivait ainsi les buts de la PCL:

- intégrer les principes de la psychobiologie aux principes de la médecine non psychiatrique;
- enseigner aux médecins à reconnaître les problèmes psychiatriques et psychosociaux chez la personne atteinte d'une maladie physique;
- faire de la recherche à la jonction de la médecine et de la psychiatrie.

Selon cet auteur, l'atteinte de ces objectifs permettrait de réduire les enlisements diagnostiques et thérapeutiques, d'écourter certaines hospitalisations et de diminuer les coûts pour le patient, l'hôpital et la communauté.

Soixante ans plus tard, ces objectifs demeurent toujours aussi pertinents. De plus, un grand nombre de recherches ont démontré que la PCL permettait d'atteindre ces objectifs (Hall, Rundell et Husch, 1996; Saravoy et Lavin, 1994).

30.1.2 Fonctions de la psychiatrie de consultation-liaison

De façon très schématique, on peut distinguer quatre fonctions de la PCL qui, dans la pratique quotidienne, se combinent: la consultation, la liaison, l'enseignement et la recherche.

Consultation

Plusieurs études épidémiologiques indiquent que, dans les grands hôpitaux aux États-Unis, de 30 % à 60 % des patients hospitalisés souffrent de maladies psychiatriques. Pourtant, le taux de consultation en psychiatrie varie entre 5 % et 10 % dans les hôpitaux universitaires et se situe autour de 1 % dans les hôpitaux non universitaires (Wise et Rundell, 1994b).

Ces écarts ont évidemment de multiples causes. On peut mentionner, entre autres, les difficultés qu'éprouvent les médecins à reconnaître les problèmes psychiatriques et leur croyance que ces problèmes ne les concernent pas ou n'affectent pas l'état de santé physique. Pourtant, il a été démontré que le traitement des maladies psychiatriques chez le patient hospitalisé pour des affections médicales diverses réduit significativement la morbidité et la

Psychiatrie clinique: une approche bio-psycho-sociale

mortalité (Guthrie et Creed, 1996; Von Korff et coll., 1992).

Les raisons les plus fréquentes qui motivent la consultation psychiatrique sont les suivantes :
- problèmes de comportement (p. ex., agitation, agressivité, panique, etc.);
- problèmes dans la relation médecin-patient (p. ex., refus des examens diagnostiques ou des traitements recommandés, évaluation de la capacité de consentir aux soins ou de refuser les soins);
- mise en évidence ou suspicion par le médecin traitant d'un trouble psychiatrique (p. ex., patient psychotique, confusion, dépression, troubles de l'adaptation);
- difficultés diagnostiques (p. ex., investigation médicale négative, tableau clinique atypique, non-réponse aux traitements standard);
- présence d'antécédents psychiatriques connus;
- besoin d'un avis psychopharmacologique;
- besoin d'un avis concernant des problèmes éthiques ou médico-légaux.

Évidemment, le type de demande varie selon le service médico-chirurgical en cause, selon l'équipe de soins, selon les expériences antérieures avec la consultation psychiatrique.

Selon une étude de Rundell, Murray et Wise (1988), les diagnostics psychiatriques posés par les consultants se répartissent de la façon suivante :
- dépression (de 14 % à 50 %);
- abus de substances psychoactives (de 7 % à 31 %);
- troubles de la personnalité (de 5 % à 22 %);
- troubles de l'adaptation (de 5 % à 19 %);
- troubles cognitifs (de 12 % à 18 %);
- troubles anxieux (de 1 % à 12 %);
- troubles somatoformes (de 1 % à 5 %);
- schizophrénie (de 1 % à 5 %);
- aucun diagnostic psychiatrique (de 12 % à 15 %).

L'ampleur du dernier groupe (aucun diagnostic psychiatrique) doit sensibiliser les médecins au fait que, dans plusieurs cas, la raison du problème auquel fait face l'équipe traitante n'est pas une maladie psychiatrique, mais bien un problème de communication et de compréhension entre les différents intervenants et le patient. C'est pourquoi il est nécessaire d'intégrer plusieurs facettes dans le processus d'évaluation du problème qui se présente :

1. L'évaluation complète du patient. Celle-ci comprend :
   - l'évaluation de l'état de santé physique actuel,
   - l'évaluation de la personnalité,
   - les antécédents médicaux,
   - l'histoire de la maladie;
2. L'évaluation précise de la demande du médecin requérant. Seront examinés :
   - le problème que lui pose le patient,
   - le type de relation médecin-patient,
   - ses attentes à l'endroit de ce patient,
   - ce qui l'empêche de trouver des solutions à son problème;
3. L'évaluation systémique. On évaluera :
   - la dynamique à l'œuvre entre le patient et l'équipe de soins (infirmière, travailleuse sociale, physiothérapeute…),
   - la situation conjugale, familiale et professionnelle du patient.

De la même façon, le traitement devra s'attacher à toutes ces facettes du problème, en fonction, évidemment, de l'importance relative de chacune. Le psychiatre consultant en hôpital général se doit d'être capable d'appliquer plusieurs types de traitement psychiatrique. Il lui faut être un expert en psychopharmacologie compte tenu des multiples interactions entre les psychotropes et les autres médicaments que prend le patient, ainsi que des problèmes pharmacocinétiques liés à la présence de maladies systémiques pouvant modifier l'absorption, la distribution, la dégradation et l'élimination des psychotropes (Beliles et Stoudemire, 1998; Stoudemire et Moran, 1998).

Le psychiatre doit aussi bien maîtriser plusieurs types de psychothérapie brève. Encore ici, l'évaluation des multiples facettes du problème guidera le choix de son approche (Lipsitt, 1996). Ainsi, celle-ci pourra viser principalement à apporter un soutien au patient dans l'évolution d'une maladie grave. Ou bien elle visera à aider le patient à se donner des moyens d'adaptation (*coping*) face aux conséquences de sa maladie. Pour un autre patient, il s'agira d'adopter une approche cognitive pour l'aider à surmonter des pensées déprimantes ou anxieuses. Tel

Psychiatrie clinique : une approche bio-psycho-sociale

autre bénéficiera d'une approche comportementale pour vaincre une crainte particulière face aux interventions médicales ou pour modifier un comportement mettant sa santé en péril (tabagisme, alimentation inadéquate, etc.). Parfois, il faudra opter pour une approche analytique brève, par laquelle, par exemple, le patient en viendra à comprendre le sens de sa réaction de refus ou ce qui soulève tant d'angoisse face à sa maladie.

Liaison

Alors que le travail de consultation implique obligatoirement que le psychiatre évalue le patient, la dimension liaison englobe diverses interventions qui se font sans qu'il soit nécessaire de rencontrer le patient. Ainsi, le psychiatre peut participer à des réunions multidisciplinaires où les différents soignants discutent des cas des patients. Il peut aussi accompagner l'équipe soignante dans la tournée des patients ou encore discuter, sur une base informelle, avec un médecin qui veut lui parler d'un de ses patients.

Dans toutes ces situations, l'objectif reste le même : aider le médecin traitant et les autres soignants à mieux comprendre le patient, à mieux saisir la nature des problèmes psychologiques et psychiatriques présents et à trouver des moyens de mieux traiter le patient.

Il va de soi que le psychiatre doit employer un langage clair, compréhensible, adapté au niveau des connaissances de son interlocuteur. Il se doit donc d'éviter d'utiliser des expressions appartenant au jargon de la psychiatrie dont le sens risque d'être nébuleux pour le médecin. Ses recommandations doivent être pratiques et utiles. Elles doivent répondre aux questions formulées par le médecin (Garrick et Stotland, 1982).

Enseignement

L'enseignement constitue une responsabilité très importante du psychiatre travaillant en consultation-liaison. Dans la formation universitaire des médecins, l'enseignement de la psychiatrie est souvent moins poussé que l'enseignement des autres spécialités. Le psychiatre ne doit donc pas laisser passer une occasion de transmettre ses connaissances, tant aux étudiants en sciences de la santé qui suivent un stage qu'aux médecins spécialistes ou omnipraticiens.

Cet enseignement peut se faire de façon formelle (p. ex., conférences, cours, présentations de cas cliniques, supervision) ou informelle (p. ex., par le biais des discussions au sujet de chaque consultation et des activités de liaison). Le psychiatre consultant doit donc posséder des habiletés pédagogiques.

Recherche

La recherche en PCL s'est énormément développée au cours des 10 dernières années, mais elle reste insuffisante compte tenu de l'ampleur des problèmes rencontrés.

Les projets de recherche les plus fructueux sont ceux qui sont réalisés en collaboration avec des médecins d'autres disciplines, de préférence à l'intérieur d'équipes cliniques multidisciplinaires.

Les sujets de recherche sont très variés compte tenu des innombrables points de jonction entre psychiatrie et médecine. Brièvement, on peut mentionner les thèmes suivants :

- comorbidité psychiatrique et médicale ;
- élucidation des liens psychosomatiques ;
- modèles utilisés en consultation-liaison ;
- résultats des interventions psychiatriques à l'hôpital général ;
- psychopharmacologie chez le patient atteint d'une maladie physique ;
- paramètres économiques de la psychiatrie de consultation-liaison.

30.2 TROUBLES DÉPRESSIFS À L'HÔPITAL GÉNÉRAL

30.2.1 Épidémiologie

La dépression est l'un des problèmes cliniques les plus courants en médecine, en psychiatrie et en PCL. De nombreuses études ont noté que la prévalence de la dépression augmentait chez les patients souffrant d'une maladie physique. Ainsi, selon Rodin et Voshart (1986), la prévalence de la dépression majeure est de 2 % à 4 % dans la population générale, de 5 % à 10 % chez les patients suivis en clinique externe et recevant des soins de première ligne en médecine et de 15 % à 30 % chez les patients hospitalisés en médecine.

Le facteur de risque le plus important serait la sévérité de la maladie. Il existe une relation entre la gravité et la chronicité de la maladie et le risque de dépression, et ce quelle que soit la nature de l'affection médicale. Rouchell, Pounds et Turney (1996) ont trouvé les prévalences suivantes de dépression majeure dans différentes maladies:

- accident vasculaire cérébral (après 6 mois): 34 %;
- cancer: de 20 % à 40 %;
- diabète: de 14 % à 18 %;
- infarctus: de 15 % à 20 %;
- insuffisance rénale: de 10 % à 22 %;
- maladie de Parkinson: 40 %;
- polyarthrite rhumatoïde: 13 %;
- traumatisme grave à la moelle épinière: 37 %.

Selon Katon et Sullivan (1990), il semble qu'avoir une maladie physique chronique augmente de 40 % le risque de souffrir d'un trouble psychiatrique. D'après cette étude, les trois troubles psychiatriques les plus fréquents sont les troubles affectifs, les troubles anxieux et les abus de drogues et d'alcool.

30.2.2 Diagnostic

Alors que les études montrent que la dépression accompagne souvent diverses maladies physiques, d'autres études indiquent qu'un pourcentage élevé, soit entre 50 % et 80 % selon Rouchell, Pounds et Turney (1996), de ces dépressions ne sont pas diagnostiquées en médecine. Or il est tragique que ces dépressions ne soient pas diagnostiquées, car elles sont associées non seulement à une souffrance accrue, mais aussi à une augmentation de la morbidité, de la mortalité, de la durée des séjours à l'hôpital et des coûts de santé. À ce propos, on peut citer les recherches de Frasure Smith, Lespérance et Talajic (1993, 1995), à Montréal, dont les résultats montrent que chez les patients ayant fait un infarctus du myocarde, la présence d'une dépression en période post-infarctus est un facteur de mortalité à 6 et 18 mois aussi important que la dysfonction ventriculaire ou qu'une histoire antérieure d'infarctus.

Il est vrai que le diagnostic de la dépression chez un patient malade se heurte à plusieurs difficultés. Ainsi, beaucoup de praticiens pensent qu'il est normal d'être déprimé lorsqu'on est atteint d'une maladie chronique. Cette attitude relève de la confusion entre la tristesse éprouvée normalement face à toute perte et le syndrome dépressif qui, lui, est un problème psychopathologique qui traduit le dépassement des capacités d'adaptation de l'individu et l'apparition d'une maladie.

Aussi, la démarche diagnostique est plus difficile dans le cas d'un patient souffrant d'une maladie physique. De nombreux signes et symptômes peuvent être dus à la fois à la maladie et à la dépression: fatigue, perte d'appétit, insomnie, ralentissement psychomoteur, difficultés de concentration. Il est donc essentiel de bien rechercher les symptômes psychologiques qui revêtent alors une grande importance diagnostique: tristesse, perte d'estime de soi et dévalorisation, culpabilité, idées suicidaires, anhédonie, perte d'intérêt généralisée. De plus, il est important de vérifier si les variations de l'humeur suivent les variations de l'état de santé ou si l'humeur dépressive et les autres symptômes persistent indépendamment de l'évolution de la maladie.

Pour tenter de résoudre ce problème, trois approches diagnostiques sont possibles (Cohen-Cole, Brown et McDaniel, 1993):

1. *Approche inclusive.* On retient tous les critères diagnostiques de la dépression majeure, tels que les décrit le DSM-IV, y compris les symptômes neurovégétatifs. On s'assure ainsi d'avoir le moins possible de dépressions non diagnostiquées (sensibilité plus élevée) au risque d'inclure des « faux positifs » (spécificité plus faible). C'est l'approche la plus courante.

2. *Approche exclusive.* L'objectif est l'inverse de celui que vise l'approche inclusive: on veut éviter le plus possible les faux positifs (spécificité plus élevée) au risque de ne pas diagnostiquer certains cas de dépression à présentation plus somatique (sensibilité plus faible). Ce qu'on recherche ici est d'éviter de prescrire des antidépresseurs à des patients n'en ayant pas besoin et qui sont déjà fragilisés par la présence de maladies débilitantes et l'emploi de nombreux médicaments. Le danger est évidemment de ne pas diagnostiquer des dépressions qui bénéficieraient d'un traitement.

3. *Approche substitutive.* On tente de remplacer les critères d'ordre somatique par d'autres critères, comme l'indécision, les ruminations pessimistes, etc. Toutefois, ces critères n'ont pas été validés, ce qui diminue la validité du diagnostic. Cette méthode est donc peu utilisée.

Psychiatrie clinique: une approche bio-psycho-sociale

Finalement, le médecin doit être à l'affût des présentations « masquées » de la dépression. Le patient exprime alors surtout des plaintes somatiques et minimise, voire nie, les symptômes psychologiques. Les plaintes les plus fréquentes concernent :

- les douleurs : celles-ci peuvent être localisées (p. ex., douleurs abdominales, céphalées) ou plus diffuses (p. ex., douleurs musculaires diffuses, douleurs pelviennes, etc.) ;
- diverses somatisations : dysfonctionnement digestif et intestinal, fatigue et faiblesse chroniques, etc. ;
- la pseudo-démence : plaintes relatives à des pertes de mémoire, des difficultés de concentration, etc.

Des particularités du comportement doivent aussi amener le médecin traitant à soupçonner une dépression. Ainsi, le patient dont les plaintes sont nettement exagérées relativement à sa maladie ou celui qui refuse le traitement médical proposé ou qui réclame l'euthanasie peut être déprimé.

Il est important aussi de vérifier les antécédents personnels et familiaux de dépression, car il faut se rappeler que la dépression majeure, unipolaire ou bipolaire, est une maladie récidivante.

Les troubles affectifs les plus fréquents chez les patients hospitalisés sont :

- le trouble de l'adaptation avec humeur dépressive (voir le tome I, chapitre 15) ;
- les dépressions majeures, unipolaire et bipolaire (voir le tome I, chapitre 11) ;
- les troubles de l'humeur dus à une affection médicale générale.

Il faut toujours penser à éliminer la possibilité qu'il s'agisse d'un trouble affectif d'origine organique. D'innombrables maladies et médicaments peuvent provoquer des syndromes dépressifs. Le tableau 30.1 présente quelques-unes des causes possibles qu'il faut prendre en considération.

30.2.3 Traitement

Il a été démontré que la combinaison psychothérapie et pharmacothérapie est la plus efficace pour le traitement de la dépression.

Pour ce qui est de la psychothérapie, elle doit être axée le plus souvent sur la réaction psychologique à la maladie. Dans cette optique, on tentera de

TABLEAU 30.1   **Affections médicales et substances associées à un trouble dépressif**

A. Affections médicales
Troubles endocriniens
Diabète
Hypothyroïdie
Maladie d'Addison
Maladie de Cushing
Néoplasies
Néoplasie du pancréas
Néoplasie des poumons
Néoplasie du système nerveux central
Maladies neurologiques
Accident vasculaire cérébral
Démence
Épilepsie
Maladie de Parkinson
Sclérose en plaques
Traumatisme crânien
Infections
Encéphalite
Hépatite
Infection à VIH
Syphilis tertiaire
Tuberculose

B. Médicaments et drogues
Antihypertenseurs (méthyldopa, clonidine, réserpine, diurétiques)
Anti-inflammatoires non stéroïdiens (AINS)
Barbituriques
Benzodiazépines
Cimétidine
Contraceptifs oraux
Corticostéroïdes
Interféron
Lévodopa
Métoclopramide
Opiacés

C. Autres
Alcoolisme
Anémie
Cocaïne et amphétamines (cessation donnant lieu à un syndrome de sevrage)
Lupus érythémateux disséminé
Perturbations électrolytiques

cerner le sens que le patient donne à la maladie et d'agir sur les schémas cognitifs pathogènes. La psychothérapie pourra aussi faciliter le travail de deuil relativement aux pertes subies au chapitre de l'image corporelle, de l'autonomie, etc. Ces psychothérapies sont en général brèves et peuvent prendre la forme de thérapies cognitivo-comportementales ou analytiques à court terme.

Pour ce qui est de la pharmacothérapie, divers agents sont utiles :

1. *Antidépresseurs tricycliques et hétérocycliques*. Ils sont beaucoup moins prescrits au patient malade physiquement à cause de leurs effets secondaires, notamment les effets anticholinergiques, l'hypotension orthostatique et les effets cardio-toxiques.

2. *Inhibiteurs sélectifs du recaptage de la sérotonine (ISRS)*. À cause de leur profil d'effets secondaires qui présente moins de risques pour les patients atteints d'une affection médicale, les ISRS sont devenus les plus fréquemment utilisés. Il n'y en a aucun qui soit plus efficace que les autres. On peut choisir l'un ou l'autre, selon leur pharmacocinétique ou selon certaines particularités de leurs effets secondaires. Il ne faut pas, toutefois, verser dans la banalisation de la prescription de ces médicaments dont l'emploi comporte aussi des risques. On peut citer, par exemple, l'apparition d'un syndrome parkinsonien chez la personne âgée à risque et les nombreuses interactions médicamenteuses avec plusieurs médicaments.

3. *Autres antidépresseurs*. Plusieurs antidépresseurs commercialisés au cours des dernières années ont un profil pharmacologique avantageux, ce qui en fait des solutions de rechange intéressantes au regard des ISRS. Ainsi, si l'on recherche un effet stimulant, le bupropion pourrait être indiqué, par exemple pour un patient déprimé atteint de la maladie de Parkinson ou pour un patient déprimé qui voudrait cesser de fumer. On pourrait aussi utiliser un inhibiteur réversible de la monoamine-oxydase (IRMAO), le moclobémide, ou un inhibiteur du recaptage de la sérotonine et de la noradrénaline (IRSN) telle la venlafaxine. Ou bien, on pourrait choisir la néfazodone qui agit sur les récepteurs pré-synaptiques et post-synaptiques de la sérotonine. Ce médicament, ainsi que le bupropion, constitue une bonne solution de rechange pour les patients chez qui les ISRS causent des problèmes de la fonction sexuelle.

4. *Psychostimulants*. Le méthylphénidate et la dexamphétamine sont utiles en PCL dans les cas suivants :

    – quand on veut obtenir une réponse rapide (en 48 à 72 heures) dans les cas où la santé du patient est précaire ;
    – quand l'utilisation des autres antidépresseurs n'est pas possible.

La dose recommandée est de 5 à 30 mg et doit être donnée le matin. On amorce le traitement avec une dose de 5 à 10 mg par jour. Environ 75 % des patients répondent bien.

L'électroconvulsivothérapie (ECT) est aussi une modalité thérapeutique qui peut être utile aux patients souffrant d'une affection médicale accompagnée de dépression, bien qu'elle semble sous-utilisée dans ces cas. Elle est indiquée pour le patient gravement dénutri ou déshydraté, pour le patient catatonique, pour le patient qui présente des complications médicales qui rendent impossible l'utilisation d'antidépresseurs ou de psychostimulants, et dans des cas de dépression avec éléments psychotiques ou de dépression n'ayant pas réagi aux autres traitements.

Les taux de morbidité et de mortalité associés à l'ECT sont très faibles et la très grande majorité des patients la tolèrent très bien (voir le chapitre 46).

30.3 TROUBLES ANXIEUX À L'HÔPITAL GÉNÉRAL

30.3.1 Épidémiologie

De 5 % à 20 % des patients hospitalisés souffrent d'un trouble anxieux (Wise et Rundell, 1994a). Si l'on prend le trouble panique, par exemple, il est de six à sept fois plus fréquent en milieu médical que dans la population générale. De plus, si l'on considère que 70 % des patients souffrant d'un trouble panique avaient été vus par 10 omnipraticiens ou plus avant que le diagnostic soit posé, il apparaît évident que la majorité des troubles anxieux en milieu médical ne sont pas diagnostiqués. Une telle situation est d'autant

plus déplorable que, lorsqu'elle est marquée, l'anxiété peut :
- influer défavorablement sur le cours de la maladie physique ;
- interférer avec le traitement ;
- augmenter la morbidité et la mortalité associées à une affection médicale.

Il est donc extrêmement important de diagnostiquer et de traiter ces syndromes.

30.3.2 Diagnostic[1]

Le psychiatre est le plus souvent demandé en consultation pour déterminer si les symptômes anxieux que présente le patient relèvent :
- d'une réaction anxieuse en raison du stress causé par la maladie ou l'hospitalisation ;
- d'un trouble psychiatrique préexistant ;
- de la manifestation d'une maladie somatique ;
- d'un effet secondaire d'un médicament.

Pour discerner les causes organiques et psychiatriques de l'anxiété pathologique, on procède à diverses vérifications, soit :
1) la présence d'antécédents, personnels ou familiaux, de troubles anxieux, affectifs, somatoformes et de troubles de la personnalité ;
2) la consommation d'alcool ou de drogues : l'abus et le sevrage peuvent être associés à des troubles anxieux ;
3) la présence d'un problème organique susceptible d'engendrer l'anxiété. Selon Wise et Rundell (1994a), les causes les plus fréquentes sont d'ordre :
   - neurologique dans 25 % des cas ;
   - endocrinien dans 25 % des cas ;
   - cardiocirculatoire dans 12 % des cas ;
   - rhumatologique et auto-immun dans 12 % des cas ;
   - infectieux dans 12 % des cas.

Le tableau 30.2 donne des exemples de causes organiques et de substances associées à des symptômes anxieux.

---

1. Voir le tome I, chapitres 11, 12, 14 et 15, pour la description des différentes catégories diagnostiques de troubles anxieux et pour le diagnostic différentiel entre ces entités.

TABLEAU 30.2 Causes organiques des symptômes anxieux

A. Affections médicales

Causes cardiovasculaires
Angine	Insuffisance cardiaque
Arythmies	Insuffisance cérébrale
Hypovolémie	Troubles valvulaires

Causes endocriniennes
Dysfonction ovarienne	Maladie de Cushing
Hyperthyroïdie	Phéochromocytome
Hypocalcémie	Troubles hypophysaires
Hypoparathyroïdie	Syndrome carcinoïde
Hypothyroïdie	

Causes immunologiques
Anaphylaxie	Lupus érythémateux
Artérite temporale	Polyarthrite rhumatoïde

Causes métaboliques
Anémie	Hyponatrémie
Hyperkaliémie	Insulinome
Hyperthermie	Porphyrie
Hypoglycémie	

Causes respiratoires
Asthme	Néoplasie
Dépendance à l'endroit du respirateur	Œdème pulmonaire
Embolie pulmonaire	Pneumothorax
Maladie pulmonaire obstructive chronique (MPOC)	

Causes neurologiques
Accident vasculaire cérébral	Myasthénie grave
Encéphalite	Neurosyphilis
Épilepsie	Sclérose en plaques
Insuffisance cérébrale transitoire (ICT)	Syndrome des impatiences musculaires de l'éveil
Maladie de Ménière	
Migraine	Traumatisme crânien

B. Médicaments et drogues

Alcool	Cocaïne
Aminophylline	Digitale (toxicité)
Amphétamines	Dopamine
Anticholinergiques	Épinéphrine
Antidépresseurs (ISRS)	Hallucinogènes
Antihypertenseurs	Lévodopa
Anti-inflammatoires non stéroïdiens (AINS)	Méthylphénidate
	Neuroleptiques (akathisie)
Bêtabloquants	Salicylates
Caféine	Stéroïdes
Cannabis	Yohimbine

30.3.3 Traitement

La plupart des cas vus à l'hôpital général sont des patients souffrant d'un trouble de l'adaptation avec anxiété et d'anxiété situationnelle qui n'ont pas un caractère pathologique. Chez un bon nombre de ces patients, le problème se résout spontanément avec la disparition des agents de stress. D'autres auront besoin d'une psychothérapie, qui sera brève et centrée sur le conflit en jeu dans la genèse de l'anxiété. L'angoisse peut être de divers ordres, par exemple :

- angoisse face à la situation de dépendance qu'entraîne la maladie ;
- angoisse de castration induite par une perte fonctionnelle ;
- angoisse d'abandon ou de séparation liée à la perte d'autonomie.

On aura le plus souvent recours à des interventions psychothérapeutiques de soutien qui combinent l'expression affective, la clarification, l'exploration superficielle de l'angoisse, l'établissement d'une relation de confiance, ce qui sera efficace pour soulager l'anxiété. Plus rarement, des approches plus spécialisées, comme la psychothérapie cognitivo-comportementale ou analytique brève, seront nécessaires. Bien sûr, s'il y a une affection médicale sous-jacente, celle-ci doit être traitée.

On peut prescrire divers anxiolytiques pour un temps limité et sous surveillance médicale attentive : des benzodiazépines, des tricycliques, des ISRS (voir le chapitre 42). En ce qui concerne les benzodiazépines, on recommande de prescrire des benzodiazépines à courte demi-vie s'il y a atteinte hépatique, comme le lorazépam et l'oxazépam qui sont métabolisés par conjugaison directe. En particulier, il faut être très prudent chez les personnes âgées, car les benzodiazépines entraînent une baisse de l'attention, un ralentissement des réflexes et de la somnolence, ce qui accroît les risques de chute, peut aggraver des troubles cognitifs bénins et provoquer de la confusion, voire une pseudo-démence.

30.4 TROUBLES NEUROPSYCHIATRIQUES À L'HÔPITAL GÉNÉRAL

L'association fréquente entre la neurologie et la psychiatrie est reconnue depuis longtemps, et beaucoup de patients ayant une atteinte du système nerveux central présentent, en association, une pathologie psychiatrique qui demande un traitement spécifique. Les problèmes psychiatriques survenant à la suite d'un accident vasculaire cérébral (AVC) ou d'un traumatisme crânien figurent certainement parmi les plus fréquents dans la pratique générale. Les maladies chroniques telles l'épilepsie, la sclérose en plaques et la maladie de Parkinson sont également souvent associées à des troubles psychiatriques et constituent pour les praticiens et les psychiatres qui travaillent en consultation-liaison des problèmes quotidiens.

30.4.1 Troubles psychiatriques dus à un accident vasculaire cérébral

Le patient qui a subi un AVC souffre souvent beaucoup plus de séquelles psychosociales que de séquelles physiques. La dépression est le problème psychiatrique post-AVC qui a été le plus étudié. Il apparaît de plus en plus clair que les symptômes dépressifs que présentent ces patients sont directement liés à la pathologie cérébrale et non pas nécessairement aux séquelles physiques, même si en général celles-ci sont très graves. En effet, si l'on considère une population de patients hémiplégiques, seulement 10 % des patients qui sont paralysés à la suite d'une lésion médullaire souffrent de dépression, comparativement à 30 % et plus chez ceux qui ont eu un AVC. La latéralité de la lésion semble également jouer un rôle dans le genre de problèmes qu'éprouvera le patient : les symptômes dépressifs sont plus fréquents lorsque la lésion atteint l'hémisphère gauche, les comportements d'indifférence et plus rarement de manie franche apparaissent lorsque la lésion atteint l'hémisphère droit.

C'est dans un intervalle de six mois à deux ans après l'AVC qu'on observe le plus de problèmes dépressifs. Après cette période, la fréquence revient à la normale.

Ces patients déprimés présentent plus de troubles fonctionnels et demeurent à l'hôpital beaucoup plus longtemps que les patients qui ne souffrent pas de troubles de l'humeur. Ils participent beaucoup moins bien à leur traitement et compromettent d'autant plus leur réadaptation. Il est donc important de les reconnaître et de les traiter, et surtout de ne pas considérer comme des conséquences normales le

Psychiatrie clinique : une approche bio-psycho-sociale

ralentissement psychomoteur, la tristesse et l'apathie chez ces patients. Grâce à une intervention efficace et précoce, bien des patients pourront retourner chez eux, souvent malgré des limitations marquées.

Le traitement pharmacologique pour ces patients est semblable au traitement des autres troubles dépressifs (voir le tome I, chapitre 11), mais il faut tenir compte de certaines données : la cause principale de décès chez les patients ayant subi un AVC est la maladie cardiaque, l'incidence de problèmes convulsifs est de 10 % et il s'agit dans l'ensemble d'une population âgée dans laquelle on trouve une forte consommation de multiples médicaments C'est pourquoi les ISRS et les inhibiteurs réversibles de la monamine-oxydase (IRMAO) sont privilégiés. D'après notre propre expérience dans le traitement de ces malades au Service de médecine psychosomatique et de consultation-liaison de l'Hôpital du Sacré-Cœur de Montréal, ces médicaments sont mieux tolérés et agissent tout aussi bien que les tricycliques. Les ISRS et les IRMAO se montrent aussi efficaces pour traiter la dépression consécutive à un AVC que pour traiter le trouble dépressif majeur. Les psychostimulants (méthylphénidate, dexamphétamine) sont également très utiles. En effet, les premières semaines de réadaptation sont les plus importantes et ces médicaments, en stimulant le patient déprimé, favorisent sa participation à son traitement. Souvent, on ne peut se permettre d'attendre que les antidépresseurs commencent à exercer leur action.

30.4.2 Traumatisme cranio-encéphalique

Les traumatismes cranio-encéphaliques sont la cause la plus fréquente des troubles organiques cérébraux. Leur prévalence (incidence annuelle de 370 pour 100 000) est plus élevée que celles de la manie et du trouble panique, et trois fois plus grande que celle de la schizophrénie. Les séquelles psychosociales attachées aux traumas crâniens sont beaucoup plus importantes comparativement aux déficits moteurs et touchent surtout les enfants et les jeunes adultes qui ont fait une chute ou qui ont eu un accident de voiture.

Les troubles cognitifs et intellectuels, les troubles anxieux, dépressifs, l'agressivité et l'irritabilité et le changement de personnalité font partie des séquelles neuropsychiatriques les plus fréquentes des traumas crâniens.

La plupart des traumas crâniens sont légers ou modérés (voir le tome I, tableau 18.5, p. 456). Il est maintenant reconnu que même les traumas légers (perte de conscience de 20 minutes ou moins) peuvent engendrer des symptômes somatiques, perceptifs, cognitifs et émotionnels parfois très marqués. Ces problèmes se corrigent généralement dans les 3 mois suivant le trauma, mais peuvent persister jusqu'à 24 mois et plus. Ils deviennent alors très fréquemment la source d'un litige entre le patient et les compagnies d'assurances. Même s'ils sont peu prononcés, ces symptômes n'en sont pas moins handicapants de façon significative. Ils compromettent souvent la vie familiale. En présence de tels symptômes, le psychiatre doit rechercher une histoire d'accident avec trauma crânien. Par ailleurs, même si les explorations au moyen de la scanographie et de la résonance magnétique ne révèlent aucune lésion, on ne doit pas conclure qu'il n'y a aucune séquelle. Une évaluation neuropsychologique est souvent recommandée et la tomographie par émission de photon unique (*Single Photon Emission Computed Tomography* [SPECT-scan]) ainsi que l'électroencéphalographie (EEG) mettent souvent en évidence des anomalies. Le diagnostic qui est le plus souvent posé dans ces cas est celui de trouble post-commotionnel (voir le tableau 30.3). Même s'il s'agit d'un diagnostic toujours à l'étude dans le DSM-IV, cette entité clinique est très utile pour le psychiatre qui a à traiter ces malades. Si le trouble post-commotionnel se prolonge (plus de six mois), on recherchera des éléments de stress au moment de l'accident, des difficultés sociales ou des symptômes dépressifs qui seraient apparus tôt après l'accident. La distinction entre troubles cognitifs et autres troubles psychiatriques, par exemple un état de stress post-traumatique, sera alors plus facile à faire (Alexander, 1995).

TABLEAU 30.3   Symptômes du trouble post-commotionnel

Symptômes somatiques	Symptômes cognitifs
Céphalées Étourdissements Fatigue Insomnie	Troubles de la concentration Troubles mnésiques
Symptômes perceptifs	**Symptômes affectifs**
Hyperacousie Photophobie Tinnitus	Anxiété Dépression Irritabilité

La base du traitement est psychoéducative. Ces patients sont souvent aux prises avec des problèmes familiaux, professionnels ou judiciaires. L'empathie, combinée à une très grande rigueur dans l'objectivation des déficits, est essentielle. Il faut aborder et discuter les problèmes de dysfonction sexuelle, d'irritabilité et de retrait, ainsi que les problèmes au travail qui apparaissent souvent à la suite de la commotion cérébrale. Les psychotropes sont à éviter le plus possible, car ils peuvent aggraver les symptômes (surtout cognitifs) et engendrent une dépendance. Il ne faut pas oublier que les symptômes sont souvent temporaires.

Pour les cas plus graves (symptômes persistant au-delà de six mois), on pourra prescrire la trazodone pour l'insomnie, les psychostimulants (méthylphénidate) pour les troubles de la mémoire, les troubles de l'attention et la fatigue chronique. Les ISRS sont utiles pour les troubles dépressifs. Chez ces patients, il est d'autant plus important de faire participer les membres de la famille et de s'assurer que tous sont conscients du fait que le retour à la normale est la règle générale.

Chez les patients qui ont subi un traumatisme crânien grave, les problèmes neuropsychiatriques tendent à persister. Ces personnes reprennent rarement une vie normale. Le psychiatre verra ces patients dans la phase aiguë, mais leur suivi nécessite un réseau d'ateliers spécialisés, de centres d'accueil, de milieux de travail protégés.

30.4.3 Maladie de Parkinson

Même si les causes biologiques des psychoses demeurent encore à préciser, l'hypothèse d'une hyperactivité dopaminergique est la plus plausible, du moins en ce qui concerne les symptômes positifs. Dans la maladie de Parkinson, on serait au contraire en présence d'une hypoactivité dopaminergique. Le traitement de cette maladie entraîne souvent des problèmes psychiatriques (hallucinations ou psychose) en raison de l'emploi de médicaments stimulant les effets dopaminergiques (lévodopa, bromocriptine, etc.). Parce que les doses sont augmentées à mesure que la maladie progresse, les problèmes psychotiques sont fréquents, surtout dans la phase tardive de la maladie. Le traitement de ces patients est difficile, car une médication antipsychotique (antagoniste de la dopamine) aggrave les symptômes parkinsoniens. La clozapine a été, pendant de nombreuses années, le médicament le plus approprié pour ces patients, mais, à cause du protocole complexe attaché à son emploi, on préfère maintenant la rispéridone, la quétiapine ou l'olanzapine, des antipsychotiques atypiques récents qui entraînent beaucoup moins d'effets extrapyramidaux. De très faibles doses sont souvent suffisantes (0,5 mg/jour de rispéridone ou 25 mg/jour de clozapine). Avec l'olanzapine, la suppression des symptômes semble plus lente et les doses nécessaires varient entre 10 et 20 mg par jour. La quétiapine est aussi indiquée, à des doses de 150 à 300 mg par jour. À moyen terme, l'état du malade se stabilise et il est plus facile de maintenir la dose thérapeutique optimale des antiparkinsoniens. La ziprasidone, nouvellement arrivée sur le marché, serait aussi efficace à des doses de 40 à 160 mg par jour ; son avantage est de ne pas causer d'augmentation de poids.

Des troubles affectifs sont également associés à la maladie de Parkinson. Bien qu'il soit difficile d'établir un tel diagnostic psychiatrique lorsque le patient présente de nombreux symptômes parkinsoniens prononcés, cette maladie est depuis longtemps associée à des syndromes dépressifs, dans 30 % à 90 % des cas selon plusieurs études (Mayeux et coll., 1986). Ces symptômes dépressifs sont souvent atypiques.

Les tricycliques, à cause de leurs effets secondaires anticholinergiques qui exercent une action bénéfique sur les troubles moteurs, sont un bon choix pour ces patients. On doit commencer le traitement à faible dose qu'on augmente très graduellement. Par contre, les anticholinergiques entraînent des états confusionnels, de l'agitation et des troubles de la mémoire. Il faut donc bien évaluer les risques par rapport aux bienfaits d'une telle approche.

30.4.4 Sclérose en plaques

Après les lésions traumatiques, la sclérose en plaques est le trouble neurologique le plus fréquent chez les jeunes adultes. En raison de l'atteinte corticale chez beaucoup de ces patients, les manifestations psychiatriques sont fréquentes, en particulier la labilité émotionnelle et les problèmes dépressifs majeurs. En outre, plusieurs de ces patients sont souvent euphoriques et les décompensations maniaques franches sont relativement courantes. Il est très important de sensibiliser la famille au fait que ces symptômes sont souvent liés à la maladie neurologique sous-jacente et

Psychiatrie clinique : une approche bio-psycho-sociale

non pas à une maladie psychiatrique comme telle. La colère et l'isolement s'installent fréquemment quand la famille comprend mal la relation entre la maladie neurologique et les symptômes psychiatriques.

Plusieurs patients ont une atteinte intellectuelle qui n'apparaît pas évidente à première vue. La mémoire est souvent touchée, ainsi que la capacité de conceptualisation (comme dans le syndrome du lobe frontal). Il est facile de confondre problèmes cognitifs et troubles du comportement. C'est pourquoi une évaluation neuropsychologique complète est indiquée chaque fois qu'il y a des problèmes de performance au travail ou en milieu scolaire.

Peu d'études psychopharmacologiques ont été réalisées en ce qui concerne la sclérose en plaques, mais de grands principes sont à respecter (Mendez, 1995). Comme les patients atteints de sclérose en plaques ont souvent des problèmes autonomiques (vessie neurogène, hypotension orthostatique, troubles sexuels) et que beaucoup de psychotropes entraînent des effets secondaires autonomiques, ces malades sont particulièrement sensibles à ces médicaments. Les ISRS sont donc plus indiqués que les tricycliques pour traiter la dépression chez ces patients.

Par ailleurs, les patients atteints de sclérose en plaques tolèrent assez mal les effets extrapyramidaux des neuroleptiques. Il est donc recommandé de prescrire des doses faibles. Comme l'utilisation concomitante d'une médication antiparkinsonienne est presque toujours nécessaire avec les neuroleptiques classiques, on envisagera la prescription d'un antipsychotique atypique.

Comme pour tous les patients souffrant d'une affection neurologique, il est très important de corriger les problèmes psychiatriques, car ils exacerbent les symptômes de la sclérose en plaques.

30.4.5 Épilepsie

La prévalence à vie de l'épilepsie est de 1 %, comme pour la schizophrénie. L'épilepsie partielle complexe (parfois nommée épilepsie temporale) est la plus fréquente et la plus difficile à traiter chez l'adulte. Une décharge ictale provoque des perturbations touchant tous les neurotransmetteurs cérébraux, qui se poursuivent longtemps après que la convulsion est terminée et entraînent une grande variété de problèmes de comportement. L'association de l'épilepsie avec une maladie psychiatrique a toujours fait l'objet de débats très animés, tant chez les chercheurs que dans la population générale. Il ne faut pas perpétuer une certaine forme de stigmatisation sociale de ces patients, mais ce serait leur rendre un mauvais service que de ne pas reconnaître et traiter leurs problèmes psychiatriques.

Ce sont les problèmes dépressifs qui sont les plus fréquents (touchant de 20 % à 70 % des patients épileptiques). La médication anticonvulsivante en est souvent la cause. Parmi les médicaments les plus prescrits, le phénobarbital est celui qui entraîne le plus d'effets dépresseurs. La phénytoïne est aussi souvent associée à des symptômes dépressifs, alors que la carbamazépine semble la moins nocive. Quand la situation le requiert, on prescrira un antidépresseur tout en gardant à l'esprit que beaucoup d'antidépresseurs ont un potentiel épileptogène, surtout ceux qui sont anticholinergiques. Il faut éviter la maprotiline, particulièrement épileptogène. Peu d'études ont porté sur le moclobémide et les ISRS dans cette population de patients.

Les problèmes psychotiques touchent environ 7 % des épileptiques et la plupart sont observés chez ceux qui ont une atteinte temporale. Les psychoses chroniques « inter-ictales » ne répondent pas aux anticonvulsivants. Pour le traitement de ces patients, on évitera les neuroleptiques fortement anticholinergiques (chlorpromazine) à cause de leur potentiel épileptogène. Des interactions médicamenteuses sont associées à la combinaison de l'halopéridol avec la carbamazépine, la phénytoïne et le phénobarbital. Si la fluphénazine a souvent été utilisée dans les cas de psychoses épileptiques, on préconise maintenant les antipsychotiques atypiques.

30.5 DOULEUR À L'HÔPITAL GÉNÉRAL

La douleur associée essentiellement à une affection médicale n'est pas considérée comme une psychopathologie. Il faut donc la distinguer du trouble douloureux (voir le tome I, chapitre 20). La douleur a été définie par l'Association mondiale pour l'étude de la douleur comme « une sensation et une expérience affective désagréables » liées à des dommages tissulaires véritables ou potentiels ou décrits en de tels termes. Cette définition met bien en évidence le caractère subjectif de la douleur. Devant un patient qu'il n'arrive pas à soulager, le médecin traitant fait souvent appel au psychiatre qui devra distinguer entre le « psychologique » et le « physique ». Son rôle est évidemment de reconnaître la comorbidité psychiatrique, de proposer le traitement approprié, mais il doit également prendre une part active dans les discussions concernant l'analgésie chez ces patients.

Il est assez rare que le psychiatre soit demandé dans les cas de douleur aiguë dont le traitement est très différent de celui de la douleur chronique et souvent plus facile.

30.5.1 Douleur chronique

Les problèmes de douleur chronique, très fréquents dans la population des malades en général, sont ceux qui posent le plus de difficultés au médecin. Même si les données épidémiologiques sont incomplètes sur le sujet, il semble bien que les problèmes de douleur persistante aient une fréquence élevée. La prévalence en serait de 44 % au Canada et les taux de comorbidité augmentent avec l'âge (Birse et Lander, 1998). La distinction entre la composante organique et la composante psychologique n'est jamais facile. Compte tenu de la complexité du problème, les patients qui souffrent de douleur chronique sont généralement mieux traités à l'intérieur d'une équipe multidisciplinaire (clinique de la douleur) qui compte au moins un psychologue et un médecin, le psychiatre y agissant à titre de consultant. Le premier pas du traitement est toujours une histoire extensive de cette douleur. La mise en évidence de problèmes psychiatriques fréquemment associés (troubles dépressifs et anxieux) est essentielle. La grande majorité des patients suivis dans des cliniques qui s'occupent des douleurs chroniques souffrent de troubles de l'humeur (Magni et coll., 1990), allant du trouble de l'adaptation à la dysthymie et à la dépression majeure. La douleur chronique et la dépression ne sont pas seulement associées, mais la présence de l'une augmente inévitablement la sévérité de l'autre. Les troubles émotifs sont cependant beaucoup plus souvent une conséquence plutôt que la cause de la douleur chronique.

30.5.2 Antidépresseurs et douleur

Les antidépresseurs tricycliques, surtout l'amitriptyline, se sont montrés efficaces dans un grand nombre de cas, non seulement comme antidépresseurs, mais aussi comme analgésiques. Ils agissent efficacement contre la douleur neuropathique, mais ils sont aussi utilisés pour combattre de nombreux autres syndromes douloureux, surtout dans les cas de cooccurrence douleur-dépression et quand des problèmes de sommeil sont associés. La dose thérapeutique est souvent trouvée de façon empirique. On commence à une dose aussi faible que 10 à 25 mg d'amitriptyline au coucher, qui sera graduellement augmentée, pendant une période de 1 à 2 semaines, jusqu'à une dose de à 50 à 75 mg au coucher. L'effet analgésique se produit généralement dans les quatre à sept jours suivant le début du traitement, ce qui semble indiquer qu'il est indépendant de l'effet antidépressif. Si l'on obtient généralement un effet analgésique à une dose inférieure à la dose nécessaire pour obtenir un effet antidépressif, il faut parfois prescrire une dose plus forte jusqu'à ce que se produise l'effet analgésique désiré ou que des effets secondaires intolérables surviennent. Les antidépresseurs qui ont des effets neurochimiques plus sélectifs, comme les ISRS, semblent moins efficaces, du moins quand il n'y a pas de « double diagnostic ». Ils ne soulagent pas les douleurs neuropathiques.

30.5.3 Narcotiques et douleur

L'emploi des narcotiques a souvent été rejeté pour le traitement des douleurs chroniques qui ne sont pas associées à un cancer. La littérature montre cependant que l'utilisation des narcotiques, même en l'absence d'un cancer, peut rendre un grand service au patient. Les problèmes d'abus et de dépendance sont exceptionnels et la tolérance au médicament est rarement la cause d'une escalade de doses. La prescription d'un narcotique pour traiter la douleur chronique doit respecter certains grands principes si l'on veut éviter l'emploi de doses excessives difficilement justifiables : la douleur doit répondre à la médication, la qualité de vie du patient doit être améliorée et celui-ci doit devenir plus fonctionnel (Zuckerman et Ferrante, 1998).

*
* *

Bien que seulement certains aspects précis de la consultation-liaison aient été présentés ici, il existe une vaste littérature sur la consultation en cardiologie, en chirurgie, en oncologie, en soins intensifs, en transplantation, etc. L'objectif de ce survol était de donner un certain nombre de repères qui permettent de mieux saisir quelques aspects du très grand domaine de la psychiatrie de consultation-liaison à l'hôpital général.

Bibliographie

ALEXANDER, M.P.
1995 « Mild traumatic brain injury: Pathophysiology, natural history, and clinical management », *Neurology,* vol. 45, n° 7, p. 1253-1260.

BELILES, K., et STOUDEMIRE, A.
1998 « Psychopharmacologic treatment of depression in the medically ill », *Psychosomatics,* vol. 39, n° 3, p. S1-S19.

BILLINGS, E.G.
1941 « Value of psychiatry to the general hospital », *Hospitals,* vol. 15, n° 1, p. 30-34.

BIRSE, T.M., et LANDER, J.
1998 « Prevalence of chronic pain », *Can. J. Public Health,* vol. 89, n° 2, p. 129-131.

COHEN-COLE, S.A., BROWN, F.W., et MCDANIEL, J.S.
1993 « Assessment of depression and grief reactions on the medically ill », dans A. Stoudemire et B.S. Fogel (sous la dir. de), *Psychiatric Care of the Medical Patient,* New York, Oxford University Press, p. 53-69.

FRASURE SMITH, N., LESPÉRANCE, F., et TALAJIC, M.
1995 « Depression and 18 month prognosis after myocardial infarction », *Circulation,* vol. 91, n° 4, p. 999-1005.
1993 « Depression following myocardial infarction », *JAMA,* vol. 270, n° 15, p. 1819-1825.

GARRICK, T.R., et STOTLAND, N.L.
1982 « How to write a psychiatric consultation », *Am. J. Psychiatry,* vol. 139, n° 7, p. 849-855.

GUTHRIE, E., et CREED, F.
1996 « Treatment methods and their effectiveness », dans E. Guthrie et F. Creed (sous la dir. de), *Seminars in Liaison Psychiatry,* Londres, Gashell, p. 238-273.

HALL, R.C.W., RUNDELL, J.R., et HUSCH, T.W.
1996 « Economic issues in consultation-liaison psychiatry », dans J. Rundell et M.G. Wise (sous la dir. de), *Textbook of Consultation-Liaison Psychiatry,* Washington (D.C.), American Psychiatric Press, p. 25-37.

KATON, W., et SULLIVAN, M.D.
1990 « Depression and chronic medical illness », *J. Clin. Psychiatry,* vol. 51, n° 6, p. 3-11.

LIPSITT, D.R.
1996 « Psychotherapy », dans J. Rundell et M.G. Wise (sous la dir. de), *Textbook of Consultation-Liaison Psychiatry,* Washington (D.C.), American Psychiatric Press, p. 1053-1078.

MAGNI, G., et coll.
1990 « Chronic musculoskeletal pain and depressive symptoms in the general population. An analysis of the First National Health and Nutrition Examination Survey Data », *Pain,* vol. 43, n° 3, p. 299-307.

MAYEUX, R., et coll.
1986 « Clinical and biomedical features of depression in Parkinson's disease », *Am. J. Psychiatry,* vol. 143, n° 6, p. 756-759.

MENDEZ, M.F.
1995 « The neuropsychiatry of multiple sclerosis », *Int. J. Psychiatry Med.,* vol. 25, n° 2, p. 123-130.

RODIN, G., et VOSHART, K.
1986 « Depression in the medically ill: An overview », *Am. J. Psychiatry,* vol. 143, n° 6, p. 696-705.

ROUCHELL, A.M., POUNDS, R., et TURNEY, J.G.
1996 « Depression », dans J.R. Rundell et M.G. Wise (sous la dir. de), *Textbook of Consultation-Liaison Psychiatry,* Washington (D.C.), American Psychiatric Press, p. 311-345.

RUNDELL, J.R., MURRAY, G.B., et WISE, M.G.
1988 « Psychiatric consultation in critical care medicine », *Problems in Critical Care,* vol. 2, n° 1, p. 1-11.

SARAVOY, S.M., et LAVIN, M.
1994 « Psychiatric comorbidity and length of stay in the general hospital: A review of outcome studies », *Psychosomatics,* vol. 35, n° 3, p. 233-252.

STOUDEMIRE, A., et MORAN, M.G.
1998 « Psychopharmacology in the medically ill », dans A.F. Schatzberg et C.B. Nemeroff (sous la dir. de), *Textbook of Psychopharmacology,* 2e éd., Washington (D.C.), American Psychiatric Press, p. 931-959.

VON KORFF, M., et coll.
1992 « Disability and depression among high utilizers of health care: A longitudinal analysis », *Arch. Gen. Psychiatry,* vol. 49, n° 2, p. 91-100.

WISE, M.G., et RUNDELL, J.R.
1994a « Anxiety, panic and insomnia », dans *Concise Guide to Consultation Psychiatry,* 2e éd., Washington (D.C.), American Psychiatric Press, p. 75-90.
1994b « Psychiatric illness in the general hospital », dans *Concise Guide to Consultation Psychiatry,* 2e éd., Washington (D.C.), American Psychiatric Press, p. 1-10.

ZUCKERMAN, L.A., et FERRANTE, F.M.
1998 « Non-opioid and opioid analgesics », dans M.A. Ashburn et L.J. Rice (sous la dir. de), *The Management of Pain,* New York, Churchill Livingstone, p. 111-140.

Lectures complémentaires

CASSEM, N.H., et coll.
1997   *Massachusetts General Hospital Handbook of General Hospital Psychiatry,* 4ᵉ éd., St. Louis (Mo.), Mosby.

YUDOFSKY, S.C., et HALES, R.E.
1997   *American Psychiatric Press Textbook of Neuropsychiatry,* 3ᵉ éd., Washington (D.C.), American Psychiatric Press.

ZUMBRUNNEN, R.
1992   *Psychiatrie de liaison,* Paris, Masson.

CHAPITRE 31

Psychiatrie gériatrique

ISABELLE PAQUETTE, M.D., M.Sc., F.R.C.P.C.
Psychiatre au Service de gérontopsychiatrie de l'Hôpital Louis-H. Lafontaine (Montréal)
Professeure adjointe de clinique au Département de psychiatrie de l'Université de Montréal

MARYSE CHARRON, M.D., F.R.C.P.C.
Psychiatre, chef du Service de gérontopsychiatrie de l'Hôpital Louis-H. Lafontaine (Montréal)
Professeure adjointe de clinique au Département de psychiatrie de l'Université de Montréal

ROSITA PUNTI, M.D., F.R.C.P.C.
Psychiatre au Service de gérontopsychiatrie de l'Hôpital Louis-H. Lafontaine (Montréal)
Professeure adjointe de clinique au Département de psychiatrie de l'Université de Montréal

CAROLE MURPHY, M.D., F.R.C.P.C.
Psychiatre au Service de gérontopsychiatrie de l'Hôpital Louis-H. Lafontaine (Montréal)
Professeure chargée d'enseignement clinique au Département de psychiatrie de l'Université de Montréal

PLAN

31.1 Aspects biologiques du vieillissement
    31.1.1 Vieillissement du système nerveux central
    31.1.2 Vieillissement cognitif

31.2 Aspects psychologiques et sociaux du vieillissement
    31.2.1 Abus et négligence envers les personnes âgées (maltraitance)
    31.2.2 Suicide

31.3 Évaluation gérontopsychiatrique

31.4 Démences

31.5 Alcoolisme et abus de substances
    31.5.1 Alcoolisme
    31.5.2 Abus de substances

31.6 Troubles psychotiques
    31.6.1 Troubles psychotiques à début tardif
        • *Épidémiologie* • *Description clinique et diagnostic* • *Traitement et évolution*
    31.6.2 Évolution de la schizophrénie avec l'âge
    31.6.3 Désinstitutionnalisation
    31.6.4 Symptômes psychotiques dans la démence
    31.6.5 Autres psychoses

31.7 Troubles de l'humeur
    31.7.1 Dépression
        • *Épidémiologie* • *Étiologie* • *Description clinique* • *Diagnostic différentiel, dépression secondaire et comorbidité* • *Traitement et évolution*
    31.7.2 Dépression et démence
    31.7.3 Trouble dysthymique
    31.7.4 Trouble bipolaire
        • *Épidémiologie* • *Particularités du trouble bipolaire à début tardif* • *Description clinique* • *Traitement et évolution*

31.8 Troubles anxieux
    31.8.1 Épidémiologie
    31.8.2 Description clinique
    31.8.3 Évaluation et diagnostic
    31.8.4 Traitement

31.9 Troubles somatoformes
    31.9.1 Hypocondrie
        • *Épidémiologie* • *Description clinique* • *Diagnostic différentiel* • *Traitement*
    31.9.2 Autres troubles somatoformes

31.10 Troubles du sommeil

31.11 Troubles de la personnalité

31.12 Approches thérapeutiques en gérontopsychiatrie
    31.12.1 Psychopharmacologie
    31.12.2 Électroconvulsivothérapie
    31.12.3 Psychothérapie

31.13 Services en gérontopsychiatrie

Bibliographie

Lectures complémentaires

Sur le plan démographique, les personnes âgées constituent le groupe qui s'accroît le plus rapidement. Au Québec, le groupe des 65 ans et plus forme près de 12 % de la population totale, ce qui représente une augmentation d'à peu près 90 % depuis 20 ans. Le nombre de personnes âgées de plus de 80 ans, ou *old-old*, s'accroît particulièrement vite. Par ailleurs, du fait de leur espérance de vie plus longue, une majorité de personnes âgées sont des femmes.

Les personnes âgées constituent un groupe particulièrement vulnérable aux problèmes de santé mentale. La prévalence des troubles psychiatriques est d'environ 25 % ; les personnes vivant en institution sont les plus atteintes. Dans la communauté, la prévalence des troubles psychiatriques est de 12 % à 20 %.

Avec l'avancement des connaissances au sujet des psychopathologies survenant chez les personnes âgées, l'importance d'une formation spécifique en géronto-psychiatrie devient de plus en plus évidente. Les maladies psychiatriques se manifestent de façon distincte chez les personnes âgées et leurs étiologies sont parfois différentes. Les aspects biologiques, psychologiques et sociaux sont teintés par le vieillissement ; les approches et les interventions doivent être adaptées à cette réalité.

31.1 ASPECTS BIOLOGIQUES DU VIEILLISSEMENT

Le vieillissement s'accompagne de transformations affectant, à des degrés divers, tous les systèmes physiologiques. Les hypothèses émises pour expliquer les mécanismes du vieillissement sont nombreuses et débordent le cadre de ce chapitre. Plus particulièrement, le système nerveux central ainsi que les cognitions influencent de près le fonctionnement psychique, et les modifications que subissent ces systèmes avec le vieillissement sont en relation avec plusieurs troubles psychiatriques rencontrés chez les personnes âgées.

31.1.1 Vieillissement du système nerveux central

Le vieillissement normal s'accompagne d'un élargissement des ventricules cérébraux consécutif à une perte neuronale qui s'amorce dès la vingtaine pour s'accélérer après l'âge de 60 ans, sans toutefois dépasser 10 % du poids du cerveau. Le cortex serait touché plus précocement, entre 20 et 50 ans. Après 70 ans, la perte neuronale atteint surtout la substance blanche. L'atrophie cérébrale peut être observée, entre autres, à la tomodensitométrie cérébrale et se quantifie principalement par la mesure de l'élargissement ventriculaire.

Les pertes neuronales ne sont pas homogènes dans l'ensemble du cerveau. Certaines régions corticales sont plus atteintes, surtout dans les lobes frontaux et temporaux où la densité neuronale diminue de 10 % à 60 %. Dans les régions sous-corticales, le locus coeruleus, où sont situés les corps cellulaires des neurones noradrénergiques, perd 40 % de ses cellules après 65 ans. La substance noire est particulièrement atteinte également.

Certains changements structuraux des neurones semblent se manifester au cours du vieillissement. Les dendrites et les synapses diminuent en nombre et en qualité, surtout dans le cortex frontal et temporal où la mort cellulaire est plus prononcée. Certaines études ont démontré cependant que cette perte dendritique de certains neurones est compensée par l'augmentation du nombre de dendrites dans d'autres cellules.

Les neurones subissent d'autres modifications. La lipofuscine intracellulaire s'accumule invariablement dans les cellules et est considérée comme un produit normal du vieillissement. La dégénérescence neurofibrillaire de même que les plaques séniles sont associées à la démence de type Alzheimer, mais elles surviennent également, avec une intensité moindre et selon une distribution différente, dans le vieillissement cérébral normal.

Au chapitre des neurotransmetteurs, la dopamine est réduite de façon notable (jusqu'à 50 % à l'âge de 75 ans). Les récepteurs D_2 sont particulièrement atteints. L'activité cholinergique diminue également avec l'âge, mais dans une moindre mesure que dans la démence de type Alzheimer. Par ailleurs, la mono-amine-oxydase augmente, ce qui accentue d'autant plus le catabolisme de la dopamine et de la noradrénaline. L'acide gamma-aminobutyrique (GABA), un neurotransmetteur inhibiteur largement distribué dans le cerveau, décline avec l'âge. De plus, de nombreux neuropeptides subissent des changements dont les conséquences sont encore peu connues.

De nouvelles méthodes d'imagerie cérébrale ont permis de mettre en évidence des modifications

Psychiatrie clinique : une approche bio-psycho-sociale

métaboliques dans le cerveau vieillissant. Le métabolisme du glucose, par exemple, semble diminuer surtout en région frontale. Par ailleurs, plusieurs atteintes vasculaires se manifestent avec l'âge: la structure des vaisseaux sanguins se détériore et le débit sanguin cérébral serait réduit dans certaines régions tels le système limbique et les aires associatives, ce qui pourrait expliquer en partie les modifications cognitives notées chez des personnes âgées.

Des hypodensités périventriculaires de la substance blanche sont souvent découvertes à la tomodensitométrie et à la résonance magnétique. Il semble s'agir d'un phénomène en partie relié à l'âge, qu'on peut observer chez des personnes âgées en bonne santé. Cette leuco-araïose a été associée à des déficits cognitifs et à la maladie de Binswanger, un syndrome démentiel d'origine vasculaire causé par une ischémie de la substance blanche périventriculaire. Certaines études ont aussi montré une association avec certains troubles psychiatriques à début tardif (p. ex., dépression, psychose), mais ces résultats ne sont pas constants d'une étude à l'autre.

31.1.2 Vieillissement cognitif

Le fonctionnement cognitif est grandement influencé par plusieurs facteurs tels la scolarité, l'intelligence et l'état de santé physique. De plus, les différences interindividuelles s'accroissent avec l'âge, ce qui complique davantage la définition de la normalité. Les fonctions cognitives ne se modifient pas toutes au même rythme. Par exemple, plusieurs habiletés verbales restent stables jusqu'à 80 ans. Cependant, les capacités d'abstraction, la vitesse de traitement des informations commencent à diminuer dès 50 ans. L'ensemble des fonctions exécutives (entre autres l'abstraction et la capacité de planification) décline légèrement avec l'âge.

Selon le cadre conceptuel, les définitions de la mémoire peuvent varier considérablement (voir le chapitre 62). Avec l'âge, la performance aux épreuves de mémoire épisodique (p. ex., le rappel de mots) diminue de façon significative, alors que la mémoire sémantique, qui se rattache davantage aux connaissances, varie peu. Quant à la mémoire des faits anciens, elle demeure relativement intacte, tandis que la capacité d'apprentissage et la mémoire pour les nouvelles informations (mémoire récente) déclinent. En général, il semble que ce déclin s'explique par un fléchissement des capacités d'encodage et d'évocation. Les capacités de rétention seraient relativement stables malgré le vieillissement. Les informations encodées sont donc maintenues malgré un accès plus difficile. Ces particularités doivent être prises en considération et expliquées aux patients qui se plaignent de troubles mnésiques.

Ces modifications du fonctionnement cognitif avec l'âge demeurent relativement discrètes dans le quotidien. Contrairement à l'idée qui prédominait il y a quelques décennies, la présence de troubles cognitifs ayant des conséquences fonctionnelles significatives n'est plus considérée comme étant un aspect du vieillissement normal.

31.2 ASPECTS PSYCHOLOGIQUES ET SOCIAUX DU VIEILLISSEMENT

Les personnes qui ont, depuis leur jeune âge, de grandes capacités d'adaptation seront, en vieillissant, d'autant plus en mesure de s'adapter aux différents stress. De bonnes capacités d'adaptation constituent un facteur de bon pronostic dans le vieil âge.

Des études longitudinales ont démontré la stabilité de la personnalité au cours du vieillissement, évitant les biais habituellement introduits par les études transversales qui montraient des différences importantes dans les capacités d'adaptation et les traits de personnalité entre les personnes âgées et les groupes d'âge adulte. Ces disparités étaient cependant dues à un effet de cohorte. Par exemple, les personnes appartenant à des tranches d'âge différentes n'ont pas vécu les mêmes événements ou ont pu s'y adapter différemment, entraînant des traits adaptatifs distincts pour chaque cohorte, ce qui explique en partie ces résultats (Leon et coll., 1979; Neugarten, 1977; Schaie et Parkham, 1976).

Le vieillissement engendrerait, de façon inévitable, un retrait ou un désengagement social et une diminution des interactions. Selon cette théorie du désengagement formulée aux États-Unis à la fin des années 70, les personnes âgées désengagées s'adaptent mieux que celles qui ne le sont pas. Cette situation a été par la suite attribuée à des aspects socioculturels plutôt qu'à un comportement inhérent au vieillissement. D'autres théories, qui abordent au contraire la

Psychiatrie clinique: une approche bio-psycho-sociale

question sous l'angle de l'activité, suggèrent que la productivité et l'intégration sociale sont déterminantes pour un vieillissement harmonieux. Finalement, la théorie de la continuité semble faire écho aux études concluant à la stabilité de la personnalité dans le vieil âge. D'après cette théorie, en effet, les modifications du mode de vie avec le vieillissement sont modulées par la personnalité. Cette diversité interindividuelle des comportements s'observe d'ailleurs également dans les autres générations.

Avec l'âge, les interactions sociales se modifient. La taille du réseau social décroît, mais ses aspects qualitatifs sont plus déterminants. La perception, par la personne âgée, de la qualité du soutien et de sa disponibilité est également très importante. La fratrie joue un rôle grandissant avec l'âge, malgré le fait que la compagnie des amis semble plus appréciée que celle des membres de la famille. Par ailleurs, le divorce est de plus en plus fréquent dans ce groupe d'âge, et son effet sur le réseau social est encore peu connu.

Les personnes âgées sont aussi susceptibles de vivre plus d'événements stressants. Le deuil du conjoint est une des pertes les plus importantes, et les trois quarts de ces décès surviennent chez les couples âgés de 65 ans et plus. Les personnes âgées en deuil risquent plus de souffrir d'un trouble psychiatrique et le taux de mortalité dans cette population est plus élevé. Les maladies physiques aiguës ou chroniques sont également beaucoup plus présentes. Au Canada, 28 % des personnes âgées estiment avoir au moins une limitation fonctionnelle, surtout les femmes et les *old-old ;* près de 90 % des Canadiens âgés de 75 ans et plus déclarent être atteints d'une maladie chronique telle que l'arthrite, les troubles cardiaques et l'hypertension (Statistique Canada, 1994).

Malgré tout, il serait erroné de conclure que le vieil âge est synonyme de maladie ou d'incapacité. Au Québec, seulement 1,7 % des personnes de 65 à 74 ans et 11,8 % des personnes de 75 ans et plus vivent en institution (Santé Québec, 1995). En fait, 75 % des personnes âgées évaluent leur santé de bonne à excellente (Statistique Canada, 1994). Cette perception de sa propre santé est en corrélation avec les moyens financiers. Les revenus diminuent en général à la retraite, et les femmes âgées constituent un groupe particulièrement défavorisé. Parmi les 30 % de personnes âgées qui vivent seules, les trois quarts sont des femmes.

31.2.1 Abus et négligence envers les personnes âgées (maltraitance)

La violence et les abus exercés contre les personnes âgées sont des phénomènes reconnus seulement depuis les années 80. L'American Medical Association Council on Scientific Affairs (1987, p. 966 ; traduction libre) définit l'abus comme « un acte ou une omission qui porte atteinte ou qui menace de porter atteinte à la santé et au bien-être de la personne âgée. L'abus inclut le fait d'infliger intentionnellement des blessures physiques ou mentales, les sévices sexuels ou la privation de nourriture, de vêtements ou de soins médicaux essentiels aux besoins physiques et mentaux de la personne âgée par quiconque lui prodigue des soins, en a la garde ou la responsabilité ». Cette définition englobe l'abus comme tel (accomplissement d'un acte destructif) et la négligence (omission d'un acte essentiel). La notion d'abus financier, dont sont souvent victimes les personnes âgées, devrait compléter cette définition.

Selon les statistiques américaines, environ 10 % des personnes âgées sont victimes d'abus de quelque forme que ce soit (Kaplan, Sadock et Grebb, 1994). La prévalence des abus parmi les personnes âgées serait comparable à celle qu'on enregistre parmi les enfants. Les facteurs de risque associés aux abus comprennent le fait d'être de sexe féminin, veuf, âgé de plus de 75 ans et d'avoir peu de ressources financières, de même que la perte d'autonomie, la dépendance et les troubles du comportement. En fait, l'âge en soi n'est pas un facteur de risque majeur.

Selon certains auteurs, les caractéristiques des « abuseurs » seraient plus déterminantes que celles des victimes : présence de psychopathologie, dépendance à des substances, dépendance financière des « abuseurs » face à la personne dont ils ont la charge (Benton et Marshall, 1991 ; Homer et Gilleard, 1990). Ces données demeurent cependant contradictoires. Dans le cas de violence domestique, les conjoints, enfants et petits-enfants représentent plus de 90 % des « abuseurs ». Ces derniers cohabitent le plus souvent avec leur victime. En dépit du fait que la majorité des aidants naturels sont des femmes, aucun consensus n'a été établi quant à la prédominance d'« abuseurs » féminins. Parmi les petits-enfants « abuseurs », les petits-fils seraient beaucoup plus nombreux, dans une proportion de deux pour un. Les antécédents de violence familiale et l'isolement social de l'« abuseur » constituent d'autres facteurs de risque de situations d'abus (Vida, 1994).

En milieu institutionnel, l'abus et la négligence sont associés à la surcharge de travail et à l'insatisfaction des intervenants, à l'épuisement professionnel et au manque de formation. L'utilisation excessive de contentions est la forme la plus fréquente d'abus physique en milieu institutionnel (Beaulieu et Bélanger, 1995).

La violence envers les personnes âgées est rarement un phénomène isolé. Une escalade de violence est la norme et la résolution spontanée du problème est peu probable, d'où l'importance d'une détection précoce. Certaines interventions ont été adaptées des approches élaborées pour les enfants maltraités, en tenant compte du fait que les personnes âgées sont des personnes majeures.

Dans un contexte de violence domestique, les personnes âgées peuvent hésiter à dénoncer un membre de leur famille par crainte de représailles, d'abandon ou d'institutionnalisation. L'intervention doit tenir compte de la protection des personnes âgées, mais aussi de leurs droits et libertés, principalement lorsqu'elles sont jugées aptes.

31.2.2 Suicide

Le taux de suicide au sein de la population âgée est le plus élevé comparativement à tous les autres groupes d'âge dans la majorité des pays. Au Canada, le taux de suicide le plus élevé est enregistré chez les hommes de 20 à 24 ans et chez ceux de plus de 70 ans. Chez les femmes, la prévalence tend à croître jusqu'à l'âge de 50 ans et un effet de plafonnement est noté par la suite. La proportion de suicides réussis comparativement aux tentatives de suicide est beaucoup plus grande chez les personnes âgées des deux sexes.

Pour plusieurs auteurs, l'âge est le principal facteur de risque en ce qui concerne le suicide, suivi des antécédents d'alcoolisme et d'abus de substances. Les autres facteurs comprennent le sexe masculin, le veuvage, le deuil récent, le divorce, les maladies physiques, les troubles psychiatriques, les tentatives suicidaires antérieures et l'isolement. La dépression majeure est associée à un taux de suicide particulièrement élevé chez les personnes âgées, de l'ordre de 10 % à 20 %.

31.3 ÉVALUATION GÉRONTOPSYCHIATRIQUE

Entre les difficultés inhérentes au vieillissement et les troubles psychiatriques majeurs, les personnes âgées sont susceptibles d'éprouver une grande diversité de problèmes. Elles sont cependant plus réticentes à consulter un psychiatre, ayant parfois conservé une image défavorable de la psychiatrie. De plus, des préjugés contre les personnes âgées peuvent persister chez certains professionnels de la santé, qui ont alors tendance à attribuer au vieillissement normal les symptômes ou le déclin cognitif que présente le patient âgé. Cette attitude « âgiste » tend cependant à se modifier, à mesure que les connaissances concernant ce groupe d'âge s'améliorent.

L'évaluation psychiatrique des personnes âgées comprend les mêmes éléments que l'évaluation de l'adulte plus jeune (voir le tome I, chapitre 3). Certains aspects doivent cependant être adaptés. L'évaluation doit souvent être complétée par un examen physique incluant un examen neurologique de base, puisque des facteurs d'ordre médical contribuent plus fréquemment au tableau clinique. Une évaluation complète requiert parfois l'observation directe dans l'environnement naturel, pour préciser le fonctionnement du patient, son comportement et la qualité de son réseau social. L'évaluation peut s'échelonner sur plusieurs rencontres, et les membres de la famille ou du réseau social doivent souvent être mis à contribution à la première évaluation afin de compléter l'anamnèse, particulièrement dans le cas de patients qui présentent des troubles cognitifs. Cette rencontre permet également d'évaluer les besoins particuliers des aidants naturels. Ces derniers ont, dans certains cas, autant besoin de soutien que le patient lui-même. Parfois, les contacts doivent s'étendre au réseau élargi : voisins, directeur de banque, prêtre... Dans la mesure du possible, le praticien devrait d'abord rencontrer le patient seul, afin d'établir un lien thérapeutique. Celui-ci sera alors beaucoup plus enclin à exprimer, par exemple, des idées paranoïdes qui peuvent concerner des membres de sa famille, des idées suicidaires, ou à dévoiler une situation d'abus ou de négligence. La prise en charge interdisciplinaire prend donc toute sa signification dans le contexte du suivi des personnes âgées.

Une attention spéciale doit être portée aux antécédents médicaux et chirurgicaux, à l'emploi de médicaments délivrés sur ordonnance ou en vente libre, en plus des produits dits « naturels ». Le questionnaire doit aborder la prise d'alcool actuelle et antérieure. Les habitudes de consommation de substances sont souvent sous-évaluées chez la personne âgée, surtout chez les femmes. L'histoire sexuelle est un autre sujet qui mérite d'être exploré : le stéréotype de la personne âgée asexuée est encore bien vivant chez les intervenants. Les patients âgés sont souvent gênés de parler de leur vie sexuelle, et ce en dépit de leurs inquiétudes assez fréquentes à ce sujet. Ils peuvent également subir des effets secondaires des psychotropes touchant la sphère sexuelle.

Les patients âgés éprouvent parfois des difficultés à verbaliser leurs émotions ; ils peuvent même être incapables d'exprimer leur tristesse, et les plaintes somatiques deviennent un mode d'expression fréquent. Dans d'autres situations, les patients âgés minimisent ou rationalisent certains symptômes tels la fatigue, les troubles du sommeil ou la diminution de l'appétit en les attribuant au vieillissement. Le médecin doit évidemment décoder ces messages et explorer toutes les avenues diagnostiques.

La culture teinte considérablement la façon d'exprimer les émotions ou de décrire des symptômes. Parfois, les immigrants âgés ont préservé leur langue et leur culture sans s'intégrer, comme l'ont fait les générations subséquentes, au contexte culturel de leur pays d'accueil, et ce même plusieurs années après l'immigration. L'évaluation et la prise en charge peuvent poser des problèmes insurmontables si ces éléments ne sont pas pris en considération.

Le niveau de fonctionnement est un volet essentiel de l'évaluation globale du patient âgé. La façon dont celui-ci s'acquitte des tâches quotidiennes permet de déterminer le degré d'autonomie et les modifications qui sont survenues dans le cadre de la maladie actuelle. L'évaluation doit donc permettre de préciser le diagnostic, certains aspects du pronostic, mais aussi l'aide concrète requise par le patient. Le plan d'intervention doit être adapté au niveau de fonctionnement.

Dans certaines circonstances, l'évaluation de l'aptitude de la personne âgée à consentir à des soins ou à prendre soin d'elle-même et à administrer ses biens est au cœur de la consultation. Le médecin doit être en mesure de vérifier la capacité à consentir au traitement, à se prendre en charge, à gérer ses avoirs et à faire un testament.

L'évaluation des fonctions cognitives (voir le tome I, chapitre 3) revêt une grande importance dans l'examen psychiatrique des personnes âgées. Les résultats de cette évaluation doivent être interprétés en fonction de l'état clinique du patient. Par exemple, un patient déprimé ou psychotique peut éprouver des difficultés aux épreuves de mémoire sans qu'il s'agisse pour autant d'un déficit primaire. Le recours à des tests standardisés peut être utile au suivi des patients (p. ex., le Mini-Mental State Examination [Folstein, Folstein et McHugh, 1975] et le Modified Mini-Mental State [3MS] Examination [Teng et Chui, 1987] ; voir le tome I, tableaux 5.8 et 5.9, p. 128-131), mais le diagnostic ne peut reposer uniquement sur ce type de tests. Soulignons aussi que l'âge et le niveau d'instruction modifient considérablement la performance aux tests, et des normes tenant compte de ces facteurs ont été établies pour une population québécoise francophone (Bravo et Hébert, 1997).

31.4 DÉMENCES[1]

En raison du vieillissement de la population et de l'allongement de l'espérance de vie, les troubles cognitifs deviennent un problème de plus en plus important. Au Canada, 8 % des personnes de plus de 65 ans sont atteintes de démence, et la prévalence monte à 35 % au-delà de 85 ans (Canadian Study of Health and Aging Working Group, 1994). La cause la plus courante demeure la maladie d'Alzheimer, suivie des démences vasculaires.

La démence entraîne des conséquences majeures dans la vie du patient et de son entourage. La perte d'autonomie progressive demande une réorganisation du quotidien et peut devenir très exigeante pour les aidants naturels. Lorsque les ressources des proches et de la communauté sont épuisées, l'institutionnalisation s'impose.

Le traitement pharmacologique des troubles cognitifs est en forte expansion depuis quelques années, surtout en ce qui a trait à la démence de type Alzheimer. Les inhibiteurs de la cholinestérase sont employés comme traitement symptomatique des troubles cognitifs. La tacrine, vendue aux États-Unis depuis

---

1. Pour un examen plus détaillé des démences et du traitement de celles-ci, voir le tome I, chapitre 5, p. 111 et suiv.

1993 et en France depuis 1994, n'est pas commercialisée au Canada. Le donépézil est sur le marché au Canada depuis 1997 et la rivastigmine depuis 2000. D'autres agents stimulant la transmission cholinergique sont en préparation ou sur le point d'être mis sur le marché (galantamine, metrifonate). Des traitements visant à freiner le processus dégénératif sont à l'étude également (vitamine E, ginkgo biloba et autres antioxydants, anti-inflammatoires, œstrogènes, propentofylline). Les résultats sont incertains mais néanmoins prometteurs.

Les manifestations psychiatriques et les troubles du comportement associés aux troubles cognitifs sont une cause fréquente de consultation en gérontopsychiatrie et l'intérêt pour cet aspect de la démence s'est considérablement accru. La présence de symptômes psychiatriques (état dépressif, idées délirantes, hallucinations) peut être la principale plainte de la part du patient ou de sa famille. Le médecin devra dans ce cas soupçonner un trouble cognitif. Les symptômes psychiatriques doivent habituellement être traités, étant donné la morbidité supplémentaire à laquelle ils sont associés (Paquette, 1993). De plus, ces manifestations sont difficiles à tolérer pour les aidants naturels, plus encore que les troubles cognitifs ou la perte d'autonomie (voir aussi les sections 31.6.4 et 31.7.2).

La prise en charge des patients atteints de démence et d'autres troubles cognitifs ne se limite cependant pas au traitement des symptômes. La mise en place d'un plan d'intervention optimal comprend l'évaluation de l'ensemble des ressources personnelles et sociales de la personne atteinte. Le patient et sa famille doivent être mis en contact avec les ressources susceptibles de les aider à pallier au mieux la perte d'autonomie progressive. Les aidants naturels courent un risque d'épuisement et doivent eux-mêmes être soutenus.

31.5 ALCOOLISME ET ABUS DE SUBSTANCES

31.5.1 Alcoolisme[2]

De 1 % à 2 % des personnes âgées sont aux prises avec des problèmes d'alcoolisme et d'abus de substances.

L'alcoolisme chez les personnes âgées est une réalité clinique de plus en plus reconnue depuis la fin des années 60. Toutefois, les critères diagnostiques du DSM-IV (voir le tome I, tableaux 6.4 et 6.5, p. 156 et 157) ne s'appliquent pas avec justesse à la population âgée chez qui les conséquences de l'abus d'alcool sont différentes. En effet, il peut être difficile d'évaluer les répercussions de l'alcoolisme du point de vue du fonctionnement social et professionnel chez une personne retraitée ou qui vit en solitaire. De plus, les complications médicales de l'alcoolisme chez les personnes âgées peuvent se confondre avec des maladies chroniques ou avec les effets de la médication.

Aux États-Unis, l'Epidemiologic Catchment Area (ECA) Study a trouvé une prévalence inférieure d'alcoolisme chez les personnes âgées comparativement aux plus jeunes. La prévalence est plus élevée en présence de problèmes médicaux et psychiatriques et plus d'hommes que de femmes sont atteints d'alcoolisme. En fait, l'alcoolisme constitue le troisième diagnostic psychiatrique chez les hommes de plus de 65 ans (Myers et coll., 1984).

Les profils de consommation sont variés : des patients ont consommé de façon relativement assidue tout au long de leur vie, d'autres, par intermittence, et certains ont débuté leur consommation à un âge plus avancé. L'alcoolisme à début tardif est souvent défini dans la littérature comme ayant débuté après l'âge de 40 ans. De façon générale, le début est considéré comme tardif dans environ un tiers des cas, ce qui fait dire à certains auteurs que la consommation d'alcool constitue une tentative d'automédication afin de réduire le stress occasionné par les multiples pertes. L'incidence de l'alcoolisme *de novo* tend à diminuer avec l'âge, mais demeure assez élevée parmi les personnes qui arrivent à la fin de la soixantaine. Les facteurs de risque associés à l'alcoolisme à début tardif comprennent : le sexe féminin, la condition économique élevée et les événements stressants récents. Dans la majorité des cas, la comorbidité psychiatrique et la prédisposition familiale à l'alcoolisme ne semblent pas significatives. Les alcooliques qui ont commencé à boire tardivement semblent avoir une consommation d'alcool moindre et plus circonscrite, fluctuante, et une propension aux rémissions spontanées supérieure à celle des buveurs de longue date. Les rémissions spontanées deviennent plus fréquentes avec l'âge.

---
2. Voir aussi le tome I, chapitre 6.

Les personnes âgées sont plus vulnérables aux effets toxiques de l'alcool. Le delirium tremens (DT), l'encéphalopathie de Wernicke, le syndrome de Korsakoff sont des conditions cliniques qui nécessitent un dépistage et un traitement précoces. Le DT survient fréquemment, particulièrement chez un patient âgé ayant des antécédents de DT. L'âge est le facteur de risque de démence alcoolique le plus important ; l'abstinence en améliore le pronostic. La consommation abusive d'alcool est associée à un taux élevé de mortalité (suicide, accident ou maladie).

Le traitement de l'alcoolisme chez la personne âgée est le même que pour le patient plus jeune. Une attention particulière doit être portée au syndrome de sevrage, auquel la personne âgée est plus sensible. D'autre part, il est préférable d'attendre une période d'abstinence avant de poser un diagnostic de dépression ou de trouble cognitif persistant.

31.5.2 Abus de substances

La consommation de substances illicites est rare au sein de la population âgée. Toutefois, cette tendance pourrait changer avec le vieillissement des générations plus jeunes qui en font usage. L'abus de substances illicites est presque toujours associé à une consommation d'alcool qui a généralement débuté avant l'âge de 65 ans.

Pour ce qui est des substances licites, les personnes âgées sont les plus grandes utilisatrices de médicaments délivrés sur ordonnance et en vente libre. L'âge avancé, le sexe féminin, une mauvaise santé physique, un deuil récent et le fait de vivre en institution semblent être des facteurs de risque de polymédication. La composante iatrogène de l'abus de médicaments est importante, car le médecin intervient directement dans la prescription. En général, les médicaments prescrits sont indiqués initialement. Le problème tient surtout au renouvellement des ordonnances sans réévaluation. Certaines études épidémiologiques démontrent que les prescriptions de sédatifs et d'hypnotiques ne sont pas excessives au sein de la population âgée, mais que plus de 50 % de ces patients deviendront des utilisateurs à long terme, s'exposant alors à un risque d'accumulation et à des effets secondaires plus fréquents. Environ 25 % des personnes âgées prennent des psychotropes et risquent donc de développer une pharmacodépendance. Les benzodiazépines sont les psychotropes les plus prescrits et aussi les plus fréquemment consommés de façon immodérée. Les analgésiques prescrits pour des syndromes douloureux chroniques sont eux aussi susceptibles de donner lieu à un abus et à une dépendance.

Près des deux tiers des personnes âgées de plus de 60 ans consomment quotidiennement des médicaments sans prescription (analgésiques, antihistaminiques, anticholinergiques, vitamines et laxatifs). Cette proportion augmente avec l'âge, particulièrement chez les femmes (Miller et coll., 1991). Ces produits peuvent provoquer de sérieuses complications chez les personnes âgées. Ils contribuent à des interactions médicamenteuses et à l'apparition d'effets indésirables, au même titre que les benzodiazépines et d'autres médicaments.

Le médecin doit toujours faire preuve de prudence quant à la posologie et la durée du traitement. Il est important de dresser une liste exhaustive des médicaments que prend le patient, y compris les produits en vente libre. Dans les cas de pharmacodépendance, il faut dans la mesure du possible réduire les doses et le nombre de médicaments, et ce de façon progressive pour éviter les risques de complications.

31.6 TROUBLES PSYCHOTIQUES

Environ 5 % des personnes âgées vivant dans la communauté présentent des symptômes paranoïdes. Les entités diagnostiques qui y sont associées sont diverses : trouble délirant, schizophrénie à survenue tardive, trouble psychotique non spécifié. Certains diagnostics, comme la paraphrénie, sont disparus des nosographies actuelles, malgré le fait qu'ils correspondent à une réalité clinique chez certains patients âgés.

Kraepelin avait suggéré, en 1919, le terme « paraphrénie » pour désigner un ensemble de symptômes paranoïdes accompagnés de délires et d'hallucinations chez des patients dont la personnalité et la cognition étaient par ailleurs bien préservées. Il estimait qu'environ 40 % de ces cas évoluaient vers la schizophrénie. En 1952, Roth et Morrisey introduisaient le concept de « paraphrénie tardive », concept qui fut remis en question dès les années 60. L'hétérogénéité des présentations et l'absence de spécificité clinique ont progressivement conduit à l'abandon de ce terme dans la

CIM-10. Quant à la classification américaine, elle ne reconnaît plus les diagnostics de paraphrénie ou de trouble paranoïde involutionnel à partir de 1980, avec la publication du DSM-III. Plusieurs auteurs considèrent toutefois que le concept de paraphrénie a été abandonné prématurément (Howard et Levy, 1997).

Selon le DSM-IV, on doit envisager, pour les personnes âgées qui présentent des symptômes psychotiques, un diagnostic de schizophrénie, de trouble délirant ou de trouble psychotique non spécifié. Faute de catégories diagnostiques spécifiques, le diagnostic de trouble psychotique non spécifié est fréquemment retenu pour des tableaux cliniques très divers chez les personnes âgées. En France, le terme « psychose hallucinatoire chronique » est employé pour décrire une entité clinique qui s'apparente à la schizophrénie d'apparition tardive (Dubertret, Gorwood et Adès, 1997).

31.6.1 Troubles psychotiques à début tardif

Épidémiologie

De 15 % à 25 % des patients âgés suivis en clinique externe, 10 % des patients vivant en centre d'accueil et 10 % des patients âgés hospitalisés en gérontopsychiatrie ont un diagnostic de trouble psychotique. Les symptômes psychotiques font aussi partie du tableau clinique des démences et autres troubles cognitifs (voir les sections 31.4 et 31.6.4, ainsi que le tome I, chapitre 5) et des troubles de l'humeur. Les troubles cognitifs, l'isolement social et les déficits neurosensoriels constituent des facteurs de risque de psychose dans l'âge avancé (Henderson et coll., 1998).

Parmi les patients schizophrènes, de 15 % à 25 % ont eu un diagnostic de schizophrénie après l'âge de 40 ans et seulement 3 % après l'âge de 60 ans (Harris et Jeste, 1988). L'incidence annuelle de la schizophrénie à début tardif serait d'environ 12 pour 100 000 (Castle et Murray, 1993), comparativement à 30 pour 100 000 pour la schizophrénie dans l'ensemble de la population plus jeune.

Dans les familles de patients souffrant de schizophrénie à début tardif, la prévalence de schizophrénie est plus élevée que dans la population générale, mais moins élevée que dans les familles de patients atteints d'une schizophrénie à début plus précoce. Plus la maladie débute tardivement, plus les patients sont susceptibles d'avoir été mariés, d'avoir eu des enfants et d'avoir occupé un emploi rémunéré, et ce en dépit de traits de personnalité pathologiques prémorbides fréquents. Les femmes seraient plus fréquemment atteintes, dans une proportion variant de 2 à 22 femmes pour 1 homme selon les études (Almeida et coll., 1995 ; Harris et Jeste, 1988).

Le trouble délirant survient généralement à l'âge adulte moyen et avancé, soit entre 40 et 49 ans chez l'homme et entre 60 et 69 ans chez la femme. Le diagnostic est légèrement plus fréquent chez les femmes. La prévalence est de l'ordre de 0,04 % (Copeland et coll., 1998).

Description clinique et diagnostic

Le diagnostic de schizophrénie à survenue tardive et de trouble délirant ne correspond que de façon imparfaite aux syndromes psychotiques rencontrés chez les personnes âgées. Souvent, les critères diagnostiques ne s'appliquent pas au tableau clinique : par exemple, les hallucinations auditives sont au premier plan, mais le fonctionnement ou la personnalité sont relativement préservés, ce qui exclut *stricto sensu* un diagnostic de schizophrénie. Ce vide diagnostique accentue la confusion et nuit à l'avancement des connaissances sur les syndromes psychotiques chez les personnes âgées. Les études qui ont tenté de préciser certains des aspects cliniques des syndromes psychotiques ont en général utilisé une définition large, qui englobe les diagnostics de schizophrénie à début tardif, de trouble délirant et de paraphrénie.

Les syndromes psychotiques tardifs touchent un groupe hétérogène de patients, qui ont néanmoins certaines caractéristiques communes. Le délire paranoïde est souvent bien organisé et peut s'accompagner ou non d'hallucinations. La personnalité est généralement préservée, de même que le fonctionnement cognitif. Certaines études ont cependant montré que les troubles psychotiques survenant dans l'âge avancé étaient associés à l'apparition de troubles cognitifs au cours de leur évolution.

Les patients qui souffrent de légers troubles cognitifs sont souvent susceptibles d'avoir des idées délirantes de persécution ; leurs fonctions cognitives doivent donc être évaluées adéquatement. Dans le cas de troubles cognitifs avec symptômes psychotiques secondaires, les délires ont souvent pour thème le vol dans le domicile.

Psychiatrie clinique : une approche bio-psycho-sociale

Les délires paranoïdes sont souvent plausibles et comprennent fréquemment des thèmes de persécution (p. ex., être victime d'abus, exploité ou l'objet d'une machination). La visite médicale à domicile permettra de mieux évaluer l'environnement et l'expression directe de la psychose.

L'entourage immédiat fait souvent partie du délire : voisins, propriétaire, famille. Le délire des partitions (*partition delusions*) est un délire particulier assez fréquent chez les patients âgés psychotiques. Il se caractérise par l'expérience de la perméabilité des structures. Les patients se sentent espionnés, surveillés, parfois même drogués ou atteints par des substances ou des rayons néfastes qui traversent les murs. Des hallucinations auditives sont présentes dans 75 % des cas (Howard et coll., 1992).

L'adaptation prémorbide est nettement supérieure à celle des patients dont la schizophrénie est apparue au début de l'âge adulte. Cependant, les patients âgés atteints de troubles psychotiques présentent souvent de longue date des traits de personnalité teintés de méfiance et de retrait.

Les déficits visuels et surtout auditifs sont deux fois plus fréquents. Les conséquences psychologiques et sociales des déficits neurosensoriels (tendance à l'interprétation, isolement et retrait social) pourraient contribuer à la méfiance et à l'hostilité dont ces patients font parfois preuve.

Traitement et évolution

Le cours de la schizophrénie à début tardif est habituellement chronique. L'évolution peut être ponctuée de rémissions partielles et d'exacerbations. En général, la personnalité est moins désorganisée, l'affect est plus approprié et les associations lâches, les symptômes négatifs et les troubles formels de la pensée sont moins prédominants que dans la schizophrénie à début précoce. Le risque de suicide est plus élevé que dans la population générale.

Les symptômes paranoïdes semblent s'atténuer ou même disparaître complètement lorsque le patient est retiré du contexte menaçant, notamment lorsqu'il est hospitalisé. Cette amélioration est habituellement temporaire et le retour dans le milieu fait resurgir la psychose.

L'alliance thérapeutique est difficile à obtenir. Les patients éprouvent souvent des problèmes d'observance, ce qui complique les interventions. Les antipsychotiques permettent généralement d'atténuer les idées délirantes ainsi que les hallucinations, mais leur emploi doit faire l'objet des précautions habituelles pour les personnes âgées (voir la section 31.12.2). Outre leur efficacité et leur profil d'effets secondaires favorable, les antipsychotiques atypiques pourraient présenter des avantages sur le plan cognitif, mais cela n'a pas été confirmé chez les personnes âgées (Howard, 1998). Les affections médicales peuvent contribuer au tableau psychotique et doivent être traitées, et les déficits sensoriels doivent, dans la mesure du possible, être corrigés.

En général, ces patients ne répondent aux antipsychotiques que de façon partielle. Les symptômes psychotiques s'atténuent, mais la médication n'a pas toujours l'effet souhaité sur l'autocritique et le niveau d'adaptation ou de fonctionnement social. C'est pourquoi des interventions axées sur la socialisation ou qui visent à rompre l'isolement sont nécessaires, comprenant, par exemple, l'élaboration d'un programme d'ergothérapie psychiatrique avec intégration dans des groupes d'activités de réadaptation ou dans un centre de jour. La psychose chez la personne âgée accentue l'isolement et l'ostracisme. Ces patients font parfois face à des situations sociales difficiles : tentatives répétées pour fuir les persécuteurs, déménagements multiples et problèmes de logement.

L'imagerie cérébrale chez les patients souffrant de troubles psychotiques tardifs montre parfois des anomalies peu spécifiques : élargissement ventriculaire, lacunes, anomalies de la substance blanche (Symonds et coll., 1997). Généralement, ces patients n'ont pas de déficits cognitifs significatifs, mais chez plusieurs le trouble finit par évoluer vers la démence.

31.6.2 Évolution de la schizophrénie avec l'âge

Contrairement à l'idée longtemps véhiculée que le pronostic de la schizophrénie est plus sombre que celui des troubles de l'humeur, quelques études longitudinales récentes ont montré que les manifestations de la schizophrénie tendent à s'atténuer avec l'âge. L'évolution de la maladie est cependant très variable : certains patients vieillissent en milieu protégé, dont l'hôpital psychiatrique, mais de nombreux autres sont en mesure de fonctionner dans la société.

La prévalence de la schizophrénie chez les personnes âgées vivant dans la communauté varie, selon les études, de 0,1 % à 1,7 %. Des études longitudinales menées en Europe et aux États-Unis et s'échelonnant sur plusieurs décennies révèlent que, pour la plupart des patients, les symptômes positifs ne s'aggravent plus après les cinq premières années et peuvent même s'atténuer avec le temps (Ciompi, 1980 ; Cutting et coll., 1983 ; Harding et coll., 1987). Après 50 ans, près de la moitié des personnes atteintes de schizophrénie présentent un état résiduel relativement peu symptomatique. Les sphères les plus atteintes sont le fonctionnement social et la qualité de vie. Seulement une minorité des personnes âgées atteintes de schizophrénie parviennent à satisfaire seules leurs besoins fondamentaux, et un tiers seulement auraient une qualité de vie satisfaisante.

L'évolution de la schizophrénie est très variable, mais, de façon générale, les symptômes positifs sont ceux qui s'atténuent le plus avec l'âge, laissant place à un tableau dominé par les symptômes négatifs tels le retrait affectif, l'apathie, l'indifférence et le négativisme, avec parfois des maniérismes ou des stéréotypies. Les patients sont moins influencés ou importunés par leurs hallucinations et leurs délires. L'apparition de symptômes nouveaux est assez rare, et lorsqu'ils surviennent, il s'agit le plus souvent de symptômes négatifs. Divers facteurs sont associés classiquement à un pronostic favorable à court ou moyen terme (bon fonctionnement prémorbide, début abrupt des symptômes, absence de symptômes négatifs) ; cependant, les facteurs pronostiques à plus long terme sont encore peu connus.

De nombreux patients schizophrènes âgés ont un fonctionnement cognitif altéré parfois difficile à caractériser. Les symptômes de la schizophrénie (troubles formels de la pensée, apragmatisme, négativisme) entravent l'évaluation neuropsychologique. Lorsqu'un déficit est identifié, il n'est pas toujours possible de dire s'il découle de la maladie psychiatrique elle-même, d'une hypostimulation secondaire ou encore d'un processus démentiel surajouté. Certains auteurs sont d'avis que le déclin cognitif est progressif et insidieux, alors que d'autres pensent au contraire que les déficits sont assez stables et résultent d'une « encéphalopathie statique » plutôt que d'une démence (Goldberg et coll., 1993). Il semble que les pertes cognitives consécutives à la schizophrénie surviennent surtout dans les premières années, l'état des patients suivant par la suite une courbe semblable à celle qu'on trouve chez les adultes non atteints de schizophrénie.

Conformément aux résultats d'études effectuées dans des populations adultes, les déficits cognitifs relevés chez les personnes âgées semblent associés à la schizophrénie plutôt qu'à un processus dégénératif autre. Dans une étude neuropathologique auprès de 100 patients âgés ayant souffert de schizophrénie, 72 % présentaient des déficits cognitifs, mais un diagnostic de maladie d'Alzheimer a été posé pour seulement 9 % d'entre eux (Purohit et coll., 1998). Une atteinte fonctionnelle progressive et une perte d'autonomie mise en évidence par l'observation longitudinale orienteront, le cas échéant, vers un diagnostic de démence.

Le traitement de la schizophrénie dans l'âge avancé devra tenir compte des caractéristiques de ce groupe d'âge, soit :

– sensibilité accrue et risques plus grands que les antipsychotiques entraînent des effets secondaires (dyskinésie tardive avec dysphagie, étouffement, aspiration ; chutes) ;
– morbidité et perte de qualité de vie associées aux symptômes négatifs ;
– perte d'autonomie fonctionnelle ;
– troubles cognitifs surajoutés.

31.6.3 Désinstitutionnalisation

La population hospitalisée à long terme dans les hôpitaux psychiatriques est vieillissante. Les personnes âgées qui s'y trouvent encore malgré les vagues successives de désinstitutionnalisation souffrent pour la plupart de schizophrénie chronique et sont hospitalisées depuis de nombreuses années. Elles se sont adaptées à la vie en institution et ce sont généralement des raisons budgétaires ou des changements d'orientation et de mission de l'institution qui les poussent vers la sortie. Plusieurs types de ressources ont accueilli ces patients, mais les facteurs déterminants de leur adaptation et de leur qualité de vie sont encore relativement peu connus.

Bien que beaucoup de patients expriment leur réticence à quitter l'institution, la plupart préféreraient tout de même résider ailleurs ; ce désir est moins marqué à mesure que se prolonge le séjour à l'institution. Malgré tout, la plupart des études ont montré que très peu de ces patients souhaitent retourner à l'hôpital une fois qu'ils sont installés dans un autre milieu, et le nombre de réadmissions pourrait même être moindre que pour les patients recevant des soins aigus. La gravité des symptômes positifs et, dans une plus forte mesure, la présence de troubles de comportement (hostilité, impulsivité) et de troubles cognitifs ont été associées à une moins bonne adaptation après la désinstitutionnalisation (Harvey et coll., 1998).

Emménager dans un milieu nouveau, souvent avec des inconnus, représente un stress important pour ces patients. Très peu d'études prospectives ont été réalisées sur la relocalisation, à la suite de fermetures d'hôpitaux, de patients âgés institutionnalisés de longue date. Les données dont on dispose indiquent qu'après une période d'adaptation de quelques mois, caractérisée par une accentuation des symptômes positifs (mais une diminution des symptômes négatifs), les patients reviennent généralement à leur niveau antérieur de fonctionnement avec, dans plusieurs cas, une amélioration des comportements. Les meilleurs résultats ont été obtenus après des transferts dans des milieux de type résidentiel, alors que les transferts d'un hôpital à un autre n'ont pas eu d'effet favorable (Leff et coll., 1994).

Les milieux institutionnels de type centre d'accueil sont destinés aux patients en perte d'autonomie fonctionnelle ou qui nécessitent des soins médicaux quotidiens, les personnes en provenance de l'hôpital psychiatrique ne faisant pas exception. Toutefois, les personnes âgées atteintes de troubles psychiatriques ont des besoins particuliers et peuvent éprouver des difficultés d'adaptation et d'intégration dans les milieux traditionnels. Le personnel de ces milieux doit donc être formé adéquatement ; certains auteurs préconisent l'aménagement d'unités spéciales pour ces patients.

L'hôpital psychiatrique comble néanmoins plusieurs besoins de façon appropriée et demeure nécessaire pour certains patients. Par exemple, les occupations et les loisirs sont quelquefois insuffisants ou peu organisés dans les milieux de type résidentiel, comparativement à l'hôpital. Les soins de base, l'encadrement et les loisirs sont très adéquats en institution, mais d'autres types de besoins sont mieux comblés dans un cadre résidentiel. L'intimité, l'autonomie et les responsabilités sont généralement peu valorisées dans les institutions. Ces besoins sont désinvestis par les patients, mais ils peuvent encore être cultivés, et ce même après de longues années d'institutionnalisation. Il s'ensuit souvent une amélioration sur les plans du fonctionnement et de la qualité de vie.

31.6.4 Symptômes psychotiques dans la démence

Au moins 30 % des patients atteints de démence de type Alzheimer ont des délires ou des hallucinations. Les délires les plus fréquents sont de nature persécutoire et mettent en cause des personnes déterminées (famille, voisins) qui voleraient ou surveilleraient le patient. En raison des déficits cognitifs, le patient peut être incapable de verbaliser sa perception, et c'est surtout son comportement qui sera révélateur d'une psychose.

Les antipsychotiques peuvent être utiles dans le traitement des symptômes psychotiques et des troubles du comportement dans la démence (agitation, agressivité, cris, désinhibition, errance). La dose sera réduite et la période d'emploi, plus courte. Les données concernant l'utilisation des antipsychotiques atypiques (rispéridone, olanzapine, quétiapine, ziprasidone) semblent indiquer que ces médicaments sont préférables aux antipsychotiques classiques au chapitre de l'efficacité et de la tolérance. D'autres classes de psychotropes, comme les anticonvulsivants et les benzodiazépines, peuvent aussi être utiles. Les bêtabloquants, le lithium, le buspirone ont été employés avec succès. Les nouveaux médicaments employés pour combattre les déficits cognitifs dans la démence, plus précisément les anticholinestérases (tacrine, donépézil, rivastigmine, galantamine, metrifonate), semblent efficaces pour les symptômes psychiatriques et comportementaux également.

Il ne faut pas négliger les répercussions que peuvent avoir les symptômes psychotiques sur les ressources sociales de la personne souffrant de démence. Ces symptômes alourdissent le fardeau de l'aidant naturel et peuvent être un facteur menant à l'institutionnalisation (voir aussi le tome I, chapitre 5).

31.6.5 Autres psychoses

Certains troubles psychotiques ont été notés de façon plus spécifique chez les personnes âgées, notamment le syndrome de Charles Bonnet, une hallucinose visuelle parfois observée chez des patients qui présentent une acuité visuelle réduite ou des pathologies oculaires, en l'absence de troubles cognitifs significatifs. En plus de l'atteinte oculaire, l'âge avancé et l'isolement social seraient des facteurs de risque pour ce syndrome. Ces patients ont des hallucinations visuelles habituellement très vivaces, complexes, statiques ou en mouvement (personnages, animaux). Dans la phase initiale, une certaine autocritique face aux perceptions anormales est maintenue (pseudo-hallucinations), mais peut disparaître avec le temps. Les hallucinations disparaissent parfois après que la pathologie oculaire a été traitée. Les antipsychotiques peuvent être utiles, mais pas dans tous les cas. La carbamazépine s'est révélée efficace chez certains patients (Fernandez, Lichtshein et Vieweg, 1997).

Quelques cas d'hallucinations auditives musicales ont été décrits, souvent en relation avec une diminution de l'audition. Les hallucinations musicales sont organisées, souvent très persistantes et répétitives. Elles sont favorisées par le silence ambiant et l'inactivité. Habituellement, aucun autre symptôme psychotique n'y est associé, et l'autocritique est préservée.

L'hypothèse d'un mécanisme de « relâche corticale », qui résulterait de la désafférentation par privation des stimuli visuels ou auditifs au niveau du cortex, a été avancée pour expliquer ces syndromes. Cette hypothèse s'apparente au phénomène du « membre fantôme » chez des personnes amputées.

31.7 TROUBLES DE L'HUMEUR

31.7.1 Dépression[3]

La dépression au sens large est le diagnostic psychiatrique le plus fréquent au sein de la population âgée. Toutefois, si les critères diagnostiques du DSM-IV sont appliqués de façon stricte, le diagnostic de démence est plus fréquent que celui de dépression majeure. Malgré une prévalence élevée chez les personnes âgées, la dépression demeure sous-diagnostiquée et sous-traitée. Le tableau clinique peut être polymorphe et les symptômes, atypiques. Selon certains préjugés sociaux, la dépression serait une conséquence normale du vieillissement.

---
3. Voir aussi le tome I, chapitre 11.

Épidémiologie

Dans la communauté, les symptômes dépressifs ont une même prévalence parmi la population des personnes âgées que parmi la population des adultes plus jeunes. Près de 25 % des personnes âgées présentent des symptômes dépressifs (Alexopoulos, 1995). Selon certaines études épidémiologiques longitudinales (Blazer, 1989; Murphy, 1989), la prévalence de la dépression n'augmente pas avec l'âge. Deux fois plus de femmes âgées que d'hommes âgés souffrent de dépression (Jorm, 1987). Les rares données en ce qui concerne l'incidence de la dépression chez les personnes âgées sont contradictoires, certaines études (Palsson et Skoog, 1997) indiquant qu'elle semble diminuer avec l'âge surtout chez l'homme.

La prévalence de la dépression majeure chez les personnes âgées varie de 1 % à 44 % selon les études, mais la véritable prévalence serait, selon une estimation raisonnable, de 3 % à 5 % dans la communauté et de 12 % à plus de 30 % en institution et parmi les personnes âgées qui consultent en médecine générale (Alexopoulos, 1995). L'Epidemiologic Catchment Area (ECA) Study indique une prévalence inférieure de tous les troubles de l'humeur (à l'exception du deuil) chez les personnes âgées et situe la prévalence des troubles de l'humeur à 1 % ou 2 % après 65 ans (Regier et coll., 1988). Cependant, les enquêtes montrant une diminution de la prévalence de la dépression avec l'âge ont été critiquées. La méthodologie employée aurait sous-estimé la prévalence des troubles de l'humeur chez les personnes âgées et les instruments de mesure auraient été mal adaptés. De plus, un phénomène de cohorte relié à l'époque de la naissance (*birth cohort*) aurait dû être considéré dans l'analyse des données (Heithoff, 1995). En outre, dans la plupart des études épidémiologiques, la présence de troubles cognitifs excluait d'emblée la possibilité de poser un diagnostic de dépression. Par ailleurs, les personnes de plus de 75 ans étaient sous-représentées, et plusieurs études n'ont pas inclus les patients en institution. Or écarter des personnes à risque introduit un biais qui fait en sorte que la prévalence de la dépression chez les personnes âgées est sous-évaluée (Palsson et Skoog, 1997).

Au sein de la population âgée, les dépressions psychotiques, mineures, atypiques, masquées ou consécutives à une affection médicale sont plus fréquentes.

Psychiatrie clinique : une approche bio-psycho-sociale

Étiologie

La dépression chez les personnes âgées doit être considérée comme une entité hétérogène dont l'étiologie est multifactorielle. Les changements neurophysiologiques dus au vieillissement, la perte d'autonomie physique et cognitive, les ressources sociales et financières limitées, les changements de style de vie contribuent à son développement. Les pertes au sens large (réelles ou perçues) sont fréquentes, particulièrement en présence d'incapacités secondaires. Le deuil en soi se complique d'un épisode dépressif beaucoup plus fréquemment dans la population âgée (Addonizio et Alexopoulos, 1993).

Plusieurs études ont tenté de caractériser la dépression selon l'âge d'apparition de la maladie. La dépression à début tardif est plus souvent associée à des troubles neurologiques et médicaux: atteintes cognitives (troubles mnésiques, démences), anomalies radiologiques (ventricules latéraux élargis, lésions au niveau de la substance blanche profonde). Un freinage nul à l'épreuve de freinage à la dexaméthasone y est plus fréquemment associé. Les taux de morbidité et de mortalité sont nettement plus élevés que dans la dépression à début précoce. Au chapitre des antécédents psychiatriques familiaux, on relève moins fréquemment un trouble de l'humeur chez un parent au premier degré. La dépression à début tardif est associée à un plus fort taux de rechute. Ces données militent en faveur d'une composante « organique » plus importante (Lebowitz et coll., 1997).

Description clinique

Il n'existe pas de critères de dépression qui s'appliqueraient spécifiquement aux personnes âgées, autrement dit la nosographie actuelle n'établit pas de différences diagnostiques selon l'âge (voir le tome I, tableau 11.3, p. 302-303). Plusieurs caractéristiques semblent cependant distinguer les patients déprimés âgés des adultes plus jeunes et méritent d'être soulignées. L'humeur triste ou dysphorique est souvent minimisée, voire niée, par le patient âgé. Les sentiments de culpabilité sont rapportés moins souvent, contrairement à la perte d'intérêt et l'anhédonie qui le sont davantage. La somatisation est fréquente et des symptômes hypocondriaques sont présents dans près de 65 % des cas. Ces manifestations signalent un risque suicidaire plus élevé. Les éléments dysphoriques sont alors occultés par des plaintes somatiques diverses; ce type de présentation clinique correspond au concept de « dépression masquée » (Yesavage, 1992). L'appareil gastro-intestinal est spécialement mis en cause: problèmes de digestion, dyspepsie, constipation. Les somatisations peuvent aussi atteindre la sphère neurologique: étourdissements, vertiges, céphalées, paresthésies, etc. Les symptômes cardiovasculaires peuvent simuler des manifestations anxieuses avec tachycardie, palpitations, douleur rétrosternale, etc. Des syndromes douloureux divers sont fréquents.

On relève plus de dépressions psychotiques chez les personnes âgées que dans tous les autres groupes d'âge. Les symptômes neurovégétatifs sont habituellement plus prononcés. Les délires de persécution ou hypocondriaques sont plus fréquents que les délires de culpabilité. Les délires nihilistes sont plus courants que dans les autres groupes d'âge.

La mélancolie d'involution, concept initialement décrit par Kraepelin en 1896, désignait une forme de dépression survenant principalement chez la femme dans la cinquantaine ou l'homme dans la soixantaine. Cette dépression était caractérisée par sa sévérité, une forte douleur morale, un ralentissement psychomoteur marqué parfois remplacé par une agitation anxieuse, des éléments hypocondriaques, des thèmes délirants de culpabilité et d'incurabilité pouvant aller jusqu'au syndrome de Cotard. Le DSM-III n'a pas retenu le concept de mélancolie d'involution et il est disparu dans la CIM-10.

La dépression peut aussi revêtir un caractère régressif important. Le syndrome de glissement, terme introduit par des gériatres européens, désigne un état physique et psychique de régression sévère au cours d'une maladie somatique. Le tableau clinique comporte une atteinte grave de l'état général associée à des taux de morbidité et de mortalité élevés. Les patients éprouvent un sentiment de vide intérieur et manifestent une tendance à l'autodépréciation, au laisser-aller, à l'opposition aux soins et au désinvestissement. Ferrey et Le Gouès (1995) ont décrit deux sous-groupes de ce syndrome: la dépression « blanche », qui est dépourvue des productions mentales habituelles (absence de tristesse, d'angoisse, d'idées suicidaires), et le « syndrome de refus », dans lequel l'opposition surpasse la dépression.

Diagnostic différentiel, dépression secondaire et comorbidité

La dépression chez les personnes âgées peut se présenter comme un trouble anxieux, les éléments affectifs étant occultés par des symptômes anxieux ou par un tableau d'irritabilité. Elle peut aussi se manifester comme un trouble de la personnalité. Un tel diagnostic devrait toutefois être différé jusqu'à ce que la dépression soit traitée, puisque le pseudo-trouble de la personnalité disparaît en même temps que la dépression.

La dépression peut être consécutive à une affection médicale ou à l'usage de certaines substances. La comorbidité en relation avec des affections médicales est une caractéristique distinctive de la dépression gériatrique. Parmi les maladies fréquemment associées à la dépression, on note des endocrinopathies (hypothyroïdie, déficit en acide folique et vitamine B_{12}, maladie de Cushing), des infections virales et des néoplasies (lymphome, cancer du pancréas, du côlon, du poumon). La concomitance de troubles neurologiques et d'un tableau de dépression est fréquente chez les personnes âgées (voir la section 31.7.2). De 15 % à 20 % des personnes atteintes de démence de type Alzheimer souffrent aussi d'une dépression majeure et près de 50 % d'entre elles présentent des symptômes dépressifs de moindre intensité. La dépression accompagne proportionnellement plus souvent les démences vasculaires que la démence de type Alzheimer. Les maladies vasculaires cérébrales sont aussi associées à des tableaux de dépression, particulièrement dans le cas d'une atteinte hémisphérique gauche. La maladie de Parkinson se double dans 50 % des cas d'un tableau dépressif, mais il n'existe pas de relation entre la sévérité des troubles moteurs et la survenue d'épisodes dépressifs ou leur intensité. Notons enfin que certains symptômes de la maladie de Parkinson, tels la bradykinésie et l'amimie faciale, peuvent simuler une dépression.

Certains médicaments d'emploi courant peuvent induire ou compliquer des tableaux dépressifs, notamment les antihypertenseurs, les antiparkinsoniens, les analgésiques, les narcotiques, les sédatifs hypnotiques, les benzodiazépines et les barbituriques pour ne citer que ceux-là.

La dépression est 10 fois plus fréquente chez les personnes âgées malades physiquement que dans la population âgée générale, mais, dans la majorité des cas, le lien biologique entre la dépression et la maladie physique n'est pas clairement connu.

Traitement et évolution

La dépression chez les personnes âgées est traitée de la même façon que chez les patients plus jeunes, qu'il s'agisse des approches psychothérapeutiques ou pharmacologiques, en tenant compte de certaines particularités de ce groupe d'âge. Ainsi, sur le plan pharmacologique, une attention particulière doit être portée à la sélection de la médication antidépressive. Les inhibiteurs sélectifs du recaptage de la sérotonine (ISRS) sont des antidépresseurs de choix en raison de leur efficacité comparable à celle des antidépresseurs tricycliques classiques, mais surtout en raison de leur profil d'effets secondaires plus sûr. Les ISRS de plus courte demi-vie (sertraline, fluvoxamine, paroxétine, citalopram) possèdent un meilleur profil d'élimination; des doses plus faibles que celles qui sont prescrites aux adultes plus jeunes permettent d'atteindre des taux sériques équivalents.

Même si les antidépresseurs tricycliques (ATC) ont été relégués au second plan depuis l'arrivée des ISRS, ils conservent néanmoins leur utilité en cas de dépression réfractaire. Certaines études montrent d'ailleurs leur supériorité chez les patients hospitalisés. Les ATC comportent cependant un profil d'effets secondaires moins sûr pour les personnes âgées : hypotension orthostatique, symptômes anticholinergiques et cardiotoxicité. Certains patients les tolèrent quand même très bien. Parmi les ATC, les amines secondaires (désipramine, nortriptyline) sont mieux tolérées.

Les inhibiteurs réversibles de la monoamine-oxydase de type A (IRMAO-A) [moclobémide], les inhibiteurs du recaptage de la sérotonine et de la noradrénaline (IRSN) [venlafaxine] et certains autres antidépresseurs atypiques (néfazodone, bupropion) ont un meilleur profil d'innocuité et d'effets secondaires que les ATC et les inhibiteurs de la monoamine-oxydase (IMAO) classiques (phénelzine, tranylcypromine) [voir le chapitre 44]. Des études complémentaires devront toutefois être effectuées auprès de la population âgée.

L'électroconvulsivothérapie (ECT) peut être indiquée dans les dépressions majeures sévères chez les personnes âgées ou en cas d'intolérance ou de résistance à la pharmacothérapie (voir la section 31.12.2 et le chapitre 46).

Psychiatrie clinique : une approche bio-psycho-sociale

Le délai de réponse aux antidépresseurs, qui est de 4 à 6 semaines chez l'adulte, peut s'étirer jusqu'à 12 semaines chez les personnes âgées. Il importe donc d'attendre plus longtemps avant de changer de traitement ou de considérer l'épisode dépressif comme réfractaire (Zisook et Downs, 1998). Compte tenu de l'histoire naturelle de la dépression chez les personnes âgées, la durée recommandée du traitement pharmacologique est plus longue que pour les adultes plus jeunes, soit jusqu'à 24 mois après la rémission pour un premier épisode dépressif. Dans le cas d'une récidive, un traitement d'entretien à vie est recommandé (Kennedy, 1995; Stoudemire, 1997).

Le taux de récidive de la dépression augmente avec l'âge. De plus, les épisodes dépressifs non traités durent plus longtemps chez les personnes âgées, soit de trois à cinq ans, comparativement à six mois à deux ans chez les adultes plus jeunes. La dépression chez les personnes âgées est associée à un taux de mortalité de 1,5 à 3 fois supérieur dans les années qui suivent l'épisode dépressif.

Le tableau 31.1 résume les caractéristiques de la dépression majeure chez les personnes âgées.

31.7.2 Dépression et démence

Le rapport entre la dépression et les troubles cognitifs, particulièrement la démence, a fait l'objet d'études nombreuses et sa compréhension a beaucoup évolué dans les dernières années. Le concept de pseudodémence avait été proposé initialement pour illustrer la difficulté diagnostique que peuvent représenter certains patients déprimés, en raison d'un tableau clinique qui ressemble superficiellement à la présentation de la démence. Le tableau « pseudodémentiel » est toutefois réversible à la suite du traitement de la dépression ou de la maladie psychiatrique de base. Ce terme a aussi été employé au sujet de patients qui présentent, au cours d'un épisode dépressif, des troubles cognitifs cliniquement significatifs et objectivés par une évaluation formelle. L'appellation « pseudodémence » tend à être abandonnée, car son utilité a été compromise par les diverses significations qu'elle peut recevoir. De plus, ce terme suggère à tort que les déficits observés ne sont pas « réels ». L'appellation « syndrome démentiel de la dépression » est plus juste et son emploi est de plus en plus répandu.

Le tableau 31.2 présente les critères proposés par Wells en 1979 pour aider à distinguer la pseudodémence de la démence. Il faut considérer ces observations cliniques comme des indicateurs généraux et non comme des critères stricts, puisqu'elles visent en fait à illustrer une présentation « type » à laquelle la plupart des patients ne se conforment que partiellement.

Plusieurs éléments viennent compliquer l'évaluation du fonctionnement cognitif chez un patient qui présente un syndrome dépressif. L'attitude générale du patient incite à sous-estimer les capacités cognitives. Les patients âgés déprimés ont en effet tendance à exagérer leurs déficits et se plaignent souvent de troubles mnésiques. Ils présentent un ralentissement psychique et ont de la difficulté à prendre des décisions. De plus, les troubles réels de l'attention

TABLEAU 31.1 Caractéristiques de la dépression majeure chez les personnes âgées

Caractéristiques cliniques	Particularités du traitement pharmacologique	Évolution de la dépression
− Symptômes plus fréquents que chez l'adulte plus jeune : • Symptômes somatiques • Syndromes douloureux • Perte d'intérêt • Anhédonie • Symptômes psychotiques (principalement délire nihiliste) − Symptôme moins fréquent : • Culpabilité	− Doses moindres des médicaments − Ajustements posologiques plus longs − Effets secondaires plus fréquents − Plus long délai d'action des antidépresseurs − Durée recommandée de traitement plus longue − Résistance au traitement plus fréquente − Indication plus fréquente de l'électroconvulsivothérapie	− Durée plus longue − Récidives plus fréquentes

Psychiatrie clinique : une approche bio-psycho-sociale

TABLEAU 31.2   Différences cliniques entre la pseudodémence et la démence

	Pseudodémence	**Démence**
Évolution clinique et histoire antérieure	Le déficit ou sa gravité sont décelés rapidement par la famille	Reconnaissance tardive du déficit ou de sa gravité
	Début relativement précis dans le temps	Début imprécis dans le temps
	Court délai avant la consultation médicale	Long délai avant la première consultation médicale
	Progression rapide des symptômes	Lente progression des symptômes
	Antécédents psychiatriques fréquents	Antécédents psychiatriques plus rares
Tableau clinique et plaintes du patient	Le patient se plaint beaucoup de ses déficits cognitifs	Peu de plaintes par rapport aux pertes cognitives
	Les plaintes sont détaillées	Les plaintes sont vagues
	Le patient amplifie ses déficits	Le patient cache ses déficits
	Le patient souligne ses échecs	Le patient se réjouit de ses plus petits accomplissements
	Le patient fournit peu d'effort même pour les tâches simples	Le patient s'efforce à la tâche
	Peu de tentatives de la part du patient pour se situer dans le temps et l'espace	Utilisation de notes, de calendriers, etc., pour se situer
	Le patient communique un sentiment de détresse importante	Le patient semble indifférent
	Le changement de l'affect est soutenu et teinte le tableau clinique	L'affect est labile et superficiel
	Perte précoce et importante des habiletés sociales	Préservation des habiletés sociales
	Comportement discordant par rapport à la sévérité du trouble cognitif rapporté	Comportement congruent avec la sévérité du trouble cognitif
	L'exacerbation des symptômes à la tombée de la nuit est rare	L'exacerbation des symptômes à la tombée de la nuit est fréquente
Dysfonction mnésique et cognitive : aspects cliniques	L'attention et la concentration sont souvent préservées	L'attention et la concentration sont habituellement altérées
	Les réponses du type « je ne sais pas » sont fréquentes	Le patient a plutôt tendance à répondre à côté de la question
	Aux questions d'orientation, le patient répond fréquemment qu'il ne sait pas	Aux questions d'orientation, le patient tend à confondre le non-familier avec le familier (p. ex., l'hôpital et sa maison)
	La mémoire des faits anciens est atteinte au même degré que la mémoire des faits récents	La mémoire des faits récents est atteinte plus précocement et plus sévèrement que la mémoire des faits anciens
	Présence possible de lacunes mnésiques concernant des périodes ou des événements précis	L'amnésie lacunaire est inhabituelle
	Variation marquée de la performance à des tâches de difficulté équivalente	Performance invariablement pauvre à des tâches de difficulté équivalente

Source : D'après C.E. Wells, « Pseudodementia », *Am. J. Psychiatry*, vol. 136, n° 7, 1979, p. 898. © 1979, American Psychiatric Association. Reproduit avec autorisation. Le *American Journal of Psychiatry* décline toute responsabilité en cas d'erreur de traduction.

Psychiatrie clinique : une approche bio-psycho-sociale

et de la concentration qui accompagnent la dépression entravent la performance aux tests. De façon générale, les patients déprimés réussissent moins bien aux tâches qui demandent un effort cognitif.

Le syndrome démentiel de la dépression est une entité clinique assez rare. Les déficits observés à l'examen neuropsychologique sont relativement légers. Les fonctions corticales sont généralement préservées (phasies, praxies, gnosies) et le tableau est davantage compatible avec une dysfonction sous-corticale (voir le tome I, chapitre 5). Le tableau 31.3 compare certaines caractéristiques cliniques du syndrome démentiel de la dépression, de la démence sous-corticale et de la démence corticale.

Même si le tableau démentiel est réversible avec le traitement antidépresseur, les patients qui présenteront ultérieurement un syndrome démentiel franc sont nombreux. Un syndrome démentiel apparaît en effet chez de 9 % à 25 % de ces patients à chaque année qui suit l'épisode de dépression, pour finalement toucher la quasi-totalité des patients si le suivi est suffisamment long.

Près de la moitié des patients atteints de démence présentent une humeur triste et jusqu'à 20 % finissent par présenter un tableau de dépression majeure. Le traitement de la dépression peut grandement améliorer le fonctionnement général et cognitif de ces patients. C'est d'ailleurs pourquoi, plutôt que de faire la distinction entre la démence et la dépression, l'objectif clinique principal est de déterminer si un syndrome dépressif traitable occasionne une morbidité supplémentaire au patient atteint de démence.

31.7.3 Trouble dysthymique

La prévalence du trouble dysthymique oscille entre 2 % et 8 % chez les personnes âgées. La maladie débute précocement dans la plupart des cas (avant l'âge de 21 ans selon le DSM-IV). Cependant, la majorité des patients dysthymiques âgés ne souffraient pas de ce trouble avant l'âge de 65 ans. Chez certains patients, la dépression peut se chroniciser, ce qui complique la distinction avec le trouble dysthymique. La réponse au traitement serait comparable à celle des adultes plus jeunes ; il y a cependant peu de données sur ce sujet.

TABLEAU 31.3 Comparaison des caractéristiques cliniques du syndrome démentiel de la dépression, de la démence sous-corticale et de la démence corticale

	Syndrome démentiel de la dépression	Démence sous-corticale (p. ex., démence de la maladie de Parkinson)	Démence corticale (p. ex., démence de type Alzheimer)
Bradykinésie	+	+	−
Posture voûtée	+	+	−
Rigidité	±	+	−
Tremblements	−	+	−
Humeur dépressive	+	+	±
Ralentissement psychomoteur	+	+	−
Trouble mnésique	+	+	+
Défaut de rappel	+	+	+
Défaut de reconnaissance (encodage)	−	−	+
Aphasie	−	−	+
Apraxie	−	±	+
Agnosie	−	−	+

Source : D'après J.L. Cummings et D.F. Benson, « Dementia syndromes associated with psychiatric disorders : "The pseudodementias" », dans *Dementia : A Clinical Approach*, 2e éd., Stoneham (Mass.), Butterworth-Heinemann, 1992, p. 296.

Psychiatrie clinique : une approche bio-psycho-sociale

31.7.4 Trouble bipolaire

Épidémiologie

Le trouble bipolaire est relativement fréquent chez les personnes âgées. La manie est à l'origine de 5 % à 10 % de toutes les admissions en gérontopsychiatrie (Young et Klerman, 1992). Des études épidémiologiques (Weissman, 1988) indiquent cependant une diminution de la prévalence annuelle du trouble bipolaire avec l'âge, passant de 1,4 % chez les 18-44 ans à 0,1 % après 65 ans. Ces résultats doivent être pondérés en fonction des études concernant spécifiquement la manie chez les personnes âgées, qui ont, au contraire, relevé un accroissement du nombre des premières admissions pour un diagnostic de manie à partir de 60 ans. Dans un échantillon de patients âgés souffrant d'un trouble bipolaire, Broadhead et Jacoby (1990) ont même trouvé deux pics d'incidence pour un premier épisode maniaque, soit l'un à 37 ans et l'autre à 73 ans. Ces résultats apparemment contradictoires peuvent s'expliquer par un taux de mortalité plus élevé chez les patients souffrant d'un trouble bipolaire et par une atténuation des épisodes maniaques avec l'âge chez certains patients.

Les études sur le trouble bipolaire dans l'âge avancé indiquent que le premier épisode affectif survient assez tardivement, soit entre 45 et 55 ans en moyenne. Il s'agit le plus souvent d'une dépression, et il s'écoule un intervalle moyen d'une quinzaine d'années avant le premier épisode de manie.

Particularités du trouble bipolaire à début tardif

Les patients âgés souffrant de manie à début tardif présentent des différences cliniques par rapport aux adultes plus jeunes atteints d'un trouble bipolaire ou aux patients âgés chez qui la maladie a débuté plus tôt dans la vie. Comparativement à la manie du jeune adulte, la manie à début tardif est plus fréquemment associée à :

– des maladies neurologiques (maladies vasculaires cérébrales, particulièrement dans l'hémisphère droit, démences, tumeurs, traumatismes crâniens, infections telles que neurosyphilis ou neurosida) ;
– des affections médicales diverses (troubles thyroïdiens, troubles métaboliques et carences nutritionnelles, p. ex. en vitamine B_{12}) ;
– l'utilisation de certains médicaments ou substances (corticostéroïdes, bronchodilatateurs, lévodopa, sympathomimétiques, psychostimulants, alcool).

Les facteurs organiques interviendraient donc davantage. La manie secondaire (Krauthammer et Klerman, 1978) ou consécutive à une affection médicale est un syndrome maniaque pour lequel un lien de causalité avec une affection médicale est établi. Ce syndrome clinique demeure assez rare et ne caractérise qu'une minorité de cas.

Les antécédents psychiatriques familiaux sont habituellement moins fréquents chez les patients maniaques souffrant d'un trouble bipolaire à début tardif, ce qui laisse supposer que le facteur génétique est moins déterminant (Tohen, Shulman et Satlin, 1994). Certains auteurs ont trouvé au contraire qu'une histoire familiale de trouble bipolaire ou d'autres troubles de l'humeur est fréquente chez ces patients (Charron, Fortin et Paquette, 1991). Il est possible qu'une manie secondaire soit plus facilement déclenchée chez des patients possédant déjà une vulnérabilité au trouble bipolaire.

Description clinique

Tous les symptômes de manie observés chez les adultes peuvent aussi être présents chez les personnes âgées, et les critères diagnostiques sont les mêmes pour les deux groupes (voir le tome I, tableau 11.4, p. 311). Certaines études ont toutefois montré des différences entre les épisodes maniaques selon l'âge, mais les résultats sont contradictoires et ne sont généralement pas reproduits d'une étude à l'autre (Young et Klerman, 1992). Par exemple, les patients âgés manifesteraient plus souvent de l'irritabilité, tandis que l'euphorie et les idées de grandeur seraient moins fréquentes. L'agitation serait habituellement moins marquée. Les présentations mixtes ou dysphoriques sont décrites classiquement comme plus fréquentes chez les personnes âgées, bien que ces observations n'aient pas été confirmées.

Les études concernant les fonctions cognitives sont contradictoires. Un début tardif de la maladie est plus souvent associé à des déficits cognitifs. Par ailleurs, il arrive que la présentation clinique de certains épisodes maniaques ressemble à une démence ou à un delirium, auquel cas le diagnostic peut être difficile à établir. Ces « pseudodémences maniaques » sont généralement réversibles et doivent être traitées. Enfin, mentionnons qu'un syndrome d'allure maniaque peut être observé chez de 2 % à 5 % des patients déments.

Traitement et évolution

Les personnes âgées souffrant d'un trouble bipolaire répondent aux mêmes approches pharmacologiques que les personnes plus jeunes. La tolérance aux médicaments est cependant moindre et les interactions médicamenteuses et les contre-indications, plus fréquentes. Pour tous les thymorégulateurs, des doses inférieures à celles qui sont couramment prescrites aux adultes plus jeunes peuvent être suffisantes.

L'âge en soi n'est pas une contre-indication à l'utilisation du lithium. La dose initiale est généralement de 150 à 300 mg par jour et doit être augmentée plus lentement que pour les patients plus jeunes. Un taux plasmatique entre 0,4 et 0,6 mmol/L permet souvent de contrôler l'épisode maniaque aigu, mais une lithémie de l'ordre de 1,0 ou 1,2 mmol/L est nécessaire dans certains cas. On doit être attentif aux signes d'intoxication qui peuvent apparaître même si la lithémie est à l'intérieur de l'éventail thérapeutique. Employé avec prudence, le lithium demeure un thymorégulateur efficace et sûr.

Certains préconisent l'utilisation des autres thymorégulateurs tels l'acide valproïque et la carbamazépine. Cependant, les études d'efficacité et d'innocuité excluent souvent les personnes de plus de 65 ans. Les données s'appliquant spécifiquement aux personnes âgées sont rares et concernent de petits nombres de cas. Dans une étude effectuée auprès de 21 patients de plus de 60 ans, l'acide valproïque s'est montré efficace et a été bien toléré, à une dose moyenne de 1 500 mg par jour (Noaghiul, Narayan et Nelson, 1998). En pratique, des doses de 750 à 1 000 mg sont souvent suffisantes. Ici encore, la dose d'attaque devrait être de 125 mg, 1 ou 2 fois par jour. La carbamazépine est utile surtout dans le cas de manies réfractaires étant donné le plus grand risque de toxicité et d'interactions médicamenteuses.

Quelques rapports d'utilisation de la clozapine dans le traitement de la manie réfractaire chez des personnes âgées indiquent que cette avenue devrait être retenue en cas d'échec des thymorégulateurs. Il existe peu d'informations concernant l'efficacité des autres antipsychotiques atypiques dans le trouble bipolaire gériatrique, mais ces médicaments sont bien tolérés par les patients âgés souffrant de troubles psychotiques. Il existe peu de données sur l'efficacité et l'innocuité des nouveaux anticonvulsivants (lamotrigine, gabapentine, topiramate) dans le trouble bipolaire chez les personnes âgées.

Le trouble bipolaire se déclare généralement dans la vingtaine ou la trentaine. Les études menées auprès de patients âgés souffrant de ce trouble ont cependant montré de façon répétée que le premier épisode (dépressif ou maniaque) survient plutôt dans la cinquantaine chez ces patients. L'âge serait associé à des épisodes plus longs, un intervalle plus court entre les épisodes et un risque accru de rechutes, et ce particulièrement dans le trouble bipolaire à début tardif. En outre, le déclenchement d'un épisode dépressif immédiatement après un épisode maniaque serait plus fréquent chez les personnes âgées.

Le taux de mortalité parmi les patients âgés atteints d'un trouble bipolaire serait plus élevé que le taux de base dans la communauté, et peut-être supérieur à celui qu'on trouve parmi les patients âgés souffrant de dépression. Le risque que se manifestent des troubles cognitifs serait aussi plus grand.

31.8 TROUBLES ANXIEUX[4]

Par comparaison avec les troubles de l'humeur et les troubles psychotiques, les troubles anxieux ont fait l'objet de peu d'études chez les personnes âgées ; l'anxiété chez les *old-old* (plus de 80 ans) est encore moins connue. Pourtant, des symptômes d'anxiété sont présents chez de 30 % à 50 % des patients âgés (Tueth, 1993), ce qui explique en partie pourquoi ces derniers reçoivent proportionnellement plus de prescriptions d'anxiolytiques que les patients plus jeunes. D'ailleurs, en première ligne, les plaintes subjectives relatives à l'anxiété augmentent avec l'âge : 17 % chez les 20-24 ans et 29 % chez les 70-79 ans (Zung, 1986).

L'anxiété normale et l'anxiété pathologique peuvent être passablement difficiles à distinguer chez les personnes âgées, et ce pour différentes raisons.

---

4. Voir aussi le tome I, chapitre 12.

Dans l'âge avancé, les facteurs de stress sont nombreux et inhérents aux événements et aux enjeux du développement propres à cette étape de la vie. L'anxiété peut se situer sur un continuum allant du mécanisme normal d'adaptation au trouble envahissant et invalidant. Face au décès du conjoint, à la maladie ou à la perte d'autonomie, par exemple, une réaction anxieuse est compréhensible ; la présence d'anxiété peut néanmoins être considérée à tort comme normale dans ce groupe d'âge, alors qu'elle mériterait une intervention thérapeutique.

31.8.1 Épidémiologie

Plusieurs données épidémiologiques montrent que la prévalence des troubles anxieux diminue avec l'âge. Dans l'étude ECA, le groupe des plus de 65 ans est légèrement moins atteint en général, avec une prévalence de 3,6 % chez les hommes et de 6,8 % chez les femmes, pour une moyenne de 5,5 %, par comparaison avec 7,3 % chez les adultes plus jeunes. Après les troubles cognitifs, ce sont les troubles anxieux qui sont le plus souvent diagnostiqués. La phobie spécifique est le trouble anxieux le plus fréquent et celui pour lequel on enregistre le moins d'écart entre personnes âgées et adultes plus jeunes. Sa prévalence est de 4,8 % comparativement à 6,2 % chez les adultes plus jeunes (Regier et coll., 1988).

L'éclosion d'un trouble anxieux *de novo* est relativement rare et survient surtout chez les femmes. Les cas décrits concernent surtout l'agoraphobie et, dans une moindre mesure, le trouble panique. L'apparition tardive du trouble obsessionnel-compulsif (TOC) et de l'anxiété généralisée est plutôt inusitée.

Ces données épidémiologiques sur les troubles anxieux chez les personnes âgées doivent cependant être interprétées avec circonspection. En effet, dans ces études, les diagnostics ont été établis de façon stricte à la lumière de critères définis en considération de populations adultes plus jeunes, tandis que les personnes âgées peuvent présenter des tableaux cliniques atypiques (Flint, 1994a ; Palmer, Jeste et Sheikh, 1997). La présence de problèmes d'ordre médical tels les troubles cardiaques ou respiratoires tend à fausser la prévalence des troubles anxieux chez les personnes âgées. En outre, les études transversales ne sont pas à l'abri des effets de cohorte. Il est par exemple possible que les personnes âgées se plaignent moins de leur anxiété parce qu'elles ne reconnaissent pas leurs symptômes comme pathologiques. De plus, le malaise par rapport aux problèmes psychiatriques est plus grand dans ce groupe d'âge, et les personnes âgées ont davantage tendance à exprimer leur souffrance par des plaintes somatiques.

31.8.2 Description clinique

Les quelques études qui ont tenté de comparer le profil clinique selon l'âge des patients ou selon l'âge à l'apparition des symptômes anxieux n'ont pas révélé de différences majeures. Lorsque le trouble anxieux apparaît pour la première fois dans l'âge avancé, certaines différences mineures sont observées. Par exemple, les attaques de panique sont moins intenses, avec moins de symptômes aigus et de comportements d'évitement secondaires, mais le profil général est sensiblement le même. La dyspnée et les vertiges seraient plus fréquents dans le groupe chez qui le trouble a débuté tardivement, alors que les plus jeunes présenteraient plus de symptômes de dépression et de phobie sociale (Raj, Corvea et Dragon, 1993). Lorsqu'elle apparaît tardivement, l'agoraphobie peut faire suite à une maladie physique. L'anxiété généralisée se développe habituellement plus tôt dans la vie, parfois même dans l'enfance. Cependant, il est possible que ce trouble soit sous-diagnostiqué chez les personnes âgées : comme les symptômes sont présents de longue date, ils peuvent être attribués à tort à la personnalité de base. La présence possible d'affections médicales se traduisant par des symptômes semblables (maladie cardiaque ou pulmonaire, p. ex.) peut aussi rendre le diagnostic de trouble anxieux plus difficile.

Le TOC est une pathologie chronique dont la rémission spontanée est rare. La prévalence chez les personnes âgées est probablement de l'ordre de 1 %, comme chez les adultes plus jeunes. Cependant, l'apparition tardive de ce trouble est inhabituelle : dans les cliniques spécialisées de TOC, jusqu'à 12 % des patients ont plus de 50 ans (et 4 % ont plus de 60 ans) lorsqu'ils consultent pour la première fois, alors que la maladie débute après 50 ans dans 1 % des cas seulement (Jenike, 1991). Les patients âgés aux prises avec un TOC ont donc généralement une longue histoire de symptômes souvent très invalidants pour lesquels ils tardent à consulter. Selon les quelques études publiées, la présentation clinique du TOC est très semblable, sinon identique, quel que soit l'âge.

Psychiatrie clinique : une approche bio-psycho-sociale

31.8.3 Évaluation et diagnostic

Comparativement aux adultes, il est possible que, chez les personnes âgées, le seuil au-delà duquel des symptômes anxieux deviennent un trouble ne soit pas le même, et ce en dépit du fait que les critères diagnostiques des troubles anxieux sont les mêmes pour les deux groupes. Les plaintes somatiques sont fréquentes ; la composante somatique de l'anxiété n'est donc pas toujours facile à départager d'un trouble somatoforme.

L'anxiété peut faire partie du tableau clinique de plusieurs maladies psychiatriques chez les personnes âgées. La dépression, par exemple, s'accompagne souvent de symptômes dont l'intensité peut même inciter à poser un diagnostic spécifique de trouble anxieux. Le DSM-IV donne, à l'annexe B, des critères pour le trouble mixte anxiété-dépression, catégorie diagnostique figurant dans la CIM-10 sous le nom de trouble anxieux et dépressif mixte. La prévalence de ce trouble en gérontopsychiatrie est incertaine. Un diagnostic de dépression devrait donc toujours être envisagé en présence de symptômes d'anxiété chez une personne âgée.

Les troubles anxieux, surtout s'ils sont d'apparition tardive, peuvent signaler de nombreuses autres affections médicales fréquentes dans ce groupe d'âge. Les médecins généralistes et dans certaines spécialités rencontrent souvent des personnes âgées souffrant de troubles anxieux, mais qui expriment des plaintes d'un tout autre ordre (dyspnée, malaises cardiaques, étourdissements, etc.) ; les pathologies auxquelles ces plaintes pourraient être reliées doivent être écartées et une investigation judicieuse doit être entreprise. Un trouble cognitif peut parfois se manifester par une anxiété excessive, par exemple au début d'un processus démentiel ou comme prodrome d'un delirium.

31.8.4 Traitement

L'approche thérapeutique des troubles anxieux est la même que pour les adultes plus jeunes, tant pour ce qui est de la psychothérapie que pour ce qui est de la pharmacothérapie. Le traitement doit cependant tenir compte des particularités de l'âge. En ce qui concerne le traitement pharmacologique, les anxiolytiques de type benzodiazépine devraient être prescrits avec précaution en raison de leurs effets indésirables et des risques qu'ils comportent, notamment le risque de chute, les troubles cognitifs, la confusion et le risque de dépendance. Les antidépresseurs de type ISRS sont devenus le traitement de première intention pour les personnes âgées. Les anxiolytiques non benzodiazépines, dont le prototype est le buspirone, sont efficaces chez les personnes âgées et entraînent moins d'effets secondaires tout en posant relativement moins de problèmes d'interactions médicamenteuses ; ils sont indiqués surtout dans l'anxiété généralisée. Leur délai d'action peut cependant nuire à l'observance du traitement, d'où la nécessité de donner des explications au patient et à sa famille. Les antidépresseurs tricycliques ont aussi leur place dans le traitement des troubles anxieux tels le trouble panique et le TOC. Lorsqu'un trouble de l'humeur coexiste, un traitement antidépresseur spécifique est indiqué (voir le tome I, chapitre 11).

31.9 TROUBLES SOMATOFORMES

31.9.1 Hypocondrie

Épidémiologie

L'hypocondrie est le trouble somatoforme le plus fréquent chez les personnes âgées. Le pic d'incidence oscille autour de 40 à 50 ans, avec relativement peu de nouveaux cas qui se déclarent après cet âge. La prévalence demeure cependant élevée après l'âge de 50 ans en raison de l'évolution chronique de ce syndrome.

Environ 15 % des personnes âgées vivant dans la communauté perçoivent leur santé physique comme étant moins bonne qu'elle ne l'est en réalité et 10 % d'entre elles expriment des préoccupations exagérées à cet égard. Toutefois, la prévalence exacte de l'hypocondrie chez les personnes âgées n'est pas connue.

Description clinique

Selon la CIM-10, la caractéristique essentielle du trouble hypocondriaque est la croyance persistante d'être atteint d'un ou au plus de deux troubles somatiques graves et évolutifs, se traduisant par des plaintes somatiques persistantes, ou encore une préoccupation durable au sujet de l'apparence physique (dysmorphophobie) [voir le tome I, tableau 20.8, p. 500]. L'investigation révèle parfois des anomalies, mais ces dernières ne correspondent pas à un diagnostic médical ni à la gravité des symptômes rapportés par le patient. Chez les personnes âgées, les symptômes hypocondriaques concernent de façon préférentielle les sphères gastro-intestinale et génito-urinaire : constipation, douleurs abdominales, dysphagie, troubles mictionnels. Le diagnostic d'hypocondrie est particulièrement difficile à établir dans le cas des personnes âgées en raison de la présence concomitante de maladies physiques confirmées.

Certains facteurs sont associés au développement de l'hypocondrie chez les personnes âgées. Les symptômes hypocondriaques peuvent, par exemple, refléter une anxiété liée à des conflits psychologiques, anxiété qui est alors reportée sur une sphère plus concrète engageant le fonctionnement corporel. Les pertes au sens large et les craintes qui y sont associées peuvent être remplacées par des préoccupations au sujet de la santé physique. Des facteurs sociaux peuvent également intervenir. Par exemple, les personnes âgées peuvent avoir de la difficulté à répondre à leurs propres attentes ou à celles de leur entourage familial ou social. Il s'ensuit un sentiment d'échec et de colère qui peut les amener à surinvestir leurs maux physiques, ce qui leur évite d'avoir à faire face aux problèmes.

L'hypocondrie peut aussi s'inscrire dans un processus d'adaptation à une situation d'isolement. Les inquiétudes quant à des problèmes physiques et la recherche d'aide deviennent alors une raison de vivre pour le patient. Les visites chez le médecin sont fréquentes. Les plaintes physiques peuvent même devenir le mode de communication préférentiel avec l'entourage.

Diagnostic différentiel

Les symptômes hypocondriaques peuvent caractériser plusieurs psychopathologies chez les personnes âgées, notamment les troubles de l'humeur qui s'accompagnent fréquemment de grandes préoccupations somatiques. La dépression est parfois masquée par des symptômes physiques. Certaines études ont démontré qu'environ 65 % des personnes âgées déprimées présentaient aussi des symptômes hypocondriaques (Busse, 1989) et que cette association augmente le risque suicidaire. L'hypocondrie peut aussi masquer des troubles mnésiques. Certaines personnes âgées peuvent mettre l'accent sur leurs problèmes physiques afin d'éviter une évaluation de leurs fonctions cognitives. L'hypocondrie peut accompagner un trouble anxieux ou traduire une anxiété intense.

L'évaluation des patients âgés qui présentent des symptômes hypocondriaques doit comprendre une investigation médicale incluant un examen physique complet et des analyses de laboratoire pertinentes, puisque ces patients sont susceptibles de souffrir d'affections médicales traitables.

Traitement

Le traitement des patients hypocondriaques nécessite beaucoup de patience et la mise en place d'une alliance thérapeutique. Du point de vue psychothérapeutique, l'attribution des symptômes à l'imagination ou à des conflits n'est pas indiquée, non plus que les confrontations brutales. Ce type d'attitude est peu productive et provoque la colère du patient qui se sent alors incompris. La thérapie visera plutôt à maîtriser ou à réduire les préoccupations et l'anxiété du patient par rapport à sa condition physique et aux interventions médicales, et aussi à apaiser les inquiétudes de la famille. Lorsque le patient rapporte une douleur, il faut habituellement conclure que celle-ci est réellement ressentie, et l'intervention psychothérapeutique et pharmacologique peut être entreprise en conséquence. Des visites régulières mais de courte durée s'avèrent bénéfiques.

Les patients qui expriment des plaintes somatiques risquent plus de devenir dépendants aux psychotropes. Certains médicaments peuvent néanmoins être prescrits pour combattre des symptômes spécifiques tels les troubles du sommeil. L'hypocondrie est habituellement une maladie chronique dont le pronostic est réservé, mais les symptômes hypocondriaques associés à d'autres psychopathologies sont souvent transitoires et répondent bien au traitement de la pathologie primaire.

31.9.2 Autres troubles somatoformes

Les autres troubles somatoformes ont fait l'objet de peu d'études et la littérature est passablement pauvre à cet égard. Le trouble somatisation est une maladie

Psychiatrie clinique : une approche bio-psycho-sociale

chronique habituellement plus active à l'âge adulte, mais sans rémission complète des symptômes avec le vieillissement (pour les critères diagnostiques, voir le tome I, tableau 20.5, p. 491). L'intensité des symptômes et l'utilisation des services de santé demeurent stables avec l'âge. Un trouble de l'humeur doit être suspecté, auquel cas les symptômes somatiques peuvent être atténués avec le traitement de la dépression.

Il existe peu d'information spécifique concernant le trouble douloureux (pour les critères diagnostiques, voir le tome I, tableau 20.7, p. 497) chez les personnes âgées. Comme pour le trouble somatisation, un diagnostic de trouble de l'humeur doit être exclu. Le syndrome douloureux est souvent associé à des pathologies physiques telles les maladies ostéo-articulaires ou angineuses. Un syndrome dépressif coexiste souvent avec un trouble douloureux. Près de 60 % des patients traités pour une dépression éprouvent aussi des douleurs récurrentes et plus de 80 % des sujets ayant des douleurs chroniques présentent aussi des symptômes dépressifs. Dans le trouble douloureux, l'humeur dépressive peut être occultée, mais la perte d'intérêt, l'insomnie, les troubles alimentaires sont révélateurs d'un trouble de l'humeur sous-jacent. Les antidépresseurs tels les ISRS et certains tricycliques (nortriptyline, désipramine) sont indiqués pour atténuer le syndrome douloureux, et dans certains cas l'effet analgésique précède l'effet antidépresseur.

31.10 TROUBLES DU SOMMEIL

Le vieillissement normal s'accompagne de modifications importantes du sommeil (voir le tome I, figure 23.9, p. 546). Ces changements ont une incidence clinique significative, surtout en ce qui concerne les plaintes d'insomnie chez les personnes âgées. En effet, la qualité du sommeil est nettement diminuée avec l'âge ; le sommeil est moins profond et ponctué d'éveils. La structure du sommeil se caractérise surtout par une réduction marquée du sommeil lent profond (stades III et IV). La proportion de sommeil paradoxal reste à peu près inchangée, mais la latence avant la première phase de sommeil paradoxal est plus courte. Le besoin de sommeil nocturne est moindre avec l'âge. Certaines caractéristiques du sommeil des personnes âgées semblent indiquer des changements du rythme circadien avec le vieillissement. En effet, les personnes âgées sont fréquemment en proie à un état de somnolence qui les incite à faire des siestes. Elles ont également tendance à se coucher et à se lever plus tôt.

Les problèmes de sommeil dont se plaignent les personnes âgées ne sont cependant pas toujours causés par les changements physiologiques reliés au vieillissement. Il est donc important de voir s'il ne s'agit pas d'un trouble du sommeil potentiellement traitable. L'évaluation doit comprendre une description précise des habitudes de sommeil et de ses caractéristiques, complétée si possible par le conjoint. Le trouble peut être relié à une maladie physique ou psychiatrique, au syndrome des apnées du sommeil, à l'usage d'alcool ou de médicaments ou aux autres syndromes associés aux insomnies et hypersomnies. L'environnement du patient et ses habitudes de vie peuvent être mis en cause et doivent être examinés avec lui.

L'insomnie psychophysiologique demeure le diagnostic le plus fréquent. Ce trouble est habituellement chronique et peut être une source de détresse considérable. L'emploi des benzodiazépines ou d'autres hypnotiques dans le traitement de ce type d'insomnie doit être reconsidéré et, dans la mesure du possible, réservé au traitement de l'insomnie transitoire ou situationnelle. Ces médicaments ont des effets secondaires néfastes tels l'accentuation des apnées du sommeil, en plus des effets diurnes sur la cognition, la démarche et la vigilance et du risque de dépendance. La relaxation, les modifications des habitudes de vie et l'hygiène du sommeil doivent être privilégiées dans un premier temps. Les patients insomniaques devraient adopter les habitudes suivantes :

- avoir un horaire de sommeil régulier ;
- se lever toujours à la même heure, indépendamment de la qualité du sommeil nocturne ;
- faire des siestes limitées à 30 ou 45 minutes par jour ;
- attendre la sensation d'endormissement avant d'aller se coucher ;
- limiter l'utilisation de la chambre à coucher au sommeil et aux activités sexuelles (afin de dissocier de ce lieu l'expérience subjective désagréable de l'insomnie) ;
- éviter les substances stimulantes (café, thé, tabac), en particulier le soir ;
- pratiquer un exercice physique modéré de façon régulière.

Psychiatrie clinique : une approche bio-psycho-sociale

Ces techniques sont cependant parfois difficiles à appliquer et ne peuvent malheureusement pas toujours remplacer l'approche pharmacologique des insomnies sévères ou persistantes.

31.11 TROUBLES DE LA PERSONNALITÉ

Les quelques études portant sur les troubles de la personnalité dans l'âge avancé indiquent une légère diminution de la prévalence avec les années ; ce phénomène a été constaté tant dans la communauté qu'en milieu hospitalier. L'atténuation des troubles de la personnalité avec l'âge est un concept généralement accepté. Toutefois, ces résultats peuvent aussi refléter une mauvaise adaptation des critères habituels dans ce groupe d'âge, un effet de cohorte ou encore une mortalité sélective des patients ayant un trouble de la personnalité.

En particulier, les troubles de la personnalité du groupe B du DSM-IV, soit les personnalités dramatiques et émotives (personnalité antisociale, limite, histrionique et narcissique), sont moins apparents, moins flamboyants ou tout simplement plus rares dans l'âge avancé. Une hypothèse dite de maturation a été avancée par Tyrer (1988) pour expliquer cette évolution. Le groupe B recouvrirait les personnalités dites « immatures » qui continueraient d'évoluer, devenant moins conflictuelles et plus adaptées avec l'âge. À l'inverse, les personnalités « matures » des groupes A et C atteindraient leur forme définitive plus tôt dans la vie.

Le vieillissement comporte des événements difficiles qui peuvent donner lieu à des tentatives d'adaptation nouvelles pour l'individu, ce qui peut parfois « démasquer » certains traits de personnalité jusqu'alors peu apparents. De plus, les stress inhérents au vieillissement peuvent être fortement anxiogènes pour un individu porteur d'une structure rigide (ou fragile) de personnalité. Quoi qu'il en soit, le trouble de la personnalité se déclare habituellement plus tôt dans la vie et c'est l'histoire longitudinale qui permettra d'en poser le diagnostic. L'apparition tardive d'un tableau compatible avec un trouble de la personnalité devrait d'abord orienter le médecin vers d'autres hypothèses diagnostiques, notamment un autre trouble psychiatrique, une affection médicale générale ou un début de processus démentiel (démence frontale, p. ex.).

Certaines maladies psychiatriques peuvent présenter chez les personnes âgées des caractéristiques déroutantes. Ainsi, les dépressions chroniques, plus fréquentes en gériatrie, peuvent s'échelonner sur plusieurs années ou se surajouter à une dysthymie, rendant dès lors difficile l'identification claire d'un épisode de trouble de l'humeur. Dans ce contexte, le tableau clinique (dépendance, irritabilité, hostilité, passivité et plaintes multiples plus ou moins précises) peut être attribué à tort à un trouble de la personnalité. De fait, les attitudes qui semblaient évoquer une personnalité pathologique peuvent disparaître complètement à la suite du traitement de la dépression. Par ailleurs, la présence d'un trouble de la personnalité peut entraver le traitement de la dépression de manière significative et influer sur l'autonomie et le fonctionnement social (Abrams et coll., 1998).

Avant de poser un diagnostic de trouble de la personnalité chez une personne âgée, on doit traiter adéquatement les pathologies psychiatriques. De plus, la présence de longue date d'un fonctionnement mésadapté et conflictuel devra être établie sans équivoque. Pour ce faire, le recueil d'informations auprès de l'entourage sera souvent souhaitable. D'autre part, les traits relevés doivent être mis en parallèle avec la situation réelle du patient. Ainsi, une attitude de méfiance peut être normale et saine dans certains contextes de vie ; la dépendance peut devenir une réalité incontournable et son acceptation sera nécessaire pour un individu en perte d'autonomie.

31.12 APPROCHES THÉRAPEUTIQUES EN GÉRONTOPSYCHIATRIE

31.12.1 Psychopharmacologie

Les psychotropes sont parmi les médicaments les plus prescrits aux personnes âgées. Le vieillissement est associé à des changements importants sur les plans pharmacocinétique et pharmacodynamique et il faut en tenir compte lorsqu'on prescrit ces médicaments. Si l'absorption gastro-intestinale des psychotropes n'est pas altérée de façon significative chez la personne âgée, il se produit toutefois une réduction de la masse corporelle totale et du volume liquidien ainsi qu'une augmentation de la proportion de masse

Psychiatrie clinique : une approche bio-psycho-sociale

lipidique. La majorité des psychotropes étant hautement liposolubles (à l'exception du lithium), ils sont associés à un risque d'accumulation dans les graisses et à une prolongation de la demi-vie. La demi-vie d'élimination peut doubler ou tripler avec l'âge en raison d'un ralentissement du métabolisme oxydatif hépatique et d'une réduction de la clairance rénale. Tous les psychotropes à l'exception du lithium sont fortement liés aux protéines. Les benzodiazépines sont fortement liées à l'albumine, dont les niveaux plasmatiques diminuent avec l'âge. Les antidépresseurs tricycliques (ATC) possèdent une grande affinité pour les glycoprotéines acides qui peuvent être augmentées dans le cadre de maladies physiques et entraîner une diminution de la fraction libre des ATC.

Sur le plan pharmacodynamique, la sensibilité accrue des personnes âgées aux médicaments augmente le risque de toxicité et d'effets secondaires à des doses jugées usuelles pour l'adulte, même si les dosages plasmatiques sont dans les limites thérapeutiques. Avec l'âge, les récepteurs cérébraux deviennent plus sensibles, et le nombre de récepteurs et la disponibilité des neurotransmetteurs diminuent, d'où une plus grande vulnérabilité aux effets extrapyramidaux, anticholinergiques et cardiotoxiques des psychotropes. Par ailleurs, étant donné que les personnes âgées prennent souvent plusieurs médicaments simultanément, le risque d'interactions médicamenteuses est plus élevé.

L'âge comme tel n'est pas une contre-indication à l'utilisation des psychotropes. La population âgée, faut-il le rappeler, est hétérogène : les plus vieux nécessitent des traitements adaptés à leur condition physique fragile, alors que, pour d'autres, les modalités thérapeutiques usuelles peuvent être appliquées sans problème.

La médication est introduite à faible dose qu'on augmentera graduellement, en surveillant la manifestation d'effets secondaires, et plus particulièrement les signes d'intoxication (p. ex., somnolence, ataxie, hypotension) fréquente chez les personnes âgées et qui peut survenir même à la suite de faibles doses.

La sélection d'un psychotrope doit tenir compte des critères d'efficacité, de sécurité et de tolérance. Parmi les antidépresseurs, les ISRS se distinguent en raison de leur meilleur profil d'effets secondaires et de leur innocuité (Blier et coll., 1995).

En ce qui concerne les antipsychotiques, les neuroleptiques sédatifs (chlorpromazine) doivent être utilisés avec précaution à cause des risques d'hypotension, de somnolence et de confusion. Les neuroleptiques incisifs (halopéridol, pimozide) seront initialement prescrits à faible dose en raison de leurs effets extrapyramidaux. L'emploi d'antipsychotiques de puissance intermédiaire comme la loxapine peut constituer un compromis entre les effets extrapyramidaux et anticholinergiques. Si le neuroleptique est donné à très faible dose, l'utilisation concomitante d'un antiparkinsonien n'est pas recommandée, à cause des effets anticholinergiques. En présence de symptômes extrapyramidaux, il est préférable de diminuer la dose du neuroleptique. Si cette stratégie est impossible, l'ajout d'un antiparkinsonien à la dose minimale efficace et pour la plus courte durée possible est préconisé (Flint, 1994b).

Les antipsychotiques atypiques sont devenus des médicaments de premier choix dans le traitement de la psychose chez les personnes âgées. Ces médicaments présentent plusieurs avantages, en particulier en ce qui concerne les effets extrapyramidaux et anticholinergiques. Il existe de plus en plus de données relatives à leur utilisation chez les personnes âgées. La clozapine est efficace et son emploi doit être envisagé en dépit de ses effets secondaires. La rispéridone, l'olanzapine et la quétiapine sont généralement bien tolérées si les doses sont au départ réduites et si l'augmentation de celles-ci se fait progressivement.

De façon générale, les personnes âgées doivent prendre des doses inférieures à celles qui sont prescrites aux adultes, mais plusieurs nécessitent et tolèrent des doses comparables. Les doses de certains médicaments, tels les ISRS, peuvent être augmentées jusqu'aux doses recommandées pour l'adulte plus jeune. Le fractionnement des doses peut améliorer la tolérance en diminuant les effets secondaires, mais peut aussi décourager l'observance médicamenteuse, phénomène plus fréquent chez les personnes âgées.

L'utilisation d'un pilulier compartimenté peut favoriser la fidélité au traitement pharmacologique et l'autoadministration du médicament par la personne âgée. Il peut être utile de montrer une photographie ou un échantillon du médicament afin de faciliter sa reconnaissance par la suite. Un membre de la famille peut aussi être mis à contribution pour superviser et aider le patient dans les cas d'autoadministration.

Il importe de procéder périodiquement à une révision des indications de chacun des médicaments afin de restreindre la polymédication. L'emploi à long terme de psychotropes, notamment de benzodiazépines, peut entraîner une pharmacodépendance et des complications médicales ; la prise prolongée de neuroleptiques peut provoquer une dyskinésie tardive. Les risques et les bénéfices associés aux psychotropes doivent donc être réévalués régulièrement.

31.12.2 Électroconvulsivothérapie

L'électroconvulsivothérapie (ECT) [voir le chapitre 46] est un mode thérapeutique qui peut être particulièrement utile en gérontopsychiatrie, du fait de la plus grande résistance des personnes âgées au traitement pharmacologique de la dépression. De plus, les effets secondaires des médicaments antidépresseurs augmentent avec l'âge, tant en ce qui concerne les ATC qu'en ce qui concerne les ISRS. Les dépressions psychotiques sont proportionnellement plus fréquentes chez les personnes âgées ; cependant, la combinaison de médicaments antidépresseurs et antipsychotiques à des doses thérapeutiques est moins bien tolérée. Finalement, les dépressions sévères avec insuffisance d'apport liquidien et nutritionnel mettent en danger la santé des personnes âgées plus rapidement que chez les adultes plus jeunes. Tous ces facteurs font en sorte que l'ECT est souvent indiquée pour les patients âgés.

Il faut toutefois garder à l'esprit que cette modalité thérapeutique suscite de nombreuses craintes et que des croyances erronées sont encore répandues, surtout dans ce groupe d'âge. Tous les aspects du traitement devront donc être expliqués et une information complète sera donnée au patient et à sa famille. Une attention particulière devra être portée à l'obtention d'un consentement éclairé, de la part du patient ou de son représentant.

L'âge n'est pas une contre-indication à l'ECT, et, de façon globale, le déroulement, la technique et les résultats sont les mêmes qu'il s'agisse de personnes âgées ou d'adultes plus jeunes. En définitive, la mise en balance des risques et des bénéfices déterminera le choix du traitement. Comme à tout âge, on tiendra compte de l'état de santé des patients, notamment de la condition cardiovasculaire et pulmonaire, musculosquelettique (ostéoporose, fractures vertébrales). Certains patients peuvent, malgré un état de santé plus précaire, être des candidats à l'ECT en raison d'un trouble psychiatrique sévère, par exemple dans les cas d'une dépression mettant la vie en danger, d'une dépression réfractaire, d'un épisode maniaque avec agitation extrême. Dans ces cas, la qualité de la communication avec le patient et ses proches ainsi qu'à l'intérieur même de l'équipe de soins est particulièrement importante.

Les traitements seront administrés de préférence en position unilatérale droite afin de réduire au minimum l'effet négatif sur les fonctions cognitives. La persistance de la confusion pourra nécessiter l'espacement des séances à deux ou même à une fois par semaine afin de permettre une meilleure récupération et de mieux évaluer l'amélioration clinique. L'ECT peut également être utilisée comme traitement de la dépression associée à des pathologies telles la maladie de Parkinson ou la démence. Un examen sommaire des fonctions cognitives devrait être effectué entre chaque séance pour tous les patients âgés, surtout en présence de troubles cognitifs. Habituellement, le gain fonctionnel obtenu à la suite de la suppression des symptômes psychiatriques est considérable et beaucoup plus significatif que l'accentuation temporaire des déficits cognitifs.

Une augmentation du seuil convulsif est observée avec l'âge, ce qui peut parfois entraîner des difficultés à produire une convulsion suffisamment longue, surtout après quelques traitements. Après la série de séances d'ECT à visée curative, une médication antidépressive est généralement indiquée ; en cas d'intolérance au médicament ou de rechutes répétées malgré la pharmacothérapie, une ECT d'entretien peut être envisagée.

31.12.3 Psychothérapie

L'âge en soi n'est pas une contre-indication aux psychothérapies. Un nombre croissant de chercheurs et de praticiens en ont démontré l'efficacité chez les personnes âgées, et ce malgré les affirmations de Freud qui n'envisageait plus possible une psychanalyse après l'âge de 50 ans. Les préjugés demeurent cependant bien ancrés, surtout en ce qui concerne les capacités limitées de changement des personnes âgées, ce qui explique probablement le fait qu'encore trop peu d'entre elles bénéficient de ces approches. De façon générale, toutes les formes de psychothérapie peuvent être utilisées chez les personnes âgées. Les indications doivent être évaluées de façon individualisée comme c'est le cas pour les patients plus jeunes.

Psychiatrie clinique : une approche bio-psycho-sociale

Le transfert est une réalité vécue par les personnes âgées et peut survenir quelle que soit la modalité psychothérapeutique. Malgré les différences d'âge parfois considérables entre le patient et son thérapeute, ce dernier peut devenir un parent substitut. De façon inverse, le « transfert filial » (lorsque le patient vit un rôle parental vis-à-vis du thérapeute) est une situation plus particulière aux personnes âgées. Les thérapies d'orientation analytique brèves ou classiques ont les mêmes indications cliniques que pour les patients plus jeunes. Ces approches peuvent être assouplies dans leur cadre et dans l'attitude du thérapeute.

La thérapie de réminiscence (*life review therapy*) est, comme son nom l'indique, caractérisée par l'expression des souvenirs anciens, spécialement ceux qui concernent la résolution de conflits ou qui ont une valeur positive pour le patient; elle est parfois utilisée en groupe. La réminiscence favorise la mise en perspective de la vie du patient et de sa finalité. Ce type d'approche semble exercer une action favorable sur l'intégrité de la personne, sur l'estime de soi et sur les habiletés sociales en général. La tendance des personnes âgées à parler de leur passé est encouragée par le thérapeute qui les incite à écrire leur biographie, à consulter leurs vieux albums de photos ou à discuter de leur enfance avec les membres de leur famille.

Les thérapies cognitives ont été adaptées aux besoins des personnes âgées, et l'accent est mis principalement sur la qualité de la relation entre le patient et le thérapeute et sur le déroulement de la thérapie en fonction du rythme du patient. La communication peut se faire selon différentes modalités tels les rapports écrits. Les thérapies cognitives se sont révélées efficaces dans le traitement des dépressions, quel que soit l'âge du patient.

Dans la psychothérapie de soutien, le thérapeute se montre actif et empathique et encourage la ventilation et l'expression des émotions. Ce type d'approche s'applique particulièrement bien aux patients âgés qui présentent une atteinte cognitive. L'empathie ne doit pas être confondue avec l'attitude rassurante qui, lorsqu'elle est pratiquée de façon automatique, ne fait que mettre le patient à distance.

Les personnes âgées font face à des difficultés d'ordre psychologique différentes de celles que connaissent les jeunes, les plus fréquentes étant les stress et les pertes. Les réaménagements bio-psycho-sociaux requis menacent alors le sentiment d'intégrité de la personne de même que l'estime de soi. Ces enjeux doivent être pris en considération quelle que soit l'approche thérapeutique adoptée.

Les personnes âgées ne constituent cependant pas un groupe homogène tant pour ce qui est de leur âge que pour ce qui est de leurs besoins particuliers. L'approche psychothérapeutique doit donc être adaptée aux besoins précis des patients. La plupart des patients doivent, dans la mesure du possible, être encouragés à accroître et à maintenir leur autonomie et leur capacité à se mobiliser face aux différents stress; les plus frêles nécessitent plus de soutien et d'aide concrète pour adapter l'environnement à leurs déficits.

Le thérapeute doit agir de façon souple et active, en fonction, par exemple, des limites de déplacement du patient. De plus, les approches éclectiques sont souhaitables et la pharmacothérapie peut être utilisée de façon concomitante. Selon l'évolution clinique, différentes approches psychothérapeutiques peuvent être combinées. La psychothérapie intégrée (Sadavoy, 1994) puise ses interventions dans les thérapies psychodynamiques, cognitives, de réminiscence et de soutien. Cette approche éclectique s'adapte aux transformations des besoins du patient (voir le chapitre 57).

31.13 SERVICES EN GÉRONTOPSYCHIATRIE

Les services en gérontopsychiatrie se sont considérablement développés au cours des dernières décennies. La réflexion a porté en partie sur la question des lieux de la prestation des soins, soit le domicile, la communauté ou l'institution, et aussi sur le type de soins à fournir compte tenu des besoins du patient et de sa famille. Le principal problème sur lequel a buté le développement des services aux personnes âgées en Amérique du Nord a été le manque d'intégration, avec l'instauration de services à la pièce sans véritable vision d'ensemble. La prescription excessive de psychotropes aux personnes âgées et le nombre croissant de patients nécessitant des soins psychiatriques qui se retrouvent en centre d'accueil sont symptomatiques de cette situation (Lebowitz, 1995).

De multiples expériences innovatrices ont permis de raffiner et d'améliorer les services à cette population. Une des innovations les plus importantes, qui remonte aux années 60, est la pratique de l'« hospitalisation partielle » assurée surtout par l'hôpital de jour, mais qui se traduit également par les admissions de dépannage et les répits de nuit. Ces services s'insèrent entre l'hôpital et les soins ambulatoires et permettent souvent d'éviter l'hospitalisation ou d'écourter le séjour hospitalier, tout en préservant le contact avec l'environnement naturel. L'accès aux évaluations et aux traitements spécialisés est ainsi possible et diminue le risque d'institutionnalisation. Ce type de service maintenant plus répandu s'est mis en place initialement surtout à l'intention des personnes âgées. Il est bien connu qu'une hospitalisation pour une personne âgée peut être vécue de façon déshumanisante et risque d'accroître la perte d'autonomie. Les soins hospitaliers devraient idéalement être réservés aux personnes aux prises avec des problèmes graves et complexes.

Les services à domicile sont appelés à se développer et sont particulièrement adaptés aux besoins des personnes âgées. En psychiatrie, la clientèle âgée peut bénéficier grandement d'une approche de suivi intensif dans le milieu naturel, qui permet non seulement de diminuer l'utilisation des services internes et les visites à l'urgence, mais aussi d'améliorer la continuité de l'ensemble des soins et services requis pour chaque personne.

Les recherches ont toutefois démontré que les soins ambulatoires ne peuvent pas remplacer les soins institutionnels, mais qu'ils les complètent plutôt. Les services communautaires retardent l'institutionnalisation, mais ne l'empêchent pas toujours, surtout chez les patients souffrant de maladies dégénératives telle la démence. Par ailleurs, il est important de rappeler que les services ambulatoires ne sont pas nécessairement beaucoup moins coûteux que les services institutionnels. Les préoccupations économiques ne peuvent donc être la raison principale pour y recourir. Le maintien dans le milieu naturel et la préservation de l'autonomie en sont les avantages principaux et les objectifs premiers.

L'un des enjeux des services de gérontopsychiatrie est la formation, tant des médecins que des professionnels œuvrant auprès de la population âgée. Il est à souhaiter que la recherche évaluative des différents types d'organisation de services permettra de mettre au point des services mieux adaptés et d'offrir, dans les prochaines années, des soins de plus en plus conformes aux besoins des personnes âgées souffrant de maladies mentales. Il importe également que le plus grand nombre possible de personnes âgées, tant dans les centres universitaires qu'en périphérie et dans les régions plus éloignées, puissent avoir accès à des services psychiatriques adaptés et de qualité.

*
* *

Les personnes âgées constituent un groupe de plus en plus important au sein de la population. Avec l'âge, on assiste à une augmentation significative de la prévalence de certains troubles mentaux, en particulier les troubles cognitifs. La présentation clinique de plusieurs psychopathologies est différente dans ce groupe d'âge, et le traitement et la prise en charge doivent être adaptés aux particularités des personnes âgées. De plus, le vieillissement s'accompagne de transformations dans plusieurs domaines, notamment l'état de santé physique, le niveau d'autonomie, la sphère des occupations et des loisirs, les ressources financières, le réseau familial et social. Tous ces facteurs font en sorte que les personnes âgées ont des besoins particuliers, différents des besoins des autres groupes d'âge, dont il faut tenir compte non seulement dans l'approche clinique individuelle des troubles mentaux, mais aussi, selon une perspective plus large, dans les politiques d'organisation des soins et des services.

Psychiatrie clinique : une approche bio-psycho-sociale

Bibliographie

ABRAMS, R., et coll.
1998 « Personality disorder symptoms and functioning in elderly depressed patients », *Am. J. Geriatr. Psychiatry*, vol. 6, n° 1, p. 24-30.

ADDONIZIO, G., et ALEXOPOULOS, G.S.
1993 « Affective disorders in the elderly », *Int. J. Geriatr. Psychiatry*, vol. 8, n° 1, p. 41-47.

ALEXOPOULOS, G.S.
1995 « Geriatric psychiatry », dans H.I. Kaplan et B.J. Sadock (sous la dir. de), *Comprehensive Textbook of Psychiatry*, 6ᵉ éd., Baltimore, Williams & Wilkins, p. 2566-2568.

ALMEIDA, O., et coll.
1995 « Psychotic states arising in late life (late paraphrenia) : The role of risk factors », *Br. J. Psychiatry*, vol. 166, n° 2, p. 215-228.

AMERICAN MEDICAL ASSOCIATION COUNCIL ON SCIENTIFIC AFFAIRS
1987 « Elder abuse and neglect », *JAMA*, vol. 257, n° 7, p. 966-971.

AMERICAN PSYCHIATRIC ASSOCIATION
1994 *Diagnostic and Statistical Manual of Mental Disorders*, 4ᵉ éd., Washington (D.C.), American Psychiatric Association ; trad. française *DSM-IV – Manuel diagnostique et statistique des troubles mentaux*, Paris, Masson, 1996, 1040 p.

BEAULIEU, M., et BÉLANGER, L.
1995 « Intervention dans les institutions de soins de longue durée concernant les mauvais traitements à l'endroit des personnes âgées », dans M.J. MacLean (sous la dir. de), *Mauvais traitements auprès des personnes âgées : stratégies de changement*, Montréal, Éditions Saint-Martin, p. 49-62.

BENTON, D., et MARSHALL, C.
1991 « Elder abuse », *Clin. Geriatr. Med.*, vol. 7, n° 4, p. 831-845.

BLAZER, D.
1989 « The epidemiology of depression in later life », *J. Geriatr. Psychiatry*, vol. 22, n° 1, p. 35-52.

BLIER, P., et coll.
1995 « Traitement de la dépression chez la personne âgée : une perspective québécoise », *Le Clinicien*, suppl., novembre, p. 53-511.

BRAVO, G., et HÉBERT, R.
1997 « Age and education-specific reference values for the Mini-Mental and Modified Mini-Mental State Examinations derived from a non-demented elderly population », *Int. J. Geriatr. Psychiatry*, vol. 12, n° 10, p. 1008-1018.

BROADHEAD, J., et JACOBY, R.
1990 « Mania in old age : A first prospective study », *Int. J. Geriatr. Psychiatry*, vol. 5, n° 4, p. 215-222.

BUSSE, E.W.
1989 « Somatoform and psychosexual disorders », dans *Geriatric Psychiatry*, Washington (D.C.), American Psychiatric Press, p. 429-458.

CANADIAN STUDY OF HEALTH AND AGING WORKING GROUP
1994 « Canadian study of health and aging : Study methods and prevalence of dementia », *CMAJ*, vol. 150, n° 6, p. 899-913.

CASTLE, D.J., et MURRAY, R.M.
1993 « The epidemiology of late-onset schizophrenia », *Schizophr. Bull.*, vol. 19, n° 4, p. 691-700.

CHARRON, M., FORTIN, L., et PAQUETTE, I.
1991 « De novo mania among elderly people », *Acta Psychiatr. Scand.*, vol. 84, n° 6, p. 503-507.

CIOMPI, L.
1980 « The natural history of schizophrenia in the long term », *Br. J. Psychiatry*, vol. 136, n° 5, p. 413-420.

COPELAND, J., et coll.
1998 « Schizophrenia and delusional disorder in older age : Community prevalence, incidence, comorbidity, and outcome », *Schizophr. Bull.*, vol. 24, n° 1, p. 153-161.

CUMMINGS, J.L., et BENSON, D.F.
1992 « Dementia syndromes associated with psychiatric disorders : The « pseudodementias » », dans *Dementia : A Clinical Approach*, 2ᵉ éd., Stoneham (Mass.), Butterworth-Heinemann, p. 293-306.

CUTTING, J., et coll.
1983 « Discussion : Schizophrenic deterioration », *Br. J. Psychiatry*, vol. 143, n° 7, p. 77-84.

DUBERTRET, C., GORWOOD, P., et ADÈS, J.
1997 « Psychose hallucinatoire chronique et schizophrénie d'apparition tardive : une même entité ? », *Encéphale*, vol. 23, n° 3, p. 157-167.

FERNANDEZ, A., LICHTSHEIN, G., et VIEWEG, V.
1997 « The Charles Bonnet Syndrome : A review », *J. Nerv. Ment. Dis.*, vol. 185, n° 3, p. 195-200.

FERREY, G., et LE GOUÈS, G.
1995 « Les dépressions », dans *Psychopathologie du sujet âgé*, Paris, Masson, p. 73-83.

FLINT, A.J.
1994a « Epidemiology and comorbidity of anxiety disorders in the elderly », *Am. J. Psychiatry*, vol. 151, n° 5, p. 640-649.
1994b « Recent development in geriatric psychopharmacotherapy », *Can. J. Psychiatry*, vol. 39, suppl. 1, p. S9-S18.

FOLSTEIN, M.F., FOLSTEIN, S.E., et McHUGH, P.R.
1975 « Mini-Mental State : A practical method for grading the cognitive state of patients for the clinician », *J. Psychiatr. Res.,* vol. 12, n° 3, p. 189-198.

GOLDBERG, T.E., et coll.
1993 « Course of schizophrenia : Neuropsychological evidence for a static encephalopathy », *Schizophr. Bull.,* vol. 19, n° 4, p. 797-804.

HARDING, C.M., et coll.
1987 « The Vermont longitudinal study of persons with severe mental illness : II. Long term outcome of subjects who retrospectively met criteria for DSM III schizophrenia », *Am. J. Psychiatry,* vol. 144, n° 6, p. 727-735.

HARRIS, J., et JESTE, D.V.
1988 « Late onset schizophrenia : An overview », *Schizophr. Bull.,* vol. 14, n° 1, p. 39-55.

HARVEY, P., et coll.
1998 « Symptoms, cognitive functioning, and adaptive skills in geriatric patients with lifelong schizophrenia : A comparison across treatment sites », *Am. J. Psychiatry,* vol. 155, n° 8, p. 1080-1086.

HEITHOFF, K.
1995 « Does the ECA underestimate the prevalence of late life depression », *J. Am. Geriatr. Soc.,* vol. 43, n° 1, p. 2-6.

HENDERSON, A., et coll.
1998 « Psychotic symptoms in the elderly : A prospective study in a population sample », *Int. J. Geriatr. Psychiatry,* vol. 13, n° 7, p. 484-492.

HOMER, A.C., et GILLEARD, C.
1990 « Abuse of elderly people by their carers », *Br. Med. J.,* vol. 301, n° 6765, p. 1359-1362.

HOWARD, R.
1998 « Cognitive impairment in late life schizophrenia : A suitable case for treatment ? », *Int. J. Geriatr. Psychiatry,* vol. 13, n° 6, p. 400-404.

HOWARD, R., et coll.
1992 « Permeable walls, floors, ceilings and doors. Partition delusions in late paraphrenia », *Int. J. Geriatr. Psychiatry,* vol. 7, n° 10, p. 719-724.

HOWARD, R., et LEVY, R.
1997 « Late-onset schizophrenia, late paraphrenia, and paranoid states of late life », dans R. Jacoby et C. Oppenheimer (sous la dir. de), *Psychiatry in the Elderly,* 2ᵉ éd., Oxford, Oxford University Press, p. 617-631.

JENIKE, M.A.
1991 « Geriatric obsessive-compulsive disorder », *J. Geriatr. Psychiatry Neurol.,* vol. 4, n° 1, p. 3-39.

JORM, A.F.
1987 « Sex and age differences in depression : A quantitative synthesis of published research », *Aust. NZ J. Psychiatry,* vol. 21, n° 1, p. 46-53.

KAPLAN, H.I., SADOCK, B.J., et GREBB, J.A.
1994 « Geriatric psychiatry », dans H.I. Kaplan, B.J. Sadock et J.A. Grebb (sous la dir. de), *Synopsis on Psychiatry,* 7ᵉ éd., Baltimore, Williams & Wilkins, p. 1155-1170.

KENNEDY, G.J.
1995 « The geriatric syndrome of late life depression », *Psychiatr. Serv.,* vol. 46, n° 1, p. 43-48.

KRAUTHAMMER, C., et KLERMAN, G.
1978 « Secondary mania », *Arch. Gen. Psychiatry,* vol. 35, n° 11, p. 1333-1339.

LEBOWITZ, B.D.
1995 « Community services for the elderly psychiatric patient », dans H.I. Kaplan et B.J. Sadock (sous la dir. de), *Comprehensive Textbook of Psychiatry,* 6ᵉ éd., Baltimore, Williams & Wilkins, p. 2627-2629.

LEBOWITZ, B.D., et coll.
1997 « Diagnosis and treatment of depression in late life. Consensus statement update », *JAMA,* vol. 278, n° 14, p. 1186-1190.

LEFF, J., et coll.
1994 « The TAPS project. 22 : A five-year follow-up of long-stay psychiatric patients discharged to the community », *Br. J. Psychiatry,* vol. 165, suppl. 25, p. 13-17.

LEON, G.R., et coll.
1979 « Personality and change over a 30-year period – middle age to old age », *J. Consult. Clin. Psychol.,* vol. 47, n° 3, p. 517-524.

MILLER, N.S., et coll.
1991 « Alcohol and drug dependence among the elderly : Epidemiology, diagnosis, and treatment », *Compr. Psychiatry,* vol. 32, n° 2, p. 153-165.

MURPHY, J.M.
1989 « The epidemiologic face of late-life depression », *J. Geriatr. Psychiatry,* vol. 22, n° 1, p. 67-75.

MYERS, J.K., et coll.
1984 « Six month prevalence of psychiatric disorders in three communities : 1980-1982 », *Arch. Gen. Psychiatry,* vol. 41, n° 10, p. 959-967.

NEUGARTEN, B.L.
1977 « Personality and aging », dans J.E. Birren et K.W. Schaie (sous la dir. de), *Handbook of the Psychology of Aging,* New York, Van Nostrand and Reinhold, p. 626-649.

NOAGHIUL, S., NARAYAN, M., et NELSON, J.
1998 « Divalproex treatment of mania in elderly patients », *Am. J. Geriatr. Psychiatry,* vol. 6, n° 3, p. 257-262.

PALMER, B., JESTE, D., et SHEIKH, J.
1997 « Anxiety disorders in the elderly : DSM-IV and other barriers to diagnosis and treatment », *J. Affect. Disord.,* vol. 46, n° 3, p. 183-190.

PALSSON, S., et SKOOG, I.
1997 « The epidemiology of affective disorders in the elderly: A review », *Int. Clin. Psychopharmacol.*, vol. 12, suppl. 7, p. S3-S13.

PAQUETTE, I.
1993 « Les manifestations psychiatriques dans la démence: perspective phénoménologique », *Revue canadienne de psychiatrie*, vol. 38, n° 10, p. 671-677.

PUROHIT, D., et coll.
1998 « Alzheimer disease and related neurodegenerative diseases in elderly patients with schizophrenia. A postmortem neuropathologic study of 100 cases », *Arch. Gen. Psychiatry*, vol. 55, n° 3, p. 205-211.

RAJ, B.A., CORVEA, M.H., et DRAGON, E.M.
1993 « The clinical characteristics of panic disorder in the elderly: A retrospective study », *J. Clin. Psychiatry*, vol. 54, n° 4, p. 150-155.

REGIER, D.A., et coll.
1988 « One-month prevalence of mental disorders in the United States: Based on five epidemiological catchment area sites », *Arch. Gen. Psychiatry*, vol. 45, n° 11, p. 977-986.

SADAVOY, J.
1994 « Integrated psychotherapy for the elderly », *Can. J. Psychiatry*, vol. 39, suppl. 1, p. 519-526.

SANTÉ QUÉBEC
1995 *Et la santé, ça va en 1992-1993 ?* Rapport de l'Enquête sociale et de santé 1992-1993, sous la dir. de C. Bellerose et coll., gouvernement du Québec, ministère de la Santé et des Services sociaux, vol. 1.

SCHAIE, K.W., et PARKHAM, I.M.
1976 « Stability of adult personality traits: Fact or fable », *J. Pers. Soc. Psychol.*, vol. 34, n° 1, p. 146-158.

STATISTIQUE CANADA
1994 « L'état de santé des Canadiens: rapport de l'Enquête sociale générale de 1991 », dans *Enquête sociale générale, Série analytique*, Ottawa, ministre de l'Industrie, des Sciences et de la Technologie, n 11-612F, n° 8 au catalogue.

STOUDEMIRE, A.
1997 « Recurrence and relapse in geriatric depression: A review of risk factors and prophylactic treatment strategies », *J. Neuropsychiatry Clin. Neurosci.*, vol. 9, n° 2, p. 208-221.

SYMONDS, L.L., et coll.
1997 « Lack of clinically significant gross structural abnormalities in MRIs of older patients with schizophrenia and related psychoses », *J. Neuropsychiatry Clin. Neurosci.*, vol. 9, n° 2, p. 251-258.

TENG, E.L., et CHUI, H.C.
1987 « The Modified Mini-Mental State (3MS) Examination », *J. Clin. Psychiatry*, vol. 48, n° 8, p. 314-318.

TOHEN, M., SHULMAN, K., et SATLIN, A.
1994 « First-episode mania in late-life », *Am. J. Psychiatry*, vol. 151, n° 1, p. 130-132.

TUETH, M.J.
1993 « Anxiety in the older patient: Differential diagnosis and treatment », *Geriatrics*, vol. 48, n° 2, p. 51-54.

TYRER, P.
1988 *Personality Disorders: Diagnosis, Management, and Course*, Londres, John Wright.

VIDA, S.
1994 « An update on elder abuse and neglect », *Can. J. Psychiatry*, vol. 39, suppl. 1, p. 534-540.

WEISSMAN, M.M.
1988 « Affective disorders in five United States communities », *Psychol. Med.*, vol. 18, n° 1, p. 141-153.

WELLS, C.E.
1979 « Pseudodementia », *Am. J. Psychiatry*, vol. 136, n° 7, p. 895-900.

WORLD HEALTH ORGANIZATION
1993 *The ICD-10 Classification of Mental and Behavioural Disorders: Diagnostic Criteria for Research*, Genève, World Health Organization; trad. française *Classification internationale des maladies, 10ᵉ révision. Chapitre V (F): Troubles mentaux et troubles du comportement: critères diagnostiques pour la recherche*, Paris, Organisation Mondiale de la Santé et Masson, 1994.

YESAVAGE, J.A.
1992 « Depression in the elderly: How to recognize masked symptoms and choose appropriate therapy », *Postgrad. Med.*, vol. 9, n° 1, p. 255-261.

YOUNG, R.C., et KLERMAN, G.L.
1992 « Mania in late life: Focus on age at onset », *Am. J. Psychiatry*, vol. 149, n° 7, p. 867-876.

ZISOOK, S., et DOWNS, N.
1998 « Diagnosis and treatment of depression in late life », *J. Clin. Psychiatry*, vol. 59, suppl. 4, p. 80-91.

ZUNG, N.K.
1986 « Prevalence of clinically significant anxiety in a family practice setting », *Am. J. Psychiatry*, vol. 143, n° 11, p. 1471-1472.

Lectures complémentaires

ARCAND, M., et HÉBERT, R.
1997 *Précis pratique de gériatrie,* 2ᵉ éd., Saint-Hyacinthe et Paris, Edisem et Maloine.

FERREY, G., et LE GOUÈS, G.
1999 *Psychopathologie du sujet âgé,* Paris, Masson.

JACOBY, R., et OPPENHEIMER, C. (sous la dir. de)
1997 *Psychiatry in the Elderly,* 2ᵉ éd., Oxford, Oxford University Press.

LÉGER, J.-M., CLÉMENT, J.-P., et WERTHEIM, J.
1999 *Psychiatrie du sujet âgé,* Paris, Flammarion Médecine-Sciences.

SADAVOY, J., et coll.
1996 *Comprehensive Review of Geriatric Psychiatry,* 2ᵉ éd., Washington (D.C.), American Psychiatric Press.

SALZMAN, C.
1998 *Clinical Geriatric Psychopharmacology,* 3ᵉ éd., Baltimore, Williams & Wilkins.

PSYCHIATRIE LÉGALE

CHAPITRE 32

Psychiatrie légale au Québec

RENÉE ROY, M.D., C.R.C.P.C.
Psychiatre à l'Institut Philippe Pinel de Montréal
Professeure adjointe et directrice du programme d'études spécialisées en psychiatrie
au Département de psychiatrie de l'Université de Montréal

FRÉDÉRIC GRUNBERG, M.D., F.R.C.P.C.
Psychiatre à l'Hôpital Louis-H. Lafontaine (Montréal)
Professeur titulaire au Département de psychiatrie de l'Université de Montréal

PLAN

32.1 Droit civil
    32.1.1 Hospitalisation du malade mental
        • *Garde régulière* • *Garde préventive* • *Garde provisoire* • *Contestation de la garde*
    32.1.2 Traitement du malade mental
        • *Traitement en urgence* • *Traitement du patient apte à consentir* • *Traitement du patient inapte à consentir*
    32.1.3 Inaptitude du majeur
        • *Régimes de protection* • *Mandat en cas d'inaptitude* • *Inaptitude à tester*
    32.1.4 Recherche clinique en psychiatrie
    32.1.5 Responsabilité légale du psychiatre
        • *Responsabilité civile du psychiatre* • *Responsabilité déontologique du psychiatre*
    32.1.6 Séparation, divorce et garde d'enfants
        • *Litiges concernant la garde d'enfants*

32.2 Droit criminel (appelé aussi droit pénal)
    32.2.1 Étapes du processus judiciaire
    32.2.2 Évaluation psychiatrique au criminel
        • *Préparation de rapports d'évaluation* • *Évaluation de l'aptitude de l'accusé à comparaître* • *Évaluation de la responsabilité criminelle de l'accusé* • *Évaluation présentencielle*
    32.2.3 Modification du Code criminel
    32.2.4 Ordonnances du Tribunal administratif
        • *Auditions* • *Ordonnances du Tribunal administratif à la suite d'un verdict d'inaptitude à subir son procès* • *Ordonnances du Tribunal administratif à la suite d'un verdict de non-responsabilité criminelle pour cause de troubles mentaux* • *Rapport psychiatrique préparé pour l'audition du Tribunal administratif*

32.3 Le psychiatre en tant qu'expert

Bibliographie

Lectures complémentaires

La psychiatrie légale est un champ de la psychiatrie qui implique un contact avec l'appareil judiciaire. Ce contact peut s'effectuer par le biais des évaluations portant sur diverses questions qui seront posées aux psychiatres. Quelques-unes de ces questions font partie de la pratique courante: par exemple, la mise en place d'une garde en établissement, d'un régime de protection des biens ou de la personne. D'autres questions relèvent de la pédopsychiatrie (l'intervention au Tribunal de la jeunesse) ou de la gérontopsychiatrie (l'examen de la capacité à tester). D'autres questions sont posées à des psychiatres qui ont acquis des compétences particulières. Par exemple, dans des situations d'invalidité (voir le chapitre 71), des rapports portant sur la persistance de l'incapacité et sur ses conséquences seront demandés par les employeurs, par les employés ou par les compagnies d'assurances. À la Cour du Québec, chambre criminelle et pénale, divers types de rapports peuvent être demandés pour éclairer la cour sur des questions comme l'aptitude à comparaître ou la responsabilité criminelle.

La psychiatrie légale évolue avec les connaissances psychiatriques théoriques et cliniques, mais aussi avec les lois et avec la jurisprudence qui en découle. Les psychiatres qui ont une pratique médico-légale doivent ainsi être au fait des modifications des lois et de la jurisprudence qui ont trait à leur domaine d'expertise.

Depuis la publication de la deuxième édition de cet ouvrage (Lalonde et Grunberg, 1988), il y a eu de très importants changements législatifs touchant les personnes atteintes de troubles mentaux, en particulier:

– la Loi sur les services de santé et les services sociaux (loi 20, 1992);
– les modifications apportées, en 1992, au Code criminel (partie XX.1, art. 672.1 à 672.95);
– le nouveau Code civil du Québec (1994);
– la Loi sur la protection des personnes dont l'état mental présente un danger pour elles-mêmes et pour autrui (loi 39, 1998);
– la Loi sur la justice administrative (LRQ, c. J-3, 1998).

Tous ces changements ont mené à une intervention accrue du pouvoir judiciaire dans l'hospitalisation, le traitement et la disposition des personnes atteintes de troubles mentaux. Cela s'explique par une plus grande valorisation, dans la société contemporaine, des *droits de la personne* se traduisant par le principe de l'inviolabilité de la personne, son droit à l'autodétermination et à la protection de son intégrité. Ces principes se trouvent clairement énoncés dans les chartes québécoise et canadienne des droits de la personne, dans la Loi sur les services de santé et les services sociaux du Québec ainsi que dans le nouveau Code civil du Québec.

32.1 DROIT CIVIL

Le Code civil du Québec (C.c.Q.) est très clair en ce qui concerne les soins, en exigeant un consentement libre et éclairé à l'article 11:

> Nul ne peut être soumis sans son consentement à des soins, quelle qu'en soit la nature, qu'il s'agisse d'examens, de prélèvements, de traitements ou de toute autre intervention.
>
> Si l'intéressé est inapte à donner ou à refuser son consentement à des soins, une personne autorisée par la loi ou par un mandat donné en prévision de son inaptitude peut le remplacer.

32.1.1 Hospitalisation du malade mental

En vertu de la disposition de la loi citée ci-dessus, l'hospitalisation d'une personne n'est autorisée que si celle-ci y consent. Cependant, s'il s'agit d'un mineur, le consentement doit être donné par un parent; s'il s'agit d'un majeur inapte à consentir, il doit être donné par le curateur, le tuteur ou le mandataire. L'article 15 du C.c.Q. précise que « si le majeur n'est pas ainsi représenté [et s'il ne s'oppose pas à son hospitalisation], le consentement est donné par le conjoint ou, à défaut du conjoint ou en cas d'empêchement de celui-ci, par un proche parent ou par une personne qui démontre pour le majeur un intérêt particulier ».

Le législateur québécois a toutefois prévu, à titre d'exception, dans le Code civil et la loi 39, les conditions et les procédures pour imposer une hospitalisation contre le gré de la personne, qu'elle soit apte ou inapte, sous l'appellation d'une *garde en établissement*. Cette garde comprend trois formes: la garde régulière, la garde préventive et la garde provisoire.

Garde régulière

La garde régulière est subordonnée à deux rapports d'examens psychiatriques qui doivent porter sur la nécessité d'une garde en établissement parce que la personne est dans un état mental présentant un danger pour elle-même ou pour autrui. Ces évaluations doivent être effectuées de façon indépendante par deux psychiatres[1]. Les rapports doivent préciser que le psychiatre a examiné lui-même la personne et contenir les informations suivantes :

- la date à laquelle il a procédé à l'examen ;
- son diagnostic, même provisoire, sur l'état mental de la personne ;
- son opinion sur la gravité de l'état mental de la personne et ses conséquences possibles ;
- les motifs et les faits sur lesquels il fonde son opinion et son diagnostic et, parmi les faits mentionnés, ceux qu'il a lui-même observés et ceux qui lui ont été rapportés par d'autres personnes.

Le rapport d'examen psychiatrique doit aussi se prononcer sur l'aptitude de la personne qui a subi l'examen à prendre soin d'elle-même ou à administrer ses biens et, le cas échéant, sur la pertinence, pour elle, d'un régime de protection du majeur.

En pratique, la garde régulière est exécutée une fois que la personne a été évaluée par deux psychiatres d'un hôpital doté d'un service de psychiatrie.

Les deux examens psychiatriques doivent être présentés au tribunal, avec la requête d'ordonnance de garde, dans un délai maximal de 96 heures. Le tribunal précise la durée de la garde qui doit être maintenue pour la durée fixée, à moins que le psychiatre juge qu'elle n'est plus nécessaire ou qu'elle soit levée par une instance judiciaire dont le fonctionnement sera examiné dans la section « Contestation de la garde ». Généralement, le tribunal fixe la durée de la garde à 21 jours, mais peut décider d'une durée de garde plus longue. Si, cliniquement, il le juge nécessaire, le psychiatre doit demander au tribunal un renouvellement de la garde une fois le délai expiré, habituellement après 21 jours et, par la suite, après 3 mois ou 6 mois selon le cas.

---

1. Certifiés spécialistes en psychiatrie par le Collège des médecins du Québec.

Garde préventive

La garde préventive ne requiert pas d'ordonnance du tribunal ni d'examen psychiatrique effectué par un psychiatre. Une personne peut être soumise à ce type de garde lorsque le médecin, non spécialisé en psychiatrie, qui l'a examinée est d'avis que son état mental présente un *danger grave et immédiat* pour elle-même ou pour autrui.

La garde préventive ne peut durer plus de 72 heures et, pour la prolonger, il faut que deux psychiatres le jugent nécessaire et qu'ils procèdent chacun, de façon indépendante, à un examen psychiatrique dans un délai de 24 heures. Les rapports de ces examens doivent être remis au tribunal afin d'obtenir une ordonnance de garde régulière selon les procédures décrites dans la section précédente.

Il faut noter qu'en ce qui concerne la garde préventive la dangerosité que présente la personne est plus grande que celle qui justifie une demande de garde régulière, la dangerosité n'étant pas dans ce dernier cas nécessairement considérée cliniquement comme grave et immédiate. La garde préventive est décidée par un médecin, en situation d'urgence, surtout lorsque le patient refuse de rester à l'hôpital en attendant que le psychiatre puisse l'évaluer.

Garde provisoire

La garde provisoire peut être ordonnée par le tribunal, à la demande de la famille ou d'une personne intéressée, lorsqu'une personne atteinte d'un trouble mental refuse de se soumettre à un examen psychiatrique destiné à évaluer son état mental et sa dangerosité.

Il faut noter que l'article 8 de la Loi sur la protection des personnes dont l'état mental présente un danger pour elles-mêmes ou pour autrui stipule qu'un agent de la paix peut amener à l'hôpital contre son gré et malgré l'absence d'autorisation du tribunal une personne dont l'état mental représente un danger grave et immédiat pour elle-même ou pour autrui. Une telle intervention peut s'effectuer à la demande d'un intervenant d'un service d'aide en situation de crise, à la demande du titulaire de l'autorité parentale ou du tuteur du mineur, à la demande du mandataire, du tuteur, du curateur du majeur ou à la demande du conjoint, d'un proche parent ou d'une personne intéressée si le majeur n'est pas représenté.

Psychiatrie clinique : une approche bio-psycho-sociale

Contestation de la garde

Le législateur québécois a prévu la contestation de la garde en établissement devant deux instances judiciaires :

– devant la Cour du Québec, le tribunal qui reçoit la requête pour une ordonnance de garde en établissement. La personne faisant l'objet d'une telle requête peut plaider, avec ou sans assistance d'un avocat, au cours de l'audition de la cause, en alléguant que les recommandations contenues dans les rapports des examens psychiatriques ne justifient pas une garde obligatoire. Souvent, dans ce cas, le psychiatre traitant qui a présenté la requête peut être appelé à témoigner et à faire part de son évaluation et de ses recommandations ;

– devant le Tribunal administratif du Québec, qui est présidé par un avocat assisté par un psychiatre et un autre professionnel de la santé. Ce tribunal tient ses auditions dans l'établissement où la personne qui conteste la garde est détenue. Il s'agit donc d'un contexte plus informel qu'à la Cour du Québec. Le Tribunal administratif entend le témoignage du psychiatre et du patient qui peut, s'il le désire, être représenté par un avocat. Ce tribunal intervient lorsque la garde en établissement a déjà été décrétée par un juge de la Cour supérieure du Québec. La décision de maintenir ou de lever la garde, prise par le Tribunal administratif, est finale et sans appel pour la durée de la garde ordonnée initialement.

En fait, l'hospitalisation obligatoire d'une personne atteinte d'un trouble mental est une mesure d'exception qui requiert l'ordonnance du tribunal. Celui-ci doit s'assurer que le malade présente un danger pour lui-même ou pour autrui. Le seul fait que le malade requiert des soins hospitaliers psychiatriques n'est pas en soi une preuve suffisante pour lui imposer une hospitalisation contre son gré.

En pratique, le fait que le malade soit psychotique n'est pas une condition suffisante pour l'hospitaliser contre son gré. Il faut pouvoir mettre en évidence, dans le tableau clinique, la dangerosité pour lui-même ou pour autrui. Cependant, le législateur n'a pas défini la notion de dangerosité tout en en faisant la pierre angulaire de la garde en établissement.

Le législateur a par ailleurs prévu que la garde en établissement n'autorise pas à imposer au malade un traitement contre son gré et d'autres démarches judiciaires doivent être entreprises pour le traiter contre sa volonté. Cette situation est critiquée par de nombreux psychiatres qui se désolent de se trouver dans une situation de geôlier face au malade gardé dans un centre hospitalier mais qui refuse de consentir au traitement.

Le cas clinique qui suit illustre la dynamique de l'hospitalisation involontaire du malade mental.

M.R. a 60 ans. Il se fait traiter depuis l'âge de 34 ans pour une dépression majeure récurrente se manifestant tous les quatre à cinq ans, épisodes entrecoupés de périodes de rémission où il est parfaitement fonctionnel. Il est marié depuis 25 ans avec une femme très dévouée et ils ont eu deux enfants maintenant adultes et autonomes. Leurs relations conjugales sont dans l'ensemble harmonieuses.

L'entreprise dans laquelle M.R. travaille depuis 30 ans comme comptable vient de lui accorder une retraite anticipée avec une bonne indemnité de départ. Un mois après avoir reçu son indemnité, M.R. se sent en très grande forme, il est très énergique, dort très peu et commence à faire des dépenses inconsidérées. Il s'achète deux autos, un bateau et veut réserver plusieurs voyages dans le Sud. Il s'emporte de plus en plus souvent contre sa femme et, lorsqu'elle essaie de freiner ses dépenses, il devient menaçant. Il dit avoir l'intention de divorcer, car il veut se faire une nouvelle vie. Après qu'il a cassé de la vaisselle au cours d'une querelle avec sa femme qui lui demandait de consulter son psychiatre, elle téléphone à celui-ci, qui lui conseille d'adresser une requête à la Cour du Québec pour une garde provisoire afin que son mari subisse un examen psychiatrique.

À la suite d'une ordonnance signée par un juge, la police appréhende M.R. et le conduit, en soirée, au service des urgences de l'hôpital où il est vu par l'omnipraticien en devoir qui le place en garde préventive. Le lendemain, son psychiatre traitant l'examine et rédige un rapport d'examen psychiatrique pour garde en établissement. Un deuxième rapport est produit par un confrère qui entérine ses conclusions. Muni des deux rapports d'examen psychiatrique, le directeur des services professionnels fait une requête à la Cour supé-

rieure du Québec pour une garde régulière qui est accordée à l'hôpital pour une période de 21 jours.

Pendant son hospitalisation, M.R. fait preuve d'un bon esprit de collaboration. Il accepte le traitement par le lithium qui lui est prescrit, associé à des benzodiazépines. Il commence à se calmer. Au bout de 10 jours, il demande son congé et s'engage à se faire suivre en clinique externe. Son psychiatre le trouve encore fragile et décide de maintenir la garde en établissement pour encore de 7 à 10 jours. Devant le refus du psychiatre de lui donner son congé, M.R., par l'entremise d'un avocat, fait appel au Tribunal administratif, pour contester la garde en établissement et pour obtenir son congé. Le Tribunal administratif, présidé par un avocat qu'assistent un psychiatre et une travailleuse sociale, procède à l'audition à l'hôpital. Il entend le psychiatre traitant qui témoigne que son patient est encore fragile et nécessite une hospitalisation un peu plus longue pour consolider l'amélioration de son état maniaque. À une question posée par le Tribunal sur la dangerosité de son patient, le psychiatre répond qu'il ne prévoit pas de comportements violents ou autodestructeurs, mais qu'il reste toujours un risque de gaspiller ses biens, étant donné que son autocritique laisse encore beaucoup à désirer.

L'avocat de M.R. plaide que, vu l'absence de dangerosité chez son client, la garde en établissement n'est pas justifiée, le fait de gaspiller ses biens n'étant pas une conduite dangereuse dans le sens de la loi 39. Par ailleurs, il existe d'autres moyens pour protéger les biens de M.R. en vertu du Code civil.

Compte tenu du fait que M.R. accepte de se faire suivre en clinique externe par son psychiatre traitant et compte tenu du fait qu'il ne présente pas de conduites dangereuses pour lui-même ou autrui, le Tribunal administratif ordonne la levée de la garde en établissement.

32.1.2 Traitement du malade mental

Traitement en urgence

L'article 13 du C.c.Q. stipule que « le consentement aux soins médicaux n'est pas nécessaire lorsque la vie de la personne est en danger ou son intégrité menacée ». C'est le cas, par exemple, lorsqu'on reconnaît un risque de suicide chez un patient souffrant d'une dépression majeure ou un potentiel d'automutilation chez un patient schizophrène qui veut s'arracher un œil.

Dans la pratique psychiatrique, on étend cette exception aux cas où le comportement du patient met en danger la vie ou l'intégrité physique d'autrui. Il s'agit donc d'une mesure d'exception et de courte durée visant essentiellement à contenir les comportements agressifs ou destructeurs du malade.

Traitement du patient apte à consentir

Si le patient est apte à donner ou à refuser son consentement à des soins, sa décision est incontournable et l'on doit respecter sa volonté, même si un refus a des conséquences néfastes pour sa santé. Le seul recours est de l'amener à changer d'avis par la discussion et la négociation ou de lui proposer une autre solution à laquelle il consentirait.

Critères de la Nouvelle-Écosse

Il faut noter que le législateur n'a pas défini, dans les textes de loi, l'aptitude ou l'inaptitude à consentir au traitement. Cependant, la jurisprudence québécoise s'est alignée sur la jurisprudence néo-écossaise. Les critères d'aptitude à consentir au traitement sont appelés communément les « critères de la Nouvelle-Écosse ». Ils comprennent les cinq volets suivants :

– Le patient comprend-il les conditions et les exigences du traitement qu'on lui propose ?
– Comprend-il la nature et l'objectif du traitement proposé ?
– Comprend-il les risques associés au traitement proposé ?
– Comprend-il les risques associés à son refus du traitement proposé ?
– La capacité à accepter ou à refuser le traitement proposé est-elle liée à sa condition clinique ?

Il est donc essentiel que le psychiatre fournisse à son patient les informations pertinentes, de sorte que celui-ci puisse prendre une décision éclairée. Le psychiatre doit aussi consigner au dossier que le patient a bien compris les informations données et la portée de sa décision.

Psychiatrie clinique : une approche bio-psycho-sociale

Traitement du patient inapte à consentir

Pour traiter le patient inapte à donner ou à refuser son consentement aux soins, il faut obtenir un consentement subrogé, tel qu'il est clairement énoncé dans l'article 15 du C.c.Q. :

> Lorsque l'inaptitude d'un majeur à consentir aux soins requis par son état de santé est constatée, le consentement est donné par le mandataire, le tuteur ou le curateur. Si le majeur n'est pas ainsi représenté, le consentement est donné par le conjoint ou, à défaut de conjoint ou en cas d'empêchement de celui-ci, par un proche parent ou par une personne qui démontre pour le majeur un intérêt particulier.

Cependant, pour délivrer des soins à un patient majeur inapte qui *refuse catégoriquement* le traitement, il faut obtenir l'autorisation du tribunal selon l'article 16 du C.c.Q. :

> L'autorisation du tribunal est nécessaire en cas d'empêchement ou de refus injustifié de celui qui peut consentir à des soins requis par l'état de santé d'un mineur ou d'un majeur inapte à donner son consentement ; elle l'est également si le majeur inapte à consentir refuse catégoriquement de recevoir les soins, à moins qu'il ne s'agisse de soins d'hygiène ou d'un cas d'urgence.
>
> Elle est, enfin, nécessaire pour soumettre un mineur âgé de quatorze ans et plus à des soins qu'il refuse, à moins qu'il n'y ait urgence et que sa vie ne soit en danger ou son intégrité menacée, auquel cas, le consentement du titulaire de l'autorité parentale ou du tuteur suffit.

Ordonnance de traitement

Lorsqu'un patient inapte à consentir refuse le traitement proposé, le psychiatre doit se présenter en Cour supérieure pour demander une ordonnance de traitement.

À cette intention, le psychiatre doit prévoir, dans la conclusion du rapport qu'il prépare pour la cour, la durée des traitements requis (généralement de quelques mois jusqu'à deux à trois ans), la flexibilité de ces traitements (en indiquant, par exemple, la possibilité de recourir à divers types de médicaments) et les modalités thérapeutiques en milieu hospitalier interne de même qu'externe. Plus les orientations préconisées sont souples, moins le psychiatre requérant sera susceptible de revenir souvent devant la cour pour demander une modification.

À ce sujet, il est important de noter que le *déni psychotique* a été reconnu, dans la jurisprudence québécoise, comme un critère d'inaptitude. En d'autres termes, un patient qui refuse un traitement pour son délire et qui ne reconnaît pas la nature morbide de celui-ci peut faire l'objet d'une autorisation de traitement contre son gré par la cour. Il faut cependant signaler qu'au Québec le législateur n'a prévu aucune mesure légale contraignante pour le traitement de l'alcoolisme et de la toxicomanie comme il en existe en France (voir le chapitre 33).

32.1.3 Inaptitude du majeur

Régimes de protection

La constatation clinique d'une inaptitude chez une personne majeure n'implique pas nécessairement l'ouverture d'un régime de protection. Le législateur québécois a introduit, à ce sujet, la notion de besoin. En d'autres termes, si le psychiatre et son équipe estiment que la famille s'occupe bien du patient inapte qui ne s'oppose pas aux soins qui lui sont fournis, le consentement subrogé est accepté (art. 15 du C.c.Q. déjà cité).

Il en est de même si le patient ne possède pas des biens considérables et que ceux-ci sont bien gérés par la famille. Cependant, si le patient inapte est isolé socialement, si la famille manque d'unité ou est dysfonctionnelle, si les biens sont considérables, l'administrateur de l'établissement pourra engager, par prudence, des procédures en vue de l'ouverture d'un régime de protection en se fondant sur le certificat médical d'inaptitude et sur l'évaluation psychosociale, en vertu de l'article 258 du C.c.Q. :

> Il est nommé au majeur un curateur ou un tuteur pour le représenter, ou un conseiller pour l'assister, dans la mesure où il est inapte à prendre soin de lui-même ou à administrer ses biens, par suite, notamment, d'une maladie, d'une déficience ou d'un affaiblissement dû à l'âge qui altère ses facultés mentales ou son aptitude physique à exprimer sa volonté.
>
> Il peut aussi être nommé un tuteur ou un conseiller au prodigue qui met en danger le bien-être de son conjoint ou de ses enfants mineurs.

En général, dans la pratique psychiatrique hospitalière, la requête d'ouverture d'un régime de protection est adressée à la *curatelle publique*, un organisme dirigé par le curateur public du Québec nommé par le gouvernement du Québec.

Les conditions et la procédure d'ouverture d'un régime de protection en établissement sont énoncées dans l'article 270 du C.c.Q. :

> Lorsqu'un majeur, qui reçoit des soins ou des services d'un établissement de santé ou de services sociaux, a besoin d'être assisté ou représenté dans l'exercice de ses droits civils en raison de son isolement, de la durée prévisible de son inaptitude, de la nature ou de l'état de ses affaires ou en raison du fait qu'aucun mandataire désigné par lui n'assure déjà une assistance ou une représentation adéquate, le directeur général de l'établissement en fait rapport au curateur public, transmet une copie de ce rapport au majeur et en informe un des proches de ce majeur.
>
> Le rapport est constitué, entre autres, de l'évaluation médicale et psychosociale de celui qui a examiné le majeur; il porte sur la nature et le degré d'inaptitude du majeur, l'étendue de ses besoins et les autres circonstances de sa condition, ainsi que sur l'opportunité d'ouvrir à son égard un régime de protection. Il mentionne également, s'ils sont connus, les noms des personnes qui ont qualité pour demander l'ouverture du régime de protection.

Le C.c.Q. prévoit trois types de régimes de protection, qui doivent être ordonnés par le tribunal : la curatelle au majeur, la tutelle au majeur et le conseiller au majeur.

Curatelle au majeur

Une curatelle est ouverte « s'il est établi que l'inaptitude du majeur à prendre soin de lui-même et à administrer ses biens est totale et permanente, et qu'il a besoin d'être représenté dans l'exercice de ses droits civils » (C.c.Q., art. 281).

Il faut retenir que le C.c.Q. stipule, à l'article 284, que « les actes faits antérieurement à la curatelle peuvent être annulés ou les obligations qui en découlent réduites, sur la seule preuve que l'inaptitude était notoire ou connue du cocontractant à l'époque où les actes ont été passés ».

Tutelle au majeur

Une tutelle est ouverte « s'il est établi que l'inaptitude du majeur à prendre soin de lui-même ou à administrer ses biens est partielle ou temporaire » (C.c.Q., art. 285). De plus, « à l'ouverture de la tutelle ou postérieurement, le tribunal peut déterminer le degré de capacité du majeur en prenant en considération l'évaluation médicale et psychosociale [...]. Il indique alors les actes que la personne en tutelle peut faire elle-même, seule ou avec l'assistance du tuteur, ou ceux qu'elle ne peut faire sans être représentée » (C.c.Q., art. 288).

Par ailleurs, et sauf si le tribunal en a décidé autrement, le majeur en tutelle est autorisé à gérer le produit de son travail.

En ce qui concerne les actes antérieurs à la tutelle, la même règle que dans le cas de la curatelle s'applique.

Conseiller au majeur

Un conseiller au majeur est nommé « si celui-ci, bien que généralement ou habituellement apte à prendre soin de lui-même et à administrer ses biens, a besoin, pour certains actes ou temporairement, d'être assisté ou conseillé dans l'administration de ses biens » (C.c.Q., art. 291). Le conseiller n'a pas la responsabilité d'administrer les biens du majeur protégé. Les actes pour lesquels son assistance est requise lui sont précisés à l'ouverture du régime ou ultérieurement par le tribunal.

On notera ici que « l'acte fait seul par le majeur, alors que l'intervention de son conseiller était requise, ne peut être annulé ou les obligations qui en découlent réduites que si le majeur en subit un préjudice » (C.c.Q., art. 294).

Mandat en cas d'inaptitude

Le législateur a prévu, dans le Code civil, qu'une personne majeure et saine d'esprit qui ne présente aucune inaptitude peut nommer à l'avance une autre personne, dite mandataire, qui agira à sa place au cas où elle deviendrait inapte à prendre soin d'elle-même et à gérer ses biens (art. 2166 et suiv. du C.c.Q.).

Le mandat, généralement rédigé devant un notaire, ne constitue pas un testament biologique au sens strict du terme. Il permet néanmoins à la personne saine d'esprit de mettre son devenir entre les mains d'une personne de confiance au cas où la maladie la rendrait inapte à consentir aux soins et à gérer ses affaires.

Le mandat est homologué par le tribunal sur la base de l'évaluation médicale et psychosociale, comme dans l'ouverture d'un régime de protection.

Inaptitude à tester

Très peu de testaments sont contestés (environ 3 %) et moins du sixième de ces contestations sont fructueuses. La capacité de tester exige qu'une personne :
– soit consciente qu'elle est en train de faire son testament ;
– connaisse la nature et l'importance de ses biens ;
– connaisse ses successeurs et ses liens avec eux.

Plusieurs maladies physiques et mentales peuvent altérer la capacité de tester : la déficience mentale, les troubles cérébraux organiques, la démence et certaines psychoses comportant des idées délirantes paranoïdes à l'égard des héritiers potentiels.

32.1.4 Recherche clinique en psychiatrie

Le législateur québécois a précisé les conditions dans lesquelles s'effectue l'expérimentation avec les humains en conformité avec les grands cadres normatifs en vigueur à l'échelle internationale en matière d'éthique médicale et d'intégrité scientifique. Les trois grands organismes subventionnaires canadiens, soit le Conseil de recherches médicales du Canada, le Conseil de recherches en sciences naturelles et en génie du Canada et le Conseil de recherches en sciences humaines du Canada, ont défini une politique à ce sujet en 1998.

Avant de participer à un projet de recherche, le sujet doit signer une formule de consentement dans laquelle sont décrits en détail les procédures de l'expérimentation et les risques qui y sont associés.

À l'article 21 du C.c.Q., le législateur s'est penché spécifiquement sur le cas des mineurs et des majeurs inaptes :

> Un mineur ou un majeur inapte ne peut être soumis à une expérimentation qui comporte un risque sérieux pour sa santé ou à laquelle il s'oppose alors qu'il en comprend la nature et les conséquences.
>
> Il ne peut, en outre, être soumis à une expérimentation qu'à la condition que celle-ci laisse espérer, si elle ne vise que lui, un bienfait pour sa santé ou, si elle vise un groupe, des résultats qui seraient bénéfiques aux personnes possédant les mêmes caractéristiques d'âge, de maladie ou de handicap que les membres du groupe. Une telle expérimentation doit s'inscrire dans un projet de recherche approuvé et suivi par un comité d'éthique.
> [...]
> Ne constituent pas des expérimentations les soins qui, selon le comité d'éthique, sont des soins innovateurs requis par l'état de santé de la personne qui y est soumise.

Il est donc clair qu'au Québec la recherche clinique en psychiatrie ne peut se faire que s'il n'existe aucun risque sérieux au cours de l'expérimentation. De plus, le législateur québécois a été plus exigeant au chapitre de la protection des sujets inaptes, qui ne peuvent participer à un projet de recherche qu'avec le consentement du tuteur, curateur ou mandataire et l'approbation d'un comité d'éthique désigné par le ministre de la Santé et des Services sociaux.

32.1.5 Responsabilité légale du psychiatre

Tout psychiatre peut faire l'objet de poursuites par un patient ou par un membre de la famille pour une faute ou une inconduite dans l'exercice de sa profession. En fait, au cours des 10 dernières années, le nombre d'actions en justice intentées contre les psychiatres a augmenté, ainsi que les primes d'assurance responsabilité (qui sont passées de 350 $ à 2 076 $ entre 1980 et 2000). Il faut souligner, cependant, que les psychiatres sont les moins poursuivis parmi les spécialités médicales et que les procès sont beaucoup moins fréquents au Québec qu'aux États-Unis.

Au Canada, les poursuites intentées contre des psychiatres entre 1995 et 2000 se répartissent comme suit[2] :
– suicide d'un patient (21 %) ;
– médication inappropriée (15 %) ;
– rapport médical inapproprié (12 %) ;
– inconduite sexuelle (10 %) ;

---

2. Association canadienne de protection médicale, communication personnelle, 30 mai 2000.

- internement inapproprié (9 %);
- violence du patient contre un tiers (9 %);
- autres (24 %).

Aux États-Unis, la majorité des poursuites contre les psychiatres se rapportent à la dyskinésie tardive induite par les neuroleptiques, alors qu'il n'y en a aucune à ce propos contre les psychiatres canadiens.

Il est à noter, cependant, que plusieurs poursuites se règlent par des arrangements à l'amiable.

Responsabilité civile du psychiatre

C'est en vertu de la notion de *faute* ayant causé un *préjudice* qu'un psychiatre peut faire l'objet d'une poursuite en responsabilité civile. Le fardeau de la preuve repose sur le plaignant aussi bien en ce qui concerne la preuve de la faute qu'en ce qui concerne la preuve du lien de cause à effet entre la faute et le préjudice. Pour toute obligation, qu'elle soit légale ou contractuelle, le manquement à l'obligation est toujours une question de fait et peut donc se prouver par tout moyen, notamment par témoins, en particulier par témoins experts.

En *droit civil*, contrairement au droit criminel, la force probante requise est celle de la preuve par *prépondérance des probabilités* et non pas la preuve *hors de tout doute raisonnable*. Une cause civile est gagnée lorsque la preuve réussit à faire pencher la balance en faveur d'une des parties. Généralement, le doute favorise celui qui est poursuivi.

En *responsabilité civile*, la cause la plus fréquente des procès intentés aux psychiatres est le *suicide* du patient sous leurs soins. C'est généralement un proche qui engage l'action en justice et le psychiatre sera assisté, dans sa défense, par l'avocat à qui a fait appel son assureur en responsabilité professionnelle. Il faut souligner qu'il n'est pas facile de gagner une cause contre un psychiatre en alléguant une faute qui aurait permis ou favorisé un suicide, car la prévisibilité d'un tel acte est très difficile à établir. Pour s'assurer une bonne défense en cas de poursuite, le psychiatre doit toujours évaluer, au cours de l'examen, les idéations suicidaires de son patient, tâcher de savoir s'il a un projet précis et s'assurer qu'il est adéquatement surveillé. Il doit aussi voir à la bonne tenue du dossier médical et lire attentivement les notes du personnel infirmier.

Responsabilité déontologique du psychiatre

Le psychiatre, comme tout médecin au Québec, doit se conformer au Code de déontologie du Collège des médecins.

Au cours des dernières années, la cause la plus fréquente qui a mené un psychiatre devant le comité de discipline du Collège des médecins est le fait d'avoir eu des relations sexuelles avec une patiente. Les plaintes à ce sujet se sont multipliées au Québec, comme partout ailleurs en Amérique du Nord. Un certain nombre de psychiatres ont fait l'objet de plaintes pour inconduite sexuelle et se sont vu infliger des sanctions telles qu'une suspension du droit de pratique, une radiation ou, quelquefois, une sanction pénale.

Il existe une littérature abondante à ce sujet qui ne sera pas abordée ici, mais nous examinerons quelques moyens qui permettent d'éviter les dérapages. Le psychiatre doit respecter une barrière étanche entre le territoire thérapeutique et le territoire social dans sa relation avec son patient. Les relations sociales entre psychiatre et patient sont contre-indiquées, surtout dans le contexte de la psychothérapie. De plus, si le transfert et le contre-transfert deviennent trop érotisés et difficiles à assumer pour le psychiatre, ce dernier devrait consulter un confrère ou, le cas échéant, adresser le patient à un autre thérapeute pour continuer la psychothérapie.

Secret professionnel

L'alliance thérapeutique qui s'établit progressivement entre le patient et son psychiatre est fondée sur une relation de confiance. Le psychiatre doit respecter certaines règles fondamentales pour mériter la confiance de son patient.

Plusieurs personnes peuvent solliciter le psychiatre pour obtenir des informations sur son patient (le patient lui-même, sa famille, son employeur, des intervenants sociaux, des agents d'assurances, la cour…). Le psychiatre doit aviser le patient des demandes de renseignements qui lui sont faites et obtenir son consentement avant d'y donner suite. La transmission de renseignements contenus dans le dossier médical pourra se faire uniquement une fois que le psychiatre disposera d'une autorisation écrite du patient, contresignée par un témoin.

Psychiatrie clinique : une approche bio-psycho-sociale

Il existe une exception à cette règle de confidentialité : le psychiatre doit en effet aviser les personnes intéressées si un patient a un problème mettant sérieusement en danger la sécurité d'autrui, comme il est prévu par la loi (p. ex., lorsqu'un pilote d'avion fait un usage abusif d'alcool), et ce même si le patient s'y oppose.

Contrairement à la situation dans les autres provinces, le secret professionnel est préservé en cour civile au Québec. En effet, le Code civil des autres provinces relève de la Common Law britannique qui n'oblige pas les médecins au secret professionnel. Le psychiatre sera cependant libéré de cette obligation en cour criminelle et devra témoigner.

32.1.6 Séparation, divorce et garde d'enfants

En raison de la fragilité de la famille nucléaire, les psychiatres et d'autres professionnels de la santé mentale sont souvent appelés à jouer un rôle dans des litiges touchant la séparation, le divorce et surtout la garde d'enfants.

En règle générale, le psychiatre devrait favoriser la médiation, service offert dans plusieurs juridictions au Québec, plutôt que le procès qui ne fait qu'attiser la détresse émotionnelle causée par la séparation et le divorce, sans compter les frais occasionnés. Cependant, le litige est souvent inévitable et le psychiatre de même que d'autres professionnels seront appelés à agir en tant que témoins ou experts. Soulignons que le psychiatre appelé à comparaître comme témoin ordinaire dans une cause de séparation ou de divorce est tenu de respecter strictement le secret professionnel à l'égard de son patient ou ex-patient partie dans le litige. En d'autres termes, à la différence d'autres juridictions canadiennes sous le régime de la Common Law, au Québec, le Code civil protège le privilège du secret professionnel accordé au médecin. Seul le patient peut autoriser son psychiatre à révéler à la cour des informations cliniques ou autres dans un litige de séparation ou de divorce lorsque le psychiatre intervient comme témoin ordinaire.

Litiges concernant la garde d'enfants

Le psychiatre qui agit en tant qu'expert dans un litige touchant la garde d'enfants doit être conscient qu'actuellement les tribunaux sont, pour la grande majorité, influencés par une considération prépondérante : le bien-être de l'enfant. Dans l'expertise psychiatrique concernant la question de la garde d'enfants, les tribunaux s'attendent à être éclairés sur les points suivants :

- les liens affectifs de l'enfant avec les deux parties du litige, en l'occurrence les parents ;
- la capacité de chaque parent à élever l'enfant avec amour et affection ;
- la capacité de chaque parent à pourvoir aux besoins matériels de l'enfant ;
- l'adaptation de l'enfant à son milieu, au moment de la séparation, dans ses rapports avec l'école, le quartier, les amis, etc. ;
- la préférence de l'enfant pour habiter avec l'un ou l'autre de ses parents, si celui-ci est en mesure de l'exprimer.

Il est évident que l'expertise psychiatrique se fait sur un terrain très glissant et l'expert devra être conscient de l'effet néfaste du litige sur l'enfant devenu l'enjeu d'une « bataille juridique ».

32.2 DROIT CRIMINEL (APPELÉ AUSSI DROIT PÉNAL)

32.2.1 Étapes du processus judiciaire

Lorsqu'un acte illégal, tel que le définit le Code criminel, est commis, la police appréhende un suspect et le met en état d'arrestation. Il est alors conduit au poste de police, puis comparaît devant un juge qui détermine s'il doit être gardé en prévention ou remis en liberté sous conditions. Ces conditions peuvent être, par exemple, de demeurer à une adresse connue du tribunal, de ne pas chercher à rencontrer la victime du délit présumé, de se présenter à la cour pour les prochaines audiences fixées en rapport avec le délit présumé. Si l'individu est considéré comme dangereux ou si l'on soupçonne qu'il est susceptible de s'enfuir et de ne plus se présenter devant la cour, il est envoyé dans un centre de prévention.

Après la mise en accusation, l'étape suivante est l'enquête préliminaire. Il s'agit de déterminer si les preuves obtenues sont suffisantes pour retenir l'accusation contre l'individu en cause. Si c'est le cas, les dates du procès seront ensuite fixées.

Le système judiciaire criminel en vigueur au Québec et au Canada découle du droit britannique. Il s'agit d'un système adversatif où deux parties — la défense et la Couronne — apportent des preuves à la cour pour qu'elle se prononce sur l'innocence ou la culpabilité de l'accusé. Le procureur de la défense représente les intérêts de l'accusé. Le procureur de la Couronne représente les intérêts de la victime présumée et ceux de la société, par exemple lorsque des éléments suggèrent une dangerosité chez l'accusé. En fonction de la gravité du délit présumé et selon le Code criminel, le procès se déroulera devant juge seul ou devant juge et jury qui, selon le cas, détermineront ensuite si l'accusé doit être reconnu coupable ou non coupable. La décision judiciaire sera rendue en fonction de la preuve hors de tout doute raisonnable, l'accusé étant présumé innocent et la Couronne devant faire la preuve de sa culpabilité.

Le jury se compose de 12 personnes, sélectionnées dans un ensemble de citoyens pris au hasard parmi la population de la ville où a lieu le procès. Le choix se fait en fonction de critères élaborés par les deux procureurs.

Un verdict de non-culpabilité libère l'individu de l'accusation portée contre lui; cette accusation n'apparaît donc pas dans un casier judiciaire. Un verdict de culpabilité peut entraîner divers types de peines, telles qu'elles sont prescrites par le Code criminel et par la jurisprudence qui éclaire la cour sur les éléments et sur les peines retenus pour des accusations similaires. La peine peut consister en une période d'emprisonnement dans un établissement carcéral. Les peines d'une durée de moins de deux ans sont appelées peines provinciales. Elles sont administrées par le Service correctionnel du Québec et la Commission québécoise des libérations conditionnelles. Les peines de deux ans et plus sont administrées par le système fédéral et sont purgées dans un pénitencier. Selon la cote de sécurité que sa dangerosité exige, l'individu sera envoyé dans un pénitencier de niveau sécuritaire maximum, moyen ou minimum. Pour les délits les plus graves, le Code criminel définit les limites inférieures et supérieures des périodes d'incarcération.

L'individu peut aussi faire l'objet d'une ordonnance de probation, d'emblée ou après une période d'incarcération. Cette probation s'effectue, selon la décision du tribunal, avec ou sans suivi par un agent de probation qui représente le système judiciaire. L'ordonnance de probation s'accompagne de conditions qui doivent être respectées par l'individu. Ces conditions peuvent être, par exemple, de garder la paix, de s'abstenir de consommer des drogues et de l'alcool ou de participer à un programme de traitement approuvé. La période de probation est de trois ans ou moins.

Depuis 1996, une nouvelle mesure peut être appliquée. Il s'agit de l'emprisonnement avec sursis. À cet égard, le Code criminel stipule:

> 742.1 Lorsqu'une personne est déclarée coupable d'une infraction – autre qu'une infraction pour laquelle une peine minimale d'emprisonnement est prévue — et est condamnée à un emprisonnement de moins de deux ans, le tribunal peut, s'il est convaincu que le fait de purger la peine au sein de la collectivité ne met pas en danger la sécurité de celle-ci, ordonner au délinquant de purger sa peine dans la collectivité afin d'y surveiller le comportement de celui-ci, sous réserve de l'observation des conditions qui lui sont imposées en application de l'article 742.3.

> 742.3 Le tribunal assortit l'ordonnance de sursis des conditions suivantes, intimant au délinquant:
>
> a) de ne pas troubler l'ordre public et d'avoir une bonne conduite;
>
> b) de répondre aux convocations du tribunal;
>
> c) de se présenter à l'agent de surveillance [...];
>
> d) de rester dans le ressort du tribunal, sauf permission écrite d'en sortir donnée par le tribunal ou par l'agent de surveillance;
>
> e) de prévenir le tribunal ou l'agent de surveillance de ses changements d'adresse ou de nom et de les aviser rapidement de ses changements d'emploi ou d'occupation.

D'autres conditions liées à l'abstinence de drogues, à l'engagement dans un service communautaire et dans un programme de traitement ou à d'autres éléments pertinents compte tenu du délit peuvent être ordonnées par le tribunal. L'ordonnance de sursis peut être prononcée, par exemple, dans le cas d'actes délictuels répétitifs et non violents tel le vol à l'étalage comme mesure ultime de prévention de récidive avant une peine de détention.

L'individu peut aussi bénéficier d'une suspension de peine. Pendant trois ans ou moins, selon ce que détermine le tribunal, il doit alors se soumettre à des conditions. S'il contrevient à celles-ci, il doit comparaître de nouveau devant la cour qui peut alors préciser la peine qui lui sera imposée. Cette mesure

Psychiatrie clinique : une approche bio-psycho-sociale

permet un encadrement plus serré que la probation dans le cas d'une omission de se conformer aux conditions prévues. L'individu peut aussi se voir infliger des peines plus légères telles qu'une amende ou des travaux compensatoires.

Le processus judiciaire au criminel est un système qui peut être très lourd, l'intervalle entre l'arrestation et le verdict étant susceptible de s'étendre sur plus d'un an pour les délits graves. Pour les accusations moins graves, l'individu peut, avec l'appui de son avocat, plaider coupable et recevoir sa sentence sans avoir à subir de procès.

32.2.2 Évaluation psychiatrique au criminel

Le psychiatre est appelé à rendre un avis relativement à différentes questions qui intéressent le système pénal. Les questions les plus fréquentes ont trait à l'aptitude à comparaître, à la responsabilité criminelle et aux recommandations présentencielles. Ces types d'expertise sont abordés dans la présente section. Son avis peut aussi être sollicité pour d'autres aspects, notamment la possibilité d'une libération sous caution avant la fin des procédures, d'une libération conditionnelle en cours d'incarcération ou d'une prolongation de l'incarcération jusqu'à la fin du troisième tiers de la peine (Code criminel, partie XX.1, « Troubles mentaux », art. 672.1 à 672.95). Dans ces trois cas, l'évaluation porte plus particulièrement sur la dangerosité de l'individu en cause. Un autre type de rapport peut être demandé, généralement par le procureur de la défense, concernant le caractère libre et volontaire de la déclaration faite par l'accusé aux policiers.

Le fait de produire un rapport qui sera utilisé à la Cour du Québec, chambre criminelle et pénale, n'entraîne pas nécessairement l'obligation pour le psychiatre de témoigner devant le juge. En effet, la majorité des décisions relativement à l'aptitude de l'accusé à comparaître se prendront à la lumière d'un rapport écrit. Le témoignage du psychiatre évaluateur ne sera nécessaire que dans les cas très controversés ou dans les cas où les positions des deux parties sont en antagonisme complet, ce qui est beaucoup moins fréquent pour la question de l'aptitude que pour celle de la responsabilité criminelle. Pour ce dernier type d'évaluation, le témoignage du psychiatre évaluateur sera plus souvent requis, surtout s'il s'agit d'une accusation grave, telle qu'un meurtre ou une tentative de meurtre, et si la Couronne et la défense sont en désaccord à propos de la responsabilité ou non-responsabilité de l'accusé. Dans de telles situations, les deux parties font entendre l'expert qu'elles ont mandaté.

Comparaître devant la cour exige d'observer le décorum de celle-ci. La tenue et l'attitude du psychiatre appelé à la barre doivent en tenir compte. Bien que les questions soient généralement posées par un avocat et non par le juge, le témoin expert doit répondre en regardant le juge s'il s'agit d'un procès devant juge seul ou en regardant les membres du jury s'il s'agit d'un procès devant jury.

L'interrogatoire est mené par l'avocat qui a sollicité l'expert. Cette partie du témoignage est généralement beaucoup plus facile, l'avocat cherchant à mettre en valeur les opinions du psychiatre auquel il a eu recours. Le contre-interrogatoire peut être beaucoup plus ardu, car l'avocat de la partie adverse vise à discréditer les informations données par le psychiatre, d'autant plus si elles ne vont pas dans le sens retenu par la partie en cause. Une attitude calme, ouverte et respectueuse est utile dans ces situations souvent tendues. Le psychiatre ne doit pas hésiter à reconnaître ses limites et à parler avec assurance de ce qu'il connaît bien.

Préparation de rapports d'évaluation

Les rapports de l'évaluation de l'aptitude à subir un procès, de l'évaluation de la responsabilité criminelle et de l'évaluation présentencielle, de même que les rapports préparés pour les auditions tenues par le Tribunal administratif, ont certaines rubriques en commun (voir le tableau 32.1; voir aussi le tome I, chapitre 3).

Les sources d'information qui ont servi à la préparation du rapport peuvent être consignées sous la rubrique intitulée « contexte de l'évaluation », qui contiendra des précisions quant à la durée et à la date des entrevues avec l'accusé et les membres de sa famille, la liste des documents consultés et les recherches bibliographiques, ces éléments illustrant la démarche rigoureuse de l'évaluateur. L'avertissement donné aux personnes rencontrées au sujet des limites de la confidentialité peut aussi être inscrit dans cette section.

TABLEAU 32.1   Contenu des rapports d'évaluation

	Rapport de l'évaluation de l'aptitude à subir son procès	Rapport sur la responsabilité criminelle	Expertise présentencielle	Rapport psychiatrique pour le Tribunal administratif
Identification (nom, sexe, âge, état civil, nombre d'enfants, source de revenus, etc.)	✓	✓	✓	✓
Raison de l'évaluation	✓	✓	✓	✓
Situation légale (prévenu, détenu..., date de la prochaine audition, chefs d'accusation)	✓	✓	✓	✓
Contexte de l'évaluation	✓	✓	✓	✓
Antécédents psychiatriques	Facultatif	✓	✓	✓
Habitudes	Facultatif	✓	✓	✓
Médication actuelle	Facultatif	✓	✓	✓
Histoire récente (anamnèse)	✓	Contexte du délit présumé	✓	✓
Éléments pertinents de l'histoire personnelle	Omettre dans ce rapport	✓	✓	Première audition : en détail. Auditions suivantes : en résumé, pour les aspects en relation avec la réinsertion sociale envisagée
Examen mental	Éléments pertinents	✓	✓	✓
Diagnostic psychiatrique	✓	✓	✓	✓
Conclusion	Évaluation de l'état mental en relation avec les critères de l'aptitude à subir un procès	Évaluation de l'état mental au moment du délit présumé	Dynamique délictuelle	– Évaluation de la dangerosité liée à un trouble psychiatrique – Plan de traitement envisagé
Recommandations	✓	✓	✓	✓

Évaluation de l'aptitude de l'accusé à comparaître

La loi stipule qu'un accusé doit, à toutes les étapes des procédures judiciaires jusqu'à ce qu'un verdict soit rendu, être présent à la cour, de corps et d'esprit. Le Code criminel (art. 2) définit comme suit l'inaptitude à subir son procès :

> Incapacité de l'accusé en raison de troubles mentaux d'assumer sa défense, ou de donner des instructions à un avocat à cet effet, à toute étape des procédures, avant que le verdict ne soit rendu, et plus particulièrement incapacité de :
>
> a) comprendre la nature ou l'objet des poursuites ;
>
> b) comprendre les conséquences éventuelles des poursuites ;
>
> c) communiquer avec son avocat.

Le seuil pour demander une évaluation psychiatrique d'aptitude est bas : cette demande se fera en effet si le requérant (c.-à-d. le juge ou l'un des deux avocats) a des raisons de croire que l'accusé peut souffrir de maladie mentale. L'ordonnance d'évaluation de l'aptitude à subir un procès est généralement demandée par le juge ; une évaluation peut cependant être aussi demandée par l'avocat de la défense ou par le procureur de la Couronne. L'ordonnance spécifie l'endroit où doit se faire l'évaluation, précise si l'accusé doit être gardé pendant toute la période couverte par l'ordonnance et fixe la durée de la période d'évaluation. La période prévue initialement pour cette évaluation est de cinq jours. Elle peut cependant être prolongée, avec l'accord de l'accusé et du poursuivant, jusqu'à une durée de 30 jours et parfois même de 60 jours. L'évaluation peut se faire au centre de détention où l'accusé a été envoyé en attente de comparution.

Chaimowitz et Ferencz (1999) ont montré qu'utiliser la période maximale d'évaluation avait des effets bénéfiques. Cette stratégie entraîne plus particulièrement une réduction des coûts, mais aussi une diminution du temps de détention pour les accusés qui comparaissent ainsi généralement plus rapidement. En effet, l'utilisation optimale de ce délai permis par la loi a donné suffisamment de temps pour que le traitement soit efficace chez la majorité des accusés (74 %) de leur échantillon et qu'ils soient trouvés aptes à comparaître. Cependant, l'ordonnance d'évaluation ne constitue pas une ordonnance de traitement, et l'accusé peut refuser le traitement proposé par le psychiatre évaluateur. L'accusé est *a priori* présumé apte à comparaître, et la cour doit déterminer s'il est apte ou inapte à comparaître, la preuve se faisant alors selon la prépondérance des probabilités (Whittemore et Ogloff, 1994). Le psychiatre doit produire, pour la cour, un rapport écrit décrivant les conséquences de la maladie mentale de l'accusé sur l'aptitude à comparaître.

Ce rapport d'évaluation est moins exhaustif que les autres types de rapports (rapport concernant la responsabilité criminelle et rapport présentenciel), certaines données étant facultatives, telles que celles qui concernent les antécédents psychiatriques, les habitudes de consommation de drogues et la médication actuelle. De la même façon, la description de l'état mental est moins détaillée, n'insistant que sur les détails pertinents pour étayer l'opinion dans le sens de l'aptitude ou de l'inaptitude. Par exemple, la présence d'autoculpabilisation délirante liée à un épisode dépressif majeur avec des éléments psychotiques congruents à l'humeur peut amener un individu à s'accuser de délits qu'il n'a pas commis ou à en exagérer la portée. Par ailleurs, dans d'autres cas, des symptômes psychotiques peuvent être présents sans entraver l'aptitude à comparaître de l'accusé.

Il faut éviter de faire état d'éléments qui n'ont pas été mis en preuve par rapport à l'accusation. Comme l'accusé est présumé innocent jusqu'à preuve du contraire, il convient de s'abstenir de mentionner des éléments relevant du *modus operandi* du délit ; par exemple, on ne doit pas écrire des informations telles que « M. a tué sa conjointe par 12 coups de couteau à l'abdomen », mais plutôt « M. est accusé d'avoir tué sa conjointe. Celle-ci est décédée à la suite de coups de couteau à l'abdomen. Le délit présumé a été commis le... ».

Il est important de ne pas laisser transparaître des jugements de valeur sur l'accusé susceptibles d'influer sur les décisions du tribunal, tels que « L'accusé nous parle de son affreux délit sans aucune compassion pour sa pauvre victime ».

Dans la conclusion du rapport, l'évaluation de l'aptitude à subir un procès doit tenir compte des conditions stipulées par le Code criminel, en les illustrant clairement par les éléments d'évaluation particuliers à l'accusé examiné. Il faut en effet se rappeler que ce n'est pas le psychiatre qui décide de l'aptitude ou de l'inaptitude de l'accusé, mais le juge ; le psychiatre se limitera donc, dans son rapport, à indiquer si l'état mental de l'accusé entrave son aptitude à comparaître, selon les critères d'inaptitude définis par la loi. À l'occasion de l'audience où le juge décide qu'un accusé est inapte, il peut donner l'autorisation de le traiter pour le rendre apte. Si l'opinion du psychiatre évaluateur penche vers l'inaptitude de ce dernier à subir son procès et que l'accusé refuse un traitement susceptible de le rendre apte à comparaître, le psychiatre devra préciser certains éléments pour demander l'autorisation du tribunal de traiter le patient pour une période maximale de 60 jours afin de le rendre apte à subir son procès. Dans ce contexte, le rapport doit nécessairement souligner les aspects suivants :

– que l'accusé demeurera vraisemblablement inapte s'il ne reçoit pas le traitement proposé ;
– qu'il deviendra probablement apte en dedans de 60 jours s'il reçoit le traitement proposé ;
– que le traitement proposé entraînera des bénéfices nettement supérieurs aux risques courus ;
– que le traitement psychiatrique, de même que tout traitement médical connexe, serait le moins sévère et le moins privatif de liberté pour l'accusé.

Si la cour conclut que l'accusé est inapte à subir son procès, elle peut, avant qu'une décision soit prise quant aux modalités selon lesquelles sera gérée l'ordonnance dont il fera l'objet, prescrire, sur demande de la Couronne, le traitement de l'accusé pour une période maximale de 60 jours. Ce traitement n'inclut pas la psychochirurgie ni l'électroconvulsivothérapie. Si l'individu demeure inapte à comparaître après cette période maximale de 60 jours, il devra se soumettre à l'ordonnance du Tribunal administratif du Québec[3]. Les étapes subséquentes seront abordées à la section 32.2.4.

Le psychiatre peut aussi recourir à l'article 16 du Code civil du Québec, en particulier dans les cas où il est peu probable que la période maximale de 60 jours soit suffisante et où il craint que l'accusé ne cesse de prendre ses médicaments dès que la contrainte légale se terminera, risquant alors de devenir rapidement de nouveau inapte. Il devra alors présenter une requête selon la procédure décrite à la section 32.1.2.

Pour terminer, si l'évaluateur estime que l'accusé est inapte à comparaître, il est aussi utile de suggérer un hôpital où il devrait être transféré, après vérification auprès des autorités administratives de l'hôpital en question. Cette démarche peut faciliter les étapes ultérieures du processus, en accélérant l'hospitalisation de l'accusé.

Les causes d'inaptitude autres que la maladie mentale, comme la surdité ou le retard mental, sont rarement retenues par la cour, l'inaptitude qui y est liée étant chronique et irréversible, à moins d'un soutien particulier. Le tribunal mettra alors plutôt en œuvre tous les moyens nécessaires pour faciliter la compréhension de l'accusé. Par exemple, un interprète traduira les questions posées à l'accusé atteint de surdité.

Si l'individu est trouvé apte, les procédures judiciaires reprennent leur cours. Le système pénal insiste sur le droit de tout accusé à un procès juste et équitable. Tous les moyens sont donc déployés pour que l'individu soit trouvé apte à comparaître dans les plus courts délais possible, allant même jusqu'à l'administration temporaire d'un traitement, et parfois sans tenir compte du refus de l'accusé, pour éviter qu'il ne demeure indûment inapte à subir son procès. L'autorisation de traiter doit cependant être donnée expressément par le juge lorsqu'il retient l'inaptitude de l'accusé à comparaître.

La question de l'aptitude à comparaître peut être soulevée à tout moment durant le procès. C'est une question qui s'examine au moment où elle est soulevée. Elle s'évalue donc au cours de l'entrevue, à la différence de l'évaluation de la responsabilité criminelle qui s'intéresse à l'état mental de l'accusé au moment du délit présumé. Si, en raison d'éléments nouveaux, l'aptitude à comparaître est ultérieurement remise en question, une autre évaluation pourra être demandée, étant reconnu que l'état mental de l'accusé peut varier au cours du processus judiciaire qui dure parfois plusieurs semaines ou même plusieurs mois. L'aptitude est aussi un état relatif, susceptible de varier en fonction de la complexité du procès.

---

3. Depuis le 1er avril 1998, au Québec, l'instance appelée « commission d'examen » dans le Code criminel a été intégrée au Tribunal administratif qui rend, entre autres, les décisions en matière de garde en établissement (Loi sur la justice administrative, 1998). Pour faciliter la compréhension, l'expression « commission d'examen » a donc été remplacée par [Tribunal administratif] dans les citations d'articles du Code criminel.

Psychiatrie clinique : une approche bio-psycho-sociale

Évaluation de la responsabilité criminelle de l'accusé

Le Code criminel tient compte des circonstances dans lesquelles un délit a été commis. Ainsi, lorsque le contexte le justifiera, la question de la responsabilité criminelle sera soulevée en vertu de l'article 16(1) du Code criminel[4] qui stipule que :

> La responsabilité criminelle d'une personne n'est pas engagée à l'égard d'un acte ou d'une omission de sa part survenu alors qu'elle était atteinte de troubles mentaux qui la rendaient incapable de juger de la nature et de la qualité de l'acte ou de l'omission, ou de savoir que l'acte ou l'omission était mauvais.

Depuis l'arrêt Chaulk, en 1990, il s'agit d'une définition morale de l'acte mauvais, et non uniquement d'une définition juridique comme par le passé. Ainsi, un parent atteint de psychose qui, étant convaincu de le sauver, tue son enfant accomplit un geste mauvais du point de vue de la loi, mais moralement acceptable dans ce contexte particulier. Par contre, une femme qui tue son conjoint parce qu'elle veut toucher son héritage pour partir en voyage avec son amant commet un acte mauvais tant du point de vue de la loi que du point de vue de la morale. Les raisons qui motivent le geste illégal sont de nature différente dans les deux exemples donnés, l'acte ayant un caractère altruiste en lien avec le dévouement du parent pour son enfant dans le premier cas, et une visée strictement acquisitive dans le second.

Lorsqu'il existe des doutes quant à la capacité de l'accusé de nourrir une intention criminelle, le tribunal peut rendre une ordonnance d'évaluation pour que soit examinée la question de responsabilité criminelle. Le Code criminel prend en considération, en effet, non seulement le geste coupable, mais aussi l'intention qui le sous-tend. L'ordonnance d'évaluation précise qui doit procéder à l'évaluation ou l'hôpital où celle-ci doit être faite, indique si l'accusé doit demeurer sous garde et fixe la période durant laquelle l'évaluation doit avoir lieu. Cette période est généralement d'au plus 30 jours, mais pourra être prolongée jusqu'à un maximum de 60 jours, dans des circonstances exceptionnelles.

Plusieurs changements ont été apportés à la définition de la responsabilité criminelle depuis la révision de la partie du Code criminel qui porte sur les troubles mentaux (Swaminath et coll., 1993). Alors que le retard mental (appelé « imbécillité naturelle » dans l'ancienne loi) était compris dans les critères de non-responsabilité, il n'en fait désormais plus partie. L'expression retenue est *non-responsabilité criminelle pour cause de troubles mentaux* au lieu d'aliénation mentale. Les hallucinations et le délire ne sont plus mentionnés spécifiquement dans cette définition, ces symptômes faisant partie intégrante de plusieurs troubles mentaux majeurs. On retient désormais le verdict de non-responsabilité criminelle plutôt que l'acquittement, la preuve devant être faite que l'accusé a commis l'acte ou l'omission qui lui est imputé. Auparavant, un individu acquitté pour cause d'aliénation mentale avait tendance à demander à quitter l'hôpital dès que le tribunal avait rendu sa décision, saisissant mal la nuance entre l'acquittement simple et l'acquittement pour cause d'aliénation mentale. Le changement de terminologie permet de reconnaître que l'individu a effectivement accompli le geste prohibé en cause, mais qu'il n'en est pas légalement responsable.

L'évaluation de la responsabilité criminelle est plus complexe que l'évaluation de l'aptitude à subir son procès. La responsabilité criminelle concerne l'état mental de l'accusé au moment du délit présumé ; cette question sera donc parfois soulevée plusieurs mois après les événements. En plus des données fournies par l'accusé lui-même, les informations provenant d'autres sources qui permettent d'étayer l'évaluation sont essentielles à une compréhension globale du contexte délictuel. Ainsi, la révision des dossiers psychiatriques antérieurs, du rapport de police, des déclarations de témoins et de l'accusé, de même que l'entrevue avec des membres de l'entourage de l'accusé, peut mettre en lumière, par exemple, des changements de comportement, des préoccupations morbides, des attitudes de méfiance chez l'accusé au cours de la période du délit, éléments dont doit rendre compte le rapport. Il est aussi utile de souligner, le cas échéant, les symptômes du trouble mental qui persistent aux rencontres avec l'accusé, cela permettant de bien établir la sévérité du trouble dont souffre toujours l'individu évalué.

Le contenu du rapport de l'évaluation concernant la responsabilité criminelle (voir le tableau 32.1)

---

4. Ne pas confondre avec l'article 16 du Code civil, qui porte sur le refus catégorique.

doit être beaucoup plus étoffé que celui qui porte sur l'aptitude à comparaître. Tous les éléments indiquant la sévérité de la maladie mentale de l'accusé dans une perspective longitudinale, et plus particulièrement dans le contexte du délit présumé, doivent être mis en évidence. Les sections « antécédents psychiatriques », « médication actuelle » et « examen mental » peuvent étayer la gravité du trouble mental dont souffre l'accusé. La section intitulée « histoire récente », qui devient ici « contexte du délit présumé », sert à décrire l'évolution de l'accusé ; on y précisera la participation ou non de symptômes d'une maladie mentale aiguë dans l'élaboration du geste illégal imputé. Si de tels symptômes sont présents, il est important de bien les illustrer et de les corroborer, si c'est possible, au moyen d'informations collatérales. En conclusion du rapport, une opinion sera émise sur l'état mental au moment du délit présumé, compte tenu des critères établis par la loi. Dans la section des recommandations, des suggestions seront faites quant à l'hôpital où devrait être traité le patient sous ordonnance du Tribunal administratif pour non-responsabilité criminelle pour cause de troubles mentaux si la cour rend un verdict de non-responsabilité et si des démarches préalables ont été faites auprès des autorités de l'hôpital en question. L'évaluateur peut aussi faire des suggestions concernant le cadre d'application de l'ordonnance selon l'évaluation de la dangerosité de l'individu.

Si la plupart des situations, bien que complexes, sont relativement évidentes et entraînent des opinions nettes quant à la responsabilité criminelle de la part des psychiatres qui procèdent aux évaluations, d'autres situations seront beaucoup plus ambiguës. Par exemple, les individus souffrant de dépression majeure sans symptômes psychotiques peuvent quand même connaître des troubles de jugement les amenant à accomplir des gestes homicides de nature altruiste. Les individus atteints d'un trouble sévère de la personnalité peuvent pour leur part commettre des délits dans un contexte de psychose toxique. Dans des cas d'intoxication par les drogues ou l'alcool, la responsabilité criminelle peut effectivement être très difficile à déterminer. Le Code criminel ne prévoit pas qu'une situation d'intoxication alcoolique puisse excuser un acte criminel en diminuant la responsabilité de son auteur. Cependant, depuis l'arrêt Daviault, en 1994, le fait d'être en état d'intoxication extrême est considéré comme une entrave à la capacité de l'individu de formuler une intention coupable. Chez des personnes qui ont un contact précaire avec la réalité, la consommation de certaines substances peut intensifier les symptômes psychotiques. La défense fera alors valoir ces éléments dans la stratégie défensive de type non-responsabilité criminelle.

En vertu de l'article 672.54 du Code criminel, la cour peut, dès qu'un verdict de non-responsabilité criminelle pour cause de troubles mentaux est prononcé, rendre :

> la décision la moins sévère et la moins privative de liberté parmi celles qui suivent, compte tenu de la nécessité de protéger le public face aux personnes dangereuses, de l'état mental de l'accusé et de ses besoins, notamment de la nécessité de sa réinsertion sociale :
>
> a) [...] une décision portant libération inconditionnelle de celui-ci si le tribunal ou [le Tribunal administratif] est d'avis qu'il ne représente pas un risque important pour la sécurité du public ;
>
> b) une décision portant libération de l'accusé sous réserve des modalités que le tribunal ou [le Tribunal administratif] juge indiquées ;
>
> c) une décision portant détention de l'accusé dans un hôpital sous réserve des modalités que le tribunal ou [le Tribunal administratif] juge indiquées.

Soulignons que la décision de libérer inconditionnellement la personne qui fait l'objet d'une ordonnance liée à un verdict de non-responsabilité criminelle est très rarement prise d'emblée par la cour.

Évaluation présentencielle

Lorsque l'accusé est jugé coupable, la cour peut demander un rapport susceptible de l'éclairer sur le type de peine à privilégier, à l'intérieur de ce que prescrit le Code criminel pour le type de délit en question. Les délits mineurs appellent rarement ce genre de rapport, sauf si leur caractère répétitif ou inhabituel préoccupe la cour. Les délits les plus graves, tel le meurtre prémédité, ne nécessitent pas d'évaluation présentencielle, la seule peine possible au Canada étant l'emprisonnement à perpétuité.

L'évaluation présentencielle peut être demandée au psychiatre directement par le tribunal ou par l'agent de probation à qui la cour l'a d'abord demandée. Dans ce dernier cas, des antécédents psychiatriques lourds, une psychopathologie grave ou des aspects problématiques du délit amèneront l'agent de probation à demander une évaluation psychiatrique afin de compléter son rapport.

Une telle évaluation est le plus souvent requise pour obtenir des précisions au sujet :
- de la dynamique délictuelle ;
- de la dangerosité de l'individu ;
- de la pertinence d'un traitement psychiatrique.

Pour ce dernier aspect, des précisions seront demandées quant aux objectifs du traitement, à ses modalités, à ses chances de succès ou au cadre à maintenir autour de l'individu. Des suggestions pourront être faites concernant l'indication d'un hébergement en milieu spécialisé, le recours à des ressources spécialisées comme celles qui sont axées sur des problématiques particulières telles la toxicomanie ou la séropositivité. Le psychiatre se gardera bien de se prononcer sur la peine à imposer, celle-ci relevant du tribunal, mais prévoira plutôt les mesures thérapeutiques indiquées selon les diverses possibilités de condamnation. Le rapport sera parfois demandé pour confirmer l'impression du tribunal quant à l'absence d'un problème psychiatrique susceptible d'avoir influé sur la dynamique délictuelle ou de se répercuter sur le parcours ultérieur de l'accusé.

Le contenu du rapport de l'évaluation psychiatrique présentencielle est présenté dans le tableau 32.1. Tous les éléments de l'histoire longitudinale pouvant illustrer la dynamique délictuelle doivent être rapportés. La description de la dynamique délictuelle fait l'objet de la conclusion. Les recommandations portent sur le plan d'intervention préconisé, sur la pertinence d'un suivi psychiatrique et sur les mesures à adopter dans l'encadrement de l'individu dans la communauté, et doivent tenir compte des prévisions quant au comportement de l'individu, en particulier de la possibilité de récidive criminelle.

Selon Arboleda-Florès et Deynaka (1999), la cour va généralement dans le sens des recommandations formulées en faveur d'un traitement dans la communauté, surtout si le plan d'intervention est bien étoffé et que la sécurité de l'entourage est préservée. Cela implique généralement un traitement psychiatrique en clinique externe, par une équipe multidisciplinaire en lien avec le représentant légal désigné en fonction de la sentence. Les limites de la confidentialité entre l'équipe traitante et ce dernier, par exemple un agent de probation, doivent être expliquées au patient dès le début de son traitement, notamment en ce qui concerne la nécessité d'informer le représentant s'il omet de se présenter à plusieurs rendez-vous à la clinique externe, dans un contexte de suivi.

32.2.3 Modification du Code criminel

La nouvelle partie XX.1 du Code criminel, intitulée « Troubles mentaux », est entrée en vigueur le 4 février 1992, quelques mois après que la Cour suprême du Canada a établi, dans l'arrêt Swain (R. c. Swain, 1991), que certains articles étaient inconstitutionnels.

M. Swain était accusé de voies de fait et de voies de fait graves à l'endroit de sa conjointe et de ses deux jeunes enfants. Après avoir suivi un traitement psychiatrique en milieu hospitalier, il a été remis en liberté sous caution, car son état clinique s'était suffisamment amélioré pour que le tribunal estime qu'il ne représentait pas un risque significatif de violence pour son entourage. Par la suite, pendant le procès, le procureur de la Couronne a soulevé la question de la responsabilité criminelle au moment du délit. Le verdict d'acquittement pour aliénation mentale a été retenu, malgré l'opposition de l'accusé qui ne voulait pas que son état mental soit remis en question. Il a ensuite été hospitalisé, en vertu du système des mandats du lieutenant-gouverneur, et il a interjeté appel auprès de la Cour d'appel de l'Ontario, puis de la Cour suprême. Cette dernière a déterminé que les dispositions de la loi relatives à l'aliénation mentale était inconstitutionnelles, parce que l'aliénation mentale invoquée par la Couronne avait été retenue, malgré le fait que l'accusé n'était pas d'accord, le privant ainsi de son droit de mener sa défense à sa guise. De plus, M. Swain avait été placé sous garde stricte à l'hôpital dès que le verdict d'acquittement pour cause d'aliénation mentale avait été prononcé, alors qu'il se trouvait en liberté jusque-là, le niveau de dangerosité qu'il présentait ne justifiant plus un séjour à l'hôpital. Comme aucune audition n'avait été tenue pour évaluer au préalable sa dangerosité, l'ordonnance a été qualifiée d'arbitraire par la Cour suprême, du fait de sa durée indéterminée.

Divers changements sont survenus à la suite de la mise en application des modifications du Code criminel en ce qui concerne les troubles mentaux. Une période d'adaptation a été nécessaire aux psychiatres et aux juristes avant de mieux saisir toutes les répercussions de cette nouvelle loi qui encadre les ordonnances d'évaluation, ainsi que les verdicts d'inaptitude à comparaître et de non-responsabilité criminelle. Les conséquences les plus évidentes se sont fait sentir dans la formalisation des procédures et dans l'utilisation de la notion de dangerosité comme critère central de décision quant au type d'encadrement à privilégier. Selon Glancy et Bradford (1999), ces modifications ont permis de moderniser le langage utilisé dans le Code criminel et ont établi de nombreuses balises pour protéger les droits de l'accusé.

Les termes « ordonnance de la commission d'examen » (ou Tribunal administratif) ont remplacé l'ancienne appellation d'« ordonnance du lieutenant-gouverneur ». Cela correspond à une confirmation de l'autorité du tribunal et à son affranchissement d'influences politiques potentielles. En plus de changements dans ses pouvoirs, la commission d'examen a vu sa composition être changée. Auparavant, deux psychiatres devaient y siéger. Désormais, au moins un psychiatre doit participer aux auditions de cette instance.

Selon Greenberg et Gratzer (1994), trois changements principaux découlent des nouvelles dispositions du Code criminel relatives aux troubles mentaux :
- les droits des accusés souffrant de troubles mentaux sont mieux respectés ;
- le Tribunal administratif doit prendre la décision la moins coercitive ; cela entraîne donc des remises en liberté plus rapides que par le passé dans plusieurs cas ;
- les services de psychiatrie légale seront probablement appelés à intervenir plus souvent qu'auparavant.

À propos de ce dernier point, il est utile de préciser qu'au Québec la plupart des centres hospitaliers ont été inscrits dans la liste des hôpitaux désignés pour évaluer et traiter des patients dans le contexte de cette loi, alors que, dans les autres provinces canadiennes, la liste est beaucoup plus restreinte, se limitant généralement aux hôpitaux psychiatriques ou aux hôpitaux dotés d'un service de psychiatrie légale.

32.2.4 Ordonnances du Tribunal administratif

Auditions

À l'audition tenue par le Tribunal administratif, la personne qui fait l'objet de l'ordonnance pour inaptitude à comparaître ou pour non-responsabilité criminelle pour cause de troubles mentaux est présente pendant toute la durée de la séance, à moins que le président ne l'exclue parce que son comportement est dérangeant ou que sa présence est susceptible d'être préjudiciable à sa santé ou à la sécurité d'un tiers. Plusieurs personnes peuvent intervenir au cours de l'audition devant le Tribunal administratif. En effet, le paragraphe (11) de l'article 672.5 du Code criminel stipule que :

> Toute partie peut présenter des éléments de preuve, faire des observations, oralement ou par écrit, appeler des témoins et contre-interroger les témoins que les autres parties ont appelés et, si un rapport d'évaluation a été présenté par écrit au tribunal ou [au Tribunal administratif], peut après en avoir demandé l'autorisation en contre-interroger l'auteur.

Le choix des personnes à faire entendre à l'audition relève des parties en cause. Cependant, le Code criminel précise que :

> Une partie ne peut ordonner la présence d'un témoin à l'audition, mais peut demander au tribunal ou au président [du Tribunal administratif] de le faire. (Code criminel, art. 672.5[12].)

Les décisions du Tribunal administratif se prennent à la majorité des membres présents. Les décisions peuvent faire l'objet de délibérations. Elles sont rendues au moment de l'audition si elles peuvent se prendre sans difficulté et si elles doivent être rendues sans délai. Si un délai s'avère nécessaire, la décision antérieure reste en vigueur jusqu'à ce que la nouvelle décision soit rendue.

Les auditions ont lieu de la façon la plus informelle possible. Il est cependant à souligner qu'elles sont totalement enregistrées au cas où l'accusé déciderait d'interjeter appel. Le patient qui fait l'objet d'une ordonnance du Tribunal administratif à la suite d'un verdict d'inaptitude à comparaître ou de non-responsabilité criminelle et toutes les parties en cause ont le droit d'être représentés par un avocat. Lorsqu'il s'agit d'une ordonnance liée à l'inaptitude à comparaître, le Code criminel exige que l'accusé soit représenté par un avocat.

Toute décision rendue par le Tribunal administratif peut faire l'objet d'un appel à la Cour d'appel du Québec, sur un point de droit ou de fait ou les deux,

Psychiatrie clinique : une approche bio-psycho-sociale

la demande devant être formulée dans les 15 jours suivant la réception de la décision.

Ordonnances du Tribunal administratif à la suite d'un verdict d'inaptitude à subir son procès

Si un accusé a été déclaré inapte à subir son procès, le Tribunal administratif devra, lors de l'audition, déterminer si l'individu est devenu apte à subir son procès. Si tel est le cas, le Tribunal administratif ordonne le renvoi de l'accusé devant la cour afin que celle-ci se prononce sur son aptitude à subir son procès. Il peut assortir sa décision d'une prescription pour que l'accusé soit maintenu en détention à l'hôpital jusqu'à ce que le juge confirme son aptitude, s'il a des motifs de croire que l'accusé deviendra inapte à subir son procès s'il est mis en liberté. Si le juge conclut à l'aptitude, la preuve se faisant selon la prépondérance des probabilités, les procédures judiciaires reprennent leur cours.

L'ordonnance du Tribunal administratif à la suite d'un verdict d'inaptitude à subir son procès est maintenue tant que l'accusé n'est pas trouvé apte par le Tribunal administratif. La cour doit cependant réexaminer les éléments de preuve relativement à l'accusation au plus tard deux ans après le verdict d'inaptitude, et tous les deux ans par la suite, pour déterminer s'il en existe toujours suffisamment pour ordonner que l'accusé subisse son procès. Si les preuves ne suffisent plus, l'accusé est acquitté.

Ordonnances du Tribunal administratif à la suite d'un verdict de non-responsabilité criminelle pour cause de troubles mentaux

La première audition devant le Tribunal administratif doit avoir lieu au plus tard 45 jours après que le verdict de non-responsabilité criminelle pour cause de troubles mentaux a été prononcé, délai qui, dans certaines circonstances exceptionnelles, pourra être prolongé jusqu'à 90 jours. Le psychiatre traitant fait alors des recommandations fondées sur des arguments cliniques au regard de la dangerosité du patient, compte tenu des trois dispositions que renferme l'article 672.54 du Code criminel précédemment cité. Le Tribunal administratif rend une décision après une période de délibération variant entre quelques minutes et quelques semaines. Le traitement doit ensuite s'appliquer à l'intérieur du cadre défini par le Tribunal administratif qui révise sa décision tous les ans. Celui-ci est ainsi tenu de rencontrer au moins une fois par année par la suite l'individu qui fait l'objet d'une ordonnance.

Le Tribunal administratif peut également, « en tout temps, tenir une audition à la demande de l'accusé ou de toute autre partie » (Code criminel, art. 672.82[1]).

Selon les paragraphes (2) et (3) de l'article 672.81 du Code criminel, le Tribunal administratif doit aussi tenir une audition :

(2) [...] le plus tôt possible après qu'[il] est avis[é] que la personne responsable du lieu où l'accusé est détenu ou doit se présenter :

a) soit a procédé à un resserrement des privations de liberté de celui-ci pendant une période supérieure à sept jours ;

b) soit demande la révision de l'ordonnance [de détention].

(3) [...] dès que possible après qu'[il] est inform[é] qu'une peine d'emprisonnement lui [à l'accusé] a été infligée à l'égard d'une autre infraction.

Dans le cas où l'accusé fait l'objet d'une peine d'emprisonnement pour une autre infraction, situation prévue au paragraphe (3) de l'article 672.81 du Code criminel cité ci-dessus, la question du lieu de détention se pose, l'individu étant devenu « à double statut », c'est-à-dire sous le coup d'une peine d'emprisonnement et d'une ordonnance du Tribunal administratif à la suite d'un verdict de non-responsabilité criminelle. Celui-ci doit donc déterminer si l'état mental de l'individu permet un séjour en prison. Par la suite, à la fin de la période d'incarcération, le Tribunal administratif devra déterminer les modalités de l'ordonnance instaurée à la suite d'un verdict de non-responsabilité criminelle pour cause de troubles mentaux.

L'ordonnance du Tribunal administratif liée à la non-responsabilité criminelle ne constitue pas une ordonnance de traitement. Si le patient qui en fait l'objet refuse le traitement proposé, les modalités prévues afin d'obtenir l'autorisation du tribunal de traiter un patient contre son gré s'appliquent. Si, par ailleurs, le fait de cesser le traitement entraîne une détérioration de son état mental avec une augmentation de sa dangerosité envers l'entourage, le patient devra alors être revu par le Tribunal administratif qui aura à déterminer si les conditions de l'ordonnance doivent être resserrées, avec, par exemple, un retour à l'hôpital en vertu d'une ordonnance de détention.

Rapport psychiatrique préparé pour l'audition du Tribunal administratif

Le contenu du rapport destiné au Tribunal administratif est résumé dans le tableau 32.1. Un rapport psychiatrique doit être préparé pour chaque audition que tient ce tribunal sur les cas d'inaptitude à comparaître ou de non-responsabilité criminelle. Dans les cas d'inaptitude, les informations fournies seront plus restreintes et s'apparenteront au contenu du rapport de l'évaluation de l'aptitude à subir un procès. Dans les cas d'ordonnance à la suite d'un verdict de non-responsabilité criminelle pour cause de troubles mentaux, le rapport sera beaucoup plus détaillé, particulièrement pour la première audition, car il doit alors faire état des éléments de l'histoire personnelle, tandis que les rapports suivants ne reprendront les informations qu'à partir de la dernière séance du Tribunal administratif. Dans la conclusion, deux éléments sont cruciaux : l'évaluation de la dangerosité (qui peut d'ailleurs faire l'objet d'une rubrique à part) et le plan de traitement envisagé. Les recommandations portent sur le maintien ou non de l'ordonnance, sur son assouplissement ou ses restrictions, sur des changements possibles dans les modalités d'application ou dans les conditions de libération et sur la pertinence d'obtenir une délégation de pouvoir. La loi prévoit en effet que le Tribunal administratif, dans certains cas, « [...] peut déléguer au responsable de l'hôpital le pouvoir d'assouplir ou de resserrer les privations de liberté de l'accusé... » (Code criminel, art. 672.56[1]).

L'audition du Tribunal administratif est l'occasion d'une réévaluation annuelle globale de l'évolution pour le patient et l'équipe traitante. Le patient et son avocat peuvent, s'ils le demandent, obtenir à l'avance une copie du rapport présenté au Tribunal administratif. Mais même si une telle requête n'est pas formulée, le patient sera avisé du contenu du rapport et des orientations préconisées. Si celles-ci ne lui conviennent pas, il est encouragé à faire valoir les raisons de sa divergence d'opinion à l'audition. Cela appuie la démarche d'autonomisation du patient et favorise sa responsabilité dans son traitement. Dans des situations très antagoniques, le Tribunal administratif définira le cadre du traitement en fonction des éléments qui lui sont présentés. L'équipe traitante et le patient devront ensuite articuler le traitement à l'intérieur des modalités prévues. Les dissensions portent souvent sur le maintien ou non de l'hospitalisation, sur les conditions de la prise en charge en externe, sur le maintien ou non de l'ordonnance, le patient ayant généralement tendance à demander un assouplissement du cadre plus rapidement que le psychiatre traitant.

Un arrêt récent de la Cour suprême (Winco c. Colombie-Britannique, 1999) a statué que le patient n'a pas le fardeau de la preuve qu'il n'est pas dangereux. En conséquence, si le Tribunal administratif n'est pas totalement convaincu de la dangerosité du patient, il doit le libérer inconditionnellement. Ce jugement de la Cour suprême implique que l'évaluation de la dangerosité du patient présentée au Tribunal administratif soit rigoureuse et très bien étayée.

32.3 LE PSYCHIATRE EN TANT QU'EXPERT

De nos jours, les psychiatres sont souvent sollicités directement par leurs patients ou par des tiers avec l'autorisation du patient d'envoyer des rapports d'évaluation à divers organismes, publics ou privés (Commission de la santé et de la sécurité du travail [CSST], ministère de la Solidarité sociale, compagnies d'assurances). Le psychiatre est sollicité en tant que médecin traitant. Il ne s'agit donc pas de rapports d'expertise, mais les documents peuvent influer sur les décisions judiciaires.

Il est évident que le psychiatre traitant qui cherche à agir dans les meilleurs intérêts de son patient peut se trouver quelque peu piégé par ces demandes de rapports, mais il est essentiel qu'il demeure le plus objectif possible dans la rédaction des rapports destinés à des tiers afin d'éviter la complaisance qui contreviendrait au Code de déontologie du Collège des médecins du Québec.

Le psychiatre traitant devrait, autant que possible, éviter d'agir en tant qu'expert parce que la relation entre le médecin et la personne évaluée est différente de la relation qui existe entre le médecin traitant et son patient. Le rôle de l'expert est d'éclairer le tribunal pour qu'il puisse rendre justice et non pas d'agir dans les meilleurs intérêts du malade. C'est d'ailleurs le tribunal qui reconnaît ou non les qualités d'expert du médecin qui présente son rapport, avant même son témoignage.

Il faut signaler que le rôle du psychiatre expert est différent de celui de l'avocat qui représente la partie en cause. Ce dernier devra agir dans les meilleurs intérêts de son client. Souvent, l'avocat tâche d'obtenir ce que son client lui demande, ce qui n'est pas toujours dans le meilleur intérêt du patient selon le point de vue du psychiatre. Par exemple, l'avocat (qui se préoccupe de liberté) peut essayer de faire libérer son client qui veut interrompre ses traitements, alors que le psychiatre (qui se préoccupe de santé) est plutôt d'avis qu'il aurait besoin de soins. En cour, à la suite de l'examen de la personne en cause et de l'étude des dossiers qui lui ont été transmis, le psychiatre expert se doit d'exposer les faits qu'il a recueillis et d'expliquer son opinion pour éclairer les juges, les arbitres ou les jurés de sorte qu'ils puissent rendre des décisions justes et équitables.

Il y a donc obligation d'impartialité pour l'expert, ce qui n'est pas le cas pour l'avocat. D'ailleurs, l'avocat, qui généralement retient les services de l'expert, n'utilisera pas son rapport et son témoignage s'ils ne sont pas utiles ou favorables à la cause qu'il représente. Une cause portant sur la confidentialité des informations obtenues par un psychiatre dans le contexte d'une expertise non retenue par le demandeur de l'évaluation a récemment fait jurisprudence (Smith c. Jones, 1999). Le psychiatre impliqué dans cette évaluation, sachant que son rapport ne serait pas porté à l'attention de la cour, a obtenu l'autorisation légale de dévoiler les informations obtenues en lien avec la dangerosité de la personne qu'il avait évaluée, estimant le risque très important pour la sécurité du public.

Le psychiatre expert est généralement retenu par une des parties dans un litige, par exemple le procureur de la Couronne ou de la défense dans les causes criminelles, la partie plaignante ou défenderesse dans les causes civiles. Au Québec comme dans le reste du Canada, il est très rare que le tribunal retienne les services d'un expert. Pour qu'un psychiatre témoigne comme expert, il faut que son expertise soit reconnue par le tribunal pour chaque cause dans laquelle il est engagé. Généralement, avant de témoigner devant le tribunal, le psychiatre doit avoir examiné la personne et rédigé un rapport qui sera à la base de son témoignage si le litige doit aboutir à un procès. La seule exception a trait à l'expertise sur la capacité de tester d'une personne qui est décédée et qu'il ne peut évidemment pas examiner. L'expertise se fait alors d'après les dossiers médicaux et les informations qui lui ont été fournies.

Récemment, le Collège des médecins du Québec s'est penché sur la problématique liée à l'expertise médicale et a énoncé des lignes directrices dans un document intitulé *Le médecin en tant qu'expert: aspects déontologiques et réglementaires* (Bureau du syndic, Service d'inspection professionnelle, 1997). Selon ce document, en ce qui concerne les qualifications et la formation, la reconnaissance du médecin en tant qu'expert repose principalement sur la démonstration de sa compétence dans sa spécialité, démonstration qui fait appel aux diplômes obtenus, aux publications et à l'expérience clinique.

Il est aussi demandé au médecin expert de connaître le cadre juridique dans lequel l'expertise s'avère nécessaire. Il se doit aussi de respecter la personne soumise à l'expertise tout en reconnaissant que la relation entre lui et celle-ci est différente de la relation médecin-patient. Le psychiatre doit donc expliquer clairement sa fonction, l'objet de son évaluation et les limites de son intervention. Il est utile de mentionner dans le rapport d'évaluation, généralement sous la rubrique « contexte de l'évaluation », que cette explication a été donnée.

De plus, le rapport écrit de l'expertise doit être le reflet d'une anamnèse minutieuse, d'un examen exhaustif et d'un raisonnement logique qui s'appuie sur des éléments objectifs. L'expert doit émettre son opinion et ses interprétations en les appuyant sur des explications détaillées. Habituellement, le médecin expert ne doit pas jouer le rôle de décideur et doit plutôt fournir des informations de nature médicale permettant d'éclairer l'instance juridique décisionnelle. Il doit s'abstenir de toute révélation ou interprétation non pertinente par rapport à l'objet de l'expertise, par exemple l'orientation sexuelle de la personne examinée, si une telle information n'est pas pertinente au regard du litige.

Il faut noter que le document du Collège des médecins du Québec souligne que l'expertise psychiatrique doit se pencher sur le développement bio-psycho-social de la personne examinée, surtout si un diagnostic de trouble de la personnalité est établi. Dans le champ de la psychiatrie légale, tout comme en psychiatrie générale, les dimensions éthiques doivent aussi être prises en considération.

*
* *

En psychiatrie légale, le psychiatre doit être conscient du fait que son évaluation peut avoir de graves conséquences sociales pour le patient, touchant sa liberté, son autonomie, ses relations avec sa famille, sa vie professionnelle, ses revenus et la jouissance de ses biens.

Le psychiatre doit donc être soucieux de son développement professionnel continu, afin de maintenir ses compétences cliniques. Il doit aussi connaître la jurisprudence récente pour pouvoir saisir les éléments qui ont influencé les décisions judiciaires dans des situations semblables à celles qu'il évalue. Dans le système adversatif qui caractérise les tribunaux, son intégrité, son impartialité et sa rigueur seront quelquefois remises en question par l'autre partie. Il doit donc pouvoir aisément faire la preuve qu'il a effectué son travail dans les règles de l'art. Le psychiatre qui agira comme expert dans un litige doit être conscient de son rôle, qui consiste à éclairer le tribunal, et garder à l'esprit que les opinions qu'il émet ont des conséquences significatives pour l'intimé ou l'accusé, mais aussi pour la justice rendue dans un pays de droit.

La littérature des dernières années soulève plusieurs questions sur le lien entre la violence et la maladie mentale. Par exemple, quels patients atteints d'un trouble psychiatrique sont plus violents que leurs semblables non malades parmi la population ? Dans ce contexte, le système de santé et le système judiciaire doivent se pencher sur la philosophie qui sous-tend les décisions judiciaires. Les notions de responsabilisation, de qualité de vie, de consentement éclairé jouent toutes un rôle important dans l'orientation à privilégier entre la criminalisation ou la décriminalisation des actes commis par les malades mentaux.

Les lois qui interviennent dans les cas de maladie mentale sont complexes et les aspects légaux font de plus en plus intrusion dans la pratique clinique, à un point tel que Talbott (2000) parle de «l'"avocatisation" de la santé mentale américaine» (traduction libre de *the lawyerization of American mental health*). Malgré tout, il demeure possible de faire un bon travail clinique, en respectant les droits et libertés des malades, tout en tenant compte de leurs besoins (Dietz, 1996).

Bibliographie

ARBOLEDA-FLORÈS, J., et DEYNAKA, C.J.
1999   *Forensic Psychiatric Evidence,* Toronto, Butterworths.

BUREAU DU SYNDIC, SERVICE D'INSPECTION PROFESSIONNELLE
1997   *Le médecin en tant qu'expert: aspects déontologiques et réglementaires,* Montréal, Collège des médecins du Québec.

CHAIMOWITZ, G.A., et FERENCZ, J.
1999   «Cost savings associated with fitness-to-stand-trial assessments in detention centres: A pilot program», *Can. J. Psychiatry,* vol. 44, n° 8, p. 808-810.

CONSEIL DE RECHERCHES MÉDICALES DU CANADA, CONSEIL DE RECHERCHES EN SCIENCES NATURELLES ET EN GÉNIE DU CANADA et CONSEIL DE RECHERCHES EN SCIENCES HUMAINES DU CANADA
1998   *Éthique de la recherche avec des êtres humains,* Canada.

COUR SUPRÊME DU CANADA
   Smith c. Jones (1999) R.C.S. 445.
   R. c. Daviault (1994) 3 R.C.S. 63, 93 C.C.C. (3d) 21, 33 C.R. (4th) 165, J.E. 94-1531.
   R. c. Swain (1991) 1 R.C.S. 933, 63 C.C.C. (3d) 481, J.E. 91-765, 5 C.R. (4th) 253.
   R. c. Chaulk (1990) 3 R.C.S. 1303, (1991) 62 C.C.C. (3d) 193, 2C.R. (4th) 1, R.J.P.Q. 91-170.
   Winco c. Colombie-Britannique (Forensic Psychiatric Institute) (1999) 2 R.C.S., 25856.

DIETZ, P.E.
1996   «The quest for excellence in forensic psychiatry», *Bull. Acad. Psychiatry Law,* vol. 24, n° 2, p. 153-163.

GLANCY, G.D., et BRADFORD, J.M.W.
1999   «Canadian landmark case: Regina v. Swain: Translating M'Naughton into twentieth century Canadian», *J. Am. Acad. Psychiatry Law,* vol. 27, n° 2, p. 301-307.

GOUVERNEMENT DU QUÉBEC
1994   *Code Civil du Québec,* Cowansville (Québec), Éditions Yvon Blais.

GREENBERG, D.M., et GRATZER, T.G.
1994   «Les répercussions de la Charte des droits et libertés sur les dispositions du Code criminel relatives aux troubles mentaux», *Santé mentale au Canada,* vol. 42, n° 1, p. 7-10.

GRUNBERG, F.
1986   «Reflexion on the specificity of psychiatry», *Can. J. Psychiatry,* vol. 31, n° 9, p. 799-805.

LALONDE, P., et GRUNBERG, F. (sous la dir. de)
1988 *Psychiatrie clinique: approche bio-psycho-sociale*, Boucherville (Québec), Gaëtan Morin Éditeur.

SWAMINATH, R.S., et coll.
1993 « A review of the amendments to the Criminal Code of Canada (Mental Disorder) », *Can. J. Psychiatry,* vol. 38, n° 8, p. 567-570.

TALBOTT, J.A.
2000 « The lawyerization of American mental health », *Psychiatr. Serv.,* vol. 51, n° 2, p. 153.

WHITTEMORE, K.E., et OGLOFF, J.R.P.
1994 « Fitness and competency issues in Canadian criminal courts: Elucidating the standards for mental health professionals », *Can. J. Psychiatry,* vol. 39, n° 4, p. 198-210.

Lectures complémentaires

GOUVERNEMENT DU QUÉBEC
1992 *Troubles mentaux (Guide d'utilisation),* Québec, ministère de la Justice, Direction générale des affaires criminelles et pénales.

GRUNBERG, F.
1997 « Troubles mentaux et responsabilité pénale au Québec », dans T. Albernhe (sous la dir. de), *Criminologie et psychiatrie,* Paris, Ellipses, p. 709-712.

GUTHEIL, T.G.
1999 « A confusion of tongues: Competence, insanity, psychiatry, and the law », *Psychiatr. Serv.,* vol. 50, n° 6, p. 767-773.

SHEEHY, E.
1996 « The intoxication defense in Canada: Why women should care », *Contemporary Drug Problems,* vol. 23, n° 4, p. 595-630.

CHAPITRE 33

Psychiatrie légale en France

CAROL JONAS, M.D., J.D.
Psychiatre des hôpitaux au Centre hospitalier universitaire de Tours

PLAN

33.1 Consentement et obligation de soins
    33.1.1 Principe du consentement éclairé
    33.1.2 Obligation de soins pour le malade mental : la loi du 27 juin 1990
        • *Principes* • *Critères d'hospitalisation* • *Modalités d'application de l'obligation de soins* • *Garanties pour le patient*
    33.1.3 Obligation de soins pour l'alcoolique : la loi du 15 avril 1954
        • *Principes* • *Modalités d'application* • *Garanties pour le sujet*
    33.1.4 Obligation de soins pour le toxicomane : la loi du 31 décembre 1970
        • *Principes* • *Modalités d'application* • *Garanties pour le toxicomane*
    33.1.5 Consentement renforcé : la recherche biomédicale
        • *Principes* • *Modalités pratiques d'application* • *Garanties*

33.2 Psychiatrie et code civil
    33.2.1 Protection juridique du malade mental : la loi du 3 janvier 1968 portant réforme du droit des incapables majeurs
        • *Considérations générales* • *Personnes protégées* • *Régimes de protection*
    33.2.2 Protection spéciale en cas de divorce
        • *Divorce pour rupture de la vie commune* • *Divorce d'un incapable majeur*

33.3 Psychiatrie et code pénal
    33.3.1 Règle du secret médical
        • *Principes et textes applicables* • *Interprétations jurisprudentielles* • *Dérogations*
    33.3.2 Règle de l'assistance à personne en péril
        • *Principes et textes applicables* • *Interprétations jurisprudentielles*
    33.3.3 Irresponsabilité pénale pour cause de maladie mentale
        • *Principes* • *Textes applicables* • *Conséquences*

Bibliographie

La psychiatrie légale en France s'entend des règles juridiques s'appliquant aux psychiatres, mais aussi de celles auxquelles il doit faire appel dans sa pratique quotidienne.

Le médecin français, comme tout citoyen, doit respecter des règles de droit dans ses rapports avec les tiers et avec l'État. Ce dernier a érigé en contravention délit ou crime les actions nuisibles à la société et prescrit les peines qui seront imposées au sujet ayant commis une infraction à la loi. Ces différents éléments sont contenus dans le Code pénal. Les rapports entre personnes dans la vie courante sont définis dans le Code civil. Enfin, des lois spécifiques contenues dans un code de la santé publique intéressent le maintien de la santé.

Les rapports entre le médecin et son patient sont d'abord fondés sur la nécessité d'un consentement avant la réalisation de tout acte de soins. Dans le principe, le psychiatre n'échappe pas à cette obligation. Cependant, il soigne des maladies caractérisées parfois par l'incapacité à connaître, à vouloir, à décider. De ce fait, un certain nombre de dérogations ont été établies qui intéressent presque exclusivement la pratique de la psychiatrie. Par ailleurs, le trouble mental peut avoir un retentissement majeur sur la capacité du patient en ce qui concerne tant la vie civile que certains actes réprimés par le Code pénal. Ce sont encore des particularités qu'il importe de connaître pour l'exercice de la psychiatrie.

Enfin, le psychiatre, comme tout médecin, est tenu de respecter le Code de déontologie médicale. Celui-ci résulte actuellement d'un décret du 6 septembre 1995. Le Code de déontologie s'impose au médecin vis-à-vis de ses confrères et peut être utilisé à son encontre par les juridictions professionnelles. Il peut aussi, dans certaines conditions, servir d'argument à ses patients ou aux tribunaux civils et pénaux.

Il n'est pas possible dans ce chapitre d'étudier avec précision toutes les règles de médecine légale ou de droit médical que le psychiatre doit respecter et encore moins toutes les compétences nécessaires à la pratique de la psychiatrie légale. On peut néanmoins ranger en trois sections un certain nombre d'informations :

- le consentement du patient et sa dérogation particulière, l'obligation de soins ;
- les textes du Code civil qui s'appliquent plus particulièrement à l'exercice de la psychiatrie ;
- les aspects du Code pénal applicables à la psychiatrie.

33.1 CONSENTEMENT ET OBLIGATION DE SOINS

33.1.1 Principe du consentement éclairé

En droit français, la relation médecin-malade est considérée comme un contrat. Néanmoins, il faut savoir que la médecine se pratique aussi bien en milieu privé qu'en hôpital public où le patient n'est pas cocontractant du médecin mais usager d'un service public. Toutefois, les principes dégagés en droit contractuel de la relation médecin-malade restent valables, notamment celui qui impose un consentement éclairé avant toute intervention médicale. Ce principe a été récemment confirmé dans une loi dite « bioéthique » du 29 juillet 1994 relative au respect du corps humain. Ainsi, en vertu de l'article 16.3 du nouveau Code civil :

> le consentement de l'intéressé doit être recueilli préalablement hors le cas où son état rend nécessaire une intervention thérapeutique à laquelle il n'est pas à même de consentir.

Bien avant cette date, ce principe avait été largement mis en évidence par la jurisprudence, soit dès la fin du 19e siècle. Il était apparu avant même que l'on définisse avec certitude que la relation médecin-malade était un contrat (arrêt Mercier du 20 mai 1936). La juxtaposition de ces constatations signifie que le consentement n'est pas seulement une nécessité du contrat, mais bien l'obligation particulière du respect du corps humain et de la liberté de chacun sur son corps. Le psychiatre ne peut pas y déroger en principe. Comme tout médecin, il est tenu de recueillir le consentement de son patient avant de lui donner des soins. Encore faut-il que ce consentement soit valide, et pour ce faire qu'il ait été correctement éclairé par une information de qualité.

Depuis 1997, la jurisprudence a considérablement évolué et impose aux médecins des obligations beaucoup plus précises. On retiendra d'ailleurs que la voie avait été tracée par la nouvelle rédaction du Code de déontologie résultant d'un décret du 6 septembre 1995. Dans un premier temps, les obligations nouvelles se sont appliquées aux médecins de pratique privée, car seule la cour de cassation avait modifié sa jurisprudence. Cependant, le 5 janvier 2000, le Conseil d'État s'est lui aussi engagé dans la même voie en des termes pratiquement identiques. On peut retenir que tous les médecins participant aux soins sont tenus à une obligation d'information. Celle-ci doit *a priori* être apportée au patient ou à ses proches, notamment si le malade est incapable de droit ou de fait. L'information doit porter sur l'état du patient et sur son évolution, sur les risques et les conséquences du traitement, sur les risques des investigations, ainsi que sur les traitements alternatifs. Elle doit, selon la nouvelle formule de la cour de cassation, du Conseil d'État et du Code de déontologie, être « loyale, claire et appropriée ». Elle doit porter sur *tous* les risques graves. L'information connaît cependant des limites qui sont constituées par l'urgence, le refus du patient d'être informé, mais aussi, ce qui s'applique tout particulièrement à la psychiatrie, l'impossibilité de donner une information pour raison thérapeutique. C'est le cas, par exemple, lorsque l'information peut entraîner plus d'inconvénients que le silence.

Il est maintenant bien admis que l'information peut être donnée par tous les moyens et n'a pas lieu obligatoirement d'être fournie par écrit, sauf lorsqu'une loi particulière l'impose. C'est notamment le cas en matière de recherche biomédicale et de don d'organes. En cas de litige, la charge de la preuve revient au médecin, ce qui donne un avantage au patient. Enfin, la situation concernant les conséquences du défaut d'information reste encore incertaine, malgré quelques décisions récentes. Il est admis qu'il s'agit d'une faute engageant la responsabilité du médecin ou de l'hôpital. La réparation de cette faute suppose néanmoins que soit démontré qu'elle a causé un préjudice au patient. Ce préjudice est alors réparé en s'appuyant sur la notion de perte de chance.

Lorsque l'intervention du médecin n'est pas justifiée par une nécessité thérapeutique immédiate, les conditions d'obtention du consentement et d'apport de l'information sont encore plus rigoureuses, comme, entre autres, dans le cas de la participation d'un patient atteint de troubles mentaux à la recherche biomédicale (voir la section 33.1.5).

En revanche, la maladie mentale peut générer un certain nombre de situations dans lesquelles le patient n'est pas conscient de l'utilité, voire de la nécessité, d'un traitement, ce qui peut avoir des conséquences graves sur sa propre santé ou sur celle des tiers et même sur leur sécurité. De ce fait, en France comme dans de nombreux autres pays, des lois spéciales ont été édictées visant à permettre la délivrance de soins sans le consentement du malade.

33.1.2 Obligation de soins pour le malade mental : la loi du 27 juin 1990

Principes

Le droit français, comme celui de nombreux autres pays, connaît des dérogations au consentement préalable liées à deux types de nécessités. Tout d'abord, certains sujets ne sont pas aptes à donner un consentement alors que des soins doivent être fournis parfois dans un délai très court afin de préserver leur santé : ce sont les situations d'urgence et de nécessité. Depuis très longtemps, le cas des malades mentaux est encadré par un texte juridique qui a le mérite à la fois de préciser les limites et les conditions de l'intervention médicale et de garantir la liberté du patient par le nécessaire respect d'un formalisme dont une phrase célèbre dit qu'il est « le frère jumeau de la liberté ».

L'autre dérogation ne s'intéresse plus à la préservation de la santé individuelle, mais à la protection de la santé générale, voire de la sécurité d'autrui et de l'ordre public. C'est dire que des impératifs collectifs sont alors considérés comme supérieurs aux nécessités individuelles et à la volonté du sujet.

Dès le 30 juin 1838, la France s'est dotée d'une loi formalisant les conditions d'application de ces deux dérogations. Elle permettait l'hospitalisation de patients sous le mode soit du placement volontaire (destiné à couvrir les cas du premier type de dérogation), soit du placement d'office (lorsque le patient était dangereux pour l'ordre public ou la sécurité des personnes).

À l'occasion du deuxième centenaire de la Révolution française, une énième réflexion s'est instaurée pour abroger cette loi que beaucoup jugeaient trop ancienne et, par conséquent, obsolète et dépassée. Les discussions parlementaires ont abouti à la loi n° 90.527 du 27 juin 1990 intitulée précisément Loi relative aux droits et à la protection des personnes hospitalisées en raison de troubles mentaux et à leurs conditions

Psychiatrie clinique : une approche bio-psycho-sociale

d'hospitalisation. Comme on le verra, ce texte maintient deux modes d'hospitalisation répondant grossièrement aux deux dérogations précitées.

Son intitulé montre cependant le soin pris à garantir les droits et libertés des sujets beaucoup plus qu'à favoriser précisément leurs conditions de soins. C'est la critique que font de nombreux psychiatres français.

Pour terminer sur les principes, il est utile de citer *in extenso* l'article L326.1 du Code de la santé publique qui est en fait un des tout premiers articles de la loi :

> Nul ne peut être, sans son consentement ou le cas échéant sans celui de son représentant légal, hospitalisé ou maintenu en hospitalisation dans un établissement accueillant des malades atteints de troubles mentaux hormis les cas prévus par la loi et notamment par le chapitre 3 du présent titre.
>
> Toute personne hospitalisée ou sa famille dispose du droit de s'adresser aux praticiens ou à l'équipe de santé mentale, publique ou privée, de son choix tant à l'intérieur qu'à l'extérieur du secteur psychiatrique correspondant à son lieu de résidence.

Critères d'hospitalisation

Deux modes d'hospitalisation sont prévus par la loi, répondant globalement aux dérogations classiques de nécessité d'un consentement préalable à une intervention médicale. Le premier est appelé maintenant hospitalisation sur demande d'un tiers (HDT) : il se justifie lorsqu'un patient n'est pas à même de consentir à des soins considérés comme nécessaires et justifiés. Le second mode d'hospitalisation est appelé maintenant hospitalisation d'office (HO) : il est prévu lorsque les patients présentent un degré de dangerosité important.

Critères pour l'hospitalisation sur demande d'un tiers

L'article L333 du Code de la santé publique fixe les critères pour l'HDT :

> Une personne atteinte de troubles mentaux ne peut être hospitalisée sans son consentement à la demande d'un tiers que si :
> 1. ses troubles rendent impossible son consentement ;
> 2. son état impose des soins immédiats assortis d'une surveillance constante en milieu hospitalier.

La condition d'application de cette dérogation est donc triple :

1. Il faut d'abord démontrer que le patient souffre d'un trouble mental rendant impossible son consentement. Malgré de nombreuses discussions, il n'a pour l'instant pas été précisé quels sont les symptômes et encore moins les syndromes ou les maladies qui classent le patient dans ce groupe. Chaque médecin en décide au cas par cas ;
2. L'état du patient doit par ailleurs exiger des soins immédiats, ce qui signifie, *a contrario*, que si aucun soin urgent n'est justifié, il n'y aurait pas lieu d'appliquer cette dérogation ;
3. Le trouble doit nécessiter une surveillance constante en milieu hospitalier.

Ces trois conditions sont cumulatives.

Critères pour une hospitalisation d'office

Selon l'article L342, l'HO est justifiée pour des personnes dont les troubles mentaux compromettent l'ordre public ou la sûreté des personnes. La condition est donc double :

1. Il faut qu'il existe un trouble mental avéré ;
2. Ce trouble doit compromettre l'ordre public ou la sûreté des personnes.

L'ordre public est une notion à trois volets comprenant la sécurité, la salubrité et la tranquillité publiques. Elle est vaste et relativement floue, ce qui peut permettre des cas assez extensifs d'application de la dérogation. La sûreté des personnes est relativement plus précise puisqu'il faut notamment, c'est évident, qu'une personne ait vu sa sécurité potentiellement atteinte par le comportement du sujet.

On remarquera que, dans cette situation, il n'existe pas de conditions concernant l'impossibilité d'un consentement.

Modalités d'application de l'obligation de soins

Les modalités d'application sont différentes pour l'HDT et pour l'HO. Afin d'en donner une vision synoptique, il convient de séparer les conditions qui président à l'admission du patient dans un service hospitalier et celles qui autorisent sa sortie.

Admission en hospitalisation sur demande d'un tiers

L'admission en HDT suppose que soient réunies les conditions de fond détaillées ci-dessus. En matière de forme, trois types de documents sont nécessaires:

- une pièce d'identité concernant le malade et une autre en rapport avec la personne qui demande l'hospitalisation;
- une demande d'hospitalisation formulée par un membre de la famille ou un tiers quelconque agissant dans l'intérêt du sujet, *à l'exception du personnel soignant* de l'établissement d'accueil;
- des certificats médicaux qui doivent en principe être au nombre de deux et concorder dans leurs conclusions. Ils doivent être circonstanciés, c'est-à-dire, en pratique, reprendre les critères régissant l'admission (consentement impossible, nécessité de soins immédiats, surveillance constante en milieu hospitalier). Ils doivent également décrire les symptômes qui justifient l'hospitalisation. Ces certificats doivent dater de moins de 15 jours et des conditions existent concernant la personne des rédacteurs:
    - l'un des médecins ne doit pas exercer dans l'établissement d'accueil (*a contrario,* cela signifie que l'un des deux au plus peut y exercer);
    - les médecins ne peuvent être parents ou alliés jusqu'au quatrième degré inclus, ni entre eux, ni du directeur de l'établissement d'accueil, ni du malade, ni du demandeur de l'hospitalisation.

Cette procédure a pu paraître un peu lourde et le législateur a prévu, à l'article 333.2 du Code de la santé publique, une procédure dite de péril imminent:

> À titre exceptionnel et en cas de péril imminent pour la santé du malade dûment constaté par le médecin, le directeur de l'établissement pourra prononcer l'admission au vu *d'un seul certificat* médical émanant éventuellement d'un médecin exerçant dans l'établissement d'accueil.

En cette occurrence, la rédaction du certificat est pratiquement identique à celle qui vient d'être décrite, mais le médecin doit ajouter qu'il existe un péril imminent pour la santé du malade.

Admission en hospitalisation d'office

Là encore deux types de situations peuvent se rencontrer selon l'importance de l'urgence, mais, contrairement à l'HDT, les situations les plus fréquentes sont celles où l'urgence est à son maximum. Ce dernier cas est réglé par l'article L343 du Code de la santé publique. Le critère d'application de cet article suppose la présence non seulement d'un trouble mental, mais également d'un danger imminent pour la sûreté des personnes (le seul trouble à l'ordre public est donc insuffisant pour permettre une hospitalisation dans ce cas).

Outre une pièce d'identité concernant le malade, il est nécessaire de fournir un arrêté du maire de la commune ou du commissaire de police à Paris. Enfin, un certificat médical est le plus souvent demandé, mais il peut, dans les cas les plus urgents, être remplacé par la simple « notoriété publique ». Lorsque le certificat médical est justifié, il n'est pas toujours nécessaire que le médecin ait rencontré le patient. Parfois un simple avis suffit lorsque le malade est particulièrement dangereux ou agité.

Dans le cas d'une HO qui ne fait pas suite à la constatation d'un danger imminent, les modalités d'hospitalisation sont un peu différentes (art. L342 du Code de la santé publique). Outre la pièce d'identité concernant le malade, c'est un arrêté préfectoral qui demandera cette hospitalisation. Un certificat médical est nécessaire, mettant en évidence l'existence de troubles mentaux compromettant l'« ordre public » ou « la sûreté des personnes ».

La loi ne prescrit pas de délai particulier pour ce certificat, mais la pratique recommande qu'il date de moins de 15 jours. Seuls sont exclus de la rédaction de ces certificats les psychiatres de l'établissement d'accueil. Tout autre médecin peut donc le rédiger.

Une procédure particulière est prévue pour les détenus ayant bénéficié d'un non-lieu pour irresponsabilité pénale (art. 122.1 du nouveau Code pénal). Lorsque l'état de ces sujets peut compromettre l'ordre public ou la sûreté des personnes, l'autorité judiciaire en avertit le préfet. Un avis médical doit être de nouveau donné portant sur l'état actuel du malade.

Modalités de sortie en cas d'hospitalisation sur demande d'un tiers

En principe, la sortie, prononcée par le directeur de l'hôpital, est consécutive à la rédaction, par le psychiatre du service, d'un certificat concluant à la levée de l'hospitalisation. Cependant, la loi a prévu d'autres modalités :

- absence d'un des certificats rendus obligatoires par la loi (voir ci-dessous) ;
- sur demande d'un certain nombre de personnes dont une hiérarchie a été organisée par l'article L339 du Code de la santé publique, ce qui permet de trancher lorsqu'un conflit existe entre différents membres de la famille ;
- décision du préfet si des informations lui montrent que les conditions de l'HDT ne sont plus réunies ;
- décision judiciaire même contre l'avis du médecin ou du préfet.

Modalités de sortie en matière d'hospitalisation d'office

Le principe est celui dit « du parallélisme des formes », qui est un principe de droit administratif français. La pièce la plus importante à l'occasion de l'admission est l'arrêté préfectoral ; il va donc falloir un nouvel arrêté abrogeant celui qui avait permis l'admission, en général consécutif à un certificat rédigé par le psychiatre traitant.

D'autres possibilités sont offertes par la loi de manière sensiblement parallèles à l'HDT :

- en l'absence d'un des certificats obligatoires ;
- sur décision du préfet ;
- sur décision judiciaire.

Une disposition particulière intéresse les patients hospitalisés d'office après application de l'article 122.1 du Code pénal. Dans ce cas, la sortie ne peut être autorisée que sur décision conforme de deux psychiatres n'appartenant pas à l'établissement et ayant examiné séparément le patient pour attester qu'il n'est plus dangereux pour lui-même ou pour autrui.

Sorties à l'essai

Prévues par une circulaire dès 1957, les sorties à l'essai ont été légalisées en 1990 : les patients sous le régime d'une HDT ou d'une HO peuvent en bénéficier dans une optique de réadaptation progressive à la vie sociale ; juridiquement, le sujet garde le même statut d'HDT ou d'HO, il reste sous la surveillance de l'équipe du secteur qui l'a pris en charge et peut être réintégré à l'hôpital à tout moment si son état le justifie.

Garanties pour le patient

Le texte de la loi du 27 juin 1990 est dérogatoire au droit commun et l'on a vu que le législateur a surtout voulu garantir la protection des libertés des patients plus que permettre leur traitement dans des conditions idéales. On comprend donc que ces garanties sont nombreuses et variées. Certaines sont conceptuelles mais néanmoins efficaces, d'autres sont très pratiques.

Les garanties conceptuelles reposent sur la rédaction même de la loi. Rappelons notamment l'article L326.1 qui précise *a priori* la nécessité d'un consentement et rappelle le libre choix du médecin. L'article L326.4 stipule que « tout protocole thérapeutique pratiqué en psychiatrie ne peut être mis en œuvre que dans le strict respect des règles déontologiques et éthiques en vigueur ». L'article L326.5 rappelle que le sujet qui sort de l'hôpital conserve la totalité de ses droits et devoirs de citoyen.

Surtout l'article L326.3 limite considérablement les restrictions à l'exercice des libertés individuelles durant l'hospitalisation. C'est ainsi que le patient doit être informé dès son admission de sa situation juridique et de ses droits et dispose en toute hypothèse du droit :

- de communiquer avec un certain nombre d'autorités (voir ci-dessous) ;
- de saisir la commission des hospitalisations psychiatriques (voir ci-dessous) ;
- de prendre conseil d'un médecin ou d'un avocat de son choix ;
- d'émettre ou de recevoir des courriers ;
- de consulter le règlement intérieur de l'établissement ;

- d'exercer son droit de vote ;
- de se livrer aux activités religieuses ou philosophiques de son choix.

D'autres garanties sont beaucoup plus concrètes et formalisées. C'est ainsi que sont prévus des contrôles par les différentes autorités que sont le procureur de la République, le préfet, le juge du tribunal d'instance, le président du Tribunal de grande instance et le maire de la commune. Par ailleurs a été créée depuis cette loi une commission départementale des hospitalisations psychiatriques qui vérifie régulièrement la conformité des hospitalisations sans consentement et peut saisir, si besoin est, le préfet ou la Justice.

Les garanties à la liberté du patient sont également assurées par un certain nombre de certificats qui doivent obligatoirement être rédigés à intervalles réguliers par le médecin du service où est hospitalisé le patient. Qu'il s'agisse d'une personne en HO ou en HDT, les certificats obligatoires sont globalement les mêmes à quelques minimes différences près : il y a d'abord un certificat de 24 heures qui, comme son nom l'indique, doit être rédigé dans la journée qui suit l'admission ; au bout de 15 jours, un certificat de quinzaine doit préciser l'état du malade et conclure à la nécessité du maintien de l'hospitalisation ou non ; enfin chaque mois doit ensuite être produit un certificat mensuel aboutissant au même type de conclusions. D'autres certificats peuvent être rédigés de manière facultative à tout moment pour demander une modification du statut du patient durant son hospitalisation (octroi de permissions, p. ex.) et, bien entendu, le médecin peut rédiger un certificat de sortie lorsqu'il le juge justifié.

Ces différents certificats sont transmis au directeur de l'établissement qui les envoie lui-même au préfet, à la commission des hospitalisations psychiatriques et au procureur de la République pour certains d'entre eux. Enfin, des transformations d'hospitalisations peuvent être réalisées dans des conditions de formalisme assez strictes.

Telle qu'elle se présente, cette loi est utilisée pour environ 10 % à 12 % des hospitalisations en milieu psychiatrique. Certains de ses aspects alourdissent les conditions de soins et sont décriés par la communauté psychiatrique, notamment l'obligation de deux certificats avant une admission en HDT, mais l'on se rend compte qu'un des mérites du texte est de garantir de manière très rigoureuse la liberté individuelle des patients.

33.1.3 Obligation de soins pour l'alcoolique : la loi du 15 avril 1954

Principes

La loi relative à l'obligation de soins pour l'alcoolique est avant tout destinée à protéger l'entourage des sujets qui, en raison de leur alcoolisme, sont présumés dangereux et inconscients de la gravité de leur trouble et de ses répercussions sociales. Elle vise à imposer des soins en milieu spécialisé. La loi prévoyait qu'un établissement de ce type serait implanté dans chaque département français, mais, à l'heure actuelle, il n'existe en fait qu'un seul établissement, ce qui montre en partie la faillite de ce texte et la difficulté de son application. Cette loi est typiquement une situation où il apparaît que l'intérêt général est supérieur à l'intérêt particulier.

Modalités d'application

La loi du 15 avril 1954 et son principal décret d'application du 11 mai 1955 ont été ultérieurement suivis par de nombreux autres textes destinés à protéger la population contre des alcooliques supposés dangereux.

La procédure qui conduit à une hospitalisation sans consentement est lourde, longue et rigoureuse. On peut la résumer en trois phases successives :

- la phase de *signalement*. Lorsque des présomptions existent quant à la dangerosité d'un sujet en raison de son alcoolisme, un signalement peut être fait à l'autorité sanitaire (la direction départementale de l'action sanitaire et sociale d'un département), permettant de déclencher la procédure. Ce signalement peut être effectué par l'autorité judiciaire à l'occasion de poursuites, par exemple après un accident de la route, par un travailleur social qui a connaissance de conditions d'existence perturbées de la famille ou de voisins du sujet et, enfin, par un médecin à condition qu'il exerce en milieu public. Dans ce cas, il est relevé de l'obligation au secret professionnel ;

Psychiatrie clinique : une approche bio-psycho-sociale

– la phase d'*enquête* et d'*examen,* parfois d'une durée importante. L'autorité sanitaire fait procéder, d'une part, à une enquête sociale approfondie et, de l'autre, à un examen médical réalisé par un médecin expert inscrit sur une liste spéciale. En principe, le sujet est tenu de se présenter à l'examen sous peine d'amende, mais bien souvent cette disposition n'est pas appliquée, ce qui paralyse déjà à ce niveau la procédure ;
– la phase de *décision*.

S'il existe un danger immédiat, les conclusions de l'enquête et de l'examen médical sont transmises au préfet qui peut décider d'une hospitalisation d'office dans les formes prévues par la loi du 27 juin 1990. C'est un cas très rare.

Si aucune urgence n'existe, on propose à l'alcoolique de se soigner en lui donnant l'adresse d'un dispensaire d'hygiène mentale ou d'un centre d'alcoologie. S'il refuse les soins ou si ceux-ci apparaissent particulièrement nécessaires, l'autorité sanitaire transmet le dossier à une commission médicale spéciale composée de trois médecins dont au moins un psychiatre. Le sujet doit comparaître devant cette commission, mais cette dernière peut prendre une décision en l'absence même de l'alcoolique, se fondant alors uniquement sur les pièces du dossier.

Lorsqu'il lui apparaît que des soins sont nécessaires et que le sujet les refuse, elle propose un placement de six mois, qui peut être renouvelé, dans un centre spécialisé. Le dossier est alors transmis au Tribunal de grande instance qui, en Chambre du conseil (ce qui signifie à huis clos), prononcera la sentence et l'obligation de soins d'une durée minimale de six mois. Les soins peuvent être prolongés. Il peut être également imposé au sujet de se rendre régulièrement en postcure auprès d'un médecin ou d'une équipe paramédicale pendant une durée déterminée.

Le tribunal peut aussi prononcer des mesures annexes, qui sont parfois efficaces, comme une saisie sur salaire, une interdiction d'emploi de sécurité dans le domaine public, l'interdiction d'obtenir un permis de chasse, voire la suspension d'un permis de conduire ou encore l'autorisation du conjoint et des enfants de résider séparément.

En pratique, cette procédure est donc longue et difficile et aboutit rarement à des résultats. Un seul établissement spécialisé de ce type a été créé en France (le Centre Louis Sevestre, à La Membrolle-sur-Choisille, près de Tours). Il ne reçoit chaque année que quelques cas dans les conditions précitées et travaille presque exclusivement avec des patients venus volontairement, parfois à la suite de l'insistance de leur entourage.

Garanties pour le sujet

La lourdeur et la complexité de la procédure, ainsi que l'intervention de l'autorité judiciaire pour imposer le placement, apportent toutes les garanties à la liberté individuelle. En revanche, la qualité de ces garanties va à l'encontre de l'intérêt de l'entourage souvent, et parfois d'une réalisation facile et rapide des soins.

Telle qu'elle existe, cette mesure est d'utilisation très diverse selon les régions françaises. On peut lui reconnaître malgré tout un effet incitatif pour un certain nombre de personnes alcooliques réputées dangereuses.

33.1.4 Obligation de soins pour le toxicomane : la loi du 31 décembre 1970

Principes

Dans tous les pays, la prise en charge du toxicomane, parmi les difficultés qu'elle soulève, pose un problème de santé publique et de politique pénale. Sur le plan de la santé publique, la question est de savoir comment entraver le développement de la toxicomanie et, sur le plan de la politique pénale, de décider à partir de quand une répression doit s'exercer sur le sujet.

La loi française a voulu choisir une voie médiane ménageant différents objectifs mais n'en choisissant aucun. C'est peut-être son inconvénient et les motifs d'une efficacité que beaucoup se plaisent à reconnaître insuffisante.

La loi du 31 décembre 1970 a souhaité prendre en compte à la fois des impératifs de santé publique, de liberté individuelle, de soins personnels et d'éventuelles sanctions.

Diverses procédures sont possibles qui visent *a priori* à favoriser les soins :

- Lorsqu'un sujet est consentant, le principe de la gratuité et de l'anonymat est destiné à soutenir sa volonté. On le comprend à travers la gratuité. L'anonymat est supposé favoriser la confiance du toxicomane dans l'institution qui le prendra en charge, puisqu'il sait qu'ainsi aucune dénonciation n'est possible, aucune saisie du dossier ou du fichier des malades soignés n'est efficace pour l'identifier ;
- À l'opposé, certains toxicomanes ne recherchent pas les soins et sont connus à l'occasion d'une procédure policière ou judiciaire. Le principe est alors, dans certains cas, de laisser le choix au sujet de se soigner ou non. Lorsqu'il accepte les soins, les poursuites judiciaires sont suspendues. On voit alors quelle pression s'exerce sur sa volonté et l'on peut considérer qu'il s'agit là d'un consentement aux soins sous influence. Il s'agit presque d'une alternative : la sanction ou les soins. Mais c'est souvent cette coercition qui amènera par la suite une participation active du toxicomane à ces soins.

Modalités d'application

La loi n° 70.1320 du 31 décembre 1970 est intégrée aux articles L355.14 et suivants du Code de la santé publique pour la partie sanitaire et aux articles L626 et suivants pour la partie répressive.

La loi prévoit trois situations différentes :

1. Lorsque le toxicomane se présente spontanément au service de cure ou à un médecin, il obtient la gratuité des soins, l'anonymat et peut ensuite (c'est paradoxal) demander un certificat nominatif lui permettant d'être libéré de poursuites pénales pour *usage* de stupéfiants, s'il s'agit de la première infraction ;
2. Lorsqu'un toxicomane est signalé par les services médicaux ou sociaux, le pivot des soins est l'autorité sanitaire (direction départementale des affaires sanitaires et sociales). Cette dernière fait procéder à une enquête à la suite de laquelle elle ordonne au sujet soit une surveillance médicale pratiquée dans un dispensaire d'hygiène sociale, un établissement agréé public ou privé et par un médecin choisi par le toxicomane, soit une cure de désintoxication dans un établissement agréé choisi par le toxicomane, ou désigné d'office par l'autorité sanitaire en cas de carence de ce dernier. C'est l'autorité sanitaire qui assure seule le contrôle de la réalité des soins ;
3. Lorsque le toxicomane est signalé par l'autorité judiciaire, il peut lui être proposé une cure de désintoxication ou une surveillance médicale comme dans le cas précédent, lesquelles ont l'intérêt d'aboutir à la suspension des poursuites pour *usage* de stupéfiants en cas d'acceptation du sujet. Il faut retenir que le procureur de la République ne suspend les poursuites que pour ce *seul* délit d'usage et non pour les délits éventuels de cession, de trafic et encore moins de fabrication.

Dans le cas où le toxicomane accepte les soins, un signalement est effectué à l'autorité sanitaire qui fait procéder à une enquête et à un examen médical et décide ensuite soit d'un placement dans un établissement agréé, soit d'une cure ambulatoire dans un centre agréé, en fonction de l'état du sujet. C'est l'autorité sanitaire qui contrôle la réalisation de la cure et en informe régulièrement le procureur de la République.

Garanties pour le toxicomane

Comme on le voit, la procédure ne prescrit aucune mesure contraignante. À toutes les étapes, le sujet a la possibilité de refuser les soins. Lorsqu'il a été signalé par des services médicaux ou sociaux, il n'existe pas de sanction particulière. Lorsque les soins lui ont été proposés par la justice, la sanction est la reprise des poursuites contre lui. C'est dire que sa liberté individuelle est totalement préservée et qu'il n'est jamais contraint de se traiter contre son gré.

Par ailleurs, s'il accepte les soins, nombreuses sont les situations où il peut lui-même choisir son centre, son établissement ou son médecin et, en tout cas, toujours décider avec ce dernier de la qualité même du traitement réalisé.

Il n'y a donc pas réellement obligation de soins dans le cas de la toxicomanie. Le principal reproche que l'on peut faire à la procédure est qu'elle mêle sanctions et soins, intérêt social et intérêt personnel. Cette confusion est manifestement très préjudiciable et explique probablement l'efficacité très moyenne de cette loi pour endiguer l'expansion de la toxicomanie en France.

Psychiatrie clinique : une approche bio-psycho-sociale

33.1.5 Consentement renforcé : la recherche biomédicale

Principes

La loi française qui date du 20 décembre 1988 (art. L209.1 et suivants du Code de la santé publique) est destinée à protéger les sujets qui acceptent de se prêter à la recherche. Ainsi, aucune recherche biomédicale ne peut être effectuée sur l'être humain si elle ne se fonde pas sur le dernier état des connaissances scientifiques, si le risque prévisible couru par les personnes qui se prêtent à la recherche est hors de proportion par rapport au bénéfice escompté et, enfin, si la recherche ne vise pas à étendre la connaissance scientifique de l'être humain (art. L209.2 du Code de la santé publique).

Par ailleurs, les recherches ne peuvent être menées que sous la direction et la surveillance d'un médecin justifiant d'une expérience appropriée et dans des conditions matérielles et techniques adaptées.

Un certain nombre de personnes sont particulièrement protégées, entre autres choses pour éviter que ne soient réalisées sur elles des recherches qui n'auraient pas un bénéfice individuel direct. Ce sont notamment les femmes enceintes ou allaitantes, les personnes privées de liberté et en particulier celles qui sont hospitalisées en HDT ou en HO, les mineurs et les majeurs protégés et réputés incapables (voir ci-dessous) ainsi que les malades séjournant dans un établissement sanitaire ou social (et, notamment, bien sûr, les hôpitaux) et les malades en situation d'urgence.

L'autre grand principe qui sous-tend la réalisation de telles recherches touche directement le consentement. En effet, la qualité de ce consentement doit être évaluée d'une manière beaucoup plus rigoureuse que dans la médecine de soins habituelle.

Le texte de loi précise que le consentement doit être libre, éclairé et exprès, ce qui suppose deux conditions :
- qu'il soit prononcé par écrit ;
- qu'il ne soit donné qu'après une information très précise, elle-même écrite.

La personne doit aussi être informée qu'elle peut à tout moment de la recherche retirer un consentement qu'elle avait donné.

Cette loi, qui s'applique à toutes les spécialités médicales, est particulière dans l'exercice de la psychiatrie en raison, notamment, de la difficulté d'obtenir un consentement parfaitement libre et éclairé pour un certain nombre de pathologies mentales, mais aussi parce que nombreux sont les patients qui bénéficient d'une protection renforcée du consentement.

Modalités pratiques d'application

Pendant longtemps, la France a vécu sa recherche biomédicale dans un vide juridique presque complet, n'appliquant que les déclarations internationales comme celles de Nuremberg ou d'Helsinki.

La loi n° 88.1138 du 20 décembre 1988 est venue combler le vide. Elle a été ensuite complétée par la loi 90.86 du 23 janvier 1990, puis par la loi 94.630 du 25 juillet 1994.

La loi précise les acteurs de la recherche : la personne physique ou morale qui prend l'initiative de celle-ci est nommée le promoteur, c'est elle qui a la responsabilité la plus lourde en cas de dommages ; le promoteur confie la réalisation de la recherche à plusieurs investigateurs et désigne parmi eux un investigateur coordonnateur.

Les conditions de la recherche, ses buts et ses modalités sont précisés dans un document que le promoteur doit soumettre à l'avis d'un comité consultatif de protection des personnes dans la recherche biomédicale (CCPPRB) ayant son siège dans la région où le promoteur exerce son activité. Il en est de même des informations qui seront données au patient avant son consentement.

Ces informations doivent porter sur l'objectif de la recherche, sa méthodologie et sa durée, ainsi que sur les bénéfices attendus, les contraintes et les risques prévisibles et, enfin, sur l'avis du CCPPRB. Ces différentes informations sont résumées dans un document remis à la personne dont le consentement est sollicité.

Le consentement est donné par écrit ou, en cas d'impossibilité, attesté par un tiers qui doit être totalement indépendant de l'investigateur et du promoteur.

Ce n'est qu'à titre exceptionnel, lorsque, dans l'intérêt d'une personne malade, le diagnostic de sa maladie ne peut lui être révélé, que l'investigateur peut, dans le respect de sa confiance, taire certaines informations liées à ce diagnostic.

Lorsqu'une personne est privée de liberté, notamment par une hospitalisation d'office ou une hospitalisation sur demande d'un tiers, il ne peut lui être proposé qu'une recherche ayant « un bénéfice direct et majeur pour sa santé ».

Le psychiatre est également intéressé par les dispositions protectrices concernant les majeurs protégés par la loi. Qu'ils soient sous tutelle, sous curatelle ou sous sauvegarde de justice impose qu'un bénéfice direct pour leur santé existe si l'on veut effectuer une recherche sur leur personne. Cependant, des recherches sans bénéfice individuel direct peuvent être réalisées si trois conditions cumulatives sont remplies :

– ne présenter aucun risque sérieux prévisible pour leur santé ;
– être utiles à des personnes présentant les mêmes caractéristiques d'âge, de maladie ou de handicap ;
– ne pouvoir être réalisées autrement.

Enfin, ces majeurs protégés par la loi (c.-à-d. sous tutelle essentiellement) ne sont pas juridiquement aptes à donner un consentement. De ce fait, la loi du 20 décembre 1988 a prévu que ce consentement serait donné par leur représentant légal pour les recherches à finalité thérapeutique directe ne présentant pas un risque prévisible sérieux, et dans les autres cas par le tuteur autorisé par le conseil de famille ou le juge des tutelles. Cependant, malgré cela, l'opinion du majeur protégé par la loi sera toujours entendue lorsqu'il est apte à exprimer sa volonté. Il ne pourra être passé outre à son refus ou à la révocation de son consentement en cours d'expérimentation (art. L209.10 du Code de la santé publique).

Garanties

L'existence d'un document écrit affirmant le consentement est déjà une garantie importante, de même que l'existence d'informations également sous forme écrite. Le nécessaire avis du CCPPRB en est une autre. En effet, ce comité est composé de diverses personnes indépendantes compétentes dans le domaine biomédical, mais aussi à l'égard des questions éthiques, sociales, psychologiques et juridiques. Ces membres sont nommés par le représentant de l'État dans la région. Lorsque le comité donne un avis négatif à un projet, le promoteur ne peut mettre en œuvre ce projet avant un délai de deux mois au cours duquel le ministre de la Santé à qui a été transmise l'opinion du CCPPRB peut demander des modifications ou interdire purement et simplement la recherche.

Enfin, d'autres garanties sont apportées par des sanctions pénales déjà définies par la loi du 20 décembre 1988 et qui ont été reprises par la réforme du Code pénal mise en application le 1er mars 1994 : ce sont, en cas de non-respect des dispositions concernant notamment l'obtention du consentement, des peines d'emprisonnement pouvant aller jusqu'à trois ans et des amendes pouvant atteindre 300 000 francs.

Bien que ce texte particulier ne s'applique pas uniquement aux psychiatres, il prend dans cette spécialité une dimension particulière en raison de la protection renforcée de nombre de patients qui y sont soignés, mais aussi des difficultés liées à l'obtention du consentement. Il a conduit les psychiatres à approfondir leur réflexion sur la qualité de ce consentement dans les soins.

33.2 PSYCHIATRIE ET CODE CIVIL

33.2.1 Protection juridique du malade mental : la loi du 3 janvier 1968 portant réforme du droit des incapables majeurs

Considérations générales

Avant 1968, la France connaissait un régime complexe destiné à protéger les incapables majeurs. La procédure dite d'interdiction et la nomination d'un conseil judiciaire pour les prodigues et les faibles d'esprit étaient complexes et peu usitées. En revanche, la loi du 30 juin 1838 s'accompagnait automatiquement d'un système de protection du malade qui sous-entendait son incapacité immédiate dès qu'il entrait à l'hôpital sous le mode du placement d'office ou du placement volontaire. La protection cessait immédiatement à la sortie du patient.

Psychiatrie clinique : une approche bio-psycho-sociale

L'évolution des techniques médicales, l'allongement de la durée de vie et la complexité de la vie sociale ont incité le législateur à se pencher sur ce problème des incapables et à réfléchir à une loi qui soit adaptée au monde moderne.

Dans un premier temps, il était prévu de se pencher sur la protection des biens des incapables, la protection de la personne étant renvoyée à une réforme prévue de la loi du 30 juin 1838. Comme on le sait, cette réforme n'est intervenue qu'en 1990, mais aucune réflexion n'a été menée à ce moment sur le meilleur moyen de protéger la personne des incapables, si bien qu'à l'heure actuelle la protection de la personne reste mal construite, ambiguë, controversée. Toutefois, la plupart des auteurs s'accordent pour affirmer que la réforme promulguée le 3 janvier 1968 contient tous les éléments qui permettent de prévoir le régime applicable lorsqu'il s'agit de décider qui a la charge de la protection de l'incapable dans les actes à caractère personnel (p. ex., hospitalisation, choix d'un lieu de vie ou d'une villégiature, etc.).

Personnes protégées

En France, la capacité civile est la règle pour les majeurs (18 ans et plus) depuis une loi du 5 juillet 1974. Les seuls cas d'incapacité s'appliquent aux sujets condamnés à une « peine afflictive et infamante » (à la suite d'actes criminels) et à ceux dont « l'état mental ou physique les met dans l'impossibilité de gérer leurs biens ».

La loi du 3 janvier 1968, qui constitue à l'heure actuelle les articles 488 à 514 du Code civil, précise qui sont ces majeurs. Ainsi, en vertu de l'article 488:

> Est protégé par la loi, soit à l'occasion d'un acte particulier, soit d'une manière continue, le majeur qu'une altération de ses facultés personnelles met dans l'impossibilité de pourvoir seul à ses intérêts.

Cette disposition permet donc la protection par la loi aussi bien d'une manière continue que pour un seul acte, et tout autant lorsque l'altération touche les facultés mentales du sujet que lorsqu'elle est liée à un trouble physique (p. ex., traumatisme crânien, surdité, mutité, si ces troubles ne permettent pas au sujet d'exprimer sa volonté). Dans la deuxième partie du même article, une protection est également prévue pour « le majeur qui par sa prodigalité, son intempérance ou son oisiveté s'expose à tomber dans le besoin ou compromet l'exécution de ses obligations familiales ».

Il s'agit là, en dehors d'une constatation médicale d'altération des facultés mentales, d'apporter une protection lorsque le comportement du sujet montre son inaptitude à gérer son avoir. Une telle mesure peut être appliquée à certains alcooliques ou encore aux joueurs pathologiques.

L'article 488 précise aussi que « pour faire un acte valable il faut être sain d'esprit ». La conséquence de cette affirmation aboutit à la possibilité de faire annuler un acte réalisé sous l'empire d'un trouble mental. Encore faudra-t-il prouver le trouble mental du sujet *a posteriori,* ce qui n'est pas chose facile. Néanmoins, cette action en nullité est ouverte du vivant du signataire dans un délai de cinq ans après l'acte et après sa mort par les héritiers dans le même délai si l'acte porte en lui-même la preuve d'un trouble mental.

Régimes de protection

La loi a prévu trois grands régimes de protection: la sauvegarde de justice, la tutelle et la curatelle. Avant de les examiner, il est utile de préciser les règles communes qui s'appliquent à toute personne protégée, quel que soit le régime de protection.

Règles communes aux différents régimes

La première règle commune est la séparation entre les modalités du traitement médical et le régime applicable. Elle signifie qu'un sujet hospitalisé sans son consentement n'est pas automatiquement protégé. *A contrario,* un régime de protection peut être ouvert en dehors d'une hospitalisation sous contrainte.

Une deuxième règle est importante pour assurer une réelle protection du sujet. Elle est prévue à l'article 490.2 du Code civil:

> Quel que soit le régime applicable, le logement de la personne protégée et les meubles meublants dont il est garni devront être conservés à sa disposition aussi longtemps que possible.

Cette prescription est particulièrement protectrice dans l'optique d'une réinsertion du sujet. Le logement est protégé quel que soit le titre auquel le sujet l'occupe (propriétaire, locataire ou simplement occupant à titre gratuit). Ce logement et les meubles qui le garnissent ne peuvent être aliénés que par décision du juge des tutelles, prise seulement après avis en ce sens du médecin traitant.

Enfin, les objets à caractère personnel ne peuvent jamais être vendus.

Une règle interdit à toute personne travaillant dans l'établissement où est hébergé le malade et à sa famille de se porter acquéreur du logement ou des meubles du patient.

La dernière règle générale introduite par la loi de 1968 est particulièrement importante. Elle est donnée par l'article 489.2 du Code civil, qui stipule que la personne qui a causé un dommage à autrui alors qu'elle était sous l'emprise d'un trouble mental n'en est pas moins obligée à réparation. Cette règle fait en sorte que la responsabilité civile des personnes atteintes de troubles mentaux puisse être engagée de manière automatique dès l'instant où elles ont causé un dommage. La conséquence primordiale est la nécessité absolue qu'elles aient une assurance en matière de responsabilité civile.

Sauvegarde de justice

La sauvegarde de justice constitue une mesure nouvelle et elle est restée relativement originale. Le régime n'entraîne pas une véritable incapacité, mais offre au sujet une protection conditionnelle. C'est une sorte de mesure conservatoire qui n'aura d'effet concret que s'il est par la suite démontré que le sujet s'est nui en raison de son activité ou de son inactivité.

Cette procédure est justifiée en cas d'altération brève des facultés mentales ou encore au début d'une détérioration ou bien lorsqu'il apparaît que l'entourage reste trop passif devant des troubles débutants.

- **Procédure**

Le médecin joue souvent un rôle prépondérant dans la procédure. En effet, en dehors du juge, c'est lui qui peut avoir l'initiative de la mesure. Une simple déclaration au procureur de la République accompagnée d'un certificat conforme d'un médecin réputé spécialiste (voir ci-dessous) est suffisante pour instaurer la sauvegarde de justice.

Lorsque le patient n'est pas hospitalisé dans un service de psychiatrie, le médecin a la faculté de rédiger le certificat, mais n'en a pas l'obligation. En revanche, pour un patient hospitalisé dans un service de psychiatrie public, le médecin en a l'obligation si l'état du patient le justifie. La différence de statut entre ces deux catégories de médecins conduit à un risque d'engagement de la responsabilité pour le psychiatre de service public s'il omet de demander une sauvegarde.

Un recours est toujours possible devant le procureur de la République contre la mesure. Celle-ci a une publicité très limitée, car, notamment, il n'est pas obligatoire d'informer la famille ou le malade. Seules certaines personnes (autorité judiciaire, avocat ou notaire sur demande motivée, personnes ayant qualité pour ouvrir une tutelle) peuvent en avoir connaissance.

- **Conséquences**

Le malade qui est placé sous sauvegarde de justice conserve en principe l'intégralité de ses droits civils et civiques. Cependant, la sauvegarde a pour effet de lui permettre de demander l'annulation de ses actes sans avoir à prouver l'existence d'un trouble mental. Il lui suffira de faire état de la bonne ou de la mauvaise foi de ceux qui ont traité avec lui, de l'utilité ou de l'inutilité de l'opération. Le juge appréciera en fonction de ces critères et de la fortune de la personne protégée si l'acte doit être annulé ou encore réduit lorsqu'il a été excessif.

Du vivant du malade, cette action peut être engagée par le patient lui-même et par les personnes habilitées à demander l'ouverture d'une tutelle, et ce dans un délai de cinq ans après la cessation de la sauvegarde. Après le décès, les héritiers bénéficient de ce même délai de cinq ans.

La sauvegarde dure deux mois, mais peut être ensuite renouvelée pour des durées de six mois de manière illimitée. Elle prend fin par déclaration médicale attestant que la situation antérieure a cessé ou par simple péremption des délais précités, ou encore par décision du procureur de la République qui la juge inutile ou abusive ou, enfin, par l'ouverture d'une curatelle ou d'une tutelle.

Une telle mesure est efficace lorsque le sujet réalise des actes inconsidérés. En revanche, elle apparaît presque inutile lorsque sa pathologie le conduit à la passivité et donc à ne pas réaliser des actes qui auraient dû l'être. C'est pourquoi y est associée la possibilité de nomination d'un *mandataire judiciaire*.

Psychiatrie clinique : une approche bio-psycho-sociale

Ainsi, en vertu de l'article 491.5 du Code civil, sur avis de toute personne intéressée :

> le juge pourra, soit désigner un mandataire spécial à l'effet de faire un acte déterminé ou une série d'actes de même nature dans la limite de ce qu'un tuteur pourrait faire sans l'autorisation du conseil de famille, soit décider d'office d'ouvrir une tutelle ou une curatelle.

Le médecin traitant peut donc demander, lorsqu'il rédige un certificat de sauvegarde de justice, que soit nommé un mandataire en précisant les actes que celui-ci pourra faire. Le sujet se trouve alors dépossédé de la faculté d'effectuer lui-même lesdits actes.

La sauvegarde de justice a le mérite d'être une mesure simple, d'application immédiate, puisqu'elle prend effet dès réception du certificat par le procureur de la République, et pouvant apporter une protection très souple, notamment grâce à la nomination éventuelle d'un mandataire de justice. Néanmoins, lorsque les capacités du sujet sont notablement diminuées, une mesure plus protectrice et plus stable est nécessaire.

Tutelle

La tutelle est le régime de protection le plus complet. La loi précise qu'elle s'applique au sujet qui « a besoin d'être représenté d'une façon continue dans les actes de la vie civile ». Le majeur est alors entièrement déchargé de la gestion de ses biens et perd toute capacité civile et civique (il n'a plus le droit de vote).

- **Procédure**

    Le personnage principal est un magistrat du tribunal d'instance : le juge des tutelles.

    L'ouverture de la procédure peut se faire sur demande :
    - de l'intéressé lui-même ;
    - de sa famille proche (conjoint, ascendant, descendant, frères et sœurs) ;
    - du curateur s'il en existe un ;
    - du procureur de la République ;
    - du juge des tutelles lui-même.

    Le médecin ne peut donc donner qu'un avis. Il ne fait pas partie des personnes autorisées à demander l'ouverture de la procédure. Cependant, dans le cours de celle-ci, il devra établir un certificat donnant son avis et, dans le courant de l'instruction, il sera appelé à répondre à des questions du juge des tutelles destinées à permettre d'adapter la mesure au sujet.

    Une pièce particulièrement nécessaire à la mise sous tutelle est le certificat médical établi par un médecin spécialiste. Il s'agit d'un véritable médecin expert inscrit sur une liste prévue à l'article 493.1 du Code civil, qui analysera l'état de santé du sujet et proposera au juge des orientations pour adapter la mesure.

    Le juge fait également réaliser une enquête sociale, voire une enquête de police, pour déterminer si la tutelle est justifiée. Il peut décider de placer le majeur sous sauvegarde de justice dès le début de la procédure (il le fait presque systématiquement).

    L'instruction terminée, le dossier est transmis au procureur et c'est un jugement du juge des tutelles qui décidera de la mesure. L'audience n'est pas publique, mais un recours est possible devant le Tribunal de grande instance.

    Le juge pourra décider que la tutelle ne sera pas complète et que le sujet pourra faire seul certains actes ou d'autres en collaboration avec son tuteur (art. 501 du Code civil).

    En principe, la tutelle cesse avec les causes qui l'ont déterminée. En fait, pour l'annuler, il faut suivre une procédure tout à fait parallèle à celle qui l'a mise en place (certificat du médecin traitant, certificat du médecin spécialiste, décision du juge des tutelles après enquête).

- **Conséquences**

    Le régime de tutelle prend effet dès le jugement pour l'intéressé, mais ne devient opposable qu'après un délai de deux mois à la suite de l'inscription sur le registre de l'état civil.

    Habituellement, le sujet perd toute capacité civile. Tout acte postérieur au jugement est nul de droit. Un acte antérieur peut être annulé si la cause qui a déterminé l'ouverture de la tutelle existait notoirement à l'époque de l'acte.

    Le sujet perd également ses droits civiques et politiques. Son testament postérieur au jugement est nul, il ne peut faire de donation qu'avec l'accord du conseil de famille et seulement à un descendant ou au conjoint. Le mariage n'est permis qu'après avis du médecin traitant et consultation du conseil de famille ou des parents.

En principe, ce serait le conseil de famille qui aurait compétence pour décider des actes à caractère personnel. Cependant, la loi a prévu que l'avis d'un incapable est valable lorsqu'il se trouve « dans un intervalle lucide ». En pratique, la situation est très difficile, car il faut déterminer ce qu'est « un intervalle lucide ».

- **Organisation de la mesure**

Selon l'importance du patrimoine du majeur et sa situation familiale, trois types d'organisation sont possibles. L'organisation la plus complète est constituée d'un tuteur qui réalise seul les actes d'administration, d'un subrogé tuteur chargé de le surveiller et, enfin, d'un conseil de famille qui doit se réunir pour décider de tous les actes de disposition (actes importants tels emprunt, hypothèque, vente de biens immobiliers, etc.). Ce type d'organisation n'est justifié que lorsque le sujet a une fortune relativement importante.

La plupart du temps, lorsque l'incapable est marié, c'est son conjoint qui est tuteur de droit sous la forme d'une administration légale sous contrôle judiciaire. Le conjoint a alors la possibilité de faire seul les actes d'administration. Il demande l'autorisation du juge des tutelles pour les actes de disposition.

Dans un grand nombre de cas, le sujet est isolé et sa fortune minime. Le juge des tutelles nomme alors un gérant de tutelles dont la mission est simple et limitée : percevoir les revenus du sujet, les attribuer à son entretien et, enfin, verser les excédents sur un compte particulier. Pour tout autre acte, il doit se munir de l'autorisation du juge des tutelles qui contrôle sa gestion.

Curatelle

La curatelle est une mesure intermédiaire entre la tutelle et la sauvegarde de justice. Elle est seule possible en cas de prodigalité, d'oisiveté ou d'intempérance.

- **Procédure**

La procédure est semblable à celle de la tutelle. Les formalités sont les mêmes, seule la décision du juge diffère, puisque, au lieu d'organiser une tutelle, il prononcera une curatelle.

- **Conséquences**

La mesure prend effet dans les mêmes conditions que la tutelle. Le juge nomme un curateur qui sera de droit le conjoint, s'il existe.

Le majeur sous curatelle peut faire seul les actes que le tuteur réalise sans l'aide du conseil de famille, c'est-à-dire les actes d'administration. Pour les actes de disposition, il doit être assisté par son curateur. S'il a réalisé un acte interdit, l'annulation n'est pas de droit : elle est étudiée dans les mêmes conditions que lorsqu'il y a sauvegarde de justice, c'est-à-dire que le juge prendra en compte la fortune de l'intéressé, l'utilité ou l'inutilité de l'acte, la bonne ou la mauvaise foi du cocontractant. Le sujet sous curatelle conserve le droit de vote.

Il existe néanmoins des possibilités de moduler la curatelle :
- par application de l'article 512 du Code civil, le curateur a à peu près les mêmes prérogatives qu'un gérant de tutelles ;
- par application de l'article 511, le juge peut étendre la capacité du majeur sous curatelle en lui laissant la possibilité de réaliser seul certains actes de disposition, par exemple, ou, au contraire, la restreindre en imposant la présence de son curateur pour la réalisation de certains actes d'administration importants.

*

La loi du 3 janvier 1968 est d'application presque quotidienne pour les psychiatres. Elle a le mérite d'une grande souplesse par la présence des trois régimes de protection et par la possibilité de modulation des tutelles ou des curatelles. La place du médecin y est fondamentale, car il doit pouvoir jouer le rôle de conseiller du juge afin que ce dernier puisse adapter la mesure à chaque cas particulier.

La question de la réalisation des actes à caractère personnel reste encore très épineuse, d'autant plus que certains de ces actes ont un retentissement majeur sur l'existence du sujet et parfois sur l'évolution de sa maladie (pensons aux interventions chirurgicales, au choix d'une résidence, au recours à la contraception, etc.).

Psychiatrie clinique : une approche bio-psycho-sociale

33.2.2 Protection spéciale en cas de divorce

Depuis le 11 juillet 1975, la loi française prévoit trois cas de divorce :
- le divorce pour faute ;
- le divorce par consentement mutuel ;
- le divorce pour rupture de la vie commune.

C'est surtout cette dernière catégorie qui intéresse l'exercice de la psychiatrie. Les deux autres n'ont pas de particularité, quoiqu'il faille déterminer si un malade mental est réellement apte à exprimer sa volonté dans le cas d'un divorce par consentement mutuel.

Divorce pour rupture de la vie commune

Les articles 237 et 238 du Code civil établissent les conditions du divorce pour rupture de la vie commune :

> Un époux peut demander le divorce en raison d'une rupture prolongée de la vie commune lorsque les époux vivants sont séparés de fait depuis six ans.
>
> Il en est de même lorsque les facultés mentales du conjoint se trouvent depuis six ans si gravement altérées qu'aucune communauté de vie ne subsiste plus entre époux et ne pourra selon les prévisions les plus raisonnables se reconstituer dans l'avenir.

Il en résulte donc qu'un époux peut demander à divorcer de son conjoint s'il démontre qu'existe depuis au moins six ans une maladie mentale ayant fait disparaître la communauté de vie.

L'époux qui demande le divorce pour rupture de la vie commune en supporte toutes les charges, conformément à l'article 239. Il doit notamment préciser dans sa demande les moyens par lesquels il remplira ses obligations à l'égard de son conjoint et de ses enfants.

L'autre époux conserve ses droits à la sécurité sociale ; par exemple, la femme peut conserver l'usage du nom du mari. Surtout, le devoir dit de secours persiste, ce qui impose de verser non pas une prestation compensatoire, mais une véritable pension alimentaire.

Le juge a la possibilité de refuser le divorce pour rupture de la vie commune « si l'autre époux établit que le divorce aurait, soit pour lui compte tenu de son âge et de la durée du mariage, soit pour les enfants, des conséquences matérielles ou morales *d'une exceptionnelle dureté* » (c'est nous qui soulignons). Le juge peut d'ailleurs soulever cette exception d'office sans qu'elle ait été invoquée par l'autre conjoint.

Afin de pouvoir apprécier la situation, le juge nommera un collège de trois psychiatres qui devront déterminer l'existence d'une maladie mentale, sa durée (depuis au moins six ans) et la rupture ou le maintien de la communauté de vie liée à la maladie. Ce collège devra également déterminer si la communauté de vie peut se rétablir de manière raisonnable et, dans le cas contraire, si le divorce peut avoir des conséquences graves pour la santé du sujet ou pour les enfants.

Divorce d'un incapable majeur

En cas d'incapacité reconnue par la loi, le divorce est possible même pour rupture de la vie commune.

Cependant, si le sujet est placé sous sauvegarde de justice, la procédure est suspendue jusqu'à cessation du régime ou ouverture d'un régime de tutelle ou de curatelle (art. 249.3 du Code civil). Lorsque l'époux contre lequel la demande est formulée est sous tutelle, l'action doit être exercée contre le tuteur. S'il est sous curatelle, il peut se défendre lui-même, mais avec l'assistance de son curateur.

Si le tuteur ou le curateur est l'époux, un tuteur ou un curateur spécial est nommé pour la durée de la procédure.

Aucun divorce par consentement mutuel n'est possible lorsque l'un des époux est placé sous un régime de protection.

33.3 PSYCHIATRIE ET CODE PÉNAL

33.3.1 Règle du secret médical

Principes et textes applicables

La notion de secret est considérée, en France, comme un des fondements de la médecine. Il a été dit « pas de médecine sans confiance, pas de confiance sans confidence, pas de confidence sans secret ». Cette notion est particulièrement puissante, car elle interdit à quiconque d'imposer au médecin de parler, comme le montre l'analyse de la jurisprudence. Il semble que ce soit une notion très ancienne dont on retrouve trace dans le fameux serment d'Hippocrate. Dès 1810, elle figurait dans le Code pénal. Elle a été maintenue dans la réforme récente à l'article 226.13 :

> La révélation d'une information à caractère secret par une personne qui en est dépositaire soit par état ou par profession, soit en raison d'une fonction ou d'une mission temporaire est punie d'un an d'emprisonnement et de 100 000 francs d'amende.

Le Code de déontologie professionnelle reprend le principe dans trois de ses articles, et notamment à l'article 11 :

> Le secret professionnel, institué dans l'intérêt des malades, s'impose à tout médecin dans les conditions établies par la loi.
>
> Le secret couvre tout ce qui est venu à la connaissance du médecin dans l'exercice de sa profession, c'est-à-dire non seulement ce qui lui a été confié, mais aussi ce qu'il a vu, entendu ou compris.

En apparence, la notion est donc parfaitement claire, reconnue comme une nécessité absolue, et pourtant les questions foisonnent, particulièrement épineuses. En effet, le secret qui devrait être un concept de droit pénal a essaimé dans d'autres directions. L'importance des informations à caractère médical conduit à tenter d'obtenir des révélations dans des situations très diverses pouvant intéresser les juridictions administratives ou civiles, par exemple. Il pénètre également le droit du travail et même le droit commercial ou fiscal dans certaines circonstances.

Interprétations jurisprudentielles

C'est la jurisprudence qui a façonné le concept au fil des années, et il est maintenant parfaitement délimité et stable.

Il n'existe pas de secret vis-à-vis du malade. Une information simple, approximative, intelligible et loyale lui est due. En revanche, le secret existe vis-à-vis de quiconque n'est pas le patient, et en particulier vis-à-vis de sa famille, ce qui pose parfois des problèmes pratiques.

Sont secrets tous les éléments connus dans le cours de l'exercice de la profession. Peu importe de savoir si les informations ont un caractère médical ou non.

La révélation du secret est en principe une infraction volontaire. Porter des informations à la connaissance de tiers par une simple négligence ne constitue pas, pénalement, la révélation d'un secret, mais cela pourrait engager la responsabilité civile du psychiatre si une telle divulgation causait un préjudice au patient.

En revanche, la révélation volontaire est considérée en droit français comme une infraction formelle. Cela signifie que le simple fait de porter à la connaissance d'autrui une information à caractère secret est puni par la loi, même s'il n'en a résulté aucun préjudice pour quiconque. Peu importe donc le résultat de la révélation. C'est ainsi que peut être considérée comme une faute la révélation d'une information qui est déjà connue par ailleurs.

Enfin, une révélation négative est également condamnable. La révélation négative s'entend d'une affirmation qui passe sous silence, par exemple, la présence d'une maladie chez une personne. On pourrait penser qu'il est moins grave de taire le fait que tel sujet est atteint de la maladie que de dire qu'il en souffre. En fait, une telle attitude est grave, car le jour où le médecin aura à répondre à une question directe à cet égard, il signifiera par son silence que le patient en cause a bien la maladie.

Dérogations

Certaines dérogations au secret médical sont prévues par la loi, d'autres résultent de la jurisprudence. Enfin, une place à part doit être faite au rapport du médecin avec la justice.

Dérogations prévues par la loi

Parmi les dérogations prévues par la loi, on peut dénombrer deux catégories de situations. D'une part, des nécessités liées à la santé publique et, de l'autre, des cas où c'est la protection de l'individu qui prime.

Il serait fastidieux d'énumérer toutes les dérogations légales en rapport avec la santé publique, car le psychiatre y a parfois une part très limitée, voire nulle, par exemple en matière de déclaration de naissance. Des dérogations existent également pour les déclarations de décès, les maladies contagieuses, les accidents du travail et les maladies professionnelles ou l'attribution d'une pension de retraite ou d'invalidité.

En revanche, le psychiatre est particulièrement intéressé par la dérogation qui touche la rédaction des certificats d'hospitalisation sans consentement ou encore celle qui concerne les alcooliques dangereux (voir la section 33.1.3) ou les réponses à apporter au juge des tutelles en cas de procédure de protection d'un incapable majeur.

Des dérogations ont également été prévues pour la protection de l'individu. Dans le nouveau Code pénal, elles sont inscrites à l'article 226.14 :

L'article 226.13 [cité plus haut] n'est pas applicable dans les cas où la loi impose ou autorise la révélation du secret. En outre il n'est pas applicable :

1. à celui qui informe les autorités judiciaires, médicales ou administratives de sévices ou privations dont il a eu connaissance et qui ont été infligés à un mineur de 15 ans ou à une personne qui n'est pas en mesure de se protéger en raison de son âge ou de son état physique ou psychique ;
2. au médecin qui, avec l'accord de la victime, porte à la connaissance du Procureur de la République les sévices qu'il a constatés dans l'exercice de sa profession et qui lui permettent de présumer que des violences sexuelles de toute nature ont été commises.

Ces deux types de dérogations intéressent donc la protection de personnes particulièrement vulnérables. Dans le premier cas, la protection accordée aux mineurs de 15 ans depuis 1971 a été considérablement élargie par la loi de 1992 en application depuis le 1er mars 1994. En effet, se trouvent également protégés les personnes âgées ainsi que de nombreux malades mentaux. Le psychiatre se trouve donc au cœur du problème et peut, dans certaines circonstances, révéler sans risque des actes positifs (sévices, coups, etc.) ou négatifs (privation d'aliments, carence de soins) dont ses patients ont été victimes.

Dans le second cas, ce sont les sujets victimes de violences sexuelles qui sont protégés à condition qu'ils aient donné leur accord à la révélation du médecin.

La loi a également prévu des conditions dans lesquelles les dossiers médicaux pouvaient et même devaient être transmis au médecin traitant du patient (loi du 31 juillet 1991 et décret d'application n° 92.329 du 30 mars 1992).

Dérogations jurisprudentielles

La jurisprudence a également introduit quelques situations pour lesquelles le médecin est autorisé à révéler certaines informations. C'est notamment le cas lorsque les héritiers d'un patient ont besoin de prouver l'état mental du sujet décédé pour faire authentifier ou, au contraire, annuler un acte réalisé peu avant sa mort et dont les conséquences sont majeures. Ce peut être son testament ou encore un acte de vente ou d'achat particulièrement déséquilibré. Dans ce cas, le médecin peut révéler les informations qu'il détient.

Il en est de même lorsque ces informations sont nécessaires à sa propre défense en justice : un médecin attaqué devant un tribunal (et dans ce seul cas) peut révéler des informations qui lui permettent de se défendre.

Dérogations pour l'administration de la justice

Le maintien du secret et le refus de parler sont particulièrement délicats lorsque le médecin fait face à la justice à l'occasion d'une enquête ou d'une expertise.

Tout citoyen français est tenu de se présenter à la barre pour témoigner lorsqu'il a été convoqué. Le médecin n'échappe pas à la règle. En revanche, si les questions qui lui sont posées sont du registre professionnel, il peut et même il doit se taire sans encourir aucune critique ni aucune sanction de la part du tribunal.

Lorsque le médecin pratique une expertise, il n'est pas toujours en droit d'obtenir les renseignements qu'il souhaiterait connaître de la part de ses confrères. Néanmoins, en matière pénale, il doit pouvoir, en vertu du principe de l'obligation de concourir à la manifestation de la vérité, bénéficier de toutes les informations voulues. Le juge d'instruction, dans ce cas, a le droit de faire saisir les dossiers nécessaires à la réalisation de l'expertise.

En cas de saisie ou de perquisition, la procédure est particulière. Seuls peuvent être saisis les documents qui ont un rapport direct avec l'affaire pénale en cours. Pour s'assurer qu'aucun autre document ne sera utilisé, un représentant du conseil de l'Ordre des médecins est présent à la perquisition ou à la saisie, et c'est lui qui détermine les documents qui peuvent être emportés.

Tout médecin est tenu de répondre aux réquisitions, notamment de la police (art. L367 du Code de la santé publique), sauf dans le cas où il est le médecin traitant de la personne qui doit être examinée.

Enfin, la question la plus épineuse est celle des dénonciations. Le droit pénal français fait obligation de dénoncer certains crimes ou délits contre les personnes, mais aussi de faire connaître à l'autorité judiciaire les éléments permettant de disculper un innocent. Pendant longtemps, les dispositions du Code pénal ont été en contradiction avec la règle du secret absolu. Le médecin était donc dans une situation impossible. S'il parlait, il commettait l'infraction de violation de secret professionnel, s'il se taisait, il pouvait être poursuivi pour non-dénonciation. Fort heureusement, le nouveau Code pénal a mis un terme à cette situation ambiguë. En effet, les articles 434.1, 434.3 et 434.11 qui traitent de la question des dénonciations prévoient une dérogation pour « les personnes astreintes au secret dans les conditions prévues à l'article 226.13 ». Cela signifie que le médecin se trouve seul face à sa conscience. Il peut choisir de parler afin de protéger un innocent, de prévenir la perpétration d'un crime ou la récidive, mais il peut aussi décider de se taire s'il juge que la révélation n'est pas compatible avec la confiance que lui porte son patient.

En fait, le problème reste très complexe, notamment lorsque la non-révélation peut être susceptible de créer une situation de non-assistance à personne en péril, comme on pourra le voir dans la section suivante.

Avant d'en terminer avec ce sujet, il est nécessaire de préciser qu'il n'existe pas *a priori* de notion de secret partagé. Le médecin n'est pas autorisé à révéler les informations qu'il détient à d'autres personnes elles-mêmes tenues au secret (p. ex., assistant social ou avocat), non plus d'ailleurs qu'à d'autres médecins *sauf s'ils traitent le même patient pour la même maladie*. Bénéficient néanmoins du secret partagé les médecins des caisses d'assurance maladie, mais certainement pas ceux des compagnies d'assurances privées.

33.3.2 Règle de l'assistance à personne en péril

Principes et textes applicables

La règle de nécessité d'assister une personne en péril n'est pas universellement reconnue comme peut l'être, par exemple, celle du secret professionnel. Ainsi, elle n'existe pas dans certains États d'Amérique du Nord. En France, elle a été introduite durant la Seconde Guerre mondiale et confirmée à la Libération. Elle sous-tend un principe de solidarité, empêchant l'indifférence du passant qui resterait passif devant un individu en train de se noyer ou qui vient de subir un accident au bord de la route. Elle a été immédiatement étendue à l'activité du médecin pour qui les conditions d'application sont beaucoup plus rigoureuses, car l'information du péril peut lui parvenir par d'autres canaux que la constatation immédiate et visuelle du danger (notamment par téléphone).

Une disposition découlant d'une loi du 25 octobre 1941 a traversé les époques pour se retrouver exactement identique dans le nouvel article 223.6 du Code pénal :

> Quiconque s'abstient volontairement de porter à une personne en péril l'assistance que, sans risque pour lui ou pour les tiers, il pouvait lui prêter soit par son action personnelle, soit en provoquant un secours, est puni de cinq ans d'emprisonnement et de 500 000 francs d'amende.

Pour le médecin, cette prescription est renforcée par l'article 4 du Code de déontologie :

> Un médecin qui se trouve en présence d'un malade ou d'un blessé en péril, ou informé qu'un malade ou un blessé est en péril doit lui porter assistance ou s'assurer qu'il reçoit les soins nécessaires.

Interprétations jurisprudentielles

La jurisprudence a d'abord défini la notion de péril. Il s'agit d'une menace pour la vie ou la santé et non d'un simple état de détresse subjectif qui ne peut pas être apprécié par un observateur extérieur. L'état de péril n'existe que si le sujet n'est pas encore décédé. On ne peut pas reprocher une absence d'assistance à quelqu'un qui se trouvait face à un mort, même s'il ne savait pas que le décès était survenu.

Il faut que la menace soit imminente. On ne peut pas reprocher à quelqu'un de ne pas avoir fait une action qui ne s'imposait pas immédiatement. C'est probablement la raison pour laquelle jusqu'à maintenant, bien qu'inquiétés à plusieurs reprises, les psychiatres n'ont pas été condamnés pour ce chef d'accusation. En effet, il faudrait que le péril qu'ils n'ont pas combattu se soit réalisé immédiatement, ce qui est finalement assez rare, sauf le cas où un sujet viendrait annoncer à son psychiatre qu'il va se suicider

Psychiatrie clinique : une approche bio-psycho-sociale

et le ferait immédiatement après une consultation au cours de laquelle le psychiatre n'aurait prêté aucune attention à la menace.

L'origine de la menace ne compte pas. Ainsi est-on même tenu de prêter assistance à une personne qui vient de nous agresser ou de nous voler, ou encore à une personne qui a choisi volontairement de se donner la mort (tentative de pendaison ou noyade, p. ex.).

La jurisprudence a également cerné les cas où l'assistance était possible. Il est prévu qu'elle puisse se faire soit par une intervention personnelle, soit en provoquant un secours. Cependant, la jurisprudence est particulièrement sévère avec le médecin à qui elle demande presque toujours qu'une intervention personnelle minimale ait eu lieu.

La notion d'absence de risque pour la personne qui porte secours ou pour les tiers signifie qu'on demande à la personne d'être solidaire et non pas de devenir un héros. Cependant, il faut que le risque allégué pour justifier la non-intervention soit suffisamment important. Dans certaines décisions, les tribunaux sont même allés jusqu'à requérir que ce risque soit également un risque pour la vie. Ainsi, ils n'ont pas admis qu'un médecin ait prétexté une fièvre pour refuser de se déplacer auprès d'un patient qui le demandait.

L'infraction suppose que le médecin s'est volontairement abstenu d'agir. L'abstention s'entend d'une absence totale d'action : si le médecin est intervenu sans succès, il ne peut être condamné pour non-assistance ; en revanche, si son intervention a été insuffisante, il peut se voir reprocher par la justice civile une faute engageant sa responsabilité et l'obligeant à verser des dommages-intérêts.

Le refus d'agir doit être intentionnel, ce qui implique de démontrer que le médecin avait bien connaissance du péril et a décidé de ne pas intervenir.

Il ne peut pas se retrancher derrière des notions de confraternité (exemple d'un médecin qui avait refusé de se déplacer chez une patiente sous prétexte que son médecin traitant habituel était un de ses confrères). Il ne peut pas non plus se retrancher derrière le fait que le péril ne s'est finalement pas réalisé et que la personne qui était en danger n'a subi aucun dommage. Cet argument ne vaudrait que devant un tribunal civil. Devant le tribunal pénal, il y a bien eu refus d'assistance, peu importe que les suites aient été favorables.

Le seul cas où la non-intervention du médecin peut être justifiée est celui où son offre de soins s'est heurtée au refus obstiné et même agressif du malade, comme l'a précisé la jurisprudence (Chambre criminelle de la cour de cassation, 3 janvier 1973, décision rapportée dans la revue *Dalloz*, 1973, p. 220, note Levasseur).

*

On voit donc que la loi française et l'interprétation qui en est proposée par les tribunaux est particulièrement sévère. Le psychiatre se trouve souvent, dans sa pratique, confronté à ce problème, notamment avec des patients suicidaires. La marge de manœuvre est très étroite, et il n'est pas rare que l'intervention soit commandée par l'aspect juridique, alors que, sur un plan purement clinique, il ne serait peut-être pas justifié de répondre à la demande du patient.

Depuis quelques années, un autre problème engendre des situations très complexes pour le médecin : il s'agit de la connaissance ou de la supposition d'abus sexuels commis sur des enfants dans leur famille. La règle de l'assistance à personne en péril voudrait que le médecin fasse tout pour éviter la répétition de tels abus. Bien souvent, la seule manière de procéder est de les dénoncer à l'autorité judiciaire ou sanitaire. Si l'on considère les règles relatives aux dénonciations et au secret professionnel, on peut penser que le médecin a le choix de son attitude. En fait, si la situation répond à la définition de la non-assistance à personne en péril, le médecin est obligé d'intervenir, c'est-à-dire de dénoncer les faits, même s'il n'est pas absolument certain de son information et même si cela risque de déstabiliser considérablement la famille, ou encore de l'exposer à des poursuites pour dénonciation calomnieuse ou diffamation.

Il n'y a pas de règle précise. Le médecin se trouve face à sa conscience et doit prendre une décision difficile au cas par cas.

33.3.3 Irresponsabilité pénale pour cause de maladie mentale

Principes

De tout temps, et comme dans presque tous les pays, la société ne s'est pas donné le droit de sanctionner des sujets qui ne comprenaient pas leurs actes ni les lois auxquelles chacun est assujetti. Le droit pénal destiné à protéger la société et à assurer son fonctionnement harmonieux suppose que la sanction puisse empêcher la récidive et permettre l'amendement. Dans ces conditions, certains sujets ne pourraient pas bénéficier réellement de cette sanction. C'est le cas d'un certain nombre de malades mentaux. En théorie pénale française, on dit que leur acte ne leur est pas imputable. L'absence d'imputabilité est une cause d'irresponsabilité.

Le Code pénal de 1810 avait prévu des situations de ce type ; celui de 1994 en fait autant.

Textes applicables

Le droit positif actuel repose sur l'article 122.1 du Code pénal :

> N'est pas pénalement responsable la personne qui était atteinte au moment des faits, d'un trouble psychique ou neuropsychique ayant aboli son discernement ou le contrôle de ses actes.
>
> La personne qui était atteinte, au moment des faits, d'un trouble psychique ou neuropsychique ayant altéré son discernement ou entravé le contrôle de ses actes demeure punissable ; toutefois la juridiction tient compte de cette circonstance lorsqu'elle détermine la peine et en fixe le régime.

Le texte ancien, le fameux article 64, parlait « d'état de démence au temps de l'action ».

Dans le nouvel article, il faut bien différencier les conséquences de chacun des deux alinéas. Tous les commentateurs s'accordent pour dire que la formulation nouvelle du premier alinéa ne change pas le fond de l'article 64. Toutes les maladies mentales graves qui empêchent le discernement, l'exercice de la volonté ou contraignent le patient, qui est alors, au sens propre, aliéné, justifient l'application de cet article. Ces personnes sont donc irresponsables sur le plan pénal, ce qui aboutit à un non-lieu, c'est-à-dire que la procédure judiciaire s'arrête, qu'aucune sanction n'est prononcée et même que l'enquête n'est pas poursuivie.

La signification du second alinéa est plus controversée. Certains se demandent s'il ne s'agit pas là d'essayer de quantifier la capacité du sujet et donc de le reconnaître partiellement responsable, ce que les psychiatres critiquent, car il ne leur paraît pas possible de donner une information de ce type. On peut aussi imaginer que la juridiction tiendra compte de l'état psychique du patient pour adapter la peine, en ce qui concerne tant son quantum que sa qualité, en choisissant la sanction qui soit la mieux adaptée à la personnalité, par exemple. On peut craindre aussi qu'il y ait confusion entre la sanction et un traitement proposé par l'expert. Enfin, on peut imaginer, dans certaines circonstances où la dangerosité est attestée en raison du trouble (p. ex., une perversion), que la peine soit aggravée ou du moins que la période de sûreté (celle pendant laquelle le sujet ne peut pas bénéficier de remise de peine) soit allongée.

Le psychiatre qui intervient pour éclairer la justice sur l'existence ou non de tels troubles est presque toujours inscrit sur une liste d'experts dressée par une cour d'appel ou la cour de cassation. Il répond à différentes questions sur l'état mental du sujet, son éventuelle dangerosité et la nécessité de soins, entre autres. Son opinion ne s'impose cependant pas au juge qui peut donc la rejeter ou demander un complément d'expertise, voire une contre-expertise, s'il n'est pas satisfait de la réponse.

Conséquences

Si l'irresponsabilité est reconnue par la juridiction, l'action judiciaire s'interrompt. Il n'y a donc plus lieu à sanction et, en particulier, le sujet peut être libéré s'il était incarcéré préventivement.

Le plus souvent, ce non-lieu judiciaire est suivi par l'application de la loi du 27 juin 1990 et une hospitalisation d'office. Il est cependant possible, si l'état qui a entraîné l'abolition du discernement ou du contrôle des actes était passager, que la personne ne soit pas hospitalisée.

Lorsque l'hospitalisation d'office est justifiée, elle peut se faire soit dans l'hôpital psychiatrique qui dessert le domicile habituel du sujet, soit dans un hôpital spécial dénommé unité pour malades difficiles (UMD). Ces unités ne sont qu'au nombre de quatre en France (Cadillac, Montfavet, Sarreguemines, Villejuif). Les critères et la procédure d'admission y sont particuliers. Les UMD sont destinées à recevoir essentiellement les patients ayant bénéficié de l'application de l'article 122.1 ainsi que d'autres patients dangereux n'ayant pas eu affaire à la justice.

Comme cela a déjà été indiqué à la section 33.1.2, la sortie de l'hôpital de tels patients est rendue plus

Psychiatrie clinique : une approche bio-psyco-sociale

difficile par une procédure spéciale prévue dans la loi du 27 juin 1990. Il faut que deux experts indépendants attestent la possibilité de sortie et l'absence de dangerosité du sujet pour lui-même ou pour les tiers.

*
* *

La spécificité de la psychiatrie conduit à donner une place particulièrement importante aux aspects juridiques de l'exercice de la profession. En effet, le médecin doit soigner des personnes dont, d'une part, l'organe qui permet de vouloir et de consentir est atteint par la maladie et dont, d'autre part, une des caractéristiques principales est d'avoir des troubles du comportement. Se pose alors fréquemment la question de la validité du consentement aux soins et des situations qui autorisent les obligations de soins, de même que celle de l'application de textes législatifs particuliers dans les cas de comportement inhabituel du patient. Il en est ainsi évidemment en cas d'infractions contre les personnes, voire contre les biens, mais aussi lorsque le patient peut se nuire à lui-même à l'occasion d'un acte de la vie civile (mariage, divorce, contrat, etc.). Il est donc tout particulièrement important que chaque psychiatre connaisse le mieux possible les différents textes législatifs et réglementaires qui s'appliquent dans ces situations très diverses et relativement fréquentes dans sa pratique.

Par ailleurs, en France, la maladie mentale a encore une connotation péjorative et peut constituer une véritable stigmatisation. De ce fait, toutes les informations relatives à un trouble psychiatrique doivent rester confidentielles, alors que la pression sociale est de plus en plus forte pour les connaître, avec des motifs qui sont parfois légitimes et d'autres fois beaucoup moins. Le psychiatre est donc particulièrement exposé aux risques de violation du secret professionnel s'il ne connaît pas clairement les dérogations qui s'appliquent et leurs limites.

C'est la raison pour laquelle la psychiatrie légale est une branche de plus en plus nécessaire à l'exercice de la psychiatrie.

Bibliographie

AUBY, J.M. (sous la dir. de)
Traité de droit médical et hospitalier, Paris, Litec éditeur (mises à jour régulières).

CORDIER, B., et coll.
1987 *Aspects législatifs et administratifs de la psychiatrie,* Paris, Maloine.

Dictionnaire permanent de bioéthique et de biotechnologies, Paris, Éditions législatives (mises à jour permanentes).

JONAS, C.
1993 *La psychiatrie légale en questions,* Paris, Sanofi éditeur.

PÉDOPSYCHIATRIE   Michel Lemay et coll.

CHAPITRE 34

Introduction à la pédopsychiatrie

Michel Lemay, M.D.
Psychiatre à l'Hôpital Sainte-Justine (Montréal)
Professeur titulaire au Département de psychiatrie de l'Université de Montréal

Philippe Robaey, M.D., Ph.D.
Chercheur senior F.R.S.Q. et directeur du laboratoire de psychophysiologie cognitive
et de neuropsychiatrie de l'Hôpital Sainte-Justine (Montréal)
Chercheur titulaire au Département de psychiatrie de l'Université de Montréal
et de l'Hôpital Sainte-Justine (Montréal)

Sonia Mansour-Robaey, Ph.D. (neurobiologie)
Doctorante en philosophie (section philosophie de l'esprit, philosophie des sciences)
à l'Université du Québec à Montréal
Boursière du Conseil de recherches en sciences humaines du Canada

PLAN

34.1 Clinique et pédopsychiatrie
    34.1.1 Interpénétration des facteurs ayant façonné la pédopsychiatrie
    34.1.2 Aspects particuliers de la pédopsychiatrie

34.2 Démarche diagnostique

34.3 Modalités d'intervention thérapeutique

34.4 Recherche en pédopsychiatrie
    34.4.1 Méthode expérimentale en psychiatrie clinique

34.5 Modèle intégré en psychiatrie de l'enfant

34.6 Nouveaux paradigmes
    34.6.1 Génétique
    34.6.2 Neurobiologie du développement
    34.6.3 Imagerie cérébrale
    34.6.4 Sciences cognitives
    34.6.5 Sciences sociales

Bibliographie

Lectures complémentaires

Pour introduire le lecteur aux différentes dimensions de la pédopsychiatrie seront d'abord dégagées les caractéristiques de cette discipline à travers son histoire et les divers aspects de sa pratique, du diagnostic au traitement. On verra ensuite les principes qui sont à la base de la recherche clinique avant d'examiner les promesses et les difficultés des recherches dans le domaine de la psychopathologie infantile.

34.1 CLINIQUE ET PÉDOPSYCHIATRIE

Bien que la pédopsychiatrie soit une discipline relativement récente, puisqu'elle s'est développée dans la plupart des pays occidentaux quelques années après la Seconde Guerre mondiale, son existence était déjà reconnue avant cette période. Ainsi, pour ne citer que ces exemples :

- en 1897 A. Meyer créait, aux États-Unis, la première Child Guidance Clinic ;
- en 1925 une clinique annexe de neuropsychiatrie infantile dirigée par G. Heuyer voyait le jour en France ;
- en 1926 une section de guidance infantile était ouverte à la Tavistock Clinic de Londres ;
- en 1928 un premier service universitaire de psychiatrie infantile était institué en Italie, avec Sancte de Sanctis (Duché, 1990).

Si elle est parfois une spécialité distincte de la psychiatrie générale (p. ex., en France, en Suisse, en Norvège, en Suède), la pédopsychiatrie est au Canada une option dans le programme des études psychiatriques globales, le pédopsychiatre devant intégrer dans sa formation deux années d'études orientées vers les troubles mentaux de l'enfance et de l'adolescence.

Un regard en arrière sur l'histoire de cette discipline permet de dégager deux courants fondateurs. En Europe francophone, elle a d'abord été créée par des neuropsychiatres de tendance biologique (Ajuriaguerra, 1970 ; Heuyer, 1966). Ce n'est que par la suite que des psychanalystes ont apporté leurs contributions déterminantes pour l'orientation de l'enseignement et de la pratique (voir, p. ex., Lebovici, Diatkine et Soulé, 1995). Dans les milieux anglo-saxons et surtout américains, l'influence du courant psychodynamique a été au début prédominante, puis est devenue plus ouverte à d'autres directions (voir, p. ex., Noshpitz, 1998 ; Rutter, Taylor et Hersov, 1994 ; Wiener, 1995). Peu à peu, la pédopsychiatrie s'est trouvée façonnée par tout un ensemble de facteurs.

34.1.1 Interpénétration des facteurs ayant façonné la pédopsychiatrie

Différents apports ont contribué à la compréhension de l'enfant, être en maturation dans un environnement multiforme, du point de vue de son développement normal et de ses déviations : la neurobiologie, l'éducation spécialisée, la psychologie individuelle et sociale, l'anthropologie, la sociologie, la pédagogie, la psychanalyse. Très tôt, donc, on assiste à un brassage étonnant d'idées dans lequel l'apport des domaines non médicaux est tout aussi important que celui de la médecine. La notion de pluridisciplinarité s'est ainsi rapidement imposée, aussi bien dans la démarche diagnostique que dans les approches thérapeutiques. En raison de la multiplicité des points de vue possibles, des professions s'intéressant à la santé mentale de l'enfant sont apparues en nombre croissant. Si les intervenants se réduisaient, vers 1950, aux médecins, travailleurs sociaux, infirmières, pédagogues, éducateurs et, exceptionnellement, psychologues, plus de 40 professions vouées à l'enfance peuvent être à présent dénombrées, lesquelles n'existent pas partout sous la même appellation et n'ont pas toujours la même signification. De cette multiplication des professions découle un foisonnement d'idées, mais aussi une réelle difficulté à clarifier leurs identités respectives.

Un tel déploiement est d'autant plus complexe que des courants successifs de pensée ont tenté d'imposer leurs conceptions : courants biologique, psychodynamique, cognitif, sociologique, comportemental, antipsychiatrique, systémique, etc. Certaines équipes de travail ont opté pour l'éclectisme, tout en cherchant à se définir une vision commune minimale. D'autres ont décidé de n'approfondir qu'une orientation, entrant plus ou moins en rivalité avec d'autres groupes défendant des positions opposées. Les champs d'action se sont considérablement étendus pour finir par couvrir toutes les périodes de l'enfance et englober diagnostic et traitement, cela aussi bien dans les milieux hospitaliers, les centres pour enfants et les écoles que dans la pratique en cabinet privé. La

Psychiatrie clinique : une approche bio-psycho-sociale

prévention est devenue l'une des grandes préoccupations, avec l'espoir que des interventions précoces et intensives puissent prévenir l'apparition de troubles psychiques.

34.1.2 Aspects particuliers de la pédopsychiatrie

De multiples variables personnelles et environnementales interviennent dans le développement d'un enfant. De ce fait, sa maturation neurologique, affective, intellectuelle ou psychosociale ne peut être abordée selon une perspective unique. Quelle qu'en soit la difficulté, il est nécessaire de relier les uns aux autres les différents domaines de sa personnalité.

Bien avant de naître, l'enfant prend forme dans et par le désir de ceux qui vont l'accueillir. Devenant lui-même un être individualisé, c'est-à-dire différent des attentes originelles de ses parents, il heurte, par sa manière d'être et d'agir, ceux qui l'élèvent et voudraient être les maîtres alors qu'ils sont aussi les disciples. Progressant à l'intérieur d'un système interactif enfant-parent-environnement, le jeune ne peut être compris ni traité isolément. Il faut donc essayer de mobiliser et souvent modifier le milieu familial dans lequel il évolue.

Un enfant ne se développe pas de façon linéaire. Bien qu'il soit possible de définir une série de stades à franchir pour parvenir à la maturité psychoaffective et cognitive, des crises surgissent inévitablement. Elles entraînent la mise en œuvre de mécanismes de défense et d'adaptation dont les modes d'expression peuvent dérouter l'entourage. Le pédopsychiatre a pour tâche de reconnaître les manifestations d'un syndrome psychiatrique susceptible de s'installer ou les problèmes particuliers à une étape de l'évolution.

À vrai dire, la plasticité cérébrale de l'enfant est considérable. Elle permet des remaniements peu prévisibles, d'autant plus que les facteurs environnementaux tels que la famille, l'école, le monde des loisirs et des pairs subissent aussi de grands changements. C'est pourquoi la notion de syndrome est beaucoup plus floue dans le domaine de la psychopathologie de l'enfant que dans celui de la psychiatrie de l'adulte, et il n'est pas rare qu'un diagnostic posé au cours d'une phase de la vie d'un jeune doive être revu quelques années plus tard.

En dépit d'une incertitude en matière de diagnostics et de pronostics, les conditions requises pour qu'un enfant réalise le processus de séparation (Mahler, Pine et Bergman, 1975) et se construise une personnalité saine sont assez bien connues. Il est donc possible de repérer les enfants dits à risque et de déterminer les situations minimales en dehors desquelles un être humain ne peut se construire ni sur le plan physique ni sur les plans affectif, cognitif, social et moral. Exiger qu'une société mette en place des structures affectives, culturelles, économiques, éthiques et juridiques propres à favoriser un développement harmonieux est la responsabilité première de tout intervenant en santé mentale de l'enfant dont la tâche comporte une part d'engagement social. Aucune prévention, aucun dépistage précoce, aucune intervention efficace ne peut se concevoir sans ces structures.

34.2 DÉMARCHE DIAGNOSTIQUE

Malgré quelques divergences liées aux fondements théoriques et malgré des termes parfois différents pour décrire les mêmes perturbations mentales, un certain consensus se dégage en ce qui a trait à la démarche diagnostique.

Lorsque des troubles psychiques se manifestent, certains critères permettent de qualifier leur degré de gravité. Les principaux points de référence sont :

– la durée et l'intensité des symptômes ;

– les réactions de l'entourage à ces manifestations ;

– un arrêt ou une régression dans le développement se répercutant dans toutes les sphères de l'existence (famille, école, loisirs, jeux solitaires) ou la conservation d'un domaine permettant à l'enfant de développer un sentiment d'appartenance et de valorisation ;

– la présence de certains groupements symptomatiques évoquant un trouble mental sévère ;

– l'atteinte ou non des fondements de l'identité (prise de conscience globale du corps, orientation dans l'espace et dans le temps, maîtrise progressive de la causalité, maîtrise adéquate de l'anxiété, mise en place des processus symboliques conscients tels que le langage et le jeu représentatif, début de la socialisation).

Psychiatrie clinique : une approche bio-psycho-sociale

C'est en général la famille ou une institution qui demande une évaluation diagnostique et une intervention pour un enfant. Cette demande est d'autant plus nécessaire à clarifier qu'elle ne concorde pas nécessairement avec les attentes du jeune. Par exemple, des parents peuvent vouloir que leur enfant devienne plus sage et obéisse à leurs directives, tandis que le jeune patient peut souhaiter plutôt qu'on l'aide à acquérir une plus grande autonomie.

Les difficultés, même si elles découlent d'une atteinte instrumentale telle qu'un déficit intellectuel, surviennent toujours au sein d'un système familial dont il faudra apprécier la dynamique, tant en ce qui a trait à ses aspects contraignants qu'en ce qui a trait à ses forces. Le premier temps d'une évaluation est donc la rencontre avec la famille, qui permet non seulement de recueillir diverses informations concernant la vie de l'enfant, mais également de situer le problème dans sa réalité familiale et sociale.

De la petite enfance à l'adolescence, les modes de réception et d'intégration des stimuli, les formes d'expression symboliques et gestuelles, les modalités relationnelles se transforment profondément. Le pédopsychiatre doit être capable d'entrer en relation avec un jeune en tenant compte de son âge, de sa maturité et de ses intérêts. Savoir établir un contact émotif avec un nourrisson, s'appuyer sur les jeux ou le dessin plus tardivement, s'intéresser authentiquement aux préoccupations d'un adolescent sont les préalables complexes mais nécessaires à toute intervention.

Par l'intermédiaire de conversations, d'activités libres et standardisées, un lieu propice à l'expression sera créé. Le médecin, attentif et faisant preuve d'empathie, pourra dès lors demander une succession d'efforts à l'enfant de façon qu'il en vienne à révéler ses différentes capacités, autant dans le domaine psychomoteur que dans les domaines affectif et cognitif. La démarche diagnostique ne consiste donc pas simplement à prêter attention à l'expression spontanée d'un jeune, elle appelle une intervention active fondée sur la mise en place de situations visant à faire ressortir les forces et les faiblesses d'un patient toujours à replacer par rapport à son histoire antérieure, son âge, sa culture, les conflits immédiats discernables, son cadre de vie.

L'anamnèse est évidemment nécessaire. Elle comprend le récit, par les parents, du déroulement des années antérieures, mais aussi les souvenirs que l'enfant peut avoir de son passé, photos, dessins ou autres documents qui ont pu être conservés à l'appui. Les points suivants seront abordés :

– le déroulement de la grossesse et de l'accouchement ;
– le développement au cours des premières années sur les plans perceptif, intellectuel, moteur, physique, affectif et social ;
– les attentes qu'entretiennent les personnes significatives envers l'enfant ;
– les modes d'intégration aux groupes extérieurs à la famille (à l'école, dans les loisirs, avec les pairs) ;
– les expériences traumatisantes vécues le cas échéant (maladies, séparations d'êtres chers) ;
– les intérêts dans les domaines familial, scolaire, parascolaire.

Un examen physique par un pédiatre précède habituellement l'évaluation pédopsychiatrique. Cela ne dispense toutefois pas le pédopsychiatre de faire preuve de vigilance par rapport au développement physique et neurodéveloppemental de son patient, en se rappelant que si de nombreuses affections (troubles métaboliques, endocriniens, génétiques, cérébraux) peuvent être à l'origine de troubles mentaux, il arrive aussi que des conflits mal assumés par l'enfant se répercutent sur son corps, le cerveau étant par excellence un organe psychosomatique. Certains aspects méritent une attention particulière :

– les modalités sensorielles et perceptives qui permettent de recevoir et d'intégrer les stimuli ;
– les aptitudes motrices telles que coordinations analytique et globale, équilibre, contrôle moteur, maintien, latéralisation, etc. ;
– la construction du schéma corporel ;
– la réactivité tonique ;
– la présence de signes neurologiques mineurs tels que syncinésies, dyspraxies légères, dystonie, agitation motrice, dispersion devant les stimuli. La collaboration d'un ergothérapeute ou d'un psychomotricien est ici précieuse.

Souvent, l'évaluation pédopsychiatrique se fait en collaboration avec un psychologue qui peut apprécier le profil des capacités cognitives du patient et reconnaître des éléments de son monde psychique. Le pédopsychiatre doit étudier, au cours des conversations qu'il a avec le jeune, sa façon de recevoir les messages, de s'exprimer, d'élaborer ses représentations, de mobiliser son jugement, sa mémoire et son raisonnement, d'analyser les événements, de soutenir son attention, de se projeter dans l'avenir et d'évoquer le passé. Il en viendra ainsi à cerner comment l'enfant parvient à s'adapter à son milieu par le jeu des mécanismes fonctionnels de son intelligence et pourra confronter ses observations cliniques aux informations moins empiriques fournies par les tests ou des mises en situation standardisées. Cela suppose de la part du pédopsychiatre une bonne connaissance des stades du développement cognitif.

Bien des symptômes sont la résultante de conflits intériorisés cherchant à s'exprimer par des manifestations dont le sens échappe à l'enfant. Ces processus liés à l'écart inévitable entre les désirs naissants, la toile des attentes tissée au jour le jour par le milieu familial et les exigences de la microsociété au sein de laquelle vit l'enfant entraînent l'édification d'un monde inconscient et préconscient, source à la fois de dynamisme, de contraintes, de souffrances et de tensions. L'un des objectifs d'une évaluation pédopsychiatrique est d'aller rejoindre, au moins partiellement, cet univers de sensations et d'images et de déterminer son rôle dans les difficultés qu'éprouve le jeune. Les principales voies d'accès à cette vie imaginaire et fantasmatique sont, chez l'enfant et l'adolescent, le jeu, les différents modes d'expression symbolique tels que le dessin libre et les situations projectives (y compris celles qui sont proposées dans le cadre d'une évaluation par un psychologue), le discours verbal dans la mesure où il peut librement se déployer. La tâche du pédopsychiatre est de créer, en offrant des voies d'expression et tout le soutien nécessaire, un lieu privilégié où le jeune patient se donne le droit d'exprimer ses images intérieures sans craindre que sa parole ne soit jugée ou censurée. De ce discours verbal, gestuel ou graphique émergent des espoirs, des craintes, des attentes, des contradictions ou des convergences qui, recueillis prudemment, peuvent non seulement orienter vers des causes possibles, mais instaurer déjà un temps thérapeutique. Si cette phase de la rencontre a été parfois hypertrophiée sous l'influence d'une conception selon laquelle les symptômes sont toujours la résultante de conflits intrapsychiques non résolus, elle demeure une période fondamentale de toute évaluation et ne doit pas être écourtée sous le prétexte fallacieux qu'elle est longue, marquée par la subjectivité, dépassée par les nouvelles connaissances neurobiologiques.

L'évaluation peut aussi comporter des exercices à visée plus spécifique :
– épreuves d'attention ;
– activités permettant d'apprécier les intérêts et les réactions du jeune face à des tâches de nature scolaire ;
– épreuves dépassant légèrement les capacités adaptatives habituelles afin d'évaluer la motivation et la capacité à faire face à des défis nouveaux.

Il arrive qu'une observation directe de l'enfant dans son milieu familial, dans son milieu scolaire ou dans ses activités de loisir soit envisagée dans le but de préciser un diagnostic qu'il faut souvent associer à des évaluations réalisées conjointement par d'autres professionnels tels qu'orthophonistes, pédagogues spécialisés, travailleurs sociaux, éducateurs.

Afin de donner les moyens de situer les symptômes et les syndromes selon des tableaux cliniques admis par l'ensemble des praticiens, et pour fournir une terminologie commune, des classifications ont été proposées. Trois d'entre elles sont à citer :
– le *Diagnostic and Statistical Manual of Mental Disorders* (DSM-IV) [American Psychiatric Association, 1994] ;
– la *Classification internationale des maladies* (CIM-10) [World Health Organization, 1993] ;
– la *Classification française des troubles mentaux de l'enfant et de l'adolescent* (Ministère des Affaires sociales et de l'Intégration, 1988).

Le regroupement de toutes les données recueillies permet au pédopsychiatre de se faire une idée sur la genèse et l'importance des symptômes, sur l'organisation structurale de la personnalité ainsi que sur la qualité de l'environnement. Si la période privilégiée de la rencontre évaluative a déjà été un acte thérapeutique, le pédopsychiatre va proposer des modalités d'aide chaque fois qu'une telle intervention lui apparaît nécessaire.

34.3 MODALITÉS D'INTERVENTION THÉRAPEUTIQUE

Le choix d'une intervention requiert que soient clarifiées plusieurs questions :
– Faut-il axer l'intervention sur l'enfant, sur le système familial dans lequel il vit ou doit-on

privilégier une approche mixte ? Dans ce dernier cas, celle-ci doit-elle relever d'une seule personne qui coordonne ainsi une intervention globale ou faut-il répartir les responsabilités, un praticien accompagnant le jeune et un autre travaillant avec la famille ?
- L'intervention proposée doit-elle être surtout centrée sur un symptôme tel qu'un retard moteur, un trouble de l'apprentissage, une dysphasie, ou s'attachera-t-elle à l'organisation même de la personnalité en cherchant à mobiliser les aptitudes psychiques, à accroître l'estime de soi, à renforcer le sentiment d'appartenance, etc., par des rencontres régulières individuelles ou en groupe ?
- L'action thérapeutique peut-elle se satisfaire de visites espacées ou exige-t-elle soit une hospitalisation momentanée, soit l'insertion dans un milieu thérapeutique où le jeune est accueilli par une équipe interdisciplinaire (en particulier pédagogues et éducateurs) plusieurs heures par jour (soins de jour, clubs thérapeutiques, soins du soir) ?

Selon les réponses à ces premières questions, le pédopsychiatre dispose de moyens thérapeutiques diversifiés qui ont leurs indications spécifiques et qui peuvent être combinés :
- pharmacothérapie ;
- psychothérapie individuelle d'inspiration psychodynamique ou centrée sur la réalité ;
- psychothérapie cognitive ;
- thérapie corporelle de type relaxation, psychomotricité, ergothérapie ;
- thérapie comportementale ;
- thérapie familiale d'inspiration diverse ;
- thérapie de groupe.

Le pédopsychiatre doit se donner le temps de réfléchir sur ces multiples modalités thérapeutiques et prendre une décision en partant non d'un préjugé philosophique, mais de la reconnaissance des besoins de l'enfant et de sa famille.

Cependant, quelle que soit la décision, il est clair que la personnalité du médecin joue un rôle considérable dans le déroulement du traitement. Comme tout être humain, le médecin a vécu, tout au long de son existence, des situations conflictuelles susceptibles d'influer sur la qualité de son aide, et cela d'autant plus lorsque le patient est un enfant. En effet, à cause de ses caractéristiques propres, l'enfant est un objet de projections continuelles, et l'adulte risque de réaliser, de bloquer ou de dévier par ses interventions une multitude d'émois non satisfaits ou exacerbés de son histoire originaire. La lucidité d'un regard sur soi et sur sa démarche ne s'acquiert que par un lent processus de réflexion, souvent avec un autre thérapeute, et par une exploration de ses propres résonances émotives. Cette acceptation d'une mise en cause personnelle dans sa relation avec l'autre ne doit jamais être oubliée.

34.4 RECHERCHE EN PÉDOPSYCHIATRIE

La recherche en pédopsychiatrie peut être définie comme une réflexion formulée dans le cadre d'une approche empirique ou expérimentale dont le point de départ et les objectifs se situent dans la pratique clinique. Mais une approche empirique ou expérimentale cherche à expliquer des données cliniques observables à partir des relations causales entre des éléments qui doivent nécessairement provenir de niveaux d'observation différents, que ce soit dans la dimension de l'espace (du cerveau comme entité opérationnelle à celui de la synapse) ou du temps (de la durée d'une vie, d'un rituel obsessionnel, aux quelques dizaines de millisecondes nécessaires à une opération cognitive). Le but est de mieux décrire et expliquer les troubles mentaux chez l'enfant dans le contexte général de son développement et, donc, de mieux les traiter. On peut, dès lors, légitimement penser que la recherche en pédopsychiatrie, en plus de contribuer à une meilleure compréhension et à un traitement plus efficace des troubles mentaux de l'enfance, pourra fournir un apport majeur tant dans l'étude étiologique de certains troubles en psychiatrie de l'adulte que dans la prévention de ces troubles.

La recherche scientifique procède d'abord à une réduction du phénomène clinique à l'une de ses composantes. Cette réduction se fait à la fois dans un modèle clinique explicatif de la maladie, où la composante ciblée joue un rôle critique, et dans un modèle expérimental (un paradigme) qui permet de tester le modèle clinique à partir de mesures objectives qu'on veut le plus fidèles possible aux éléments du modèle. Les enseignements tirés d'un paradigme expérimental ne concernent par conséquent qu'une partie du phénomène clinique, celle qu'ont définie le modèle clinique et le paradigme expérimental, mais doivent par ailleurs servir à élaborer des hypothèses sur d'autres parties, et ainsi, de proche en proche, étendre progressivement la compréhension du réseau des mécanismes en interaction dans le phénomène clinique global.

34.4.1 Méthode expérimentale en psychiatrie clinique

La méthode scientifique en pédopsychiatrie est donc tributaire de la définition d'entités cliniques qui sont le reflet de l'histoire de modèles et de concepts qui y sont largement antérieurs. L'examen critique de ces modèles et concepts selon une pratique clinique rigoureuse est donc la première étape indispensable, sous peine de laisser les approches scientifiques sans véritable objet d'étude. L'approche expérimentale en recherche clinique, qui part d'un phénomène clinique pour en dévoiler les différentes composantes, abandonne dans un premier temps tout projet d'explication globale ; elle est donc, d'une certaine manière, à l'opposé de la réflexion critique qui guide l'intervention clinique.

La description des entités cliniques s'est faite essentiellement, jusqu'ici, sur la base de critères qui ne sont rien d'autre que des fragments de comportements observables que seule une association statistique permet de regrouper de manière fiable. Il n'est donc pas étonnant que la grande majorité des travaux ait porté sur les troubles externalisés, plus faciles à objectiver, et sur quelques syndromes dont la séméiologie paraissait faire consensus, au moins dans un premier temps (comme l'autisme et le retard mental). Il faut souligner l'apport essentiel, dans la définition de ces entités cliniques, des épidémiologistes qui, en plus de fournir des données statistiques sur la fréquence de tel ou tel tableau clinique, ont souvent permis de distinguer entre elles des manifestations voisines ou, au contraire, ont soulevé, sur la base d'indices de comorbidité ou d'évolution des formes cliniques, des questions fondamentales. Par exemple, au cours de l'adolescence, les troubles des conduites et les troubles de l'humeur bipolaires sont associés à l'abus de substances, mais pas l'hyperactivité ou le trouble oppositionnel (Biederman et coll., 1997). Pourtant, il existe un risque élevé d'abus de substances à l'âge adulte chez les personnes ayant eu un diagnostic d'hyperactivité dans l'enfance, même si cette symptomatologie s'amende complètement au cours du développement (Mannuzza et coll., 1993). On peut donc poser la question suivante : l'hyperactivité constitue-t-elle un facteur de risque spécifique permettant d'expliquer l'association tardive, dans la transition de l'adolescence à l'âge adulte, entre hyperactivité et abus de substances ? Un autre exemple : la comparaison systématique des tableaux cliniques des troubles graves du développement dans des études familiales ou de jumeaux a mené à une redéfinition de l'autisme sur la base de trois concepts cliniques (troubles de la communication, altération des interactions sociales, comportements et intérêts stéréotypés) [voir le chapitre 35], en repérant les différentes formes symptomatiques de l'autisme apparaissant au cours du développement, aussi déviantes que puissent être les trajectoires développementales des enfants autistes.

Comme l'indiquent les deux exemples précédents, le développement de l'enfant constitue l'axe central de la redéfinition des entités cliniques en pédopsychiatrie, bien que, dans nombre de définitions cliniques, il ne soit encore souvent qu'une variable à contrôler dans l'évaluation clinique. La relative rareté des études longitudinales a, en effet, fréquemment conduit à assimiler les symptômes observés chez l'adulte à ceux que présente l'enfant, pour établir un diagnostic. Dans la plupart des définitions proposées par l'American Psychiatric Association (1994) et dans les travaux qui en découlent, les classifications sont les mêmes pour l'adulte et pour l'enfant. Tout au plus y admet-on certaines adaptations des comportements symptomatiques en fonction de l'âge, de l'adulte comme point de référence vers l'enfant. La validité d'une telle démarche est, bien entendu, de plus en plus problématique quand il s'agit d'enfants de plus en plus jeunes. La définition, à côté des troubles communs aux enfants et aux adultes, de troubles spécifiques des enfants de moins de cinq ans témoigne des limites de cette démarche.

34.5 MODÈLE INTÉGRÉ EN PSYCHIATRIE DE L'ENFANT

Dans le cadre d'une approche empirique ou expérimentale, les données objectives peuvent être

Psychiatrie clinique : une approche bio-psycho-sociale

recueillies aux différents niveaux d'organisation, neuronal, cérébral et comportemental, de ce phénomène complexe qu'est le trouble psychiatrique, en particulier en pédopsychiatrie. Mais la recherche clinique se doit de reconstituer, finalement, le phénomène global, puisque son objectif est de soigner les enfants. Elle ne peut, de ce fait, suivre fidèlement la méthode de la recherche fondamentale qui ne subit pas les contraintes qui sont celles de la recherche clinique. La solution, pour cette dernière, est le recours à un modèle multifactoriel, mais clairement défini, comme celui que propose l'Organisation Mondiale de la Santé (OMS) [International Classification of Impairments, Disabilities and Handicaps (ICIDH), 1980] pour les handicaps, en particulier les handicaps mentaux (voir la figure 34.1). Cette modélisation devrait permettre d'assurer un certain pouvoir de testabilité aux hypothèses de travail, en particulier si les variables dépendantes et indépendantes appartiennent à des registres d'explication et d'observation différents (Robaey et coll., 2000).

Dans un premier temps, le modèle doit distinguer les niveaux environnemental et individuel. L'environnement peut être représenté par des cercles concentriques centrés sur l'enfant, mais comprenant des éléments de plus en plus larges et divers, du cadre de

FIGURE 34.1 Modèle de création de handicap selon l'OMS, révisé par la Société canadienne et le Comité québécois pour la ICIDH*

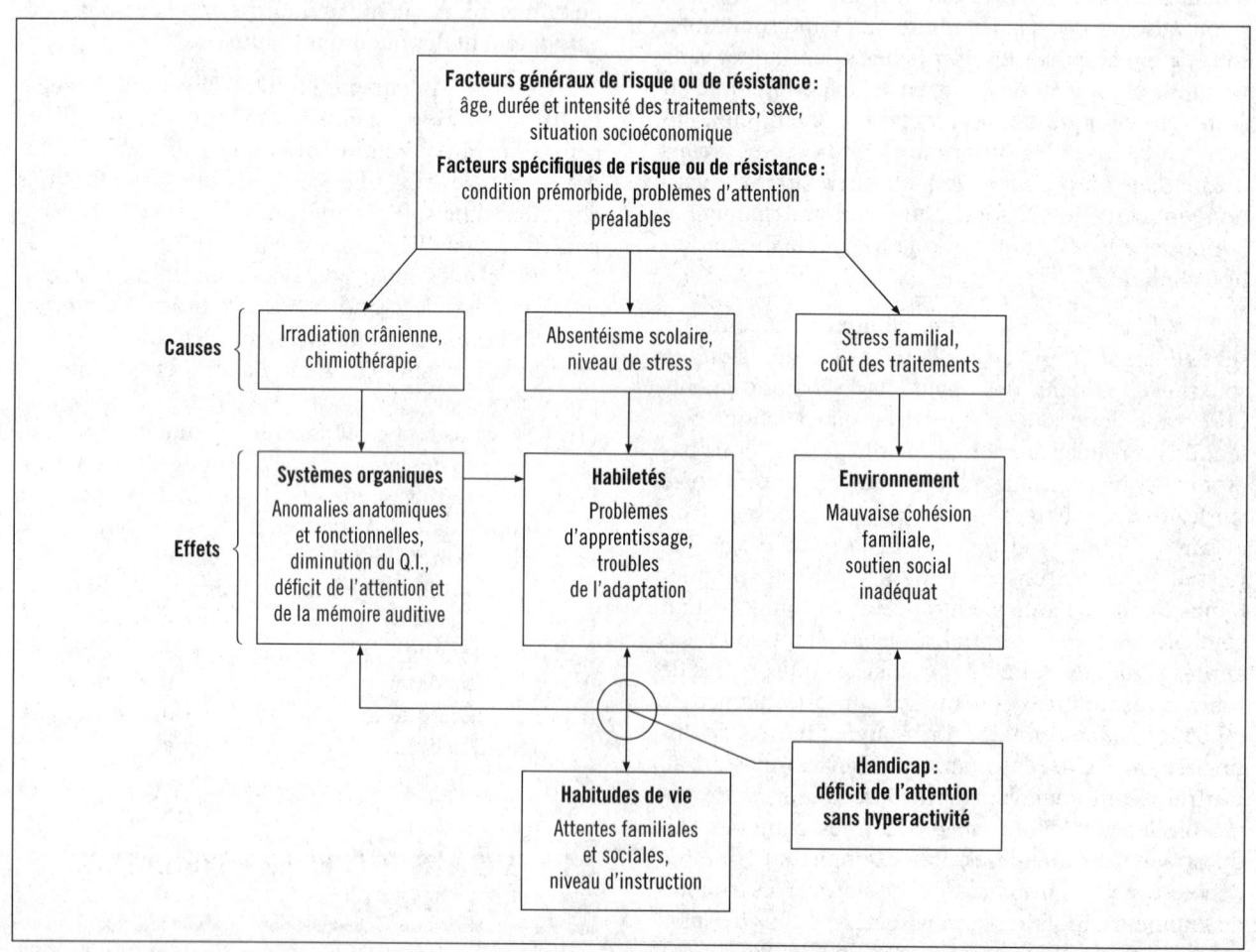

* Pour illustrer son utilité, on a appliqué le modèle à un enfant présentant un déficit de l'attention sans hyperactivité apparu au cours des traitements pour une leucémie.
Source : D'après Canadian Society for the ICIDH et Quebec Committee on the ICIDH, *ICIDH International Network Bulletin*, vol. 4, n° 3, 1991, p. 19.

Psychiatrie clinique : une approche bio-psycho-sociale

vie proche et habituel de l'enfant jusqu'aux valeurs culturelles d'une société concernant l'enfance ou les ressources qu'elle peut lui consacrer. Les premiers cercles, qui englobent d'abord la famille et ensuite l'école, sont les plus importants en pédopsychiatrie, car ce sont les milieux qui jouent un rôle déterminant dans le développement cognitif, émotionnel et relationnel de l'enfant. D'ailleurs, l'enfant est le plus souvent amené en consultation à la suite de problèmes qui surviennent à l'école ou dans la famille, environnements qui jouent donc le rôle de révélateurs. Étant donné qu'il est difficile d'obtenir des renseignements objectifs et fiables de la part de l'enfant, difficulté d'autant plus grande que l'enfant est jeune, les évaluations cliniques se fondent le plus souvent sur les informations obtenues des parents et des enseignants.

Au niveau individuel, on discerne le niveau organique, essentiellement cérébral, mais qui doit pouvoir inclure également d'autres systèmes (endocrinien, métabolique, etc.), qui peut être perturbé par des lésions ou des dysfonctions cérébrales objectivables par différentes méthodes d'exploration anatomique ou fonctionnelle. Le deuxième niveau individuel est celui des habiletés cognitives ou psychoaffectives : il est lié directement au niveau précédent par des relations causales, mais interagit aussi avec différents facteurs environnementaux. Le développement normal d'un enfant, modulé par les attentes sociales, familiales, scolaires et autres à différents âges, est le produit d'interactions complexes entre ces différents niveaux. Il en est de même pour l'apparition des troubles pédopsychiatriques, et le clinicien n'a en général accès qu'au produit de ces interactions complexes, si bien que le premier pas, ainsi que le problème principal, de la recherche en pédopsychiatrie, comme de la clinique, est de définir ses objets d'étude et d'intervention et de les situer dans un ensemble complexe et évolutif.

En psychiatrie de l'adulte, la validité statistique des diagnostics, bien que souvent encore imparfaite, semble garantir leur validité clinique. En fait, seule une description complète de l'ensemble des interactions entre les différents niveaux, y compris une définition de leurs états d'équilibre, même temporaires, permettrait d'affirmer la validité d'une entité clinique. Chez l'enfant, la validité clinique ne peut vraiment être établie que dans une perspective développementale, car l'ensemble des interactions entre les différents niveaux engendre une dynamique où le point d'équilibre est en constante évolution, repérable au regard de l'âge dans le développement normal, mais beaucoup plus difficilement dans le développement atypique. Évidemment, il existe des situations (comme la trisomie 21, responsable du syndrome de Down) où un facteur domine tous les autres et explique la plus grande part d'un ensemble de symptômes, mais aucun niveau d'observation ne peut jamais prétendre tout expliquer, et il sera toujours difficile, en pédopsychiatrie, de définir des entités cliniques de façon précise tant elles sont soumises à de multiples influences.

34.6 NOUVEAUX PARADIGMES

Une fois les hypothèses cliniques énoncées, c'est le paradigme expérimental qui joue un rôle essentiel dans la démarche scientifique. Or ce paradigme est étroitement dépendant des progrès techniques, lesquels ont, au cours des deux dernières décennies, grandement étendu les champs du possible. De nouveaux paradigmes ont vu le jour qui, des mécanismes cellulaires les plus fondamentaux au fonctionnement global du cerveau, sont en train de modifier en profondeur la pédopsychiatrie, les principaux étant la génétique, la neurobiologie, l'imagerie cérébrale, les sciences cognitives et les sciences sociales.

34.6.1 Génétique

La génétique a parfois mauvaise réputation auprès des psychiatres. La recherche génétique implique souvent, aux yeux du praticien, l'idée d'une fatalité incurable, alors que l'environnement lui apparaît comme la cible par excellence du traitement. Or les progrès en génétique des comportements et en génétique moléculaire conduisent à une vision bien différente en soulignant les interactions étroites entre facteurs génétiques et facteurs épigénétiques. Les méthodes d'analyse en génétique des populations permettent en effet de quantifier la contribution des facteurs génétiques et environnementaux à la variabilité d'un phénotype ou à la corrélation entre phénotypes (Comings et coll., 2000) ou de déterminer la direction de liens causaux entre des phénotypes corrélés dans la mesure où les contributions relatives génétiques et environnementales sont différentes pour

Psychiatrie clinique : une approche bio-psycho-sociale

chacun d'entre eux. Enfin, dans le cadre d'études longitudinales, il devient possible d'évaluer ces contributions relatives dans les processus de développement eux-mêmes.

Quelques exemples suffiront à démontrer la richesse de ces interactions. Le fait que les facteurs génétiques expliquent près de la moitié de la corrélation entre l'environnement familial et le développement cognitif et près des deux tiers de la corrélation entre l'attitude maternelle et les comportements antisociaux à l'adolescence (Plomin, 1995) met clairement en lumière le rôle des gènes de l'enfant dans la modulation de son environnement familial par le biais de l'effet spécifique de son patrimoine génétique sur son comportement. Bien que cette approche, dont la validité reste largement dépendante de la validité des phénotypes étudiés et de l'interprétation donnée pour les modèles d'analyse statistique, n'en soit qu'à ses débuts, son apport ne peut plus être négligé, pas plus d'ailleurs que l'apport fourni par l'utilisation de modèles animaux dans l'étude des interactions entre gènes et environnement. Par exemple, des rats nouveau-nés soumis à un stress majeur voient leur système neurohormonal de régulation du stress se modifier de manière définitive, avec des conséquences négatives sur les capacités d'apprentissage spatial notamment. Si la composante génétique est critique pour la mise en place de cette régulation, plus forte dans certaines lignées que dans d'autres, le rôle de l'interaction avec la mère l'est aussi, puisque ces conséquences peuvent être atténuées si le rat nouveau-né est élevé par une mère d'une lignée moins sensible au stress (Anisman et coll., 1998).

Loin de donner raison exclusivement aux facteurs génétiques et épigénétiques, à la neurobiologie ou à la relation entre la mère et son nouveau-né, ces éclairages nouveaux confirment objectivement le rôle de l'environnement en le quantifiant, proposent des modèles d'interactions dans le contexte du développement et suggèrent des pistes de recherche pour la thérapeutique. Par ailleurs, l'identification des multiples gènes impliqués dans le comportement humain a pris le relais des études sur les défauts ponctuels des génomes responsables de certaines maladies métaboliques, comme la phénylcétonurie. Par exemple, l'association avec l'hyperactivité d'un polymorphisme du gène codant pour un transporteur de la dopamine a été reproduite dans plusieurs études indépendantes, et cette association est proportionnelle à la sévérité des symptômes d'hyperactivité (Waldman et coll., 1998). Certes, un phénotype aussi complexe que l'hyperactivité ne peut se réduire à l'effet d'un polymorphisme d'un seul gène. Cependant, malgré son peu de poids dans le phénomène global, cette donnée prend tout son sens lorsqu'on démontre que le gène muté code pour un transporteur plus efficace, qui assure une élimination plus rapide de la dopamine dans la fente synaptique *in vivo*, et que le méthylphénidate (le traitement pharmacologique de première ligne de l'hyperactivité) bloque le transporteur de la dopamine, une action antagoniste du facteur de risque génétique. La génétique est donc porteuse de grands espoirs dans la mesure où elle permet de préciser le niveau moléculaire de l'atteinte physiologique, première balise pour des approches thérapeutiques nouvelles (Volkow et coll., 1998).

34.6.2 Neurobiologie du développement

Le deuxième domaine porteur de changement est sans nul doute celui de la neurobiologie, en particulier la neurobiologie du développement, car elle fait le lien entre le fonctionnement cérébral et le comportement. Les travaux de Kostovic et Rakic (1990) et de Ghosh et Schatz (1992) ont permis de mieux préciser les résultats des mécanismes prénataux auto-organisateurs du cerveau (p. ex., l'existence de populations neuronales transitoires au niveau de la sous-plaque corticale ou le rôle de certaines activités spontanées de la rétine dans l'organisation ultrastructurale de zones cérébrales, comme le corps genouillé latéral) et l'importance de la période postnatale, pendant laquelle le cerveau est soumis, dans sa structure fine (arrangements de groupes de projections qui acheminent et traitent l'information sensorielle, nombre et organisation des synapses), à l'influence directe de l'environnement, développement qui s'étend, selon les régions du cortex cérébral, parfois jusqu'à l'adolescence (Huttenlocher, 1990, 1994). La détermination du rôle extraordinairement complexe des différents neurotransmetteurs au cours du développement ouvre la voie à de nouvelles approches pharmacologiques, avec la prudence qu'impose toute action sur un système nerveux en cours de formation. La recherche en pédopsychiatrie peut alors se situer dans un paradigme théorique à la fois spécifique et élargi, celui du cerveau et de l'organisme en développement dont l'interaction avec le monde extérieur donne naissance à un appareil psychique hautement modulable.

34.6.3 Imagerie cérébrale

Ces données de la neurobiologie sont le fondement de la psychophysiologie, de l'imagerie et de la visualisation fonctionnelle cérébrale. La distinction faite ici entre imagerie et visualisation se fonde sur les constantes de temps des phénomènes étudiés. L'imagerie fonctionnelle repose sur les modifications cérébro-vasculaires induites par l'activité de différentes régions cérébrales, que l'image soit obtenue par l'accumulation d'un traceur radioactif plus ou moins spécifique dans certaines régions cérébrales (comme dans la tomographie par émission de positrons ou de photons) ou par les modifications des propriétés magnétiques de l'hémoglobine en fonction de l'état d'oxydation, en relation avec le niveau d'activité tissulaire (comme dans l'imagerie par résonance magnétique fonctionnelle). La relative lenteur de la réponse vasculaire est le principal facteur limitatif de ces méthodes, par ailleurs exceptionnellement précises dans leur définition spatiale et physiologique. La visualisation fonctionnelle se fonde, quant à elle, sur les modifications de champs électriques ou magnétiques (électroencéphalographie, champs de potentiels ou champs magnétiques associés aux événements) directement liées à l'activité neuronale, et donc exceptionnellement précises dans leur définition temporelle, mais moins précises dans leur définition spatiale. Ces méthodes commencent à faire leur entrée en recherche clinique en pédopsychiatrie et leurs retombées seront d'autant plus déterminantes qu'elles s'appuieront sur les acquis des sciences cognitives. Pour s'en convaincre, il suffit de comparer les résultats obtenus chez des enfants hyperactifs en imagerie par résonance magnétique fonctionnelle, qui montrent un fonctionnement atypique du métabolisme de la boucle striato-frontale et un effet différencié du méthylphénidate sur l'activité striatale chez les enfants d'un groupe témoin et les hyperactifs (Vaidya et coll., 1998), avec les données sur l'activité électrique corticale associée à la préparation motrice démontrant un fonctionnement atypique des aires pariétales et frontales associé au choix de la réponse, durant les 500 premières millisecondes suivant la présentation d'un stimulus (Ge et coll., 1999a, 1999b).

34.6.4 Sciences cognitives

Les sciences cognitives fournissent le cadre théorique et expérimental à l'intérieur duquel il est désormais possible d'étudier le fonctionnement de processus complexes comme l'attention, la mémoire, la motricité, etc., mais aussi l'émotion ou la régulation des comportements par la récompense ou la punition. Par exemple, des tests psychophysiques utilisant des tons et des bruits simples ont montré que les enfants dysphasiques éprouvent de grandes difficultés, d'ordre auditif, à différencier des sons brefs dans des contextes sonores particuliers (Wright et coll., 1997). Ces résultats ont conduit à de nouvelles approches thérapeutiques fondées sur l'utilisation d'un algorithme permettant de créer des versions plus faciles à différencier des éléments rapidement changeants dans l'onde acoustique de la parole (Tallal et coll., 1996). Le recours à des réseaux neuronaux utilisant des modèles dynamiques a donné naissance à une approche connexionniste du développement qui a amené à repenser le concept même de comportement inné et acquis (Elman et coll., 1996), par exemple en montrant comment des différences temporelles dans le développement de la connectivité permettent à elles seules d'organiser des différences fonctionnelles entre les diverses parties d'un réseau neuronal indifférencié au début du processus.

L'ensemble de ces changements de paradigme devrait permettre de faire la lumière sur les causes de certains troubles en pédopsychiatrie, mais probablement aussi de redéfinir d'autres entités cliniques et de proposer des interventions qui tiennent compte des mécanismes étiologiques, en complétant peu à peu une approche exclusivement clinique fondée sur la recherche de traitements.

34.6.5 Sciences sociales

Les sciences sociales sont proches du phénomène clinique. La société est le milieu élargi dans lequel s'exprime la pathologie psychiatrique. Elle révèle le phénomène et incite à la recherche de moyens de prévention et de prise en charge qui tiennent compte de la dimension sociale. Les sciences sociales peuvent donc contribuer à l'explication de la pathologie psychiatrique dans la mesure où le chercheur est capable de proposer un modèle — une situation type — où

Psychiatrie clinique : une approche bio-psycho-sociale

l'on suppose que les acteurs agissent toujours d'une manière qu'ils croient adaptée à la situation. Ce postulat rend une situation pathologique compréhensible par le chercheur, même si l'appréciation de la situation par le patient n'est pas toujours objective ou normative. L'évaluation d'une situation type se fait habituellement au moyen de questionnaires standardisés, très utilisés dans la recherche sociale en psychiatrie, ainsi que par l'observation des réactions comportementales à des situations types. Bien entendu, la limite est que les modèles sont toujours, et nécessairement, des simplifications schématiques, ce qui entraîne un faible degré de testabilité. Il est donc souvent difficile de décider si l'écart observé entre le modèle et les mesures est dû au caractère rudimentaire du modèle, à l'imprécision des instruments de mesure, ou s'il indique une réfutation du modèle. S'il est le plus souvent possible de conclure à la supériorité d'un modèle ou d'une mesure par rapport à un autre, l'écart entre le modèle théorique et la réalité explique pourquoi le pouvoir de prédiction est faible en sciences sociales. Ce pouvoir de prédiction est encore limité lorsque l'objet d'étude consiste dans des opinions, des points de vue qu'ont les gens dont on étudie les actions, car, étant donné que ces opinions et ces points de vue sont évolutifs dans une société, on ne peut postuler l'existence de conditions initiales stables qui autoriseraient à elles seules des prédictions fiables. Le troisième obstacle important sur lequel butent les sciences sociales réside dans la dimension du phénomène qu'elles cherchent à modéliser. En passant d'une dyade à la famille, et en tenant compte de faits sociaux comme la pauvreté, le nombre de possibilités qu'il faut considérer comme négligeables dans un modèle peut faire douter de sa validité avant même qu'on puisse le soumettre à un test.

Cependant, en psychiatrie, et en particulier en psychiatrie de l'enfant, le chercheur va non seulement dégager des constantes à l'expression sociale de la maladie, mais aussi les intégrer à un modèle d'explication plus global comprenant les dimensions biologique et clinique. Cette approche s'inscrit dans un champ nouveau, celui de la recherche psychosociale, qui, à l'instar des sciences sociales, procède à des modélisations, établit des situations types, à partir d'une observation du phénomène dans la sphère sociale, mais qui peut rectifier son explication à la lumière des informations provenant de la démarche clinique expérimentale et susceptibles d'être intégrées au modèle initial. La recherche psychosociale peut ainsi améliorer son pouvoir de prédiction et son degré de testabilité. C'est vrai au point que la méthode expérimentale peut faire partie du modèle conceptuel de la recherche psychosociale, ce qui ne semble pas possible dans les sciences sociales en général. L'évaluation de l'efficacité des interventions en est un exemple, mais qui montre souvent les limites des sciences sociales. En effet, même si un traitement statistique rigoureux des données y donne un indéniable crédit, le modèle d'explication psychosocial ne peut vraiment devenir prédictif que s'il s'appuie sur des données provenant du niveau expérimental, clinique et biologique.

*
* *

Bien qu'elle soit une jeune spécialité, la pédopsychiatrie a connu un essor tout à fait étonnant au cours des trois dernières décennies. Elle a su intégrer de nombreux apports, aussi bien ceux des courants psychodynamiques que ceux de la neurobiologie, des sciences sociales et des sciences cognitives. Elle a multiplié ses modes d'intervention dans une perspective d'intégration de l'enfant au sein du milieu familial tout en instituant des structures substitutives telles que placements familiaux thérapeutiques, institutions de jour et services d'hospitalisation. Elle a su apporter une contribution essentielle dans le domaine de la prévention, par exemple en développant les implications thérapeutiques soulevées par le concept d'attachement. Il est probable que les connaissances accrues relativement au fonctionnement cérébral entraîneront, dans les prochaines années, des remaniements importants dans son appréhension des étiologies. Tant sur le plan nosographique que sur le plan thérapeutique, il faudra qu'elle sache s'adapter sans crispation et, surtout, sans perdre la vision humaniste qui est la sienne. De la même façon, l'examen rapide de l'évolution et des limites de la recherche en psychiatrie indique que des changements majeurs sont à venir et que la pédopsychiatrie, malgré sa complexité, et peut-être à cause d'elle, pourrait jouer un rôle de premier plan dans ce processus. L'approche multidisciplinaire, intégrant dans un même modèle des angles d'analyse différents d'un même objet d'étude (comme la génétique de l'environnement familial ou l'imagerie cérébrale associée à des comportements contrôlés expérimentalement), devrait exercer une influence majeure. Pourtant, on ne peut décrire les prémisses du changement en pédopsychiatrie sans tenir compte du rôle des facteurs sociaux dans la genèse des troubles mentaux. Ainsi, il apparaît clair que les conditions de vie difficiles que connaissent un nombre croissant d'enfants, tant dans les pays riches que dans les pays en voie de développement, même si, globalement, les indices économiques s'améliorent dans la majorité d'entre eux, la désagrégation des familles et le peu de ressources destinées à l'enfance défavorisée augmentent les risques de détresse, rendant de plus en plus nécessaire l'intervention clinique. Dans ce contexte, l'évaluation de l'efficacité des interventions à visée thérapeutique est une exigence croissante, dictée par la gestion de la rareté des ressources disponibles à l'enfance défavorisée. La pression sociale et politique est déjà élevée pour la définition d'objectifs de recherche qui correspondent le plus directement possible à des besoins de plus en plus criants. L'optimisation du rapport coût/bénéfice est aussi un aspect qui prend une importance croissante en recherche évaluative, quel que soit le type d'intervention, psychosociale, pharmacologique ou autre. Il faudra aux différents acteurs de la recherche et de la clinique beaucoup de lucidité pour garder l'enfant et son avenir au centre de leurs préoccupations.

Bibliographie

AJURIAGUERRA, J. DE
1970   *Manuel de psychiatrie de l'enfant*, Paris, Masson.

AMERICAN PSYCHIATRIC ASSOCIATION
1994   *Diagnostic and Statistical Manual of Mental Disorders*, 4e éd., Washington (D.C.), American Psychiatric Association ; trad. française *DSM-IV – Manuel diagnostique et statistique des troubles mentaux*, Paris, Masson, 1996, 1040 p.

ANISMAN, H., et coll.
1998   « Do early-life events permanently alter behavioral and hormonal responses to stressors ? », *Int. J. Dev. Neurosci.*, vol. 16, nos 3-4, p. 149-164.

ARIETI, S.
1974   *American Handbook of Psychiatry*, vol. 2, New York, Basic Books.

BIEDERMAN, J., et coll.
1997   « Is ADHD a risk factor for psychoactive substance use disorders ? Findings from a four-year prospective follow-up study », *J. Am. Acad. Child Adolesc. Psychiatry*, vol. 36, n° 1, p. 21-29.

CANADIAN SOCIETY FOR THE ICIDH et
QUEBEC COMMITTEE ON ICIDH
1991   *ICIDH International Network Bulletin*, vol. 4, n° 3.

COMINGS, D.E.H., et coll.
2000   « Comparison of the dopamine, serotonin, and noradrenaline genes in ADHD, ODD and conduct disorder : Multivariate regression analysis of 20 genes », *Clinical Genetics*, vol. 57, n° 3, p. 178-196.

COOK, E.H., Jr., et coll.
1995   « Association of attention deficit disorder and the dopamine transporter gene », *Am. J. Hum. Genet.*, vol. 56, p. 993-998.

DUCHÉ, J.
1990   *Histoire de la psychiatrie de l'enfant*, Paris, PUF.

ELMAN, J.L., et coll.
1996   « Rethinking innateness : A connectionist perspective on development », *Neural Network Modeling and Connectionism*, vol. 18, n° 10, p. 447.

FERRARI, P., et EPELBAUM, C.
1993   *Psychiatrie de l'enfant et de l'adolescent*, Paris, Médecine Sciences Flammarion.

GE, L.Y., et coll.
1999a « Movement-related potentials in children and adults during a spatial stimulus-response compatibility (SRC) task. Abstracts of the Society for Psychophysiological Research 39th Annual Meeting, Granada, Spain », *Psychophysiology*, vol. 36, suppl. 1, p. S128.

1999b « Movement-related potentials in children with attention-deficit hyperactivity disorder (AHDH) during a spatial stimulus-response compatibility task. Abstracts of the Society for Psychophysiological Research 39th Annual Meeting, Granada, Spain », *Psychophysiology*, vol. 36, suppl. 1, p. S129.

GHOSH, A., et coll.
1990   « Requirement for subplate neurons in the formation of thalamo-cortical connections », *Nature*, vol. 347, p. 179-181.

GHOSH, A., et SCHATZ, C.J.
1992   « Involvement of subplate neurons in the formation of ocular dominance columns », *Science*, vol. 255, p. 1441-1443.

HEUYER, G.
1966   *Introduction à la psychiatrie infantile*, Paris, PUF.

HUTTENLOCHER, P.R.
1994   « Synaptogenesis, synapse elimination and neural plasticity in human cerebral cortex », dans C.A. Nelson (sous la dir. de), *Threats to Optimal Development. The Minnesota Symposia on Child Psychology*, vol. 27, Hillsdale (N.J.), Lawrence Erlbaum, p. 35-54.

1990 « Morphometric study of human cerebral cortex development », *Neuropsychologia,* vol. 28, p. 517-527.

INTERNATIONAL CLASSIFICATION OF IMPAIRMENTS, DISABILITIES AND HANDICAPS (ICIDH)
1980 *A Manual of Classification Relating to the Consequences of Diseases,* Genève, World Health Organization.

KOSTOVIC, I., et RAKIC, P.
1990 « Developmental history of the transient subplate zone in the visual and somatosensory cortex of the macaque monkey and human brain », *J. Comp. Neurol.,* vol. 297, p. 441-470.

LEBOVICI, S., DIATKINE, R., et SOULÉ, M.
1995 *Nouveau traité de psychiatrie de l'enfant et de l'adolescent,* Paris, PUF, 4 vol.

LEMAY, M.
1973 *Psychopathologie infantile,* Paris, Fleurus, 2 vol.

LEWIS, M.
1996 *Child and Adolescent Psychiatry. A Comprehensive Textbook,* 2e éd., Baltimore, Williams & Wilkins.

MAHLER, M., PINE, F., et BERGMAN, A.
1975 *The Psychological Birth of the Human Infant,* New York, Basic Books.

MANNUZZA, S., et coll.
1993 « Adult outcome of hyperactive boys. Educational achievement, occupational rank, and psychiatric status », *Arch. Gen. Psychiatry,* vol. 50, n° 7, p. 565-576.

MINISTÈRE DES AFFAIRES SOCIALES et DE L'INTÉGRATION
1988 *Classification française des troubles mentaux de l'enfant et de l'adolescent,* Paris, Centre technique national d'études et de recherches sur les handicaps et les inadaptations.

NOSHPITZ, J.D.
1998 *Basic Handbook of Child Psychiatry,* New York, Basic Books, 5 vol.

PLOMIN, R.
1995 « Genetics and children's experiences in the family », *J. Child Psychol. Psychiatry,* vol. 36, n° 1, p. 33-68.

ROBAEY, P., et coll.
2000 « A comprehensive model of the development of mental handicap in children treated for acute lymphoblastic leukemia: A synthesis of the literature », *International Journal of Behavioral Development,* vol. 24, n° 1, p. 44-59.

RUTTER, M., TAYLOR, E., et HERSOV, L.
1994 *Child and Adolescent Psychiatry. Modern Approaches,* Oxford, Blackwell Scientific Publ.

TALLAL, P., et coll.
1996 « Language comprehension in language-learning impaired children improved with acoustically modified speech », *Science,* vol. 5, n° 271, p. 81-84.

VAIDYA, C.J., et coll.
1998 « Selective effects of methylphenidate in attention deficit hyperactivity disorder: A functional magnetic resonance study », *Proc. Nat. Acad. Sci. USA,* vol. 95, n° 24, p. 14494-14499.

VOLKOW, N.D., et coll.
1998 « Dopamine transporter occupancies in the human brain induced by therapeutic doses of oral methylphenidate », *Am. J. Psychiatry,* vol. 155, n° 10, p. 1325-1331.

WALDMAN, I.D., et coll.
1998 « Association and linkage of the dopamine transporter gene and attention-deficit hyperactivity disorder in children: Heterogeneity owing to diagnostic subtype and severity », *Am. J. Hum. Genet.,* vol. 63, n° 6, p. 1767-1776.

WIENER, J.M. (sous la dir. de)
1995 *Textbook of Child and Adolescent Psychiatry,* 2e éd., Washington (D.C.), American Academy of Child and Adolescent Psychiatry et American Psychiatric Press.

WORLD HEALTH ORGANIZATION
1993 *The ICD-10 Classification of Mental and Behavioural Disorders: Diagnostic Criteria for Research,* Genève, World Health Organization; trad. française *Classification internationale des maladies, 10e révision. Chapitre V (F): Troubles mentaux et troubles du comportement: critères diagnostiques pour la recherche,* Paris, Organisation Mondiale de la Santé et Masson, 1994.

WRIGHT, B.A., et coll.
1997 « Deficits in auditory temporal and spectral resolution in language-impaired children », *Nature,* vol. 8, n° 387 (6629), p. 176-178.

Lectures complémentaires

GAGNON, A., et coll.
2001 *Démystifier les maladies mentales: les troubles de l'enfance et de l'adolescence,* Boucherville (Québec), Gaëtan Morin Éditeur.

KAPLAN, H.I., et SADOCK, B.J. (sous la dir. de)
1995 *Comprehensive Textbook of Psychiatry,* 6e éd., Baltimore, Williams & Wilkins, 2 vol.

ZEANAH, C.H.
1993 *Handbook of Infant Mental Health,* New York, Guilford Press.

CHAPITRE 35

Troubles précoces de l'enfance

MARTIN ST-ANDRÉ, C.M., M.D., F.R.C.P.C.
Psychiatre au Service des consultations de l'Hôpital Sainte-Justine (Montréal)
Professeur adjoint de clinique au Département de psychiatrie de l'Université de Montréal

LAURENT MOTTRON, M.D., Ph.D. (psycholinguistique)
Psychiatre, coordinateur scientifique du Programme troubles neurodéveloppementaux
à l'Hôpital Rivière-des-Prairies (Montréal)
Chercheur agrégé au Département de psychiatrie de l'Université de Montréal

YVON GAUTHIER, M.D., F.R.C.P.C.
Psychiatre au Service des consultations de l'Hôpital Sainte-Justine (Montréal)
Professeur émérite au Département de psychiatrie de l'Université de Montréal

PLAN

35.1 Classification des troubles précoces de l'enfance

35.2 Facteurs de risque et de protection
    35.2.1 Sécurité de l'attachement
    35.2.2 Pauvreté
    35.2.3 Maltraitance
    35.2.4 Adolescence et parentalité
    35.2.5 Toxicomanie et développement du nourrisson
    35.2.6 Psychopathologie parentale

35.3 Variété diagnostique
    35.3.1 Troubles envahissants du développement
        • *Autisme* • *Syndrome d'Asperger* • *Syndrome de Rett* • *Autisme atypique et trouble envahissant du développement non spécifié* • *Trouble désintégratif de l'enfance*
    35.3.2 État de stress traumatique
        • *Description clinique* • *Traitement bio-psycho-social*
    35.3.3 Troubles de l'affect
        • *Trouble de l'anxiété de la première et de la petite enfance* • *Trouble de l'humeur : deuil prolongé/réaction de perte* • *Trouble de l'humeur : dépression de la première et de la petite enfance* • *Trouble mixte de l'expression émotionnelle* • *Trouble de l'identité de genre de l'enfance* • *Trouble de l'attachement réactionnel aux situations de carence et de maltraitance dans la première enfance*
    35.3.4 Troubles de l'ajustement
        • *Description clinique* • *Traitement bio-psycho-social*
    35.3.5 Troubles de la régulation
        • *Description clinique* • *Traitement bio-psycho-social*
    35.3.6 Trouble du comportement de sommeil
        • *Description clinique* • *Traitement bio-psycho-social*
    35.3.7 Troubles du comportement alimentaire
        • *Description clinique* • *Traitement bio-psycho-social*

35.4 Tendances actuelles dans l'intervention thérapeutique

35.5 Évolution et pronostic

Bibliographie

Lectures complémentaires

Au cours des deux dernières décennies, l'intérêt convergent de cliniciens et de chercheurs de disciplines variées a rendu possibles d'importantes avancées théoriques et cliniques dans le domaine de la santé mentale et de la psychopathologie du nourrisson et du jeune enfant. L'enrichissement des modèles théoriques du développement, combiné à une définition plus précise et à une meilleure compréhension des facteurs de risque et de protection, a permis de mieux cerner différents syndromes cliniques et d'offrir des traitements mieux adaptés aux besoins des jeunes enfants et de leurs familles.

Ce chapitre fait un survol des entités cliniques qu'on rencontre dans la population des très jeunes enfants (de la naissance à cinq ans) et présente des pistes de compréhension de ces troubles et d'intervention durant cette période de croissance extrêmement rapide. Plusieurs modèles de développement ont été testés empiriquement et sont utiles pour comprendre le développement normal de l'enfant et les perturbations susceptibles de l'entraver : modèle transactionnel (Sameroff et Chandler, 1975), modèle multirisque (Seifer et coll., 1992), modèle du *goodness of fit* (Thomas et Chess, 1977), modèle de l'accordage affectif (Stern et coll., 1985). Tous ces modèles mettent l'accent sur les liens étroits qui existent entre les caractéristiques biologiques du nourrisson et son environnement immédiat. Mais il est important de noter que les conditions initiales que connaît le nourrisson, tant biologiques que familiales ou sociales, ont une valeur prédictive limitée en ce qui concerne le devenir développemental de l'enfant (Seifer, 1996).

35.1 CLASSIFICATION DES TROUBLES PRÉCOCES DE L'ENFANCE

La classification des troubles cliniques chez le nourrisson et le jeune enfant pose certains problèmes en raison de la maturation rapide de tous les systèmes et des influences nombreuses d'un environnement avec lequel l'enfant commence de bonne heure à tisser des liens très étroits. Il est donc difficile de s'entendre sur une classification qui puisse rendre compte des différentes dimensions qui sont en constante transformation chez le jeune enfant : psychodynamique, développementale, interactionnelle, tempéramentale et neurologique. Les travaux récents, aux États-Unis,

d'un groupe de praticiens dans le champ de la santé mentale affiliés au National Center for Clinical Infant Programs (NCCIP) portent chercheurs et praticiens à délaisser la classification du DSM-IV et celle de la CIM-10 pour utiliser plutôt celle qu'a élaborée ce groupe d'experts de la petite enfance. Les correspondances entre ces trois classifications sont données, à titre informatif, dans le tableau 35.1.

35.2 FACTEURS DE RISQUE ET DE PROTECTION

Pour mieux comprendre et peut-être même prévoir l'apparition des troubles précoces de l'enfance, il importe de connaître les facteurs de risque et de protection associés à ces troubles. La présence de plusieurs facteurs de risque, une réalité qui est malheureusement fréquente dans la société actuelle, est souvent notée dans l'histoire des diverses psychopathologies précoces.

35.2.1 Sécurité de l'attachement

Pour le jeune enfant, la sécurité de l'attachement se construit au fil des interactions avec les figures d'attachement. Tributaires en grande partie de la sensibilité parentale (Ainsworth et coll., 1978), mais aussi de certains facteurs liés au tempérament du jeune enfant, les schèmes intérieurs ainsi formés permettent à l'enfant de prévoir les intentions et les comportements des figures d'attachement, puis sont appliqués à l'ensemble de l'environnement social.

Le manque de sécurité de l'attachement a été associé à des problèmes de socialisation avec les pairs, à des difficultés dans la résolution de conflits, à l'impulsivité et à des comportements perturbateurs à l'âge préscolaire (Cicchetti et coll., 1990). Inversement, un attachement sécurisant a été associé à l'absence de certaines conduites pathologiques pendant la première enfance et peut être considéré comme un facteur de protection.

35.2.2 Pauvreté

En plus de ses répercussions sur les conditions de vie de la famille, la pauvreté peut être une cause de

TABLEAU 35.1   Comparaisons diagnostiques des troubles précoces de l'enfance

Classification diagnostique 0-3 ans	DSM-IV	CIM-10
100. État de stress traumatique	309.81 Trouble : État de stress post-traumatique	F43.1 État de stress post-traumatique
200. Troubles de l'affect		
201. Trouble de l'anxiété de la première et de la petite enfance	300.02 Anxiété généralisée (incluant le trouble hyperanxiété de l'enfant)	F93.80 Anxiété généralisée de l'enfance
		F93.1 Trouble anxieux phobique de l'enfance
	309.21 Trouble : Anxiété de séparation	F93.0 Angoisse de séparation de l'enfance
202. Trouble de l'humeur : deuil prolongé/réaction de perte	V62.82 Deuil	Z63.4 Disparition et décès d'un membre de la famille
203. Trouble de l'humeur : dépression de la première et de la petite enfance	296.x Trouble dépressif	F32.x Trouble dépressif
204. Trouble mixte de l'expression émotionnelle		
205. Trouble de l'identité de genre de l'enfance	302.6 Trouble de l'identité sexuelle chez les enfants	F64.2 Trouble de l'identité sexuelle de l'enfance
206. Trouble de l'attachement réactionnel aux situations de carence et de maltraitance dans la première enfance	313.89 Trouble réactionnel de l'attachement de la première ou de la deuxième enfance	F94.x Trouble réactionnel de l'attachement de l'enfance
300. Trouble de l'ajustement	309.xx Troubles de l'adaptation	F43.2x Troubles de l'adaptation
400. Troubles de la régulation 401. Type I : Hypersensible 402. Type II : Sous-réactif 403. Type III : Désorganisé du point de vue moteur, impulsif 404. Type IV : Autre		
500. Trouble du comportement de sommeil	307. Troubles du sommeil	F.51 Troubles du sommeil non organiques
600. Trouble du comportement alimentaire	307.52 Pica	F98.3 Pica de la première ou de la deuxième enfance
	307.53 Trouble : Mérycisme	F98.2 Troubles de l'alimentation de la première et de la deuxième enfance
	307.59 Troubles de l'alimentation de la première ou de la deuxième enfance	
700. Troubles de la relation et de la communication : trouble touchant de multiples domaines du développement et troubles envahissants du développement		
– Trouble autistique	299.00 Trouble autistique	F84.0 Autisme infantile
– Syndrome de Rett	299.80 Syndrome de Rett	F84.2 Syndrome de Rett
– Trouble désintégratif de l'enfance	299.10 Trouble désintégratif de l'enfance	F84.3 Autre trouble désintégratif de l'enfance
– Syndrome d'Asperger	299.80 Syndrome d'Asperger	F84.5 Syndrome d'Asperger

→

Psychiatrie clinique : une approche bio-psycho-sociale

TABLEAU 35.1 Comparaisons diagnostiques des troubles précoces de l'enfance (*suite*)

Classification diagnostique 0-3 ans	DSM-IV	CIM-10
	299.80 Autisme atypique	F84.1x Autisme atypique
	299.80 Trouble envahissant du développement non spécifié (y compris l'autisme atypique)	F84.9 Trouble envahissant du développement sans précision

Sources : Zero to Three/National Center for Clinical Infant Programs (1994), trad. française *Classification diagnostique 0-3 ans*, Genève, Éditions Médecine et hygiène, 1998 ; American Psychiatric Association (1994), trad. française *DSM-IV – Manuel diagnostique et statistique des troubles mentaux*, Paris, Masson, 1996 ; World Health Organization (1993), trad. française *Classification internationale des maladies, 10e révision. Chapitre V (F) : Troubles mentaux et troubles du comportement : critères diagnostiques pour la recherche*, Paris, Organisation Mondiale de la Santé et Masson, 1994.

l'inconstance des activités quotidiennes (absence de routine) et des relations interpersonnelles à la maison. Les enfants des milieux défavorisés vivent souvent des discontinuités dans les soins qu'ils reçoivent. L'instabilité et l'irrégularité des soins et des relations peuvent avoir des conséquences nuisibles pour l'habileté de ces enfants à nouer des liens significatifs avec l'entourage. De plus, les sentiments de vide et de manque de pouvoir des parents peuvent amener ceux-ci à exercer un pouvoir absolu sur leurs enfants, comme par compensation. L'implication des grands-parents ou d'organismes d'aide peut devenir un facteur de protection.

35.2.3 Maltraitance

Les très jeunes enfants n'échappent malheureusement pas aux manifestations les plus graves d'abus. La maltraitance revêt plusieurs formes, dont les sévices physiques ou sexuels, le fait d'être témoin de violence conjugale, le syndrome de Münchhausen par procuration, les noyades ou quasi-noyades, la violence dirigée contre le fœtus.

L'effet sur le développement variera en fonction de la nature, de la durée et du degré de gravité de la maltraitance. Les conséquences neurodéveloppementales de l'abus peuvent aussi interférer avec le développement de l'enfant, étant donné que le jeune âge est une période critique à ce chapitre.

Parmi les groupes les plus susceptibles d'exercer des mauvais traitements contre des enfants, on trouve en particulier les mères qui vivent un grand stress et celles qui sont issues de milieux socioéconomiques défavorisés. D'autres facteurs sont parfois associés à la maltraitance, notamment une intelligence parentale limitée, une histoire de criminalité chez un parent, une expérience personnelle de maltraitance, un manque de soutien social et la toxicomanie.

35.2.4 Adolescence et parentalité

Les mères adolescentes courent un risque plus élevé d'accoucher avant terme, de connaître la pauvreté et de souffrir de dépression. Être parent à l'adolescence comporte quelques difficultés dont la principale est l'interférence possible entre les processus développementaux propres à l'adolescence (séparation-individuation, aménagement de l'égocentrisme) et l'acquisition des compétences parentales. On observe souvent chez les mères adolescentes un manque de connaissances sur le développement normal de l'enfant, des tendances plus marquées à punir, des attentes moins réalistes envers l'enfant, une diminution des interactions positives et une plus grande incidence de désorganisation sur le plan de l'attachement. Ici aussi, on notera le rôle important du soutien social comme facteur de protection. Quant aux pères adolescents, ils ont tendance à peu s'occuper de leur enfant, alors que leur participation peut constituer un soutien important pour les jeunes mères souvent très à risque.

35.2.5 Toxicomanie et développement du nourrisson

Le développement du nourrisson peut être compromis non seulement par l'exposition intra-utérine à des drogues, mais aussi par des facteurs d'ordre médical liés à la consommation de drogues, comme le manque de suivi prénatal et une nutrition insuffisante. L'effet sur le développement dépendra du type de drogue consommé, du stade de la grossesse au cours duquel la drogue est prise, ainsi que de la quantité et de la fréquence de la consommation (Zuckerman et Brown, 1993). On considérera aussi les autres facteurs associés à l'usage de drogues, tels que la comorbidité psychiatrique, la maltraitance et la violence conjugale.

Chez les nourrissons qui ont été exposés à la cocaïne, on relèvera souvent des difficultés d'autorégulation. Les nourrissons qui ont été exposés de façon prolongée à l'alcool risquent d'être atteints du syndrome alcoolique fœtal, lequel se traduit par des délais développementaux, de l'hyperactivité et des retards moteurs. Ceux qui ont été exposés aux opiacés sont décrits comme irritables, difficiles à consoler et répondant moins aux stimuli visuels. Une exposition prolongée du fœtus à la marijuana entraînerait une atteinte neurophysiologique se manifestant par des pleurs plus aigus et des perturbations du cycle sommeil-veille.

35.2.6 Psychopathologie parentale

Les filiations génétiques de la maladie peuvent contribuer à l'éclosion de troubles chez le jeune enfant. L'effet de ces filiations doit être distingué de l'effet direct de la maladie du parent sur la relation parent-enfant et sur le développement de l'enfant. Par ailleurs, les conséquences indirectes et non spécifiques de la psychopathologie du parent sont variées (p. ex., problèmes conjugaux, appauvrissement, violence familiale). La sévérité de la maladie plutôt que la spécificité du diagnostic permet souvent de mieux prévoir le devenir des enfants (Seifer et Dickstein, 2000). Parmi les facteurs de protection, on retiendra les interactions familiales satisfaisantes, la présence d'un tiers significatif, la sévérité moindre de la maladie et le caractère non chronique de celle-ci.

L'environnement, dans le contexte de la maladie mentale, risque de s'appauvrir étant donné le retrait et les conflits interpersonnels qui accompagnent la psychopathologie. Le parent atteint d'une maladie mentale peut cesser, de façon temporaire ou prolongée, de s'investir dans sa relation avec l'enfant ou, à l'inverse, il peut considérer l'enfant comme un pair ou même comme un substitut parental. On observe parfois des mouvements alternés de mise à distance de l'enfant, puis de rapprochement, ce qui peut déstabiliser l'enfant.

Grandir avec un parent atteint d'une maladie mentale entraîne des conséquences développementales qui sont difficiles à mesurer, parce que les symptômes peuvent tarder à se manifester. Par exemple, le quotient intellectuel (Q.I.) d'enfants de mères qui ont fait une dépression postnatale pourrait être diminué si celles-ci ne sont pas traitées. Les schèmes d'attachement chez les enfants de mères qui souffrent d'une maladie affective sont souvent moins sécurisants, tout comme chez les jeunes enfants qui vivent avec une mère schizophrène. Les enfants de mères déprimées sont plus impulsifs et éprouvent plus de difficultés dans les relations avec leurs pairs (Seifer et coll., 1992).

Les mères déprimées ont tendance à percevoir leur bébé plus négativement. Cette perception peut avoir à son tour un effet négatif sur les interactions mère-bébé. On note aussi que les dyades mère-bébé où la mère est déprimée ont des difficultés dans la résolution des conflits (Weismann et coll., 1997).

Les mères souffrant d'une psychopathologie doivent parfois être hospitalisées, ce qui peut nuire au maintien des liens parent-enfant. Selon l'évolution de la maladie et différents facteurs familiaux et environnementaux, il est parfois nécessaire de faire appel à un milieu d'accueil pour prendre la relève, pour un laps de temps plus ou moins grand, auprès de l'enfant.

Malheureusement, peu de travaux ont porté sur la santé mentale des pères. En général, les répercussions d'une psychopathologie chez le père seront déterminées non seulement par ses effets directs sur la relation parent-enfant, mais aussi par ses conséquences indirectes sur le plan familial.

Quant à l'influence de certaines affections plus rares, comme la folie à deux, elle sera d'autant plus nuisible pour l'enfant que ces affections l'empêcheront d'avoir accès à une figure d'attachement stable et équilibrée sur le plan psychologique.

35.3 VARIÉTÉ DIAGNOSTIQUE

35.3.1 Troubles envahissants du développement

Autisme

L'autisme est un trouble du développement qu'on dit envahissant parce qu'il touche plusieurs aires du comportement. Il s'oppose ainsi à des affections dans lesquelles l'atteinte paraît plus circonscrite, comme l'hyperactivité. Un imposant travail de clarification nosologique, épidémiologique ainsi que de modélisation du trouble a été réalisé depuis 20 ans, et les connaissances dans deux domaines étiologiques, soit la génétique et les localisations cérébrales en cause, ont significativement progressé.

Historique et épidémiologie

C'est dans les rapports entre autisme et quotient intellectuel que l'évolution des connaissances est le plus marquée. Dans les premières descriptions de l'autisme, le chiffre habituellement cité était de trois enfants autistes déficients pour un enfant autiste d'intelligence normale. Par la suite, l'importance numérique de la population autiste d'intelligence normale ou quasi normale est apparue. Il est maintenant possible de poser un diagnostic d'autisme pour une personne non déficiente, dans la mesure où les signes d'autisme sont encore présents à l'âge de cinq ans.

Lorsque des habiletés intellectuelles prédominent dans une sphère particulière (calcul, lecture, etc.), on parle de *syndrome de l'autiste savant*. Un autre syndrome, anciennement isolé sous le nom d'hyperlexie, qui se manifeste par la capacité de décoder l'écriture à un âge précoce sans que soit compris ce qui est lu, fait maintenant partie de l'autisme savant. Par ailleurs, après une période intermédiaire (1981-1994) où le terme *syndrome d'Asperger* a été employé pour désigner les personnes autistes d'intelligence normale, ce diagnostic a fait son entrée dans le DSM-IV et s'applique aux personnes présentant un tableau autistique sans avoir présenté de retard ou d'anomalies au chapitre du langage ni de retard développemental dans d'autres sphères que celle des interactions sociales (Klin et Volkmar, 1997).

Enfin, un syndrome dit «sémantique-pragmatique» a été décrit au milieu des années 80 pour caractériser les enfants qui font un usage du langage plus élaboré que ne l'est leur compréhension, en association avec des troubles autistiques mineurs. Il est maintenant admis que chez la majorité des enfants présentant ce syndrome, un diagnostic d'autisme peut être établi (Gagnon, Mottron et Joanette, 1997).

À part le fait qu'on reconnaît que des personnes d'intelligence élevée peuvent être atteintes d'autisme, le changement nosographique majeur de ces 20 dernières années a été la prise en compte de la population autiste adulte. La reconnaissance de l'autisme adulte a été facilitée par les nombreux travaux montrant les différences, sur le plan de la séméiologie, de l'épidémiologie et de l'évolution, entre autisme et schizophrénie. Il faut aussi souligner la quasi-disparition des «psychoses infantiles» de la nosographie moderne. Ces dernières, qui gardent une place dans le DSM-IV sous le nom de trouble désintégratif de l'enfance ou de schizophrénie proprement dite, pour les formes à début infantile, se différencient de l'autisme par leur aggravation au cours du développement de l'enfant, par un profil de forces et de faiblesses cognitives différent et par leur extrême rareté.

Une des conséquences de cet élargissement de la notion d'autisme est une augmentation de l'incidence de cette affection, qui passe des 4 pour 10 000 habituellement rapportés à 10 à 15 pour 10 000. La prédominance des garçons est d'autant moins fréquente qu'une déficience plus profonde est associée. L'importance de l'incidence, ajoutée au coût de la prise en charge, fait de l'autisme un problème majeur de santé publique (Bryson, 1997).

Étiologie bio-psycho-sociale

L'origine neurobiologique de l'autisme fait maintenant l'objet d'un large consensus. Ce trouble est en effet associé à des maladies physiques variées ainsi qu'à des marqueurs neurologiques comme la déficience mentale et l'épilepsie. Cependant, on ignore toujours à quel système neurobiologique attribuer les signes de l'affection, aussi bien qu'à quel agent ou famille d'agents biologiques en rattacher l'origine. À l'exception des anomalies histologiques du système limbique, les anomalies biologiques mises en évidence dans l'autisme sont soit non spécifiques, soit présentes seulement chez une fraction de la population ayant ce diagnostic.

On s'entend cependant sur la pertinence d'un modèle cognitif de l'autisme, c'est-à-dire un modèle dans lequel les signes de l'autisme se rapportent à un petit nombre d'opérations cognitives déficientes. Les principales opérations cognitives dont on soupçonne le défaut dans l'autisme sont :

– les «théories de l'esprit», qui concernent la capacité d'attribuer des intentions à autrui ou de les interpréter ;

- les « fonctions exécutives », qui se rapportent à la capacité de planifier de manière souple des opérations mentales, aptitude qui est perturbée dans les atteintes frontales ;
- le traitement perceptif de bas niveau, qui inclut les opérations comprises entre la détection de « traits » visuels et auditifs et la reconnaissance des formes, spécialement des visages (Mottron et Burack, 2001).

D'autres modèles étiologiques partent directement des quelques anomalies neurobiologiques relevées chez une partie des personnes autistes. Le plus développé de ces modèles — mais aussi le plus contestable — s'appuie sur une anomalie cérébelleuse observée en imagerie cérébrale et à l'examen histologique chez les personnes autistes avec déficience. Cette anomalie, qui est incontestable, est actuellement considérée comme indiquant une atteinte cérébrale non particulière à l'autisme et associée à la déficience qui coexiste avec ce trouble dans une proportion élevée de cas. Les résultats les plus importants de ces dernières années ont trait à la mise en évidence de la participation anormale de deux régions cérébrales (frontale et temporale inférieure) dans le traitement de l'information par les personnes autistes. Non seulement des anomalies de ces deux régions ont-elles été observées dans plusieurs études indépendantes d'imagerie par résonance magnétique fonctionnelle (IRMf) [Schultz et coll., 2000] et de tomographie par émission de photon unique (*Single Photon Emission Computed Tomography* [SPECT-scan]) [Ohnishi et coll., 2000], mais il y a concordance entre les régions touchées par ces études et les régions en cause dans les déficits cognitifs mis au jour dans l'autisme. Toutefois, ces anomalies font probablement partie d'un processus pathologique plus large, qui concerne l'ensemble du cortex. En effet, une autre série d'études rapportent une augmentation diffuse du volume cortical chez un sous-groupe de personnes atteintes d'autisme (Fombonne, 1999).

D'autres modèles étiologiques s'attachent aux facteurs génétiques. Il ne fait maintenant plus aucun doute que l'autisme est partiellement transmis de façon génétique. En outre, il est maintenant possible de déterminer avec une bonne précision (autour de 5 %) le risque pour des parents d'avoir un second enfant porteur d'un trouble envahissant du développement lorsqu'ils ont déjà un enfant atteint. Néanmoins, ce qui est transmis n'est pas le « gène de l'autisme »,

expression qui n'a probablement pas de sens. Il a été montré que la composante génétique pouvait être, dans certains cas, celle de l'affection qui est associée à l'autisme, et non l'autisme lui-même, comme c'est le cas pour l'autisme associé à la sclérose tubéreuse de Bourneville. Il faut ajouter à cela la découverte d'anomalies chromosomiques très diverses chez 5 % des enfants autistes. En revanche, l'hypothèse d'une association entre l'autisme et le syndrome du chromosome X fragile, qui avait fait naître beaucoup d'espoirs au moment de sa formulation, est remplacée par celle d'une association de l'X fragile avec la déficience, avec ou sans autisme (Rutter et coll., 1997).

Description clinique

Le tableau clinique de l'autisme varie considérablement selon l'âge, le quotient intellectuel et, s'il y a lieu, l'affection associée. Le tableau classique, avec mutisme, stéréotypies, automutilations et absence d'intérêt pour les pairs, caractérise l'autisme chez les personnes ayant un faible Q.I. ou chez les enfants de deux à quatre ans. Ce tableau peut changer soudainement vers quatre ans, avec l'apparition d'un langage particulier, mi-écholalique mi-productif, qui évolue rapidement vers un langage à syntaxe complexe mais à valeur communicative réduite. On se rendra compte alors que l'enfant a une intelligence normale ou quasi normale. Le retard du langage, nécessaire au diagnostic d'autisme, n'a ainsi de valeur pronostique pour l'autisme accompagné de déficience que s'il persiste après cinq ans. À noter que les critères diagnostiques de l'autisme sont identiques dans le DSM-IV et dans la CIM-10 (voir le tableau 35.2, p. 998-999) et que c'est à ces critères que se réfère la *Classification diagnostique 0-3 ans*.

Diagnostic différentiel

Le diagnostic d'autisme est le plus souvent rétrospectif. En effet, on pense maintenant qu'il est difficile de distinguer l'autisme de tout autre trouble grave du développement avant que l'enfant ait 20 mois. En règle générale, surtout dans les formes avec intelligence normale, il faut plus d'une année de signes constatés rétrospectivement avant qu'un professionnel soit consulté ou avant que ce professionnel établisse le diagnostic.

TABLEAU 35.2   Critères diagnostiques de l'autisme

DSM-IV 299.00 Trouble autistique	CIM-10 F84.0 Autisme infantile
A. Un total de six (ou plus) parmi les éléments décrits en (1), (2) et (3), dont au moins deux de (1), un de (2) et un de (3) : (1) altération qualitative des interactions sociales, comme en témoigne au moins deux des éléments suivants : (a) altération marquée dans l'utilisation, pour réguler les interactions sociales, de comportements non verbaux multiples, tels que le contact oculaire, la mimique faciale, les postures corporelles, les gestes, (b) incapacité à établir des relations avec les pairs correspondant au niveau du développement, (c) le sujet ne cherche pas spontanément à partager ses plaisirs, ses intérêts ou ses réussites avec d'autres personnes (p. ex., il ne cherche pas à montrer, à désigner du doigt ou à apporter les objets qui l'intéressent), (d) manque de réciprocité sociale ou émotionnelle ; (2) altération qualitative de la communication, comme en témoigne au moins un des éléments suivants : (a) retard ou absence totale de développement du langage parlé (sans tentative de compensation par d'autres modes de communication, comme le geste ou la mimique), (b) chez les sujets maîtrisant suffisamment le langage, incapacité marquée à engager ou à soutenir une conversation avec autrui, (c) usage stéréotypé et répétitif du langage, ou langage idiosyncrasique, (d) absence d'un jeu de « faire semblant » varié et spontané, ou d'un jeu d'imitation sociale correspondant au niveau de développement ; (3) caractère restreint, répétitif et stéréotypé des comportements, des intérêts et des activités, comme en témoigne au moins un des éléments suivants : (a) préoccupation circonscrite à un ou plusieurs centres d'intérêt stéréotypés et restreints, anormale soit dans son intensité, soit dans son orientation, (b) adhésion apparemment inflexible à des habitudes ou à des rituels spécifiques et non fonctionnels, (c) maniérismes moteurs stéréotypés et répétitifs (p. ex., battements ou torsions des mains ou des doigts, mouvements complexes de tout le corps), (d) préoccupations persistantes pour certaines parties des objets.	B. Présence d'au moins six des symptômes décrits en (1), (2) et (3), avec au moins deux symptômes du critère (1) et au moins un symptôme de chacun des critères (2) et (3) : (1) altérations qualitatives des interactions sociales réciproques, manifestes dans au moins deux des domaines suivants : (a) absence d'utilisation adéquate du contact oculaire, de l'expression faciale, de l'attitude corporelle et de la gestualité pour réguler les interactions sociales, (b) incapacité à développer (de manière correspondant à l'âge mental et bien qu'existent de nombreuses occasions) des relations avec des pairs, impliquant un partage mutuel d'intérêts, d'activités et d'émotions, (d) ne cherche pas spontanément à partager ses plaisirs, ses intérêts ou ses succès avec d'autres personnes (p. ex., ne cherche pas à montrer, à apporter ou à pointer à autrui des objets qui l'intéressent), (c) manque de réciprocité socio-émotionnelle se traduisant par une réponse altérée ou déviante aux émotions d'autrui ; ou manque de modulation du comportement selon le contexte social ou faible intégration des comportements sociaux, émotionnels et communicatifs ; (2) altérations qualitatives de la communication, manifestes dans au moins un des domaines suivants : (a) retard ou absence totale de développement du langage oral (souvent précédé par une absence de babillage communicatif), sans tentative de communiquer par le geste ou la mimique, (b) incapacité relative à engager ou à maintenir une conversation comportant un échange réciproque avec d'autres personnes (quel que soit le niveau de langage atteint), (c) usage stéréotypé et répétitif du langage, ou utilisation idiosyncrasique de mots ou de phrases, (d) absence de jeu de « faire semblant », varié et spontané, ou (dans le jeune âge) absence de jeu d'imitation sociale ; (3) caractère restreint, répétitif et stéréotypé des comportements, des intérêts et des activités, manifeste dans au moins des domaines suivants : (a) préoccupation marquée pour un ou plusieurs centres d'intérêt stéréotypés et restreints, anormaux par leur contenu ou leur focalisation ; ou présence d'un ou de plusieurs intérêts qui sont anormaux par leur intensité ou leur caractère limité mais non par leur contenu ou leur focalisation, (b) adhésion apparemment compulsive à des habitudes ou à des rituels spécifiques, non fonctionnels, (c) maniérismes moteurs stéréotypés et répétitifs, par exemple battements ou torsions des mains ou des doigts, ou mouvements complexes de tout le corps, (d) préoccupation pour certaines parties d'un objet ou des éléments non fonctionnels de matériels de jeux (p. ex., leur odeur, la sensation de leur surface, le bruit ou les vibrations qu'ils produisent).

→

TABLEAU 35.2 Critères diagnostiques de l'autisme (*suite*)

DSM-IV 299.00 Trouble autistique	CIM-10 F84.0 Autisme infantile
B. Retard ou caractère anormal du fonctionnement, débutant avant l'âge de trois ans, dans au moins un des domaines suivants : (1) interactions sociales ; (2) langage nécessaire à la communication sociale ; (3) jeu symbolique ou d'imagination.	A. Présence, avant l'âge de trois ans, d'anomalies ou d'altérations du développement, dans au moins un des domaines suivants : (2) développement des attachements sociaux sélectifs ou des interactions sociales réciproques ; (1) langage (type réceptif ou expressif) utilisé dans la communication sociale ; (3) jeu fonctionnel ou symbolique.
C. La perturbation n'est pas mieux expliquée par le diagnostic de syndrome de Rett ou de trouble désintégratif de l'enfance.	C. Le tableau clinique n'est pas attribuable à d'autres variétés de trouble envahissant du développement : trouble spécifique de l'acquisition du langage, versant réceptif (F80.2), avec des problèmes socio-émotionnels secondaires ; trouble réactionnel de l'attachement de l'enfance (F94.1) ou trouble de l'attachement de l'enfance avec désinhibition (F94.2) ; retard mental (F70-F72) avec quelques perturbations des émotions ou du comportement ; schizophrénie (F20) de survenue inhabituellement précoce ; syndrome de Rett (F84.2).

Sources : American Psychiatric Association (1994), trad. française *DSM-IV – Manuel diagnostique et statistique des troubles mentaux*, Paris, Masson, 1996 ; World Health Organization (1993), trad. française *Classification internationale des maladies, 10e révision. Chapitre V (F) : Troubles mentaux et troubles du comportement : critères diagnostiques pour la recherche*, Paris, Organisation Mondiale de la Santé et Masson, 1994.

Après la deuxième année, il s'agit de distinguer l'autisme d'un trouble de l'attachement, d'un trouble sensoriel ou d'une déficience simple. Les troubles de l'attachement peuvent ressembler à l'autisme pour ce qui est du retrait et de l'absence de relations avec les pairs, mais ils s'en différencient par la capacité de formuler des demandes (même au stade non verbal) en utilisant le geste et le regard. C'est surtout le cours évolutif sous traitement, rapide pour les troubles de l'attachement, stable à court terme pour l'autisme, qui fait la différence. Le diagnostic d'autisme peut être difficile à établir en présence d'un retard de maturation visuelle ou d'une amblyopie, d'autant plus que ces troubles sont fréquemment associés à l'autisme. Quant au diagnostic de syndrome d'Asperger, il n'est habituellement pas posé avant trois ans, mais on remarque rétrospectivement une réduction du contact social avant cet âge. Par la suite, les bizarreries langagières, la restriction des intérêts et l'absence de relations sociales en garderie suscitent l'inquiétude et orientent le diagnostic.

Lorsqu'on est amené à voir les patients à l'âge scolaire, le diagnostic différentiel doit considérer les troubles obsessionnels-compulsifs (TOC), le syndrome de Gilles de la Tourette, les troubles des conduites et surtout la dépression chez l'enfant atteint du syndrome de Gilles de la Tourette ou hyperactif. Le TOC apparaît plus tard, mais peut être très difficile à distinguer si l'on ne connaît pas l'histoire développementale de l'enfant. L'existence d'interactions sociales et langagières qui tiennent compte des intentions et des émotions de l'autre, et spécialement de leurs manifestations non verbales, permet de distinguer ces troubles de l'autisme. Les tics du syndrome de Gilles de la Tourette et la ritualisation du comportement qui peut faire partie de ce syndrome ressemblent aux rituels et aux stéréotypies des autistes sans déficience intellectuelle, mais dans ce cas on relève des interactions sociales riches, variables et différenciées qui sont absentes dans l'autisme. De plus, la variation dans le temps des tics du syndrome de Gilles de la Tourette s'oppose à la fixité des stéréotypies autistiques. Le problème le plus délicat que pose le diagnostic différentiel consiste à différencier l'autisme sans déficience intellectuelle (dit autisme de haut niveau) ou le syndrome d'Asperger des troubles graves des conduites. Dans ce dernier cas, la pauvreté de l'affect, le caractère utilitaire des relations avec autrui et la restriction des intérêts ressemblent à ce qu'on peut observer dans les troubles envahissants du développement chez les enfants d'intelligence normale. La distinction touche ici la manipulation utilitaire des intentions et des émotions d'autrui pour des buts compréhensibles (argent, plaisir) dans les troubles des conduites et l'utilisation de l'autre comme un instrument au service d'un intérêt particulier autistique, comme la réalisation d'une collection ou l'accomplissement d'un rituel. Enfin, l'absence d'hallucinations auditives et l'histoire développementale, ainsi que le caractère continu et l'atténuation graduelle des troubles, permettent de distinguer l'autisme adulte sans déficience intellectuelle de la schizophrénie (Volkmar, Klin et Cohen, 1997).

Traitement bio-psycho-social

Quel que soit l'âge de la personne autiste, le traitement de ce trouble repose avant tout sur l'aménagement du milieu et sur l'éducation spécialisée. On peut pratiquer une *stimulation précoce* de l'enfant, qui consiste à enrichir artificiellement et de façon non spécifique les interactions avec les pairs et avec les objets auxquelles l'enfant ne se livre pas spontanément, dans tous les domaines où il est déficient. Dans la *méthode Teacch,* cet enrichissement vise spécialement les comportements en émergence, c'est-à-dire les comportements que l'enfant commence à produire de lui-même. On modifie aussi le milieu pour en supprimer ce que l'enfant autiste ne peut décoder ou ce qu'il supporte mal (transitions, bruits, stimulations trop nombreuses). On associe également à la modification du milieu l'utilisation de conditionnement opérant pour amorcer la communication. Enfin, la *méthode Lovaas* privilégie l'application intensive de techniques de modification du comportement dans lesquelles on modèle les interactions par l'utilisation de renforçateurs. À un âge plus avancé, les méthodes de conditionnement restent privilégiées pour les enfants ayant une déficience associée. En revanche, pour les patients d'intelligence normale ou quasi normale, l'indication se partage alors entre les méthodes Lovaas et Teacch. Lorsque l'enfant peut être intégré dans un milieu scolaire, ordinaire ou spécialisé, les principes de ces méthodes peuvent être communiqués à l'enseignant qui recevra l'aide d'un accompagnateur à temps partiel. Bien qu'on ne soit pas toujours en mesure d'établir un parallèle entre l'intensité d'application de ces méthodes et le degré de l'amélioration obtenue, il existe un consensus quant à la nécessité d'une intervention précoce, quel qu'en soit le type (Filipek et coll., 1999).

L'âge adulte modifie l'applicabilité de ces méthodes. Un point important consiste à améliorer la compréhension et la reconnaissance des habiletés sociales, individuellement ou en groupe. Un gain d'adaptation peut en effet être obtenu si l'on explique à la personne autiste des comportements sociaux, qui sont à la fois perfectibles et d'acquisition non spontanée. Il faut, pour finir, signaler que l'évaluation psychologique et orthophonique des personnes autistes est un volet important du diagnostic, ainsi que de l'établissement d'un plan de soins individualisé. Cette évaluation permet de déterminer les aires de compétences et de faiblesses particulières caractéristiques de cette affection, qui constituent la base des programmes individualisés (Lord, 1997).

Les traitements biologiques sont inefficaces dans l'état actuel des connaissances sur ce qui constitue le noyau du trouble. Le rôle de la pharmacologie se réduit à traiter des symptômes associés ou une éventuelle comorbidité. C'est ainsi que l'hyperactivité ou le syndrome de Gilles de la Tourette associés peuvent être traités de manière usuelle, avec un grand bénéfice. L'épilepsie doit aussi être traitée. Le problème le plus délicat est le contrôle de l'agressivité, qui n'est présente que dans un petit nombre de cas à l'âge adulte, mais qui tend à durer lorsqu'elle existe. Les neuroleptiques sont d'une efficacité inégale et doivent être prescrits après l'essai d'une intervention dans le milieu et auprès du patient. Il semble également que, pour les personnes d'intelligence suffisante, l'explication des particularités de l'affection puisse prévenir la survenue de comportements agressifs. Les antidépresseurs de type inhibiteurs sélectifs du recaptage de la sérotonine (ISRS) sont d'autant plus indiqués que l'existence de dépression chez les patients autistes est mise en évidence et que ce type de médication paraît exercer une action sur les comportements répétitifs (McDougle, 1997). Récemment, de nombreuses familles et quelques scientifiques ont favorisé un traitement de l'autisme par des régimes alimentaires dont sont exclus divers nutriments, comme le gluten et la caséine. En raison de l'innocuité probable de tels régimes (qui reposent sur un rationnel encore fragile), des études visant à démontrer leur efficacité sont envisageables, mais cette preuve reste toutefois à faire.

Une situation particulière à l'autisme reste la place remarquable occupée à tous les niveaux par les parents, à titre individuel ou associatif. Ceux-ci remplissent un rôle majeur dans le soin de l'enfant, dans l'obtention de services et dans la défense de ses droits. Cependant, du fait de leur nature non professionnelle, les familles sont parfois sensibles à l'attrait de méthodes thérapeutiques sans base scientifique, dont les résultats, présentés comme miraculeux, s'appuient sur quelques cas anecdotiques lointains. Un des rôles des professionnels consistera alors à relativiser ces méthodes au regard de celles dont l'efficacité est effectivement démontrée.

Évolution et pronostic

L'autisme est un handicap, c'est-à-dire la conséquence chronique d'une atteinte cérébrale localisée dans le temps, survenant au début du développement. Une fraction des enfants avec autisme présentent une régression après un cours développemental normal, mais, dans la plupart des cas, l'enfant s'améliore graduellement une fois l'ensemble du tableau clinique installé, sans toutefois qu'il y ait de retour à la normale. Plusieurs symptômes disparaissent spontanément, alors que d'autres subsistent de façon résiduelle. On relève des seuils dans l'évolution. La période de deux à cinq ans est la plus difficile, avec un pic d'apparition des colères, du retrait et des automutilations quand ces manifestations sont présentes. Pour certains patients non traités ou très déficients, ce type de tableau peut persister la vie durant. Il semble néanmoins que l'application précoce de méthodes intensives d'éducation spécialisée puisse modifier considérablement les aspects les plus graves de ce tableau, mais sans arriver à une suppression de la totalité des signes. On observe souvent une recrudescence des symptômes à l'adolescence, surtout de l'agressivité et du sentiment de dévalorisation. L'adaptation sociale à l'âge adulte est dans l'ensemble médiocre et varie dans une telle mesure que la notion de pronostic global de l'autisme est peu significative. Le pronostic relatif à l'adaptation dépend en effet du niveau intellectuel, de la présence ou non de symptômes handicapants comme les rituels ou l'agressivité, de la qualité et de l'étendue du réseau de soutien, de l'existence ou non de programmes d'intégration et de l'importance de l'aide reçue au cours du développement. Toutefois, il est actuellement possible d'espérer une bonne insertion professionnelle et une autonomie financière parfois très grande, pour les personnes d'intelligence normale ou quasi normale. Dans tous les cas, la compréhension de l'affection par la famille, par le milieu et par la personne autiste elle-même quand cela est possible est un élément majeur dans le pronostic concernant ce handicap. La concertation entre médecin, parents, enseignant, aide pédagogique spécialisée, intervenant en réadaptation et travailleur social, regroupés dans un réseau de soins intégré formant un continuum au cours du développement, joue aussi en faveur d'un meilleur pronostic.

Syndrome d'Asperger

Les critères diagnostiques du syndrome d'Asperger sont donnés dans le tableau 35.3. Cette maladie se distingue de l'autisme sans déficience intellectuelle par l'absence d'anomalies de la forme de l'expression langagière, donc par l'absence de *retard de langage*,

TABLEAU 35.3   Critères diagnostiques du syndrome d'Asperger

DSM-IV 299.80 Syndrome d'Asperger	CIM-10 F84.5 Syndrome d'Asperger
A. Altération qualitative des interactions sociales, comme en témoignent au moins deux des éléments suivants : (1) altération marquée dans l'utilisation, pour réguler les interactions sociales, de comportements non verbaux multiples, tels que le contact oculaire, la mimique faciale, les postures corporelles, les gestes ; (2) incapacité à établir des relations avec les pairs correspondant au niveau du développement ;	B. Altération qualitative des interactions sociales réciproques, manifestes dans au moins deux des domaines suivants (mêmes critères B(1) que pour l'**autisme infantile**) : (a) absence d'utilisation adéquate du contact oculaire, de l'expression faciale, de l'attitude corporelle et de la gestualité pour réguler les interactions sociales, (b) incapacité à développer (de manière correspondant à l'âge mental et bien qu'existent de nombreuses occasions) des relations avec des pairs, impliquant un partage mutuel d'intérêts, d'activités et d'émotions,

→

TABLEAU 35.3   Critères diagnostiques du syndrome d'Asperger (*suite*)

DSM-IV 299.80 Syndrome d'Asperger	CIM-10 F84.5 Syndrome d'Asperger
(3) le sujet ne cherche pas spontanément à partager ses plaisirs, ses intérêts ou ses réussites avec d'autres personnes (p. ex., il ne cherche pas à montrer, à désigner du doigt ou à apporter les objets qui l'intéressent) ; (4) manque de réciprocité sociale ou émotionnelle.	(d) ne cherche pas spontanément à partager son plaisir, ses intérêts ou ses succès avec d'autres personnes (p. ex., ne cherche pas à montrer, à apporter ou à pointer à autrui des objets qui l'intéressent), (c) manque de réciprocité socio-émotionnelle se traduisant par une réponse altérée ou déviante aux émotions d'autrui ; ou manque de modulation du comportement selon le contexte social ou faible intégration des comportements sociaux, émotionnels et communicatifs.
B. Caractère restreint, répétitif et stéréotypé des comportements, des intérêts et des activités, comme en témoigne au moins un des éléments suivants : (1) préoccupation circonscrite à un ou plusieurs centres d'intérêt stéréotypés et restreints, anormale soit dans son intensité, soit dans son orientation ; (2) adhésion apparemment inflexible à des habitudes ou à des rituels spécifiques et non fonctionnels ; (3) maniérismes moteurs stéréotypés et répétitifs (p. ex., battements ou torsions des mains ou des doigts, mouvements complexes de tout le corps) ; (4) préoccupations persistantes pour certaines parties des objets.	C. Caractère inhabituellement intense et limité des intérêts ou caractère restreint, répétitif et stéréotypé des comportements, des intérêts et des activités (mêmes critères B(3) que pour l'**autisme infantile,** mais les maniérismes moteurs ou les préoccupations pour certaines parties d'un objet ou pour des éléments non fonctionnels de matériels de jeux sont moins fréquents). B(3) (a) préoccupation marquée pour un ou plusieurs centres d'intérêt stéréotypés et restreints, anormaux par leur contenu ou leur focalisation ; ou présence d'un ou de plusieurs intérêts qui sont anormaux par leur intensité ou leur caractère limité mais non par leur contenu ou leur focalisation, (b) adhésion apparemment compulsive à des habitudes ou à des rituels spécifiques, non fonctionnels, (c) maniérismes moteurs stéréotypés et répétitifs, par exemple battements ou torsions des mains ou des doigts, ou mouvements complexes de tout le corps, (d) préoccupation pour certaines parties d'un objet ou des éléments non fonctionnels de matériels de jeux (p. ex., leur odeur, la sensation de leur surface, le bruit ou les vibrations qu'ils produisent).
C. La perturbation entraîne une altération cliniquement significative du fonctionnement social, professionnel, ou dans d'autres domaines importants.	
D. Il n'existe pas de retard général du langage significatif sur le plan clinique (p. ex., le sujet a utilisé des mots isolés vers l'âge de deux ans et des phrases à valeur de communication vers l'âge de trois ans). E. Au cours de l'enfance, il n'y a pas eu de retard significatif sur le plan clinique dans le développement cognitif ni dans le développement, en fonction de l'âge, des capacités d'autonomie, du comportement adaptatif (sauf dans le domaine de l'interaction sociale) et de la curiosité pour l'environnement.	A. Absence de tout retard général, cliniquement significatif, du langage (versant expressif ou réceptif), ou du développement cognitif. L'acquisition de mots isolés vers l'âge de deux ans ou avant et l'utilisation de phrases communicatives à l'âge de trois ans ou avant sont nécessaires au diagnostic. L'autonomie, le comportement adaptatif et la curiosité pour l'environnement au cours des trois premières années doivent être d'un niveau compatible avec un développement intellectuel normal. Les étapes du développement moteur peuvent toutefois être quelque peu retardées et la présence d'une maladresse motrice est habituelle (mais non obligatoire pour le diagnostic). L'enfant a souvent des capacités particulières isolées, fréquemment en rapport avec des préoccupations anormales, mais cela n'est pas exigé pour le diagnostic.
F. Le trouble ne répond pas aux critères d'un autre trouble envahissant du développement spécifique ni à ceux d'une schizophrénie.	D. Le trouble n'est pas attribuable à d'autres variétés de trouble envahissant du développement, à une schizophrénie simple (F20.6), à un trouble schizotypique (F21), à un trouble obsessionnel-compulsif (F42.-), à une personnalité anankastique (F60.5), à un trouble réactionnel de l'attachement de l'enfance (F94.1), à un trouble de l'attachement de l'enfance, avec désinhibition (F94.2).

Sources : American Psychiatric Association (1994), trad. française *DSM-IV – Manuel diagnostique et statistique des troubles mentaux*, Paris, Masson, 1996 ; World Health Organization (1993), trad. française *Classification internationale des maladies, 10ᵉ révision. Chapitre V (F) : Troubles mentaux et troubles du comportement : critères diagnostiques pour la recherche*, Paris, Organisation Mondiale de la Santé et Masson, 1994.

d'*écholalie*, d'*inversion pronominale*, de *néologismes* et de *langage stéréotypé*. Les personnes atteintes peuvent donc présenter des *thèmes* répétitifs, ou des « intérêts particuliers » (p. ex., les trains, la météorologie), mais la *morphologie* de leur langage n'est pas elle-même répétitive.

Ce syndrome se distingue également de l'autisme sans déficience intellectuelle par un parcours développemental différent. Les premiers signes remarqués par les parents se manifestent rarement avant trois ou quatre ans, alors que l'autisme donne lieu à un tableau clairement anormal bien avant cet âge. Le syndrome d'Asperger paraît s'aggraver avec le temps, car les troubles de la socialisation et la restriction des intérêts s'intensifient lorsque les exigences sociales se font plus complexes, le plus souvent vers le moment de l'entrée à l'école jusqu'à la sixième année. L'autisme de haut niveau donne au contraire l'impression de s'atténuer pendant cette période, du fait de l'apparition d'un langage élaboré vers quatre ans. Soulignons toutefois que l'application stricte des critères du DSM-IV relativement à la distinction entre autisme et syndrome d'Asperger aboutit, en pratique, à supprimer cette dernière catégorie, étant donné qu'il existe une règle de priorité entre les deux syndromes en faveur de l'autisme. On ne peut, en effet, poser un diagnostic de syndrome d'Asperger que si le sujet n'est pas positif pour un diagnostic d'autisme. Or, spécialement si l'on utilise les outils de diagnostic standardisés de l'autisme comme l'Autism Diagnostic Interview-Revised (Lord, Rutter et Le Couteur, 1994), la quasi-totalité des sujets qu'on dirait atteints du syndrome d'Asperger au regard des critères cliniques remplissent aussi les critères du diagnostic d'autisme, à cause de la présence transitoire des signes d'atteinte de la forme langagière. En attendant une révision du DSM sur ce point, il convient donc, si l'on veut sauvegarder l'esprit de cette distinction, de réserver le diagnostic de syndrome d'Asperger à des tableaux de trouble envahissant du développement sans déficience intellectuelle ni retard de langage dans lesquels l'écholalie, l'inversion pronominale ou le langage stéréotypé ne se sont manifestés que pendant une période très réduite.

À l'âge adulte, les deux tableaux se distinguent mal, aussi bien sur le plan clinique que sur le plan neuropsychologique. Plusieurs études ont montré que des groupes de patients séparés selon les critères exposés plus haut ne s'opposent guère par rapport à d'autres variables. On ne pense plus maintenant que les pics d'« habileté spéciale » (habileté visuospatiale dans l'autisme, vocabulaire dans le syndrome d'Asperger) ou le rapport Q.I. verbal/Q.I. de performance (le premier supérieur au second dans le syndrome d'Asperger, le second supérieur au premier dans l'autisme) différencient les deux groupes. Ces divers caractères semblent plutôt se distribuer aléatoirement chez les patients, justifiant un diagnostic de trouble envahissant du développement sans déficience (Miller et Ozonoff, 2000). Les seules différences empiriquement démontrées entre les deux syndromes sont l'existence plus fréquente d'« intérêts restreints », une imagination plus développée et un meilleur pronostic adaptatif général dans le syndrome d'Asperger que dans l'autisme (Miller et Ozonoff, 2000). Il existe possiblement un continuum entre les deux syndromes. Les anomalies mises en évidence en résonance magnétique fonctionnelle sont identiques dans les deux groupes (Schultz et coll., 2000).

Une autre difficulté relativement au diagnostic de syndrome d'Asperger réside dans le degré de gravité et de typicité à partir duquel il est justifié de poser ce diagnostic. On a en effet assisté à une prolifération considérable des diagnostics de syndrome d'Asperger ces dernières années. Il faut cependant considérer que la réduction de la socialisation et le caractère répétitif des intérêts peuvent correspondre à un grand nombre de situations cliniques. Il importe de bien évaluer les deux diagnostics alternatifs que sont le syndrome de Gilles de la Tourette (Kadesjo et Gillberg, 2000) et le trouble des conduites (Green et coll., 2000). Il existe également, dans ces deux syndromes, des difficultés touchant la socialisation et un certain caractère répétitif des intérêts (quoique d'une autre nature), mais des signes positifs dans l'un et dans l'autre cas permettent de les distinguer du syndrome d'Asperger.

Le traitement du syndrome d'Asperger met en jeu un dispositif multidisciplinaire comportant plusieurs volets :

– traitement médicamenteux (ISRS) des pensées ou des comportements répétitifs ;
– thérapie psychoéducative : explication du syndrome, gestion des pensées répétitives ;
– soutien par groupe : entraînement aux habiletés sociales, gestion des pensées répétitives ;
– éducation : classes pilotes, aides pédagogiques ;
– adaptation : accès à l'emploi, aide au logement individuel.

Il est légitime de viser une autonomie socioprofessionnelle pour le plus grand nombre de ces personnes, à l'aide d'une surveillance discontinue par une équipe spécialisée.

Syndrome de Rett

Le syndrome de Rett est un arrêt développemental de la croissance cérébrale, qui touche presque exclusivement les filles. Il s'agit donc d'un tableau autistique secondaire, comme dans l'autisme avec régression, le trouble désintégratif et d'autres démences survenant dans le cours d'affections organiques cérébrales. Le syndrome de Rett se distingue toutefois mieux sur le plan clinique, neurologique et neurobiologique. Il débute dans la deuxième enfance, après une période de développement en apparence normal (voir le tableau 35.4). Toutefois, des éléments pathologiques peuvent être relevés rétrospectivement, par exemple un périmètre crânien trop petit ou des difficultés périnatales. Dans sa phase régressive, le syndrome comprend un tableau d'autisme avec perte des acquis moteurs, comportementaux et de la communication. Les mouvements manuels volontaires de préhension et d'exploration disparaissent. La caractéristique du syndrome de Rett est la coexistence de stéréotypies manuelles particulières, d'anomalies de la posture et d'arrêt de la croissance crânienne, qui s'ajoutent au tableau autistique. L'épilepsie peut également y être associée. Les stéréotypies consistent en des mouvements de lavage ou de torsion des mains devant la ligne médiane du corps. La phase de régression se prolonge en une phase en plateau. Enfin, on observe parfois une récupération d'une partie des acquis perdus pendant la phase de régression. Les personnes atteintes vivent généralement au-delà de 30 ou 40 ans, mais elles conservent une déficience et au moins une partie du tableau autistique initial. Par exemple, les enfants chez qui le langage se rétablit conservent une écholalie et une inversion pronominale.

Le syndrome de Rett est nettement moins fréquent que l'autisme (1/23 000 filles). Il est causé par une mutation du gène de l'X MECP2 (Amir et coll., 1999). Il est donc cliniquement et étiologiquement plus homogène que cette dernière affection sur le plan neurobiologique. On sait maintenant que le syndrome de Rett implique un arrêt de la croissance neuronale postnatale, principalement dans les régions frontales et temporales et dans le noyau caudé, une réduction massive de l'irrigation sanguine cérébrale, mais aussi de nombreux dysfonctionnements primaires ou secondaires des systèmes neurotransmetteurs et des facteurs de croissance neuronale. La filiation génétique de l'affection concerne probablement l'ensemble des cas, ce qui est loin d'être établi pour l'autisme. La prédominance des filles s'expliquerait par le fait que l'affection est létale pour les garçons ou qu'elle est liée à l'X du père, qui n'est pas transmis aux garçons.

Le diagnostic différentiel du syndrome de Rett est le même que pour d'autres arrêts développementaux de l'enfance d'origine neurologique, métabolique ou infectieuse. Ce diagnostic est capital au regard des accidents neurologiques reliés à un agent causal qui peut être traité. Par rapport à l'autisme, l'importance de ce diagnostic différentiel tient surtout à l'établissement du pronostic. Celui-ci, pour ce qui est du niveau d'adaptation atteint à la fin du développement, est à la fois plus sombre et plus arrêté dans le cas du syndrome de Rett que dans le cas de l'autisme. Le traitement ne se distingue pas de celui de l'autisme avec déficience au début du développement. Il consiste dans la stimulation des aires comportementales déficientes, accompagnée d'un ensemble de mesures psychosociales, éducatives et palliatives.

Autisme atypique et trouble envahissant du développement non spécifié

Lorsque les critères requis pour un diagnostic de trouble envahissant du développement spécifique (autisme, syndrome d'Asperger, trouble désintégratif ou syndrome de Rett) ne sont pas tous réunis, mais que le tableau est plus proche d'un trouble envahissant du développement que d'une autre entité diagnostique, on parle d'autisme atypique ou de trouble envahissant non spécifié. Deux situations majeures nous semblent devoir être distinguées pour les patients qui présentent ce tableau à un stade avancé du développement. Comme l'évolution normale des troubles envahissants comprend la disparition de quelques symptômes, il est courant que des patients, qui ont présenté un trouble spécifique au début du développement, voient disparaître un certain nombre de signes en vieillissant. Ceux-ci ne sont donc pas atteints d'un trouble atypique, si l'on pose rétrospectivement pour eux un diagnostic de trouble envahissant spécifique. D'autres enfants, en revanche, n'ont jamais présenté un tableau de trouble envahissant spécifique, à aucun moment de leur existence, et seuls ces derniers peuvent être véritablement considérés comme atteints d'un trouble

TABLEAU 35.4   Critères diagnostiques du syndrome de Rett

DSM-IV 299.80 Syndrome de Rett	CIM-10 F84.2 Syndrome de Rett
A. Présence de tous les éléments suivants : (1) développement prénatal et périnatal apparemment normal ; (2) développement psychomoteur apparemment normal pendant les cinq premiers mois après la naissance ; (3) périmètre crânien normal à la naissance.	A. La période prénatale et périnatale et le développement psychomoteur au cours des cinq premiers mois sont apparemment normaux et le périmètre crânien est normal à la naissance.
B. Survenue, après la période initiale de développement normal, de tous les éléments suivants : (1) décélération de la croissance crânienne entre 5 et 48 mois ;	B. Décélération de la croissance crânienne entre 5 mois et 4 ans et perte, entre 5 et 30 mois, des compétences fonctionnelles manuelles intentionnelles acquises, associées à une perturbation concomitante de la communication et des interactions sociales et à l'apparition d'une démarche mal coordonnée et instable ou d'une instabilité du tronc.
(2) entre 5 et 30 mois, perte des compétences manuelles intentionnelles acquises antérieurement, suivie de l'apparition de mouvements stéréotypés des mains (p. ex., torsion des mains ou lavage des mains) ; (3) perte de la socialisation dans la phase précoce de la maladie (bien que certaines formes d'interaction sociale puissent se développer ultérieurement) ; (4) apparition d'une incoordination de la marche ou des mouvements du tronc ;	D. Mouvements stéréotypés des mains sur la ligne médiane (p. ex., torsion ou lavage des mains), apparaissant au moment de la perte des mouvements intentionnels des mains ou plus tard.
(5) altération grave du développement du langage de type expressif et réceptif, associée à un retard psychomoteur sévère.	C. Présence d'une altération grave du langage, versant expressif et réceptif, associée à un retard psychomoteur sévère.

Sources : American Psychiatric Association (1994), trad. française *DSM-IV – Manuel diagnostique et statistique des troubles mentaux*, Paris, Masson, 1996 ; World Health Organization (1993), trad. française *Classification internationale des maladies, 10ᵉ révision. Chapitre V (F) : Troubles mentaux et troubles du comportement : critères diagnostiques pour la recherche*, Paris, Organisation Mondiale de la Santé et Masson, 1994.

---

envahissant du développement non spécifié (voir le tableau 35.5, p. 1006).

Ce groupe a fait l'objet de peu d'études. Les orientations actuelles placent ce diagnostic à une extrémité du continuum des troubles autistiques, soit en raison de la moindre expression de l'anomalie génétique responsable de l'autisme, ou en raison d'un processus de transition avec d'autres troubles individualisés non envahissants (syndrome de Gilles de la Tourette, hyperactivité, TOC).

En ce qui concerne le traitement, aucune prise en charge particulière n'est associée au trouble envahissant non spécifié. On se tournera donc vers ce qui est en usage pour le trouble envahissant duquel les signes que présente le sujet se rapprochent le plus.

Trouble désintégratif de l'enfance

Certains troubles envahissants se caractérisent par un tableau autistique survenant après un développement normal, sans qu'on puisse, comme dans les démences de l'enfant, isoler un trouble neurologique à l'origine de la régression. Néanmoins, dans un grand nombre de cas, l'autisme proprement dit n'est pas présent dès la naissance. Il commence à être repérable seulement au cours de la deuxième ou de la troisième année. Il n'est donc pas certain que le trouble désintégratif corresponde à une situation clinique différente de tous les cas d'autisme où une régression peut être mise en évidence. Le tableau 35.6 (p. 1007) donne les critères diagnostiques de ce trouble.

Psychiatrie clinique : une approche bio-psycho-sociale

TABLEAU 35.5   Critères diagnostiques d'un trouble envahissant du développement non spécifié (autisme atypique)

DSM-IV **299.80 Trouble envahissant du développement non spécifié (y compris autisme atypique)**	CIM-10 **F84.1x Autisme atypique**
On doit se servir de cette catégorie quand existent soit une altération sévère et envahissante du développement,	A. Présence, à partir de l'âge de trois ans ou plus tard, d'anomalies ou d'altérations du développement (mêmes critères que pour l'autisme [voir le tableau 35.2, p. 998-999] sauf en ce qui concerne l'âge d'apparition).
de l'interaction sociale réciproque ou des capacités de communication verbale et non verbale, soit des comportements, des intérêts et des activités stéréotypés.	B. Altération qualitative des interactions sociales réciproques, altération qualitative de la communication, ou caractère restreint, répétitif et stéréotypé des comportements, des intérêts et des activités (mêmes critères que pour l'autisme, mais il n'est pas nécessaire que les manifestations pathologiques répondent aux critères de chacun des domaines touchés).
Il ne faut pas que les critères d'un trouble envahissant du développement spécifique, d'une schizophrénie, d'une personnalité schizoïde ou d'une personnalité évitante soient remplis. Par exemple, cette catégorie inclut sous le terme d'« autisme atypique » des tableaux cliniques qui diffèrent de celui du trouble autistique par un âge de début plus tardif, par une symptomatologie atypique ou sous le seuil, ou par l'ensemble de ces caractéristiques.	C. Ne répond pas aux critères diagnostiques de l'autisme (F84.0).
	F84.10 Atypicité par l'âge de survenue A. Ne répond pas au critère A de l'autisme : l'anomalie ou l'altération du développement est évidente seulement à partir de l'âge de trois ans ou plus tard.
	B. Répond aux critères B et C de l'autisme (F84.0).
	F84.11 Atypicité par la symptomatologie A. Répond au critère A de l'autisme : l'anomalie ou l'altération du développement est évidente avant l'âge de trois ans.
	B. Altération qualitative des interactions sociales réciproques, altération qualitative de la communication, ou caractère restreint, répétitif et stéréotypé des comportements, des intérêts et des activités (mêmes critères que pour l'autisme, mais il n'est pas nécessaire que les manifestations pathologiques répondent aux critères de chacun des domaines touchés).
	C. Répond au critère C de l'autisme.
	D. Ne répond pas entièrement au critère B de l'autisme (F84.0).
	F84.12 Atypicité par l'âge de début et la symptomatologie A. Ne répond pas au critère A de l'autisme : l'anomalie ou l'altération du développement est évidente seulement à partir de l'âge de trois ans ou plus tard.
	B. Altération qualitative des interactions sociales réciproques, altération qualitative de la communication, ou caractère restreint, répétitif et stéréotypé des comportements, des intérêts et des activités (mêmes critères que pour l'autisme, mais il n'est pas nécessaire que les manifestations pathologiques répondent aux critères de chacun des domaines touchés).
	C. Répond au critère C de l'autisme.
	D. Ne répond pas entièrement au critère B de l'autisme (F84.0).

Sources : American Psychiatric Association (1994), trad. française *DSM-IV – Manuel diagnostique et statistique des troubles mentaux*, Paris, Masson, 1996 ; World Health Organization (1993), trad. française *Classification internationale des maladies, 10ᵉ révision. Chapitre V (F) : Troubles mentaux et troubles du comportement : critères diagnostiques pour la recherche*, Paris, Organisation Mondiale de la Santé et Masson, 1994.

TABLEAU 35.6   Critères diagnostiques du trouble désintégratif de l'enfance

DSM-IV 299.10 Trouble désintégratif de l'enfance	CIM-10 F84.3 Autre trouble désintégratif de l'enfance
A. Développement apparemment normal pendant les deux premières années de la vie au moins, comme en témoigne la présence d'acquisitions en rapport avec l'âge dans les domaines de la communication verbale et non verbale, des relations sociales, du jeu et du comportement adaptatif.	A. Développement apparemment normal jusqu'à l'âge d'au moins deux ans. La présence des acquisitions normales, en rapport avec l'âge, dans les domaines de la communication, des relations sociales et du jeu, est nécessaire au diagnostic, de même qu'un comportement adaptatif correspondant à un âge de deux ans ou plus.
B. Perte cliniquement significative, avant l'âge de 10 ans, des acquisitions préalables dans au moins deux des domaines suivants : (1) langage de type expressif ou réceptif ; (2) compétences sociales ou comportement adaptatif ; (3) contrôle sphinctérien, vésical ou anal ; (4) jeu ; (5) habiletés motrices.	B. Perte manifeste des acquisitions antérieures, à peu près au moment du début du trouble. Le diagnostic repose sur la mise en évidence d'une perte cliniquement significative des acquisitions (et pas seulement d'une incapacité à utiliser ces dernières dans certaines situations) dans au moins deux des domaines suivants : (1) langage, versant expressif ou réceptif ; (3) compétences sociales ou comportement adaptatif ; (4) contrôle sphinctérien, vésical ou anal ; (2) jeu ; (5) capacités motrices.
C. Caractère anormal du fonctionnement dans au moins deux des domaines suivants : (1) altération qualitative des interactions sociales (p. ex., altération des comportements non verbaux, incapacité à établir des relations avec les pairs, absence de réciprocité sociale ou émotionnelle) ; (2) altération qualitative de la communication (p. ex., retard ou absence du langage parlé, incapacité à engager ou à soutenir une conversation, utilisation du langage sur un mode stéréotypé et répétitif, absence d'un jeu diversifié de « faire semblant ») ; (3) caractère restreint, répétitif et stéréotypé des comportements, des intérêts et des activités, avec stéréotypies motrices et maniérismes.	C. Fonctionnement social qualitativement anormal, manifeste dans au moins deux des domaines suivants : (1) altérations qualitatives des interactions sociales réciproques (du type de celles définies pour l'autisme [voir le tableau 35.2, p. 998-999) ; (2) altérations qualitatives de la communication (du type de celles définies pour l'autisme) ; (3) caractère restreint, répétitif et stéréotypé des comportements, des intérêts et des activités, s'accompagnant de stéréotypies motrices et de maniérismes ; (4) perte générale de l'intérêt pour les objets et pour l'environnement.
D. La perturbation n'est pas mieux expliquée par un autre trouble envahissant du développement spécifique ni par une schizophrénie.	D. Le trouble n'est pas attribuable à d'autres variétés de trouble envahissant du développement ; à une aphasie acquise avec épilepsie (F80.6) ; à un mutisme électif (F94.0) ; à un syndrome de Rett (F84.2) ; ou à une schizophrénie (F20.-).

Sources : American Psychiatric Association (1994), trad. française *DSM-IV – Manuel diagnostique et statistique des troubles mentaux*, Paris, Masson, 1996 ; World Health Organization (1993), trad. française *Classification internationale des maladies, 10e révision. Chapitre V (F) : Troubles mentaux et troubles du comportement : critères diagnostiques pour la recherche*, Paris, Organisation Mondiale de la Santé et Masson, 1994.

35.3.2   État de stress traumatique

Description clinique

Même de très jeunes enfants peuvent réagir très fortement à un traumatisme aigu ou chronique, vécu comme une expérience bouleversante qui ne peut être intégrée immédiatement ou rapidement. Leur capacité de percevoir des stimuli intenses, tant auditifs, visuels que tactiles, est très grande, mais si ces stimuli surviennent de façon trop brusque, on peut observer des réactions d'angoisse marquées et durables. En parallèle avec les tableaux rencontrés chez l'adulte, les symptômes prennent la forme d'une grande anxiété dans la vie courante, de cauchemars, d'une sensibilité prononcée à la répétition des stimuli originaux (chien qui a mordu, auto qui a frappé, lieu de l'accident, etc.)

et d'une tendance à rejouer les scènes traumatiques. Les enfants sont aussi très sensibles aux affects vécus par les parents tout au cours de ce même traumatisme, qu'il s'agisse d'un incident n'ayant mis en cause que l'enfant ou d'un incident familial.

Traitement bio-psycho-social

Le traitement repose sur la désensibilisation systématique. Il s'agit d'aider le jeune enfant à revivre la situation traumatisante selon une mesure tolérable dans un environnement sécurisant, avec beaucoup de soutien et de réconfort. La participation des parents au traitement est toujours indiquée.

35.3.3 Troubles de l'affect

La théorie de l'attachement développée par Bowlby à partir des années 60 s'appuie sur de nombreuses observations cliniques de troubles relationnels entraînés par des séparations prolongées d'avec des figures significatives, des deuils et des mises en contact avec des parents perturbés émotionnellement (Bowlby, 1978-1984). Le jeune enfant, particulièrement durant les trois ou quatre premières années de sa vie, réagit fortement à toute séparation d'avec ses parents, à toute situation de rupture des liens d'attachement créés avec eux, ou avec toute figure significative, et à toute menace d'une telle rupture.

Trouble de l'anxiété de la première et de la petite enfance

Description clinique

L'enfant qui s'accroche à sa mère et ne peut la laisser s'éloigner un instant, qui a constamment besoin de sa présence, le jour et la nuit, démontre ainsi une crainte excessive de perdre cette figure significative. Si les symptômes se manifestent surtout à la maison, ils se manifestent également devant tout étranger et devant toute situation nouvelle. On remarque aussi souvent une attitude hésitante devant la nouveauté et une inhibition par rapport à la manipulation de jouets nouveaux. En règle générale, cette réaction apparaît quand il y a eu séparation brusque (hospitalisation de l'enfant ou de la mère) ou quand il y a eu des changements importants autour de l'enfant. Des facteurs constitutionnels tel un tempérament difficile peuvent contribuer au tableau.

Traitement bio-psycho-social

Les interventions visent à favoriser l'expression, par les membres de la famille, des affects provoqués par les situations anxiogènes telles les séparations et les situations où l'enfant doit affirmer ses besoins et ses intentions. La psychothérapie mère-enfant et la psychothérapie familiale sont indiquées, souvent en association avec l'envoi de l'enfant en garderie pour l'aider à mieux tolérer les séparations et les situations anxiogènes.

Trouble de l'humeur : deuil prolongé/réaction de perte

Description clinique

Les réactions de deuil chez l'enfant découlent de la perte d'une figure significative, perte qui se double souvent du fait que l'enfant doit vivre avec un parent endeuillé. Ces réactions, connues dans les années 40 sous le nom de dépression anaclitique, ont été décrites à la suite de nombreuses recherches cliniques et observations (Kreisler, 1987). Le médecin doit toujours avoir à l'esprit la possibilité de telles réactions lorsqu'il est en présence d'un enfant apathique, qui pleure beaucoup, qui refuse de manger ou mange très peu, qui dort beaucoup, qui établit très peu de contacts visuels et affectifs avec son entourage et dont le développement psychomoteur peut être compromis. Ce tableau clinique est en relation avec une histoire de perte d'une figure significative ; la perte peut s'être produite de façon brusque et évidente, elle peut aussi prendre la forme d'un retrait relationnel de la part d'un parent sérieusement déprimé et isolé, ou préoccupé par des problèmes personnels importants, état conduisant au non-investissement affectif dans l'enfant.

Traitement bio-psycho-social

L'intervention doit favoriser la mise en place d'un cadre de vie rassurant pour l'enfant. Un des objectifs centraux du traitement sera l'amélioration de l'humeur de l'enfant par un travail de stimulation et de modeling sur le plan des interactions. Un appui aux parents est essentiel afin de les aider à mieux comprendre les réactions de leur enfant et aussi à mieux régulariser leur propre humeur.

Trouble de l'humeur : dépression de la première et de la petite enfance

Description clinique

Un certain nombre de jeunes enfants présentent des tableaux de dépression qui sont compatibles avec le trouble dépressif majeur décrit dans le DSM-IV. Leur humeur est déprimée ou irritable, ils pleurent parfois beaucoup, sont plus retirés et présentent des symptômes neurovégétatifs. Quelquefois, on notera des antécédents familiaux de trouble affectif qui viennent augmenter la vulnérabilité de l'enfant.

Cette entité clinique fait actuellement l'objet de recherches épidémiologiques de même que de travaux visant à établir l'utilité d'approches catégorielles et dimensionnelles dans son repérage (Luby, 2000).

Traitement bio-psycho-social

Comme dans les réactions de deuil, l'intervention doit viser à assurer stabilité et stimulation à l'enfant. Une pharmacothérapie antidépressive ne devrait être envisagée que dans des circonstances exceptionnelles.

Trouble mixte de l'expression émotionnelle

Description clinique

On peut parfois noter, chez de jeunes enfants, une absence ou une quasi-absence de certaines réactions affectives, telles que la curiosité, la honte ou la tristesse, que leur niveau de développement devrait leur permettre de manifester. Ces enfants peuvent sembler inhibés émotionnellement. Le diagnostic de trouble mixte de l'expression émotionnelle est posé si des troubles anxieux ou un trouble de l'humeur, de même qu'un retard de développement, ont été exclus.

Traitement bio-psycho-social

Un cadre d'intervention favorisant l'expression des affects de l'enfant peut être utile, qu'il s'agisse de psychothérapie individuelle, familiale ou de groupe.

Trouble de l'identité de genre de l'enfance

Description clinique

Le trouble de l'identité de genre de l'enfance, appelé trouble de l'identité sexuelle chez les enfants dans le DSM-IV (voir le tome I, tableau 26.2, p. 643, pour les critères diagnostiques), se manifeste chez le jeune enfant par un malaise relatif à son propre sexe et un désir intense d'appartenir au sexe opposé. Les facteurs de risque associés à ce trouble comprennent le sexe masculin, un niveau d'activité peu élevé chez l'enfant, établi selon ce que rapportent les parents dans des questionnaires sur le tempérament, des sentiments intenses de déception de la part de la mère au sujet du sexe de son bébé, une psychopathologie maternelle et la non-implication du père.

Traitement bio-psycho-social

Les interventions incluent la thérapie comportementale, la psychothérapie individuelle et familiale, les approches éducatives auprès des parents, la thérapie de groupe ou une combinaison de ces différentes approches (Zucker et Bradley, 2000).

Trouble de l'attachement réactionnel aux situations de carence et de maltraitance dans la première enfance

Description clinique

La pratique clinique permet d'observer des enfants qui présentent des incapacités relationnelles significatives et persistantes par rapport aux figures d'attachement qui sont appelées à s'en occuper. Il est intéressant de noter que les descriptions cliniques que donnent le DSM-IV et la CIM-10 du trouble réactionnel de l'attachement (voir le tableau 35.7, p. 1010) ressemblent à celle de la *Classification diagnostique 0-3 ans*.

Psychiatrie clinique : une approche bio-psycho-sociale

TABLEAU 35.7 Critères diagnostiques du trouble réactionnel de l'attachement

DSM-IV 313.89 Trouble réactionnel de l'attachement de la première ou de la deuxième enfance	CIM-10 F94.x Trouble réactionnel de l'attachement de l'enfance
A. Mode de relation sociale gravement perturbé et inapproprié au stade du développement, présent dans la plupart des situations et ayant débuté avant l'âge de cinq ans, comme en témoignent les manifestations (1) ou (2) : (1) incapacité persistante, dans la plupart des situations, à engager des interactions sociales ou à y répondre d'une manière appropriée au stade du développement, qui se traduit par des réponses excessivement inhibées, hypervigilantes, ou nettement ambivalentes et contradictoires ; (2) liens d'attachement diffus, qui se manifestent par une sociabilité indifférenciée et une incapacité marquée à faire preuve d'attachements sélectifs (p. ex., familiarité excessive avec des étrangers ou absence de sélectivité dans le choix des figures d'attachement).	A. Début avant l'âge de cinq ans. B. Réponses sociales fortement contradictoires ou ambivalentes concernant plusieurs situations sociales (mais qui peuvent être variables d'une relation à une autre). C. Perturbation émotionnelle dont témoignent une diminution de la réponse émotionnelle, des réactions de retrait, des réponses agressives en rapport avec sa propre détresse ou celle d'autrui, et/ou une hypervigilance craintive. D. Il existe une certaine capacité de réciprocité et de réponses sociales, comme en témoigne la présence d'interactions avec des adultes normaux.
B. La perturbation décrite dans le critère A n'est pas uniquement imputable à un retard du développement (comme dans le retard mental) et ne répond pas aux critères d'un trouble envahissant du développement.	E. Ne répond pas aux critères d'un trouble envahissant du développement (F84.x).
C. Carence de soins adaptés, comme en témoigne au moins un des éléments suivants : (1) négligence persistante des besoins émotionnels élémentaires de l'enfant concernant le confort, la stimulation ou l'affection ; (2) négligence persistante des besoins physiques élémentaires de l'enfant ; (3) changements répétés des personnes prenant soin de l'enfant, empêchant l'établissement de liens d'attachement stables (p. ex., changements fréquents de nourrice ou de parents adoptifs).	
D. On présume que la carence de soins décrite dans le critère C est responsable de la perturbation du comportement décrite dans le critère A (p. ex., la perturbation décrite en A a débuté à la suite de la carence de soins décrite en C).	
Spécifier le type : **Type inhibé** : si le critère A1 prédomine dans le tableau clinique	F94.1 Trouble réactionnel de l'attachement de l'enfance
Type désinhibé : si le critère A2 prédomine dans le tableau clinique	F94.2 Trouble de l'attachement de l'enfance avec désinhibition

Sources : American Psychiatric Association (1994), trad. française *DSM-IV – Manuel diagnostique et statistique des troubles mentaux*, Paris, Masson, 1996 ; World Health Organization (1993), trad. française *Classification internationale des maladies, 10ᵉ révision. Chapitre V (F) : Troubles mentaux et troubles du comportement : critères diagnostiques pour la recherche*, Paris, Organisation Mondiale de la Santé et Masson, 1994.

Certains auteurs ont critiqué les classifications actuelles du trouble de l'attachement qui, selon eux, insistent trop sur la maltraitance et sur les comportements sociaux aberrants et pas assez sur les relations d'attachement de nature pathologique. La *Classification diagnostique 0-3 ans* a tenté d'inclure un certain nombre de troubles relationnels. Ce sont toutefois les définitions de Lieberman et Zeanah (1995) qui re-

joignent le mieux les recherches actuelles sur l'attachement. Leurs travaux ont mis en évidence cinq situations :
- l'enfant qui ne s'attache pas parce qu'il a vécu trop de placements et trop de ruptures avec des personnes significatives ;
- l'enfant qui se précipite constamment dans les bras du premier venu ou qui a des comportements dangereux entraînant de fréquents accidents ;
- l'enfant inhibé dans toutes ses interactions et dans les manipulations d'objets nouveaux, souvent hypervigilant et extrêmement anxieux quand il est placé dans une situation nouvelle, loin de ses figures d'attachement ;
- l'enfant agressif qui attaque systématiquement sa figure d'attachement ou lui-même et dont la colère dépasse les comportements d'opposition ;
- l'enfant qui joue vis-à-vis de son parent ou d'autres enfants le rôle parental, y exprimant une sollicitude exagérée (renversement des rôles).

Le plus souvent, ces tableaux cliniques plus ou moins sévères sont en étroite relation avec des situations de carence affective majeure. En effet, on trouve fréquemment dans l'histoire de ces enfants plusieurs ruptures des liens d'attachement à des figures parentales, naturelles ou substitutives. On relève aussi des déficiences relationnelles vécues à répétition et des manques de stimulation sensorielle. L'enfant réagit par la protestation, la dépression et, finalement, par une certaine indifférence à la perte de ses figures significatives. Si ces pertes sont répétées, l'enfant aura de plus en plus de mal à établir une relation de confiance avec tout adulte et il exprimera sa colère et sa déception dans diverses manifestations qui deviennent rapidement pathologiques, difficilement acceptables et qui peuvent engendrer un cercle vicieux infernal face à toute figure nouvelle qui tente de tisser un lien avec lui.

Bien qu'il n'existe pas d'études épidémiologiques sur la fréquence de ce trouble, il est clair que la recherche dans ce domaine et la mise en place de mesures de prévention sont essentielles, car ces problèmes conduisent le plus souvent à une grande fragilité narcissique, voire à une organisation pathologique de la personnalité.

Traitement bio-psycho-social

Les tendances les plus récentes préconisent de diminuer au maximum les ruptures relationnelles entre les parents et l'enfant, à moins d'un danger majeur pour l'enfant. Il est donc essentiel d'empêcher que ces enfants difficiles soient constamment déplacés d'un milieu d'accueil à un autre. On tente d'aider le parent à établir des relations plus saines avec son enfant, afin d'éviter des ruptures toujours pathogènes. Toute rupture devrait se faire en s'assurant de procurer à l'enfant un milieu stable, en mesure de comprendre ses réactions souvent intenses et d'y faire face, et où il pourrait demeurer le plus longtemps possible en attendant de pouvoir retourner dans sa propre famille, si cela est vraiment indiqué. Il est essentiel d'expliquer à l'enfant les raisons qui conduisent à la séparation d'avec ses parents et de le soutenir dans toutes ses réactions affectives.

35.3.4 Troubles de l'ajustement

Description clinique

Il arrive assez fréquemment que le jeune enfant réagisse par de l'irritabilité, des conduites d'opposition ou de la tristesse à une variété de changements significatifs survenus dans son environnement. Il peut s'agir, par exemple, du retour au travail de l'un des parents, d'un changement dans le mode de gardiennage ou de la naissance d'un frère ou d'une sœur.

Traitement bio-psycho-social

Il est utile d'aider la famille à donner un sens aux conduites de l'enfant, en lui expliquant le lien qui existe entre celles-ci et l'événement stressant. On tente d'aider les parents à aménager l'environnement et l'horaire de l'enfant de façon à atténuer l'effet des changements et à favoriser un maximum de continuité des activités quotidiennes. Chez les enfants qui ont des capacités verbales plus évoluées, des discussions familiales où l'enfant est un participant actif pourront servir de point de départ à une adaptation de la famille au facteur de stress.

35.3.5 Troubles de la régulation

Description clinique

Certains enfants se montrent, dès leur première année de vie, incapables de réagir correctement aux stimuli

Psychiatrie clinique : une approche bio-psycho-sociale

sensoriels et de les intégrer, sur les plans sensitif, moteur, attentionnel et affectif. Ce problème se traduit soit par une hyperréaction, soit par une hyporéaction aux bruits, à la lumière, aux stimulations tactiles, par une sensibilité exagérée ou trop faible aux mouvements, aux odeurs, à la température. On observe aussi que l'enfant impulsif ou agressif est susceptible de se désorganiser facilement sur le plan moteur. On peut comprendre que ces enfants rendent la vie quotidienne de leurs parents très difficile et que les relations parents-enfant peuvent se mettre en place de façon très inadéquate.

Selon Greenspan et Wieder (1993), le problème de ces enfants découlerait d'une maturation plus lente du système nerveux, ce qui entraînerait des fluctuations importantes de leur façon de percevoir et d'organiser leurs expériences sensorielles. Il est certain que ce type d'enfant pose un problème particulier aux parents, surtout à ceux qui entretiennent de grandes attentes envers leur enfant. Le modèle du *goodness of fit* (Thomas et Chess, 1977) aide beaucoup à comprendre les interactions plus ou moins adaptées qui se créent dans l'environnement de ces enfants difficiles.

Traitement bio-psycho-social

Les interventions sont centrées sur l'information aux parents et aux soignants pour qu'ils apprennent à reconnaître les signaux de détresse de l'enfant et à les interpréter convenablement, de façon à mieux moduler leurs conduites. Il s'agit de choisir les comportements autour desquels le travail thérapeutique peut s'organiser et d'y aller à petits pas, au rythme de la maturation du système nerveux de l'enfant. De plus, une ergothérapie peut s'avérer pertinente pour favoriser l'intégration sensorimotrice chez ces enfants.

35.3.6 Trouble du comportement de sommeil

Description clinique

Qu'il s'agisse de cauchemars, de terreurs nocturnes ou de troubles de l'endormissement, les troubles du sommeil sont fréquents durant les trois premières années et rendent difficile la vie des parents. Le généraliste ou le pédiatre est toujours le premier médecin consulté et il lui appartient de vérifier si le trouble est dû à une cause organique (épilepsie, trouble respiratoire, etc.). Le plus souvent pourtant, il s'agit d'une manifestation étroitement liée à l'interaction parents-enfant et chaque situation doit donc être étudiée dans une perspective relationnelle selon laquelle tous les partenaires jouent un rôle important. Minde et coll. (1993) ont montré que les jeunes enfants se réveillent beaucoup plus souvent que ne le pensent leurs parents. Cependant, plusieurs se rendorment d'eux-mêmes sans avoir signalé leur réveil, tandis que d'autres appellent haut et fort et voient leurs parents répondre immédiatement à leur appel.

Les recherches mettent en évidence l'association très fréquente entre les interactions au moment du coucher (présence plus ou moins prolongée du parent, besoin de bercer et de nourrir) et l'inhibition chez l'enfant des stratégies d'« auto-apaisement » (*self-soothing*). Il faut comprendre que le sommeil est une situation de séparation quotidienne et que les troubles du sommeil sont souvent l'expression d'une difficulté, de part et d'autre, à accepter cette séparation. Dans le contexte de la société actuelle, où très souvent les deux parents travaillent à l'extérieur, les enfants se voient très tôt soumis à un régime de garde dans lequel les changements de méthode et de gardienne peuvent être fréquents. Les réactions de l'enfant à ces changements peuvent se manifester par des pleurs au moment du départ quotidien du parent, mais aussi prendre la forme de difficultés à s'endormir ou de réveils fréquents pendant la nuit. Les parents se sentent souvent coupables de laisser leur enfant à une gardienne et ont alors de la difficulté à prendre, au moment du coucher, une distance avec leur enfant qui soit suffisante ou, au contraire, suffisamment rassurante pour celui-ci. Les réveils fréquents de l'enfant sont la manifestation de cette anxiété conjointe.

Beaucoup d'enfants s'endorment avec un des deux parents ou vont rejoindre leurs parents pendant la nuit. Si, dans certaines cultures, on tolère facilement cette situation (ou même on la favorise), elle est moins bien admise dans notre culture occidentale et elle est le plus souvent l'expression des difficultés des parents et de l'enfant à accepter la distanciation nécessaire à une autonomie de plus en plus grande.

Traitement bio-psycho-social

Les troubles du sommeil sont en règle générale transitoires et reliés à des perturbations environnementales. Il suffira donc essentiellement d'obtenir une description précise des conditions de l'endormissement et du sommeil et d'étudier la relation parents-enfant aussi bien au moment du coucher que dans la vie courante. Dans la plupart des cas, on trouve ainsi l'origine des symptômes, et les recommandations cliniques en découlent naturellement. Il est surtout important que les parents mettent en place un système de distanciation progressive en fonction de leur tolérance et de celle de l'enfant, qui permet de rassurer ce dernier sur leur présence et augmente ses capacités d'auto apaisement. Minde, Faucon et Falker (1994) ont obtenu des résultats encourageants en donnant au père un rôle majeur au moment du coucher. Une médication, telle qu'un antihistaminique sédatif à très faible dose, ne devrait être que très rarement envisagée.

35.3.7 Troubles du comportement alimentaire

Description clinique

L'alimentation est une activité quotidienne et il n'est pas surprenant de rencontrer fréquemment divers problèmes à ce chapitre. Ces problèmes prennent des formes extrêmement variées, allant du refus alimentaire aux vomissements réguliers. L'anorexie grave du jeune enfant qui refuse de manger au point de donner l'impression de se laisser mourir (Kreisler, 1987) est un syndrome heureusement assez rare. Le méricysme, un trouble caractérisé par la régurgitation et la remastication de la nourriture, semble de moins en moins fréquent (Sauvage et coll., 1985). La plupart de ces problèmes sont d'abord vus par le pédiatre, et les enfants sont souvent hospitalisés pour écarter la présence d'une pathologie organique; c'est dans le cadre de cette investigation que le pédopsychiatre peut être appelé pour procéder à une évaluation psychiatrique. En ce qui concerne le pica, défini comme l'ingestion à répétition de substances non nutritives, il faudra tenir compte du niveau développemental de l'enfant.

Il serait trop long de décrire en détail comment chacun de ces troubles se manifeste, car ils peuvent prendre des formes très variées. L'essentiel est de connaître très précisément le contexte de l'apparition du trouble et de voir comment il se relie aux activités quotidiennes, et plus particulièrement aux affects ressentis et exprimés à l'intérieur de la relation entre la mère ou le père et l'enfant. Il faut s'informer au sujet des événements familiaux qui ont pu survenir à ce moment-là et déterminer les relations possibles entre ceux-ci et les symptômes que présente l'enfant. On trouve souvent une relation mère-enfant perturbée par des événements récents très pénibles: mort d'un être cher, difficultés conjugales, dépression, etc.

Il est important d'étudier le tempérament de l'enfant, de voir si l'on a affaire à un enfant « difficile », car il s'agit d'un facteur non négligeable dans l'établissement de la relation mère-enfant. Des aspects transgénérationnels interviennent aussi parfois: des événements antérieurs, pouvant remonter à l'enfance de la mère (ou du père), peuvent conduire à la projection sur l'enfant d'images négatives reliées à ces événements et empêcher le parent en question de vivre une relation gratifiante avec son jeune enfant.

Ce type de dynamique parent-enfant est plus particulièrement caractéristique du retard de croissance (*failure to thrive*). Les enfants atteints arrivent en consultation presque cachectiques, et leur état s'améliore toujours très lentement en milieu hospitalier. Ce syndrome est toujours grave et il est essentiel de l'étudier dans ses aspects biologiques et psychosociaux, à cause de la diversité des facteurs en présence. Dans certains cas, il peut s'agir de carence alimentaire et un rattrapage pondéral peut se faire rapidement, mais le vrai retard de croissance est assez fréquemment associé à une dysharmonie dans l'attachement mère-enfant (Benoit, Zeanah et Barton, 1989). Des auteurs laissent entendre que ces enfants seraient moins stimulés par leurs mères sur le plan du toucher que ce que l'on observe dans un groupe témoin. La recherche multidisciplinaire demeure nécessaire pour mieux comprendre ce syndrome.

Traitement bio-psycho-social

Ici aussi l'histoire précise du trouble et des conditions de la mise en place de la relation entre la mère ou le père et l'enfant ainsi que l'observation de cette relation peuvent être suffisantes pour comprendre la dynamique en jeu et atténuer les symptômes. Il peut être nécessaire que cette première étape soit suivie par un travail psychothérapeutique axé sur le parent et l'enfant. Dans certains cas, il sera utile de faire intervenir un professionnel à la maison (ergothérapie, nursing) pour mieux comprendre comment se déroulent les repas et instaurer un plan de rééducation.

Psychiatrie clinique : une approche bio-psycho-sociale

35.4 TENDANCES ACTUELLES DANS L'INTERVENTION THÉRAPEUTIQUE

Les interventions spécifiques pour chacun des troubles ont été brièvement décrites à mesure que ceux-ci étaient abordés. Mais il est important d'ajouter quelques commentaires plus généraux sur les diverses approches thérapeutiques.

Beaucoup de recherches ont été menées au cours des deux dernières décennies sur les effets d'interventions préventives, particulièrement auprès d'enfants nés prématurément et d'enfants handicapés. Ces études indiquent que les résultats sont dans l'ensemble très encourageants, mais leur méthodologie est souvent critiquée et on ne connaît pas les effets à plus long terme de ces interventions.

En pratique, la démarche diagnostique qui se fonde sur l'obtention d'une histoire précise des symptômes, l'observation des caractéristiques comportementales de l'enfant et des interactions entre lui et ses parents, dans une perspective qui tient compte de tous les facteurs bio-psycho-sociaux en présence, contient déjà une composante thérapeutique importante. Il est fréquent qu'après quelques entrevues portant sur l'observation de l'enfant et les interactions parents-enfant, sur des éléments de l'histoire récente et ancienne du développement et de la relation, une meilleure compréhension de la dynamique relationnelle émerge, qui conduit à des interactions plus adéquates et à l'atténuation ou la disparition des symptômes.

Il faut situer la première enfance dans le contexte élargi où elle se déroule. De plus en plus, les mères exercent un métier et elles retournent au travail assez tôt après la naissance de leur enfant. Elles doivent alors trouver un milieu de garde approprié pour celui-ci, à la maison ou dans le réseau des garderies. En présence d'un des troubles précoces de l'enfance, il est important d'utiliser au maximum l'aide que peut apporter une garderie de qualité afin de favoriser la socialisation et la stimulation du jeune enfant. Dans le même sens, un grand nombre de cliniques communautaires ont instauré des programmes d'aide aux jeunes familles et aux jeunes enfants, de nature éducative : groupes de parents, counselling individuel et de groupe, etc., des programmes qui peuvent être une première étape vers la disparition des symptômes et la reprise du développement.

Régulièrement, des situations plus complexes nécessitent quelques entrevues psychothérapeutiques. Il existe actuellement deux grandes écoles thérapeutiques qui, dans la pratique, sont complémentaires. Dans chacune de ces approches, la démarche se fait toujours avec les parents, le plus souvent en présence de l'enfant. La *guidance interactionnelle* a été mise au point aux États-Unis par McDonough (1993). Cette méthode psychothérapeutique brève se centre sur l'observation de la relation parents-enfant et tente de modifier les comportements problématiques en utilisant beaucoup la vidéo pour un retour avec le parent sur ce qui s'est déroulé dans l'interaction. Il s'agit donc d'une méthode où le thérapeute joue essentiellement un rôle de conseiller relativement aux interactions parents-enfant, auquel s'ajoute souvent un aspect « modelage ».

L'approche *psychanalytique-représentationnelle*, qui s'est implantée à la fois en Europe et aux États-Unis, est utilisée dans la psychothérapie parents-nourrisson. Fraiberg et ses collaborateurs (Fraiberg, 1980 ; Fraiberg, Adelson et Shapiro, 1983) ont été des pionniers dans le processus de mise en évidence des origines infantiles des problèmes actuels, c'est-à-dire comment a été vécue l'enfance des parents, les traumatismes affectifs qu'ils ont subis et les projections sur l'enfant de ces images qu'ils conservent toujours vivantes en eux. Cramer et Palacio-Espasa (1993) ont perfectionné les techniques psychothérapeutiques en situation parent-nourrisson. Lieberman et Pawl (1993) ont aussi bien décrit leur approche qui se fonde beaucoup sur le travail à domicile, et les résultats de leurs recherches ont mis en lumière l'importance de la capacité d'exploration personnelle de la mère comme variable conduisant à de bons résultats. La qualité de la relation qui s'établit entre le parent et le thérapeute est aussi une variable thérapeutique non négligeable. Ajoutons ici que le modèle de la thérapie systémique a sans doute influencé l'évolution de ce type d'approche.

Il faut, dans certains cas, faire appel à des professionnels de disciplines connexes (psychologie, orthophonie, ergothérapie) qui, dans leur champ d'intervention propre, peuvent agir, grâce aux outils thérapeutiques dont ils disposent, non seulement sur un domaine spécifique du développement du jeune enfant, mais aussi sur son affectivité.

Quant à la *psychopharmacologie* durant la première enfance, la tendance actuelle est d'en faire une utilisation très limitée. La recherche à ce sujet est à peu près inexistante et la prescription de médicaments spécifiques pour des problèmes qui ne semblent pas répondre aux diverses approches relationnelles (p. ex., psychostimulants pour un trouble de l'attention avec hyperactivité) doit se faire avec une très grande prudence (Zeanah et Boris, 1998).

35.5 ÉVOLUTION ET PRONOSTIC

L'expérience clinique et les recherches récentes ont mis en évidence des capacités de changement étonnantes chez l'enfant durant les premières étapes du développement (de la naissance à trois ans surtout), capacités que peuvent souvent stimuler des interventions brèves de nature psychothérapeutique ou éducative. La réduction des symptômes semble d'autant plus durable que le travail thérapeutique a pu toucher des éléments importants de la vie affective des parents. Les résultats obtenus à la suite des diverses thérapies démontrent l'importance de l'intervention précoce pour tous les troubles de la petite enfance.

Le rôle des médecins de famille, des pédiatres et de tous les intervenants qui travaillent auprès de jeunes enfants et de jeunes familles est donc crucial, avant même que l'enfant et ses parents soient envoyés au pédopsychiatre. S'il est important de ne pas minimiser ou banaliser les symptômes que peut présenter un jeune enfant, il est tout aussi important de ne pas blâmer les parents avec qui on doit établir une alliance thérapeutique, essentielle au devenir de leur enfant.

Bibliographie

AINSWORTH, M.D.S., et coll.
1978   *Patterns of Attachment: A Psychological Study of the Strange Situation,* Hillsdale (N.J.), Erlbaum.

AMERICAN PSYCHIATRIC ASSOCIATION
1994   *Diagnostic and Statistical Manual of Mental Disorders,* 4ᵉ éd., Washington (D.C.), American Psychiatric Association; trad. française *DSM-IV – Manuel diagnostique et statistique des troubles mentaux,* Paris, Masson, 1996, 1040 p.

AMIR, R.E., et coll.
1999   « Rett syndrome is caused by mutations in X-linked MECP2, encoding methyl-CpG-binding protein 2 », *Nat. genet.,* vol. 23, n° 2, p. 135-188.

BENOIT, D., ZEANAH, C.H., et BARTON, M.L.
1989   « Maternal attachment disturbances in failure to thrive », *Infant Mental Health Journal,* vol. 10, n° 3, p. 185-202.

BOWLBY, J.
1978-1984 *Attachement et perte,* Paris, PUF, 3 vol.

BRYSON, S.
1997   « Epidemiology of autism », dans D.J. Cohen et F. Volkmar (sous la dir. de), *Handbook of Autism and Pervasive Developmental Disorders,* New York, John Wiley and Sons, p. 41-46.

BURACK, J.A., ROOT, R., et ZIEGLER, E.
1997   « Inclusive education for students with autism », dans D.J. Cohen et F. Volkmar (sous la dir. de), *Handbook of Autism and Pervasive Developmental Disorders,* New York, John Wiley and Sons, p. 796-807.

CICCHETTI, D., et coll.
1990   « An organizational perspective on attachment beyond infancy: Implications for theory, measurement, and research », dans M.T. Greenberg, D. Cicchetti et E.M. Cummings (sous la dir. de), *Attachment in the Preschool Years: Theory, Research, and Intervention,* Chicago, University of Chicago Press, p. 3-49.

CRAMER, B., et PALACIO-ESPASA, F.
1993   *La pratique des psychothérapies mères-bébés,* Paris, PUF, coll. « Le fil rouge ».

FILIPEK, P.A., et coll.
1999   « The screening and diagnosis of autistic spectrum disorders », *J. Autism Dev. Disord.,* vol. 29, n° 6, p. 439-484.

FOMBONNE, E., et coll.
1999   « Microcephaly and macrocephaly in autism », *J. Autism Dev. Disord.,* vol. 29, n° 2, p. 113-119.

FRAIBERG, S. (sous la dir. de)
1980   *Clinical Studies in Infant Mental Health: The First Year of Life,* New York, Basic Books.

FRAIBERG, S., ADELSON, E., et SHAPIRO, V.
1983   « Fantômes dans la chambre d'enfants : une approche psychanalytique des problèmes qui entravent la relation mère-nourrisson », *Psychiatrie de l'enfant,* vol. 16, n° 1, p. 57-98.

GAGNON, L., MOTTRON, L., et JOANETTE, Y.
1997   « Questionning the validity of the semantic-pragmatic syndrome diagnosis », *Autism,* vol. 1, n° 1, p. 37-55.

Psychiatrie clinique : une approche bio-psycho-sociale

GREEN, J., et coll.
2000 « Social and psychiatric functioning in adolescents with Asperger syndrome compared with conduct disorder », *J. Autism Dev. Disorder,* vol. 30, n° 4, p. 279-293.

GREENSPAN, S., et WIEDER, S.
1993 « Regulatory disorder », dans C.H. Zeanah (sous la dir. de), *Handbook of Infant Mental Health,* New York, Guilford Press, P. 280-290.

KADESJO, B., et GILLBERG, C.J.
2000 « Tourette's disorder : Epidemiology and comorbidity in primary school children », *Am. Acad. Child Adolesc. Psychiatry,* vol. 39, n° 5, p. 548-555.

KLIN, A., et VOLKMAR, F.
1997 « Asperger syndrome », dans D.J. Cohen et F. Volkmar (sous la dir. de), *Handbook of Autism and Pervasive Developmental Disorders,* New York, John Wiley and Sons, p. 94-122.

KREISLER, L.
1987 *Le nouvel enfant du désordre psychosomatique,* Toulouse, Privat.

LIEBERMAN, A.F., et PAWL, J.H.
1993 « Infant parent psychotherapy », dans C.H. Zeanah (sous la dir. de), *Handbook of Infant Mental Health,* New York, Guilford Press, p. 427-442.

LIEBERMAN, A.F., et ZEANAH, C.H.
1995 « Disorders of attachment in infancy », *Child Adolesc. Psychiatr. Clin. N. Am.,* vol. 4, p. 571-587.

LORD, C.
1997 « Diagnostic instruments in autism spectrum disorders », dans D.J. Cohen et F. Volkmar (sous la dir. de), *Handbook of Autism and Pervasive Developmental Disorders,* New York, John Wiley and Sons, p. 796-807.

LORD, C., RUTTER, M., et LE COUTEUR, A.
1994 « Autism Diagnostic Interview-Revised : A revised version of a diagnostic interview for caregivers of individuals with possible pervasive developmental disorders », *J. Autism Dev. Disord.,* vol. 24, n° 5, p. 659-685.

LUBY, J.L.
2000 « Depression », dans C.H. Zeanah (sous la dir. de), *Handbook of Infant Mental Health,* 2e éd., New York, Guilford Press, p. 382-396.

MCDONOUGH, S.C.
1993 « Interaction guidance : Understanding and treating early infant-caregiver relationship disturbances », dans C.H. Zeanah (sous la dir. de), *Handbook of Infant Mental Health,* New York, Guilford Press, p. 414-426.

MCDOUGLE, C.J.
1997 « Psychopharmacology », dans D.J. Cohen et F. Volkmar (sous la dir. de), *Handbook of Autism and Pervasive Developmental Disorders,* New York, John Wiley and Sons, p. 707-729.

MILLER, J.N., et OZONOFF, S.
2000 « The external validity of Asperger disorder : Lack of evidence from the domain of neuropsychology », *J. Abnorm. Psychol.,* vol. 109, n° 2, p. 227-238.

MINDE, K., et coll.
1993 « The evaluation and treatment of sleep disturbances in young children », *J. Child Psychol. Psychiatry,* vol. 34, n° 4, p. 521-533.

MINDE, K., FAUCON, A., et FALKER, S.
1994 « Sleep problems in toddlers : Effects of treatment on their daytime behavior », *J. Am. Acad. Child Adolesc. Psychiatry,* vol. 33, n° 8, p. 1114-1121.

MINSHEW, N.J., SWEENEY, J.A., et BAUMAN, M.L.
1997 « Neurological aspects of autism », dans D.J. Cohen et F. Volkmar (sous la dir. de), *Handbook of Autism and Pervasive Developmental Disorders,* New York, John Wiley and Sons, p. 344-369.

MOTTRON, L., et BURACK, L.
2001 « Enhanced perceptual functionning in the development of autism », dans J.A. Burack et coll. (sous la dir. de), *The Development of Autism : Perspectives from Theory and Research,* Mahwah (N.J.), Erlbaum, p. 131-148.

OHNISHI, T., et coll.
2000 « Abnormal regional cerebral blood flow in childhood autism », *Brain,* vol. 123 (pt 9), septembre, p. 1838-1844.

RUTTER, M., et coll.
1997 « Genetic influences and autism », dans D.J. Cohen et F. Volkmar (sous la dir. de), *Handbook of Autism and Pervasive Developmental Disorders,* New York, John Wiley and Sons, p. 370-387.

SAMEROFF, A.J., et CHANDLER, M.J.
1975 « Reproductive risk and the continuum of caretaking casualty », dans F.D. Horowitz et coll. (sous la dir. de), *Review of Child Development Research,* vol. 4, Chicago, University of Chicago Press, p. 187-244.

SAUVAGE, D., et coll.
1985 « Infantile rumination : Diagnosis and follow-up study of twenty cases », *J. Am. Acad. Child Adolesc. Psychiatry,* vol. 24, n° 2, p. 197-203.

SCHULTZ, R.T., et coll.
2000 « Abnormal ventral temporal cortical activity during face discrimination among individuals with autism and Asperger syndrome », *Arch. Gen. Psychiatry,* vol. 57, n° 4, p. 331-340.

SEIFER, R.
1996 « Les enfants nés de parents atteints de troubles mentaux : état de la recherche sur leur évolution et leurs troubles éventuels », *PRISME,* vol. 6, n° 1, p. 8-21.

SEIFER, R., et coll.
1992 « Child and family factors that ameliorate risk between 4 and 13 years of age », *J. Am. Acad. Child Adolesc. Psychiatry,* vol. 31, n° 5, p. 893-903.

SEIFER, R., et DICKSTEIN, S.
2000 « Parental mental illness and infant development », dans C.H. Zeanah (sous la dir. de), *Handbook of Infant Mental Health,* 2ᵉ éd., New York, Guilford Press, p. 145-175.

STERN, D.N., et coll.
1985 « Affect attunement : The sharing of feeling states between mother and infant by means of intermodal fluency », dans T.M. Field et N.A. Fox (sous la dir. de), *Social Perception in Infants,* Norwood (N.J.), Ablex, p. 249-268.

THOMAS, A., et CHESS, S.
1977 *Temperament and Development,* New York, Brunner/Mazel.

VOLKMAR, F., KLIN, A., et COHEN, D.J.
1997 « Diagnosis and classification of autism and related conditions : Consensus and issues », dans D.J. Cohen et F. Volkmar (sous la dir. de), *Handbook of Autism and Pervasive Developmental Disorders,* New York, John Wiley and Sons, p. 5-40.

WEISMANN, M.M., et coll.
1997 « Offspring of depressed parents », *Arch. Gen. Psychiatry,* vol. 54, n° 10, p. 932-940.

WORLD HEALTH ORGANIZATION
1993 *The ICD-10 Classification of Mental and Behavioural Disorders : Diagnostic Criteria for Research,* Genève, World Health Organization ; trad. française *Classification internationale des maladies, 10ᵉ révision. Chapitre V (F) : Troubles mentaux et troubles du comportement : critères diagnostiques pour la recherche,* Paris, Organisation Mondiale de la Santé et Masson, 1994.

ZEANAH, C.H., et BORIS, N.W.
1998 « Risques et bénéfices potentiels des interventions psychopharmacologiques au cours de la première enfance », *PRISME,* vol. 8, n° 1, p. 81-87.

ZERO TO THREE/NATIONAL CENTER FOR CLINICAL INFANT PROGRAMS
1994 *Diagnostic Classification : 0-3,* Washington (D.C.), Zero to Three/National Center for Clinical Infant Programs ; trad. française *Classification diagnostique 0-3 ans,* Genève, Éditions Médecine et hygiène, 1998.

ZUCKER, K.J., et BRADLEY, S.J.
2000 « Gender identity disorder », dans C.H. Zeanah (sous la dir. de), *Handbook of Infant Mental Health,* 2ᵉ éd., New York, Guilford Press, p. 412-424.

ZUCKERMAN, B., et BROWN, E.R.
1993 « Maternal substance abuse and infant development », dans C.H. Zeanah (sous la dir. de), *Handbook of Infant Mental Health,* New York, Guilford Press, p. 143-158.

Lectures complémentaires

GAUTHIER, Y. (sous la dir de)
2000 *Défis actuels en petite enfance,* numéro spécial de *PRISME,* n° 33.

GREENSPAN, S., WIEDER, S., et OSOFSKY, J. (sous la dir. de)
1997 *Infants and Preschoolers : Development and Syndromes,* vol. 1 de *Handbook of Child and Adolescent Psychiatry,* New York, John Wiley and Sons.

GUEDENEY, A., et LEBOVICI, S.
1997 *Interventions psychothérapeutiques parents-jeunes enfants,* Paris, Masson.

LEBEL, A. (sous la dir. de)
2000 *Observer les bébés : qu'on retire le clinicien,* numéro spécial de *PRISME,* n° 31.

LIEBERMAN, A.F., WIEDER, S., et FENICHEL, E. (sous la dir. de)
2000 *Classification diagnostique de 0 à 3 ans. Études de cas. Guide pour l'utilisation de la classification diagnostique des troubles de la santé mentale et du développement de la première et de la petite enfance,* Genève, Éditions Médecine et hygiène.

MAZET, P., et STOLERU, S.
1993 *Psychopathologie du nourrisson et du jeune enfant,* 2ᵉ éd., Paris, Masson.

MINDE, K.K. (sous la dir. de)
1995 *Infant Psychiatry,* numéro spécial de *Child Adolesc. Psychiatr. Clin. N. Am.,* vol. 4.

MOTTRON, L., et BELLEVILLE, S.
1998 « L'hypothèse perceptive visuelle dans l'autisme », *Psychologie française,* vol. 43, n° 2, p. 135-145.

ST-ANDRÉ, M. (sous la dir. de)
1996 *Parents en souffrance : répercussions sur les liens précoces,* numéro spécial de *PRISME,* vol. 6, n° 1.

ZEANAH, C.H. (sous la dir. de)
2000 *Handbook of Infant Mental Health,* 2ᵉ éd., New York, Guilford Press.

CHAPITRE 36

Troubles à expression somatique et psychomotrice

BERNARD BOILEAU, M.D.
Pédopsychiatre, chef du Service des soins spécialisés à l'enfance du Département de psychiatrie
de l'Hôpital Sainte-Justine (Montréal)
Professeur adjoint au Département de psychiatrie de l'Université de Montréal

LOUIS LEGAULT, M.D.
Pédopsychiatre, médecin coordonnateur de la Clinique de consultation sur les troubles
du déficit de l'attention, hyperactivité/impulsivité du Programme de psychiatrie
de l'Hôpital Sainte-Justine (Montréal)
Chargé de formation clinique au Département de psychiatrie de l'Université de Montréal

PLAN

36.1 Déficit de l'attention/hyperactivité
    36.1.1 Définition
    36.1.2 Épidémiologie
    36.1.3 Étiologie
    36.1.4 Description clinique
    36.1.5 Diagnostic différentiel
    36.1.6 Traitement
        • *Pharmacothérapie* • *Aide spécialisée* • *Counselling et hospitalisation*
    36.1.7 Pronostic

36.2 Tics
    36.2.1 Définition
    36.2.2 Épidémiologie
    36.2.3 Étiologie
    36.2.4 Description clinique
    36.2.5 Diagnostic différentiel
    36.2.6 Traitement
        • *Approche pharmacologique* • *Approche psychosociale*
    36.2.7 Pronostic

36.3 Énurésie
    36.3.1 Définition
    36.3.2 Épidémiologie
    36.3.3 Étiologie
    36.3.4 Description clinique
    36.3.5 Diagnostic différentiel
    36.3.6 Traitement

36.4 Encoprésie
    36.4.1 Définition
    36.4.2 Épidémiologie
    36.4.3 Étiologie
    36.4.4 Description clinique
    36.4.5 Diagnostic différentiel
    36.4.6 Traitement

36.5 Trouble de l'acquisition de la coordination ou dyspraxie
    36.5.1 Définition
    36.5.2 Épidémiologie
    36.5.3 Description clinique
    36.5.4 Diagnostic différentiel
    36.5.5 Traitement
    36.5.6 Pronostic

Bibliographie

Lectures complémentaires

Jusqu'à récemment, l'évaluation et le traitement des troubles abordés dans ce chapitre faisaient surtout appel, en psychiatrie, à une compréhension et une thérapeutique psychodynamiques strictes. Maintenant, grâce aux apports de la recherche, mais surtout aux progrès de la psychopharmacologie et aux approches cognitivo-comportementales, la prise en compte des aspects biologiques et comportementaux occupe une place de plus en plus importante dans la détermination des problèmes. Néanmoins, il est souvent nécessaire d'intégrer diverses approches et d'évaluer les conséquences des symptômes que présente l'enfant sur sa vie psychique et son développement social. En somme, il importe de ne pas confondre la cause et l'effet.

36.1 DÉFICIT DE L'ATTENTION/HYPERACTIVITÉ

36.1.1 Définition

L'hyperactivité est un trouble du comportement, du type comportement perturbateur, qui apparaît dans l'enfance. Ce symptôme est connu sous le nom de trouble hyperkinétique, de déficit de l'attention/hyperactivité (DAH) ou syndrome du déficit attentionnel/hyperactivité. L'inattention, l'impulsivité et l'hyperactivité sont les symptômes caractéristiques du DAH.

36.1.2 Épidémiologie

Selon une enquête épidémiologique québécoise (Breton, 1993), le DAH est le trouble le plus souvent signalé chez les enfants de 6 à 11 ans comme chez les 12-14 ans par les parents (5,8 %) et les enseignants (8,9 %). Les enseignants estiment que 1 enfant sur 10 est hyperactif. Il y a comorbidité dans 20 % à 25% des cas, la comorbidité se définissant comme la coexistence de deux ou plusieurs maladies chez un même individu. La prévalence du DAH varie, selon les études, de 3 % à 20 %. Près de 10 % des enfants souffrant d'un DAH connaissent des problèmes d'apprentissage. Chez les enfants qui présentent des troubles des apprentissages, on observe aussi plus d'hyperactivité que dans la population générale. La prévalence du DAH, surtout la dimension hyperactivité, a tendance à diminuer avec l'âge, surtout à partir de l'adolescence. Très souvent, les symptômes d'inattention et d'impulsivité persistent même à l'âge adulte sous une forme résiduelle et plus ou moins complète.

36.1.3 Étiologie

Les additifs alimentaires ont définitivement été rejetés comme facteurs causaux, ainsi que la caféine et les aliments sucrés qui sont souvent associés à l'hyperactivité. La théophylline donnée aux enfants asthmatiques peut provoquer ou exacerber l'hyperactivité ou l'inattention. L'hypothèse d'un dommage cérébral, d'une lésion ou d'une immaturité neurologique a été rejetée comme hypothèse explicative unique (Taylor, 1994). Les recherches neurophysiologiques mettent en cause, dans le DAH, des problèmes au chapitre du traitement de l'information. Les hyperactifs montreraient un défaut d'attribution des ressources attentionnelles et une incapacité à retenir les réponses inadéquates. Les psychostimulants auraient pour effet non pas d'accroître les capacités attentionnelles, mais d'améliorer la gestion des ressources attentionnelles et d'augmenter la capacité des sujets à s'autocorriger plus efficacement (Sergeant, 1992). Finalement, il y aurait un défaut d'inhibition du cortex préfrontal.

36.1.4 Description clinique

Il est très important, pour poser un diagnostic, de tenir compte des observations de personnes venant des différents milieux de vie de l'enfant, et ce concurremment avec l'examen clinique. Les aspects développementaux, l'âge de l'enfant et la situation dans laquelle il est observé sont à considérer. Au même titre qu'un certain degré d'anxiété pourrait être normal chez un individu, des fluctuations de l'attention et de l'activité motrice peuvent être normales chez un enfant. Chez le très jeune enfant, l'inattention ou une activité motrice débordante n'ont pas nécessairement un caractère pathologique.

À l'examen clinique, les enfants présentant un DAH sont peu conscients de leurs problèmes comportementaux et n'en reconnaissent pas toujours la nature, surtout en bas âge. Les habiletés sociales de ces enfants sont souvent réduites. Ils vont exprimer, spontanément ou non, des sentiments dépressifs ou anxieux au regard du rejet qu'ils subissent et de la mauvaise perception qu'ils ont d'eux-mêmes ou de l'entourage.

De façon surprenante, ces mêmes enfants décrits comme hyperactifs vont parfois se montrer, dans le bureau du médecin, tout à fait calmes et attentifs.

En clinique, il peut être très aisé de poser un diagnostic dans certains cas, tellement les manifestations sont immédiates et constantes. L'enfant dérange ou capte complètement l'attention du médecin. Il passe constamment d'une activité à l'autre. Il a à peine commencé une activité qu'il se laisse distraire par un objet ou une parole qui lui semblent plus intéressants. Il a souvent tôt fait de l'abandonner. À l'école, l'enfant est mal jugé et caractérisé négativement par ses pairs. Souvent isolé à cause de son impertinence, il peut être mis de côté en raison de ses problèmes de socialisation.

Les symptômes d'inattention se manifestent entre autres à l'école ou lorsqu'une tâche exige une attention soutenue. L'enfant ne porte pas attention aux détails ou fait des erreurs dans ses travaux. Il donne l'impression de ne pas écouter. Il oublie, semble s'opposer, mais en réalité il se désintéresse des tâches qu'il doit accomplir. Il peut éprouver de grandes difficultés pour organiser son travail et nécessite beaucoup de soutien. Il perd et oublie ses choses. Il peut se préoccuper du détail et négliger l'ensemble ou se laisser distraire facilement par un bruit importun.

Quant à l'hyperactivité-impulsivité, elle se traduit par une agitation motrice d'une partie ou de l'ensemble du corps. L'enfant peut être incapable de demeurer longtemps assis ou calme. Les enfants hyperactifs ou impulsifs peuvent s'engager dans des activités motrices parfois dangereuses, et on a parfois l'impression qu'ils agissent sans réfléchir aux conséquences de leurs gestes. Ils peuvent parler de façon excessive, sans attendre leur tour, interrompre les autres et répondre avant que la question soit complètement formulée. Ces symptômes ne se retrouvent évidemment pas tous chez le même enfant, ni avec la même intensité.

La récente classification américaine établit que les symptômes, en tout ou en partie, apparaissent chez l'enfant avant l'âge de sept ans. Généralement, le diagnostic de DAH suppose que les symptômes ont persisté pendant six mois, qu'ils causent une gêne fonctionnelle dans au moins deux milieux de vie de l'enfant et que le fonctionnement de cet enfant est perturbé de façon significative (voir le tableau 36.1, p. 1022-1024).

36.1.5 Diagnostic différentiel

L'agitation motrice peut être réactionnelle et, par conséquent, découler d'une situation traumatique actuelle ou antérieure. L'enfant de plus de 12 ans peut présenter de l'agitation, de la logorrhée, de l'hyperactivité et une labilité émotionnelle dans la lignée des symptômes d'une maladie bipolaire à son début. Il importe alors de chercher, dans l'histoire familiale, la présence d'une maladie affective. Selon Carlson (1990), dans la manie, les symptômes seraient épisodiques, alors que le DAH est un problème essentiellement chronique et survient généralement avant l'âge de six ou sept ans.

Le DAH a davantage été associé, au cours des dernières années, aux problèmes oppositionnels, aux troubles des conduites et aux troubles des apprentissages (Shaywitz et Shaywitz, 1991).

Les enfants atteints de troubles graves du développement peuvent présenter une hyperactivité en tout point comparable à celle qui caractérise les enfants souffrant d'un DAH. L'agitation motrice peut être la manifestation de problèmes anxieux ou dépressifs. En ce sens, au-delà des phénomènes visibles, soit les symptômes extérieurs, il faut chercher à mettre en évidence la souffrance de l'enfant et non pas exclusivement les manifestations comportementales. Le diagnostic ne saurait se limiter à ces phénomènes. Il est important de caractériser les conflits, les défenses et les types d'angoisse. Le DAH peut coexister avec des troubles de la vigilance, comme la narcolepsie, ou avec le syndrome de Gilles de la Tourette.

36.1.6 Traitement

Le traitement des enfants souffrant d'un DAH est essentiellement multimodal, en ce sens qu'il ne saurait viser qu'une partie du problème ou ne se fonder que sur une seule modalité de traitement. Il comprend la pharmacothérapie, l'approche individuelle spécialisée ou psychothérapeutique, la guidance ou la thérapie familiale et les consultations scolaires.

Pharmacothérapie

La pharmacothérapie peut être un élément clé dans l'approche thérapeutique. Cependant, elle ne saurait être exclusive comme modalité ou être complètement

TABLEAU 36.1 Critères diagnostiques spécifiques du trouble : déficit de l'attention/hyperactivité (DSM-IV) et critères généraux des troubles hyperkinétiques (CIM-10)

DSM-IV 314.x Trouble : déficit de l'attention/hyperactivité	CIM-10 F90.x Troubles hyperkinétiques
A. Présence soit de (1), soit de (2) : (1) six des symptômes suivants d'*inattention* (ou plus) ont persisté pendant au moins six mois, à un degré qui est inadapté et ne correspond pas au niveau de développement de l'enfant : *Inattention* (a) souvent, ne parvient pas à prêter attention aux détails, ou fait des fautes d'étourderie dans les devoirs scolaires, le travail ou d'autres activités ; (b) a souvent du mal à soutenir son attention au travail ou dans les jeux ; (c) semble souvent ne pas écouter quand on lui parle personnellement ; (d) souvent, ne se conforme pas aux consignes et ne parvient pas à mener à terme ses devoirs scolaires, ses tâches domestiques ou ses obligations professionnelles (cela n'est pas dû à un comportement d'opposition, ni à une incapacité à comprendre les consignes) ; (e) a souvent du mal à organiser ses travaux ou ses activités ; (f) souvent, évite, a en aversion, ou fait à contrecœur les tâches qui nécessitent un effort mental soutenu (comme le travail scolaire ou les devoirs à la maison) ; (g) perd souvent les objets nécessaires à son travail ou à ses activités (p. ex., jouets, cahiers de devoirs, crayons, livres ou outils) ; (h) souvent, se laisse facilement distraire par des stimuli externes ; (i) a des oublis fréquents dans la vie quotidienne. (2) six des symptômes suivants d'*hyperactivité-impulsivité* (ou plus) ont persisté pendant au moins six mois, à un degré qui est inadapté et ne correspond pas au niveau de développement de l'enfant : *Hyperactivité* (a) remue souvent les mains ou les pieds, ou se tortille sur son siège ; (b) se lève souvent en classe ou dans d'autres situations où il est supposé rester assis ; (c) souvent, court ou grimpe partout, dans des situations où cela est inapproprié (chez les adolescents ou les adultes, ce symptôme peut se limiter à un sentiment subjectif d'impatience motrice) ; (d) a souvent du mal à se tenir tranquille dans les jeux ou les activités de loisir ; (e) est souvent « sur la brèche », ou agit souvent comme s'il était « monté sur ressorts » ; (f) parle souvent trop.	G1. *Inattention*. Au moins six des symptômes suivants d'inattention ont persisté pendant au moins six mois, à un degré qui est mal adapté et qui ne correspond pas au niveau de développement de l'enfant : (1) ne parvient souvent pas à prêter attention aux détails, ou fait des « fautes d'inattention », dans les devoirs scolaires, le travail ou autres activités ; (2) ne parvient souvent pas à soutenir son attention dans des tâches ou des activités de jeu ; (3) ne parvient souvent pas à écouter ce qu'on lui dit ; (4) ne parvient souvent pas à se conformer aux directives venant d'autrui ou à finir ses devoirs, ses corvées, ou à remplir ses obligations sur le lieu de travail (non dû à un comportement oppositionnel ou à un manque de compréhension des instructions) ; (5) a souvent du mal à organiser des tâches ou des activités ; (6) évite souvent ou fait très à contrecœur les tâches qui nécessitent un effort mental soutenu, telles que les devoirs à faire à domicile ; (7) perd souvent des objets nécessaires à son travail ou à certaines activités à l'école ou à la maison (p. ex., crayons, livres, jouets, outils) ; (8) est souvent facilement distrait par des stimuli externes ; (9) fait des oublis fréquents au cours des activités quotidiennes. G2. *Hyperactivité*. Au moins trois des symptômes suivants d'hyperactivité ont persisté pendant au moins six mois, à un degré qui est mal adapté et qui ne correspond pas au niveau de développement de l'enfant : (1) agite souvent ses mains ou ses pieds ou se tortille sur sa chaise ; (2) se lève en classe ou dans d'autres situations alors qu'il devrait rester assis ; (3) court partout ou grimpe souvent, de façon excessive, dans des situations où cela est inapproprié (chez les adolescents ou les adultes, ce symptôme peut se limiter à un sentiment subjectif d'agitation) ; (4) est souvent exagérément bruyant dans les jeux ou a du mal à participer en silence à des activités de loisir ; (5) fait preuve d'une activité motrice excessive, non influencée par le contexte social ou les consignes.

→

TABLEAU 36.1 Critères diagnostiques spécifiques du trouble : déficit de l'attention/hyperactivité (DSM-IV) et critères généraux des troubles hyperkinétiques (CIM-10) *(suite)*

	DSM-IV 314.x Trouble : déficit de l'attention/hyperactivité		CIM-10 F90.x Troubles hyperkinétiques
	Impulsivité (g) laisse souvent échapper la réponse à une question qui n'est pas encore entièrement posée ; (h) a souvent du mal à attendre son tour ; (i) interrompt souvent les autres ou impose sa présence (p. ex., fait irruption dans les conversations ou dans les jeux).	G3.	*Impulsivité*. Au moins un des symptômes suivants d'impulsivité a persisté pendant au moins six mois, à un degré qui est mal adapté et qui ne correspond pas au niveau de développement de l'enfant : (1) se précipite souvent pour répondre aux questions sans attendre qu'on ait terminé de les poser ; (2) ne parvient souvent pas à rester dans la queue ou à attendre son tour dans les jeux ou dans d'autres situations de groupe ; (3) interrompt souvent autrui ou impose sa présence (p. ex., fait irruption dans les conversations ou les jeux des autres) ; (4) parle souvent trop sans tenir compte des conventions sociales.
B.	Certains des symptômes d'hyperactivité-impulsivité ou d'inattention ayant provoqué une gêne fonctionnelle étaient présents avant l'âge de sept ans.	G4.	Le trouble survient avant l'âge de sept ans.
C.	Présence d'un certain degré de gêne fonctionnelle liée aux symptômes dans deux, ou plus de deux types d'environnement différents (p. ex., à l'école – ou au travail – et à la maison).	G5.	*Caractère envahissant* du trouble. Les critères doivent être remplis dans plus d'une situation, par exemple l'association d'une inattention et d'une hyperactivité doit être présente à la fois à la maison et à l'école, ou à la fois à l'école et dans une autre situation où les enfants font l'objet d'une observation, par exemple un centre de soins. (Pour mettre en évidence la présence des critères dans plusieurs situations, on doit habituellement disposer d'informations provenant de plusieurs sources ; il est peu probable, par exemple, que les parents puissent fournir des renseignements suffisants sur le comportement de leur enfant à l'école.)
D.	On doit mettre clairement en évidence une altération cliniquement significative du fonctionnement social, scolaire ou professionnel.	G6.	Les symptômes cités en G1-G3 sont à l'origine d'une souffrance ou d'une altération du fonctionnement social, scolaire ou professionnel cliniquement significative.
E.	Les symptômes ne surviennent pas exclusivement au cours d'un trouble envahissant du développement, d'une schizophrénie ou d'un autre trouble psychotique, et ils ne sont pas mieux expliqués par un autre trouble mental (p. ex., trouble thymique, trouble anxieux, trouble dissociatif ou trouble de la personnalité).	G7.	Ne répond pas aux critères d'un trouble envahissant du développement (F84.-), d'un épisode maniaque (F30.-), d'un épisode dépressif (F32.-) ou d'un trouble anxieux (F41.-).
			Commentaires De nombreux experts décrivent des affections qui ne répondent que partiellement aux critères du trouble hyperkinétique. Chez les enfants qui répondent aux critères de ce trouble, mais qui ne présentent ni hyperactivité ni impulsivité, certains experts font un diagnostic de *trouble de l'attention*. Chez les enfants qui répondent aux critères de ce trouble, mais qui ne présentent pas de perturbation de l'attention, ils font un diagnostic de *trouble de l'activité*. Enfin, chez les enfants qui répondent aux critères de ce trouble, mais uniquement dans une situation donnée (p. ex., seulement à la maison ou seulement à l'école), ils font un diagnostic de *trouble ne survenant qu'à la maison* ou *trouble ne survenant qu'à l'école*. Pour l'instant, ces affections n'ont pas été incluses dans la classification, car on ne dispose pas encore de données empiriques suffisantes concernant leur validité prédictive. Par ailleurs, de nombreux enfants atteints d'un trouble hyperkinétique partiel présentent d'autres syndromes (p. ex., un trouble oppositionnel avec provocation, F91.3) ; ces syndromes doivent être classés dans la catégorie appropriée.

→

Psychiatrie clinique : une approche bio-psycho-sociale

TABLEAU 36.1 Critères diagnostiques spécifiques du trouble : déficit de l'attention/hyperactivité (DSM-IV) et critères généraux des troubles hyperkinétiques (CIM-10) *(suite)*

DSM-IV 314.x Trouble : déficit de l'attention/hyperactivité	CIM-10 F90.x Troubles hyperkinétiques
Coder selon le type : **314.00 Déficit de l'attention/hyperactivité, type inattention prédominante :** si, pour les six derniers mois, le critère A1 est rempli mais pas le critère A2. **314.01 Déficit de l'attention/hyperactivité, type hyperactivité-impulsivité prédominante :** si, pour les six derniers mois, le critère A2 est rempli, mais pas le critère A1. **314.01 Déficit de l'attention/hyperactivité, type mixte :** si à la fois les critères A1 et A2 sont remplis pour les six derniers mois. **Note de codage :** Pour les sujets (particulièrement les adolescents et les adultes) dont les symptômes ne remplissent plus actuellement l'ensemble des critères diagnostiques, spécifier : « en rémission partielle ».	**F90.0 Perturbation de l'activité et de l'attention** Répond à l'ensemble des critères du trouble hyperkinétique (F90), mais pas à ceux des troubles des conduites (F91.-). **F90.1 Trouble hyperkinétique et trouble des conduites** Répond à la fois à l'ensemble des critères du trouble hyperkinétique (F90) et à ceux des troubles des conduites.
	F90.8 Autres troubles hyperkinétiques
314.9 Trouble : déficit de l'attention/hyperactivité, non spécifié Cette catégorie est réservée aux troubles avec symptômes évidents d'inattention ou d'hyperactivité/impulsivité qui ne remplissent pas tous les critères du trouble : déficit de l'attention/hyperactivité.	**F90.9 Trouble hyperkinétique, sans précision** Catégorie résiduelle non recommandée ; son utilisation doit être réservée aux cas où la différenciation entre F90.0 et F90.1 n'est pas possible, l'ensemble des critères de F90.- étant présents.

Sources : American Psychiatric Association (1994), trad. française *DSM-IV – Manuel diagnostique et statistique des troubles mentaux*, Paris, Masson, 1996 ; World Health Organization (1993), trad. française *Classification internationale des maladies, 10e révision. Chapitre V (F) : Troubles mentaux et troubles du comportement : critères diagnostiques pour la recherche*, Paris, Organisation Mondiale de la Santé et Masson, 1994.

laissée, sans suivi, à la responsabilité des parents. Elle aura souvent des résultats spectaculaires au début. La médication pourra, dans plusieurs cas, réduire la tension à la maison comme à l'école. Les enfants eux-mêmes sentiront les bienfaits et le besoin du traitement. Si la médication est utilisée, le médecin doit prescrire le médicament en prenant soin d'en expliquer, tant à l'enfant qu'aux personnes qui s'en occupent, les effets bénéfiques. On doit veiller à prescrire la dose minimale efficace. Il ne faut cependant pas hésiter à augmenter la dose selon le poids de l'enfant et la maintenir pour un laps de temps suffisant. Il faut faire l'essai d'un autre médicament en cas d'échec du premier ou d'allergie à celui-ci. Chaque enfant réagit plus ou moins à un médicament et en ressent plus ou moins les effets secondaires. Il est alors de toute première importance d'avoir des entretiens de suivi réguliers avec les enfants et les parents concernés, surtout au début, relativement à la nécessaire observance du traitement.

Psychostimulants

Deux psychostimulants sont utilisés pour le traitement de ces enfants. Le méthylphénidate, à courte ou longue action, et la dexamphétamine. D'autres types de médicaments ont été étudiés et sont utilisés, soit la clonidine, les antidépresseurs et les neuroleptiques.

Le méthylphénidate est un médicament indiqué dans le traitement du DAH. Il est généralement non recommandé avant six ans (Green, 1991). Il se présente sous deux formes, soit à courte action et à libération prolongée (*slow release* [SR]). À courte action, il est préférable de débuter par une faible dose (0,2 à 0,3 mg/kg). Le médicament (10 mg, sécable) se donne en 2 doses de 5 mg chacune, le matin et le midi. La dose quotidienne moyenne varie de 20 à 40 mg et la dose maximale est d'environ 60 mg. Selon les symptômes, une dose l'après-midi peut être ajoutée. La forme SR présente l'avantage d'une dose unique donnée le matin.

La dexamphétamine est offerte en comprimés de 5 mg, 10 mg et 15 mg. Elle a un pic de concentration plus long que le méthylphénidate. La dose de départ est de 2,5 mg et peut être augmentée jusqu'à un maximum de 40 mg par jour.

La nervosité, l'insomnie et la diminution de l'appétit ont été les effets secondaires les plus fréquemment signalés avec ces médications stimulantes. Ces effets sont en général temporaires et peuvent être minimisés par une diminution de la dose ou une suppression de la dose de fin d'après-midi.

Médication non psychostimulante

La clonidine s'est révélée efficace pour diminuer l'agitation motrice ainsi que les troubles du comportement associés à l'hyperactivité et pour combattre l'insomnie rebelle consécutive à l'usage des stimulants (Hunt et coll., 1990). La dose recommandée pour les enfants est de 0,05 à 0,1 mg par jour (en 1 à 3 fois). Elle peut être associée au méthylphénidate dans les cas d'agitation sévère. On la prescrit aussi lorsque le DAH est associé à des troubles des conduites, à un trouble oppositionnel et au syndrome de Gilles de la Tourette.

Les antidépresseurs (imipramine, désipramine) ont été utilisés avec succès dans les cas de DAH ne réagissant pas aux psychostimulants. Ces médicaments sont pris le matin. L'effet s'installe lentement et sera de plus longue durée. La dose de départ est de 25 mg et peut être augmentée de 25 mg par semaine jusqu'à un maximum de 3 à 5 mg/kg par jour. Comme la clonidine, ces derniers médicaments ne sont pas d'usage courant et nécessitent une consultation spécialisée. Il faut faire, surtout dans le cas des antidépresseurs, un électrocardiogramme (ECG), un dosage des enzymes hépatiques et une formule sanguine.

Aide spécialisée

L'approche psychothérapeutique a sa place pour les enfants souffrant d'un DAH, surtout lorsqu'il s'agit de traiter les problèmes de nature anxieuse ou les problèmes de nature dépressive, qu'ils soient secondaires ou associés au syndrome.

Pour les enfants aux prises avec des problèmes d'apprentissage, une aide pédagogique individuelle ou de groupe est propre à améliorer la confiance en soi et l'estime de soi en favorisant des comportements de réussite adaptés à leurs capacités. Cette aide est essentielle dans les cas où la relation parents-enfants s'est cristallisée autour de comportements d'échec et d'opposition face au travail scolaire. En psychomotricité pourront être travaillés les problèmes moteurs, tant sur un plan quantitatif que sur un plan qualitatif, et plus précisément le manque de coordination ou les décharges motrices incontrôlables.

Counselling et hospitalisation

Il est nécessaire d'aider les parents à acquérir des attitudes éducatives cohérentes, fermes et valorisantes. Il s'agira, pour certains parents, d'être guidés et soutenus dans l'établissement de limites acceptables. Pour les enfants souffrant d'une agitation motrice sévère, une hospitalisation de jour ou complète peut être indiquée, à la fois pour préciser le diagnostic et pour instaurer un traitement. Cette séparation peut parfois permettre de briser le cercle vicieux dans lequel ils sont pris à l'école ou à la maison. Certains de ces enfants peuvent tirer profit, lorsque les services sont offerts, de soins psychiatriques plus intensifs de jour ou de soins après l'école.

36.1.7 Pronostic

Après avoir passé en revue les travaux qui rendent compte de l'évolution des enfants atteints d'un DAH, Weiss et Hechtman (1993) concluent que, pour la moitié des enfants souffrant d'un tel trouble, les symptômes résiduels ne seront pas handicapants à l'âge adulte. L'autre moitié présentera des symptômes d'hyperactivité ou d'inattention légers ou modérés qui prédisposeront à des difficultés d'adaptation. Rien ne prouve par ailleurs que les enfants ayant un DAH sont davantage prédisposés à l'alcoolisme ou à la psychose. Parmi les cas qui connaîtront une évolution défavorable, de 20 % à 25% pourraient évoluer vers une personnalité antisociale.

Psychiatrie clinique : une approche bio-psycho-sociale

36.2 TICS

36.2.1 Définition

C'est en 1885 que le neurologue français Gilles de la Tourette a décrit neuf cas de patients souffrant d'une maladie caractérisée par des tics, des incoordinations motrices et des cris (écholalie et coprolalie). Il avait de plus noté une association avec les symptômes obsessionnels-compulsifs et formulé des observations pertinentes quant au rôle de l'hérédité.

36.2.2 Épidémiologie

Le syndrome de Gilles de la Tourette coexiste avec les problèmes psychiatriques suivants: le trouble obsessionnel-compulsif, le déficit de l'attention avec ou sans hyperactivité, les troubles des apprentissages (surtout la rigidité cognitive), l'impulsivité, la dépression réactionnelle et, plus rarement, des symptômes psychotiques. Il est de 1,5 à 3 fois plus fréquent chez les hommes. La prévalence est de 4 à 5 pour 10 000, et de 10 % à 15 % des enfants ont des tics transitoires qui disparaissent en moins d'un an.

36.2.3 Étiologie

Au chapitre de la génétique, les études récentes ont mis en évidence, dans la maladie de Gilles de la Tourette, une vulnérabilité autosomale dominante avec pénétrance de 0,99 chez les hommes et de 0,70 chez les femmes et reliée aux troubles obsessionnels-compulsifs et à l'hyperactivité. Les études de jumeaux monozygotes ont montré une concordance de 50 % à 90 % pour le syndrome de Gilles de la Tourette et de 77 % à 100 % si l'on inclut les tics chroniques. Chez les jumeaux dizygotes, cette concordance est de 10 % pour le syndrome de Gilles de la Tourette et de 30 % si l'on inclut les autres tics chroniques (Pauls et Leckman, 1986; Price et coll., 1985). Les substrats neurobiologiques en cause sont les noyaux gris centraux, le thalamus, le cortex préfrontal, l'amygdale et l'hypothalamus. Des études utilisant la tomographie par émission de positrons montrent une diminution d'activité au niveau des noyaux gris centraux. L'imagerie par résonance magnétique nucléaire indique une diminution de volume de ces mêmes structures. L'hypothèse de base est qu'il n'y aurait pas d'inhibition dans les circuits cortico-striato-thalamo-corticaux. Sur le plan neurochimique, la dopamine, la noradrénaline, la sérotonine et les endorphines joueraient un rôle. Les neuroleptiques, bloqueurs des récepteurs dopaminergiques, suppriment en partie les tics, et une diminution d'un métabolite de la dopamine, l'acide homovanillique (*homovanillic acid* [HVA]), dans le liquide céphalorachidien a été notée: on postule donc une hypersensibilité des neurones dopaminergiques (Leckman et Cohen, 1996).

Certains cas de tics pourraient être reliés à des réactions immunitaires consécutives à des infections à streptocoques (Allen, Leonard et Swedo, 1995). Une étude, par Swedo et coll. (1998), de 50 cas d'enfants ayant des tics et des obsessions-compulsions associés à des infections à streptocoque bêta-hémolytique du groupe A, mises en évidence par une culture de gorge, a montré qu'il y avait un début aigu et soudain autour de six ans accompagné d'une comorbidité psychiatrique importante.

36.2.4 Description clinique

Le syndrome de Gilles de la Tourette peut débuter dès l'âge de 2 ans, mais doit obligatoirement débuter avant l'âge de 18 ans. L'âge moyen de survenue des tics moteurs est de sept ans, mais il est de plus en plus reconnu que la maladie peut commencer plut tôt (American Psychiatric Association, 1994). Il faut en particulier chercher la présence de tics chez les enfants d'âge préscolaire ayant des problèmes comportementaux importants ou des symptômes évoquant l'hyperactivité (Batth, 1995).

Le tic se définit comme une vocalisation ou un mouvement involontaires, soudains, rapides, non rythmiques, récurrents et stéréotypés. Le tic peut être supprimé, mais seulement pour un temps limité. Il est souvent exacerbé par le stress et est moins fréquent, pouvant même disparaître, durant le sommeil. Les tics peuvent être simples ou complexes. Les tics moteurs simples consistent, par exemple, en des clignements d'yeux, des grimaces, des mouvements du cou et des doigts et des haussements d'épaules. Quant aux tics moteurs complexes, il peut s'agir de mimiques, de sautillements, de morsures allant parfois jusqu'à l'automutilation, mais aussi de dystonies, d'échopraxie et de gestes comme toucher des objets ou ses organes génitaux.

Psychiatrie clinique: une approche bio-psycho-sociale

Les tics vocaux simples se présentent comme des toussotements, des reniflements, des grognements, des aboiements, des mouvements de suçotement ou de sifflement. Les tics vocaux complexes comprennent la répétition de phrases ou de mots (écholalie ou palilalie) et l'émission de mots obscènes (coprolalie), d'interjections sans signification particulière ou d'insultes.

Comparativement aux tics moteurs ou vocaux chroniques, les tics qui caractérisent le syndrome de Gilles de la Tourette diffèrent en nombre, en fréquence, en complexité et en sévérité, ainsi que sur le plan de la localisation anatomique. Ceux-ci touchent surtout le visage, le torse et les membres. La coprolalie est présente dans moins de 10 % des cas. Chez 50 % des patients, le syndrome commence par des clignements d'yeux ou un tic simple touchant une autre partie du corps. Chez les autres, il y a parfois présence de tics vocaux ou de symptômes multiples.

Les tableaux 36.2, 36.3 (p. 1028) et 36.4 (p. 1029) donnent les critères diagnostiques du syndrome de Gilles de la Tourette, du tic moteur ou vocal chronique et du tic transitoire.

36.2.5 Diagnostic différentiel

Le diagnostic différentiel doit distinguer :

- le tic bénin chez l'enfant normal (souvent réactionnel à un conflit et qui disparaît rapidement) ;
- les mouvements anormaux qui accompagnent diverses affections médicales :
  - la chorée de Huntington,
  - la paralysie cérébrale,
  - les traumatismes crâniens,
  - la sclérose en plaques,
  - l'encéphalite,
  - la maladie de Wilson,
  - les accidents vasculaires cérébraux ainsi que les autres syndromes cérébraux organiques de diverses origines ;
- les mouvements anormaux dus aux effets directs d'une substance (p. ex., les stimulants et la

TABLEAU 36.2   Critères diagnostiques du syndrome de Gilles de la Tourette

DSM-IV 307.23 Syndrome de Gilles de la Tourette	CIM-10 F95.2 Forme associant tics vocaux et tics moteurs multiples (syndrome de Gilles de la Tourette)
A. Présence de tics moteurs multiples et d'un ou plusieurs tics vocaux, à un moment quelconque au cours de l'évolution de la maladie, mais pas nécessairement de façon simultanée. (Un *tic* est un mouvement – ou une vocalisation – soudain, rapide, récurrent, non rythmique et stéréotypé.)	A. Présence de tics moteurs multiples et d'un ou plusieurs tics vocaux à un moment quelconque au cours de la maladie, mais pas nécessairement de façon simultanée.
B. Les tics surviennent à de nombreuses reprises au cours de la journée (généralement par accès), presque tous les jours ou de façon intermittente pendant plus d'une année durant laquelle il n'y a jamais eu d'intervalle sans tics de plus de trois mois consécutifs.	B. Les tics surviennent à de nombreuses reprises durant la journée, presque tous les jours, pendant plus d'une année, sans période de rémission de plus de deux mois au cours de cette année.
C. La perturbation entraîne une souffrance marquée ou une altération significative du fonctionnement social, professionnel, ou dans d'autres domaines importants.	
D. Début avant l'âge de 18 ans.	C. Début avant l'âge de 18 ans.
E. La perturbation n'est pas due aux effets physiologiques directs d'une substance (p. ex., stimulants) ni à une affection médicale générale (p. ex., chorée de Huntington ou encéphalite virale).	

Sources : American Psychiatric Association (1994), trad. française *DSM-IV – Manuel diagnostique et statistique des troubles mentaux*, Paris, Masson, 1996 ; World Health Organization (1993), trad. française *Classification internationale des maladies, 10ᵉ révision. Chapitre V (F) : Troubles mentaux et troubles du comportement : critères diagnostiques pour la recherche*, Paris, Organisation Mondiale de la Santé et Masson, 1994.

Psychiatrie clinique : une approche bio-psycho-sociale

TABLEAU 36.3 Critères diagnostiques du tic moteur ou vocal chronique

DSM-IV 307.22 Trouble : tic moteur ou vocal chronique	CIM-10 F95.1 Tic moteur ou vocal chronique
A. Présence, à un moment quelconque de l'évolution de la maladie, soit de tics moteurs, soit de tics vocaux, uniques ou multiples, mais pas des deux à la fois.	A. Tics moteurs ou tics vocaux (mais pas les deux), survenant à de nombreuses reprises au cours de la journée et presque tous les jours pendant une période d'au moins 12 mois.
B. Les tics surviennent à de nombreuses reprises au cours de la journée, presque tous les jours ou de façon intermittente pendant plus d'une année durant laquelle il n'y a jamais eu d'intervalle sans tics de plus de trois mois consécutifs.	B. Absence de rémission de plus de 2 mois pendant cette période de 12 mois.
C. La perturbation entraîne une souffrance marquée ou une altération significative du fonctionnement social, professionnel, ou dans d'autres domaines importants.	
D. Début avant l'âge de 18 ans.	D. Début avant l'âge de 18 ans.
E. La perturbation n'est pas due aux effets physiologiques directs d'une substance (p. ex., stimulants) ni à une affection médicale générale (p. ex., chorée de Huntington ou encéphalite virale).	C. Absence d'antécédents de syndrome de Gilles de la Tourette et trouble non dû à une affection somatique ou aux effets secondaires d'un médicament.
F. Le trouble n'a jamais répondu aux critères du syndrome de Gilles de la Tourette.	

Sources : American Psychiatric Association (1994), trad. française *DSM-IV – Manuel diagnostique et statistique des troubles mentaux*, Paris, Masson, 1996 ; World Health Organization (1993), trad. française *Classification internationale des maladies, 10ᵉ révision. Chapitre V (F) : Troubles mentaux et troubles du comportement : critères diagnostiques pour la recherche*, Paris, Organisation Mondiale de la Santé et Masson, 1994.

lévodopa peuvent provoquer des tics et des mouvements stéréotypés ; les neuroleptiques sont associés à des manifestations dyskinétiques) ;

- les mouvements stéréotypés (tels que se frapper ou balancer son corps) que l'on peut observer chez des patients atteints d'une déficience mentale ou d'un trouble envahissant du développement ;
- les compulsions qui caractérisent le trouble obsessionnel-compulsif (il est parfois difficile de distinguer un tic complexe d'une compulsion, surtout lorsque les deux maladies coexistent. Retenons que les tics ne neutralisent pas l'anxiété et que les compulsions sont une réponse à une obsession) ;
- la schizophrénie (qui s'accompagne parfois d'écholalie).

36.2.6 Traitement

Approche pharmacologique

Compte tenu des effets secondaires des médicaments, particulièrement la dyskinésie tardive causée par les neuroleptiques, il convient d'en réserver l'emploi aux sujets présentant des symptômes marqués.

Selon Shapiro et coll. (1989), 70 % des patients répondent aux neuroleptiques (pimozide ou halopéridol) et voient disparaître de 70 % à 80 % de leurs symptômes sur une période de 4 à 8 semaines. Dans une étude auprès de 22 patients âgés de 7 à 16 ans, Sallee et coll. (1997) ont trouvé que le pimozide était plus efficace que l'halopéridol.

TABLEAU 36.4   Critères diagnostiques du tic transitoire

DSM-IV 307.21 Trouble : tic transitoire	CIM-10 F95.0 Tic transitoire
A. Tics moteurs et/ou vocaux uniques ou multiples.	A. Tics uniques ou tics multiples, moteurs et/ou vocaux, survenant à de nombreuses reprises au cours de la journée et presque tous les jours pendant une période d'au moins quatre semaines.
B. Les tics surviennent à de nombreuses reprises au cours de la journée, presque tous les jours, pendant au moins 4 semaines, mais pas pendant plus de 12 mois consécutifs.	B. Durée du trouble inférieure ou égale à 12 mois.
C. La perturbation entraîne une souffrance marquée ou une altération significative du fonctionnement social, professionnel, ou dans d'autres domaines importants.	
D. Début avant l'âge de 18 ans.	D. Début avant l'âge de 18 ans.
E. La perturbation n'est pas due aux effets physiologiques directs d'une substance (p. ex., stimulants) ni à une affection médicale générale (p. ex., chorée de Huntington ou encéphalite virale).	C. Absence d'antécédents de syndrome de Gilles de la Tourette et trouble non dû à une affection somatique ou aux effets secondaires d'un médicament.
F. Le trouble n'a jamais répondu aux critères du syndrome de Gilles de la Tourette ni à ceux du trouble tic moteur ou vocal chronique.	
Spécifier si : **Épisode unique** ou **récurrent**	

Sources : American Psychiatric Association (1994), trad. française *DSM-IV – Manuel diagnostique et statistique des troubles mentaux*, Paris, Masson, 1996 ; World Health Organization (1993), trad. française *Classification internationale des maladies, 10e révision. Chapitre V (F) : Troubles mentaux et troubles du comportement : critères diagnostiques pour la recherche*, Paris, Organisation Mondiale de la Santé et Masson, 1994.

Le traitement par l'halopéridol doit être amorcé à de très faibles doses de 0,25 mg qui seront augmentées de 0,5 mg à intervalle de 7 à 14 jours, jusqu'à une dose de 0,5 à 6 mg, la dose quotidienne moyenne étant de 3 à 4 mg. La fluphénazine a également été utilisée. Le pimozide est débuté à dose de 1 mg qu'on augmente de 1 mg à intervalle de 7 à 14 jours, jusqu'à une dose maximale de 10 mg par jour, la dose quotidienne moyenne étant de 2 à 4 mg. Il est à noter que le pimozide a un effet sur la conduction cardiaque, ce qui rend nécessaire la surveillance par ECG. Il faut toujours donner le pimozide le matin.

La clonidine, un antihypertenseur, maintenant recommandée par certains experts (Coffey et Shader, 1994) comme traitement de première intention du syndrome de Gilles de la Tourette simple, prend de 8 à 12 semaines à agir et supprime de 25 % à 35 % des symptômes. Son effet maximal peut nécessiter plusieurs mois. On débute à 0,05 mg au coucher, jusqu'à une dose moyenne de 3 ou 4 µg/kg par jour fractionnée en 3 ou 4 prises (Hunt et coll., 1990). La clonidine provoque par contre de la somnolence, de l'hypotension, une hypertension de retrait (une diminution graduelle de la dose est requise si le traitement est interrompu, c'est-à-dire 0,05 mg chaque 5 à 7 jours) et demande également une surveillance de la fonction cardiaque ainsi qu'une prise régulière de la tension artérielle et du pouls. Elle s'avère particulièrement utile lorsque la maladie de Gilles de la Tourette s'accompagne d'hyperactivité. La guanfacine, un autre agoniste alpha-adrénergique, mais qui provoque moins de somnolence ou d'hypotension que la clonidine, commence à être utilisée aux États-Unis pour les cas de syndrome de Gilles de la Tourette accompagné d'hyperactivité (Chappell et coll., 1995). Si un trouble obsessionnel-compulsif est coexistant, il est

Psychiatrie clinique : une approche bio-psycho-sociale

possible d'utiliser (seul ou en association avec les neuroleptiques ou la clonidine) la clomipramine, la fluoxétine ou d'autres inhibiteurs sélectifs du recaptage de la sérotonine (en dose habituelle élevée pour ce trouble) [Riddle et coll., 1990].

Les antidépresseurs tricycliques tels que la désipramine ou la nortriptyline peuvent être indiqués, en particulier dans les cas d'hyperactivité ajoutée à des tics (Spencer et coll., 1993a, 1993b), mais ils demandent une surveillance par ECG fréquente en raison de quelques cas de mort subite signalés chez de jeunes enfants, ce qui rend l'usage de ces médicaments controversé (Riddle et coll., 1991). Les stimulants (dexamphétamine, méthylphénidate) peuvent déclencher ou augmenter les tics, mais ils ne sont pas formellement contre-indiqués dans les cas où il y a association de tics et d'hyperactivité. Le clonazépam est peu efficace, sauf s'il y a coexistence d'un trouble anxieux. On peut penser que les neuroleptiques atypiques plus récents telle la rispéridone feront un jour partie de l'arsenal thérapeutique (Lombroso, Scahill et King, 1995).

Approche psychosociale

Le soutien constitue la première mesure thérapeutique. Il est important de déterminer les interactions familiales en relation avec les symptômes, de même que le cycle des tics.

Il convient aussi d'informer le milieu scolaire, ce qui contribuera à corriger les attitudes négatives.

La relaxation, l'imagerie mentale, les thérapies comportementales et cognitives, la psychothérapie d'orientation psychodynamique et les thérapies familiales constituent autant de moyens à utiliser pour modérer l'effet de la maladie sur l'estime de soi et favoriser la meilleure adaptation possible.

36.2.7 Pronostic

Les symptômes les plus importants apparaissent entre 9 et 15 ans. Il y a parfois atténuation à l'âge adulte, mais le trouble peut durer toute la vie. Certains facteurs peuvent contribuer à la persistance des symptômes jusqu'à l'âge adulte, soit les processus neurobiologiques pathologiques, la coexistence d'autres psychopathologies, la consommation de cocaïne ou de stimulants, un milieu familial chaotique et le niveau de détresse émotionnelle (Leckman et Cohen, 1996).

36.3 ÉNURÉSIE

36.3.1 Définition

Le DSM-IV définit l'énurésie fonctionnelle et sans anomalies physiques comme l'émission, volontaire ou non, d'urine dans les vêtements ou dans le lit après un âge mental ou chronologique de cinq ans. L'énurésie est dite primaire lorsqu'il n'y a pas eu de périodes de continence depuis la naissance. C'est la forme la plus fréquente. Elle est secondaire lorsqu'elle survient après une période plus ou moins longue de continence.

36.3.2 Épidémiologie

Au départ à peu près égale en fréquence chez le garçon et la fille vers quatre ou cinq ans, l'énurésie aura tendance à être plus fréquente chez le garçon par la suite (Walsh et Menvielle, 1991). À 5 ans, le problème toucherait 7 % des garçons et 3 % des filles. Vers 10 ans, 3 % des garçons et 2 % des filles en seraient affectés. En règle générale, l'énurésie disparaît à l'adolescence, mais elle persiste chez moins de 1 % des adultes. Plus courante, l'énurésie primaire va en diminuant spontanément à chaque année.

L'énurésie est dite diurne, nocturne ou mixte selon le moment de sa survenue. L'énurésie nocturne est de loin la plus fréquente. Elle se manifeste habituellement dans le premier tiers de la nuit ou, quoique plus rarement, durant le stade de sommeil paradoxal (sommeil avec mouvements oculaires rapides). L'énurésie diurne, plus fréquente chez la fille, est rare au-delà de neuf ans. Elle est alors associée à de l'anxiété et à des troubles phobiques. La fille apprend généralement à contrôler sa vessie plus tôt que le garçon.

36.3.3 Étiologie

L'énurésie constitue un problème dont les causes se situent au carrefour du somatique, du psychique et du relationnel. L'éducation sphinctérienne a pu être trop précoce ou trop rigide. À l'opposé, il a pu y avoir un trop grand laxisme dans les habitudes d'hygiène (Pelsser, 1989).

L'énurésie peut être une manifestation de conflits névrotiques, caractériels et régressifs. Elle peut exprimer des pulsions agressives ou passives à l'endroit des figures parentales. L'enfant et même l'adolescent peuvent attacher à la miction une dimension autoérotique.

L'énurésie secondaire peut avoir une fonction à la fois adaptative et régressive. Elle est associée à divers facteurs significatifs et traumatiques. Le divorce, les séparations de toutes sortes, l'arrivée d'un nouveau-né, les deuils, l'entrée à l'école ou à la garderie sont des exemples de facteurs susceptibles de déclencher le symptôme.

36.3.4 Description clinique

Les enfants contrôlent habituellement la miction vers l'âge de deux ans en ce qui concerne la propreté diurne et vers trois ans en ce qui concerne la propreté nocturne.

L'énurésie se caractérise par des mictions, délibérées ou non, à des moments ou dans des lieux inadéquats compte tenu de l'âge de l'enfant. Elle s'accompagne généralement de symptômes émotifs et comportementaux pour lesquels il y a eu demande de consultation. La détresse subjective est aussi variable selon l'âge ou la maturité de l'enfant (voir le tableau 36.5).

36.3.5 Diagnostic différentiel

Il importe de connaître précisément la nature et l'importance du symptôme ainsi que son histoire. S'agit-il d'une énurésie continue ou intermittente ? Existe-t-il une potomanie sous-jacente ? Y a-t-il une pathologie organique, une consommation de médicaments ou d'autres substances qui pourraient déclencher ou

TABLEAU 36.5   Critères diagnostiques de l'énurésie

DSM-IV 307.6 Énurésie (non due à une affection médicale générale)	CIM-10 F98.0X Énurésie non organique
A. Mictions répétées au lit ou dans les vêtements (qu'elles soient involontaires ou délibérées).	B. Miction involontaire ou délibérée, au lit ou dans les vêtements, survenant au moins deux fois par mois chez les enfants de moins de sept ans, et au moins une fois par mois chez les enfants de sept ans ou plus.
B. Le comportement est cliniquement significatif, comme en témoignent soit une fréquence de deux fois par semaine pendant au moins trois mois consécutifs, soit la présence d'une souffrance cliniquement significative ou d'une altération du fonctionnement social, scolaire (professionnel), ou dans d'autres domaines importants.	E. Durée du trouble : au moins trois mois.
C. L'enfant a un âge chronologique d'au moins cinq ans (ou un niveau de développement équivalent).	A. Âge chronologique et âge mental de l'enfant : au moins cinq ans.
D. Le comportement n'est pas dû exclusivement aux effets physiologiques directs d'une substance (p. ex., diurétiques) ni à une affection médicale générale (p. ex., diabète, spina-bifida, épilepsie).	C. L'énurésie n'est pas la conséquence de crises épileptiques ou d'une incontinence neurologique, et n'est pas directement due à une anomalie organique des voies urinaires ou à une autre affection médicale non psychiatrique.
	D. Absence de tout autre trouble psychiatrique répondant aux critères d'une catégorie de la CIM-10.
Spécifier le type : **Exclusivement nocturne** **Exclusivement diurne** **Nocturne et diurne**	F98.00 Énurésie exclusivement nocturne F98.01 Énurésie exclusivement diurne F98.02 Énurésie nocturne et diurne

Sources : American Psychiatric Association (1994), trad. française *DSM-IV – Manuel diagnostique et statistique des troubles mentaux*, Paris, Masson, 1996 ; World Health Organization (1993), trad. française *Classification internationale des maladies, 10ᵉ révision. Chapitre V (F) : Troubles mentaux et troubles du comportement : critères diagnostiques pour la recherche*, Paris, Organisation Mondiale de la Santé et Masson, 1994.

entretenir le symptôme ? Une rencontre avec l'enfant seul permettra de découvrir, parfois à l'aide de dessins ou par le jeu, la perception qu'il a du problème.

36.3.6 Traitement

Trois modalités de traitement peuvent être indiquées : thérapie comportementale, psychothérapie individuelle et pharmacothérapie. En ce qui concerne les enfants aux prises avec des conflits personnels ou relationnels, il faut privilégier les formes de thérapies individuelles, parents-enfant ou familiales axées sur ces conflits. Une approche thérapeutique ne visant que la disparition du symptôme comporte, dans certains cas, de graves risques si la valeur symbolique et économique du symptôme n'est pas prise en compte. Soutien et conseils à la famille sont aussi de toute première importance, principalement en ce qui a trait à l'exploration de modes éducatifs, surtout lorsqu'il s'agit d'une famille où des conflits persistent.

Les méthodes de conditionnement, bien qu'efficaces, sont peu employées. Elles doivent être répétées en raison d'un taux élevé de récidive. Il faut restreindre ou couper les apports hydriques et faire uriner l'enfant avant le coucher dans certains cas. Le coussinet-réveil a aussi donné de bons résultats. Pour la forme diurne, il faut aider l'enfant à détecter son envie d'uriner, l'inciter à ne pas se retenir et à aller aux toilettes le plus tôt.

Pour ce qui est du traitement médicamenteux, la desmopressine (un agent antidiurétique) en solution nasale a été utilisée avec succès. La dose recommandée est de 10 à 20 µg par voie intranasale, une heure avant le coucher. L'efficacité de l'imipramine a été démontrée dans certains cas ; la dose nécessaire est moindre que pour le traitement de la dépression (Green, 1991). Le diazépam et la carbamazépine ont aussi été utilisés avec succès (Masson et coll., 1994).

36.4 ENCOPRÉSIE

36.4.1 Définition

L'encoprésie est définie comme l'émission, involontaire ou délibérée, de selles dans les vêtements ou dans des lieux inappropriés. On parle d'encoprésie lorsque l'enfant a dépassé l'âge de quatre ans et qu'au moins un épisode encoprétique par mois s'est produit pendant trois ou six mois, selon les classifications.

L'encoprésie est dite primaire lorsqu'il n'y a pas eu de période de propreté et secondaire lorsqu'elle a été précédée d'une période de propreté.

36.4.2 Épidémiologie

L'encoprésie est jusqu'à cinq fois plus fréquente chez le garçon que chez la fille et représente environ 1 % de toutes les psychopathologies chez les enfants. Le symptôme est présent chez 1,5 % des enfants à sept ou huit ans, dans une proportion de trois à quatre garçons pour une fille (Bellman, 1966). Johnston et Wright (1993) ont rapporté des difficultés attentionnelles chez 23,4 % des enfants encoprétiques. Dans la moitié des cas, l'encoprésie s'ajoute à l'énurésie (Arevalo, 1993). Comme cette dernière, l'encoprésie a tendance à disparaître complètement à l'adolescence. Contrairement à l'énurésie, elle se manifeste principalement le jour. Les enfants vus en psychiatrie sont susceptibles d'être plus âgés et il est probable que des pathologies personnelles et familiales compliquent davantage leurs cas.

36.4.3 Étiologie

La survenue de l'encoprésie serait la résultante de facteurs reliés à une prédisposition personnelle à la fois physiologique et psychologique. L'âge du début de l'entraînement à la propreté, les particularités relationnelles parents-enfants ainsi que des facteurs dynamiques personnels et les événements stressants sont aussi des éléments qui interviennent dans la genèse du trouble. L'encoprésie peut parfois être associée à une dynamique obsessionnelle (Ferrari, 1993). Le conflit de base — garder ou laisser aller — serait représenté dans le symptôme.

36.4.4 Description clinique

Près de la moitié des enfants ont acquis la propreté entre 18 et 24 mois. La majorité des enfants l'auront acquise le jour et la nuit à 30 mois et presque tous entre 42 et 48 mois. Le contrôle des intestins précède le contrôle de la vessie.

Il existe deux formes d'encoprésie. Dans l'encoprésie dite de rétention, la plus fréquente, il y a accumulation de matières fécales, constipation ainsi que défécation, par petites quantités, par débordement (*overflow*). Dans l'encoprésie de type non rétentif, la consistance des selles est normale. Cette dernière forme est le plus souvent associée à des troubles du comportement (délinquance, opposition) et on la rencontre plus souvent chez les garçons. Le type non rétentif peut être un épisode passager consécutif à un traumatisme (abus sexuel) ou à une situation vécue comme traumatisante (hospitalisation). Il s'agira alors habituellement d'une encoprésie secondaire. L'encoprésie nocturne est plus rare, mais le pronostic est alors moins favorable. Le tableau 36.6 donne les critères diagnostiques de l'encoprésie.

36.4.5 Diagnostic différentiel

L'incontinence fécale peut être causée par une maladie organique (neurologique), une encéphalopathie, une fissure anale et, enfin, par la maladie de Hirschsprung ou mégacôlon a-ganglionnaire. Des anomalies ano-rectales, comme l'insensibilité de la muqueuse ou le dysfonctionnement du sphincter, ont été mises en cause. L'encoprésie peut exister isolément ou être associée à la carence, au retard mental, aux troubles envahissants du développement, aux troubles des conduites et aux troubles anxieux. Elle est reliée à de très nombreux autres problèmes, comme l'entêtement, le négativisme, le retrait, la phobie scolaire, les problèmes d'alimentation et la pyromanie.

TABLEAU 36.6   Critères diagnostiques de l'encoprésie

DSM-IV Encoprésie	CIM-10 F98.1x Encoprésie non organique
A. Émissions fécales répétées dans des endroits inappropriés (p. ex., dans les vêtements ou sur le sol), qu'elles soient involontaires ou délibérées.	A. Émission fécale répétée dans des endroits non appropriés (p. ex., dans les vêtements ou sur le sol), qu'elle soit involontaire ou délibérée. (Le trouble peut comporter une incontinence par débordement secondaire à une rétention fécale fonctionnelle.)
B. Le comportement survient au moins une fois par mois pendant au moins trois mois.	C. Au moins un « incident encoprétique » par mois. D. Durée du trouble : au moins six mois.
C. L'enfant a un âge chronologique d'au moins quatre ans (ou un niveau de développement équivalent).	B. Âge chronologique et âge mental de l'enfant : au moins quatre ans.
D. Le comportement n'est pas dû exclusivement aux effets physiologiques directs d'une substance (p. ex., laxatifs) ni à une affection médicale générale, si ce n'est par un mécanisme entraînant une constipation.	E. Absence de toute affection organique pouvant être une cause suffisante pour la survenue d'épisodes encoprétiques.
Coder comme suit : 307.7 **Sans constipation ni incontinence par débordement** 787.6 **Avec constipation et incontinence par débordement**	Coder au 5ᵉ caractère pour spécifier des formes cliniques particulières : .10 Échec de l'acquisition de la maîtrise sphinctérienne .11 Contrôle sphinctérien adéquat mais avec émission de selles normales dans des endroits inappropriés .12 Souillure associée à une émission de selles trop liquides (p. ex., débordement secondaire à une rétention fécale) R15 Incontinence des matières fécales

Sources : American Psychiatric Association (1994), trad. française *DSM-IV – Manuel diagnostique et statistique des troubles mentaux*, Paris, Masson, 1996 ; World Health Organization (1993), trad. française *Classification internationale des maladies, 10ᵉ révision. Chapitre V (F) : Troubles mentaux et troubles du comportement : critères diagnostiques pour la recherche*, Paris, Organisation Mondiale de la Santé et Masson, 1994.

36.4.6 Traitement

Le traitement de l'encoprésie peut combiner la thérapie comportementale, l'emploi de laxatifs et la manipulation de la diète (Masson et coll., 1994).

Une consultation thérapeutique ou l'anamnèse suivie d'une explication, par le médecin, de sa compréhension du problème peut suffire à supprimer le symptôme dans certains cas pris précocement (Gauthier, 1964). Il faut parfois prendre en compte des préoccupations parentales concernant la propreté trop grandes qui peuvent « conflictualiser » les fonctions d'élimination. Il s'agira de guider et de conseiller les parents et les éducateurs de façon qu'ils adoptent une attitude cohérente, détachée et stimulante. Lorsque le problème est relié à un conflit névrotique intériorisé, dans lequel les éléments pulsionnels et défensifs sont trop importants, une psychothérapie peut s'imposer.

36.5 TROUBLE DE L'ACQUISITION DE LA COORDINATION OU DYSPRAXIE

36.5.1 Définition

Le trouble de l'acquisition de la coordination se définit comme un retard touchant la performance motrice, laquelle se situe en deçà de ce qui est attendu compte tenu de l'âge chronologique.

36.5.2 Épidémiologie

Le trouble apparaît durant la petite enfance. La prévalence serait de 6 % chez les enfants de 5 à 11 ans (American Psychiatric Association, 1994).

36.5.3 Description clinique

Les manifestations du trouble de l'acquisition de la coordination sont variables et dépendent de l'âge du sujet. Ainsi, un enfant plus âgé manquera d'adresse, aura de la difficulté à lancer un ballon ou à écrire, alors qu'un plus jeune enfant montrera de la lenteur et un retard dans l'acquisition des habiletés motrices (p. ex., retard à la marche, habillage difficile) [voir le tableau 36.7]. De tels enfants sont souvent mal latéralisés et l'on relève des signes d'une immaturité neurologique (p. ex., des syncinésies d'imitation, des mouvements choréiformes et des perturbations de la motricité globale et fine). S'ajoutent parfois à ces difficultés des problèmes d'apprentissage. Ces troubles entraînent de sérieuses répercussions sur la vie émotionnelle de l'enfant, celui-ci se sentant souvent incompétent, surtout dans les jeux de groupe. De telles perturbations peuvent aussi être liées à des psychopathologies plus graves, telles que les troubles du développement ou du langage (p. ex., les dysphasies de réception et d'expression) et l'hyperactivité.

36.5.4 Diagnostic différentiel

Le diagnostic différentiel doit distinguer :

- les troubles neurologiques tels que la paralysie cérébrale et les lésions cérébelleuses (il faut ici mentionner l'association avec le syndrome du chromosome X fragile);
- le déficit de l'attention/hyperactivité (l'enfant agité peut montrer de la maladresse en raison de son impulsivité et de son inattention);
- le retard mental (notamment l'association avec le syndrome de Down);
- les troubles envahissants du développement.

36.5.5 Traitement

Le traitement du trouble de l'acquisition de la coordination doit tenir compte des aspects affectif et neurologique. L'enfant chez qui ce trouble cause une grande détresse pourra bénéficier d'interventions thérapeutiques, soit en ergothérapie, soit en psychomotricité, et parfois d'une psychothérapie associée (dans le cas de troubles simples) qui l'aidera à faire face aux répercussions psychologiques fréquentes, en particulier la faible estime de soi susceptible d'engendrer de l'anxiété, des sentiments dépressifs ou des troubles comportementaux. Les enfants peu ou modérément atteints étant plus difficilement identifiés, une attention particulière devrait toujours être portée au développement moteur (Smyth, 1992).

TABLEAU 36.7   Critères diagnostiques du trouble de l'acquisition de la coordination

	DSM-IV 315.4 Trouble de l'acquisition de la coordination		CIM-10 F82 Trouble spécifique du développement moteur
A.	Les performances dans les activités quotidiennes nécessitant une bonne coordination motrice sont nettement au-dessous du niveau escompté compte tenu de l'âge chronologique du sujet et de son niveau intellectuel (mesuré par des tests). Cela peut se traduire par des retards importants dans les étapes du développement psychomoteur (p. ex., ramper, s'asseoir, marcher), par le fait de laisser tomber des objets, par de la « maladresse », par de mauvaises performances sportives ou une mauvaise écriture.		Altération sévère du développement de la coordination motrice, non imputable exclusivement à un retard mental global ou à une affection neurologique spécifique, congénitale ou acquise. Dans la plupart des cas, un examen clinique détaillé permet toutefois de mettre en évidence des signes traduisant une immaturité significative du développement neurologique, par exemple des mouvements choréiformes des membres, des syncinésies d'imitation et d'autres signes moteurs associés, ainsi que des perturbations de la coordination motrice fine et globale.
		A.	Le résultat obtenu à un test standardisé de coordination motrice se situe à au moins deux écarts-types en dessous du niveau escompté, compte tenu de l'âge chronologique.
		D.	*Critère d'exclusion le plus couramment utilisé*. Le Q.I., évalué par un test standardisé passé de façon individuelle, est inférieur à 70.
B.	La perturbation décrite dans le critère A interfère de façon significative avec la réussite scolaire ou les activités de la vie courante.	B.	La perturbation décrite en A interfère de façon significative avec les performances scolaires ou avec les activités de la vie courante.
C.	La perturbation n'est pas due à une affection médicale générale (p. ex., infirmité motrice cérébrale, hémiplégie ou dystrophie musculaire) et ne répond pas aux critères d'un trouble envahissant du développement.	C.	Absence de toute affection neurologique identifiable.
D.	S'il existe un retard mental, les difficultés motrices dépassent celles qui sont habituellement associées à celui-ci.		

Sources : American Psychiatric Association (1994), trad. française *DSM-IV – Manuel diagnostique et statistique des troubles mentaux*, Paris, Masson, 1996 ; World Health Organization (1993), trad. française *Classification internationale des maladies, 10ᵉ révision. Chapitre V (F) : Troubles mentaux et troubles du comportement : critères diagnostiques pour la recherche*, Paris, Organisation Mondiale de la Santé et Masson, 1994.

36.5.6 Pronostic

L'évolution varie selon les individus. Le trouble peut être présent durant toute la vie du sujet.

*
* *

Il n'y a pas obligatoirement de facteurs communs étiopathogéniques, dynamiques et héréditaires parmi les entités qui ont été examinées dans ce chapitre. Ces troubles se manifestent dans les différents niveaux d'organisations psychopathologiques, soit dans les états psychotiques, limites et névrotiques. Ces symptômes ou syndromes se présentent isolément ou en association avec les troubles développementaux, les troubles anxieux ou dépressifs de l'enfance ou de l'adolescence et les troubles oppositionnels ou des conduites. Notons enfin que ces syndromes et symptômes se manifestent principalement par la voie corporelle, et les conflits associés peuvent être ou non primaires ou secondaires.

Il faut par ailleurs admettre qu'il semble exister des conceptions différentes en Europe et en Amérique du Nord pour certains de ces troubles. Nous avons voulu aborder ces entités sans *a priori* théorique et donner une juste place aux différentes approches conceptuelles et aux thérapeutiques qui en découlent.

Bibliographie

ALLEN, A.J., LEONARD, H.L., et SWEDO, S.E.
1995 « Case study: A new infection-triggered, autoimmune subtype of pediatric OCD and Tourette's syndrome », *J. Am. Acad. Child Adolesc. Psychiatry*, vol. 34, n° 3, p. 307-311.

AMERICAN PSYCHIATRIC ASSOCIATION
1994 *Diagnostic and Statistical Manual of Mental Disorders*, 4ᵉ éd., Washington (D.C.), American Psychiatric Association ; trad. française DSM-IV – *Manuel diagnostique et statistique des troubles mentaux*, Paris, Masson, 1996, 1040 p.

AREVALO, C.M.
1993 « Enuresis and encopresis: Their relationship », *An. Es. Pediatr.*, vol. 39, n° 4, p. 320-324.

BATTH, S.K.
1995 « Early presentation of Tourette's syndrome in preschool age children », *Canadian Child Psychiatric Bulletin*, vol. 4, n° 3, p. 60-65.

BELLMAN, M.
1966 « Studies on encopresis », *Acta Paediatr. Scand.*, suppl. 170, p. 1-150.

BRETON, J.J.
1993 *Enquête québécoise sur la santé mentale des jeunes*, Hôpital Rivière-des-Prairies, Montréal, Enquête Santé Québec.

CARLSON, G.A.
1990 « Child and adolescent mania-diagnostic considerations », *J. Child Psychol. Psychiatry*, vol. 31, n° 3, p. 331-341.

CHAPPELL, P., et coll.
1995 « Guanfacine treatment of co-morbid attention-deficit hyperactivity disorder and Tourette's syndrome: Preliminary clinical experience », *J. Am. Acad. Child Adolesc. Psychiatry*, vol. 34, n° 9, p. 1140-1146.

COFFEY, B., et SHADER, R.
1994 « Tic disorders and Tourette's disorder », dans R. Shader (sous la dir. de), *Manual of Psychiatric Therapeutics*, Boston, Little, Brown and Co., p. 299-309.

FERRARI, P.
1993 « Encoprésie », dans P. Ferrari et C. Epelbaum (sous la dir. de), *Psychiatrie de l'enfant et de l'adolescent*, Paris, Flammarion Médecine Sciences, p. 80-83.

GAUTHIER, Y.
1964 « L'encoprésie en consultation psychiatrique », *Revue canadienne de psychiatrie*, vol. 9, n° 1, p. 57-62.

GREEN, W.H.
1991 *Child and Adolescent Psychopharmacology*, New York, Williams & Wilkins.

HUNT, R.D., et coll.
1990 « Clonidine in child and adolescent psychiatry », *J. Child Adolesc. Psychopharmacol.*, vol. 1, n° 1, p. 87-102.

JOHNSTON, B.D., et WRIGHT, J.A.
1993 « Attentional dysfunction in children with encopresis », *J. Dev. Behav. Pediatr.*, vol. 14, n° 6, p. 381-385.

LECKMAN, J.F., et COHEN, D.J.
1996 « Tic disorders », dans M. Lewis (sous la dir. de), *Child and Adolescent Psychiatry, A Comprehensive Textbook*, Baltimore, Williams & Wilkins, p. 622-629.

LOMBROSO, P., SCAHILL, L., et KING, R.
1995 « Risperidone treatment of children and adolescents with chronic tic disorders, a preliminary report », *J. Am. Acad. Child Adolesc. Psychiatry*, vol. 34, n° 9, p. 1147-1152.

MASSON, P., et coll.
1994 « Énurésie », dans M. Weber (sous la dir. de), *Dictionnaire de thérapeutique pédiatrique*, Montréal, Presses de l'Université de Montréal.

PAULS, D.L., et LECKMAN, J.F.
1986 « The inheritance of Gilles de la Tourette syndrome and associated behaviors: Evidence for autosomal dominant transmission », *N. Engl. J. Med.*, vol. 315, p. 993-997.

PELSSER, R.
1989 « L'énurésie », dans *Manuel de psychopathologie de l'enfant et de l'adolescent*, Boucherville (Québec), Gaëtan Morin Éditeur, p. 327-337.

PRICE, A.R., et coll.
1985 « Tics and central nervous system stimulants in twins and non-twins with Tourette syndrome », *Neurology*, vol. 36, p. 232-237.

RIDDLE, M.A., et coll.
1991 « Sudden death in children receiving norpramin: A review of three reported cases and commentary », *J. Am. Acad. Child Adolesc. Psychiatry*, vol. 30, n° 1, p. 104-108.

1990 « Fluoxetine treatment of children and adolescents with Tourette's and obsessive compulsive disorders: Preliminary clinical experience », *J. Am. Acad. Child Adolesc. Psychiatry*, vol. 29, n° 1, p. 45-48.

SALLEE, F., et coll.
1997 « Relative efficacy of haloperidol and pimozide in children and adolescents with Tourette's disorder », *Am. J. Psychiatry*, vol. 154, n° 8, p. 1057-1063.

SERGEANT, J.
1992 « Le point sur l'hyperactivité », *PRISME*, vol. 3, n° 2, p. 207-222.

SHAPIRO, E.S., et coll.
1989 « Controlled study of haloperidol, pimozide and placebo for the treatment of Gilles de la Tourette's syndrome », *Arch. Gen. Psychiatry,* vol. 46, n° 8, p. 722-730.

SHAYWITZ, B.A., et SHAYWITZ, S.E.
1991 « Comorbidity: A critical issue in ADD », *J. Child Neurol.,* vol. 6, suppl., p. S13-S22.

SMYTH, T.R.
1992 « Impaired motor skill in otherwise normal children: A review », *Child Care Health Dev.,* vol. 18, n° 5, p. 283-300.

SPENCER, T., et coll.
1993a « Desipramine treatment of children with attention-deficit hyperactivity disorder and tic disorder or Tourette's syndrome », *J. Am. Acad. Child Adolesc. Psychiatry,* vol. 32, n° 2, p. 354-360.
1993b « Nortriptyline treatment of children with attention-deficit hyperactivity disorder and tic disorder or Tourette's syndrome », *J. Am. Acad. Child Adolesc. Psychiatry,* vol. 32, n° 1, p. 205-210.

SWEDO, S.E., et coll.
1998 « Pediatric autoimmune neuropsychiatric disorders associated with streptococcal infections: Clinical description of the first 50 cases », *Am. J. Psychiatry,* vol. 155, n° 2, p. 264-272.

TAYLOR, E.
1994 « Hyperactivity », dans M. Rutter, E. Taylor et L. Hersov (sous la dir. de), *Child and Adolescent Psychiatry,* Oxford, Blackwell Scientific Publications, p. 288-308.

WALSH, T., et MENVIELLE, E.
1991 « Disorders of elimination », dans J.M. Weiner (sous la dir. de), *Textbook of Child and Adolescent Psychiatry,* Washington (D.C.), American Psychiatric Press, p. 416-422.

WEISS, G., et HECHTMAN, L.
1993 *Hyperactive Children Grown Up,* 2e éd., New York, Guilford Press.

WORLD HEALTH ORGANIZATION
1993 *The ICD-10 Classification of Mental and Behavioural Disorders: Diagnostic Criteria for Research,* Genève, World Health Organization; trad. française *Classification internationale des maladies, 10e révision. Chapitre V (F): Troubles mentaux et troubles du comportement: critères diagnostiques pour la recherche,* Paris, Organisation Mondiale de la Santé et Masson, 1994.

Lectures complémentaires

AMERICAN ACADEMY OF CHILD AND ADOLESCENT PSYCHIATRY
1997 « Practice parameters for the assessment and treatment of children, adolescents, and adults with attention deficit/hyperactivity disorder », *J. Am. Acad. Child Adolesc. Psychiatry,* vol. 36, suppl. 10.

BERNARD-BONNIN, A.C., et coll.
1993 « Parental and patient perceptions about encopresis and its treatment », *J. Dev. Behav. Pediatr.,* vol. 14, n° 6, p. 397-400.

FERRARI, P., et EPELBAUM, C. (sous la dir. de)
1993 *Psychiatrie de l'enfant et de l'adolescent,* Paris, Flammarion. (Voir, en particulier, chap. 10, « Troubles du contrôle sphinctérien », chap. 11, « Troubles psychomoteurs », et chap. 24, « Instabilité psychomotrice ».)

JENSEN, P., et coll.
1993 « Anxiety and depressive disorders in attention deficit disorders with hyperactivity », *Am. J. Psychiatry,* vol. 150, n° 8, p. 1203-1210.

KUTCHER, S.P.
1997 *Child and Adolescent Psychopharmacology,* Philadelphie, W.B. Saunders.

LEBOVICI, S., DIATKINE, R., et SOULÉ, M. (sous la dir. de)
1995 *Nouveau traité de psychiatrie de l'enfant et de l'adolescent,* Paris, PUF. (Voir, en particulier, chap. 88, « Les troubles psychomoteurs chez l'enfant », chap. 89, « Les tics », chap. 98, « L'énurésie infantile », et chap. 99, « Les troubles de la défécation ».)

NOSHPITZ, J., KERNBERG, P.F., et BEMPORAD, J.R. (sous la dir. de)
1997 *Handbook of Child and Adolescent Psychiatry,* New York, John Wiley and Sons. (Voir, en particulier, chap. 40, « Attention deficit, hyperactivity disorder », chap. 47, « Elimination disorders », chap. 48, « Enuresis », et chap. 56, « Tourette's disorder and atypical tic disorders ».)

RUTTER, M., TAYLOR, E., et HERSOV, L. (sous la dir. de)
1994 *Child and Adolescent Psychiatry,* Oxford, Blackwell Scientific Publications. (Voir, en particulier, chap. 17, « Syndromes of attention deficit and overactivity », chap. 26, « Tic disorders », chap. 29, « Enuresis », et chap. 30, « Faecal soiling ».)

CHAPITRE 37

Troubles de la cognition

JEAN-MARC GUILÉ, M.D.
Pédopsychiatre, directeur de la Division de pédopsychiatrie à l'Hôpital Douglas (Verdun)
Professeur adjoint au Département de psychiatrie de l'Université McGill (Montréal)

PLAN

37.1 Troubles à expression instrumentale
    37.1.1 Troubles de l'attention
        • *Déficit de l'attention/hyperactivité* • *Trouble de l'attention relié à l'anxiété* • *Trouble de l'attention relié à la dépression*
    37.1.2 Troubles des apprentissages
        • *Classification psychiatrique* • *Démarche diagnostique* • *Traitement et évolution*
    37.1.3 Troubles du langage
        • *Étiologie* • *Classification neurolinguistique* • *Classification psychiatrique* • *Démarche diagnostique* • *Traitement* • *Évolution*
    37.1.4 Bégaiement
        • *Diagnostic* • *Traitement et évolution*

37.2 Déficits intellectuels
    37.2.1 Déficits homogènes
        • *Fonctionnement intellectuel limite* • *Retard mental*
    37.2.2 Évolution déficitaire des dysharmonies de développement
    37.2.3 Troubles du raisonnement

37.3 Anomalies cognitives reliées à des syndromes psychiatriques
    37.3.1 Anomalies cognitives reliées au syndrome d'Asperger
    37.3.2 Dysmnésie reliée aux troubles dissociatifs
    37.3.3 Dyschronie reliée aux états limites de l'enfance

37.4 Altérations des conduites cognitives
    37.4.1 Mutisme sélectif
    37.4.2 Inhibitions intellectuelles ou d'apprentissage
    37.4.3 Oppositions d'apprentissage
        • *Trouble oppositionnel* • *Trouble des conduites* • *Trouble de personnalité narcissique*
    37.4.4 Perturbations des conduites cognitives reliées à l'immaturité psychosociale
        • *Immaturité de la socialisation* • *Anxiété de séparation* • *Carence de stimulation*

Bibliographie

Lectures complémentaires

La cognition est l'activité de connaître, d'acquérir des informations, de se les représenter et de les communiquer (Gérard, 1993). Les troubles de la cognition, même s'ils sont isolés en vue d'un diagnostic et d'un traitement spécifique, affectent le jeune dans l'ensemble des registres de la cognition, de l'émotion et de l'action.

Les descriptions cliniques qui vont suivre mettent en lumière des entités cliniques traduisant une altération cognitive sectorielle ou globale. La clinique quotidienne comme les études épidémiologiques révèlent une importante comorbidité. Aussi est-il nécessaire de replacer chaque trouble dans l'économie globale du sujet et de son environnement. C'est l'une des tâches du pédopsychiatre, qui se trouve au carrefour des différentes interventions professionnelles.

Dans un premier temps, nous nous intéresserons aux troubles cognitifs qui altèrent un secteur précis du fonctionnement cognitif, c'est-à-dire les troubles à expression instrumentale. Seront ensuite successivement abordés les déficits intellectuels qui touchent l'ensemble de la cognition, puis les anomalies cognitives qui accompagnent certains syndromes psychiatriques et, enfin, les perturbations des conduites cognitives qui concernent non seulement les aptitudes cognitives du sujet, mais aussi sa personnalité et son environnement.

Mais avant d'aller plus loin, il convient de présenter les étapes du développement normal de l'enfant, de la naissance à six ans, étapes au cours desquelles l'enfant voit se développer ses habiletés cognitives et motrices et apprend à interagir avec son environnement. Le tableau 37.1 fait un survol de ce développement[1].

37.1 TROUBLES À EXPRESSION INSTRUMENTALE

Les troubles à expression instrumentale se caractérisent par une altération d'un secteur ou d'un processus cognitif particulier, par opposition à une atteinte cognitive multiple ou globale. Ils peuvent être associés à des troubles du comportement ou à des troubles émotionnels.

---

[1]. Pour une connaissance plus précise des étapes du développement et des échelles de développement utilisées en psychologie développementale, voir Griffiths (1984) et The Psychological Corporation (1993).

37.1.1 Troubles de l'attention

Déficit de l'attention/hyperactivité

Trois composantes principales, qui apparaissent avant l'âge de sept ans, qui sont durables et présentes dans plus d'un contexte, s'associent pour constituer le déficit de l'attention/hyperactivité :

- l'inattention ou distractivité. L'enfant a de la difficulté à centrer et à soutenir son attention sur la tâche qu'il est en train d'accomplir ;
- l'impulsivité. L'enfant a de la difficulté à retenir une impulsion et à tolérer les délais ;
- l'hyperkinésie ou hyperactivité au sens strict. Il s'agit d'une perturbation psychomotrice dont l'intensité varie selon les enfants.

Les études expérimentales n'ont pas permis de mettre en évidence une perturbation de l'attention spécifique de ce trouble (Taylor, 1994). En revanche, l'incapacité à inhiber ou à freiner les réponses comportementales semble jouer un rôle capital (Barkley, 1997 ; Taylor, 1994 ; Weiss, 1996). De plus, l'impulsivité est probablement le symptôme le plus tenace et le plus invalidant (Weiss, 1996). Aussi, il apparaît important de bien évaluer la composante d'impulsivité au moment de la consultation et de l'intégrer comme une cible de traitement dans le plan d'intervention. Habituellement repérable dès la maternelle ou la première année du primaire chez les enfants d'intelligence normale, le déficit de l'attention/hyperactivité peut être compensé par un potentiel intellectuel supérieur chez certains enfants et il est alors diagnostiqué plus tardivement. Il peut être associé à d'autres troubles instrumentaux, notamment la dysgraphie et les troubles de l'apprentissage (dans 30 % à 70 % des cas selon les critères utilisés) [Silver, 1996]. Les aspects étiologiques, cliniques et thérapeutiques du déficit de l'attention sont examinés en détail dans le chapitre 36.

Trouble de l'attention relié à l'anxiété

Trois tableaux cliniques d'inattention anxieuse peuvent être distingués :

1. Il s'agit essentiellement d'un syndrome anxieux chez un jeune amené à la consultation pour inattention entravant les apprentissages scolaires.

TABLEAU 37.1 Développement de l'enfant de la naissance à six ans

Âge	Motricité globale	Motricité fine	Adaptation à l'objet et à l'environnement	Langage, communication	Relations interpersonnelles et sociales
0-2 mois	Tête penchée en avant en position assise. Mouvements non coordonnés. Allonge brusquement les bras et les jambes.	Garde les poings fermés. Réflexe de préhension au contact d'un objet. Échappe immédiatement l'objet qu'il saisit dans la main. Réflexe de succion lorsqu'on touche ses lèvres.	Retient spontanément sa respiration quand il est immergé dans l'eau. Fixe un objet dans son champ de vision seulement. Capable de réactions discriminées selon les caractéristiques visuelles de l'objet.	Cherche avec les yeux lorsqu'il entend un son.	Est moins actif (sur le plan moteur) quand il regarde un visage et quand on lui parle.
3-4 mois	Tient sa tête stable en position assise. Lève la tête haut quand il est couché sur le ventre. Allonge les jambes quand on le tient debout sur une surface dure.	Palpe et agrippe avec les mains. Peut retenir un objet pour un moment. Agite les bras à la vue d'un objet suspendu et ballant. Bat des mains.	Regarde un jouet dans sa main et le porte à sa bouche. Suit du regard un objet qui bouge lentement. Suce son pouce ou un objet.	L'humeur change rapidement; rit fort quand il est content, pleure quand il est frustré. Reconnaît des objets. Reconnaît certains sons, se tourne vers la voix. Vocalise pour lui-même et à l'adresse des objets et des personnes.	S'excite et respire profondément à la vue de ses parents. Réagit à la disparition d'un visage. Reconnaît sa mère dans un groupe de personnes. Sourire social spontané. Anticipe la nourriture en vue en faisant claquer ses lèvres.
5-6 mois	Reste assis de courtes périodes en s'appuyant sur ses mains (mais ne s'assoit pas seul). Se retourne sur le dos ou sur le ventre.	Agite et frappe le hochet. Exécute la prise « mitaine » doigts-paume. Porte ses orteils à sa bouche.	Approche l'objet d'une seule main. Transfère un objet d'une main à l'autre. Manifeste de la peine en perdant un objet.	Fait des bulles. Vocalise « m-m-m » en pleurant. Se fâche quand on lui retire un jouet. Observe la bouche intentionnellement et tente d'imiter les inflexions de la voix.	Répond aux mimiques faciales. Babille à l'adresse de son entourage. S'observe dans le miroir, se sourit et essaie de toucher son image.
7-8 mois	S'assoit seul, reste assis sans appui et pivote pour attraper un objet. Peut supporter de petites charges avec ses mains. Saute activement quand on le tient debout.	Devient plus habile mais pas avec les petits objets. Joint ses mains. Ouvre les doigts volontairement pour voir tomber un objet. Relâche un jouet.	Tient un jouet dans chaque main. Retire un tissu qui a été déposé sur un jouet. Découvre ses organes génitaux.	Vocalise « da-ma-ba ». Imite les sons que ses parents émettent. S'immobilise si on lui dit non. Lève les bras pour qu'on le prenne.	Éloigne quelqu'un qu'il ne veut pas. Réagit avec anxiété et réserve face aux étrangers. S'intéresse aux autres enfants. Recherche des personnes connues quand il se sent en détresse et s'accroche à elles.
9-11 mois	Rampe, puis marche à quatre pattes. Peut se hisser debout avec un appui, puis s'asseoir en pliant les genoux. Essaie de marcher quand on le tient par les deux mains.	Saisit avec le pouce et le côté de l'index. Place des objets dans un contenant, puis les retire. Tient son biberon, prend et mange un biscuit.	Compare deux cubes et les cogne. Tourne le regard et s'avance vers un objet familier quand on le nomme. Manifeste une préférence pour un jouet plutôt qu'un autre.	Dit maman et papa sans distinction, puis spécifiquement. Répond à son nom. Exprime plusieurs émotions différenciées : colère, anxiété, tristesse, affection, excitation. Suit une seule consigne.	Fait au revoir de la main. Imite des jeux sociaux simples (coucou, bravo). Peut s'inquiéter en se séparant de ses parents au coucher ; se rassure en suçant son pouce ou en étreignant un jouet doux.

Psychiatrie clinique : une approche bio-psycho-sociale

TABLEAU 37.1 Développement de l'enfant de la naissance à six ans *(suite)*

Âge	Motricité globale	Motricité fine	Adaptation à l'objet et à l'environnement	Langage, communication	Relations interpersonnelles et sociales
12 mois	Momentanément, se tient debout seul. Marche quand on le tient par une main ou en s'appuyant sur un meuble. (Note : L'âge moyen de l'acquisition de la marche est de 12 à 14 mois.)	Exécute la pince pouce-index et peut saisir de petits objets. Tourne les pages d'un livre, plusieurs pages à la fois.	Tente de construire une tour à deux cubes. Soulève le couvercle d'une boîte.	Dit deux autres mots que papa et maman. Utilise un jargon expressif. Imite les émotions des autres (pleure s'il voit quelqu'un pleurer). Imite les gestes et les sons.	Donne un jouet si on le lui demande. Amorce des jeux sociaux (coucou). Tend des jouets à son reflet dans le miroir. Coopère à son habillement, comprend et suit des ordres gestuels. Devient attentif à l'approbation et à la désapprobation sociales.
13-17 mois	Trottine seul en tombant parfois. Se penche pour prendre un jouet et le transporte. Peut pousser un landau, un cheval. Monte l'escalier sur les mains et les genoux.	Tient deux ou trois objets dans une main. Gribouille avec crayon. Prend et dépose six cubes dans un récipient, puis le renverse. Mange par lui-même partiellement avec les doigts ou avec une cuillère. Manifeste son goût ou son dédain pour certains aliments.	Rejette les objets par jeu, par refus ou par colère. Fait une tour de deux ou trois cubes, puis la renverse. Met une pastille dans une bouteille. Place une cheville ronde dans le bon trou. Aime imiter en jouant avec les affaires des parents (casseroles, chapeau, souliers, outils, téléphone, maquillage).	Vocabulaire de quatre ou cinq mots, jargonne. Dit son nom. Peut jouer seul, mais préfère une audience.	Indique ses besoins soit en pointant de l'index ce qu'il désire, soit verbalement, en vocalisant, ou par des actions (p. ex., apporter un livre à ses parents pour qu'ils le lui lisent). Étreint ses parents. Peut offrir un jouet à un enfant, mais le réclame rapidement.
18 mois	Marche de façon plus assurée et ne tombe que rarement. Marche en tirant un jouet à l'aide d'une corde, transporte et serre sa poupée dans ses bras. Marche à reculons. Accélère le pas quand il est pourchassé. S'assoit seul sur une petite chaise.	Imite les traits de crayon et griffonne spontanément. Utilise bien la cuillère. Boit dans un verre (partiellement rempli).	Construit une tour de trois ou quatre cubes. Roule la balle à quelqu'un et attrape un objet en mouvement. Lance la balle. Explore les armoires et les tiroirs.	Pointe cinq parties de son corps et son visage quand on les nomme. Vocabulaire de 15 mots, surtout « non ». Reconnaît ses parents ou une personne connue sur une photo. Aime écouter les mêmes chansons. Pique des colères quand il est frustré.	Imite des actions autour de lui (avec un balai, un marteau). Obéit à des ordres directionnels : « Donne à maman », « viens ici ». Embrasse en pinçant les lèvres.
19-23 mois	Lève la jambe pour donner un coup de pied au ballon. S'accroupit en jouant et se relève. Grimpe sur une chaise d'adulte ou sur son lit. S'agrippe à une barre. Actif et explorateur toute la journée, aime sortir de la maison pour voir ailleurs.	Tourne une à une les pages d'un livre.	Encastre des formes rondes, carrées, triangulaires. Utilise un objet pour en atteindre un autre hors de sa portée. Essaie de retirer un vêtement, un soulier.	Se rend compte que les choses ont un nom et demande continuellement « C'est quoi ? » Peut juxtaposer deux mots pour parler. Exprime de l'amour à ses parents en les étreignant ou de la colère en les frappant.	Peut faire deux demandes ou plus. Peut se rappeler une personne ou un objet sans les voir. Aime écouter des histoires simples. Joue à côté d'autres enfants (jeux parallèles).

Psychiatrie clinique : une approche bio-psycho-sociale

Âge	Motricité globale	Motricité fine	Adaptation à l'objet et à l'environnement	Langage, communication	Relations interpersonnelles et sociales
24 mois	Court sans chuter. Regarde par terre en marchant afin d'éviter les obstacles. Réagit à la musique par des mouvements de la tête et du corps.	Joue avec de la pâte à modeler. Fait des traits de crayon circulaires par imitation.	Inspecte les petits objets. Joue à la poupée en simulant des rôles. Essaie de mettre un vêtement, un soulier. Aime qu'on le pousse sur une balançoire.	Utilise des phrases de deux mots. Vocabulaire de 50 mots. Langage en général compréhensible, imite les inflexions de l'adulte. Utilise les pronoms moi et toi. Peut utiliser des mots plutôt que des cris pour exprimer sa frustration ou sa colère.	Imite le travail domestique. Aime à plaire à ses parents. Pointe l'objet nommé. Peut suivre deux consignes. S'intéresse au jeu des autres enfants, mais ne s'y associe pas facilement.
25-29 mois	Saute à deux pieds. Monte un escalier en se tenant à la rampe, les deux pieds sur la marche. Peut se tenir sur un seul pied.	Contrôle ses sphincters pendant l'éveil.	Construit une tour de six ou sept cubes.	Fait des phrases de trois mots en combinant noms et verbe. Peut désigner trois ou quatre parties de son corps.	Commence à comprendre le temps (bientôt, après dîner).
30-36 mois	Monte l'escalier en changeant de pied. Saute en bas d'une marche. Aime être poursuivi pour courir. Aime glisser, se balancer, courir au terrain de jeu.	Tient un crayon avec ses doigts. Imite des traits de crayon circulaires, horizontaux et verticaux.	Fait un casse-tête simple. Lance la balle dans un panier. Tourne une poignée, enlève le papier du cadeau. Revêt des vêtements simples (pantoufles, casquette).	Nomme cinq parties de son corps et plusieurs objets. Comprend, en contexte, des concepts de classification (un chat est un animal). Comprend le sens du chiffre 1. Demande « Pourquoi ? ». Porte attention à ce que les autres lui disent entre eux.	Reconnaît sa propre image. Pointe l'objet dont on décrit l'usage. Aide à ranger ses jouets. Joue à faire semblant surtout avec un adulte. Joue brièvement avec d'autres enfants. Peut « converser » brièvement. Reconnaît bien les membres de sa famille et s'y réfère de façon sélective. Fait une moue coupable quand on le gronde.
3 ans	Se tient sur un pied. Peut manger un cornet de glace en marchant. Peut lancer la balle en courant.	Copie un cercle et une croix avec un crayon.	Construit une tour de 10 cubes. Compare deux dimensions (le plus gros et le plus petit). Trie ses jouets par formes et par couleurs. Met ses souliers et se déboutonne.	Parle par phrases. Utilise le « je ». Connaît son prénom, son sexe, et s'intéresse aux différences sexuelles. Emploie le pluriel. Peut dire son âge. Nomme des objets et en donne l'usage.	Décrit l'action dans les livres d'images. Commence à jouer avec d'autres enfants. Comprend le sens de « chacun son tour ». Montre de la sympathie à la peine des autres.

TABLEAU 37.1 Développement de l'enfant de la naissance à six ans (*suite*)

Âge	Motricité globale	Motricité fine	Adaptation à l'objet et à l'environnement	Langage, communication	Relations interpersonnelles et sociales
3 1/2 ans	Descend l'escalier en changeant de pied. Pédale sur un tricycle. Ouvre et ferme une porte.	Utilise bien la cuillère pour manger proprement. Enfile des perles. Se boutonne.		Nomme quatre couleurs. Connaît son nom de famille. Obéit à des prépositions : sur/sous, derrière/devant, à côté. Commence à utiliser les temps passés. Aime se montrer fièrement.	Lave et sèche son visage et ses mains. Parle de ce qu'il fait. Devient moins négativiste. Commence à comprendre la perspective de l'autre.
4 ans	Saute vers l'avant. Fait de la bicyclette avec stabilisateur. Lance la balle par-dessus l'épaule.	Copie un carré. Dessine un « bonhomme têtard » en deux parties (grosse tête et membres). Utilise des ciseaux.	Compte trois objets en les pointant.	Comprend les conjonctions.	Coopère dans le jeu. Joue des rôles dans les jeux. Suit des règles du jeu simples. Peut faire et respecter une entente simple. Se brosse les dents.
4 1/2 ans	Saute sur un pied.	S'habille et se déshabille sans aide. Lace ses souliers. Contrôle ses sphincters jour et nuit.	Compte cinq objets.	Fait des phrases complexes.	
5 ans	Marche sur la pointe des pieds.	Copie un triangle. Trace quelques lettres.	Compte 10 objets. Peut différencier avant-midi et après-midi.	Définit des mots. Reconnaît et nomme des pièces de monnaie. Nomme les jours de la semaine. Peut raconter une histoire simple.	A un ami préféré. S'adonne à des jeux compétitifs, à certains sports. A un sens des valeurs, distingue le bien et le mal.
6 à 7 ans	Fait rebondir la balle de quatre à six fois. Saute à la corde. Saute alternativement sur chaque pied, les yeux fermés. Conduit une bicyclette, patine.	Copie un losange. Écrit des mots de mémoire. Dessine un bonhomme avec tête, cou, tronc, membres et vêtements. Coupe sa viande seul. Fait les nœuds et les boucles à ses lacets.	Connaît la droite et la gauche.	Utilise un vocabulaire de 2 500 mots. Commence à lire. Additionne et soustrait jusqu'à cinq.	Choisit ses activités.

Psychiatrie clinique : une approche bio-psycho-sociale

L'évaluation approfondie doit objectiver les autres symptômes anxieux présents de longue date ou apparus récemment en réaction à une situation anxiogène. Le traitement du trouble anxieux (voir le chapitre 39) apporte la rémission des symptômes.

2. Le jeune présente des symptômes anxieux associés à un déficit de l'attention/hyperactivité. Environ 25 % des enfants hyperactifs présenteraient également des symptômes répondant aux critères diagnostiques d'un trouble anxieux (Arnold et Jensen, 1995 ; Weiss, 1996). Le jeune est décrit, depuis la petite enfance, comme distrait, impulsif et hyperkinétique, quel que soit l'environnement dans lequel il se trouve. L'évaluation psychométrique (Wechsler Intelligence Scale for Children [WISC-III]) objective une différence significative entre les sous-tests sensibles à l'attention et ceux qui le sont peu. Les épreuves évaluant l'impulsivité et l'attention (p. ex., le Matching Familiar Figure Test [MFFT], le Continuous Performance Test [CPT]) confirment l'existence du déficit de l'attention. Mais l'évaluation individuelle et familiale révèle également l'existence de difficultés de séparation familiales et une anxiété de séparation qui contribuent aux problèmes attentionnels du jeune. Selon l'importance respective des deux composantes, neurodéveloppementale et anxieuse, le plan d'intervention associera simultanément, ou bien en séquence, le traitement de l'hyperactivité et celui du trouble anxieux (voir les chapitres 36 et 39).

3. Le jeune et sa famille sont venus initialement consulter pour un trouble anxieux important. Au terme du traitement, après la résolution de la problématique anxieuse, le jeune semble présenter une inattention et une impulsivité résiduelles que l'hypothèse d'une récidive ou d'une résistance au traitement ne peut expliquer. Il convient alors de reprendre les investigations (WISC-III, MFFT, CPT) pour chercher une association avec un déficit de l'attention/hyperactivité qui n'aurait pas été détecté antérieurement.

Trouble de l'attention relié à la dépression

Lorsque le motif de consultation est une chute des résultats scolaires, il arrive que l'évaluation clinique restitue les difficultés attentionnelles dans le cadre d'un syndrome dépressif que l'entourage du jeune n'avait pas perçu. Le traitement est alors celui de la dépression (voir le chapitre 40).

37.1.2 Troubles des apprentissages

Les troubles des apprentissages (TA), ou troubles des acquisitions scolaires, se définissent comme une difficulté à acquérir des connaissances, des compétences ou des aptitudes dans les domaines du calcul, de la lecture ou de l'écriture. Cette difficulté se traduit par un faible rendement scolaire dans ces matières et par de piètres performances dans les activités qui demandent de savoir lire, écrire ou compter. Un diagnostic de TA est retenu lorsqu'il existe un écart entre le potentiel intellectuel de l'enfant et ses résultats scolaires (American Academy of Child and Adolescent Psychiatry, 1998). Les scores obtenus aux tests d'apprentissage spécifiques sont significativement inférieurs à la moyenne des scores qu'obtiennent des jeunes du même âge, de même potentiel intellectuel et de même niveau scolaire. Aux États-Unis, quatre paramètres sont utilisés pour identifier les enfants qui présentent un TA et pour lesquels un enseignement spécialisé est nécessaire (Silver et Hagin, 1993) :

— l'enfant reçoit un enseignement approprié ;
— au moins un processus de traitement de l'information est perturbé ;
— le rendement scolaire de l'enfant est nettement en deçà de son potentiel intellectuel ;
— le trouble n'est pas principalement dû à un facteur environnemental ou somatique.

La prévalence des TA varie de 2 % à 10 % selon les critères d'inclusion utilisés (American Psychiatric Association, 1994). Les TA sont fréquemment associés entre eux ou à d'autres troubles cognitifs (déficit de l'attention/hyperactivité ou trouble du langage, notamment) dont ils peuvent constituer un aspect évolutif (Baker et Cantwell, 1995a). Plusieurs études de comorbidité laissent entrevoir l'existence d'un continuum de dysfonctions neurologiques regroupant les troubles instrumentaux et psychomoteurs. Selon Silver (1996), ces troubles seraient l'expression clinique d'un trouble de l'intégration sensorielle (*sensory integrative disorder*), c'est-à-dire une difficulté à percevoir, à intégrer et à moduler les informations sensorielles et motrices. De 20 % à 25 % des enfants qui ont un TA présentent également un déficit de l'attention/hyperactivité, tandis que 60 % des enfants atteints de tics moteurs présentent également un TA.

Les TA peuvent être associés à certains troubles neurologiques sans que toutefois ceux-ci constituent une cause nécessaire ou suffisante : intoxication par le plomb, syndrome alcoolique fœtal ou syndrome du chromosome X fragile. Plusieurs facteurs de risque (en particulier une atteinte cérébrale périnatale) sont rapportés. Les études de jumeaux et les études d'adoption indiquent que des facteurs génétiques joueraient un rôle dans la genèse des TA. On relève, selon les études, de 27 % à 49 % de TA chez les parents au premier degré des sujets dyslexiques (Pennington, 1995). Les études de ségrégation familiale et de liaison génétique (linkage) confirment l'hypothèse de la participation d'un petit nombre de facteurs de susceptibilité génétique dans l'apparition de la dyslexie.

Plusieurs études ont tenté de préciser les mécanismes cognitifs à l'œuvre dans l'émergence des TA. S'inspirant du modèle cognitiviste du traitement de l'information, Silver (1996) a dégagé les étapes du fonctionnement cognitif possiblement touchées dans les TA, soit la perception, l'intégration, la mémorisation et l'exécution. Ainsi, même en l'absence d'atteintes sensorielles de la vision ou de l'ouïe, les jeunes qui présentent des TA peuvent manifester des difficultés de perception visuelle (discrimination des détails ou des lettres, organisation spatiale, différence figure-fond) ou auditive (discrimination des sons, distinction entre un son précis et intentionnel, comme un appel verbal, et le fond sonore) qui nuisent aux apprentissages. L'étape de l'intégration de l'information peut être compromise par des difficultés de classement séquentiel (chiffres, lettres, règles de jeux), d'abstraction ou d'organisation de l'information. À l'étape de la mémorisation, un trouble du rappel mnésique gêne les apprentissages nécessitant des répétitions. Enfin, les problèmes d'exécution peuvent être dus à des troubles de la coordination motrice fine se traduisant notamment par des difficultés de copie de figures et d'écriture (dysgraphie). Si plusieurs processus sont perturbés, l'enfant présentera une immaturité de l'intégration perceptivomotrice. L'enfant qui a un déficit visuomoteur éprouvera des difficultés à recopier une figure géométrique, alors que cette tâche est normalement maîtrisée par les enfants de son âge ; la copie sera incorrecte ou très péniblement accomplie. Si l'enfant reconnaît visuellement les erreurs de reproduction, mais qu'il ne peut les corriger graphiquement, la perturbation touche soit l'intégration, soit l'exécution, ou les deux. S'il ne voit pas les erreurs, c'est qu'il existe aussi une atteinte de la perception.

Classification psychiatrique

Trouble du calcul (dyscalculie)

Le trouble du calcul se définit comme une difficulté touchant l'apprentissage du calcul et le raisonnement mathématique. Il se traduit par de pauvres résultats scolaires en mathématiques. Plusieurs dimensions peuvent être atteintes : habiletés spécifiques (compréhension des opérations mathématiques élémentaires, mémorisation des tables d'opérations), habiletés linguistiques (compréhension des termes mathématiques, traduction des énoncés de problèmes en signes mathématiques), perception (reconnaissance des signes, classement d'objets en ensembles) et capacités attentionnelles. La prévalence de ce trouble s'établirait, aux États-Unis, à près de 1 % de la population d'âge scolaire (American Psychiatric Association, 1994). Le tableau 37.2 donne les critères diagnostiques de ce trouble.

Trouble de la lecture (dyslexie)

Un ensemble de difficultés particulières dans l'apprentissage de la lecture caractérisent la dyslexie, soit des distorsions, des substitutions ou des omissions de lettres ou de syllabes. La lecture, à haute voix ou silencieuse, est lente et marquée par des erreurs de compréhension. Les notes scolaires en lecture sont faibles. L'enfant qui présente un trouble de la lecture obtient des résultats aux mesures standardisées de compréhension et de vitesse de lecture inférieurs à la moyenne des jeunes du même âge et d'un potentiel intellectuel équivalent (voir le tableau 37.3, p. 1048). Soulignons que, lorsque le trouble de la lecture coexiste avec le trouble du calcul, le DSM-IV préconise de poser les deux diagnostics, au contraire de la CIM-10 qui fait prédominer le premier.

La prévalence du trouble de la lecture est incertaine (4 % aux États-Unis selon l'American Psychiatric Association [1994]). Le risque de dyslexie pour un enfant ayant un parent dyslexique serait huit fois

TABLEAU 37.2 Critères diagnostiques du trouble du calcul

DSM-IV 315.1 Trouble du calcul	CIM-10 F81.2 Trouble spécifique de l'acquisition de l'arithmétique
A. Les aptitudes en mathématiques, évaluées par des tests standardisés passés de façon individuelle, sont nettement au-dessous du niveau escompté compte tenu de l'âge chronologique du sujet, de son quotient intellectuel (mesuré par des tests) et d'un enseignement approprié à son âge.	A. La note obtenue à un test standardisé de calcul se situe à au moins deux écarts-types en dessous du niveau escompté, compte tenu de l'âge chronologique et de l'intelligence générale de l'enfant.
	D. Scolarité dans les normes habituelles (c.-à-d. absence d'insuffisances majeures dans les conditions de la scolarité suivie par l'enfant).
B. Cette perturbation interfère de façon significative avec la réussite scolaire ou avec les activités de la vie courante faisant appel aux mathématiques.	F. Cette perturbation interfère de façon significative avec les performances scolaires ou avec les activités de la vie courante qui font appel à l'arithmétique.
C. S'il existe un déficit sensoriel, les difficultés en mathématiques dépassent celles qui sont habituellement associées à celui-ci.	
	B. Les notes obtenues à des épreuves d'exactitude et de compréhension de la lecture, ainsi que d'orthographe, se situent dans les limites de la normale (± 2 écarts-types par rapport à la moyenne).
	C. Absence d'antécédents de difficultés significatives en lecture ou en orthographe.
	E. Présence de difficultés en arithmétique dès les premiers stades de l'apprentissage du calcul.
	G. *Critère d'exclusion le plus couramment utilisé.* Le Q.I., évalué par un test standardisé passé de façon individuelle, est inférieur à 70.
Note de codage : S'il existe une affection médicale générale (p. ex., neurologique) ou un déficit sensoriel, coder ceux-ci sur l'axe III.	

Sources : American Psychiatric Association (1994), trad. française *DSM-IV – Manuel diagnostique et statistique des troubles mentaux,* Paris, Masson, 1996 ; World Health Organization (1993), trad. française *Classification internationale des maladies, 10ᵉ révision. Chapitre V (F) : Troubles mentaux et troubles du comportement : critères diagnostiques pour la recherche,* Paris, Organisation Mondiale de la Santé et Masson, 1994.

supérieur à celui qu'on trouve dans la population générale (Pennington, 1995). La dyslexie est plus fréquemment identifiée chez les garçons en raison de troubles de comportement associés, mais elle toucherait les filles dans une proportion équivalente (Pennington, 1995).

Repérée dès la première ou la deuxième année du primaire chez les enfants d'intelligence normale, la dyslexie peut, chez d'autres enfants, être masquée par un potentiel intellectuel supérieur et dépistée plus tardivement. Les enfants ayant des antécédents de troubles du langage forment une population à risque.

Baker et Cantwell (1995a) rapportent la présence de tels troubles chez de 70 % à 90 % des enfants dyslexiques. Une association plus précise entre la dyslexie et un déficit de reconnaissance phonologique rapide a été mise en évidence par Tallal et coll. (1996).

Trouble de l'expression écrite

Au sens du DSM-IV, le trouble de l'expression écrite se traduit non seulement par des difficultés de l'acquisition et de la maîtrise de l'orthographe, mais aussi par des difficultés touchant l'expression écrite dans

TABLEAU 37.3   Critères diagnostiques du trouble de la lecture

DSM-IV 315.00 Trouble de la lecture	CIM-10 F81.0 Trouble spécifique de la lecture
A. Les réalisations en lecture, évaluées par des tests standardisés passés de façon individuelle mesurant l'exactitude ou la compréhension de la lecture, sont nettement au-dessous du niveau escompté compte tenu de l'âge chronologique du sujet, de son quotient intellectuel (mesuré par des tests) et d'un enseignement approprié à son âge.	A. Présence soit de (1), soit de (2) : (1) la note obtenue à une épreuve d'exactitude ou de compréhension de la lecture se situe à au moins deux écarts-types en dessous du niveau escompté, compte tenu de l'âge chronologique et de l'intelligence générale de l'enfant ; l'évaluation des performances en lecture et du Q.I. doit se faire avec des tests administrés individuellement et standardisés en fonction de la culture et du système scolaire de l'enfant. (2) antécédents de difficultés sévères en lecture, ou de résultats de tests ayant répondu au critère A(1) à un âge antérieur ; en outre, le résultat obtenu à un test d'orthographe se situe à au moins deux écarts-types en dessous du niveau escompté, compte tenu de l'âge chronologique et du Q.I.
	D. Scolarisation dans les normes habituelles (c.-à-d. absence d'insuffisances majeures dans les conditions de la scolarité suivie par l'enfant).
B. Cette perturbation interfère de façon significative avec la réussite scolaire ou avec les activités de la vie courante faisant appel à la lecture.	B. Cette perturbation interfère de façon significative avec les performances scolaires ou avec les activités de la vie courante qui font appel à la lecture.
C. S'il existe un déficit sensoriel, les difficultés en lecture dépassent celles qui sont habituellement associées à celui-ci.	
	C. Le trouble ne résulte pas directement d'un déficit visuel ou auditif, ou d'un trouble neurologique.
	E. *Critère d'exclusion le plus couramment utilisé.* Le Q.I., évalué par un test standardisé passé de façon individuelle, est inférieur à 70.
Note de codage : S'il existe une affection médicale générale (p. ex., neurologique) ou un déficit sensoriel, coder ceux-ci sur l'axe III.	

Sources : American Psychiatric Association (1994), trad. française *DSM-IV – Manuel diagnostique et statistique des troubles mentaux*, Paris, Masson, 1996 ; World Health Organization (1993), trad. française *Classification internationale des maladies, 10ᵉ révision. Chapitre V (F) : Troubles mentaux et troubles du comportement : critères diagnostiques pour la recherche*, Paris, Organisation Mondiale de la Santé et Masson, 1994.

son ensemble. Par comparaison avec des jeunes du même âge et de potentiel intellectuel équivalent, l'enfant présentant ce trouble éprouve des difficultés en composition écrite et commet des fautes d'épellation, d'orthographe, de syntaxe, de ponctuation et d'organisation du texte.

La dysorthographie ou, selon les termes de la CIM-10, trouble spécifique de l'orthographe, est caractérisée par des difficultés en orthographe sans perturbation des autres composantes de l'expression écrite. Elle est plus rarement dépistée et ses caractéristiques épidémiologiques sont mal connues. La dysorthographie doit être distinguée de la dysgraphie qui peut lui être associée et qui consiste dans un trouble de la motricité fine qui touche l'écriture. Le tableau 37.4 donne les critères diagnostiques du trouble de l'expression écrite et du trouble spécifique de l'orthographe.

TABLEAU 37.4 Critères diagnostiques du trouble de l'expression écrite (DSM-IV) et du trouble spécifique de l'orthographe (CIM-10)

DSM-IV 315.2 Trouble de l'expression écrite	CIM-10 F81.1 Trouble spécifique de l'orthographe
A. Les capacités d'expression écrite, évaluées par des tests standardisés passés de façon individuelle (ou par évaluation fonctionnelle de ces capacités) sont nettement au-dessous du niveau escompté compte tenu de l'âge chronologique du sujet, de son quotient intellectuel (mesuré par des tests) et d'un enseignement approprié à son âge.	A. La note obtenue à un test standardisé d'orthographe se situe à au moins deux écarts-types en dessous du niveau escompté, compte tenu de l'âge chronologique et de l'intelligence générale de l'enfant.
	D. Scolarisation dans les normes habituelles (c.-à-d. absence d'insuffisances majeures dans les conditions de la scolarité suivie par l'enfant).
B. Cette perturbation interfère de façon significative avec la réussite scolaire ou avec les activités de la vie courante qui requièrent l'élaboration de textes écrits (p. ex., composer des phrases grammaticalement correctes, des paragraphes bien construits).	F. Cette perturbation interfère de façon significative avec les performances scolaires ou avec les activités de la vie courante qui font appel à l'orthographe.
C. S'il existe un déficit sensoriel, les difficultés d'expression écrite dépassent celles qui sont habituellement associées à celui-ci.	
	B. Les notes obtenues à des épreuves d'exactitude et de compréhension de la lecture, ainsi que de calcul, se situent dans les limites de la normale (± 2 écarts-types par rapport à la moyenne).
	C. Absence d'antécédents de difficultés significatives en lecture.
	E. Présence de difficultés en orthographe dès les premiers stades de l'apprentissage de l'orthographe.
	G. *Critère d'exclusion le plus couramment utilisé.* Le Q.I., évalué par un test standardisé passé de façon individuelle, est inférieur à 70.
Note de codage : S'il existe une affection médicale générale (p. ex., neurologique) ou un déficit sensoriel, coder ceux-ci sur l'axe III.	

Sources : American Psychiatric Association (1994), trad. française *DSM-IV – Manuel diagnostique et statistique des troubles mentaux,* Paris, Masson, 1996 ; World Health Organization (1993), trad. française *Classification internationale des maladies, 10ᵉ révision. Chapitre V (F) : Troubles mentaux et troubles du comportement : critères diagnostiques pour la recherche,* Paris, Organisation Mondiale de la Santé et Masson, 1994.

Démarche diagnostique

Un trouble de l'apprentissage doit être suspecté chez l'enfant par ailleurs d'intelligence normale dont les résultats en français ou en mathématiques sont nettement au-dessous de la moyenne ou encore lorsque des difficultés scolaires persistent après le traitement satisfaisant d'un trouble associé (dysphasie ou déficit de l'attention, notamment). Un arbre décisionnel facilite l'établissement du diagnostic (Silver et Hagin, 1993).

En présence d'un retard scolaire, on examinera la possibilité qu'il existe :

– des difficultés situationnelles qui rendent l'enfant moins disponible pour les apprentissages, ou encore un manque d'encadrement et de stimulation des apprentissages à l'école ou à la maison ;
– un déficit sensoriel, pour lequel il peut être nécessaire de faire passer des tests audiologiques et optométriques à l'enfant ;

- un trouble cognitif autre qu'un TA touchant les apprentissages (déficit intellectuel, trouble de l'attention, notamment). Pour qu'un diagnostic additionnel de TA soit posé, les difficultés d'apprentissage doivent être plus grandes que celles auxquelles est associé ce trouble.

Un TA est finalement diagnostiqué lorsqu'il existe un écart entre le potentiel intellectuel et le rendement scolaire et que cet écart n'est pas attribuable aux facteurs précités.

On déterminera ensuite les perturbations dans le processus de traitement de l'information susceptibles de contribuer au TA (analyse détaillée du WISC ou évaluation neuropsychologique, tests d'audition centrale, évaluation ergothérapique). L'évaluation orthopédagogique permettra de mesurer le niveau de calcul, de lecture et d'expression écrite du jeune et de déterminer les stratégies d'apprentissage compensatoires mises en œuvre.

Il faut aussi porter attention aux troubles associés. Des antécédents de troubles du langage justifient une réévaluation orthophonique. La possibilité d'une dysgraphie ou d'un trouble de la coordination ou de l'intégration perceptivomotrice pourra être vérifiée par une évaluation psychométrique ou ergothérapique. Ces évaluations permettront de dresser un bilan des forces et des faiblesses cognitives de l'enfant et guideront le traitement.

Traitement et évolution

Le traitement des TA repose sur les interventions orthopédagogiques guidées par la détermination préalable des étapes du fonctionnement cognitif qui sont perturbées. Ces interventions peuvent être associées à des interventions complémentaires (individuelles ou familiales) et intégrées à un plan de traitement comportant plusieurs modalités, dont :

- le tutorat. La participation à des séances d'étude supervisées ou la présence d'un tuteur qui aide l'enfant à faire ses devoirs à la maison sont de bonnes solutions dans les cas de troubles légers ou modérés ;
- le soutien scolaire orthopédagogique. Les programmes orthopédagogiques nécessitent beaucoup de persévérance (Silver, 1996). Leurs objectifs sont d'atténuer les effets d'ordre émotif du TA (anxiété de performance, estime de soi) et de stimuler l'apprentissage grâce à un enseignement personnalisé sollicitant plusieurs canaux sensoriels, dispensé selon un rythme approprié à l'élève et centré sur les processus cognitifs défaillants ;
- l'intégration dans un programme d'enseignement spécialisé. Lorsque le TA, ou un trouble associé, freine considérablement les apprentissages, une orientation vers une classe ayant un ratio maître/élèves plus élevé est conseillée ;
- la participation à une thérapie de groupe visant le développement d'habiletés sociales et de l'estime de soi. Elle permet de renforcer l'estime de soi à travers le développement de la socialisation et des compétences psychomotrices ;
- des rencontres de guidance avec les intervenants scolaires et les parents. Elles visent à fournir une meilleure connaissance des TA, à soutenir les parents et les enseignants dans l'aide qu'ils apportent à l'enfant, à découvrir les moyens d'intéresser l'enfant aux apprentissages et de favoriser le développement harmonieux de ses autres habiletés.

Traitement des troubles associés

Selon les problèmes que présente l'enfant et leur importance, on évaluera la pertinence de certaines interventions, soit :

- une rééducation orthophonique s'il existe une association avec un trouble du langage ;
- une intervention ergothérapique dans le cas d'un trouble de la coordination motrice ;
- une pharmacothérapie s'il existe un déficit de l'attention/hyperactivité (voir le chapitre 36) ;
- une psychothérapie ou une thérapie familiale selon les résultats de l'évaluation sociale et psychologique.

Un TA non traité entraîne une baisse de l'estime de soi, retarde le développement des habiletés sociales, contribue à l'émergence de troubles du comportement et à l'abandon scolaire (certaines études rapportent un taux de 40 % [American Psychiatric Association, 1994]) et nuit à l'adaptation sociale et professionnelle ultérieure. Bien que les déficits cognitifs associés aux TA tendent à persister au cours de la vie, beaucoup d'enfants parviennent à surmonter leurs difficultés d'apprentissage grâce au traitement.

37.1.3 Troubles du langage

Les troubles du langage englobent les retards simples, les perturbations dans l'acquisition et la maîtrise du langage, appelées dysphasies, et les troubles de l'articulation, appelés aussi troubles phonologiques ou dyslalies. Autrefois présentés dans un cadre étiopathogénique, les troubles du langage sont actuellement définis, en particulier dans le DSM-IV, de manière purement descriptive, qu'ils soient de nature acquise ou développementale. En raison de la disparité des critères utilisés, la prévalence des troubles du langage varie de 1 % à 13 % parmi la population des enfants d'âge scolaire (Baker et Cantwell, 1995a).

Étiologie

Dans la très grande majorité des cas, aucune cause organique du trouble du langage n'est identifiée. Devant une évidente source multifactorielle du trouble du langage, les approches étiologiques monodisciplinaires, qu'elles soient biologiques ou psychodynamiques, ont été abandonnées au profit de conceptions intégratives de la genèse des troubles du langage. Sans constituer, chacun, une cause suffisante, plusieurs facteurs de risque sont rapportés :

- négligence et violence de la part de l'entourage ;
- exposition fœtale à l'alcool ou à la cocaïne (Paul, 1996) ;
- atteintes cérébrales hémisphériques ;
- antécédents dysphasiques familiaux ;
- gémellité ;
- sexe masculin, compte tenu d'un ratio de trois garçons pour une fille (Bishop, 1994).

Les études longitudinales concernant les otites moyennes menées dans la population générale, avec et sans groupe témoin (Bishop, 1994 ; Tallal, Allard et Curtiss, 1991), concluent à l'improbabilité de leur rôle causal dans les dysphasies. Les atteintes corticales hémisphériques méritent une attention spéciale. Si une atteinte unilatérale des aires du langage survenant chez l'enfant très jeune semble avoir peu de conséquences sur le développement ultérieur du langage, une atteinte bilatérale ou unilatérale plus tardive (en particulier après six ans) se traduit par un trouble du langage ou de l'apprentissage (Bishop, 1994).

Le rôle respectif des facteurs de risque et la nature de leur association sont inconnus. Toutefois, les études génétiques de ségrégation familiale et les techniques contemporaines d'imagerie cérébrale laissent soupçonner une transmission génétique d'anomalies structurelles (Baker et Cantwell, 1995a).

Classification neurolinguistique

À partir d'une analyse linguistique et neuropsychologique des troubles du langage, Rapin et Allen (1991) ont élaboré une classification expérimentale qui est maintenant utilisée par de nombreux professionnels : pédiatres, neuropédiatres, orthophonistes et neuropsychologues. En conformité avec le modèle cognitiviste du traitement de l'information, cette classification repose sur une conception modulaire de la communication verbale qui s'effectue grâce à une succession d'opérations cognitives entre la réception des messages verbaux et l'expression verbale. Au pôle réceptif se succèdent, au-delà de l'audition, la perception (discrimination et reconnaissance des phonèmes) et la compréhension (reconnaissance du sens des mots, interprétation des composantes non verbales du message). L'organisation et la programmation de la réponse, avant sa production effective par l'appareil phonatoire, constituent les opérations du pôle expressif. Rapin et Allen décrivent six syndromes dysphasiques :

- *agnosie auditive verbale.* En raison d'une atteinte massive des processus de perception, l'enfant ne comprend pas le langage et, conséquemment, ne parle pas et communique non verbalement ;
- *déficit sémantique-pragmatique.* La perturbation touche l'étape de la compréhension et l'étape de l'organisation de la réponse. L'enfant décode difficilement le sens des messages verbaux et communique de manière inadéquate. Ce syndrome se caractérise par une acquisition souvent tardive du langage, mais les mots sont bien articulés et la parole est parfois abondante. Le discours est souvent circulaire, marqué par des persévérations, l'introduction inappropriée de ritournelles (p. ex., chansons à la mode, publicité télévisée) ou par une écholalie quelquefois différée. Le jeune tend à utiliser la troisième personne pour parler de lui. La communication s'établit sur un mode atypique et le discours est difficilement intelligible ;
- *déficit lexical-syntaxique.* Ce syndrome s'observe lorsque le discours de l'enfant s'écarte d'une conversation familière et banale. Apparaissent alors

Psychiatrie clinique : une approche bio-psycho-sociale

un manque du mot, des paraphasies sémantiques et une dyssyntaxie. Dans la mesure où la conversation ordinaire n'est pas perturbée, cette dysphasie peut ne pas être détectée. Elle entrave toutefois les apprentissages et la socialisation ;
- *déficit phonologique-syntaxique*. Cette dysphasie, qui est la plus fréquente, touche principalement l'organisation de la réponse. La compréhension est préservée, mais le langage expressif apparaît tardivement. L'articulation est défaillante, le vocabulaire, pauvre et le style, télégraphique. Par la suite, l'expression demeure restreinte et dyssyntaxique ;
- *dyspraxie verbale*. Elle résulte d'une perturbation de la programmation motrice de la réponse. La compréhension et le vocabulaire sont normaux, mais l'expression est défaillante. Malgré ses efforts pour exprimer sa pensée, l'enfant ne produit que de courtes phrases elliptiques ;
- *déficit de programmation phonologique*. La perturbation touche principalement l'articulation et pourrait constituer une forme mineure de dyspraxie verbale.

Classification psychiatrique

Le DSM-IV propose un classement en trois catégories selon que l'atteinte touche l'expression, la réception et l'expression ou l'articulation. Les troubles de la communication doivent maintenant être notés à l'axe I, et non plus à l'axe II comme il était stipulé dans le DSM-III-R. Chaque catégorie inclut les troubles congénitaux (dysphasies développementales) aussi bien que les troubles acquis (aphasies). La cause organique, lorsqu'elle est identifiée, est notée à l'axe III. En raison de son approche descriptive et synchronique, le DSM-IV ne distingue pas les retards du langage (retard dans l'actualisation d'une aptitude linguistique normale) des troubles du langage oral (dysphasies avec atteinte développementale des aptitudes linguistiques), au contraire de la *Classification française des troubles mentaux de l'enfant et de l'adolescent* (CFTMEA) [Misès et coll., 1988].

Trouble du langage de type expressif

Contrastant avec une compréhension préservée, l'acquisition du langage expressif est tardive et lente. Le vocabulaire et la syntaxe sont pauvres ou erronés (voir le tableau 37.5). Parmi les troubles associés, le plus fréquent est le bredouillage (*cluttering*), une perturbation de l'élocution marquée par un rythme rapide ou erratique et un télescopage de syllabes. La prévalence s'établirait à de 3 % à 5% (American Psychiatric Association, 1994).

Trouble du langage de type mixte réceptif-expressif

Le trouble du langage de type mixte réceptif-expressif rapporté dans le DSM-IV touche aussi bien le volet réceptif que le volet expressif de la communication verbale. La CIM-10 décrit un trouble de l'acquisition du langage de type réceptif dans lequel c'est surtout la compréhension du langage qui est perturbée. Selon le degré de sévérité, l'enfant peut éprouver des difficultés de compréhension et d'expression portant sur certains phonèmes, mots ou constructions syntaxiques ou bien être incapable de suivre des consignes et de donner des réponses adéquates (voir le tableau 37.6, p. 1054). La prévalence de ce trouble, dans sa forme congénitale, serait d'environ 3 % de la population d'âge scolaire (American Psychiatric Association, 1994).

Une rare forme acquise a été décrite par Landau et Kleffner (aphasie acquise avec épilepsie [syndrome de Landau-Kleffner]). Elle s'installe progressivement ou soudainement entre trois et neuf ans, après une phase d'acquisition et de consolidation normales du langage ; à la dysphasie sont associées des anomalies observées à l'électroencéphalogramme (EEG), en particulier en région temporale, et parfois des crises épileptiques (Bishop, 1994).

Trouble phonologique

Le tableau 37.7 (p. 1055) donne les critères diagnostiques du trouble phonologique (appelé, dans la CIM-10 et dans des éditions antérieures du DSM, trouble de l'acquisition de l'articulation) qui regroupe les altérations de l'articulation proprement dite (p. ex., zézaiement, chuintement) et les perturbations cognitives touchant la discrimination et la reconnaissance des phonèmes. Ces perturbations cognitives sont associées à la dyslexie (American Academy of Child and Adolescent Psychiatry, 1998). Les productions langagières sont marquées par des distorsions, des substitutions ou des omissions de phonèmes (p. ex., *p* pour *b*, « diqs » pour disque). De 2 % à 3 % des enfants entrant à l'école présentent un trouble phonologique modéré

TABLEAU 37.5   Critères diagnostiques du trouble du langage de type expressif

DSM-IV 315.31 Trouble du langage de type expressif	CIM-10 F80.1 Trouble de l'acquisition du langage, de type expressif
A. Les scores obtenus sur des mesures standardisées (administrées individuellement) du développement des capacités d'expression du langage sont nettement au-dessous des scores obtenus sur des mesures standardisées : — des capacités intellectuelles non verbales ; — du développement des capacités réceptives du langage. La perturbation peut se manifester sur le plan clinique par des symptômes tels que : — vocabulaire notablement restreint ; — erreurs de temps ; — difficultés d'évocation des mots ; — difficultés à construire des phrases d'une longueur ou d'une complexité appropriées au stade de développement.	A. Les capacités d'expression du langage, évaluées par des tests standardisés, sont inférieures à au moins deux écarts-types de la valeur moyenne correspondant à l'âge de l'enfant. B. Les capacités d'expression du langage se situent à au moins un écart-type en dessous du Q.I. non verbal, évalué par des tests standardisés. C. Les capacités réceptives du langage, évaluées par des tests standardisés, se situent dans les limites de deux écarts-types par rapport à la valeur moyenne correspondant à l'âge de l'enfant.
B. Les difficultés d'expression interfèrent avec la réussite scolaire ou professionnelle, ou avec la communication sociale.	
C. Le trouble ne répond pas aux critères du trouble du langage de type mixte réceptif-expressif ni à ceux d'un trouble envahissant du développement.	E. Absence d'atteintes neurologiques, sensorielles ou physiques altérant directement l'usage du langage parlé, et absence d'un trouble envahissant du développement.
D. S'il existe un retard mental, un déficit moteur affectant la parole, un déficit sensoriel ou une carence de l'environnement, les difficultés de langage dépassent celles qui sont habituellement associées à ces conditions.	
	D. L'utilisation et la compréhension de la communication non verbale sont dans les limites de la normale, de même que les fonctions imaginatives du langage.
	F. *Critère d'exclusion le plus couramment utilisé.* Le Q.I. non verbal, évalué par un test standardisé passé de façon individuelle, est inférieur à 70.
Note de codage : S'il existe un déficit moteur affectant la parole, un déficit sensoriel ou une maladie neurologique, coder ceux-ci sur l'axe III.	

Sources : American Psychiatric Association (1994), trad. française *DSM-IV – Manuel diagnostique et statistique des troubles mentaux,* Paris, Masson, 1996 ; World Health Organization (1993), trad. française *Classification internationale des maladies, 10ᵉ révision. Chapitre V (F) : Troubles mentaux et troubles du comportement : critères diagnostiques pour la recherche,* Paris, Organisation Mondiale de la Santé et Masson, 1994.

ou sévère. La prévalence tombe à 0,5 % vers 17 ans (American Psychiatric Association, 1994).

Démarche diagnostique

Les circonstances de consultation pour un trouble du langage sont variées : un trouble du comportement, un dépistage précoce en garderie ou la découverte fortuite d'anomalies significatives à des épreuves psychométriques.

L'observation du jeu spontané de l'enfant et de ses interactions en famille ou dans un groupe de pairs permet d'apprécier cliniquement le trouble du langage qui pourra ensuite faire l'objet d'une évaluation

TABLEAU 37.6 Critères diagnostiques du trouble du langage de type mixte réceptif-expressif (DSM-IV) ou de type réceptif (CIM-10)

DSM-IV 315.31 Trouble du langage de type mixte réceptif-expressif	CIM-10 F80.2 Trouble de l'acquisition du langage, de type réceptif
A. Les scores obtenus sur des mesures standardisées (administrées individuellement) du développement des capacités réceptives **et** des capacités expressives du langage sont nettement au-dessous des scores obtenus sur des mesures standardisées des capacités intellectuelles non verbales. Les symptômes incluent ceux du trouble du langage de type expressif ainsi que des difficultés à comprendre : — certains mots ; — certaines phrases ; — des catégories spécifiques de mots comme les termes concernant la position dans l'espace.	A. La compréhension du langage, évaluée par des tests standardisés, est inférieure à au moins deux écarts-types de la moyenne correspondant à l'âge de l'enfant.
	B. Les capacités de compréhension du langage se situent à au moins un écart-type en dessous du Q.I. non verbal, évalué par des tests standardisés.
B. Les difficultés de compréhension et d'expression du langage interfèrent avec la réussite scolaire ou professionnelle, ou avec la communication sociale.	
C. Le trouble ne répond pas aux critères d'un trouble envahissant du développement.	C. Absence d'atteintes neurologiques, sensorielles ou physiques altérant directement le versant réceptif du langage, et absence d'un trouble envahissant du développement.
D. S'il existe un retard mental, un déficit moteur affectant la parole, un déficit sensoriel ou une carence de l'environnement, les difficultés de langage dépassent celles qui sont habituellement associées à ces conditions.	
	D. *Critère d'exclusion le plus couramment utilisé.* Le Q.I. non verbal, évalué par un test standardisé passé de façon individuelle, est inférieur à 70.
Note de codage : S'il existe un déficit moteur affectant la parole, un déficit sensoriel ou une maladie neurologique, coder ceux-ci sur l'axe III.	

Sources : American Psychiatric Association (1994), trad. française *DSM-IV – Manuel diagnostique et statistique des troubles mentaux,* Paris, Masson, 1996 ; World Health Organization (1993), trad. française *Classification internationale des maladies, 10ᵉ révision. Chapitre V (F) : Troubles mentaux et troubles du comportement : critères diagnostiques pour la recherche,* Paris, Organisation Mondiale de la Santé et Masson, 1994.

orthophonique standardisée. Dans le registre expressif, on évalue la fluidité, l'articulation, la prosodie, le vocabulaire, la syntaxe et, enfin, les aspects pragmatiques (l'usage du langage à des fins de communication avec les autres). La compréhension des mots et des questions de complexité progressive, la capacité de raconter une histoire, la cohérence du discours et la pertinence des questions et des réponses sont évaluées, de même que la qualité de la communication non verbale et l'aisance dans les jeux symboliques.

Selon les principes de classement du DSM-IV, six étapes sont nécessaires à l'élaboration d'un diagnostic d'un trouble spécifique du langage :
1. *Confirmer le caractère significatif du déficit linguistique et la nature dysphasique du trouble.* Le trouble est identifié par référence au développement normal du langage (voir la figure 37.1, p. 1056). Dans le cas d'un enfant qui ne fréquente pas encore l'école, le praticien peut se guider sur des grilles développementales (Coplan et

TABLEAU 37.7   Critères diagnostiques du trouble phonologique

DSM-IV **315.39 Trouble phonologique**	**CIM-10** **F80.0 Trouble spécifique de l'acquisition de l'articulation**
A. Incapacité d'utiliser les phonèmes normalement acquis à chaque stade de développement, compte tenu de l'âge et de la langue du sujet, par exemple, erreurs dans : – la production des phonèmes ; – leur utilisation ; – leur représentation ; – leur organisation. Cela inclut, de manière non limitative : – des substitutions d'un phonème à un autre (p. ex., inversion du *p* et du *k* dans le mot képi) ; – des omissions de certains phonèmes, comme ceux qui sont en position finale.	A. Les capacités d'articulation (phonologiques), évaluées par des tests standardisés, sont inférieures à au moins deux écarts-types de la valeur moyenne correspondant à l'âge de l'enfant.
	B. Les capacités d'articulation (phonologiques) se situent à au moins un écart-type en dessous du Q.I. non verbal, évalué par des tests standardisés.
B. Les difficultés dans la production des phonèmes interfèrent avec la réussite scolaire ou professionnelle, ou avec la communication sociale.	
C. S'il existe un retard mental, un déficit moteur affectant la parole, un déficit sensoriel ou une carence de l'environnement, les difficultés verbales dépassent celles qui sont habituellement associées à ces conditions.	
	C. L'expression et la compréhension du langage, évaluées par des tests standardisés, se situent dans les limites de deux écarts-types par rapport à la valeur moyenne correspondant à l'âge de l'enfant.
	D. Absence d'atteintes neurologiques, sensorielles ou physiques altérant directement la production des sons de la parole, et absence d'un trouble envahissant du développement.
	E. *Critère d'exclusion le plus couramment utilisé.* Le Q.I. non verbal, évalué par un test standardisé passé de façon individuelle, est inférieur à 70.
Note de codage : S'il existe un déficit moteur affectant la parole, un déficit sensoriel ou une maladie neurologique, coder ceux-ci sur l'axe III.	

Sources : American Psychiatric Association (1994), trad. française *DSM-IV – Manuel diagnostique et statistique des troubles mentaux*, Paris, Masson, 1996 ; World Health Organization (1993), trad. française *Classification internationale des maladies, 10ᵉ révision. Chapitre V (F) : Troubles mentaux et troubles du comportement : critères diagnostiques pour la recherche*, Paris, Organisation Mondiale de la Santé et Masson, 1994.

coll., 1982). Dans le cas d'un enfant scolarisé ou d'un adolescent, on recourt aux tests orthophoniques standardisés. Au cours de l'examen psychiatrique, le praticien doit être attentif à la qualité linguistique du discours ; en effet, un trouble du langage peut être confondu, particulièrement chez l'adolescent, avec le relâchement des associations présent dans les troubles psychotiques.

2. *Situer le trouble du langage dans le contexte général du développement.* Il peut être difficile, chez le jeune enfant, de mettre en évidence un trouble du langage quand on est en présence d'un tableau clinique d'immaturité globale touchant plusieurs sphères : psychomotricité, intelligence, langage, jeu symbolique et interactions sociales. Pour l'évaluation, l'enquête anamnestique devra inclure l'histoire néonatale, les étapes neurodéveloppementales, la qualité des échanges avec l'environnement et les conditions de stimulation langagière. Au cours de l'examen, on évaluera les caractéristiques verbales et non verbales de la communication, la qualité de l'attachement parents-enfant, la

FIGURE 37.1 Échelle du développement du langage de Coplan (trad. G. Jéliu)

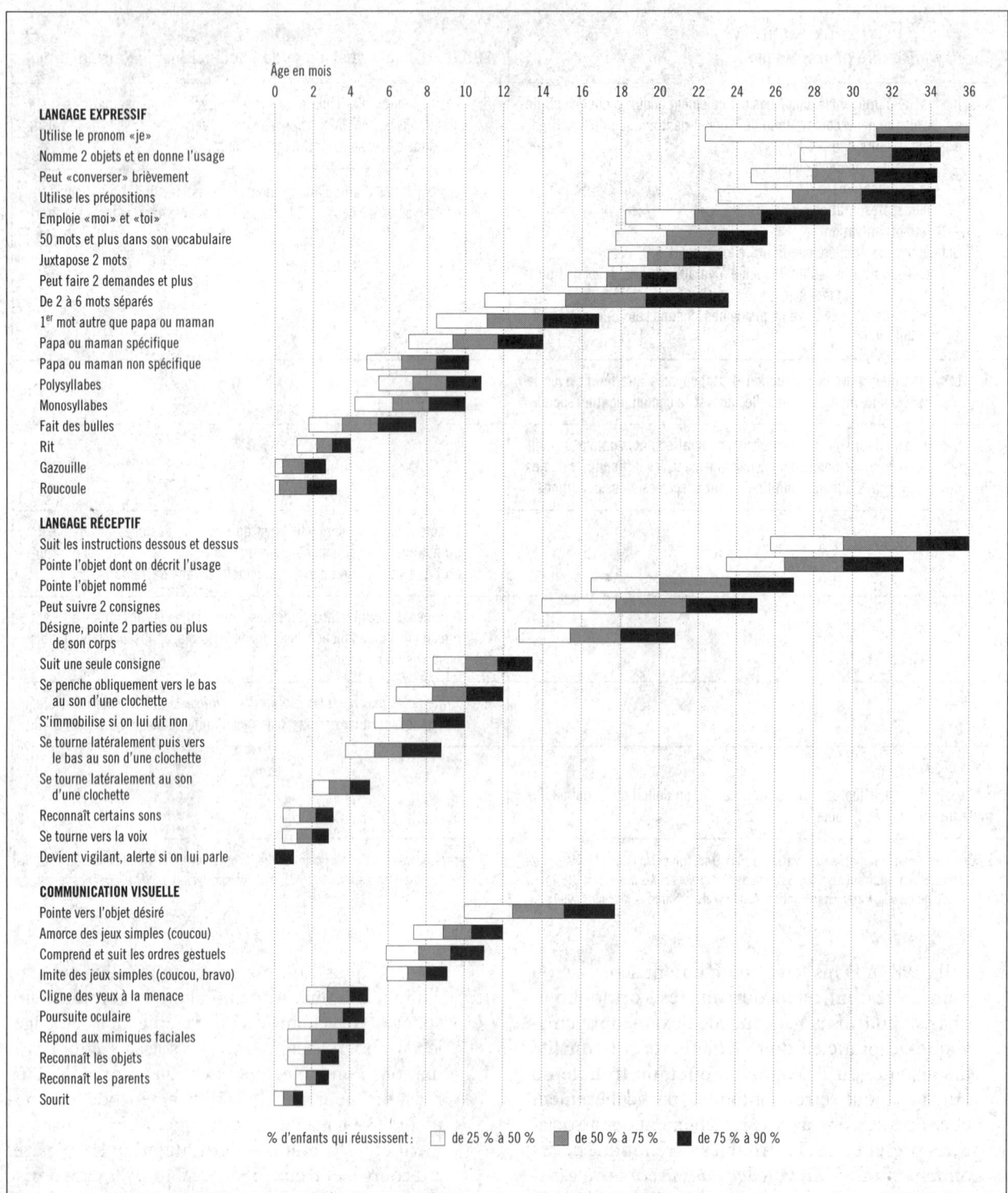

Source : *Bulletin du Collège des médecins du Québec*, vol. 31, n° 3, 1991, p. 24.

présence d'anxiété de séparation ou d'opposition, les capacités de jeu symbolique et le développement psychomoteur de l'enfant. L'évaluation comparative de ces différentes composantes et l'évolution permettront de juger de l'autonomie du trouble du langage dans le tableau clinique.

3. *Écarter la possibilité de troubles non cognitifs pouvant expliquer le déficit de langage : déficits sensoriels et anomalies neuromusculaires.* Un déficit langagier associé à une maladresse motrice peut être le premier signe d'une maladie de Duchenne. L'impact d'une atteinte de l'appareil auditif ou des voies nerveuses auditives dépend de l'ampleur de cette atteinte et de l'âge auquel elle survient. Aussi, la survenue, même répétée, d'otites moyennes banales ne suffit pas à expliquer un retard de langage durable, et un diagnostic de trouble du langage doit alors être posé.

4. *Différencier le trouble du langage du retard mental et des troubles autistiques.* Un rendement homogène aux épreuves psychométriques verbales et non verbales et inférieur à 71 indique un retard mental. Un écart très significatif entre les cotes verbales et non verbales, au profit de ces dernières, oriente vers un trouble du langage, quel que soit le rendement intellectuel global. Le trouble autistique inclut une perturbation sévère des fonctions de communication verbale et non verbale. Selon Rapin et Allen (1991, p. 122 ; traduction libre), le déficit sémantique-pragmatique « est particulièrement fréquent dans les troubles autistiques, mais en aucune façon limité à ceux-ci ». Les troubles autistiques associent au déficit linguistique des perturbations prédominantes touchant le contact et la communication, ainsi que des stéréotypies qui débordent le domaine du langage.

5. *Préciser le type dysphasique acquis ou développemental.* Pour déterminer le type acquis ou développemental, il faut procéder à des investigations neurologiques, cliniques et paracliniques. Outre le syndrome de Landau-Kleffner où la dysphasie est associée à l'épilepsie, une dysphasie acquise peut être décrite dans le contexte d'une atteinte neurologique (p. ex., traumatisme crânien, encéphalite virale). L'absence de cause organique identifiée oriente vers un trouble du langage de nature développementale. On pourra alors distinguer entre retard de langage et dysphasie au sens de la classification française (CFTMEA).

6. *Préciser les troubles associés.* Une fois le trouble du langage mis en évidence, on vérifiera si d'autres troubles sont présents (épilepsie, troubles psychomoteurs, énurésie primaire, troubles des apprentissages, inhibitions et états anxieux notamment).

Traitement

Le traitement bio-psycho-social tient compte des anomalies sensorielles ou neurologiques qui contribuent aux déficits de langage et du contexte clinique dans lequel survient le trouble du langage. Il intègre la prise en charge du retard mental ou des troubles autistiques quand ces troubles sont associés.

Si le trouble du langage apparaît dans le contexte d'une immaturité du développement cognitif et affectif, la dysphasie doit être replacée dans l'économie conflictuelle et relationnelle de l'enfant et de sa famille. Le traitement combine une intervention familiale (thérapie familiale, thérapie expressive de soutien auprès d'un parent ou guidance parentale) et une psychothérapie psychodynamique auprès de l'enfant. La psychothérapie, en favorisant le dialogue et les capacités de jeu symbolique, stimule le développement du langage.

Un trouble du langage bien circonscrit appelle une intervention orthophonique. Les rééducations structurées seraient plus efficaces pour les troubles phonologiques, tandis que les approches associant jeu et rééducation seraient plus indiquées pour les perturbations touchant la dimension expressive et pragmatique du langage (Bishop, 1994).

Un trouble du langage dépisté tôt et peu prononcé peut justifier l'intégration dans un groupe de stimulation ou bien l'admission dans une garderie à temps partiel ou à temps plein. Une guidance parentale peut être mise en place pour aider les parents à appliquer un programme de stimulation à la maison. Les formes les plus sévères amènent à envisager l'admission dans une garderie ou une école spécialisée.

Évolution

Les études prospectives (Bishop, 1994 ; Gérard, 1993) soulignent le bon pronostic pour les troubles phonologiques purs lorsqu'ils se résorbent avant l'âge de quatre ans. Les troubles du langage de type expressif et réceptif qui s'annoncent par une production tardive des premiers mots, puis par une acquisition lente du langage sans être déviante tendraient à se résorber avant six ans. Néanmoins, ils constituent un facteur de risque au chapitre des apprentissages qu'ils retardent souvent. De plus, ils peuvent s'associer à des retards perceptivomoteurs et à un déficit de l'attention. Dans l'ensemble, les troubles du langage sont susceptibles de précéder le développement d'une dyslexie ou d'une dysorthographie ou d'y contribuer (Baker et Cantwell, 1995a).

Enfin, le pronostic en ce qui concerne les formes sévères (dyspraxie verbale, agnosie auditive verbale, déficit sémantique-pragmatique) ou associées à un retard mental ou un trouble autistique reste très réservé.

37.1.4 Bégaiement

Le bégaiement consiste en une perturbation de l'élocution dans laquelle n'intervient aucune anomalie des muscles phonateurs. Elle est marquée par la prolongation ou la répétition de sons et de syllabes, des interjections, des interruptions ou des circonlocutions accompagnées d'un excès de tension physique (voir le tableau 37.8). L'intensité du trouble varie selon le contexte. Le jeune peut en venir à craindre de s'exprimer dans certaines situations ou d'utiliser certains phonèmes ou mots. Des mouvements anormaux peuvent s'y associer (p. ex., tics moteurs faciaux, balancement du tronc).

La prévalence s'établit, chez le préadolescent, à environ 1 % pour tomber à 0,8 % chez l'adolescent, dans une proportion de 3 garçons pour 1 fille (American Psychiatric Association, 1994). Les études de ségrégation familiale et de jumeaux concluent à l'existence d'une composante génétique. Le risque que les enfants de parents bègues développent un bégaiement est trois fois plus élevé que dans la population générale (American Psychiatric Association, 1994). Pour un père bègue, le risque de transmission serait de 10 % pour ses filles et de 20 % pour ses fils.

Diagnostic

Le bégaiement doit être distingué des immaturités d'élocution chez les jeunes enfants (répétitions de mots ou de phrases). Il peut s'associer à un trouble du langage, à un trouble psychomoteur ou bien à un déficit moteur ou sensoriel.

Traitement et évolution

Le bégaiement commence dans la presque totalité des cas avant 10 ans, le plus souvent vers 5 ans, et peut être détecté vers 2 ans (American Psychiatric Association, 1994). Le trouble s'installe progressivement. Une rémission spontanée s'observerait à l'adolescence dans 60 % des cas, 20 % guériraient sous traitement et les 20 % restants conserveraient leur bégaiement à l'âge adulte (American Psychiatric Association, 1994).

Les traitements les plus fréquemment utilisés comprennent les thérapies comportementales, la relaxation et la rééducation orthophonique axée sur la maîtrise du rythme (Baker et Cantwell, 1995a).

37.2 DÉFICITS INTELLECTUELS

À la différence des troubles à expression instrumentale, les déficits intellectuels sont des déficiences globales touchant plusieurs secteurs cognitifs. Si la classification du DSM-IV rend compte de déficits intellectuels harmoniques, la CFTMEA définit, de plus, en s'inspirant des travaux de Misès (Misès et Perron, 1995) et de Gibello (1991) respectivement, des déficiences dysharmoniques et des troubles du raisonnement.

37.2.1 Déficits homogènes

Le déficit homogène ou harmonique, évalué par les épreuves psychométriques, touche l'ensemble des habiletés cognitives de manière homogène. L'ampleur des perturbations instrumentales et des difficultés relationnelles et adaptatives est en relation avec le rendement intellectuel global.

Fonctionnement intellectuel limite

Le fonctionnement intellectuel limite correspond, selon le DSM-IV, à un rendement intellectuel ou quotient intellectuel (Q.I.), établi par l'évaluation psychométrique, de 71 à 84.

Chez les jeunes dont le Q.I. se situe entre 71 et 75 et qui présentent des difficultés adaptatives semblables à celles qui accompagnent le retard mental, le DSM-IV signale la possibilité de poser le diagnostic de retard mental.

TABLEAU 37.8   Critères diagnostiques du bégaiement

DSM-IV 307.0 Bégaiement	CIM-10 F98.5 Bégaiement
A. Perturbation de la fluence normale et du rythme de la parole (ne correspondant pas à l'âge du sujet), caractérisée par la survenue fréquente d'une ou de plusieurs des manifestations suivantes : (1) répétition de sons ou de syllabes ; (2) prolongations de sons ; (3) interjections ; (4) interruptions de mots (p. ex., pauses dans le cours d'un mot) ; (5) blocages audibles ou silencieux (pauses dans le cours du discours, comblées par autre chose ou laissées vacantes) ; (6) circonlocutions (substitution d'autres mots pour éviter les mots difficiles) ; (7) tension physique excessive accompagnant la production de certains mots ; (8) répétitions de mots monosyllabiques entiers (p. ex., « je-je-je-je le vois »).	A. Bégaiement, c'est-à-dire élocution caractérisée par : – des répétitions ou des prolongations fréquentes de sons, de syllabes, de mots, – des hésitations ou des pauses fréquentes, persistantes ou récurrentes, d'une intensité suffisamment sévère pour perturber nettement la fluence de la parole.
B. La perturbation de la fluence de la parole interfère avec la réussite scolaire ou professionnelle, ou avec la communication sociale.	
C. S'il existe un déficit moteur affectant la parole ou un déficit sensoriel, les difficultés d'élocution dépassent celles qui sont habituellement associées à ces conditions.	
	B. Durée : au moins trois mois.
Note de codage : S'il existe un déficit moteur affectant la parole, un déficit sensoriel ou une maladie neurologique, coder ceux-ci sur l'axe III.	

Sources : American Psychiatric Association (1994), trad. française *DSM-IV – Manuel diagnostique et statistique des troubles mentaux*, Paris, Masson, 1996 ; World Health Organization (1993), trad. française *Classification internationale des maladies*, 10e révision. Chapitre V (F) : Troubles mentaux et troubles du comportement : critères diagnostiques pour la recherche, Paris, Organisation Mondiale de la Santé et Masson, 1994.

Retard mental

Selon les critères du DSM-IV, pour qu'on puisse établir le diagnostic de retard mental, l'enfant doit présenter à la fois un fonctionnement adaptatif défaillant et un Q.I. égal ou inférieur à 70. Le rendement intellectuel global mesuré à l'évaluation psychométrique ne diffère pas du potentiel intellectuel de l'enfant. Les degrés sont établis selon les résultats de l'évaluation psychométrique :
– léger (Q.I. de 50-55 à 70),
– moyen (Q.I. de 35-40 à 50-55),
– grave (Q.I. de 20-25 à 35-40),
– profond (Q.I. inférieur à 20 ou 25).

Étant donné que le DSM-IV n'introduit pas de critère d'exclusion, il est permis de noter les syndromes cliniques qui peuvent être associés, notamment les troubles autistiques, les troubles du langage et les troubles de l'apprentissage. Le retard mental est traité en détail dans le chapitre 4 (tome I).

37.2.2 Évolution déficitaire des dysharmonies de développement

Misès et Perron (1995) décrivent l'évolution déficitaire de tableaux cliniques de la petite enfance marqués par un développement inégal des sphères cognitive, psychomotrice et affective. Ces tableaux évoluent vers une déficience intellectuelle dysharmonique. Le rendement global, mesuré à l'aide d'épreuves psychométriques, est égal ou inférieur à 70, mais le profil est hétérogène, comportant des retards instrumentaux (langage, psychomotricité) et des troubles de la personnalité.

Avant deux ou trois ans, les déficiences dysharmoniques se signalent soit par un tableau à dominante déficitaire caractérisé par des retards, des précocités ou des distorsions instrumentaux variant dans le temps chez le même sujet, soit par un tableau à dominante affective associant, selon les sujets, anxiété, insomnie, troubles de l'alimentation, colères, conduites auto-agressive ou hétéroagressives, inhibitions ou rituels. Par la suite se constitue un tableau de déficience dysharmonique. Alors qu'il n'investit pas les nouvelles capacités instrumentales qui émergent, l'enfant surinvestit des modes d'expression périmés (p. ex., une hyperkinésie ou des retards de langage) qui le confinent dans des interactions immatures avec son environnement. Selon les caractéristiques de l'organisation de la personnalité, Misès et Perron (1995) décrivent plusieurs formes cliniques de dysharmonies : névrotique, dépressive, psychopathique (antisociale), limite ou psychotique. Au-delà d'une certaine période d'évolution sans traitement, le tableau tend à devenir plus déficitaire. Chez l'enfant plus âgé, la présentation se rapproche alors d'une déficience harmonique.

Parmi les approches thérapeutiques, on peut souligner l'utilité d'un hôpital de jour qui offre une combinaison d'orthopédagogie, de mesures éducatives, de psychothérapie et de guidance parentale et qui peut se révéler approprié pour les formes sévères chez le jeune enfant. Une scolarisation dans un établissement spécialisé ou une classe spéciale dans une école régulière peut être maintenue grâce à une prise en charge concomitante en psychiatrie infanto-juvénile.

Misès et Perron (1995) soulignent l'importance de la fragilité narcissique de ces jeunes, tout particulièrement dans les dysharmonies liées à une organisation de personnalité limite. Les interventions pédagogiques et éducatives doivent alors viser simultanément l'amélioration de l'estime de soi et les apprentissages scolaires.

37.2.3 Troubles du raisonnement

L'introduction de la catégorie des troubles du raisonnement dans la classification française (CFTMEA) doit beaucoup aux travaux de Gibello (1991). Il s'agit de perturbations du raisonnement présentes en dehors de tout processus psychotique ou déficitaire. Elles se traduisent par un échec scolaire qui n'est expliqué ni par une faiblesse du rendement intellectuel (Q.I. dans la moyenne), ni par un trouble instrumental spécifique, ni par un trouble psychiatrique autrement identifiable. Pour expliquer ces troubles, Gibello (1991) a été amené à postuler, chez ces sujets, l'absence des structures cognitives qui, ainsi que l'a montré Piaget, se mettent en place durant le stade préopératoire (de deux à six ou sept ans). Ces structures cognitives, appelées notions, sont des moyens logiques d'intégrer les données d'un problème perceptif ou cognitif. Une fois acquises, elles constituent une structure de raisonnement stable et permettent à l'enfant de s'y référer pour comprendre l'environnement changeant dans lequel il vit. Vers deux ans, à la fin du stade sensori-moteur précédent, l'enfant acquiert la première notion fondamentale, celle de la permanence de l'objet : « Elle permet de croire qu'un objet continue d'exister même s'il est partiellement ou complètement caché et qu'il conserve son identité même s'il apparaît plus petit parce qu'il est placé plus loin. » (Cloutier et Renaud, 1990, p. 216.) De deux à sept ans, l'enfant acquiert les autres structures cognitives, que Gibello (1991) appelle « contenants de pensée ». Ces contenants de pensée sont de trois ordres :

– cognitif. Ce contenant a trait aux notions piagétiennes de conservation du liquide, des quantités, des surfaces et des nombres, ainsi qu'aux concepts de mesure et de temps. Par exemple, un jeune enfant n'ayant pas intégré la notion de conservation du liquide ne comprendra pas qu'une quantité donnée de liquide reste identique lorsqu'elle est versée successivement dans deux verres de hauteur et de diamètre différents ;

– langagier. Il s'agit de la capacité à donner un sens aux sons et aux signes graphiques ;

– narcissique. Le contenant de pensée narcissique, construit à travers les échanges sociaux et les activités corporelles, permet la formation des représentations de soi et des autres ainsi que des limites corporelles et psychiques.

Ces contenants sont à la base de la symbolisation et des apprentissages scolaires. L'évaluation de la pensée logique, telle qu'elle a été élaborée par Gibello (1991), permet de vérifier l'acquisition des contenants de pensée et contribue ainsi au diagnostic des troubles du raisonnement. L'observation clinique, les épreuves psychométriques et l'évaluation de la pensée logique conduisent à dégager deux tableaux cliniques :

- le *retard d'organisation du raisonnement (ROR)*. Le ROR constitue la forme la plus sévère, mais aussi la plus rare, des troubles du raisonnement. Les jeunes souffrant d'un ROR sont en situation d'échec scolaire grave. Bien que leur potentiel intellectuel évalué par les épreuves psychométriques soit dans les limites de la moyenne, ainsi que leur langage expressif, leur raisonnement est celui d'un enfant d'âge préscolaire. Le ROR s'associe souvent à des traits de personnalité narcissique en raison d'une immaturité des contenants de pensée narcissiques ;
- la *dysharmonie cognitive pathologique (DCP)*. La DCP serait un trouble beaucoup moins grave que le précédent mais plus fréquent. Gibello (1991) fait état d'une prévalence de 4 % de la population d'âge scolaire. La DCP se caractérise par un développement inégal des contenants de pensée. Utilisant des stratégies de raisonnement immatures dans certains domaines, aussi bien que des stratégies matures dans d'autres, ces jeunes ont un cheminement scolaire le plus souvent marqué par des échecs importants. La DCP est fréquemment associée à des troubles du langage, des troubles psychomoteurs ainsi qu'à des traits de personnalité narcissique.

Le traitement des troubles du raisonnement repose sur une combinaison d'interventions orthopédagogiques réalisées en fonction de la maturation des contenants de pensée et d'approches psychothérapeutiques ciblant la fragilité narcissique.

37.3 ANOMALIES COGNITIVES RELIÉES À DES SYNDROMES PSYCHIATRIQUES

37.3.1 Anomalies cognitives reliées au syndrome d'Asperger

Le syndrome d'Asperger (voir le chapitre 35) comprend des anomalies cognitives reliées aux perturbations de la communication. Il est conceptualisé par la majorité des auteurs comme une perturbation de la communication (Szatmari, Bremner et Nagy, 1989) et non comme une perturbation du cours ou du contenu de la pensée. Il se distingue ainsi des troubles psychotiques. Les anomalies de la communication altèrent la saisie et le partage des connaissances et génèrent ainsi des perturbations cognitives.

En vertu des critères du DSM-IV, on envisagera un diagnostic de syndrome d'Asperger en présence d'une altération des interactions sociales sans retard de langage (altérations des comportements de communication non verbale, manque de réciprocité sociale ou émotionnelle, échec des relations avec les pairs) et de conduites, intérêts et activités focalisés et stéréotypés (hyperspécialisation des intérêts intellectuels, intérêt pour les détails des objets, rituels, maniérismes).

En raison notamment du manque d'études longitudinales, le diagnostic différentiel avec le syndrome autistique de haut niveau (dans lequel le rendement intellectuel est normal ou supérieur), d'une part, et la dysphasie sémantique-pragmatique, d'autre part, n'est pas clairement établi. Incontestablement, le syndrome d'Asperger a avec eux certaines caractéristiques communes : des déficits sémantiques et pragmatiques, ainsi qu'une immaturité au chapitre du jeu symbolique (Wing et Gould, 1979).

Il faut retenir que le syndrome d'Asperger diffère de la dysphasie par la présence d'altérations importantes de la communication non verbale, le manque d'empathie et l'absence de retard de langage. La distinction entre ce syndrome et l'autisme de haut niveau est plus discutable. Klin (1994) rapporte quelques différences cliniques quantitatives et neuropsychologiques. Au contraire des enfants autistes, les jeunes souffrant d'un syndrome d'Asperger auraient un meilleur rendement verbal et un moindre rendement non verbal aux épreuves psychométriques.

Les études de neuropsychologie cognitive ont mis en lumière certaines altérations cognitives, comme l'utilisation privilégiée d'informations lexicales contrastant avec la sous-utilisation d'informations sémantiques au cours du processus de mémorisation et l'absence de hiérarchisation dans les tâches de reproduction d'un dessin (Mottron et Belleville, 1994). Les approches thérapeutiques du syndrome d'Asperger sont actuellement à l'étude. Elles visent à la fois l'amélioration de la communication et l'adaptation sociale.

Psychiatrie clinique : une approche bio-psycho-sociale

37.3.2 Dysmnésie reliée aux troubles dissociatifs

Face aux adolescents qui expérimentent des symptômes dissociatifs ou font état d'événements traumatisants ayant précédé l'apparition d'un état dissociatif, les travaux de psychologie cognitive apportent un éclairage pathogénique et thérapeutique qui s'ajoute aux approches psychodynamiques. Siegel (1996) décrit, dans tout trouble dissociatif, une « désassociation » (*disassociation*) entre les structures et les processus cognitifs normalement enchaînés ou hiérarchisés. Perception, mémoire et schèmes mentaux (*mental models and schemata*) sont disjoints et réorganisés en états psychiques (*state of mind*) discontinus et hermétiques. Leur réorganisation en un ensemble ordonné et harmonieux est l'objectif du traitement.

L'étude de la mémoire conduit à concevoir et à distinguer deux structures d'emmagasinage : la mémoire explicite (ou déclarative), qui fait appel au langage et à la remémoration consciente, et la mémoire implicite (ou procédurale) non verbale. Siegel (1996) considère l'amnésie dissociative comme l'expression clinique d'une altération de la mémoire explicite et d'une désassociation entre mémoires explicite et implicite. Bien que les termes soit différents, cette conception n'est pas sans analogie avec les descriptions psychodynamiques de l'amnésie hystérique. Les phénomènes de dépersonnalisation, quant à eux, traduisent la désassociation entre attention, perception et schèmes mentaux qui conduit le sujet à perdre le sens de la continuité de soi. Siegel souligne que les phénomènes peuvent avoir une fonction adaptative, particulièrement dans les situations de sévices physiques ou sexuels répétés. Dans les troubles post-traumatiques, ces phénomènes de désassociation sont présents et se reflètent dans le tableau clinique. Les cauchemars, les reviviscences, l'hypervigilance et les comportements d'évitement traduisent l'activité de la mémoire implicite déconnectée de la mémoire explicite. Perry et coll. (1995) ont situé ces réactions dissociatives survenant dans les états de stress post-traumatique à l'intérieur d'un spectre d'états psychiques allant du calme à la terreur.

L'objectif du traitement est de changer la structure d'emmagasinage des souvenirs traumatiques. Au cours de la psychothérapie, les souvenirs traumatiques sont transférés de la mémoire implicite à la mémoire explicite grâce à l'élaboration verbale qui est faite pendant les séances. Pour éviter une régression comportementale due à l'afflux de souvenirs impossibles à organiser, on peut insister sur la nécessité de reconnaître l'état de disponibilité psychique du patient tout au long de la séance de psychothérapie en se guidant sur le continuum d'états psychiques décrit par Perry et coll. (1995) [voir aussi le tome I, chapitre 16].

37.3.3 Dyschronie reliée aux états limites de l'enfance

Les jeunes chez qui l'on identifie une organisation de personnalité limite, au sens de Kernberg (1988), manifestent une altération du sens de soi (*me-ness*). Outre les perturbations mnésiques comparables à celles qui ont été décrites ci-dessus, ils éprouvent de la difficulté à se percevoir en continuité dans le temps. Il s'agit d'une altération cognitive se rapprochant de ce que Gibello (1991) a décrit sous le nom de dyschronie. Ces jeunes ne peuvent relier de manière cohérente leurs attitudes et leurs comportements avec les pensées et les émotions qui surgissent en eux à travers la variété des situations de la vie quotidienne. Tout se passe comme si la représentation de soi en continuité dans le temps constituait une capacité spécifique qui se formerait au cours du développement normal de l'enfant. Chez les jeunes présentant un état limite, cette capacité n'aurait pas acquis une pleine maturité. Au fil des séances de psychothérapie psychodynamique, les jeunes qui bénéficient de ce traitement deviennent capables de reconnaître en eux cette perturbation et de la corriger.

37.4 ALTÉRATIONS DES CONDUITES COGNITIVES

Les perturbations des conduites cognitives concernent non seulement les aptitudes cognitives du jeune, mais aussi sa personnalité. En comparaison des troubles décrits ci-dessus, elles touchent moins les capacités d'apprentissage que les attitudes et les comportements qui conduisent à l'acquisition de connaissances. Elles s'expriment par le mutisme sélectif, les inhibitions et les oppositions d'apprentissage, ainsi que par l'immaturité.

37.4.1 Mutisme sélectif

Le mutisme sélectif n'est pas un trouble du langage ; il s'agit d'une difficulté récurrente à s'exprimer verbalement dans certaines situations sociales particulières, alors que, par ailleurs, la communication verbale est adéquate dans les autres situations (American Psychiatric Association, 1994). Le jeune communique par monosyllabes ou par gestes. La difficulté doit durer au moins un mois et altérer significativement l'adaptation sociale pour que le diagnostic de mutisme sélectif soit retenu (voir le tableau 37.9). La validité diagnostique du mutisme sélectif est encore mal établie et la prévalence, incertaine (0,4 ‰) [Baker et Cantwell, 1995b]. Bien que le mutisme sélectif ne soit pas dû à une dysphasie, l'existence d'une immaturité de langage ou d'articulation peut constituer un facteur prédisposant chez certains enfants, de même que la survenue récente d'un événement traumatisant. En outre, les enfants mutiques peuvent présenter également des symptômes anxieux ou des comportements d'opposition.

L'évaluation de l'enfant mutique permettra d'écarter un trouble du langage, de resituer le symptôme dans son contexte familial, amical et scolaire et aussi de préciser sa nature adaptative, anxieuse ou oppositionnelle. Ces éléments guideront le plan de traitement.

Le plus souvent dépisté lorsque l'enfant commence l'école, le mutisme sélectif tend à perdurer. Sur le plan thérapeutique, l'approche cognitivo-comportementale semble la plus efficace (Baker et Cantwell, 1995b).

TABLEAU 37.9   Critères diagnostiques du mutisme sélectif

DSM-IV 313.23 Mutisme sélectif	CIM-10 F94.0 Mutisme électif
A. Incapacité régulière à parler dans des situations sociales spécifiques (où l'enfant est supposé parler, p. ex., à l'école) alors que l'enfant parle dans d'autres situations.	B. Il existe des arguments probants concernant la présence d'une incapacité régulière à parler dans des situations sociales spécifiques pour lesquelles on s'attendrait à ce que l'enfant s'exprime (p. ex., à l'école), alors qu'il parle dans d'autres situations.
B. Le trouble interfère avec la réussite scolaire ou professionnelle, ou avec la communication sociale.	
C. Durée : au moins un mois (pas seulement le premier mois d'école).	C. Durée : plus de quatre semaines.
D. L'incapacité à parler n'est pas liée à un défaut de connaissance ou de maniement de la langue parlée nécessaire dans la situation sociale où le trouble se manifeste.	E. Le trouble ne peut pas être mis sur le compte d'un manque de connaissance de la langue parlée, nécessaire dans la situation sociale où il se manifeste.
E. La perturbation n'est pas mieux expliquée par un trouble de la communication (p. ex., bégaiement) et elle ne survient pas exclusivement au cours d'un trouble envahissant du développement, d'une schizophrénie ou d'un autre trouble psychotique.	D. Absence d'un trouble envahissant du développement.
	A. L'expression et la compréhension du langage, évaluées par des tests standardisés, passés individuellement, se situent dans les limites de deux écarts-types par rapport à la valeur moyenne, correspondant à l'âge de l'enfant.

Sources : American Psychiatric Association (1994), trad. française *DSM-IV – Manuel diagnostique et statistique des troubles mentaux*, Paris, Masson, 1996 ; World Health Organization (1993), trad. française *Classification internationale des maladies, 10ᵉ révision. Chapitre V (F) : Troubles mentaux et troubles du comportement : critères diagnostiques pour la recherche*, Paris, Organisation Mondiale de la Santé et Masson, 1994.

37.4.2 Inhibitions intellectuelles ou d'apprentissage

Appliquée au domaine cognitif, la notion d'inhibition recouvre les échecs scolaires reliés à une sous-utilisation des aptitudes d'apprentissage et associés à une souffrance psychique. Bien qu'il ne présente ni trouble mental majeur, ni déficience intellectuelle, ni trouble instrumental, le jeune ne parvient pas à atteindre un rendement scolaire conforme à son potentiel. Le déroulement des activités scolaires est marqué par l'absence de plaisir et des sentiments de crainte, de doute ou d'incapacité.

Les symptômes peuvent être modérés et être apparus à la suite d'un autre trouble (à expression instrumentale notamment) ou en réaction à un événement traumatisant survenu récemment dans l'environnement de l'enfant. Le traitement ciblera alors la cause première. Il peut s'agir, au contraire, d'états anxieux plus complexes ou durables qui se traduisent par des retards dans l'acquisition du langage expressif ou par des inhibitions d'apprentissage (troubles névrotiques avec prédominance des inhibitions, décrits par la CFTMEA).

Dans la perspective psychodynamique, les inhibitions intellectuelles sont vues comme l'actualisation d'une peur d'agresser ou d'être agressé. Dans les situations scolaires qui sollicitent la combativité des élèves, le jeune inhibé freine involontairement l'expression de réelles capacités d'apprentissage. Le traitement repose sur une psychothérapie psychodynamique visant à favoriser une expression harmonieuse de l'agressivité. Enfin, l'inhibition peut s'intégrer à un tableau organisé de troubles anxieux (p. ex., le trouble obsessionnel-compulsif) [voir le chapitre 39].

37.4.3 Oppositions d'apprentissage

Quelquefois, le jeune est amené en consultation parce qu'il travaille mal à l'école ou refuse d'apprendre. L'évaluation révèle en réalité un tableau de difficultés interpersonnelles importantes apparaissant dans plusieurs contextes (à l'école, avec la famille ou les amis). Les évaluations cliniques et psychométriques ne montrent pas de trouble instrumental ni de déficience intellectuelle qui puissent expliquer les difficultés scolaires. Ce profil peut apparaître dans trois cadres diagnostiques : le trouble oppositionnel, le trouble des conduites et la personnalité narcissique. Les difficultés scolaires s'inscrivent alors dans un tableau clinique plus vaste où sont altérés plusieurs secteurs de fonctionnement.

Ces trois tableaux cliniques, il faut le rappeler, peuvent s'associer à des troubles instrumentaux (comme le déficit de l'attention/hyperactivité avec le trouble oppositionnel ou le trouble des conduites) ou à des déficits globaux (comme les troubles du raisonnement avec la personnalité narcissique).

Trouble oppositionnel

Le jeune présente un comportement habituellement opposant et hostile. Il fait des crises de colère, argumente, défie l'autorité de l'adulte, refuse de répondre aux demandes et de suivre les consignes, agace délibérément les autres, blâme les autres pour ses propres erreurs, est susceptible ou vindicatif. Les difficultés scolaires ne sont pas dues nécessairement à une défaillance cognitive, mais traduisent l'opposition du jeune à ses parents ou aux enseignants. Les manifestations et le traitement de ce trouble sont examinés en détail au chapitre 38.

Trouble des conduites

Le jeune adopte des conduites antisociales durables marquées par des comportements agressifs envers les pairs, les adultes ou les animaux, des actes de vandalisme, des mensonges, des vols ou des fugues. Les difficultés scolaires résultent du non-respect des règlements de l'école et se manifestent de diverses façons : le jeune pourra tenter de tricher aux examens, exercer des pressions sur les autres élèves pour obtenir des avantages ou faire l'école buissonnière. Le chapitre 38 traite de ce trouble de façon plus approfondie.

Trouble de personnalité narcissique

Les jeunes ayant une personnalité narcissique présentent des difficultés interpersonnelles aussi bien à la maison qu'à l'école en raison de leur attitude égocentrique. Ils surévaluent leurs capacités et leurs réalisations, entretiennent des idées d'invulnérabilité ou de succès et se perçoivent comme uniques et incomparables. Leur besoin d'admiration est impossible à satisfaire. Ils manquent d'empathie, se montrent envieux et hautains avec les autres. Ils se comportent comme si tout leur était dû et tendent à exploiter les autres. Ils sont hypersensibles à la critique et à l'échec. Lorsqu'ils possèdent de bonnes aptitudes intellectuelles, ils ont généralement de bons résultats scolaires durant les premières années d'école, mais ensuite, leurs résultats chutent, car ils ne fournissent pas l'effort nécessaire pour actualiser leurs aptitudes.

37.4.4 Perturbations des conduites cognitives reliées à l'immaturité psychosociale

Les perturbations des conduites cognitives reliées à l'immaturité psychosociale peuvent se traduire par un échec scolaire dans les premières années du primaire, qui peut être le principal motif qui incite les parents à amener l'enfant en consultation. Mais aucun trouble instrumental ou déficit cognitif global ne peut être mis en évidence. L'évaluation clinique révèle en fait un investissement scolaire pauvre. Ces perturbations des conduites cognitives peuvent s'observer dans trois contextes cliniques : l'immaturité de la socialisation, l'anxiété de séparation et la carence de stimulation.

Immaturité de la socialisation

Le jeune ne présente pas de trouble psychiatrique ni de perturbation du développement psychologique. Il possède un potentiel d'autonomie, mais celui-ci n'est pas actualisé et la socialisation reste pauvre. Le monde scolaire, y compris les relations avec les pairs et les enseignants, ainsi que les apprentissages ne sont pas perçus comme des sources d'intérêt et de plaisir. Ce tableau peut se rencontrer notamment au sein de familles phobiques dont le mode de vie habituel a généré peu d'occasions de contact de l'enfant avec l'extérieur.

Des entrevues de guidance parentale permettent de stimuler la socialisation de l'enfant en encourageant sa participation à des activités extrascolaires avec d'autres jeunes.

Anxiété de séparation

La présentation clinique de l'anxiété de séparation ressemble à celle de l'immaturité de la socialisation, qui peut être une conséquence de l'anxiété de séparation. Toutefois, le jeune ne possède pas ce potentiel d'autonomie immédiatement mobilisable comme dans le cas d'une immaturité sociale simple. Il présente des symptômes anxieux et éprouve, habituellement à l'instar de ses parents, des difficultés de séparation. Les situations de séparation (couchers, départs pour l'école) suscitent de la crainte. Le jeune est préoccupé par la santé et la sécurité de ses parents et de ses proches. Il s'ensuit que le jeune est peu disponible pour les apprentissages. Une phobie scolaire s'installe progressivement. La peur de quitter la maison pour se rendre à l'école peut être temporairement masquée par d'autres problèmes, comme des malaises psychosomatiques ou des conduites agressives. Il en résulte un absentéisme scolaire, lequel est plus important en début de semaine et après les congés scolaires.

Plusieurs modalités thérapeutiques sont possibles : thérapie familiale, association d'une psychothérapie psychodynamique individuelle pour le jeune et d'une thérapie de soutien pour le ou les parents, guidance parentale, thérapies de groupe (voir le chapitre 39). Au cours de la thérapie, l'élaboration des angoisses de séparation familiales permettra l'investissement de la vie scolaire et la levée des difficultés d'apprentissage.

Carence de stimulation

Dans un contexte souvent plus global de carence éducative, le praticien peut être amené à voir des enfants dont les retards cognitifs sont, au moins partiellement, reliés à une sous-stimulation de plusieurs secteurs cognitifs (perception, langage notamment), voire de secteurs psychomoteurs. L'évaluation clinique multidisciplinaire permet d'apprécier l'ampleur des retards, l'histoire familiale, la compétence et la motivation des parents ainsi que les risques que soit compromis le développement de l'enfant.

Selon l'ampleur de la carence de stimulation, le traitement se limitera à une guidance parentale ou nécessitera l'implication des services de protection de la jeunesse ou de réadaptation. Dans tous les cas, on recommandera la participation de l'enfant dans des activités parascolaires.

*
* *

Psychiatrie clinique : une approche bio-psycho-sociale

Au terme de cette revue des troubles cognitifs, il apparaît que la cognition peut être perturbée dans de nombreux contextes cliniques. Quelquefois trouble à part entière comme dans les troubles du langage ou des apprentissages, le trouble cognitif est souvent le symptôme d'un autre syndrome pédopsychiatrique. Par ses conséquences dans la vie scolaire, il a des répercussions importantes sur la socialisation de l'enfant et sur ses relations avec ses parents. En dehors des retards mentaux, le trouble cognitif se signale fréquemment par un rendement scolaire bien en deçà du potentiel perçu par les enseignants et les parents.

La prise en compte, au cours de l'évaluation, des antécédents familiaux, du développement et du fonctionnement de l'enfant ainsi que du contexte familial, scolaire et social permettra de resituer les symptômes cognitifs dans leur cadre clinique.

Bibliographie

AMERICAN ACADEMY OF CHILD AND ADOLESCENT PSYCHIATRY
1998 « Practice parameters for the assessment and treatment of children and adolescents with language and learning disorders », *J. Am. Acad. Child Adolesc. Psychiatry,* vol. 37 (suppl.), p. 46A-62S.

AMERICAN PSYCHIATRIC ASSOCIATION
1994 *Diagnostic and Statistical Manual of Mental Disorders,* 4ᵉ éd., Washington (D.C.), American Psychiatric Association; trad. française *DSM-IV – Manuel diagnostique et statistique des troubles mentaux,* Paris, Masson, 1996, 1040 p.

ARNOLD, L., et JENSEN, P.
1995 « Attention-deficit disorders », dans H.I. Kaplan et B.J. Sadock (sous la dir. de), *Comprehensive Textbook of Psychiatry,* Baltimore, Williams & Wilkins, p. 2295-2310.

BAKER, L., et CANTWELL, D.P.
1995a « Learning disorders, motor skills disorder and communication disorders », dans H.I. Kaplan et B.J. Sadock (sous la dir. de), *Comprehensive Textbook of Psychiatry,* Baltimore, Williams & Wilkins, p. 2243-2276.
1995b « Selective mutism », dans H.I. Kaplan et B.J. Sadock (sous la dir. de), *Comprehensive Textbook of Psychiatry,* Baltimore, Williams & Wilkins, p. 2243-2276.

BARKLEY, R.A.
1997 « Behavioral inhibition, sustained attention, and executive functions : Constructing a unifying theory of ADHD », *Psychol. Bull.,* vol. 121, n° 1 p. 65-94.

BISHOP, D.V.M.
1994 « Developmental disorders of speech and language », dans M. Rutter, E. Taylor et L. Hersov (sous la dir. de), *Child and Adolescent Psychiatry,* Oxford, Blackwell Scientific Publications, p. 546-568.

CLOUTIER, R., et RENAUD, A.
1990 *Psychologie de l'enfant,* Boucherville (Québec), Gaëtan Morin Éditeur.

COPLAN, J., et coll.
1982 « Validation of an Early Language Milestone Scale in a high-risk population », *Pediatrics,* vol. 70, p. 677-683.

FLETCHER, J.M., et coll.
1995 « Neuropsychological and intellectual assessment of children », dans H.I. Kaplan et B.J. Sadock (sous la dir. de), *Comprehensive Textbook of Psychiatry,* Baltimore, Williams & Wilkins, p. 581-601.

GÉRARD, C.L.
1993 « Troubles du langage dans son développement », *Encyclopédie médico-chirurgicale,* Paris, Psychiatrie, 37-200-E-35.

GIBELLO, B.
1991 « Psychopathologie des contenants de pensée cognitifs », *L'Évolution psychiatrique,* vol. 56, n° 1, p. 79-97.

GRIFFITHS, R.
1984 *Griffiths Mental Development Scales,* Oxon (R.-U.), The Test Agency Ltd.

KERNBERG, P.F.
1988 « Children with borderline personality organization », dans C.J. Kestenbaum et D.T. Williams (sous la dir. de), *Handbook of Clinical Assessment of Children and Adolescents,* New York, New York University Press, vol. 2, p. 604-625.

KLIN, A.
1994 « Asperger syndrome », *Child Adolesc. Psychiatr. Clin. N. Am.,* vol. 3, n° 1, p. 131-148.

MISÈS, R., et coll.
1988 « Classification française des troubles mentaux de l'enfant et de l'adolescent (CFTMEA) », *Psychiatr. Enfant,* vol. 31, n° 1, p. 67-134.

MISÈS, R., et PERRON, R.
1995 « Étude psychopathologique des déficiences intellectuelles de l'enfant », dans S. Lebovici, R. Diatkine et M. Soulé (sous la dir. de), *Nouveau traité de psychiatrie de l'enfant et de l'adolescent,* Paris, PUF, p. 173-188.

MOTTRON, L., et BELLEVILLE, S.
1994 « L'apport de la neuropsychologie cognitive à l'étude de l'autisme », *J. Psychiatry Neurosc.,* vol. 19, n° 2, p. 95-102.

PAUL, R.
1996 « Disorders of communication », dans M. Lewis (sous la dir. de), *Child and Adolescent Psychiatry: A Comprehensive Textbook*, Baltimore, Williams & Wilkins, p. 510-515.

PENNINGTON, B.F.
1995 « Genetics of learning disabilities », *J. Child Neurol.,* vol. 10, suppl. 1, p. S69-S77.

PERRY, B.D., et coll.
1995 « Childhood trauma, the neurobiology of adaptation and use-dependent development of the brain: How states become traits », *Infant Mental Health Journal,* vol. 16, n° 4, p. 271-291.

RAPIN, I., et ALLEN, D.A.
1991 « Preschool children with inadequate language acquisition: Implications for differential diagnosis and clinical management », dans N. Amir, I. Rapin et D. Branski (sous la dir. de), *Pediatric Neurology: Behavior and Cognition of the Child With Brain Dysfunction,* Basel, Karger, p. 110-128.

SIEGEL, D.J.
1996 « Cognition, memory and dissociation », *Child Adolesc. Psychiatr. Clin. N. Am.,* vol. 5, n° 2, p. 509-536.
1995 « Perception and cognition », dans H.I. Kaplan et B.J. Sadock (sous la dir. de), *Comprehensive Textbook of Psychiatry,* Baltimore, Williams & Wilkins, p. 277-291.

SILVER, A., et HAGIN, R.
1993 « The educational diagnostic process », *Child Adolesc. Psychiatr. Clin. N. Am.,* vol. 2, n° 2, p. 265-281.

SILVER, L.B.
1996 « Developmental learning disorders », dans M. Lewis (sous la dir. de), *Child and Adolescent Psychiatry: A Comprehensive Textbook,* Baltimore, Williams & Wilkins, p. 516-519.

SZATMARI, P., BREMNER, R., et NAGY, J.
1989 « Asperger's syndrome: A review of clinical features », *Can. J. Psychiatry,* vol. 34, p. 554-560.

TALLAL, P., ALLARD, L., et CURTISS, S.
1991 « Otitis media in language impaired and normal children », *Journal of Speech-Language Pathology and Audiology,* vol. 15, n° 4, p. 33-41.

TALLAL, P., et coll.
1996 « Language comprehension in language-learning impaired children improved with acoustically modified speech », *Science,* vol. 271 (5245), p. 81-84.

TAYLOR, E.A.
1994 « Development and psychopathology of attention », dans M. Rutter et D.F. Hay (sous la dir. de), *Development Through Life, a Handbook for Clinicians,* Oxford, Blackwell Scientific Publications, p. 185-211.

THE PSYCHOLOGICAL CORPORATION
1993 *Bayley Scales of Infant Development,* 2e éd., San Antonio, Harcourt Brace and Co.

WEISS, G.
1996 « Attention deficit hyperactivity disorder », dans M. Lewis (sous la dir. de), *Child and Adolescent Psychiatry: A Comprehensive Textbook,* Baltimore, Williams & Wilkins, p. 544-563.

WING, L., et GOULD, J.
1979 « Severe impairments of social interaction and associated abnormalities in children: Epidemiology and classification », *J. Autism Dev. Disord.,* vol. 9, p. 11-29.

WORLD HEALTH ORGANIZATION
1993 *The ICD-10 Classification of Mental and Behavioural Disorders: Diagnostic Criteria for Research,* Genève, World Health Organization; trad. française *Classification internationale des maladies, 10e révision. Chapitre V (F): Troubles mentaux et troubles du comportement: critères diagnostiques pour la recherche,* Paris, Organisation Mondiale de la Santé et Masson, 1994.

Lectures complémentaires

Le lecteur pourra consulter les chapitres portant sur le développement de la cognition et sur les troubles cognitifs dans les ouvrages suivants:

BRAUN, C.M.
2000 *Neuropsychologie du développement,* Paris, Flammarion, Médecine-Sciences.

HABIMANA, E., et coll. (sous la dir. de)
1999 *Psychopathologie de l'enfant et de l'adolescent,* Boucherville (Québec), Gaëtan Morin Éditeur.

CHAPITRE 38

Troubles de l'adaptation sociale

GUY AUSLOOS, M.D.
Psychiatre systémicien, Programme jeunes adultes (schizophrénie)
de l'Hôpital Louis-H. Lafontaine (Montréal)
Professeur agrégé de clinique au Département de psychiatrie de l'Université de Montréal

MICHEL LEMAY, M.D., F.R.C.P.C.
Psychiatre au Département de pédopsychiatrie de l'Hôpital Sainte-Justine (Montréal)
Professeur titulaire au Département de psychiatrie de l'Université de Montréal

PLAN

38.1 Présentation du concept

38.2 Épidémiologie

38.3 Étiologie
- 38.3.1 Facteurs biologiques
- 38.3.2 Facteurs développementaux
- 38.3.3 Facteurs familiaux
  - *Divorce et « monoparentalité »* • *Familles à transactions chaotiques ou centrifuges* • *Double lien scindé* • *Secrets, non-dits et contrôle* • *Disqualifications* • *Autonomisation forcée* • *Rejet ou rupture*

38.4 Description clinique
- 38.4.1 Trouble des conduites
- 38.4.2 Trouble oppositionnel avec provocation
- 38.4.3 Comportement perturbateur non spécifié
  - *Troubles du comportement dus à une carence relationnelle* • *Troubles du comportement de nature névrotique* • *Troubles de l'adaptation sociale dans les états limites* • *Troubles de l'adaptation sociale au cours des psychoses infantiles*

38.5 Diagnostic différentiel

38.6 Traitement
- 38.6.1 Prévention
- 38.6.2 Approche bio-psycho-sociale
  - *Interventions de milieu* • *Interventions individuelles* • *Interventions familiales*

Bibliographie

Lectures complémentaires

Les troubles de l'adaptation sociale chez l'enfant ou l'adolescent ont de tout temps perturbé le monde adulte et ont donné lieu à des désignations souvent péjoratives : enfants caractériels, mésadaptés socioaffectifs, délinquants, psychopathes, jeunes inadaptés, etc.

Compte tenu de l'horizon de l'ouvrage dans lequel s'insère ce chapitre, les troubles de l'adaptation seront étudiés dans une perspective strictement psychopathologique, mais il serait dangereux pour toute communauté humaine, y compris les praticiens en santé mentale, de se contenter de cette vision en oubliant que les manifestations asociales ou antisociales sont aussi le reflet impitoyable d'une société en pleine crise de valeurs et d'identité.

Étudier les troubles de l'adaptation sociale sans les resituer d'emblée dans leur contexte socioéconomique, sociomoral et socioculturel est un piège dont il faut se méfier. S'il existe des problèmes comportementaux essentiellement liés à des difficultés entre un enfant et sa famille, bien des conduites délictueuses, que ce soit le vol, la prostitution, la violence ou la toxicomanie, ont aussi des causes d'ordre personnel et social. Divers phénomènes sont susceptibles de contribuer à la dislocation d'un milieu social souvent déjà fragile, ce qui entraîne une souffrance qui se traduit par des manifestations offensives de la part de jeunes autant victimes qu'acteurs : chômage, migration, misère urbaine, guerre avec ses exodes, récupération d'enfants vulnérables par des adultes voulant les utiliser à des fins personnelles ou commerciales.

38.1 PRÉSENTATION DU CONCEPT

Les troubles de l'adaptation sociale sont les parents pauvres de la pédopsychiatrie. Bien sûr, tous les psychiatres de secteur ont à s'occuper d'enfants et d'adolescents qui ont des problèmes d'intégration scolaire, qui multiplient les fugues, les chapardages ou qui refusent l'autorité, mais peu de praticiens se consacrent aux troubles graves des conduites. Les directions de la Protection de la jeunesse, les centres d'accueil, les tribunaux pour enfants se plaignent de cette lacune et ont beaucoup de mal à recruter du personnel psychiatrique pour leurs structures. Bien des facteurs expliquent cette relative désaffection : le peu de motivation des jeunes à recevoir une aide, une collaboration parfois difficile avec la famille, un travail interdisciplinaire complexe avec les services sociaux, les juges et les responsables de centres éducatifs lorsque les troubles sont très marqués.

Le DSM-IV, comme le précédent DSM-III-R, a réuni sous la même rubrique le déficit de l'attention/ hyperactivité et les comportements perturbateurs (*disruptive*), eux-mêmes subdivisés en trouble des conduites et trouble oppositionnel avec provocation (Rapoport et Ismond, 1996). Le déficit de l'attention/ hyperactivité étant traité au chapitre 36, seuls les comportements perturbateurs seront abordés ici.

Globalement, le comportement perturbateur se caractérise par un ensemble de conduites persistantes et répétitives de la part d'enfants ou d'adolescents, qui transgressent les droits d'autrui et violent les normes et les règles établies par la société. Les conduites problématiques englobent donc les agressions contre des personnes ou des animaux et la destruction de biens, de même que le vol, la fugue et les activités sexuelles déviantes. Il faut ajouter à cela le cas de jeunes qui connaissent de réels problèmes de discipline, tels que refus marqués d'obéissance, colères violentes, obstinations, mais sans passer aux actes asociaux ou antisociaux. En fait, cette distinction provient d'une classification française antérieure qui parlait de « troubles du caractère » et d'« états psychopathiques » (Heuyer, 1969). Elle vise des sujets chez qui l'âge, la durée des troubles et la possibilité d'une évolution vers un trouble dysthymique ou une dépression majeure requièrent une observation plus longue avant qu'on puisse se prononcer.

38.2 ÉPIDÉMIOLOGIE

Trois variables retiendront notre attention en ce qui concerne l'épidémiologie : l'âge, le sexe et la situation sociale de l'enfant.

– *Âge.* Plus un enfant est jeune, moins est solide l'intériorisation des interdits et des valeurs et plus il lui est difficile d'être conscient des conséquences de ses actes. Il se produit donc inévitablement des faux pas dans la socialisation qui peuvent se traduire par des actes délictueux passagers. Petits chapardages dans les magasins, brèves fugues de l'école ou de la maison, colères violentes avec bris d'objets, etc., sont des manifestations banales qui disparaissent assez vite dans la mesure où les parents et les proches sont capables à la fois de reconnaître les facteurs sous-jacents au malaise et de rappeler fermement à l'enfant les règles communautaires qu'il doit respecter.

La remise en question de son identité par l'adolescent, ses tentatives maladroites d'émancipation, ses recherches d'amitiés qui aboutissent parfois à des pactes avec des camarades marginaux, ses difficultés à se situer par rapport à des choix sexuels entraînent des dérives passagères qui sont loin d'être exceptionnelles. Une recherche réalisée à l'École de criminologie de l'Université de Montréal auprès d'une population de jeunes hommes et de jeunes filles fréquentant le cégep a révélé que 90 % de ces jeunes avaient commis au moins une fois dans leur vie des actes qui auraient dû normalement donner lieu à des poursuites judiciaires (Fréchette et Leblanc, 1991).

- *Sexe.* Les études portant sur la délinquance et sur les troubles du comportement de type offensif indiquent que de quatre à cinq fois plus de garçons que de filles sont aux prises avec de tels problèmes (Offord, 1987 ; Rutter, Tizard et Whitman, 1970). Malgré une légère augmentation d'actes délictueux enregistrée chez les filles au cours des dernières années, cette proportion reste remarquablement stable dans la plupart des statistiques internationales.

- *Situation sociale.* La misère sociale, les mauvaises conditions de logement, le regroupement des populations en difficulté dans un même secteur, les phénomènes de migration, le chômage jouent un rôle non négligeable dans l'apparition de nombreux comportements perturbateurs. Il faut cependant souligner que beaucoup de jeunes de milieux aisés montrent d'importantes perturbations au chapitre de l'adaptation sociale, y compris la délinquance. Ce groupe est cependant moins repéré par les organes de contrôle social et constitue ce que certains auteurs appellent la délinquance cachée (Leblanc et coll., 1980).

38.3 ÉTIOLOGIE

38.3.1 Facteurs biologiques

Les études sur les causes biologiques des troubles des conduites chez l'enfant n'ont pas apporté, jusqu'à maintenant, de résultats concluants. On peut néanmoins retenir certains facteurs prédisposants, tels que l'hyperactivité, l'impulsivité, la forte réactivité aux stimuli (Chess et Thomas, 1991) et les difficultés majeures d'apprentissage. Il est à noter, toutefois, que tous ces facteurs peuvent aussi bien être d'origine biologique que d'origine psychosociale (pauvreté, négligence ou violence familiale, placements à répétition, etc.) et qu'ils n'entraînent pas nécessairement des troubles des conduites.

38.3.2 Facteurs développementaux

Les symptômes du comportement perturbateur apparaissent rarement avant l'âge de trois ou quatre ans, mais leur origine est souvent à chercher dans la petite enfance. Dans toutes les familles, la naissance d'un enfant provoque une crise importante, en ce qu'elle rend nécessaires des réaménagements au sein du couple et dans la vie de la famille. Lorsque, du côté des parents, une situation sociale difficile, des conditions socioéconomiques défavorables, leur jeune âge, une enfance perturbée ou une consommation excessive de drogues ou d'alcool viennent s'ajouter à l'épreuve que représente pour le couple la naissance, on peut comprendre que des interactions perturbantes s'instaurent dès le début avec l'enfant. Dans un tel climat, l'enfant ne peut pas trouver la confiance de base dont il a besoin pour se développer harmonieusement. Il va ressentir et s'approprier les affects problématiques de ses parents.

La trajectoire d'un jeune qui se dirige peu à peu vers un trouble des conduites sévère est connue. Le trouble se manifeste généralement très tôt (dès la maternelle et les toutes premières années scolaires) et s'exprime par une association de conduites qui reflètent un début d'asocialité (Tremblay et coll., 1992) : manque d'empathie envers les membres de son groupe, bas niveau d'anxiété et hyperactivité-impulsivité. Cette triade symptomatique est peu enrayée par un milieu familial qui, pour des raisons diverses, ne parvient pas à créer un cadre de vie structurant. Si une partie de ces jeunes voient leur comportement s'améliorer soit spontanément, soit grâce à une aide éducative et thérapeutique, une autre partie évolue vers l'une ou l'autre de deux situations possibles.

La première est une persistance des mêmes symptômes tout au long des années scolaires. Ces enfants sont qualifiés de difficiles dans les différents milieux

Psychiatrie clinique : une approche bio-psycho-sociale

où ils vivent, multiplient les échecs scolaires, ont du mal à s'intégrer aux activités de loisir à cause de leur impulsivité, de leur agitation et de leurs réactions hostiles devant la compétition. Ils correspondent bien à la description du trouble oppositionnel avec provocation du DSM-IV.

Une deuxième situation est l'aggravation du trouble selon un processus de durcissement qui amène le jeune à accomplir des actes délinquants de plus en plus graves. Ces derniers suivent une progression : petits chapardages isolés, vols à l'étalage commis seul ou avec la complicité d'un camarade, vols par effraction, actes de vandalisme, vols à la tire, puis, au moment de l'adolescence, obtention d'argent par la menace, agressions contre d'autres jeunes, soit pour obtenir d'eux leurs biens personnels, soit pour les contraindre à des activités sexuelles. La consommation de drogues débute souvent à neuf ou dix ans par l'absorption ou l'inhalation de substances d'abord légères, puis de plus en plus fortes. Là encore, deux voies sont possibles, et un pourcentage élevé de ces jeunes se dirigent davantage vers l'errance, la toxicomanie, la petite délinquance, la prostitution occasionnelle, alors qu'un autre groupe, plus restreint, évolue dans le sens de la structuration d'une personnalité antisociale (Fréchette et Leblanc, 1991).

L'évolution de l'enfant vers des comportements perturbateurs entraîne de toute façon l'installation rapide d'un cercle vicieux : des parents déjà peu préparés à leurs tâches éducatives ou peu disponibles sont ébranlés par des conduites qui mettent à rude épreuve leurs capacités de soutien. Les milieux substitutifs, tels que maternelles, écoles, centres de loisirs, réagissent par le rejet. La microsociété constituée par l'entourage immédiat (voisins, parenté) devient méfiante. Un système persécuteur-persécuté ne tarde pas à se mettre en place et alimente chez le jeune son sentiment de dévalorisation, son hostilité, sa méfiance et son opposition. Non seulement l'enfant se fixe-t-il ainsi peu à peu dans des modes particuliers de relation avec l'environnement, mais les processus cognitifs se trouvent orientés et altérés : l'impulsivité, les frustrations, la recherche de satisfactions immédiates réduisent la richesse de la vie imaginaire au profit de la réalisation directe des désirs.

Cette trajectoire doit être mise en évidence par le praticien, car c'est en fonction de celle-ci que seront élaborées les propositions au sujet des interventions éducatives, judiciaires et thérapeutiques.

38.3.3 Facteurs familiaux

Divorce et « monoparentalité »

De nombreux auteurs (Friedländer, 1951 ; Kernberg, 1979 ; Lemay, 1993) ont montré que l'absence du père, qu'elle soit réelle ou fantasmatique, favorise l'apparition de conduites antisociales. Il ne faudrait cependant pas en déduire qu'il s'agit de la cause de ces conduites. La séparation des parents est souvent moins traumatisante pour l'enfant que la vie quotidienne dans une atmosphère de conflit ou, pis, de violence. Si l'on note que, proportionnellement, les troubles des conduites sont plus fréquents parmi les enfants issus de familles séparées, il faut remarquer aussi que ces situations sont de plus en plus courantes (un couple sur trois qui se marie actuellement divorcera selon Statistique Canada) et qu'elles sont loin d'entraîner nécessairement des troubles chez les enfants. Il faut donc éviter de mettre systématiquement sur le compte de la séparation les troubles qui surviennent ultérieurement.

Familles à transactions chaotiques ou centrifuges

Ce type de famille, décrit dans le chapitre 53, favorise l'apparition d'un trouble du comportement du fait du manque de règles et de constance. Dans ces familles, le temps est rythmé par les événements, par les incidents, par les crises. Il se passe toujours quelque chose, ce qui donne un aspect chaotique à l'existence.

Double lien scindé

Ferreira (1980) a proposé le concept de *split double bind* ou « double lien scindé » pour rendre compte d'une situation différente de celle que recouvre le concept initial de double lien (ou double contrainte). Selon la définition qu'en donne l'auteur, le double lien scindé se caractérise par le fait que deux émetteurs envoient des messages incompatibles : par exemple, la mère insiste sur l'importance de faire des études, alors que le père ne cesse de se vanter d'avoir réussi sans posséder de diplôme. L'enfant ou l'adolescent est alors devant un dilemme et est contraint de choisir entre les deux propositions. Il se trouve donc dans une position inconfortable d'arbitre qui risque de déplaire à l'un ou l'autre des parents, parfois même aux deux.

Ce type de message, s'il est habituel et répété, amènera l'enfant ou l'adolescent à douter de lui-même, à penser qu'il n'y a pas de règles qui tiennent, à ne pas craindre les conséquences de ses choix, puisqu'il sera soutenu par celui pour qui il aura pris le parti. Le plus souvent, ce double lien scindé résulte d'un conflit entre les parents et donne lieu à une triangulation, soit une organisation familiale assez contraignante pour l'enfant, dans laquelle obéir à l'un, c'est désobéir à l'autre. De là à parler d'enfant « manipulateur », il n'y a qu'un pas qui est trop facilement franchi par les parents, les intervenants et les éducateurs spécialisés. Enfin, le double lien scindé peut mener à l'autodisqualification de l'enfant-arbitre qui finit par se dire : « Ce doit être moi qui ne suis pas correct, puisque ce que je choisis n'est jamais tout à fait bien. » La culpabilité et la honte ne sont pas loin.

Secrets, non-dits et contrôle

Dans beaucoup de familles où sévissent délinquance ou toxicomanie, il existe des secrets qui jouent un rôle fondamental (Ausloos, 1980). Les actions des enfants et des adolescents sont souvent une sorte de mise en scène d'un secret familial dont ils ignorent le contenu, mais qu'ils semblent néanmoins capables de mettre en scène, sans être nécessairement conscients de la portée et du sens de leur comportement. En jouant, en mettant en scène un contenu que, par ailleurs, il ne connaît pas, l'adolescent déclenche un processus intrafamilial qui aboutit, à plus ou moins long terme, à la divulgation de choses qui jusque-là étaient demeurées secrètes (Ausloos, 1983).

Prenons, pour illustrer, le cas de cet enfant de 15 ans qui faisait des fugues à répétition, ce qui angoissait beaucoup sa mère. À chaque fugue, il volait également des motos. Après quelques séances de thérapie familiale, la mère révéla qu'elle avait quitté la maison familiale à 16 ans et n'avait donné de ses nouvelles que 8 ans plus tard. Le père raconta à son tour qu'il avait volé et détruit la moto de son père, ce qui n'avait jamais été découvert. Les fugues cessèrent après ces révélations.

Il n'est pas nécessaire de dévoiler les secrets pour que la thérapie puisse produire son effet. En fait, un comportement est toujours multidéterminé et de nombreux facteurs interviennent dans sa production. Ce qui reste cependant intéressant à souligner, c'est que l'agir qui semble souvent incompréhensible pourrait parfois être compris si l'on connaissait mieux ce qui ne peut être dit dans le système familial. Sur le plan pratique, on peut adopter une position paradoxale en conseillant aux membres de la famille de ne pas parler des secrets qu'ils veulent garder, ce qui d'ailleurs aboutit souvent à des révélations tout à fait spontanées.

Mais tout ce qui n'est pas communiqué dans la famille n'est pas nécessairement un secret : les non-dits existent dans les meilleures familles et dans la plupart des institutions. On peut tenter de les contrôler, mais le contrôle ne remplacera jamais l'information, tant s'en faut. Aussi longtemps qu'ils entretiennent le non-sens, les non-dits risquent de déboucher sur la soumission, qui renvoie au non-sens, ou sur l'agir, qui suscitera de nouveaux non-dits, bouclant ainsi le cercle vicieux du contrôle et de la répression. La figure 38.1 schématise ce système.

Disqualifications

Les théories concernant l'« émotion exprimée » (voir le chapitre 52) ont mis en évidence la forte tendance à formuler des remarques critiques dans les familles dont un membre est schizophrène. Quand on travaille avec des familles de jeunes présentant des troubles des conduites, on ne peut manquer d'être frappé par l'importance des disqualifications, tant des parents à l'égard des enfants que l'inverse et souvent même dans la fratrie. Ces dénigrements constants entretiennent un climat conflictuel qui empêche toute négociation constructive quand surviennent des différends réels opposant les parents aux enfants.

FIGURE 38.1 Du non-dit à l'agir

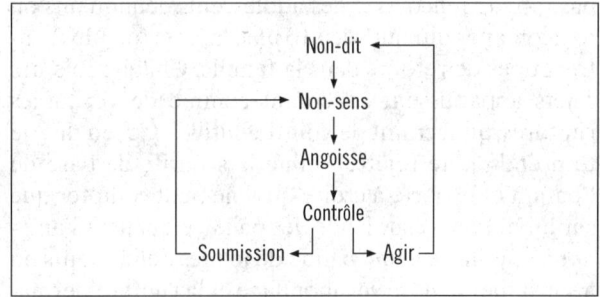

Source : G. Ausloos et P. Segond, *Marginalité, système et famille : l'approche systémique en travail social*, Vaucresson, CFRES, coll. « Relectures », 1981.

Psychiatrie clinique : une approche bio-psycho-sociale

Autonomisation forcée

Il est de plus en plus fréquent que les deux parents, pour des raisons personnelles ou financières, travaillent. Cela entraîne inévitablement la nécessité d'autonomiser précocement l'enfant pour qu'il puisse se débrouiller seul lorsque les parents sont retenus par leur travail. La situation est encore plus évidente dans le cas de familles monoparentales où le parent est seul à assumer la charge financière. Ce n'est pas nécessairement préjudiciable lorsque le climat familial est suffisamment paisible et que le dialogue garde la place requise. En revanche, quand les tensions, les conflits, les disputes sont le lot quotidien, l'enfant en viendra vite à penser qu'il peut aussi bien se passer de ses parents, qu'il a le droit de décider lui-même de ses actions, que ses parents n'ont pas à lui imposer des règles ou à le surveiller. On trouve là un terrain favorable à une série de comportements qui peuvent devenir antisociaux ou même délinquants, comme la fugue, les rentrées tardives, la participation aux activités d'une bande ou la consommation précoce de drogues. Cette autonomisation forcée n'est certes pas une cause qui suffit à elle seule à engendrer des conduites antisociales. Ainsi, un bon nombre de jeunes placés dans une telle situation acquièrent au contraire par la suite d'excellentes capacités d'adaptation.

Rejet ou rupture

Les carences relationnelles sont souvent liées à des rejets précoces. D'autres formes de rejet jouent aussi un rôle dans la genèse des conduites antisociales. Il faudrait parler de mini-rejets et de mini-ruptures dans la mesure où ces enfants vivent fréquemment un rejet brutal pendant une période plus ou moins longue, suivi d'un retour dans le milieu familial, d'un nouveau rejet, d'un nouveau retour, et ainsi de suite. Il n'est pas rare de rencontrer des adolescents délinquants ou toxicomanes qui ont vécu 10 placements (ou plus) entrecoupés de retours dans la famille. Chaque fois, ces rejets apparaissent à l'enfant comme de véritables ruptures, qu'il craint de voir définitives. Ce jeu du « je te prends, je te rejette » mine la sécurité de base de l'enfant et le porte à croire qu'il ne peut compter que sur lui-même ou sur l'aide des pairs, ce qui peut l'amener à se joindre à une bande de jeunes délinquants ou à s'installer dans le vagabondage et la rupture permanente.

*

De nombreux chercheurs ont tenté de déterminer des facteurs permettant de prévoir l'apparition des troubles du comportement (Farrington, 1990 ; Tremblay, 1992 ; Wadsworth, 1979). D'une manière générale, ils s'entendent sur l'idée que l'association des variables suivantes est particulièrement propice à l'apparition de troubles graves de l'adaptation sociale :

- problèmes socioéconomiques sérieux ;
- pauvre capacité parentale (discipline insuffisante, dysharmonie parentale, faible supervision du jeune, séparation mal assumée) ;
- déviances familiales sur le plan des conduites (toxicomanie, alcoolisme, violence, délinquance, inceste) ;
- faible intelligence de l'enfant ;
- hyperactivité, impulsivité, déficit de l'attention ;
- conduites antisociales précoces.

38.4 DESCRIPTION CLINIQUE

38.4.1 Trouble des conduites

Les critères diagnostiques et les algorithmes utilisés dans le DSM-IV et la CIM-10 sont très semblables, mais ils sont présentés différemment. En particulier, les symptômes 1 à 8 du critère G1 de la CIM-10 n'apparaissent pas, dans le DSM-IV, sous le trouble des conduites (voir le tableau 38.1, p. 1076-1077), mais bien dans les symptômes du trouble oppositionnel avec provocation, qui est examiné à la section suivante. Il est à noter que ce dernier trouble est, dans la CIM-10, un sous-type du trouble des conduites, lequel se subdivise comme suit :

- Trouble des conduites limité au milieu familial (F91.0) ;
- Trouble des conduites, type mal socialisé (F91.1) ;
- Trouble des conduites, type socialisé (en groupe) [F91.2] ;
- Trouble oppositionnel avec provocation (F91.3) ;
- Autres troubles des conduites (F91.8) ;
- Trouble des conduites, sans précision (F91.9).

La CIM-10 ajoute deux idées intéressantes : le trouble des conduites peut se manifester au sein de groupes et il appelle alors un diagnostic de « trouble des conduites, type socialisé »; il peut s'accompagner de dépression ou d'autres troubles émotionnels tels qu'anxiété, obsessions ou compulsions, dépersonnalisation, phobies ou hypocondrie et relève alors de la catégorie « troubles mixtes des conduites et des émotions » (F92).

Le diagnostic de trouble des conduites ne peut être retenu que si des comportements inacceptables persistent depuis une année et ne correspondent pas aux comportements habituels d'un enfant du même âge. Le critère persistance et répétition des conduites délictueuses est donc déterminant pour ce diagnostic. Sont ainsi exclus les actes graves mais isolés accomplis sous le coup de la colère, du désarroi, ou sous l'influence d'un groupe. Certains *troubles du comportement occasionnels* peuvent cependant entraîner des conséquences dramatiques : par exemple, sous l'effet de l'alcool et dans le contexte d'un conflit au sein d'un groupe, un jeune s'empare d'un objet contondant et blesse gravement un camarade. Des actes de délinquance comme le vol, la fugue, les violences contre des personnes ou des animaux peuvent aussi être le fait d'un jeune qui vit une situation de stress momentanée, telle que la perte d'un être cher, des menaces, une grande déception sentimentale. Le geste destructeur est alors un *comportement réactionnel* qui vise à apaiser une angoisse passagère par une excitation compensatrice ou qui a valeur d'appel à l'aide.

Le diagnostic doit par ailleurs tenir compte de l'âge de survenue du trouble. Le DSM-IV et la CIM-10 distinguent deux situations :

– le trouble des conduites apparaît durant l'enfance, c'est-à-dire avant 10 ans, souvent chez un enfant impulsif, qui a des difficultés dans ses relations avec les pairs et qui est habituellement décrit comme un enfant porté à l'opposition et méfiant. Les études longitudinales semblent indiquer que le trouble risque de persister par la suite, soit sous la forme d'une délinquance active, soit sous la forme d'une marginalisation (Quinton et Rutter, 1992);
– le trouble des conduites débute pendant l'adolescence, c'est-à-dire après 10 ans. Le pronostic est alors en général meilleur, les manifestations semblant liées à une période critique de l'adolescence plutôt qu'à une organisation de la personnalité sous une forme progressivement antisociale.

Il convient en outre de caractériser le trouble selon qu'il est léger, moyen ou sévère. Le degré de sévérité est établi en fonction du nombre de conduites problématiques et des dommages qu'elles causent (voir le tableau 38.1, p. 1076-1077).

38.4.2 Trouble oppositionnel avec provocation

Le trouble oppositionnel avec provocation regroupe tous les troubles du comportement de nature offensive de l'enfance et de l'adolescence qui n'entraînent pas de conséquences trop graves par rapport aux droits des autres et aux biens. Il s'agit essentiellement d'irritabilité, d'accès de colère, de refus de discipline, de manque de confiance dans l'entourage chez des jeunes qui ont beaucoup de mal à s'adapter aux exigences de la vie familiale, de l'école, du monde des loisirs et des premiers apprentissages professionnels. Certains de ces sujets en viennent progressivement à de véritables conduites délictueuses et entrent dans la catégorie précédente. D'autres restent dans cet état de malaise sans verser dans la délinquance ou l'antisocialité franche. Dans l'ensemble, ce sont des enfants que leurs parents et les adultes qui s'occupent d'eux qualifient de difficiles et qui risquent d'être pris dans le cercle vicieux de l'agressivité et des réponses hostiles de l'entourage en raison de leur manque d'empathie et de leur attitude négative ou pour le moins ambivalente face à leur environnement. Ce trouble se révèle habituellement avant l'âge de huit ans et généralement pas après le début de l'adolescence. Soulignons qu'à la différence du DSM-IV la CIM-10 reconnaît un niveau de gravité plus élevé au trouble oppositionnel avec provocation, car elle inclut dans ses critères la présence d'au plus deux des symptômes du trouble des conduites (voir le tableau 38.2, p. 1078).

38.4.3 Comportement perturbateur non spécifié

La notion de comportement perturbateur non spécifié s'applique aux problèmes graves d'adaptation sociale dont la mise en évidence semble signaler une organisation du fonctionnement comportemental et psychique indiquant qu'il existe une psychopathologie sous-jacente complexe telle qu'une dépression majeure, un trouble dysthymique ou une psychose infantile. L'association de symptômes de la série des comportements perturbateurs et d'une autre série suggère la

Psychiatrie clinique : une approche bio-psycho-sociale

TABLEAU 38.1   Critères diagnostiques spécifiques (DSM-IV) et généraux (CIM-10) du trouble des conduites

DSM-IV 312.8 Trouble des conduites	CIM-10 F91.x Troubles des conduites
A. Ensemble de conduites, répétitives et persistantes, dans lequel sont bafoués les droits fondamentaux d'autrui ou les normes et règles sociales correspondant à l'âge du sujet, comme en témoigne la présence de 3 des critères suivants (ou plus) au cours des 12 derniers mois, et d'au moins 1 de ces critères au cours des 6 derniers mois :	G1. Ensemble de conduites, répétitives et persistantes, dans lesquelles sont bafoués soit les droits fondamentaux des autres, soit les normes ou les règles sociales correspondant à l'âge de l'enfant. Le trouble persiste au moins 6 mois, durant lesquels au moins certains des symptômes 1 à 23 sont présents. *N.B. :* Pour les symptômes 11, 13, 15, 16, 20, 21 et 23, le critère est rempli dès que le symptôme a été présent au moins une fois. L'enfant :
Agressions envers des personnes ou des animaux (1) brutalise, menace ou intimide souvent d'autres personnes ;	(22) malmène souvent d'autres personnes (c.-à-d. les blesse ou les fait souffrir, p. ex., en les intimidant, en les tourmentant ou en les molestant) ;
(2) commence souvent les bagarres ;	(10) commence souvent les bagarres (ne pas tenir compte des bagarres entre frères et sœurs) ;
(3) a utilisé une arme pouvant blesser sérieusement autrui (p. ex., un bâton, une brique, une bouteille cassée, un couteau, une arme à feu) ;	(11) a utilisé une arme qui peut sérieusement blesser autrui (p. ex., un bâton, une brique, une bouteille cassée, un couteau, une arme à feu) ;
(4) a fait preuve de cruauté physique envers des personnes ;	(13) a été physiquement cruel envers des personnes (p.ex., ligote, coupe ou brûle sa victime) ;
(5) a fait preuve de cruauté physique envers des animaux ;	(14) a été physiquement cruel envers les animaux ;
(6) a commis un vol en affrontant la victime (p. ex., agression, vol de sac à main, extorsion d'argent, vol à main armée) ;	(20) a commis un délit en affrontant la victime (p. ex., vol de porte-monnaie, extorsion d'argent, vol à main armée) ;
(7) a contraint quelqu'un à avoir des relations sexuelles ;	(21) a contraint quelqu'un à avoir une activité sexuelle ; (1) a des accès de colère anormalement fréquents et violents, compte tenu du niveau de développement ; (2) discute souvent ce que lui disent les adultes ; (3) s'oppose souvent activement aux demandes des adultes ou désobéit ; (4) fait souvent, apparemment de façon délibérée, des choses qui contrarient les autres ; (5) accuse souvent autrui d'être responsable de ses fautes ou de sa mauvaise conduite ; (6) est souvent susceptible ou contrarié par les autres ; (7) est souvent fâché ou rancunier ; (8) est souvent méchant ou vindicatif ;
Destruction de biens matériels (8) a délibérément mis le feu avec l'intention de provoquer des dégâts importants ;	(16) a délibérément mis le feu pouvant provoquer, ou pour provoquer, des dégâts importants ;
(9) a délibérément détruit le bien d'autrui (autrement qu'en y mettant le feu) ;	(15) a délibérément détruit les biens d'autrui (autrement qu'en y mettant le feu) ;
Fraude ou vol (10) a pénétré par effraction dans une maison, un bâtiment ou une voiture appartenant à autrui ;	(23) est entré par effraction dans la maison, l'immeuble ou la voiture d'autrui ;
(11) ment souvent pour obtenir des biens ou des faveurs ou pour échapper à des obligations (p. ex., « arnaque » les autres) ;	(9) ment souvent ou ne tient pas ses promesses, pour obtenir des objets ou des faveurs ou pour éviter des obligations ;
(12) a volé des objets d'une certaine valeur sans affronter la victime (p. ex., vol à l'étalage sans destruction ou effraction ; contrefaçon) ;	(17) vole des objets d'une certaine valeur, sans affronter la victime, à la maison ou ailleurs qu'à la maison (p. ex., vol à l'étalage, cambriolage, contrefaçon de documents) ;
Violations graves de règles établies (13) reste dehors tard la nuit en dépit des interdictions de ses parents, et cela a commencé avant l'âge de 13 ans ;	(12) reste souvent dehors après la tombée du jour, malgré l'interdiction de ses parents (dès l'âge de 13 ans ou avant) ;

→

Psychiatrie clinique : une approche bio-psycho-sociale

TABLEAU 38.1 Critères diagnostiques spécifiques (DSM-IV) et généraux (CIM-10) du trouble des conduites (*suite*)

DSM-IV 312.8 Trouble des conduites	CIM-10 F91.x Troubles des conduites
(14) a fugué et passé la nuit dehors au moins à deux reprises alors qu'il vivait avec ses parents ou en placement familial (ou a fugué une seule fois sans rentrer à la maison pendant une longue période) ; (15) fait souvent l'école buissonnière, et cela a commencé avant l'âge de 13 ans.	(19) a fugué au moins à deux reprises ou au moins une fois sans retour le lendemain, alors qu'il vivait avec ses parents ou dans un placement familial (ne pas tenir compte des fugues ayant pour but d'éviter des sévices physiques ou sexuels) ; (18) fait souvent l'école buissonnière, dès l'âge de 13 ans ou avant.
B. La perturbation du comportement entraîne une altération cliniquement significative du fonctionnement social, scolaire ou professionnel.	
C. Si le sujet est âgé de 18 ans ou plus, le trouble ne répond pas aux critères de la personnalité antisociale.	G2. Ne répond pas aux critères d'une personnalité dyssociale (F60.2), d'une schizophrénie (F20.-), d'un épisode maniaque (F30.-), d'un épisode dépressif (F32.-), d'un trouble envahissant du développement (F84.-) ou d'un trouble hyperkinétique (F90.-). (Si le sujet répond par ailleurs aux critères d'un trouble émotionnel (F93.-), on doit faire un diagnostic de trouble mixte des conduites et des émotions, F92.-.)
Spécifier le type, selon l'âge de début : **Type à début pendant l'enfance** : présence d'au moins un critère caractéristique du trouble des conduites avant l'âge de 10 ans. **Type à début pendant l'adolescence** : absence de tout critère caractéristique du trouble des conduites avant l'âge de 10 ans. *Spécifier*, selon la sévérité : **Léger** : il n'existe que peu ou pas de problèmes de conduite dépassant en nombre ceux requis pour le diagnostic ; **de plus,** les problèmes de conduite n'occasionnent que peu de mal à autrui. **Moyen** : le nombre de problèmes de conduite, ainsi que leurs effets sur autrui, sont intermédiaires entre « léger » et « sévère ». **Sévère** : il existe de nombreux problèmes de conduite dépassant en nombre ceux requis pour le diagnostic ; **ou bien,** les problèmes de conduite occasionnent un dommage considérable à autrui.	Il est recommandé de spécifier l'âge de survenue du trouble : – survenue pendant l'enfance : survenue d'au moins un problème de conduite avant l'âge de 10 ans ; – survenue pendant l'adolescence : absence de problèmes de conduite avant l'âge de 10 ans. Il est recommandé d'évaluer chaque cas sur les trois dimensions suivantes : (1) hyperactivité (inattention, agitation motrice) ; (2) perturbation émotionnelle (anxiété, dépression, tendances obsessionnelles, hypocondrie) ; (3) sévérité du trouble des conduites (a) *léger* : peu ou pas de perturbations des conduites autres que celles nécessaires au diagnostic ; *de plus,* les perturbations des conduites ne causent que peu de mal à autrui ; (b) *moyen* : le nombre de problèmes de conduites, ainsi que leur effet sur les autres, est intermédiaire entre léger et grave ; (c) *sévère* : il existe de nombreuses perturbations des conduites en plus de celles requises pour le diagnostic, **ou bien** les perturbations des conduites causent un dommage considérable à autrui, par exemple blesse sérieusement les victimes, vandalisme ou vols importants.

Sources : American Psychiatric Association (1994), trad. française *DSM-IV – Manuel diagnostique et statistique des troubles mentaux,* Paris, Masson, 1996 ; World Health Organization (1993), trad. française *Classification internationale des maladies, 10e révision. Chapitre V (F) : Troubles mentaux et troubles du comportement : critères diagnostiques pour la recherche,* Paris, Organisation Mondiale de la Santé et Masson, 1994.

présence de deux problématiques imbriquées ou le début d'une maladie mentale grave qui se révélera à l'âge adulte.

Pour donner un tableau d'ensemble des perturbations constatées, quatre catégories seront examinées :

– la carence relationnelle ;
– les troubles du comportement de nature névrotique ;
– les troubles de l'adaptation dans les états limites ;
– les troubles de l'adaptation au cours des psychoses infantiles.

TABLEAU 38.2   Critères diagnostiques du trouble oppositionnel avec provocation

DSM-IV 313.81 Trouble oppositionnel avec provocation	CIM-10 F91.3 Trouble oppositionnel avec provocation
	A. Répond aux critères généraux (G1 et G2) des troubles des conduites (F91) [voir le tableau 38.1].
A. Ensemble de comportements négativistes, hostiles ou provocateurs, persistant pendant au moins six mois durant lesquels sont présentes quatre des manifestations suivantes (ou plus) : (1) se met souvent en colère ; (2) conteste souvent ce que disent les adultes ; (3) s'oppose souvent activement ou refuse de se plier aux demandes ou aux règles des adultes ; (4) embête souvent les autres délibérément ; (5) fait souvent porter à autrui la responsabilité de ses erreurs ou de sa mauvaise conduite ; (6) est souvent susceptible ou facilement agacé par les autres ; (7) est souvent fâché et plein de ressentiment ; (8) se montre souvent méchant ou vindicatif. **N.B. :** On ne considère qu'un critère est rempli que si le comportement survient plus fréquemment qu'on ne l'observe habituellement chez des sujets d'âge et de niveau de développement comparables.	B. Présence d'au moins quatre des symptômes 1 à 23 du critère G1 des troubles des conduites, avec au plus deux des symptômes 9 à 23. D. Au moins quatre des symptômes ont persisté pendant au moins six mois.
B. La perturbation des conduites entraîne une altération cliniquement significative du fonctionnement social, scolaire ou professionnel.	C. Les symptômes cités en B doivent être mal adaptés, compte tenu du niveau de développement.
C. Les comportements décrits en A ne surviennent pas exclusivement au cours d'un trouble psychotique ou d'un trouble de l'humeur.	
D. Le trouble ne répond pas aux critères du trouble des conduites ni, si le sujet est âgé de 18 ans ou plus, à ceux de la personnalité antisociale.	

Sources : American Psychiatric Association (1994), trad. française *DSM-IV – Manuel diagnostique et statistique des troubles mentaux*, Paris, Masson, 1996 ; World Health Organization (1993), trad. française *Classification internationale des maladies, 10ᵉ révision. Chapitre V (F) : Troubles mentaux et troubles du comportement : critères diagnostiques pour la recherche,* Paris, Organisation Mondiale de la Santé et Masson, 1994.

Troubles du comportement dus à une carence relationnelle

L'état carentiel, qui résulte de la carence des soins maternels (Bowlby, 1951), peut se définir comme un trouble de la personnalité découlant de l'incapacité, pour un jeune enfant, d'établir une relation stable et significative avec un parent ou un substitut parental qui lui permette d'amorcer un processus de séparation et d'individuation (Lemay, 1993 ; Mahler, Pine et Bergman, 1980). Deux situations sont possibles. Dans la première, l'enfant perd, durant les premières années de vie, les adultes auxquels il s'était attaché et ne peut trouver de figures de remplacement. Il va de placement en placement sans que se construise un projet de vie (Steinhauer, 1996). Dans la deuxième situation, l'enfant reste dans son milieu familial, mais les parents sont incapables d'un investissement constant et passent de périodes de désintérêt à des périodes de fusion, ce qui empêche l'enfant d'acquérir son autonomie et son individualité.

Cette dislocation des premiers liens entraîne un ensemble de symptômes bien caractéristiques. L'enfant est perpétuellement en quête d'une relation privilégiée tout en étant peu capable de s'investir dans la relation. Ce qu'il reçoit est toujours en deçà de ce qu'il espère, si bien que demandes et refus se multiplient, d'où des crises d'agressivité. Profondément blessé dans son estime de soi, il se voit méchant, se sent rejeté et se retrouve dans la condition d'un être éternellement insatisfait. Son avidité affective, sa faible capacité à supporter la frustration, sa recherche de satisfactions immédiates nuisent à son adaptation à l'école et dans les milieux de loisirs, ce qui intensifie son sentiment d'être délaissé. Sans véritables points de repère affectifs, spatiaux et temporels, il ne peut guère accepter les cadres proposés et les interdits. Il n'intègre pas un système de valeurs cohérent.

Tous ces traits de personnalité s'additionnent pour favoriser l'agir au détriment de la mentalisation. Il n'est donc pas étonnant de voir un bon nombre de ces jeunes évoluer vers des troubles graves de l'adaptation dont les manifestations ont autant valeur de protestation que valeur de réparation narcissique. Bowlby (1946) a été l'un des premiers à voir les liens étroits entre la carence relationnelle et la délinquance. La souffrance que ressentent ces enfants les amène aussi à des conduites addictives, et leur quête insatiable d'attention et de stimulations sensorielles les rend vulnérables aux sollicitations des pédophiles. La carence relationnelle peut entraîner la forme désinhibée du trouble réactionnel de l'attachement de la première ou de la deuxième enfance décrite dans le DSM-IV et la CIM-10 (voir le chapitre 35). Bien qu'elle soit fréquente, elle est insuffisamment soulignée comme cause d'inadaptation sociale ; pourtant, un grand nombre de travailleurs sociaux et d'éducateurs ont à s'occuper d'enfants ayant connu un passé carentiel.

Troubles du comportement de nature névrotique

Le terme « névrose » n'est plus employé dans le DSM-IV et, dans la CIM-10 (qui parle de « trouble névrotique »), les liens entre la névrose et les troubles de l'adaptation sociale ne sont pas indiqués. On rencontre pourtant, en clinique journalière, des enfants chez qui l'expression pulsionnelle est vécue comme profondément insolite. L'acte agressif ou antisocial n'est pas égo-syntone et a une signification hostile, érotique ou ambivalente par rapport aux images parentales auxquelles le sujet a tenté de s'identifier (Friedländer, 1951). Nous retiendrons ici trois formes d'expression névrotique fréquentes :

– *La névrose d'échec*. Les manifestations caractérielles ou les actes de délinquance relèvent souvent d'une névrose d'échec (Laforgue, 1963). Le sujet, élevé dans une ambiance fortement surmoïque, éprouve une culpabilité intense et morbide à l'égard de tous ses comportements, sans pouvoir fixer son malaise sur une attitude précise. Il échoue généralement dans le domaine qui lui tient le plus à cœur, cherchant à apaiser son angoisse par des conduites autopunitives : échecs scolaires, troubles sexuels, délinquance. Les actes antisociaux, qui sont de gravité variable, sont accomplis « en chaîne », puis s'arrêtent. Ils suscitent un grand désarroi, tant chez le jeune que dans le milieu familial, car ils sont apparemment incompréhensibles et en totale rupture avec les attitudes habituelles du sujet. S'ils ont une signification autopunitive, leur composante agressive est presque toujours évidente, bien qu'elle soit niée énergiquement.

– *Les mécanismes obsessionnels*. Pour des raisons souvent bien difficiles à déterminer (p. ex., interactions du tempérament de l'enfant et d'un milieu familial rigide [voir le chapitre 53]), l'agressivité et la sexualité sont massivement refoulées. La plupart du temps, le jeune maîtrise cet univers pulsionnel grâce à des mécanismes obsessionnels tels que des compulsions ou des rituels. Il suffit cependant d'un facteur précipitant, souvent minime, pour que le jeune fasse des actes répréhensibles qu'il tente de camoufler, mais qui sont générateurs d'une vive angoisse, parce qu'il ne comprend pas pourquoi il a agi ainsi.

– *La délinquance contra-phobique*. Les conditions d'apparition de la délinquance contra-phobique sont habituellement les suivantes : le jeune vit depuis de nombreuses années dans un milieu familial détérioré où l'un des parents (généralement le père) terrorise l'autre et les enfants par des menaces verbales ou des actes agressifs. Il est peu présent et peu significatif sur le plan des investissements affectifs, mais il constitue une source de peurs pour son entourage. Tant que l'enfant qui vit dans un tel climat est faible physiquement, il n'ose pas exprimer son opposition, bien que sa socialisation soit précaire. À la maison, il est replié sur lui-même, en proie à de nombreuses angoisses. En renversant le rapport de force, la puberté modifie le tableau. D'agressé, l'adolescent devient agresseur ; il impose sa loi, édifie un système contra-phobique antisocial pour échapper à l'anxiété. Il découvre le plaisir d'être tout-puissant et d'exercer à son tour sa vengeance sur des êtres plus faibles que lui.

Troubles de l'adaptation sociale dans les états limites

La notion d'état limite est employée pour désigner une organisation frontière entre les troubles graves et précoces de l'identité et les structurations névrotiques. Ce qui prédomine est le maintien d'un sentiment de toute-puissance vis-à-vis de soi-même et d'autrui. Le jeune oscille entre, d'une part, des affirmations de toute-puissance qui l'amènent à accomplir des actes antisociaux et, d'autre part, des moments de grande dépendance où l'adulte doit deviner ce qu'il désire et l'admirer. Les troubles narcissiques sont considérables, avec une alternance de périodes de mégalomanie où le sujet se voit parfait et des périodes de perte d'estime (Chartier et Chartier, 1986).

Troubles de l'adaptation sociale au cours des psychoses infantiles

Troubles de l'adaptation sociale et troubles graves et précoces du développement ainsi que psychoses infantiles coexistent parfois. Les problèmes de conduite peuvent alors se trouver colorés par le processus psychotique (p. ex., des thèmes délirants accompagnant les gestes délictueux), mais ils ne sont pas originairement déterminés par la perturbation psychotique. On note souvent en outre la présence d'une désorganisation familiale. Les psychoses infantiles conduisent parfois à la destruction de biens ou à de graves délits contre les personnes : attaques contre l'agent persécuteur intégré à la vision déréelle de l'existence, par exemple.

38.5 DIAGNOSTIC DIFFÉRENTIEL

Le diagnostic des troubles des conduites repose essentiellement sur la persistance de comportements qui transgressent les règles de la vie communautaire et sociale : une hyperactivité marquée, une grande difficulté à gérer ses émotions et son anxiété, un sentiment durable de dévalorisation conduisant à la quête d'une personnalité d'emprunt, une perception paranoïde de l'existence peuvent entraîner des troubles des conduites se répercutant sur la socialisation. Sans une perspective longitudinale, il n'est donc pas toujours facile de faire la distinction entre un trouble des conduites proprement dit et l'exacerbation passagère de réactions inadéquates face à l'environnement.

38.6 TRAITEMENT

38.6.1 Prévention

Dans la mesure où les conditions propices à l'apparition d'un trouble des conduites s'installent le plus souvent au cours de la petite enfance, des services d'aide et de soutien à l'intention des parents devraient être offerts.

38.6.2 Approche bio-psycho-sociale

Interventions de milieu

Avant de décider d'une indication thérapeutique, il faut qu'on se pose plusieurs questions :

– Peut-on traiter les troubles de l'adaptation sociale en laissant le jeune dans son milieu familial ou faut-il envisager une structure substitutive telle qu'une famille d'accueil, un foyer de groupe, un internat ou un centre d'accueil spécialisé ?

Lorsque les conditions de vie au sein de la famille semblent détériorées et pathogènes, ou lorsque les symptômes de l'enfant perturbent fortement l'entourage, il faut privilégier une distanciation afin d'apaiser la situation conflictuelle, de créer de meilleures conditions d'existence et d'agir de façon intensive sur l'enfant en difficulté. Une telle intervention exige que soient mis en œuvre des moyens d'aide, cela tant auprès des parents qu'auprès des milieux d'accueil. La collaboration avec les divers intervenants (de l'assistance sociale, des services éducatifs à domicile, des services de Protection de la jeunesse, des structures judiciaires) est presque toujours nécessaire. Pendant longtemps, on a cru que le fait de couper l'enfant de son milieu familial constituait en soi une démarche thérapeutique. Non seulement les contacts avec la famille n'étaient-ils pas favorisés, mais l'éloignement était encouragé. La suppression des congés en famille était fréquemment utilisée en guise de sanction. Leblanc et coll. (1980) ont montré que cette coupure avec le milieu familial était illusoire et qu'en outre elle se révélait le plus souvent nocive. En effet, lorsque le jeune quittait le foyer ou le centre d'accueil, il retournait dans son milieu familial dont il reprenait très vite le fonctionnement et les valeurs, cela d'autant plus que rien n'avait pu être aménagé à ce niveau.

Depuis une dizaine d'années, les milieux éducatifs sont de plus en plus conscients de la nécessité d'associer les parents à la prise en charge institutionnelle des enfants (Gendreau, 1993 ; Hayez et coll., 1994 ; Pluymaekers, 1989). De nombreux auteurs (dont Ausloos, 1995) insistent sur la nécessité de considérer les parents et la famille comme des collaborateurs précieux pour l'institution et non comme les coupables qui ont provoqué le placement. Cette démarche rééducative, psychosociale et thérapeutique a fait l'objet de nombreuses expériences originales où le pédopsychiatre doit travailler au sein d'une équipe multidisciplinaire (Capul et Lemay, 1996).

- Si la situation familiale permet le maintien de l'enfant au sein de la famille, faut-il privilégier des traitements en cure ambulatoire ou une thérapie de milieu de type soins de jour, semi-internat, école spécialisée, soins du soir ?

Une thérapie de milieu sera indiquée s'il faut apporter une aide exigeant des interventions pluridisciplinaires coordonnées (orthopédagogues, ergothérapeutes, travailleurs sociaux, psychothérapeutes individuels et de groupe, orthophonistes...) [Hochmann, 1994]. Elle s'accompagnera évidemment d'entretiens familiaux.

Interventions individuelles

Quand des rencontres régulières avec le jeune et ses parents sont possibles et qu'il n'est pas nécessaire de recourir à des interventions axées sur une modification globale du milieu de vie, les indications thérapeutiques suivantes peuvent être retenues :
- traitement médicamenteux pour atténuer l'hyperactivité (p. ex., méthylphénidate), l'impulsivité et les troubles anxieux (les phénothiazines peuvent être indiquées), de même que les autres troubles associés (p. ex., la dépression) ;
- thérapie comportementale lorsque les symptômes paraissent pris dans le cercle vicieux symptômes-renforcements inadéquats ;
- psychothérapie d'orientation psychodynamique si les symptômes découlent de conflits intrapsychiques non résolus ;
- aide éducative à domicile pour améliorer les interrelations ;
- soutien pédagogique.

Interventions familiales

Qu'il s'agisse d'une prise en charge en institution ou d'une prise en charge en externe dans le cadre de laquelle les enfants rentrent à la maison le soir, il est évident que la collaboration avec les parents est non seulement nécessaire mais indispensable. Une technique d'intervention se révèle particulièrement efficace : la « cothérapie scindée », élaborée par Ausloos (1983).

Pour que les séances avec les familles qui ont à faire face à des troubles des conduites se déroulent bien, les thérapeutes ont tout intérêt à mettre en pratique quelques principes de base, qui leur éviteront bien des difficultés :

- *Tenir les rênes.* Le manque de règles précises et stables finit rapidement par aboutir à l'incohérence et à un chaos destructif. C'est pourquoi il est très important que le thérapeute pose ses règles dès le début de la séance et mette de l'ordre dans la façon dont chacun peut intervenir.
- *Refuser la disqualification.* De nombreux thérapeutes ont constaté que, dans les familles à transactions chaotiques, la disqualification et l'autodisqualification sont des modes de communication habituels. Dans un tel système, c'est principalement l'enfant qui se retrouve en position d'accusé ou de bouc émissaire. Pour ces raisons, il faut veiller, durant les séances, à ce que les participants ne puissent continuer le jeu du dénigrement qu'ils connaissent bien et qui les bloque. Il ne suffit pas, bien sûr, de refuser les disqualifications ; il faut aussi faire ressortir les qualités et les compétences qui, elles, sont beaucoup moins souvent montrées.
- *Proposer des défis positifs.* Dans les familles à transactions chaotiques, on ne cesse de se mettre au défi, même si l'on sait que l'autre échouera probablement. Le thérapeute peut exploiter ce mode de fonctionnement en transformant les défis aboutissant à l'échec en des défis menant à la réussite. Pour cela, il peut proposer aux membres de ces familles des tâches simples qu'elles seront capables de réussir tout en leur présentant ces tâches comme un défi, comme « quelque chose que

toutes les familles ne sont pas en mesure de faire ». Aux séances ultérieures, se rendre compte qu'elles ont été capables de relever le défi leur permet de valoriser leurs compétences et, par conséquent, de faire obstacle au dénigrement et aux sentiments d'échec que les membres de la famille éprouvent souvent.

- *Freiner le temps.* Les successions d'événements donnent vite l'impression d'un tourbillon incessant où l'on ne voit plus passer le temps, d'où la nécessité de freiner cette course folle. Réintroduire le temps, c'est d'abord établir un contrat dans lequel sont spécifiés le nombre de séances ou la durée des rencontres. Deux techniques permettent également d'aider les familles à se réapproprier leur passé :

  • la technique de l'*historiogramme*, qui consiste à retracer, chronologiquement, l'histoire de la famille, à créer à son intention une sorte d'album. Pour cela, on fixe au mur une grande feuille et on demande aux enfants de raconter les événements principaux de la vie familiale, en précisant les dates autant que possible. La consigne est donnée aux parents de ne pas intervenir spontanément, sauf si une donnée est erronée ou si les enfants sont incapables d'expliquer les choses ;

  • la technique du *photogramme*, qui peut être combinée à la technique précédente ou être employée seule, consiste à choisir des photos. On demande à chacun des membres de la famille de sélectionner les cinq photos qu'il aime le mieux dans l'album de la famille et de les apporter à la rencontre suivante. On discute alors des raisons du choix et de ce qui a changé depuis que la photo a été prise.

- *Amorcer le questionnement.* Les interrogatifs « qui, quoi, quand, comment, où » sont souvent très utiles pour appliquer la circularisation, une technique d'entretien qui a été proposée par Selvini-Palazzoli et coll. (1983).

*
* *

Les troubles de l'adaptation sociale sont sans doute ceux dans lesquels la dimension psychosociale domine le plus. Il n'est jamais possible de les dissocier de l'environnement familial et social de l'enfant. Par ailleurs, ce sont souvent les éducateurs et les travailleurs sociaux qui assument l'essentiel de la prise en charge. Sans doute faut-il y voir une des raisons de la désaffection des pédopsychiatres pour ce type de pathologie.

Le psychiatre a pourtant un rôle majeur à jouer dans l'établissement du diagnostic, dans le traitement de possibles pathologies associées, dans le soutien des équipes psychoéducatives et de la Protection de la jeunesse, dans les interventions auprès des familles, souvent culpabilisées par une évolution qui les dépasse. C'est un travail délicat, qui nécessite beaucoup de doigté pour ne pas froisser les susceptibilités, d'autant plus délicat que le pédopsychiatre travaille au sein d'une équipe pluridisciplinaire. Mais c'est un travail très stimulant dans la mesure où une intervention bien conçue, respectueuse de l'individualité de chacun, peut faire la différence entre une adolescence à la dérive et une adolescence bien vécue.

Bibliographie

AMERICAN PSYCHIATRIC ASSOCIATION
1994 *Diagnostic and Statistical Manual of Mental Disorders*, 4e éd., Washington (D.C.), American Psychiatric Association ; trad. française *DSM-IV – Manuel diagnostique et statistique des troubles mentaux*, Paris, Masson, 1996, 1040 p.

AUSLOOS, G.
1995 *La compétence des familles. Temps, chaos, processus*, Toulouse, Érès, coll. « Relations ».

1983 « Délinquance et thérapie familiale : le double-lien scindé thérapeutique », *Bulletin de psychologie*, n° 36, p. 217-225.

1980 « Secrets de famille », dans J.C. Benoit (sous la dir. de), *Changements systémiques en thérapie familiale*, Paris, ESF, p. 62-80.

AUSLOOS, G., et SEGOND, P.
1981 *Marginalité, système et famille : l'approche systémique en travail social*, Vaucresson, CFRES, coll. « Relectures ».

BOWLBY, J.
1951 *Soins maternels et santé mentale,* Paris, PUF.
1946 *Forty-four Juvenile Thieves, Their Characters and Home Life,* Londres, Baillière, Tindalll and Cox.

CAPUL, M., et LEMAY, M.
1996 *De l'éducation spécialisée,* Toulouse, Érès.

CHARTIER, J.P., et CHARTIER, L.
1986 *Délinquants et psychanalystes. Les chevaliers de Thanatos,* Paris, Hommes et Groupes éditeurs.

CHESS, S., et THOMAS, A.
1991 « Temperament », dans M. Lewis (sous la dir. de), *Child and Adolescent Psychiatry : A Comprehensive Textbook,* Baltimore, Williams and Wilkins, p. 145-159.

FARRINGTON, D.P.
1990 « Implications of criminal career research for the prevention of offending », *J. Adolesc.,* vol. 13, p. 93-113.

FERREIRA, A.J.
1980 « Double-lien et délinquance », dans J.C. Benoit (sous la dir. de), *Changements systémiques en thérapie familiale,* Paris, ESF.

FRÉCHETTE, M., et LEBLANC, M.
1991 « Le passage à l'acte délictueux au cours de la jeunesse et de l'adolescence. Perspective développementale », *Revue internationale de criminologie et de police technique,* vol. 14, n° 2, p. 145-173.

FRIEDLÄNDER, K.
1951 *La délinquance juvénile : théorie, observation, traitement. Étude psychanalytique,* Paris, PUF, Bibliothèque de psychanalyse et de psychologie clinique.

GENDREAU, G.
1993 *Briser l'isolement,* Montréal, Sciences et Culture.

HAYEZ, J.Y., et coll.
1994 *L'institution résidentielle, médiateur thérapeutique,* Bruxelles, Matrices.

HEUYER, G.
1969 *La délinquance juvénile,* Paris, PUF, coll. « Païdeïa ».

HOCHMANN, J.
1994 *La consolation,* Paris, Odile Jacob.

KERNBERG, O.
1979 *Les troubles limites de la personnalité,* Paris, Payot.

LAFORGUE, R.
1963 *Psychopathologie de l'échec,* Lausanne, Éditions du Mont-Blanc.

LEBLANC, M., et coll.
1980 *Développement psychosocial et évolution de la délinquance au cours de l'adolescence,* Groupe de recherche sur l'inadaptation juvénile, Université de Montréal.

LEMAY, M.
1993 *J'ai mal à ma mère,* Montréal et Paris, Fleurus et Sciences et culture.

MAHLER, M., PINE, F., et BERGMAN, A.
1980 *Symbiose humaine et individuation. La naissance psychologique de l'être humain,* Paris, Payot.

OFFORD, D.R.
1987 « Prevention of behavioral and emotional disorder in children », *J. Child Psychol. Psychiatry,* vol. 28, n° 1, p. 9-19.

PLUYMAEKERS, J., et coll.
1989 *Familles, institutions et approche systémique,* Paris, ESF.

QUINTON, D., et RUTTER, M.
1992 « The outcome of chilhood conduct disorder : Implications for defining adult personality disorders and conduct disorders », *Psychol. Med.,* vol. 22, p. 971-986.

RAPOPORT, J., et ISMOND, D.R.
1996 *DSM-IV Training Guide for Diagnosis of Childhood Disorders,* New York, Brunner/Mazel.

RUTTER, M., TIZARD, J., et WHITMAN, K.
1970 *Prevalence of Conduct Disorders,* Londres, Longmans, Education, Health and Behaviour.

SELVINI-PALAZZOLI, M., et coll.
1983 « Hypothétisation, circularité, neutralité », *Thérapie familiale,* vol. 4, n° 2, p. 117-132

STEINHAUER, P.
1996 *Le moindre mal,* Montréal, Presses de l'Université de Montréal.

TREMBLAY, R.E., et coll.
1992 « Parent and child training to prevent early onset of delinquency. The Montreal longitudinal-experimental study », dans J. McCord et R.E. Tremblay (sous la dir de), *Preventing Antisocial Behavior : Interventions From Birth Through Adolescence,* New York, Guilford Press, p. 1117-1138.

WADSWORTH, M.
1979 *Roots of Delinquency : Infancy, Adolescence and Crime,* Oxford, Martin Robertson.

WORLD HEALTH ORGANIZATION
1993 *The ICD-10 Classification of Mental and Behavioural Disorders : Diagnostic Criteria for Research,* Genève, World Health Organization ; trad. française *Classification internationale des maladies, 10e révision. Chapitre V (F) : Troubles mentaux et troubles du comportement : critères diagnostiques pour la recherche,* Paris, Organisation Mondiale de la Santé et Masson, 1994.

Lectures complémentaires

BATESON, G.
1977-1980 *Vers une écologie de l'esprit,* Paris, Seuil, t. I et II.

BELPAIRE, F.
1994 *Intervenir auprès des jeunes inadaptés sociaux : approche systémique,* Montréal, Méridien.

MINUCHIN, S., et coll.
1969 *Families of the Slums,* New York, Basic Books.

MISÈS, R., et coll.
1988 « Classification française des troubles mentaux de l'enfant et de l'adolescent », *Psychiatr. Enfant,* vol. 31, n° 1, p. 67-134.

CHAPITRE 39

Troubles anxieux

GINETTE LAVOIE, M.D., F.R.C.P.C.
Psychiatre et coordonnatrice de l'enseignement aux externes au Service de pédopsychiatrie
du Pavillon Albert-Prévost de l'Hôpital du Sacré-Cœur de Montréal et au Service de pédopsychiatrie
du Centre hospitalier régional de Lanaudière (Joliette)
Professeure chargée de l'enseignement clinique au Département de psychiatrie
de l'Université de Montréal

DENIS LAURENDEAU, M.D., F.R.C.P.C.
Psychiatre, chef de service, coordonnateur de l'enseignement et clinicien au Service de pédopsychiatrie
du Pavillon Albert-Prévost de l'Hôpital du Sacré-Cœur de Montréal
Professeur adjoint de clinique au Département de psychiatrie de l'Université de Montréal

PLAN

39.1 État de stress post-traumatique et état de stress aigu
    39.1.1 Définition
    39.1.2 Épidémiologie
    39.1.3 Étiologie
    39.1.4 Description clinique

39.2 Panique et agoraphobie
    39.2.1 Définition
    39.2.2 Épidémiologie
    39.2.3 Étiologie
    39.2.4 Description clinique
    39.2.5 Pronostic

39.3 Phobie sociale
    39.3.1 Définition
    39.3.2 Épidémiologie
    39.3.3 Étiologie
    39.3.4 Description clinique
    39.3.5 Pronostic

39.4 Anxiété généralisée
    39.4.1 Définition
    39.4.2 Épidémiologie
    39.4.3 Étiologie
    39.4.4 Description clinique
    39.4.5 Pronostic

39.5 Phobie spécifique
    39.5.1 Définition
    39.5.2 Épidémiologie
    39.5.3 Étiologie
    39.5.4 Description clinique
    39.5.5 Pronostic

39.6 Anxiété de séparation
    39.6.1 Définition
    39.6.2 Épidémiologie
    39.6.3 Étiologie
    39.6.4 Description clinique
        • *Variété clinique : phobie scolaire*

39.7 Trouble obsessionnel-compulsif
    39.7.1 Définition
    39.7.2 Épidémiologie
    39.7.3 Étiologie
    39.7.4 Description clinique
        • *Troubles associés*

39.8 Diagnostic différentiel des troubles anxieux

39.9 Traitement général des troubles anxieux
    39.9.1 Dimension familiale
    39.9.2 Traitement pharmacologique
    39.9.3 Psychothérapie individuelle psychodynamique
    39.9.4 Thérapies comportementale et cognitive

Bibliographie

L'anxiété est un phénomène normal qui permet de maintenir la vigilance et l'anticipation, de signaler au sujet le danger extérieur ou intérieur et d'éviter les conflits et les situations trop traumatisantes. Elle est nécessaire aussi au développement de l'enfant et à la résolution des conflits. Elle devient pathologique lorsqu'elle dépasse un certain degré ou une certaine durée. Elle s'accompagne alors souvent de l'évitement des situations habituellement utiles au développement (école, groupe de pairs) et d'un état de malaise, voire de détresse, tant psychologique que somatique. Les enfants anxieux ont beaucoup plus souvent que les autres des troubles de l'humeur et des conduites ainsi que des difficultés de fonctionnement dans la famille ou avec les amis (Kashani et Orvashel, 1990).

Selon les résultats d'une enquête québécoise sur la santé mentale des enfants (Bergeron, Breton et Valla, 1993), 9,6 % des enfants de 6 à 11 ans et 14,2 % des adolescents de 12 à 14 ans reconnaissent chez eux-mêmes un trouble mental intériorisé (phobie spécifique, anxiété de séparation, anxiété généralisée, dépression majeure et dysthymie).

À ce jour, il manque de recherches longitudinales valables, surtout en ce qui concerne les troubles légers ou modérés ayant fait ou non l'objet d'un traitement. On suppose qu'en règle générale, malgré une tendance à l'exacerbation en période de stress, les troubles anxieux s'estompent avec le temps, l'enfant réussissant à maîtriser l'anxiété. Le pronostic est plus réservé dans le cas d'enfants qui présentent à la fois des symptômes dépressifs et anxieux importants. La relation entre les troubles anxieux et une pathologie à l'âge adulte n'apparaît pas très claire, mais les données actuelles semblent indiquer l'existence tout au moins d'un risque accru de troubles de l'adaptation à l'âge adulte.

39.1 ÉTAT DE STRESS POST-TRAUMATIQUE ET ÉTAT DE STRESS AIGU

39.1.1 Définition

L'état de stress post-traumatique et l'état de stress aigu se caractérisent par l'apparition de symptômes psychologiques typiques à la suite d'une expérience traumatisante d'une intensité extrême (voir aussi le tome I, chapitre 14).

39.1.2 Épidémiologie

Green et coll. (1991) rapportent une fréquence des troubles liés au stress plus élevée chez les filles et chez les enfants plus jeunes. Le degré d'exposition à un événement traumatisant serait le seul facteur distinctif pour cette pathologie. McLeer et coll. (1988) ont relevé les symptômes de l'état de stress post-traumatique chez 48,4 % d'un groupe d'enfants victimes de sévices sexuels exercés par des adultes.

39.1.3 Étiologie

La présence d'une psychopathologie chez l'enfant rend celui-ci plus vulnérable au traumatisme psychologique. L'enfant risque aussi plus de souffrir d'un état de stress s'il n'est pas blessé physiquement au cours de l'expérience (Martini et coll., 1990). Plusieurs facteurs familiaux contribuent aussi à augmenter le risque, notamment :

- un milieu familial chaotique ;
- une psychopathologie chez un parent ;
- une séparation d'avec le milieu familial ;
- des réactions anxieuses et dépressives dans le milieu familial ;
- une modification des attitudes parentales à la suite de l'événement.

39.1.4 Description clinique

L'état de stress aigu se caractérise par des symptômes dissociatifs : déréalisation, dépersonnalisation, amnésie, détachement. Des reviviscences de l'événement traumatisant (p. ex., sous forme de jeux répétitifs qui en évoquent des aspects ou de mises en scène de l'événement), un évitement des stimuli associés à l'événement et une hyperactivité neurovégétative composent le tableau de l'état de stress post-traumatique. Au moment du choc, le sujet a ressenti une peur extrême ainsi qu'un sentiment d'horreur et d'impuissance. Selon Yule et coll. (1990), les symptômes apparaissent en moyenne 10 jours après l'événement traumatisant et persistent durant environ 5 mois. Dans tous les cas, on note une régression importante sur le plan du fonctionnement social, relationnel et même sur le plan développemental.

Schwarz et Kowalski (1991), qui ont étudié une population d'adultes et d'enfants souffrant d'un état de stress post-traumatique, ont remarqué que les enfants étaient aux prises avec les mêmes difficultés que les adultes. Les enfants décrivaient des rêves plus intenses s'ils étaient retournés à proximité du lieu où l'événement était survenu. Le sentiment de culpabilité et la colère prédominent chez les plus vieux. Terr (1981), pour sa part, a noté que l'enfant reprend dans ses jeux les gestes et les attitudes qui lui ont fait peur.

Terr (1981) distingue deux types de traumatisme : le traumatisme de type I découle de l'exposition à un seul événement momentané et violent et le traumatisme de type II, de la répétition de l'expérience traumatisante. Certains symptômes sont communs : impression de revivre l'événement, évitement des stimuli associés à l'expérience traumatisante, comportements répétitifs, changement d'attitude vis-à-vis de l'entourage, perte d'espoir dans l'avenir. Terr relève cependant des traits particuliers à l'un ou l'autre. Ainsi, les enfants qui ont subi un traumatisme de type I font plus souvent une description verbale détaillée de l'événement et ont plus fréquemment un sentiment de culpabilité ou l'impression qu'un événement anodin constituait un présage de la catastrophe. Le type II, pour sa part, se caractérise davantage par du déni, de l'engourdissement psychique, de la dissociation et de la colère.

39.2 PANIQUE ET AGORAPHOBIE

39.2.1 Définition

L'attaque de panique se caractérise par une peur ou un malaise intense, brusque et violent, accompagné de symptômes somatiques. Lorsque les épisodes se répètent, on parle alors d'un trouble panique. L'agoraphobie consiste en la peur de se trouver dans un endroit ou une situation sans possibilité de s'échapper ou d'obtenir de l'aide (voir aussi le tome I, tableau 12.3, p. 345-346, et tableau 12.4, p. 347).

39.2.2 Épidémiologie

Le trouble panique est plus rarement rencontré chez l'enfant, mais dans plusieurs cas rapportés chez des adultes, il avait débuté durant l'adolescence et même, quelquefois, durant l'enfance, avec un maximum de fréquence entre 15 et 19 ans (Moreau et Follett, 1993). Alessi et Magen (1988) ont observé un trouble panique chez 5 % d'une population d'enfants hospitalisés.

39.2.3 Étiologie

Les théories biologiques évoquent surtout une perturbation du système nerveux sympathique. Les accès de décharge autonomique provoqueraient le comportement d'évitement, le patient craignant d'avoir une nouvelle attaque de panique. Des substances inductrices, telles que le lactate de sodium et le dioxyde de carbone, ainsi qu'un désordre des neurotransmetteurs sont aussi considérés comme facteurs étiologiques potentiels.

L'anxiété de séparation (voir la section 39.6) précède souvent l'agoraphobie et le trouble panique. La perte, en bas âge, de figures d'attachement, par exemple le décès d'un parent ou une séparation momentanée d'avec des personnes significatives, prédispose aussi au trouble panique. La crainte d'être abandonné est vécue de nouveau au moment de se retrouver seul, en public. Chez certains adolescents, un conflit entre l'émergence pulsionnelle et un Surmoi rigide peut parfois contribuer au trouble.

Pour leur part, les théories cognitivo-comportementales considèrent que l'anxiété est une réponse apprise d'après un modèle parental. Selon le principe du conditionnement classique, l'association d'un stimulus nocif (p. ex., un malaise physique) et d'un stimulus neutre (p. ex., circuler dans la rue) occasionne les accès de panique. Le comportement d'évitement relève du conditionnement opérant.

39.2.4 Description clinique

Les attaques de panique se traduisent par des symptômes divers (au moins quatre) dont des symptômes d'hyperactivité neurovégétative, des symptômes se rapportant aux systèmes cardiorespiratoire et gastro-intestinal, des symptômes liés à l'état mental (p. ex., peur de mourir), ainsi que des symptômes généraux tels que des paresthésies ou des bouffées de chaleur. Les attaques surviennent brutalement et atteignent un paroxysme en moins de 10 minutes. Elles durent habituellement de 15 à 20 minutes, parfois, quoique rarement, plus d'une heure.

Psychiatrie clinique : une approche bio-psycho-sociale

Alessi et Magen (1988) rapportent que, dans plus de 50 % des cas, l'enfant a des tremblements, des palpitations, de la difficulté à respirer et des vertiges. La sensation d'évanouissement, la transpiration, l'alternance de bouffées de chaleur et de frissons ainsi que la peur de mourir surviennent chez un nombre plus restreint.

La dépersonnalisation se manifeste seulement chez les adolescents. En ce qui concerne les jeunes enfants, Garland et Smith (1990) soulignent la difficulté de poser le diagnostic à cause de tableaux quelquefois incomplets et de l'imprécision des réponses que donne l'enfant quand on le questionne au sujet de ses symptômes.

Un diagnostic d'agoraphobie est envisagé en présence d'un évitement des situations anxiogènes. L'agoraphobie peut survenir de façon isolée, sans attaque de panique. Les activités de l'enfant ou de l'adolescent sont alors fortement réduites, sinon abandonnées. La fréquentation scolaire est perturbée. L'enfant se confine au domicile et il demande qu'une personne familière l'accompagne dans ses moindres déplacements. Il refuse quelquefois de demeurer seul. Ainsi, la famille se trouve directement interpellée par le problème, le rôle de chacun ainsi que les relations interpersonnelles se modifient. L'enfant reçoit souvent une attention accrue et en retire quelquefois des bénéfices secondaires. Dans certains cas, il subit au contraire un rejet de la part du milieu familial.

39.2.5 Pronostic

Environ 17 % des cas de trouble panique avec agoraphobie rencontrés chez l'adulte ont débuté avant l'âge de 16 ans (Moreau et Follett, 1993). La dépression, les tentatives de suicide, la toxicomanie compliquent le tableau dans un certain nombre de cas.

39.3 PHOBIE SOCIALE

39.3.1 Définition

La phobie sociale chez l'enfant, que la CIM-10 désigne par « anxiété sociale de l'enfance », se caractérise par un évitement d'une ou plusieurs situations sociales, dû à une peur qu'éprouve l'enfant de se retrouver avec des personnes peu familières ou dans une situation où il peut être observé par autrui.

39.3.2 Épidémiologie

Parmi un groupe de 188 enfants suivis pour un trouble anxieux, Last et coll. (1992) ont constaté que 15 % d'entre eux présentaient une phobie sociale. La prévalence se situe autour de 0,9 % à 11 ans (Anderson et coll., 1987). La phobie sociale semble toucher autant les garçons que les filles, et l'âge d'apparition est de 11,3 ans en moyenne.

Par comparaison avec la phobie spécifique, les sujets atteints de phobie sociale présenteraient des symptômes plus marqués et seraient plus nombreux à avoir une histoire de dépression (Last et coll., 1992). En ce qui concerne la famille, Beidel et Morris (1993) notent que les parents de ces enfants présentent un problème semblable plus souvent que les parents des enfants souffrant d'hyperactivité et que ceux d'un groupe d'enfants normaux.

39.3.3 Étiologie

Certains auteurs se sont penchés sur la possibilité d'une transmission génétique de la phobie sociale. Fyer (1993) retient la possibilité d'une prédisposition génétique influencée par l'environnement.

Sur le plan psychodynamique, la confiance de base se construit grâce aux liens affectifs entre l'enfant et son entourage. Des manques, des ruptures interfèrent avec le développement du Moi, et un conflit s'installe entre les pulsions agressives ou sexuelles et un Surmoi trop rigide. L'existence d'un écart entre le Moi idéal et l'idéal du Moi engendre une anxiété intolérable pour le sujet.

Selon Mouren-Siméoni et coll. (1993), la préoccupation relativement à l'évaluation faite par autrui montre que le patient est centré sur l'agir et non sur le vécu émotif. Deux modèles explicatifs sont proposés : 1) une auto-observation excessive ; 2) la difficulté à acquérir et à exercer des habiletés de communication à cause d'une anxiété inhibitrice. Celle-ci peut s'expliquer par le conditionnement classique et l'évitement, par le conditionnement opérant.

39.3.4 Description clinique

L'évitement que décrivait le DSM-III-R a été éliminé de la nouvelle classification américaine (DSM-IV) qui l'a inclus dans la phobie sociale, cela à la suite de plusieurs études (Francis et coll., 1992 ; Last et coll., 1992) qui n'ont pas relevé de différences significatives sur les plans sociodémographique et clinique.

Le tableau comporte un retrait excessif par rapport à l'étranger alors que l'enfant éprouve le désir d'entrer en contact. Quant aux relations avec les personnes familières, elles sont en général satisfaisantes. L'enfant apparaît cependant comme mal à l'aise, inhibé et même incapable de communiquer verbalement lorsqu'il fait face à des situations anxiogènes. Le fonctionnement social est grandement perturbé et les difficultés persistent depuis plus de six mois.

Beidel (1991) rapporte que ces enfants ont une image négative d'eux-mêmes et ont peur de ne pas réussir. Les adolescents atteints de phobie sociale font état d'anxiété au moment de lire à haute voix, d'écrire au tableau ou d'effectuer d'autres tâches sous le regard attentif d'autrui. Chez eux, les pleurs, les plaintes somatiques et l'évitement prédominent. Par ailleurs, ils démontrent aussi une forte tendance à tenter de s'adapter (*coping*) en se répétant des phrases encourageantes et en se préparant au-delà de ce qui est normalement nécessaire. Mouren-Siméoni et coll. (1993) distinguent deux types de phobie sociale : spécifique et diffuse. La première, plus rare chez l'enfant, se rattache à une situation anxiogène précise. La seconde se caractérise davantage par la crainte de ne pas savoir se défendre et de se sentir rejeté par les pairs.

39.3.5 Pronostic

Le syndrome peut persister jusqu'à l'âge adulte. Sans traitement, il s'estompe habituellement vers 40 ans. Plusieurs pathologies sont cependant susceptibles de compliquer le tableau. L'abus d'alcool et d'anxiolytiques à la suite d'une tentative d'autotraitement est fréquent. On rapporte aussi une prévalence à vie de 44 % de dépression majeure (Last et coll., 1992).

39.4 ANXIÉTÉ GÉNÉRALISÉE

39.4.1 Définition

L'anxiété généralisée se caractérise par un souci excessif, injustifié et incontrôlable concernant un certain nombre d'activités ou d'événements.

39.4.2 Épidémiologie

Selon Bell-Dolan et Brazeal (1993), l'hyperanxiété du DSM-III-R, maintenant nommée anxiété généralisée dans le DSM-IV, serait la cause de 3 % des consultations en pédopsychiatrie, soit la moitié des consultations pour un trouble anxieux. La prévalence à vie est de 27 %, et 96 % de ces enfants souffriront d'au moins un autre trouble anxieux à un moment ou l'autre de leur vie. L'anxiété généralisée atteint un nombre égal de garçons et de filles, et l'âge moyen à l'apparition des symptômes est de 8,8 ans (Last et coll., 1992).

Last et coll. (1987) ont noté une fréquence accrue de problèmes anxieux chez les parents : 83 % des mères dont l'enfant souffrait d'anxiété de séparation ou d'anxiété généralisée avaient une histoire de troubles anxieux et un certain nombre étaient suivies activement au moment de la consultation en pédopsychiatrie.

39.4.3 Étiologie

L'efficacité des benzodiazépines chez l'adulte dans le traitement de l'anxiété généralisée porte à croire à une atteinte des centres occupés par les récepteurs de benzodiazépines, soit : le lobe occipital, les noyaux gris centraux, le système limbique et le cortex frontal. Des désordres touchant la sérotonine, la noradrénaline et la cholécystokinine sont aussi à l'étude.

Les théories cognitivo-comportementales supposent que l'anxiété inadaptée découlerait d'un modèle familial d'insécurité et de grandes exigences par rapport à la réussite. Selon la perspective psychodynamique, l'anxiété au sujet de la performance témoigne d'un Moi idéal mégalomaniaque s'opposant à un idéal du Moi en maturation qui favoriserait la croissance de l'enfant. Ainsi, celui-ci tente de répondre à la demande excessive, ce qui engendre l'anxiété.

39.4.4 Description clinique

Le tableau clinique de l'anxiété généralisée comprend des symptômes de tension, d'hyperactivité autonomique et d'hypervigilance. Des six symptômes énumérés dans le DSM-IV (voir le tome I, tableau 12.2, p. 342-343), un seul est nécessaire pour poser le diagnostic chez l'enfant. Les enfants souffrant d'anxiété

Psychiatrie clinique : une approche bio-psycho-sociale

généralisée éprouvent une crainte excessive dans différents domaines. Les parents rapportent souvent que leur enfant a des préoccupations d'adulte, par exemple au sujet des responsabilités parentales et financières, même en l'absence de difficultés particulières. Les événements passés et futurs sont aussi une source d'inquiétudes, principalement en ce qui a trait à l'adéquation, à l'attitude ou aux capacités face à autrui. L'enfant est décrit comme perfectionniste. Son grand désarroi est à l'origine d'un constant besoin d'être rassuré et d'une hypersensibilité à la critique. L'enfant anxieux est dans un état de tension quasi constant qui est quelquefois accompagné de plaintes somatiques. Selon Strauss et coll. (1988), les adolescents exprimeraient deux fois plus de plaintes que les enfants plus jeunes lorsqu'ils souffrent de ce syndrome.

39.4.5 Pronostic

Dans 75 % des cas, l'anxiété généralisée disparaît ou devient subclinique en moins de deux ans (Mouren-Siméoni et coll., 1993). La rémission serait plus fréquente et rapide chez les garçons. Chez une minorité d'enfants, le trouble évolue vers la chronicité.

39.5 PHOBIE SPÉCIFIQUE

39.5.1 Définition

La phobie spécifique est une peur persistante reliée à un objet précis ou à une situation particulière autre que la peur d'avoir une attaque de panique en se retrouvant dans un lieu public (trouble panique, agoraphobie). Elle diffère aussi de la crainte d'être exposé à l'éventuelle observation d'autrui (phobie sociale), de la crainte de quitter les figures significatives (angoisse de séparation) ou encore de la crainte de la saleté (trouble obsessionnel-compulsif).

39.5.2 Épidémiologie

Les études font état d'un pourcentage égal de garçons et de filles atteints d'une phobie spécifique (Last et coll., 1992) ou d'un pourcentage de garçons légèrement plus élevé (Anderson et coll., 1987). Le pic d'apparition de la phobie spécifique varie de cinq à neuf ans (Kaplan, Sadock et Grebb, 1994). Anderson et coll. (1987) ont étudié 92 enfants de 11 ans dans la population générale et ont trouvé une prévalence de 2,4 % de phobie simple. Silverman et coll. (1988), qui ont réalisé une étude fondée sur des entrevues avec des enfants et des parents, rapportent que de 27 % à 31 % des enfants se présentant pour un trouble anxieux souffrent d'une phobie spécifique.

39.5.3 Étiologie

En ce qui concerne les facteurs biologiques, certains auteurs émettent l'hypothèse d'une transmission héréditaire. Torgersen (1979) relève une plus grande similitude des situations phobogènes et de l'intensité des symptômes chez une population de jumeaux monozygotes par comparaison avec des jumeaux dizygotes.

Sur le plan psychodynamique, différents mécanismes interviennent dans la formation de la phobie, que Freud (1909a) a décrits à travers l'analyse du cas du petit Hans qui refuse de sortir dans la rue, car il craint d'être mordu par un cheval. Ici, la peur de la colère du père dans le conflit œdipien est transférée sur l'objet phobogène. Entrent en jeu des mécanismes de défense tels que le refoulement, puis le déplacement, la surdétermination et le contre-investissement. Le refoulement étant incomplet, les symptômes phobiques émergent. Il semble aussi qu'un système de communication familiale fondé sur les peurs et leur expression expliquerait l'apparition de ces symptômes.

Les théories comportementales associent l'émergence de la phobie spécifique au conditionnement classique, et son maintien, au conditionnement opérant. Ainsi, un malaise viscéral ressenti à la vue d'un objet banal pourrait provoquer un état de panique aigu, et l'évitement s'ensuivrait. L'influence d'un modèle parental de comportement est également envisagée. L'origine de la phobie peut aussi être indirecte ; dans ce cas, le sujet en vient à éprouver le même malaise que celui qu'il observe chez une autre personne (renforcement vicariant). Quant au modèle cognitif, il insiste sur le caractère exagéré de la crainte de certains stimuli dont les enfants peuvent être partiellement conscients mais qu'ils ne maîtrisent pas (Silverman et Rabian, 1993).

39.5.4 Description clinique

Les peurs font partie du développement normal de l'enfant et il convient de les distinguer des phobies.

Psychiatrie clinique : une approche bio-psycho-sociale

Chaque phase de la croissance comporte ses craintes. Par exemple, l'angoisse dite du huitième mois, qui se caractérise par la crainte de l'enfant que sa mère ne l'abandonne s'il s'approche d'un étranger (Spitz, 1965), se dissipe graduellement. Les enfants commencent à livrer le contenu de leurs peurs à trois ou quatre ans, une fois qu'ils ont acquis la capacité de s'exprimer verbalement. Anna Freud (1965) a décrit les angoisses « qualifiées d'archaïques, car on ne peut les rattacher à aucune des expériences antérieures de peur, elles semblent liées à des dispositions innées ». Ainsi en est-il de la peur du noir, de la solitude, des étrangers, des objets nouveaux, du tonnerre, du vent, etc., qui ne découle pas d'une régression, d'un conflit ni d'un déplacement. Ces peurs disparaissent progressivement, à mesure que s'accomplit la maturation cognitive.

Par la suite, les peurs varient avec l'âge. Par exemple, beaucoup d'enfants de quatre à six ans ont peur des monstres et des fantômes, mais rarement ceux qui ont plus de huit ans. La peur d'un danger physique suivrait une progression inverse. La peur des animaux, les vives réactions au moment du coucher ainsi que les cauchemars tendraient à s'amoindrir entre quatre et six ans (Bauer, 1976). Par ailleurs, un certain nombre d'enfants craindraient un peu la vue du sang. Cependant, lorsque les peurs entraînent un état de panique démesuré, se prolongent de façon anormale ou entraînent une régression à un stade développemental antérieur, il faut envisager la possibilité d'une phobie.

La phobie spécifique se caractérise par une réaction d'anxiété (p. ex., sentiment de panique, tachycardie, respiration difficile) provoquée par l'exposition à un objet ou à une situation particulière. L'enfant peut exprimer son anxiété en pleurant, en faisant une colère, en s'agrippant à l'adulte ou en demeurant immobile, incapable de fuir la situation anxiogène (voir le tome I, tableau 12.5, p. 348). Par la suite, il tend à éviter la situation et il est souvent difficile de lui faire admettre le caractère déraisonnable de ce comportement. Pour qu'on puisse poser le diagnostic de phobie spécifique, le problème doit durer depuis plus de six mois. Il existe différents types de phobie spécifique : phobie des animaux, phobie liée à l'environnement naturel (p. ex., peur des orages), érythrophobie, peurs situationnelles et autres craintes (p. ex., déguisements, bruits).

Face à son problème, l'enfant pourra en reconnaître le caractère absurde ou tenter de nier le problème et pourra même adopter une attitude hautaine. Se manifesteront alors diverses complications telles qu'un comportement d'échec, l'inhibition scolaire et des symptômes dépressifs. L'attitude de l'entourage importe aussi beaucoup. Forcer l'enfant à affronter ses peurs sans tenir compte de l'anxiété exacerbe le problème. À l'opposé, une attitude surprotectrice renforce l'idée qu'un danger réel à éviter existe.

39.5.5 Pronostic

Près de 38,8 % des enfants atteints d'une phobie spécifique souffriraient aussi d'anxiété de séparation (Last et coll., 1992). Il semble cependant que la phobie spécifique s'atténue à l'âge de sept ou huit ans et que le problème ne persiste que très rarement jusqu'à l'adolescence et au-delà. En effet, 80 % verraient leurs symptômes diminuer nettement après un an de traitement (Hompe et coll., 1973).

39.6 ANXIÉTÉ DE SÉPARATION

39.6.1 Définition

L'anxiété de séparation est un phénomène commun, universel, inhérent au développement lui-même : peur de l'étranger vers huit mois, peur d'entrer à la jardinière ou à l'école la première fois, angoisses diverses qui accompagnent le long processus de séparation-individuation. Cependant, l'angoisse peut, à certains moments, de normale qu'elle était, revêtir par son intensité, sa durée, ses manifestations aiguës et son débordement un caractère pathologique.

39.6.2 Épidémiologie

L'anxiété de séparation est le plus répandu (50 %) des troubles anxieux de l'enfance qui eux-mêmes touchent 1 enfant sur 10 (Kashani et Orvashel, 1990). On l'observe plus souvent chez les enfants que chez les adolescents. L'anxiété de séparation peut apparaître à tout âge, mais elle est plus fréquente à la prépuberté. Les garçons et les filles en souffrent dans une proportion à peu près équivalente, la surreprésentation des filles n'étant pas significative. Plus qu'en ce qui concerne les autres troubles anxieux, ces enfants viennent de familles défavorisées sur le plan socioéconomique.

Psychiatrie clinique : une approche bio-psycho-sociale

39.6.3 Étiologie

Certains enfants sont portés à aller vers ce qui est nouveau, d'autres, à s'en éloigner, et ils tendent à conserver cette caractéristique stable de leur tempérament. Ceux qui se replient sont même considérés comme des enfants à risque pour ce qui est de l'anxiété de séparation ou de la phobie sociale durant l'enfance (Chess et Thomas, 1984).

Bowlby (1978) fait état du climat d'insécurité entourant la formation des premiers liens entre la mère et l'enfant, de leur besoin mutuel de rester proches l'un et l'autre (ce qui reproduit le type de relation que la mère a vécu avec sa propre mère), d'une recherche de gratifications auprès de l'enfant d'une intensité telle qu'il en résulte un climat d'ambivalence qui mène à des relations familiales fortement empreintes de dépendance et d'insatisfaction. On suppose aussi que l'anxiété du parent se communiquerait à l'enfant par le processus du modelage : le parent terrorisé montre – au sens d'enseigner – à son enfant l'anxiété.

39.6.4 Description clinique

Ce trouble se traduit essentiellement par une anxiété aiguë et une détresse excessive au moment de la séparation (réelle ou anticipée) d'avec des personnes significatives, habituellement un parent (voir le tableau 39.1). Dans les cas les plus graves, l'enfant vit un véritable état de terreur et de panique auquel s'ajoutent des symptômes physiques. Il s'inquiète de l'accessibilité de sa mère (ou de son substitut), ne peut rester seul, la suit et cherche à éviter les situations de séparation ; les plus jeunes restent près de leurs parents ou en contact physique avec eux lorsque ceux-ci projettent une sortie ou quand il y a risque de séparation (p. ex., au centre commercial ou au bureau du médecin) ; l'enfant en période de latence peut refuser de rester seul à la maison, de jouer avec d'autres enfants si un parent n'est pas présent, d'aller dormir chez un ami ou de partir avec une colonie de vacances. Plus il est jeune, plus il a tendance à faire des cauchemars et à aller retrouver ses parents dans leur lit.

Des pensées morbides, inquiètes, allant jusqu'à la rumination, sont toujours présentes, mais parfois tues ou niées. Quand l'angoisse déborde, elles deviennent manifestes ; l'enfant peut les préciser en vieillissant : crainte d'un danger pour ses proches (accident de voiture, maladie, décès) ou pour lui-même (s'égarer, être enlevé, tué).

Variété clinique : phobie scolaire

Lorsque les symptômes mentionnés plus haut persistent, apparaissent ou réapparaissent durant la période de fréquentation scolaire, ils peuvent entraîner des problèmes sérieux et persistants d'absentéisme scolaire : on peut mettre en évidence un tableau clinique de phobie de l'école. Certains auteurs préfèrent l'appellation refus scolaire, mais cette dernière désigne un comportement pouvant résulter tant d'une phobie, d'une angoisse généralisée, d'une dépression, d'une psychose que d'un trouble de la personnalité. Johnson et coll. (1941) ont été les premiers à décrire la phobie scolaire.

L'enfant peut regimber devant l'obligation d'aller à l'école, étirer la routine matinale, manquer l'autobus, se dire malade ou encore refuser catégoriquement d'y aller, ce qui alors inquiète beaucoup les parents. Il peut avoir un comportement d'évitement à l'école même : il appellera ses parents pour leur demander s'il peut revenir à la maison, cherchera à s'y faire renvoyer par l'infirmière ou quittera l'école pour rentrer chez lui.

L'angoisse et la peur peuvent s'accompagner de symptômes physiques : étourdissements, maux de tête et douleurs abdominales, nausées, anorexie, qui s'atténuent lorsque l'enfant reste à la maison.

Bowlby (1978) a décrit le système familial le plus fréquent : mère surprotectrice, père absent physiquement ou psychologiquement, enfant tyrannique à la maison et inhibé à l'école. Ce système connaît plusieurs variations en fonction de l'angoisse des parents et/ou de l'enfant et de leur crainte qu'il n'arrive quelque chose d'horrible aux uns et aux autres, soit à la maison, soit à l'école. Ces diverses variations et leurs fréquentes combinaisons s'inscrivent dans un contexte où l'angoisse parentale confère à l'enfant un caractère d'objet contra-phobique qui le place malencontreusement dans une position surinvestie d'adulte, position qui se trouve ensuite menacée dans la situation scolaire.

À la suite des études épidémiologiques menées dans les années 70 et 80, Last et coll. (1987) ont réintroduit la distinction entre deux populations

TABLEAU 39.1   Critères diagnostiques de l'anxiété de séparation

DSM-IV 309.21 Trouble : anxiété de séparation	CIM-10 F93.0 Angoisse de séparation de l'enfance

A. Anxiété excessive et inappropriée au stade du développement concernant la séparation d'avec la maison ou les personnes auxquelles le sujet est attaché, comme en témoignent trois des manifestations suivantes (ou plus) :
(1) détresse excessive et récurrente dans les situations de séparation d'avec la maison ou les principales figures d'attachement, ou en anticipation de telles situations ;
(2) crainte excessive et persistante concernant la disparition des principales figures d'attachement ou un malheur pouvant leur arriver ;
(3) crainte excessive et persistante qu'un événement malheureux ne vienne séparer l'enfant de ses principales figures d'attachement (p. ex., se retrouver perdu ou être kidnappé) ;
(4) réticence persistante ou refus d'aller à l'école, ou ailleurs, en raison de la peur de la séparation ;
(5) appréhension ou réticence excessive et persistante à rester à la maison seul ou sans l'une des principales figures d'attachement ou bien dans d'autres environnements sans des adultes de confiance ;
(6) réticence persistante ou refus d'aller dormir sans être à proximité de l'une des principales figures d'attachement, ou bien d'aller dormir en dehors de la maison ;
(7) cauchemars répétés à thèmes de séparation ;
(8) plaintes somatiques répétées (telles que maux de tête, douleurs abdominales, nausées, vomissements) lors des séparations d'avec les principales figures d'attachement, ou en anticipation de telles situations.
	A. Présence d'au moins trois des manifestations suivantes :
	
	(8) sentiment excessif et répété de détresse (p. ex., anxiété, crises de larmes, colères ; réticence persistante à quitter la maison ; besoin excessif de parler avec ses parents, désir de rentrer à la maison ; désarroi, apathie ou retrait social) avant, pendant ou immédiatement après une séparation d'avec une personne à laquelle l'enfant est principalement attaché ;
	(1) crainte irréaliste et persistante qu'il puisse arriver du mal à des personnes auxquelles l'enfant est principalement attaché, ou que celles-ci ne disparaissent (p. ex., peur qu'elles partent et ne reviennent pas ou peur de ne plus les revoir), ou préoccupation persistante concernant leur mort ;
	(2) crainte irréaliste et persistante qu'un événement malencontreux ne sépare l'enfant d'une personne à laquelle il est principalement attaché (p. ex., l'enfant va se perdre, être kidnappé, entrer à l'hôpital ou être tué) ;
	(3) réticence persistante ou refus d'aller à l'école dû à la peur de la séparation d'une personne à laquelle il est principalement attaché, ou pour rester à la maison (plutôt que pour d'autres raisons telle la crainte de ce qui pourrait arriver à l'école) ;
	(5) peur persistante et inappropriée de rester seul ou sans une personne à laquelle il est principalement attaché, à la maison, pendant la journée ;
	(4) séparation difficile pendant la nuit, comme en témoigne la présence d'au moins une des manifestations suivantes :
	  (a) réticence persistante ou refus d'aller dormir, sans être avec ou près d'une personne à laquelle il est principalement attaché,
	  (b) se lève souvent pendant la nuit pour s'assurer de la présence ou pour dormir près d'une personne à laquelle il est principalement attaché,
	  (c) réticence persistante ou refus de dormir en dehors du domicile ;
	(6) cauchemars répétés comportant des thèmes de séparation ;
	(7) survenue répétée de symptômes somatiques (tels que nausées, vomissements, douleurs abdominales, céphalées) dans des situations impliquant une séparation d'avec une personne à laquelle il est principalement attaché, par exemple quand il doit quitter la maison pour aller à l'école ou dans d'autres circonstances (camps, vacances, etc.).

B. La durée du trouble est d'au moins quatre semaines.	E. Durée : au moins quatre semaines.
C. Début avant l'âge de 18 ans.	C. Début avant l'âge de 6 ans.
D. Le trouble entraîne une détresse cliniquement significative ou une altération du fonctionnement social, scolaire (professionnel), ou dans d'autres domaines importants.	

→

Psychiatrie clinique : une approche bio-psycho-sociale

TABLEAU 39.1 Critères diagnostiques de l'anxiété de séparation (*suite*)

DSM-IV 309.21 Trouble : anxiété de séparation	CIM-10 F93.0 Angoisse de séparation de l'enfance
E. Le trouble ne survient pas exclusivement au cours d'un trouble envahissant du développement, d'une schizophrénie ou d'un autre trouble psychotique, et chez les adolescents et les adultes, il n'est pas mieux expliqué par le diagnostic de trouble panique avec agoraphobie.	B. Ne répond pas aux critères de l'anxiété généralisée de l'enfance (F93.80).
	D. Le trouble ne fait pas partie d'une perturbation plus globale des émotions, des conduites ou de la personnalité, ou d'un trouble envahissant du développement, d'un trouble psychotique, ou d'un trouble lié à l'utilisation des substances psychoactives.
Spécifier si : **Début précoce :** si le début survient avant l'âge de six ans.	

Sources : American Psychiatric Association (1994), trad. française *DSM-IV – Manuel diagnostique et statistique des troubles mentaux*, Paris, Masson, 1996 ; World Health Organization (1993), trad. française *Classification internationale des maladies, 10ᵉ révision. Chapitre V (F) : Troubles mentaux et troubles du comportement : critères diagnostiques pour la recherche*, Paris, Organisation Mondiale de la Santé et Masson, 1994.

différentes, l'une présentant des peurs de l'école (plus près de la phobie sociale) et l'autre, des peurs associées à l'éloignement de la maison (plus près de la phobie simple) : les enfants du premier groupe sont plus souvent des filles plus jeunes, sont issus de milieux socioéconomiques défavorisés et paraissent plus atteints puisqu'ils font presque toujours l'objet d'un deuxième diagnostic (comorbidité de 92 % comparativement à 63 %) ; les mères de ces enfants sont quatre fois plus susceptibles de souffrir d'un trouble affectif.

Deux observations demeurent constantes : d'une part, la fréquente association de l'anxiété de séparation à d'autres troubles anxieux et aux troubles dépressifs, et, d'autre part, la présence d'un trouble anxieux chez l'un des parents.

39.7 TROUBLE OBSESSIONNEL-COMPULSIF

39.7.1 Définition

Abandonnant la référence à la notion de conflit intrapsychique ou de névrose obsessionnelle, la classification américaine a créé une catégorie diagnostique appelée trouble obsessionnel-compulsif (TOC) qu'elle, ainsi que la CIM-10, définit comme la présence de pensées intrusives répétitives et/ou de rituels non désirés qui interfèrent de façon importante avec le fonctionnement ou provoquent une détresse considérable. L'obsession est soit une pensée, une impulsion, un sentiment ou une sensation, elle suscite l'angoisse, tandis que la compulsion est un acte (compter, vérifier, éviter) qui diminue l'anxiété lorsqu'il est accompli ou qui l'augmente si le patient y résiste. Ces manifestations apparaissent au patient — sauf parfois aux tout jeunes — comme déraisonnables, illogiques et intrusives. Elles s'imposent à lui malgré ses efforts pour les combattre, aussi tente-t-il de les chasser et de les cacher. Le patient maintient cependant une perception claire de la réalité ainsi qu'une conscience de l'aspect morbide de ses troubles (voir aussi le tome I, chapitre 13).

39.7.2 Épidémiologie

Le diagnostic de TOC a vu sa fréquence tripler au cours des 20 dernières années. La prévalence à vie est estimée à de 2 % à 3 % de la population, 1,9 % chez les adolescents selon Flament et coll. (1988). La chronicisation ainsi que le degré d'incapacité des cas les plus sérieux devraient attirer l'attention des intervenants œuvrant auprès des jeunes, particulièrement au moment où un arsenal thérapeutique plus varié et potentiellement plus efficace est disponible.

Les patients souffrant d'un TOC présentent souvent un trouble dépressif associé (comorbidité dépressive de 50 %, prévalence à vie de 67 %).

39.7.3 Étiologie

Freud a décrit, en 1926, les modalités de formation des symptômes de ce qu'il a nommé névrose obsessionnelle et les défenses à l'œuvre : refoulement, régression, formation réactionnelle, annulation rétroactive, isolation. Il a expliqué l'origine de l'obsession-compulsion surtout en termes de conflit intrapsychique. Couvreur (1993) propose une introduction à ses écrits sur ce sujet. Si Freud (1909b) a privilégié l'exposition du conflit avec le père, Klein (1924) a exploré, quant à elle, les conflits avec la mère.

Les recherches récentes semblent indiquer un consensus parmi les chercheurs américains en faveur d'un effet spécifique antiobsessionnel (surtout sur les compulsions) de la clomipramine (un tricyclique sérotoninergique) et des inhibiteurs sélectifs du recaptage de la sérotonine (ISRS), effet qu'on croit indépendant de leurs propriétés antidépressives. On ne peut cependant éliminer l'intervention d'autres neurotransmetteurs, par exemple la dopamine, dans ce trouble (Swedo et Rapoport, 1990). On sait de plus qu'un tiers des patients ne répondent pas à la médication. On suppose une médiation génétique pour un pourcentage encore indéterminé de cas et on en ignore les implications pour l'étiologie et le traitement. L'hypothèse repose sur une incidence plus élevée du TOC chez les parents d'enfants symptomatiques (Lenane et coll., 1990), sur une cooccurrence plus grande du TOC et du syndrome de Gilles de la Tourette et sur une concordance élevée chez des jumeaux monozygotes (McGuffin et Mawson, 1980).

Finalement, les hypothèses neuropsychologiques s'appuient sur l'association entre le TOC et les anomalies des noyaux gris centraux (syndrome de Gilles de la Tourette, maladie de Parkinson post-encéphalite, chorée de Huntington) et sur la possibilité d'un dysfonctionnement du circuit reliant le lobe frontal, le système limbique et les noyaux gris centraux.

39.7.4 Description clinique

Il est fréquent de voir apparaître des rites chez l'enfant à la période d'apprentissage de la propreté : cérémonial entourant la défécation, refus de s'exécuter ailleurs qu'à la maison ou sur son pot, etc. De même, quand l'enfant a trois ou quatre ans, le coucher et parfois l'alimentation peuvent faire l'objet de véritables rituels. Un goût marqué pour l'ordre et la propreté est courant à cet âge. Ces manifestations fréquentes et banales constituent des défenses du Moi, qui ont une fonction structurante contre les angoisses archaïques, et reflètent l'importance encore grande de la pensée magique. Elles disparaissent habituellement sans laisser de séquelles.

À la période de latence, l'enfant peut s'adonner à des activités répétitives telles que collectionner, compter et éviter de marcher sur les fentes du trottoir, ou se livrer à certaines pratiques superstitieuses en période de stress (examens, joutes sportives), mais sans y croire de façon absolue. Le Moi de l'enfant érige des défenses qui cherchent à faire échec aux pulsions et à les isoler. Certains traits deviennent plus fixes : ordre, propreté, scrupules, méticulosité, dégoût. Il s'agit d'une tendance naturelle de la latence, soit la formation du caractère, sur un mode plus obsessionnel, qui demeure stable et qui n'évolue que rarement vers le TOC. Au cours de cette période, l'idée de mort peut aussi devenir obsédante en l'absence de tout trouble dépressif.

Le TOC demeure rare chez l'enfant. Le début est difficile à préciser; Swedo et coll. (1989) en établissent l'âge moyen à 10 ans. Le tabou du toucher (salir, être sali) se retrouve fréquemment au centre des préoccupations, des peurs et des rituels conjuratoires. Ces manifestations peuvent constituer une défense contre la proximité pulsionnelle, exacerbée parfois par un surinvestissement de l'adolescent et de son corps par le parent du sexe opposé.

Troubles associés

On note une comorbidité importante chez les jeunes souffrant d'un TOC. Ainsi, chez trois jeunes sur quatre, le TOC coexiste avec un autre trouble, les plus fréquents étant :

– la dépression (40 % à 50 %);
– les tics (39 %);
– les troubles spécifiques du développement (24 %);
– les phobies spécifiques (17 %);
– l'hyperactivité (16 %);
– le trouble oppositionnel (11 %);
– les déficits de l'attention (10 %).

Psychiatrie clinique : une approche bio-psycho-sociale

Une personnalité obsessionnelle-compulsive a été mise en évidence chez seulement 11 % de ces jeunes, si bien que le rapport entre ce type de personnalité et le TOC demeure obscur.

Chez un petit nombre, l'obsession-compulsion serait l'aboutissement d'un processus non névrotique du très jeune âge et en constituerait une forme de guérison cicatricielle (phobies graves, troubles envahissants du développement, pré-psychose); de même, elle peut marquer le début d'un processus psychotique caractérisé par des rituels bizarres, des tics, des phobies graves, une compulsion à collectionner ou des inhibitions massives.

39.8 DIAGNOSTIC DIFFÉRENTIEL DES TROUBLES ANXIEUX

Il faut d'abord tenir compte du contexte et évaluer la possibilité d'une peur normale reliée à un stade particulier du développement. Il faut aussi différencier divers troubles:

- le trouble de l'adaptation se caractérise par la présence d'un facteur précipitant dans les trois mois précédant l'apparition des symptômes;
- l'état de stress post-traumatique implique une expérience extrêmement traumatisante;
- l'anxiété généralisée se caractérise par une angoisse constante, alors que dans le trouble panique et l'agoraphobie, les symptômes se manifestent dans les endroits publics;
- l'anxiété de séparation est reliée à l'éloignement de figures d'attachement importantes;
- la phobie sociale découle d'une peur de l'observation d'autrui;
- la phobie spécifique implique un objet particulier (p. ex., les chats), alors que le trouble obsessionnel-compulsif est une peur plus large, par exemple de la saleté;
- la phobie scolaire est différente du vagabondage, de la fugue et de l'école buissonnière, comportements qui se caractérisent par une absence d'anxiété à l'idée de quitter la maison et par le choix d'un lieu de fuite autre que le domicile familial.

Finalement, il faut distinguer les troubles anxieux de certaines pathologies physiques (hyperthyroïdie, atteinte organique cérébrale, épilepsie, prolapsus de la valve mitrale, intoxication par les amphétamines, par la caféine, sevrage à l'alcool ou aux tranquillisants).

39.9 TRAITEMENT GÉNÉRAL DES TROUBLES ANXIEUX

Chaque situation clinique gagne à être abordée de façon individualisée et adaptée. Il importe de considérer un ensemble de facteurs (sociaux, familiaux, psychologiques, individuels, biologiques) afin d'éviter d'enfermer l'enfant dans une compréhension réductrice.

39.9.1 Dimension familiale

La dimension familiale est ici de toute première importance, tant pour comprendre les enjeux que pour permettre aux parents d'aider leur enfant en prenant conscience du sens de certaines de leurs émotions ou de leurs attitudes: les interventions vont de la consultation thérapeutique unique à la psychothérapie familiale, en passant par le counselling et le soutien. Elles peuvent s'étendre au réseau social et déboucher sur la résolution, au profit de l'enfant, de certains problèmes ou sur des solutions valables formulées par le milieu. Il importe de tenir compte de l'anxiété des parents afin d'éviter qu'elle n'interfère avec les plans de réintégration sociale et scolaire. Cramer (1974) illustre l'importance des entretiens familiaux qui, s'attachant au secteur conflictuel de la relation parent-enfant, visent à réduire les projections et à favoriser le redémarrage des processus d'individuation et permettent de passer ensuite, le cas échéant, à la thérapie individuelle.

39.9.2 Traitement pharmacologique

Les anxiolytiques sont rarement utilisés. Il peut se produire un effet paradoxal qui cause une agitation chez l'enfant. L'anxiété et l'insomnie «rebond», de même que le risque d'accoutumance, en limitent l'usage. Davantage prescrits, les antihistaminiques, comme la prométhazine (0,5 mg/kg au coucher), permettent souvent de combattre l'insomnie et diminuent quelquefois l'anxiété diurne.

Les antidépresseurs ont classiquement été utilisés dans le traitement du trouble panique avec agoraphobie, de la phobie scolaire et même, à l'occasion, de l'état de stress post-traumatique et de l'anxiété généralisée. On prescrit, par exemple, des tricycliques et des tétracycliques (p. ex., clomipramine ou imipramine, à raison de 1 à 3 mg/kg par jour, jusqu'à un maximum de 5 mg/kg par jour) ou des inhibiteurs du recaptage de la sérotonine (p. ex., sertraline, 50 à 200 mg par jour ; paroxétine, 20 mg une fois par jour, la dose maximale étant de 50 mg). Ces derniers peuvent aussi se révéler efficaces dans le traitement du trouble obsessionnel-compulsif, bien que la clomipramine demeure indiquée. Notons cependant que l'innocuité des antidépresseurs n'a pas été prouvée chez les enfants de moins de 12 ans.

39.9.3 Psychothérapie individuelle psychodynamique

Quel que soit le type de thérapie envisagée, la relation thérapeutique y tient une place essentielle. Cette relation permet d'établir avec l'enfant un rapport plus personnel, spontané, ouvert (sans *a priori* ni dogmatisme) et empathique, c'est-à-dire en s'identifiant à l'enfant sans perdre son identité de thérapeute. Chercher à comprendre d'abord, avant de vouloir guérir, évite de se substituer à l'enfant dans l'exploration et la mise en œuvre de ses propres capacités à trouver des solutions et à changer.

Le travail du thérapeute comporte deux volets principaux : maintenir un cadre qui favorise un espace d'expression personnelle et tenir compte du transfert qui fournit la quantité d'énergie nécessaire au travail sur les résistances. C'est particulièrement dans le domaine des troubles anxieux et névrotiques de l'enfant qu'une bonne connaissance des enjeux psychodynamiques et des mécanismes du fonctionnement intrapsychique peut constituer un outil de premier plan. L'expression des tensions et des conflits entourant la séparation s'effectue par l'intermédiaire du jeu, du dessin, de la parole ou par des jeux de rôle, selon l'aisance de l'enfant (et du thérapeute). Le thérapeute doit savoir, par son attitude, encourager la communication à un degré convenable et maintenir la relation thérapeutique. Chez les adolescents peu loquaces, le *psychodrame* est souvent une méthode appropriée, car la mise en scène favorise la prise de conscience du vécu émotif qui peut être repris et élaboré ensuite avec l'aide du thérapeute. De même, pour certains enfants inhibés ou préoccupés par leur corps, la *relaxation* peut parfois, quand elle est pratiquée avec prudence et graduellement, permettre le passage à la verbalisation.

39.9.4 Thérapies comportementale et cognitive

Les approches psychologiques axées plus particulièrement sur le comportement font l'objet de la plupart des recherches récentes. Elles cernent une situation ou un stimulus particulier qui provoque la peur et visent à déclencher une réaction « non anxieuse ». Elles comprennent des techniques telles que le modelage, l'exposition répétée à une stimulation ou à un stimulus redouté, comme l'immersion (*flooding*) ou encore la désensibilisation systématique créée par Wolpe (1958), qui met en jeu un processus dit d'inhibition réciproque, avec ou sans relaxation, à laquelle on peut combiner des techniques de distraction ou d'imagerie mentale (voir aussi le chapitre 50).

La technique d'autocontrôle permet à l'enfant de prendre conscience des pensées anxiogènes qui diminuent ses capacités et entraînent la perte de contrôle des émotions. La stratégie de gestion du stress consiste à expliquer à l'enfant les difficultés qu'il nie et les conséquences de la tension. Le thérapeute peut aussi cibler des comportements à traiter en fonction de leur caractère handicapant dans la vie quotidienne, par exemple l'habitude de partir une demi-heure d'avance pour aller à l'école alors que quelques minutes auraient suffi. Un soutien parental ou une thérapie familiale aident à modifier la perception générale du danger et son influence sur les attentes des parents envers l'enfant.

Les traitements cognitifs sont utilisés dans les cas d'anxiété diffuse dont la composante prédominante se situe au niveau de la pensée d'un enfant. Celui-ci doit être capable d'assumer la modulation de sa cure par l'apprentissage des techniques d'autorenforcement. Ces traitements combinent des éléments qu'on trouve aussi dans les thérapies de jeu : utilisation de paroles, de chansons et d'histoires. Il va sans dire que

Psychiatrie clinique : une approche bio-psycho-sociale

la qualité de la relation du thérapeute avec l'enfant constitue un facteur déterminant, de sorte qu'il est difficile de dégager ce qui, subtilement, vient de cette relation et ce qui relève de la technique proprement dite.

*
* *

En résumé, les troubles anxieux se manifestent dans une variété de situations et sous plusieurs formes. Chez l'enfant, il convient de tenir compte du niveau de développement psychologique ainsi que des particularités associées aux étapes de celui-ci. Le plan de traitement s'articule autour des différents volets bio-psycho-sociaux et prend en considération la réalité de l'enfant dans son milieu familial et scolaire.

Bibliographie

ALESSI, N., et MAGEN, J.
1988 « Panic disorders in psychiatrically hospitalized children », *Am. J. Psychiatry,* vol. 145, n° 11, p. 1450-1452.

AMERICAN PSYCHIATRIC ASSOCIATION
1994 *Diagnostic and Statistical Manual of Mental Disorders,* 4ᵉ éd., Washington (D.C.), American Psychiatric Association; trad. française *DSM-IV – Manuel diagnostique et statistique des troubles mentaux,* Paris, Masson, 1996, 1040 p.

ANDERSON, J.C., et coll.
1987 « DSM-III Diagnostic and Statistical Manual of Mental Disorders », *Arch. Gen. Psychiatry,* vol. 44, p. 69-76.

BAUER, D.H.
1976 « An exploratory study of developmental changes in children's fears », *J. Child Psychol. Psychiatry,* vol. 17, p. 69-74.

BEIDEL, D.C.
1991 « Social phobia and overanxious disorder in school-age children », *J. Am. Acad. Child Adolesc. Psychiatry,* vol. 30, n° 4, p. 545-552.

BEIDEL, C.C., et MORRIS, L.M.
1993 « Avoidant disorders of childhood and social phobia », *Child Adolesc. Psychiatr. Clin. N. Am.,* vol. 2, n° 4, p. 623-638.

BELL-DOLAN, D., et BRAZEAL, T.J.
1993 « Separation anxiety disorder, overanxious disorder and school refusal », *Child Adolesc. Psychiatr. Clin. N. Am.,* vol. 2, n° 4, p. 563-580.

BERGERON, I., BRETON, J.J., et VALLA, J.P.
1993 « Enquête québécoise sur la santé mentale des jeunes : faits saillants », Bibliothèque nationale, p. 11-13.

BOWLBY, J.
1978 *Attachement et perte,* Paris, PUF.

CHESS, S., et THOMAS, A.
1984 *Origins and Evolution of Behavior Disorders from Infancy to Early Adult Life,* New York, Brunner/Mazel.

COUVREUR, C.
1993 « Introduction aux écrits de Freud sur la névrose obsessionnelle », *La névrose obsessionnelle,* monographie de la *Revue française de psychanalyse,* p. 19-30.

CRAMER, B.
1974 « Interventions thérapeutiques brèves avec parents et enfants », *Psychiatr. Enfant,* vol. 17, n° 1, p. 53-117.

FLAMENT, M.F., et coll.
1988 « Obsessive compulsive disorder in adolescence : An epidemiological study », *J. Am. Acad. Child Adolesc. Psychiatry,* vol. 27, p. 764-771.

FRANCIS, G., et coll.
1992 « Avoidant disorders and social phobia in children and adolescents », *J. Am. Acad. Child Adolesc. Psychiatry,* vol. 31, n° 16, p. 1086-1089.

FRANCIS, G., LAST, C.G., et STRAUSS, C.C.
1987 « Expressions of separation anxiety disorder. The roles of age and gender », *Child Psychiatry Hum. Dev.,* vol. 18, p. 82-89.

FREUD, A.
1965 *Le normal et le pathologique chez l'enfant,* Paris, Gallimard.

FREUD, S.
1926 *Inhibition, symptôme et angoisse,* Paris, PUF, 1951.
1909a « Analyse d'une phobie chez un petit garçon de 5 ans (le petit Hans) », dans *Cinq psychanalyses,* Paris, PUF, 1967, p. 93-198.
1909b « Remarques sur un cas de névrose obsessionnelle, l'homme aux rats », dans *Cinq psychanalyses,* Paris, PUF, 1967, p. 199-261.

FYER, A.J.
1993 « Heritability of social anxiety : A brief review », *J. Clin. Psychiatry,* vol. 54, suppl. 12, p. 10-12.

GARLAND, J., et SMITH, D.A.
1990 « Panic disorder on a child psychiatric consultation service », *J. Am. Acad. Child Adolesc. Psychiatry,* vol. 29, n° 5, p. 785-788.

GREEN, B.L., et coll.
1991 « Children and disaster : Age, gender and parental effects on PTSD symptoms », *J. Am. Acad. Child Adolesc. Psychiatry,* vol. 30, n° 6, p. 945-949.

HOMPE, E., et coll.
1973 « Phobic children one and two years posttreatment », *J. Abnorm. Psychol.,* vol. 82, n° 3, p. 446-453.

JOHNSON, A.M., et coll.
1941 « School phobia », *Am. J. Orthopsychiatry,* vol. 11, p. 702-711.

KAPLAN, H.I., SADOCK, B.J., et GREBB, J.A.
1994 *Synopsis of Psychiatry : Behavioral Sciences and Clinical Psychiatry,* Baltimore, Williams & Wilkins.

KASHANI, J.H., et ORVASHEL, H.
1990 « A community study of anxiety in children and adolescents », *Am. J. Psychiatry,* vol. 147, p. 313-318.

KLEIN, M.
1924 « Une névrose obsessionnelle chez une fillette de six ans », dans *La psychanalyse des enfants,* Paris, PUF, 1969, p. 47-69.

LAST, C.G., et coll.
1992 « DSM III-R anxiety disorders in children : Sociodemographic and clinical characteristics », *J. Am. Acad. Child Adolesc. Psychiatry,* vol. 31, n° 6, p. 1070-1076.
1987 « Psychiatric illness in the mothers of anxious children », *Am. J. Psychiatry,* vol. 144, n° 12, p. 1580-1583.

LENANE, M.C., et coll.
1990 « Psychiatric disorders in first degree relatives of children and adolescents with obsessive compulsive disorder », *J. Am. Acad. Child Adolesc. Psychiatry,* vol. 29, n° 1, p. 407-412.

MCGUFFIN, P., et MAWSON, D.
1980 « Obsessive compulsive neurosis : Two identical twin pairs », *Br. J. Psychiatry,* vol. 137, p. 285-287.

MCLEER, S.V., et coll.
1988 « Post-traumatic stress disorder and sexually abused children », *J. Am. Acad. Child Adolesc. Psychiatry,* vol. 27, n° 5, p. 650-654.

MARTINI, D.R., et coll.
1990 « Psychiatric sequelae after traumatic injury : The Pittsburgh regatta accident », *J. Am. Acad. Child Adolesc. Psychiatry,* vol. 29, n° 1, p. 70-75.

MOREAU, D., et FOLLETT, C.
1993 « Panic disorder in children and adolescents », *Child Adolesc. Psychiatr. Clin. N. Am.,* vol. 2, n° 4, p. 581-602.

MOUREN-SIMÉONI, M.C., et coll.
1993 *Troubles anxieux de l'enfant et de l'adolescent,* Paris, Maloine.

SCHWARZ, E.D., et KOWALSKI, J.M.
1991 « Malignant memories : PTSD in children and adults after a school shooting », *J. Am. Acad. Child Adolesc. Psychiatry,* vol. 30, n° 6, p. 936-944.

SILVERMAN, W.K., et coll.
1988 « The Anxiety Disorders Interview Schedule for Children », *J. Am. Acad. Child Adolesc. Psychiatry,* vol. 27, n° 6, p. 772-778.

SILVERMAN, W.K., et RABIAN, B.
1993 « Simple phobias », *Child Adolesc. Psychiatr. Clin. N. Am.,* vol. 2, n° 4, p. 603-622.

SPITZ, R.A.
1965 *De la naissance à la parole,* Paris, PUF.

STRAUSS, C.C., et coll.
1988 « Overanxious disorder : An examination of developmental differences », *J. Abnorm. Child Psychol.,* vol. 16, n° 4, p. 433-443.

SWEDO, S.E., et coll.
1989 « Obsessive compulsive disorders in children and adolescents : Clinical phenomenology of 70 consecutive cases », *Arch. Gen. Psychiatr.,* vol. 46, p. 518-523.

SWEDO, S.E., et RAPOPORT, J.L.
1990 « Neurochemical and neuroendocrine considerations of obsessive compulsive disorders in childhood », dans S.I. Deutsch, A. Weizman et R. Weizman (sous la dir. de), *Application of Basic Neuroscience to Child Psychiatry,* New York, Plenum, p. 275-284.

TERR, L.C.
1981 « Psychic trauma in children : Observations following the Chowchilla school-bus kidnapping », *Am. J. Psychiatry,* vol. 138, n° 1, p. 14-18.

TORGERSEN, S.
1979 « The nature and origin of common phobic fears », *Br. J. Psychiatry,* vol. 134, p. 343-351.

WOLPE, J.
1958 *Psychotherapy by Reciprocal Inhibition,* Stanford (Calif.), Stanford University Press.

WORLD HEALTH ORGANIZATION
1993 *The ICD-10 Classification of Mental and Behavioural Disorders : Diagnostic Criteria for Research,* Genève, World Health Organization ; trad. française *Classification internationale des maladies, 10ᵉ révision. Chapitre V (F) : Troubles mentaux et troubles du comportement : critères diagnostiques pour la recherche,* Paris, Organisation Mondiale de la Santé et Masson.

YULE, W., et coll.
1990 « The "Jupiter" sinking : Effects on children's fears, depression and anxiety », *J. Child Psychol. Psychiatry,* vol. 31, n° 7, p. 1051-1061.

CHAPITRE 40

Psychoses et dépressions

NAGY CHARLES BEDWANI, M.D., F.R.C.P.C.
Pédopsychiatre au Centre des adolescents du Pavillon Albert-Prévost
de l'Hôpital du Sacré-Cœur de Montréal
Professeur adjoint de clinique au Département de psychiatrie de l'Université de Montréal

PLAN

40.1 Psychose chez l'enfant et l'adolescent
    40.1.1 Expérience psychotique
    40.1.2 Trouble psychotique bref
        • *Tableau clinique* • *Diagnostic différentiel* • *Traitement*
    40.1.3 Psychose toxique
        • *Tableau clinique* • *Diagnostic différentiel* • *Traitement*
    40.1.4 Schizophrénie
        • *Facteurs de risque et de vulnérabilité* • *Tableau clinique* • *Diagnostic différentiel*
        • *Traitement* • *Évolution et pronostic*
    40.1.5 Devenir des « psychoses infantiles » à l'adolescence

40.2 Dépression chez l'enfant et l'adolescent
    40.2.1 Dépression et pertes : facteurs de risque
    40.2.2 Trouble dépressif majeur
        • *Épidémiologie* • *Tableau clinique* • *Recherche de marqueurs neurobiologiques*
        • *Démarche diagnostique* • *Diagnostic différentiel* • *Traitement* • *Évolution et pronostic*
    40.2.3 Troubles bipolaires
        • *Tableau clinique* • *Traitement*

40.3 Suicide chez les enfants et les adolescents
    40.3.1 Épidémiologie et facteurs de risque
    40.3.2 Psychodynamique du suicide
    40.3.3 Évaluation du risque suicidaire
    40.3.4 Intervention auprès du jeune suicidaire

Bibliographie

Lectures complémentaires

Les troubles psychotiques et les troubles de l'humeur occupent un champ prépondérant en psychiatrie. Ces dernières années ont été passablement fertiles en ce qui concerne l'approfondissement de la connaissance et le traitement de ces troubles. Les recherches biologique, génétique et pharmacologique ont tout particulièrement permis de répondre à plusieurs questions relatives à leur étiologie et à leur pathophysiologie, ouvrant ainsi la voie à une thérapeutique prometteuse.

Lorsque ces troubles surviennent durant l'enfance ou l'adolescence, ils présentent certaines particularités diagnostiques et thérapeutiques. Le développement de l'enfant et de l'adolescent implique de profonds changements sur les plans biologique, psychologique et social. Les transformations qui s'opèrent dans chacune de ces sphères auront des répercussions sur les autres, favorisant ainsi l'évolution vers la maturité. L'apparition d'une pathologie alors que le processus de développement est en cours influera sur celui-ci et vice versa. En conséquence, s'il est vrai que la psychose ou la dépression perturbera le développement du jeune, il est tout aussi certain que les forces vives qui l'habitent sont des leviers puissants qui faciliteront son rétablissement. De même, les symptômes seront influencés par le processus de développement, parfois atténués et parfois exacerbés par celui-ci. Enfin, toute approche thérapeutique devra tenir compte des dimensions psychosociales, même si l'origine de ces troubles comporte de plus en plus clairement un aspect biologique.

40.1 PSYCHOSE CHEZ L'ENFANT ET L'ADOLESCENT

40.1.1 Expérience psychotique

Indépendamment de ses causes, de ses formes et du pronostic, l'expérience psychotique demeure bouleversante. Que la rupture avec la réalité se fasse de façon insidieuse ou aiguë, elle a des répercussions profondes sur le vécu affectif et social du jeune et de son entourage. Le raptus traduit une fragilité, temporaire ou permanente, avec laquelle il faudra dorénavant composer.

Le jeune éprouve un sentiment d'*inquiétante étrangeté* qui l'isole de son entourage et de ses pairs à une période de sa vie où l'appartenance à un groupe est cruciale pour l'établissement de son identité. Même en rémission, alors qu'il tentera le plus souvent d'oublier, voire de nier, cette expérience, celle-ci ne cessera de l'inquiéter. Pour leur part, les parents se sentent désemparés. Ils remettent souvent en question leur rôle, leurs méthodes éducatives, et sont préoccupés par le diagnostic et le pronostic. C'est en gardant tout cela à l'esprit que le pédopsychiatre entamera une démarche clinique à la fois longue, ardue et rigoureuse et accompagnera le patient et ses proches en leur apportant le soutien et l'éclairage appropriés, au fur et à mesure que le processus évolue et que la situation se précise.

Dans les faits, l'épisode psychotique chez l'adolescent n'est pas toujours, fort heureusement, synonyme de maladie grave et persistante. S'il s'agit d'un trouble psychotique bref (bouffée délirante) ou d'une psychose toxique, l'affection se résorbe assez rapidement sans laisser trop de séquelles, ce qui n'est généralement pas le cas avec un trouble schizophréniforme ou schizo-affectif. Toutefois, le tableau clinique de la phase aiguë de ces différentes pathologies est difficile à différencier, et toute tentative diagnostique ou pronostique hâtive peut s'avérer imprudente. Le fonctionnement antérieur, la durée de l'épisode, la qualité de la rémission et, bien sûr, la présence ou l'absence de rechutes sont déterminants dans l'établissement d'un diagnostic précis.

40.1.2 Trouble psychotique bref[1]

Tableau clinique

Le trouble psychotique bref survient durant l'adolescence comme un orage dans un ciel bleu, généralement à la suite d'un stress important: rupture amoureuse, panique homosexuelle, rituels d'initiation aux études collégiales, séances de spiritisme, etc. La rémission est totale à l'intérieur de quelques semaines.

La désorganisation est impressionnante : l'adolescent est agité, souvent agressif, et adopte des comportements bizarres (alimentation et tenue vestimentaire peu habituelles, exaltation, etc.). Il tient des propos

---

1. Voir aussi le tome I, chapitre 8.

délirants de nature religieuse, sexuelle ou ésotérique, généralement en relation avec la situation stressante. Les hallucinations auditives, visuelles ou somatiques, de même que les phénomènes de dépersonnalisation, sont fréquentes.

Diagnostic différentiel

Afin d'éliminer la possibilité d'une psychose toxique, il faut vérifier s'il y a eu consommation de drogues : les adolescents peuvent en minimiser l'usage ou le nier. Un fonctionnement antérieur normal, l'absence d'antécédents familiaux, une durée brève ainsi qu'une rémission complète et sans rechute confirment le diagnostic et aident à différencier le trouble psychotique bref d'un trouble schizophréniforme, schizo-affectif ou d'un premier épisode maniaque.

Traitement

Le jeune pourra bénéficier d'une hospitalisation. Une médication neuroleptique est indiquée afin de juguler la désorganisation. Elle devrait être peu à peu réduite, puis interrompue dans les semaines suivant la rémission complète. Les événements stressants doivent être réévalués. Le contexte dans lequel ils sont survenus est examiné avec le jeune et ses proches. Une psychothérapie est parfois nécessaire.

40.1.3 Psychose toxique[2]

Tableau clinique

Le tableau clinique de la psychose toxique est assez semblable à celui du trouble psychotique bref. La consommation de drogues hallucinogènes (LSD, mescaline, psilocybine, etc.) provoque des phénomènes hallucinatoires, surtout de nature visuelle, des synesthésies, ainsi que des distorsions perceptives. Les excitants du système nerveux central (cocaïne, crack, amphétamine, etc.) donnent généralement lieu à des comportements agressifs, une excitation maniaque et des idéations paranoïdes. La cocaïne causerait en outre des hallucinations tactiles (Jaffe, 1980). La consommation de phencyclidine (PCP) ou de ses dérivés est aussi accompagnée de comportements impulsifs, d'agressivité et d'agitation psychomotrice. Les états psychotiques dus aux amphétamines, à la cocaïne et aux PCP et dérivés peuvent être assez longs à se résorber, même si le patient a cessé de consommer ces substances et qu'il prend des doses appropriées de neuroleptiques. Les dérivés du cannabis peuvent causer des états de dépersonnalisation, de déréalisation et des hallucinations, en plus de provoquer un état apathique connu sous le nom de *syndrome amotivationnel*. L'inhalation de substances toxiques (solvants, colle, gaz butane, etc.) entraîne une dépression aiguë du système nerveux central et des distorsions visuelles et peut laisser des séquelles organiques permanentes.

Diagnostic différentiel

L'histoire de la consommation de drogues dans les jours précédant l'épisode ainsi qu'un dosage, dans l'urine, des substances toxiques ou de leurs métabolites aident à confirmer le diagnostic. Il est toutefois important de retenir que l'abus d'une substance n'élimine pas automatiquement d'autres causes possibles de décompensation. En effet, beaucoup de jeunes en phase prodromique de schizophrénie peuvent consommer des drogues comme automédication pour atténuer les angoisses qui les envahissent, ou simplement dans le but de se rapprocher de leurs pairs (Unis et McClellan, 1993).

Traitement

L'administration de neuroleptiques est nécessaire dans les cas de désorganisation majeure. Toutefois, les phénothiazines peuvent occasionnellement exacerber les symptômes psychotiques causés par certaines substances hallucinogènes (Hollister, 1982 ; Madden, 1979). Il faudra aussi veiller à ce que l'adolescent s'abstienne de toute consommation de drogues illicites durant son traitement. Une fois l'épisode contrôlé, il devra être sensibilisé aux effets nocifs de celles-ci. La crainte suscitée par l'accès psychotique peut avoir un effet dissuasif, mais elle ne suffit pas à elle seule à empêcher les récidives. Le contexte social, s'il demeure inchangé (tensions familiales, mauvaises fréquentations, etc.), peut vite recréer les conditions propices à une récidive. Si une tendance à l'abus marquée est

---

2. Voir aussi le tome I, chapitre 7.

décelée, le jeune aurait tout avantage à se faire aider par des centres spécialisés en toxicomanie juvénile.

40.1.4 Schizophrénie[3]

Facteurs de risque et de vulnérabilité

De nombreuses études longitudinales ont été réalisées dans le but de déterminer les facteurs de risque précoces et tardifs de la schizophrénie (entre autres, Chapman et Chapman, 1987; Erlenmeyer-Kimling et coll., 1987; Tienari et coll., 1987).

Le risque pour un enfant de développer une schizophrénie est de 10 % si un des parents est schizophrène et de 50 % si les deux parents le sont. Les complications prénatales et obstétricales (Murray et coll., 1992) ainsi que le syndrome grippal au cours du deuxième trimestre de grossesse (Adams et coll., 1993; Kunugi et coll., 1995) sont aujourd'hui reconnus comme facteurs potentiels de risque. Certains des déficits neuro-intégratifs décelés chez des jeunes enfants le sont aussi. Parmi ceux-ci, notons les déficits moteurs et visuomoteurs (théorie de la « pandysmaturation ») [Fish, 1987], le déficit de l'attention (Marius et coll., 1987) et la mauvaise coordination motrice (Mednick et Silverston, 1988). Parmi les facteurs psychosociaux, si les séparations précoces et les institutionnalisations ne semblent pas augmenter le risque, en revanche, le dysfonctionnement familial ou institutionnel a accru le risque chez les jeunes ayant des antécédents familiaux connus de schizophrénie.

Olin et Mednick (1996) rapportent que les instituteurs ont une évaluation assez fiable des signes révélateurs d'un prodrome schizophrénique à l'adolescence; parmi les traits de personnalité et les comportements précurseurs, ils notent la labilité émotive, l'anxiété sociale, le retrait, la passivité, l'émoussement de l'affect et les comportements bizarres (excentricité, méfiance, superstition, etc.). De plus, les garçons à risque présentent plus de troubles des conduites que les filles.

Tableau clinique

La schizophrénie débute généralement dans la vingtaine. Cependant, il n'est pas rare qu'elle survienne durant l'adolescence et parfois même durant l'enfance (Loranger, 1984). Russell, Bott et Sammon (1989) rapportent le cas d'un enfant âgé de quatre ans et neuf mois. Werry (1992) suggère que la schizophrénie qui débute avant l'âge de 18 ans soit nommée schizophrénie précoce (*early onset schizophrenia*) et que celle qui débute avant l'âge de 13 ans soit appelée schizophrénie très précoce (*very early onset schizophrenia*). En plus d'avoir une valeur pronostique, cette différenciation rappelle que la schizophrénie chez le jeune enfant se distingue de l'autisme et des troubles envahissants du développement en général.

Le plus souvent, la schizophrénie débute insidieusement par une phase prodromique; plus rarement, elle s'enclenche d'emblée sur un mode aigu (Asarnow et Ben-Meir, 1988). Dans la phase prodromique, le jeune se désintéresse progressivement de presque toutes les sphères d'activité: son rendement scolaire décline, il délaisse la plupart de ses amis et abandonne ses centres d'intérêt. Il se retire de plus en plus, communique de moins en moins, devient passif et comme absorbé par son monde intérieur. Il se sent envahi par une angoisse morcelante et par un sentiment d'étrangeté. Bien que son affect puisse déjà être émoussé et lui donner une fausse impression d'indolence, il appréhende néanmoins douloureusement un effondrement imminent. Cela l'amène à penser à des solutions qui pourraient le soulager temporairement: consommation de drogues, ésotérisme, ascèse, adhésion à une secte, projets pseudo-scientifiques, etc. Le suicide est souvent envisagé et parfois réalisé. La phase aiguë survient alors comme une libération ou une exaltation. Le délire donne *un sens* au chaos intérieur. Les hallucinations, le plus souvent auditives, lui dicteront *la voie* à suivre qui, étant toujours déraisonnable, le conduit à accomplir des gestes incohérents de gravité variable, pouvant aller d'un banal rasage de crâne jusqu'au suicide ou à l'homicide. Cette pensée perturbée perd rapidement sa valeur libératrice et est remplacée par des sentiments d'effroi, de persécution et d'effondrement.

Tout comme chez l'adulte, la phase aiguë peut comporter une perturbation du cours de la pensée (« tangentialité », blocages) et de son contenu (hallucinations, vol et transmission de la pensée) [voir le tome I, tableau 10.2, p. 260-261]. Les délires systématisés et la catatonie sont plutôt rares (Green et coll., 1992). Russell, Bott et Sammon (1989) rapportent que

---

3. Voir aussi le tome I, chapitre 10.

les principaux symptômes signalés chez des enfants atteints âgés de 13 ans et moins sont les suivants :
- hallucinations auditives (80 % des cas) ;
- hallucinations visuelles (13 %) ;
- troubles de l'affect (74 %) ;
- délires (63 %) ;
- troubles de la pensée (40 %).

Ces données concordent avec les résultats des études de Green et coll. (1984), de Kolvin et coll. (1971) et de Volkmar et coll. (1988).

Le trouble de la pensée (pensée illogique, relâchement des associations, etc.) est de plus en plus systématiquement étudié chez les jeunes schizophrènes au moyen d'échelles spécifiques telle la K-FTDS (Kiddie Formal Thought Disorder Rating Scale) et de tests neuropsychologiques qui différencient de plus en plus la schizophrénie très précoce des troubles envahissants du développement (Caplan, 1994).

La schizophrénie chez l'adolescent se présente dans toutes ses formes classiques : forme paranoïde, forme catatonique et forme désorganisée. Cette dernière, nommée antérieurement hébéphrénie (du grec *hébé*, « jeunesse »), est reconnue pour son début précoce. Elle se caractérise par une désorganisation majeure et une régression des plus profondes (automutilations, coprophagie, désinhibition sexuelle, etc.). De pronostic sombre, elle demeure fort heureusement assez rare. Elle peut se confondre facilement avec les troubles envahissants du développement.

Diagnostic différentiel

Lorsqu'il s'agit d'un premier, voire d'un deuxième, épisode survenant durant l'adolescence, le diagnostic doit être posé avec réserve et prudence. Durant la phase aiguë, le tableau clinique est sensiblement identique à celui du trouble psychotique bref et de la psychose toxique. Le trouble schizo-affectif se distingue par la présence de symptômes maniaques (euphorie, agitation, logorrhée) se manifestant durant ou après la phase aiguë. Le retrait et le désinvestissement caractérisant la forme insidieuse de la schizophrénie peuvent porter à la confondre avec une dépression majeure ou avec un trouble de la personnalité de type schizoïde. De plus, certains troubles de la personnalité de type limite (*borderline*) ou schizotypique peuvent débuter à l'adolescence. Souvent, ces jeunes aux comportements excentriques ont une pensée magique, montrent des signes de dépersonnalisation et ont des hallucinations passagères, symptômes qui peuvent être assimilés à ceux de la schizophrénie. Enfin, le diagnostic différentiel doit aussi se faire avec certaines autres affections, par exemple une dépression majeure d'intensité psychotique et une phase maniaque de trouble bipolaire, qui, les deux, s'accompagnent fréquemment d'hallucinations et de délires durant l'adolescence (Werry et McClellan, 1992), une psychose d'origine organique, un trouble envahissant du développement et un trouble délirant, lequel peut, bien que rarement, débuter vers la fin de l'adolescence.

La schizophrénie très précoce est parfois difficile à distinguer de l'autisme et des autres troubles envahissants du développement (McClellan et Werry, 1994). Le tableau de ces entités comprend des troubles caractéristiques de la communication verbale et du mode relationnel, mais pas d'hallucinations ni de délires. Contrairement à celles-ci, la schizophrénie très précoce est généralement précédée d'une période de développement normal. Le syndrome d'Asperger peut ressembler à la schizophrénie de type désorganisé, mais habituellement le langage et la pensée sont bien préservés et le patient manifeste souvent un intérêt marqué dans des sphères insolites (Szatmari, 1991).

Traitement

Le traitement du jeune schizophrène ne peut se limiter à la seule médication. Le patient et ses proches doivent être soutenus dans l'épreuve qui fera dorénavant partie de leur vie. Au moment d'un premier épisode, le patient, sa famille et le psychiatre font face aux mêmes inconnues : comment la maladie évoluera-t-elle et comment répondra-t-elle à la thérapeutique ?

Une hospitalisation est souvent indiquée : elle sécurise la famille et fournit au jeune l'encadrement et le soutien nécessaires pour endiguer les débordements de la décompensation. De plus, elle permet une observation continue et objective qui facilite grandement la démarche diagnostique et l'ajustement de la médication.

Lorsque le diagnostic de schizophrénie est bien établi, l'instauration précoce d'un traitement antipsychotique est recommandée. Tout délai indu est associé à une rémission incomplète ou retardée (Helgason,

1990; Loebel et Lieberman, 1992). De plus, il est démontré que la détérioration biologique est plus marquée dans les premiers épisodes (Wyatt, 1991). Bien qu'il soit encore trop tôt pour élaborer un plan de prévention primaire, une prévention secondaire amorcée aussitôt qu'un prodrome schizophrénique ou un premier épisode sont reconnus est de plus en plus préconisée. Ces programmes incluent généralement un protocole de détection précoce, des séances d'information sur la psychose, une thérapie psychosociale et la prescription d'une faible dose de neuroleptiques (Falloon et coll., 1996; McGorry et coll., 1996).

Dans la phase aiguë, un neuroleptique est prescrit en doses progressives jusqu'à ce qu'une certaine stabilisation soit atteinte. La dose varie de 0,5 à 9 mg/kg de chlorpromazine ou ses équivalents (voir le tome I, tableau 10.3, p. 270). La surmédication, de même que la sousmédication, est à éviter. Les effets secondaires, en particulier les effets extrapyramidaux qui peuvent survenir malgré l'ajout de procyclidine, sont mal tolérés par les adolescents. Si ces effets sont très marqués, il est indiqué soit de réduire la dose, soit de changer pour un neuroleptique d'une autre catégorie, ou d'ajouter une benzodiazépine. La stabilisation de l'état du patient nécessite dans certains cas l'essai de plus d'un neuroleptique. Il est conseillé de ne pas changer de catégorie avant d'avoir employé l'antipsychotique en doses suffisantes pendant au moins quelques semaines. Une « polypharmacie » qui contiendrait plusieurs neuroleptiques est à éviter autant que faire se peut. Dans le cas d'une absorption déficitaire des neuroleptiques oraux ou d'une non-observance du traitement, les préparations injectables sont alors recommandées (décanoate de fluphénazine, de zuclopenthixol, d'halopéridol ou de flupenthixol).

Les antipsychotiques de la nouvelle génération (rispéridone, olanzapine, quétiapine, clozapine) commencent à être utilisés chez les adolescents. Ils ont l'avantage de causer moins d'effets secondaires, en particulier peu de dyskinésies, et d'agir plus spécifiquement sur les symptômes négatifs.

La rispéridone est prescrite à des doses variant de 2 à 6 mg par jour. Des essais effectués auprès de quelques adolescents (Quintana et Keshavan, 1995) et de deux enfants (Lykes et Cueva, 1996) sont encourageants. L'olanzapine nécessite des doses de 7,5 à 20 mg par jour; cet antipsychotique à large spectre semble bien toléré par les adolescents, mais entraîne, dans certains cas, des gains pondéraux substantiels.

La quétiapine est administrée à des doses variant de 50 à 300 mg, et ce 2 fois par jour. La clozapine est administrée aux adolescents à des doses quotidiennes de 300 à 400 mg (Birmaher et coll., 1992). Toutefois, en raison des risques de neutropénie et d'agranulocytose, des analyses de sang régulières sont requises. La clozapine est indiquée dans les cas réfractaires aux autres antipsychotiques.

Le carbonate de lithium, la carbamazépine ou l'acide valproïque sont parfois utilisés conjointement avec les neuroleptiques dans les troubles schizo-affectifs, bien qu'il existe peu d'études concluantes à ce propos en ce qui concerne les adolescents.

Parallèlement à la médication, une thérapie de milieu peut aider le jeune à reprendre progressivement une vie normale en l'amenant à renouer avec le monde extérieur et à exploiter les forces vives existant en lui. Au fur et à mesure que son état se précise, ses parents et lui-même doivent en être informés. La non-observance du traitement étant assez fréquente chez les adolescents, le jeune doit être bien sensibilisé à la nécessité de prendre régulièrement ses médicaments et de se présenter à ses rendez-vous en externe.

Évolution et pronostic

Le degré de désorganisation ainsi que la présence prépondérante de symptômes positifs durant la phase aiguë ne sont pas déterminants au regard du pronostic. En effet, on peut trouver, dans les cas de psychose brève ou toxique, des tableaux d'une intensité égale ou supérieure. En revanche, le pronostic est plus réservé dans les cas où le début est insidieux et où persistent des symptômes résiduels, surtout négatifs (affect aplati ou émoussé, anhédonie et retrait social, apragmatisme, absence de projet de vie) [Strauss et Carpenter, 1972]. Il en est de même lorsque le début est précoce, soit avant l'âge de 13 ans (Kydd et Werry, 1982). Eggers (1978), qui a mené une étude longitudinale sur 20 ans, rapporte que, parmi 57 enfants schizophrènes chez qui la maladie a débuté avant l'âge de 14 ans :

– 20 % ont connu une rémission complète et permanente ;

– 30 % sont parvenus à un ajustement fonctionnel acceptable ;

- 50 % ont fait des rechutes et ont connu des rémissions incomplètes.

Compte tenu de l'imprévisibilité du cours, le DSM-IV recommande d'éviter de poser un diagnostic de schizophrénie dans le cas d'un premier épisode totalement résolu en moins de deux mois. Un diagnostic de trouble schizophréniforme est plutôt suggéré.

40.1.5 Devenir des « psychoses infantiles » à l'adolescence[4]

Longtemps considérés comme des « psychoses infantiles », l'autisme et les autres troubles envahissants du développement peuvent être parfois difficiles à différencier de la schizophrénie, surtout si celle-ci survient précocement. L'autisme et les autres troubles envahissants du développement ont tendance à se stabiliser et à revêtir un caractère chronique ou déficitaire à l'adolescence. Certains de ces jeunes évoluent de façon favorable et réalisent, à la fin de l'adolescence, une adaptation sociale acceptable, alors que d'autres font face à de nouvelles difficultés. Chez ces derniers, des comportements déviants, jusque-là tolérés par leur milieu, risquent d'être moins bien acceptés, surtout lorsque ces jeunes atteignent une taille adulte et que certains de leurs gestes prennent une allure agressive. L'emploi de neuroleptiques peut alors être utile. Des essais de traitement par la rispéridone ont été récemment rapportés (Demb, 1996 ; Mc Douglas et coll., 1995). La candeur de ces jeunes face à leur sexualité (p. ex., désinhibition, avances maladroites, etc.) peut aussi les amener à des affrontements. Des crises convulsives font souvent leur apparition à l'adolescence. Enfin, certains de ces enfants, qui étaient hyperactifs jusqu'à leur puberté, deviennent alors apathiques et démotivés (Rutter, Greenfield et Lockyer, 1967). L'ensemble de ces changements et perturbations peut influer sur les capacités de prise en charge de leur milieu naturel et requérir, pour certains d'entre eux, le placement temporaire ou définitif, soit en milieu institutionnel, en foyer ou en famille d'accueil.

---

4. Voir aussi le chapitre 35.

40.2 DÉPRESSION CHEZ L'ENFANT ET L'ADOLESCENT

40.2.1 Dépression et pertes : facteurs de risque

Reconnue comme maladie depuis l'Antiquité (la mélancolie d'Hippocrate), la dépression reste néanmoins associée, dans la mémoire collective, aux misères et vicissitudes de la condition humaine, et plus particulièrement aux deuils et aux pertes inévitables que la vie nous fait éprouver. Les contributions d'Abraham en 1911 et de Freud en 1917 furent déterminantes dans le maintien d'un lien causal entre perte et dépression. « C'est ainsi, écrit Freud dans "Deuil et mélancolie", que la perte de l'objet s'est transformée en une perte du Moi... » (Freud, 1917, p. 158) : la mélancolie se pose ici comme l'aboutissement d'un processus pathologique.

Tout en reconnaissant l'importance de la perte en tant que facteur déclenchant éventuel de la dépression, la psychiatrie contemporaine ne lui en reconnaît pas l'exclusivité. Les personnes qui présentent un risque génétique élevé sont plus vulnérables aux vicissitudes et contrariétés de la vie que celles chez qui le risque génétique est plus faible (Kendler, 1995).

Depuis la description classique de Spitz (Spitz et Wolf, 1946) de la *dépression anaclitique,* un syndrome qui survient chez le nourrisson privé brusquement de sa mère, la pédopsychiatrie s'est beaucoup intéressée au phénomène d'attachement mère-enfant ainsi qu'aux réactions à la séparation, comme en font preuve notamment les travaux de Bowlby (1960). Selon cet auteur, à partir de l'âge de huit mois, un nourrisson temporairement séparé de sa mère passerait par trois phases successives : la protestation, la prostration et le détachement. Le champ de recherche englobe aussi l'étude des phénomènes de carence affective chez les enfants abandonnés ou négligés. Ces enfants peuvent en venir à entretenir des attentes affectives démesurées, auxquelles s'ajoutent des troubles des conduites, des perturbations cognitives et une altération du schéma corporel (Lemay, 1979). Toutefois, certains enfants ayant été l'objet d'une négligence grave ont quand même un développement normal. Anthony et Bertram (1987) les nomment les *enfants invulnérables.*

Psychiatrie clinique : une approche bio-psycho-sociale

En conclusion, quelle que soit leur vulnérabilité ou leur immunité génétique, les enfants et les adolescents demeurent particulièrement sensibles à leur environnement. L'échec scolaire, la difficulté de se faire des amis, l'instabilité de la vie conjugale des parents, l'insécurité personnelle sont autant de facteurs qui, tout comme les deuils, le divorce des parents, les ruptures amoureuses, les maladies graves ou même un déménagement, peuvent les précipiter dans une certaine « dépressivité ». Les sentiments de tristesse qui accompagnent ces situations mériteraient donc d'être distingués de la dépression proprement dite. Dans le même sens, le DSM-IV regroupe ces réactions dans l'entité « troubles de l'adaptation avec humeur dépressive ». Lorsqu'un enfant ou un adolescent sont évalués, les différents facteurs de stress doivent être rapidement décelés de façon qu'une intervention thérapeutique appropriée puisse sinon les éliminer à tout le moins en atténuer les effets.

40.2.2 Trouble dépressif majeur[5]

Épidémiologie

Au cours des dernières années, il s'est établi un consensus reconnaissant que la dépression majeure touche aussi les enfants et les adolescents. Cette affection est diagnostiquée chez 10 % des patients envoyés en pédopsychiatrie. Sa prévalence, selon Kashani et Sherman (1988), serait de :
- 0,9 % chez les enfants d'âge préscolaire ;
- 1,9 % chez les enfants d'âge scolaire ;
- 4,7 % chez les adolescents.

Si, chez les enfants, la dépression majeure touche garçons et filles dans une proportion égale, à l'adolescence, deux fois plus de filles que de garçons en souffrent.

Tableau clinique

Contrairement aux troubles de l'adaptation avec humeur dépressive, la dépression majeure se caractérise par des symptômes précis et d'intensité marquée, et ce indépendamment de la gravité des facteurs précipitants ou de leur présence même. Les enfants et les adolescents présentent un tableau clinique assez semblable à celui des adultes (voir le tome I, tableau 11.3,

---
5. Voir aussi le tome I, chapitre 11.

p. 302-303). Toutefois, certaines différences développementales ont été observées : les signes de psychose, la mélancolie, les tendances suicidaires augmentent avec l'âge, alors que l'angoisse de séparation, les symptômes somatiques, l'anxiété et les troubles des conduites sont plus fréquents chez les plus jeunes (Kolvin et coll., 1991).

La dépression chez l'enfant et l'adolescent est typiquement « atypique ». Le jeune déprimé a une humeur labile fluctuant de l'apathie à la tristesse. Il est souvent irritable et pleure facilement. Cependant, voulant parfois se défendre de cet état, il pourrait manifester une fausse gaieté et faire toutes sortes de pitreries. Son sommeil et son appétit sont perturbés : il dort et mange peu, ou bien, passant d'un extrême à l'autre, il devient hypersomniaque et passe ses journées à manger. Son rendement scolaire est affecté à la fois par sa démotivation et par sa concentration défaillante. Il cesse d'investir dans ses centres d'intérêt et dans ses amitiés. Il se dévalorise et se forme une image négative de lui-même. Se sentant inutile, rejeté, n'ayant plus d'espoir et n'entrevoyant aucune issue, il peut ruminer des idées suicidaires et même passer à l'acte. Ce tableau classique peut être accompagné d'autres manifestations d'intensité variable, mais parfois si prépondérantes qu'elles occupent l'avant-scène au point de compliquer grandement la démarche diagnostique. La présence de troubles anxieux, d'attaques de panique, de phobie scolaire, d'obsessions, d'anorexie ou de boulimie est très fréquente. Le trouble oppositionnel et les comportements cruels ou hypocondriaques ne sont pas rares. Ces manifestations dissimulent parfois le tableau dépressif. La notion de *dépression masquée* était employée pour décrire ce phénomène (Cytryn et McKnew, 1974 ; Kielholz, 1973 ; Malmquist, 1975 ; Nissen, 1973). Elle a été contestée (Carlson et Cantwell, 1980 ; Mouren, 1982), et l'on préfère actuellement considérer ces manifestations comme des troubles associés. De 40 % à 70 % des enfants et des adolescents déprimés présentent des troubles associés (Biederman et coll., 1995), dont les plus fréquents sont :
- les troubles dysthymiques et les troubles anxieux (30 % à 80 %) ;
- les troubles des conduites (10 % à 80 %) ;
- les abus de substances (20 % à 30 %).

Enfin, la dépression peut atteindre un degré d'intensité que l'on qualifie de psychotique : les propos délirants, les hallucinations et la catatonie s'ajoutent alors au tableau.

Recherche de marqueurs neurobiologiques

Les études portant sur la sécrétion du cortisol chez les enfants et les adolescents sont peu concluantes (Birmaher et coll., 1996). Par ailleurs, 43 % des adolescents et 70 % des prépubères déprimés ont une réaction positive à l'épreuve de freinage à la dexaméthasone (Weller et Weller, 1988). Puig-Antich (1987) rapporte une hypersécrétion de l'hormone de croissance durant le sommeil, observation qu'une étude plus récente (De Bellis et coll., 1996) n'a pas confirmée. Comme chez l'adulte, on note une hyposécrétion de l'hormone de croissance à la suite d'une hypoglycémie provoquée (Ryan et coll., 1994). Les études sur le sommeil demeurent, à ce stade-ci, peu concluantes en ce qui regarde les jeunes déprimés.

Démarche diagnostique

En vue d'établir un diagnostic de dépression majeure chez un jeune, il est important de le questionner personnellement et de ne pas s'en remettre uniquement aux observations de ses proches. Les enfants décrivent mieux que leurs parents leur souffrance intérieure (y compris leurs idéations suicidaires), alors que ces derniers sont plus fiables pour ce qui est des symptômes extérieurs (comportement, ralentissement, sommeil, appétit) [Barrett, 1991]. L'enfant d'âge préscolaire est toutefois dans l'incapacité de s'exprimer sur des données abstraites et ses références spatio-temporelles sont imprécises. Avec l'enfant plus âgé, de même qu'avec l'adolescent, il faudrait s'assurer que les mots que chacun — patient et médecin — emploie sont réciproquement bien compris. Des entrevues semi-directives, qui tiennent compte du stade de développement atteint par le jeune, ont été mises au point : le Schedule for Affective Disorders and Schizophrenia for School-Age Children (K-SADS) [Chambers et coll., 1985], le test modifié de Hamilton Childhood Depression Scale Revised (Poznanski et coll., 1984) et l'échelle modifiée de Beck Childhood Depression Inventory (Kovacs, 1981) s'avèrent utiles pour objectiver l'intensité de la dépression.

La démarche diagnostique demeure néanmoins complexe et ardue, et ce pour différentes raisons. Très souvent, les jeunes sont portés, sans doute à cause des mécanismes de défense à l'œuvre, à nier leur état dépressif ou à adopter des attitudes contra-dépressives. Certaines manifestations de la dépression se situent aux antipodes de la représentation populaire de cette maladie. Par exemple, l'hyperphagie, l'hypersomnie et l'agitation pourraient être interprétées comme des signes que le jeune a bon appétit, dort bien et déborde d'énergie. La dépression s'exprime aussi de différentes façons selon le stade du développement atteint. De même, le sentiment subjectif qui l'accompagne varie avec l'âge. Ainsi, chez l'enfant, la perte d'intérêt pour ses jeux ou pour la teneur symbolique de ceux-ci, et, chez l'adolescent, les comportements autodestructeurs (consommation de drogues ou d'alcool, jeux périlleux, activités sexuelles à risque, anorexie, automutilations, etc.) sont très révélateurs de leur dépression. Enfin, la forte prévalence de troubles associés à la dépression contribue à compliquer la démarche.

L'établissement d'un diagnostic de dépression chez les jeunes demande donc beaucoup de rigueur. Il faudra systématiquement vérifier la présence d'antécédents familiaux (troubles de l'humeur, psychoses, suicides) et de facteurs précipitants, s'informer sur le début des symptômes, sur leur durée, et en obtenir une description le plus précise et le plus objectivement possible. Un examen médical permettra d'éliminer les maladies physiques dont les symptômes peuvent être confondus avec ceux de la dépression : hypothyroïdie, maladie d'Addison, anémie, mononucléose, encéphalite, sida, tumeur cérébrale, sclérose en plaques, lupus érythémateux, etc.

Enfin, cette démarche gagne à être complétée par une observation et une écoute non directives. En écoutant le jeune et sa famille parler de leur vécu et en les voyant interagir, le médecin apprend beaucoup sur leur dynamique et sur l'étendue *subjective* de leur détresse. Chez les jeunes enfants, la teneur symbolique de leurs jeux, de leurs dessins ou de leurs rêves sera très révélatrice de leur « dépressivité ». Les tests projectifs (Thematic Apperception Test [TAT], test de Rorschach) permettront aussi d'évaluer indirectement la dimension dépressive, particulièrement dans les cas où des troubles associés (comorbidité) sont prédominants.

Diagnostic différentiel

Le trouble dysthymique se caractérise par des symptômes dépressifs plus discrets et par un cours plus fluctuant, s'étendant sur au moins un an chez les enfants et les adolescents. Dans le trouble bipolaire, des épisodes dépressifs précèdent ou suivent fréquemment des épisodes de manie ou d'hypomanie. Si la dépression majeure atteint une intensité psychotique, elle devra être distinguée des autres troubles psychotiques de l'enfance et de l'adolescence. Les troubles de l'adaptation avec humeur dépressive surviennent dans les jours ou les premiers mois suivant une situation stressante. Le jeune aura une humeur dépressive, mais ne présentera pas tous les symptômes de la dépression majeure. Enfin, la nonchalance, la passivité et la démotivation qu'on rencontre parfois chez les adolescents normaux, qui affichent ainsi leur appartenance à la *Bof Generation*, ne doivent pas être confondues avec les symptômes de la dépression.

Traitement

Les facteurs psychosociaux (pertes, échecs, conflits familiaux) pouvant précipiter ou perpétuer la dépression majeure devraient être rapidement mis en évidence. Une démarche visant à les corriger ou à les supprimer doit être entreprise sans délai. L'implication des parents est essentielle. La psychothérapie de soutien apporte au jeune un espace sécurisant où il peut se sentir écouté et compris, lui permettant ainsi de rebâtir son estime de soi. La thérapie cognitive peut l'aider à améliorer sa perception de lui-même et des événements. Ces mesures se révèlent souvent suffisantes pour les formes les plus légères. Une hospitalisation est indiquée pour les épisodes dépressifs les plus sévères, surtout si le risque suicidaire est élevé, si le contexte familial est inadéquat ou si la comorbidité est complexe. Dans ces cas, il est de plus en plus fréquent de prescrire des antidépresseurs une fois que le diagnostic a été bien établi. Cela implique que l'on a revu le jeune à quelques jours d'intervalle afin de confirmer la présence du tableau clinique et sa gravité. Toutefois, la réponse aux antidépresseurs tricycliques (ATC) est demeurée à ce jour peu concluante, aussi bien chez les adolescents que chez les prépubères (Ryan, 1992). Les études contrôlées, à double insu, n'ont pas démontré la supériorité des ATC par rapport à un placebo chez les enfants (Geller et coll., 1989; Puig-Antich et coll., 1987). Les mêmes constatations ont été faites chez les adolescents, mis à part les résultats d'une étude qui indiquent une certaine supériorité des ATC (Gittelman-Klein, 1990). Toutefois, certains sont d'avis que leur efficacité chez les enfants s'accroîtrait s'ils étaient administrés à des taux sériques appropriés (Preskorn et coll., 1988; Puig-Antich et coll., 1987).

En revanche, les nouveaux inhibiteurs sélectifs du recaptage de la sérotonine (ISRS) sont intéressants compte tenu du fait que leurs effets secondaires sont moindres et que leur létalité est inférieure en cas de surdose. Ils sont par conséquent plus sécuritaires pour les jeunes suicidaires.

Une étude importante, à double insu, comprenant 96 enfants et adolescents atteints de dépression majeure, a démontré sans équivoque la supériorité de la fluoxétine (56 %) sur un placebo (33 %) à partir de la cinquième semaine de traitement (Emslie, 1997).

Ambrosini et coll. (1995) recommandent l'utilisation des ISRS comme premier choix pour le traitement des adolescents dépressifs (p. ex., fluoxétine, 20 mg *die*; sertraline, de 100 à 200 mg par jour), et ce pour une période de 8 à 10 semaines. Si la réponse est favorable, le traitement est poursuivi pendant six mois. En cas de non-réponse, ils suggèrent de vérifier le niveau sérique et de le réajuster si nécessaire avant de passer à un autre ISRS ou à un ATC. Plusieurs cas de mort subite ayant été signalés chez des enfants à la suite de l'emploi de la désipramine, elle est contre-indiquée pour ceux-ci (Popper et Zimnitzky, 1995). Un électrocardiogramme est recommandé avant de débuter tout traitement par un tricyclique. L'imipramine ou la clomipramine sont suggérées à des doses de 1,5 mg/kg par jour pouvant être augmentées jusqu'à 5 mg/kg par jour pour les enfants et de 75 mg à 100 mg par jour pour les adolescents. Le traitement est poursuivi pendant 8 à 10 semaines. Si la réponse est insatisfaisante, une potentialisation au moyen de lithium ou de triiodothyronine (T_3) est à considérer avant d'envisager d'autres solutions (autres ISRS, ATC, inhibiteurs de la monoamine-oxydase [IMAO] ou, très exceptionnellement [Moise et Petrides, 1996], l'électroconvulsivothérapie).

Évolution et pronostic

La dépression majeure débute souvent de façon subaiguë et dure, si elle n'est pas traitée, six mois ou plus. Elle peut être récurrente. Ce syndrome est considéré comme sérieux autant par la souffrance subjective et l'incapacité temporaire, partielle ou totale de fonctionnement qu'il cause que par le très haut risque de suicide qu'il comporte. Dans environ 20 % des cas, la dépression majeure chez les adolescents évolue par la suite vers un trouble bipolaire. Les jeunes patients déprimés qui ont une histoire familiale de troubles bipolaires et chez qui le tableau clinique est fortement marqué par un ralentissement psychomoteur, des symptômes psychotiques et une hypomanie induite par un antidépresseur sont plus susceptibles de développer un trouble bipolaire I, alors que les dépressions atypiques et saisonnières, la labilité de l'humeur, les abus de substances et les troubles des conduites sont plus associés au trouble bipolaire II (Akiskal et coll., 1995).

40.2.3 Troubles bipolaires[6]

Tableau clinique

Le trouble bipolaire est diagnostiqué de plus en plus fréquemment chez les adolescents, mais de façon toujours sporadique chez les prépubères. Sa prévalence chez les adolescents est de 0,6 % (Carlson et Kashani, 1988).

Le tableau clinique est semblable à celui qu'on trouve chez l'adulte. Cependant, durant l'épisode maniaque, les idées délirantes et les hallucinations pouvant l'accompagner sont plus fréquentes et peuvent amener à le confondre avec une psychose aiguë d'origine schizophrénique, schizo-affective ou toxique (amphétamines, cocaïne, sympathomimétiques, isoniazide, etc.). La maladie bipolaire de l'adolescent peut aussi être confondue avec le déficit de l'attention, surtout s'il est accompagné d'hyperactivité, et avec certaines maladies physiques (hyperthyroïdie, tumeur cérébrale, traumatisme crânien, sclérose en plaques, etc.).

Traitement

En phase aiguë, une hospitalisation est souhaitable. L'administration d'un neuroleptique incisif ou d'un antipsychotique de la nouvelle génération (p. ex., rispéridone) permet de limiter la désorganisation. Le carbonate de lithium demeure le traitement de choix si le diagnostic est bien établi, surtout lorsque surviennent des récidives. Les enfants et les adolescents tolèrent généralement assez bien le lithium. Ils peuvent cependant se plaindre d'un gain pondéral ou d'une exacerbation de leur acné. Il est administré à raison de 15 à 25 mg/kg par jour, et le taux sérique thérapeutique doit se situer entre 0,6 et 1,2 mÉq. Lorsque le lithium est inefficace, la carbamazépine ou l'acide valproïque peuvent être des substituts ou des potentialisateurs utiles. La dose quotidienne de carbamazépine requise est de 15 à 30 mg/kg. Il est nécessaire de procéder à des analyses de sang aux deux semaines pendant les trois premiers mois pour éviter tout risque de dyscrasie sanguine (anémie arégénérative [*aplasic anemia*], agranulocytose, leucopénie et thrombocytopénie surviennent occasionnellement). L'acide valproïque à raison de 25 à 60 mg/kg par jour serait aussi un substitut efficace chez les adolescents (Papatheodorou et coll., 1995). À cause d'un risque d'intoxication hépatique, des bilans hépatiques réguliers s'imposent. Le clonazépam à des doses de 0,03 à 0,1 mg/kg par jour peut être utile dans la phase aiguë pour obtenir un effet calmant. Il présente cependant un risque de tolérance et de dépendance ; après un traitement prolongé, il faut donc réduire la posologie très graduellement (sur une période d'environ 3 mois) [Carlson et Kashani, 1988].

Au moment d'un premier épisode, il convient de se demander s'il est nécessaire de poursuivre le traitement au-delà de la phase aiguë et pendant combien de temps. Il est actuellement reconnu que 90 % des patients ayant eu un épisode maniaque feront des rechutes. Il est donc conseillé, en présence d'un premier épisode chez l'adolescent, de maintenir l'emploi du stabilisateur de l'humeur pendant un an après la rémission complète. Par la suite, on peut interrompre le traitement tout en poursuivant le suivi. En cas de rechute, l'emploi du lithium ou d'un substitut ne devrait plus être cessé.

40.3 SUICIDE CHEZ LES ENFANTS ET LES ADOLESCENTS[7]

40.3.1 Épidémiologie et facteurs de risque

Ces dernières décennies, on a enregistré, dans le monde occidental, une progression marquée du taux de suicide chez les adolescents. Au Québec, chez les 15-19 ans, le taux a doublé en 15 ans : de 9,8 pour

---

6. Voir aussi le tome I, chapitre 11.

7. Voir aussi le chapitre 75.

Psychiatrie clinique : une approche bio-psycho-sociale

100 000 en 1980, il passe à 17,9 pour 100 000 en 1990 (Bouchard et coll., 1991) et à 20,7 pour 100 000 en 1996, comparativement à 11,5 pour 100 000 pour la moyenne canadienne (Breton, 1999). Chez les 5-14 ans, tout en demeurant bas (0,8 pour 100 000), le taux est aussi en progression. En France, le taux est de 11,7 pour 100 000 chez les 15-24 ans (Organisation Mondiale de la Santé, 1995). Les causes de cet accroissement demeurent hypothétiques, mais l'ampleur du phénomène est telle qu'il constitue une préoccupation clinique de premier ordre pour tout intervenant travaillant auprès des jeunes. Le suicide constitue la deuxième cause de décès, après les accidents, chez les 15-19 ans. Les jeunes sont très sensibles à un ensemble de facteurs psychosociaux qu'on soupçonne de contribuer à la hausse du taux de suicide, les plus souvent mentionnés étant : le relâchement des liens familiaux, le remplacement des valeurs spirituelles par des valeurs matérielles, la multiplication de modèles identificatoires discutables, la banalisation de la violence dans les médias, l'idéalisation du suicide par certains groupes *heavy metal*, l'incapacité de persévérer en vue d'atteindre un but et l'insécurité engendrée par un avenir incertain.

Toutefois, ces hypothèses psychosociales sont difficiles à vérifier et ne semblent pas ressortir de façon prépondérante dans les autopsies psychologiques et les études longitudinales réalisées durant la décennie 1990. Dans une revue de celles-ci, Brent (1995) estime que plus de 90 % des adolescents suicidés présentaient des problèmes psychiatriques : dépression et troubles affectifs, abus de substances psychoactives et d'alcool, troubles des conduites et de la personnalité, troubles anxieux et schizophrénie, ainsi que des tentatives de suicide antérieures. De 5 % à 10 % seulement de ces jeunes ne présenteraient aucun signe de psychopathologie et leur suicide pourrait s'expliquer exclusivement par des facteurs de stress psychosociaux ou par un accès facile à une arme à feu. Les antécédents psychiatriques familiaux, les conflits parentaux, les sévices physiques et sexuels, la perte d'un être important et les démêlés avec la justice se trouvaient aussi associés avec le suicide chez les jeunes.

40.3.2 Psychodynamique du suicide

Bien qu'un suicide puisse souvent s'expliquer dans l'après-coup et que les autopsies psychologiques soient éclairantes, l'intentionnalité du geste en soi demeure mystérieuse, voire irrationnelle. La motivation est de nature essentiellement pulsionnelle lorsqu'elle se présente dans le cours d'une psychopathologie sévère (psychose, dépression majeure) [Sami, 1989]. Dans ces cas, la plupart du temps, l'individu se perçoit très négativement. Dans les autres cas, la motivation serait, selon Sami (1989), de nature impulsive, le geste, en général non prémédité, étant une réponse brutale à ce que le Moi perçoit comme une perte ou un affront insoutenable. Même si la tentative de suicide faite dans de telles circonstances n'est pas fatale pour la grande majorité de ces adolescents, elle représente néanmoins un sérieux appel à l'aide et signale une fragilité potentielle de l'appareil psychique ou du milieu environnant. Dans une étude réalisée auprès de 2 850 adolescents québécois du secondaire, Pronovost et coll. (1990) rapportent que les problèmes familiaux, suivis des problèmes sentimentaux, viennent au premier rang des déclencheurs des idéations suicidaires.

D'un point de vue psychodynamique, l'adolescent est un être vulnérable et facilement séduit par l'idée de suicide : toute perte, toute rupture, tout échec ou tout changement, et l'adolescence est une période fertile en événements de ce genre, peut être vécu comme une blessure narcissique importante, réactivant des mécanismes de défense archaïques et omnipotents de l'idéal du Moi. Dès lors, le suicide devient le moyen absolu qui lavera tout affront. L'adolescent a tendance à s'identifier fortement à ses pairs et à ses idoles, il est très influençable. Les suicides en série des jeunes dans les écoles ou les régions sont un phénomène très fréquent qui s'explique par leur forte tendance à l'identification narcissique. Il est notoire que le suicide du chanteur Kurt Cobain a provoqué des suicides en série chez les jeunes partout dans le monde. Toutefois, au-delà des causes événementielles ou intrinsèques, les personnes suicidaires éprouvent une détresse intense et elles sont convaincues que seule la mort pourra les soulager et que le suicide est *La Solution*.

40.3.3 Évaluation du risque suicidaire[8]

Le médecin est souvent appelé à évaluer le risque suicidaire chez des adolescents en état de crise. L'évaluation devrait permettre de détecter l'intention suicidaire et d'en déterminer la gravité. L'examen mental devrait

---

8. Voir aussi le chapitre 29.

faire ressortir tout trouble psychiatrique sous-jacent. Les principales pistes à explorer sont les suivantes :
- Souffre-t-il ou a-t-il déjà souffert d'une affection psychiatrique comportant un haut risque suicidaire ?
- Le jeune a-t-il déjà pensé au suicide ?
- En a-t-il déjà fait part directement à son entourage (amis, éducateurs, parents) ?
- A-t-il un plan précis (quand ? où ? comment ?) ?
- A-t-il laissé des messages indirects (dons d'objets personnels, allusions vagues à une solution prochaine, lettres, etc.) ?
- A-t-il déjà attenté à sa vie ?
- Vit-il des situations particulières pouvant être considérées comme sans issue ?
- Est-il bien entouré par ses proches ou vit-il dans un contexte familial potentiellement « suicidogène » ?
- Est-il impulsif ou fragile sur le plan narcissique ?
- A-t-il, actuellement, des amis, des loisirs, des centres d'intérêt ?
- Nourrit-il des projets d'avenir ?
- Est-il attaché à des valeurs ou à des idéaux ?
- Consomme-t-il des drogues ou de l'alcool ?
- A-t-il des conduites dangereuses (consommation, activités sexuelles à risque, excès de vitesse en automobile, sports extrêmes) ?
- A-t-il des antécédents familiaux de suicide ou de troubles psychiatriques ?

Lorsque l'évaluation tend à confirmer le diagnostic, le médecin doit attaquer le problème de face avec le jeune et lui demander directement s'il a l'intention de se suicider. Si la réponse est affirmative ou ambiguë, des mesures appropriées devraient être immédiatement mises en œuvre en vue de l'aider et de le protéger.

40.3.4 Intervention auprès du jeune suicidaire

L'évaluation, qui se fait généralement dans un contexte de crise, doit permettre de déterminer le degré de gravité du risque suicidaire et de diagnostiquer les troubles psychiatriques associés : ces deux volets orienteront le choix des moyens d'intervention les plus appropriés. Une hospitalisation ou une observation en milieu sécuritaire sont indiquées dans tous les cas où l'idéation ou la tentative suicidaires sont jugées éminemment graves : décompensation psychotique, dépression majeure sévère, persistance d'une intention ferme de mourir, contexte événementiel tragique et sans issue immédiate, situation familiale potentiellement « suicidogène » (sévices physiques, rejet, inceste). Dans ces conditions, laisser le jeune affronter une situation fondamentalement inchangée comporte un risque élevé de le voir céder à sa pulsion de mort. Le séjour en milieu sécuritaire suspend l'action, introduit une pause dans une dynamique figée dont la seule issue semble être la mort et fournit un cadre spatio-temporel propice à l'exploration d'autres avenues.

Dans la plupart des cas, cependant, l'intervention de crise permet un déblocage sans qu'il soit nécessaire de recourir à l'hospitalisation. Au cours d'une intervention de nature essentiellement systémique, le médecin explore avec le jeune, dans un premier temps, le sens du geste et s'attarde sur la nature et l'ampleur de la souffrance sous-jacente. Cela amène à voir le suicidaire comme un être souffrant qui a essayé de trouver une solution à son mal et non comme un être exaspéré au bout de son rouleau. Cette attitude fait renaître chez le suicidaire un sentiment de compétence et lui donne la possibilité d'envisager d'autres solutions. Dans ce type d'approche, Ausloos (1990) recommande au médecin d'abandonner le rôle de *connaissant* qui suggère des moyens et de se considérer plutôt comme un *aidant* qui « demande à un partenaire compétent de lui apporter une solution [...]. [Ainsi] de passif et dépendant, le patient devient actif et compétent... ». La famille aussi est invitée, dans un second temps, à collaborer à la recherche des informations qui mèneront à la découverte d'une solution. Le médecin aura alors agi comme *catalyseur* qui favorise la résolution d'une crise en faisant appel aux forces des personnes en présence.

Cependant, il est fréquent que l'aidant naturel, tout comme certains intervenants, soit dépourvu de moyens d'intervention appropriés à la gravité de la situation. C'est le cas, notamment, lorsque le jeune suicidaire confie ses intentions à un camarade ou à un enseignant, ou téléphone, pour obtenir de l'aide, à un professionnel ou à une agence, ou encore lorsqu'il est surpris alors qu'il est sur le point d'accomplir son geste. Dans ces situations, il est souhaitable de donner au jeune toute l'écoute nécessaire, de créer la meilleure alliance possible et de lui proposer un *pacte de vie* lui demandant de s'engager à différer son geste pour permettre d'enclencher le dispositif d'aide requis.

Psychiatrie clinique : une approche bio-psycho-sociale

Une fois la crise désamorcée, le traitement des troubles psychiatriques sous-jacents devient *prioritaire*.

Ladame (1989) soutient qu'il n'existe vraiment pas de moyens de prévention du suicide : un dépistage de jeunes potentiellement à risque est difficile à réaliser. Il serait toutefois important que la communauté mette en œuvre un réseau d'entraide impliquant à la fois le milieu naturel (école et famille) et les professionnels de la santé mentale. À Montréal, l'organisme Suicide-Action a entrepris, dans ce sens, plusieurs démarches intéressantes dans les écoles : conférences de sensibilisation à l'intention des élèves, des enseignants et des parents ; création de groupes d'entraide et de soutien à même le milieu scolaire ; interventions de crise dans les écoles qui ont vécu des suicides récents, etc. De même, de nombreuses écoles donnent aux élèves, au début de l'année scolaire, le numéro des lignes téléphoniques spécialisées dans l'écoute active et l'intervention de crise (Suicide-Action, Tel-Aide, Tel-Jeunes, Jeunesse J'écoute, etc.). Dans ce même esprit de concertation, les médecins sont de plus en plus sensibilisés aux problèmes psychiatriques chez les jeunes. L'ensemble de ces moyens a sûrement le mérite de rompre l'isolement dans lequel peut vite se retrouver un adolescent en détresse.

Malgré tout, il reste que beaucoup de jeunes continueront, hélas, à remplir les rubriques nécrologiques sans avoir jamais fait appel aux services d'aide et que d'autres se suicideront en dépit de toutes les mesures draconiennes de surveillance : on ne vient pas à bout des pulsions de mort en les maîtrisant par des contentions. Ce n'est que par une bonne alliance thérapeutique avec un jeune suicidaire qu'il est possible de le remobiliser et de lui redonner goût à la vie.

* * *

Cette décennie a beaucoup contribué à la mise en évidence d'un continuum entre certaines psychopathologies de l'âge adulte et certaines pathologies débutant durant l'enfance ou l'adolescence. Notamment en ce qui concerne la dépression et les psychoses, ce *rapprochement* facilitera la recherche clinique et fondamentale et ouvrira des perspectives de traitements dont pourront bénéficier tant les patients adultes que les patients plus jeunes. L'apparition de ces pathologies en plein processus développemental complique et enrichit à la fois leur compréhension et oblige à tenir compte des aspects psychologiques et sociaux inhérents. L'augmentation inquiétante du taux de suicide chez les jeunes est un phénomène qui ne fait que confirmer l'absolue nécessité de poursuivre la recherche bio-psycho-sociale en vue d'une meilleure intelligence de la complexité humaine.

Bibliographie

ABRAHAM, K.
1911 « Notes on the psychoanalytical investigation and treatment of manic-depressive insanity and allied condition », dans *On Character and Libido Development,* New York, W.W. Norton, 1966, p. 15-34.

ADAMS, W., et coll.
1993 « Epidemiological evidence that maternal influenza contributes to the etiology of schizophrenia, an analysis of Scottish, English and Danish data », *Br. J. Psychiatry,* vol. 163, p. 522-534.

AKISKAL, H.S., et coll.
1995 « Switching from unipolar to bipolar II : An 11-year prospective study on clinical and temperamental predictors in 559 patients », *Arch. Gen. Psychiatry,* vol. 52, n° 2, p. 114-123.

AMBROSINI, R.C., et coll.
1995 « Selecting a sequence of antidepressants for treating depression in youth », *J. Child Adolesc. Psychopharmacol.,* vol. 5, n° 4, p. 233-240.

ANTHONY, E.J., et BERTRAM, J.C. (sous la dir. de)
1987 *The Invulnerable Child,* New York, Guilford Press.

ASARNOW, J.R., et BEN-MEIR, S.
1988 « Children with schizophrenia spectrum and depressive disorders : A comparative study of premorbid adjustment, onset pattern and severity of impairment », *J. Child Psychol. Psychiatry,* vol. 29, n° 4, p. 477-488.

AUSLOOS, G.
1990 « Approche systémique du suicide à l'urgence », *Journal européen des urgences,* vol. 3, p. 127-130.

BARRETT, M.L.
1991 « Diagnosing childhood depression : Who should be interviewed – parent or child ? The Newcastle Child Depression Project », *Br. J. Psychiatry,* vol. 159, suppl. 11, p. 22-27.

BIEDERMAN, J., et coll.
1995 « Psychiatric comorbidity among referred juveniles with major depression : Fact or artifact ? », *J. Am.*

Acad. Child Adolesc. Psychiatry, vol. 34, n° 5, p. 579-590.

BIRMAHER, B., et coll.
1996 « Childhood and adolescent depression : A review of the past 10 years », *J. Am. Acad. Child Adolesc. Psychiatry,* vol. 35, n° 11.
1992 « Case study : Clozapine for the treatment of adolescents with schizophrenia », *J. Am. Acad. Child Adolesc. Psychiatry,* vol. 31, n° 1, p. 160-164.

BOUCHARD, C., et coll.
1991 *Rapport du groupe de travail pour les jeunes : un Québec fou de ses enfants,* Québec, Gouvernement du Québec.

BOWLBY, J.
1960 « Grief and mourning in infancy and early childhood », *Psychoanal. Study Child,* vol. 15, p. 9-52.

BRENT, J.
1995 « Facteurs de risque associés au suicide à l'adolescence : revue des recherches », *PRISME,* vol. 5, n° 4.

BRETON, J.J.
1999 « Comment évaluer le risque suicidaire chez les jeunes ? », *Clinicien,* vol. 16, n° 10.

CAPLAN, R.
1994 « Thought disorder in childhood », *J. Am. Acad. Child Adolesc. Psychiatry,* vol. 33, n° 5, p. 605-615.

CARLSON, G.A., et CANTWELL, D.P.
1980 « Unmasking masked depression in children and adolescents », *Am. J. Psychiatry,* vol. 137, n° 4, p. 445-449.

CARLSON, G.A., et KASHANI, J.H.
1988 « Manic symptoms in a non-referred adolescent population », *J. Affect. Disord.,* vol. 15, n° 3, p. 219-226.

CHAMBERS, W.J., et coll.
1985 « The assessment of affective disorders in children and adolescents by semistructured interview », *Arch. Gen. Psychiatry,* vol. 42, n° 7, p. 696-702.

CHAPMAN, L.J., et CHAPMAN, J.P.
1987 « The search for symptoms predictive of schizophrenia », *Schizophr. Bull.,* vol. 13, n° 3, p. 497-503.

CYTRYN, L., et McKNEW, D.H.
1974 « Factors influencing the changing clinical expression of depressive process in children », *Am. J. Psychiatry,* vol. 131, n° 8, p. 879-881.

DE BELLIS, M.D., et coll.
1996 « Nocturnal ACTH, cortisol, growth hormone, and prolactin secretion in prepubertal depression », *J. Am. Acad. Child Adolesc. Psychiatry,* vol. 35, n° 9, p. 1130-1138.

DEMB, H.R.
1996 « Risperidone in young children with pervasive developmental disorders and other developmental disabilities », *J. Child Adolesc. Psychopharmacol.,* vol. 6, n° 1, p. 79-80.

EGGERS, C.
1978 « Course and prognosis of childhood schizophrenia », *Journal of Autism and Childhood Schizophrenia,* vol. 8, n° 1, p. 21-36.

EMSLIE, G.
1997 « A double-blind, placebo controlled study of fluoxetine in depressed children and adolescents », *Arch. Gen. Psychiatry,* novembre.

ERLENMEYER-KIMLING, L., et coll.
1987 « Early indications in vulnerability to schizophrenia in children at highly genetic risk », dans S.B. Guze, F.J. Earls et J.E. Barrett (sous la dir. de), *Childhood Psychopathology and Development,* New York, Raven Press, p. 247-263.

FALLOON, R.M., et coll.
1996 « Early detection and intervention for initial episodes of schizophrenia », *Schizophr. Bull.,* vol. 22, n° 2, p. 271-282.

FISH, B.
1987 « Infant predictions of longitudinal course of schizophrenia development », *Schizophr. Bull.,* vol. 13, n° 3, p. 395-409.

FREUD, S.
1917 « Deuil et mélancolie », dans *Métapsychologie,* traduit de l'allemand par J. Laplanche et J.-B. Pontalis, Paris, Gallimard, 1968.

GELLER, B., et coll.
1989 « Double blind placebo-controlled study of nortriptyline in depressed children using a fixed plasma level design », *Psychopharmacol. Bull.,* vol. 25, n° 1, p. 101-108.

GITTELMAN-KLEIN, R.
1990 « A controlled treatment study of adolescent major depression », communication présentée au Child Depression Consortium Meeting, Pittsburgh, octobre.

GREEN, W.H., et coll.
1992 « Schizophrenia with childhood onset : A phenomenological study of 38 cases », *J. Am. Acad. Child Adolesc. Psychiatry,* vol. 31, n° 5, p. 968-976.
1984 « A comparison of schizophrenic and autistic children », *J. Am. Acad. Child Psychiatry,* vol. 23, p. 399-409.

HELGASON, L.
1990 « Twenty years follow-up of first psychiatric presentation of schizophrenia. What could have been presented ? », *Acta Psychiatr. Scand.,* vol. 81, n° 3, p. 231-235.

HOLLISTER, L.E.
1982 « Psychotropic drug interactions », dans S. Cohen et coll., *Frequently Prescribed and Abused Drugs : Their Indications, Efficacy and Rational Prescribing,* New York, Haworth Press, p. 7-20.

JAFFE, J.H.
1980 « Drug addiction and drug abuse », dans A.G. Gilman, L.S. Goodman et A. Gilman (sous la dir. de), *A Pharmacological Basis of Therapeutics*, 4e éd., New York, Macmillan, p. 237-275.

KASHANI, J.H., et SHERMAN, D.D.
1988 « Childhood depression: Epidemiology, etiological models and treatment implications », *Integrative Psychiatry*, vol. 6, n° 1, p. 1-21.

KENDLER, K.S.
1995 « Genetic epidemiology in psychiatry. Taking both genes and environment seriously », *Arch. Gen. Psychiatry*, vol. 52, n° 11, p. 895-899.

KIELHOLZ, P.
1973 « La dépression masquée », dans *Actes du Symposium international Saint-Moritz*, Bâle, Hans Huber Éditeur.

KOLVIN, I., et coll.
1991 « The Newcastle Child Depression Project: Diagnosis and classification of depression », *Br. J. Psychiatry*, vol. 159 (suppl.), p. 9-21.
1971 « Studies in the childhood psychoses II: The phenomenology of childhood psychoses », *Br. J. Psychiatry*, vol. 118, n° 545, p. 385-395.

KOVACS, M.
1981 « Rating scale to assess depression in school aged children », *Acta Paedopsychiatrica*, vol. 46, nos 5-6, p. 305-315.

KUNUGI, H., et coll.
1995 « Schizophrenia following in utero exposure to the 1957 influenza epidemia in Japan », *Am. J. Psychiatry*, vol. 152, n° 3, p. 450-452.

KYDD, R.R., et WERRY, J.S.
1982 « Schizophrenia in children under 16 years », *J. Autism Dev. Disord.*, vol. 12, n° 4, p. 343-357.

LADAME, F.
1989 « Les tentatives de suicide des adolescents: pourquoi? comment? », dans H. Calgar et coll., *Adolescence et suicide*, Paris, ESF, p. 17-35.

LEMAY, M.
1979 *J'ai mal à ma mère*, Paris, Fleurus Éditeur.

LOEBEL, A.D., et LIEBERMAN, J.A.
1992 « Duration of psychosis and outcome in first episode schizophrenia », *Am. J. Psychiatry*, vol. 149, n° 9, p. 1183-1188.

LORANGER, A.W.
1984 « Sex difference in age at onset of schizophrenia », *Arch. Gen. Psychiatry*, vol. 41, n° 2, p. 157-161.

LYKES, W.C., et CUEVA, J.E.
1996 « Risperidone in children with schizophrenia (letter) », *J. Am. Acad. Child Adolesc. Psychiatry*, vol. 35, n° 4, p. 405-406.

MCCLELLAN, C.J., et WERRY, J.
1994 « Practice parameter of the assessment and treatment of children and adolescent with schizophrenia », *J. Am. Acad. Child Adolesc. Psychiatry*, vol. 33, n° 5, p. 616-635.

MCDOUGLAS, C.J., et coll.
1995 « Risperidone in adults with autism or pervasive developmental disorders », *J. Child Adolesc. Psychopharmacol.*, vol. 5, n° 4, p. 273-282.

MCGORRY, P.D., et coll.
1996 « EPPIC: An evolving system of detection and optimal management », *Schizophr. Bull.*, vol. 22, n° 2, p. 305-326.

MADDEN, J.S.
1979 *A Guide to Alcohol and Drug Dependence*, Bristol, John Wright.

MALMQUIST, C.P.
1975 « Depression in childhood », dans F.F. Flack et S.C. Draghi (sous la dir. de), *Nature and Treatment of Depression*, New York, John Wiley and Sons.

MARIUS, J., et coll.
1987 « Review of the NIMH, Israeli-Kibbutz-City Study and the Jerusalem Infant Development Study », *Schizophr. Bull.*, vol. 13, n° 3, p. 425-438.

MEDNICK, S.A., et SILVERSTON, L.
1988 « High risk studies of the etiology of schizophrenia », dans M.T. Touang et J.C. Simpson (sous la dir. de), *Handbook of Schizophrenia Nosology, Epidemiology and Genetics of Schizophrenia*, New York, Elsevier Science Publishers, vol. 3, p. 543-562.

MOISE, F.N., et PETRIDES, G.
1996 « Electroconvulsive therapy in adolescents », *J. Am. Acad. Child Adolesc. Psychiatry*, vol. 35, n° 3, p. 312-318.

MOUREN, M.C.
1982 « Pour ou contre la dépression masquée chez l'enfant », *Neuropsychiatrie de l'enfance*, vol. 30, nos 10-11, p. 563-570.

MURRAY, R.M., et coll.
1992 « Genes, viruses and neurodevelopmental schizophrenia », *J. Psychiatr. Res.*, vol. 26, n° 4, p. 225-235.

NISSEN, G.
1973 « La dépression masquée chez l'enfant et l'adolescent », dans *Actes du Symposium international Saint-Moritz*, Bâle, Hans Huber Éditeur.

OLIN, S., et MEDNICK, S.A.
1996 « Risk factors of psychosis: Identifying vulnerable population morbidity », *Schizophr. Bull.*, vol. 22, n° 2, p. 223-240.

ORGANISATION MONDIALE DE LA SANTÉ
1995 *Annuaire de statistiques sanitaires mondiales*, Genève, Organisation Mondiale de la Santé.

PAPATHEODOROU, G., et coll.
1995 « The efficacy and safety of divalproex sodium in the treatment of acute mania in adolescents and young adults: An open clinical trial », *J. Clin. Psychopharmacol.*, vol. 15, n° 2, p. 110-116.

PAPATHEODOROU, G., et KUTCHER, S.P.
1992 « Epival treatment in acute maniac phase of bipolar adolescent patients », affiche présentée au 32nd Annual New Clinical Evaluation Drug Meeting, Boca Raton (Fla.), mai.

PFEFFER, C.R.
1986 *The Suicidal Child*, New York, Guilford Press.

POPPER, C.W., et ZIMNITZKY, B.
1995 « Sudden death putatively related to desipramine treatment in youth: A fifth case and a review of speculative mechanisms », *J. Child Adolesc. Psychopharmacol.*, vol. 5, n° 4, p. 283-300.

POZNANSKI, E.D., et coll.
1984 « Preliminary studies of the reliability and validity of the Children's Depressive Rating Scale », *J. Am. Acad. Child Psychiatry*, vol. 23, p. 191-197.

PRESKORN, S.H., et coll.
1988 « Relationship of plasma imipramine levels to CNS toxicity in children », *Am. J. Psychiatry*, vol. 145, n° 7, p. 897.

PRONOVOST, J., et coll.
1990 « Étude épidémiologique des comportements suicidaires chez les adolescents de niveau secondaire », *Santé mentale au Canada*, vol. 38, n° 1, p. 10-16.

PUIG-ANTICH, J.
1987 « Affective disorders in children and adolescents. Diagnostic validity and psychobiology », dans H.Y. Melher (sous la dir. de), *Psychopharmacology, the Third Generation of Progress*, New York, Raven Press.

PUIG-ANTICH, J., et coll.
1987 « Imipramine in prepubertal major depressive disorders », *Arch. Gen. Psychiatry*, vol. 44, n° 1, p. 81-89.

QUINTANA, H., et KESHAVAN, M.
1995 « Risperidone in children and adolescents with schizophrenia », *J. Am. Acad. Child Adolesc. Psychiatry*, vol. 34, n° 10, p. 1292-1296.

RUSSELL, A.T., BOTT, L., et SAMMON, C.
1989 « The phenomenology of shizophrenia occurring in childhood », *J. Am. Acad. Child Adolesc. Psychiatry*, vol. 28, p. 399-407.

RUTTER, M., GREENFIELD, D., et LOCKYER, L.
1967 « A five to fifteen years follow-up study on infantile psychosis: II Social and behavioural outcome », *Br. J. Psychiatry*, vol. 113, n° 504, p. 1183-1199.

RYAN, N.D.
1992 « The pharmacologic treatment of child and adolescent depression », *Psychiatr. Clin. North Am.*, vol. 15, n° 1, p. 29-40.

RYAN, N.D., et coll.
1994 « Stimulatory tests of growth hormone secretion in prepubertal major depression: Depressed versus normal children », *J. Am. Acad. Child Adolesc. Psychiatry*, vol. 33, n° 6, p. 824-833.

SAMI, M.
1989 « Suicide et adolescence: une perspective sociale et analytique », dans H. Calgar et coll., *Adolescence et suicide*, Paris, ESF, p. 59-75.

SPITZ, R.A., et WOLF, K.M.
1946 « Anaclictic depression. An inquiry into the genesis of psychiatric conditions in early childhood », *Psychoanal. Study Child*, vol. 2, p. 312-342.

STRAUSS, J.S., et CARPENTER, W.T.
1972 « The prediction of outcome in schizophrenia. I: Characteristics of outcome », *Arch. Gen. Psychiatry*, vol. 27, n° 6, p. 739-746.

SZATMARI, P.
1991 « Asperger syndrome: Diagnosis, treatment and outcome », *Psychiatr. Clin. North Am.*, vol. 14, n° 1, p. 81-93.

TIENARI, P., et coll.
1987 « Genetic and psychosocial factors in schizophrenia, the Finnish Adoptive Family Study », *Schizophr. Bull.*, vol. 13, n° 3, p. 477-484.

UNIS, A., et MCCLELLAN, C.J.
1993 « Substances of abuse », dans J.S. Werry et M.G. Amon (sous la dir. de), *Practitionner's Guide to Psychoactive Drugs for Children and Adolescents*, New York, Plenum Medical, p. 297-320.

VOLKMAR, F.R., et coll.
1988 « Phenomenology and classification of the childhood psychosis », *Psychol. Med.*, vol. 18, n° 1, p. 191-201.

WELLER, E.B., et WELLER, R.A.
1988 « Neuroendocrine changes in affectively ill children and adolescents », *Neurol. Clin.*, vol. 6, n° 1, p. 41-54.

WERRY, J.S.
1992 « Child and adolescent (early onset) schizophrenia: A review in the light of DSM-III-R », *J. Autism Dev. Disord.*, vol. 22, n° 4, p. 601-624.

WERRY, J.S., et MCCLELLAN, C.J.
1992 « Predicting outcome in child and adolescent (early onset) schizophrenia and bipolar disorder », *J. Am. Acad. Child Adolesc. Psychiatry*, vol. 31, n° 1, p. 147-150.

WYATT, R.J.
1991 « Neuroleptic and the natural course of schizophrenia », *Schizophr. Bull.*, vol. 17, n° 2, p. 35-51.

Lectures complémentaires

BRACONNIER, A., et coll.
1995 *Dépression. Adolescents – Adolescentes,* Paris, Bayard.

CAHN, R.
1991 *Adolescence et folie : les déliaisons dangereuses,* Paris, PUF.

CALGAR, H., et coll.
1989 *Adolescence et suicide,* Paris, ESF.

GRIVOIS, H., et GROSSO, L.
1998 *La schizophrénie débutante,* Paris, John Libbey Eurotext.

MARCELLI, D., avec la collaboration de CARDON, A., et LOUBEYER, J.B.
1990 *Adolescences et dépressions,* Paris, Masson.

MASTERSON, J.F.
1972 *Treatment of the Borderline Adolescent: A Developmental Approach,* New York, Wiley Interscience.

CHAPITRE 41

Pédopsychiatrie en France

NICOLE CATHELINE, M.D.
Praticien hospitalier à Mosaïque, Service du Dr Uzé, Psychiatrie de l'enfant et de l'adolescent secteur sud, du Centre hospitalier Henri Laborit (Poitiers)

DANIEL MARCELLI, M.D.
Chef de service au Service universitaire de psychiatrie de l'enfant et de l'adolescent (SUPEA)
du Centre hospitalier Henri Laborit (Poitiers)
Professeur de psychiatrie de l'enfant et de l'adolescent à la Faculté de médecine de Poitiers

PLAN

41.1 Historique

41.2 Secteur de psychiatrie de l'enfant et de l'adolescent
    41.2.1 Dispositif de secteur
    41.2.2 Mission de la psychiatrie de l'enfant et de l'adolescent
    41.2.3 Structures gérées par le secteur
        • *Centre médico-psychologique et centre d'action médico-sociale précoce* • *Hôpital de jour* • *Unité d'hospitalisation à temps complet* • *Centre d'accueil thérapeutique à temps partiel* • *Services d'accueil familial thérapeutique* • *Vers d'autres structures*

41.3 Interlocuteurs publics du secteur : la pédopsychiatrie de liaison
    41.3.1 Hôpital général, médecine somatique
        • *Pédiatrie générale* • *Services spécialisés* • *Services de maternité et de néonatalogie*
    41.3.2 Éducation nationale
    41.3.3 Justice
        • *Relations entre pédopsychiatrie et justice* • *Structures*
    41.3.4 Aide sociale à l'enfance

41.4 Structures associatives
    41.4.1 Centres de consultations : centres médico-psycho-pédagogiques et centres d'action médico-sociale précoce
    41.4.2 Établissements spécialisés
    41.4.3 Lieux de vie, séjours de rupture

41.5 Pédopsychiatrie privée

41.6 Perspectives d'avenir : un champ d'action aux limites imprécises
    41.6.1 Extension du côté du médical
    41.6.2 Recouvrement du côté de l'éducatif
    41.6.3 Problème du côté du social et de la justice

Bibliographie

41.1 HISTORIQUE

En 1937 se tenait à Paris le Ier Congrès mondial de neuropsychiatrie de l'enfant, « faisant état de l'avancée des connaissances dans le domaine de la psychanalyse et de ses techniques adaptées à la thérapeutique infantile, débouchant sur la notion de troubles évolutifs » (Barbier, 1993).

Les années d'après-guerre sont marquées, en France, par un élan en faveur de l'enfance qui se traduit par la promulgation de décrets relatifs à l'éducation spécialisée et à la justice des mineurs. Ces décrets font appel aux initiatives privées et aboutissent à la constitution d'un réseau d'institutions qui ne répondent pas à un plan d'ensemble à l'échelle nationale, d'où une certaine confusion dans l'organisation de la pédopsychiatrie (Reynaud et Lopez, 1994).

En 1964, un centre national, puis un centre régional pour l'enfance et l'adolescence inadaptées veillent à la cohérence des actions, mais il a fallu attendre le décret du 14 mars 1986 pour que s'organise définitivement une politique de santé publique avec la création des trois secteurs de psychiatrie — générale, infanto-juvénile et en milieu pénitentiaire — qui en constitue le pivot.

Les centres de guidance des pays anglo-saxons ont à l'évidence servi de modèle pour la psychiatrie infanto-juvénile. Ce sont les premières structures qui, reconnaissant l'influence de l'environnement sur la pathologie de l'enfant, ont mis l'accent sur le travail avec l'entourage au lieu de préconiser, comme par le passé, la rupture avec un milieu jugé pathogène.

Les années 40, alors que sont diffusés de nombreux travaux psychanalytiques, ont été déterminantes et ont radicalement modifié la manière d'aborder les troubles mentaux de l'enfant. Dès lors, la dimension familiale en psychiatrie a été largement développée, jusqu'à considérer que l'enfant qui consulte n'est que le porte-parole du malaise familial (VIIe Congrès international de psychiatrie de l'enfant, Jérusalem, 1970).

La psychiatrie infanto-juvénile s'est alors orientée vers la prise en compte des interactions entre l'enfant et le milieu dans lequel il évolue, non pour l'en soustraire, mais pour l'y adapter, en tentant de modifier ces interactions (travail non seulement avec les familles, mais aussi avec les institutions comme l'école).

Cette évolution a atteint son apogée en 1985-1986 avec l'intégration, dans les écoles ordinaires, de jeunes enfants atteints d'une pathologie mentale confirmée, tels les autistes et les psychotiques. Ce mouvement a sans doute contribué ultérieurement au déploiement de la pédopsychiatrie dans les structures de soins généraux, en pédiatrie ou dans les services d'obstétrique. À partir des années 70, l'évolution vers des structures de soins et d'éducation ambulatoires à temps partiel s'est précisée, étayée par la réflexion théorique qui remettait en question la pertinence d'une séparation entre l'enfant et sa famille.

Quant à l'entrée de la pédopsychiatrie dans les services médicaux généraux (pédiatrie générale, maternité) et spécialisés tels que réanimation infantile et néonatale, chirurgie infantile viscérale ou orthopédique, greffes d'organes, etc. (Maury, 1993), elle a permis, d'une part, d'affiner une microclinique du développement de l'enfant, et tout particulièrement des premières interactions mère-bébé, dont les retombées en matière de prévention et de soins précoces sont loin d'être épuisées. Elle a permis, d'autre part, de mieux déceler la détresse psychologique des nourrissons et des enfants vivant des situations exceptionnelles (Brun, 1989 ; Raimbault, 1991). Un repérage plus rapide des signes de la douleur chez l'enfant en constitue une illustration (Fournier-Charneri, 1993 ; Gauvain-Piquard et Pichard-Léandri, 1991 ; Morisseau, 1995).

L'importance du secteur public et parapublic (secteur privé mais associatif répondant à une logique quasi publique) est une caractéristique de la pédopsychiatrie en France, à côté d'un secteur privé limité en général aux consultations ou aux thérapies ambulatoires.

Le pivot de la pédopsychiatrie en France est formé par le secteur de psychiatrie infanto-juvénile qui met à la disposition d'une population habitant une aire géographique donnée une gamme de services diversifiés de prévention, de diagnostic, de soins et d'insertion.

41.2 SECTEUR DE PSYCHIATRIE DE L'ENFANT ET DE L'ADOLESCENT

Calqué sur le modèle du secteur de psychiatrie adulte, le secteur de psychiatrie de l'enfant et de l'adolescent

(PEA) a progressivement émergé en application des textes réglementaires qui sont venus compléter la circulaire ministérielle princeps du 15 mars 1960.

41.2.1 Dispositif de secteur

Il y a actuellement en France environ 800 secteurs psychiatriques d'adultes pour 300 secteurs de PEA. L'articulation du secteur de psychiatrie adulte avec le secteur de psychiatrie infanto-juvénile n'est pas toujours facile compte tenu du flou des textes concernant la limite d'âge : seule la limite inférieure pour l'accès aux soins en secteur d'adultes est établie à 16 ans.

Il fait partie intégrante de la mission des secteurs de PEA de répondre aux besoins en santé mentale des adolescents, quel que soit leur âge. Comme pour la psychiatrie adulte, la sectorisation se fonde sur cinq principes d'organisation (George et Tourne, 1994) :

1) le partage territorial : l'aire géodémographique du secteur de pédopsychiatrie correspond à 200 000 habitants, soit de 40 000 à 50 000 enfants de 16 ans et moins ;
2) la mise sur pied d'une équipe pluridisciplinaire (pédopsychiatre, psychologue, orthophoniste, psychomotricien, psychopédagogue, infirmier, éducateur spécialisé et travailleur social) ;
3) la mise en place d'un équipement diversifié, associant structures publiques et privées, au plus près des populations à servir : centres de consultations, hôpitaux de jour, centres d'accueil à temps partiel, établissements spécialisés fonctionnant sur le mode de l'externat, de l'internat (le plus souvent de semaine actuellement) ou de prise en charge à domicile. Lorsque la population est nombreuse ou que la zone géographique est étendue (zone rurale), plusieurs équipes sont créées ainsi que plusieurs lieux de consultations, cela afin de faciliter l'accès aux soins ;
4) l'intégration aux soins généraux :
   – soit directement (présence de l'équipe dans les services pédiatriques ou en maternité, p. ex.),
   – soit indirectement (services de conseil et de formation à l'intention des médecins et de l'ensemble du personnel soignant) ;
5) l'intégration aux instances de concertation départementales et régionales, par exemple le Conseil de santé mentale.

41.2.2 Mission de la psychiatrie de l'enfant et de l'adolescent

Le rôle des secteurs de PEA est de promouvoir des actions propres à empêcher l'émergence, le développement et la persistance de troubles mentaux (prévention primaire, secondaire et tertiaire).

La prévention primaire et le dépistage précoce des difficultés psychiques chez les enfants et les adolescents, au besoin par un travail du personnel du secteur de PEA en collaboration avec les structures médicales (maternité, pédiatrie, hôpital général), sociales (crèches, Protection maternelle et infantile) ou scolaires, apparaissent comme une nécessité. Sont ainsi privilégiées les formules d'accueil et de soins adaptées permettant le maintien de l'enfant dans son milieu de vie habituel afin :

– d'assurer à la population la proximité des services propre à faciliter l'accès aux soins ;
– d'assurer la coordination entre personnels de santé et intervenants de la communauté dans le champ de la santé mentale.

41.2.3 Structures gérées par le secteur

Certaines structures dépendent directement de l'intersecteur, notamment :

– les centres médico-psychologiques (CMP) ;
– les centres d'action médico-sociale précoce (CAMSP) ;
– les hôpitaux de jour ;
– les unités d'hospitalisation à temps complet ;
– les centres d'accueil thérapeutique à temps partiel (CATTP) ;
– les services d'accueil familial thérapeutique.

Centre médico-psychologique et centre d'action médico-sociale précoce

Animé par une équipe pluridisciplinaire, le CMP, une unité d'accueil et de coordination où sont planifiées les actions relatives à la prévention, au diagnostic, aux soins ambulatoires et aux interventions à domicile, est le pivot de l'organisation des soins.

Le CMP peut compter des antennes, la moyenne étant de cinq par secteur (George et Tourne, 1994), dont les équipements et le fonctionnement diffèrent toutefois selon la zone d'implantation (urbaine ou rurale) et la nature de l'hôpital de rattachement (centre hospitalier spécialisé ou hôpital général).

Il n'y a pas d'avance financière à faire pour les consultations. Cette mesure a été prise dans le but de faciliter l'accès aux soins des populations dites défavorisées et de certaines catégories de personnes, comme les adolescents, en particulier en cas de mauvais traitements, d'inceste, etc.

La pratique de ces équipes s'est forgée de manière originale, en constante interaction avec les autres institutions assurant les soins (services de maternité, de pédiatrie), l'éducation ou la protection des enfants. Cela a pour effet de permettre un dépistage précoce des troubles. En effet, c'est au contact de ces équipes que s'expriment les difficultés des enfants et de leurs familles, car, malgré de grands progrès dans la sensibilisation des parents à la dimension psychologique de certains symptômes (échec scolaire, instabilité, énurésie, etc.), nombre d'entre eux hésitent à prendre l'initiative d'une consultation. Dans l'ensemble, le CMP est le lieu de soins le plus utilisé en matière de psychiatrie infanto-juvénile.

Plus récemment ont été créés, pour les très jeunes enfants (six ans et moins), des centres d'action médico-sociale précoce ; certains sont directement rattachés à l'intersecteur, d'autres ont un fonctionnement associatif et sont souvent spécialisés dans un type de pathologie (déficience sensorielle, motrice, anomalies génétiques, etc.). CAMSP et CMP ont un fonctionnement similaire.

Hôpital de jour

Apparu en France dans la période 1965-1970, l'hôpital de jour constitue actuellement l'un des instruments thérapeutiques essentiels de la majorité des secteurs de PEA. Il accueille les enfants et les adolescents directement, sur décision médicale, moyennant un prix de journée.

Population accueillie

Au début surtout consacrés aux enfants de 7 à 12 ans, les hôpitaux de jour se sont diversifiés et parfois limités à certains groupes d'âge. Ainsi existent des hôpitaux de jour pour très jeunes enfants (de 13 mois à 5 ou 6 ans) et des hôpitaux de jour pour adolescents (12 ou 13 ans à 18 ou 19 ans). Une telle spécialisation n'est toutefois possible que dans les centres urbains suffisamment importants.

La majorité des indications (de 60 % à 80 %) se rapportent aux psychoses précoces et aux psychoses à l'adolescence. Sont aussi accueillis les jeunes présentant un trouble grave de la personnalité (prépsychose ou dysharmonies du développement), un trouble narcissique, un trouble névrotique grave (en particulier à l'adolescence : phobie scolaire, trouble obsessionnel-compulsif, etc.), ainsi que les enfants abandonniques. En réalité, tous les troubles psychiques susceptibles de nuire à la fréquentation scolaire et, surtout, à l'acquisition des connaissances, en même temps qu'existent des signes évidents de souffrance psychique, sont des indications potentielles d'hôpital de jour.

En revanche, l'hôpital de jour ne reçoit pas, du moins en théorie, les enfants déficients mentaux. Quand cette débilité est isolée, les enfants sont orientés, en vertu d'une décision qui relève de la Commission d'éducation spéciale, vers des milieux scolaires adaptés ou des établissements d'éducation spécialisée. Si la distinction est aisée dans les cas simples, par exemple enfant trisomique (éducation spécialisée) et enfant autiste (hôpital de jour), il en va autrement dans bien des situations, les symptômes de souffrance psychique et les signes déficitaires étant intriqués et se renforçant réciproquement.

Les prises en charge s'étendent souvent sur deux à quatre ans, parfois plus en fonction de la pathologie.

Organisation matérielle

En général de taille moyenne, accueillant de 25 à 30 enfants, l'hôpital de jour est ouvert cinq jours par semaine, les enfants restant dans leur famille le soir, les week-ends et une partie des vacances. Le « lieu de vie » (petit groupe de quatre à huit enfants encadré par un ou deux soignants) constitue le cadre institutionnel autour duquel s'articulent les diverses approches thérapeutiques adaptées à chaque enfant. Il représente un lieu de socialisation, d'échanges avec le groupe et d'établissement de repères ou de limites.

Actions thérapeutiques

Si quelques rares équipes ont un projet thérapeutique rigoureusement unifié fondé sur une approche

Psychiatrie clinique : une approche bio-psycho-sociale

particulière (psychanalytique, rééducative, comportementale), dans la majorité des cas, les actions thérapeutiques sont multiples et axées sur :

- l'enfant lui-même ;
- ses parents ;
- le groupe institutionnel.

Il peut s'agir de psychothérapie proprement dite, souvent d'inspiration psychanalytique. En fonction des symptômes, diverses rééducations (orthophonique, psychomotrice) peuvent être proposées. Les enfants sont scolarisés dans de petits groupes selon une pédagogie adaptée.

Le lieu de vie constitue enfin un des moyens thérapeutiques par l'organisation spatiotemporelle (rythme des journées, des semaines, repérage des places, des noms) et les multiples activités que peuvent y pratiquer les enfants (activités expressives de type mime, dessin, théâtre, ou activités ludiques et imaginatives telles qu'ateliers de contes, de photo, de journalisme).

Le travail avec la famille est également important, qu'il s'agisse de rencontres informelles (sur le pas de la porte), à l'arrivée ou au départ quotidien, de réunions avec les parents au sujet de l'enfant ou, enfin, de l'animation de groupes de parents, allant du simple groupe de discussion abordant les problèmes les plus concrets au groupe thérapeutique proprement dit. Le va-et-vient de l'enfant entre l'hôpital de jour et sa famille est un des éléments forts de la stratégie thérapeutique. Il existe nécessairement des zones d'opposition, d'alliance, de silence, de transgression, de soumission, etc., qui, chacune, représentent une manifestation transférentielle d'un conflit psychique.

Le travail institutionnel d'élaboration psychique consiste en une reprise de ces dernières lignes conflictuelles et ne peut être réalisé que grâce à une réflexion de groupe (travail de synthèse par les soignants). Celle-ci se révèle indispensable pour comprendre la nature des relations que tissent l'enfant ou ses parents avec tel ou tel soignant.

Quant aux psychotropes, ils restent peu employés par les pédopsychiatres. Les raisons en sont multiples. Par exemple, pendant longtemps, l'adéquation médiocre des critères diagnostiques utilisés en psychiatrie adulte avec la séméiologie des psychopathologies de l'enfant a rendu difficiles les recherches en psychopharmacologie. Actuellement, des critères diagnostiques plus précis (DSM-IV, CIM-10) facilitent les études comparatives, mais les résultats sont souvent divergents. Ainsi, à titre d'exemple, les antidépresseurs classiques ou sérotoninergiques ont une efficacité variable, pas toujours différente de celle des placebos dans diverses études (Mouren-Siméoni, 1991). Par ailleurs, selon les règles administratives, peu de médicaments peuvent être prescrits aux moins de 15 ans, ce qui en limite l'usage.

Unité d'hospitalisation à temps complet

La meilleure compréhension de la psychopathologie des troubles graves de la personnalité, qui a permis de centrer l'action thérapeutique sur la partie pathologique de la personnalité tout en s'appuyant sur celle qui est restée efficiente, a contribué à l'expansion des dispositifs de soins à temps partiel. Il ne faudrait pas pour autant penser que les structures d'hospitalisation à temps complet sont devenues caduques.

Dans certains cas, en effet, une telle approche sera indiquée, par exemple l'éclosion, à l'adolescence, d'un processus psychotique nécessitant l'application d'un traitement médicamenteux sous surveillance médicale, ou encore certaines situations d'urgence telles que le raptus anxieux ou la tentative de suicide.

Dans l'enfance, c'est surtout la gravité des troubles et l'atteinte de nombreux secteurs de la personnalité qui justifient l'hospitalisation. Le terme « polyhandicapés » a récemment été retenu pour désigner ces enfants dont l'état requiert des soins trop importants et trop spécialisés pour qu'on puisse envisager une intégration dans un lieu de vie ordinaire. Le traitement doit alors être le plus intense possible afin de limiter les déficits.

Enfin, pour certaines pathologies, la séparation d'avec le milieu habituel et l'hospitalisation représentent souvent le premier temps thérapeutique indispensable : anorexie mentale, phobie scolaire, etc.

Un point est à préciser toutefois : si elle est à temps plein, l'hospitalisation n'est cependant pas de longue durée, cela pour éviter l'évolution de l'affection vers la chronicité. D'autres modalités de traitement doivent être envisagées dès que l'état du jeune patient se stabilise.

Psychiatrie clinique : une approche bio-psycho-sociale

Centre d'accueil thérapeutique à temps partiel

Le CATTP offre, pour de petits groupes de patients, différentes activités, dans un cadre déterminé et régulier, le plus souvent au CMP ou dans une antenne proche du domicile des familles. Les soins à temps partiel peuvent précéder ou suivre (pré ou postcure) l'admission en hôpital de jour ou constituer le temps thérapeutique principal (en particulier en ce qui concerne l'unité du soir après l'école). Le principe thérapeutique est le même que pour l'hôpital de jour, mais le temps est réduit à trois heures environ par jour, trois ou quatre jours par semaine. Cette modalité thérapeutique s'adresse à des enfants capables de suivre des études dans des classes ordinaires ou spéciales. C'est le cas, entre autres, des enfants présentant une névrose grave, une prépsychose ou une dysharmonie d'évolution avec maintien de l'investissement scolaire.

Le CATTP est une structure légère. Il se caractérise par des modes de fonctionnement très diversifiés : soins du soir, club thérapeutique du mercredi ou séquences dans la journée. Cette formule souple offre désormais des possibilités de soins appropriés à de nombreux enfants ; modulable de façon à ne pas trop surcharger l'emploi du temps des enfants, évitant de rompre la fréquentation de l'école, elle permet également de tenir compte des contraintes des familles.

Des accueils très diversifiés peuvent s'avérer utiles pour :
- de très jeunes enfants, reçus avec un parent ou seuls. Encore rares, de telles interventions peuvent être profitables en ce qu'elles donnent une possibilité d'observation et d'intervention précoce, selon des modalités d'une plus grande acceptabilité (unités mère-bébé) ;
- des adolescents. Encore peu d'expériences ont été réalisées à ce chapitre. Le modèle de ce type d'intervention a été créé par Diatkine, en 1971, avec son Unité de soins intensifs du soir qui accueillait, dans le XIIIe arrondissement de Paris, le soir après l'école, les enfants en situation d'échec scolaire.

Services d'accueil familial thérapeutique

Ce type de placement vise à la prise en charge thérapeutique et éducative d'enfants souffrant de troubles psychiques dans un milieu familial substitutif stable. Le placement, qui s'effectue sous la responsabilité du secteur, fait l'objet d'un nombre considérable de précautions et de contrôles. Il est de nature strictement thérapeutique, c'est-à-dire qu'il faut une indication médicale et l'accord du représentant légal de l'enfant pour qu'un contrat puisse être établi.

Organisation matérielle

Un accueil familial thérapeutique nécessite une équipe d'encadrement des foyers nourriciers (psychiatre, psychologue, éducateur spécialisé, travailleur social, infirmier, secrétaire). Les assistantes maternelles recrutées reçoivent un salaire. Elles ne peuvent pas accueillir plus de deux enfants (en sus des leurs).

Indications

Les indications sont difficiles à formaliser, car elles dépendent beaucoup des capacités d'accueil propres à chaque famille, capacités que l'équipe apprend peu à peu à connaître. Ainsi, certaines familles font preuve d'une compétence étonnante avec des enfants psychotiques, d'autres, avec des enfants abandonniques, d'autres, avec des enfants instables...

D'une manière générale, l'âge de l'enfant est important : le placement familial thérapeutique a d'autant plus de chances d'être bénéfique que l'enfant est jeune. Au-delà de huit ou neuf ans, bien que cette limite ne soit pas absolue, les bénéfices que l'enfant peut en tirer sont moindres.

L'enfant en situation de carence affective grave représente, à l'évidence, une excellente indication. Or, très souvent, ces enfants sont placés par l'Aide sociale à l'enfance dans des foyers nourriciers simples et font l'expérience de nombreux changements en raison de leur comportement difficile. En effet, il n'est pas d'enfant gravement carencé qui ne développe des conduites déviantes (réactions de retrait, balancement, opposition, etc.) ; si la nourrice n'est pas encadrée ni soutenue par l'équipe spécialisée, l'échec est fréquent, et la pathologie de l'enfant s'en trouve aggravée.

Vers d'autres structures

Quelques intersecteurs se sont pourvus de structures de soins spécifiques dans tel ou tel domaine. À titre d'exemple, citons les unités mère-enfant et les foyers thérapeutiques pour adolescents.

Unités mère-enfant

En France, contrairement à la pratique dans les pays anglo-saxons, les unités mère-enfant sont en général gérées par les secteurs de PEA (et non par les secteurs de psychiatrie générale). Il existe une douzaine d'unités mère-enfant, généralement de petite taille (de trois à six lits pour un nombre équivalent de berceaux). Y sont accueillies des mères présentant des pathologies variables, mais souvent en lien avec une dépression périnatale (psychose puerpérale, décompensation névrotique, mère abandonnique, mère mineure, toxicomane...).

Une attention toute particulière est portée à la qualité des interactions mère-bébé. Le pédopsychiatre et ses collaborateurs (psychologues, infirmiers, travailleurs sociaux) évaluent les capacités maternelles à établir des liens satisfaisants avec le bébé ou, à défaut, aident la mère à accepter l'idée de devoir confier le bébé pour un temps variable à une tierce personne (nourrice, pouponnière).

La durée d'hospitalisation dans ces unités est, en moyenne, de deux à trois mois.

Foyers thérapeutiques pour adolescents

Quand la séparation du milieu familial apparaît nécessaire en même temps que le maintien dans le milieu scolaire semble bénéfique et que des soins restent indispensables, le foyer thérapeutique est une formule intéressante pour certains adolescents avec lesquels un travail de thérapie institutionnelle pourra être entrepris.

L'adolescent placé dans ces foyers thérapeutiques poursuit ses études et, le soir, participe à diverses activités thérapeutiques (groupe thérapeutique, psychothérapie individuelle, psychodrame psychanalytique, soutien pédagogique, etc.).

Fréquemment, les week-ends ou pendant les vacances, des activités de groupe sont proposées dans lesquelles l'étayage sur le groupe de pairs et les relations avec les adultes soignants constituent le levier thérapeutique d'une reprise du travail de « séparation » caractéristique de cet âge.

Il existe en France une dizaine de foyers thérapeutiques, directement gérés par les secteurs de PEA.

41.3 INTERLOCUTEURS PUBLICS DU SECTEUR : LA PÉDOPSYCHIATRIE DE LIAISON

En France, le terme « psychiatrie de liaison » est communément employé pour désigner les relations existant entre le secteur de PEA et les lieux où se trouvent, vivent les enfants, soit de façon ordinaire (crèches, halte-garderies, écoles, collèges, etc.), soit de façon plus exceptionnelle (hôpitaux, établissements sociaux et médico-sociaux). La circulaire de décembre 1992 établit des lignes directrices pour le service public en matière de prévention (primaire et secondaire) ; elle invite à définir des actions, menées par le personnel du secteur de PEA, en direction de ces lieux. La plupart du temps, il s'agit, pour le personnel, d'aller dans les lieux où se trouvent les enfants et d'assurer soit une consultation pour l'enfant (c'est le cas pour l'hôpital général), soit un travail avec les équipes ayant des difficultés avec un enfant (c'est plutôt le cas pour l'école, la crèche, etc.). Dans les lieux de vie ordinaire, l'enfant peut aussi, dans certaines conditions (signature d'une convention entre le secteur de PEA et l'établissement), être vu par le personnel du secteur de PEA.

41.3.1 Hôpital général, médecine somatique

« Une longue tradition médicale fait que le corps a tendance à être escamoté dès que le psychisme est mis en avant. » (Petitjean, Dubret et Tabeze, 1993.) En effet, le clivage soma/psyché a longtemps présidé à l'organisation de services hospitaliers distincts, jusqu'à ce qu'apparaisse une collaboration entre somaticiens et psychiatres. Ce travail a le double intérêt, d'une part, de prendre en compte les interactions du psychique et du somatique dans l'apparition ou dans l'évolution de la maladie et, d'autre part, d'améliorer la compréhension de certaines pathologies et de leurs répercussions sur le développement de l'individu.

En ce qui concerne la pédopsychiatrie, les interventions se sont multipliées ces dernières années, tant dans le champ de la pédiatrie générale que dans

Psychiatrie clinique : une approche bio-psycho-sociale

le champ de la pédiatrie spécialisée. Dans certains cas, ces services se sont attachés directement la collaboration de vacataires (psychiatres, psychologues, psychanalystes), dans d'autres cas, les équipes des intersecteurs sont sollicitées.

Pédiatrie générale

Inaugurée par l'appel de pédiatres en psychiatrie pour certaines pathologies (tentatives de suicide, anorexie mentale), la collaboration entre pédiatres et pédopsychiatres connaît depuis les années 80 un essor important, même si les bases de cette collaboration ne sont pas dénuées d'ambiguïtés.

En effet, l'intention du pédiatre est principalement sous-tendue par une logique d'efficacité : faire disparaître la maladie au mieux, le symptôme à tout le moins. Le psychiatre et plus encore le psychanalyste sont, quant à eux, animés par une logique de sens : dévoilement progressif de la signification préconsciente ou inconsciente d'une conduite, d'un symptôme qui s'inscrivent dans un lien interactionnel et transgénérationnel, préalable souvent nécessaire à la guérison ou à l'amélioration clinique.

Dans la pratique, l'intervention du pédopsychiatre a d'abord été sollicitée dans les cas d'une impasse thérapeutique entre le pédiatre, son petit patient et ses parents. Désormais, les pédiatres sollicitent le pédopsychiatre quand ils soupçonnent la présence d'une composante psychopathologique sous-jacente à diverses situations (p. ex., pathologie somatique à répétition de la sphère de l'oto-rhino-laryngologie, troubles de l'alimentation, du sommeil, etc.).

Les pédiatres, comme les médecins généralistes, ont plus souvent recours aux substances psychoactives que leurs confrères pédopsychiatres. En effet, ils ont tendance à privilégier la médication symptomatique afin d'atténuer des comportements gênants.

Services spécialisés

Les progrès de la pédiatrie imposent de plus en plus aux enfants des contraintes de vie et de soins qui pèsent lourdement sur leur équilibre psychique et leurs possibilités développementales.

Dans les services très spécialisés (oncologie pédiatrique, immunologie, greffes d'organes, réanimation néonatale et infantile, etc.), l'intervention de psychologues, psychiatres, psychanalystes devient un des volets essentiels de la stratégie thérapeutique globale. Le « psy » est sollicité soit pour aider l'enfant à supporter les contraintes inhérentes aux soins, mais plus encore pour lui permettre de trouver un sens à l'insensé de la maladie, soit pour soutenir les parents.

Services de maternité et de néonatalogie

Remontant toujours plus en amont dans l'origine des troubles, les équipes de pédopsychiatrie interviennent fréquemment dans les services de maternité et de néonatalogie. Elles participent alors au repérage des situations à risque (mère mineure, pathologie psychosociale, mère carencée ou abandonnique...), des états pathologiques (dépression au cours de la grossesse, pathologie psychiatrique, déficitaire, etc.). Dès la naissance du bébé, le pédopsychiatre peut intervenir pour évaluer la qualité des premières interactions et les risques potentiels de souffrance, tant du côté de la mère que du côté du bébé.

Dans l'idéal, ces équipes sont ensuite relayées par un réseau de soins relevant soit du secteur de PEA lui-même, soit des structures de l'Aide sociale à l'enfance.

41.3.2 Éducation nationale

Jusqu'au milieu des années 70, la pédopsychiatrie et l'école n'avaient de contact que par le truchement des enfants éprouvant des difficultés scolaires envoyés dans un centre médico-psycho-pédagogique (CMPP). Le traitement des problèmes scolaires s'organisait essentiellement autour de la rééducation centrée sur les troubles instrumentaux susceptibles de gêner les apprentissages (troubles du langage, mauvais repérage spatiotemporel, etc.). École et pédopsychiatrie ne s'occupaient chacune que des difficultés scolaires concernant leur champ respectif de compétence. Ainsi, pour l'école, seules étaient repérées les difficultés d'apprentissage attribuées le plus souvent à un déficit cognitif nécessitant une orientation vers des classes spéciales (classes de perfectionnement), tandis que la pédopsychiatrie accueillait de son côté les enfants exclus du système scolaire pour troubles du comportement. Ces problèmes aboutissant le plus souvent à l'impossibilité, pour ces enfants, de bénéficier de l'enseignement général, quelles que soient leurs capacités cognitives par ailleurs, ils étaient dans la plupart des cas dirigés vers des instituts médico-éducatifs.

Les circulaires de 1982 et 1983 sur l'intégration ont été à l'origine d'une collaboration plus formalisée entre pédopsychiatrie et école. Cette collaboration s'est faite parfois dans l'enthousiasme de quelques enseignants acceptant de relever le défi pédagogique que constituent ces enfants confinés dans des structures psychiatriques. Mais, généralement, elle s'est accompagnée d'une certaine méfiance : l'Éducation nationale avait peur de voir la psychiatrie lui faire porter, dans des classes déjà surchargées, le poids de l'enseignement des enfants lourdement handicapés (autisme ou psychose infantile, p. ex.) ; la pédopsychiatrie, de son côté, s'inquiétait à la fois d'exigences pédagogiques souvent peu compatibles avec les possibilités adaptatives d'enfants perturbés et du leurre que, dans certains cas, peut représenter pour les parents l'admission de leur enfant dans le système scolaire ordinaire (risque d'occulter l'origine psychopathologique des troubles). L'expérience a cependant montré que les pathologies psychiatriques bénéficiaient grandement d'une intégration sociale précoce (école maternelle), mais que les apprentissages demeuraient soumis à des stratégies cognitives spécifiques rendant plus délicate l'intégration de ces enfants à l'école primaire. En revanche, nombre d'enfants présentant des troubles du comportement sans pathologie psychiatrique organisée ont pu, grâce à l'intégration scolaire, être maintenus durablement et avec succès dans le système scolaire traditionnel.

Les approches psychopathologiques de l'échec scolaire ont peu à peu modifié le regard que les enseignants portaient sur ces enfants en difficulté. Progressivement, l'Éducation nationale a adapté ses structures. Ainsi, les classes de perfectionnement (1909) ont laissé la place à des classes alternant temps de pédagogie adaptée et temps d'enseignement général.

Parallèlement, les dispositifs créés par l'Éducation nationale en 1970 afin d'aider les enfants présentant des difficultés transitoires d'apprentissage, au sein même de la classe, ont vu leur fonctionnement se modifier sous l'impulsion des pratiques de l'intégration et d'une meilleure connaissance des structures de soins. Dorénavant, le personnel (psychologue scolaire, rééducateur en psychomotricité, rééducateur en pédagogie) peut demander, au cas par cas ou par convention, l'aide de structures de soins extérieures à l'école, telles que CMP, CMPP, établissements spécialisés.

41.3.3 Justice

Relations entre pédopsychiatrie et justice

Les relations entre la pédopsychiatrie et la justice ne sont pas nouvelles (Marcelli, 1992). À lire l'ouvrage de Duché (1990) sur l'histoire de la pédopsychiatrie, on peut même considérer que les problèmes que pose la délinquance des mineurs représentent une de ses branches fondatrices.

Le juge des enfants intervient quand il y a conflit :
– entre le mineur et sa famille : mauvais traitements, carence éducative grave, fugue, etc. ;
– entre le mineur et la société : drogue, délinquance, prostitution, etc. ;
– entre la famille et la société : refus de scolarisation obligatoire, absentéisme scolaire important, refus de l'intervention des services de prévention quand il y a danger, etc.

Protection de l'enfant, protection de la société et protection des structures socioculturelles sont les trois zones privilégiées d'intervention du juge des mineurs.

Du fait de l'immixtion de plus en plus grande de la société dans l'espace privé, individuel et familial, corollaire d'une extension du droit à la personne de l'enfant, juge et pédopsychiatre se rencontrent de plus en plus souvent, non seulement en cas de danger physique — pour lequel l'évaluation du pédopsychiatre n'est pas nécessaire —, mais aussi, et surtout, en cas de « danger moral », c'est-à-dire quand le danger n'est encore que potentiel et que sont déjà repérables des facteurs de risque.

Deux situations de collaboration entre juge et psychiatre sont possibles :
– *La demande du juge des enfants au pédopsychiatre.* Abordant un champ de compétence qui n'est pas le sien, le juge sollicite le pédopsychiatre soit à titre d'expert, soit à titre de conseiller pour l'éclairer dans sa décision. Lorsque le pédopsychiatre est mandaté par le juge pour réaliser une expertise d'un enfant, les buts de celle-ci sont clairement énoncés et la position de chacun, juge et pédopsychiatre, est clairement définie. La situation se complique lorsque le juge demande l'avis du pédopsychiatre pour l'aider à prendre sa décision. La demande faite au pédopsychiatre est

Psychiatrie clinique : une approche bio-psycho-sociale

alors beaucoup plus floue. Le plus souvent non écrite (à la différence de l'ordonnance d'expertise), elle peut être ambiguë : s'agit-il, pour lui, de déterminer la meilleure solution possible pour l'enfant et sa famille (ce qui met le pédopsychiatre en position d'auxiliaire de la justice) ou s'agit-il de s'inscrire dans une démarche de soins, en complément des mesures que le juge sera amené à prendre ? Dans ce dernier cas de figure, la place du soin n'est pas clairement établie : ce soin est-il un complément imposé par la justice ou est-il mis en place en accord avec le psychiatre et les parents dans une démarche plus humaniste ? Dans ce dernier cas, quelle alliance thérapeutique pourra être établie entre les parents, l'enfant et le psychiatre ? Or bon nombre de familles qui arrivent dans le cabinet du juge des enfants sont précisément celles qui n'ont pas pu établir auparavant une alliance thérapeutique ou qui ont refusé de le faire. Il y a souvent, dans un tel contexte, une soumission et une acceptation superficielles et factices de la part de ces familles. L'expérience conduit à proposer qu'une énonciation claire de la position du juge des enfants précède la recherche de l'adhésion parentale, qui ne pourra se faire qu'après coup.

– *La demande du pédopsychiatre au juge des enfants.* Si cette situation est moins fréquente que la précédente, elle n'en pose pas moins des problèmes particuliers. L'équipe de pédopsychiatrie manifeste des réticences à faire appel au juge des enfants tant il est vrai que soigner et juger sont deux démarches d'essence différente et que tout signalement au juge risque d'entraver durablement tout projet d'action thérapeutique aussi bien auprès de l'enfant qu'auprès de ses parents. En fait, ce qui est recherché souvent par cette demande est d'imposer un Surmoi externe et personnifié par le juge auprès de familles qui n'ont pas pu intégrer cette fonction surmoïque reposant sur des valeurs abstraites.

Structures

Sur un plan pratique, le juge des enfants intervient soit en matière pénale, soit en matière d'assistance éducative (Marcelli, 1992).

En matière pénale

Il peut juger seul en son cabinet pour les affaires simples ou dans un tribunal pour mineurs pour les crimes et délits.

Le juge des enfants veille à l'application des mesures éducatives ordonnées et organise les mesures de probation (mesures de sursis avec mise à l'épreuve et travail d'intérêt général).

En matière d'assistance éducative

Il peut prescrire qu'une évaluation sociale et/ou psychologique soit faite, soit par un service relevant directement de son ministère, soit par un organisme privé sous contrat.

À la suite de cette investigation, deux types de mesures peuvent être envisagés :
– une mesure éducative en milieu ouvert, réalisée par un travailleur social et un éducateur qui vont à domicile et tentent de modifier les attitudes éducatives et relationnelles familiales ;
– un placement en établissement social ou sanitaire.

41.3.4 Aide sociale à l'enfance

Responsable des actions de prévention tant en matière de prévention sanitaire qu'en matière de prévention sociale, l'Aide sociale à l'enfance relève, depuis 1983, du Conseil général du département, ce qui ne va pas sans poser des problèmes de coordination avec les structures de soins qui dépendent, elles, directement de l'État.

Le principe prioritaire est le maintien de l'enfant dans sa famille par des aides financières et des mesures d'action éducative en milieu naturel. Cette prise en charge peut être articulée à un programme de soins assumé par l'équipe du secteur.

L'Aide sociale à l'enfance dispose d'établissements propres (foyers départementaux de l'enfance, maisons maternelles, pouponnières, foyers pour jeunes mères célibataires, etc.) et d'un réseau de placements familiaux ou en internat.

Depuis la loi du 10 juillet 1989, ce service est responsable de la prévention et de l'information en ce qui concerne la maltraitance (numéro vert, recueil des informations et réponse en urgence).

41.4 STRUCTURES ASSOCIATIVES

Il existe, en France, des établissements de soins gérés par des associations privées (associations à but non lucratif qui s'inscrivent dans un projet de service public). Ces établissements sont en général liés par convention avec l'Éducation nationale, le ministère de la Santé, l'Aide sociale à l'enfance, les caisses d'assurance maladie et, parfois, les secteurs de PEA.

41.4.1 Centres de consultations : centres médico-psycho-pédagogiques et centres d'action médico-sociale précoce

Créé à Paris en 1946 par G. Mauco, le premier centre médico-psycho-pédagogique (CMPP) réunissait une équipe de spécialistes (pédopsychiatres, psychologues, orthophonistes, rééducateurs en psychopédagogie) destinée à aider l'enfant ayant des difficultés scolaires. Par la suite, les CMPP ont essaimé sur l'ensemble du territoire français (400 CMPP environ), surtout en milieu urbain. Ils demeurent la première structure ambulatoire de soins connue par les enseignants du fait de leurs origines : les pionniers des CMPP se recrutaient parmi des proches de l'Éducation nationale (Birraux, 1980).

De nos jours, il y a peu de différence, en dehors du mode de prise en charge financière, dans le fonctionnement et la population accueillie entre le CMP dépendant du secteur de pédopsychiatrie et le CMPP dépendant d'une structure associative.

Quant aux centres d'action médico-sociale précoce (CAMSP), il en existe quelques-uns rattachés à des structures associatives, en général spécialisés dans un type précis de pathologie (enfants sourds, aveugles, déficients moteurs, etc.).

41.4.2 Établissements spécialisés

Jusqu'en 1975, soit avant la loi en faveur des handicapés, aucun texte ne régissait l'organisation de l'éducation spéciale : les enfants étaient directement placés par les parents, les médecins ou l'école dans des établissements spécialisés, privés pour la plupart et sans convention avec l'État. À cette date ont été créées les commissions d'orientation. La Commission départementale d'éducation spéciale (CDES) statue sur les orientations, aidée dans sa prise de décision par les commissions dites de « terrain » (les commissions de circonscription préélémentaires et élémentaires [CCPE] et les commissions de circonscription de second degré [CCSD]).

La CDES, commission bipartie (Santé et Éducation nationale), dirige les enfants vers des établissements à prix de journée, financés par l'État.

On distingue :

- les *instituts médico-pédagogiques* (IMP). Ils accueillent des enfants présentant des déficits sur le plan des apprentissages, que l'origine soit génétique, neurologique ou psychiatrique. Ils reçoivent en général les enfants de 6 à 14 ans, encore que certains établissements spécialisés dans la prise en charge d'encéphalopathies néo ou périnatales aient un agrément qui leur permet d'accueillir des enfants plus jeunes (parfois dès trois ans). Il s'agit de structures pour la plupart privées sous contrat avec l'État et soumises à l'autorité de la Direction des affaires sanitaires et sociales pour ce qui est de leur fonctionnement général et à celle de l'Éducation nationale en ce qui concerne les enseignants spécialisés qui y travaillent. Les enfants y bénéficient à la fois d'une pédagogie adaptée ainsi que de soins et de rééducations tels qu'ils sont dispensés dans les secteurs de psychiatrie. L'intérêt de ces structures est la réunion dans un même lieu de tous ces types de prise en charge. Les IMP sont de plus en plus nombreux à pratiquer une politique d'intégration scolaire dans des classes ordinaires relevant de l'Éducation nationale ;
- les *instituts médico-professionnels* (IMPro). Ils assurent la prise en charge des 14-20 ans, voire des plus âgés (amendement Creton). Ils donnent une formation professionnelle et s'occupent de placer les jeunes chez des employeurs à leur sortie ;
- les *instituts de rééducation* (IR) et les *instituts de rééducation professionnels* (IRPro). Ils accueillent des enfants ayant des potentialités intellectuelles non déficitaires, mais présentant des troubles affectifs ou instrumentaux gênant les apprentissages. Les enfants y reçoivent un enseignement adapté, ainsi que des soins. Leur retour dans le circuit ordinaire de l'Éducation nationale demeure le projet principal de ces établissements.

Psychiatrie clinique : une approche bio-psycho-sociale

41.4.3 Lieux de vie, séjours de rupture

Depuis les années 80 se sont multipliés les lieux d'accueil pour grands enfants et adolescents, dont certains sont réservés à une pathologie spécifique (autisme, p. ex.), gérés pour la plupart par une famille et situés en milieu rural. Ces lieux de vie accueillent les jeunes, pour des séjours en général temporaires (15 jours à 2 ou 3 mois, rarement plus longtemps). L'objectif thérapeutique consiste en une adaptation du jeune à la vie de la famille d'accueil. Une conceptualisation théorique d'inspiration psychanalytique organise la réflexion des personnels qui gèrent ces lieux de vie. Sans cadre juridique très précis ni mode de financement rigoureusement déterminé, ces lieux de vie intermittents rendent parfois de grands services aux parents d'enfants handicapés, aux enfants eux-mêmes et aux institutions qui les ont à leur charge dans le cours de l'année.

41.5 PÉDOPSYCHIATRIE PRIVÉE

La pédopsychiatrie n'est pas une spécialité à part entière, mais une compétence au sein de la psychiatrie générale.

La grande majorité des pédopsychiatres exerce en milieu public. Les pédopsychiatres installés en cabinet privé combinent, dans l'ensemble, l'exercice de la psychiatrie générale et l'exercice de la pédopsychiatre. Dans les grandes villes, un nombre important d'entre eux, surtout de formation psychanalytique, ont une pratique d'analyse d'enfants ou d'adolescents. Il en va de même pour les psychologues, psychothérapeutes, analystes qui, cependant, butent sur l'absence de codification de leurs actes par la Sécurité sociale et, par conséquent, sur le non-remboursement des thérapies.

En revanche, les services des orthophonistes en pratique privée, dont il faut souligner l'importance numérique, sont couverts par la Sécurité sociale.

Quant aux psychomotriciens, quelques-uns exercent en privé, souvent selon des techniques spécifiques telles que la relaxation, et travaillent en collaboration avec un ou des pédopsychiatres. Leurs actes ne sont pas pris en charge par la Sécurité sociale.

Au total, le secteur privé ne représente qu'une très faible part de l'exercice de la pédopsychiatrie en France.

41.6 PERSPECTIVES D'AVENIR : UN CHAMP D'ACTION AUX LIMITES IMPRÉCISES

La pédopsychiatrie s'est dégagée de la psychiatrie adulte seulement au début du 20e siècle. Toutefois, certains pédagogues et certains éducateurs ont joué un rôle de précurseurs. Parmi les psychiatres qui, au 19e siècle, se sont intéressés à l'enfant, on cite généralement Moreau de Tours qui a publié, en 1888, le premier *Traité de psychiatrie de l'enfant*. Mais médecins ou non, les précurseurs visaient à la rééducation des arriérés mentaux. Les psychiatres d'enfant se trouvaient en marge du mouvement de la psychiatrie et ne pouvaient que s'intéresser aux difficultés scolaires et sociales de certains sujets.

Des psychiatres pionniers, tel Sante de Sanctis, se sont cependant efforcés de faire entrer la psychiatrie de l'enfant dans le mouvement de la psychiatrie générale en décrivant chez l'enfant les mêmes troubles que chez l'adulte.

Au début du 20e siècle, la psychanalyse a radicalement modifié l'approche des troubles mentaux chez l'enfant en faisant prévaloir le point de vue psychogénétique et l'importance des conflits infantiles. La description, en 1943, par Kanner de l'autisme infantile constitue très certainement l'acte fondateur de la psychiatrie infanto-juvénile actuelle.

L'après-guerre a vu le triomphe de la psychanalyse. Plusieurs des grands fondateurs de la pédopsychiatrie ont été psychanalystes : A. Freud, M. Klein, D.W. Winnicott, J. Bowlby. Pendant longtemps, le modèle psychanalytique a dominé le champ.

Depuis les années 80, la pédopsychiatrie est ouverte à d'autres approches théoriques, dont :
- les approches cognitive et neuropsychologique, qui se sont intéressées aux troubles développementaux non seulement sous l'angle des déficits, mais aussi sous l'angle du fonctionnement et des stratégies cognitives ;
- l'approche psychopharmacologique ;
- l'approche systémique.

Le symptôme n'apparaît plus essentiellement comme le résultat d'un conflit intrapsychique. Par ailleurs, du fait d'une meilleure prise en compte des interactions de l'enfant avec son environnement, l'amélioration symptomatique tend à devenir une priorité du soin.

Psychiatrie clinique : une approche bio-psycho-sociale

Au total, si l'approche psychodynamique reste le mode clinique largement dominant en France, les autres stratégies ou philosophies de soins trouvent peu à peu leur place.

41.6.1 Extension du côté du médical

Comme on l'a vu précédemment, les pédopsychiatres et psychologues français interviennent de plus en plus souvent dans des services de médecine somatique. Les progrès de la médecine, une plus grande sensibilisation des pédiatres aux facteurs psychologiques, une demande de soutien accrue de la part des parents rendent ces interventions indispensables dans de nombreux cas, par exemple pour les greffes d'organes (foie, cœur, cœur-poumon), les interventions chirurgicales lourdes, la cancérologie infantile, etc. Une séméiologie clinique différenciant la souffrance (morale) et la douleur (physique) a été proposée par les pédopsychiatres (Fournier-Charneri, 1993; Gauvain-Piquard et Pichard-Léandri, 1991; Morisseau, 1995), de même qu'une approche distinguant les réactions particulières des enfants et de leurs parents dans des conditions extrêmes où, souvent, la question de la mort est omniprésente (Brun, 1993; Morisseau, 1995; Raimbault, 1991).

41.6.2 Recouvrement du côté de l'éducatif

L'Éducation nationale, qui gère des établissements que fréquentent tous les enfants de 3 à 16 ans, a su intégrer les progrès en matière de compréhension de l'échec scolaire et, malgré les lourdeurs administratives, propose des formules d'éducation qui tendent à s'adapter aux besoins pédagogiques des élèves en difficulté. Malheureusement, elle méconnaît encore trop souvent l'aspect psychopathologique de l'échec scolaire et ne facilite pas toujours, sauf exception, la collaboration avec les structures de soins. L'enfant en situation d'échec scolaire reste majoritairement traité par des mesures pédagogiques sans approche thérapeutique.

Parallèlement, les établissements spécialisés accueillent des enfants présentant une pathologie psychiatrique confirmée pour lesquels les parents qu'inquiète une prise en charge en hôpital de jour désignant trop ouvertement la dimension « psychiatrique » demandent que soient augmentés les temps scolaires.

41.6.3 Problème du côté du social et de la justice

Sur le plan social, l'intrication fréquente de difficultés sociales et de troubles psychologiques ne permet souvent pas de déterminer quelle administration devra supporter la charge des dépenses : le département (difficultés sociales) ou l'État (troubles psychologiques).

Au chapitre de la justice, l'introduction de la dimension psychologique dans la compréhension de certains actes délictueux commis par les adolescents a considérablement infléchi les modalités d'intervention des services de justice pour les mineurs, tant sur le plan de l'enquête que sur le plan des actions éducatives. Ainsi, la classique enquête sociale se voit détrônée au profit de mesures d'évaluation et d'orientation éducatives comportant un examen psychologique et psychiatrique.

En même temps, nombre de structures « fermées » se sont orientées vers d'autres modalités de prise en charge privilégiant le maintien du jeune dans son milieu naturel. Comme pour le secteur psychiatrique, il faut se réjouir de cette évolution, mais imaginer un dispositif qui ne comporterait aucune structure fermée relèverait de l'utopie.

*
* *

Pour conclure, on peut reconnaître que la pédopsychiatrie présente en France une gamme très diversifiée d'actions cliniques dans un champ d'intervention relativement vaste, allant bien au-delà de son domaine spécifique. Cette clinique est dans l'ensemble assez performante, incontestablement dominée par un modèle psychodynamique d'inspiration psychanalytique.

Si l'approche individuelle de l'enfant reste la pierre angulaire de la pratique pédopsychiatrique, les thérapies familiales, de groupe (groupes d'enfants, d'adolescents, de parents) et institutionnelles sont également très utilisées par les pédopsychiatres.

En revanche, la recherche reste le parent pauvre de la pédopsychiatrie française, malgré de louables tentatives concernant certains thèmes (autisme, anorexie mentale-boulimie) sur lesquels se penche un réseau de chercheurs (Institut national de la santé et de la recherche médicale [INSERM]). Cette recherche se limite essentiellement aux études épidémiologiques qui commencent à faire l'objet de publications régulières (Choquet et Ledoux, 1994). Quant à la recherche psychopharmacologique, elle paraît surtout prometteuse pour les adolescents dans le domaine de la prévention et du traitement des troubles de l'humeur.

Bibliographie

BARBIER, D.
1993 « Le secteur de psychiatrie infanto-juvénile », dans *Guide de l'intervention en santé mentale*, Toulouse, Privat, p. 247-261.

BIRRAUX, A.
1980 *Le psychiatre face à l'école*, Tournai, Casterman.

BRUN, D.
1993 *Pédiatrie et psychanalyse*, Paris, P.A.U.
1989 *L'enfant donné pour mort*, Paris, Dunod.

CHOQUET, M., et LEDOUX, S.
1994 *Adolescents – Enquête nationale*, Paris, INSERM Éditions.

DUCHÉ, D.J.
1990 *Histoire de la psychiatrie de l'enfant*, Paris, PUF.

FOURNIER-CHARNERI, E.
1993 « Idées habituellement reçues sur la douleur chez l'enfant », *Journal de la pédiatrie et de la puériculture*, vol. 2, p. 68-74.

GAUVAIN-PIQUARD, A., et PICHARD-LÉANDRI, E.
1991 « La douleur chez le jeune enfant », *Pédiatrie*, vol. 46, p. 779-781.

GEORGE, M.C., et TOURNE, Y.
1994 *Le secteur psychiatrique*, Paris, PUF, coll. « Que sais-je ? ».

KANNER, L.
1943 « Des troubles autistiques du contact affectif », trad. par M. Rosenberg, *Neuropsychiatr. Enfance Adolesc.*, vol. 38, n°s 1-2, 1990, p. 65-84.

MARCELLI, D.
1996 *Enfance et psychopathologie*, 5e éd., Paris, Masson.
1992 « Pédopsychiatrie et juge des mineurs : quelle collaboration possible ? », *Neuropsychiatrie de l'enfance*, vol. 40, n°s 3-4, p. 158-164.

MAURY, M.
1993 « Le bébé à l'hôpital, hier et aujourd'hui », *Devenir*, vol. 5, n° 3, p. 11-59.

MORISSEAU, L.
1995 « La douleur dans la relation mère-enfant », *Neuropsychiatrie de l'enfance*, vol. 43, n°s 1-2, p. 43-47.

MOUREN-SIMÉONI, M.C.
1991 *La psychopharmacologie chez l'enfant*, Paris, PUF.

PETITJEAN, F., DUBRET, G., et TABEZE, J.P.
1993 *Psychiatrie à l'hôpital général*, Toulouse, Érès.

RAIMBAULT, G.
1991 *L'enfant et la mort*, 2e éd., Toulouse, Privat.

REYNAUD, M., et LOPEZ, A.
1994 *Évaluation et organisation des soins en psychiatrie*, Paris, Frison-Roche.

SANTE DE SANCTIS, S.
1910 *Neuropsichiatrica Infantile*, Rome.

QUATRIÈME PARTIE

TRAITEMENTS PSYCHIATRIQUES

TRAITEMENTS BIOLOGIQUES
CHAPITRE 42

Anxiolytiques et hypnotiques

Jean-Michel Le Mellédo, M.D.
Professeur adjoint au Département de psychiatrie de l'Université d'Alberta (Edmonton)

Jean-Marc Legrand, M.D.
Psychiatre des hôpitaux nantais (Nantes)

Jacques Bradwejn, M.D., F.R.C.P.C.
Psychiatre-chef à l'Hôpital Royal Ottawa
Professeur, directeur du Département de psychiatrie de l'Université d'Ottawa

Natasha Dufour, M.D.
Résidente en psychiatrie dans le cadre du programme d'études spécialisées en psychiatrie de l'Université de Montréal

PLAN

42.1 Benzodiazépines
    42.1.1 Pharmacologie
    42.1.2 Mécanismes d'action
    42.1.3 Indications
    42.1.4 Contre-indications
    42.1.5 Modalités de prescription
    42.1.6 Effets secondaires
    42.1.7 Considérations particulières
        • *Grossesse et allaitement* • *Gériatrie* • *Tolérance, dépendance, effet de rebond et sevrage*
        • *Surdose*
    42.1.8 Interactions médicamenteuses

42.2 Azaspirodécanediones
    42.2.1 Pharmacologie
    42.2.2 Pharmacocinétique
    42.2.3 Classification
    42.2.4 Indications
    42.2.5 Contre-indications
    42.2.6 Modalités de prescription
    42.2.7 Effets secondaires
    42.2.8 Interactions médicamenteuses

42.3 Bêtabloquants
    42.3.1 Pharmacologie
    42.3.2 Mécanismes d'action
    42.3.3 Indications
    42.3.4 Contre-indications
    42.3.5 Modalités de prescription
    42.3.6 Effets secondaires
    42.3.7 Interactions médicamenteuses

42.4 Autres psychotropes et médicaments à visée anxiolytique

42.5 Hypnotiques
    42.5.1 Benzodiazépines hypnotiques
    42.5.2 Hypnotiques non benzodiazépiniques agissant sur le récepteur gabaergique
    42.5.3 Antidépresseurs sédatifs
    42.5.4 Antihistaminiques
    42.5.5 Hydrate de chloral
    42.5.6 L-tryptophane

Bibliographie

Lectures complémentaires

Les anxiolytiques et les hypnotiques sédatifs, médicaments dont le spectre d'application s'est élargi de manière importante au cours des dernières années, comptent parmi les médicaments les plus souvent prescrits dans le monde. Leur utilisation courante est simple, mais n'est pas exempte d'effets importants et ne doit pas être considérée comme banale. Par exemple, l'effet de ces substances chez les personnes âgées ou chez les personnes qui doivent conduire un véhicule automobile n'est pas à négliger. Le choix d'un médicament doit être fondé sur ses propriétés spécifiques, ses effets secondaires, sa rapidité d'action, ses interactions avec d'autres médications et ses dangers en cas de surdose. Une connaissance précise du profil pharmacologique de chacune de ces substances est donc nécessaire pour un emploi judicieux et rigoureux.

Les anxiolytiques et les hypnotiques comprennent une large panoplie d'agents pharmacologiques (voir le tableau 42.1). Cela se reflète tant dans l'émergence de nouvelles classes d'anxiolytiques et une meilleure

TABLEAU 42.1   Classes d'anxiolytiques et d'hypnotiques sédatifs

Classe	Nom scientifique	Nom commercial® Canada	Nom commercial® France	Présentation[a]
\multicolumn{5}{Anxiolytiques}			
Antihistaminiques	Diphénhydramine	Benadryl	Nautamine	caplet, 25, 50 mg cap., 50 mg sir., 12,5 mg/5 mL sol. i.m. ou i.v., 50 mg/mL
	Hydroxyzine	Atarax	Atarax	cap., 10, 25, 50, 100 mg sir., 10 mg/5 mL
	Prométhazine	Phénergan	Phénergan	sol. i.m. ou i.v., 25 mg/mL
Azaspirodécanedione	Buspirone	Buspar	Buspar	co., 5, 10 mg
Benzodiazépines	Alprazolam	Xanax Xanax-TS	Xanax	co., 0,25, 0,5, 1 mg co., 2 mg
	Chlordiazépoxide	Librium[b]	Librium[b]	cap., 5, 10, 15 mg sol. inj., 20 mg/3 mL
	Clonazépam	Rivotril	Rivotril	co., 0,5, 1, 2 mg
	Clorazépate	Tranxene	Tranxene	co., 3,75, 7,5, 15 mg
	Diazépam	Valium	Valium	co., 2, 5, 10 mg sol. inj., 10 mg/2 mL
	Estazolam	n.c.[c]	Nuctalon	
	Flurazépam	Dalmane	Hypalene[d]	cap., 15, 30 mg
	Lorazépam	Ativan	Témesta	co., 0,5, 1, 2 mg sol. inj., 2 mg/mL, 4 mg/mL
	Midazolam	Versed	Hypnovel	sol. i.m. ou i.v., 1 mg/mL, 5 mg/mL
	Nitrazépam	Mogadon	Mogadon	co., 5, 10 mg
	Oxazépam	Serax	Seresta	co., 15 mg cap., 10, 15, 30 mg
	Prazépam	n.c.	Lysanxia	
	Quazépam	n.c.[e]	n.c.	
	Témazépam	Restoril	Normison	co., 15, 30 mg
	Triazolam	Halcion	Halcion	co., 0,125, 0,25 mg

→

Psychiatrie clinique : une approche bio-psycho-sociale

TABLEAU 42.1   Classes d'anxiolytiques et d'hypnotiques sédatifs *(suite)*

Classe	Nom scientifique	Nom commercial® Canada	Nom commercial® France	Présentation[a]
Alpha$_2$-adrénergiques	Clonidine	Catapres	Catapressan	co., 0,1, 0,2, 0,3 mg
Bêta-adrénergiques	Propranolol	Indéral	Avlocardyl	co., 10, 20, 40, 60, 80 mg
Hypnotiques Sédatifs				
Antidépresseurs	Amitriptyline	Elavil	Laroxyl	co., 10, 25, 50, 75 mg
	Doxépine	Sinequan	Sinequan	cap., 10, 25, 50, 75, 100 mg
	Trazodone	Desyrel	Pragmarel[e]	co., 50, 100 mg co. séc., 150 mg
Antihistaminiques	*Voir ci-dessus*			
Barbituriques	Amobarbital	Amytal	Amytal	fiole, 500 mg
	Pentobarbital	Nembutal	Pentobarbital PCH	gél., 100 mg sol. i.v., 50 mg/mL
	Phénobarbital	Luminal	Gardenal	sol. i.v., 30 mg/mL. 120 mg/mL
	Sécobarbital	Seconal	n.c.	
Benzodiazépines	Estazolam	n.c.[c]	Nuctalon	
	Flunitrazépam	n.c.	Rohypnol	
	Flurazépam	Dalmane	Hypalene[d]	cap., 15, 30 mg
	Loprazolam	n.c.	Havlane	
	Lorazépam	Ativan	Témesta	co., 0,5, 1, 2 mg sol. inj., 2 mg/mL, 4 mg/mL
	Lormétazépam	n.c.	Noctamide	
	Midazolam	Versed	Hypnovel	sol. i.m. ou i.v., 1 mg/mL, 5 mg/mL
	Nitrazépam	Mogadon	Mogadon	co., 5, 10 mg
	Quazépam	n.c.[e]	n.c.	
	Témazépam	Restoril	Normison	co., 15, 30 mg
	Triazolam	Halcion	Halcion	co., 0,125, 0,25 mg
Dérivé chloral	Hydrate de chloral	(Hydrate de chloral)	n.c.	
Cyclopyrrolone	Zopiclone	Imovane	Imovane	co., 5 mg co. séc., 7,5 mg
Imidazopyridine	Zolpidem	n.c.[f]	Stilnox	
Pyrazolopyrimidine	Zaleplon	Starnoc	n.c.	gél., 5, 10 mg
L-tryptophane		Tryptan	Nutrilamine	co., 250, 500, 750, 1 000 mg gél., 500 mg

[a] Présentation au Canada. Pour la France, voir les tableaux 47.1 (p. 1243) et 47.3 (p. 1250-1251).
[b] Ce médicament a été retiré du marché par la compagnie pharmaceutique qui l'avait commercialisé originellement. Il n'existe maintenant que la copie générique.
[c] Ce produit est vendu aux États-Unis sous le nom ProSom®.
[d] Ce produit a été retiré du marché.
[e] Ce produit, qui a été retiré du marché canadien, est vendu aux États-Unis sous le nom Doral®.
[f] Ce produit est vendu aux États-Unis sous le nom Ambien®.

cap.: capsule; co.: comprimé; gél.: gélule; inj.: injectable; n.c.: non commercialisé; sir.: sirop; sol.: solution.

Psychiatrie clinique : une approche bio-psycho-sociale

connaissance des anxiolytiques classiques que dans des applications nouvelles, comme la phobie sociale et le trouble obsessionnel-compulsif.

42.1 BENZODIAZÉPINES

Les benzodiazépines sont parmi les médicaments les plus utilisés, toutes classes confondues, et représentent les deux tiers des prescriptions de psychotropes (Baldessarini, 1985 ; Marks, 1985 ; Rosenbaum et Gelenberg, 1991 ; World Psychiatric Association Task Force Report, 1996). Au Canada, les femmes en font un plus grand usage, ainsi que les personnes de plus de 50 ans (Labelle et Lapierre, 1993). Approximativement 1 Canadien sur 10 prend des benzodiazépines au moins une fois dans l'année, alors que 10 % des Canadiens en auraient fait usage pendant plus d'un an (Busto et coll., 1989 ; Weissman, 1988).

42.1.1 Pharmacologie

Les benzodiazépines prises par voie orale sont entièrement absorbées par le tractus gastro-intestinal, à l'exception du clorazépate qui y est converti en desméthyl-diazépam et absorbé sous cette forme. Trois facteurs doivent être considérés au moment de la prescription d'une *benzodiazépine à dose unique* (orale) : le *taux* et la *vitesse d'absorption* de la molécule par le tractus digestif et sa *distribution*. L'action du médicament à dose unique débute d'autant plus vite que la molécule est rapidement absorbée (voir le tableau 42.2). La liposolubilité du médicament influe aussi sur le début d'action. La nourriture peut le retarder, mais n'altérera pas l'absorption comme telle de la molécule. De plus, pour une même benzodiazépine, les comprimés seraient plus rapidement absorbés que les gélules. Les formes sublinguales (lorazépam) sont prescrites afin d'obtenir une action anxiolytique plus rapide. Toutefois, Greenblatt et coll. (1982) soutiennent qu'aucune différence de vitesse d'absorption ne peut être mise en évidence lorsqu'on compare la forme orale standard à la forme sublinguale.

La *distribution* du médicament détermine sa durée d'action. La distribution dépend de la *liposolubilité* de la molécule (voir le tableau 42.2). La liposolubilité détermine la vitesse d'entrée de la benzodiazépine dans le tissu du cerveau, suivie de sa redistribution extensive en périphérie, surtout dans les tissus adipeux. Ainsi, plus un médicament est liposoluble, plus vite il traverse la barrière hémato-encéphalo-méningée et produit son action pharmacologique. Il est rapidement redistribué en périphérie où il devient inactif. Un médicament moins liposoluble agira, à l'inverse, plus longtemps dans le cerveau, parce qu'il est redistribué moins rapidement en périphérie.

Ces divers paramètres pharmacocinétiques sont influencés par une grande variabilité interindividuelle. L'âge, le tabagisme, les maladies hépatiques et autres désordres physiques, en plus de l'utilisation parfois concomitante d'autres substances, constituent autant de facteurs pouvant les influencer en modifiant le volume de distribution et la demi-vie d'élimination.

Les aspects à considérer dans les cas d'un *usage prolongé* d'une benzodiazépine sont principalement son *métabolisme* et son *élimination,* car ils influent sur le taux et le degré d'accumulation du médicament.

Les benzodiazépines sont biotransformées par le foie, responsable de leur clairance et de leur élimination. La classification chimique (voir le tableau 42.2) des benzodiazépines permet de prévoir la voie métabolique privilégiée, la *conjugaison* et l'*oxydation microsomale* constituant les deux principales voies :

- les *dérivés 3-hydroxy* sont seulement conjugués avant de pouvoir être excrétés ;
- les *dérivés 2-kéto* et *2-thione* doivent d'abord être oxydés avant d'être conjugués. L'oxydation mène à la formation de métabolites ayant de longues demi-vies ;
- les *dérivés 7-nitro* requièrent une nitroréduction menant à la formation d'amines inactives acéthylées avant leur excrétion (Harvey, 1985) ;
- les *triazolo* et les *imidazo* sont d'abord hydroxylés avant d'être conjugués. Selon Harvey (1985) et Shaefer (1987), ils seraient très rapidement conjugués et ainsi ne s'accumuleraient pas de façon significative.

Ce sont les cytochromes P450 (CYP450) 3A4 et 2C19 qui assurent la biotransformation par oxydation et la nitroréduction (Abernethy, Greenblatt et Shader, 1986). Cette métabolisation peut être altérée par de multiples facteurs tels l'âge, certaines maladies (cirrhose hépatique) et divers médicaments. La conjugaison semble n'être pas touchée par ces facteurs. Cependant, les benzodiazépines biotransformées par

Psychiatrie clinique : une approche bio-psycho-sociale

TABLEAU 42.2   Propriétés pharmacocinétiques des benzodiazépines

Classe chimique	Début d'action (pics des taux plasmatiques en heures)	Vitesse de distribution (liposolubilité : diazépam = 1,0)	Métabolites actifs (demi-vie, heures)	Demi-vie moyenne d'élimination (heures)
2-kéto				
Chlordiazépoxide	Intermédiaire (0,5-4)	Lent	– Desméthyl-chlordiazépoxide (18) – Démoxépam (14-95) – Desméthyl-diazépam (30-200) – Oxazépam (3-21)	50-100
Clorazépate	Rapide (1-2)	Rapide (0,79)	– Desméthyl-diazépam (30-200) – Oxazépam (3-21)	30-200
Diazépam	Très rapide (0,5-2)	Rapide (1,0)	– Desméthyl-diazépam (30-200) – Oxazépam (3-21) – 3-hydroxy-diazépam (95-20)	30-200
Flurazépam	Rapide (0,5-2)	n.d.	– Desalkylflurazépam – N-1-hydroxy-éthyl-flurazépam	47-100
Prazépam	Lent (2,3-6)	Intermédiaire	– Desméthyl-diazépam (30-200) – Oxazépam (3-21)	30-200
3-hydroxy				
Lorazépam	Lent-intermédiaire (1-6)	Intermédiaire (0,48)	Aucun	10-20
Oxazépam	Lent-intermédiaire (1-4)	Intermédiaire (0,45)	Aucun	3-21
Témazépam	Lent (2-3)	n.d.	Aucun	8-20
7-nitro				
Clonazépam	Intermédiaire (1-2)	Intermédiaire (0,28)	Aucun	18-50
Nitrazépam	Rapide (3)	n.d.	Aucun	16-48
Triazolo				
Alprazolam	Intermédiaire (1-2)	Intermédiaire (0,54)	– Alpha-hydroxy-alprazolam (6-10)	12-15
Estazolam	Intermédiaire (2)	n.d.	– 4-hydroxy-estazolam – 1-oxo-estazolam	6-24 n.d.
Triazolam	Rapide (2)	n.d.	Aucun	1,5-5,5
Imidazo				
Midazolam	Rapide (0,4-0,7)	n.d.	– 1-hydroxy-méthyl-midazolam	1-2,8
2-thione				
Quazépam (retiré du marché)			– 2-oxo-quazépam – N-desalkyl-2-oxo-quazépam – 3-hydroxy-2-oxoquazépam gluronide	

n.d. : données non disponibles.

Psychiatrie clinique : une approche bio-psycho-sociale

conjugaison auraient une demi-vie d'élimination plus longue chez la femme que chez l'homme.

L'*élimination* est un autre paramètre pharmacocinétique à considérer. Tel que le mentionnent Chouinard, Lefko-Singh et Teboul (1999), il existe deux demi-vies qui correspondent à une clairance plasmatique biphasique avec une phase alpha rapide et une phase bêta plus lente :

- la *demi-vie alpha* correspond à la redistribution des benzodiazépines des compartiments centraux (cerveau et sérum) vers les compartiments périphériques (tissus adipeux, muscles squelettiques et foie). La demi-vie alpha serait un aspect d'une plus grande importance en clinique, car elle représente la durée de liaison des benzodiazépines aux récepteurs benzodiazépiniques centraux, ce qui permettrait une classification plus appropriée des benzodiazépines selon qu'elles sont de courte, moyenne ou longue durée ;
- la *demi-vie bêta* représente l'élimination des benzodiazépines de l'organisme, principalement par métabolisation hépatique et par clairance rénale. Les mêmes auteurs, rapportant les travaux de divers chercheurs, soutiennent que la valeur jusqu'à présent attribuée à la demi-vie bêta dans la classification des benzodiazépines en fonction de leur durée d'action ne serait pas fondée.

42.1.2 Mécanismes d'action

Les benzodiazépines sont des agonistes complets du récepteur benzodiazépinique. Ce récepteur est un site de modulation physiquement distinct du site de liaison de l'acide gamma-aminobutyrique (GABA) [allostérique] au niveau du récepteur $GABA_A$, le GABA étant le plus important neurotransmetteur inhibiteur dans le cerveau. Le site benzodiazépinique s'associe à d'autres sites de liaison, dont le site GABA, pour former le complexe GABA (récepteur $GABA_A$/benzodiazépinique). Ce dernier comprend un canal chlorure dont la fermeture et l'ouverture, facilitées par les benzodiazépines, règlent la polarisation du neurone. L'hyperpolarisation découlant de l'entrée d'ions chlorure de l'extérieur vers l'intérieur du neurone rend ce dernier moins excitable (Haefely et coll., 1993). Les récepteurs de $GABA_A$ centraux sont composés de cinq sous-unités protéiques de types variés ($\alpha, \beta, \gamma, \varepsilon, \rho$) présentant de 30 % à 40 % d'homologie, chaque type de sous-unité possédant diverses variantes ($\alpha_1, \alpha_2, \ldots$; $\gamma_1, \gamma_2, \ldots$) ayant de 70 % à 80 % d'homologie entre elles. L'action anxiolytique et hypnotique des benzodiazépines découle de leurs effets sur la neurotransmission GABA grâce à leur occupation du récepteur benzodiazépinique du complexe $GABA_A$ central. Les études *in vitro* tendent à montrer que les benzodiazépines exercent leur activité par une augmentation de la fréquence d'ouverture du canal chlorure.

La recherche fondamentale laisse entrevoir la présence d'au moins deux types de récepteurs benzodiazépiniques centraux, les récepteurs BZ1 et BZ2 qui se trouvent dans le cortex cérébral. Les récepteurs BZ1 prédominent dans le cervelet, alors que les BZ2 sont davantage présents dans la moelle épinière. Les sous-unités composant le complexe $GABA_A$ déterminent les affinités des divers modulateurs. Le site de liaison des benzodiazépines se trouve sur la sous-unité de type α, mais la présence de la sous-unité γ_2 semble nécessaire pour conférer une activité pharmacologique et physiologique aux benzodiazépines. Les récepteurs de type α_1, β_x et γ_2 (où la sous-unité β_x représente n'importe quelle des sous-unités β) possèdent des propriétés de liaison correspondant à celles du récepteur BZ1. Les autres types de récepteurs présentent un site benzodiazépinique dont les propriétés de liaison correspondent à celles du récepteur BZ2.

42.1.3 Indications

L'anxiété peut être un aspect normal, en réponse à des événements stressants de la vie quotidienne. Cependant, l'anxiété peut être la manifestation centrale de plusieurs psychopathologies. Le DSM-IV regroupe les entités suivantes dans la catégorie des troubles anxieux :

- le trouble panique avec ou sans agoraphobie ;
- l'agoraphobie sans antécédent de trouble panique ;
- la phobie spécifique ;
- la phobie sociale ;
- le trouble obsessionnel-compulsif (TOC) ;
- l'état de stress post-traumatique ;
- l'état de stress aigu ;
- l'anxiété généralisée ;
- le trouble anxieux induit par une substance ;

- le trouble anxieux dû à une affection médicale générale;
- le trouble anxieux non spécifié.

L'anxiété peut aussi être associée à l'ensemble des troubles psychiatriques sans en être toutefois le symptôme principal.

Lorsqu'un traitement par une benzodiazépine s'avère nécessaire, le choix de l'agent, en fonction de ses propriétés spécifiques, est de première importance. Clairement efficaces et indiquées dans le traitement de l'*anxiété généralisée,* les benzodiazépines choisies doivent, tel que le soutient Weiershausen (1985), avoir un début d'action lent et produire un minimum d'effets sur le système nerveux central (SNC) lorsqu'elles sont prescrites en doses uniques, et exercer un effet anxiolytique continu lorsqu'elles sont employées en doses fractionnées. Nelson et Chouinard (1999) soulignent que les benzodiazépines qui sont absorbées et éliminées lentement permettent d'éviter les importantes fluctuations de leur concentration au moment de l'accumulation. Le potentiel de dépendance de l'agent doit aussi être pris en considération, bien que la plupart des auteurs s'entendent sur la nécessité de l'utilisation à long terme de benzodiazépines pour ce type de pathologie et ne craignent pas une dépendance physiologique au médicament chez les patients qui en ont besoin (Busto et coll., 1989; Greenblatt, Shader et Abernethy, 1983; Marks, 1985; Rickels, 1986; Rosenbaum et Gelenberg, 1991).

L'effet antipanique de l'alprazolam et du clonazépam a d'abord été rapporté par Chouinard et coll., en 1982 et 1983 respectivement. La plupart des benzodiazépines n'avaient été appréciées que pour leur effet sur l'anxiété anticipatoire dans le *trouble panique*. Selon Nelson et Chouinard (1999), le clonazépam doit être la molécule de première intention dans le traitement de ce trouble à cause d'une action plus rapide que celle des tricycliques et des inhibiteurs sélectifs du recaptage de la sérotonine (ISRS) et de ses effets secondaires minimes comparativement aux tricycliques ou à l'alprazolam. Une fois l'ISRS bien réglé et la réponse du patient satisfaisante, le clonazépam peut être diminué et ultérieurement cessé.

L'alprazolam est la seule molécule actuellement recommandée pour le trouble panique. Son efficacité a été prouvée à court terme, alors qu'il semble que la chronicité de cette affection soit bien reconnue. Cependant, plusieurs facteurs (risque de tolérance, de symptômes de retrait, d'abus et de dépendance) viennent en limiter l'utilisation (Nelson et Chouinard, 1999).

L'utilisation des benzodiazépines a aussi été retenue dans l'approche thérapeutique du *TOC,* mais elles ne constituent pas un traitement de première intention. Le clonazépam, en raison de son activité sérotoninergique, est parfois utilisé comme un adjuvant des ISRS.

Les benzodiazépines sont aussi employées comme sédatifs dans le traitement de la *manie,* de la *schizophrénie* et de l'*agitation psychotique,* ce qui permet parfois de limiter le recours aux neuroleptiques, un avantage compte tenu des effets secondaires de ces derniers. Chez les patients schizophrènes, une utilisation parcimonieuse des benzodiazépines est de rigueur, car ces patients seraient plus susceptibles de devenir dépendants (Nelson et Chouinard, 1999).

La plupart des benzodiazépines semblent inefficaces pour les principaux symptômes de la *dépression majeure* que sont le sentiment de culpabilité, le ralentissement psychomoteur, les idéations suicidaires ainsi que les variations d'humeur diurnes. La dépression pourrait aussi être induite par certaines benzodiazépines chez des sujets vulnérables. L'efficacité de l'alprazolam pour le traitement de la dépression avec caractéristiques anxieuses accompagnée de signes et de symptômes neurovégétatifs est controversée, son mécanisme d'action n'étant pas clairement compris. Les ISRS demeurent toujours le premier choix dans le traitement de la dépression majeure.

Les benzodiazépines représentent le traitement de choix des intoxications par la *cocaïne* ou les *amphétamines*. Elles sont utilisées de façon ponctuelle pour soulager l'anxiété provoquée, par exemple, par les amphétamines ou simplement pour atténuer les effets de certains sevrages de l'*héroïne* ou de l'*alcool*.

42.1.4 Contre-indications

Certaines contre-indications sont absolues, notamment:
- la myasthénie grave;
- l'apnée du sommeil;
- l'insuffisance respiratoire sévère (pO$_2$ inférieure à 55 mmHg).

Psychiatrie clinique: une approche bio-psycho-sociale

Certaines contre-indications sont relatives :
- alcoolisme ;
- histoire antérieure d'abus de sédatifs ;
- toxicomanie ;
- état confusionnel chez les personnes âgées de plus de 65 ans ;
- utilisation de clozapine (décès rapportés dans la littérature).

42.1.5 Modalités de prescription

Les benzodiazépines sont administrées la plupart du temps par voie orale, mais elles existent aussi sous forme injectable (intramusculaire ou intraveineuse). Contrairement à la plupart des médicaments, elles sont absorbées plus rapidement après une prise orale qu'après une administration intramusculaire, à l'exception du lorazépam qui est vite absorbé en injection intramusculaire. Au Canada, la solution pour injection intramusculaire existe pour quatre benzodiazépines : le chlordiazépoxide, le diazépam, le lorazépam et le midazolam, ce dernier étant surtout utilisé comme prémédication avant une intervention chirurgicale ou diagnostique. Quant aux benzodiazépines administrées par voie intraveineuse, leur rapidité d'action dépend du temps que prend le sang pour se rendre du site d'injection au cerveau et du temps qu'il faudra à la molécule pour se diffuser à travers la barrière hémato-encéphalique.

Les posologies orales (voir le tableau 42.3) habituelles dépendent de la puissance, du degré d'absorption, du volume de distribution ainsi que de la demi-vie de la benzodiazépine employée. La dose initiale doit être relativement faible afin d'éviter la survenue d'effets secondaires sévères. Elle pourra être augmentée tous les trois ou quatre jours en fonction des effets secondaires et de l'efficacité clinique. La tolérance à l'égard des effets indésirables, s'ils ne sont pas trop sévères, permet de maintenir une même dose en attendant de reprendre le processus d'augmentation progressive menant à une dose thérapeutique. Une tolérance par rapport à la sédation s'installe souvent en une dizaine de jours. Cette tolérance et celle qui touche les troubles mnésiques semblent se développer relativement indépendamment et de façon désynchronisée dans le temps. La survenue d'une tolérance à l'endroit de l'anxiolyse semble exceptionnelle dans les troubles anxieux. Des doses plus élevées sont indiquées dans le traitement du trouble panique en monothérapie, ce qui est sans doute dû à une diminution de la sensibilité des récepteurs de benzodiazépines dans cette pathologie.

Le Collège des médecins du Québec (1997) a formulé des recommandations concernant l'usage prolongé des benzodiazépines (plus de trois mois). Les critères retenus sont déjà appliqués à l'occasion des visites d'inspection professionnelle, tant en cabinet privé qu'en milieu hospitalier. Ses recommandations générales concernent les informations suivantes, qui doivent être consignées au dossier :

- anamnèse et description de l'examen physique ;
- rapport détaillé quant à l'état mental de chaque patient recevant une benzodiazépine depuis plus de trois mois ;
- diagnostic formulé selon le DSM-IV ;
- ordonnances avec mention :
  - du nom du médicament,
  - de la forme pharmaceutique,
  - de la concentration,
  - de la quantité prescrite,
  - de la durée du traitement,
  - de la posologie,
  - du nombre de renouvellements autorisés.

Le Collège des médecins reconnaît l'indication d'un emploi prolongé des benzodiazépines dans les cas suivants :

- anxiété généralisée ;
- état de panique ;
- états d'agitation dans la démence et la psychose ;
- akathisie ;
- maladie affective bipolaire (traitée par le clonazépam) ;
- épilepsie (traitée par le clonazépam ou le nitrazépam) ;
- malade accoutumé pour qui des essais sérieux de sevrage ont été faits et qui présente toujours des symptômes.

Les mesures générales proposées par le Collège des médecins visent, entre autres choses, à prévenir la dépendance et à encourager le patient à réduire progressivement sa consommation de benzodiazépines jusqu'à la cessation complète. Il est aussi conseillé de

Psychiatrie clinique : une approche bio-psycho-sociale

TABLEAU 42.3   Posologies des benzodiazépines

Nom scientifique	Dose habituelle	Doses minimale et maximale	Dose gériatrique	Taux plasmatique thérapeutique
Alprazolam	1 à 2 mg/jour	0,5-8 mg/jour	0,25 à 0,5 mg/jour	> 48 ng/mL
Chlordiazépoxide	15 à 75 mg/jour	10-100 mg/jour	5 à 30 mg/jour*	> 0,7
Clonazépam	0,5 à 1,5 mg/jour	0,25-20 mg/jour	0,25 à 1 mg/jour*	5-70 ng/mL
Clorazépate	15 à 67,5 mg/jour	7,5-90 mg/jour	15 à 60 mg/jour*	n.d.
Diazépam	4 à 30 mg/jour	2-40 mg/jour	1 à 10 mg/jour*	300-400 ng/mL
Flurazépam	15 à 30 mg/jour	n.d.	15 mg/jour	n.d.
Lorazépam	2 à 6 mg/jour	1-10 mg/jour	0,5 à 1,5 mg/jour	n.d.
Nitrazépam	5 à 10 mg/jour	2,5-10 mg/jour	2,5 mg/jour	n.d.
Oxazépam	30 à 60 mg/jour	15-120 mg/jour	10 à 30 mg/jour	n.d.
Prazépam	30 à 60 mg/jour	10-60 mg/jour	10 à 15 mg/jour*	n.d.
Témazépam	15 à 30 mg/jour	15-60 mg/jour	15 mg/jour	n.d.
Triazolam	0,25 à 0,5 mg/jour	0,125-1 mg/jour	0,125 mg/jour	n.d.

* Parce que ces molécules ont de très longues demi-vies, une utilisation excédant une semaine n'est pas recommandée pour la population âgée ainsi que pour les patients chez qui la fonction hépatique est altérée.

n.d. : données non disponibles.

documenter les essais de sevrage. L'utilisation concomitante de deux benzodiazépines n'est pas recommandée, sauf pour le traitement de l'insomnie occasionnelle chez un patient prenant déjà une benzodiazépine pour une indication reconnue et pour le traitement de courte durée d'un accès aigu de panique chez un patient traité par l'alprazolam. Par ailleurs, les patients insomniaques doivent recevoir des conseils relatifs à l'hygiène de vie avant d'entreprendre quelque traitement pharmacologique que ce soit. L'utilisation des benzodiazépines n'est pas recommandée pour l'insomnie simple, l'efficacité de ce traitement n'étant pas scientifiquement reconnue.

42.1.6   Effets secondaires

Les benzodiazépines provoquent relativement peu d'effets secondaires lorsque la posologie est appropriée. Les effets indésirables peuvent être atténués par une diminution de la dose et ils disparaissent habituellement lorsque la médication est interrompue. De plus, une tolérance s'installe rapidement par rapport à ces effets, surtout à la somnolence.

Parmi les effets secondaires les plus souvent rapportés (Maxmen et Ward, 1995), on relève :
– des effets sur le *système nerveux central*, qui comptent parmi les plus importants :
  • somnolence et sédation (35,1 %),
  • faiblesse et fatigue (17,7 %),
  • ataxie, incoordination et maladresses (17,6 %),
  • céphalées (9,1 %),
  • dépression (8,3 %),
  • confusion et désorientation (6,9 %),
  • insomnie (6,4 %),
  • hallucinations (5,5 %),
  • irritabilité, hostilité et agressivité (5,5 %);
– des effets touchant le *système cardiovasculaire* :
  • étourdissements et sensation de tête légère (13,4 %),
  • tachycardie (7,7 %),
  • palpitations (7,7 %);
– des effets touchant le *système gastro-intestinal* :
  • xérostomie (12,6 %),

Psychiatrie clinique : une approche bio-psycho-sociale

- nausées et vomissements (7,4 %),
- constipation (7,1 %),
- diarrhée (7 %);
- des effets *endocrinologiques* et *sexuels* (11 %) : diminution de la libido, dysfonction érectile, anorgasmie, anomalies éjaculatoires et gynécomastie ;
- une *vision trouble* (10,6 %) ;
- des *éruptions cutanées* (5,5 %) ;
- des *démangeaisons* (5,5 %) ;
- des *allergies* (3,8 %).

42.1.7 Considérations particulières

Grossesse et allaitement

Les benzodiazépines et leurs métabolites traversent librement la barrière placentaire et s'accumulent dans la circulation fœtale. Les études prospectives bien contrôlées, menées pendant le premier trimestre de grossesse, n'ont pas démontré d'effet tératogène consécutif à l'utilisation de benzodiazépines de faible puissance. En raison du manque de données relatives à l'emploi de benzodiazépines de forte puissance, on ne peut se prononcer sur leur sécurité durant le premier trimestre de la grossesse. De la même façon, il existe actuellement peu de données concernant les effets des benzodiazépines utilisées pendant cette période sur le comportement ultérieur de l'enfant. On recommande aux patientes de cesser toute consommation de benzodiazépines de trois à quatre semaines avant la conception jusqu'à la fin du premier trimestre. Si un traitement s'avérait nécessaire durant le premier trimestre (pour des attaques de panique, p. ex.), des méthodes thérapeutiques autres que médicamenteuses, comme la thérapie cognitivo-comportementale, devraient être envisagées.

Les benzodiazépines métabolisées par le foie (p. ex., le diazépam) ne sont pas recommandées durant le troisième trimestre de la grossesse. En plus d'avoir le potentiel de prolonger le travail, les benzodiazépines, surtout prescrites à fortes doses, peuvent induire, chez le fœtus, des symptômes d'hypotonicité musculaire, un faible indice d'Apgar ainsi qu'un syndrome de sevrage pouvant durer plusieurs mois après la naissance. Afin d'éviter ces effets, les benzodiazépines devraient être progressivement diminuées, puis cessées avant l'accouchement. Si l'anxiété est telle qu'elle peut donner lieu à des complications obstétricales comme la pré-éclampsie, il est suggéré d'utiliser les benzodiazépines ayant fait l'objet de multiples études (chlordiazépoxide, diazépam, lorazépam).

Les benzodiazépines sont excrétées dans le lait maternel. Leur taux peut être élevé au point d'entraîner une dépendance chez le nouveau-né, puis un syndrome de sevrage. Elles peuvent altérer l'état d'éveil ainsi que la régulation thermique du nouveau-né. Certaines benzodiazépines, tel le diazépam, s'accumulent dans le lait maternel, alors que d'autres (le clonazépam) ne s'y accumulent pas. Il est suggéré de mesurer les taux plasmatiques de benzodiazépines une fois par semaine chez le nouveau-né d'une mère qui allaite et n'a pas cessé leur utilisation.

Gériatrie

Chez la personne âgée, le choix d'une benzodiazépine doit se faire par une approche globale, puisque cette population est plus sensible à ce médicament et en ressent davantage les effets secondaires. Cette sensibilité accrue pourrait être due, entre autres, à des changements physiologiques consécutifs au vieillissement normal qui viennent modifier la pharmacodynamie des benzodiazépines (Teboul et Chouinard, 1991). La dégradation du système hépatique du cytochrome P450 chez le sujet âgé incite à prescrire préférentiellement les benzodiazépines qui sont éliminées par conjugaison, mécanisme peu touché par l'âge (Primeau, 1992). Les effets sédatifs des benzodiazépines augmentent, chez la personne âgée, le risque de chutes, qui ont parfois pour conséquence une fracture de la hanche. L'utilisation à long terme de lorazépam et de triazolam est déconseillée, certaines études rapportant une altération des fonctions cognitives en plus de troubles de la mémoire (amnésie antérograde) et d'effets de rebond. L'incidence de réactions paradoxales étant plus élevée dans cette population, les doses habituellement prescrites aux adultes devraient être diminuées (voir le tableau 42.3).

Tolérance, dépendance, effet de rebond et sevrage

La plupart des benzodiazépines peuvent potentiellement induire une tolérance et une dépendance chez des individus disposés. Bien qu'elles correspondent à des phénomènes reliés sur le plan pharmacodynamique, la tolérance et la dépendance constituent deux processus distincts.

La *tolérance* implique la nécessité d'augmenter la dose d'un médicament pour que soit maintenu l'effet désiré, en raison d'une diminution de l'effet à la suite d'une consommation répétée d'une même quantité du médicament en question. D'après Hindmarch (1990), certaines variables pharmacocinétiques, tels la liposolubilité, l'affinité pour les récepteurs et le taux d'absorption, faciliteraient l'acquisition d'une tolérance aux benzodiazépines. Selon un rapport de l'American Psychiatric Association (Task Force on Benzodiazepine Dependency, 1990), la tolérance semble surtout se développer par rapport aux effets sédatifs et psychomoteurs. Il n'y aurait pas de consensus en ce qui a trait à l'acquisition d'une tolérance à l'égard des effets anxiolytiques des benzodiazépines. Par ailleurs, le risque d'usage toxicomaniaque des benzodiazépines (souvent en association avec d'autres substances) est réel et doit toujours être évalué au moment de leur prescription, surtout lorsqu'il existe des antécédents de toxicomanie ou d'alcoolisme personnels et familiaux (Schweizer, Rickels et Uhlenhuth, 1995).

La *dépendance physique* à l'endroit des benzodiazépines se traduit par un ensemble de symptômes provoqués par une altération du SNC. Elle est souvent sous-évaluée ou surévaluée par les médecins. Elle est fonction de facteurs tels que les doses prises, la durée d'utilisation et la vulnérabilité du patient. Par ailleurs, Nelson et Chouinard (1999) mentionnent que, bien qu'on ne puisse mettre en évidence de lien entre la tolérance ou la dépendance et la demi-vie alpha, une relation existe entre la tolérance et la demi-vie bêta d'une benzodiazépine.

La dépendance est associée aux difficultés d'interruption brusque ou relativement brusque du traitement par les benzodiazépines donnant lieu à des réactions classiques telles que :

– la *réapparition des symptômes* avec les mêmes caractéristiques qu'au moment où la pharmacothérapie a été amorcée ;
– les *effets de rebond* qui se caractérisent par un retour de l'anxiété, qui sera alors plus intense qu'au moment d'amorcer le traitement. Une prévalence de 15 % à 30 % a été notée. Une courte demi-vie, une dose plus élevée et un retrait graduel plus rapide des benzodiazépines seraient à l'origine de ce phénomène ;
– un *syndrome de sevrage (retrait)* qui peut se traduire par divers symptômes. Selon les critères diagnostiques établis dans le DSM-IV (voir le tome I, tableau 7.11, p. 190), la présence d'au moins deux symptômes parmi les suivants est nécessaire pour poser un diagnostic de syndrome de sevrage :

- hyperactivité autonomique (p. ex., transpiration, pouls supérieur à 100 pulsations par minute),
- tremblements des mains,
- insomnie,
- nausées, vomissements,
- anxiété,
- hallucinations ou illusions visuelles, auditives, tactiles transitoires,
- agitation psychomotrice,
- convulsions de type grand mal.

Peterson et Lader (1984) rapportent des symptômes de sevrage tels que la dysphorie, la dépersonnalisation, des céphalées, des douleurs musculaires, l'inappétence, des nausées et des tremblements, ainsi que des problèmes sensoriels tels un goût métallique et une hypersensibilité à la lumière, aux sons, aux odeurs et au goût.

Afin d'éviter un syndrome de sevrage, il est suggéré de diminuer progressivement la dose de la benzodiazépine avant d'interrompre le traitement. La tendance actuelle est de procéder au retrait de façon beaucoup plus progressive que par le passé. Il est préconisé de diminuer la dose des benzodiazépines de 10 % à 15 % toutes les deux à trois semaines. Les variables associées à un syndrome de sevrage plus sévère sont de deux ordres :

– les variables liées au traitement par les benzodiazépines. Des doses élevées, un traitement de longue durée, une demi-vie d'élimination courte et une diminution rapide des doses contribuent à la sévérité des symptômes de sevrage. Une utilisation continue (entre un mois et un an) contribue également à la sévérité du syndrome de sevrage. La prolongation du traitement au-delà d'un an a un effet additionnel négligeable ;
– les variables cliniques, qui jouent un grand rôle dans l'apparition de symptômes de sevrage sévères. La présence d'un trouble panique, de symptômes résiduels d'anxiété ou de dépression au moment de la décision de diminuer la dose ou d'interrompre le traitement ainsi qu'un degré de « névrotisme » élevé prédisposent à l'apparition

de symptômes de sevrage et aux difficultés à interrompre le traitement (Schweizer et Rickels, 1998). Le sexe féminin et un niveau d'instruction élevé ont aussi été associés à des symptômes de sevrage sévères (Bradwejn, 1993).

Surdose

Ingérées isolément, les benzodiazépines sont peu dangereuses en cas de surdose. Ce diagnostic peut être facilement établi, si c'est nécessaire, par l'administration de flumazénil, un antagoniste du récepteur benzodiazépinique qui annule presque instantanément les effets des benzodiazépines en les déplaçant du récepteur, ce qui entraîne un retour à la conscience du patient.

42.1.8 Interactions médicamenteuses

Les interactions médicamenteuses peuvent survenir à des stades variés de la pharmacocinétique des benzodiazépines. Le tableau 42.4 en donne un résumé.

*

Les benzodiazépines sont des médicaments encore très utiles et très utilisés qui ne méritent ni d'être décrits comme une panacée ni d'être dénigrés. Une bonne connaissance de leurs propriétés pharmacodynamiques et pharmacocinétiques ainsi que des facteurs contribuant au risque d'un syndrome de sevrage sévère permet une utilisation optimale de cette classe d'anxiolytiques et d'hypnotiques. Le remplacement des benzodiazépines par des agents agonistes partiels des récepteurs de benzodiazépines a été annoncé voilà plus d'une décennie, mais il est encore loin d'être effectif. Ces agonistes partiels des récepteurs de benzodiazépines auraient un effet anxiolytique, mais n'induiraient pas de dépendance physique et/ou de sédation ni d'altérations des fonctions cognitives. En attendant, les benzodiazépines restent une classe majeure d'anxiolytiques.

42.2 AZASPIRODÉCANEDIONES

42.2.1 Pharmacologie

Le buspirone est le seul anxiolytique actuellement commercialisé au Canada et en France appartenant à la classe des azaspirodécanediones. Le buspirone est un agoniste complet des récepteurs pré-synaptiques somatodendritiques, ce qui a pour effet de diminuer le taux de décharge des neurones sérotoninergiques (5-HT$_{1A}$) ainsi que la synthèse et l'utilisation de la sérotonine (Pecknold, 1994; Tunnieliff, 1991). Le buspirone est aussi un agoniste partiel des récepteurs 5-HT$_{1A}$ post-synaptiques de l'hippocampe (Peroutka, 1988). Il possède une certaine affinité pour les autorécepteurs dopaminergiques D$_2$ et les récepteurs 5-HT$_2$ (Fulton et Brogden, 1997).

Le mécanisme d'action exact du buspirone n'est pas connu. Son effet anxiolytique découle probablement de l'action de la molécule sur les récepteurs 5-HT$_{1A}$. Cette hypothèse est soutenue par le fait que les souris dépourvues de récepteurs 5-HT$_{1A}$ par manipulation génétique présentent une « anxiété » supérieure. L'inconvénient des azaspirodécanediones, comparativement aux benzodiazépines, est leur délai d'action plus long. Selon certaines études portant sur des animaux, ce délai pourrait être dû au temps nécessaire pour obtenir une concentration suffisante du métabolite actif dans le cerveau.

42.2.2 Pharmacocinétique

Le buspirone est bien absorbé après une prise orale, mais subit un effet de premier passage hépatique substantiel réduisant sa biodisponibilité (Mayol et coll., 1985). Le buspirone se lie à plus de 95 % aux protéines plasmatiques et sa demi-vie d'élimination varie de 2 à 11 heures (Gammans, Mayol et Labudde, 1985). Le buspirone est métabolisé en au moins sept métabolites majeurs et cinq mineurs principalement par *hydroxylation* et *désalcalinisation* (Jajoo et coll., 1989). La pipérazine est un métabolite actif du buspirone dont la participation dans l'efficacité clinique de celui-ci n'est pas élucidée, mais est potentiellement significative. Le cytochrome P450 3A4 semble jouer un rôle important dans le métabolisme du buspirone en pyrimidinyl-1-pipérazine (1-PP). Administré en doses multiples, le buspirone, de même que ses métabolites, ne semble pas s'accumuler dans le plasma (Mahmood et Sahajwalla, 1999).

42.2.3 Classification

Le buspirone est le seul médicament de cette classe sur le marché, mais d'autres molécules de la même

TABLEAU 42.4 Interactions médicamenteuses

Classe de médicaments et autres substances	Exemples	Effets des interactions médicamenteuses
Agents antiviraux	– Indinavir – Ritonavir	Augmentent les benzodiazépines métabolisées par oxydation par le CYP450 3A4.
Antibiotiques	– Érythromycine – Clarithromycine – Troléandomycine	Ralentissent le métabolisme et augmentent les concentrations plasmatiques du midazolam et du triazolam.
Antidépresseurs Antipaniques Anxiolytiques	– Fluoxétine – Sertraline – Fluvoxamine – Néfazodone – Désipramine – Imipramine	La fluoxétine, la sertraline et la néfazodone augmentent les concentrations plasmatiques de l'alprazolam, du triazolam et du midazolam en diminuant leur clairance (CYP450 3A4). La fluoxétine et probablement la sertraline et la fluvoxamine diminuent la clairance du diazépam (CYP450 2C19 et 3A4). L'alprazolam augmente les concentrations plasmatiques de la désipramine et de l'imipramine.
Antifongiques	– Kétoconazole – Fluconazole – Itraconazole	Ralentissent le métabolisme et diminuent la demie-vie du chlordiazépoxide et du midazolam.
Bêtabloquants	– Propranolol	Augmente la demie-vie et diminue la clairance du diazépam.
Cimétidine		Diminue la demi-vie des 2-kéto-benzodiazépines.
Dépresseurs du SNC	– Alcool – Barbituriques	Risque de coma et de dépression respiratoire à doses élevées.
Digoxine		Les benzodiazépines ralentissent le métabolisme et réduisent l'élimination de la digoxine.
Diltiazem		Augmente les concentrations plasmatiques du triazolam et du midazolam (CYP450 3A4).
Disulfirame		Peut augmenter les concentrations plasmatiques de 2-kéto-benzodiazépines.
Jus de pamplemousse		Augmente les concentrations maximales de l'alprazolam, du midazolam et du triazolam.
Neuroleptiques	– Clozapine	Un risque de détresse respiratoire a été rapporté.
Œstrogènes	– Contraceptifs oraux, remplacement hormonal	Peuvent diminuer les concentrations plasmatiques des 2-kéto-benzodiazépines.
Thymorégulateurs	– Carbamazépine – Acide valproïque – Lithium	Accélère le métabolisme et diminue les concentrations plasmatiques de l'alprazolam et du diazépam. Augmente les concentrations plasmatiques du diazépam (diminution de la liaison aux protéines plasmatiques). Augmente les effets pharmacologiques du clonazépam et du lorazépam (ralentissement du métabolisme). Le clonazépam peut augmenter les concentrations plasmatiques du lithium.

Psychiatrie clinique : une approche bio-psycho-sociale

classe, comme la gépirone, l'ipsapirone et la tandospirone, sont actuellement en cours de développement.

42.2.4 Indications

La principale indication du buspirone est l'*anxiété généralisée*, mais beaucoup de médecins sont passablement déçus par son efficacité thérapeutique. Cette impression clinique a été récemment étayée par des essais cliniques dans lesquels le buspirone ne s'est pas montré supérieur au placebo dans cette indication (Haskins, Aguiar et Entsuah, 1999).

Le buspirone n'est pas efficace pour le trouble panique. Bien qu'on semble lui attribuer le pouvoir de soulager l'humeur anxieuse et les cognitions s'y rattachant, le buspirone ne s'est pas montré plus efficace que les benzodiazépines auxquelles il a été comparé dans la diminution de la sévérité et de la fréquence des attaques de panique (Pohl et coll., 1989; Sheehan et coll., 1993). Au contraire, il a été rapporté que le buspirone pourrait exacerber les symptômes de panique, un effet qu'expliquerait l'activité alpha$_2$-adrénergique antagoniste de son métabolite actif 1-PP au niveau des autorécepteurs pré-synaptiques du locus coeruleus (Enberg, 1989).

Dans une revue de la littérature qu'ils ont publiée en 1999, Apter et Allen soutiennent qu'on ne peut conférer au buspirone des propriétés antidépressives comme traitement adjuvant de la dépression, étant donné qu'aucune étude contrôlée n'a été menée à ce jour. Cependant, les données recueillies jusqu'ici encouragent de telles recherches.

Certaines études semblent indiquer que le buspirone est efficace dans le traitement du *trouble dysphorique prémenstruel* qui comprend des symptômes anxieux et dépressifs prémenstruels.

Quant au traitement du *TOC*, les études préliminaires rapportées par Apter et Allen (1999) indiquent que le buspirone pourrait être utilisé pour potentialiser les ISRS, du moins chez certains patients. Des études contrôlées devront être faites.

Selon les résultats d'une étude contrôlée, à double insu, menée par Van Vliet et coll. (1997), le buspirone n'est pas efficace pour la *phobie sociale*. Cependant, il pourrait avoir une utilité comme traitement adjuvant de cette pathologie.

On semble reconnaître au buspirone une certaine utilité pour diminuer les *comportements agressifs* et l'*agitation* chez les *patients déments* (Cantillon et coll., 1996). En dépit de l'absence d'un groupe témoin, l'étude de Cantillon et coll. indique que le buspirone est au moins aussi efficace que l'halopéridol pour ces patients.

42.2.5 Contre-indications

Le buspirone pourrait être contre-indiqué chez les patients prenant déjà de la clozapine. Certaines interactions létales ont été rapportées (Anonyme, 1997).

42.2.6 Modalités de prescription

Le buspirone est prescrit à des doses quotidiennes progressivement augmentées allant de 5 à 15 mg 3 fois par jour. La dose maximale de buspirone dépasse rarement les 60 mg par jour. Chez les personnes âgées, la dose quotidienne variera de 15 à 30 mg. L'action thérapeutique débute habituellement après 15 jours de traitement.

42.2.7 Effets secondaires

Lorsqu'on le compare aux benzodiazépines, le buspirone produit moins d'effets secondaires. Les risques d'ataxie chez les personnes âgées sont beaucoup moins grands. Les effets secondaires les plus souvent rapportés (Maxmen et Ward, 1995) sont :
– les effets sur le *système nerveux central* :
  - agitation et nervosité (20 %),
  - somnolence et sédation (12,4 %),
  - céphalées (10,6 %),
  - fatigue et faiblesse (7,6 %),
  - insomnie (6,7 %),
  - rêveries bizarres (5,5 %);
– les effets sur le *système cardiovasculaire* : étourdissements et sensation de tête légère (13,6 %);
– les effets sur le *système gastro-intestinal* :
  - nausées et vomissements (10,8 %),
  - xérostomie (5,3 %).

Les effets du buspirone sur les fonctions cognitives, bien que non nuls, sont mineurs. Le buspirone ne semble pas provoquer de dépendance physique et son utilisation peut donc être facilement interrompue. Le buspirone ne semble pas non plus donner lieu à un usage toxicomaniaque.

42.2.8 Interactions médicamenteuses

Le fabricant du buspirone met en garde contre son usage en association avec les inhibiteurs de la monoamine-oxydase (IMAO), car une hausse de la pression artérielle aurait été rapportée. Les inhibiteurs de cytochrome P450 3A4 comme l'érythromycine et l'itraconazole augmentent les niveaux plasmatiques du buspirone chez l'humain, alors que la rifampicine, un inducteur du cytochrome P450 3A4, provoque une diminution de ces niveaux plasmatiques.

42.3 BÊTABLOQUANTS

42.3.1 Pharmacologie

Les bêtabloquants sont des antagonistes des récepteurs bêta-adrénergiques. Ils peuvent être sélectifs et bloquer préférentiellement les récepteurs bêta$_1$ (cardiaques) [aténolol] ou bêta$_2$ (pulmonaires), ou ils peuvent être non sélectifs (propranolol) et bloquer les deux types de récepteurs. Ils peuvent également exercer une action périphérique et centrale ou uniquement périphérique, selon leur degré de lipophilie.

C'est surtout le propranolol qui a servi dans les études concernant l'action des bêtabloquants sur l'anxiété, mais d'autres bêtabloquants, comme l'aténolol, le nadolol et l'oxprénolol, ont aussi été étudiés.

42.3.2 Mécanismes d'action

L'hypothèse qui sous-tend l'utilisation des bêtabloquants dans le traitement de l'anxiété est la suivante: les symptômes tels que palpitations, sueurs et tremblements associés aux épisodes anxieux laissent supposer une activation du système sympathique et, donc, adrénergique. Un blocage sympathique devrait *a priori* réduire ces symptômes.

Il existe des variations interindividuelles majeures dans le métabolisme du propranolol avec un effet de premier passage hépatique très important. Cette variation pharmacocinétique interindividuelle explique peut-être en partie le manque de constance des résultats des études cliniques ayant évalué l'efficacité du propranolol dans le trouble panique.

42.3.3 Indications

La seule indication reconnue du propranolol est l'*anxiété de performance*. Les rares études cliniques contrôlées sur l'efficacité des bêtabloquants dans le trouble panique ont donné lieu à des résultats divergents, certaines indiquant que le propranolol pourrait être efficace dans le traitement du trouble panique, alors que d'autres ne lui ont pas trouvé d'effet supérieur à l'effet d'un placebo.

42.3.4 Contre-indications

Les contre-indications classiques sont:
– l'asthme;
– l'insuffisance cardiaque congestive;
– la maladie de Raynaud;
– le diabète insulino-dépendant.

42.3.5 Modalités de prescription

Le propranolol est largement utilisé pour son action ponctuelle sur l'anxiété de performance, à raison de 40 mg de 30 à 60 minutes avant une performance. Pour interrompre une utilisation prolongée, il est conseillé de diminuer graduellement la dose afin d'éviter des phénomènes de retrait.

42.3.6 Effets secondaires

Les effets secondaires les plus fréquents classiquement décrits (Maxmen et Ward, 1995) sont:
– les effets sur le *système nerveux central*:
  • paresthésies (20 %),
  • engourdissements (20 %),
  • faiblesse et fatigue (17 %),
  • somnolence et sédation (15 %),
  • pertes de mémoire (11,8 %),
  • dépression (8,9 %),
  • céphalées (8,4 %),

Psychiatrie clinique: une approche bio-psycho-sociale

- hallucinations (5,5 %),
- insomnie (5,3 %);
- les effets sur le *système cardiovasculaire* :
  - bradycardie (20,7 %),
  - mains et pieds froids (20 %),
  - étourdissements et sensation de tête légère (10,5 %),
  - hypotension (9,9 %),
  - œdèmes (9 %),
  - syncope (5 %);
- les effets sur le *système gastro-intestinal* :
  - anorexie et inappétence (16,6 %),
  - nausées et vomissements (14,8 %),
  - diarrhées (12,5 %);
- les *dysfonctions sexuelles* (8,7 %);
- les *arthralgies* (5,5 %).

42.3.7 Interactions médicamenteuses

Il faut faire preuve de prudence lorsqu'on prescrit un bêtabloquant en association avec un IMAO, car des crises hypertensives et des bradycardies sévères ont été rapportées avec cette combinaison.

42.4 AUTRES PSYCHOTROPES ET MÉDICAMENTS À VISÉE ANXIOLYTIQUE

Les médicaments utilisés pour traiter les troubles dépressifs et les troubles anxieux (ISRS, inhibiteurs du recaptage de la sérotonine et de la noradrénaline [IRSN], antidépresseurs tricycliques, IMAO, inhibiteurs réversibles de la monoamine-oxydase de type A [IRMAO-A]) sont examinés dans le chapitre 44. Les psychiatres, et dans une moindre mesure les médecins de famille, tendent de plus en plus, et à juste titre, à prescrire ces médicaments en premier recours dans le traitement des troubles anxieux. Ils sont souvent prescrits en combinaison avec des benzodiazépines qui permettent de soulager le patient rapidement en attendant l'effet différé des antidépresseurs utilisés à des fins anxiolytiques. La clomipramine par voie intraveineuse présente un intérêt particulier dans le traitement des cas de TOC réfractaire (Koran, Sallee et Pallanti, 1997).

L'hydroxyzine a des propriétés d'antagoniste du récepteur histaminergique de type 1 (H_1) ainsi qu'une activité plus modérée anticholinergique et sérotoninergique. Des études à double insu semblent indiquer que l'hydroxyzine est efficace dans le traitement de l'anxiété généralisée à des doses comprises entre 50 et 100 mg (Ferreri et Hantouche, 1998). Ses effets secondaires les plus fréquents sont une sédation transitoire et une xérostomie. Des études cliniques contrôlées comparant le lorazépam et l'hydroxyzine ont montré une activité anxiolytique similaire, mais moins d'effets secondaires d'ordre cognitif pour l'hydroxyzine (Ferreri et Hantouche, 1998).

La gabapentine et sans doute la prégabaline pourraient être efficaces pour la phobie sociale et le trouble panique ; l'inositol le serait pour le TOC et le trouble panique.

Des produits à base de plantes médicinales, tels le cava-cava et le ginkgo biloba, sont fréquemment utilisés par les patients anxieux, mais l'efficacité de ces phytothérapies n'a pas été rigoureusement testée.

Des limitations touchant les agents anxiolytiques actuellement sur le marché persistent, notamment en ce qui concerne les effets secondaires. Elles doivent stimuler la recherche et l'évaluation de la pertinence clinique d'agents anxiolytiques nouveaux à action spécifique tels que :
- les antagonistes 5-HT_2 (carpipramine, ritansérine);
- les antagonistes 5-HT_3 (tropisétron, ondansétron);
- les antagonistes de type B de la cholécystokinine;
- les agonistes benzodiazépiniques partiels (abécarnil);
- les inhibiteurs des GABA transaminases;
- des dérivés des neurostéroïdes dépourvus d'action périphérique.

42.5 HYPNOTIQUES

Les troubles du sommeil touchent presque tout le monde à un moment donné. Parmi ces troubles du sommeil, l'insomnie est la plus fréquente. Le traitement pharmacologique des insomnies fait appel aux hypnotiques, dont les plus prescrits sont traditionnellement les benzodiazépines. Les problèmes de dépendance associés à l'usage des benzodiazépines ont incité à se tourner vers de nouveaux hypnotiques non benzodiazépiniques tels la zopiclone, le zolpidem et le zaleplon. Ces molécules constituent des solutions de rechange très intéressantes par rapport aux benzodiazépines. Elles produisent moins d'effets secondaires et ont une faible capacité à induire des réactions de dépendance. Selon le contexte clinique, d'autres molécules plus anciennes (hydrate de chloral, L-tryptophane) peuvent également s'avérer utiles. Le type d'insomnie, le délai et la durée d'action ainsi que les effets secondaires potentiels sont les principaux facteurs de sélection d'un hypnotique. Avant de prescrire un hypnotique, il est important d'identifier précisément le type de trouble du sommeil et son origine (voir le tome I, chapitre 23). Les médicaments hypnotiques sont indiqués dans le traitement des insomnies transitoires et de courte durée qui entraînent une perturbation dans le fonctionnement diurne. Leur usage doit être en principe de courte durée. L'insomnie peut se traduire par des difficultés d'endormissement et/ou de maintien du sommeil. Ces particularités devront être prises en compte au moment de choisir un hypnotique. Un début d'action rapide, une durée d'action suffisante et peu d'effets résiduels au réveil sont les propriétés recherchées lorsqu'on prescrit un hypnotique.

42.5.1 Benzodiazépines hypnotiques

Les benzodiazépines hypnotiques sont les hypnotiques les plus utilisés. Ces médicaments ont été examinés dans la section 42.1.

Toutes les benzodiazépines ont des propriétés sédatives et hypnotiques et peuvent donc favoriser le sommeil. Les benzodiazépines suivantes sont prescrites plus particulièrement comme hypnotiques (voir les tableaux 42.1, 42.2 et 42.3):

- au Canada: flurazépam, nitrazépam, témazépam, triazolam;
- en France: estazolam, flunitrazépam, loprazolam, lormétazépam, nitrazépam, triazolam.

Les benzodiazépines diminuent le temps d'endormissement ainsi que le nombre de réveils nocturnes. Elles modifient l'architecture du sommeil et entraînent le plus souvent une diminution de la durée des stades 3 et 4. Leur action sur le sommeil paradoxal est variable et dépend du type de molécule, de la posologie et du patient.

La prise de benzodiazépines à des fins hypnotiques pendant de longues périodes est controversée. Certaines études n'ont pas trouvé d'épuisement (tolérance) de l'effet hypnotique du flurazépam après 24 semaines de traitement. D'autres études comportant des groupes témoins n'ont relevé aucune différence entre des médicaments actifs (flurazépam, midazolam, triazolam) et le placebo après deux à trois semaines de traitement (Hollister et coll., 1993). Janicak et coll. (1993) signalent qu'aucune action hypnotique des benzodiazépines n'a été démontrée après 12 semaines.

42.5.2 Hypnotiques non benzodiazépiniques agissant sur le récepteur gabaergique

De nouveaux hypnotiques non benzodiazépiniques sont désormais offerts comme hypnotiques. La zopiclone, commercialisée au Canada et en France, est un dérivé de la cyclopyrrolone dont le site d'action semble se trouver sur le complexe récepteur GABA au niveau d'un site distinct du site de liaison des benzodiazépines (Wadworth et McTavish, 1993). Cet agent serait rapidement absorbé, avec une biodisponibilité d'environ 80 % (Fernandez et coll., 1995). Sa demi-vie d'élimination serait de cinq heures. La dose habituelle de 7,5 mg à l'heure du coucher doit être révisée à la baisse pour les patients âgés ainsi que pour les insuffisants hépatiques. En ce qui a trait aux interactions avec d'autres médicaments, la vigilance est de mise lorsqu'il est pris en association avec des inhibiteurs du cytochrome P450. Des interactions ont été rapportées avec la cimétidine et l'érythromycine, la trimipramine et la carbamazépine.

Le zolpidem est une imidazopyridine qui se fixe sur un sous-type de récepteurs benzodiazépiniques: les récepteurs oméga (Hoehns et Perry, 1993). Cette molécule est aussi absorbée rapidement et sa biodisponibilité est d'environ 70 %. Les deux voies métaboliques qu'elle privilégie sont l'oxydation et l'hydroxylation. La formation des métabolites se fait surtout par l'intermédiaire du cytochrome P450 3A4, avec une contribution minimale du CYP450 1A2 et du CYP450 2D6.

Le zaleplon est un agent de la classe des pyrazolopymiridines. Il agit au niveau du complexe du récepteur $GABA_A$. Le zaleplon est absorbé et éliminé assez rapidement (moins d'une heure). Son métabolisme s'effectue par

Psychiatrie clinique : une approche bio-psycho-sociale

l'intermédiaire de l'aldéhyde oxydase et par le cytochrome 3A4.

Ces trois molécules ont une demi-vie courte, causent peu de somnolence diurne et sont généralement bien tolérées. Les réactions de dépendance et les rebonds d'insomnie sont rares. Leur efficacité semblable à celle des benzodiazépines et leurs effets secondaires moindres en font des solutions de rechange intéressantes.

42.5.3 Antidépresseurs sédatifs

Certains antidépresseurs induisent une sédation en raison de leurs effets cholinergiques et de leur activité de blocage des récepteurs alpha-adrénergiques et sérotoninergiques. Des tricycliques tels que l'amitriptyline, la doxépine et la trimipramine et des antidépresseurs comme la trazodone peuvent donc provoquer une sédation marquée. Il est intéressant de noter que les médicaments antidépresseurs modifient l'architecture du sommeil et que la plupart peuvent réduire le temps de sommeil avec mouvements oculaires rapides (MOR). Les antidépresseurs sont parfois utiles pour corriger des anomalies dans l'architecture du sommeil chez les patients souffrant d'un trouble dépressif majeur, telles qu'une diminution du temps d'apparition du sommeil avec MOR ou un allongement de la première période de sommeil avec MOR. Lorsqu'ils sont employés à des fins purement hypnotiques, les antidépresseurs sont prescrits selon des doses plus faibles que pour un usage antidépressif.

42.5.4 Antihistaminiques

Les antihistaminiques tels que la diphénhydramine et la doxylamine ont, par leur action sur les récepteurs H_1 centraux, un effet sédatif (habituellement non recherché). Ils sont donc parfois prescrits pour favoriser le sommeil chez des patients pour qui les benzodiazépines sont contre-indiquées. Cependant, selon certaines études, les mesures objectives du sommeil ne sont pas modifiées à la suite de leur administration. Aucune donnée n'existe sur des traitements d'une durée de plus d'une semaine. Ces médicaments peuvent provoquer, du fait de leur manque de spécificité histaminergique, des effets indésirables de type anticholinergique. Les antihistaminiques ne constituent pas un traitement de première intention et ils doivent être prescrits avec prudence.

42.5.5 Hydrate de chloral

L'hydrate de chloral est utilisé en clinique courante (plus souvent au Canada qu'en France). Dans les protocoles de recherche sur des médicaments, c'est l'hypnotique autorisé s'il faut ajouter un somnifère. L'hydrate de chloral diminue le délai d'endormissement et le nombre de réveils. Sa demi-vie varie de 4 à 9,5 heures. La dose usuelle est de 1 à 2 g. Les effets secondaires les plus fréquents sont un goût désagréable dans la bouche, des brûlures d'estomac, des nausées et des vomissements.

42.5.6 L-tryptophane

Le L-tryptophane est un acide aminé qui peut réduire le délai d'endormissement et diminuer le nombre de réveils nocturnes chez des patients souffrant d'insomnie. La dose thérapeutique est généralement de 1 g au coucher, mais peut varier de 500 mg à 2 g. Pour favoriser l'absorption du tryptophane, il faut éviter une compétition avec d'autres acides aminés ; aucune protéine ne doit donc être consommée trois heures avant la prise du tryptophane, à ingérer une demi-heure avant le coucher avec une boisson sucrée. L'emploi de tryptophane par des patients qui prennent un inhibiteur du recaptage de la sérotonine, de la clomipramine ou de la phénelzine peut entraîner un syndrome sérotoninergique. Peu de données fiables existent sur sa tolérance et sur sa sécurité. Des études animales ont indiqué que le tryptophane pouvait être hépatotoxique. La prescription de ce médicament devra donc être prudente et limitée (Weilburg et Gelenberg, 1991).

*
* *

L'évolution des connaissances en pharmacologie fondamentale et clinique, la mise au point de nouvelles molécules et, bientôt, les données de la pharmacogénétique requièrent du médecin une mise à jour constante de ses connaissances et, surtout, une grande rigueur dans la prescription des anxiolytiques et des hypnotiques.

Bibliographie

ABERNETHY, D.R., GREENBLATT, D.J., et SHADER, R.I.
1986 « Benzodiazepine hypnotic metabolism : Drug interactions and clinical implications », *Acta Psychiatr. Scand.*, vol. 74, suppl. 332, p. 32-38.

ANONYME
1997 « Lethal interaction of clozapine and buspirone », *Am. J. Psychiatry*, vol. 154, n° 10, p. 1472 [letters to the editor].

APTER, J.T., et ALLEN, L.A.
1999 « Buspirone : Future directions », *J. Clin. Psychopharmacol.*, vol. 19, n° 1, p. 86-93.

BALDESSARINI, R.J.
1985 *Chemotherapy in Psychiatry : Principles and Practice*, Cambridge (Mass.), Harvard University Press.

BALLENGER, J.C.
1994 « Overview of the pharmacotherapy of panic disorder », dans B.E. Wolfe et J.D. Maser (sous la dir. de), *Treatment of Panic Disorder. A Consensus Development Conference*, Washington (D.C.), American Psychiatric Press, p. 59-72.

BRADWEJN, J.
1993 « Benzodiazepines for the treatment of panic disorder and generalized anxiety disorder : Clinical issues and future directions », *Can. J. Psychiatry*, vol. 38, suppl. 4, p. 109S-113S.

BROWN, T.A., et BARLOW, D.H.
1992 « Comorbidity among anxiety disorders : Implications for treatment and DSM IV », *J. Consult. Clin. Psychol.*, vol. 60, p. 835-844.

BUSTO, U., et coll.
1989 « Benzodiazepine use and abuse in Canada », *CMAJ*, vol. 141, p. 917-921.

CANTILLON, M., et coll.
1996 « Buspirone vs haloperidol : A double-blind for agitation in a nursing home population with Alzheimer's disease », *Am. J. Psychiatry*, vol. 4, p. 263-267.

CHOUINARD, G., et coll.
1983 « New concepts in benzodiazepine therapy : Rebound anxiety and new indications for the more potent benzodiazepines », *Prog. Neuropsychopharmacol. Biol. Psychiatry*, vol. 7, p. 669-673.
1982 « Alprazolam in the treatment of generalized anxiety and panic disorders : A double-blind, placebo-controlled study », *Psychopharmacology*, vol. 77, p. 229-233.

CHOUINARD, G., LEFKO-SINGH, K., et TEBOUL, E.
1999 « Metabolism of anxiolytics and hypnotics : Benzodiazepines, buspirone, zopiclone, zolpidem », *Cell. Mol. Neurobiol.*, vol. 19, n° 4, p. 533-552.

COLLÈGE DES MÉDECINS DU QUÉBEC
1997 « Recommandations concernant l'utilisation prolongée des benzodiazépines », *Le Collège*, vol. 37, n° 3, p. 23-24.

ENBERG, G.
1989 « A metabolite of buspirone increases locus coeruleus activity via alpha$_2$-receptor blockade », *J. Neural. Transm.*, vol. 76, p. 91-98.

FERNANDEZ, C., et coll.
1995 « Clinical pharmacokinetics of zopiclone », *Clin. Pharmacokinet.*, vol. 29, p. 431-441.

FERRERI, M., et HANTOUCHE, E.-G.
1998 « Recent clinical trials of hydroxyzine in generalized anxiety disorder », *Acta Psychiatr. Scand.*, vol. 98, suppl. 393, p. 102-108.

FULTON, B., et BROGDEN, R.N.
1997 « Buspirone : An updated review of its clinical pharmacology and therapeutic applications », *CNS Drugs*, vol. 7, p. 68-88.

GAMMANS, R.E., et coll.
1984 « The relationship between buspirone bioavailability and dose in healthy subjects », *Biopharm. Drug Dispos.*, vol. 6, p. 139-145.

GAMMANS, R.E., MAYOL, R.F., et LABUDDE, J.A.
1985 « Metabolism and disposition of buspirone », *Am. J. Med.*, vol. 80, suppl. 3b, p. 41-51.

GREENBLATT, D.J., et coll.
1982 « Pharmacokinetic comparison of sublingual lorazepam with intravenous, intramuscular and oral lorazepam », *J. Pharm. Sci.*, vol. 71, p. 248-252.

GREENBLATT, D.J., SHADER, R.I., et ABERNETHY, D.R.
1983 « Current status of benzodiazepines », *N. Engl. J. Med.*, vol. 309, p. 354-358 et 410-415.

HAEFELY, W.E., et coll.
1993 « The multiplicity of actions of benzodiazepine receptor ligands », *Can. J. Psychiatry*, vol. 38, suppl. 4, p. 102S-108S.

HARVEY, S.C.
1985 « Hypnotics and sedatives », dans A.G. Gilman, L.S. Goodman et A. Gilman (sous la dir. de), *Goodman and Gilman's. The Pharmacological Basis of Therapeutics*, 7ᵉ éd., New York, Macmillan, p. 339-371.

HASKINS, J.T., AGUIAR, R.L., et ENTSUAH, R.
1999 Communication présentée à l'American Psychiatric Meeting, Washington.

HINDMARCH, I.
1990 « Review and conclusion », dans I. Hindmarch et coll. (sous la dir. de), *Benzodiazepines : Current Concepts. Biological, Clinical and Social Perspectives*, Chichester, John Wiley & Sons, p. 273.

HOEHNS, J.D., et PERRY, P.J.
1993 « Zolpidem: A non benzodiazepine hypnotic for treatment of insomnia », *Clinical Pharmacy,* n° 11, p. 814-828.

HOLLANDER, E., SIMEON, D., et GORMAN, J.M.
1994 « Anxiety disorders », dans R.E. Hales, S.C. Yudofsky et J.A. Talbott (sous la dir. de), *Textbook of Psychiatry,* Washington (D.C.), American Psychiatric Press, p. 495-562.

HOLLISTER, L.E., et coll.
1993 « Clinical uses of benzodiazepines », *J. Clin. Psychopharmacol.,* vol. 13, n° 6, suppl. 1, p. 1S-168S.

JAJOO, H.K., et coll.
1989 « Metabolism of the antianxiety drug buspirone in human subjects », *Drug Metab. Dispos.,* vol. 17, p. 634-640.

JANICAK, P.G., et coll.
1993 « Treatment with antianxiety/sedative-hypnotic agents », dans *Principles and Practice of Psychopharmacotherapy,* Baltimore, Williams & Wilkins, p. 413-441.

KORAN, L.M., SALLEE, F.R., et PALLANTI, S.
1997 « Rapid benefit of intravenous pulse loading of clomipramine in obsessive-compulsive disorder », *Am. J. Psychiatry,* vol. 154, n° 3, p. 396-401.

LABELLE, A., et LAPIERRE, Y.D.
1993 « Anxiety disorders. Part 2: Pharmacotherapy with benzodiazepines », *Can. Fam. Physician,* vol. 39, p. 2205-2213.

MAHMOOD, I., et SAHAJWALLA, C.
1999 « Clinical pharmacokinetics and pharmacodynamics of buspirone, an anxiolytic drug », *Clin. Pharmacokinet.,* vol. 36, n° 4, p. 277-287.

MARKS, J.
1985 *The Benzodiazepines: Use, Overuse, Misuse, Abuse,* 2e éd., Lancaster (Pa.), MTP Press.

MAXMEN, J.S., et WARD, N.G.
1995 *Psychotropic Drugs Fast Facts,* 2e éd., New York, W.W. Norton.

MAYOL, R.F., et coll.
1985 « Pharmacokinetics and disposition of 14-C-buspirone HCL after intravenous and oral dosing in man », *Clin. Pharmacol. Ther.,* vol. 37, p. 210, résumé n° B36.

NELSON, J., et CHOUINARD, G.
1999 « Guidelines for the clinical use of benzodiazepines: Pharmacokinetics, dependency, rebound and withdrawal », *Canadian Journal of Pharmacology,* vol. 6, n° 2, p. 69-83.

NORDEN, M.J.
1994 « Buspirone treatment of sexual dysfunction associated with selective serotonin re-uptake inhibitors », *Depression,* vol. 2, p. 109-112.

PECKNOLD, J.C.
1994 « Serotonin 5-HT1A agonists: A comprehensive review », *CNS Drugs,* vol. 2, p. 234-251.

PEROUTKA, S.J.
1988 « 5-Hydroxytryptamine receptor subtypes: Molecular, biochemical and physiological caracterization », *Trends Neurosci.,* vol. 11, p. 496-500.

PETERSON, H., et LADER, M.
1984 *Dependence on Tranquilizers,* New York, Oxford University Press.

POHL, R., et coll.
1989 « Serotoninergic anxiolytics in the treatment of panic disorder: A controlled study with buspirone », *Psychopathology,* vol. 22, suppl. 1, p. 60-67.

PRIMEAU, F.
1992 « Principes généraux en psychopharmacologie gériatrique », *Le Clinicien,* vol. 17, n° 12, p. 67-77.

RICKELS, K.
1986 « The clinical use of hypnotics: Indications for use and the need for a variety of hypnotics », *Acta Psychiatr. Scand.,* vol. 74 (suppl.), p. 132-141.

RICKELS, K., et coll.
1993 « Antidepressant for the treatment of generalized anxiety disorder », *Arch. Gen. Psychiatry,* vol. 50, p. 884-895.

RICKELS, K., et SCHWEIZER, E.
1993 « The treatment of generalized anxiety disorder in patients with depressive symptomatology », *J. Clin. Psychiatry,* vol. 54, suppl. 1, p. 20-23.

ROSENBAUM, J., et GELENBERG, A.J.
1991 « Anxiety », dans A.J. Gelenberg, E.L. Bassuk et S.C. Schoonover (sous la dir. de), *The Practitioner's Guide to Psychoactive Drugs,* 3e éd., New York, Plenum, p. 179-218.

ROY-BYRNE, P.P., et coll.
1990 « Reduced benzodiazepine sensitivity in panic disorder », *Arch. Gen. Psychiatry,* vol. 47, p. 534-538.

SCHNEIDER, N.G., et coll.
1996 « Efficacy of buspirone in smoking cessation: A placebo-controlled trial », *Clin. Pharmacol. Ther.,* vol. 60, p. 568-575.

SCHWEIZER, E., et RICKELS, K.
1998 « Benzodiazepine dependence and withdrawal: A review of the syndrome and its clinical management », *Acta Psychiatr. Scand.,* vol. 98, suppl. 393, p. 95-101.

SCHWEIZER, E., RICKELS, K., et UHLENHUTH, E.H.
1995 « Issues in the long term treatment of anxiety disorders », dans F.E. Bloom et D.J. Zkupfer (sous la dir. de), *Psycopharmacology: The Fourth Generation of Progress,* New York, Raven Press, p. 1349-1359.

SHAEFER, M.S.
1987 « The newer benzodiazepines lorazepam and midazolam », *Seminars in Interventive Radiology,* vol. 4, p. 173-178.

SHEEHAN, D.V., et coll.
1993 « The relative efficacy of high dose buspirone and alprazolam in the treatment of panic disorder : A double-blind placebo-controlled study », *Acta Psychiatr. Scand.,* vol. 88, p. 1-11.

TASK FORCE ON BENZODIAZEPINE DEPENDENCY
1990 *Benzodiazepine Dependency, Toxicity, and Abuse, A Task Force Report of the American Psychiatric Association,* Washington (D.C.), American Psychiatric Association.

TEBOUL, E., et CHOUINARD, G.
1991 « A guide to benzodiazepine selection. Part II : Clinical aspects », *Can. J. Psychiatry,* vol. 36, p. 62-73.

TUNNIELIFF, G.
1991 « Molecular basis of buspirone's anxiolytic action », *Pharmacol. Toxicol.,* vol. 69, p. 149-156.

VAN VLIET, I.M., et coll.
1997 « Clinical effects of buspirone in social phobia : A double-blind placebo-controlled study », *J. Clin. Psychiatry,* vol. 58, p. 164-168.

WADWORTH, A.N., et MCTAVISH, D.
1993 « Zopiclone : A review of its pharmacological properties and therapeutic efficacy as an hypnotic », *Drugs Aging,* vol. 3, n° 5, p. 441-459.

WEIERSHAUSEN, U.
1985 « Pharmacokinetic considerations in the treatment of chronic anxiety », dans D.E. Smith et D.R. Wesson (sous la dir. de), *The Benzodiazepines : Current Standards for Medical Practice,* Lancaster (Pa.), MTP Press.

WEILBURG, J.B., et GELENBERG, A.J.
1991 « Insomnia », dans A.J. Gelenberg, E.L. Bassuk et S.C. Schoonover (sous la dir. de), *The Practitioner's Guide to Psychoactive Drugs,* 3e éd., New York, Plenum, p. 219-240.

WEISSMAN, M.N.
1988 « The epidemiology of anxiety disorders : Rates, risks, and familial patterns », *J. Psychiatr. Res.,* vol. 22, p. 99-114.

WORLD PSYCHIATRIC ASSOCIATION TASK FORCE REPORT
1996 *Programme on Substance Abuse. Rational Use of Benzodiazepines,* Genève, World Health Organization.

Lectures complémentaires

BEZCHLIBNYK-BUTLER, K.Z., et JEFFRIES, J.J. (sous la dir. de)
2000 *The Clinical Handbook of Psychotropic Drugs,* 10e éd., Toronto, Hogrefe & Huber Publishers (principalement la partie intitulée « Anxiolytic Agents », p. 102-116).

1989 *Les benzodiazépines,* 2e éd., Paris, Ellipse.

WOLFE, B.E., et MASER, J.D.
1994 *Treatment of Panic Disorder. A Consensus Development Conference,* Washington (D.C.), American Psychiatric Press.

CHAPITRE 43

Antipsychotiques

ALAIN LABELLE, M.D., F.R.C.P.C.
Psychiatre, directeur du Programme de schizophrénie de l'Hôpital Royal Ottawa
Professeur adjoint au Département de psychiatrie de l'Université d'Ottawa

YVON D. LAPIERRE, M.D., F.R.C.P.C.
Psychiatre, directeur général de l'Institut de recherche en santé mentale (Ottawa)
Professeur au Département de psychiatrie de l'Université d'Ottawa

BARRY D. JONES, M.D., F.R.C.P.C., F.A.C.P.
Psychiatre à l'Hôpital Royal Ottawa
Professeur au Département de psychiatrie de l'Université McMaster (Hamilton)

PLAN

43.1 Pharmacologie

43.2 Mécanismes d'action

43.3 Classification

43.4 Indications et contre-indications

43.5 Modalités de prescription
    43.5.1 Choix d'un antipsychotique
    43.5.2 Début du traitement par les antipsychotiques
    43.5.3 Traitement d'entretien
    43.5.4 Traitement des affections réfractaires
    43.5.5 Conditions particulières
        • *Grossesse* • *Vieillesse*
    43.5.6 Facteurs influençant la réponse thérapeutique

43.6 Effets secondaires
    43.6.1 Effets extrapyramidaux
        • *Parkinsonisme* • *Dystonie aiguë* • *Dystonie tardive* • *Akathisie* • *Dyskinésie tardive*
        • *Syndrome neuroleptique malin*
    43.6.2 Autres effets secondaires symptomatiques
    43.6.3 Variations des mesures biologiques

43.7 Interactions médicamenteuses

43.8 Validation des résultats

Bibliographie

Lectures complémentaires

Annexe : Échelle d'évaluation des symptômes extrapyramidaux

La psychopharmacologie moderne débute peu après 1950, à la suite de la découverte des effets psychotropes de la réserpine et de la chlorpromazine. On remarque alors que la réserpine, employée dans le traitement de l'hypertension, a des effets anxiolytiques chez les patients hypertendus. Quant à la chlorpromazine, c'est Laborit (Laborit, Huguenard et Alluaume, 1952) qui, y recourant pour des chirurgies majeures, observe qu'elle exerce, chez ses patients, une action calmante et tranquillisante sans par ailleurs provoquer un trop grand amoindrissement des facultés. Son utilisation s'est étendue de l'anesthésie à la psychiatrie après que Delay, Deniker et Harl (1952) eurent démontré l'efficacité de cette molécule dans le traitement des psychoses aiguës. Ils avaient noté non seulement un effet tranquillisant, mais aussi une réduction des symptômes psychotiques chez les malades schizophrènes. Depuis, la supériorité des antipsychotiques sur le placebo et sur d'autres formes de traitement (psychothérapie, thérapie de groupe, thérapie de milieu et électrochocs) a été largement démontrée dans le cas de la schizophrénie (May, 1969).

Si l'efficacité des neuroleptiques dans le traitement des symptômes positifs de la schizophrénie tels les hallucinations, le délire et l'agitation ne faisait plus de doute, leurs effets sur les symptômes négatifs comme le retrait et l'émoussement de l'affect restaient controversés. Jusqu'à tout récemment, la mise au point de nouveaux neuroleptiques avait surtout permis de corriger le tableau des effets secondaires de cette classe de médicaments (Saraceno, Tognoni et Garattini, 1993). De nouveaux antipsychotiques, dits « atypiques » à cause du peu d'effets parkinsoniens qu'ils entraînent chez le patient, sont maintenant sur le marché. Cette nouvelle classe d'antipsychotiques présente aussi l'avantage d'agir plus efficacement sur les symptômes négatifs de la schizophrénie et pourrait entraîner une amélioration des capacités cognitives.

43.1 PHARMACOLOGIE

À l'exception du sulpiride (une benzamide, classe de médicaments qui n'est encore commercialisée qu'en Europe), tous les antipsychotiques ont des propriétés pharmacocinétiques communes, étant des composés hautement lipophiles. Ils sont bien absorbés par le tractus gastro-intestinal, mais leur disponibilité systémique reste basse en raison d'un métabolisme entérohépatique élevé. Sauf en ce qui concerne le sulpiride, l'excrétion rénale des molécules inchangées est négligeable.

Les antipsychotiques se lient hautement aux protéines plasmatiques. La plupart sont lipophiles et se distribuent dans les tissus graisseux. Ce grand volume de distribution implique que les concentrations plasmatiques, après une dose unique, sont basses et souvent difficiles à déterminer à cause des liens avec les composantes tissulaires et des dépôts dans les tissus graisseux (Balant-Gorgia, Balant et Andreoli, 1993). La lipophilie des antipsychotiques facilite le passage de la barrière hémato-encéphalique.

En général, les neuroleptiques de haute puissance (halopéridol, fluphénazine, etc.) ne produisent pas de métabolites actifs cliniquement, tandis que les antipsychotiques de faible puissance (chlorpromazine, thioridazine, etc.) ont habituellement plusieurs métabolites actifs. Le coefficient d'extraction hépatique et la clairance systémique (de 30 à 60 L/h) des antipsychotiques sont élevés. Les demi-vies autour de 24 heures sont obtenues seulement à cause des volumes de distribution qui sont de près de 100 L, ce qui permet une libération progressive à partir du tissu graisseux. Ce facteur est important pour maintenir les concentrations de pointe et d'équilibre dans des limites raisonnables. Dans des conditions normales, la pharmacocinétique des antipsychotiques est linéaire, et les concentrations d'équilibre indiquent l'existence d'une variabilité interindividuelle. Cela fait qu'en pratique l'utilité de la mesure des concentrations plasmatiques se limite à la détermination des patients qui métabolisent rapidement et à la mise au jour de problèmes d'observance (Schwartz et Brotman, 1992). Du côté des antipsychotiques atypiques, la rispéridone est métabolisée en un produit actif, la hydroxy-9 rispéridone, ce qui maintient des concentrations de produits actifs similaires, que les patients aient un métabolisme rapide ou lent.

Les préparations à action prolongée (voir la section 43.3, tableau 43.3, p. 1166) injectées dans le muscle, en solution à base d'huile, sont lentement libérées du site d'injection. La diffusion du médicament est probablement le facteur limitatif du point de vue pharmacocinétique, puisque l'hydrolyse enzymatique de l'ester est très rapide. Donc, le taux d'élimination apparent est réglé par le taux de libération et non par le taux de métabolisme hépatique. Il faut parfois jusqu'à trois mois pour que la concentration plasmatique atteigne son état d'équilibre, bien que les concentrations plasmatiques mesurées une semaine après une première injection soient habituellement assez près des valeurs d'équilibre attendues. Les demi-vies d'élimination des préparations à action prolongée sont longues. Il en résulte une diminution progressive des concentrations plasmatiques après la cessation des injections. Ainsi, l'effet thérapeutique aussi bien que les effets secondaires peuvent persister pendant plusieurs semaines. Des facteurs tels que l'huile solvant, l'acide de l'ester, le volume de tissu adipeux au site de l'injection ainsi que le degré d'obésité du patient peuvent modifier la pharmacocinétique des neuroleptiques à action prolongée (Balant-Gorgia, Balant et Andreoli, 1993).

43.2 MÉCANISMES D'ACTION

Le mécanisme d'action des neuroleptiques est le fondement de la théorie dopaminergique de la schizophrénie élaborée dans la foulée de l'introduction des antipsychotiques, en 1952. Les neuroleptiques bloquent les récepteurs dopaminergiques *in vitro* et *in vivo*. La lumière faite sur le mécanisme d'action de ces médicaments a permis de formuler l'hypothèse d'une étiologie biologique de la schizophrénie fondée sur la détermination du site d'action de ces médicaments. La théorie implique donc une recherche du site primaire d'action des médicaments neuroleptiques, suivie d'une recherche de dysfonctionnements de ce site dans la schizophrénie. Cliniquement, l'effet antipsychotique des différents neuroleptiques est lié à leur capacité de bloquer les récepteurs dopaminergiques D_2. L'efficacité des antipsychotiques serait donc reliée au blocage des récepteurs D_2 des faisceaux méso-corticaux et méso-limbiques, leurs effets extrapyramidaux, au faisceau nigro-strié et leurs effets sur la prolactine, au faisceau tubéro-infundibulaire. La théorie dopaminergique est aussi soutenue par des études de tissu cérébral de patients schizophrènes décédés, qui ont montré une augmentation du nombre des récepteurs D_2 indépendante de la prise de neuroleptiques avant le décès.

Le clonage récent des récepteurs dopaminergiques vient appuyer l'hypothèse dopaminergique et la conclusion que les concentrations thérapeutiques d'antipsychotiques agissent sur les récepteurs D_2, sauf pour ce qui est de la clozapine dont le mode d'action demeure énigmatique. Les études d'occupation des récepteurs de la sérotonine de type $5-HT_2$ et des récepteurs D_2 au moyen de la tomographie par émission de positrons étayent aussi cette conclusion (Kapur, Zipursky et Remington, 1999; Nyberg et coll., 1993).

Les antipsychotiques atypiques bloquent mieux les récepteurs sérotoninergiques $5-HT_2$ que les récepteurs dopaminergiques D_2. Cette propriété pourrait contribuer à l'amélioration du profil d'efficacité et d'innocuité des antipsychotiques (voir le tableau 43.1).

Il est maintenant considéré que l'étiologie de la schizophrénie serait hétérogène et que la sérotonine (5-HT) jouerait un rôle dans les anomalies de la

TABLEAU 43.1 Action et effets secondaires des antipsychotiques classiques et atypiques

Action et effets secondaires	Antipsychotiques classiques	Antipsychotiques atypiques
Blocage $5-HT_2$ et D_2	< 1	>1
Efficacité pour symptômes positifs	Oui	Oui
Efficacité pour symptômes négatifs	Incertaine	Oui
Efficacité pour symptômes affectifs	Incertaine	Oui
Efficacité pour symptômes cognitifs	Non	Oui
Parkinsonisme	Oui	Rare
Dyskinésie tardive	Oui	Risque diminué
Hyperprolactinémie	Oui	Diminuée sauf pour rispéridone
Risque de gain pondéral	Oui	Augmenté

Psychiatrie clinique : une approche bio-psycho-sociale

neurotransmission. L'ajout d'un antagoniste 5-HT$_2$ sélectif à une médication neuroleptique classique amènerait une atténuation non seulement des symptômes positifs, mais aussi des symptômes négatifs de la schizophrénie, tout en réduisant les symptômes extrapyramidaux. La clozapine, la rispéridone, l'olanzapine, la quétiapine et la ziprasidone exercent ces deux mécanismes d'action d'antagonisme des récepteurs sérotoninergiques 5-HT$_2$ et d'antagonisme des récepteurs dopaminergiques D$_2$.

43.3 CLASSIFICATION

Les antipsychotiques ont été classifiés selon leurs effets cliniques, leurs structures chimiques, leur affinité pour les récepteurs dopaminergiques et, plus récemment, selon qu'ils sont typiques ou atypiques. De nouvelles classifications fondées sur les affinités des molécules pour les sous-types de récepteurs dopaminergiques, sérotoninergiques et autres verront bientôt le jour. Dans les années 50, on croyait à tort que l'efficacité de ces médicaments était reliée à leurs effets neurologiques comme le parkinsonisme, d'où le nom de neuroleptiques. Aujourd'hui, les nouveaux produits offerts entraînent peu de ces effets parkinsoniens tout en étant efficaces dans le traitement de la psychose; on les appelle antipsychotiques atypiques.

Lambert et Revol ont été, en 1960, les premiers à élaborer une classification des neuroleptiques en fonction de leurs effets cliniques. Celle-ci se présente comme un continuum de gauche à droite, les neuroleptiques les plus sédatifs étant situés à l'extrême gauche et les incisifs, à l'extrême droite (voir la figure 47.1, p. 1245). Les dérivés de gauche telle la méthotriméprazine, qui sont plus sédatifs, ont des effets hypotenseurs et anticholinergiques plus marqués et entraînent moins de réactions extrapyramidales. Des doses plus élevées sont nécessaires pour obtenir un même effet antipsychotique. Ils sont maintenant considérés comme des composés de faible puissance ayant un large spectre d'action sur les différents types de récepteurs. Les neuroleptiques incisifs, ou dérivés de droite, comme l'halopéridol, sont moins sédatifs, n'ont que peu d'effets hypotenseurs et anticholinergiques, voire aucun, et sont plus susceptibles de provoquer des effets extrapyramidaux. Une dose moindre produit les mêmes effets antipsychotiques. Ils sont aujourd'hui connus comme des composés de haute puissance et montrent une plus grande affinité pour les récepteurs dopaminergiques. Précisons que la notion de puissance n'est pas ici synonyme d'efficacité; elle renvoie plutôt à la dose requise pour entraîner un effet thérapeutique.

Le tableau 43.2 présente une classification des différents antipsychothiques selon leur structure chimique et la posologie recommandée et donne leur équivalence par rapport à la chlorpromazine. L'affinité spécifique d'un neuroleptique pour les récepteurs dopaminergiques D$_2$ détermine sa puissance. Les neuroleptiques qui sont de 1 à 4 fois plus puissants que la chlorpromazine sont dits de faible puissance (*low potency*); ceux qui sont 20 fois plus puissants que la chlorpromazine sont définis comme des neuroleptiques de haute puissance (*high potency*). En général, les neuroleptiques de faible puissance ont une moins grande affinité pour les récepteurs dopaminergiques D$_2$ et se lient à d'autres récepteurs, tels que les récepteurs muscariniques, alpha-adrénergiques, histaminiques, sérotoninergiques et dopaminergiques D$_1$. Les benzamides font exception à cette classification, car, tout en étant de faible puissance selon la posologie, elles possèdent une forte affinité pour les récepteurs D$_2$. Les neuroleptiques de haute puissance produisent leur effet thérapeutique par leur affinité pour les récepteurs D$_2$. Pourtant, les nouveaux antipsychotiques ont d'aussi bons effets thérapeutiques tout en bloquant moins les récepteurs D$_2$ et en ayant un large spectre d'action pharmacologique. Seuls les neuroleptiques de haute puissance sont produits en préparations à action prolongée pouvant être administrées une ou deux fois par mois (voir le tableau 43.3).

Le terme « antipsychotiques atypiques » désigne, au sens large, des médicaments qui entraînent peu d'effets secondaires de type parkinsonien, voire aucun. De façon plus précise, l'atypie se rattache notamment à l'absence d'induction de catalepsie chez l'animal de laboratoire ainsi qu'à l'affinité supérieure pour les récepteurs sérotoninergiques et dopaminergiques de ces composés. La clozapine, les différentes benzamides et les nouveaux antipsychotiques (rispéridone, olanzapine, quétiapine, ziprasidone) sont classés comme atypiques. En plus de produire peu d'effets secondaires de type neurologique, les molécules « atypiques » sont en général plus efficaces dans le traitement des symptômes positifs et négatifs de la schizophrénie. Ces composés semblent aussi mieux combattre les symptômes anxio-dépressifs et cognitifs et favoriser une amélioration de la qualité de vie du patient.

Psychiatrie clinique : une approche bio-psycho-sociale

TABLEAU 43.2   Antipsychotiques selon leur structure chimique, posologie recommandée et équivalence par rapport à la chlorpromazine

Nom scientifique	Nom commercial (®) Canada	Nom commercial (®) France	Posologie Dose initiale	Posologie Dose d'entretien	Posologie Dose maximale	Équivalence par rapport à la chlorpromazine 1 000 mg
Antipsychotiques atypiques						
Benzisoxazole Rispéridone	Risperdal	Risperdal	1 à 2 mg	2 à 6 mg	16 mg	20 mg
Benzothiazolylpipérazine Ziprasidone	n.c.*	n.c.	20 à 40 mg	80 à 160 mg	(non établie)	(inconnue)
Dibenzodiazépine Clozapine	Clozaril	Leponex	12,5 à 25 mg	300 à 500 mg	900 mg	500 mg
Dibenzothiazépine Quétiapine	Seroquel	Seroquel	50 à 100 mg	400 à 600 mg	800 mg	(inconnue)
Thiénobenzodiazépine Olanzapine	Zyprexa	Zyprexa	5 à 10 mg	5 à 20 mg	40 mg	50 mg
Antipsychotiques typiques						
Benzamides Amisulpride	n.c.	Solian syndrome déficitaire syndrome productif	50 à 250 mg 600 à 1 200 mg	50 à 250 mg 600 à 1 200 mg	1 200 mg	(ne s'applique pas)
Sulpiride	n.c.	Dogmatil	400 à 1 200 mg	1 200 à 1 800 mg	1 800 mg	(ne s'applique pas)
Butyrophénone Halopéridol	Haldol	Haldol	2 à 5 mg	10 à 15 mg	40 mg	20 mg
Dibenzoxazépine Loxapine	Loxapac	Loxapac	20 à 50 mg	60 à 100 mg	250 mg	150 mg
Diphénylbutylpipéridine Pimozide	Orap	Orap	2 à 4 mg	2 à 10 mg	20 mg	20 mg
Phénothiazines aliphatiques Chlorpromazine	Largactil	Largactil	50 à 100 mg	200 à 400 mg	1 000 mg	1 000 mg
Méthotriméprazine	Nozinan	Nozinan	50 à 100 mg	100 à 200 mg	1 000 mg	700 mg
Phénothiazines pipéraziniques Fluphénazine	Moditen	Moditen	2 à 10 mg	1 à 5 mg	40 mg	20 mg
Perphénazine	Trilafon	Trilifan	12 à 24 mg	8 à 24 mg	64 mg	100 mg
Thiopropérazine	Majeptil	Majeptil	5 mg	30 à 40 mg	90 mg	50 mg
Trifluopérazine	Stélazine	Terfluzine	2 à 15 mg	6 à 20 mg	80 mg	50 mg
Phénothiazines pipéridiniques Mésoridazine	Serentil	n.c.	75 à 150 mg	100 à 200 mg	400 mg	500 mg
Péricyazine	Neuleptil	Neuleptil	15 à 60 mg	7,5 à 45 mg	60 mg	150 mg
Thioridazine	Mellaril	Melleril	25 à 150 mg	75 à 400 mg	800 mg	1 000 mg
Thioxanthènes Flupenthixol	Fluanxol	Fluanxol	3 mg	3 à 6 mg	12 mg	40 mg
Thiothixène	Navane	n.c.	5 à 10 mg	15 à 30 mg	60 mg	40 mg
Zuclopenthixol	Clopixol	Clopixol	10 à 50 mg	20 à 40 mg	100 mg	200 mg

* Ce produit est vendu aux États-Unis sous le nom Geodon®.
n.c. : non commercialisé.

Psychiatrie clinique : une approche bio-psycho-sociale

TABLEAU 43.3   Neuroleptiques à action prolongée et posologie

Nom scientifique	Nom commercial (®) Canada	Nom commercial (®) France	Posologie Dose initiale	Posologie Dose d'entretien	Posologie Dose maximale	Équivalence*
Flupenthixol (décanoate de)	Fluanxol Dépôt	Fluanxol LP	20 à 40 mg	20 à 40 mg, toutes les 2 ou 3 semaines	80 mg, toutes les 2 ou 3 semaines	15 mg
Fluphénazine (décanoate de)	Modecate	Modecate	2,5 à 12,5 mg	12,5 à 50 mg, toutes les 2, 3 ou 4 semaines	50 à 100 mg, toutes les 3 ou 4 semaines	25 mg
Fluphénazine (énanthate de)	Moditen	Moditen AP	2,5 à 12,5 mg	12,5 à 50 mg, toutes les 2 semaines	100 mg, toutes les 2 semaines	25 mg
Halopéridol (décanoate d')	Haldol LA	Haldol DeCanoas	50 à 150 mg	25 à 300 mg, toutes les 3 ou 4 semaines	300 à 400 mg, toutes les 4 semaines	50 mg
Pipotiazine (palmitate de)	Piportil L4	Piportil L4	25 à 50 mg	50 à 100 mg, toutes les 4 semaines	250 mg, toutes les 4 semaines	50 mg
Zuclopenthixol (acétate de)	Clopixol-Acuphase	Clopixol Action semi-prolongée	50 à 150 mg, tous les 2 ou 3 jours	n.a.	150 mg/jour pendant 4 jours	n.a.
Zuclopenthixol (décanoate de)	Clopixol Dépôt	Clopixol Action prolongée	100 à 200 mg	150 à 300 mg, toutes les 2, 3 ou 4 semaines	400 mg, toutes les 2 semaines	100 mg

* Les équivalences sont données en mg par 2 semaines et correspondent à 10 mg/jour d'halopéridol par voie orale.
n.a. : ne s'applique pas.

43.4 INDICATIONS ET CONTRE-INDICATIONS

Les indications possibles des antipsychotiques comprennent les psychopathologies comme telles, mais aussi des symptômes spécifiques de certaines psychopathologies, comme l'agitation dans le retard mental et les symptômes psychotiques temporaires dans les troubles de la personnalité (voir le tableau 43.4). La schizophrénie est sans aucun doute l'indication première. Toutefois, la distinction entre symptômes négatifs et états dépressifs est cruciale, car la dépression associée à la schizophrénie et aux troubles bipolaires pourra nécessiter l'emploi d'antidépresseurs, alors que ceux-ci ne sont habituellement pas indiqués pour combattre les symptômes négatifs chez le patient schizophrène (Balant-Gorgia, Balant et Andreoli, 1993).

Les antipsychotiques sont indiqués dans le trouble psychotique bref, qui se caractérise par l'apparition soudaine de symptômes psychotiques d'une durée d'au moins quelques heures, mais inférieure à un mois, avec un retour éventuel au niveau de fonctionnement prémorbide. Pour les épisodes aigus, la dose d'antipsychotique est la même que pour une exacerbation aiguë de schizophrénie. Cependant, il semble qu'après deux ou trois jours la dose puisse être diminuée plus rapidement que dans les cas de phase aiguë de schizophrénie.

Quoique les stabilisateurs de l'humeur tels que le lithium ou la carbamazépine constituent la base du traitement à long terme des patients souffrant d'un trouble maniaco-dépressif, ceux-ci pourront recevoir des antidépresseurs durant les épisodes dépressifs et des antipsychotiques durant les épisodes maniaques pour obtenir un effet sédatif ou cataleptique. Le traitement par les antipsychotiques est habituellement limité à la durée de la phase maniaque.

Les autres indications des neuroleptiques concernent, en règle générale, les traitements de courte durée, par exemple pour supprimer des manifestations spécifiques, comme l'agitation ou l'impulsivité. Les antipsychotiques sont aussi indiqués pour le traitement symptomatique de psychopathologies réfractaires à d'autres thérapies, comme les troubles affectifs,

TABLEAU 43.4   Indications des antipsychotiques

Indications globales
Schizophrénie
Trouble schizophréniforme
Trouble schizo-affectif
Psychose réactionnelle brève
Trouble délirant
Folie à deux
Psychose avec début en post-partum
Trouble affectif bipolaire avec éléments psychotiques
Trouble affectif unipolaire avec éléments psychotiques
Trouble affectif réfractaire
Forme sévère de troubles anxieux
Trouble obsessionnel-compulsif avec éléments psychotiques
Trouble obsessionnel-compulsif réfractaire
Syndrome de Gilles de la Tourette

Indications pour traitements de courte durée et/ou pour symptômes cibles
Retard mental (agitation, trouble du comportement)
Trouble de l'impulsivité atypique
Autisme
Certains délires (agitation, symptômes psychotiques)
Certains symptômes de démence (agitation, idées délirantes, hallucinations)
Trouble délirant organique
Trouble affectif organique
Trouble de la personnalité organique
Personnalité limite avec symptômes psychotiques
Personnalité schizotypique
État de stress post-traumatique avec symptômes psychotiques
Éjaculation précoce

le trouble obsessionnel-compulsif, ou encore dans les formes sévères de troubles anxieux. Des agents spécifiques de cette classe de médicaments, comme l'halopéridol ou le pimozide, sont aussi utiles pour supprimer les symptômes du syndrome de Gilles de la Tourette, mais on doit alors débuter le traitement par de très faibles doses.

Mis à part les allergies et la sensibilité à un antipsychotique particulier, il y a très peu de contre-indications. Une prudence s'impose en présence d'histoires d'intoxication ou de syndrome neuroleptique malin. Le risque de dyskinésie tardive et la possibilité que celle-ci devienne irréversible comportent une composante médico-légale. Il faudra donc documenter son évolution et l'information donnée au patient et à sa famille.

43.5 MODALITÉS DE PRESCRIPTION

43.5.1 Choix d'un antipsychotique

Il est maintenant reconnu que les antipsychotiques atypiques, sauf la clozapine, constituent la première ligne de traitement des états psychotiques. Cependant, les différences observées en ce qui a trait aux paramètres pharmacocinétiques et métaboliques pour chaque antipsychotique portent à conclure que chacun doit être considéré individuellement et que des règles propres à chaque substance doivent être appliquées cliniquement. La sélection d'un antipsychotique particulier pour une situation clinique donnée, l'ajustement de la dose à l'intérieur de son profil pharmacocinétique propre doivent ainsi correspondre à l'état particulier d'un malade. Un traitement efficace nécessite qu'une concentration d'équilibre soit atteinte. D'un point de vue clinique, le paramètre pharmacocinétique le plus important est la demi-vie d'élimination, qui est un indice du temps qu'il faut pour arriver à une concentration sanguine stable.

Le choix d'une médication antipsychotique est fortement orienté par la réponse antérieure à un médicament. Une connaissance approfondie de quelques agents représentatifs, tout particulièrement les antipsychotiques atypiques, suffit habituellement pour une bonne pratique clinique.

L'existence d'un médicament sous forme liquide ou injectable pour la phase aiguë et sous forme de préparation à action prolongée pour le traitement d'entretien dans la schizophrénie sera aussi un facteur à considérer.

Généralement, les neuroleptiques retard ne sont pas administrés dans les premiers jours d'une exacerbation de symptômes psychotiques, surtout si le patient n'a jamais reçu la molécule active. Il est préférable de commencer le traitement avec une formule orale. Si le patient est agité et collabore peu, l'administration par voie intramusculaire d'une préparation à courte action, y compris l'acétate de zuclopenthixol, est souvent indiquée. Le passage à une formule orale se fait après quelques jours, quand l'intensité des symptômes a diminué à un niveau permettant la coopération du patient à la pharmacothérapie. Les grands avantages des formules injectables sont d'assurer la fidélité du patient au traitement et de permettre d'atteindre des niveaux sanguins plus stables. Le changement d'une formule injectable à une formule orale implique que la dose quotidienne devra être augmentée de façon à compenser le métabolisme entérohépatique de premier passage.

L'emploi d'un antipsychotique est spécialement indiqué dans la schizophrénie. Le choix d'un agent pharmacologique en fonction de son utilité pour un patient donné devra être guidé par plus d'un critère (Meltzer, 1992), dont :
- son efficacité au regard des symptômes positifs et des symptômes négatifs ;
- l'ensemble des effets secondaires possibles ;
- son action sur les symptômes associés ;
- ses effets sur la capacité de travailler ou d'étudier ;
- sa capacité à favoriser le maintien en milieu naturel (qualité de vie) ;
- ses effets sur le fonctionnement cognitif ;
- sa capacité à favoriser la fidélité au traitement ;
- son influence sur les coûts de traitement.

43.5.2 Début du traitement par les antipsychotiques

Les doses quotidiennes proposées dans les cas de symptômes aigus ont été diminuées au cours des dernières années. L'objectif visé est de saturer de 60 % à 80 % des récepteurs dopaminergiques D_2 pour obtenir un effet antipsychotique et limiter les effets secondaires de type parkinsonien. Il est maintenant recommandé de prescrire des doses moins élevées de neuroleptiques, en utilisant les benzodiazépines pour obtenir un effet sédatif. Cependant, de plus fortes doses demeurent utiles dans les cas d'agitation aiguë. Si un effet sédatif rapide est nécessaire, il est préférable d'administrer un neuroleptique de façon répétée durant les premières heures du traitement. Les antipsychotiques de faible puissance (chlorpromazine) peuvent être administrés par voie intramusculaire lorsqu'on désire maîtriser rapidement des symptômes aigus graves, malgré le risque d'hypotension. La neuroleptisation rapide par injections répétées d'un neuroleptique de haute puissance (p. ex., halopéridol, à raison de 10 mg par voie i.m. toutes les heures ou aux 2 heures) ne semble pas offrir d'avantages particuliers et est de moins en moins pratiquée. Entre autres avec les neuroleptiques de haute puissance, une médication anticholinergique prophylactique (diphénhydramine, procyclidine) est indiquée au début, quitte à la réduire par la suite si le patient ne ressent pas d'effets secondaires. Comme l'emploi à long terme d'un antipsychotique dépend en partie de l'expérience initiale, il est essentiel de prévenir les dystonies et les effets parkinsoniens. L'action antipsychotique après deux semaines de traitement à raison de doses plus faibles est semblable à l'action qu'exercent des doses élevées, mais les effets secondaires sont moins nombreux. Au début du traitement, les antipsychotiques agissent sur l'agitation, l'angoisse et l'irritabilité. On n'obtient une diminution des symptômes positifs et des troubles de la pensée qu'après un traitement plus prolongé. Au début du traitement, la dose quotidienne peut être fractionnée. Une fois qu'il a acquis une tolérance aux effets secondaires, le patient trouvera plus pratique de prendre le médicament en une dose unique, au coucher. Si les symptômes ne sont pas atténués après environ deux semaines, la dose d'antipsychotique pourra être augmentée. Avant de changer de classe d'antipsychotiques, il est préférable d'avoir fait un essai adéquat d'un premier antipsychotique, c'est-à-dire, habituellement, pour une durée de 6 à 8 semaines selon une dose équivalente à 5 à 10 mg par jour d'halopéridol.

43.5.3 Traitement d'entretien

Le traitement par un antipsychotique est généralement maintenu après la disparition des symptômes psychotiques. Il convient alors de diminuer graduellement les doses prescrites pendant l'épisode aigu. Dans le cas de la schizophrénie, le taux de rechute dans l'année suivant le congé de l'hôpital est d'environ 70 % sans médication antipsychotique et de 40 % avec prise d'un antipsychotique. La différence est encore plus marquée dans la deuxième année, avec un taux de rechute atteignant 80 % parmi les patients non traités par un antipsychotique, comparativement à 15 % parmi les patients traités.

Psychiatrie clinique : une approche bio-psycho-sociale

Le traitement à long terme de la schizophrénie est d'autant plus difficile qu'il nécessite un ajustement judicieux et individualisé de la dose. D'un côté, il est important de réduire au minimum la fréquence et la gravité des rechutes en utilisant des doses suffisantes d'antipsychotiques. De l'autre, il est important, pour assurer aux patients une qualité de vie optimale, de limiter les effets secondaires en prescrivant les doses les plus faibles possible, quitte à les augmenter temporairement lorsque les patients vivent des événements stressants ou lorsqu'ils manifestent des signes de rechute imminente, comme de l'insomnie ou de l'anxiété.

Le traitement des symptômes résiduels de la schizophrénie pourra paraître plus difficile, car les symptômes négatifs dominent souvent. Au cours des dernières années, la rispéridone, l'olanzapine, la quétiapine, la sertindole (non commercialisée à cause de l'allongement de l'espace Q-T), la clozapine et, plus récemment, la ziprasidone se sont montrées plus efficaces que les neuroleptiques classiques pour combattre les symptômes négatifs.

Le suivi pharmacothérapeutique s'appuie sur l'alliance thérapeutique avec le malade. Il est nécessaire de maintenir des contacts fréquents avec le patient, les membres de sa famille et les professionnels de la santé engagés dans le traitement, de façon à pouvoir évaluer rapidement la résurgence des symptômes et le besoin d'ajuster la médication pour prévenir une rechute.

Les préparations à action prolongée injectables par voie intramusculaire devraient être utilisées dans les cas où se posent des problèmes de fidélité au traitement prescrit, après un essai avec leur formule orale afin de déterminer le potentiel d'effets adverses. Progressivement, si l'état du patient demeure stable, la dose du médicament injectable peut être réduite, ou les injections espacées. Si les symptômes réapparaissent entre les injections, des suppléments oraux du même médicament peuvent être utilisés jusqu'à la prochaine injection, dont la dose sera augmentée. Des suppléments oraux peuvent aussi être prescrits à l'apparition de signes précurseurs de rechute ou lorsque surviennent des événements stressants (Schwartz et Brotman, 1992).

43.5.4 Traitement des affections réfractaires

Lorsque le traitement par un antipsychotique n'entraîne aucune amélioration significative, on doit s'assurer que le patient prend bien son médicament, entre autres en évaluant les taux de concentrations sériques, s'ils sont disponibles. L'observation du patient au moment de la prise du médicament et la prescription d'un antipsychotique sous forme liquide ou sous forme injectable seront envisagées. La révision du diagnostic est primordiale. Certains facteurs organiques, psychologiques et sociaux peuvent influer sur les manifestations d'une psychopathologie. Il peut s'agir d'une forme atypique de dépression qui répondrait mieux aux antidépresseurs ou à une électroconvulsivothérapie. La présence persistante de facteurs psychosociaux stressants suffisants peut aussi bloquer l'effet thérapeutique. La « polypharmacie », qu'elle soit prescrite ou qu'elle relève d'une initiative du patient, peut amoindrir l'effet thérapeutique d'un neuroleptique ou modifier les concentrations plasmatiques. Par exemple, les barbituriques, le lithium et la cimétidine diminuent les concentrations de chlorpromazine, tandis que le disulfirame diminue les concentrations de perphénazine.

Une fois exclue la possibilité qu'interviennent des facteurs organiques et psychosociaux et après s'être assuré de la fidélité du patient au traitement, on peut faire l'essai, pendant une courte période, d'une dose de neuroleptique plus forte, à la limite des effets secondaires. S'il y a déjà prise d'une dose d'antipsychotique équivalente à 20 mg par jour d'halopéridol, une réduction de celle-ci peut être bénéfique. Si l'augmentation ou la diminution de la dose ne produit pas les résultats espérés, deux ou trois essais d'une durée de six à huit semaines avec des neuroleptiques d'au moins deux classes différentes, y compris un agent atypique, sont recommandés avant un essai avec la clozapine (Collins et coll., 1992).

L'ajout d'un deuxième médicament au neuroleptique est empirique et n'a pas fait l'objet d'études contrôlées. Cependant, le lithium peut être indiqué dans les troubles schizo-affectifs ; la carbamazépine et les fortes doses de bêtabloquants sont parfois efficaces chez les patients violents et impulsifs. Les benzodiazépines pourront diminuer l'anxiété et l'agitation. L'atténuation de l'akathisie et d'autres symptômes extrapyramidaux au moyen d'un anticholinergique peut améliorer l'état général du patient. Parallèlement à la médication, les interventions psychosociales, comprenant la thérapie de soutien avec un thérapeute régulier, la thérapie familiale et l'éducation, contribuent de façon marquée à supprimer les

Psychiatrie clinique : une approche bio-psycho-sociale

symptômes psychotiques. L'apprentissage de stratégies de résolution de problèmes aide le patient à régler les problèmes relatifs à l'hébergement, les difficultés financières et les conflits interpersonnels.

43.5.5 Conditions particulières

Grossesse

Tout médicament devrait être considéré comme toxique durant la grossesse et prescrit seulement si les avantages escomptés l'emportent sur les risques possibles pour le fœtus ou l'enfant. Les antipsychotiques traversent le placenta et la barrière hémato-encéphalique et sont excrétés dans le lait maternel. Si les antipsychotiques ne semblent pas produire de malformations chez l'embryon, leurs effets neuro-comportementaux à long terme restent, quant à eux, inconnus. Quand les neuroleptiques sont indiqués, les agents de haute puissance devraient être prescrits en doses fractionnées.

Vieillesse

L'indication des antipsychotiques pour le patient âgé doit tenir compte d'une sensibilité accrue aux effets secondaires et de la possibilité d'une augmentation du nombre de problèmes médicaux concomitants qui peuvent en outre être exacerbés par les effets secondaires, par exemple l'hypotension et la somnolence, et par les effets anticholinergiques.

En plus des indications habituelles, les antipsychotiques sont aussi utiles pour traiter l'agitation associée à la démence. Ils sont souvent préférables aux benzodiazépines qui peuvent augmenter la confusion, l'ataxie et la somnolence. Le risque de dyskinésie tardive chez le patient âgé est cependant plus élevé. Généralement, de petites doses fractionnées d'un antipsychotique de haute puissance (pour une équivalence de 0,5 à 2 mg/jour d'halopéridol) sont utilisées. Les réactions extrapyramidales associées aux agents de haute puissance peuvent être corrigées par un ajustement de la posologie ou par l'ajout d'un anticholinergique ; on peut aussi essayer un agent de puissance intermédiaire comme la loxapine.

43.5.6 Facteurs influençant la réponse thérapeutique

Un patient qui présente des symptômes de schizophrénie pour la première fois à l'âge adulte et qui manifeste un bon fonctionnement prémorbide répondra mieux aux antipsychotiques qu'un patient chez qui les symptômes ont débuté durant l'enfance ou l'adolescence. Une histoire familiale de maladie affective est associée à un meilleur pronostic, comparativement à une histoire familiale de schizophrénie. Un patient chez qui les fonctions cognitives ou la mémoire sont intactes répondra mieux qu'un patient présentant une atteinte des fonctions cognitives ou de la mémoire. Des ventricules cérébraux de volume normal et un niveau élevé d'acide homovanillique (HVA) dans le liquide céphalorachidien permettent de prévoir une bonne réponse, tandis que des ventricules élargis et un faible niveau d'HVA laissent présager le contraire.

43.6 EFFETS SECONDAIRES

Les effets neurologiques indésirables des neuroleptiques sont généralement liés à la capacité de ces derniers de bloquer spécifiquement les récepteurs dopaminergiques D_1 et D_2. Les agents de haute puissance entraînent pour la plupart des effets secondaires de type extrapyramidal, comme la dystonie et l'akathisie (on trouvera en annexe une grille d'évaluation des symptômes extrapyramidaux). Pour leur part, les agents de faible puissance provoquent plutôt des effets indésirables de type anticholinergique, de l'hypotension orthostatique et de la somnolence.

43.6.1 Effets extrapyramidaux

Parkinsonisme

Ce sont, classiquement, les neuroleptiques (comme leur nom l'indique) qui provoquent le plus d'effets neurologiques indésirables tel le parkinsonisme, alors que les antipsychotiques atypiques en produisent peu. Le parkinsonisme, caractérisé par la rigidité musculaire, la bradykinésie et le tremblement, est lié à la dose et apparaît généralement dans les premiers jours du traitement ou quelques semaines après le début de celui-ci. La rigidité découle d'une augmentation du tonus musculaire de repos observable à l'examen. La bradykinésie, un ralentissement généralisé des mouvements, peut s'étendre aux muscles du visage, donnant lieu à une expression faciale figée. Ce manque apparent d'expression faciale peut être confondu avec les symptômes négatifs de la schizophrénie ou la dépression. Le tremblement qui accompagne le parkinsonisme iatrogène est le plus souvent un tremblement périoral ou un tremblement grossier bilatéral des membres supérieurs. La rigidité musculaire combinée au tremblement engendre une rigidité des bras dite en roue dentée. Le parkinsonisme est surtout associé à l'emploi des neuroleptiques de haute puissance, mais peut être causé par tout antipsychotique. Le risque de symptômes parkinsoniens augmente avec l'âge et est plus élevé chez les femmes.

Le traitement du parkinsonisme provoqué par les neuroleptiques comprend :

- une réduction de la dose de neuroleptique ;
- un changement pour un antipsychotique atypique ;
- un changement pour un neuroleptique de faible puissance ;
- l'emploi d'un correctif (voir le tableau 43.5).

TABLEAU 43.5   Correctifs pour le parkinsonisme iatrogène

Nom scientifique	Nom commercial (®) Canada	Nom commercial (®) France	Dose quotidienne
Agents anticholinergiques			
Benztropine	Cogentin	n.c.	0,5 à 6 mg
Bipéridène	Akineton	Akineton	2 à 6 mg
Éthopropazine	Parsitan	n.c.	50 à 600 mg
Orphénadrine	Norflex	Disipal	150 à 200 mg
Procyclidine	Kemadrin	Kemadrine	5 à 20 mg
Trihexyphénidyle	Artane	Artane	5 à 15 mg
Agent antihistaminique			
Diphénhydramine	Benadryl	Nautamine	50 à 200 mg
Agent agoniste de la dopamine			
Amantadine	Symmetrel	Mantadix	100 à 400 mg

n.c. : non commercialisé.

Dystonie aiguë

La dystonie aiguë se caractérise par une contraction musculaire involontaire, le plus souvent des muscles de la tête et du cou, mais pouvant atteindre d'autres groupes musculaires. Ces réactions apparaissent habituellement chez l'homme jeune dans les heures ou les jours suivant le début du traitement ou après une augmentation de la dose de neuroleptique. Les contractions peuvent être épisodiques ou continues et durer de quelques minutes à plusieurs heures. La dystonie se présente parfois sous forme de trismus, de dystonie de la langue, de spasme du cou (le cou s'arquant typiquement vers l'arrière) ou de crise oculogyre dans laquelle les muscles extraoculaires dévient le regard vers le haut. Ces épisodes, rarement fatals, sauf quand les muscles de la respiration sont atteints, sont néanmoins extrêmement anxiogènes pour le patient et sa famille.

Le traitement des réactions dystoniques aiguës consiste en l'administration par injection soit de benztropine (1 à 2 mg par voie i.m.), soit de diphénhydramine (50 à 100 mg par voie i.m.), ou de diazépam (5 mg injecté lentement par voie i.v.). L'emploi pendant quelques semaines de benztropine ou de diphénhydramine par voie orale est indiqué, pour prévenir des réactions additionnelles. Le risque que se produise ce type de réactions diminue au fur et à mesure que se prolonge l'emploi des antipsychotiques.

Dystonie tardive

La dystonie tardive apparaît généralement après un traitement par les neuroleptiques de longue durée. Chez certains malades, elle est caractérisée par des mouvements giratoires lents du visage, du cou, du tronc et des membres. Chez d'autres, elle se manifeste par une position anormale des mains, des bras, des pieds ou du tronc. Dans sa forme sévère, elle accompagne souvent la dyskinésie tardive. Elle est traitée avec plus ou moins de succès par les anticholinergiques (p. ex., procyclidine ou benztropine) ou les benzodiazépines (p. ex., lorazépam).

Akathisie

Symptomatiquement, l'akathisie consiste en une impression désagréable de tension musculaire et d'agitation motrice plus marquée aux membres inférieurs.

Elle provoque chez le patient un besoin irrésistible de bouger, de marcher de long en large ou de piétiner. Ce symptôme peut être confondu avec une aggravation de l'agitation psychotique. Comme l'akathisie est liée à la dose de neuroleptique de haute puissance que prend le patient, il est important d'établir un diagnostic exact, puisque l'agitation psychotique pourra être atténuée par une dose plus élevée d'antipsychotique, tandis que la suppression de l'akathisie nécessite une diminution de la dose.

Pour combattre l'akathisie, les stratégies suivantes sont parfois efficaces :
- une réduction de la dose de neuroleptique ;
- un changement de neuroleptique pour un de plus faible puissance ;
- l'ajout d'un bêtabloquant (p. ex., propranolol, de 30 à 120 mg/jour en prises fractionnées) ;
- l'ajout d'une benzodiazépine (p. ex., lorazépam, de 0,5 à 1 mg, t.i.d.) ;
- l'ajout d'un anticholinergique (p. ex., benztropine, de 0,5 à 2 mg, b.i.d.) ;
- l'ajout d'un agoniste alpha-adrénergique (p. ex., clonidine, 0,1 mg, t.i.d.).

Dyskinésie tardive

La dyskinésie tardive est un effet indésirable de type extrapyramidal qui apparaît rarement avant le sixième mois de traitement. Elle est caractérisée par des mouvements choréo-athétosiques plus fréquemment des lèvres, de la langue et de la mâchoire, mais aussi du visage, du cou et des membres. Le tronc et les muscles de la respiration et de la déglutition peuvent aussi être atteints, quoique cela soit moins fréquent.

Les mouvements dyskinétiques peuvent souvent, au début, être supprimés par une cessation de la médication ou un changement de neuroleptique. Toutefois, ils peuvent, par la suite, augmenter après une diminution de la dose ou l'interruption des neuroleptiques, et diminuer avec une augmentation de la dose du médicament qui masque alors la dyskinésie. Il arrive que les anticholinergiques aggravent les symptômes de dyskinésie tardive. Le risque de dyskinésie tardive est plus grand chez les femmes, les patients âgés de plus de 50 ans et les patients souffrant de troubles affectifs ou d'un trouble cérébral organique. La prévalence de la dyskinésie tardive varie grandement selon les études, mais tourne autour de 50 % des patients prenant des neuroleptiques. Souvent, les conséquences sont minimes pour le patient qui, la plupart du temps, n'a pas connaissance de ses mouvements anormaux. Mais, dans quelques cas, la dyskinésie est à l'origine d'un handicap plus sérieux.

Le recours aux neuroleptiques devrait être réservé aux affections qui ne répondent pas à d'autres types de traitement. Il convient en outre de prescrire la dose minimale efficace, et ce pendant la plus courte période possible, sauf dans le cas de la schizophrénie où il faut habituellement maintenir la médication. Les patients devraient être évalués en ce qui concerne les mouvements involontaires avant le début du traitement antipsychotique et tous les 6 à 12 mois par la suite, au moyen d'une échelle de mesure standardisée comme l'Échelle d'évaluation des symptômes extrapyramidaux (Chouinard et coll., 1980) reproduite en annexe. Quand des mouvements involontaires sont mis en évidence, le diagnostic différentiel des dyskinésies doit être considéré. On doit tenir compte des dyskinésies séniles, des mouvements dyskinétiques induits par d'autres agents pharmacologiques, ainsi que des dyskinésies infectieuses, inflammatoires, oncologiques et héréditaires. Si un diagnostic de dyskinésie tardive est retenu, une diminution de la dose ou un arrêt du traitement devrait être envisagé, ce qui pourrait faire disparaître ce problème, même si une augmentation des mouvements dyskinétiques peut être observée de façon transitoire. Le médecin doit informer le patient des risques et des avantages d'une diminution de la dose avant qu'une décision soit prise. Quelques études laissent entendre que le tocophérol (vitamine E) contribuerait à réduire les symptômes de dyskinésie tardive. Le traitement par les antipsychotiques atypiques pourrait prévenir l'apparition de dyskinésie tardive chez la plupart des patients.

Des phénomènes de retrait ont été rapportés, dont le rebond cholinergique (nausée, malaise, transpiration, vomissement et insomnie), la dyskinésie de retrait et certains phénomènes plus rares comme le syndrome neuroleptique malin, l'akathisie tardive, le parkinsonisme et l'hématémèse.

Syndrome neuroleptique malin

Le syndrome neuroleptique malin est la complication la plus sérieuse du traitement par les neuroleptiques. Bien que la prévalence soit plus élevée parmi les patients traités par des neuroleptiques de haute puissance, il a été associé à tous les antipsychotiques.

Psychiatrie clinique : une approche bio-psycho-sociale

Théoriquement, il est relié au blocage de la transmission dopaminergique dans les noyaux gris centraux et l'hypothalamus, car un sevrage des agonistes de la dopamine ou l'administration d'un antagoniste de la dopamine peut provoquer le syndrome.

Le syndrome neuroleptique malin est plus fréquent chez les hommes et peut apparaître à n'importe quel âge. Il est mortel dans 10 % à 25 % des cas. Les symptômes évoluent rapidement, sur une période de 24 à 72 heures, avec fluctuation du niveau de conscience, agitation ou stupeur, atteinte des fonctions autonomiques (y compris fièvre, tachycardie, instabilité de la pression artérielle, transpiration) et rigidité musculaire. Les analyses de laboratoire montrent généralement une leucocytose, une élévation de la créatinine phosphokinase (CPK) et une myoglobinurie.

Le traitement consiste en un retrait immédiat des neuroleptiques conjointement à des soins de support dont l'hydratation et la stabilisation de la température corporelle. La bromocriptine (dose initiale de 2,5 à 5 mg, t.i.d., jusqu'à une dose maximale quotidienne de 60 mg) est recommandée dans le traitement du syndrome, bien que son efficacité ne soit pas clairement démontrée. L'amantadine (100 mg, b.i.d.) et le dantrolène (de 4 à 8 mg/kg par jour par voie i.v. en 4 doses fractionnées) ont aussi été utilisés.

43.6.2 Autres effets secondaires symptomatiques

Les antipsychotiques atypiques provoquent rarement les troubles de mouvement qu'on observait si souvent avec les anciens neuroleptiques. En revanche, ils entraînent fréquemment un gain de poids qui peut, dans 10 % à 20 % des cas, être impressionnant (de 20 à 40 kilos en quelques mois). L'apparition d'un diabète ou d'une hypertriglycéridémie peut alors en résulter. Il est donc recommandé de mesurer la glycémie et de faire un bilan lipidique avant d'amorcer un traitement par un antipsychotique atypique, et périodiquement par la suite.

Les neuroleptiques de faible puissance sont plus susceptibles que les neuroleptiques de haute puissance de bloquer des récepteurs autres que dopaminergiques et, de ce fait, de produire d'autres effets secondaires. Par exemple :

- le blocage des récepteurs alpha-adrénergiques provoque l'hypotension orthostatique ;
- le blocage histamine H_1 est cause de somnolence ;
- le blocage des récepteurs muscariniques produit un effet anticholinergique (assèchement de la bouche, dilatation des pupilles entraînant une vision embrouillée, constipation, tachycardie, rétention urinaire, dysfonction sexuelle et confusion).

Les gens âgés sont plus sensibles aux effets anticholinergiques. Les problèmes cardiaques, l'hypertrophie prostatique, les problèmes de motilité gastro-intestinale, le glaucome ou les maladies respiratoires peuvent être aggravés par l'action anticholinergique des neuroleptiques de faible puissance. Ceux-ci, ainsi que le pimozide à forte dose et la clozapine, peuvent être cardiotoxiques et provoquer des troubles du rythme. Gain de poids, abaissement du seuil de convulsion, ictère cholestatique et agranulocytose sont parfois associés aux neuroleptiques de faible puissance. On a rapporté des rétinopathies pigmentaires à la suite de l'emploi de doses élevées de thioridazine. Pour cette raison, il est préférable de ne pas dépasser la dose maximale recommandée de 800 mg par jour. L'emploi prolongé de doses élevées d'agents de faible puissance cause parfois une pigmentation de la peau, des cornées ou des cristallins. Des cas de photosensibilisation et de dermatite allergique ont aussi été observés. La chlorpromazine provoque occasionnellement une coloration mauve de la peau. La rispéridone, surtout à haute dose, entraîne souvent une inhibition de l'éjaculation.

La clozapine produit peu d'effets secondaires de type extrapyramidal, probablement parce que son activité sur les récepteurs dopaminergiques est plus grande aux niveaux cortical et limbique qu'elle ne l'est dans les noyaux gris centraux. Elle n'entraîne pas d'élévation des taux sériques de la prolactine. Cependant, la clozapine provoque d'autres effets secondaires, notamment : somnolence et convulsions reliées à la dose, sialorrhée, tachycardie, hypotension, hyperthermie, céphalées, nausées, constipation, myoclonie, énurésie et augmentation des enzymes hépatiques.

Si les neuroleptiques de faible puissance causent parfois une leucopénie transitoire, ils sont rarement associés à l'agranulocytose, sauf pour ce qui est de la clozapine qui comporte un risque plus élevé d'agranulocytose (1 %). Celle-ci survient le plus souvent au cours des six premiers mois du traitement. Le traitement par la clozapine exige une surveillance hebdomadaire des cellules blanches pendant les six premiers mois. Les épreuves hématologiques seront effectuées aux deux semaines par la suite. Une formule blanche additionnelle avec différentiel devrait être obtenue au premier signe d'infection. Un arrêt immédiat de la clozapine s'impose lorsque le nombre total de leucocytes tombe au-dessous de $2,0 \times 10^9$/L ou que les granulocytes sont inférieurs à $1,5 \times 10^9$/L. Cette granulocytopénie se corrige habituellement si la clozapine est interrompue au début de la complication. Le traitement par la clozapine ne peut être repris après que le patient a souffert d'agranulocytose. Des cas de thrombocytopénie, de purpura thrombocytopénique, d'anémie hémolytique, de pancytopénie, de leucocytose et d'éosinophilie ont aussi été signalés avec les neuroleptiques de faible puissance.

43.6.3 Variations des mesures biologiques

Le blocage des récepteurs dopaminergiques au niveau tubéro-infundibulaire entraîne une augmentation des niveaux sériques de la prolactine qui peut engendrer l'aménorrhée, la gynécomastie, la galactorrhée, l'impuissance chez l'homme, l'anorgasmie chez la femme ou une diminution de la libido chez les deux sexes à cause d'une baisse de testostérone. Tant pour l'homme que pour la femme, une prolactinémie augmentée au-dessus des normales prévues constitue une preuve de la prise du neuroleptique. Les femmes devraient subir un examen régulier des seins, car il importe de détecter rapidement la présence de tumeurs sensibles à la prolactine.

Les fonctions hépatiques peuvent être altérées par un ictère cholestatique survenant parfois au début du traitement par les neuroleptiques de faible puissance. Ce problème est habituellement de courte durée en dépit du maintien du neuroleptique. Les variations des résultats des analyses de laboratoire incluent des augmentations de la phosphatase alcaline, de la bilirubine et des enzymes ALT et AST, et signalent une cholestase.

Une élévation progressive des immunoglobulines M (IgM) a été notée à la suite de l'utilisation de chlorpromazine, ce qui se traduit chez certains patients par l'apparition de syndromes auto-immuns, plus particulièrement la macroglobulinémie de Waldenström et la thrombocytopénie auto-immune. Il faudra donc, dans le cas d'une augmentation des IgM, remplacer la chlorpromazine par un neuroleptique différent. L'emploi de la chlorpromazine a aussi été associé à des tests de grossesse faux positifs.

43.7 INTERACTIONS MÉDICAMENTEUSES

Lorsqu'il faut prescrire plus d'un médicament à un patient, il importe de connaître les interactions possibles. En effet, diverses substances sont susceptibles d'interférer avec les antipsychotiques et d'en augmenter ou d'en diminuer les effets thérapeutiques ou de provoquer des effets toxiques. Le tableau 43.6 présente une liste de médicaments et de leurs principales interactions pharmacocinétiques et pharmacodynamiques. Soulignons que l'utilisation simultanée de deux antipsychotiques n'est habituellement pas recommandée. Toutefois, dans quelques cas, l'association d'un neuroleptique sédatif de faible puissance au coucher avec un de haute puissance non sédatif durant le jour peut corriger l'insomnie, cela sans utiliser de benzodiazépines ou d'autres hypnotiques.

43.8 VALIDATION DES RÉSULTATS

Un traitement précoce des premiers symptômes psychotiques réduit la morbidité chez les patients atteints de schizophrénie, dont certains bénéficieraient d'un traitement prolongé par les neuroleptiques. Il a été par ailleurs établi que des patients peuvent cesser graduellement de prendre des neuroleptiques sans faire de rechutes. Une tentative de retrait progressif du neuroleptique chez un patient dont l'état est parfaitement stabilisé serait donc justifiée pour confirmer ou infirmer la nécessité d'un traitement continu.

Gilbert et coll. (1995), qui ont passé en revue 64 études, rapportent un taux de rechute de 53,2 % chez les patients ayant interrompu les neuroleptiques, comparativement à 15,6 % dans le groupe témoin ayant poursuivi le traitement par les neuroleptiques. Chez les premiers, lorsqu'une rechute s'est produite, les symptômes ont cependant pu être supprimés dans un délai de trois jours à trois semaines à la suite de la réintroduction des neuroleptiques. Les auteurs suggèrent que, dans le traitement continu de la schizophrénie, la dose du neuroleptique soit réduite progressivement à une dose thérapeutique minimale et même, dans certains cas, que la médication soit cessée. Toutefois, une tentative de sevrage complet est contre-indiquée si le patient a déjà constitué un danger pour lui-même ou pour les autres et s'il refuse une

TABLEAU 43.6   Interactions médicamenteuses reliées aux antipsychotiques

Médicaments	Effets
Phénytoïne, carbamazépine, barbiturique	Diminution des taux sériques des antipsychotiques par induction des enzymes hépatiques
Cimétidine, inhibiteurs sélectifs du recaptage de la sérotonine (ISRS)	Augmentation des taux sériques des antipsychotiques par inhibition des enzymes hépatiques
Fluvoxamine	Augmentation des taux sériques de clozapine et d'olanzapine (CYP450 1A2)
Phénothiazines, antidépresseurs tricycliques, bêtabloquants	Potentialisation des antipsychotiques avec augmentation des taux sériques (CYP450 2D6)
Dépresseurs du système nerveux central sédatifs, hypnotiques, opiacés, antihistaminiques	Potentialisation des antipsychotiques avec arrêt respiratoire possible
Antidépresseurs tricycliques	Potentialisation des effets anticholinergiques, sédatifs et hypotenseurs des antipsychotiques
Antidépresseurs hétérocycliques	Arythmie possible avec thioridazine
Fluoxétine	Intensification des symptômes extrapyramidaux
Carbonate de lithium	Augmentation du risque de neurotoxicité, de symptômes extrapyramidaux et du syndrome neuroleptique malin
Antipsychotiques (classe)	Potentialisation des hypotenseurs
Phénothiazines	Diminution du métabolisme de la phénytoïne avec risque d'intoxication
Chlorpromazine	Augmentation de la demi-vie de l'acide valproïque
Thioridazine	Augmentation de l'élimination de la quétiapine
Rispéridone	Interférence avec le métabolisme de la clozapine (CYP450 2D6)
Quétiapine	Diminution de l'élimination du lorazépam

telle interruption. Si le traitement à long terme des psychoses par les antipsychotiques est associé à des risques d'apparition d'effets secondaires invalidants, la cessation du traitement est associée à la résurgence des symptômes et à la rechute. L'emploi continu d'antipsychotiques est relié à une augmentation d'hypotension orthostatique, de symptômes extrapyramidaux et de dyskinésie tardive. À elle seule, la dyskinésie tardive a une incidence évaluée à 4 % à 5 % par année de traitement chez le jeune adulte prenant un neuroleptique. Avec la nouvelle classe d'antipsychotiques, dits atypiques, le tableau des effets secondaires à long terme semble être modifié, et le risque de dyskinésie tardive apparaît moindre. Le rapport risques/bénéfices sera sans doute inversé et les recommandations de maintien ou de cessation de la médication antipsychotique devront être revues.

*
* *

La mise au point, au début des années 50, d'agents pharmacologiques pouvant améliorer l'état de patients qui étaient autrement condamnés à une réclusion forcée a favorisé les progrès du traitement des troubles psychotiques. Cette évolution a aussi permis l'élaboration de nouvelles hypothèses quant à l'étiologie dopaminergique de la schizophrénie. La théorie dopaminergique a mené à la mise au point d'agents pharmacologiques ayant une plus grande affinité pour les récepteurs D_2. Bien que les neuroleptiques classiques soient efficaces pour les symptômes psychotiques, ils provoquent des effets secondaires invalidants et donnent lieu à des réponses limitées chez certains patients, surtout au chapitre des symptômes négatifs de schizophrénie. Selon l'hypothèse d'une hyperactivité dopaminergique, un antipsychotique devrait agir sélectivement sur l'activité dopaminergique méso-corticale, évitant ainsi les voies nigro-striées responsables des réactions extrapyramidales. L'étude du mécanisme d'action de la

Psychiatrie clinique : une approche bio-psycho-sociale

clozapine (Seeman, 1993) et le clonage des récepteurs dopaminergiques ont permis d'identifier les récepteurs D_4. Bien que ce site d'activité puisse expliquer en partie le mécanisme d'action de la clozapine, d'autres hypothèses, fondées sur l'idée d'un spectre d'action pharmacologique plus large, sont aussi à l'étude. Les nouveaux antipsychotiques ont un spectre élargi de blocage des récepteurs dopaminergiques D_2 et sérotoninergiques $5-HT_2$. Ces nouveaux éléments contribuent à l'avancement des traitements pharmacologiques et de la compréhension de la physiopathologie de la psychose. D'autres percées s'annoncent dans un proche avenir, auxquelles le médecin devra rester attentif.

Bibliographie

BALANT-GORGIA, A.E., BALANT, L.P., et ANDREOLI, A.
1993 « Pharmacokinetic optimisation of the treatment of psychosis », *Clin. Pharmacokinet.*, vol. 25, n° 3, p. 217-236.

CHOUINARD, G., et coll.
1980 « The extrapyramidal symptom rating scale », *Can. J. Neurol. Sci.*, vol. 7, n° 3, p. 233.

COLLINS, E.J., et coll.
1992 « La clozapine dans le traitement de la schizophrénie réfractaire : règles et directives canadiennes », *Revue canadienne de psychiatrie*, vol. 37, n° 7, p. 489-496.

DELAY, J., DENIKER, P., et HARL, J.M.
1952 « Utilisation en thérapeutique psychiatrique d'une phénothiazine d'action centrale élective (chlorpromazine) », *Ann. Med. Psychol.*, vol. 110, p. 112-117.

GILBERT, P.L., et coll.
1995 « Neuroleptic withdrawal in schizophrenic patients », *Arch. Gen. Psychiatry*, vol. 52, n° 3, p. 173-188.

KAPUR, S., ZIPURSKY, R.B., et REMINGTON, G.
1999 « Clinical and theorical implications of $5-HT_2$ and D_2 receptor occupancy of clozapine, risperidone, and olanzapine in schizophrenia », *Am. J. Psychiatry*, vol. 156, n° 2, p. 286-293.

LABORIT, H., HUGUENARD, P., et ALLUAUME, R.
1952 « Un nouveau stabilisateur neuro-végétatif, la chlorpromazine », *Presse Med.*, vol. 60, p. 206-208.

MAY, P.
1969 « The hospital treatment for the schizophrenic patient », *International Journal of Psychiatry*, vol. 8, n° 4, p. 699-722.

MELTZER, H.J.
1992 « Treatment of the neuroleptic-nonresponsive schizophrenic patient », *Schizophr. Bull.*, vol. 18, n° 3, p. 515-542.

NYBERG, S., et coll.
1993 « $5-HT_2$ and D_2 dopamine receptor occupancy in the living human brain. A PET study with risperidone », *Psychopharmacol.*, vol. 110, n° 3, p. 265-272.

SARACENO, B., TOGNONI, G., et GARATTINI, S.
1993 « Critical questions in clinical psychopharmacology », dans N. Sartorius et coll. (sous la dir. de), *Treatment of Mental Disorders*, Washington (D.C.) et Londres, American Psychiatric Press, pour le compte de World Health Organization, p. 63-90.

SCHWARTZ, J.T., et BROTMAN, A.W.
1992 « A clinical guide to antipsychotic drugs », *Drugs*, vol. 44, n° 6, p. 981-992.

SEEMAN, P.
1993 « Schizophrenia as a brain disease. The dopamine receptor story », *Arch. Neurol.*, vol. 50, n° 10, p. 1093-1095.

Lectures complémentaires

SHEITMAN, B.B., et coll.
1998 « Pharmacological treatments of schizophrenia », dans P.E. Nathan et J.M. Gorman (sous la dir. de), *A Guide to Treatments That Work*, Oxford (N.Y.), Oxford University Press, p. 167-189.

MELTZER, H.Y.
1996 « Atypical antipsychotic drugs », dans F.E. Bloom et D.J. Kulpfer (sous la dir. de), *Psychopharmacology–The Fourth Generation of Progress*, BiblioText Version 1.1, Sacramento, Lippincott-Raven Publishers.

WORKING GROUP FOR THE CANADIAN PSYCHIATRIC ASSOCIATION AND THE CANADIAN ALLIANCE FOR RESEARCH ON SCHIZOPHRENIA
1998 « Canadian clinical practice guidelines for the treatment of schizophrenia », *Can. J. Psychiatry*, vol. 43, n° 11, suppl. 2, p. 25S-40S.

Annexe
Échelle d'évaluation des symptômes extrapyramidaux
(Chouinard & Ross-Chouinard)

I. PARKINSONISME, DYSTONIE ET DYSKINÉSIE : QUESTIONNAIRE

Questionnez le patient sur l'intensité de chaque symptôme et cotez selon ses dires.

	Absent	Léger	Modéré	Sévère
1. Impression de ralentissement ou de faiblesse, difficulté à accomplir des tâches courantes	0	1	2	3
2. Difficulté à marcher ou équilibre incertain	0	1	2	3
3. Difficulté à avaler ou à parler	0	1	2	3
4. Raideur, posture rigide	0	1	2	3
5. Crampes ou douleurs aux membres, au dos ou au cou	0	1	2	3
6. Incapacité à tenir en place, nervosité, besoin impérieux de bouger	0	1	2	3
7. Tremblements	0	1	2	3
8. Crises oculogyres ou posture figée anormale	0	1	2	3
9. Hypersalivation	0	1	2	3
10. Mouvements involontaires anormaux (dyskinésie) des extrémités ou du tronc	0	1	2	3
11. Mouvements involontaires anormaux (dyskinésie) de la langue, de la mâchoire, des lèvres ou du visage	0	1	2	3
12. Étourdissements au passage à la station debout (surtout le matin)	0	1	2	3

II. PARKINSONISME : EXAMEN

1. Mouvements automatiques de l'expression (masque facial/élocution)
- 0 : normaux
- 1 : très légère pauvreté de l'expression faciale
- 2 : légère pauvreté de l'expression faciale
- 3 : rare sourire spontané, clignement d'yeux ralenti, voix légèrement monotone
- 4 : absence de sourire spontané, regard figé, élocution faible et monotone, marmonnement
- 5 : masque facial marqué, incapacité de froncer les sourcils, parole lente et sourde
- 6 : masque facial extrêmement sévère accompagné d'une élocution inintelligible

2. Bradykinésie
- 0 : aucune
- 1 : impression générale de ralentissement des mouvements
- 2 : ralentissement certain des mouvements
- 3 : très légère difficulté à commencer un mouvement
- 4 : difficulté, de légère à modérée, à commencer un mouvement
- 5 : difficulté à commencer ou à interrompre tout mouvement, ou à différer l'accomplissement d'un geste volontaire
- 6 : rares mouvements volontaires, immobilité presque complète

3. Rigidité

membre supérieur droit _____
membre supérieur gauche_____
membre inférieur droit _____
membre inférieur gauche _____

- 0 : tonus musculaire normal
- 1 : très légère, à peine perceptible
- 2 : légère (résistance perceptible à la mobilisation passive des membres)
- 3 : modérée (résistance évidente à la mobilisation passive des membres)
- 4 : modérément sévère (résistance sensible, mais mouvement du membre encore facile)
- 5 : sévère (résistance marquée avec une nette difficulté à bouger le membre)
- 6 : très sévère (membre presque gelé)

Psychiatrie clinique : une approche bio-psycho-sociale

4. Démarche et posture

0 : normales
1 : léger appauvrissement des mouvements pendulaires des bras
2 : appauvrissement modéré des mouvements pendulaires des bras, marche normale
3 : disparition des mouvements pendulaires des bras, tête fléchie, marche plus ou moins normale
4 : posture rigide (cou, dos), marche à petits pas (démarche traînante)
5 : difficulté plus prononcée, festination ou incapacité à se tourner
6 : triple flexion, très grande difficulté à marcher

5. Tremblements

	Occasionnels	Fréquents	Continuels ou quasi continuels

membre supérieur droit ____
membre supérieur gauche ____
membre inférieur droit ____
membre inférieur gauche ____
tête ____
menton ____
mâchoire ____
langue ____
lèvres ____

absent : . . . 0
douteux : . . 1
petite amplitude : . . . . 2 . . . . 3 4
amplitude modérée : . . . . . 3 . . . . 4 5
grande amplitude : . . . . 4 . . . . 5 6

6. Akathisie

0 : aucune
1 : semble agité, nerveux, impatient, mal à l'aise
2 : a besoin de bouger au moins une extrémité
3 : a souvent besoin de bouger une extrémité ou de changer de position
4 : remue une extrémité presque constamment en position assise ou piétine à la station debout
5 : incapable de rester assis plus longtemps qu'une brève période
6 : bouge ou marche constamment

7. Sialorrhée

0 : aucune
1 : très légère
2 : légère
3 : modérée : altère l'élocution
4 : modérément sévère
5 : sévère
6 : extrêmement sévère : porté à baver

8. Stabilité posturale

0 : normale
1 : hésitation en cas de poussée, mais absence de rétropulsion
2 : rétropulsion, mais récupération sans assistance
3 : rétropulsion exagérée, sans chute
4 : absence de réponse posturale, tomberait sans l'aide de l'examinateur
5 : instabilité à la station debout, même en l'absence de poussée
6 : incapacité à demeurer à la station debout sans aide

III. DYSTONIE : EXAMEN

1. Dystonie aiguë de torsion

membre supérieur droit ____   langue ____
membre supérieur gauche ____   lèvres ____
membre inférieur droit ____   yeux ____
membre inférieur gauche ____   tronc ____
tête ____   autre ____
mâchoire ____

0 : aucune
1 : très légère
2 : légère
3 : modérée
4 : modérément sévère
5 : sévère
6 : très sévère

Psychiatrie clinique : une approche bio-psycho-sociale

2. Dystonie non aiguë, chronique ou tardive

membre supérieur droit ____	langue ____	0 : aucune	4 : modérément sévère
membre supérieur gauche ____	lèvres ____	1 : très légère	5 : sévère
membre inférieur droit ____	yeux ____	2 : légère	6 : très sévère
membre inférieur gauche ____	tronc ____	3 : modérée	
tête ____	autre ____		
mâchoire ____			

IV. MOUVEMENTS DYSKINÉTIQUES : EXAMEN

	Occasionnels*	Fréquents**	Continuels ou quasi continuels

1. **Mouvements de la langue**
   (lent mouvement latéral ou de torsion de la langue)
   absents : 0   douteux : 1
   nettement présents, dans la cavité buccale .... 2 .... 3 4
   avec protrusion occasionnelle partielle .... 3 .... 4 5
   avec protrusion complète .... 4 .... 5 6

2. **Mouvements de la mâchoire**
   (mouvement latéral, mâchonnement, mordillement, serrement des dents)
   absents : 0   douteux : 1
   nettement présents, de faible amplitude .... 2 .... 3 4
   d'amplitude modérée, mais sans ouverture de la bouche .... 3 .... 4 5
   de grande amplitude, avec ouverture de la bouche .... 4 .... 5 6

3. **Mouvements bucco-labiaux (plissement, moue, claquement, etc.)**
   absents : 0   douteux : 1
   nettement présents, de faible amplitude .... 2 .... 3 4
   d'amplitude modérée, mouvements des lèvres vers l'avant .... 3 .... 4 5
   de grande amplitude, claquement bruyant et prononcé des lèvres ...... 4 .... 5 6

4. **Mouvements du tronc (balancement, torsion, girations pelviennes)**
   absents : 0   douteux : 1
   nettement présents, de faible amplitude .... 2 .... 3 4
   d'amplitude modérée .... 3 .... 4 5
   d'une amplitude plus importante .... 4 .... 5 6

5. **Extrémités supérieures**
   (mouvements choréo-athétosiques uniquement : bras, poignets, mains, doigts)
   absents : 0   douteux : 1
   nettement présents, de faible amplitude, mouvements dans un membre .. 2 .... 3 4
   d'amplitude modérée, mouvements dans un membre ou
   mouvements de faible amplitude touchant deux membres............... 3 .... 4 5
   d'amplitude plus importante, mouvements touchant deux membres ..... 4 .... 5 6

6. **Extrémités inférieures**
   (mouvements choréo-athétosiques uniquement : jambes, genoux, chevilles, orteils)
   absents : 0   douteux : 1
   nettement présents, de faible amplitude, mouvements dans un membre .. 2 .... 3 4
   d'amplitude modérée, mouvements dans un membre ou
   mouvements de faible amplitude touchant deux membres............... 3 .... 4 5
   d'amplitude plus importante, mouvements touchant deux membres ..... 4 .... 5 6

* En cas d'activation ou rarement spontanés.
** Fréquemment spontanés et présents en cas d'activation.

Psychiatrie clinique : une approche bio-psycho-sociale

| | Occasionnels* | Fréquents** | Continuels ou quasi continuels |

7. **Autres mouvements involontaires (déglutition, respiration irrégulière, froncement des sourcils, clignement d'yeux, grimaces, soupirs, etc.)**
   absents : 0   douteux : 1
   nettement présents, de faible amplitude .... 2 .... 3 4
   d'amplitude modérée. .... 3 .... 4 5
   d'amplitude plus importante .... 4 .... 5 6

   Préciser : _____

   * En cas d'activation ou rarement spontanés.
   ** Fréquemment spontanés et présents en cas d'activation.

V. IMPRESSION CLINIQUE GLOBALE : SÉVÉRITÉ DE LA DYSKINÉSIE
En fonction de votre expérience clinique, quel est présentement le degré de sévérité de la dyskinésie ?
- 0 : absent
- 1 : douteux
- 2 : très léger
- 3 : léger
- 4 : modéré
- 5 : modérément sévère
- 6 : marqué
- 7 : sévère
- 8 : extrêmement sévère

VI. IMPRESSION CLINIQUE GLOBALE : SÉVÉRITÉ DU PARKINSONISME
En fonction de votre expérience clinique, quel est présentement le degré de sévérité du parkinsonisme ?
- 0 : absente
- 1 : douteuse
- 2 : très légère
- 3 : légère
- 4 : modérée
- 5 : modérément sévère
- 6 : marquée
- 7 : sévère
- 8 : extrêmement sévère

VII. IMPRESSION CLINIQUE GLOBALE : SÉVÉRITÉ DE LA DYSTONIE
En fonction de votre expérience clinique, quel est présentement le degré de sévérité de la dystonie ?
- 0 : absente
- 1 : douteuse
- 2 : très légère
- 3 : légère
- 4 : modérée
- 5 : modérément sévère
- 6 : marquée
- 7 : sévère
- 8 : extrêmement sévère

VIII. STADE DU PARKINSONISME (Hoehn et Yahr)
- 0 : absent
- 1 : participation unilatérale seulement, altération fonctionnelle minimale ou nulle (stade 1)
- 2 : participation bilatérale ou médiane, sans altération de l'équilibre (stade 2)
- 3 : invalidité de légère à modérée : premiers signes d'une altération de la posture ou des réflexes posturaux (instabilité quand le patient se tourne ou quand il reçoit une poussée en station debout, pieds joints et yeux fermés), le patient est sur le plan physique capable d'assurer le déroulement fonctionnel de sa vie (stade 3)
- 4 : invalidité sévère : le patient est encore capable de marcher et de se tenir debout sans aide, mais souffre d'une incapacité marquée (stade 4)
- 5 : confinement au lit ou à la chaise roulante (stade 5)

CHAPITRE 44

Antidépresseurs

PIERRE LANDRY, M.D., Ph.D., F.R.C.P.C.
Psychiatre-chercheur, chef médical du Module de psychopharmacologie
de l'Hôpital Louis-H. Lafontaine (Montréal)
Professeur adjoint au Département de psychiatrie de l'Université de Montréal

PLAN

44.1 Pharmacologie
    44.1.1 Structure chimique et pharmacodynamie
        • *Antidépresseurs hétérocycliques* • *Inhibiteurs sélectifs du recaptage de la sérotonine*
        • *Autres antidépresseurs* • *Inhibiteurs de la monoamine-oxydase*
    44.1.2 Pharmacocinétique

44.2 Mécanismes d'action

44.3 Classification

44.4 Indications et contre-indications

44.5 Modalités de prescription

44.6 Effets secondaires
    44.6.1 Antidépresseurs hétérocycliques
    44.6.2 Inhibiteurs sélectifs du recaptage de la sérotonine et autres antidépresseurs
    44.6.3 Inhibiteurs de la monoamine-oxydase

44.7 Interactions médicamenteuses
    44.7.1 Antidépresseurs hétérocycliques
    44.7.2 Inhibiteurs sélectifs du recaptage de la sérotonine et autres antidépresseurs
    44.7.3 Inhibiteurs de la monoamine-oxydase
        • *Syndrome sérotoninergique*

44.8 Validation des résultats

Bibliographie

La découverte d'agents antidépresseurs est fortuite et elle est attribuée à deux observations indépendantes qui ont été faites presque simultanément. En 1958, le Suisse Kuhn publiait ses premières observations sur les propriétés antidépressives de l'imipramine, précurseur des antidépresseurs hétérocycliques. Initialement, l'imipramine avait été synthétisée dans l'intention de produire un neuroleptique, par une simple modification à la structure moléculaire de la chlorpromazine dont les effets antipsychotiques étaient reconnus depuis quelques années. Auparavant, Bloch et coll. (1954) avaient constaté l'effet antidépresseur de l'iproniazide, un médicament utilisé dans le traitement de la tuberculose. L'iproniazide inhibe l'enzyme monoamine-oxydase (MAO) qui catabolise les neurotransmetteurs monoaminergiques et se trouve être le précurseur d'une famille d'antidépresseurs, les inhibiteurs de la monoamine-oxydase (IMAO). Les essais cliniques ultérieurs ont démontré l'efficacité de l'iproniazide dans la dépression, mais son hépatotoxicité est à l'origine du retrait de ce médicament dans certains pays, dont le Canada. La phénelzine a été synthétisée sur le modèle de l'iproniazide et est devenue le premier IMAO à être approuvé comme antidépresseur en 1959.

44.1 PHARMACOLOGIE

44.1.1 Structure chimique et pharmacodynamie

Antidépresseurs hétérocycliques

Les antidépresseurs hétérocycliques (AHC) contiennent deux ou trois anneaux de benzène. À titre d'exemple, l'imipramine est un tricyclique caractérisé par une structure chimique contenant deux anneaux de benzène liés par une liaison carbone-carbone et un atome d'azote (voir la figure 44.1). Plusieurs AHC sont dérivés de l'imipramine, notamment la désipramine, qu'on obtient en substituant, dans la structure de l'imipramine, un groupe méthyl par l'hydrogène sur la chaîne rattachée à l'atome d'azote. Cette modification fait en sorte que la désipramine a une activité anticholinergique moindre comparativement à l'imipramine. Une substitution semblable transforme l'amitriptyline en nortriptyline. La synthèse de la clomipramine ajoute un atome de chlore à l'imipramine. Il est intéressant de noter que les amines tertiaires, comme l'imipramine et la clomipramine, inhibent préférentiellement le recaptage de la sérotonine (5-HT) par les axones terminaux, tandis que les amines secondaires, comme la désipramine et la nortriptyline, inhibent le recaptage de la noradrénaline (NA).

Les AHC ont une affinité pour plusieurs récepteurs post-synaptiques, plus particulièrement les récepteurs cholinergiques muscariniques, histaminergiques (H_1, H_2), sérotoninergiques (5-HT_2) et adrénergiques ($alpha_1$).

Inhibiteurs sélectifs du recaptage de la sérotonine

Les inhibiteurs sélectifs du recaptage de la sérotonine (ISRS) constituent non pas une, mais plusieurs classes chimiques. La figure 44.2 présente la structure chimique de quelques ISRS. Les ISRS ont en commun la propriété d'inhiber sélectivement le recaptage de la sérotonine par les boutons pré-synaptiques, le citalopram étant le plus sélectif.

La sertraline et la paroxétine sont les plus puissants ISRS, suivies du citalopram, de la fluvoxamine et de la fluoxétine. En plus, la paroxétine exerce une action inhibitrice sur le recaptage de la noradrénaline, alors que la sertraline agit de même sur la dopamine. La sertraline et la fluvoxamine montrent également une affinité significative pour les récepteurs sigma (site de liaison de la phencyclidine sur les récepteurs glutamatergiques).

Mis à part la paroxétine, qui a une affinité modérée pour les récepteurs cholinergiques de type muscariniques, les ISRS ne montrent que très peu d'affinité pour les récepteurs cholinergiques, histaminergiques, sérotoninergiques, dopaminergiques et adrénergiques.

La figure 44.3 (p. 1186) compare l'efficacité de plusieurs antidépresseurs en matière d'inhibition du recaptage de la sérotonine (A), de la noradrénaline (B) et de la dopamine (C) par les boutons pré-synaptiques. Dans cette figure, l'inhibition du recaptage d'une monoamine est exprimée en fonction du rapport inverse de la constante d'inhibition ($1/K_i$) et une plus grande efficacité se traduit par un chiffre élevé. À titre d'exemple, la clomipramine est le seul AHC dont l'action inhibitrice sur le recaptage de la sérotonine est équivalente à celle des ISRS.

FIGURE 44.1 Structure chimique des antidépresseurs hétérocycliques

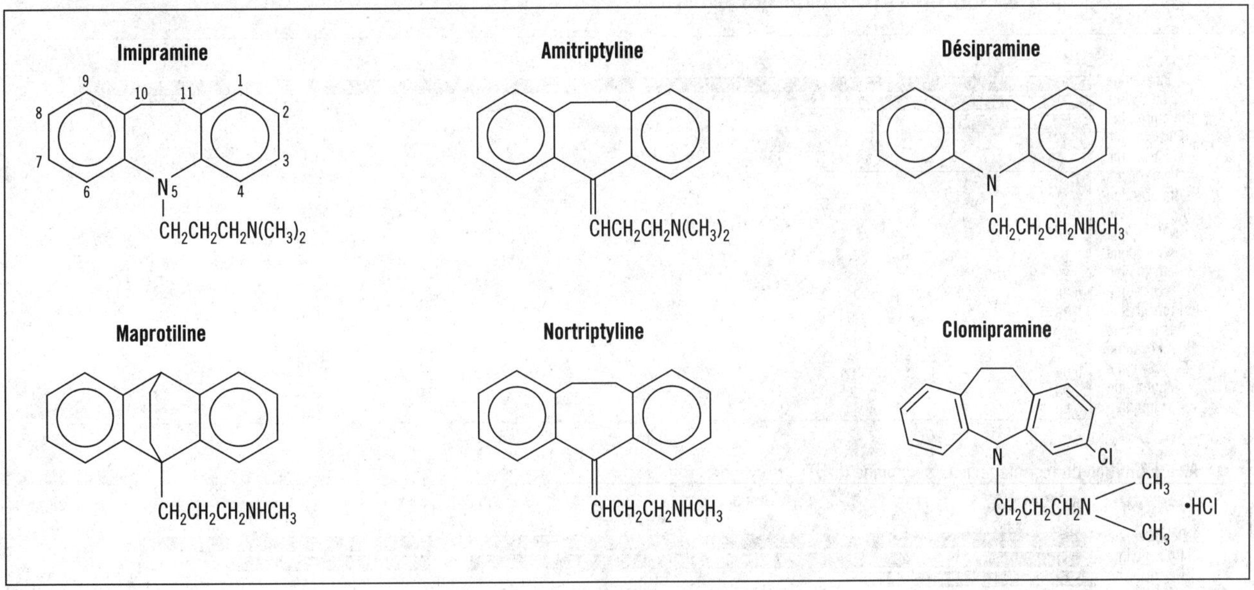

FIGURE 44.2 Structure chimique des inhibiteurs sélectifs du recaptage de la sérotonine

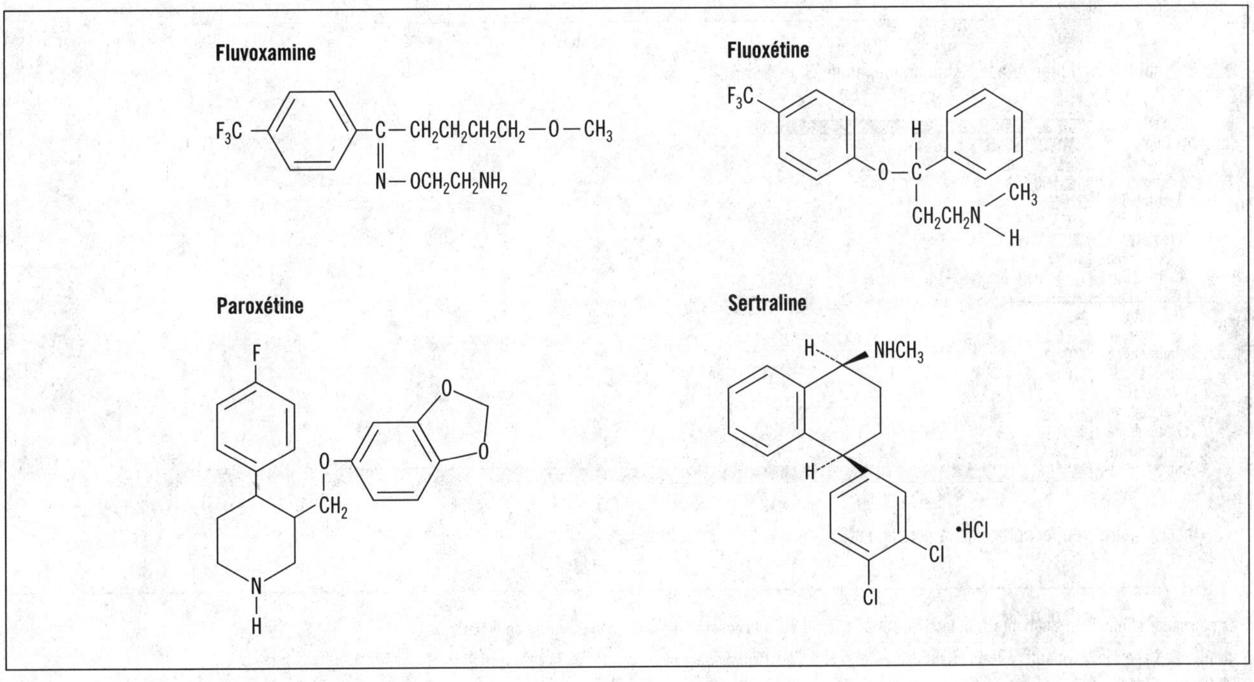

Psychiatrie clinique : une approche bio-psycho-sociale

FIGURE 44.3 Comparaison de la capacité des antidépresseurs à inhiber le recaptage de neurotransmetteurs par les boutons pré-synaptiques[*]

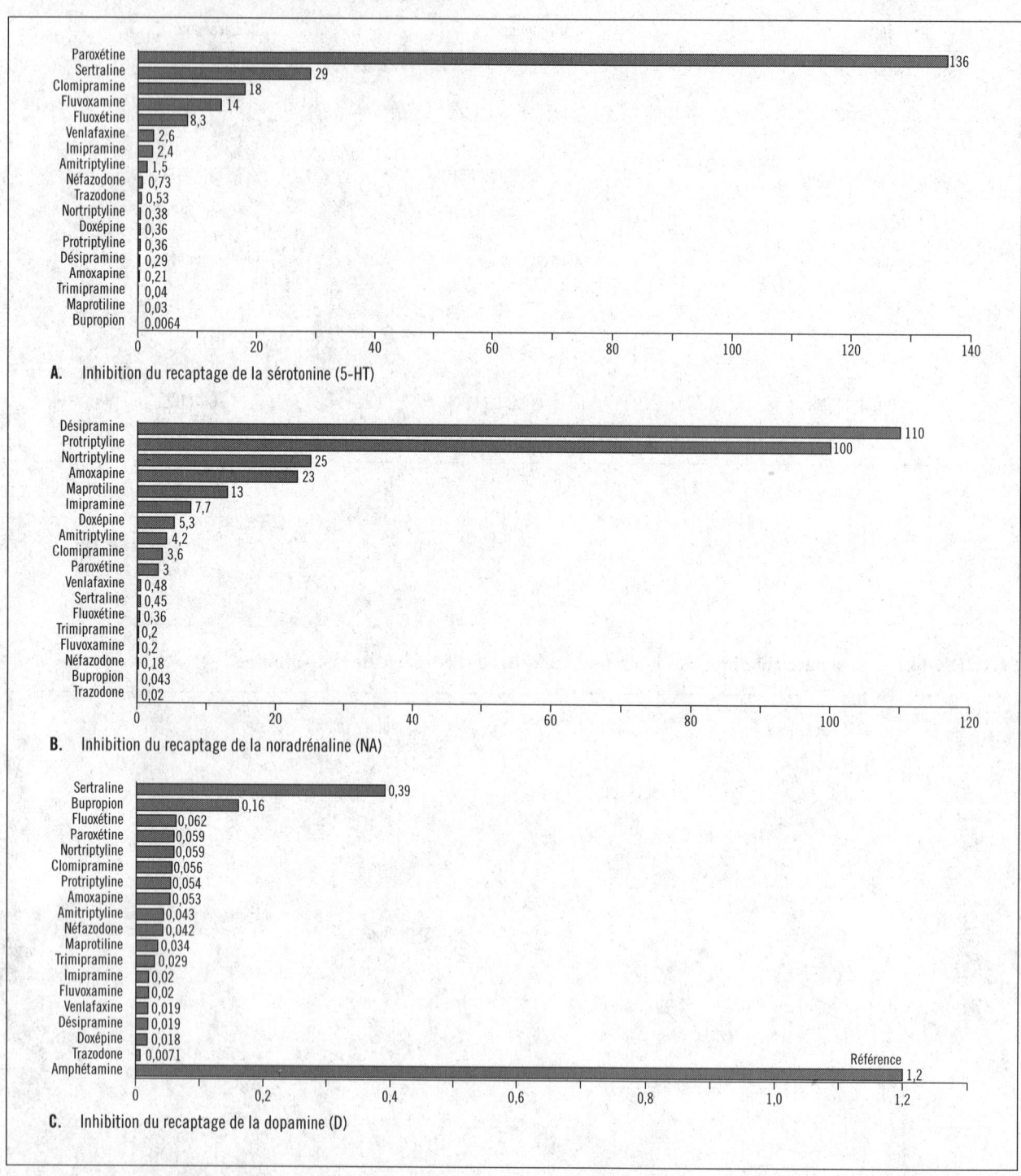

[*] La puissance d'inhibition s'obtient par la formule $10^{-7} \times 1/K_i$, où K_i est la constante d'inhibition exprimée en molarité.

Source : E. Richelson, « Synaptic effects of antidepressants », *J. Clin. Psychopharmacol.*, vol. 16, n° 3, 1996, p. 1S-9S.

Psychiatrie clinique : une approche bio-psycho-sociale

Autres antidépresseurs

La venlafaxine est un dérivé de la phénéthylamine et sa structure chimique est semblable à celle du bupropion. Employée à faible dose (de 75 à 150 mg/jour), la venlafaxine inhibe le recaptage de la sérotonine et son activité pharmacologique est comparable à celle des ISRS. Toutefois, à des doses plus élevées (de 175 à 300 mg/jour), elle inhibe à la fois le recaptage de la sérotonine et le recaptage de la noradrénaline. Elle n'a pas d'affinité pour les récepteurs cholinergiques, histaminergiques et alpha$_1$-adrénergiques.

Le bupropion inhibe le recaptage de la noradrénaline et de la dopamine. Son principal métabolite, l'hydroxybupropion, présent à des taux sanguins de 10 à 20 fois plus élevés que le bupropion, inhibe le recaptage de la noradrénaline uniquement. Le bupropion et ses principaux métabolites sont de faibles bloqueurs des récepteurs alpha-adrénergiques, sérotoninergiques 5-HT$_2$ et cholinergiques muscariniques, mais ils ont peu d'affinité pour les récepteurs bêta-adrénergiques, dopaminergiques, gabaergiques et les récepteurs sérotoninergiques 5-HT$_{1A}$.

Le trazodone et la néfazodone sont deux antidépresseurs dérivés de la classe des triazolopyridines. Même s'ils inhibent légèrement le recaptage de la sérotonine, ces deux composés ne sont pas considérés comme des ISRS, car leur action antidépressive est attribuée à leur capacité de bloquer les récepteurs post-synaptiques 5-HT$_2$, mais la signification clinique de cette activité pharmacologique dans les cas de dépression majeure ou d'autres psychopathologies est à préciser. Le trazodone et, quoique dans une moindre mesure, la néfazodone bloquent les récepteurs alpha$_1$-adrénergiques. Les deux molécules ont une affinité négligeable pour les récepteurs 5-HT$_{1A}$, alpha$_2$-adrénergiques et bêta-adrénergiques et n'ont aucune affinité pour les récepteurs cholinergiques, dopaminergiques ou histaminergiques.

Inhibiteurs de la monoamine-oxydase

Les IMAO classiques sont classés selon qu'ils remplissent une fonction hydrazine (phénelzine, iproniazide, nialamide) ou non (tranylcypromine). La structure chimique de la tranylcypromine ressemble davantage à celle des amphétamines. Les IMAO classiques inhibent la monoamine-oxydase de type A et B et certains inhibent modérément le recaptage de la sérotonine et de la noradrénaline. La structure chimique des IMAO est schématisée à la figure 44.4. Le moclobémide est une benzamide et, comme la clorgyline, il inhibe de façon préférentielle la monoamine de type A.

44.1.2 Pharmacocinétique

La pharmacocinétique peut être conceptualisée en quatre phases : l'absorption, la distribution, le métabolisme et l'élimination. Les paramètres pharmacocinétiques associés à chacune de ces étapes varient selon les individus et selon les antidépresseurs. Il en découle une variation des concentrations plasmatiques qui seront de 30 à 40 fois plus élevées chez certains patients. L'absorption des AHC qui sont des amines tertiaires, du bupropion et des IMAO prend de une heure à trois heures, alors que, pour les amines secondaires (AHC) et les ISRS, l'absorption se fait dans un laps de temps variant de quatre à neuf heures. Bien souvent, une absorption plus rapide sera accompagnée d'effets indésirables immédiats plus marqués.

Les antidépresseurs subissent trois types de transformation dans le foie : une déméthylation, une hydroxylation et une glucuronoconjugaison. Certains

FIGURE 44.4   Structure chimique des inhibiteurs de la monoamine-oxydase

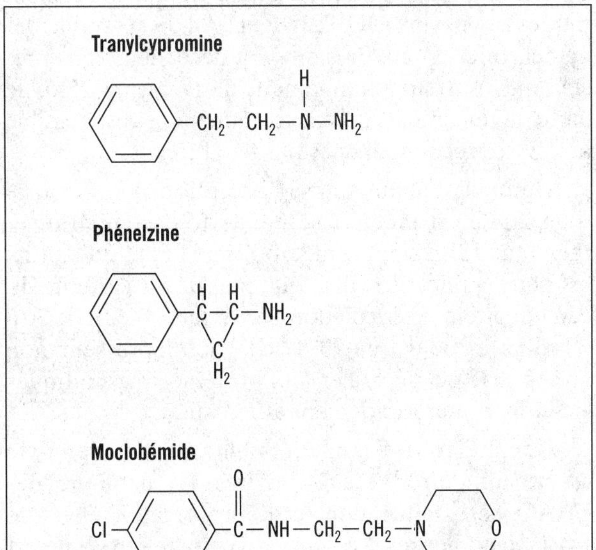

des métabolites résultant de ces réactions sont actifs (p. ex., la déméthylation de l'imipramine et de la fluoxétine produit respectivement la désipramine et la norfluoxétine), d'autres sont inactifs (p. ex., les métabolites de la paroxétine). Malgré leur inactivité sur le plan psychiatrique, certains métabolites n'en demeurent pas moins dangereux en quantité excessive et seraient même responsables de la cardiotoxicité des AHC.

La norfluoxétine a une action antidépressive semblable à celle de la molécule mère et atteint une concentration plasmatique de deux à trois fois supérieure à celle-ci après quelques semaines de traitement. Les métabolites des IMAO ont une structure chimique et une action pharmacologique comparables à celles des amphétamines et cela explique en partie l'effet stimulant qui peut se manifester quelques heures après la prise du médicament. La méta-chlorophénylpipérazine (mCPP), un des principaux métabolites de la néfazodone et du trazodone, est un agoniste de la sérotonine. Il est probable que la mCPP contribue à l'action antidépressive de ces deux antidépresseurs.

Après avoir subi une hydroxylation et une déméthylation, la plupart des antidépresseurs et leurs métabolites sont excrétés par les voies biliaires, mais réabsorbés par la circulation entérohépatique. Au cours d'un deuxième passage dans le foie, une glucuronoconjugaison rendra l'antidépresseur hydrosoluble et favorisera son élimination dans l'urine. La biotransformation hépatique est assurée essentiellement par les isoenzymes 2C19, 2D6 et 3A4 de la famille des cytochromes P450. Près de 7 % des Caucasiens présentent un dysfonctionnement de l'enzyme 2D6, de sorte qu'une intoxication médicamenteuse est possible aux doses recommandées par le fabricant.

Immédiatement après l'absorption, près de 50 % d'un AHC est métabolisé par le foie, comparativement aux ISRS dont le métabolisme hépatique initial est peu significatif, si bien que plus de 80 % du médicament atteint la circulation systémique. Il faut de 30 à 60 minutes pour que 90 % de l'antidépresseur non métabolisé puisse se lier aux protéines plasmatiques et se distribuer rapidement aux tissus.

La plupart des antidépresseurs ont une demi-vie se situant entre 12 à 24 heures. La demi-vie des IMAO, de la néfazodone et de la venlafaxine est de trois à cinq heures. La demi-vie de la maprotiline est de 50 heures, alors qu'elle est de 96 heures pour la fluoxétine et de 7 à 14 jours pour la norfluoxétine. La demi-vie est probablement encore plus longue chez une personne âgée, en raison d'un ralentissement du métabolisme hépatique. La paroxétine, la fluoxétine et les IMAO inhibent leur propre métabolisme et leurs demi-vies augmentent après quelques semaines de traitement. Le médecin doit donc surveiller l'apparition d'effets indésirables après plusieurs semaines de traitement et pourrait même être contraint de diminuer la dose. Aussi, lorsqu'un antidépresseur doit être remplacé par un autre, une période d'élimination de quatre à cinq demi-vies du premier médicament ou de ses métabolites actifs est conseillée pour réduire au minimum les interactions médicamenteuses.

Le dosage plasmatique des AHC constitue un avantage comparativement aux autres antidépresseurs, car il permet de vérifier la fidélité du patient au traitement, de maximiser celui-ci et de réduire le risque de toxicité. Une relation curvilinéaire entre la concentration plasmatique et la réponse clinique a été démontrée avec la nortriptyline, la désipramine et, dans une moindre mesure, avec l'amitriptyline, alors que cette relation est linéaire avec l'imipramine (Preskorn et Fast, 1991).

44.2 MÉCANISMES D'ACTION

L'efficacité clinique des antidépresseurs a suscité beaucoup d'intérêt dans la communauté scientifique et a incité les chercheurs à déterminer les mécanismes d'action des antidépresseurs. Carlsson en 1961, puis Schildkraut (1965) ainsi que Bunney et Davis (1965) attribuaient l'efficacité des antidépresseurs à leur capacité d'augmenter la concentration de sérotonine et de noradrénaline dans l'espace synaptique. Plus de 30 ans plus tard, cette hypothèse demeure encore valable et, bien que d'autres hypothèses surgissent au fur et à mesure que la recherche en neurosciences révèle la complexité du système nerveux central (SNC), l'étude de la neurotransmission sérotoninergique et noradrénergique demeure à l'avant-plan de la recherche sur la dépression et des travaux visant la mise au point de nouveaux médicaments.

Deux mécanismes d'action des antidépresseurs sont maintenant connus, le premier correspondant davantage au mode d'action des AHC et des ISRS et le second, à celui des IMAO. Ils sont illustrés à la figure 44.5. Au moment de la neurotransmission, les

FIGURE 44.5 Synapse d'un neurone illustrant les mécanismes d'action des antidépresseurs

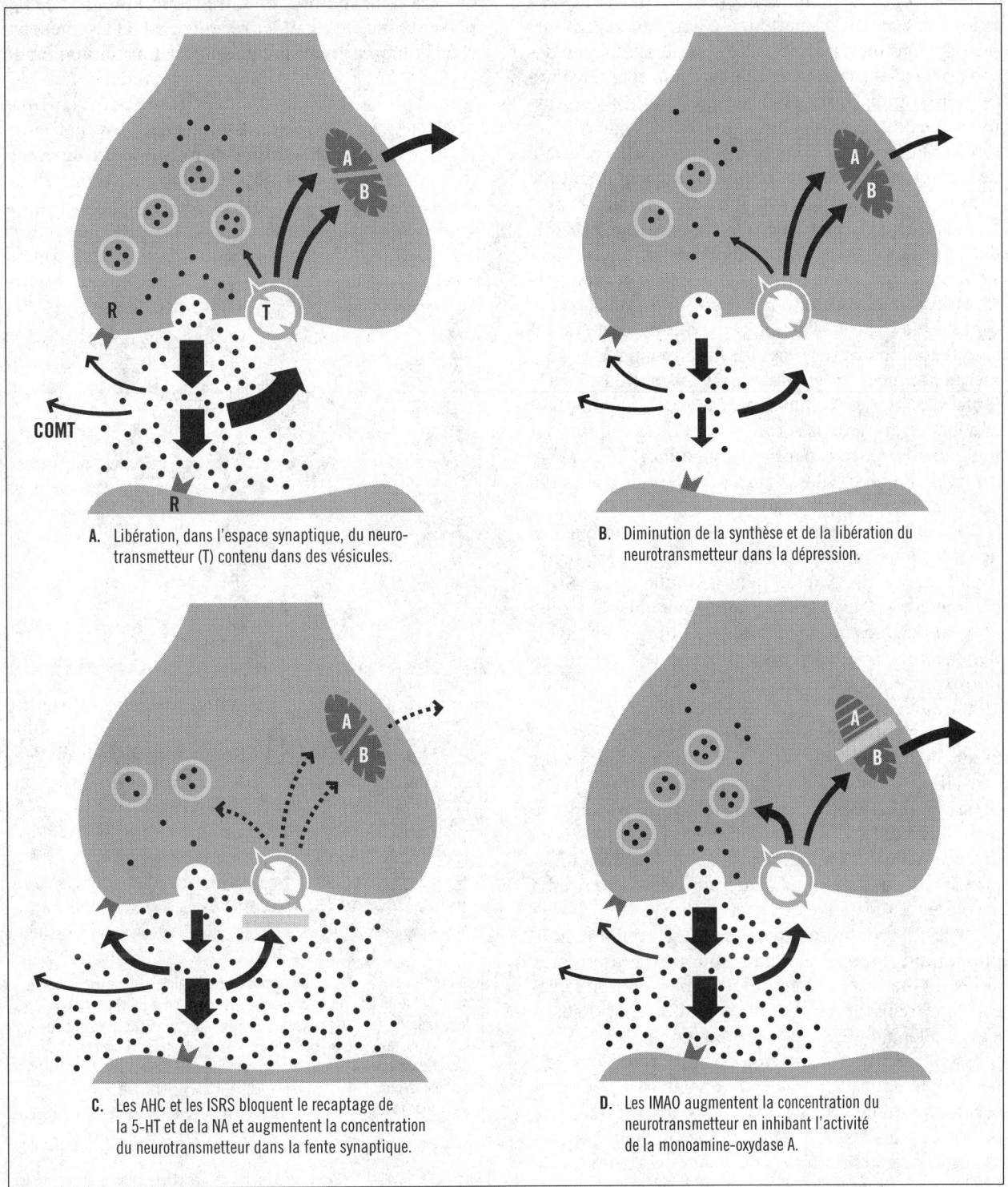

A. Libération, dans l'espace synaptique, du neurotransmetteur (T) contenu dans des vésicules.

B. Diminution de la synthèse et de la libération du neurotransmetteur dans la dépression.

C. Les AHC et les ISRS bloquent le recaptage de la 5-HT et de la NA et augmentent la concentration du neurotransmetteur dans la fente synaptique.

D. Les IMAO augmentent la concentration du neurotransmetteur en inhibant l'activité de la monoamine-oxydase A.

A, B : monoamine-oxydase de type A et B ; COMT : catéchol-O-méthyl-transférase ; R : récepteur.

Psychiatrie clinique : une approche bio-psycho-sociale

boutons terminaux des axones libèrent dans la fente synaptique les monoamines contenues dans des vésicules. Ces neurotransmetteurs se lient aux récepteurs post-synaptiques, puis ils sont soit dégradés par des enzymes (c.-à-d. la monoamine-oxydase et la catéchol-O-méthyl-transférase), soit recaptés par le bouton synaptique pour être recyclés et entreposés dans les vésicules (figure 44.5A). Dans la dépression, la synthèse de la sérotonine et de la noradrénaline et leur libération dans la fente synaptique sont diminuées (figure 44.5B). Le mécanisme d'action des AHC et des ISRS résulte de leur liaison avec la protéine membranaire présynaptique qui, normalement, transporte et recycle la sérotonine ou la noradrénaline présente dans la fente synaptique (figure 44.5C). L'occupation du site de recaptage inhibe le recyclage des monoamines et augmente la concentration du neurotransmetteur dans la fente synaptique. Quant aux IMAO, ils augmentent la concentration de la sérotonine et de la noradrénaline dans l'espace synaptique en se liant à l'enzyme (la monoamine-oxydase) qui assure leur dégradation, qu'ils inhibent (figure 44.5D).

L'inhibition du recaptage des amines à la synapse ne suffit toutefois pas pour faire disparaître les symptômes dépressifs, car certains stimulants du SNC, comme la cocaïne et les amphétamines, inhibent aussi le recaptage des monoamines sans pour autant avoir des propriétés antidépressives. En fait, une interaction réciproque entre les systèmes sérotoninergique et noradrénergique serait essentielle pour obtenir une action antidépressive (Sulser, 1987). Paradoxalement, la trimipramine et l'iprindole, des composés tricycliques, sont efficaces dans le traitement de la dépression, mais leur mécanisme d'action, pas encore complètement élucidé, ne comporte pas un blocage du recaptage des amines. Également, l'action antidépressive de la tianeptine résiderait dans sa capacité à accélérer le recaptage de la sérotonine.

C'est l'hypothèse sérotoninergique qui a reçu le plus grand appui scientifique durant les dernières années. Une augmentation de la libération de la sérotonine dans le néocortex et l'hippocampe serait essentielle à l'efficacité thérapeutique des antidépresseurs. Le cortex et l'hippocampe reçoivent respectivement des afférences axonales des neurones sérotoninergiques localisés dans les noyaux du raphé dorsal et dans les noyaux du raphé médian. Un mécanisme de rétrocontrôle des cellules du raphé est à l'œuvre par l'intermédiaire des autorécepteurs somatodendritiques 5-HT$_{1A}$ et des autorécepteurs pré-synaptiques ou terminaux 5-HT$_{1B/D}$ (nommés ainsi en raison de similitudes entre les récepteurs 5-HT$_{1B}$ présents chez le rat et les récepteurs 5-HT$_{1D}$ présents chez l'humain) [voir la figure 44.6]. La stimulation de

FIGURE 44.6 Neurone sérotoninergique et mécanisme de rétrocontrôle de la décharge cellulaire

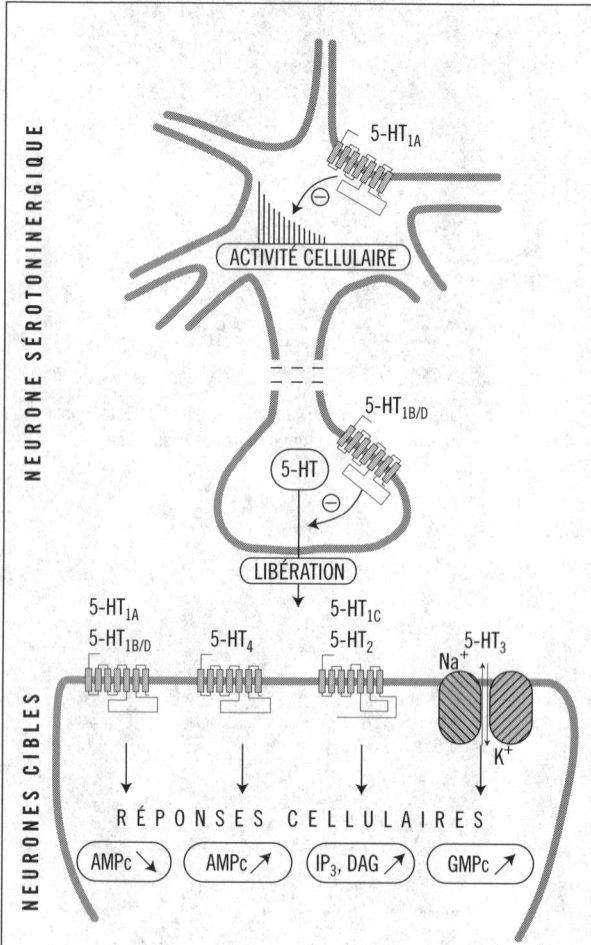

Les récepteurs 5-HT$_{1A}$ sont les seuls à être localisés au niveau somato-dendritique où ils contrôlent l'activité du neurone 5-HT. Au niveau des terminaisons, les récepteurs de type 5-HT$_{1B/D}$ contrôlent la libération de la 5-HT. Au niveau post-synaptique, les récepteurs 5-HT sont tous dans des cellules différentes. Le mécanisme de couplage qui leur est associé est représenté (AC = adénylate cyclase, PLC = phospholipase C). IP$_3$ = inositol triphosphate, DAG = diacylglycérol.

Source : A. Moulignier, « Récepteurs centraux de la sérotonine : principaux aspects fondamentaux et fonctionnels. Applications thérapeutiques », *Rev. Neurol.* (Paris), vol. 150, n° 1, 1994, p. 7.

ces récepteurs par la sérotonine ou un agoniste diminuera la libération de cette dernière, alors qu'on observe une libération accrue en présence d'un antagoniste sérotoninergique. Le début d'un traitement par un antidépresseur inhibiteur du recaptage de la sérotonine est marqué par l'augmentation de la concentration de sérotonine dans la fente synaptique des aires corticales et hippocampique, mais également dans les noyaux du complexe raphé. Rapidement, la sérotonine dans le raphé active les récepteurs 5-HT$_{1A}$ et inhibe la décharge cellulaire, diminuant ainsi la libération du neurotransmetteur dans les aires post-synaptiques. Cet effet vient en quelque sorte contrecarrer l'augmentation de la sérotonine dans la fente synaptique en raison de l'inhibition du recaptage de l'antidépresseur. Néanmoins, une désensibilisation des autorécepteurs 5-HT$_{1A}$ s'opère après deux à quatre semaines de traitement et coïncide avec un retour à une décharge cellulaire normale des cellules du raphé, une augmentation de la libération de la sérotonine dans les aires corticales et une inhibition plus grande de son recaptage, et, surtout, avec les premières manifestations de l'efficacité de l'antidépresseur. Afin d'accélérer la réponse à un antidépresseur, certains chercheurs préconisent l'utilisation simultanée d'un antagoniste 5-HT$_{1A}$ tel le pindolol afin de bloquer le mécanisme auto-inhibiteur responsable de la diminution de la décharge cellulaire des neurones du raphé en début de traitement (Gardier, Jacquot et Artigas, 1995 ; Romero et coll., 1996). Par ailleurs, selon des données préliminaires, un blocage du recaptage à la fois de la noradrénaline et de la sérotonine entraînerait une libération accrue de cette dernière (Romero et coll., 1996). Également, l'inhibition par certains antidépresseurs, comme la mirtazapine, des hétérorécepteurs alpha$_2$-noradrénergiques localisés sur les fibres terminales sérotoninergiques augmenterait la libération de la sérotonine dans l'hippocampe.

L'augmentation de la libération de la sérotonine n'est sans doute qu'une étape du mécanisme d'action, puisque plusieurs modifications moléculaires se produisent à la suite d'un traitement par un antidépresseur. Toutefois, les antidépresseurs n'entraînent pas nécessairement les mêmes modifications électrophysiologiques, neurochimiques et comportementales, et il est parfois difficile de déterminer les changements nécessaires pour obtenir une action antidépressive (Leonard, 1993 ; Llorca, Reine et Wolf, 1993). Parmi les changements d'ordre neuronal associés à la prise régulière d'un antidépresseur, signalons[1] :

– une désensibilisation et une régulation à la baisse du site de recaptage de la sérotonine (Piñeyro et coll., 1994) ;
– une diminution du nombre de récepteurs bêta-adrénergiques après environ 15 jours. Ce phénomène nécessite l'intégralité du système sérotoninergique, mais ne se produit pas avec la plupart des ISRS, sauf la sertraline. Ainsi, le lien entre l'efficacité d'un antidépresseur et le nombre de récepteurs bêta-adrénergiques demeure faible ;
– une désensibilisation des récepteurs bêta-adrénergiques consécutive à une baisse de l'efficacité du couplage du récepteur bêta-adrénergique et de la protéine G$_s$ et à une inhibition de la protéine G$_s$ par l'antidépresseur (Avissar et Schreiber, 1992). Cela se traduit par un ralentissement de la synthèse du second messager, l'adénosine monophosphate cyclique (AMPc) ;
– une augmentation de la densité des récepteurs alpha-noradrénergiques avec les AHC et l'électroconvulsivothérapie (ECT), mais pas avec les ISRS, et une désensibilisation des récepteurs alpha-noradrénergiques dans le cortex. Ces changements facilitent la transmission noradrénergique et/ou sérotoninergique dans le cortex et l'hippocampe ;
– une diminution de la densité des récepteurs 5-HT$_2$ sans modification de l'affinité de la sérotonine pour le récepteur (Peroutka et Snyder, 1980). Cela se traduit par un ralentissement de la synthèse du second messager, l'inositol triphosphate. Paradoxalement, l'ECT produit l'effet inverse, tandis que l'iprindole et la miansérine ne modifient pas la densité des récepteurs 5-HT$_2$;
– une sensibilisation des cellules de l'hippocampe et de l'amygdale à la sérotonine avec les AHC, mais non avec les ISRS (Blier, Montigny et Chaput, 1987). Les IMAO auraient un effet inhibiteur ;
– une augmentation de la densité des récepteurs 5-HT$_{1A}$ dans le système limbique et une diminution de leur activité. L'expression génique des récepteurs des corticostéroïdes contribuerait à la

---
[1]. On trouve dans Mongeau, Blier et Montigny (1997) une excellente revue de la littérature sur les changements moléculaires produits par les différentes classes d'antidépresseurs.

Psychiatrie clinique : une approche bio-psycho-sociale

modulation des récepteurs 5-HT$_{1A}$ (Barden, Reul et Holsber, 1995; Chaouloff, 1995).

La sérotonine diminue l'activité des cellules dopaminergiques dans l'aire tegmento-ventrale et le noyau de la substance noire. Il n'est donc pas surprenant que les études fassent état d'une étroite relation entre la variation du taux du métabolite de la dopamine, l'acide homovanillique (HVA), et la variation du taux du métabolite de la sérotonine, l'acide 5-hydroxy-indol-acétique (5-HIAA), dans la dépression (Hsiao et coll., 1987). La diminution de HVA dans le liquide céphalorachidien chez les déprimés, l'induction d'un syndrome dépressif par des antagonistes dopaminergiques (halopéridol et autres) et l'action antidépressive des agents qui augmentent la transmission de la dopamine (lévodopa, bromocriptine) sont d'autres observations qui donnent à penser que la dopamine joue un rôle dans la dépression (Kapur et Mann, 1992).

Le mécanisme d'action des IMAO diffère de celui des autres antidépresseurs. Les amines biogènes sont dégradées par deux enzymes, la monoamine-oxydase et la catéchol-O-méthyl-transférase. Deux types de MAO ont été isolés dans le SNC, la MAO de type A et la MAO de type B. La MAO-A métabolise la sérotonine et la noradrénaline, alors que la MAO-B, dont la concentration est quatre fois plus élevée dans le cerveau, métabolise la dopamine. Certains IMAO (phénelzine, isocarboxazide, tranylcypromine) bloquent les deux types de MAO, alors que d'autres inhibent de façon préférentielle la MAO-A (clorgyline, moclobémide) ou la MAO-B (sélégiline). L'inhibition de la MAO-A serait essentielle pour obtenir un effet antidépresseur en augmentant la sérotonine et la noradrénaline synaptiques. À faible dose (10 mg/jour), la sélégiline n'a qu'une faible action antidépressive, mais elle serait efficace dans le traitement de la maladie de Parkinson en augmentant la disponibilité de la dopamine synaptique. À des doses élevées (de 40 à 60 mg/jour), la sélégiline perd sa sélectivité pour la MAO-B et pourrait servir comme antidépresseur (Sunderland et coll., 1994).

Une nouvelle classe d'IMAO, à laquelle appartiennent le moclobémide et la clorgyline, inhibe, mais de façon sélective et réversible, la MAO-A. Le sigle IRMAO-A, signifiant inhibiteur réversible de la monoamine-oxydase de type A, est parfois employé pour désigner cette classe d'IMAO. Contrairement aux IMAO classiques qui neutralisent de façon irréversible la monoamine-oxydase, les IRMAO-A établissent une liaison non covalente avec cette enzyme qui dure de 8 à 10 heures. L'activité enzymatique est rétablie 24 heures après l'arrêt de la prise du médicament, alors qu'avec les IMAO classiques un délai de quelques semaines est nécessaire pour que s'opère une synthèse complète de l'enzyme (Nair, Ahmed et Ng Ying Kin, 1993). Toutefois, l'efficacité antidépressive des IRMAO-A serait moindre que celle des IMAO classiques (Lotufo-Neto, Trivedi et Thase, 1999).

44.3 CLASSIFICATION

Il existe plusieurs classifications des antidépresseurs, mais aucune n'est entièrement satisfaisante. Initialement, les antidépresseurs ont été distingués en fonction de leur structure chimique, l'imipramine et ses dérivés étant regroupés dans la classe des tricycliques. Le terme hétérocyclique, qui est maintenant en usage, englobe les antidépresseurs comportant un certain nombre de noyaux cycliques. Toutefois, cette classification est considérée comme ambiguë et est controversée (Jefferson, 1995). L'hétérogénéité structurale des IMAO a mené à l'élaboration d'une classification fondée sur le mode d'action biochimique de façon à différencier les IMAO des antidépresseurs tricycliques dont l'action antidépressive découle essentiellement de l'inhibition du recaptage des amines biogènes. Avec l'introduction de nouveaux antidépresseurs, dans les années 80, la désignation des antidépresseurs selon qu'ils étaient de première génération, de deuxième génération, etc., n'avait plus aucune signification particulière, tant sur le plan scientifique que sur le plan pratique, sa seule utilité étant de signaler les nouveaux produits commercialisés, si bien que cette classification a été rapidement abandonnée. Depuis la commercialisation de la fluoxétine, les antidépresseurs inhibiteurs sélectifs du recaptage de la sérotonine, couramment appelés ISRS, constituent une classe distincte définie selon leur mode d'action biochimique. Toutefois, il faut reconnaître que cette classification est imparfaite en raison de l'hétérogénéité des antidépresseurs tant au chapitre de la structure chimique qu'au chapitre du mécanisme d'action qui n'est pas entièrement spécifique pour la sérotonine (voir la section précédente). La tendance actuelle consiste à classer les antidépresseurs selon leur mode d'action: inhibiteurs du recaptage de la sérotonine et de la noradrénaline (IRSN) [venlafaxine], inhibiteurs du recaptage de la noradrénaline et de la dopamine (IRND) [bupropion], etc. Enfin, une dernière classification se fonde sur le spectre thérapeutique du médicament, étant donné que plusieurs antidépresseurs, en plus de leur propriété antidépressive, exercent une action anxiolytique, antipanique, antiobsessionnelle, etc.

44.4 INDICATIONS ET CONTRE-INDICATIONS

Généralement, aucune classe d'antidépresseurs n'est considérée comme supérieure à une autre dans le traitement de la dépression majeure (Song et coll., 1993), mais il n'en demeure pas moins que des antidépresseurs sont plus efficaces dans certains sous-types de dépression. Par exemple, les IMAO classiques, et plus particulièrement la phénelzine, sont très efficaces dans le traitement de la dépression atypique caractérisée par une inversion des symptômes neurovégétatifs ou la présence concomitante d'un trouble panique (Thase, Madhukar et Rush, 1995). Les AHC et la venlafaxine seraient supérieurs dans le traitement de la dépression majeure avec mélancolie (Perry, 1996). Soulignons que peu d'études ont porté sur les ISRS administrés à des patients déprimés hospitalisés.

Plusieurs antidépresseurs se montrent également efficaces dans le traitement d'autres psychopathologies, comme :
– le trouble panique ;
– le trouble obsessionnel-compulsif ;
– la phobie sociale ;
– la dysthymie ;
– le trouble dysphorique prémenstruel ;
– l'hyperactivité chez l'enfant ;
– les troubles de l'alimentation ;
– les troubles sexuels (paraphilies) ;
– les douleurs chroniques ;
– les symptômes négatifs de la schizophrénie ;
– l'énurésie.

Le potentiel antidépresseur du trazodone semble faible comparativement aux autres antidépresseurs, mais cet agent se révèle être une solution intéressante de remplacement des hypnotiques employés pour traiter l'insomnie causée par les antidépresseurs (Nierenberg et coll., 1994). Selon certaines études préliminaires, la néfazodone (Rush et coll., 1998) et la trimipramine (Berger et Gastpar, 1996) augmentent la durée du sommeil paradoxal et réduisent le temps d'éveil durant la nuit. Les IMAO sont de puissants bloqueurs du sommeil paradoxal et sont parfois utiles dans le traitement de la narcolepsie. Le lecteur est invité à se référer aux chapitres portant sur les diverses psychopathologies pour connaître les antidépresseurs indiqués dans une pathologie donnée.

44.5 MODALITÉS DE PRESCRIPTION

Un traitement par un antidépresseur devrait être amorcé avec la plus petite dose qu'on augmentera graduellement, une fois que les effets indésirables, qui surviennent surtout au début du traitement, sont bien tolérés. La dose thérapeutique devrait être atteinte après 10 à 14 jours pour la plupart des antidépresseurs. Un délai de quatre à six semaines à des doses intermédiaires est suggéré avant de prescrire une dose maximale. L'American Psychiatric Association (1993) recommande de maintenir un traitement pharmacologique pendant une période minimale de quatre à cinq mois après la disparition des symptômes à la suite d'un premier épisode dépressif et d'envisager un traitement à vie après plusieurs rechutes.

Le tableau 44.1 (p. 1194) donne les noms scientifiques et commerciaux des AHC, des ISRS et des IMAO couramment prescrits au Canada et en France, ainsi que les plus petites doses offertes et les doses thérapeutiques recommandées par le fabricant.

Tous les antidépresseurs sont offerts sous forme de comprimés ou de capsules. La clomipramine peut aussi être administrée par voie intraveineuse et on peut se procurer la fluoxétine en solution buvable. La venlafaxine et le bupropion sont offerts en comprimés à libération prolongée, ce qui permet une seule prise du médicament par jour.

44.6 EFFETS SECONDAIRES

L'ensemble des effets indésirables possibles déterminera bien souvent le choix de l'antidépresseur. L'incidence de ces effets est de 15 % à 20 % pour la plupart

Psychiatrie clinique : une approche bio-psycho-sociale

TABLEAU 44.1 Antidépresseurs hétérocycliques, inhibiteurs sélectifs du recaptage de la sérotonine (ISRS) et inhibiteurs de la monoamine-oxydase (IMAO), doses offertes et doses thérapeutiques

	Nom scientifique	Nom commercial ® Canada	Nom commercial ® France	Plus petites doses offertes	Dose thérapeutique (mg/jour)
Antidépresseurs hétérocycliques	Amineptine	n.c.	Survector*	100 mg	100 à 200 mg
	Amitriptyline	Elavil	Laroxyl	10, 25, 75 mg	75 à 300 mg
	Amoxapine	Asendin	Défanyl	25, 50, 100 mg	100 à 600 mg
	Clomipramine	Anafranil	Anafranil	10, 25, 50 mg	75 à 300 mg
	Désipramine	Pertofrane	Pertofran	25, 50 mg	75 à 200 mg
	Dosulépine	n.c.	Prothiaden	25, 75 mg	75 à 300 mg
	Doxépine	Sinequan	Sinequan	10, 25, 50 mg	75 à 300 mg
	Imipramine	Tofranil	Tofranil	10, 25, 50 mg	75 à 300 mg
	Maprotiline	Ludiomil	Ludiomil	10, 25, 50 mg	100 à 225 mg
	Miansérine	n.c.	Athymil	10, 30, 60 mg	30 à 90 mg
	Nortriptyline	Aventyl	Motival	10, 25 mg	50 à 150 mg
	Opipramol	n.c.	Insidon	50 mg	150 à 250 mg
	Protriptyline	Triptil	Concordine	10 mg	15 à 60 mg
	Quinupramine	n.c.	Kinupril	2,5, 7,5 mg	7,5 à 15 mg
	Tianeptine	n.c.	Stablon	12,5 mg	12,5 à 37,5 mg
	Trimipramine	Surmontil	Surmontil	25, 50, 75 mg	100 à 300 mg
ISRS et autres antidépresseurs sérotoninergiques	Citalopram	Celexa	Seropram	20 mg	20 à 60 mg
	Fluoxétine	Prozac	Prozac	10 mg	10 à 80 mg
	Fluvoxamine	Luvox	Floxyfral	50 mg	50 à 300 mg
	Médifoxamine	n.c.	Clédial	50 mg	50 à 200 mg
	Néfazodone	Serzone	n.c.	100 mg	200 à 600 mg
	Paroxétine	Paxil	Deroxat	10 mg	10 à 50 mg
	Sertraline	Zoloft	Zoloft	50 mg	50 à 200 mg
	Trazodone	Desyrel	Pragmarel**	50 mg	150 à 600 mg
	Venlafaxine	Effexor	Effexor	37,5, 75 mg	75 à 375 mg
	Viloxazine	n.c.	Vivalan	100 mg	200 à 600 mg
IMAO et IRMAO-A	Iproniazide	n.c.	Marsilid	50 mg	50 à 150 mg
	Moclobémide (IRMAO-A)	Manerix	Moclamine	150 mg	300 à 600 mg
	Phénelzine	Nardil	n.c.	15 mg	45 à 75 mg
	Sélégiline	Eldepryl	Déprenyl	5 mg	5 à 10 mg
	Toloxatone	n.c.	Humoryl	200 mg	200 à 800 mg
	Tranylcypromine	Parnate	Tylciprine*	10 mg	30 à 40 mg

* Ce médicament a été retiré du marché.
** Ce médicament a été retiré du marché par la compagnie pharmaceutique qui l'avait commercialisé originellement. Il n'existe maintenant que la copie générique.
n.c. : non commercialisé.

Psychiatrie clinique : une approche bio-psycho-sociale

des antidépresseurs et serait la raison principale de l'arrêt du traitement chez 25 % des patients. Aussi est-il préférable d'informer le patient sur les effets secondaires les plus fréquents d'un antidépresseur donné et de commencer le traitement par une faible dose, ce qui favorisera l'observance de la prescription.

Les effets indésirables sont déterminés par l'activité pharmacologique de chaque classe d'antidépresseurs. Le tableau 44.2 donne un résumé des effets secondaires des antidépresseurs selon leur activité pharmacologique. La figure 44.7 (p. 1196) rend compte, graphiquement, de l'affinité des antidépresseurs pour : A) les récepteurs cholinergiques ; B) les récepteurs alpha$_1$-noradrénergiques ; C) les récepteurs histaminergiques ; et D) les récepteurs dopaminergiques D$_2$.

44.6.1 Antidépresseurs hétérocycliques

Les effets secondaires des AHC sont nombreux, mais employés à dose thérapeutique, ces agents sont sécuritaires. Les AHC, qui ont une grande activité anticholinergique, produiront surtout les effets indésirables suivants : xérostomie, vision embrouillée à cause d'une difficulté d'accommodation, tachycardie, constipation, hésitation à la miction, sudation et confusion chez les personnes âgées ou atteintes d'un trouble cérébral organique. L'hypotension orthostatique et la somnolence surviennent lorsque les antidépresseurs bloquent les récepteurs alpha-adrénergiques et les récepteurs histaminergiques respectivement. L'amoxapine est un tricyclique dérivé de la loxapine, un agent neuroleptique, et exerce une activité antidopaminergique pouvant entraîner les mêmes effets indésirables que les neuroleptiques, en particulier la dyskinésie tardive et les symptômes extrapyramidaux.

Sur le plan sexuel, des cas d'anorgasmie chez la femme et chez l'homme ainsi que des troubles d'érection et d'éjaculation ont été rapportés. Ces symptômes sont réversibles et disparaissent à la suite de l'arrêt de l'antidépresseur. Le caractère tératogène des antidépresseurs n'est pas encore clairement établi. Le traitement pharmacologique de la dépression chez une mère qui allaite nécessite une évaluation des risques et des bénéfices pour la mère et pour l'enfant. Toutefois, mis à part la doxépine, la plupart des AHC ne sont pas contre-indiqués durant l'allaitement

TABLEAU 44.2   Effets secondaires des antidépresseurs selon leur activité pharmacologique

Activité pharmacologique	Effets secondaires
Inhibition du recaptage de la noradrénaline (NA)	Tremblements, tachycardie, insomnie, dysfonctionnement sexuel
Inhibition du recaptage de la sérotonine (5-HT)	Troubles digestifs, anxiété, dysfonctionnement sexuel, céphalées, parkinsonisme
Inhibition du recaptage de la dopamine (D)	Psychose, agitation
Inhibition des récepteurs dopaminergiques D$_2$	Parkinsonisme, dysfonctionnement sexuel
Stimulation des récepteurs dopaminergiques	Agitation, psychose
Inhibition des récepteurs histaminergiques H$_1$	Somnolence, gain de poids, hypotension
Inhibition des récepteurs cholinergiques (muscariniques)	Vision trouble, xérostomie, tachycardie, constipation, rétention urinaire, trouble mnésique
Inhibition des récepteurs alpha$_1$-noradrénergiques	Hypotension orthostatique, tachycardie compensatoire, vertige, somnolence
Inhibition des récepteurs alpha$_2$-noradrénergiques	Priapisme
Inhibition des récepteurs sérotoninergiques 5-HT$_2$	Hypotension
Stimulation des récepteurs 5-HT$_2$	Agitation, akathisie, anxiété, insomnie, dysfonctionnement sexuel
Stimulation des récepteurs 5-HT$_3$	Nausées, diarrhée, céphalées

FIGURE 44.7   Comparaison de l'affinité des antidépresseurs pour divers récepteurs*

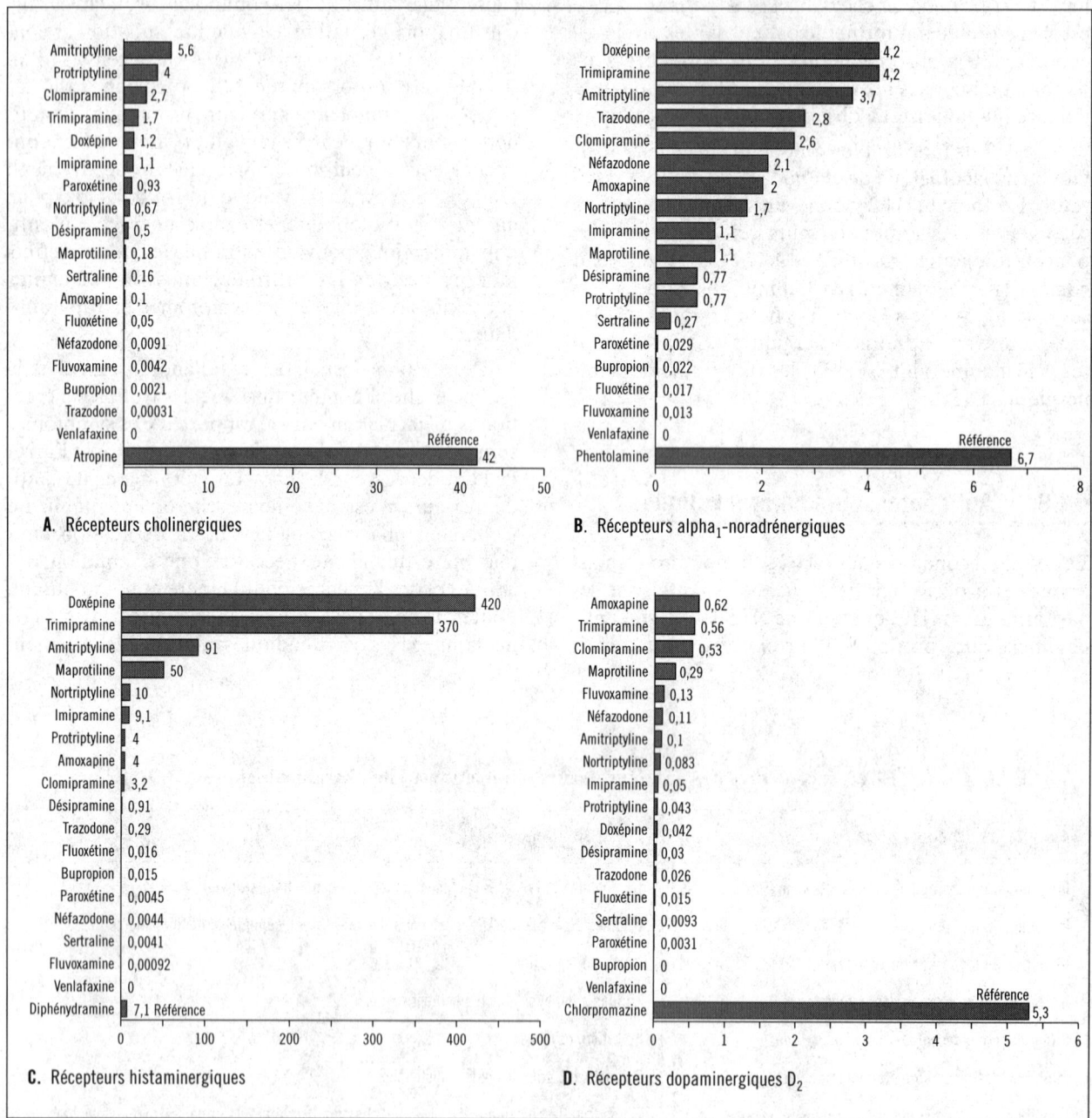

A. Récepteurs cholinergiques

B. Récepteurs alpha$_1$-noradrénergiques

C. Récepteurs histaminergiques

D. Récepteurs dopaminergiques D$_2$

* L'affinité pour les récepteurs s'obtient par la formule $10^{-7} \times 1/K_d$, où K_d est la constante de dissociation exprimée en molarité.
Source : E. Richelson, « Synaptic effects of antidepressants », *J. Clin. Psychopharmacol.*, vol. 16, n° 3, 1996, p. 1S-9S.

(Wisner, Perel et Finding, 1996). Le tableau 44.3 permet de comparer qualitativement les effets indésirables de quelques AHC.

L'indice thérapeutique des AHC est relativement peu élevé. Par exemple, la dose thérapeutique de l'imipramine est de 150 à 300 mg par jour, mais l'ingestion de 1 000 mg peut causer une intoxication grave, tandis que des doses de 1 500 à 2 500 mg peuvent être mortelles. Les symptômes de l'intoxication médicamenteuse sont semblables à ceux d'un syndrome anticholinergique. Ils consistent en :

- une diminution des réflexes cutanés ;
- de l'hypothermie ou de l'hyperthermie ;
- de l'hypotension ou de l'hypertension artérielle ;
- des arythmies cardiaques rebelles avec des blocages de la conduction cardiaque ;
- une mydriase ;
- de la cyclopégie ;
- une atteinte de l'état de conscience ;
- des hallucinations ;
- un delirium ;
- de l'agitation ;
- des convulsions ;
- un coma.

Parfois, le traitement nécessitera l'administration d'une anticholinestérase, comme la physostigmine ou la pyridostigmine, qui inhibera l'enzyme de dégradation et favorisera l'augmentation de l'acétylcholine synaptique.

Si l'incidence de crises convulsives est inférieure à 1 % pour la plupart des AHC, elle est en revanche quatre fois plus élevée en ce qui concerne la maprotiline. Parmi les facteurs de risque, mentionnons une histoire antérieure de convulsions, le retrait simultané de benzodiazépines ou d'alcool, la prise de plusieurs médicaments simultanément et des doses élevées de l'antidépresseur (Rosenstein, Nelson et Jacobs, 1993). Le risque augmente à 19 % chez un patient ayant déjà subi un trauma crânien (Wroblewski et coll., 1990). Le risque de crises convulsives est très grand dans le cas d'une intoxication médicamenteuse par la maprotiline ou l'amoxapine.

Une sensibilisation des récepteurs cholinergiques muscariniques est à l'origine d'un syndrome de retrait à la suite d'un arrêt soudain d'un AHC. Ce syndrome se manifeste dans les jours qui suivent la

TABLEAU 44.3 Antidépresseurs hétérocycliques et sévérité de leurs principaux effets secondaires

Antidépresseur	Effets anticholinergiques	Somnolence	Hypotension	Gain de poids
Amitriptyline	++++	++++	++++	++++
Doxépine	++++	++++	++++	++++
Trimipramine	+++	++++	+++	+++
Maprotiline	++	++++	++	++
Clomipramine	++++	+++	+++	+++
Imipramine	++++	+++	+++	+++
Amoxapine	+++	+++	+++	+
Désipramine	+++	++	++	+
Nortriptyline	++	++	+	+

Psychiatrie clinique : une approche bio-psycho-sociale

cessation du médicament et il est caractérisé par des troubles gastro-intestinaux, des nausées, de l'anorexie, de la diarrhée, de la diaphorèse, des myalgies, des paresthésies, un sommeil agité, des cauchemars, de l'insomnie, une agitation psychomotrice, de l'anxiété et parfois des symptômes de manie (Lejoyeux et coll., 1996). Le retrait graduel du médicament devrait réduire le risque d'un syndrome de sevrage, voire le prévenir.

Soulignons enfin que quelques rares décès ont été associés à la désipramine chez des enfants ayant des problèmes cardiaques connus.

44.6.2 Inhibiteurs sélectifs du recaptage de la sérotonine et autres antidépresseurs

Par comparaison avec les AHC, les ISRS sont mieux tolérés et moins toxiques en cas de surdosage. Néanmoins, selon une méta-analyse de 58 études contrôlées, le taux d'abandon du traitement attribué aux effets indésirables est de 15 % dans le cas des ISRS, comparativement à 19 % avec les AHC, une différence qui n'est pas statistiquement significative (Song et coll., 1993). De même, il n'y a pas d'écart notable entre les taux d'abandon des ISRS et des nouveaux tricycliques imputables aux effets secondaires (Hotopf, Hardy et Lewis, 1997). Seulement 10 % des patients qui interrompent un traitement par un ISRS à cause d'un effet secondaire verront se manifester ce même effet avec un autre ISRS.

Les effets indésirables les plus fréquents sont les nausées, les céphalées, la nervosité, l'insomnie, une dysfonction sexuelle et la diarrhée (voir le tableau 44.4). Le cisapride, à raison de 5 mg 2 fois par jour, aide à combattre les nausées. Un virage maniaque est observé chez près de 5 % des patients souffrant d'un trouble bipolaire traités par un ISRS, comparativement à 11 % de ceux qui prennent un AHC (Peet, 1994). Pour corriger les dysfonctions sexuelles, on peut diminuer la dose ou suggérer au patient dont l'état psychiatrique est bien stabilisé de ne pas prendre son médicament le week-end. Toutefois, cette dernière mesure présente le risque de favoriser l'apparition de symptômes d'un syndrome de sevrage. Une minorité de patients rapportent de la xérostomie et de la constipation. Le risque de convulsions associé à un ISRS est de 0,2 %, mais il est plus grand lorsque les facteurs de risque énumérés plus haut (voir la section précé-

TABLEAU 44.4 Pourcentage de patients déprimés rapportant des effets secondaires au cours d'un traitement par les ISRS ou d'autres antidépresseurs sérotoninergiques

Symptômes	Fluvoxamine	Venlafaxine	Néfazodone	Paroxétine	Sertraline	Fluoxétine
Nausées	37*	37*	19*	26*	26*	21*
Céphalées	22	25	40	18	20	20
Insomnie	14*	18*	10	13*	16*	14*
Diarrhée	6	8	8	12*	18*	12*
Somnolence	26*	23*	22*	23*	13*	12*
Xérostomie	26*	22*	24*	18*	16*	10*
Constipation	18*	15*	13*	14*	8	
Anorexie	15*	11*		6*	3	9*
Étourdissements	15	19*	14*	13*	12*	6*

Note: L'astérisque (*) indique que les effets indésirables étaient statistiquement plus élevés que dans un groupe recevant un placebo.
Source: D'après Association des pharmaciens du Canada, *Compendium des produits et spécialités pharmaceutiques*, Ottawa, Association des pharmaciens du Canada, 1999.

dente) sont présents (Levine et coll., 1994). L'affinité de la sertraline et de la fluoxétine pour les récepteurs opiacés sigma (reliés au système dopaminergique) serait responsable de l'apparition d'akathisie et de symptômes extrapyramidaux (Coulter et Pillans, 1995). En raison d'une possibilité d'hyponatrémie, les électrolytes doivent être surveillés périodiquement chez les personnes âgées qui suivent un traitement par un antihypertenseur, de façon à déceler rapidement toute variation (Ball et Herzberg, 1994). L'arrêt brusque d'un ISRS entraîne chez 30 % des patients un syndrome de sevrage semblable à celui qui suit l'arrêt d'un AHC, précédemment décrit (Lejoyeux et coll., 1996). Les symptômes apparaissent quelques jours après la cessation du traitement et persistent en général pendant une à trois semaines.

Une étude rétrospective montre que la fluoxétine ne provoquerait pas de malformations fœtales, mais doublerait le risque d'avortement spontané, évalué à 6,8 % chez les femmes ne prenant pas de médicaments (Baum et Misri, 1996). L'allaitement n'est pas conseillé lorsque la mère prend un ISRS en raison d'une fluctuation importante des concentrations du médicament dans le lait maternel (Baum et Misri, 1996 ; Wisner, Perel et Blumer, 1998).

L'hypothèse d'une intensification des idées suicidaires consécutive à la prise de certains antidépresseurs, en particulier la fluoxétine (Teicher, Glod et Cole, 1990), n'a pas été scientifiquement confirmée, mais cette éventualité ne doit pas être complètement écartée puisqu'elle a également été évoquée dans le cas de la maprotiline (Rouillon et coll., 1991). Plusieurs méta-analyses indiquent néanmoins que la fluoxétine ainsi que les autres antidépresseurs diminuent l'intensité et la fréquence des idées suicidaires par comparaison avec un placebo (Beasley et coll., 1991). Il faut surveiller le risque de passage à l'acte chez un patient suicidaire dans les premières semaines de traitement, quand celui-ci commence à recouvrer son énergie.

Le trazodone et la néfazodone seraient moins toxiques que les AHC dans les cas de surdosage. Le trazodone provoque de la somnolence, de l'hypotension orthostatique, un priapisme et des malaises gastriques. Parmi les effets indésirables de la néfazodone, retenons les nausées, la constipation, la xérostomie, la somnolence, les étourdissements, l'amblyopie, l'asthénie et l'hypotension orthostatique. Un bilan hépatique périodique est recommandé en raison d'un risque d'hépatite lié à la néfazodone. Un syndrome de sevrage apparaît chez 5 % des patients qui cessent de prendre le médicament brusquement.

Le profil des effets secondaires de la venlafaxine ressemble plus à celui des ISRS qu'à celui des AHC. De plus, la venlafaxine entraîne une augmentation de la tension artérielle variant de 5 mmHg à 10 mmHg chez de 3 % à 7 % des patients, particulièrement si la dose est supérieure à 225 mg par jour. Encore là, l'arrêt brusque du médicament peut provoquer un syndrome de sevrage.

Parmi les effets secondaires les plus fréquents du bupropion, soulignons l'agitation, l'anxiété, l'insomnie, les céphalées, les nausées, les étourdissements, les tremblements, la xérostomie et la constipation. Le risque de crises convulsives est de 0,4 %, mais il augmente significativement avec une dose quotidienne excédant 300 mg. Il faut surveiller l'apparition de symptômes psychotiques en raison du mécanisme d'action du bupropion qui tend à augmenter la dopamine synaptique.

44.6.3 Inhibiteurs de la monoamine-oxydase

L'insomnie caractérisée par des éveils fréquents apparaît chez plusieurs patients prenant un IMAO. La prise du médicament le matin ou en début d'après-midi atténue son effet excitateur sur le sommeil. Dans certains cas, les troubles du sommeil sont associés à des impatiences musculaires. Les autres effets indésirables fréquemment rapportés sont l'hypotension orthostatique, les étourdissements, la diarrhée, la constipation, l'augmentation de l'appétit et le gain de poids, des frissons, des céphalées, une dysfonction sexuelle, des paresthésies liées à une déficience en pyridoxine et une hépatotoxicité obstructive. Le risque d'une crise hypertensive grave conduisant à un accident vasculaire demeure la principale raison restreignant l'usage étendu des IMAO. Ces crises surviennent surtout lorsque les IMAO sont pris avec d'autres médicaments (voir la section 44.7 sur les interactions médicamenteuses), mais également avec des aliments à forte teneur en tyramine, laquelle est normalement métabolisée par la MAO de type A et B contenue dans le tractus gastro-intestinal. L'inhibition de cette enzyme par les IMAO augmente la circulation de la tyramine systémique qui déplace la noradrénaline des vésicules synaptiques. La noradrénaline cytosolique ainsi libérée dans la fente synaptique du

Psychiatrie clinique : une approche bio-psycho-sociale

système nerveux périphérique exerce un effet vasopresseur sur les vaisseaux sanguins et peut causer une crise hypertensive. Pour cette raison, les IMAO classiques sont contre-indiqués chez un patient souffrant de troubles vasculaires cérébraux ou cardiovasculaires, ou d'un phéochromocytome.

La teneur en tyramine des aliments a été autrefois surévaluée, mais les nouvelles données font que les restrictions sont maintenant moins strictes. Parmi les aliments contenant une quantité appréciable de tyramine, mentionnons quelques fruits lorsqu'ils sont très mûrs (bananes, figues), la sauce soya, la pâte de crevettes, les viandes ou saucisses séchées, les extraits de levure, les soupes en sachet, les bières pression, les fromages vieillis et le xérès. Contrairement aux croyances antérieures, les vins rouges et blancs sont sécuritaires (Gardner et coll., 1996). Un diététicien pourra renseigner le patient sur les aliments à éviter.

Les IMAO entraînent des malformations fœtales chez les animaux et sont donc fortement déconseillés durant la grossesse. Les IMAO n'abaissent pas et même peuvent élever le seuil convulsif et, pour cette raison, ils représentent une solution de rechange pour les patients chez qui un antidépresseur d'une autre classe a provoqué des convulsions.

Un syndrome de sevrage caractérisé par une grande anxiété, de l'agitation, un discours logorrhéique, de l'insomnie, des hallucinations, des troubles cognitifs, un delirium, des idées suicidaires et un délire de référence se manifeste parfois chez les patients qui cessent les IMAO brusquement (Lejoyeux et coll., 1996).

Le moclobémide provoque moins de réactions indésirables que les IMAO classiques. Il faut cependant noter l'apparition d'insomnie, de céphalée, d'agitation et de xérostomie chez une minorité de patients. Aucune crise hypertensive n'a été signalée, mais le fabricant recommande de prendre le médicament immédiatement après les repas afin de réduire au minimum l'interaction avec la tyramine.

44.7 INTERACTIONS MÉDICAMENTEUSES

44.7.1 Antidépresseurs hétérocycliques

Plusieurs médicaments (acide valproïque, anovulants, bêtabloquants, bloqueurs calciques, ISRS, kétoconazole, neuroleptiques) peuvent augmenter le taux plasmatique des AHC en ralentissant leur métabolisme ou en entrant en compétition pour l'occupation des sites sur les protéines plasmatiques. Les effets anticholinergiques des neuroleptiques et des antiparkinsoniens s'additionnent à ceux des AHC. Par ailleurs, la carbamazépine, les benzodiazépines et la cigarette accélèrent le métabolisme des AHC. Les AHC potentialisent l'action des antiarythmiques (quinidine, procaïnamide) sur la conduction cardiaque ainsi que l'action des antihypertenseurs. Si un AHC est employé avec un IMAO, il est préférable d'ajouter ce dernier à l'AHC plutôt que l'inverse, afin de réduire le risque d'une crise hypertensive.

44.7.2 Inhibiteurs sélectifs du recaptage de la sérotonine et autres antidépresseurs

La plupart des psychotropes sont métabolisés dans le foie par un des 30 isoenzymes de la famille P450. Sauf en ce qui concerne le citalopram, qui ne modifie pas la fonction hépatique, tous les ISRS, particulièrement la fluoxétine et la paroxétine, sont des inhibiteurs des isoenzymes 2D6, 1A2, 3A4 ou 2C19 (Gelenberg, 1995). Ainsi, les ISRS ralentissent le métabolisme de plusieurs médicaments, dont la plupart des psychotropes, et augmentent le risque d'apparition d'effets secondaires sévères (Popli, Baldessarini et Cole, 1994). Par exemple, des décès causés par des arythmies cardiaques ont été rapportés chez des patients prenant de la fluoxétine en association avec la terfénadine. De même, l'emploi de terfénadine et d'astémizole avec la néfazodone est contre-indiqué, car cette association présente un risque de cardiotoxicité. Le tableau 44.5 donne le nom de quelques médicaments métabolisés par les isoenzymes hépatiques et indique les interactions possibles avec les ISRS.

La venlafaxine interagit moins avec le système enzymatique hépatique et sa liaison avec les protéines plasmatiques est faible. Ces caractéristiques font que son interaction avec des médicaments métabolisés par le foie ou liés aux protéines est moindre.

À cause de la longue demi-vie de la fluoxétine et de ses métabolites actifs, il faut attendre cinq semaines après le retrait de celle-ci avant d'amorcer un traitement par un IMAO. Pour les autres ISRS, la période d'élimination est de deux semaines.

TABLEAU 44.5   Isoenzymes hépatiques P450 et interactions médicamenteuses

Isoenzyme	Antidépresseurs inhibiteurs	Médicaments métabolisés
2D6	Fluoxétine Paroxétine Sertraline	*Antiarythmiques* Flécaïnide *Antihistaminiques* Terfénadine *Antipsychotiques* Clozapine, halopéridol, perphénazine, rispéridone, thioridazine *Bêtabloquants* Métoprolol, propranolol, timolol *Opiacés* Codéine, dextrométhorphane *ISRS* Fluoxétine, norfluoxétine, paroxétine *AHC* Amitriptyline, clomipramine, désipramine, imipramine, nortriptyline, trimipramine
1A2	Fluvoxamine	Acétaminophène, amitriptyline, caféine, clomipramine, clozapine, imipramine, propranolol, théophylline
3A4	Fluoxétine Fluvoxamine Néfazodone Sertraline	*Antiarythmiques* Lidocaïne, quinidine *Anticonvulsivants* Carbamazépine *Antidépresseurs* Néfazodone, sertraline, venlafaxine, AHC *Benzodiazépines* Alprazolam, triazolam *Bloqueurs calciques* Diltiazem, félodipine, nifédipine, vérapamil *Antihistaminiques* Astémizole, terfénadine *Autres* Cortisol, cyclosporine, érythromycine, éthinylœstradiol, tamoxifène
2C19	Fluoxétine Sertraline	Citalopram, clomipramine, diazépam, hexobarbital, imipramine, oméprazole, propranolol

44.7.3 Inhibiteurs de la monoamine-oxydase

Lorsqu'un traitement par un IMAO classique est entrepris, il est actuellement recommandé d'attendre une semaine après le retrait d'un AHC, deux semaines après le retrait d'un ISRS et de la venlafaxine et cinq semaines après le retrait de la fluoxétine afin de limiter les interactions médicamenteuses et d'éviter une crise hypertensive ou un syndrome hypermétabolique. De la même manière, il est conseillé d'attendre de 10 à 14 jours après le retrait d'un IMAO avant d'introduire un autre antidépresseur. Il faut éviter de prescrire la mépéridine ainsi que les produits contenant du dextrométhorphane, notamment les sirops contre la toux, et tout médicament contenant un sympathomimétique à un patient qui prend un IMAO. De telles précautions ne sont pas nécessaires dans le cas du moclobémide, mais la prudence devrait quand même être de mise. Le moclobémide inhibe l'enzyme hépatique P450 2D6 et augmente le taux sanguin de certains médicaments, dont la trimipramine et la maprotiline. Une réduction de 50 % de la dose du moclobémide est suggérée lorsqu'il est employé avec la cimétidine.

Syndrome sérotoninergique

Les symptômes associés au syndrome sérotoninergique consistent en une atteinte de l'état de vigilance, de l'agitation, des myoclonies, de l'hyperréflexie, une sudation excessive, des frissons, des tremblements, de la diarrhée, de l'akathisie et des troubles de coordination. Les agents le plus souvent en cause dans un syndrome sérotoninergique sont ceux qui augmentent la disponibilité et la transmission de la sérotonine. La combinaison de deux ou plus des psychotropes suivants est à éviter : le tryptophane, les ISRS, la clomipramine et les IMAO. Également, il faut proscrire la combinaison de ces médicaments avec la mépéridine, le dextrométhorphane, la pentazocine ou la fenfluramine. Des cas de mortalité ont été attribués au surdosage du moclobémide en combinaison avec la clomipramine ou le citalopram (Neuvonen et coll., 1993). Bien qu'aucun cas de syndrome sérotoninergique n'ait été rapporté en présence d'une association avec des psychotropes sérotoninergiques du buspirone, du lithium ou du sumatriptan (un agoniste des récepteurs 5-HT$_{1D}$ utilisé dans le traitement des migraines), les études en laboratoire incitent à être vigilant face à de telles combinaisons médicamenteuses.

L'arrêt du médicament et un traitement de soutien suffisent habituellement pour que les symptômes du syndrome sérotoninergique disparaissent dans les 24 heures. Si cela s'avère insuffisant, les bêtabloquants peuvent être utilisés comme adjuvants (Lejoyeux, Adès et Rouillon, 1994).

44.8 VALIDATION DES RÉSULTATS

Toutes les méta-analyses indiquent que les antidépresseurs sont plus efficaces qu'un placebo et que leur efficacité est sensiblement équivalente dans le traitement en phase aiguë, d'entretien et préventif de la dépression majeure (Einarson et coll., 1998 ; Song et coll., 1993 ; Viguera, Baldessarini et Friedberg, 1998). Toutefois, certaines classes d'antidépresseurs se montrent plus efficaces que d'autres dans le traitement de la dépression majeure selon la gravité (Nobler et Roose, 1998) ou selon que des caractéristiques mélancoliques (Perry, 1996) ou atypiques (Thase, Madhukar et Rush, 1995) sont présentes, ainsi que dans le traitement d'autres psychopathologies comme le trouble obsessionnel-compulsif et le trouble panique.

*
* *

Depuis 40 ans, les antidépresseurs sont reconnus comme un traitement efficace contre la dépression et d'autres psychopathologies sévères. L'action thérapeutique de la plupart des antidépresseurs tient à leur capacité d'augmenter la transmission de la sérotonine et de la noradrénaline dans le cerveau. Plusieurs antidépresseurs sont commercialisés et, en général, leur efficacité est équivalente, sauf en ce qui concerne certains sous-types de dépressions ou d'autres types de psychopathologies. Bien souvent, c'est le profil des effets indésirables qui déterminera le choix de l'antidépresseur.

Bibliographie

AMERICAN PSYCHIATRIC ASSOCIATION
1993 « Practice guideline for major depressive disorder in adults », *Am. J. Psychiatry,* vol. 150, n° 4 (suppl.), p. 1-26.

ASSOCIATION DES PHARMACIENS DU CANADA
1999 *Compendium des produits et spécialités pharmaceutiques,* Ottawa, Association des pharmaciens du Canada.

AVISSAR, S., et SCHREIBER, G.
1992 « The involvement of guanine nucleotide binding proteins in the pathogenesis and treatment of affective disorders », *Biol. Psychiatry,* vol. 31, p. 435-459.

BALL, C.J., et HERZBERG, J.S.
1994 « Hyponatremia and selective serotonin reuptake inhibitors », *Int. J. Geriatr. Psychiatry,* vol. 9, n° 10, p. 819-822.

BARDEN, N., REUL, J.M.H.M., et HOLSBER, F.
1995 « Do antidepressants stabilize mood through actions on the hypothalamo-pituitary-adrenocortical system ? », *Trends Neurosci.*, vol. 18, n° 1, p. 6-11.

BAUM, A.L., et MISRI, S.
1996 « Selective serotonin-reuptake inhibitors in pregnancy and lactation », *Harv. Rev. Psychiatry*, vol. 4, p. 117-125.

BEASLEY, C.M., et coll.
1991 « Fluoxetine and suicide : A meta-analysis of controlled trials of treatment for depression », *BMJ*, vol. 303, p. 685-692.

BERGER, M., et GASTPAR, M.
1996 « Trimipramine : A challenge to current concepts on antidepressives », *Eur. Arch. Psychiatry Clin. Neurosci.*, vol. 246, p. 235-239.

BLIER, P., MONTIGNY, C. de, et CHAPUT, Y.
1987 « Modifications in the serotoninergic system by antidepressant treatment : Implication for therapeutic response in major depression », *J. Clin. Psychopharmacol.*, vol. 7, n° 6 (suppl.), p. 24-35.

BLOCH, R.G., et coll.
1954 « The clinical effects of isoniazid and iproniazid in the treatment of pulmonary tuberculosis », *Ann. Inter. Med.*, vol. 40, n° 5, p. 881-900.

BUNNEY, W.E., et DAVIS, J.M.
1965 « Norepinephrine in depressive reactions : A review », *Arch. Gen. Psychiatry*, vol. 13, p. 483-494.

CARLSSON, A.
1961 « Brain monoamines and psychotropic drugs », *Neuropsychopharmacology*, vol. 2, p. 417.

CHAOULOFF, F.
1995 « Regulation of 5-HT receptors by corticosteroids : Where do we stand ? », *Fundam. Clin. Pharmacol.*, vol. 9, p. 219-233.

COULTER, D.M., et PILLANS, P.I.
1995 « Fluoxetine and extrapyramidal side effects », *Am. J. Psychiatry*, vol. 152, n° 1, p. 122-125.

EINARSON, T.R., et coll.
1998 « Meta-analysis of venlafaxine, SSRIs and TCAs in the treatment of major depressive disorder », *Canadian Journal of Clinical Pharmacology*, vol. 5, n° 4, p. 205-216.

GARDIER, A.M., JACQUOT, C., et ARTIGAS, F.
1995 « Base neurobiologique du rôle des récepteurs 5-HT$_{1A}$ dans le mode d'action des antidépresseurs sérotoninergiques », *Médecine/Sciences*, vol. 11, n° 10, p. 1407-1417.

GARDNER, D.M., et coll.
1996 « The making of a user friendly MAOI diet », *J. Clin. Psychiatry*, vol. 57, n° 3, p. 99-104.

GELENBERG, A.J.
1995 « The P450 family », *Biological Therapies in Psychiatry*, vol. 18, n° 8, p. 29-31.

HOTOPF, M., HARDY, R., et LEWIS G.
1997 « Discontinuation rates of SSRIs and tricyclic antidepressants : A meta-analysis and investigation of heterogeneity », *Br. J. Psychiatry*, vol. 170, p. 120-127.

HSIAO, J.K., et coll.
1987 « Monoamine neurotransmitter interactions and the prediction of antidepressant response », *Arch. Gen. Psychiatry*, vol. 44, n° 12, p. 1078-1083.

JEFFERSON, J.W.
1995 « Just what is a heterocyclic antidepressant », *J. Clin. Psychiatry*, vol. 56, n° 9, p. 433.

KAPUR, S., et MANN, J.J.
1992 « Role of the dopaminergic system in depression », *Biol. Psychiatry*, vol. 32, p. 1-17.

KUHN, R.
1958 « The treatment of depressive states with G22355 (imipramine hydrochloride) », *Am. J. Psychiatry*, vol. 115, p. 459-464.

LEJOYEUX, M., ADÈS, J., et ROUILLON, F.
1994 « Serotonin syndrome », *CNS Drugs*, vol. 2, n° 2, p. 132-143.

LEJOYEUX, M., et coll.
1996 « Antidepressant withdrawal syndrome », *CNS Drugs*, vol. 5, n° 4, p. 278-292.

LEONARD, B.E.
1993 « The comparative pharmacology of new antidepressants », *J. Clin. Psychiatry*, vol. 54, n° 8 (suppl.), p. 3-15.

LEVINE, R., et coll.
1994 « Grand mal seizures associated with the use of fluoxetine », *J. Clin. Psychopharmacol.*, vol. 14, n° 2, p. 144-145.

LLORCA, P.M., REINE, G., et WOLF, M.A.
1993 « Mécanisme d'action des antidépresseurs », *Revue canadienne de psychiatrie*, vol. 38, n° 10, p. 649-656.

LOTUFO-NETO, F., TRIVEDI, M., et THASE, M.E.
1999 « Meta-analysis of the reversible inhibitors monoamine oxidase type A moclobemide and brofaromine for the treatment of depression », *Neuropsychopharmacology*, vol. 20, n° 3, p. 226-247.

MONGEAU, R., BLIER, P., et MONTIGNY, C. de
1997 « The serotonergic and noradrenergic systems of the hippocampus : Their interactions and the effects of antidepressant treatments », *Brain Res. Brain Res. Rev.*, vol. 23, p. 145-195.

MOULIGNIER, A.
1994 « Récepteurs centraux de la sérotonine : principaux aspects fondamentaux et fonctionnels. Applications thérapeutiques », *Rev. Neurol.* (Paris), vol. 150, n° 1, p. 3-15.

NAIR, N.P.V., AHMED, S.K., et NG YING KIN, N.M.K.
1993 « Biochemistry and pharmacology of reversible inhibitors of MAO-A agents: Focus on moclobemide », *J. Psychiatry Neurosci.*, vol. 18, n° 5, p. 214-225.

NEUVONEN, P.J., et coll.
1993 « Five fatal cases of serotonin syndrome after moclobemide-citalopram or moclobemide-clomipramine overdoses », *Lancet*, vol. 342, n° 8884, p. 1419.

NIERENBERG, A.A., et coll.
1994 « Trazodone for antidepressant-associated insomnia », *Am. J. Psychiatry*, vol. 151, n° 7, p. 1069-1072.

NOBLER, M.S., et ROOSE, S.P.
1998 « Differential response to antidepressants in melancholic and severe depression », *Psychiatric Annals*, vol. 28, n° 2, p. 84-88.

PEET, M.
1994 « Induction of mania with selective serotonine reuptake inhibitors and tricyclic antidepressants », *Br. J. Psychiatry*, vol. 164, p. 549-550.

PEROUTKA, S.J., et SNYDER, S.H.
1980 « Long term antidepressant treatment decreases spiroperidol labelled serotonin receptor binding », *Science*, vol. 210, n° 4465, p. 88-90.

PERRY, P.J.
1996 « Pharmacotherapy for major depression with melancholic feature: Relative efficacy of tricyclic versus selective serotonine reuptake inhibitor antidepressants », *J. Affect. Disord.*, vol. 39, p. 1-6.

PIÑEYRO, G., et coll.
1994 « Desensitization of the neuronal 5-HT carrier following its long-term blockade », *J. Neurosci.*, vol. 14, n° 5, p. 3036-3047.

POPLI, A.P., BALDESSARINI, R.J., et COLE, J.O.
1994 « Interactions of serotonine reuptake inhibitors with tricyclic antidepressants », *Arch. Gen. Psychiatry*, vol. 51, n° 8, p. 666-667.

PRESKORN, S.H., et FAST, G.A.
1991 « Therapeutic drug monitoring for antidepressants: Efficacy, safety, and cost effectiveness », *J. Clin. Psychiatry*, vol. 52, n° 6 (suppl.), p. 23-33.

RICHELSON, E.
1996 « Synaptic effects of antidepressants », *J. Clin. Psychopharmacol.*, vol. 16, n° 3, p. 1S-9S.

RIDDLE, M.A.
1993 « Another sudden death in a child treated with desipramine », *J. Am. Acad. Child. Adolesc. Psychiatry*, vol. 32, n° 4, p. 792-797.

ROMERO, L., et coll.
1996 « Two actions are better than one: Avoiding self-inhibition of serotoninergic neurones enhances the effects of serotonine uptake inhibitors », *Int. Clin. Psychopharmacol.*, vol. 11, suppl. 4, p. 1-8.

ROSENSTEIN, D.L., NELSON, J.C., et JACOBS, S.C.
1993 « Seizures associated with antidepressants: A review », *J. Clin. Psychiatry*, vol. 54, n° 8, p. 289-299.

ROUILLON, F., et coll.
1991 « Prophylactic efficacy of maprotiline on unipolar depression relapse », *J. Clin. Psychiatry*, vol. 52, n° 10, p. 423-431.

RUSH, A.J., et coll.
1998 « Comparative effects of nefazodone and fluoxetine on sleep in outpatients with major depressive disorder », *Biol. Psychiatry*, vol. 44, p. 3-14.

SCHILDKRAUT, J.J.
1965 « The catecholamine hypothesis of affective disorders: A review of supporting evidence », *Am. J. Psychiatry*, vol. 122, p. 509-522.

SONG, F., et coll.
1993 « Selective serotonin reuptake inhibitors: Meta-analysis of efficacy and acceptability », *BMJ*, vol. 306, p. 683-689.

SULSER, F.
1987 « Serotonine-norepinephrine receptor interactions in the brain: Implications for the pharmacology and pathophysiology of affective disorders », *J. Clin. Psychiatry*, vol. 48, n° 3 (suppl.), p. 12-18.

SUNDERLAND, T., et coll.
1994 « High-dose selegeline in treatment-resistant older depressive patients », *Arch. Gen. Psychiatry*, vol. 51, n° 8, p. 607-615.

TEICHER, M.H., GLOD, C., et COLE, J.O.
1990 « Emergence of intense suicidal preoccupation during fluoxetine treatment », *Am. J. Psychiatry*, vol. 147, n° 2, p. 207-210.

THASE, M.E., MADHUKAR, M.H., et RUSH, A.J.
1995 « MAOIs in the contemporary treatment of depression », *Neuropsychopharmacology*, vol. 12, n° 3, p. 185-219.

VIGUERA, A.C., BALDESSARINI, R.J., et FRIEDBERG, J.
1998 « Discontinuing antidepressant treatment in major depression », *Harv. Rev. Psychiatry*, vol. 5, p. 293-306.

WISNER, K.L., PEREL, J.M., et BLUMER, J.
1998 « Serum sertraline and N-Desmethylsertraline levels in breast feeding mother-infant pairs », *Am. J. Psychiatry*, vol. 155, n° 5, p. 690-692.

WISNER, K.L., PEREL, J.M., et FINDING, R.L.
1996 « Antidepressant treatment during breast feeding », *Am. J. Psychiatry*, vol. 153, n° 9, p. 1132-1137.

WROBLEWSKI, B.A., et coll.
1990 « The incidence of seizures during tricyclic antidepressant drug treatment in a brain-injured population », *J. Clin. Psychopharmacol.*, vol. 10, n° 2, p. 124-128.

CHAPITRE 45

Stabilisateurs de l'humeur

LINDA BEAUCLAIR, M.D., F.R.C.P.C.
Psychiatre-chercheuse associée au Centre de recherche Fernand-Seguin de l'Hôpital Louis-H. Lafontaine (Montréal)
Professeure adjointe de psychiatrie au Département de psychiatrie de l'Université McGill (Montréal)

GUY CHOUINARD, M.D., M.Sc.(pharmacol.), F.R.C.P.C., F.A.P.A.
Psychiatre-chercheur au Centre de recherche Fernand-Seguin de l'Hôpital Louis-H. Lafontaine (Montréal)
Professeur titulaire au Département de psychiatrie de l'Université de Montréal

PLAN

- 45.1 Lithium
  - 45.1.1 Pharmacologie
    - *Absorption* • *Distribution* • *Excrétion*
  - 45.1.2 Mécanisme d'action
  - 45.1.3 Indications et contre-indications
    - *Troubles affectifs bipolaires* • *Dépression majeure, épisode unique ou récurrent* • *Trouble schizo-affectif et schizophrénie* • *Autres indications* • *Contre-indications*
  - 45.1.4 Modalités de prescription
    - *Emploi thérapeutique dans le traitement de la manie aiguë* • *Emploi prophylactique*
  - 45.1.5 Effets secondaires
  - 45.1.6 Interactions médicamenteuses
  - 45.1.7 Validation des résultats

- 45.2 Valproate de sodium
  - 45.2.1 Pharmacologie
  - 45.2.2 Mécanisme d'action
  - 45.2.3 Modalités de prescription
  - 45.2.4 Effets secondaires
  - 45.2.5 Interactions médicamenteuses

- 45.3 Carbamazépine
  - 45.3.1 Pharmacologie
  - 45.3.2 Mécanisme d'action
  - 45.3.3 Modalités de prescription
  - 45.3.4 Effets secondaires
  - 45.3.5 Interactions médicamenteuses

- 45.4 L-tryptophane
  - 45.4.1 Syndrome d'éosinophilie-myalgie

- 45.5 Association de lithium et autres stabilisateurs de l'humeur

Bibliographie

Un chercheur australien, Cade, observe en 1949 que le citrate de lithium exerce une action sur l'agitation maniaque aiguë et chronique. Quelques années plus tard, le psychiatre danois Schou et ses collaborateurs (1954) confirment l'efficacité du lithium dans le traitement des états maniaques et dans la prévention des rechutes maniaco-dépressives. En 1969, l'Agence américaine de contrôle des médicaments et, en 1970, l'organisme canadien de contrôle des médicaments (Direction générale de la protection de la santé) autorisent l'usage du lithium dans le traitement des états maniaco-dépressifs.

Le traitement pharmacologique constitue toujours une partie importante de la thérapeutique des maladies affectives bipolaires. Cependant, de tous les médicaments connus, aucun utilisé seul ne se révèle uniformément efficace chez tous les sujets souffrant d'un trouble bipolaire. Plusieurs études ont confirmé l'efficacité du lithium (Schou, 2000), des anticonvulsivants (valproate de sodium et carbamazépine) et du L-tryptophane dans le traitement d'épisodes aigus ou, de façon prophylactique, d'épisodes récurrents. Bien qu'il existe d'autres médicaments efficaces, soit les neuroleptiques, les benzodiazépines et les antidépresseurs, le lithium est le plus utilisé en clinique ou dans les études cliniques parmi les agents antimaniaques ou stabilisateurs de l'humeur.

Le présent chapitre traite de l'action thérapeutique du lithium, employé seul ou en association avec d'autres agents, dans le traitement de la maladie bipolaire.

45.1 LITHIUM

45.1.1 Pharmacologie

Le lithium est un cation monovalent appartenant aux métaux alcalins de la famille 1A du tableau périodique. Ce cation ne se trouve pas à l'état brut à cause de l'arrangement particulier de ses électrons et de la haute densité de la charge positive de son noyau.

Le lithium est utilisé sous forme de sels : citrate, sulfate, chlorure et carbonate, ce dernier étant la forme la plus employée en raison des avantages pratiques qu'elle présente par rapport aux autres formes. Le carbonate de lithium renferme une quantité de lithium jusqu'à deux fois supérieure à celle que contiennent les autres sels.

Absorption

Le lithium est absorbé presque entièrement par le tractus gastro-intestinal, tout comme le sodium et le potassium auxquels il peut se substituer dans une proportion de 60 % à 70 %. Le lithium intracellulaire n'est toutefois pas expulsé aussi efficacement de la cellule que le sodium. La substitution du sodium par le lithium dans les cellules intestinales diminue l'absorption d'eau et de glucose, ce qui explique l'apparition rapide d'effets secondaires et de problèmes gastro-intestinaux (nausées, vomissements ou diarrhée). Ces signes d'intoxication sont un indice de la concentration intracellulaire du lithium dans l'organisme. Une méconnaissance de ces symptômes gastro-intestinaux peut entraîner de graves complications consécutives à une intoxication par le lithium (convulsions, dommages cérébelleux et décès).

Distribution

Le lithium s'accumule à l'intérieur des cellules. Il traverse la barrière hémato-encéphalique, et sa concentration dans le liquide céphalorachidien atteint un pic 24 heures après son ingestion. La concentration de lithium dans le liquide céphalorachidien équivaut à la demi-valeur de la concentration du lithium plasmatique. Le captage du lithium par les différents tissus n'est pas uniforme ; rapidement capté par le rein, plus lentement par le foie, les os et les muscles, le lithium parvient très lentement au cerveau.

Excrétion

Le lithium est excrété presque entièrement par voie rénale et se comporte comme le sodium dans le glomérule rénal et le tubule proximal. Les ions lithium et sodium sont réabsorbés, dans une proportion de 60 % à 70 %, par le tubule proximal aux dépens des électrolytes et des gradients de concentration. Mais, au-delà du tubule proximal, le lithium et le sodium sont traités différemment : contrairement au sodium, le lithium n'est pas réabsorbé dans les parties distales du néphron. On observe de ce fait, chez au moins le tiers des patients traités par le lithium, un diabète insipide

Psychiatrie clinique : une approche bio-psycho-sociale

néphrogénique qui ne répond pas à l'hormone antidiurétique.

L'excrétion rénale du lithium varie énormément d'une personne à l'autre. Les variations de la dose correspondante de lithium peuvent atteindre jusqu'à 200 %. La clairance rénale du lithium est en rapport étroit avec celle de la créatinine. Il faut donc adapter la dose de lithium en fonction du taux d'excrétion de chaque patient.

Près du tiers, sinon les deux tiers, d'une dose unique de carbonate de lithium reste décelable dans l'urine pendant 6 à 12 heures après l'ingestion. Le reste de cette dose n'est pas éliminé complètement de l'organisme avant 10 ou 14 jours. La demi-vie du lithium varie grandement d'un patient à l'autre. Près de 50 % du lithium ingéré est excrété en 24 heures, soit durant la phase rapide d'excrétion, et 90 % en 48 heures. La concentration plasmatique maximale de lithium est atteinte en l'espace de deux à quatre heures.

45.1.2 Mécanisme d'action

Le déficit biologique de la maladie bipolaire n'étant pas élucidé, le mécanisme d'action du lithium dans cette maladie ne peut donc être précisé. Quatre mécanismes d'action sont donnés comme probables :

1. Le lithium serait efficace dans la manie à cause de son action sur les catécholamines. Il augmente en effet le recaptage de la noradrénaline et pourrait, de ce fait, entraîner une diminution du taux de noradrénaline dans les synapses.
2. Selon une autre hypothèse, le lithium interférerait dans la conduction nerveuse en se substituant au sodium ou au magnésium. Tout comme le sodium, le lithium entre dans le neurone suivant des gradients de concentration, mais, contrairement au sodium, son transport hors de la cellule n'est pas aussi efficace. Il pourrait également se substituer au magnésium du fait qu'il possède le même arrangement moléculaire. Même si le magnésium se trouve en très faible concentration dans l'organisme, la moindre variation du rapport magnésium/calcium peut entraîner des modifications de la conduction nerveuse. On aurait avantage à procéder à un dosage du magnésium sanguin lorsque des patients traités par le lithium, et plus particulièrement les sujets âgés, présentent des signes de confusion, et ce afin d'écarter la possibilité d'une carence en magnésium. Selon cette hypothèse, donc, le lithium exercerait un effet sur les gradients de concentration en relation avec la conduction nerveuse.
3. Une troisième hypothèse porte sur l'adénylcyclase, une enzyme qui catalyse la conversion de l'adénosine triphosphate (ATP) en adénosine monophosphate cyclique (AMPc). Cette dernière est un composé intracellulaire (second messager) par l'intermédiaire duquel plusieurs hormones exerceraient leur action. Le lithium agirait sur le système nerveux central (SNC) en inactivant l'adénylcyclase, elle-même activée par les neurotransmetteurs (acétylcholine, sérotonine et catécholamines). Le lithium est reconnu pour son action inhibitrice sur l'adénylcyclase activée par les neurotransmetteurs au niveau de la glande thyroïde et du rein, ainsi que pour son action inhibitrice sur l'adénylcyclase activée par la thyréostimuline (TSH) et l'hormone antidiurétique (ADH).
4. Le lithium semble avoir un effet potentialisateur sur le système neuronal sérotoninergique, ce qui expliquerait sa potentialisation par les antidépresseurs sérotoninergiques et par le L-tryptophane, ainsi que son effet « stabilisateur de l'humeur ».

45.1.3 Indications et contre-indications

Troubles affectifs bipolaires

Le lithium est l'agent thérapeutique et prophylactique de premier choix dans le traitement des troubles affectifs bipolaires. Des études contrôlées ont démontré son efficacité dans les états de manie aiguë, de 70 % à 80 % des patients ayant vu leur état s'améliorer dans un intervalle de 10 à 14 jours (Prien et Caffey, 1972 ; Prien, Caffey et Klett, 1972). À cause du temps que met le lithium pour agir, et compte tenu de l'agitation souvent très marquée des patients dans la phase de manie aiguë, on doit le plus souvent administrer dès les premiers jours un neuroleptique (halopéridol, rispéridone, olanzapine) ou une benzodiazépine (clonazépam ou lorazépam) ou une association neuroleptique-benzodiazépine. Il a été démontré que l'association halopéridol-benzodiazépine a un effet thérapeutique plus grand chez le patient fortement agité qu'un traitement par une benzodiazépine seule ou par un neuroleptique seul (Busch, Miller et Weiden, 1989 ; Chouinard et coll., 1993 ; Garza-Treviño et coll., 1989 ; Pilowsky et coll., 1992). Le clonazépam est cependant contre-indiqué chez le sujet qui présente une intoxication alcoolique ou chez celui qui a pris des barbituriques. L'association lithium-clonazépam ou lithium-L-tryptophane en phase aiguë permet de maîtriser les symptômes maniaques et, par conséquent, de diminuer la dose du neuroleptique (Chouinard et coll., 1983 ; Chouinard, Young et Annable, 1983). Harrow et coll. (1990) estiment que seuls 30 % des malades souffrant d'un trouble bipolaire en phase aiguë peuvent être traités par le lithium seul lorsqu'ils sont hospitalisés.

Le lithium est également reconnu pour son efficacité à titre de traitement prophylactique. Une revue de 10 études contrôlées ayant porté sur un traitement de longue durée par le lithium révèle un taux de rechute de 36,1 % parmi les patients sous lithium, comparativement à 79,3 % parmi les patients ayant reçu un placebo (Baldessarini, 1985). Bien que les bienfaits du traitement par le lithium puissent ne pas être évidents chez certains patients souffrant d'un trouble bipolaire sévère ou d'un trouble bipolaire avec évolution par cycles à succession rapide (*rapid cycling*), il reste que le lithium semble exercer un effet bénéfique surtout en phase maniaque (Prien et Caffey, 1972 ; Prien, Caffey et Klett, 1972) et dans la prévention d'épisodes de manie récurrents (Prien, Caffey et Klett, 1973).

Dépression majeure, épisode unique ou récurrent

L'action antidépressive du lithium est moins marquée dans le traitement d'un épisode aigu de dépression majeure que dans la prévention d'épisodes dépressifs bipolaires. Ayant passé en revue les études portant sur l'efficacité du lithium dans le traitement d'épisodes dépressifs aigus, Baldessarini (1985) conclut que le taux de réponse au lithium (42 %) n'était pas beaucoup plus élevé que le taux de réponse à un placebo (entre 30 % et 40 %). Le lithium peut être utile quand il s'agit de potentialiser l'effet antidépresseur des tricycliques dans les cas de dépression résistant à la thérapie classique (Montigny et coll., 1981 ; Shelton, 1999). Si l'effet potentialisateur ne se produit pas après deux semaines d'essai, le lithium devrait être cessé.

Trouble schizo-affectif et schizophrénie

Lorsqu'il s'agit de maîtriser l'agitation qui accompagne la phase aiguë du trouble schizo-affectif, les neuroleptiques se révèlent supérieurs au lithium (Prien et Caffey, 1972). L'effet thérapeutique de ces deux médicaments (neuroleptiques et lithium) s'est toutefois révélé équivalent chez les malades moins agités. Selon Taylor et Abrams (1976), les patients chez qui un trouble schizo-affectif a été diagnostiqué qui répondent à un traitement par le lithium devraient plutôt être considérés comme souffrant d'un trouble affectif récurrent. Quant au traitement des troubles schizophréniques, il n'existe pour l'instant aucune raison de croire que le lithium employé sans neuroleptique soit efficace. La potentialisation par le lithium de l'action antipsychotique des neuroleptiques chez les schizophrènes n'est pas élucidée.

Autres indications

L'utilisation du lithium s'étend au traitement de l'alcoolisme, des céphalées migraineuses, de la tension prémenstruelle et de divers troubles du comportement. Toutefois, les études à ce sujet reposent pour la plupart sur des rapports anecdotiques, et le nombre de sujets étudiés est trop limité pour qu'on puisse conclure à l'efficacité du lithium contre ces affections.

Le lithium semble aussi exercer une action anti-agressive spécifique, indépendante de la régulation thymique. Une indication possible serait le traitement de comportements agressifs, violents et récurrents, particulièrement chez les personnes dont la conduite est caractérisée par une réponse agressive à la provocation, qui présentent une atteinte cérébrale confirmée par des altérations électroencéphalographiques non spécifiques et qui ont un lourd passé criminel marqué par la violence. Soulignons que peu d'études contrôlées ont porté sur une telle propriété anti-agressive.

Contre-indications

Il faut user de beaucoup de prudence quand on prescrit le lithium à un malade qui prend des diurétiques ou des extraits thyroïdiens, ou qui a souffert d'un goitre, de troubles de l'équilibre hydro-électrolytique, de déshydratation ou d'hypertension, de même qu'à la femme enceinte.

Les facteurs favorisant l'accumulation du lithium dans l'organisme (prise de diurétiques, atteinte de la fonction rénale, insuffisance cardiaque, régime alimentaire à faible teneur en sel) ainsi que les facteurs influant sur le SNC (maladies comportant des atteintes cérébrales, vieillissement) sont autant de contre-indications qui doivent inciter le médecin à évaluer sérieusement les risques par rapport aux avantages rattachés à l'emploi du lithium.

Il est préférable de ne pas prescrire de lithium aux femmes susceptibles de devenir enceintes, à moins d'une indication spécifique (avantages du lithium clairement démontrés). Ce médicament est reconnu avoir un effet tératogène lié à des pics de concentrations plasmatiques élevées. L'utilisation du lithium durant la grossesse commande donc que l'on prévienne une élévation des concentrations sanguines en fractionnant la dose quotidienne (de 5 à 6 prises par jour), que l'on s'assure d'un apport suffisant de sel et que l'on évite une association du lithium avec un diurétique.

45.1.4 Modalités de prescription

Avant d'amorcer un traitement par le lithium, il importe de procéder à un examen physique complet, ainsi qu'à des analyses de laboratoire (voir le tableau 45.1). En présence d'une polyurie en cours de traitement, il faut effectuer périodiquement des tests de concentration urinaire. Chez le malade ayant présenté des symptômes d'intoxication sévère, il faut procéder tous les six mois à des mesures de concentration urinaire (créatininémie).

À cause de l'état physique souvent précaire dans lequel se trouve le malade souffrant de manie aiguë, on doit faire preuve de circonspection par rapport aux doses recommandées (voir le tableau 45.2) et régler la dose en fonction de la lithémie. Si l'emploi précoce de lithium au moment d'un épisode aigu favorise une réduction considérable des doses requises de neuroleptique, il comporte en revanche un risque accru d'intoxication.

Emploi thérapeutique dans le traitement de la manie aiguë

La dose de lithium appropriée dépend de la réponse clinique du malade et de la lithémie (voir le tableau 45.2). Un malade en phase aiguë tolère une quantité de

TABLEAU 45.1 Examens préalables et fréquence des examens périodiques dans le traitement par le lithium

Examens préalables	Fréquence des examens périodiques
Examen physique complet (y compris palpation de la thyroïde)	Tous les ans si aucun problème n'est signalé
Pouls	À chaque visite (patients de 40 ans et plus)
Formule sanguine complète	Tous les ans
Glycémie	Tous les ans
Fonction urinaire (azotémie, créatininémie, électrolytes), analyse d'urine (protéines et concentration)	Tous les ans
Électrolytes	Tous les ans
TSH, anticorps antithyroïdiens	Tous les trois mois pendant les deux premières années, puis une fois l'an
Électrocardiogramme	Tous les ans (patients de 40 ans et plus) ou tous les deux ans (patients de moins de 40 ans)
Électroencéphalogramme	Sur indications cliniques

Note : Si l'on a des doutes sur la fonction rénale, il convient de demander une consultation en néphrologie.

TABLEAU 45.2 Instauration du traitement de la manie aiguë par le carbonate de lithium

Posologie recommandée
1er jour : 300 mg b.i.d. ou t.i.d.
2e jour : 300 mg t.i.d. ou q.i.d.
3e jour et jours suivants : selon la condition clinique du patient et la lithémie ; il est parfois nécessaire d'augmenter jusqu'à 600 mg t.i.d.

Concentrations sanguines (dose thérapeutique)
0,8 à 1,2 mÉq/L : lithémie optimale
1,2 à 1,5 mÉq/L : risque d'effets secondaires
Au-dessus de 1,5 mÉq/L : risque d'intoxication
Note : Les concentrations sanguines ne doivent jamais dépasser 2 mÉq/L.

Fréquence des déterminations de la lithémie (dose thérapeutique)
Trois fois par semaine jusqu'à stabilisation
Par la suite, même fréquence que dans le traitement prophylactique (voir le tableau 45.3)

lithium deux fois plus élevée que celle qu'il tolère en période de rémission. Il existe un risque d'effets secondaires à des concentrations sanguines de 1,2 à 1,5 mÉq/L et un risque d'intoxication au-delà de 1,5 mÉq/L. Ce dernier risque est accru dans le cas d'une association lithium-halopéridol. Une fois l'épisode aigu maîtrisé, le traitement doit être poursuivi à une dose prophylactique. Il est toutefois préférable d'amorcer le traitement de l'épisode aigu par une benzodiazépine ou une association benzodiazépine-valproate de sodium ou, si c'est nécessaire, par une association neuroleptique-benzodiazépine-valproate de sodium pendant quelques jours (de 5 à 7 jours) avant d'instaurer la thérapie de l'épisode aigu par le lithium (Chouinard et coll., 1993).

Emploi prophylactique

Une fois les symptômes de la phase aiguë apaisés, il convient d'adapter la dose de lithium jusqu'à l'obtention de la concentration sanguine désirée (voir le tableau 45.3). Il existe une grande variation interindividuelle de la concentration sanguine de lithium selon l'âge du malade : un jeune patient pourrait avoir besoin d'une dose quotidienne allant jusqu'à 2 400 mg, tandis que le patient âgé n'aura besoin que de 150 à 300 mg par jour. Un traitement à visée phophylactique doit être adapté de façon à maintenir des valeurs minimales de lithémie, lesquelles se situent à 0,4 mÉq/L, surtout si le lithium est employé avec un autre stabilisateur de l'humeur, comme le L-tryptophane, ou avec le clonazépam ou le valproate de sodium.

Les concentrations sanguines varient aussi selon le temps écoulé entre la prise du médicament et l'heure du prélèvement. Être à jeun n'est pas une condition de la détermination de la lithémie. Il est recommandé de mesurer la lithémie 12 heures après la prise du médicament. Si le test sanguin est fait l'après-midi, il est alors possible de déterminer la concentration moyenne optimale du fait que l'on sait que la lithémie s'est abaissée de 0,1 à 0,2 mÉq/L. Si le prélèvement est fait dans les 6 à 12 heures suivant l'ingestion du médicament, il faudra alors soustraire de 0,1 à 0,2 mÉq/L pour obtenir la concentration moyenne optimale.

Voici des instructions et des informations que le médecin devrait donner à son patient relativement aux effets secondaires du médicament et aux précautions à prendre pendant toute la durée du traitement par le lithium :

– utiliser la salière aux repas ;

– cesser immédiatement le lithium et prendre rapidement contact avec un médecin en cas de vomissements, de diarrhée ou de fièvre ;

– *toujours* informer ses autres médecins qu'il prend du lithium et aviser son médecin traitant de tout nouveau médicament qu'il prend, même pendant une courte durée ;

– ne prendre aucun diurétique, ni anti-inflammatoire, ni antibiotique sans d'abord en aviser son médecin traitant, et ce même s'ils sont prescrits par d'autres médecins, sauf en cas d'urgence ;

– augmenter l'apport en eau et en sel dans le cas d'une sudation importante ;

– ne pas suivre de régime sévère sans consulter préalablement son médecin ;

– entrer en contact avec le médecin ou son remplaçant, ou le service des urgences, s'il éprouve des problèmes d'équilibre, de marche ou d'élocution.

TABLEAU 45.3   **Traitement prophylactique* des troubles affectifs bipolaires par le carbonate de lithium**

Posologie recommandée

De 450 à 1 500 mg par jour, en une prise unique au coucher

Ajuster la dose progressivement selon la lithémie

Concentrations sanguines (dose prophylactique)

Lithémie optimale entre 0,4 (0,6) à 1,2 mÉq/L

Les concentrations sanguines ne devraient jamais dépasser 1,5 mÉq/L

Un niveau inférieur à 0,6 mÉq/L peut être suffisant chez certains malades, surtout lorsque le lithium est combiné avec le L-tryptophane

Fréquence des déterminations de la lithémie (dose prophylactique)

Une fois par semaine jusqu'à stabilisation

Par la suite, tous les mois pendant plusieurs mois, selon l'état clinique

Tous les deux ou trois mois lorsque le traitement est bien implanté et que l'état clinique du malade est stable

Toujours procéder à une détermination de la lithémie une semaine après l'augmentation de la dose, car le lithium atteint son état d'équilibre au bout d'une semaine

Surveillance du poids

* Par traitement prophylactique, on entend la prévention d'épisodes maniaques ou dépressifs par le maintien de la stabilité de l'humeur.

45.1.5 Effets secondaires

Le tableau 45.4 donne une liste des effets secondaires du lithium les plus souvent signalés. Citons, parmi les effets les plus fréquents, la polyurie, la polydipsie, le gain de poids et les tremblements ; parmi les plus incommodants, le psoriasis, l'alopécie et une altération du goût (goût métallique) ; parmi les plus dangereux, l'hypothyroïdie, les bradycardies sinusales, les arythmies cardiaques et les convulsions.

Les symptômes gastro-intestinaux et la faiblesse musculaire, qui coïncident habituellement avec des élévations des concentrations sanguines du lithium, surviennent probablement à cause d'une absorption rapide et auraient un rapport avec le pic d'absorption. Il est possible de prévenir l'apparition de la plupart des effets indésirables en échelonnant les prises de la dose quotidienne sur 24 heures. Certains malades peuvent également souffrir de crampes abdominales et de diarrhée et il arrive que ces symptômes persistent pendant toute la durée du traitement. Ces effets secondaires sont attribuables à l'excipient de lactose qui entre dans la composition du comprimé de carbonate de lithium. On peut alors opter pour une formule sans lactose afin d'éviter cet inconvénient.

Parmi les effets cardiovasculaires, mentionnons les arythmies sinusales signalées chez des patients âgés de 50 ans ou plus. Les symptômes en sont : syncope, trouble de l'équilibre et dyspnée à l'exercice ; ils disparaissent à la suite du retrait du lithium. De telles réactions sont rares, que le lithium soit pris seul ou en association avec la carbamazépine. Un électrocardiogramme devrait être réalisé dès que les symptômes se manifestent. En effet, ces symptômes se traduisent le plus souvent par des altérations électrocardiographiques non spécifiques de l'onde T. Ces altérations de l'onde T, qui ont été relevées chez de 20 % à 30 % des patients, apparaissent dans les premières semaines du traitement et persistent jusqu'à sa cessation.

Les tremblements fins des extrémités (non les tremblements grossiers à la suite d'une intoxication) peuvent handicaper certains patients. Ces tremblements sont aggravés par la fatigue, le stress émotif, la caféine et la prise concomitante d'un neuroleptique. Pour atténuer ces tremblements, il est recommandé au médecin de suivre les conseils suivants :

- inciter le patient à diminuer sa consommation de caféine ;
- réduire légèrement la dose de lithium ;
- faire prendre la majeure partie de la dose quotidienne de lithium au coucher ;
- potentialiser le lithium par l'ajout de L-tryptophane (ce qui permettra de diminuer la dose de lithium) ;
- ajouter un agent bêtabloquant, comme le propranolol, à raison de 10 à 25 mg le matin et le midi.

En présence d'une alopécie, il est très important de procéder à des examens de la fonction thyroïdienne ; les cheveux repoussent parfois sans qu'il soit nécessaire d'interrompre la prise de lithium, le cas contraire nécessitant l'arrêt du traitement.

TABLEAU 45.4 Effets secondaires associés au lithium

Réactions gastro-intestinales	**Problèmes thyroïdiens**	**Réactions cardiovasculaires**
Irritation gastro-intestinale	Goitre non toxique	Bradycardie sinusale
Nausées	Hypothyroïdie	Arythmies diverses
Douleurs abdominales	**Problèmes rénaux**	**Réactions dermatologiques**
Selles plus fréquentes	Soif	Induction ou exacerbation de l'acné
Réactions du système nerveux central	Polydipsie	Induction ou exacerbation du psoriasis
Légère faiblesse musculaire	Polyurie	Éruptions maculo-papuleuses
Tremblement des mains (non cérébelleux)	Nycturie	Prurit
Perte de mémoire	**Réaction métabolique**	Alopécie
Convulsions	Gain de poids	**Réactions hématologiques**
		Leucocytose

Psychiatrie clinique : une approche bio-psycho-sociale

Une leucocytose apparaît aussi chez quelques sujets sans inversion de la formule leucocytaire. Cette augmentation anormale des leucocytes, qui n'est pas liée à la dose de lithium ni aux concentrations sanguines de lithium, peut persister durant le traitement et se corriger à sa cessation. Cet effet secondaire du lithium peut être exploité à des fins thérapeutiques pour augmenter les globules blancs au cours des traitements de chimiothérapie ou dans les cas de leucopénies reliées au traitement par la clozapine.

Il existe des symptômes précurseurs d'intoxication (voir le tableau 45.5). Sitôt qu'apparaît un de ces symptômes, le traitement par le lithium doit être interrompu ; il faut aussi mesurer la lithémie sans délai et garder le patient en observation. On peut prévenir ces symptômes en mesurant régulièrement les concentrations sanguines et, surtout, en évitant toute administration concomitante de médicaments qui élèvent les concentrations plasmatiques du lithium (voir le tableau 45.6, p. 1216).

Les symptômes d'intoxication du SNC par le lithium figurent au tableau 45.5. La phénytoïne est contre-indiquée dans le traitement de convulsions consécutives à une intoxication par le lithium, car il y a risque de coma. L'emploi de clonazépam ou de lorazépam est recommandé. Dans les cas de convulsions récidivantes ou d'un état de mal épileptique, seule l'hémodialyse peut se révéler efficace.

Une intoxication par le lithium nécessite un traitement aux soins intensifs, qui comprend une détermination du taux sérique de lithium et une administration immédiate de solutés physiologiques (composés de 5 à 6 L d'eau et de 0,9 % de chlorure de sodium durant une période de 24 heures). Une lithémie se situant entre 2 et 4 mÉq/L ou plus, compliquée par un état clinique grave, nécessite sans délai une hémodialyse en vue de prévenir des lésions neurologiques irréversibles ou même la mort. Les diurétiques sont contre-indiqués, car l'excrétion sodique qu'ils provoquent entraîne une réabsorption plus importante de lithium par le rein qui tente alors de préserver l'équilibre ionique en augmentant la perméabilité cellulaire au sodium.

Des études et des revues de la littérature font état de la toxicité rénale du lithium (Gitlin, 1999 ; Lokkegaard et coll., 1985 ; Sinaniotis, Haratsaris et Papadatos, 1978). Bien que le lithium provoque des lésions rénales tubulaires à courte échéance et des

TABLEAU 45.5   **Symptômes précurseurs d'intoxication par le lithium et symptômes d'intoxication**

Symptômes précurseurs d'intoxication

1. Stade précoce
Système gastro-intestinal :
  – Anorexie
  – Vomissements
  – Diarrhée, incontinence fécale

2. Stade avancé*
Système cérébelleux et musculaire :
  – Dysarthrie
  – Tremblements grossiers
  – Contractions musculaires
  – Ataxie

3. Stade très avancé*
Système nerveux central :
  – Somnolence
  – Confusion légère

Symptômes d'intoxication
– Atteinte de l'état de conscience (confusion, coma) – Hypertonie – Rigidité – Hyperréflexie – Tremblements musculaires ou fasciculations généralisées

* Si une intoxication par le lithium tarde à être traitée, elle peut entraîner des lésions neurologiques irréversibles et même la mort. La présence d'un ou plusieurs symptômes d'intoxication commande une hospitalisation immédiate sous soins intensifs et une hémodialyse doit être envisagée.

lésions glomérulaires à plus longue échéance, ces lésions ne constituent pas une raison suffisante pour que l'on s'abstienne de le prescrire. La déplétion de glomérules rénaux (de l'ordre de 10 % à 20 %) constatée chez le sujet âgé de 60 ans ou plus ne représente pas un risque significatif d'insuffisance rénale pour la majorité des sujets ; par contre, ce risque s'accroît considérablement pour les sujets ayant des antécédents d'intoxication par le lithium.

Les lésions glomérulaires sont donc plus importantes chez le malade ayant souffert d'une intoxication par le lithium. Dans ces circonstances, il convient :

– de vérifier auprès du patient, par des questions précises, tout problème rénal ou toute infection urinaire dont il aurait pu souffrir, ainsi que les antécédents de polyurie ou de polydipsie, et ce avant l'instauration du traitement par le lithium ;

- de surveiller, durant la thérapie, toute modification par rapport à l'état antérieur au traitement du patient ;
- de s'assurer que le patient consomme une quantité suffisante de sel de table afin de prévenir toute altération de la perméabilité cellulaire du tubule proximal (une carence en sodium augmente la perméabilité cellulaire à la fois pour le sodium et le lithium, ce qui entraîne comme conséquence une forte concentration intracellulaire de lithium) ;
- de viser le maintien d'une concentration plasmatique minimale et optimale, afin de prévenir les rechutes ;
- de cesser de prescrire le lithium s'il se révèle inefficace ;
- d'éviter le plus possible d'associer neuroleptiques ou antidépresseurs tricycliques au lithium durant le traitement prophylactique. L'association de neuroleptiques classiques et de lithium accroît les risques de lésions rénales.

Le lithium modifie la fonction thyroïdienne de plusieurs façons : il inhibe le captage de l'iode, l'iodation de la tyrosine, la libération de la triiodothyronine (T_3) et de la thyroxine (T_4) et la dégradation périphérique des hormones thyroïdiennes. Le lithium se substitue à l'iode à l'intérieur de la glande thyroïde et, de ce fait, diminue la synthèse des hormones thyroïdiennes. Le lithium bloque la stimulation de la thyroïde par la TSH hypophysaire en interférant avec l'adénylcyclase sensible à la TSH. Il en résulte un ralentissement de la fonction thyroïdienne, que la plupart des malades sont capables de compenser.

Environ 5 % des patients traités par le lithium développent néanmoins une légère hypothyroïdie et environ 30 % développent un goitre bénin non toxique. Bien que seulement 5 % des malades souffrent d'une hypothyroïdie franche, près de 30 % présentent une élévation de la TSH durant la première année de traitement, ce qui porte à croire qu'il se produit un léger déficit des hormones thyroïdiennes chez la plupart d'entre eux. Ces effets sont toutefois réversibles et ils se corrigent dès l'arrêt du traitement ou par l'emploi de lévothyroxine sodique (Synthroid®).

Un taux élevé d'anticorps antithyroïdiens avant l'instauration du traitement serait un signe de vulnérabilité par rapport à l'hypothyroïdie. Il n'est pas prouvé que le lithium stimule le système auto-immunitaire ; il agirait plutôt en démasquant une forme auto-immune de thyroïdite subclinique déjà présente. Pour cette raison, il est conseillé au médecin de procéder à un dosage des anticorps antithyroïdiens avant d'amorcer le traitement par le lithium chez les patients ayant des antécédents familiaux de thyroïdite. Par ailleurs, rien ne permet d'associer le lithium avec un risque accru de cancer de la glande thyroïde.

L'introduction d'une nouvelle méthode pour doser la TSH a donné lieu à de grands progrès dont bénéficie la psychiatrie. Le dosage par la méthode radio-immunométrique à double anticorps (*immunoradiometric assay* [IRMA]), plus précis que le dosage radio-immunologique (*radioimmuno assay* [RIA]), a permis de relever une différence significative dans les résultats des mesures de la TSH obtenus par ces deux techniques en psychiatrie (Little et coll., 1990). Par la méthode ultrasensible IRMA, Little et coll. (1990) ont pu détecter des taux anormaux de TSH chez un plus grand nombre de patients suivis en psychiatrie, de l'ordre de 18 patients sur 97 (18,5 %), comparativement à 4 sur 93 (4,3 %) avec la méthode RIA. Cette nouvelle méthode de dosage de la TSH est aussi utile parce qu'elle permet au médecin, à partir d'un indice plus précis de la présence d'une hypothyroïdie subclinique, de sonder la relation entre les troubles de l'humeur et le dérèglement thyroïdien.

D'autres chercheurs (Vincent, Baruch et Vincent, 1994) ont tenté de déterminer dans le temps le point critique de vulnérabilité du patient sous lithium en ce qui concerne le développement d'une hypothyroïdie. Leur étude rétrospective, qui a porté sur 154 patients suivis dans deux hôpitaux de Québec (Canada), a révélé 42 cas d'hypothyroïdie. Une différence significative a été décelée entre le début de la maladie et l'âge du patient (soit une hypothyroïdie plus prononcée chez la personne âgée), par rapport à une différence nulle entre le dérèglement thyroïdien et le sexe du patient, ou le type de diagnostic et la ménopause. Des 42 cas d'hypothyroïdie, 31 (74 %) ont été diagnostiqués à l'intérieur de 2 ans à compter de l'instauration du traitement par le lithium.

Cette étude met en évidence l'importance du diagnostic d'hypothyroïdie dans l'instauration d'un traitement fiable et efficace.

Le taux de la TSH est le meilleur indice dans le dépistage de l'hypothyroïdie. Dans les situations d'hypothyroïdie subclinique, il faut prescrire des extraits thyroïdiens en même temps que le lithium (lévothyroxine sodique à raison de 1/2 comprimé de 0,075 mg 1 fois/jour, la première semaine et, par la suite, 0,075 mg 1 fois/jour ; cette dose est généralement suffisante). Les neurones du SNC ne semblent pas être très perméables à la T_3, l'hormone thyroïdienne active, leur principale source de T_3 étant la déiodination intraneuronale de la T_4. Le dépistage de l'hypothyroïdie est primordial, car celle-ci peut aggraver la bradycardie provoquée par le lithium et peut se manifester fréquemment sous forme de dépression ou de plaintes somatiques.

45.1.6 Interactions médicamenteuses

Le lithium peut interagir avec plusieurs classes de médicaments (voir le tableau 45.6). L'association lithium-neuroleptique peut entraîner des lésions neurologiques irréversibles. Les neuroleptiques causent une augmentation des concentrations intracellulaires du lithium en inhibant son expulsion à l'extérieur de la cellule, ce qui expliquerait les lésions organiques cérébrales irréversibles relevées chez certains malades. Cette association requiert une surveillance régulière des symptômes parkinsoniens, en particulier des tremblements.

Quant à l'association du lithium avec un antidépresseur tricyclique chez les malades souffrant d'un trouble bipolaire, citons, parmi les principaux désavantages, l'induction d'épisodes maniaques, l'abaissement du seuil convulsif, le gain de poids et diverses réactions du système nerveux autonome et central (y compris la perte de mémoire). L'utilisation intermittente ou continue de tricycliques peut accélérer le cycle des rechutes chez certains de ces patients. À cet égard, Wehr et Goodwin (1979) estiment que chez 12 % à 20 % des patients souffrant d'un trouble bipolaire caractérisé par des cycles à succession rapide (au moins quatre épisodes par année), les symptômes seraient

TABLEAU 45.6   Interactions médicamenteuses avec le lithium

Médicaments	Réactions
Antidépresseurs tricycliques	Diminution du seuil convulsif, risque de convulsions de type grand mal, induction de manie
Anti-inflammatoires non stéroïdiens (indométhacine, acide acétylsalicylique, etc.)	Augmentation de la toxicité du lithium par diminution de l'excrétion
Bloqueurs neuromusculaires	Prolongation de l'effet bloquant neuromusculaire avec succinylcholine, inhibition de la cholinestérase plasmatique
Carbamazépine	Augmentation de la toxicité de la carbamazépine (leucopénie)
Diazépam (benzodiazépines)	Hypothermie
Diurétiques (thiazidiques, acide éthacrynique, furosémide, diurétiques sulfonamidés)	Augmentation du niveau sérique du lithium, risque d'intoxication surtout avec les thiazidiques
Érythromycine, tétracycline	Augmentation de la toxicité du lithium par diminution de l'excrétion
Fluoxétine	Augmentation ou diminution du niveau sérique du lithium. Cas rapportés d'intoxication par le lithium
Inhibiteurs de l'enzyme de conversion de l'angiotensine (captopril)	Augmentation du niveau sérique du lithium. Cas rapportés d'intoxication par le lithium
Iodure de potassium	Hypothyroïdie
Méthyldopa	Augmentation de la toxicité du lithium dans le SNC (mécanisme inconnu)
Neuroleptiques (phénothiazines et halopéridol)	Symptômes extrapyramidaux augmentés (tremblements), léthargie, fièvre, confusion, augmentation des concentrations intracellulaires de lithium (toxicité dans le SNC sans autres signes)
Neuroleptique (pimozide)	Augmentation possible de l'intervalle QT pouvant survenir et conduire à des arythmies ventriculaires fatales (la dose quotidienne maximale de pimozide ne devrait pas dépasser 10 mg)
Pénicillines à teneur élevée en sodium	Hypernatrémie, augmentation de l'excrétion du lithium
Phénytoïne	Augmentation de la toxicité du lithium dans le SNC (mécanisme inconnu)
Propranolol (bêtabloquant)	Bradycardie sinusale pouvant être exagérée, surtout en présence d'une hypothyroïdie subclinique

Psychiatrie clinique : une approche bio-psycho-sociale

en fait dus aux tricycliques plutôt qu'à l'évolution de la maladie. Les inhibiteurs sélectifs du recaptage de la sérotonine (ISRS) provoqueraient peut-être moins d'épisodes maniaques que les tricycliques.

45.1.7 Validation des résultats

Selon Schou (1986), l'efficacité du lithium en tant que « stabilisateur de l'humeur » chez les malades souffrant d'un trouble bipolaire ne fait pas de doute. Le lithium est considéré comme le premier représentant de cette nouvelle classe de médicaments, même si son mécanisme d'action dans la maladie affective bipolaire reste encore à préciser. Une revue critique récente de la littérature soutient et conclut par ailleurs que le lithium n'est pas plus efficace que le placebo à titre de traitement d'entretien (Moncrieff, 1995). Les antécédents thérapeutiques du patient doivent être pris en considération, car il s'agit d'un facteur qui joue un rôle dans l'absence de réponse à un traitement par le lithium. Plusieurs auteurs (Dickson et Kindell, 1986 ; Harrow et coll., 1990 ; Lusznat, Murphy et Nunn, 1988 ; Maj, Pirozzi et Kemali, 1991 ; Markar et Mander, 1989) ont jugé modeste l'efficacité du lithium, observation pour laquelle deux explications sont possibles :

1. L'emploi prolongé d'antidépresseurs tricycliques (Wehr et coll., 1988 ; Wehr et Goodwin, 1987), de l'électroconvulsivothérapie (Winokur et Kadrmas, 1989) ou d'antipsychotiques (Steiner, Laporta et Chouinard, 1990) peut exacerber la maladie bipolaire. L'efficacité du lithium serait donc prétendument confondue chez des patients ayant de tels antécédents thérapeutiques.

2. Puisqu'on reconnaît au lithium un effet potentialisateur lorsqu'il est associé à d'autres agents, tels que les neuroleptiques, les antiépileptiques et le L-tryptophane, dans le traitement de la maladie bipolaire, le potentiel d'efficacité du lithium serait d'autant limité par l'emploi de cette seule substance.

Ces situations contribueraient à réduire le nombre de patients susceptibles de réagir favorablement au lithium. Le lithium employé seul s'est révélé efficace chez de 30 % à 40 % des patients souffrant d'un trouble bipolaire, un pourcentage qui prend en compte l'efficacité observée en période de stabilisation (Prien et coll., 1984), mais qui serait moins élevé (26 %) lorsque les patients ont connu plusieurs hospitalisations et suivi des traitements par les neuroleptiques ou les antidépresseurs (Harrow et coll., 1990).

45.2 VALPROATE DE SODIUM

Bien que le lithium soit le médicament de référence dans le traitement des troubles bipolaires, de 60 % à 70 % des patients traités par le lithium ne répondent que partiellement (*partial responders*), c'est-à-dire qu'ils ne répondent pas de façon adéquate ou sont incapables de tolérer les effets secondaires causés par ce médicament. Le valproate de sodium (acide valproïque, divalproex de sodium), un anticonvulsivant couramment utilisé dans le traitement de l'épilepsie, est maintenant indiqué à titre de médicament de second choix dans le traitement de la manie aiguë. Des études cliniques ont montré que l'effet thérapeutique du valproate de sodium est supérieur à l'effet placebo et équivalent à celui du lithium chez des patients en phase de manie aiguë (Bowden et coll., 1994). Selon certaines études, l'association lithium-valproate de sodium serait bénéfique pour les patients souffrant d'un trouble bipolaire avec évolution par cycles à succession rapide (Sharma et coll., 1993 ; Stoll et coll., 1994).

45.2.1 Pharmacologie

Une concentration sérique maximale est atteinte de trois à quatre heures après l'ingestion de valproate de sodium par voie orale. La demi-vie sérique est de 6 à 16 heures. L'absorption totale est légèrement retardée lorsque le médicament est pris au moment des repas. Le valproate de sodium se distribue rapidement dans tout l'organisme et se lie fortement (à 90 %) aux protéines plasmatiques. Une augmentation de la dose peut amoindrir la capacité de liaison du valproate de sodium à ces protéines. La concentration thérapeutique dans le plasma tourne probablement autour de 50 à 100 µg/mL (ou 350 à 700 µmol/L), mais des taux sériques inférieurs ou supérieurs à cet intervalle se sont révélés efficaces chez certains patients. Le valproate de sodium et ses métabolites sont excrétés principalement dans l'urine. Son principal métabolite est un glucoronoconjugué métabolisé dans le foie. Le valproate de sodium est aussi excrété dans le lait maternel. L'allaitement au sein est donc contre-indiqué pour les femmes traitées par le valproate de sodium.

Psychiatrie clinique : une approche bio-psycho-sociale

L'effet tératogène du valproate de sodium chez les enfants de mères épileptiques ayant reçu ce médicament durant la grossesse est bien documenté. Les risques élevés liés à son emploi par la femme enceinte ou celle qui veut le devenir doivent être judicieusement évalués.

45.2.2 Mécanisme d'action

Bien que le mécanisme d'action du valproate de sodium ne soit pas précisé, son effet anticonvulsivant semble lié à l'élévation des concentrations encéphaliques de l'acide gamma-aminobutyrique (GABA) [Harden, 1994]. Ce neurotransmetteur inhibiteur est le plus abondant du SNC. Il participe à la neuromodulation de plusieurs structures cérébrales du système limbique (amygdale, thalamus, hypothalamus et hippocampe). Le GABA se lie au récepteur gabaergique de la membrane cellulaire des régions mentionnées ci-dessus par des sites de liaison spécifiques localisés dans un complexe macromoléculaire du récepteur et facilite ainsi l'ouverture des canaux ioniques aux anions (Cl^-), lesquels hyperpolarisent la membrane et diminuent l'activité des neurones. On peut supposer que le valproate de sodium, à l'instar des benzodiazépines, potentialise l'action inhibitrice du GABA sur le SNC et agit en augmentant la canalisation ionique médiée par le GABA endogène au niveau du récepteur gabaergique.

45.2.3 Modalités de prescription

À l'instauration du traitement par le valproate de sodium à la phase aiguë, la dose initiale recommandée pour l'adulte varie de 1 000 à 2 000 mg par jour, à prendre en dose unique au coucher ou en doses multiples. Le traitement d'entretien requiert une dose de départ allant de 250 à 500 mg par jour. Celle-ci sera augmentée graduellement de 5 à 10 mg/kg par jour à intervalles de 2 ou 3 jours, de manière à atteindre des concentrations sériques optimales se situant entre 50 et 125 µg/mL ou 350 et 875 µmol/L, jusqu'à l'obtention de l'effet thérapeutique désiré. La dose quotidienne maximale recommandée est de 60 mg/kg par jour. Dans la pratique clinique, la dose maximale recommandée, lorsqu'il y a association médicamenteuse avec d'autres psychotropes (lithium, neuroleptiques ou benzodiazépines), est de 2 500 mg par jour. Une bonne réponse au valproate de sodium se manifeste par une amélioration observée après une ou deux semaines de traitement, soit le même délai que dans le cas du lithium. Avant l'instauration du traitement, des analyses de la fonction hépatique s'imposent, ainsi que des examens à intervalles fréquents par la suite, surtout au cours des six premiers mois de la prise de valproate de sodium. Dans les situations à haut risque, c'est-à-dire chez le patient ayant des antécédents de maladie ou de trouble fonctionnel grave (épilepsie, maladie du foie, encéphalopathie organique, troubles congénitaux), il importe de surveiller les concentrations sériques de fibrinogène, d'albumine et d'ammoniaque.

45.2.4 Effets secondaires

Si l'on excepte quelques effets indésirables, lesquels s'atténuent avec le temps, le valproate de sodium est en général bien toléré. Son principal effet secondaire est la sédation. Le valproate de sodium augmente à long terme l'appétit, d'où une prise de poids. Ces effets peuvent être amplifiés par un emploi simultané de lithium et de neuroleptiques ou d'antidépresseurs. Une légère élévation de la concentration sérique des transaminases hépatiques est un effet secondaire fréquent qui semble lié à la dose. Le valproate de sodium, à cause de ses effets tératogènes, doit être évité durant la grossesse, parce qu'il traverse la barrière placentaire. Il est offert sous forme de comprimés entérosolubles (divalproex de sodium), ce qui prévient les effets gastro-intestinaux désagréables (nausées, vomissements). Le valproate de sodium, surtout efficace en association avec le lithium chez des patients répondant partiellement à une thérapie à la phase aiguë, est préféré à la carbamazépine en raison d'un effet moins prononcé sur la vigilance et la performance psychomotrice et d'une absence d'effets hématopoïétiques leucocytaires ou d'interactions médicamenteuses significatives. Parmi les autres effets secondaires moins fréquents associés à ce médicament, mentionnons les tremblements, une ataxie, des céphalées, un état stuporeux, une alopécie transitoire et des éruptions cutanées. Rarement, il peut entraîner une insuffisance hépatique grave, voire mortelle.

45.2.5 Interactions médicamenteuses

Le valproate de sodium inhibe l'activité de certains autres médicaments aussi métabolisés dans le foie. Il peut ainsi augmenter leur toxicité (voir le tableau 45.7).

Psychiatrie clinique : une approche bio-psycho-sociale

TABLEAU 45.7   Interactions médicamenteuses avec le valproate de sodium

Médicaments	Réactions
Antiacides	Élévation de l'ASC* de valproate de sodium
Antidépresseurs tricycliques (p. ex., amitriptyline)	Possibilité d'augmentation de la concentration maximale (C_{max}) et de l'ASC des antidépresseurs tricycliques
Barbituriques	Élévation des taux plasmatiques de barbituriques et, par conséquent, potentialisation de l'action de ces médicaments
Benzodiazépines	Diminution de l'oxydation des benzodiazépines dans le foie (augmentation de la sédation)
Carbamazépine	Diminution des taux de valproate de sodium ; fluctuation des concentrations de carbamazépine
Charbon	Baisse de l'absorption du valproate de sodium
Cimétidine	Diminution de la clairance du valproate de sodium et prolongation de sa demi-vie
Clonazépam	Risque d'état d'absence (chez les patients ayant des antécédents d'absence)
Érythromycine	Augmentation des concentrations sériques de valproate de sodium, d'où un risque d'intoxication
Éthosuximide	Augmentation ou diminution des taux sanguins d'éthosuximide
Fluoxétine	Peut augmenter les concentrations plasmatiques du valproate de sodium
Hydantoïnes	L'action de la phénytoïne peut être potentialisée ; il peut y avoir intoxication par la phénytoïne à des concentrations thérapeutiques du médicament ; l'efficacité du valproate de sodium peut être amoindrie
Inhibiteurs sélectifs du recaptage de la sérotonine	Possibilité d'inhibition du métabolisme du valproate de sodium, d'où une augmentation des taux de valproate de sodium
Phénothiazines (p. ex., chlorpromazine)	Diminution de la clairance, prolongation de la demi-vie et hausse des concentrations minimales de valproate de sodium
Salicylates	Augmentation de la fraction libre de valproate de sodium, pouvant mener à l'intoxication ; risques d'effets sur la coagulation

* ASC : aire sous la courbe, qui rend compte de la concentration du médicament dans la circulation systémique en fonction du temps.

Note : L'emploi concomitant de lithium et de divalproex de sodium a entraîné une augmentation de l'ordre de 11 % à 12 % de l'ASC et de la C_{max} de ce dernier. Bien qu'ils soient significatifs sur le plan statistique, ces changements ne devraient pas avoir d'importance clinique.

45.3 CARBAMAZÉPINE

La carbamazépine est un anticonvulsivant utilisé à titre d'adjuvant en association avec le lithium ou comme médicament de second choix dans le traitement des états maniaques aigus, en particulier dans le traitement prophylactique d'épisodes maniaques récurrents (Fritze et coll., 1994). L'efficacité de la carbamazépine dans le traitement prophylactique des troubles affectifs, en particulier de type bipolaire, a été confirmée (Small, 1990). Des études cliniques ont indiqué une action synergique ou combinée du lithium et de la carbamazépine dans le traitement à la phase aiguë de la manie et de la dépression, ainsi que dans le traitement d'entretien au long cours des troubles bipolaires (Arana et coll., 1989 ; Kishimoto, 1992). D'autres études laissent également entendre que la carbamazépine agirait de préférence sur la maladie bipolaire caractérisée par une succession de cycles rapide, soit un nombre d'épisodes de quatre ou plus par année (Joyce, 1988). On ne dispose cependant d'aucune étude contrôlée comparant carbamazépine et valproate de sodium dans le traitement des états maniaques aigus.

45.3.1 Pharmacologie

L'absorption de la carbamazépine est relativement lente. Les concentrations sériques maximales de carbamazépine inchangée sont atteintes en 24 heures après la prise d'une dose orale unique de carbamazépine sous forme de comprimé. La prise de carbamazépine en comprimés à libération lente (*controlled release* [CR]) en doses multiples produit des concentrations sériques maximales moyennes plus faibles, ce qui a pour effet de diminuer l'incidence de réactions indésirables liées à des concentrations plasmatiques intermittentes du médicament. La carbamazépine se lie aux protéines plasmatiques dans une proportion de 70 % à 80 %. La demi-vie d'élimination sérique est en moyenne de 36 heures dans le cas d'une dose orale unique et de 16 à 24 heures dans le cas de doses multiples. La carbamazépine, employée en polythérapie avec d'autres antiépileptiques inducteurs enzymatiques, a une demi-vie de 9 à 10 heures en moyenne. La concentration thérapeutique de la carbamazépine plasmatique varie en général entre 4 et 10 µg/mL. Seulement de 2 % à 3 % de la dose de carbamazépine inchangée est excrétée dans l'urine. Son principal métabolite, le carbamazépine-10,11-époxyde, est actif sur le plan pharmacologique. Il convient donc de procéder à des dosages réguliers des concentrations plasmatiques de la carbamazépine et de son métabolite 10,11-époxyde et d'ajuster la posologie en conséquence.

45.3.2 Mécanisme d'action

Le mécanisme d'action de la carbamazépine dans la manie et les troubles bipolaires (trouble maniaco-dépressif) n'est pas précisé (De la Fuente et Mendlewicz, 1992). La carbamazépine peut sensibiliser la fonction présynaptique en augmentant la neurotransmission sérotoninergique ; cette action serait médiée par les récepteurs sérotoninergiques post-synaptiques sensibles à la carbamazépine.

45.3.3 Modalités de prescription

Il est recommandé d'instaurer le traitement par la carbamazépine par une faible dose quotidienne et de l'augmenter graduellement. Une tolérance à son action ou à ses effets peut survenir quelques mois après le début du traitement. Il est recommandé de prescrire ce médicament sous forme de comprimés à libération lente, de manière à réduire les fluctuations quotidiennes de carbamazépine plasmatique et ainsi limiter les risques d'effets secondaires (atteinte de la performance psychomotrice, dépression du SNC, etc.). Les comprimés de carbamazépine doivent être pris en 2 à 4 doses fractionnées par jour, de préférence aux repas. La dose d'attaque du traitement à la phase aiguë de la manie est de 400 à 600 mg par jour. La dose initiale de carbamazépine peut être augmentée graduellement en des prises fractionnées, jusqu'à la disparition de la crise et la suppression des symptômes. La dose quotidienne va de 800 à 1 200 mg. Dans le traitement d'entretien, il convient d'utiliser les doses qui ont permis d'obtenir la meilleure réponse possible et une tolérance optimale aux doses initiales. Si elle est associée au lithium ou à un neuroleptique, la carbamazépine doit être instaurée à faibles doses, soit de 100 à 200 mg par jour. Il est rarement nécessaire de dépasser 800 mg par jour lorsqu'elle est prise en association avec d'autres psychotropes (lithium, neuroleptiques ou benzodiazépines). Un usage simultané de carbamazépine et de lithium accroît le risque de sédation et d'atteinte de la performance psychomotrice à proportion de la dose. À des doses quotidiennes supérieures à 900 mg, la carbamazépine peut altérer la capacité de réaction mentale qui fait appel à un haut degré de vigilance et d'attention.

45.3.4 Effets secondaires

À l'instar des antidépresseurs tricycliques, la carbamazépine exerce une action anticholinergique dont résultent certains de ses effets secondaires. Les réactions indésirables les plus fréquentes à la carbamazépine sont des effets neurologiques (sédation, céphalées, ataxie, diplopie, étourdissements), des troubles gastro-intestinaux (nausées, vomissements) et des réactions allergiques cutanées. D'autres effets sont rapportés, quoique moins fréquemment, dont la leucopénie (3 %), l'anémie aplastique (rare) et des effets endocriniens ou hépatiques. Les effets indésirables apparaissent habituellement durant la phase initiale du traitement et tendent à se corriger avec le temps. À des doses élevées (plus de 900 mg) ou à la suite de fluctuations marquées de ses concentrations plasmatiques, la carbamazépine peut causer de la sédation et, en conséquence, altérer l'attention et la vigilance. Son emploi en polythérapie à une dose quotidienne supérieure à 600 mg dans le traitement des troubles bipolaires peut entraîner l'apparition de réactions indésirables du SNC. Un état de confusion peut se révéler être une manifestation d'une surdose de carbamazépine, que celle-ci soit prise seule ou combinée à d'autres médicaments (lithium ou neuroleptique). La carbamazépine semble capable de provoquer une augmentation des lipides du sang propice à une athérosclérose (Isojärvi, Pakarinen et Myllylä, 1993). En pratique clinique, l'emploi de la carbamazépine n'est pas le premier choix en raison de son action sur les enzymes hépatiques, y compris celles qui interviennent dans le métabolisme des lipides et des médicaments, de ses effets négatifs sur les facultés cognitives et des risques de leucopénie.

Psychiatrie clinique : une approche bio-psycho-sociale

45.3.5 Interactions médicamenteuses

L'induction enzymatique hépatique en réponse à la carbamazépine peut avoir pour effet de réduire ou d'enrayer l'activité d'autres médicaments aussi métabolisés dans le foie. Il peut donc être nécessaire d'adapter en conséquence la posologie de certains médicaments employés de façon concomitante avec la carbamazépine (voir le tableau 45.8).

45.4 L-TRYPTOPHANE

Le tryptophane, un acide aminé essentiel et précurseur de la sérotonine, est approuvé par la Direction de la protection de la santé (Canada) pour usage dans le traitement de la manie et des psychoses maniaco-dépressives. Le L-tryptophane est indiqué en tant qu'adjuvant en association avec le lithium et est

TABLEAU 45.8 Interactions médicamenteuses avec la carbamazépine

Médicaments	Réactions
Acétaminophène	Augmentation des risques d'hépatotoxicité de l'acétaminophène à la suite d'une administration prolongée ou de fortes doses de carbamazépine
Anticoagulants oraux	Atténuation de l'effet anticoagulant
Antidépresseurs tricycliques	Augmentation des taux sériques de carbamazépine, d'où une accentuation des effets thérapeutiques et toxiques ; diminution des taux des antidépresseurs tricycliques
Barbituriques	Diminution des concentrations sériques de carbamazépine, d'où un risque de perte d'efficacité
Benzodiazépines	Atténuation des effets thérapeutiques des benzodiazépines
Charbon	Réduction de l'absorption de la carbamazépine
Cimétidine	Augmentation des taux sériques de carbamazépine et risque d'intoxication
Clarithromycine	Augmentation des taux sériques de carbamazépine et risque d'intoxication
Clonazépam	Baisse des concentrations plasmatiques à l'état d'équilibre de clonazépam et risque de perte de l'efficacité de ce produit
Clozapine	Atténuation de l'effet thérapeutique de la clozapine ; risque accru d'agranulocytose
Contraceptifs oraux	Saignements intermittents ; peut nuire à la fiabilité des contraceptifs oraux
Cyclosporine	Atténuation des effets thérapeutiques de la cyclosporine
Danazol	Augmentation des taux sériques de carbamazépine et risque d'intoxication
Diltiazem	Augmentation des taux sériques de carbamazépine et risque d'intoxication
Doxycycline	Raccourcissement de la demi-vie et baisse des taux sériques de doxycycline
Érythromycine	Augmentation des taux sériques de carbamazépine et risque d'intoxication
Félodipine	Atténuation possible de l'effet thérapeutique de la félodipine
Fluoxétine	Augmentation des taux sériques de carbamazépine et risque d'intoxication
Halopéridol	Diminution de l'effet thérapeutique de l'halopéridol
Hydantoïnes	La phénytoïne fait baisser les taux sériques de carbamazépine ; l'effet de la carbamazépine sur la phénytoïne est variable
Isoniazide	Toxicité de la carbamazépine et/ou hépatotoxicité de l'isoniazide
Isotrétinoïne	Atténuation des effets thérapeutiques de la carbamazépine
Lithium	Effets secondaires touchant le SNC
Macrolides	Augmentation des taux sériques de carbamazépine et risque d'intoxication
Relaxants musculaires non dépolarisants	Atténuation de l'effet des relaxants musculaires non dépolarisants et raccourcissement de leur durée d'action
Théophylline	Baisse des taux de carbamazépine ; augmentation ou diminution des taux de théophylline
Vérapamil	Augmentation des taux sériques de carbamazépine et risque d'intoxication
Valproate de sodium	Diminution des taux d'acide valproïque ; fluctuation des concentrations de carbamazépine

Psychiatrie clinique : une approche bio-psycho-sociale

considéré comme étant un stabilisateur de l'humeur (Benkelfat et coll., 1995; Chouinard et coll., 1983; Chouinard, Young et Annable, 1985; Landry, Chouinard et Primeau, 1991). La dose efficace est de 8 à 10 g par jour. Le L-tryptophane a très peu d'effets connus sur la vigilance et la performance psychomotrice. Son emploi en association avec le lithium favorise une réduction significative des doses de lithium et permet d'atténuer les effets secondaires (touchant la vigilance et les facultés cognitives) de ce dernier. Cet agent peut être aussi combiné à d'autres stabilisateurs de l'humeur, mais ne doit pas être employé en association avec les inhibiteurs sélectifs du recaptage de la sérotonine (ISRS) ni avec les inhibiteurs de la monoamine-oxydase (IMAO), cette dernière combinaison pouvant causer un syndrome sérotoninergique.

45.4.1 Syndrome d'éosinophilie-myalgie

À l'heure actuelle, l'association lithium-L-tryptophane constitue l'un des traitements de choix des troubles affectifs bipolaires en raison d'un profil d'effets secondaires plus favorable que celui d'autres associations. Malheureusement, l'emploi du L-tryptophane n'est plus permis aux États-Unis en raison de cas de syndrome d'éosinophilie-myalgie et de décès signalés à la suite de l'ingestion de L-tryptophane contaminé pendant les années 80 et 90 (Belongia et coll., 1990; Kamb et coll., 1992). Au moment où apparaissait une épidémie de ce syndrome, le L-tryptophane était offert aux États-Unis sous forme d'aliment naturel et vendu dans les magasins spécialisés dans ces produits. Au Canada, le L-tryptophane était alors, et est toujours, un médicament délivré strictement sur ordonnance médicale. Aucun cas de syndrome éosinophilique-myalgique n'a été signalé au Canada à la suite de l'emploi de L-tryptophane qui, d'ailleurs, n'est distribué que par les pharmaciens. Dans une visée de prévention rapide, les centres américains de contrôle des maladies ont défini des caractéristiques typiques de ce syndrome, notamment:

- un décompte des éosinophiles d'au moins $1,0 \times 10^9$/L;
- une myalgie généralisée au cours de la maladie, avec des effets perturbateurs sur le déroulement fonctionnel du quotidien;
- une absence d'infection ou de néoplasie susceptible d'être à l'origine de l'une ou l'autre des caractéristiques précédentes.

L'évolution du syndrome peut se traduire, au fil du temps, par des manifestations cutanées et musculo-squelettiques caractérisées par des lésions de la peau (sclérodermie, fasciite diffuse) et une myalgie sévère. On a signalé de plus des problèmes touchant d'autres organes, tels les nerfs périphériques et les poumons. Il est maintenant établi que l'épidémie du syndrome éosinophilique-myalgique survenue aux États-Unis était en relation avec une contamination de préparations produites par une seule compagnie.

45.5 ASSOCIATION DE LITHIUM ET AUTRES STABILISATEURS DE L'HUMEUR

Il convient de suivre la procédure décrite ci-dessous quand on instaure un traitement combinant le lithium et un stabilisateur de l'humeur:

1. Amorcer le traitement de tout malade souffrant d'un trouble bipolaire avec le lithium (sauf s'il y a des contre-indications).

2. Dans le cas d'une réponse au lithium jugée inadéquate, combiner lithium et valproate de sodium. Si l'association lithium-valproate de sodium ne réussit pas à atténuer les symptômes, ajouter un autre anticonvulsivant à cette association (lithium-valproate de sodium-clonazépam ou lorazépam) ou ajouter le L-tryptophane (lithium-valproate de sodium-L-tryptophane).

3. Ajouter un antipsychotique atypique à faible dose, par exemple rispéridone, clozapine ou olanzapine, si la réponse à l'association lithium-valproate de sodium-anticonvulsivant est inadéquate. À noter que si la clozapine est employée, il ne faut alors utiliser aucune benzodiazépine (lorazépam, clonazépam), une association clozapine-benzodiazépine à haute dose pouvant provoquer un arrêt respiratoire ou un delirium. Ces antipsychotiques atypiques (rispéridone, clozapine ou olanzapine) comportent les avantages suivants: une tolérance moindre et des phénomènes de supersensibilité moins fréquents, telle une psychose de supersensibilité ou une dyskinésie tardive.

L'ajout d'un neuroleptique (comme l'halopéridol) à faible dose en association avec la rispéridone peut favoriser l'amélioration de l'état de certains malades résistants. Il faut alors prescrire les neuroleptiques classiques pendant la période la plus courte possible, ces malades ayant une plus grande prédisposition à la dyskinésie tardive que les malades schizophrènes.

4. Ajouter un antidépresseur dans le cas d'un épisode dépressif résistant au lithium ou à une association lithium-L-tryptophane-valproate de sodium. Des recherches ont démontré qu'il existe un groupe de malades chez qui les antidépresseurs tricycliques précipitent des épisodes de manie et augmentent la fréquence des cycles de la maladie (Wehr et Goodwin, 1979). S'il se révèle nécessaire de prescrire un antidépresseur tricyclique, on recommande de diminuer la dose rapidement dès le retour à la normale de l'humeur. La néfazodone et les ISRS pourraient induire moins de passages en manie que les tricycliques. Dans la phase dépressive, il peut être nécessaire de diminuer la dose de lithium et des autres stabilisateurs de l'humeur, de façon à permettre au malade de passer à un état euthymique. De fait, dans la phase dépressive, l'état du patient peut être stabilisé par les stabilisateurs.

*
* *

Le lithium et les anticonvulsivants constituent une avancée importante dans la thérapeutique des maladies affectives bipolaires, et plus particulièrement dans la prévention d'épisodes récurrents. Quelques-uns des effets secondaires à longue échéance du lithium obligent à le réserver aux patients pour qui il se révèle efficace et procure des bienfaits thérapeutiques. Toutefois, la gravité de certains de ces effets secondaires n'est pas à ce point qu'il faille s'abstenir de le prescrire lorsqu'il est indiqué, puisque le lithium demeure le médicament le plus utilisé dans le traitement des maladies affectives bipolaires (Bauer et coll., 1999 ; Consensus Development Panel, 1994).

L'emploi du valproate de sodium devient de plus en plus répandu. D'autres anticonvulsivants, tels la gabapentine (Ghaemi et coll., 1998), le topiramate (McElroy et coll., 2000) et la lamotrigine, sont présentement à l'étude pour une évaluation de leur efficacité dans le traitement de la maladie bipolaire. Ainsi, dans une récente étude à double insu (Calabrese et coll., 1999), la lamotrigine s'est montrée efficace dans le traitement du trouble bipolaire.

Bibliographie

ARANA, G.W., et coll.
1989 « Refractory rapid cycling unipolar depression responds to lithium and carbamazepine treatment », *J. Clin. Psychiatry*, vol. 50, p. 356-357.

BALDESSARINI, R.J.
1985 « Lithium salts and antimanic agents », dans *Chemotherapy in Psychiatry, Principles and Practice*, Cambridge, Harvard University Press, p. 93-129.

BAUER, M.S., et coll.
1999 « Clinical practice guidelines for bipolar disorder from the Department of Veterans Affairs », *J. Clin. Psychiatry*, vol. 60, n° 1, p. 9-21.

BELONGIA, E.A., et coll.
1990 « An investigation of the cause of the eosinophilia-myalgia syndrome associated with tryptophan use », *N. Engl. J. Med.*, vol. 323, p. 357-365.

BENKELFAT, C., et coll.
1995 « Tryptophan depletion in stable lithium-treated patients with bipolar disorder in remission », *Arch. Gen. Psychiatry*, vol. 52, p. 154-155.

BOWDEN, C.L., et coll.
1994 « Efficacy of divalproex vs lithium and placebo in the treatment of mania », *JAMA*, vol. 271, p. 918-924.

BUSCH, F.N., MILLER, F.T., et WEIDEN, P.J.
1989 « A comparison of two adjunctive treatment strategies in acute mania », *J. Clin. Psychiatry*, vol. 50, p. 453-455.

CADE, J.F.
1949 « Lithium salts in the treatment of psychiatric excitement », *Med. J. Aust.*, vol. 2, p. 349-359.

CALABRESE, J.R., et coll.
1999 « A double-blind placebo-controlled study of lamotrigine monotherapy in outpatients with bipolar I depression », *J. Clin. Psychiatry*, vol. 60, n° 2, p. 79-88.

CHOUINARD, G., et coll.
1993 « A double-blind randomized clinical trial of rapid tranquilization with I.M. clonazepam and I.M. haloperidol in agitated psychotic patients with manic symptoms », *Can. J. Psychiatry*, vol. 38, p. S114-S121.
1983 « Tryptophan in the treatment of depression and mania », dans H.M. Van Praag et J. Mendlewics (sous la dir. de), *Advanced Biological Psychiatry*, vol. 10, Basel (Suisse), S. Karger Publishers, p. 47-66.

CHOUINARD, G., YOUNG, S.N., et ANNABLE, L.
1985 « A controlled clinical trial of L-tryptophan in acute mania », *Biol. Psychiatry*, vol. 20, p. 546-557.

1983 « Antimanic effect of clonazepam », *Biol. Psychiatry*, vol. 18, p. 451-466.

CONSENSUS DEVELOPMENT PANEL
1994 « Practice guideline for the treatment of patients with bipolar disorder », *Am. J. Psychiatry*, vol. 151, n° 12, suppl.

DE LA FUENTE, J.M., et MENDLEWICZ, J.
1992 « Carbamazepine addition in tricyclic antidepressant-resistant unipolar depression », *Biol. Psychiatry*, vol. 32, p. 369-374.

DICKSON, W.E., et KINDELL, R.E.
1986 « Does maintenance lithium therapy prevent recurrences of mania under ordinary clinical conditions ? », *Psychol. Med.*, vol. 16, p. 521-530.

FRITZE, J., et coll.
1994 « Carbamazepine as adjunct or alternative to lithium in the prophylaxis of recurrent affective disorders », *Pharmacopsychiatry*, vol. 27, p. 181-185.

GARZA-TREVIÑO, E.S., et coll.
1989 « Efficacy of combinations of intramuscular antipsychotics and sedative-hypnotics for control of psychotic agitation », *Am. J. Psychiatry*, vol. 146, p. 1598-1601.

GHAEMI, S.N., et coll.
1998 « Gabapentin treatment of mood disorders : A preliminary study », *J. Clin. Psychiatry*, vol. 59, n° 8, p. 426-429.

GITLIN, M.
1999 « Lithium and the kidney : An updated review », *Drug Saf.*, vol. 20, n° 3, p. 231-243.

HARDEN, C.L.
1994 « New antiepileptic drugs », *Neurology*, vol. 44, p. 787-795.

HARROW, M., et coll.
1990 « Outcome in manic disorders : A naturalistic follow-up study », *Arch. Gen. Psychiatry*, vol. 47, p. 665-671.

ISOJÄRVI, J.I.T., PAKARINEN, A.J., et MYLLYLÄ, V.V.
1993 « Serum lipid levels during carbamazepine medication », *Arch. Neurol.*, vol. 50, p. 590-593.

JOYCE, P.R.
1988 « Carbamazepine in rapid cycling bipolar affective disorder », *Int. Clin. Psychopharmacol.*, vol. 3, p. 123-129.

KAMB, M.L., et coll.
1992 « Eosinophilia-myalgia syndrome in L-tryptophan-exposed patients », *JAMA*, vol. 267, p. 77-82.

KISHIMOTO, A.
1992 « The treatment of affective disorder with carbamazepine : Prophylactic synergism of lithium and carbamazepine combination », *Prog. Neuropsychopharmacol. Biol. Psychiatry*, vol. 16, p. 483-493.

LANDRY, P., CHOUINARD, G., et PRIMEAU, F.
1991 « Lithium-tryptophan combination in the maintenance treatment of bipolar affective illness », *Lithium*, vol. 2, p. 135-140.

LITTLE, K.Y., et coll.
1990 « Increased detection of elevated TSH using immunoradiometric assay », *Can. J. Psychiatry*, vol. 35, p. 342-343.

LOKKEGAARD, H., et coll.
1985 « Renal function in 153 manic-depressive patients treated with lithium for more than five years », *Acta Psychiatr. Scand.*, vol. 71, p. 347-355.

LUSZNAT, R.M., MURPHY, D.P., et NUNN, C.M.
1988 « Carbamazepine vs lithium in the treatment and prophylaxis of mania », *Br. J. Psychiatry*, vol. 153, p. 198-204.

MCELROY, S.L., et coll.
2000 « Open-label adjunctive topiramate in the treatment of bipolar disorders », *Biol. Psychiatry*, vol. 47, n° 12, p. 1025-1033.

MAJ, M., PIROZZI, R., et KEMALI, D.
1991 « Long-term outcome of lithium prophylaxis in bipolar patients », *Arch. Gen. Psychiatry*, vol. 48, p. 772 (lettre au rédacteur en chef).

MARKAR, H.R., et MANDER, A.J.
1989 « Efficacy of lithium prophylaxis in clinical practice », *Br. J. Psychiatry*, vol. 155, p. 496.

MONCRIEFF, J.
1995 « Lithium revisited. A re-examination of the placebo-controlled trials of lithium prophylaxis in manic-depressive disorder », *Br. J. Psychiatry*, vol. 167, p. 569-574.

MONTIGNY, C. de, et coll.
1981 « Lithium induces rapid relief of depression in tricyclic antidepressant drug non-responders », *Br. J. Psychiatry*, vol. 138, p. 252-256.

PETTY, F., et coll.
1993 « Low plasma GABA is a trait-like marker for bipolar illness », *Neuropsychopharmacology*, vol. 9, p. 125-132.

PILOWSKY, L.S., et coll.
1992 « Rapid tranquilization : A survey of emergency prescribing in a general psychiatric hospital », *Br. J. Psychiatry*, vol. 160, p. 831-835.

PRIEN, R.F., et CAFFEY, E.M., Jr.
1972 « A comparison of lithium carbonate and chlorpromazine in the treatment of excited schizo-affectives », *Arch. Gen. Psychiatry*, vol. 27, p. 182-189.

PRIEN, R.F., CAFFEY, E.M., Jr., et KLETT, C.J.
1973 « Prophylactic efficacy of lithium carbonate in manic-depressive illness », *Arch. Gen. Psychiatry*, vol. 28, p. 337-341.

1972 « Comparison of lithium carbonate and chlorpromazine in the treatment of mania », *Arch. Gen. Psychiatry*, vol. 26, p. 146-153.

PRIEN, R.F., et coll.
1984 « Drug therapy in the prevention of recurrences in unipolar and bipolar affective disorders. Report of the NIMH Collaborative Study Group comparing lithium carbonate, imipramine, and a lithium carbonate-imipramine combination », *Arch. Gen. Psychiatry*, vol. 41, p. 1096-1104.

SCHOU, M.
2000 « Cinquante ans de traitement par le lithium », *Encéphale*, vol. 26, n° 2, p. 1-6.
1986 « Lithium treatment: A refresher course », *Br. J. Psychiatry*, vol. 149, p. 541-547.

SCHOU, M., et coll.
1954 « The treatment of manic psychoses by the administration of lithium salts », *J. Neurol. Neurosurg. Psychiatry*, vol. 17, p. 250-260.

SHARMA, V., et coll.
1993 « Treatment of rapid cycling bipolar disorder with combination therapy of valproate and lithium », *Can. J. Psychiatry*, vol. 38, p. 137-139.

SHELTON, R.C.
1999 « Mood-stabilizing drugs in depression », *J. Clin. Psychiatry*, vol. 60, suppl. 5, p. 37-40.

SINANIOTIS, C.A., HARATSARIS, M.N., et PAPADATOS, C.J.
1978 « Impairment of renal concentrating capacity by lithium », *Lancet*, vol. 1, p. 778.

SMALL, J.G.
1990 « Anticonvulsants in affective disorders », *Psychopharmacol. Bull.*, vol. 26, p. 25-36.

STEINER, W., LAPORTA, M., et CHOUINARD, G.
1990 « Neuroleptic-induced supersensitivity psychosis in patients with bipolar affective disorder », *Acta Psychiatr. Scand.*, vol. 81, p. 437-440.

STOLL, A.L., et coll.
1994 « Neurologic factors predict a favorable valproate response in bipolar and schizoaffective disorders », *J. Clin. Psychopharmacol.*, vol. 4, p. 311-313.

TAYLOR, M.A., et ABRAMS, R.
1976 « The phenomenology of mania », *Arch. Gen. Psychiatry*, vol. 29, p. 520-620.

VINCENT, A., BARUCH, P., et VINCENT, P.
1994 « Lithium-associated hypothyroidism: A practical review », *Lithium*, vol. 5, p. 73-74.

WEHR, T.A., et coll.
1988 « Rapid cycling affective disorder: Contributing factors and treatment responses in 51 patients », *Am. J. Psychiatry*, vol. 145, p. 179-184.

WEHR, T.A., et GOODWIN, F.K.
1987 « Can antidepressants cause mania and worsen the course of affective illness? », *Am. J. Psychiatry*, vol. 144, p. 1403-1411.
1979 « Rapid cycling in manic-depressive induced by tricyclic antidepressants », *Arch. Gen. Psychiatry*, vol. 36, p. 555-559.

WINOKUR, G., et KADRMAS, A.
1989 « A polyepisodic course in bipolar illness: Possible clinical relationships », *Compr. Psychiatry*, vol. 30, p. 121-127.

CHAPITRE 46

Électroconvulsivothérapie

CLAUDE VANIER, M.D., F.R.C.P.C., F.A.P.A.
Psychiatre, chef du Service de psychiatrie du territoire Hochelaga-Maisonneuve
et chef de la Clinique d'électroconvulsivothérapie de l'Hôpital Louis-H. Lafontaine (Montréal)
Professeur adjoint de clinique au Département de psychiatrie de l'Université de Montréal

VALÉRIE TOURJMAN, M.D., F.R.C.P.C.
Psychiatre à l'Hôpital Louis-H. Lafontaine (Montréal)
Professeure adjointe de clinique au Département de psychiatrie de l'Université de Montréal

PLAN

46.1 Historique

46.2 Mécanismes d'action

46.3 Indications
    46.3.1 Dépression majeure
    46.3.2 Manie
    46.3.3 Schizophrénie
    46.3.4 Autres diagnostics
    46.3.5 Situations cliniques spécifiques

46.4 Contre-indications et situations particulières
    46.4.1 Hypertension
    46.4.2 Accident vasculaire cérébral
    46.4.3 Infarctus du myocarde
    46.4.4 Anévrysme
    46.4.5 Tumeur cérébrale
    46.4.6 Grossesse
    46.4.7 Glaucome
    46.4.8 Ostéoporose
    46.4.9 Épilepsie

46.5 Consentement

46.6 Évaluation pré-électroconvulsivothérapie
    46.6.1 Populations particulières
        • *Enfants et adolescents* • *Personnes âgées* • *Patients en externe*
    46.6.2 Consultation
    46.6.3 Examens complémentaires
    46.6.4 Seuil convulsif
    46.6.5 Interactions médicamenteuses

46.7 Administration du traitement
    46.7.1 Préparation du patient
    46.7.2 Anesthésie
    46.7.3 Emplacement des électrodes
    46.7.4 Type d'appareil
    46.7.5 Intensité du stimulus et monitoring
    46.7.6 Nombre de séances

46.8 Effets secondaires

46.9 Électroconvulsivothérapie prophylactique

46.10 Évaluation après chaque séance

Bibliographie

Lectures complémentaires

L'électroconvulsivothérapie (ECT) utilisée à bon escient et selon les normes actuellement en vigueur constitue un traitement hautement sécuritaire et très efficace.

46.1 HISTORIQUE

En 1934, von Meduna, neuropsychiatre hongrois, injectait de l'huile de camphre à un patient schizophrène en état de stupeur catatonique depuis quatre ans. Ce patient, qui ne bougeait et ne mangeait plus, s'est complètement rétabli après quelques traitements. Von Meduna s'appuyait sur des études cliniques et neuropathologiques soutenant qu'il existait un « antagonisme biologique » entre la schizophrénie et l'épilepsie (Fink, 1984). Rapidement, von Meduna décidait d'utiliser, à la place du camphre, le pentylènetétrazol (Métrazol®), considérant sa solubilité et sa rapidité d'action. En 1938, les Italiens Cerletti et Bini utilisent pour la première fois des stimulations électriques pour traiter un patient schizophrène présentant des symptômes psychotiques graves. L'électrochoc était né. Cette période des années 30 voit aussi apparaître l'insulinothérapie, introduite par Sakel en 1933, et la psychochirurgie, introduite par Moniz en 1936 ; ces deux traitements somatiques sont aujourd'hui tombés en désuétude. Néanmoins, durant les années 40, ceux-ci ont constitué, avec l'électroconvulsivothérapie, les principaux moyens d'aider les personnes hospitalisées souffrant d'une maladie mentale sévère. La mise au point de médicaments psychotropes au cours des années 50 a entraîné un déclin de l'application de ces traitements somatiques. Toutefois, au cours des années 70, l'électroconvulsivothérapie refait surface, au moment où les psychiatres cherchent à aider de nombreux patients qui ne réagissent pas aux médicaments psychotropes et aux psychothérapies. Les succès alors obtenus ont relancé l'intérêt pour ce traitement (Fink, 1991). Parallèlement à cette évolution, des mouvements antipsychiatriques voient le jour et l'électroconvulsivothérapie devient une cible de choix pour certains médias. En 1978, l'American Psychiatric Association (APA) publie le rapport de son groupe de travail sur l'électrochoc (Frankel, 1978) : on y établit clairement le rôle de l'électrochoc dans la pratique contemporaine en ce qui a trait au traitement des troubles graves de l'humeur. En 1980, l'Association des psychiatres du Canada publie son propre énoncé de principe sur l'électrochoc. Elle recommande que l'on y ait recours en respectant les indications, les modalités d'application et les règles du consentement (Pankratz, 1980).

Plusieurs autres rapports importants ont été publiés par la suite, dont celui de l'APA, en 1990, préparé par un groupe de travail présidé par Weiner. Ce document, en plus de préciser les indications, fixe des normes claires quant aux aspects techniques. L'Association des psychiatres du Canada publiait, en 1992, un deuxième énoncé de principe concernant ce traitement (Enns et Reiss, 1992).

L'ensemble de ces publications témoigne d'un regain d'intérêt dans les milieux universitaires d'enseignement et de recherche. Les deux dernières décennies ont permis un développement et un raffinement majeurs de cet outil thérapeutique utilisé depuis plus de 60 ans.

46.2 MÉCANISMES D'ACTION

Plusieurs théories ont déjà été élaborées pour tenter d'expliquer le mode d'action de l'ECT et son effet bénéfique sur les personnes souffrant de dépression majeure. Un des modes d'action actuellement à l'étude se rapporte à l'accroissement de la perméabilité cellulaire, qui favorise une accélération du transport transmembranaire de nombreux neurotransmetteurs, ce qui contribue, entre autres choses, à une élévation de la quantité de la sérotonine au niveau de la fente synaptique, un processus qui se répercute sur le système neuroendocrinien.

Comme pour beaucoup d'autres méthodes thérapeutiques en médecine, dont les mécanismes d'action nécessitent souvent d'être précisés ou sont tout simplement inconnus — c'est le cas de nombreux médicaments reconnus par ailleurs pour être très efficaces —, on ne sait pas encore exactement de quelle façon l'ECT agit sur le syndrome dépressif.

46.3 INDICATIONS

L'efficacité de l'ECT dans le traitement de certains syndromes psychiatriques a fait l'objet de nombreuses études (Abrams, 1988).

Psychiatrie clinique : une approche bio-psycho-sociale

46.3.1 Dépression majeure

Alors que l'ECT a été initialement mise au point pour soigner la schizophrénie, la méthode s'est révélée surtout efficace pour traiter les malades souffrant de troubles graves de l'humeur.

Parmi les études comparant l'ECT simulée et l'ECT vraie, celles qui sont publiées depuis 1966 concluent dans l'ensemble à l'efficacité de l'ECT dans le traitement de la dépression sévère (Crow et Johnstone, 1986). Abrams (1988) a analysé six études ayant eu recours à l'ECT simulée, dans lesquelles la méthodologie était sans reproche. Cinq des six études ont démontré hors de tout doute la supériorité des traitements par électrochocs par rapport aux traitements simulés. Dans l'étude où l'on ne notait pas de différences significatives, la puissance de stimulation était faible et les électrodes étaient positionnés en mode unilatéral. Or, comme l'ont montré Abrams, Swartz et Vedak (1989), l'utilisation d'électrodes en mode unilatéral nécessite une stimulation plus intense qu'en mode bilatéral pour produire un même effet thérapeutique. En ce qui concerne les études comparant l'ECT aux antidépresseurs tricycliques, toutes ont conclu que l'ECT avait une efficacité égale ou supérieure à ce type d'antidépresseurs (Abrams, 1988).

L'ECT est un traitement antidépresseur efficace pour l'ensemble des sous-types de dépression majeure. La présence de certains symptômes spécifiques peut parfois être utile dans l'établissement d'un pronostic favorable lorsque l'ECT est envisagée. Il en est ainsi des délires et de la catatonie. Par ailleurs, les patients souffrant d'une « dépression secondaire » répondent généralement moins bien à ce type de traitement, tout comme les patients dysthymiques.

46.3.2 Manie

Il est bien connu que les patients présentant un état maniaque réagissent rapidement et favorablement à l'ECT (Small, 1985). On devrait donc l'envisager pour les patients chez qui la médication n'a pas les effets thérapeutiques attendus. Pour le traitement des patients maniaques, il est préférable de placer les électrodes en position bilatérale. Par ailleurs, si un tableau clinique de manie apparaît au cours d'une ECT, il convient, selon certains (Weiner, 1990), de cesser le traitement.

46.3.3 Schizophrénie

L'ECT a été largement utilisée auprès des patients souffrant de schizophrénie. L'ECT est généralement envisagée pour ceux qui résistent au traitement pharmacologique. Elle peut aussi être efficace pour les patients en phase aiguë chez qui l'on note de l'agitation, de l'hyperactivité, des hallucinations ou des délires. Les symptômes positifs peuvent alors disparaître. Pour les patients souffrant d'un trouble schizo-affectif, soit en phase dépressive ou en phase maniaque, l'ECT est particulièrement efficace.

46.3.4 Autres diagnostics

De façon générale, l'ECT a un effet thérapeutique chez les patients qui présentent des syndromes affectifs consécutifs à un trouble organique. D'autres types de pathologies réagiraient également bien, quoiqu'il n'existe à cet égard que des rapports anecdotiques et que l'efficacité globale de l'ECT ne fasse pas l'unanimité. Il en est ainsi pour :

- le trouble obsessionnel-compulsif ;
- les syndromes organiques sévères de type affectif ou délirant ;
- les delirium alcooliques ou les delirium consécutifs à la consommation de drogues, telle la phencyclidine (PCP) ;
- les syndromes psychiques consécutifs à un lupus érythémateux ;
- le syndrome neuroleptique malin ;
- l'hypopituitarisme iatrogène ;
- les troubles épileptiques réfractaires aux traitements usuels (l'ECT agirait efficacement en favorisant une élévation du seuil convulsif au cours de chaque traitement) ;
- le syndrome parkinsonien (l'ECT contribue à diminuer la rigidité musculaire et améliore les fonctions motrices).

Si l'on doit prendre en considération l'efficacité probable de l'ECT pour les patients souffrant de ces psychopathologies et syndromes physiques, l'approche thérapeutique directement reliée à l'agent causal demeure évidemment la meilleure.

Psychiatrie clinique : une approche bio-psycho-sociale

46.3.5 Situations cliniques spécifiques

Au-delà des diagnostics en tant que tels, l'APA établit que l'ECT peut représenter un traitement de premier choix dans les situations suivantes :

- risque plus élevé avec un autre traitement ;
- nécessité d'une réponse rapide ;
- histoire antérieure de bonne réponse à l'ECT ;
- préférence du patient lorsqu'il souffre d'un trouble pour lequel l'ECT est clairement reconnue efficace.

L'ECT pourra être envisagée comme traitement de deuxième choix lorsque :

- la pharmacothérapie est inefficace ;
- les effets secondaires sont moins importants avec l'ECT ;
- le patient montre une détérioration clinique.

46.4 CONTRE-INDICATIONS ET SITUATIONS PARTICULIÈRES

Il n'est plus question actuellement de contre-indications absolues (Weiner, 1990). On doit surtout considérer des contre-indications relatives. Le médecin traitant et les médecins consultants doivent analyser les risques et les bénéfices que présente chaque situation en évaluant la sévérité et la durée de la maladie et ses répercussions sur la vie du patient, le succès attendu avec l'ECT, ainsi que les risques médicaux potentiels. Les risques et bénéfices de traitements alternatifs ou de l'absence de traitement doivent aussi être étudiés. Les techniques modernes permettent de réduire ou de prévenir les effets secondaires possibles, de sorte qu'une ECT peut être entreprise dans la plupart des cas d'atteintes physiques. Des consultations spécifiques doivent cependant être envisagées.

46.4.1 Hypertension

Même sévère, l'hypertension artérielle ne constitue pas une contre-indication absolue de l'ECT. Chez les patients présentant un tel problème, on se doit d'administrer les médicaments requis immédiatement avant l'application de la stimulation, afin d'abaisser la tension artérielle, compte tenu de l'augmentation habituelle de celle-ci durant le traitement.

46.4.2 Accident vasculaire cérébral

Après un accident vasculaire cérébral (AVC), il est important d'attendre le temps nécessaire avant de commencer un traitement. Ce délai pourra être précisé par un consultant en médecine physique.

46.4.3 Infarctus du myocarde

Généralement, les risques de fibrillations ventriculaires et de rupture sont plus grands au cours des 10 premiers jours suivant un infarctus. Plus les électrochocs sont appliqués précocement après un infarctus, plus les risques de complications sont élevés. L'utilisation d'agents antiarythmiques et antihypertenseurs ainsi que l'administration d'oxygène à 100 % à pression positive avant, pendant et après la convulsion permettent de diminuer les risques.

46.4.4 Anévrysme

Les patients porteurs d'un anévrysme aortique courent des risques atténués lorsque des agents hypertenseurs sont utilisés ; de plus, le relâchement musculaire induit par la succinylcholine annule toute augmentation de pression intra-abdominale durant le traitement. Les cas d'anévrysmes cérébraux exigent de grandes précautions, et la question des risques et bénéfices doit alors sérieusement être analysée.

46.4.5 Tumeur cérébrale

Toute masse cérébrale susceptible de faire augmenter la pression intracrânienne constitue un danger pouvant entraîner la mort par engagement des amygdales cérébrales dans le trou occipital (foramen magnum). Toutefois, de nombreuses tumeurs ne causent pas d'augmentation de la pression intracérébrale et, de ce fait, n'entraînent pas de risque de complications par rapport à l'ECT.

46.4.6 Grossesse

Plusieurs études (Miller, 1994) appuient l'utilisation de l'ECT durant la grossesse. Il n'existe aucune preuve de manifestations d'hypoxie fœtale au cours d'un tel traitement. Les études récentes indiquent une absence d'effets secondaires sur les plans fœtal et utérin, il n'apparaît pas utile de procéder à un monitoring fœtal de façon routinière chez les patientes soumises à une ECT. À noter que ce traitement n'a aucun effet sur le muscle utérin (Wise et coll., 1984).

46.4.7 Glaucome

Selon Abrams (1988), il se produit une augmentation transitoire de la pression oculaire au cours du traitement chez certains patients, tandis qu'on peut observer une réduction de la pression oculaire chez d'autres. Pour tout patient souffrant d'un glaucome, une consultation en ophtalmologie est recommandée avant d'entreprendre une ECT.

46.4.8 Ostéoporose

Depuis qu'on emploie des relaxants musculaires, les risques de compression vertébrale durant le traitement sont quasiment éliminés.

46.4.9 Épilepsie

Les patients épileptiques traités par des anticonvulsivants peuvent continuer à prendre leurs médicaments au cours d'une ECT, mais alors le stimulus doit être de plus grande intensité. Par ailleurs, s'il arrive qu'une stimulation maximale ne produise pas de convulsions, il faudra rajuster la médication de base.

46.5 CONSENTEMENT

Comme pour tout acte médical, le consentement éclairé du patient doit être obtenu avant d'entreprendre la thérapie. Il est recommandé que le consentement soit donné par écrit. On ne saurait invoquer l'urgence de la situation pour entreprendre le traitement sans l'autorisation du tribunal lorsqu'un patient inapte oppose un refus catégorique. L'ensemble des principes concernant le consentement, exposés dans les chapitres 32 et 33, qui traitent des aspects légaux de la psychiatrie, doit rigoureusement être appliqué.

46.6 ÉVALUATION PRÉ-ÉLECTROCONVULSIVOTHÉRAPIE

46.6.1 Populations particulières

Enfants et adolescents

Il existe très peu d'études portant sur l'ECT chez les enfants et les adolescents, ce qui peut s'expliquer par la rareté de l'utilisation de cette méthode et la reconnaissance peu fréquente des symptômes dépressifs chez les jeunes. Les indications, au point de vue diagnostique, sont par ailleurs les mêmes que pour les adultes. Le groupe de travail formé par l'APA en 1990 souligne l'importance de prendre en considération le développement de l'enfant et de l'adolescent lorsqu'un tel traitement est envisagé. En outre, étant donné le manque d'expérience quant à l'application de l'ECT aux enfants, il est recommandé que le choix de ce traitement soit discuté avec deux autres consultants pédopsychiatres. En ce qui concerne les adolescents, un plus grand nombre de cas sont rapportés dans la littérature, et ce traitement est un peu plus facilement envisagé pour eux. De façon générale, il est assez exceptionnel d'administrer un traitement par électrochocs à des patients ayant moins de 18 ans.

Personnes âgées

L'âge avancé ne constitue pas un obstacle à l'utilisation de l'ECT. Toutefois, diverses précautions doivent être prises, étant donné une prévalence plus importante de maladies physiques parmi ces personnes. De plus, comme le seuil convulsif est plus élevé chez les patients âgés, la puissance du stimulus devra être adaptée en conséquence. Un autre aspect à considérer est le risque accru que l'ECT provoque chez eux des états confusionnels; la fréquence des séances hebdomadaires devra donc être déterminée en fonction de ce risque et certaines modifications pourront être envisagées. Sauf indication contraire, il est recommandé de placer les électrodes en unilatéral droit. De façon générale, on doit tenir compte de la diminution de l'activité métabolique chez cette population dans l'établissement de la dose des médicaments à utiliser pour l'anesthésie.

Psychiatrie clinique : une approche bio-psycho-sociale

Patients en externe

De nombreux patients suivis en clinique externe peuvent, sous certaines réserves, bénéficier de l'ECT sans qu'une hospitalisation soit requise. Les aspects suivants doivent alors être considérés :

- la sévérité du trouble psychiatrique ;
- les risques associés anticipés ;
- la fiabilité du patient et des proches ;
- l'obligation, pour le patient, qu'un proche soit présent pendant 24 heures après chaque séance ;
- la disponibilité du médecin traitant.

46.6.2 Consultation

Compte tenu de la spécificité de cette approche thérapeutique en psychiatrie, il est souhaitable que l'ECT soit menée par des psychiatres intéressés par cette modalité de traitement et reconnus par leurs pairs pour leur expertise en la matière. Aussi, le médecin traitant qui envisage une ECT devrait demander une consultation à un collègue psychiatre. L'histoire psychiatrique complète du patient, y compris un examen mental, devra être notée au dossier. Celui-ci contiendra aussi un exposé des raisons militant en faveur de l'ECT et, le cas échéant, certaines informations concernant les traitements « électroconvulsifs » antérieurs. D'autres demandes de consultation devront être faites par le médecin traitant en vue d'un examen physique approfondi. Le médecin consultant devra se prononcer sur l'importance du risque et sur les mesures appropriées à mettre en œuvre au cours du traitement. Il en est de même pour l'anesthésiste demandé en consultation : il devra déterminer la nature et l'étendue du risque anesthésique et envisager, s'il y a lieu, diverses modifications au chapitre de la technique de l'anesthésie et des médicaments à utiliser avant, pendant et après le traitement.

46.6.3 Examens complémentaires

Contrairement à la pratique des années passées, il est maintenant recommandé de limiter les examens complémentaires à une formule sanguine complète, un dosage des électrolytes et un électrocardiogramme. Ces investigations, l'histoire psychiatrique et un examen physique incluant les signes vitaux constituent l'évaluation de base des patients pour qui une ECT est demandée. Le traitement moderne a diminué de façon très marquée les risques des dommages musculo-squelettiques, de sorte que la radiographie de routine de la colonne vertébrale n'est plus nécessaire. Toutefois, cet examen pourrait être requis dans le cas des patients qui ont une pathologie osseuse préexistante. L'électroencéphalographie, la scanographie cérébrale et l'imagerie par résonance magnétique doivent être envisagées uniquement lorsque certaines anomalies cérébrales sont soupçonnées. La radiographie du crâne de routine, encore présente dans certains protocoles, est à proscrire, vu son inutilité.

46.6.4 Seuil convulsif

Le seuil convulsif peut varier selon plusieurs circonstances chez un même patient et d'un patient à l'autre. Parmi les facteurs connus susceptibles d'élever le seuil de convulsion figurent :

- l'âge avancé ;
- la consommation de benzodiazépines et d'autres anticonvulsivants ;
- la position des électrodes de stimulation en mode bilatéral ;
- le sexe masculin ;
- l'hypooxygénation ;
- la déshydratation ;
- les derniers traitements reçus par un patient au cours d'une même série.

À l'opposé, en l'absence de ces facteurs, on note une baisse du seuil. Certains médicaments, tels les neuroleptiques, abaissent aussi le seuil convulsif.

46.6.5 Interactions médicamenteuses

On connaît mal les interactions entre l'ECT et certains médicaments, et des recherches devront être effectuées à cet égard. On sait déjà, toutefois, que la théophylline augmente la durée des convulsions, alors que certains antiarythmiques, particulièrement la lidocaïne et ses analogues, élèvent le seuil de convulsions. Les patients souffrant de glaucome peuvent généralement continuer à prendre leurs médicaments habituels, sauf s'il s'agit de substances possédant des propriétés anticholinestérases.

De façon générale, les médicaments psychotropes qui n'ont pas entraîné une amélioration clinique de l'état du patient devraient être retirés. Le maintien de médicaments neuroleptiques est souvent nécessaire pour que ne s'aggravent pas les symptômes psychotiques. En ce qui concerne les benzodiazépines, étant donné qu'elles élèvent le seuil convulsif et diminuent la durée des convulsions, il est préférable que le patient cesse leur emploi ou qu'il n'en prenne pas la veille d'un traitement selon qu'il en fait usage depuis plus ou moins longtemps. Quant aux antidépresseurs tricycliques, leurs effets sur la durée des convulsions seraient assez minimes. Toutefois, il est possible que certains agents utilisés durant l'anesthésie potentialisent leurs effets anticholinergiques. Pour ce qui est des interactions entre les agents anesthésiques et les inhibiteurs de la monoamine-oxydase (IMAO), il n'existe aucune preuve d'effets indésirables, malgré une expérience étendue (Wells et Bjorskten, 1989). Le lithium devrait être retiré complètement avant que soit entreprise une ECT, en raison d'une incidence plus grande de syndromes organiques cérébraux post-ECT de type confusionnel chez les patients prenant ce médicament au cours du traitement. En outre, le lithium ralentirait le métabolisme de la succinylcholine, ce qui entraînerait une augmentation de la durée d'action de ce relaxant musculaire. La prudence est aussi de rigueur dans le cas de patients prenant un inhibiteur sélectif du recaptage de la sérotonine (ISRS), puisqu'on ne connaît pas bien l'interaction entre les médicaments de cette classe et l'ECT. La clozapine abaisse le seuil convulsif de façon marquée. Si ce médicament n'est pas retiré, l'intensité du stimulus devra évidemment être diminuée. Quant à la rispéridone, Farah, Beale et Kellner (1995) ont rapporté 10 cas où l'ECT a été pratiquée en combinaison avec ce médicament sans provoquer de réactions adverses.

46.7 ADMINISTRATION DU TRAITEMENT

46.7.1 Préparation du patient

Rassurer le patient est certes l'aspect crucial de la préparation de ce dernier. Il devra être à jeun depuis au moins six heures avant le traitement. On prendra soin de retirer lunettes, lentilles cornéennes, bijoux, dentiers ainsi que les appareils auditifs. Les signes vitaux, y compris la température, devront être vérifiés. Le médecin qui reçoit le patient à la salle de traitement doit veiller à son accueil et le rassurer. Il procédera à un examen sommaire qui lui permettra de mieux suivre l'évolution du patient et tiendra compte des notes au dossier inscrites par le médecin traitant et le personnel infirmier.

46.7.2 Anesthésie

Il est recommandé d'utiliser une prémédication atropinique avant le traitement, afin de prévenir le risque d'arythmie durant la séance et de diminuer les sécrétions bronchiques à la suite de celle-ci. Le glycopyrrolate pourra être utilisé. Ce médicament est à conseiller, car il ne traverse pas la barrière hémato-encéphalique, réduisant ainsi les possibilités de confusion. Il peut être administré à raison de 0,2 à 0,4 mg par voie intraveineuse quelques minutes avant l'anesthésie ou par voie intramusculaire de 30 à 60 minutes avant celle-ci. Le méthohexital sodique était l'agent anesthésique utilisé de façon préférentielle. Malheureusement, il n'est plus sur le marché. Le thiopental sodique peut alors être employé. L'anesthésiste utilisera un relaxant musculaire, telle la succinylcholine à raison de 0,5 à 1 mg/kg. Sous anesthésie générale, et à la suite de la relaxation musculaire, le patient sera ventilé au moyen d'oxygène à 100 % à un débit d'environ 5 L/minute, à une fréquence de 15 à 20 respirations par minute. Avant l'application du stimulus, on devra s'assurer de la mise en place d'un protège-dents efficace.

46.7.3 Emplacement des électrodes

L'application des électrodes en mode unilatéral droit provoque beaucoup moins d'effets secondaires d'ordre mnésique et diminue l'incidence de syndromes confusionnels. Toutefois, un tel positionnement des électrodes se révèle complètement inefficace chez un certain nombre de patients. On utilise la position unilatérale droite d'emblée, car, dans la quasi-totalité des cas, l'hémisphère non dominant est l'hémisphère droit. Il est à noter qu'un très faible pourcentage de patients gauchers présentent une inversion de la dominance des hémisphères cérébraux. Chez un patient gaucher, l'ECT pourra être amorcée en unilatéral droit et les électrodes seront inversées dans les traitements ultérieurs, si le patient souffre de troubles mnésiques d'intensité supérieure à la moyenne.

Psychiatrie clinique : une approche bio-psycho-sociale

Lorsqu'un traitement n'entraîne aucune amélioration clinique après quatre ou cinq séances, il est recommandé d'appliquer alors les électrodes en mode bilatéral. Cette position sera d'emblée adoptée auprès de tous les patients ayant bien répondu antérieurement à cette technique, auprès des patients maniaques et des patients qui sont dans une condition physique précaire à qui on ne peut se permettre d'administrer quatre ou cinq traitements susceptibles d'être inutiles. En mode unilatéral, la position des électrodes décrite par D'Elia (Weiner, 1990) est utilisée de façon préférentielle. Une première électrode est alors placée approximativement à 2 cm au-dessus du centre d'une ligne rejoignant le tragus et le canthus. Une deuxième électrode sera placée à environ 2 cm de l'intersection d'une ligne joignant les deux tragus et d'une autre passant par le vertex de l'inion au nasion. La position frontale dans le cas d'une application des électrodes en unilatéral n'est pas privilégiée, en raison des difficultés à induire une convulsion acceptable à cause de l'épaisseur de l'os frontal et de la proximité des électrodes au niveau du crâne, ce qui risque de faire un court-circuit en surface et d'empêcher ainsi le courant de traverser la boîte crânienne. En mode bilatéral, les électrodes sont placées dans les régions temporales gauche et droite selon la position décrite pour la première électrode utilisée en unilatéral (voir la figure 46.1).

Soulignons qu'il existe sur le marché des électrodes autoadhésives jetables, beaucoup plus faciles à utiliser et moins traumatisantes pour le patient comparativement aux électrodes métalliques classiques fixées au moyen d'une bande de caoutchouc.

46.7.4 Type d'appareil

Avant de choisir un appareil, il est important de s'assurer qu'il puisse fournir un courant électrique sous forme « d'ondes carrées » ou de *brief pulse*, différentes des ondes sinusoïdales habituelles. Pour produire les stimulations, les nouveaux appareils utilisent une quantité d'énergie nettement inférieure. Il faut aussi veiller à ce que l'appareil puisse être réglé selon la variation des seuils convulsifs. La technologie actuelle rend possible la vérification de l'impédance statique au point de contact des électrodes avec la peau ou le cuir chevelu du patient, éliminant ainsi le risque de brûlures que présentaient les anciens équipements. L'appareil choisi doit permettre de mesurer la durée de la phase convulsive. Les appareils actuellement

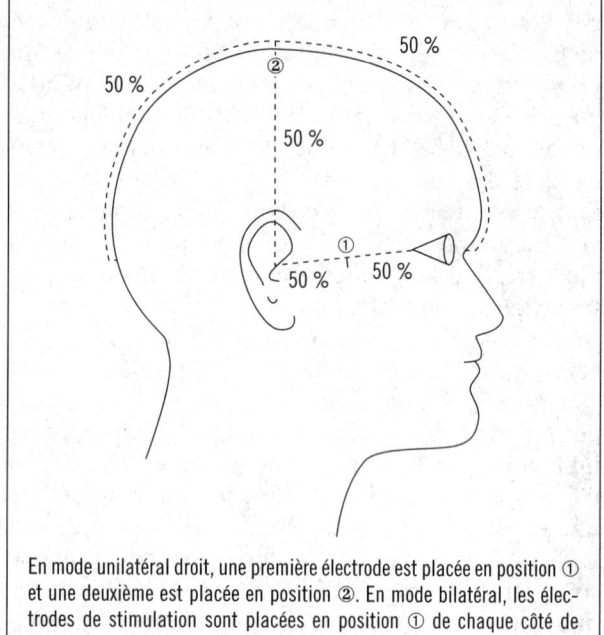

FIGURE 46.1 Position des électrodes de stimulation

En mode unilatéral droit, une première électrode est placée en position ① et une deuxième est placée en position ②. En mode bilatéral, les électrodes de stimulation sont placées en position ① de chaque côté de la tête.

Source : R. Weiner, *The Practice of Electroconvulsive Therapy: Recommendations for Treatment, Training, and Privileging. A Task Force Report of the American Psychiatric Association*, Washington (D.C.), American Psychiatric Press, 1990, p. 90.

sur le marché offrent l'avantage d'un contrôle précis de la fréquence électrique, de la durée du stimulus, de l'intensité du courant électrique, de l'ampérage et de la largeur d'ondes en millisecondes.

46.7.5 Intensité du stimulus et monitoring

Le dosage du stimulus pourra être ajusté en fonction du seuil convulsif de chaque patient. Certains types d'appareils facilitent le réglage à une intensité moyenne, évaluée statistiquement en relation avec l'âge du patient.

On doit surveiller les fonctions vitales du patient par l'utilisation d'un oxymètre, par la vérification continue de la fonction cardiaque et par la mesure régulière de la tension artérielle.

De façon empirique, une séance d'ECT est reconnue comme étant réussie lorsque la durée des mouvements cloniques au niveau du membre supérieur droit est d'au moins 25 secondes et que la durée des convulsions enregistrées sur l'électroencéphalogramme (EEG) est de 30 secondes. On aura pris soin d'installer un brassard à une pression suffisante (pression systolique) pour empêcher le passage du relaxant musculaire dans les muscles du bras droit, lorsque le traitement est appliqué en unilatéral droit.

L'anesthésiste veillera à vérifier le degré de distribution de la succinylcholine au niveau de la masse musculaire; à cet égard, il existe différents appareils simples permettant de mesurer le degré de distribution de cette substance. Lorsque la paralysie musculaire est atteinte de façon maximale, on peut donc procéder au traitement. En règle générale, aucune secousse musculaire clonique ne se produit, si ce n'est au niveau de l'avant-bras droit pour permettre la mesure de la durée clinique de la convulsion.

46.7.6 Nombre de séances

Contrairement à une pratique ancienne, il n'est plus indiqué de soumettre à deux traitements supplémentaires un patient qui présente une amélioration clinique globale et maximale après quelques séances. En effet, l'ECT doit être cessée lorsqu'on constate chez le patient une amélioration nette. Le nombre de séances peut donc varier selon les individus et chez un même individu qui reprend le traitement au moment de rechutes; en moyenne, une dépression majeure peut nécessiter huit séances. Si un syndrome confusionnel persistant apparaît, il est préférable de suspendre l'ECT. La présence d'un syndrome confusionnel vient souvent masquer l'amélioration; poursuivre le traitement chez un patient présentant un tel tableau clinique, sous prétexte qu'on ne constate aucune amélioration, serait une erreur.

Au cours d'une même séance, lorsqu'on estime qu'une convulsion a été de durée trop courte ou qu'elle ne s'est tout simplement pas produite, on peut faire un deuxième ou un troisième essai en augmentant l'intensité de la stimulation électrique tout en respectant une période réfractaire absolue de 30 à 60 secondes entre chaque stimulation. Aux séances ultérieures, l'augmentation de l'intensité du stimulus ainsi qu'une diminution de la dose de l'agent anesthésiant en cours de traitement pourront favoriser le dépassement du seuil convulsif et permettre un traitement efficace.

46.8 EFFETS SECONDAIRES

Le taux de décès associé à l'ECT est faible. L'ECT constitue le traitement entraînant le moins de décès parmi l'ensemble des interventions pratiquées sous anesthésie générale. Il présente beaucoup moins de risques comparativement à un accouchement. Kramer (1985) rapporte un taux de décès de 2 pour 100 000 par traitement, soit un taux moyen par patient de 1 pour 10 000. Les complications cardiovasculaires, telles que l'infarctus aigu du myocarde, la fibrillation ventriculaire, l'asystolie ou la rupture d'anévrysme, sont responsables de la majorité des décès survenant durant une ECT.

Un delirium post-ECT a été signalé chez environ 5 % des patients suivant ce traitement. Ce phénomène tend à se reproduire chez un même patient. On ignore les causes exactes de cette réaction. Il semble que des facteurs génétiques puissent contribuer à un tel effet secondaire. Ces manifestations cessent abruptement à la suite de l'injection intraveineuse de 5 à 10 mg de diazépam ou de l'injection intramusculaire de 2 à 4 mg de lorazépam. Tout patient chez qui ce syndrome s'est déjà manifesté pourra profiter d'un traitement prophylactique à la séance suivante, qui sera administré immédiatement au moment où la respiration reprend spontanément; on peut de cette façon empêcher l'apparition d'un delirium post-ECT.

Par ailleurs, il arrive que des convulsions se prolongent. Lorsqu'elles durent plus de 180 secondes (Weiner 1990), elles doivent être bloquées, soit par l'administration de l'agent anesthésiant, ou, préférablement, de diazépam par voie intraveineuse. Les convulsions tardives sont rares et ne semblent pas plus fréquentes que les convulsions spontanées observées dans la population générale. D'autres effets secondaires post-ECT sont rapportés, tels que céphalées, nausées et douleurs musculaires. Ces effets secondaires se dissipent grâce à des traitements symptomatiques appropriés.

Chez les patients souffrant d'un trouble affectif bipolaire traités par ECT au cours de la phase dépressive de la maladie, un virage vers la manie peut se produire. Quoique les avis soient partagés, il est recommandé de cesser le traitement dès l'apparition de symptômes d'allure maniaque et de traiter ceux-ci au moyen d'une médication appropriée.

Psychiatrie clinique : une approche bio-psycho-sociale

Les troubles mnésiques constituent les principaux effets secondaires reliés à l'ECT. Ils sont moindres lorsque les électrodes sont placées en position unilatérale et qu'un appareil produisant des ondes carrées de type *brief pulse* est utilisé. Le nombre des traitements, leur fréquence et un âge supérieur à 60 ans sont des facteurs susceptibles d'amplifier les troubles mnésiques. Les pertes de mémoire se caractérisent par une amnésie rétrograde pour les faits très récents et une amnésie antérograde pour les événements survenant immédiatement après une séance d'ECT. L'amnésie rétrograde se dissipe dans un délai de quelques jours à quelques semaines après le traitement, mais certains patients rapportent continuer à éprouver ce problème quelques mois plus tard. D'autres souffriront de troubles mnésiques pendant plusieurs mois. Ces difficultés pourraient être reliées au médicament antidépresseur reçu, à la présence d'une dépression résiduelle ou à une progression d'un trouble cérébral organique préexistant. Les tests de mémoire montrent que ce type d'effets secondaires cognitifs se corrigent chez l'ensemble des patients évalués à long terme en post-ECT. McCabe et coll. (2000) ont noté la réversibilité de l'atteinte de la mémoire visuospatiale chez les patients soumis à une ECT selon le mode unilatéral droit. Il a aussi été rapporté que des patients déprimés soumis à une ECT en unilatéral droit pratiquée au moyen d'un appareil produisant des ondes carrées n'avaient pas plus de pertes de mémoire à long terme qu'un groupe témoin de patients déprimés recevant uniquement une médication antidépressive.

46.9 ÉLECTROCONVULSIVOTHÉRAPIE PROPHYLACTIQUE

L'électroconvulsivothérapie vise à traiter un épisode spécifique. Ainsi, après une amélioration de l'état du patient, il subsiste un risque de rechute, comme dans le cas d'un traitement pharmacologique par un antidépresseur. Après une série de séances d'ECT, un traitement prophylactique est nécessaire. En effet, le risque de rechute demeure élevé, comme chez tous les patients déprimés, au cours des 6 à 12 mois suivant l'amélioration. L'absence de traitement prophylactique pourrait renforcer l'affirmation erronée selon laquelle l'efficacité de l'ECT est de courte durée. Les antidépresseurs peuvent aussi être utiles comme agents prophylactiques. Toutefois, dans certains cas, ceux-ci se montrent totalement inefficaces, et l'on doit alors envisager des traitements électroconvulsifs d'entretien, administrés à intervalles espacés, dans le but de protéger le patient contre les rechutes. De façon empirique, on suggère un traitement hebdomadaire pendant les deux premières semaines suivant l'arrêt de l'ECT, puis un traitement aux deux semaines pendant les six semaines subséquentes, aux trois semaines pendant les six autres semaines, puis un traitement par mois par la suite. Ce protocole devra être adapté en fonction de la condition clinique du patient, et les séances devront être rapprochées advenant une rechute : une série complète devra alors être envisagée. Le consentement du patient sera régulièrement réexaminé et le médecin traitant devra procéder à une évaluation psychiatrique avant chaque séance. Des analyses de laboratoire et un examen physique seront faits au moins tous les trois mois. Une électrocardiographie devra être effectuée au moins une fois par année. Les fonctions cognitives seront évaluées après chaque séance.

46.10 ÉVALUATION APRÈS CHAQUE SÉANCE

L'histoire psychiatrique complète du patient, les raisons de l'indication d'une ECT, le degré de réponse thérapeutique antérieur et actuel et, s'il y a lieu, les effets secondaires reliés au traitement devront être notés clairement dans le dossier. De façon générale, le patient soumis à une série de séances d'ECT devrait être réévalué par son médecin traitant sur une base hebdomadaire s'il est suivi en externe ou entre chaque séance s'il est hospitalisé. Aussi, comme nous l'avons expliqué précédemment, le médecin responsable du traitement évaluera de façon sommaire le patient avant chaque traitement.

*
* *

L'électroconvulsivothérapie, lorsqu'elle est indiquée, permet au patient et à sa famille d'avoir une vie beaucoup plus normale. En tant que traitement, l'électroconvulsivothérapie doit être vue comme une méthode parmi d'autres à l'intérieur d'une approche globale.

Bibliographie

ABRAMS, R.
1988 *Electroconvulsive Therapy*, 2ᵉ éd., New York, Oxford University Press, 1992.

ABRAMS, R., SWARTZ, C.M., et VEDAK, C.
1989 « Antidepressant effects of right versus left unilateral ECT and the lateralization theory of ECT action », *Am. J. Psychiatry,* vol. 146, n° 9, p. 1190-1192.

CROW, T.J., et JOHNSTONE, E.C.
1986 « Controlled trials of electroconvulsive therapy », *Ann. N.Y. Acad. Sci.,* n° 462, p. 12-29.

ENNS, M.W., et REISS, J.P.
1992 « L'électrochoc. Énoncé de principe », *Revue canadienne de psychiatrie,* vol. 37, n° 10, p. 679-686.

FARAH, A., BEALE, M.D., et KELLNER, C.H.
1995 « Risperidone and ECT combination therapy : A case series », *Convuls. Ther.,* vol. 11, n° 4, p. 280-282.

FINK, M.
1991 « Impact of the antipsychiatry movement on the revival of electroconvulsive therapy in the United States », *Psychiatr. Clin. North Am.,* vol. 14, n° 4, p. 793-801.
1984 « Meduna and the origins of convulsive therapy », *Am. J. Psychiatry,* vol. 141, n° 9, p. 1034-1041.

FRANKEL, F.
1978 *Electroconvulsive Therapy Task Force,* Washington (D.C.), American Psychiatric Press.

KRAMER, B.
1985 « Use of ECT in California, 1977-1983 », *Am. J. Psychiatry,* vol. 142, n° 10, p. 1190-1192.

MCCABE, N., et coll.
2000 « Cumulative effects of right unilateral electroconvulsive therapy on visual spatial memory », *Neuropsychiatry Neuropsychol. Behav. Neurol.,* article soumis.

MILLER, L.J.
1994 « Usual electroconvulsive therapy during pregnancy », *Hospital Community Psychiatry,* vol. 45, p. 444-450.

PANKRATZ, W.J.
1980 « Electroconvulsive therapy : The position of the Canadian Psychiatric Association », *Can. J. Psychiatry,* vol. 25, n° 6, p. 509-514.

SMALL, J.G.
1985 « Efficacy of ECT in schizophrenia, mania and other disorders. I : Shizophrenia, II : Mania and other disorders », *Convuls. Ther.,* vol. 1, n° 4, p. 263-276.

WEINER, R.
1990 *The Practice of Electroconvulsive Therapy : Recommendations for Treatment, Training, and Privileging. A Task Force Report of the American Psychiatric Association,* Washington (D.C.), American Psychiatric Press.

WISE, M.G., et coll.
1984 « Case report of ECT during high-risk pregnancy », *Am. J. Psychiatry,* vol. 141, n° 1, p. 99-101.

WELLS, D.G., et BJORSKTEN, A.R.
1989 « Monoamine oxidase inhibitors revisited », *Can. J. Anaesth.,* vol. 36, n° 1, p. 64-74.

Lectures complémentaires

BEYER, J.L., WEINER, R.D., et GLENN, M.D.
1998 *Electroconvulsive Therapy, A Programmed Text,* 2ᵉ éd., Washington (D.C.), American Psychiatric Press.

KELLNER, C.H., et coll.
1997 *Handbook of ECT,* Washington (D.C.), American Psychiatric Press.

The Journal of ECT est une excellente revue portant sur l'électroconvulsivothérapie. Elle est publiée quatre fois par année par Lippincott, Williams & Wilkins.

CHAPITRE 47

Traitements biologiques en France

VINCENT CAILLARD, M.D.
Praticien hospitalier, psychiatre des hôpitaux au Centre Esquirol du Centre hospitalier régional universitaire de Caen

JOËL GAILLEDREAU, M.D.
Psychiatre en cabinet privé (Élancourt)

PLAN

47.1 Historique

47.2 Classification française des psychotropes

47.3 Anxiolytiques et hypnotiques

47.4 Neuroleptiques

47.5 Antidépresseurs

47.6 Psychostimulants

47.7 Thymorégulateurs

47.8 Électroconvulsivothérapie en France

Bibliographie

Lectures complémentaires

La prescription de thérapeutiques biologiques implique l'adoption plus ou moins tacite d'un modèle pharmacologique de la pathologie mentale. La France, pays où Sigmund Freud a suivi ses études et où la culture psychanalytique est largement répandue, n'en est pas moins une fervente utilisatrice de thérapeutiques biologiques. Or cette utilisation n'apparaît pas toujours adaptée, et les pouvoirs publics, animés notamment par le désir de contrôler les dépenses sociales, mettent en œuvre des stratégies de communication visant à réduire la prescription de psychotropes. C'est ainsi que la consommation de benzodiazépines a effectivement chuté, remplacée partiellement toutefois par un accroissement de la consommation d'antidépresseurs.

47.1 HISTORIQUE

La psychopharmacologie moderne est née dans les années 50, et l'un de ses berceaux fut la France. L'histoire de la chlorpromazine est à cet égard exemplaire. Cette molécule fut synthétisée en 1950 par Charpentier et son équipe, dans les laboratoires de Rhône-Poulenc. Ce nouveau stabilisateur végétatif fut étudié pour la première fois en 1952 par Laborit, Huguenard et Alluaume, dans le cadre de leurs travaux sur l'anesthésie potentialisée et l'hibernation artificielle. Laborit observait qu'aux doses administrées (de 50 à 100 mg par voie i.v.), la chlorpromazine provoquait un « désintéressement du patient pour tout ce qui se passe autour de lui » (Laborit, Huguenard et Alluaume, 1952). Les premières explorations de la chlorpromazine en monothérapie ont en fait été réalisées par l'équipe de Delay, suivies d'une première publication en mai 1952 à l'occasion du centenaire de la Société médico-psychologique (Delay, Deniker et Harl, 1952). Deux mois plus tard, la même équipe présentait, au 57ᵉ Congrès des aliénistes et neurologues de langue française, les premières communications décrivant l'activité de la chlorpromazine dans les états d'agitation, les états confusionnels et les états psychotiques, ainsi que les premières observations de ses effets biologiques. Le deuxième neuroleptique, un extrait de la racine d'un arbuste indien, la *Rauwolfia serpentina*, a été présenté en 1955 à la communauté scientifique par Kline, à l'Académie de médecine de New York, avec le rappel des travaux indiens qui, de 1931 à 1943, avaient décrit les propriétés psychotropes de cette plante traditionnelle, notamment dans la psychose maniaco-dépressive et la schizophrénie. En réalité, la réserpine, principal alcaloïde psychoactif, avait été isolée dès 1952 de la racine de la *Rauwolfia* par l'équipe de Muller, des laboratoires Ciba, en Suisse. L'expérimentation clinique en psychiatrie a eu lieu rapidement, si l'on en juge par la date des premières publications en France (juillet 1954), en Suisse (août 1954) et aux États-Unis (octobre 1954). Simultanément étaient décrits les symptômes extrapyramidaux communs provoqués par ces deux molécules (Steck, en novembre 1954). C'est en 1955, dans une communication à l'Académie de médecine, que Delay et Deniker utilisent pour la première fois le terme de neuroleptiques pour caractériser ces molécules. En 1957, les cinq critères délimitant la spécificité de l'activité des médicaments de cette classe sont établis (Delay et Deniker, 1957) :

1. Action psycholeptique sans action hypnotique ;
2. Action sur l'excitation, l'agitation, l'agressivité, réduction des états maniaques ;
3. Action réductrice sur certaines psychoses aiguës et chroniques et sur des psychoses expérimentales ;
4. Importance des manifestations psychomotrices, neurologiques et neurovégétatives ;
5. Effets dominants sur les centres sous-corticaux.

Ces propriétés ont permis de distinguer les neuroleptiques, appelés tranquillisants majeurs par les Anglo-Saxons, des tranquillisants mineurs, mis au point peu après, soit en 1954 et 1955. Le groupe des tranquillisants mineurs, appelés maintenant anxiolytiques, englobait initialement les relaxants, avec le méprobamate, dont les effets dépresseurs médullaires et psychosédatifs ont été décrits en 1954, les dérivés du benzhydrol, souvent des antihistaminiques, comme l'hydroxyzine, et les somnifères non barbituriques, généralement des carbamates tel le méthylpentynol carbamate. La synthèse, en 1955, du chlordiazépoxide, suivie, en 1957, de la mise en évidence de ses effets sédatifs, a inauguré une classe devenue rapidement pléthorique, les benzodiazépines.

Cette même année 1957 devait décidément se révéler très féconde, puisque apparaissent simultanément les deux premières molécules antidépressives, l'iproniazide et l'imipramine. L'effet antidépresseur de l'iproniazide, premier inhibiteur de la monoamine-oxydase (IMAO), étudié en clinique par Kline, n'a pas surpris en France, où les effets psychiques de l'isoniazide avaient été évoqués par l'équipe de Delay en 1952. L'introduction de l'imipramine, dont les effets antidépresseurs ont été mis en évidence par Kuhn, a toutefois eu un retentissement clinique plus important, du fait de la plus grande maniabilité de la molécule. Très rapidement, en effet, les risques et les difficultés d'emploi des IMAO de première génération ont été pris en compte en France, souvent de façon excessive, ce qui a finalement donné lieu à une restriction notable de l'emploi de ces molécules pourtant très efficaces en thérapeutique.

La France n'a pas été absente non plus du développement des thymorégulateurs. Non pas tant du lithium, dont l'effet antimaniaque avait été mis en évidence par Cade, un psychiatre australien, en 1949. Son utilité en clinique avait été rapidement reconnue par divers cliniciens français au début des années 50, mais la survenue, aux États-Unis, d'intoxications mortelles liées à l'utilisation du lithium à la place du sodium comme sel de table en a rapidement restreint l'emploi. Ce n'est qu'à la suite des travaux du psychiatre danois Schou, qui a montré que la toxicité du lithium était proportionnelle à la lithémie et qui a souligné son efficacité prophylactique, que son utilisation s'est imposée en France, relativement tardivement, au début des années 70. Entre-temps, un autre thymorégulateur avait été décrit par la psychiatrie française, comme en témoignent les premières publications concernant le valpromide en tant que « normothymique » qui remontent à 1967 (Lambert et coll., 1971).

La France est donc un pays de tradition psychopharmacologique, dans tous les sens du terme, les bons comme les moins bons. En effet, la France, pays de cocagne des industriels du médicament, est aussi championne de consommation des psychotropes, notamment des sédatifs et des tranquillisants. C'est en France que l'on trouve encore, semble-t-il, une pratique persistante de la « polypharmacie », qui se traduit, pour un même patient, par des ordonnances comportant des associations de psychotropes de diverses classes ou même de plusieurs produits d'une même classe, sans compter les « correcteurs » prescrits systématiquement.

47.2 CLASSIFICATION FRANÇAISE DES PSYCHOTROPES

La classification la plus utilisée a longtemps été, et reste dans une certaine mesure, celle qu'ont établie Delay et Deniker (1957). Cette classification trouve ses racines dans la notion de tonus psychique de Janet. Le tonus psychique peut être abaissé ou stimulé, soit globalement, soit dans ses fonctions de régulation de l'humeur (fonction thymique), soit dans ses fonctions de régulation de la vigilance (fonction noétique). On distinguera ainsi :

1) les psycholeptiques, qui se subdivisent en :
   – anxiolytiques, ou tranquillisants mineurs, qui réduisent la tension émotionnelle et l'anxiété, sans agir sur les symptômes psychotiques. Ils sont essentiellement représentés par les benzodiazépines ;
   – nooleptiques, ou hypnotiques, ayant l'action la plus forte sur la vigilance ;
   – neuroleptiques, ou tranquillisants majeurs, dont l'action spécifique est antipsychotique : suppression des symptômes productifs tels qu'agitation, hallucinations, délire ; ils entraînent des effets neurologiques touchant le système extrapyramidal ainsi que des effets neuroendocriniens variables ;

2) les psychoanaleptiques, qui se subdivisent en :
   – thymoanaleptiques, ou antidépresseurs, stimulants de l'humeur ;
   – noo-analeptiques, stimulants de la vigilance, représentés essentiellement par les amphétamines et leurs dérivés ;
   – psychostimulants, qui forment une classe hétérogène d'antiasthéniques prescrits en médecine générale, mais n'ayant guère d'indications psychiatriques. On trouve, par exemple, dans ce groupe les anorexigènes ou les amphétamines ;

3) les psychodysleptiques, qui regroupent les agents perturbateurs du psychisme que sont les hallucinogènes, onirogènes, délirogènes non utilisés en thérapeutique psychiatrique.

47.3 ANXIOLYTIQUES ET HYPNOTIQUES

La principale classe thérapeutique dans la catégorie des anxiolytiques et hypnotiques reste celle des benzodiazépines. De nombreuses molécules sont offertes, auxquelles s'ajoutent des molécules chimiquement

Psychiatrie clinique : une approche bio-psycho-sociale

non benzodiazépiniques, mais dont le mode d'action sur le système gabaergique est le même (zopiclone, zolpidem). D'autres familles chimiques (neuroleptiques à faible dose, antihistaminiques notamment) sont utilisées en remplacement des benzodiazépines. Le tableau 47.1 donne une liste de ces médicaments avec, pour chacun, la posologie usuelle.

La consommation des anxiolytiques et des hypnotiques a toujours été anormalement élevée en France, non pas tant du point de vue du nombre de patients traités par ces médicaments que du point de vue des doses trop fortes prescrites, l'importance des posologies et des durées excessives des traitements. Ce véritable problème de société a conduit les pouvoirs

TABLEAU 47.1   Anxiolytiques et hypnotiques employés en France

Nom scientifique	Nom commercial (®)	Présentation	Posologie usuelle
Benzodiazépines			
Alprazolam	Xanax	co. séc., 0,25 mg	0,5 à 4 mg/jour
Bromazépam	Lexomil	co. séc., 6 mg	1 à 3 mg/jour
Chlordiazépoxide*	Librium	co., 5 mg gél., 10 mg	15 à 40 mg/jour
Clobazam	Urbanyl	co., 10 mg co., 20 mg gél., 5 mg	20 à 30 mg/jour 40 à 60 mg/jour 5 à 15 mg/jour
Clorazépate	Tranxene	co. séc., 50 mg gél., 5, 10 mg sol. inj., 20, 50, 100 mg	50 à 100 mg/jour 5 à 100 mg/jour
Clotiazépam	Vératran	co., 5, 10 mg	10 à 15 mg/jour
Diazépam	Valium	co., 2, 5, 10 mg sol. buv. à 1 % sol. i.m., i.v. et rect., 10 mg	2 à 40 mg/jour
Estazolam	Nuctalon	co. séc., 2 mg	1 à 2 mg/jour
Flunitrazépam	Rohypnol	co. séc., 1 mg	0,5 à 2 mg/jour
Loflazépate d'éthyle	Victan	co., 2 mg	1 à 3 mg/jour
Loprazolam	Havlane	co. séc., 1 mg	0,5 à 1 mg/jour
Lorazépam	Témesta	co., 1, 2,5 mg	2 à 5 mg/jour
Lormétazépam	Noctamide	co. séc., 1, 2 mg	0,5 à 2 mg/jour
Nitrazépam	Mogadon	co. séc., 5 mg	2,5 à 10 mg/jour
Nordazépam	Nordaz Praxadium	co., 7,5, 15 mg co. séc., 7,5, 15 mg	7,5 à 15 mg/jour
Oxazépam	Seresta	co., 10, 50 mg	30 à 60 mg/jour
Prazépam	Lysanxia	co., 10, 40 mg sol. buv., 15 mg/mL	20 à 40 mg/jour
Témazépam	Normison	cap., 10, 20 mg	10 à 20 mg/jour
Tofisopam	Sériel	co., 50 mg	150 mg/jour
Triazolam	Halcion	co. séc., 0,125 mg	0,125 mg hs
Zolpidem	Stilnox	co. séc., 10 mg	10 mg hs
	Ivadal	co. séc., 10 mg	10 mg hs
Zopiclone	Imovane	co. séc., 7,5 mg	7,5 mg hs

* Ce médicament a été retiré du marché par la compagnie pharmaceutique qui l'avait commercialisé originellement. Il n'existe maintenant que la copie générique.   →

Psychiatrie clinique : une approche bio-psycho-sociale

TABLEAU 47.1   Anxiolytiques et hypnotiques employés en France (*suite*)

Nom scientifique	Nom commercial (®)	Présentation	Posologie usuelle
Autres familles cliniques utilisables comme anxiolytiques ou hypnotiques			
Acéprométazine + Méprobamate	Mépronizine	co. séc.	1 à 2 co./jour
Acéprométazine + Acépromazine + Clorazépate	Noctran	co. séc.	1 à 2 co./jour
Alimémazine	Théralène	co., 5 mg sol. buv., 40 mg/mL sir., 2,5 mg/5 mL	5 à 20 mg hs
Buspirone	Buspar	co., 10 mg	5 mg t.i.d.
Butobarbital	Butobarbital	supp., 200 mg	200 à 400 mg hs
Captodiame	Covatine	co., 50 mg	150 mg/jour
Doxylamine	Donormyl	co. séc., 15 mg	7,5 à 15 mg/jour
Etifoxine	Strésam	gél., 50 mg	150 mg/jour
Halopéridol	Haldol faible	sol. buv., 0,5 mg/mL	0,5 à 2 mg/jour
Hydroxyzine	Atarax	co., 25, 100 mg sir., 2 mg/mL	50 à 100 mg/jour
Lévomépromazine	Nozinan faible	co., 2 mg	6 à 12 mg/jour
Méprobamate	Equanil	co., 250, 400 mg	500 à 1 600 mg/jour
Niaprazine	Nopron	sir., 15 mg/5 mL	1 à 2 mg/kg
Tétrabamate	Atrium	co. séc., 100, 300 mg	300 à 1 200 mg/jour

buv. : buvable ; cap. : capsule ; co. : comprimé ; gél. : gélule ; inj. : injectable ; rect. : rectal ; séc. : sécable ; sir. : sirop ; sol. : solution ; supp. : suppositoire.

publics à formuler de nouvelles dispositions réglementaires, avec un premier arrêté, le 7 octobre 1991, qui limitait à 12 semaines la durée des médications anxiolytiques et à 4 semaines la durée des médications hypnotiques. Plus récemment, dans le cadre de l'élaboration de références médicales opposables (RMO) permettant d'encadrer la prescription médicale, des règles de prescription ont été édictées dont la transgression est susceptible d'entraîner des pénalités pour les médecins qui s'en rendraient coupables. Ces références sont les suivantes :

> La prescription des hypnotiques et des anxiolytiques doit reposer sur une analyse soigneuse de la situation clinique, en cherchant à séparer ce qui relève des difficultés transitoires et des réactions à une pathologie somatique et de la pathologie psychiatrique confirmée. Elle doit être régulièrement réévaluée et tenir compte des indications de l'AMM [Autorisation de mise sur le marché], de la fiche de transparence et de l'arrêté du 7 octobre 1991. Elle ne doit pas être arrêtée brutalement après un traitement datant de plusieurs semaines.

Il n'y a pas lieu d'associer deux benzodiazépines pour un traitement anxiolytique. Il n'y a pas lieu d'associer deux hypnotiques. La dernière mise à jour des RMO énonce d'ailleurs une formulation beaucoup plus claire : On ne doit pas associer deux anxiolytiques ou deux hypnotiques ; l'association d'un anxiolytique ou d'un hypnotique devrait être exceptionnelle.

Il n'y a pas lieu d'initier une prescription d'anxiolytiques ou d'hypnotiques sans respecter les posologies officielles recommandées et sans débuter par la posologie la plus faible. La récente mise à jour précise les conditions de prescription de manière beaucoup plus directive en fonction de l'âge : Les posologies officielles recommandées chez le sujet âgé doivent être scrupuleusement respectées et le traitement doit toujours débuter par la posologie la plus faible.

Psychiatrie clinique : une approche bio-psycho-sociale

Il n'y a pas lieu de prescrire des anxiolytiques et/ou des hypnotiques sans tenir compte des durées de prescription maximales réglementaires (incluant la période de sevrage avec réévaluations régulières) :

– douze semaines pour les tranquillisants,
– quatre semaines pour les hypnotiques, deux semaines pour le triazolam.

Il n'y a pas lieu de reconduire systématiquement et sans réévaluation une prescription d'anxiolytique ou d'hypnotique.

Cette formulation relativement ouverte ménageait potentiellement un espace de discussion. Elle a été hermétiquement refermée par la mise à jour : Aucune reconduction de prescription d'anxiolytique ou d'hypnotique ne doit être systématique.

Enfin, les RMO précisent les conditions dans lesquelles le sevrage des benzodiazépines est autorisé, en reprenant les recommandations d'un « groupe d'experts anglais » (non cité) :

– L'arrêt doit toujours être progressif.
– Un sevrage efficace nécessite une coopération entre le médecin généraliste et le malade. Le malade doit désirer l'arrêt et comprendre ses bénéfices.
– Pratiquement toute intervention médicale peut encourager les usagers chroniques à réduire leur consommation. Une lettre du médecin généraliste à tous les usagers chroniques de sa clientèle peut aboutir à ce qu'au moins 20 % et peut-être jusqu'à 40 % de ceux-ci arrêtent leur traitement ou au moins divisent par deux leur posologie[1].
– Les malades qui ne réduisent pas leur consommation après une lettre initiale devraient être invités à discuter de leur utilisation de tranquillisants. Pour ceux qui souhaiteraient une aide pour réaliser l'arrêt, une évaluation détaillée de celle-ci devrait être réalisée soit par le médecin généraliste ou une infirmière entraînée.
– À la suite de cette évaluation un calendrier pour un arrêt progressif devrait être établi. Les malades devraient réduire leur utilisation sur une période d'au moins 6 à 8 semaines, quoique les durées de sevrage progressif très longues (au delà de 6 mois) devraient être évitées si possible.
– Le suivi et l'assistance au cours du sevrage doivent s'adapter à ce que le malade peut accepter. Il faut offrir des consultations de soutien et développer des stratégies pour le traitement des symptômes.
– Les malades non répondeurs à des programmes de ce type ou qui ont d'autres facteurs de risque, par exemple des antécédents d'abus d'alcool ou de médicaments ou une co-morbidité psychiatrique peuvent avoir besoin d'un soutien plus spécialisé et devraient être dirigés vers des services adéquats.
– Il faut continuer à suivre les malades après le sevrage pour repérer les problèmes somatiques ou psychiques.
– Les malades qui ne réussissent pas le sevrage devraient continuer à recevoir le traitement médicamenteux et se voir offrir ultérieurement un traitement approprié.
– Il est recommandé que chaque praticien mette en place sa propre procédure qui tienne compte des possibilités locales en spécialistes et structures de soin.

L'action des pouvoirs publics pour réduire la consommation des anxiolytiques en France a connu de modestes résultats entre 1990 et 1994. On notera le faible volume des prescriptions du buspirone pendant la même période. Plus récemment, la tendance à la baisse des prescriptions pour les benzodiazépines semble s'accentuer. Toutefois, la diminution de la consommation de tranquillisants s'accompagne d'une montée des prescriptions pour les antidépresseurs. Cet accroissement pourrait venir de ce que les épisodes dépressifs sont mieux diagnostiqués, grâce, entre autres, à la diffusion du DSM-IV et de la CIM-10. En fait, il est plus probablement attribuable à une prescription plus judicieuse des antidépresseurs par les généralistes. En effet, les RMO de 1995 stipulent que « les anxiolytiques ne doivent pas être utilisés en monothérapie dans les états dépressifs dont ils peuvent masquer les signes sans prévenir les risques évolutifs ». Une conclusion laconique « enfonce le clou » : les anxiolytiques n'ont aucune action antidépressive spécifique.

Il faut ajouter la reconnaissance croissante de l'efficacité des antidépresseurs sérotoninergiques dans le traitement de diverses maladies anxieuses, notamment le trouble panique. On rappellera d'ailleurs que

---

1. Soulignons qu'il est exceptionnel qu'en France les omnipraticiens adressent ainsi des lettres circulaires, même ciblées, à leurs patients. Le Conseil de l'Ordre des médecins français n'a pas encore indiqué sa position au regard d'une telle procédure.

l'utilisation de la clomipramine à faible dose dans le traitement des troubles anxieux est ancienne en France, favorisée par la commercialisation de produits de faible dosage (comprimés à 10 mg).

Au chapitre des indications, la pratique française ne distingue pas les anxiolytiques entre eux pour leurs éventuelles actions spécifiques sur certaines catégories de troubles anxieux. La conclusion des RMO de 1995 précise qu'«aucun anxiolytique ne possède l'indication "trouble panique"».

La France s'est donc dotée de «garde-fous» afin de lutter contre la dérive des ordonnances d'anxiolytiques, de limiter leur nombre, de diminuer les quantités prescrites et, enfin, de favoriser le sevrage du plus grand nombre possible de patients.

47.4 NEUROLEPTIQUES

La première classification des neuroleptiques en France est dérivée des travaux de Lambert et Revol (1960). Cette classification bipolaire oppose les dérivés de gauche, sédatifs, aux dérivés de droite, incisifs (voir la figure 47.1). Une classification astucieuse a été élaborée par Bobon et coll. (1972), aboutissant à une représentation en étoile du profil d'activité des neuroleptiques selon un découpage en effets ataraxique, antimaniaque, antiautistique, antidélirant, extrapyramidal et adrénolytique. Cette «étoile de Liège» (voir la figure 47.2, p. 1246) préfigurait une conception dimensionnelle de l'efficacité des antipsychotiques, s'opposant à une conception plus globale

FIGURE 47.1 Classification pharmacologique et clinique des principaux neuroleptiques*

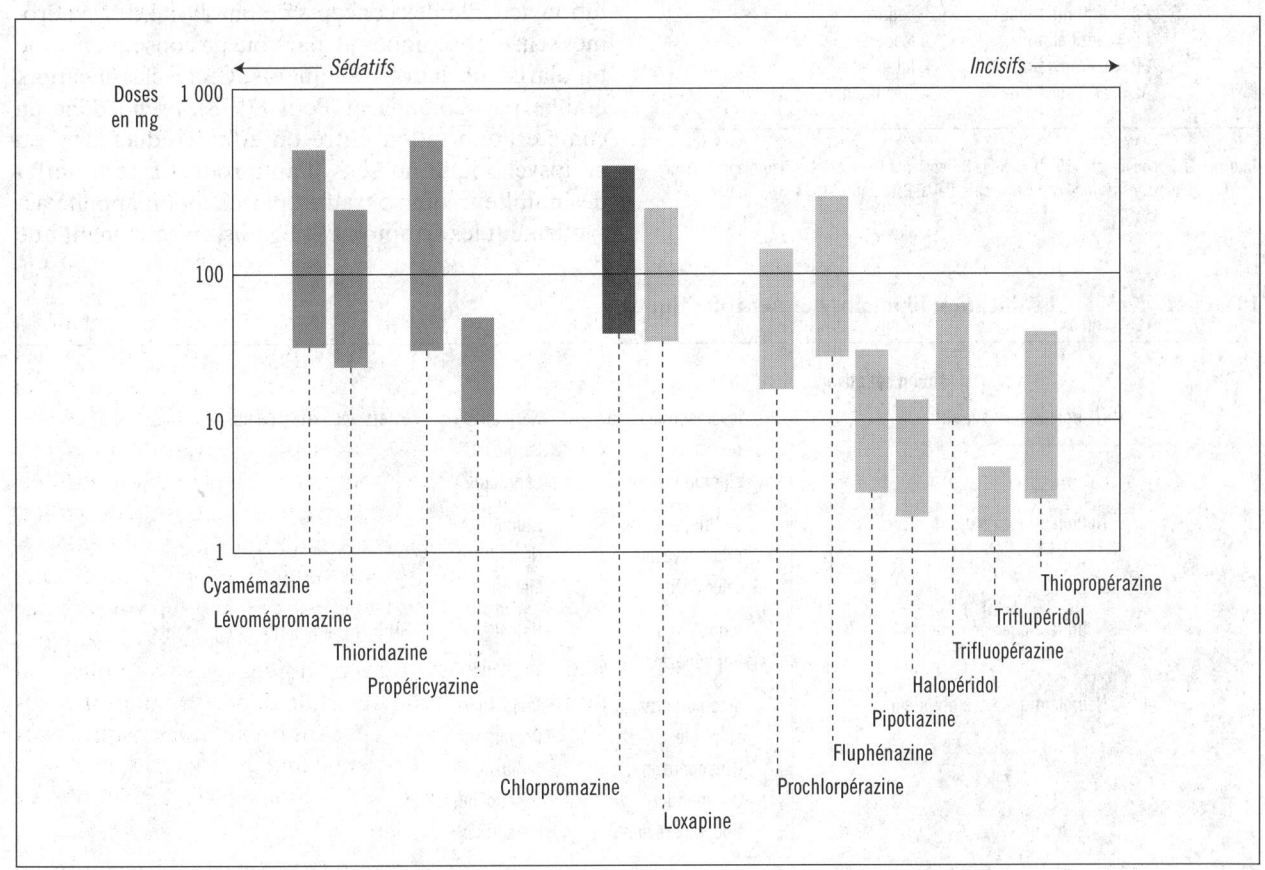

* Les doses sont indiquées selon une échelle logarithmique et chaque produit occupe en hauteur une étendue correspondant aux doses quotidiennes, maximale et minimale, généralement prescrites en psychiatrie.

Source : P.A. Lambert, *Psychopharmacologie clinique : les médicaments psychotropes*, Toulouse, Privat, 1980, p. 54.

FIGURE 47.2 Représentation multidimensionnelle de l'effet des neuroleptiques (« étoile de Liège »)

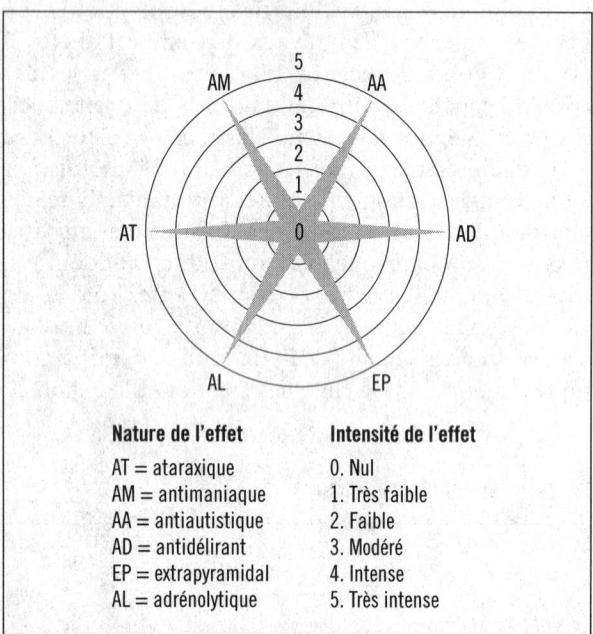

Source : J. Bobon et coll. (1972), tirée de P. Deniker et D. Ginestet, « Neuroleptiques », *Encyclopédie médico-chirurgicale*, Paris, Psychiatrie, 1973, 37860, p. 4.

défendue notamment par les écoles anglo-saxonnes pour lesquelles tous les neuroleptiques, aux équivalences posologiques et aux profils d'effets indésirables près, ont un effet antipsychotique comparable. Cette classification n'a en réalité pas connu une grande fortune ni une grande diffusion.

C'est surtout la classification élaborée par Deniker et son école qui s'est imposée en France. Inspirée par l'idée de bipolarité sous-tendant la classification de Lambert et Revol, elle oppose les neuroleptiques sédatifs, avec leurs effets végétatifs dominants, aux neuroleptiques désinhibiteurs, aux effets neurologiques dominants, en particulier les effets hyperkinétiques (voir la figure 47.3). Entre les deux pôles, on trouve les neuroleptiques « moyens », notion plutôt floue, et les neuroleptiques polyvalents, qui réalisent un équilibre d'effets sédatifs, antipsychotiques et désinhibiteurs. Une dernière classification bipolaire doit être rappelée, car elle préfigure elle aussi l'évolution actuelle des concepts de bipolarité des syndromes schizophréniques et, par voie de conséquence, de bipolarité de leurs traitements. Cette classification, établie par Colonna et Petit (1978), prend donc en compte l'opposition entre un effet « réducteur », ou antipsychotique au sens d'antiproductif, et un effet désinhibiteur, qui se traduit par ce qu'on appelle actuellement les symptômes négatifs, en soulignant que

FIGURE 47.3 Classification bipolaire des neuroleptiques

Action sédative				
1. Neuroleptiques sédatifs		lévomépromazine	Nozinan®	Effets végétatifs dominants
		réserpine	Serpasil®	
		chlorpromazine	Largactil®	
2. Neuroleptiques moyens		clothiapine	Étumine®	
		propéricyazine	Neuleptil®	
		thioridazine	Melleril®	
3. Neuroleptiques polyvalents		halopéridol	Haldol®	Effets hyperkinétiques dominants
		fluphénazine	Moditen®	
4. Neuroleptiques désinhibiteurs		prochlorpérazine	Tementil®	
		sulpiride	Dogmatil®	
		trifluopérazine	Terfluzine®	
		triflupéridol	Triperidol®	
		thiopropérazine	Majeptil®	
Action désinhibitrice				

Source : P. Deniker et D. Ginestet, « Neuroleptiques », *Encyclopédie médico-chirurgicale*, Paris, Psychiatrie, 1973, 37860, p. 4.

Psychiatrie clinique : une approche bio-psycho-sociale

ces effets peuvent se manifester à des doses différentes pour les mêmes molécules. Les doses faibles sont ainsi réputées désinhibitrices, les fortes doses étant antipsychotiques. À ces neuroleptiques bipolaires s'opposent des neuroleptiques qui ne seraient, selon les doses, que plus ou moins sédatifs. Le tableau 47.2 répertorie les neuroleptiques actuellement vendus en France.

Pour résumer l'évolution des classifications françaises des neuroleptiques, on peut souligner leur originalité, la recherche d'un découpage dimensionnel des effets des neuroleptiques, la mise en évidence précoce d'un effet thérapeutique sur les formes à évolution négative, effet qui est aujourd'hui le moteur du développement des neuroleptiques qualifiés d'atypiques, à la suite de la clozapine.

Pour autant, les neuroleptiques atypiques n'ont pas tous connu un développement fulgurant en France jusqu'à présent, particulièrement dans la mesure où leur chef de file, la clozapine, commercialisée dans les années 70 outre-Atlantique, est limitée en France au milieu hospitalier. Cependant, l'utilité de la rispéridone est de plus en plus reconnue, notamment en raison de l'absence, à faible dose, d'effets extrapyramidaux. L'olanzapine, qui a obtenu l'AMM en France, a été commercialisée en 1999. Cette famille de molécules est appréciée pour son action sur les deux pôles symptomatiques de la maladie (les délires et le repli sur soi) et pour l'excellente tolérance à laquelle elle donne lieu. Elle est probablement promise à un brillant avenir en France.

Dans la pratique pharmacothérapeutique française, on note souvent certaines tendances découlant

TABLEAU 47.2   Neuroleptiques commercialisés en France actuellement

Nom scientifique	Nom commercial (®)	Présentation	Posologie usuelle
Phénothiazines			
Chlorpromazine	Largactil	co., 25, 100 mg sol. buv. à 4 % amp. inj., 25 mg/5 mL	25 à 150 mg b.i.d. ou t.i.d.
Cyamémazine	Tercian	co., 25, 100 mg sol. buv., 40 mg/mL amp. inj., 50 mg/5 mL	50 à 200 mg b.i.d. ou t.i.d. 1/2 à 4 amp./jour
Fluphénazine	Moditen	co., 25, 100 mg sol. buv. à 4 %	25 à 300 mg/jour
Lévomépromazine	Nozinan	co., 2, 25, 100 mg sol. buv. à 4 % amp. inj., 25 mg/mL	6 à 250 mg/jour 75 à 100 mg t.i.d. ou q.i.d.
Perphénazine	Trilifan	co., 16 mg	16 à 64 mg/jour
Pipotiazine	Piportil	co., 10 mg sol. buv. à 4 % amp. inj., 10 mg/2 mL	10 à 20 mg/jour 10 à 20 mg/jour
Propéricyazine	Neuleptil	co., 25 mg gél., 10 mg sol. buv. à 1 % et 4 %	100 à 200 mg/jour 10 à 60 mg b.i.d. ou t.i.d.
Thiopropérazine	Majeptil	co., 10 mg sol. buv. à 4 %	5 à 40 mg/jour
Thioridazine	Melleril	co., 25, 100 mg sol. buv. à 4 % susp. à 2 %	100 à 200 mg/jour 30 gouttes b.i.d. ou t.i.d. 1 à 4 cuillères à café/jour
Trifluopérazine	Terfluzine	co., 10, 100 mg sol. buv., 40 mg/mL	10 à 600 mg/jour

→

Psychiatrie clinique : une approche bio-psycho-sociale

TABLEAU 47.2 Neuroleptiques commercialisés en France actuellement (*suite*)

Nom scientifique	Nom commercial (®)	Présentation	Posologie usuelle
Butyrophénones			
Dropéridol	Droleptan	sol. buv., 20 mg/mL amp. inj., 5 mg/2 mL i.m. amp. inj., 2,5 mg/mL i.v.	50 à 100 mg/jour 1/2 à 2 amp./24 h 1/2 à 1 amp./24 h
Halopéridol	Haldol	co., 1, 5 mg sol. buv., 2 mg/mL amp. inj., 5 mg/mL	1 à 40 mg/jour 10 à 400 gouttes/jour 1 à 4 amp./jour
Penfluridol	Semap	co., 20 mg	20 à 60 mg/jour
Pipampérone	Dipiperon	co., 48 mg sol. buv. à 4 %	96 à 288 mg/jour
Triflupéridol	Triperidol	sol. buv., 1 mg/mL	4 à 6 mg/jour
Benzamides			
Amisulpride	Solian	co., 50, 200 mg amp. inj., 200 mg/4 mL	50 à 1 200 mg/jour 400 mg/jour
Sulpiride	Dogmatil	co., 200 mg gél., 50 mg sol. buv., 5 mg/mL amp. inj., 100 mg/2 mL	200 à 1 200 mg/jour 2 à 4 gél./jour 200 à 800 mg/jour
Sultopride	Barnetil	co., 400 mg sol. buv., 244 mg/mL amp. inj., 200 mg/2 mL	400 à 2 000 mg/jour 40 à 200 gouttes/jour 2 à 6 amp./jour
Tiapride	Tiapridal	co., 100 mg amp. inj., 100 mg/2 mL	200 à 600 mg/jour
Neuroleptiques atypiques			
Clozapine	Leponex	co., 25, 100 mg	300 à 450 mg/jour
Olanzapine	Zyprexa	co., 5, 7,5, 10 mg	5 à 20 mg/jour
Rispéridone	Risperdal	co., 1, 2 mg	4 à 8 mg/jour
Neuroleptiques injectables à action prolongée			
Décanoate de fluphénazine	Modecate	amp., 25 mg	25 à 150 mg toutes les 2 à 4 semaines
Énanthate de fluphénazine	Moditen AP	amp., 25 mg/mL, 100 mg/4 mL	25 à 150 mg toutes les 2 semaines
Décanoate de flupenthixol	Fluanxol LP	amp., 20, 100 mg	20 à 300 mg toutes les 2 à 4 semaines
Décanoate d'halopéridol	Haldol DeCanoas	amp., 50 mg	50 à 300 mg toutes les 4 semaines
Perphénazine	Trilifan retard	amp., 100 mg	50 à 300 mg toutes les 4 semaines
Pipotiazine	Piportil L4	amp., 25, 100 mg	25 à 200 mg toutes les 4 semaines
Acétate de zuclopenthixol	Clopixol Action semi-prolongée	amp., 50, 100 mg	50 à 150 mg tous les 2 ou 3 jours
Décanoate de zuclopenthixol	Clopixol AP	amp., 200 mg	200 à 400 mg toutes les 2 à 4 semaines

amp. : ampoule ; buv. : buvable ; co. : comprimé ; gél. : gélule ; inj. : injectable ; sol. : solution ; susp. : suspension.

des classifications classiques: utilisation fréquente des neuroleptiques à haute dose, association de neuroleptiques (p. ex., un «sédatif» et un «incisif», ou un «sédatif» et un «hallucinolytique»). Les traitements neuroleptiques sont bien souvent prolongés à des doses excessivement élevées par comparaison aux données de la littérature internationale. La dimension thymique des états psychotiques aigus est rarement prise en compte, d'où un traitement trop systématiquement neuroleptique des états d'excitation bipolaires, les thymorégulateurs n'étant utilisés que secondairement ou pas du tout. Il peut même arriver, et ce n'est pas là un phénomène isolé, que le traitement neuroleptique soit prolongé indéfiniment, alors même que les symptômes psychotiques concomitants du trouble de l'humeur ont depuis longtemps disparu, ce qui crée des états «déficitaires» durables purement iatrogènes.

D'une façon générale, contrairement à la situation anglo-saxonne, l'emploi des neuroleptiques en France ne s'accompagne pas d'une surveillance rigoureuse en ce qui a trait au risque de dyskinésie tardive.

En ce qui concerne les traitements au long cours, une large gamme de molécules sont commercialisées. Une innovation originale mérite d'être soulignée: l'acétate de zuclopenthixol à action semi-prolongée, d'une durée d'action de deux à trois jours, bien adapté au traitement initial des états psychotiques aigus.

La question du traitement au long cours des psychoses schizophréniques a fait l'objet d'une conférence de consensus organisée en janvier 1994 par la Fédération française de psychiatrie et l'Union nationale des amis et familles de malades mentaux (UNAFAM), une association d'usagers, avec le soutien de l'Agence nationale pour le développement de l'évaluation médicale (ANDEM). Les principales conclusions concernant la place des neuroleptiques dans la stratégie thérapeutique sont les suivantes:

- la précocité du traitement neuroleptique est un gain de chances pour l'avenir de la personne souffrant de schizophrénie;
- l'interruption d'un traitement neuroleptique ayant permis des résultats «satisfaisants» entraîne un risque de perte d'efficacité de la cure en cas de rechute;
- le maintien de la pharmacothérapie réduit le risque de rechutes et de réhospitalisations (pour certains, à des doses considérées comme pharmacologiquement inefficaces);

- les cures continues à doses modérées (plutôt que les cures discontinues) exposent à moins de rechutes, peut-être à moins de dyskinésies tardives;
- le traitement continu est d'autant plus impératif que chez un patient donné se seront produites de nombreuses rechutes antérieures, que les poussées s'accompagnent d'une forte désocialisation.

47.5 ANTIDÉPRESSEURS

Une classification pragmatique des molécules sur le marché permet de distinguer celles qui ont des effets proches de l'imipramine (inhibition non sélective du recaptage des monoamines, effets secondaires et contre-indications communes) et celles dont les mécanismes d'action sont non imipraminiques, souvent divers, atypiques (les «nouveaux antidépresseurs»), ainsi que, plus récemment, celles qui offrent une sélectivité monoaminergique, avec l'expansion des inhibiteurs sélectifs du recaptage de la sérotonine (ISRS). Viennent enfin s'ajouter les antidépresseurs «bisélectifs», inhibant le recaptage de la noradrénaline et de la sérotonine. Le tableau 47.3 (p. 1250-1251) donne une liste des antidépresseurs commercialisés en France.

Un deuxième axe de classification plus implicite tient à l'idée bien française qu'il existe des dépressions «vraies», sur le modèle des mélancolies ou des accès dépressifs de la psychose maniaco-dépressive, et des dépressions mineures, réactionnelles. Plus ou moins explicitement, les prescripteurs associent à chacune de ces entités cliniques des antidépresseurs majeurs, dont l'efficacité a été éprouvée, pouvant être administrés en perfusion, ou, à l'opposé, des «petits antidépresseurs», ou des «petits traitements antidépresseurs», avec l'idée que de faibles doses d'antidépresseurs dits majeurs peuvent soigner de petites dépressions.

Les «vrais» antidépresseurs sont en fait les antidépresseurs de première génération, imipraminiques et IMAO. Ils correspondent, dans l'idée des prescripteurs, à la définition initiale de l'antidépresseur, capable de redresser l'humeur déprimée, voire de provoquer un virage maniaque ou hypomaniaque. Sur le plan réglementaire, les indications approuvées par l'Agence du médicament incluent «les épisodes sévères chez les patients hospitalisés».

Psychiatrie clinique: une approche bio-psycho-sociale

TABLEAU 47.3   Antidépresseurs commercialisés en France

Nom scientifique	Nom commercial (®)	Présentation	Posologie usuelle
Antidépresseurs imipraminiques			
Amitriptyline	Laroxyl	co., 10, 25, 50 mg sol., 40 mg/mL	100 à 250 mg/jour
Amoxapine	Défanyl	co., 50, 100 mg sol., 50 mg/mL	200 à 400 mg/jour
Clomipramine	Anafranil	co., 10, 25, 75 mg amp., 25 mg	100 à 150 mg/jour
Désipramine	Pertofran	co., 25 mg	100 à 200 mg/jour
Dosulépine	Prothiaden	co., 25, 75 mg	150 à 300 mg/jour
Doxépine	Sinequan	co., 10, 50 mg gél., 10, 25, 50 mg sol., 10 mg/mL amp., 25 mg	100 à 400 mg/jour
Imipramine	Tofranil	co., 10, 25 mg amp., 25 mg	150 à 200 mg/jour
Maprotiline	Ludiomil	co., 25, 75 mg amp., 25 mg i.v.	100 à 150 mg/jour
Médifoxamine	Clédial	co., 50 mg	150 mg/jour
Milnacipran	Ixel	co., 50 mg	100 à 300 mg/jour
Opipramol*	Insidon	co., 50 mg	150 à 250 mg/jour
Quinupramine	Kinupril	co., 2,5, 7,5 mg	7,5 à 15 mg/jour
Trimipramine	Surmontil	co., 25, 100 mg sol. à 4 % amp., 25 mg	100 à 300 mg/jour
Inhibiteurs sélectifs du recaptage de la sérotonine (ISRS)			
Citalopram	Seropram	co., 20 mg	20 à 40 mg/jour
Fluoxétine	Prozac	co., 20 mg	20 à 40 mg/jour
Fluvoxamine	Floxyfral	co., 50, 100 mg	100 à 300 mg/jour
Paroxétine	Deroxat	co., 20 mg	20 à 40 mg/jour
Sertraline	Zoloft	co., 50 mg	50 à 100 mg/jour
Antidépresseurs atypiques			
Amineptine**	Survector	co., 100 mg	100 à 200 mg/jour
Miansérine	Athymil	co., 10, 30, 60 mg	60 à 90 mg/jour
Oxaflozane*	Conflictan	sol., 20 mg/mL	15 à 30 mg/jour
Tianeptine	Stablon	co., 12,5 mg	25 à 37,5 mg/jour
Trazodone***	Pragmarel	co., 25, 100 mg sol. à 2,5 %	300 à 600 mg/jour
Viloxazine	Vivalan	co., 100, 300 mg amp., 100 mg	300 à 600 mg/jour

* Retiré du marché.
** Retirée du marché en 1999.
*** Retirée du marché en 1996.

Psychiatrie clinique : une approche bio-psycho-sociale

TABLEAU 47.3   Antidépresseurs commercialisés en France (*suite*)

Nom scientifique	Nom commercial (®)	Présentation	Posologie usuelle
Inhibiteurs de la monoamine-oxydase (IMAO)			
Iproniazide	Marsilid	co., 50 mg	50 à 150 mg/jour
IMAO sélectifs			
Moclobémide	Moclamine	co., 150 mg	300 à 600 mg/jour
Toloxatone	Humoryl	co., 200 mg	600 mg/jour

amp. : ampoule ; co. : comprimé ; gél. : gélule ; sol. : solution.

Les « petits » antidépresseurs sont souvent des molécules atypiques, dont l'action pharmacologique indiscutable ne s'accompagne pas toujours d'une action thymoanaleptique proportionnelle. Certains de ces produits ne sont d'ailleurs commercialisés qu'en France, où ils sont affublés, dans le dictionnaire thérapeutique Vidal 1998, d'indications pudiques (« états dépressifs, en particulier névrotiques ou réactionnels », « états anxio-dépressifs », etc.). On trouve des psychostimulants à action dopaminergique (amineptine), des molécules stimulant paradoxalement le recaptage de la sérotonine et présentées comme des médicaments antistress (tianeptine). Les dossiers cliniques de ces molécules, dont l'existence témoigne souvent du talent des services de marketing des firmes concernées, ne contiennent pas d'études initiales convaincantes en ce qui touche les dépressions sévères ni d'études contrôlées avec placebo. Des travaux plus rigoureux, et si possible menés par des équipes internationalement réputées, sont nécessaires pour qu'on puisse se faire une idée plus précise de ces molécules qui présentent peut-être un intérêt clinique en dépit de la faiblesse du dossier scientifique actuel.

Une autre spécificité française est la grande désaffection pour les IMAO de première génération. C'est ainsi que le prescripteur français ne dispose maintenant plus que de l'iproniazide, dont par ailleurs l'effet hépatotoxique est particulièrement marqué, le nialamide ayant été retiré du marché français (mai 1995). Les patients frontaliers peuvent toutefois se procurer la phénelzine en Espagne, en Belgique, en Italie et en Grande-Bretagne, le nialamide en Belgique et au Luxembourg. La peur des IMAO est telle qu'il est hors de question d'envisager une association avec les imipraminiques, pourtant conseillée outre-Atlantique et outre-Manche dans les cas de dépression grave ou multirésistante. Cette situation serait-elle liée à la tradition fromagère de la gastronomie française ? Les « nouveaux » IMAO n'ont pas encore connu une implantation suffisante, car leur efficacité n'est pas perçue comme équivalente à celle de leurs aînés. C'est surtout le cas de la toloxatone, le dossier clinique de la moclamine, récemment introduite en France, apparaissant plus solide.

En ce qui concerne les ISRS, la France bénéficiait de l'expérience antérieure de l'indalpine, qui a été l'un des premiers antidépresseurs de cette classe à être commercialisés, tout comme l'a été, dans les pays scandinaves, la zimélidine. Malheureusement, ces deux molécules ont dû être retirées du marché en raison d'effets toxiques. Les prescripteurs français ont longtemps gardé la nostalgie de l'indalpine, considérée en son temps comme une molécule particulièrement puissante y compris dans le traitement des dépressions complexes et résistantes. Les nouveaux ISRS offerts en France (fluvoxamine, fluoxétine, paroxétine et, plus récemment, sertraline et citalopram) n'ont pas obtenu le même succès que leur prédécesseur, tout en emportant d'importantes parts de marché, alors qu'aux États-Unis le Prozac® (fluoxétine) est considéré comme la pilule du bonheur.

L'évolution des prescriptions dans la première moitié des années 90 montre en France un certain nombre de tendances : la prescription des imipraminiques semble stable au fil des ans, avec une nette prédominance de la clomipramine, antidépresseur préféré des Français, ainsi qu'une persistance d'utilisation de l'amitriptyline, alors que l'imipramine est pratiquement abandonnée.

Psychiatrie clinique : une approche bio-psycho-sociale

Les ISRS, notamment la fluoxétine, ont pris une part importante de marché en quelques années. Sur le chapitre du chiffre d'affaires, si la classe des antidépresseurs a progressé de 9,6 % entre 1990 et 1994, les sérotoninergiques ont quant à eux progressé de 25,6 %. Depuis, la prescription semble se déplacer en France vers la paroxétine, principalement au détriment de la fluoxétine, qui souffre d'une image de marque médiatique défavorable, sorte de revers de son énorme succès initial.

Les IMAO de première génération ne sont presque plus prescrits, alors que la toloxatone, dont l'activité pharmacologique est mise en doute par de nombreux cliniciens, conserve une majorité des prescriptions pour cette classe. Le moclobémide, d'apparition plus récente, et dont le profil pharmacologique est plus proche de celui d'un véritable antidépresseur, fait une entrée prometteuse sur le marché.

En ce qui concerne les autres antidépresseurs de familles et de mécanismes divers, on est frappé par l'importance des prescriptions de tianeptine, à l'efficacité douteuse, ou d'amineptine, un psychostimulant dopaminergique potentiellement addictif. Cette dernière caractéristique a d'ailleurs conduit les autorités sanitaires à interdire, dans un premier temps, à la firme qui le commercialise d'en faire la promotion, puis à le retirer du marché à la fin du mois de janvier 1999.

Les prescriptions d'antidépresseurs en France semblent s'organiser selon deux marchés : celui du psychiatre, qui dans l'ensemble reste fidèle à des antidépresseurs traditionnels, d'efficacité éprouvée mais de maniement pas toujours facile en raison de leurs effets secondaires ou de risques toxiques, et celui de l'omnipraticien, qui est l'objet de sollicitations intensives de firmes qui ont su mettre sur le marché des antidépresseurs dont la première caractéristique est la bonne tolérance, la puissance antidépressive étant moins indiscutablement établie. Par ailleurs, lorsque l'omnipraticien prescrit des antidépresseurs de première génération (mais cela n'est pas l'apanage de la France), c'est généralement à des doses infrathérapeutiques et pour des durées beaucoup trop courtes.

À la fin des années 80, un symposium organisé par l'industrie pharmaceutique avait amorcé une réflexion sur la dialectique entre les théories et directives officielles concernant la prescription des antidépresseurs et les pratiques en médecine libérale. Le fondement de cette réflexion était une synthèse des recommandations thérapeutiques des manuels de psychiatrie et leur évolution au cours des 30 dernières années, ainsi que les résultats d'enquêtes de comportement en matière de prescription réalisées par des instituts d'assistance au marketing pharmaceutique. Il s'en était dégagé le constat d'un important écart entre les recommandations officielles et les pratiques, lesquelles dénotaient une certaine méfiance envers les recommandations des experts, souvent jugées trop contraignantes et trop rigides, voire irréalistes, notamment en matière de posologie ou de monothérapie.

Quoi qu'il en soit, la consommation des antidépresseurs a connu une augmentation constante au cours de la première moitié des années 90, et cette tendance devrait se poursuivre. Cette augmentation semble concomitante de la stabilisation, voire de la baisse, de l'emploi des anxiolytiques, au point qu'il est parfois permis de se demander si les omnipraticiens n'auraient pas tendance à remplacer les anxiolytiques par les antidépresseurs dans leurs nouvelles habitudes de prescription. Il est vrai que quelques antidépresseurs, et non les moindres (clomipramine, autres ISRS), ont vu leurs indications s'étendre aux troubles anxieux (trouble panique, trouble obsessionnel-compulsif).

Cette expansion des prescriptions, en une époque caractérisée par l'évolution vers la maîtrise médicalisée des coûts de santé publique, a conduit à l'élaboration de directives, les RMO, censées encadrer la prescription et diffusées par les autorités sanitaires dans l'ensemble du corps médical.

En ce qui concerne les médicaments antidépresseurs, les RMO précisent que :
- La prescription d'un médicament antidépresseur doit reposer sur une évaluation clinique soigneuse afin de distinguer les pathologies dépressives caractérisées nécessitant un traitement spécifique et les symptômes dépressifs isolés, souvent transitoires, qui ne justifient pas obligatoirement une mesure thérapeutique médicamenteuse.
- Les antidépresseurs sont indiqués dans les épisodes *dépressifs majeurs,* c'est-à-dire caractérisés par l'acuité et la multiplicité des symptômes, leur durée et leur caractère invalidant.
- Un traitement antidépresseur ne doit pas être changé pour cause d'inefficacité avant une durée de prescription de deux à trois semaines à posologie dite efficace (sauf en cas d'aggravation).

- Un traitement antidépresseur ne doit pas être interrompu dès la disparition des symptômes dépressifs. Il est démontré que la poursuite du traitement pendant quatre à six mois (traitement de consolidation) réduit le risque de rechute.
- Un traitement antidépresseur doit être interrompu progressivement afin de prévenir tout risque de *réactions de sevrage*.
- Le *traitement prophylactique des récidives* (traitement au long cours sur plusieurs années) est justifié chez des patients qui ont eu au moins deux à trois épisodes dépressifs.
- La *voie intraveineuse* est réservée à l'usage hospitalier.
- Chez le sujet de plus de 70 ans, la posologie initiale recommandée pour la plupart des antidépresseurs est en moyenne la moitié de celle préconisée chez l'adulte. La posologie devra être réévaluée régulièrement au cours du traitement.

47.6 PSYCHOSTIMULANTS

Grande consommatrice de tranquillisants, la France apparaît en revanche relativement plus modérée dans sa consommation de psychostimulants. Certains antidépresseurs à action amphétaminique, tel le bupropion, n'y ont jamais obtenu d'Autorisation de mise sur le marché (AMM). En revanche, d'autres indications (surcharge pondérale) ont connu les mêmes abus que partout ailleurs.

Le tableau 47.4 présente les principaux psychostimulants commercialisés en France.

Signalons également quelques spécialités où les psychostimulants sont associés pour contrebalancer l'effet sédatif du produit. C'est notamment le cas de l'Orténal®, qui associe amphétamine et phénobarbital.

TABLEAU 47.4   Psychostimulants commercialisés en France

Nom scientifique	Nom commercial (®)	Présentation	Posologie usuelle
Adrafinil	Olmifon	co., 300 mg	600 à 1 200 mg/jour
Amfépramone	Modératan	gél., 75 mg	75 à 150 mg/jour
Clobenzorex	Dinintel	gél., 30 mg	60 à 90 mg/jour
Dexfenfluramine	Isoméride	gél., 15 mg	30 mg/jour
Fenfluramine*	Pondéral	co., 20 mg gél., 60 mg	60 mg/jour
Fénozolone	Ordinator	co., 10 mg	10 à 30 mg/jour
Fenproporex	Fenproporex Action Prolongée	co., 20 mg	20 mg/jour
Méfénorex	Incital	co., 40 mg	40 mg/jour
Méclofénoxate	Lucidril	co., 250, 1 000 mg	1 g/jour
Méthylphénidate	Ritaline	co., 10 mg	< 60 mg/jour
Minaprine	Cantor	co., 100 mg	100 à 300 mg/jour
Modafinil	Modiodal	co., 100 mg	200 à 400 mg/jour
Piracetam	Nombreuses spécialités	Nombreuses présentations	2 400 mg/jour en moyenne
Pirisudanol	Stivane	gél., 300 mg	1 200 mg/jour
Sulbutiamine	Arcalion 200	co., 200 mg	200 à 600 mg/jour
Acides aminés et sels	Nombreuses spécialités	Nombreuses présentations	Variée
Dérivés estérifiés du déanol	Nombreuses spécialités	Nombreuses présentations	Variée

* Retiré du marché.
co. : comprimé ; gél. : gélule.

Psychiatrie clinique : une approche bio-psycho-sociale

Les principales indications des psychostimulants en France sont :

- l'*obésité*. La prévalence de la surcharge pondérale est significativement plus faible en France que dans la plupart des pays occidentaux. Néanmoins, la France dispose d'une batterie importante de substances possédant les propriétés anorexigènes des amphétamines pour traiter l'obésité. Quatre produits dérivés de la phényléthylamine y sont commercialisés (amfépramone, clobenzorex, fenproporex et méfénorex). D'autres molécules favorisant la transmission sérotoninergique, mais ayant une ressemblance chimique avec la phényléthylamine (fenfluramine, dexfenfluramine), se distinguent des précédents par la faiblesse de leur effet psychostimulant. Aucun de ces produits, d'ailleurs classiquement qualifiés de « traitement d'appoint », n'a jamais pu faire la preuve de son efficacité à long terme ni même à moyen terme. Depuis 1995, l'usage des anorexigènes dérivés de la phényléthylamine est strictement encadré en raison du risque d'hypertension artérielle pulmonaire qui y est associé. Leur indication est limitée aux patients dont l'indice de masse corporelle[2] est supérieur à 30 et la durée de leur emploi ne peut excéder trois mois cumulés au cours de la vie. Enfin, l'association de ces produits entre eux est interdite ;

- le *déficit de l'attention/hyperactivité*. Ce syndrome ne soulève pas, en France, l'enthousiasme qu'il suscite ailleurs. Qu'il soit méconnu ou que sa prévalence soit plus faible en France, peu d'auteurs nationaux s'y sont intéressés. Son principal traitement médicamenteux aux États-Unis, le méthylphénidate, vient toutefois d'être commercialisé en France, sous certaines conditions réglementaires :

  Le traitement est soumis à une prescription initiale hospitalière annuelle réservée aux spécialistes et/ou aux services spécialisés en neurologie, psychiatrie et pédiatrie.

  La prescription initiale hospitalière a une validité d'un an.

  Dans les périodes intermédiaires, tout médecin peut renouveler cette prescription.

  Le médicament est délivré par un pharmacien d'officine sur présentation de la prescription initiale hospitalière ou de la prescription d'un autre médecin accompagnée d'une prescription initiale hospitalière datant de moins d'un an.

  La mauvaise réputation attachée, en France, au traitement au long cours par les amphétaminiques, associée à ces règles contraignantes, aboutit à une utilisation assez restreinte ;

- la *narcolepsie (syndrome de Gélineau)* et l'*hypersomnie idiopathique*. L'utilité des amphétamines dans ces deux pathologies a été bien montrée au cours des 50 dernières années, tant par des observations empiriques que par quelques études contrôlées. En France, l'hypersomnie idiopathique et la narcolepsie sont traitées par le modafinil, seul produit à avoir obtenu l'AMM pour ces deux indications ;

- la *dépression*. Le traitement de la dépression ne fait plus, depuis longtemps, appel aux amphétamines en France. Néanmoins, la fénozolone a un effet psychostimulant dans les dépressions associées à un état de marasme consécutif à une affection médicale.

47.7 THYMORÉGULATEURS

Le chef de file de la classe des thymorégulateurs, le lithium, est en fait l'aîné des psychotropes : découvert en 1818 par Arfwedson, un chimiste suédois, il a d'abord été utilisé sans succès dans le traitement de diverses affections somatiques (goutte, diabète, maladies infectieuses, cancer, etc.). À partir de 1949, l'intérêt pour les sels de lithium renaît avec la description de son effet antimaniaque par Cade. Mais il est toutefois longtemps tenu à l'écart de l'arsenal thérapeutique en raison du faible rapport dose toxique/dose active. C'est finalement Schou, à partir du début des années 70, qui l'introduit dans la pratique courante, grâce à la mise au point d'une méthode de dosage plasmatique qui permet de maintenir la dose dans une fourchette thérapeutique maximisant le rapport efficacité/toxicité.

Deux sels de lithium sont disponibles en France :

- le carbonate de lithium présenté sous forme de comprimés dosés à 250 mg correspondant à

---

2. On calcule l'indice de masse corporelle en divisant le poids (en kg) par le carré de la taille (en m). Pour un sujet mesurant 1,65 m, l'indice de masse corporelle dépasse 30 dès que le poids est supérieur à 81,675 kg.

6,8 mÉq de lithium ; la posologie doit naturellement être réglée selon la lithémie, mais se caractérise souvent par trois prises quotidiennes. Cette complexité dans la prise est susceptible de donner lieu à des problèmes d'observance, lesquels ont mené, au sein de l'industrie, à une réflexion sur la nécessité de mettre au point une forme à libération prolongée. C'est ainsi qu'en 1994 le Téralithe® 400 LP a reçu une AMM. Cette nouvelle forme autorise une seule prise au coucher, mais requiert que soit revue à la hausse la dose quotidienne qui, en moyenne, augmente de 20 % ;

- le gluconate de lithium, offert sous forme d'ampoules de 10 mL (9,9 mÉq de lithium) et de 5 mL (4,95 mÉq de lithium). Cette forme liquide est, vraisemblablement pour des raisons de moindre promotion commerciale, nettement moins utilisée que les comprimés de carbonate de lithium.

L'utilisation des sels de lithium est strictement limitée à la prévention de la récidive maniaque et dépressive chez les patients souffrant d'un trouble bipolaire. Les RMO précisent ce point et étendent l'emploi du lithium aux « troubles maniaco-dépressifs unipolaires », catégorie diagnostique obsolète. Le lithium est également indiqué, mais beaucoup moins utilisé cependant, dans le traitement curatif des accès maniaques, sinon en complément des neuroleptiques. L'idée qu'il faut obtenir une lithémie élevée (entre 0,9 et 1,2 mmol/L) pour que le médicament exerce une action antimaniaque est assez généralement méconnue en France.

Mais, malgré son efficacité reconnue, les contre-indications assez nombreuses du lithium (insuffisance rénale, insuffisance cardiaque, risque tératogène, etc.), ainsi que la longueur de la liste des médicaments dont l'association avec le lithium comporte un risque (diurétiques, anti-inflammatoires non stéroïdiens, carbamazépines, inhibiteurs de l'enzyme de conversion et même certains antidépresseurs), en font un produit considéré en France comme difficile à manier. En réalité, on a de plus en plus recours à certaines associations, telles que les associations avec d'autres thymorégulateurs, courantes outre-Atlantique. Toutefois, les autres thymorégulateurs prennent une place grandissante dans la panoplie préventive des récidives maniaques.

La carbamazépine, une molécule tricyclique, a été synthétisée en 1953, à Bâle, par Schindler. Son effet anticonvulsivant a été le premier démontré. L'action antimaniaque et thymorégulatrice de la carbamazépine a été mise en évidence ultérieurement par plusieurs études contrôlées concordantes. La carbamazépine est commercialisée sous forme de comprimés à 200 mg, ainsi que sous forme de comprimés à libération prolongée (200 mg et 400 mg). En pratique, l'impossibilité de descendre à moins de deux prises quotidiennes, même avec les comprimés de 400 mg à libération prolongée, est certainement un grand inconvénient, ce qui fait de la carbamazépine un traitement moins aisé que le traitement par le Téralithe® 400 LP du point de vue de l'observance et de la facilité du traitement. L'adaptation de la posologie s'effectue empiriquement en recherchant la fourchette de dosage plasmatique mise en évidence dans le traitement de l'épilepsie. En dehors de l'hypersensibilité à la molécule, la seule contre-indication, comme pour tous les tricycliques, est l'existence d'un bloc auriculoventriculaire.

La troisième ligne des traitements thymorégulateurs est représentée par le valpromide ou dipropylacétamide habituellement utilisé en France en troisième intention en cas de contre-indication (ou d'échec) du lithium et de la carbamazépine. La France dispose aussi du valproate de sodium, tout comme les pays anglo-saxons, mais cette molécule est utilisée en épileptologie. En réalité, le valpromide est un précurseur (pro-drogue) du valproate. La France a été une pionnière de l'utilisation de cette très ancienne molécule, puisque la synthèse du dipropylacétate remonte à 1882. Ses propriétés anticonvulsivantes ont été rapportées par Meunier en 1963, mais ce n'est qu'en 1976 que seront publiés les premiers essais ouverts en monothérapie. Parallèlement, le dipropylacétamide, dérivé proche, a été utilisé comme thymorégulateur en 1966 par Lambert et coll. (1971) qui résument ainsi, à partir d'une cinquantaine de cas traités, les principales propriétés de cet agent :

- action thymorégulatrice dans la psychose maniaco-dépressive, les états maniaques étant mieux stabilisés que les états dépressifs ; une stabilisation intégrale est obtenue dans un cas sur cinq environ ;
- action anticaractérielle ;
- action sur certains troubles du sommeil ;
- potentialisation des autres psychotropes.

L'association du valpromide avec d'autres médicaments, notamment avec la carbamazépine ainsi qu'avec nombre d'autres molécules psychotropes, présente certains risques du fait d'une interaction pharmacocinétique aboutissant à une augmentation des taux sériques des molécules associées. Il n'est contre-indiqué qu'en cas de grossesse, en raison d'une incertitude quant aux effets tératogènes.

Bien que son efficacité dans la prévention des récidives des troubles bipolaires I ne soit étayée par aucune étude contrôlée à ce jour, une telle indication est donnée dans le dictionnaire Vidal. L'utilité de cette molécule dans le traitement des états mixtes a été confirmée par des travaux anglo-saxons plus récents. La posologie recommandée en France pour le valpromide allait traditionnellement de 600 à 1 800 mg par jour, correspondant empiriquement aux taux plasmatiques conseillés actuellement par la littérature internationale (45 à 80 mg/mL).

47.8 ÉLECTROCONVULSIVOTHÉRAPIE EN FRANCE

Le premier congrès mondial de psychiatrie, organisé en 1950 à Paris, a vu le triomphe des thérapeutiques de choc. Y étaient réunis Sakel, Meduna et Cerletti qui avaient introduit, respectivement, la cure insulinique, les chocs au cardiazol et, surtout, la convulsivothérapie par électrochocs. Dans son allocution, Cerletti a associé à ses travaux la contribution précoce de l'école française, citant le groupe de Delay et rendant hommage à Lapipe et Rondepierre ainsi qu'à Marsalet. Les noms de ces auteurs sont restés célèbres dans les hôpitaux psychiatriques français, car les sismothères qu'ils ont mis au point au début des années 40 ont été et sont encore, plus de 50 ans après, utilisés en routine. La simplicité de leur conception leur a assuré une robustesse et une longévité qui les font apparaître quelque peu anachroniques aujourd'hui, par comparaison aux appareils américains plus sophistiqués. Voilà symbolisée la position française en matière d'électroconvulsivothérapie (ECT), prise entre innovation et classicisme.

Pour présenter la situation actuelle de l'ECT en France, nous citerons quelques résultats d'une enquête nationale réalisée en 1988 auprès des médecins psychiatres exerçant en milieu hospitalier public.

Cette enquête a porté sur la totalité des services de psychiatrie des hôpitaux publics, qu'il s'agisse de services situés dans des centres hospitaliers spécialisés (CHS) ou de services hospitalo-universitaires. La fréquence de l'utilisation de l'électrochoc est faible, de 1,3 % des patients hospitalisés, tous services confondus, à 2,4 % si l'on se limite aux services pratiquant ce traitement. En effet, tous les services n'ont pas recours à cette technique. Si l'utilisation globale paraît stable, elle semble croître dans les centres hospitaliers généraux (CHG) et décroître dans les CHS. Ainsi, 43 % des services de CHS ne pratiquent pas l'ECT, contre 25 % des services de CHG. L'analyse des raisons de cette abstention met en évidence avant tout des difficultés techniques, liées à la sous-médicalisation des CHS et à la difficulté d'obtenir les services d'un anesthésiste. Il y a là un lien avec l'image anachronique de thérapeutique barbare attachée à l'ECT en France.

Les indications retenues sont classiques, comprenant avant tout la mélancolie (au sens européen du terme), la manie et les états délirants aigus étant moins fréquents.

Les modalités techniques, au moment de cette enquête, faisaient donc appel principalement (85 %) à des appareils de type Lapipe et Rondepierre (Sistonothère, Sismothère, Convulsator R, PsychotronR) qui produisent un courant sinusoïdal. On trouvait aussi dans 19 % des services des appareils de type Delmas-Marsalet, qui produisent un courant continu. Depuis, l'équipement en appareils d'origine anglo-saxonne de type Thymatron ou Mecta va croissant, mais reste électivement le propre des centres universitaires.

La technique de mise en place des électrodes est classique, manuelle dans la plupart des cas, et le placement est le plus souvent bilatéral (90 %).

L'anesthésie est utilisée dans 87 % des cas, ce qui implique qu'on trouve encore en France des services qui n'y ont systématiquement jamais recours. Ces services sont majoritairement situés dans des CHS. Même dans le cadre de l'anesthésie, la curarisation n'est pas systématique, et il existe aussi des services où elle est délibérément récusée sous le prétexte théorique du risque allergique lié à l'utilisation de suxaméthonium.

Les critères d'évaluation de la crise sont eux aussi très classiques, avec utilisation de la méthode du brassard dans 43 % des services. Seuls 4 % des services utilisaient le monitoring par électroencéphalogramme (EEG) de la crise, mais cette proportion augmente lentement, avec l'introduction des appareils modernes facilitant cette surveillance.

Le nombre moyen des séances est de 8, et la plupart des services considèrent que 12 séances constituent un maximum. La fréquence est le plus souvent de trois séances par semaine. En cas d'échec au bout de 8 chocs, 84 % des services interrompent la série, 16 % seulement continuent jusqu'à 10 ou 12 chocs.

La majorité des services (86 %) ne pratiquent pas de séance de consolidation, et seulement 11 % administrent des chocs d'entretien au rythme moyen d'un par mois, pour une durée moyenne de huit mois.

De cet aperçu d'une situation qui date déjà de quelques années, il est possible de conclure que la France est peu utilisatrice d'électrochocs et qu'il règne à cet égard une disparité analogue à celle qui a été constatée récemment aux États-Unis. La carte sanitaire française faisant l'objet d'une sectorisation géographique, ce sont des départements entiers qui peuvent bénéficier de cette thérapeutique indispensable, tant pour des raisons d'implantation technique que pour des motifs pseudo-éthiques liés à une sous-information du personnel médical. Au sein de la Communauté européenne, la France apparaît donc très archaïque par comparaison avec d'autres pays comme la Grande-Bretagne ou les pays scandinaves.

Une évolution positive se dessine cependant, notamment au travers du renouvellement du plateau technique à la suite d'une meilleure implantation des firmes américaines. D'autres initiatives ont vu le jour, dans la foulée de la constitution de groupes universitaires d'étude de l'ECT et de la traduction récente des recommandations américaines pour l'utilisation de l'ECT. Il est temps qu'en France les différents services utilisateurs, ayant pris conscience de l'importance du problème sur le plan de la santé publique, se regroupent en unités régionales d'ECT, seules capables de rentabiliser des investissements en personnel et en matériel importants, et ayant une mission de soin mais aussi de recherche et de formation.

*
* *

Ce survol des pratiques de thérapeutiques biologiques médicamenteuses en France montre une juxtaposition d'avancées intuitives, demandant souvent de longues années avant confirmation par des travaux plus rigoureux, généralement anglo-saxons. L'exemple du valpromide est à cet égard caractéristique. D'autres pratiques restent à valider, pour autant qu'elles peuvent l'être. C'est ainsi que l'habitude bien française d'administrer certains antidépresseurs par voie parentérale est encore imparfaitement évaluée, mais commence à apparaître dans la littérature anglo-saxonne. L'utilisation de formes buvables de nombreux psychotropes obéit à d'autres considérations, notamment l'idée que cette forme galénique peut prévenir les problèmes d'observance. Un retard d'une autre nature est en train d'être comblé en France et touche le contexte du soin et de la prescription chez le malade mental. La culture française s'est en effet longtemps contentée d'une approche paternaliste du soin, selon des procédures d'information et de recherche de consentement assez rudimentaires, voire absentes. Sans aller encore jusqu'au formalisme ou au juridisme anglo-saxon, volontiers considéré comme un excès inverse et paralysant le soin, les pratiques vont actuellement dans le sens d'une plus grande transparence et d'une meilleure information, en partie sous l'impulsion des associations d'usagers.

Bibliographie

BOBON, J., et coll.
1972 « Clinical classification of neuroleptics, with special reference to their antimanic, antiautistic and ataraxic properties », *Compr. Psychiatry*, vol. 13, p. 123-131.

COLONNA, L., et PETIT, M.
1978 « Approche de l'effet antipsychotique des neuroleptiques », conférence prononcée aux *Entretiens de Bichat. Thérapeutique*, Paris, L'Expansion scientifique française, p. 287-289.

DELAY, J., et DENIKER, P.
1957 « Caractéristiques psychophysiologiques des médicaments neuroleptiques », dans *Psychotropic Drugs*, Paris, Elsevier, p. 485-501.

DELAY, J., DENIKER, P., et HARL, J.-M.
1952 « Utilisation en thérapeutique d'une phénothiazine d'action centrale élective (chlorpromazine) », *Ann. Med. Psychol.*, vol. 110, n° 1, p. 112-117.

DENIKER, P., et GINESTET, D.
1973 « Neuroleptiques », *Encyclopédie médico-chirurgicale,* Paris, Psychiatrie, 37860, 10 p.

LABORIT, H., HUGUENARD, P., et ALLUAUME, R.
1952 « Un nouveau stabilisateur neuro-végétatif, la chlorpromazine », *Presse Med.,* vol. 60, n° 10, p. 206-208.

LAMBERT, P.A.
1980 *Psychopharmacologie clinique: les médicaments psychotropes,* Toulouse, Privat.

LAMBERT, P.A., et coll.
1971 « Action thymo-régulatrice à long terme du Dépamide dans la psychose maniaco-dépressive », *Ann. Med. Psychol.,* vol. 129, n° 3, p. 442-448.

LAMBERT, P.A., et REVOL, L.
1960 « Classification psychopharmacologique et clinique des différents neuroleptiques », *Presse Med.,* vol. 68, n° 41, p. 1509-1511.

Vidal 1998. Le dictionnaire, Paris, Éditions du Vidal, 1998.

Lectures complémentaires

COLONNA, L., PETIT, M., et LÉPINE, J.P.
1991 *Dictionnaire des neuroleptiques,* Paris, J.-D. Baillère éditeur.

DELAY, J., et DENIKER, P.
1961 *Méthodes chimiothérapiques en psychiatrie. Les nouveaux médicaments psychotropes,* Paris, Masson.

DELBROUK, P., et CAILLARD, V.
1990 « L'électroconvulsivothérapie publique française (enquête 1988) », *Psychiatrie et psychobiologie,* vol. 5, p. 381-386.

GUELFI, J.D., et coll.
1977 « Chimiothérapie en psychiatrie », dans *Psychiatrie,* Paris, PUF, p. 685-742.

LÔO, H., CAILLARD, V., et ZARIFIAN, E.
1988 « Antidépresseurs », dans *Encyclopédie médico-chirurgicale,* Paris, Thérapeutique, 25420, B50.

OLIE, J.P., et coll.
1992 *Histoire d'une découverte en psychiatrie, 40 ans de chimiothérapie neuroleptique,* Paris, Doin Éditeurs.

SENON, J.L., SECHTER, D., et RICHARD, D.
1995 *Thérapeutique psychiatrique,* Paris, Hermann Éditeurs.

TRAITEMENTS PSYCHO-SOCIAUX

CHAPITRE 48

Fondements de la psychothérapie

Louis Georges Castonguay, Ph.D.
Professeur agrégé au Département de psychologie de la Pennsylvania State University (University Park)

François Borgeat, M.D., M.Sc.
Chef du Département universitaire de psychiatrie adulte (Lausanne)
Professeur titulaire au Département de psychiatrie de l'Université de Lausanne
et de l'Université de Montréal

PLAN

48.1 L'énigme du changement thérapeutique

48.2 Survol historique des facteurs communs aux psychothérapies

48.3 Esquisse d'un modèle d'intégration
    48.3.1 Cadre thérapeutique
    48.3.2 Processus thérapeutiques de base
    48.3.3 Dimensions de l'acte thérapeutique

48.4 Interaction des facteurs communs et des facteurs uniques

48.5 Signification pour le praticien
    48.5.1 Les écoles sont-elles utiles ?
    48.5.2 Comment choisir son psychothérapeute ?

Bibliographie

Lectures complémentaires

Des motivations très variées peuvent pousser des patients vers des thérapeutes de toutes sortes: il peut s'agir de se débarrasser de symptômes gênants, de se sentir moins angoissé, moins démoralisé, de se sortir le plus rapidement possible d'une période de vie troublée ou d'être simplement mieux dans sa peau. Dans tous les cas, sauf pour les problèmes situationnels susceptibles de se résoudre spontanément, l'amélioration passe par un changement personnel. Faciliter un tel changement est un objectif commun à toutes les approches de psychothérapie, si différentes soient-elles. Ce chapitre portera sur les mécanismes fondamentaux du changement personnel que les psychothérapies tentent d'induire ou de faciliter et qui constitue la justification de leur rôle en clinique. Plus précisément, après un aperçu des facteurs qui sont communs à toutes les formes de psychothérapie et une esquisse d'intégration de ces éléments thérapeutiques, la relation existant entre ces derniers et les variables propres à des approches thérapeutiques particulières sera abordée. Il sera question, enfin, de certaines applications que peuvent dégager les praticiens de l'étude des facteurs communs.

48.1 L'ÉNIGME DU CHANGEMENT THÉRAPEUTIQUE

Contrairement à ce que prétendait Eysenck (1952) dans le vaste débat qu'il avait soulevé, la psychothérapie est maintenant reconnue comme une modalité de traitement efficace (Stiles et coll., 1986). Cette efficacité correspond à une amélioration moyenne de 0,85 écart-type par rapport aux patients non traités, c'est-à-dire que le patient traité se trouve en meilleur état que la très grande majorité (80 %) des patients non traités (Smith et coll., 1980). Cependant, on connaît encore peu les mécanismes qui contribuent à cette efficacité. Plus de 50 années de recherche montrent en effet que, si la psychothérapie a un effet positif sur la majorité des patients, seulement un nombre restreint des facteurs qui interviennent dans cette action ont été clairement identifiés (Orlinsky et coll., 1994).

Malgré le fait que la recherche fournisse encore peu d'indices bien déterminés pour expliquer le changement thérapeutique, de nombreux modèles théoriques de l'efficacité de la psychothérapie ont été proposés depuis le début du siècle. En fait, pour chacune des 400 (et plus) formes contemporaines de psychothérapie, on peut trouver une description d'éléments qui, selon les tenants de ces approches, expliquent la réduction des symptômes ou le changement de la personnalité chez le patient. En psychothérapie d'orientation psychanalytique ou psychodynamique, on insiste, par exemple, sur l'analyse des résistances et sur l'interprétation du transfert et des rêves. Les thérapeutes behavioristes soutiennent que ce sont des techniques comme la désensibilisation systématique ou le modelage qui permettent à leurs clients de modifier des comportements non appropriés ou d'acquérir des comportements mieux adaptés.

Bien que, pour la plupart des psychothérapeutes, le changement qui s'opère chez leurs patients soit attribuable aux facteurs qui caractérisent le modèle théorique qu'ils privilégient, ce lien direct entre une technique particulière et le changement thérapeutique doit être en partie remis en question. En effet, depuis plusieurs années, on prête davantage attention à certains facteurs qui semblent présents dans l'ensemble des psychothérapies, quel que soit leur fondement théorique. Ces facteurs communs apparaissent de plus en plus importants, car la recherche montre que, même si la psychothérapie s'avère efficace, aucune approche particulière n'est vraiment supérieure aux autres (sauf en ce qui concerne des problèmes spécifiques, tels le trouble panique et les phobies, pour lesquels l'approche cognitivo-comportementale est indiquée [Lambert et Bergin, 1994]). Dans la mesure où des méthodes différentes sont généralement d'une efficacité équivalente, on peut déduire que leurs effets pourraient être dus, à tout le moins en partie, à des éléments communs. Selon Lambert (1992), les techniques qui sont propres aux écoles particulières n'expliquent que 15 % du changement observé chez le patient, tandis que 45 % de l'effet thérapeutique est attribuable aux facteurs communs et à l'effet placebo. Pourtant, la presque totalité de la littérature sur la psychothérapie porte sur les techniques particulières à une école, puisque les tenants de telle ou telle approche sont naturellement enclins à développer et exposer les aspects originaux de leur méthode.

L'étude des facteurs communs représente l'une des facettes du mouvement visant au rapprochement et à l'intégration en psychothérapie. Cette tendance à la conciliation et à la collaboration semble vouloir remplacer les anciennes querelles de clocher, qui ont longtemps marqué ce domaine. Les lecteurs que ce

Psychiatrie clinique: une approche bio-psycho-sociale

mouvement intéresse en trouveront une description dans le présent ouvrage (chapitre 57) et dans d'autres publications (Castonguay et Goldfried, 1994; Chambon et Marie-Cardine, 1999; Duruz, 1994; Lecomte et Castonguay, 1987; Norcross et Goldfried, 1998; Stricker et Gold, 1993).

48.2 SURVOL HISTORIQUE DES FACTEURS COMMUNS AUX PSYCHOTHÉRAPIES

Les premiers efforts pour isoler les éléments thérapeutiques communs aux diverses formes de psychothérapie remontent à plus de 60 ans. En 1933, par exemple, French s'est intéressé aux interrelations possibles entre la psychanalyse et la théorie comportementale, en l'occurrence celle de Pavlov. À la même époque, Rosenzweig (1936) avançait l'idée que l'efficacité comparable de différents traitements psychologiques était attribuable à des facteurs communs tels que la catharsis émotionnelle et les qualités intrinsèques du thérapeute, dont sa capacité à inspirer et à stimuler l'exploration de soi chez le patient. Bien qu'elles s'articulent à un contenu différent, les interprétations mises en avant par les thérapeutes de diverses orientations offriraient, selon Rosenzweig, un rationnel idéologique permettant aux patients d'intégrer et de comprendre les aspects problématiques de leur personnalité. Cet auteur affirmait aussi que les traitements psychologiques exercent une action synergique avec l'ensemble de la personnalité du patient: bien que chaque approche soit centrée sur un aspect particulier du fonctionnement psychologique, chacun de ces aspects est en interaction constante avec les autres. Ainsi, peu importe la cible de l'intervention, les traitements amèneraient, à plus ou moins long terme, un changement similaire dans l'organisation psychique du patient.

Malgré ces efforts pour déterminer les mécanismes de base de la psychothérapie, la question des facteurs communs n'a suscité un véritable intérêt que plusieurs décennies plus tard. C'est principalement à Frank (1961, 1976) que revient le mérite d'avoir attiré l'attention de la psychiatrie et de la psychologie clinique sur les éléments que se partagent toutes les formes de psychothérapie. S'inscrivant dans une perspective anthropologique, la conception de cet auteur s'appuie sur l'hypothèse suivante : la caractéristique essentielle de tout patient est un état de démoralisation et tout traitement psychologique (la psychothérapie comme les rites magiques ou religieux) vise au rétablissement moral. Pour atteindre cet objectif, l'ensemble des psychothérapies comprennent, selon Frank, quatre caractéristiques fondamentales qui confèrent un pouvoir de persuasion au thérapeute :

- l'établissement d'une relation thérapeutique principalement fondée sur la confiance du patient dans la compétence du thérapeute et dans son désir d'aider ;
- un environnement thérapeutique affichant un nombre de symboles (p. ex., diplômes) qui confirment l'expertise du thérapeute et renforcent son prestige ;
- un cadre conceptuel, c'est-à-dire un rationnel ou un « mythe » pouvant expliquer le déroulement de l'intervention et l'origine des problèmes du patient ;
- un ensemble de procédures ou de rites prescrits par le rationnel théorique, qui exigent une collaboration active du patient et du thérapeute et qui sont perçus par chacun comme des moyens efficaces d'aider le patient.

Pour Frank, ces éléments, en particulier le mythe et les rites thérapeutiques, prennent une forme et un contenu différents au sein de chaque école. Par ailleurs, les aspects propres à une école ont relativement peu d'importance, puisque le pouvoir suggestif des diverses théories et techniques sert essentiellement les mêmes fonctions ou objectifs thérapeutiques :

- renforcement de la relation thérapeutique ;
- création d'attentes positives ;
- apprentissage cognitif et expérientiel ;
- stimulation émotionnelle ;
- accroissement d'un sentiment de maîtrise de soi et de compétence ;
- application des apprentissages thérapeutiques dans la vie quotidienne.

L'atteinte de ces objectifs permet de restaurer le moral et, simultanément, de mobiliser les forces psychologiques du patient en vue d'un changement constructif.

D'autres auteurs ont dégagé un ensemble de facteurs présents dans les différentes formes de psychothérapie. Selon Marmor (1964, 1976), par exemple,

Psychiatrie clinique : une approche bio-psycho-sociale

toute méthode d'intervention thérapeutique implique un processus d'apprentissage complexe, et les éléments nécessaires à un tel processus dépassent largement les aspects particuliers aux diverses écoles. Ainsi, en décrivant les ingrédients de toute action thérapeutique, Marmor a isolé huit facteurs communs dont plusieurs sont semblables à ceux que Frank (1961) avait mis en évidence :

- la relation thérapeutique, considérée comme la matrice du processus thérapeutique ;
- le relâchement de la tension que rendent possible la catharsis et les attentes du patient ;
- l'apprentissage cognitif, qui amène le patient à comprendre ses difficultés et à corriger ses fausses perceptions ;
- le conditionnement opérant, qui peut prendre place par l'entremise de techniques comportementales ou par l'effet de signes d'approbation ou de désapprobation plus ou moins explicites ;
- la suggestion et la persuasion explicites ou implicites ;
- l'identification au thérapeute conduisant à l'adoption de ses valeurs et de ses comportements ;
- la confrontation répétée avec la réalité permettant l'acquisition et la pratique de nouveaux comportements ;
- le soutien émotionnel donné par le thérapeute qui permet au patient de persister dans sa confrontation avec la réalité et d'internaliser son changement de comportement.

À l'instar de Frank, Sloane (1969) a soutenu que toute forme de traitement est d'abord caractérisée par un processus d'influence où dominent les croyances et les attentes du thérapeute. À partir de cette perspective générale, Sloane a relevé différents points de convergence dans les méthodes thérapeutiques d'orientation psychanalytique, comportementale et rogérienne. Comme Frank (1961) et Marmor (1964) avant lui, Sloane a souligné l'importance des habiletés relationnelles du thérapeute. Il a aussi avancé que le contenu de la conversation thérapeutique, quelle que soit l'approche du thérapeute, se rapporte principalement à l'anxiété du patient et à ses sources actuelles ou passées.

Après de nombreuses années de recherche et de réflexion cliniques sur les variables contribuant au changement thérapeutique, Strupp (1973) a trouvé plusieurs facteurs fondamentaux présents dans tout traitement et qui constituent des conditions importantes pour chaque intervention psychothérapeutique :

- une relation thérapeutique sur le modèle de la relation parent-enfant ;
- le pouvoir du thérapeute qui prend racine dans la relation thérapeutique et qui lui permet d'influencer le patient par des techniques psychologiques : suggestion ou persuasion, encouragement à l'exploration de soi, modelage, renforcement, etc. ;
- la capacité du patient de profiter de l'expérience thérapeutique.

Masserman (1980) a lui aussi relevé plusieurs facteurs communs (qu'il appelle « vecteurs d'influence ») dans le cadre de sa théorie « biodynamique » :

- la réputation du thérapeute et son statut social, qui amènent le patient à attendre beaucoup du traitement ;
- la relation thérapeutique fondée sur la confiance et le respect mutuels ;
- le soulagement de la souffrance ou de la détresse par les habiletés relationnelles du thérapeute, les moyens médicaux (p. ex., médicaments) ou la réduction des conditions de vie stressantes (p. ex., congé de travail) ;
- la révision, c'est-à-dire l'analyse des situations problématiques et des situations actuelles ou passées qui en sont la cause ;
- la reconsidération, c'est-à-dire l'exploration et le changement de l'univers intérieur du patient (concept de soi, valeurs, etc.) qu'amène le récit de ses expériences et les réactions évaluatives (p. ex., indifférence, approbation, condamnation) que le thérapeute manifeste en retour ;
- la resocialisation ou l'application concrète des changements survenus pendant le processus de reconsidération ;
- le recyclage, c'est-à-dire la répétition des processus de révision, reconsidération et resocialisation pour assurer une rééducation durable.

Garfield (1980) a aussi apporté une contribution importante à l'étude des facteurs communs, notamment en ce qui concerne leur rôle thérapeutique, leur interaction avec les variables propres aux diverses écoles et, surtout, leur intégration dans une redéfinition éclectique de l'intervention thérapeutique. Il a souligné l'importance de plusieurs éléments thérapeutiques, par exemple :

- l'attitude sympathique et non moralisatrice du thérapeute ;

- la relation émotionnelle et de soutien ;
- la catharsis ;
- l'occasion de comprendre les problèmes.

Mais sa contribution la plus significative pourrait être la mise en évidence de diverses techniques d'intervention communes, alors qu'elles étaient généralement considérées comme exclusives, par exemple l'interprétation, l'introspection, l'expression des émotions, le renforcement, la désensibilisation et le modelage.

À partir d'une analyse comparative de 24 modalités psychothérapeutiques, Prochaska et DiClemente (1984) ont dégagé 10 processus de changement (p. ex., l'évaluation de soi, le contre-conditionnement, la libéralisation sociale, etc.). Dans le cadre d'une approche transthéorique, ils ont montré comment l'exploitation de ces processus de base peut, pendant certaines phases de l'intervention (p. ex., la préparation, l'action, le suivi), entraîner différents types de changement chez le patient, de la suppression de symptômes à la résolution de conflits interpersonnels.

D'une façon similaire, Goldfried et Padawer (1982) se sont intéressés aux stratégies ou principes d'intervention communs à la majorité des approches thérapeutiques. Les facteurs communs les plus importants pour le changement du patient se trouvent, selon ces auteurs, à un niveau d'abstraction qui se situe entre le rationnel théorique des diverses approches et les techniques qu'elles prescrivent. Synthétisant les analyses d'un nombre considérable d'auteurs, Goldfried et Padawer ont relevé cinq stratégies ou principes d'intervention correspondant à ce niveau intermédiaire d'abstraction :

- inspirer des attentes à l'égard du traitement ;
- instaurer une relation thérapeutique ;
- apporter une nouvelle perception de soi et des autres au patient ;
- faciliter les expériences enrichissantes ;
- amener fréquemment le patient à confronter sa vision subjective avec la réalité.

Ce survol de la littérature montre qu'un nombre considérable de facteurs communs ont été relevés, à tout le moins d'une façon théorique. Il est important de souligner que la revue de la littérature présentée dans ce chapitre ne reflète qu'une partie des travaux théoriques qui ont porté sur ces facteurs communs (les lecteurs intéressés trouveront une revue plus complète dans Castonguay [1984]). Cependant, il faut aussi noter que seuls quelques-uns de ces facteurs ont fait l'objet de recherches quantitatives. À la lumière de travaux récents ayant passé en revue les études empiriques sur le processus thérapeutique (Frank, 1961 ; Glass et coll., 1993 ; Lambert, 1992 ; Weinberger, 1993), nous pouvons dresser la liste qui suit des facteurs communs qui ont été confirmés tels :

- la création d'attentes chez le patient quant à son rôle et à l'effet bienfaisant du traitement ;
- les qualités personnelles et les habiletés relationnelles du thérapeute, comme l'authenticité, l'empathie et le soutien ; l'importance de ces qualités apparaît clairement lorsque celles-ci sont mesurées d'après la perspective du patient (Gurman, 1977) ;
- l'alliance thérapeutique ;
- le conditionnement opérant ;
- les valeurs transmises au patient ;
- la facilitation d'expériences correctrices.

D'autres variables, comme l'acquisition d'une nouvelle image de soi (Goldfried, 1991) et le contre-transfert (Normandin et Bouchard, 1993), ont aussi été étudiées, mais les travaux à cet égard sont peu nombreux.

Plusieurs autres facteurs ont été l'objet d'études empiriques, par exemple la catharsis, l'expérience immédiate des émotions, l'ouverture à l'expérience, l'*insight*, l'engagement du thérapeute (Bankoff et Howard, 1992 ; Orlinsky et coll., 1994), mais ces études se sont habituellement limitées à une seule forme de thérapie, le plus souvent d'orientation humaniste ou psychodynamique. Aussi, il demeure pour le moment difficile d'affirmer que ces facteurs jouent systématiquement un rôle majeur dans toutes les approches thérapeutiques.

48.3 ESQUISSE D'UN MODÈLE D'INTÉGRATION

On peut se demander si une telle énumération de facteurs thérapeutiques ne jette pas plus de confusion dans les esprits qu'elle n'apporte d'éclaircissements en ce qui concerne les fondements de la psychothérapie. Un modèle transthéorique de la psychothérapie, élaboré précisément pour faciliter l'examen de l'abondante littérature sur les facteurs communs, pourra nous aider à esquisser un modèle d'intégration, même si l'utilité d'un tel modèle intégrateur pourra ne pas faire l'unanimité. Duruz (1994), par exemple, estime que les problèmes cliniques sont d'une telle diversité que les réponses psychothérapeutiques demeureront toujours plus complexes et diverses qu'unifiées et homogènes.

Ce modèle transthéorique, décrit de façon détaillée par Castonguay (1987), propose l'intégration des facteurs communs à l'intérieur de trois composantes fondamentales de la psychothérapie.

48.3.1 Cadre thérapeutique

Le cadre désigne le contexte et les conditions de base qui permettent la mise en place et le déploiement de l'acte thérapeutique. De toute évidence, la présence d'au moins deux personnes est nécessaire : celle d'un individu en état de démoralisation et à la recherche d'un sens pour arriver à surmonter ses difficultés personnelles et celle d'un thérapeute investi d'un rôle de « guérisseur » et possédant des qualités humaines particulières. Ces qualités englobent, entre autres choses, une habileté à comprendre l'expérience subjective d'autrui, une attitude de tolérance et d'ouverture par rapport au client (et à soi-même) et une capacité d'établir une relation d'aide chaleureuse.

Le cadre thérapeutique inclut ce que Frank (1961) a appelé l'environnement thérapeutique : un milieu sécurisant qui renforce le statut social du thérapeute et facilite la démarche du patient. La détermination et l'analyse des problèmes du patient sont aussi des éléments essentiels du travail thérapeutique, comme l'est l'établissement d'un contrat thérapeutique qui fixe, de façon implicite ou explicite, les buts et les modalités (p. ex., honoraires, nombre de séances) du traitement. Enfin, les étapes communes du déroulement de toute thérapie qu'ont isolées Prochaska et DiClemente (1984), soit la préparation, l'action et le suivi, font aussi partie du cadre de l'intervention.

48.3.2 Processus thérapeutiques de base

Plusieurs des facteurs communs mentionnés dans ce chapitre peuvent être regroupés dans trois processus de base de la psychothérapie :

- l'influence du thérapeute qui se manifeste par des formes plus ou moins directes de persuasion, de suggestion et de renforcement et qui se traduit, entre autres, par la formation d'attentes et l'identification du patient à son thérapeute (Frank, 1961 ; Marmor, 1976 ; Strupp, 1973) ;
- l'engagement des deux acteurs sur le plan émotionnel, cognitif ou comportemental. Du côté du patient, l'engagement se manifeste, par exemple, par la catharsis et l'introspection (Garfield, 1980 ; Marmor, 1976). Du côté du thérapeute, l'engagement thérapeutique prend la forme, entre autres choses, d'un contre-transfert (Normandin et Bouchard, 1993).
- la relation thérapeutique, qui est définie par tous les auteurs qui se sont penchés sur les facteurs communs comme un processus essentiel, une condition *sine qua non* du changement thérapeutique. Les principaux éléments qui composent la relation d'aide ont trait aux habiletés relationnelles du thérapeute (authenticité, empathie, soutien) et à l'alliance thérapeutique (voir le chapitre 57).

48.3.3 Dimensions de l'acte thérapeutique

Ces trois processus thérapeutiques de base, l'influence, l'engagement et la relation, prennent forme et interagissent à travers deux dimensions essentielles et concrètes de l'interaction : la communication et les méthodes d'intervention qu'emploie le thérapeute. C'est en communiquant et en intervenant que le thérapeute exerce son influence. C'est aussi par la communication et par leur participation aux tâches du traitement que le patient et le thérapeute s'engagent activement et construisent une relation thérapeutique. Ces deux dimensions, toujours présentes dans un acte thérapeutique, comprennent un bon nombre des facteurs déjà exposés :

- des cibles de conversation (Sloane, 1969) ;
- des techniques telles que l'interprétation ou la désensibilisation (Garfield, 1980) ;
- certains facteurs ou principes de changement comme le contre-conditionnement (Prochaska et DiClemente, 1984), l'acquisition d'une nouvelle image de soi et la facilitation d'expériences correctrices[1] (Goldfried et Padawer, 1982).

*

---

1. Dans sa forme originale (Castonguay, 1987), ce modèle intégrateur incluait un quatrième aspect de l'interaction thérapeutique : les fonctions de la thérapie (p. ex., acquisition d'un sentiment de maîtrise de soi, apprentissage de nouveaux comportements). En fait, ces fonctions correspondent en grande partie aux principes de changement relevés par Goldfried et Padawer (1982) et peuvent donc être regroupées dans les dimensions de l'acte thérapeutique. Nous sommes redevables à Conrad Lecomte de cette clarification.

Les différents aspects de ce modèle intégrateur correspondent évidemment à une division arbitraire, sinon artificielle, de l'interaction thérapeutique. Son but est moins de permettre une description objective et « vraie » de la psychothérapie que de proposer une grille heuristique pour faciliter la compréhension et le regroupement des nombreux facteurs communs qui ont été jusqu'ici mis en lumière. Il est aussi important de souligner que ce modèle ne tient compte que de variables qui interviennent à l'intérieur même de l'interaction thérapeutique. Il est cependant clair que de nombreux facteurs extérieurs (p. ex., événements stressants, problèmes médicaux ou familiaux, promotion, rencontre amoureuse, réseau social) peuvent avoir une incidence considérable sur le processus et sur l'effet de toutes formes de thérapies. Malheureusement, sauf pour de rares exceptions (p. ex., Bankoff et Howard, 1992), de tels facteurs extérieurs ont peu retenu l'attention des auteurs s'intéressant aux facteurs communs.

48.4 INTERACTION DES FACTEURS COMMUNS ET DES FACTEURS UNIQUES

Les considérations sur les facteurs communs à l'œuvre dans la psychothérapie auront peut-être laissé certains lecteurs sceptiques. Est-ce que l'efficacité de la thérapie cognitive ou de la thérapie interpersonnelle n'a pas été clairement démontrée pour la dépression, alors que cette démonstration n'a pas été faite pour la majorité des autres psychothérapies ? Est-ce que la supériorité de l'approche cognitivo-comportementale n'a pas été établie en ce qui concerne le traitement du trouble panique ou des phobies ? Certes, l'efficacité de ces thérapies pour les problèmes cliniques mentionnés a été démontrée et justifie leur utilisation. De façon générale, cependant, lorsque l'efficacité de ces approches est comparée avec d'autres, leur supériorité apparaît moins évidente. L'impression d'efficacité spécifique vient surtout du fait que ces approches relèvent de courants théoriques qui favorisent la recherche, alors que d'autres approches, notamment les approches psychanalytiques et humanistes, s'y sont toujours beaucoup moins prêtées.

Même si différentes approches thérapeutiques sont probablement d'une efficacité équivalente, il demeure évident que des aspects des interventions thérapeutiques sont particuliers à certaines méthodes. Aussi, et malgré leur importance centrale, les facteurs communs ne sont pas les seuls ingrédients dont il faut tenir compte en psychothérapie. Plusieurs recherches ont en effet démontré qu'il est possible, pour des observateurs indépendants, de distinguer différentes formes de psychothérapie, telles l'approche psychodynamique et la thérapie cognitivo-comportementale (De Rubeis et coll., 1982 ; Luborsky et coll., 1982).

L'une des tâches les plus importantes pour la recherche sur la psychothérapie consiste à déterminer la façon dont les deux catégories de variables thérapeutiques, à savoir les facteurs communs et les éléments propres à certaines approches, interagissent dans le processus de changement chez le patient. La tâche est cependant complexe, et il serait plutôt étonnant que l'on arrive ultimement à établir une liste de facteurs qui n'appartiendraient qu'à certaines écoles, alors que d'autres facteurs seraient communs à l'ensemble des thérapies. De récentes études empiriques montrent en effet les liens complexes qui unissent les facteurs communs et les variables uniques.

Kerr et coll. (1992), par exemple, ont montré que les thérapeutes d'orientation psychodynamique-interpersonnelle (PI) et cognitivo-comportementale (CC) accordent la même importance au fonctionnement interpersonnel (c.-à-d. relation du patient avec les autres) et intrapersonnel (c.-à-d. relation entre les divers aspects de l'expérience du patient tels que ses émotions, ses pensées et ses comportements) dans leur effort pour changer la perception qu'a le patient de lui-même et des autres. Ces résultats semblent donc indiquer certaines similitudes en ce qui a trait à ces deux formes de traitement. Par ailleurs, ces mêmes auteurs ont montré que la relation entre ces facteurs communs et le changement qui s'est produit chez le patient différait selon les thérapies. Lorsque les thérapeutes d'orientation PI axaient leurs interventions sur le fonctionnement interpersonnel du patient (tel l'engagement répété dans des relations amoureuses inadaptées), celles-ci étaient associées à un changement positif chez ce dernier. Cette association, en revanche, était absente en thérapie CC. D'autre part, lorsque les thérapeutes d'orientation CC axaient leurs interventions sur le fonctionnement intrapersonnel du patient (p. ex., en signalant le lien entre les pensées erronées et une émotion négative), celles-ci étaient reliées à un effet favorable, ce qui n'était pas le cas pour

Psychiatrie clinique : une approche bio-psycho-sociale

les thérapies d'orientation PI. Donc, bien que les deux types de thérapie aient touché de façon aussi fréquente l'un ou l'autre de ces aspects importants du fonctionnement du patient, les résultats étaient différents. Comme le soulignent Kerr et coll. (1992), ces différentes approches pourraient bien être complémentaires. Leur étude laisse en effet entendre que les thérapeutes d'orientation CC pourraient profiter de l'expérience de leurs confrères d'orientation PI en ce qui concerne le fonctionnement interpersonnel du patient, tandis que l'expérience des thérapeutes d'orientation CC relativement au fonctionnement intrapersonnel du patient pourrait bénéficier aux thérapeutes d'orientation PI.

Castonguay et coll. (1990) ont pour leur part montré que, dans leurs efforts pour amener leurs patients à acquérir une image différente d'eux-mêmes, tant les thérapeutes de tendance CC que les thérapeutes d'orientation PI incitaient leurs patients à remettre en question certaines de leurs attitudes et croyances. Leur étude laisse aussi entendre qu'une telle intervention était reliée à une diminution des symptômes en thérapie CC, tandis que le même type d'intervention en thérapie PI était inversement lié au changement thérapeutique. Des analyses qualitatives effectuées pour clarifier ces résultats indiquent que, lorsque les thérapeutes de ces deux approches incitaient leurs patients à examiner leurs attitudes et croyances, deux messages étaient transmis. En thérapie CC, le message était essentiellement le suivant : « Votre façon de voir les choses n'est pas juste. En fait, votre situation est meilleure que vous ne le pensez et, de plus, vous n'êtes pas nécessairement responsable des problèmes auxquels vous faites face. » En revanche, en thérapie PI, c'est surtout le message contraire qui ressortait : « Votre façon de voir les choses n'est pas juste. En fait, vous êtes responsable de vos problèmes dans une plus grande mesure que vous ne le croyez. » Étant donné le contenu de chaque message, il n'est pas surprenant que, à tout le moins à court terme, le même type d'intervention puisse réduire l'anxiété et la dépression chez le patient en thérapie CC et puisse augmenter la détresse de celui qui est engagé dans une thérapie PI. Le point le plus important, c'est que le même ingrédient thérapeutique revêt une signification différente d'une approche à l'autre. Aussi, il est probable que la plupart des facteurs communs présentés dans ce chapitre prennent une forme particulière ou agissent différemment à l'intérieur de chacune des approches thérapeutiques[2].

Il faut aussi souligner que, même s'il existe des facteurs communs à toutes les écoles, ces facteurs sont inévitablement en interaction constante avec les variables qui sont propres à une approche donnée. Comme l'affirment Butler et Strupp (1986), les techniques particulières à chaque école sont toujours utilisées dans le contexte d'une relation thérapeutique qui est, comme on l'a vu, un facteur commun important.

L'interaction et l'interdépendance de facteurs communs et uniques ont été démontrées dans une étude portant sur la thérapie cognitive dans les cas de dépression (Castonguay et coll., 1996). L'un des buts de cette étude était de déterminer lequel des deux aspects du processus thérapeutique laissait le mieux présager l'effet positif du traitement : les techniques particulières à la thérapie cognitive ou la qualité de la relation thérapeutique. Les résultats ont montré que, d'une part, l'alliance thérapeutique était reliée au changement du patient, mais que, d'autre part, le degré d'adhésion du thérapeute aux techniques cognitives était *inversement* relié au changement positif du patient. Des analyses qualitatives visant à clarifier ces résultats inattendus ont révélé que l'effet négatif des techniques cognitives semblait dû à une utilisation excessive et inadéquate de celles-ci pour résoudre des problèmes liés à l'alliance thérapeutique. Ainsi, lorsqu'un problème survenait dans la relation thérapeutique (p. ex., un désaccord du patient à l'endroit du rationnel de la thérapie, le refus du patient de faire les exercices prescrits par le manuel thérapeutique), il était fréquemment suivi d'un effort du thérapeute pour convaincre le patient du bien-fondé du rationnel cognitif et de l'efficacité de ces techniques, ce qui semblait redoubler l'opposition du patient. Ces résultats ne sous-entendent aucunement que les techniques

---

2. Il est important de souligner que les études de Kerr et coll. (1992) et de Castonguay et coll. (1990) sont préliminaires. Bien que les corrélations notées entre les variables du processus thérapeutique et le changement survenu chez le patient aient une certaine force (variant de 0,37 à 0,51), le nombre restreint de sujets a empêché ces corrélations d'atteindre le seuil statistique typiquement considéré comme significatif (c.-à-d. $p < 0,05$). Une étude plus récente (Castonguay et coll., 1998a) a confirmé en bonne partie les corrélations calculées par Kerr et coll. (1992). Les résultats obtenus par Castonguay et coll. (1990) doivent être considérés avec prudence jusqu'à ce que de futures recherches les confirment.

cognitives sont en soi déficientes; ils indiquent plutôt qu'elles peuvent avoir un effet négatif lorsque l'usage qu'on en fait ne tient pas compte du contexte dans lequel se déroule la thérapie. Donc, plutôt que d'adhérer strictement à une technique, il peut être plus profitable que le thérapeute fasse preuve de souplesse dans ses interventions pour mieux s'adapter aux besoins du patient (voir le chapitre 57).

Des résultats similaires ont été obtenus en ce qui regarde la thérapie psychodynamique. Henry et coll. (1993) ont observé qu'à la fin d'un entraînement systématique les thérapeutes montraient une plus grande adhésion aux techniques prescrites par cette approche de même que de plus nombreux comportements hostiles à l'endroit de leurs patients. Dans d'autres recherches en thérapie psychodynamique (Henry et coll., 1986, 1990; Hilliard et coll., 2000), de pareils comportements du thérapeute se sont révélés plus nombreux à l'égard des patients n'ayant pas répondu favorablement au traitement qu'à l'égard de ceux dont la condition s'était améliorée. De telles études mettent clairement en évidence l'importance des qualités relationnelles du thérapeute (comme l'empathie, le soutien et l'authenticité), de même que la nocivité d'une application rigide des techniques prescrites par une orientation théorique particulière.

Un dernier point concernant les facteurs communs et uniques mérite d'être mentionné. La recherche sur le processus thérapeutique donne à penser que certaines variables assimilées à une orientation théorique particulière constituent des mécanismes importants de changement dans d'autres orientations. En d'autres mots, des facteurs qui ont longtemps été considérés comme propres à une orientation particulière semblent en fait être des ingrédients communs à de multiples approches. L'étude de Castonguay et coll. (1996), par exemple, indique que l'alliance thérapeutique, un concept traditionnellement associé à l'approche psychodynamique, est hautement prédictif quant à l'amélioration du patient en thérapie cognitive. Borgeat, Elie et Castonguay (1991) ont pu démontrer que l'amélioration symptomatique de patients souffrant de céphalées chroniques traités par rétroaction biologique (*biofeedback*) était significativement reliée à leur capacité d'être détendus dès leur première rencontre avec leur futur thérapeute. Ici, la qualité de l'alliance thérapeutique naissante était mesurée au moyen d'un électromyogramme frontal, lequel signalait une plus grande détente chez le patient,

et ce avant même le début de la thérapie proprement dite par rétroaction biologique. Hayes, Castonguay et Goldfried (1996) ont par ailleurs montré que plus les thérapeutes d'orientation cognitive mettent l'accent sur les relations d'attachement vécues par le patient durant son enfance, plus les symptômes du patient diminuent en fin de traitement et plus les changements positifs qui se sont produits au cours de la thérapie se maintiennent à long terme. Une pareille exploration du passé a généralement été associée au processus thérapeutique exploité en thérapie psychodynamique plutôt qu'en thérapie cognitivo-comportementale.

À l'aide d'analyses statistiques complexes, Burns et Nolen-Hoeksema (1992) ont démontré que l'empathie dont fait preuve le thérapeute, un facteur thérapeutique principalement associé aux approches humanistes, joue un rôle déterminant dans le changement du patient déprimé qui fait une thérapie cognitive. De plus, Castonguay et coll. (1996) ont trouvé que l'expérience immédiate des émotions (qui renvoie au concept humaniste d'*experiencing*) est reliée positivement au changement du patient en thérapie cognitive. En accord avec les théories humanistes et psychodynamiques, plus les patients semblaient en contact avec leur expérience émotive, plus la réduction de leurs symptômes dépressifs était grande. L'importance des émotions en thérapie cognitivo-comportementale est aussi soulignée par une récente étude sur le traitement de la boulimie (Castonguay et coll., 1998b). Dans la phase initiale de la thérapie de groupe, les patients chez qui le traitement a été efficace ont rapporté plus d'émotions positives (p. ex., soulagement, optimisme, confiance) que les patients qui n'ont pas répondu au traitement. Plus tard dans le traitement, par ailleurs, les patients qui ont suivi la thérapie avec succès ont rapporté plus d'émotions négatives (p. ex., découragement, dépression, tension) au sein de leur groupe que ceux qui n'ont pas montré d'amélioration thérapeutique. Ces résultats suggèrent que le processus thérapeutique en thérapie cognitivo-comportementale correspond au profil de changement souvent décrit par les tenants de l'approche psychodynamique: avant de se sentir mieux, le patient doit d'abord se sentir plus mal (Bein et Levenson, 1994)!

Ces études sur le processus thérapeutique indiquent que la compréhension du changement qui se produit dans le cadre d'une approche particulière

Psychiatrie clinique : une approche bio-psycho-sociale

peut être accrue par l'étude des facteurs qui ont traditionnellement été assimilés à d'autres orientations. Ces travaux apportent aussi un appui empirique à des variables (alliance thérapeutique, qualités relationnelles du thérapeute, exploration des émotions) qui ont été identifiées comme des facteurs communs par de nombreux auteurs, cités dans le survol historique présenté au début de ce chapitre.

48.5 SIGNIFICATION POUR LE PRATICIEN

Un des obstacles majeurs à la connaissance du domaine des psychothérapies et à la compréhension de leurs mécanismes essentiels réside dans leur prolifération. Le dénombrement périodique des écoles ou méthodes de psychothérapie montre qu'elles ont décuplé depuis une quarantaine d'années, passant de 39 en 1959 à plus de 400 maintenant. Une logique élémentaire permet d'emblée de douter de la prétention qu'a chacune d'elles de détenir une vérité unique ou une recette particulière du changement humain qui la distinguerait des autres écoles ou méthodes. Une telle prolifération, qui est parfois perçue comme un signe de richesse ou de dynamisme du milieu, n'en frôle pas moins le chaos et remet en question le sérieux même du domaine de la psychothérapie. Ces psychothérapies cherchent toutes, malgré leur diversité, à favoriser le changement, à supprimer les symptômes, à apaiser la souffrance humaine et à modifier des comportements inadaptés, et renferment des ingrédients thérapeutiques nombreux, communs ou uniques, qui viennent d'être examinés.

Au-delà des considérations théoriques et scientifiques présentées dans ce chapitre, il est essentiel de se rappeler que les psychothérapies sont aussi l'expression de la société et qu'elles sont influencées par des facteurs culturels et historiques. Par exemple, la thérapie cognitive, dont la naissance est principalement attribuée à des thérapeutes contemporains, avait déjà été pressentie, au début du siècle, par Paul Dubois, professeur de psychiatrie à Berne, en Suisse. Ce psychiatre était, avant la Première Guerre mondiale, un thérapeute de grande réputation qui attirait une vaste clientèle. Il théorisait sur les émotions qui découlent des idées et qui s'éveillent à la suite d'un jugement de valeur porté sur des événements, qui sont évalués comme favorables ou défavorables (Dubois,

1917). Il proposait un traitement centré sur les idées erronées que le patient a laissées s'installer en lui ; il écrivait sur la tendance à se créer à soi-même souffrances et troubles fonctionnels par une évaluation irréaliste d'événements et sur l'importance d'amener les gens qui éprouvent des difficultés psychiques à mieux raisonner par l'influence d'une « psychothérapie rationnelle s'attaquant directement aux erreurs de jugement des malades ». Mais après la Première Guerre mondiale, le triomphe de la psychanalyse éclipsa les autres théories. On a ainsi oublié non seulement les idées, mais aussi le nom même de ce précurseur, jusqu'à ce que les mêmes idées réapparaissent, en réaction cette fois à la psychanalyse, qui a perdu de sa popularité du moins en Amérique du Nord. Elles refont surface dans un contexte profondément modifié où l'on valorise des approches plus structurées, pour des raisons scientifiques, et des traitements de courte durée, pour des raisons économiques.

Que doit retenir le praticien de toutes ces considérations sur les mécanismes du changement et l'importance relative des facteurs communs et des facteurs propres aux écoles particulières ? D'abord, dans ce tableau complexe et encore plutôt obscur des mécanismes de la psychothérapie, il doit savoir que l'efficacité de la psychothérapie a été démontrée. Ensuite, il doit constater que, malgré leurs grandes différences apparentes, les psychothérapies possèdent d'importants facteurs communs qui les rapprochent et qui, selon l'état actuel de la recherche, semblent plus contribuer à leur efficacité que les techniques particulières à l'une ou l'autre perspective théorique. Ainsi, au-delà des oppositions théoriques, elles renfermeraient de grandes possibilités de complémentarité et d'intégration. Il doit aussi considérer que la prépondérance de certaines approches par rapport aux autres tient non seulement à l'accumulation de démonstrations cliniques ou scientifiques, mais aussi à d'importants facteurs historiques ou économiques. Finalement, il doit se rendre compte qu'un mouvement de rapprochement et d'intégration, qui se fonde en partie sur l'étude des facteurs communs, prend de plus en plus de place en psychothérapie (Castonguay et Goldfried, 1994 ; Lecomte et Castonguay, 1987). L'élaboration de programmes de traitement ciblant un problème particulier et intégrant différentes perspectives et stratégies psychothérapeutiques semble constituer une voie importante pour l'avenir (voir le chapitre 57).

Psychiatrie clinique : une approche bio-psycho-sociale

48.5.1 Les écoles sont-elles utiles ?

Une question incontournable se pose. Dans l'état actuel des connaissances, est-il encore pertinent d'étudier à fond une approche et une théorie de la psychothérapie ? En effet, aucune psychothérapie ne peut vraiment se prétendre supérieure aux autres, les convergences et les facteurs communs sont plus nombreux et plus importants que les apparences le laissent croire et l'adhésion inconditionnelle à une méthode particulière peut réduire l'efficacité du thérapeute. En outre, des enquêtes réalisées auprès des psychothérapeutes indiquent qu'une pratique éclectique est plus la règle que l'exception (Mahoney, 1991). Alors pourquoi approfondir une ou plusieurs des théories ou méthodes exposées dans les chapitres qui suivent ? N'est-ce pas courir le risque de sombrer dans un purisme théorique injustifié, voire néfaste ?

En fait, l'étude des méthodes et écoles de psychothérapie demeure importante pour plusieurs raisons. D'abord, en dépit des efforts de synthèse intéressants et stimulants, il n'existe pas encore de psychothérapie intégrée qui recueille un consensus substantiel. Pour le moment, les synthèses sont davantage des intégrations personnelles de certaines idées ou des juxtapositions de techniques auxquelles le thérapeute parvient grâce à l'accumulation de ses expériences cliniques, lesquelles sont colorées et sélectionnées par sa personnalité. À vrai dire, les mêmes approches ne conviennent pas à tous les psychothérapeutes. La personnalité du thérapeute influe toujours sur, par exemple, son inclination pour une approche misant davantage sur les émotions ou sur les expériences du passé plutôt que pour une autre axée surtout sur des aspects rationnels et cognitifs. Pour découvrir cela, le futur thérapeute doit cheminer un peu dans l'univers de la psychothérapie. De plus, les thérapeutes et les médecins doivent suffisamment connaître les principaux courants de ce riche univers pour pouvoir orienter et conseiller leurs patients.

48.5.2 Comment choisir son psychothérapeute ?

« Comment choisir mon psychothérapeute ? », voilà une des questions les plus fréquemment posées par les patients. « Comment orienter mon patient vers un thérapeute approprié ? » constitue aussi un des dilemmes des médecins qui dirigent leurs malades vers une forme ou une autre de psychothérapie.

Les sources d'information les plus utiles et les plus à jour proviennent sans doute des associations professionnelles. Comme les psychothérapeutes appartiennent à plusieurs professions (principalement psychiatrie, psychologie et service social), ces associations professionnelles donnent des informations pertinentes quoique parfois influencées par leurs intérêts corporatifs. En ce qui concerne la psychiatrie, l'Association des psychiatres du Canada et l'Association des médecins psychiatres du Québec produisent périodiquement des dépliants sur la psychothérapie et ont créé, sur Internet, des sites contenant des informations sur le sujet[3]. L'importante American Psychiatric Association met aussi à la disposition du public, par son site Internet très détaillé, de nombreuses informations, y compris dans le domaine de la psychothérapie[4].

D'une façon générale, il faut souligner que le choix d'un thérapeute demeure toujours très personnel. Comme un bon choix sera important pour l'établissement de l'alliance thérapeutique et, en conséquence, pour le résultat du traitement, le patient ne devrait pas hésiter à contacter, voire à rencontrer, plusieurs thérapeutes éventuels.

Pour ce choix délicat, il n'existe pas de critères précis. Cependant, deux types de critères peuvent être relevés : objectifs et subjectifs.

Les critères objectifs se rapportent essentiellement à la formation du psychothérapeute. La plupart des psychothérapeutes appartiennent à des disciplines reconnues, principalement la psychiatrie, la psychologie et le service social. L'appartenance à ces professions est le gage d'une formation de base sérieuse, et il ne faudrait pas hésiter à vérifier si son futur thérapeute est bien en règle avec son association et s'il y jouit d'une bonne réputation. Toutefois, l'appartenance à une association n'indiquera pas l'ampleur de sa formation et de son expérience spécifiques dans le domaine de la psychothérapie.

Les critères subjectifs correspondent surtout au sentiment d'être traité avec respect et d'être compris par son thérapeute. Par exemple, un patient a le droit

---
3. Adresse Internet pour la première : http://cpa.medical.org/freindex.html ; pour la seconde : http://www.ampq.org/
4. Adresse Internet : http://www.psych.org/

Psychiatrie clinique : une approche bio-psycho-sociale

de poser des questions et d'obtenir des réponses de son thérapeute quant à sa formation, ses méthodes de travail et ses objectifs. Le patient doit aussi se sentir en accord avec les méthodes et les objectifs proposés, qui doivent lui apparaître raisonnables et correspondre à ses propres attentes. D'autre part, l'impression d'être en présence d'un thérapeute inintéressé ou froid, proposant des techniques bizarres ou incompréhensibles, affichant une attitude hermétique ou encore promettant des miracles devrait inquiéter le futur patient. Bien sûr, toutes ces impressions doivent être tempérées par le fait incontournable que la thérapie, dès ses débuts, sera nécessairement marquée par des moments d'angoisse et des soubresauts relationnels qu'on peut rattacher au phénomène du transfert. Ces critères subjectifs reflètent encore une fois l'importance thérapeutique et relationnelle de plusieurs des facteurs communs décrits au long de ce chapitre.

Nous tenons à remercier Mmes *Monique Touchette et Renée-Marie Matthey pour leur inestimable assistance de secrétariat.*

Bibliographie

BANKOFF, E.A., et HOWARD, K.I.
1992 « The social network of the psychotherapy patient and effective psychotherapeutic process », *Journal of Psychotherapy Integration,* vol. 2, n° 4, p. 273-294.

BECK, A.T., et coll.
1979 *Cognitive Therapy of Depression,* New York, Guilford Press.

BEIN, E., et LEVENSON, H.
1994 « Outcome and follow-up data from the vast project », communication présentée à la Society for Psychotherapy Research, York (Angleterre).

BORGEAT, F., ELIE, R., et CASTONGUAY, L.G.
1991 « Muscular response to the therapist and symptomatic improvement during biofeedback for tension headache », *Biofeedback and Self-Regulation,* vol. 16, n° 2, p. 147-155.

BURNS, D.D., et NOLEN-HOEKSEMA, S.
1992 « Therapeutic empathy and recovery from depression in cognitive-behavioral therapy: A structural equation model », *J. Consult. Clin. Psychol.,* vol. 60, n° 3, p. 441-449.

BUTLER, S.F., et STRUPP, H.H.
1986 « "Specific" and "nonspecific" factors in psychotherapy: A problematic paradigm for psychotherapy research », *Psychotherapy: Theory, Research, Practice and Training,* vol. 23, n° 1, p. 30-40.

CASTONGUAY, L.G.
1993 « "Common factors" and "nonspecific variables": Clarification of the two concepts and recommendations for research », *Journal of Psychotherapy Integration,* vol. 3, n° 3, p. 267-286.

1987 « Facteurs communs : vers un modèle transthéorique de la psychothérapie », dans C. Lecomte et L.G. Castonguay (sous la dir. de), *Rapprochement et intégration en psychothérapie: psychanalyse, béhaviorisme et humanisme,* Chicoutimi (Québec), Gaëtan Morin Éditeur.

1984 *Étude des facteurs communs aux méthodes d'intervention en psychothérapie,* mémoire de maîtrise, Université de Montréal.

CASTONGUAY, L.G., et coll.
1998a « Interpersonal and intrapersonal focus in psychodynamic-interpersonal and cognitive-behavioral therapies: A replication and extension », communication présentée à la Society for Psychotherapy Research, Snowbird (Utah).

1998b « The role of emotion in group cognitive-behavioral therapy for binge eating disorder », *Psychotherapy Research,* vol. 8, n° 2, p. 225-238.

1996 « Predicting outcome in cognitive therapy for depression: A comparison of unique and common factors », *J. Consult. Clin. Psychol.,* vol. 64, n° 3, p. 497-504.

1990 « Quantitative and qualitative analysis of process-outcome data for different therapeutic approaches », communication présentée à la Society for Psychotherapy Research, Wintergreen (Va.).

CASTONGUAY, L.G., et GOLDFRIED, M.R.
1994 « Psychotherapy integration: An idea whose time has come », *Applied and Preventive Psychology,* vol. 3, n° 2, p. 159-172.

CHAMBON, O., et MARIE-CARDINE, M.
1999 *Les bases de la psychothérapie,* Paris, Dunod.

DE RUBEIS, R.J., et coll.
1982 « Can psychotherapies for depression be discriminated? A systematic investigation of cognitive therapy and interpersonal therapy », *J. Consult. Clin. Psychol.,* vol. 50, n° 5, p. 744-756.

DUBOIS, P.
1917 « Somatogène ou psychogène ? », *Archives suisses de neurologie et de psychiatrie,* vol. 1, n° 1, p. 8-18.

DURUZ, N.
1994 *Psychothérapie ou psychothérapies? Prolégomènes à une analyse comparative*, Neuchâtel, Delachaux et Niestlé.

EYSENCK, H.J.
1952 « The effects of psychotherapy: An evaluation », *J. Consult. Psychol.*, vol. 16, p. 319-324.

FRANK, J.D.
1976 « Restoration of morale and behavior change », dans A. Burton (sous la dir. de), *What Makes Behavior Change Possible?*, New York, Brunner/Mazel, p. 73-95.
1961 *Persuasion and Healing*, Baltimore, Johns Hopkins University Press, 1991.

FRENCH, T.M.
1933 « Interrelations between psychoanalysis and the experimental work of Pavlov », *Am. J. Psychiatry*, vol. 12, p. 1165-1203.

GARFIELD, S.L
1980 *Psychotherapy: An Eclectic Approach*, New York, Wiley.

GLASS, C.R., et coll.
1993 « Empirical research on factors in psychotherapy change », dans G. Stricker et J.R. Gold (sous la dir. de), *Comprehensive Handbook of Psychotherapy Integration*, New York, Plenum Press, p. 9-25.

GOLDFRIED, M.R.
1991 « Research issues in psychotherapy integration », *Journal of Psychotherapy Integration*, vol. 1, n° 1, p. 5-25.

GOLDFRIED, M.R., et PADAWER, W.
1982 « Current status and future directions in psychotherapy », dans M.R. Goldfried (sous la dir. de), *Converging Themes in Psychotherapy*, New York, Springer, p. 3-49.

GRENCAVAG, L.M., et NORCROSS, J.C.
1990 « Where are the commonalties among the therapeutic common factors? », *Professional Psychology: Research and Practice*, vol. 21, n° 5, p. 372-378.

GURMAN, A.S.
1977 « The patient's perception of the therapeutic relationship », dans A.S. Gurman et A.M. Razin (sous la dir. de), *Effective Psychotherapy*, New York, Pergamon Press, p. 503-543.

HAYES, A.H., CASTONGUAY, L.G., et GOLDFRIED, M.R.
1996 « The effectiveness of targetting the vulnerability factors of depression in cognitive therapy », *J. Consult. Clin. Psychol.*, vol. 64, n° 3, p. 623-627.

HENRY, W.P., et coll.
1993 « Effects of training in time-limited dynamic therapy: Changes in therapist behavior », *J. Consult. Clin. Psychol.*, vol. 61, p. 434-440.

1990 « Patient and therapist introject, interpersonal process, and differential psychotherapy outcome », *J. Consult. Clin. Psychol.*, vol. 58, p. 768-774.
1986 « Structural analysis of social behavior: Application to a study of interpersonal process in differential psychotherapeutic outcome », *J. Consult. Clin. Psychol.*, vol. 54, p. 27-31.

HILLIARD, R.B., et coll.
2000 « An interpersonal model of psychotherapy: Linking patient and therapist developmental history, therapeutic process, and types of outcome », *J. Consult. Clin. Psychol.*, vol. 68, p. 125-133.

KERR, S., et coll.
1992 « Interpersonal and intrapersonal focus in cognitive-behavioral and psychodynamic-interpersonal therapies. A preliminary investigation », *Psychotherapy Research*, vol. 2, n° 4, p. 266-276.

LAMBERT, M.J.
1992 « Psychotherapy outcome research: Implications for integrative and eclectic therapists », dans J.C. Norcross et M.R. Goldfried (sous la dir. de), *Handbook of Psychotherapy Integration*, New York, Basic Books, p. 94-129.

LAMBERT, M.J., et BERGIN, A.E.
1994 « The effectiveness of psychotherapy », dans A.E. Bergin et S.L. Garfield (sous la dir. de), *Handbook of Psychotherapy and Behavior Change*, 4e éd., New York, Wiley, p. 143-189.

LECOMTE, C., et CASTONGUAY, L.G. (sous la dir. de)
1987 *Rapprochement et intégration en psychothérapie: psychanalyse, béhaviorisme et humanisme*, Chicoutimi (Québec), Gaëtan Morin Éditeur.

LUBORSKY, L., et coll.
1982 « Can independent judges recognize different psychotherapies? An experience with manual-guided therapies », *J. Consult. Clin. Psychol.*, vol. 50, n° 1, p. 49-62.

MAHONEY, M.J.
1991 *Human Change Process*, New York, Basic Books.

MARMOR, J.
1976 « Common operational factors in diverse approaches to behavior change », dans A. Burton (sous la dir. de), *What Makes Behavior Change Possible?*, New York, Brunner/Mazel, p. 3-12.
1964 « Psychoanalytic therapy and theories of learning », *Science and Psychoanalysis*, vol. 7, p. 265-279.

MASSERMAN, J.H.
1980 *Principle and Practice of Biodynamic Psychotherapy*, New York, Thieme-Stratton.

NORCROSS, J.C., et GOLDFRIED, M.R.
1998 *Psychothérapie intégrative*, Paris, Desclée de Brouwer.

NORCROSS, J.C., et GOLDFRIED, M.R. (sous la dir. de)
1992 *Handbook of Psychotherapy Integration*, New York, Basic Books.

NORMANDIN, L., et BOUCHARD, M.A.
1993   « The effects of theoretical orientation and experience on rational, reactive and reflective countertransference », *Psychotherapy Research,* vol. 3, n° 1, p. 57-74.

ORLINSKY, D.E., et coll.
1994   « Process and outcome in psychotherapy : Noch einmal », dans A.E. Bergin et S.L. Garfield (sous la dir. de), *Handbook of Psychotherapy and Behavior Change,* 4e éd., New York, Wiley, p. 270-376.

ORLINSKY, D.E., et HOWARD, K.L.
1987   « A generic model of psychotherapy », *Journal of Integrative and Eclectic Psychotherapy,* vol. 6, n° 1, p. 6-27.

PROCHASKA, J.O., et DiCLEMENTE, C.C.
1984   *The Transtheoric approach : Crossing the Traditional Boundaries of Therapy,* Homewood (Ill.), Dow Jones-Irwin.

ROSENZWEIG, S.
1936   « Some implicit common factors in diverse methods in psychotherapy », *Am. J. Orthopsychiatry,* vol. 6, p. 412-415.

SLOANE, R.B.
1969   « The converging paths of behavior therapy and psychotherapy », *Am. J. Psychiatry,* vol. 125, n° 7, p. 877-885.

SMITH, M.L., et coll.
1980   *The Benefits of Psychotherapy,* Baltimore, Johns Hopkins University Press.

STILES, W.B., et coll.
1986   « Are all psychotherapies equivalent ? », *Am. Psychol.,* vol. 41, n° 2, p. 165-180.

STRICKER, G., et GOLD, J.R. (sous la dir. de)
1993   *Comprehensive Handbook of Psychotherapy Integration,* New York, Plenum Press.

STRUPP, H.H.
1973   « On the basic ingredients of psychotherapy », *J. Consult. Clin. Psychol.,* vol. 41, n° 1, p. 1-8.

WEINBERGER, J.
1993   « Common factors in psychotherapy », dans G. Stricker et J.R. Gold (sous la dir. de), *Comprehensive Handbook of Psychotherapy Integration,* New York, Plenum Press.

Lectures complémentaires

ARKOWITZ, H., et MESSER, S.B.
1984   *Psychoanalytic Therapy and Behavior Therapy : Is Integration Possible ?,* New York, Plenum Press.

CASTONGUAY, L.G.
(à paraître) « A common factors approach to psychotherapy training », *Journal of Psychotherapy Integration.*

GOLDFRIED, M.R.
1992   *Converging Themes in Psychotherapy : Trends in Psychodynamic, Humanistic and Behavioral Practice,* New York, Springer.

MARMOR, J., et WOODS, S.M.
1980   *The Interface Between the Psychodynamic and Behavioral Therapies,* New York, Plenum Press.

CHAPITRE 49

Thérapie psychanalytique

Pierre Doucet, M.D., F.R.C.P.C.
Psychiatre enseignant au Pavillon Albert-Prévost de l'Hôpital du Sacré-Cœur de Montréal
Professeur agrégé de clinique au Département de psychiatrie de l'Université de Montréal
Membre de la Société psychanalytique de Montréal
(section francophone de la Société canadienne de psychanalyse)
et de l'Institut psychanalytique de Montréal
(section francophone de l'Institut canadien de psychanalyse)

PLAN

49.1 Bases théoriques
    49.1.1 Freud et la psychanalyse classique (1895-1940)
    49.1.2 Définition
    49.1.3 Principaux concepts
    49.1.4 Nouveaux concepts
        • *Sexualité féminine* • *Psychologie du Moi* • *Narcissisme*
    49.1.5 Cadre

49.2 Indications et contre-indications
    49.2.1 Troubles apparaissant durant l'enfance et à l'adolescence
    49.2.2 États limites
    49.2.3 Psychoses
    49.2.4 Maladies psychosomatiques
    49.2.5 Troubles de la personnalité

49.3 Modalités d'application
    49.3.1 Psychothérapie psychanalytique
    49.3.2 Psychothérapie dynamique brève
    49.3.3 Psychothérapie de groupe
    49.3.4 Psychodrame psychanalytique
    49.3.5 Psychothérapie conjugale et familiale

49.4 Validation des résultats
    49.4.1 Problématique de la validation de la méthode psychanalytique
    49.4.2 Résultats
    49.4.3 Nouveaux développements

Bibliographie

Lectures complémentaires

La psychanalyse vient de célébrer son 100ᵉ anniversaire, car il est notoire que la naissance de cette discipline remonte à la publication, en 1895, des études sur l'hystérie par Breuer et Freud. Malgré une popularité ascendante pendant la plus grande partie du 20ᵉ siècle, la dernière génération a vu s'amoindrir l'influence de la psychanalyse, particulièrement en psychiatrie. Les raisons sont nombreuses et il est possible d'en évoquer quelques-unes. D'abord, le développement phénoménal des sciences biologiques et l'arrivée de médicaments psychotropes qui ont transformé le champ psychiatrique, puis le besoin constant et pressant de la société moderne de trouver et d'offrir des solutions rapides à tous les problèmes, y compris les troubles psychiatriques. Il est vrai que la psychanalyse, en proposant elle-même des voies plus faciles telles que la psychothérapie psychanalytique et la psychothérapie brève, a contribué à cette désaffection pour la psychanalyse classique, mais cette tendance ne doit pas être bannie, car Freud lui-même avait encouragé ce mouvement qui a donné de bons résultats et permis de mettre à la disposition du plus grand nombre les découvertes importantes de la psychanalyse. Enfin, il faut noter que les psychanalystes eux-mêmes ont souvent nui à l'expansion de leur profession par leurs attitudes qui allaient du refus de considérer comme valables les autres thérapies en psychiatrie jusqu'à l'incapacité de transmettre leurs connaissances aux thérapeutes dans le champ psychiatrique à cause de leur dogmatisme.

Pour être juste, il faut ajouter que l'exploration de l'inconscient a toujours provoqué des résistances chez tout être humain et que, paradoxalement, les succès de l'analyse étaient de nature à faire se soulever de nouvelles résistances à mesure que les progrès de la psychanalyse permettaient d'entrevoir la complexité infinie et menaçante de la psyché, et partant des multiples variations des comportements humains. Freud et ses disciples, en montrant que l'homme n'est pas aussi rationnel qu'il veut bien le croire, ont engendré une révolution aussi troublante que celle qu'avaient provoquée Copernic en démontrant que la Terre n'est pas le centre de l'univers ou Darwin en soutenant que l'homme n'est qu'un animal plus évolué que les autres espèces.

Les psychanalystes modernes ont fait avancer beaucoup la science freudienne, et la psychiatrie actuelle peut bénéficier de ces progrès qui servent non seulement les psychothérapies dites analytiques, qu'elles soient brèves ou longues, mais toutes les psychothérapies, y compris celles de soutien, et enfin toutes les activités dans le domaine psychiatrique. Une compréhension de la psychologie humaine des profondeurs est utile pour les intervenants qui doivent affronter pendant toute leur carrière les affres de la maladie mentale. C'est dans cette optique que, après avoir passé en revue les positions classiques en psychanalyse, nous présenterons l'état actuel de la discipline en insistant sur les découvertes de l'ère moderne et surtout sur les nombreuses nouvelles applications dans des démarches thérapeutiques où la collaboration avec les différents professionnels de la santé est à l'ordre du jour.

49.1 BASES THÉORIQUES

49.1.1 Freud et la psychanalyse classique (1895-1940)

Ellenberger (1974) a déjà produit une œuvre magistrale englobant toute l'histoire de la psychothérapie, y compris l'œuvre freudienne. Voici quelques éléments permettant de mieux saisir les débuts de la psychanalyse.

Freud, à la fin du 19ᵉ siècle, est un jeune médecin passionné par la recherche, surtout en neurologie. Ses maîtres lui promettent un avenir brillant, mais les événements vont réorienter sa carrière ; son mariage et la naissance successive de six enfants le forcent à gagner mieux sa vie. Après un dernier stage d'études à la Salpêtrière avec Charcot, le grand maître de l'heure dans le domaine de l'hystérie, Freud revient à Vienne et ouvre son cabinet au 19, Bergasse, où, pendant près de 50 ans, il recevra ses patients. C'est une clientèle privée, donc issue de la classe moyenne supérieure, en particulier, au début, des jeunes hystériques présentant des symptômes de conversion. Déçu par les thérapies du temps, Freud, en vrai chercheur, décide d'observer ses malades pour arriver à mieux comprendre leurs maux et, si possible, à en cerner les causes pour effectuer une meilleure thérapie. Il met à l'honneur ce qui n'était pas fréquent à l'époque, mais qui demeure essentiel en médecine moderne, l'écoute du patient. Ces jeunes hystériques en ont beaucoup à dire sur leur vie présente et passée

Psychiatrie clinique : une approche bio-psycho-sociale

qui recèle maintes frustrations typiques de l'existence des femmes de l'ère victorienne. À travers toutes ces confidences, le jeune médecin viennois découvre l'importance des conflits intrapsychiques et compare sa nouvelle méthode d'écoute au ramonage de cheminée. Voilà son point de départ, la libre association : le patient dit tout ce qui lui vient à l'esprit, comme cela vient, sans rien omettre et, dans ce fatras, les souvenirs jouent un rôle majeur. Comme le lui avait enseigné son maître Charcot, il se rend compte que la « chose sexuelle » est toujours présente dans l'histoire de ses malades. C'est à partir de ces premières constatations que se définit progressivement la psychanalyse.

49.1.2 Définition

Freud, à qui l'on avait demandé un article pour expliquer l'analyse dans une encyclopédie, décrit ainsi sa découverte :

> PSYCHANALYSE EST LE NOM :
> 1. d'un procédé pour l'investigation de processus mentaux à peu près inaccessibles autrement ;
> 2. d'une méthode fondée sur cette investigation pour le traitement des troubles névrotiques ;
> 3. d'une série de conceptions psychologiques acquises par ce moyen et qui s'accroissent ensemble pour former progressivement une nouvelle discipline scientifique. (Freud [1922], cité dans Laplanche et Pontalis, 1967, p. 351.)

Cette définition a été reprise et détaillée par Laplanche et Pontalis (1967), auteurs du *Vocabulaire de la psychanalyse*. Voici ce qu'ils ajoutent à l'exposé freudien :

> La méthode d'investigation psychanalytique vise essentiellement à mettre en évidence la signification inconsciente des actions, des paroles, des lapsi, des fantasmes, des délires et des rêves. [...] c'est par la libre association du sujet que ces productions sont obtenues et alimentent l'interprétation que l'analyste fournit à son patient. Ceci mène à une psychothérapie où le travail porte sur les résistances de l'analysant à prendre conscience de ses pulsions, agressives ou libidinales, revécues à travers le transfert. Cet ensemble mène à des théories psychologiques et psychopathologiques réunissant les données recueillies par les méthodes analytiques d'investigation et de traitement. (Laplanche et Pontalis, 1967, p. 351.)

49.1.3 Principaux concepts

L'inconscient peut être considéré comme étant la découverte fondamentale de Freud, celle qui caractérise pour lui le fonctionnement humain. Dans sa première topique, apparue dès *L'interprétation des rêves* (1900), il présente une localisation des différentes couches de la psyché. À partir du conscient, siège des activités observables de l'humain, il faut aller vers le plus caché, le préconscient qui prépare l'apparition du matériel psychique dans le conscient. Enfin, au plus profond de la personne se trouve l'inconscient. Freud, durant toute sa vie, remaniera ses théories et la première topique sera suivie d'une deuxième topique, décrite en 1923. C'est dans « Le Moi et le Ça » qu'il la présente. Il conserve la première topique, mais l'inscrit dans une nouvelle structure de la personnalité, divisée en trois parties : le Ça, qui correspond en grande partie à l'inconscient, puis le Moi, fondement de l'activité de l'individu, et, au-dessus, un Surmoi contrôlant le Moi, mais associé à un idéal du Moi qui contient les idéaux du sujet.

Le Ça dans l'inconscient est le réservoir de la pulsion, moteur énergétique de l'activité psychique. C'est autour de ce concept de la pulsion que se construit la pensée freudienne. La pulsion est un concept à la limite du psychique et du somatique et un représentant dans le psychisme des excitations issues du soma. D'abord sexuelle, la pulsion ne peut s'exprimer à plein et le principe de plaisir qui la gouverne se heurte rapidement au principe de réalité apporté par le monde extérieur. L'éducation freine les visées pulsionnelles alors soumises à de multiples vicissitudes. Ce n'est qu'à la fin de sa carrière que Freud réussira à compléter sa théorie des pulsions, parfois encore appelée théorie des instincts. Dans « Au-delà du principe du plaisir » qu'il publie en 1920, il ajoute la pulsion de mort, qui vient se placer en dialectique avec la pulsion de vie. La libido, dans un mouvement de liaison, s'articule avec la destrudo ou pulsion de mort pour moduler l'activité humaine. La pulsion de mort soulève encore bien des discussions, et il faut souligner que Freud y voyait d'abord la tendance au retour à l'inanimé. C'est au sein de cette pulsion que se situe aussi l'agressivité qui doit être défléchie vers l'extérieur, ce qui donnera naissance à de multiples conflits dans les relations interpersonnelles, nommées relations d'objet par les psychanalystes.

Les relations avec l'environnement sont centrées sur la famille et c'est à partir des premiers contacts

Psychiatrie clinique : une approche bio-psycho-sociale

entre la vie intérieure du bébé et celle d'autrui que se constitue la structure psychique de l'enfant, laquelle organisera l'activité ultérieure, et partant les symptômes. Cette élaboration de la personnalité a fait très tôt l'objet de multiples publications, dont la principale demeure celle d'Abraham en 1924. On y retrouve le stade oral dans la première année, puis, dans la deuxième année, le stade anal, suivi du stade phallique et, après la période de latence, du stade génital. Ces stades psychosexuels culminent dans le complexe d'Œdipe, où l'enfant est attiré par le parent du sexe opposé tout en souhaitant éliminer le parent du même sexe (voir aussi le chapitre 64). Cette situation émotionnelle va structurer toute la sexualité du petit enfant en même temps que son agressivité pour conjuguer ainsi pulsion de vie et pulsion de mort et se poser comme organisateur fondamental, du moins pour la névrose. Ce sera la tâche des épigones de reprendre cette trouvaille de l'autoanalyse de Freud pour la compléter et surtout l'approfondir en explorant les stades antérieurs à l'Œdipe, gardant à l'esprit que fixation et régression aux stades primitifs soutiennent les entités nosographiques. Cependant, l'étude de la vie intérieure et de ses représentations constitue, depuis les débuts de la psychanalyse, la pierre angulaire de la discipline, et l'analyse des rêves comme expression du désir demeure une des plus importantes contributions freudiennes. De même, des productions telles que les fantasmes, conscients ou inconscients, sont aussi mises à contribution pour élucider la vie psychique, et leur analyse a pris de plus en plus de place dans les travaux contemporains (Arlow, 1993). Une des manifestations de notre vie psychique décelées très tôt par Freud est celle des mécanismes de défense utilisés par le patient pour soutenir le symptôme, compromis entre la pulsion et son expression. En plus des mécanismes classiques décrits au chapitre 64, les études plus récentes ont permis aux analystes de faire progresser encore la compréhension des mécanismes de défense tels que le déni ou le clivage à peine ébauchés au début du 20e siècle. Entre autres, l'identification projective est devenue, de nos jours, un concept indispensable pour tout travail d'orientation analytique.

Le transfert et le contre-transfert constituent deux points d'ancrage majeurs qui non seulement ont marqué de tout temps l'orientation analytique, mais qui ont aussi été adoptés par toutes les psychothérapies. C'est avec l'analyse de Dora que Freud (1905) a pris conscience du fait que la patiente revivait dans sa relation avec son thérapeute les conflits originels avec les parents. Cette réactualisation du passé, qui consiste à transférer sur le thérapeute les pulsions vécues autrefois envers d'autres personnes significatives, permet la reviviscence de la névrose infantile qui se transforme alors en névrose de transfert et devient plus accessible à la résolution. Mais le transfert appelle le contre-transfert, soit l'ensemble des réactions émotionnelles du thérapeute au transfert, donc aux sentiments que son patient lui exprime. Freud, tout en constatant l'existence et l'importance de ce phénomène chez l'analyste, a eu plutôt tendance à favoriser la répression du contre-transfert. Ce sera là encore un domaine où les écrits subséquents en psychanalyse permettront de mettre en évidence les aspects positifs du contre-transfert et d'y déceler la créativité nécessaire à toute psychothérapie d'orientation analytique. La richesse du monde intérieur des deux participants permet, après analyse, des lendemains plus supportables où la souffrance pathologique est remplacée par le mélange habituel de souffrances et de bonheurs propre à la condition humaine.

Voilà quelques-unes des contributions majeures qui ont permis aux psychanalystes de la deuxième moitié du 20e siècle de pousser plus loin l'étude du contre-transfert et de son rôle primordial dans toute psychothérapie qui se veut d'inspiration psychanalytique.

Selon Heimann: « La réponse émotionnelle de l'analyste à son patient dans la situation analytique représente un des outils les plus importants pour son travail. Le contre-transfert de l'analyste est un instrument de recherche dans l'inconscient du patient. » (Heimann, 1950, p. 82; traduction libre.)

Une fois cette thèse proposée, comment voit-elle ce travail et quels sont les rôles du psychothérapeute ? Il s'agit, écrit-elle, de « soutenir les sentiments soulevés en lui [l'analyste] par opposition à leur décharge (comme le fait le patient) pour les soumettre à l'analyse dans la situation analytique dans laquelle l'analyste est comme l'image en miroir du patient » (Heimann, 1950, p. 83; traduction libre).

Ces remarques poussent plus loin la compréhension de la thérapie psychanalytique et nous forcent à envisager une autoanalyse continuelle, y compris dans la séance, même si les capacités limitées du thérapeute amènent ce dernier à poursuivre cet exercice en dehors de la séance (Doucet, 1996a).

Les psychanalystes français ont aussi apporté des matériaux utiles à la construction de l'édifice moderne du contre-transfert. Pontalis (1975), après avoir revu et augmenté la définition donnée dans le *Vocabulaire de la psychanalyse* (Laplanche et Pontalis, 1967), propose une distinction entre quatre niveaux :

1. Le contre-transfert originaire qui passe par l'identification à notre analyste et à tout ce qui nourrit notre pratique ;
2. Les mouvements contre-transférentiels qui sont les réactions au transfert ;
3. Des prises contre-transférentielles qui sont des positions assignées par la mise en scène fantasmatique du patient, et particulièrement par le fantasme sado-masochiste tel qu'il s'actualise dans la situation analytique ;
4. L'emprise contre-transférentielle, soit une réaction de l'analyste qui a le désir de « faire naître l'autre à lui-même ».

« Tout ce qui nourrit la pratique d'un analyste » est un ensemble diversifié qui a été étudié par d'autres auteurs contemporains de la francophonie. Donnet (1976) va plus loin en ajoutant que le contre-transfert comprend aussi, et malheureusement, les positions théoriques de l'analyste, ce qui inclut toutes les sociétés qui les véhiculent.

Guillaumin (1989), au cours de débats plus récents sur la pulsion de mort, a proposé que cette pulsion serait l'expulsion dans la théorie de l'irrésolu et de l'irreprésenté du contre-transfert.

Revenons à des considérations plus cliniques, avec deux maîtres de la psychanalyse française actuelle, Anzieu et M'Uzan. Anzieu (1983) souligne que, pour l'analyste, rechercher les signes de son contre-transfert négatif demeure toujours de mise et signale un processus à l'œuvre bien connu maintenant, l'identification projective. Cependant, le contre-transfert ne montre-t-il pas une réaction identique chez l'analyste ? De toute façon, il est évident que toute interprétation instaure une relation entre le contre-transfert et le transfert et parfois avec l'histoire personnelle de l'analyste, ce qui a amené Neyraut (1974, p. 14) à dire que « le contre-transfert est la passion de l'analyste, toutes les passions humaines, y compris le désespoir ».

Quant à M'Uzan (1978, 1989), il s'est adonné avec bonheur à l'étude du contre-transfert et a formulé quelques considérations qui lui ont donné une place unique dans ce domaine. Il a baptisé sa première découverte « système paradoxal ». Il s'agit de l'apparition, chez l'analyste, de figures, d'images de toutes sortes, parfois accompagnées de mots, de bouts de phrases, qui vont et viennent pour disparaître et parfois revenir. Ce système s'oppose aux attitudes habituelles de l'analyste, soit son écoute et son attention flottantes. M'Uzan y voit une forme légère de dépersonnalisation qui traduirait un envahissement du psychothérapeute par le patient et son matériel où le premier prendrait à son compte une part du travail du second. Ces productions bien utilisées permettraient de retrouver des morceaux importants du monde inconscient du patient. Pour arriver à cet état, le thérapeute doit supporter une régression certaine où son identité sera ébranlée au profit d'une identification primaire. M'Uzan considère la dyade analyste-analysant soumise au système paradoxal comme une chimère, l'union de deux êtres dans un même corps, chimère psychologique qui fait naître ces images construisant la névrose de transfert. Celle-ci diffère de la névrose infantile puisqu'il y a construction d'une névrose nouvelle où se mêlent les deux inconscients. Est-il besoin de signaler que toute cette élaboration repose sur le silence, un silence fondamental qui répond plus aux lois de l'inconscient qu'aux règles du conscient ? Ce silence est la bouche de l'inconscient. Les réactions habituelles du psychothérapeute au système paradoxal sont des résistances contre-transférentielles qui se nomment excès d'observation, distraction, mutisme, interprétation, séduction. Elles vont de la recherche de satisfactions pulsionnelles, masochistes comprises, jusqu'à la quête de provendes narcissiques.

Il faut que le thérapeute puisse, à un moment donné, mettre un terme à sa régression et à sa fusion avec le patient pour faire appel au Moi et à ses fonctions afin de transmettre au patient les découvertes de la chimère. Ce faisant, l'analyste doit surveiller certaines réactions défensives qui se manifestent par « la ponte, la convoitise, la domination ». La ponte consiste à vouloir déposer dans le patient ses propres productions, la convoitise, à vouloir s'approprier certains éléments du psychisme du patient pour son profit personnel et la domination, à vouloir contrôler le psychisme du patient pour qu'il fonctionne selon les désirs du thérapeute. Les dangers sont nombreux, mais il n'en reste pas moins que la chimère peut mener

Psychiatrie clinique : une approche bio-psycho-sociale

à une interprétation féconde et que le système paradoxal doit être pris en charge par le Moi quand la passivité réceptive de l'analyste se mue en une activité progressive.

49.1.4 Nouveaux concepts

Une des caractéristiques de la psychanalyse moderne est sans doute l'évolution marquée qu'ont connue certains concepts originaux et le progrès que ces changements ont provoqué dans l'application de l'analyse à l'ensemble des troubles de la nosographie psychiatrique.

Sexualité féminine

S'il est un domaine où Freud a été, et avec raison, vertement critiqué, c'est bien celui du développement sexuel de la femme. Le fondateur de la psychanalyse a maintenu que, dans un certain sens, la femme était un garçon castré et que son évolution psychosexuelle était fondée sur le phallus, ce que lui ont reproché sévèrement et à bon droit les féministes. Il faut rendre justice à Freud d'avoir déclaré, en 1931, que ce problème l'avait toujours confondu et que la femme était demeurée pour lui ce « continent noir » qu'il laissait à d'autres le soin de fouiller plus complètement et de façon plus satisfaisante. Ce fut fait après sa mort par certains psychanalystes de l'école française et de l'école américaine.

Pour la francophonie, Cournut (1993) et Cournut-Janin (1993) présentent quelques idées qui résument bien l'état de la question. D'entrée de jeu, les auteurs reconnaissent que, s'agissant de féminité, il ne faut pas oublier que celle-ci existe dans les deux sexes et que chacun des sexes comporte psychiquement l'autre sexe. L'harmonisation de ces deux parties est un des plus grands défis du développement humain, et Freud (1937) est allé jusqu'à considérer ce problème comme un roc sur lequel butait l'analyse. Cela étant dit, il n'en demeure pas moins que le féminin a des caractéristiques propres qu'il faut définir indépendamment de ses relations inévitables avec le masculin.

Le plus important demeure la sensation intérieure. C'est au niveau du corps intérieur féminin et de ses organes spécifiques, vagin, utérus, que se situent l'excitation et le perçu. Mais ces perceptions sont difficiles à cerner, d'autant plus qu'il en existe des externes.

Ce mélange des deux rend la situation de la femme plus difficile. Ce qui domine, c'est une « avidité à prendre, à garder, aimer, voire détruire les parties et le tout de l'objet » (Cournut-Janin, 1993, p. 1339).

Si l'on peut voir facilement la richesse de cette position qui valorise la vie intérieure, donc les émotions et l'échange entre les deux sexes pouvant aller jusqu'à la fusion, il faut aussi discerner le potentiel destructeur dans cette approche telle que la décrit Cournut-Janin (1993). Tout ce qui ressortit à l'intérieur, donc à l'invisible et à l'inconnu, fait peur et ces peurs contribuent à expliquer les craintes immémoriales des hommes envers la femme. La féminité évoque l'ouverture et en même temps le trou, le vide, par référence à l'anatomie des organes génitaux. Cette psychologie confronte l'être humain à l'absence, au manque et, finalement, à la mort ; ces vécus sont difficilement abordables et représentables. Ils ramènent à cette image des trois Parques qui montre la femme comme celle qui donne la vie, mais aussi comme celle qui coupe le fil de l'existence, renvoyant au néant. Ces recherches récentes ne règlent pas le problème de la féminité, mais elles permettent d'entrevoir l'ambivalence attachée depuis toujours à cette imago, expliquant en partie la gynécophobie, si importante dans l'histoire et qui se traduit encore aujourd'hui par des mesures sociales discriminatoires.

En Amérique du Nord, de nombreux travaux ont été réalisés au cours des 30 dernières années. Bernstein (1993) a publié une œuvre incontournable dont l'essentiel porte sur l'étude de l'identité féminine. Ici aussi, le point de repère est le corps de la femme et les expériences uniques qui s'y déroulent, marquant l'identité féminine. L'auteure soutient que les sensations génitales précoces ont une influence sur tout le comportement adulte, le caractère et même le Surmoi. Il n'est pas question de suivre Freud dans son assertion concernant l'absence de Surmoi chez la femme, ce qu'il expliquait par le fait que la fille ne vit pas l'Œdipe du garçon dont le Surmoi est l'héritier. Bernstein note bien que Freud, dans ses études du développement psychosexuel, considère celui du garçon comme le modèle et celui de la fille comme une déviation ; il y a des différences, bien sûr, qui donnent des caractères différents, mais il n'est pas question, pour Bernstein, d'accorder une valeur supérieure à l'un plus qu'à l'autre.

La contribution la plus originale de cette œuvre est l'analyse des « anxiétés génitales » propres à la femme. Bernstein en dénombre trois principales, se rapportant aux organes génitaux : l'accès, la pénétration et la diffusibilité. Ces états menacent l'intégrité corporelle et influent sur le comportement de la femme de façon unique. Les caractéristiques de l'accès renvoient à des difficultés sur les plans visuel, tactile et sensoriel qui poussent la femme à s'en remettre aux états proprioceptifs ou à la symbolisation qui éloigne du vécu. La pénétration a des conséquences importantes sur le contrôle en général, puisqu'il s'agit d'une situation sur laquelle la femme ne peut exercer tout le contrôle souhaitable.

Finalement Bernstein reprend, comme bien des auteurs avant elle, l'étude du Surmoi féminin que Freud a malmené et ses conclusions rejoignent une opinion bien établie maintenant, à savoir que le Surmoi ne dépend pas exclusivement du complexe d'Œdipe ou du complexe d'Électre dans le cas de la fille, mais beaucoup plus des identifications à la mère préœdipienne. Dans cette optique, il va de soi que le Surmoi d'une femme peut être aussi tyrannique que celui d'un homme et même plus sévère, compte tenu de son évolution archaïque, en particulier vis-à-vis de la mère. La femme apparaît donc, dans sa féminité, différente de l'homme et sûrement aussi complexe, et son envie du pénis a pour contrepartie l'envie de l'utérus chez l'homme.

Psychologie du Moi

C'est aux États-Unis que la psychologie du Moi s'est construite, à partir des années 40. Elle a constitué jusqu'à récemment le cœur de la pensée analytique américaine. Ces travaux sont issus des écrits de Freud, plus particulièrement « Le Moi et le Ça » (1923) et la seconde topique. Toute l'activité thérapeutique se centre sur le Moi, en tenant moins compte du Surmoi et du Ça. Les travaux théoriques de Hartmann (1964), qui a étudié le Moi sous ses aspects les plus éloignés de l'inconscient, en cherchant surtout ses capacités d'adaptation à la réalité, ont poussé très loin cette perspective. Cela a donné naissance à des concepts maintenant obsolètes, mais qui ont connu une grande popularité, entre autres le Moi autonome, pourvu de zones dénuées de conflits. Ce courant a jeté le discrédit sur la psychanalyse, la présentant comme une simple tentative pour forcer le sujet à une conformité sociale, négligeant son monde intérieur.

Des travaux plus récents ont engagé l'analyse dans de nouvelles avenues plus prometteuses. Cramer (1984), Stern (1984), Emde (1988) sont quelques-uns des psychanalystes actuels qui essaient de relier l'observation des enfants et de leurs mères dans toutes les subtilités de leurs interactions, pour étayer, contredire ou mieux compléter, en les corrigeant, les théories analytiques de la petite enfance, sur lesquelles se fonde la pratique. L'analyse des adultes et même des enfants doit être revue et enrichie par des observations minutieuses du comportement extérieur et intérieur de l'enfant normal dans son milieu, à tout âge.

Quelques découvertes très utilisées aujourd'hui sont à signaler. La capacité de l'enfant de percevoir l'état affectif de la mère, par exemple un état dépressif qu'il peut même s'approprier, a enrichi la pratique analytique contemporaine. Le concept d'appariement (*attunement*) entre la mère et son enfant a aussi inspiré et revigoré l'échange entre l'analysant et l'analyste, rejoignant d'autres théories élaborées en d'autres lieux par Winnicott (1969) avec son *holding* (capacité du parent de soutenir l'enfant) et Bion (Grinberg et coll., 1976) avec son « contenant et la fonction alpha » (soit la mère qui peut « détoxiquer » ou atténuer les angoisses de l'enfant). Il devient évident que le psychisme de l'enfant se construit à partir de celui de la mère et surtout de l'interaction entre les deux, d'où l'importance de bien les observer *in statu nascendi* pour en tirer les conclusions qui s'imposent, tant pour la pathologie que pour la normalité.

Ces études ont aussi fait reculer les origines du développement humain aux premières heures de la vie et ont battu en brèche certaines idées auparavant bien prisées, telles la phase autistique de Mahler (1969), qui a cependant donné beaucoup à l'analyse avec ses recherches sur des phases plus tardives, dont la phase de séparation-individuation où l'enfant de trois ans se sépare du parent pour devenir un individu. Enfin, il faut noter que ces recherches rejoignent un courant majeur de l'analyse moderne dans tous les pays, soit l'importance prise par les relations d'objet par rapport à la théorie des pulsions. Cette théorie (Freud, 1915) insistait sur la recherche du plaisir et la diminution de la tension du sujet, sans tenir compte de la personne utilisée par ce dernier pour obtenir une satisfaction. L'affect aussi a été revalorisé dans les théories récentes.

L'accent est mis non plus sur l'Œdipe, selon la terminologie classique freudienne, mais sur les phases préœdipiennes. Freud a étudié ces aspects du développement humain, mais il est toujours demeuré, dans sa pratique comme dans sa théorie, plus prêt de l'Œdipe, qui reste sa découverte principale. Des auteurs modernes, tel Gay (1988), croient que le père de la psychanalyse a été empêché, à cause de sa relation ambivalente avec sa mère dont il n'a considéré que l'imago idéalisée, d'approfondir la phase préœdipienne, surtout le stade oral. Ce sera une femme, Melanie Klein, considérée par plusieurs comme la mère de la psychanalyse, qui, entre 1920 et 1960, publiera une série impressionnante d'articles retraçant, à partir de sa clinique avec les enfants et la thérapie par le jeu, les premières étapes du développement de la psyché. Ses découvertes ont soulevé de grandes discussions et de vives controverses, autant dans leur pays d'origine, l'Angleterre, que dans le reste du monde, mais actuellement ses théories pénètrent toutes les thérapies d'orientation analytique, surtout celles qui s'adressent aux pathologies sévères.

Résumer en quelques lignes une théorisation aussi riche, qui a donné naissance à une école comptant des noms aussi connus que ceux de Rivière, Heimann, Isaacs, Segal, Joseph et à des descendants prestigieux qui ont créé leurs propres écoles tels Winnicott et Bion, relève d'une mission impossible, mais voici cependant quelques thèmes fondamentaux dans le seul but d'inciter le lecteur à compléter cette lecture par des incursions dans ces textes devenus des classiques (Grinberg et coll., 1976; Klein, 1947; Klein et coll., 1951; Segal, 1979; Winnicott, 1969, 1976).

Pour Klein, la vie intérieure commence à s'organiser dès la naissance et se structure à partir de la relation à l'objet primordial, la mère. Dès le départ existe une notion de séparation entre interne et externe, entre le bébé et l'environnement, pour ainsi mettre en évidence un flot continu d'échanges entre les deux partenaires. Cela mène à la construction d'un monde intérieur tout plein des objets externes, à la fois accueillis et rejetés, le tout sous le primat d'une violence extrême, une thèse qui va à contre-courant des théories classiques soutenant la présence, au début de la vie, d'une période d'autisme, de symbiose ou de narcissisme primaire. Klein voit le développement mental à travers deux positions. La première position est dite schizo-paranoïde, car le nouveau-né essaie de se replier sur lui-même pour conserver ses bons objets et pour lutter contre les mauvais objets persécuteurs, issus du monde extérieur. Mais l'environnement n'est pas totalement mauvais et l'objet maternel est reçu d'abord comme objet partiel, tantôt bon, tantôt mauvais. Le fait que Klein insiste tant sur la mauvaise mère a sans doute nui à l'acceptation de ses théories et provoqué maintes résistances. Celles-ci ont cependant été atténuées par l'œuvre de ses disciples plus portés à mettre aussi l'accent sur les éléments positifs indispensables dans les relations précoces. Winnicott avec la «mère suffisamment bonne» et Bion avec la rêverie maternelle ont fait beaucoup pour que soient mieux acceptées les théories kleiniennes dont ils se sont toujours reconnus tributaires.

Klein postule ensuite une deuxième position, la position dépressive, étape fondamentale dans la formation de la personnalité humaine. Dans cette position, le bébé reconnaît progressivement la mère comme objet total, à la fois bonne et mauvaise, mais surtout indispensable à sa survie et à son développement. Freinant ses attaques destructrices alimentées non seulement par les frustrations de toutes sortes, mais aussi par les dérivés de la pulsion de mort en lutte contre la pulsion de vie, le bébé se réconcilie avec l'objet maternel, allant jusqu'à chercher la réparation de la mère abîmée pour finalement prendre en lui, comme fondement de la sécurité et de son optimisme envers la vie, une imago plus positive que négative. Cette intériorisation est le gage d'une structuration adéquate et lui permet de se développer et de s'épanouir avec tout son potentiel créateur, autant dans ses activités intérieures telles que la symbolisation et le fantasme que dans ses activités extérieures nourries par un monde intérieur plus harmonieux.

Cette organisation de la psyché se met en place dès la première année et comprend aussi une ébauche œdipienne du fait de la nécessité, pour l'enfant, de trouver un substitut à la mère originelle. En effet, l'importance de cette mère indispensable mais aussi menaçante à cause de sa toute-puissance doit être tempérée par la présence d'un tiers, le père. Durant toute sa vie, l'être humain négociera cette position dépressive toujours remise en question par les relations d'objet, même si, par la suite, des structures plus évoluées se mettent en place, comme la personnalité hystérique ou obsessionnelle. Ces structures apparaissent aux yeux des kleiniens comme des mécanismes de défense face aux conflits archaïques des premiers stades de la vie. Dans le domaine des mécanismes de défense, les kleiniens ont enrichi les notions de base et ajouté beaucoup à la compréhension clinique des psychopathologies sévères en précisant les modes d'action du déni, du clivage, de l'idéalisation, de l'identification projective et de la manie. Leur apport est maintenant mieux accepté et, officieusement sinon officiellement, tous les analystes utilisent leurs contributions. Ils évitent toutefois l'approche trop agressive des kleiniens de la première heure, approche qui frôlait souvent l'analyse sauvage et qui a sûrement contribué à diminuer l'influence de leurs découvertes sur la pensée analytique moderne. Ils présentent une étude approfondie de la relation mère-enfant et pas seulement dans ses aspects idylliques, comme Freud la voyait, mais aussi dans ses aspects négatifs, y compris toute l'agressivité qui s'échange entre les deux partenaires.

Cependant, en unissant l'aspect physiologique et le psychologique, ces travaux, et en particulier ceux de Bion (1997), ont permis de comprendre et de retrouver chez les patients de toute catégorie nosographique les premiers échanges avec la mère et la formation de la pensée.

Dans ce domaine, les travaux se poursuivent et récemment, à l'occasion du décès, en 1997, du fondateur de la psychanalyse au Canada, W.C.M. Scott, quelques présentations ont consolidé cet apport de l'école moderne en psychanalyse. Grignon (1998) le souligne et DaSilva (1998) l'explicite.

Scott (1984), à propos du deuil toujours à faire, a montré que le deuil peut être court ou long. Les thérapeutes se doivent d'aider les endeuillés à devenir plus efficaces et à risquer de nouveaux départs en aimant la vie plus intensément.

Pour sa part, DaSilva rappelle que Freud a toujours désiré unifier l'action du corps et de l'âme, de l'esprit et de la matière, soit l'émergence de la pensée. Mais Bion est celui qui a fait le plus pour comprendre la naissance de la pensée et sa théorisation est à relier à des découvertes récentes en neurosciences, notamment celles d'Edelman (1992) qui parle de l'incorporation de l'esprit. Bion (1977) a d'abord décrit la digestion mentale de l'expérience émotionnelle et nous montre comment le vécu corporel nous mène à la condition d'être humain pensant.

Cette théorie est tributaire de la théorie freudienne des pulsions et doit encourager les psychanalystes à continuer leurs recherches en conjonction avec les neurosciences pour mieux comprendre et traiter les souffrances contemporaines.

Narcissisme

Freud (1914) a introduit magistralement l'étude du narcissisme en le plaçant dans une situation dialectique par rapport à la pulsion et à son objet, la pulsion cherchant la satisfaction à l'extérieur du sujet et vers l'objet. Il a clairement démontré l'importance du narcissisme qui, allant vers le sujet, s'oppose à la pulsion, qui va vers l'objet. Le narcissisme est ainsi « antipulsionnel » et son rôle est majeur dans la psychose et dans les états limites. L'étude du narcissisme s'est poursuivie après le décès de Freud, en 1939, et, dans la seconde moitié du siècle, deux psychanalystes marquent de leur empreinte les conceptions sur ce sujet.

D'abord en France, Grunberger (1971) a articulé ses travaux sur le narcissisme autour d'une instance nouvelle, le Soi, qu'on pourrait inclure dans une troisième topique, qui lui permet d'éliminer la pulsion de mort qu'il considère comme un produit des avatars du narcissisme. Peu l'ont suivi dans cette voie, mais il a réussi à réhabiliter le narcissisme en démontrant sa présence et son rôle majeur dans le fonctionnement humain, en particulier comme partie intégrante de tous les stades psychosexuels. En ce qui concerne le stade phallique, Grunberger a présenté une explication nouvelle et stimulante de l'Œdipe en affirmant qu'un des moteurs de ce complexe était le narcissisme blessé de l'enfant qui le fait reculer devant le parent du sexe opposé. Enfin, et surtout, il a apporté une vision du narcissisme comme paradis perdu, vestige du vécu prénatal utérin. L'individu est prêt à tout pour essayer de retrouver cet état de bien-être total, au moins de façon virtuelle, marqué au coin de la puissance et refuge idéal devant les adversités inhérentes à l'intégration du système pulsionnel au vécu humain.

Grunberger s'est aussi livré à une réflexion sur la mélancolie et sur les éléments narcissiques, négatifs bien entendu, qui sont à l'œuvre dans la pathologie dépressive, en plus de l'ambivalence classique envers l'objet. Finalement, il a contribué à une meilleure définition du Surmoi, non seulement dans sa partie contrôlante, mais dans sa facette progressive, soit l'idéal du Moi, instance qui a pris une importance considérable dans l'étude de toutes les psychopathologies, y compris, et surtout, la personnalité narcissique.

Notre conception actuelle du narcissisme a aussi été fortement influencée par un Américain, Kohut (1971), qui, encore plus que Grunberger et devant un auditoire étonné, puis sceptique, a tenté de redéfinir la psychanalyse en mettant le narcissisme au centre de tout, négligeant ainsi l'héritage freudien et kleinien plus axé sur la pulsion et la relation d'objet. Nonobstant ces réserves, il faut noter que sa contribution a ouvert la voie à l'étude de facteurs importants dans le traitement des personnalités narcissiques. Conscient des carences qu'avaient connues ses patients au cours de leur développement, en particulier en ce qui concerne les soins maternels, Kohut a insisté sur la nécessité, pour les analystes, d'être plus attentifs à cet aspect chez leurs patients et, en un mot, d'être plus en mesure de les soutenir, une attitude dénigrée il n'y a pas si longtemps encore. Dans une de ses nombreuses envolées qui ont fait le tour de l'univers analytique, Kohut proclama que l'« homme coupable », tel que le décrivaient les freudiens, avait cédé sa place à l'« homme tragique », victime de ses aspirations mégalomaniaques toujours plus ou moins contrariées par son environnement.

La contribution la plus pertinente de Kohut, celle qui demeure la plus utile en clinique, a trait à l'importance de l'élément narcissique dans toute relation d'objet, et en particulier dans les transferts des patients qui ont subi de graves traumatismes narcissiques. L'analyse de ces transferts dits narcissiques a donné des outils nouveaux pour traiter des malades qui, de prime abord, apparaissaient inaccessibles par la méthode analytique.

49.1.5 Cadre

Dès le début de l'analyse, la façon de pratiquer cette nouvelle psychothérapie fut établie, ou, mieux, réglementée, de manière originale, en accord avec la théorie qui vient d'être présentée. L'analysant devait s'allonger sur un divan tandis que l'analyste s'asseyait dans un fauteuil placé derrière la tête du premier, qui était tenu de se présenter au cabinet de son thérapeute 6 fois par semaine, à heure fixe, pour des séances de 50 minutes. Une fois installé, l'analysant se soumet à la règle de la libre association qui l'amène à dire tout ce qui lui vient en tête, sans rien omettre, même et surtout ce qui lui apparaît non important ou indicible. L'analyste peut intervenir ou non durant une séance et le fera quand il le jugera à propos, en particulier pour fournir à son patient une interprétation qui, dans sa forme la plus complète et la plus classique, touchera le transfert et encore mieux la névrose ou la psychose de transfert qui s'installe durant la thérapie. Il s'agit du transfert, dans la cure, de la névrose ou de la psychose à l'origine des troubles du patient, qui se retrouve dans la relation entre l'analysant et l'analyste.

Cette fréquence de six fois par semaine correspond aux habitudes de travail en vogue au début du siècle. Toutefois, dès les années 20, Freud, pressé par la clientèle, diminua à cinq fois par semaine. De toute façon, il est clair que l'intensité très forte imposée doit être reliée au projet ambitieux de l'analyse qui vise à connaître au maximum la structure psychologique du patient. Plus ambigu peut apparaître le recours à la position couchée pour le malade. Freud n'a pas craint de dire qu'il lui était impossible de soutenir le regard de ses interlocuteurs huit heures par jour. D'ailleurs, le face à face nuit à la spontanéité et à la profondeur de la communication, car cette attitude sociale comporte une certaine surveillance réciproque et fait obstacle à la libre association. Enfin, la position couchée, qui souvent s'accompagne d'un abaissement des paupières pour ainsi tourner le regard vers l'intérieur plutôt que vers l'extérieur, favorise l'introspection et la régression pour l'analyse des couches les plus archaïques de l'individu.

La question d'argent, dans la cure, a trouvé sa place de la façon suivante : l'analyste et l'analysant s'entendent sur un montant fixe qui doit être versé à des intervalles réguliers dont sont convenues d'avance les deux parties. Le patient assume la responsabilité des séances qui lui sont réservées et ses absences lui sont comptées, à moins d'arrangements spéciaux. Il en est de même pour les interruptions qui doivent être réduites au minimum, ce qui signifie que les absences, spécialement les vacances, sont décidées le plus tôt possible, de sorte que les absences du patient puissent coïncider avec celles de son analyste. Tout ce rituel vise à maintenir au maximum la continuité et l'intensité de l'investigation thérapeutique de l'analyse, mais les temps modernes amèneront des changements qui seront expliqués dans la section portant sur les modalités d'application.

49.2 INDICATIONS ET CONTRE-INDICATIONS

L'évolution de la psychanalyse pose au praticien, et spécialement au psychiatre, une question essentielle : quelles sont les possibilités d'utilisation de tout ce

Psychiatrie clinique : une approche bio-psycho-sociale

corpus pour le traitement des maladies psychiatriques ? Quelles sont les indications de la psychanalyse et dans quelles conditions peut-elle être appliquée en psychiatrie ? L'analyse classique permet de traiter plus intensivement les patients, mais les psychothérapeutes peuvent utiliser avec succès les dérivés de l'analyse, soit la psychothérapie d'orientation analytique ou la psychothérapie brève d'inspiration analytique. Mais quelle que soit la modalité adoptée, il est nécessaire, selon tous les auteurs modernes, d'insister sur une condition de base, la motivation.

Il est possible d'observer, du côté des psychothérapeutes d'orientation analytique, un désir de plus en plus grand de collaboration avec les autres professionnels de la santé mentale, mais il n'en demeure pas moins que la motivation est un élément essentiel de toute entreprise psychanalytique. Bien sûr, il faut que la motivation existe d'abord chez le thérapeute, qui se doit d'aimer pratiquer ce « métier impossible » mais aux gratifications émotionnelles et intellectuelles très grandes. Cependant, il est surtout essentiel de trouver, pour toute psychothérapie d'orientation analytique, un patient motivé. Il est important de noter que la motivation du patient n'est pas nécessairement reliée au diagnostic et que des psychotiques peuvent être de meilleurs sujets de psychothérapie que certains névrosés. Quand on parle de motivation en psychothérapie d'inspiration analytique, on parle de cette tendance, chez certains individus, à vouloir comprendre leur vie intérieure. Ceux qui aiment se poser des questions sur le pourquoi de leurs comportements et sur les émotions qui les animent, en remontant aux origines les plus lointaines, sont les candidats idéaux pour le travail psychothérapeutique. C'est cette capacité que les Anglo-Saxons désignent par la formule *to be psychologically minded*. Ce sont eux également, mais surtout les Américains, qui ont étudié toutes les conditions entourant le « cadre » de la psychothérapie analytique (Langs, 1973), y compris la force du Moi chez les candidats à de telles psychothérapies.

Ces aspects sont à la fois uniformes dans leur essence et variables selon les indications et les catégories de cas envisagées. C'est donc en étudiant ces indications modernes pour la psychothérapie analytique que chaque praticien peut se faire une meilleure idée des applications pratiques et actuelles de la psychanalyse.

Cela étant dit, passons aux indications précises. Classiquement, les cures analytiques étaient indiquées dans les cas de névroses et elles le sont toujours. Selon les critères du DSM-IV, il s'agit des troubles anxieux, des troubles mineurs de la personnalité, des troubles sexuels, des troubles du sommeil et des problèmes relationnels. Mais hors de ce champ, il existe maintenant plusieurs nouvelles indications.

49.2.1 Troubles apparaissant durant l'enfance et à l'adolescence

Le domaine de l'enfance forme un champ d'interventions analytiques qui a connu une grande expansion, à laquelle ont contribué, à partir des années 20, les deux pionnières A. Freud et M. Klein. Cette dernière a utilisé très tôt la technique du jeu pour remplacer celle de l'association libre employée avec les adultes. Elle n'a pas hésité à s'attaquer aux troubles du comportement les plus sévères, même l'autisme, chez des enfants d'à peine deux ans et à explorer leur monde intérieur jusqu'aux fantasmes les plus sadiques à l'endroit de la mère. Ces psychothérapies ont progressé jusqu'à ce jour et sont utilisées régulièrement, mais en relation avec d'autres actions thérapeutiques qui englobent le milieu de l'enfant, y compris souvent les parents. Cela donne lieu à des arrangements psychothérapeutiques variables et complexes qui nécessitent la collaboration de plusieurs membres de l'équipe psychiatrique et même pédagogique pour les enfants plus âgés.

À mesure que l'enfant vieillit et surtout quand il entre dans la période de l'adolescence, la prise en charge devient parfois très difficile. Les résistances de l'adolescent face au monde des adultes, dont les psychothérapeutes sont des membres et des représentants, s'intensifient, alors que ce jeune patient tente de faire le deuil du monde parental et veut, tant dans le domaine biologique que dans le domaine psychologique, réorganiser sa personnalité pour passer de plain-pied dans la vie adulte. Il est parfois nécessaire, comme pour certains enfants plus jeunes, d'hospitaliser les adolescents en milieu psychiatrique. Cette mesure, qui n'exclut pas les interventions psychothérapeutiques d'orientation analytique, peut précéder, accompagner ou suivre des périodes de traitement où toutes les ressources de la psychiatrie moderne sont mises en œuvre.

Parmi les troubles habituellement diagnostiqués durant l'enfance, le retard mental empêche la thérapie

Psychiatrie clinique : une approche bio-psycho-sociale

psychanalytique, qui sera cependant indiquée dans les troubles de l'apprentissage, les troubles de la communication et les troubles de l'alimentation.

49.2.2 États limites

Le DSM-IV reconduit le trouble personnalité limite en insistant sur les conflits au chapitre de la séparation, qui s'expriment dans les agirs marqués au coin de l'impulsivité. Les états limites sont à distinguer d'abord des personnalités narcissiques, même si le narcissisme y joue un rôle important, mais aussi des personnalités paranoïdes et antisociales particulièrement, bien que ces caractéristiques puissent se rencontrer souvent dans les états limites.

Les cas limites sont devenus fréquents pour les psychothérapeutes, et il est fini le temps où les analystes ne recevaient que des névrosés ou quelques malades atteints d'un trouble de la personnalité. Les patients présentant un état limite sont reconnus pour la difficulté qu'ils éprouvent à maintenir des relations d'objet, et leur impulsivité notoire rend précaire l'établissement d'une relation transférentielle/contre-transférentielle. Cependant, une meilleure connaissance psychodynamique de ces pathologies dans lesquelles jouent un rôle majeur des frustrations primitives graves ou des difficultés d'identification et de séparation importantes, associées à des composantes narcissiques, ouvre la porte à des cures analytiques où la souplesse du cadre et l'utilisation de paramètres judicieux conduisent à des succès imprévus. Dans ces psychothérapies, le recours à une pharmacothérapie est souvent impératif, quand ce n'est pas, encore ici, l'hospitalisation et l'adjonction des mesures thérapeutiques structurantes qui s'imposent.

Bergeret (1975), en France, et Kernberg (1989), en Amérique, ont élaboré des approches spécifiques dans ce domaine. Ces malades méritent, quand la motivation est là, des essais de psychothérapie analytique, surtout quand la collaboration des psychiatres peut épauler les psychothérapeutes d'orientation analytique. Même s'il ne s'agit, dans certains cas réfractaires, que d'une indication de psychothérapie de soutien, encore là une psychothérapie d'inspiration analytique peut apporter un meilleur soutien à ces patients, parfois pour des périodes très longues et souvent indéfinies.

Les états limites au sens large recouvrent plusieurs catégories diagnostiques dont les plus étudiées sont les personnalités narcissiques et les paraphilies. Dans le domaine des paraphilies, un analyste américain, Stoller, s'est particulièrement distingué. Né en 1925 dans le Bronx, à New York, il a d'abord fait des études à Columbia, puis a terminé son doctorat en médecine sur la côte ouest, à San Francisco. Devenu psychiatre, il est rapidement nommé professeur de psychiatrie à l'Université de Californie, à Los Angeles, où il fonde la Gender Identity Research Clinic. C'est lui qui a défini la notion de genre que lui doivent la psychanalyse et la psychiatrie, en analysant toutes les composantes qui amènent un individu à opter pour un genre, soit masculin ou féminin. Il a contesté des théories freudiennes et a montré que les perversions, terme employé avant celui de paraphilies, sont plus que de simples fixations et constituent des tentatives de guérison de traumatismes précoces. Une des grandes découvertes de Stoller a été la constatation, malgré les apparences libidinales des paraphilies, de la présence dominante de l'agressivité issue de la pulsion de mort plutôt que de la pulsion de vie. Il a étudié l'élaboration, sous différentes formes, de la pulsion destructrice qu'il a réussi à mettre en évidence mieux que tout autre dans ces pathologies. Il a travaillé comme praticien en cabinet, mais aussi comme anthropologue en Californie, terrain d'élection pour qui étudie les paraphilies. Son livre principal demeure *Sex and Gender* (Stoller, 1968), publié en français sous le titre *Recherches sur l'identité sexuelle*. Ses travaux ont enrichi la compréhension de la sexualité masculine et féminine, ainsi que des avatars et des pathologies dans ce domaine si cher à la psychanalyse, y compris le champ des paraphilies.

49.2.3 Psychoses

Très tôt, la psychose a été l'objet d'attention clinique de la part des analystes. Freud l'a fait à contrecœur, mais certains de ses premiers disciples, tels Federn et Abraham, s'y sont intéressés avec enthousiasme et persévérance (Doucet, 1984). Plusieurs autres les ont suivis dont, parmi les contemporains, Racamier (1992) et Searles (1977).

Dès les débuts de la recherche analytique dans le champ des psychoses, la précocité et la sévérité des troubles ont été maintes fois soulignées. Dans l'échelle de l'organisation libidinale, l'origine des troubles psychotiques se situe dans le stade oral et, pour les kleiniens en particulier, dès les premiers mois de la vie. Une autre particularité à noter dans le cadre de la dernière théorie des pulsions (Freud, 1920) est la prédominance des pulsions de mort, qui visent à la destruction non seulement des relations d'objet, mais aussi de toutes les parties et les fonctions humaines du psychotique. Celui-ci lutte constamment contre ses ennemis de l'intérieur et de l'extérieur pour survivre et s'aménager une existence vivable.

On peut facilement s'imaginer le caractère insupportable, pour ce patient, de la relation transférentielle. C'est ce qui a fait dire à beaucoup d'analystes, Freud le premier, que, compte tenu de l'évitement, obligatoire pour ce patient, des relations d'objet et de l'importance du narcissisme dans tout investissement, l'établissement d'un transfert était impossible. Si, théoriquement, cette position est soutenable, en pratique elle a été battue en brèche par les auteurs modernes qui ont plutôt démontré que les psychotiques se défendent contre un transfert massif qui, pour eux, représente plus un mouvement vers la mort qu'un mouvement vers la vie. Des analyses très fines de la relation mère-enfant ont mis au jour les conflits précoces qui relèvent souvent d'une incapacité du parent premier d'aider le bébé à vivre, à se développer et à se séparer le temps venu. Les angoisses primitives qui habitent l'enfant doivent être prises en charge par la mère dans une rêverie qui permet à cette dernière de « détoxiquer » le matériel qui menace d'empoisonner son petit et de le lui rendre pour qu'il puisse l'intégrer à son développement. Toutes les vicissitudes de la relation mère-enfant comportent des opérations multiples, allant de la séduction à l'auto-engendrement, en passant par l'ambiguïté et le paradoxe. Elles sont soutenues par les propres conflits des parents dont les deuils ratés constituent souvent l'obstacle qui bloque l'évolution normale du bébé. L'engrenage dans la relation est un mécanisme qu'a décrit Racamier (1992) qui fait mieux comprendre les aléas de certaines dyades. Ce progrès ajoute à des études minutieuses des mécanismes de défense tels le déni et le clivage qui ont été analysés parce qu'ils font partie du mécanisme devenu la clé de voûte de la compréhension analytique de la psychose, l'identification projective. Cette projection, par le sujet, d'éléments de son identité pour mieux les contrôler et contrôler son objet apparaît à l'œuvre chez le psychotique. Elle influence fortement la relation transférentielle/contre-transférentielle qui demeure, même dans ces cas, au centre des cures psychothérapeutiques avec ces malades dont

le traitement peut s'échelonner sur plus de 10 ans, quand ce n'est pas sur toute une vie.

Ces indications héroïques de psychothérapies analytiques ne sont valables que si, encore une fois, le psychothérapeute travaille en collaboration avec d'autres professionnels de la santé mentale. Il est nécessaire de demander l'aide d'un médecin pour gérer la prise en charge au chapitre de la médication. Une psychothérapie de psychotique s'accompagne d'une médication neuroleptique et d'interventions extérieures qui ne peuvent être faites par l'analyste tout absorbé par sa tâche de donner un sens psychanalytique à l'expérience psychotique. Ces interventions comprennent souvent un travail suivi avec la famille du patient. Cela est vrai pour les schizophrènes, mais aussi pour les patients souffrant d'un trouble bipolaire dans lequel l'emploi d'un médicament apparaît essentiel pour les amener à un état qui leur permettra de s'engager dans une psychothérapie analytique leur procurant une meilleure qualité de vie.

Revenons à la psychopathologie. Si les problèmes liés à la relation avec la mère ont été bien étudiés pour les psychoses, le rôle du père a longtemps été négligé. Cependant, un auteur très controversé, et même banni des rangs de l'Association psychanalytique internationale, organe officiel de l'orthodoxie freudienne, a décrit il y a longtemps la fonction paternelle dans l'élaboration de la psychose. Il s'agit du psychanalyste Lacan dont les théories ont séduit beaucoup d'Européens et même des universitaires américains. Ses pratiques cliniques, en particulier les séances courtes, et son enseignement, où la formation des candidats psychanalystes était abrégée, laissant au futur psychanalyste le soin de s'autoriser à pratiquer, lui ont fait beaucoup de tort et l'ont fait rejeter par plusieurs de ses élèves, entre autres Green, Laplanche, Anzieu et Pontalis. Mais sa contribution à propos du rôle du père dans la psychose complète les théories relatives à l'importance de la relation avec la mère. En voici les grandes lignes.

Selon Lacan (1955), le père exerce une fonction symbolique en donnant son nom à l'enfant. Il représente la loi et, en nommant son rejeton, il aide ce dernier à s'identifier. Cette fonction du père permet d'élargir le concept de l'Œdipe en fondant ce dernier sur la parenté plutôt que simplement sur le père ou la mère. En ce qui concerne la psychose, Lacan reprend l'analyse du cas Schreber déjà étudié par Freud pour souligner le rôle du père. Il en conclut que la fonction symbolique du père, le Nom-du-Père, est forclose dans l'inconscient du patient. Le terme « forclos » signifie que le Nom-du-Père n'a pas été inscrit dans l'inconscient du sujet et Lacan croit que ce facteur est présent dans toute structure psychotique.

49.2.4 Maladies psychosomatiques

Les contributions à la médecine psychosomatique constituent un des plus beaux fleurons de la psychanalyse française. De *L'investigation psychosomatique* (Marty, M'Uzan et David, 1963) jusqu'à *La psychosomatique de l'adulte* (Marty, 1980), de nombreux travaux ont permis d'élaborer une théorie analytique des maladies psychosomatiques. Les Américains, de leur côté, ont introduit divers concepts (Nemiah, 1973), dont celui d'alexithymie qui est la pierre angulaire d'une structure où la difficulté, pour ne pas dire l'incapacité, à exprimer les affects et les émotions liés aux conflits psychiques constitue une défense qu'il s'agit de lever pour remettre en circulation les différents éléments de la vie psychique.

Alors qu'au début des années 60 l'équipe parisienne parlait d'agénésie fantasmatique et de pensée opératoire, elle a par la suite nuancé ses premières déclarations et, dans la foulée des travaux de Marty (1980), les analystes parlent plutôt de blocage dans la production des fantasmes avec troubles du préconscient. Soutenu par le psychothérapeute, le patient qui souffre d'une affection psychosomatique s'emploiera à élaborer des fantasmes qui touchent toutes les sphères du monde intérieur, reliés aux pulsions de vie et de mort, allant des plus banals jusqu'aux plus terribles et s'apparentant parfois à l'univers psychotique. Encore là, la notion de deuil occupe une place importante dans ces élaborations. Souvent, des deuils bloqués, des deuils non faits depuis des années devront être repris pour permettre un fonctionnement psychique harmonieux et, dans ce cas particulier, un fonctionnement physiologique amélioré. La gamme des troubles psychosomatiques accessibles à la thérapie analytique est étendue. Dans le domaine des maladies cardiovasculaires, des troubles tels que l'hypertension, l'angine, l'infarctus sont des indications courantes et, dans le domaine des affections pulmonaires, l'asthme est une pathologie qui, souvent, répond bien à une psychothérapie d'orientation analytique associée au traitement biologique. En ce qui concerne les maladies touchant le tractus digestif, de l'ulcère de l'estomac aux troubles intestinaux, notamment les colites, les analystes y trouvent des conflits psychogènes dont ils doivent tenir compte pour définir des prises en charge. De nombreux patients souffrant de troubles allergiques ou endocriniens, ou encore d'affections dermatologiques, arthritiques ou rhumatismales ont aussi profité d'une psychothérapie analytique.

Dans tous ces cas, la thérapie d'orientation analytique ne sera pas la seule intervention psychiatrique prescrite. De plus, elle sera pratiquée en collaboration avec les autres thérapeutes, qu'ils appartiennent à la sphère de la médecine générale ou de la médecine spécialisée. Pour chaque maladie, il s'agira de trouver la formule thérapeutique la plus appropriée, celle dans laquelle les matériaux biologiques et psychologiques seront équilibrés dans un tout correspondant aux exigences découlant d'une évaluation la plus complète possible chez un patient donné. Certains auteurs voient un aspect préventif dans le recours à la psychothérapie d'inspiration analytique, et Marty (1980) considère que les « désorganisations psychosomatiques » sont liées à des structures de la personnalité qui peuvent être affectées durement par les traumatismes de la vie et produire diverses pathologies organiques parfois mortelles. Garcia (1980) inclut même les cancers de toutes sortes dans cet énoncé.

49.2.5 Troubles de la personnalité

Dans les remarques générales concernant les indications des thérapies psychanalytiques, il a été fait mention des troubles mineurs de la personnalité, lesquels s'appliquent ici à la catégorie des professionnels de la santé. Ces troubles peuvent se manifester par des symptômes que décrit bien le DSM-IV dans les rubriques des troubles liés à une substance, des troubles du sommeil ou même des troubles de l'adaptation. En effet, ces professionnels, comme tout un chacun dans le groupe des individus dits « normaux », présentent des troubles de la personnalité et il est avantageux pour eux d'améliorer au maximum leur équilibre psychique pour mieux s'acquitter de leurs fonctions dans leur vie personnelle et professionnelle.

Depuis les débuts, une analyse personnelle est recommandée à ceux qui désirent pratiquer la psychanalyse, une recommandation qui s'est étendue à plusieurs autres spécialistes dans le champ de la santé mentale. Ceux qui désirent faire de la psychothérapie analytique l'instrument privilégié de leur activité professionnelle reconnaissent aujourd'hui qu'il est opportun de vivre l'expérience d'une analyse personnelle. Il est clair que le but visé est d'acquérir le meilleur équilibre psychologique possible afin que le travail effectué dans une relation intime, comme celle qui s'établit entre le psychothérapeute d'orientation analytique et son patient, soit à l'abri des éléments psychopathologiques dus au caractère du psychothérapeute. L'échange transférentiel/contre-transférentiel, au cœur des interactions entre les deux acteurs dans une psychothérapie, doit se faire dans les meilleures conditions et, pour cette raison, une psychothérapie analytique s'impose dans la formation des psychothérapeutes.

Si l'utilité et la pertinence d'une analyse personnelle pour les psychothérapeutes d'orientation analytique se comprennent bien, la chose est moins évidente en ce qui concerne les autres professionnels de la santé. Cependant, qu'il s'agisse de praticiens qui consacreront toute leur vie à soigner des malades mentaux ou de praticiens du champ de la médecine générale, l'apprentissage d'une méthode de prise de conscience de leur monde intérieur est nécessaire. Ils pourront découvrir leurs conflits liés à la vie et à la mort, pour eux et leurs proches, et cela les rendra plus compétents et capables de traverser sans trop de bouleversements psychologiques leur existence de professionnels de la santé.

49.3 MODALITÉS D'APPLICATION

49.3.1 Psychothérapie psychanalytique

La psychothérapie psychanalytique se pratique bien souvent lorsque la psychanalyse classique est impossible, pour des raisons pratiques comme le temps et l'argent. Cependant, il existe aussi une règle qui veut que les cas plus lourds soient pris en charge dans des psychothérapies psychanalytiques. La fréquence des séances est d'une ou deux par semaine, mais la durée est variable, pouvant aller jusqu'à quelques années. Outre la suppression des symptômes, la thérapie vise de multiples buts dont une restructuration au moins partielle de la personnalité fondée sur l'introspection et la compréhension. Le thérapeute, toujours à l'écoute, est plus actif que l'analyste et ses interventions ne seront pas axées sur le transfert, mais incluront la clarification, la modification des mécanismes de défense, la suggestion et soutien. Le travail, qui se fait en face à face et plus rarement avec le divan, peut s'appliquer à toutes les psychopathologies, à condition qu'il y ait motivation solide chez le patient pour cet effort psychologique et que le Moi soit assez fort pour tolérer les exigences de cette psychothérapie recommandée dès le début du 20e siècle par Freud et plusieurs de ses disciples et abondamment pratiquée depuis (Doucet, 1996b).

De plus, cette forme de psychothérapie permet, en raison de sa brièveté, de pallier un inconvénient majeur que présentent les psychothérapies, soit le coût élevé des services des professionnels, coût qui est à la charge du patient. En effet, au Québec, comme dans toutes les provinces du Canada et dans la majorité des pays, les services de santé sont payés par l'État quand ils sont délivrés par des médecins, mais non quand ils sont fournis par des professionnels dans des disciplines autres que médicales. Les patients doivent alors s'en remettre aux assureurs privés et aux cliniques où ces services sont offerts à bas prix.

49.3.2 Psychothérapie dynamique brève

La psychothérapie dynamique brève, une formule de psychothérapie plus rapide, se pratique au cours de séances de 45 minutes dont le nombre varie d'une douzaine à une cinquantaine, au rythme d'une par semaine. Il est évident que les objectifs sont limités et que la disparition des symptômes est le but principal, de sorte que soit rapidement rétabli l'équilibre psychologique. Le thérapeute sera donc plus actif et il encouragera l'établissement d'une relation positive qui favorisera une compréhension précoce des conflits ou, souvent, d'un conflit déterminé. Par exemple, un deuil ou une phobie seront les situations cibles et, sans ignorer le transfert/contre-transfert, le psychothérapeute ira même jusqu'à suggérer l'expérimentation comportementale. Il faut souligner que la présence d'une forte motivation, tant chez le patient que chez le thérapeute, et une structure solide et qui s'apparente plus à la névrose qu'à la psychose chez le malade sont des éléments cruciaux. Tout le travail se fait dans le *hic et nunc* et la compréhension complète des déterminants psychologiques dans l'histoire de la maladie est peu encouragée. De nombreux auteurs, tels

Psychiatrie clinique : une approche bio-psycho-sociale

Mann, Sifneos, Davanloo en Amérique, Malan et Gilliéron en Europe, ont précisé les contours de la psychothérapie brève. Filotto (1996) a présenté un bon résumé de leurs expériences tout en réalisant lui-même une activité originale dans ce domaine.

49.3.3 Psychothérapie de groupe

La psychothérapie de groupe présente des avantages économiques évidents puisqu'elle permet de traiter plusieurs patients, habituellement de six à huit, dans un laps de temps à peine plus long que celui que requiert une thérapie individuelle. Cette modalité thérapeutique est particulièrement indiquée pour les patients incapables de supporter une psychothérapie individuelle et qui, grâce au soutien du groupe, arrivent à s'exprimer plus facilement dans ce cadre. Habituellement, la psychothérapie est dirigée par un thérapeute et un cothérapeute qui relèvent les conflits émotionnels se manifestant dans les discussions entre les participants et qui proposent des interprétations individuelles qui peuvent aussi souvent servir tout le groupe et, parfois, des interprétations concernant des phénomènes propres aux groupes.

Il est recommandé de ne pas regrouper des patients atteints de troubles relevant d'une seule catégorie diagnostique en ce qui concerne la structure de la personnalité du patient, mais il est possible, et souvent utile, de former un groupe sur la base de situations cliniques précises telles que le deuil ou l'alcoolisme (Cloutier, 1996).

49.3.4 Psychodrame psychanalytique

Le psychodrame psychanalytique est surtout pratiqué en France et dans les milieux francophones (Decobert et coll., 1989). L'idée de base est de permettre à un ou plusieurs patients de mettre en scène des situations de vie sur un thème choisi par les intervenants. Les situations dramatiques issues du jeu des patients seront analysées une fois la représentation terminée. Une équipe de psychothérapeutes assistent et participent à tous les moments de l'évolution du psychodrame. La méthode, qui dérive du psychodrame inventé par Moreno, à Vienne, dans les années 30, met l'accent sur l'improvisation, la spontanéité, la dramatisation des situations pour obtenir un effet cathartique dans un processus d'interprétation menant à une meilleure adaptation. Cette technique peut profiter à des patients souffrant de troubles appartenant à différentes catégories de la nosographie psychiatrique, car elle leur permet, avec l'aide des psychothérapeutes, de s'exprimer gestuellement et non simplement par la parole.

49.3.5 Psychothérapie conjugale et familiale

La psychanalyse a constaté rapidement que les conflits individuels intrapsychiques, qui remontaient aux premiers stades du développement de l'individu dans sa famille, avaient une influence et rejaillissaient sur les situations conjugales et familiales. Quand la psychiatrie moderne a conçu une psychothérapie à l'intention des couples, puis des familles, elle s'est inspirée de la pensée psychanalytique. Étant donné que les relations de l'individu avec les parents et la fratrie influent sur les relations interpersonnelles dans la vie adulte, le thérapeute conjugal ou familial, en se servant d'interprétations psychodynamiques, tente de résoudre les conflits, tels des deuils, issus de la famille originelle et qui sont projetés dans le couple ou la famille présente du patient. Il utilisera les ressources habituelles de la psychanalyse, soit un cadre bien délimité et, à l'intérieur de ce cadre, il mettra au jour les résistances et les mécanismes de défense afin de rendre l'inconscient conscient et de réduire les conflits pour amener des changements intérieurs et extérieurs.

Les théories les plus modernes de la psychanalyse, comme celles des relations d'objet, de la sexualité féminine et de la psychologie du Moi avec l'observation des enfants, sont utilisées. Enfin, dans ces thérapies, plus que dans toutes les autres, une intégration des psychothérapies récentes, telles que la structurelle, la systémique, l'interactionnelle, la stratégique, se fait régulièrement et dans des proportions variant selon les besoins et les capacités des intervenants (Béchard, 1996).

49.4 VALIDATION DES RÉSULTATS

49.4.1 Problématique de la validation de la méthode psychanalytique

Afin de mieux comprendre les difficultés de la recherche concernant l'approche psychanalytique, il faut considérer la nature même de la psychanalyse qui est née du cas par cas et y demeure attachée. Cela est vrai pour sa pratique et son cadre tel qu'il a été présenté dans ce chapitre, mais c'est aussi vrai pour l'enseignement et la recherche.

Les méthodes employées pour la formation psychanalytique ont peu changé depuis le début du siècle et un même trépied soutient la démarche des candidats, à savoir l'analyse personnelle, puis les séminaires et, enfin, la supervision. Un document permet de faire le point et de voir quels sont les changements apportés à ce programme (Association psychanalytique internationale, 1985).

Le trépied présenté pour la préparation de l'analyste est le même qui est utilisé dans les disciplines dérivées de la psychanalyse. Cependant, l'accent est mis plus sur la pratique que sur la théorie et l'intensité ainsi que la durée sont moindres. Dans la psychothérapie brève, l'usage d'enregistrements vidéo est très répandu. Pour la psychothérapie de groupe et le psychodrame, un apprentissage comme aide-thérapeute fait partie du cursus.

Dans les séminaires, qui s'étendent sur plusieurs années, les textes freudiens constituent une source inépuisable de discussions, mais la liste des auteurs étudiés s'allonge indéfiniment pour tenter d'inclure tous les progrès et surtout les différentes écoles que la période moderne a vu éclore. Certains séminaires n'acceptent qu'un nombre limité de participants pour favoriser des échanges de vues plus féconds sur une période plus longue et font appel à plusieurs thérapeutes chevronnés pour éviter l'endoctrinement.

La supervision demeure l'outil indispensable dans la formation et celui sur lequel s'appuient la plupart des formateurs pour juger des aptitudes du candidat à devenir psychothérapeute. Le plus souvent individuelle, parfois collective, la supervision est l'étape au cours de laquelle l'étudiant a l'occasion de présenter le matériel accumulé avec ses premiers patients et de recueillir les opinions de son superviseur sur sa façon de diriger la cure. Durant la période de la supervision, qui dure en général quelques années, l'étudiant est appelé à travailler sur plusieurs cas. Dans toutes les grandes villes, il existe des écoles d'enseignement psychanalytique qui offrent de bonnes garanties de formation sérieuse.

Quant à la recherche, elle aussi s'est centrée sur l'analyse en profondeur de cas, telle que Freud l'a pratiquée, suivie de la présentation de ces cas à des pairs qui vérifient si les découvertes exposées se trouvent dans leur matériel clinique. Mais il faut dire que les psychanalystes ont longtemps été hostiles à l'idée de soumettre leurs résultats et, par conséquent, de se voir juger quant à leur efficacité sur le plan thérapeutique, et du même coup quant à leur valeur professionnelle. Ils craignaient que la complexité de la personnalité d'un patient donné ne soit négligée par des études ne s'intéressant qu'aux symptômes et à leur disparition, n'essayant pas, par exemple, d'analyser la relation entre le patient et le thérapeute ainsi que son rôle dans la cure et ses résultats et ignorant tout ce qui relève de l'inconscient. Si ces craintes sont justifiées, la seule solution pour les dissiper est de concevoir de nouveaux instruments de mesure qui peuvent s'attaquer à tous les aspects importants de la clinique psychanalytique, y compris les résultats, mais du point de vue qualitatif autant que quantitatif, en incluant même les aspects inconscients essentiels à la psychanalyse. Il existe aussi des instruments statistiques susceptibles d'aider, tels que les analyses factorielles en composantes principales ou les analyses de correspondances multiples. Malheureusement, les études contrôlées sont quasiment impossibles quand on veut respecter les impératifs de l'éthique ou de la statistique. Cependant, le grand obstacle demeure l'attitude des chercheurs, soit les statisticiens pour les sciences dures ou les psychanalystes pour les sciences molles, et seule une attitude plus conciliante dans les deux groupes permettra des recherches de validation acceptables pour tous en psychanalyse (Dazord, 1997).

49.4.2 Résultats

Dans l'étude la plus complète réalisée au cours des dernières années sur l'efficacité des traitements en psychiatrie, Masahiza, Doherty et Butler (1993) se penchent sur la psychothérapie psychodynamique. S'ils notent une amélioration globale dans tout le fonctionnement des patients, ils déclarent par ailleurs que les études contrôlées sont impossibles quand on ne vise pas seulement la disparition des symptômes, mais des changements de structure de la personnalité toujours difficiles à évaluer. Nul doute que les psychothérapies coûtent cher en temps et en argent et que cela rend plus délicate la question de l'efficacité, qui est cependant devenue un souci des analystes. Dans ce domaine, une revue de la littérature par Bachrarch et coll. (1991) et une étude en profondeur de 42 cas sur une période de 30 ans, le projet Menninger, faite par Wallerstein (1986) montrent que la psychothérapie psychanalytique apporte des bienfaits substantiels.

En effet, tous ces patients ont modifié leur façon de vivre. En plus de la disparition des symptômes, leurs mécanismes de défense sont plus appropriés et les mécanismes primitifs comme la projection, le clivage et le déni sont remplacés par plus de refoulement ou de sublimation. Ils maîtrisent mieux leurs pulsions et l'impulsion, si caractéristique de ces cas en majorité du type état limite, ne domine plus le tableau. Dans la même veine, une étude de Bogetto et Ladu (1989) rapporte que les patients, après une psychothérapie psychanalytique plutôt qu'une pharmacothérapie, ont une meilleure compréhension d'eux-mêmes (*insight*) et moins de sentiments de culpabilité. Ils trouvent plus d'intérêt au travail et dans les activités culturelles, et surtout éprouvent moins de difficultés sexuelles. Mais là encore, on ne dispose pas d'études contrôlées. Luborsky et coll. (1993) ont repris cette question et élaboré des projets de recherche en tenant compte des exigences des études contrôlées et en tentant d'y satisfaire.

Enfin, une revue de la littérature à propos de l'efficacité à long terme et du rapport coût/bénéfices des psychothérapies, nommément des psychothérapies analytiques, a été réalisée par un groupe de travail de l'Association des médecins psychiatres du Québec (Frank, 1996). L'auteur du rapport explique de façon détaillée et claire que les bénéfices de la psychothérapie analytique relèvent autant des aspects cliniques et humains que de l'aspect financier, ce qui l'amène à conclure que :

> Il existe une preuve solide, fondée sur une méthodologie de recherche rigoureuse, que ce traitement est efficace et économique. La littérature montre des résultats encourageants pour cette forme de thérapie. Les patients traités par la psychothérapie analytique connaissent une réduction de symptômes significative, tant du point de vue clinique que du point de vue statistique, et, dans plusieurs cas, ne remplissent plus les critères du diagnostic posé au début de la maladie. Du point de vue des coûts, il y a compensation. Les patients qui suivent cette psychothérapie en consultation externe passent moins de temps à l'hôpital, sont réadmis moins souvent et ils utilisent moins de services médico-chirurgicaux en externe, notamment moins de médicaments psychotropes. (Frank, 1996, p. 4 ; traduction libre.)

49.4.3 Nouveaux développements

Parmi les nombreux problèmes que pose la recherche visant la validation des résultats pour les thérapies psychanalytiques, le nombre de cas à étudier n'est pas le moindre. Il est difficile de trouver dans un seul centre de thérapie un échantillon assez grand pour un projet de recherche et la solution, déjà appliquée en médecine, consiste à réunir plusieurs centres pour fournir les cas nécessaires à la recherche. C'est dans cette voie que s'avance une équipe multinationale francophone dirigée par Gilliéron[1]. De plus, étant donné que cet auteur s'est spécialisé dans la pratique et l'étude des psychothérapies psychanalytiques brèves, l'analyse des résultats et du processus psychothérapeutique sera moins compliquée, mais authentiquement psychanalytique, d'autant plus que la majorité des chercheurs de son équipe sont des psychanalystes qui pratiquent l'analyse classique ou des psychothérapies psychanalytiques. Là encore, un des premiers soucis des membres de cette équipe a été de construire une échelle d'évaluation des patients qui prend en compte le fonctionnement de la personnalité d'un point de vue global, dont le fonctionnement psychologique d'un point de vue psychanalytique, ce qui englobe, par exemple, la vie intérieure du sujet, y compris ses capacités à former des fantasmes.

Nul doute que la route sera longue, mais un grand pas a été fait le jour où de nombreux psychanalystes ont accepté l'idée que la validation des résultats devait faire partie de leurs préoccupations. Or cette recherche, comme les autres, nécessite des fonds, et le soutien financier est difficile à trouver pour les psychanalystes qui ont toujours préféré travailler en privé, loin des organismes publics, source première des fonds de recherche. Espérons que de part et d'autre des rapprochements s'effectueront, ce qui permettra d'élaborer des projets de recherche scientifiquement valables pour la validation des résultats de la psychanalyse, tant du point de vue psychanalytique que du point de vue statistique.

La position de l'orientation psychanalytique est en train de changer et de revenir à un juste milieu, s'éloignant des extrémismes qu'elle a connus, lesquels l'ont menée d'un idéalisme outrancier dans les

---

1. Ce que confirment son ouvrage publié en 1996 et une communication personnelle, en 1998.

années 50 et 60 à un désaveu marqué durant les décennies suivantes. La psychiatrie peut maintenant utiliser à bon droit l'apport de la psychanalyse qui doit se combiner la plupart du temps avec d'autres thérapies psychiatriques, et cela dans une proportion variée dans des programmes thérapeutiques définis en fonction des besoins de chaque patient.

Nul doute que le dogmatisme de plusieurs psychanalystes a nui à l'acceptation de leurs contributions, mais il faut souligner l'abondance des écrits des psychanalystes compte tenu de leur nombre réduit. Un groupe comme celui des francophones du Québec participe à la publication de revues psychanalytiques à l'échelle locale et provinciale, à l'échelle nationale et, enfin, à l'échelle internationale. Cependant, ces présentations mériteraient d'être vulgarisées et diffusées plus abondamment dans le monde de la psychiatrie et de s'intégrer mieux aux programmes thérapeutiques en psychiatrie. Par exemple, pour les troubles liés à une substance abondamment explicités dans le DSM-IV, les psychanalystes reconnaissent bien la nécessité de thérapeutiques de contrôle et de soutien comme les Alcooliques Anonymes pour les problèmes liés à l'abus d'alcool, mais cela ne doit pas exclure une approche psychanalytique dans plusieurs cas qui se prêtent à une thérapie plus en profondeur.

Le problème du coût a déjà été mentionné, il est réel et important ; coût en énergie, en temps et en argent. Il existe des solutions actuelles et futures pour ce grave problème. D'abord, les assurances privées peuvent contribuer de façon très satisfaisante dans certains cas ; mais c'est le rôle de tous d'insister auprès des compagnies d'assurances pour obtenir une protection plus étendue offrant à tous les assurés des remboursements substantiels pour tous les psychanalystes et pas seulement les médecins psychiatres. De plus, il existe des cliniques de consultation rattachées à des établissements ou des institutions qui offrent des thérapies analytiques à prix réduit, par exemple dans les hôpitaux des grandes villes, les universités et les sociétés de psychanalyse. Quand il est question d'une thérapie psychanalytique, un psychanalyste reconnu devrait être demandé en consultation pour faire une évaluation du patient, déterminer s'il y a indication et pour quelle modalité d'application technique et diriger le patient vers la ressource appropriée afin qu'il puisse suivre ce traitement selon ses disponibilités.

Évidemment, ces services ne sont pas suffisants et le psychanalyste doit accepter de rendre compte régulièrement de son travail par l'intermédiaire de tous les médias modernes, cela pour rétablir autant que possible la vérité concernant la psychanalyse, souvent déformée à cause des nombreuses résistances que soulève cette méthode. Un dernier exemple nous aidera à comprendre. À la suite des publications d'un psychanalyste canadien, J. Masson, maintenant de mouvance antipsychanalytique, les positions de Freud à propos de la séduction d'enfants par des adultes ont été compromises. Masson soutenait que Freud avait refusé de voir les séductions réelles par ses contemporains pères et avait mis de côté sa théorie de la séduction pour protéger ses concitoyens et lui-même. La vérité est différente. Freud a d'abord cru que toutes les hystériques avaient été victimes de sévices sexuels exercés par un homme dans leur enfance et que ce traumatisme était à l'origine de leur pathologie. Mais en 1897, il abandonna cette théorie, après avoir constaté que tous les cas ne pouvaient être ainsi expliqués. En fait, il découvrit que, chez certaines patientes, il s'agissait de fantasmes articulés autour de leurs désirs. Donc, pour chaque cas, il peut s'agir de séductions réelles ou de fantasmes ou des deux, mais Freud n'a jamais nié la possibilité de séductions réelles qui, d'ailleurs, sont plus susceptibles d'entraîner des pathologies plus graves, comme les états limites que le maître de Vienne n'a pas élucidés et a souvent pris pour de l'hystérie, laissant à ses épigones le soin de faire avancer continuellement la science qu'il a créée et qui a apporté à la psychiatrie des contributions qui méritent toujours d'être utilisées.

Bibliographie

ABRAHAM, K.
1925 « Études psychanalytiques de la formation du caractère », dans *Œuvres complètes*, t. II : *Développement de la libido,* Paris, Payot, 1973, p. 314-351.
1924 « Esquisse d'une histoire du développement de la libido basée sur la psychanalyse des troubles mentaux », dans *Œuvres complètes*, t. II : *Développement de la libido,* Paris, Payot, 1973, p. 231-313.

AMERICAN PSYCHIATRIC ASSOCIATION
1994 *Diagnostic and Statistical Manual of Mental Disorders*, 4ᵉ éd., Washington (D.C.), American Psychiatric Association ; trad. française *DSM-IV – Manuel*

diagnostique et statistique des troubles mentaux, Paris, Masson, 1996, 1040 p.

ANZIEU, D.
1983 « À la recherche d'une nouvelle définition clinique et théorique du contre-transfert », dans H. Sztulman (sous la dir. de), *Le psychanalyste et son patient, étude psychanalytique sur le contre-transfert,* Toulouse, Privat, p. 23-35.

ARLOW, J.
1993 « Discussion of: The mind of the analyst », *Int. J. Psychoanal.,* vol. 74, n° 6, p. 1147-1155.

ASSOCIATION PSYCHANALYTIQUE INTERNATIONALE
1985 *Les changements intervenus chez les analystes et dans leur formation,* série de monographies n° 4, Londres, Association psychanalytique internationale, p. 1-97.

BACHRARCH, H., et coll.
1991 « On the efficacy of psychoanalysis », *J. Am. Psychoanal. Assoc.,* vol. 39, n° 4, p. 871-916.

BÉCHARD, S.
1996 « La thérapie familiale et conjugale en psychiatrie auprès des adultes », dans P. Doucet et W. Reid (sous la dir. de), *La psychothérapie psychanalytique,* Boucherville (Québec), Gaëtan Morin Éditeur, p. 477-493.

BERGERET, J.
1975 *La dépression et les états-limites,* Paris, Payot.

BERNSTEIN, D.
1993 « Female identity conflict in clinical practice », *Int. J. Psychoanal.,* vol. 74, n° 6, p. 1286-1288.

BION, W.R.
1997 *Taming Wild Thoughts,* Londres, Karnac Books.
1977 *Two Papers: The Grid and Caesura,* Londres, Karnac Books, 1989.

BOGETTO, F., et LADU, M.A.
1989 « Evaluation of the change in psychotherapy: An experimental study », *European Journal of Psychiatry,* vol. 3, n° 3, p. 171-177.

BREUER, J., et FREUD, S.
1895 *Études sur l'hystérie,* Paris, PUF, 1967.

CLOUTIER, J.
1996 « La psychothérapie de groupe », dans P. Doucet et W. Reid (sous la dir. de), *La psychothérapie psychanalytique,* Boucherville (Québec), Gaëtan Morin Éditeur, p. 451-476.

COURNUT, J.
1993 « Rappels et enjeux », *Revue française de psychanalyse,* vol. 57, numéro spécial, p. 1343-1353.

COURNUT-JANIN, M.
1993 « Enjeux », *Revue française de psychanalyse,* vol. 57, numéro spécial, p. 1335-1341.

CRAMER, B.
1984 « Modèles psychanalytiques, modèles interactifs: recoupements possibles? », dans A. Amyot et coll. (sous la dir. de), *Psychiatrie-psychanalyse,* Boucherville (Québec), Gaëtan Morin Éditeur, p. 155-179.

DASILVA, G.
1998 « The emergence of thinking: Bion as the link between Freud and the neurosciences », dans M. Grignon (sous la dir. de), *Psychoanalysis and the Zest for Living,* Binghamton (N.Y.), ESF Publishers, p. 189-205.

DAZORD, A.
1997 « Évaluation des effets des psychothérapies », *Encyclopédie médico-chirurgicale,* Paris, Psychiatrie 37802 A-10.

DECOBERT, S., et coll.
1989 « Le psychodrame psychanalytique », *Encyclopédie médico-chirurgicale,* Paris, Psychiatrie 37817 C-10.

DONNET, J.L.
1976 « Contre-transfert, transfert sur l'analyse », *Revue française de psychanalyse,* vol. 60, n° 3, p. 444-453.

DOUCET, P.
1996a « Le contre-transfert », dans P. Doucet et W. Reid (sous la dir. de), *La psychothérapie psychanalytique,* Boucherville (Québec), Gaëtan Morin Éditeur, p. 575-593.
1996b « Les rapports de la psychothérapie psychanalytique avec la psychanalyse », dans P. Doucet et W. Reid (sous la dir. de), *La psychothérapie psychanalytique,* Boucherville (Québec), Gaëtan Morin Éditeur, p. 3-23.
1984 « Psychoanalysis of schizophrenia: Brief historical review », dans M. Dongier et E. Wittkower (sous la dir. de), *Divergent Views in Psychiatry,* Hagertown (Md.), Harper and Row, p. 135-161.

EDELMAN, G.N.
1992 *Brightain, Brilliant Fire: On the Matter of Mind,* New York, Basic Books.

ELLENBERGER, H.F.
1974 *À la découverte de l'inconscient,* Villeurbanne, Simep Éditions.

EMDE, R.
1988 « Development terminable and interminable, recent psychoanalytic theory and therapeutic considerations », *Int. J. Psychoanal.,* vol. 68, n° 2, p. 283-297.

FILOTTO, J.F.
1996 « La psychothérapie dynamique brève », dans P. Doucet et W. Reid (sous la dir. de), *La psychothérapie psychanalytique,* Boucherville (Québec), Gaëtan Morin Éditeur, p. 437-450.

FRANK, D.
1996 *La rentabilité de la psychothérapie,* Montréal, Association des médecins psychiatriques du Québec.

FREUD, S.
1937 « Analyse terminée et analyse interminable », *Revue française de psychanalyse,* vol. 11, n° 1, 1939, p. 3-38.
1931 « Sur la sexualité féminine », dans *La vie sexuelle,* Paris, PUF, 1977, p. 139-156.
1923 « Le Moi et le Ça », dans *Essais de psychanalyse,* Paris, Payot, 1970, p. 7-81.
1920 « Au-delà du principe de plaisir », dans *Essais de psychanalyse,* Paris, Payot, 1970, p. 177-234.
1915 « Pulsions et destins de pulsions », dans *Œuvres complètes,* t. XIII, Paris, PUF, 1988, p. 161-243.
1914 « Pour introduire le narcissisme », dans *La vie sexuelle,* Paris, PUF, 1977, p. 81-105.
1905 « Fragment d'une analyse d'hystérie », dans *Cinq psychanalyses,* Paris, PUF, 1999, p. 1-91.
1900 *L'interprétation des rêves,* Paris, PUF, 1973.

GAY, P.
1988 *Freud S., une vie,* Paris, Hachette, 1994.

GARCIA, R.H.
1980 *Cancer, a Psychogenetic Illness,* Mexico, Editorial psicoanalisis y medicina.

GILLIÉRON, E.
1996 *Le premier entretien en psychothérapie,* Paris, Dunod.

GRIGNON, M.
1998 « Introduction », dans M. Grignon (sous la dir. de), *Psychoanalysis and the Zest for Living,* Binghamton (N.Y.), ESF Publishers, p. 11-14.

GRINBERG, L., et coll.
1976 *Introduction aux idées psychanalytiques de Bion,* Paris, Dunod-Bordas.

GRUNBERGER, B.
1971 *Le narcissisme,* Paris, Payot.

GUILLAUMIN, J.
1989 « La pulsion de mort, prothèse théorique », *Revue française de psychanalyse,* vol. 53, n° 2, p. 593-619.

HARTMANN, H.
1964 *Essays on Ego Psychology,* New York, International University Press.

HEIMANN, P.
1950 « On countertransference », *Int. J. Psychoanal.,* vol. 31, n° 1, p. 81-85.

KERNBERG, O.
1989 *Les troubles graves de la personnalité,* Paris, PUF.

KLEIN, M.
1947 *Essais de psychanalyse,* Paris, Payot, 1974.

KLEIN, M., et coll.
1951 *Développements de la psychanalyse,* Paris, PUF, 1966.

KOHUT, H.
1971 *Le Soi,* Paris, PUF, 1974.

LACAN, J.
1955 « Le séminaire, livre III », dans *Les psychoses,* Paris, Seuil, 1981.

LANGS, R.
1973 *The Technique of Psychoanalytic Psychotherapy,* New York, Jason-Aronson, vol. 1 et 2.

LAPLANCHE, J., et PONTALIS, J.B.,
1967 *Vocabulaire de la psychanalyse,* Paris, PUF.

LUBORSKY, L., et coll.
1993 « The efficacy of dynamic psychotherapies : Is it true that "everyone has won and all must have prizes" », dans N.E. Miller et coll. (sous la dir. de), *A Handbook for Clinical Practice, Psychodynamic Treatment Research,* New York, Basic Books, p. 497-516.

MAHLER, M.
1969 « Perturbances of symbiosis and individuation in the development of the psychotic ego », dans P. Doucet et C. Laurin (sous la dir. de), *Problématique de la psychose,* Amsterdam, Excerpta Medica, p. 179-188.

MAHLER, M., et coll.
1980 *La naissance psychologique de l'être humain,* Paris, Payot.

MARTY, P.
1980 *La psychosomatique de l'adulte,* Paris, PUF.

MARTY, P., M'UZAN, M. de, et DAVID, C.
1963 *L'investigation psychosomatique,* Paris PUF.

MASAHIZA, N., DOHERTY, J.P., et BUTLER, S.F.
1993 « Evaluation of psychodynamics psychotherapy », dans N. Sartorius et coll. (sous la dir. de), *Treatment of Mental Disorders. A Review of Effectiveness,* Washington (D.C.), American Psychiatric Press, p. XIX-XXVI.

M'UZAN, M. de
1989 « Pendant la séance », *Nouvelle revue de psychanalyse,* n° 40, p. 147-165.
1978 « La bouche de l'inconscient », *Nouvelle revue de psychanalyse,* n° 17, p. 89-99.

NEMIAH, J.
1973 « Psychology and psychosomatic illness : Reflections on theory and research methodology », *Psychother. Psychosom.,* vol. 22, n° 22, p. 106-111.

NEYRAUT, M.
1974 *Le transfert,* Paris, PUF.

PONTALIS, J.B.
1975 « À partir du contre-transfert, la mort et le vif entrelacés », *Nouvelle revue de psychanalyse,* n° 12, p. 73-89.

RACAMIER, P.-C.
1992 *Le génie des origines, psychanalyse et psychose,* Paris, Payot.

SCOTT, W.C.M.
1984 « Mourning, the analyst and the analysand », communication présentée à la Canadian Psychoanalytic Society, Canadian Quebec English, octobre.

SEARLES, H.
1977 *L'effort pour rendre l'autre fou,* Paris, Gallimard.

SEGAL, H.
1979 *Melanie Klein: développement d'une pensée,* Paris PUF, 1982.

STERN, D.
1984 « The relation between the "Observed Infant" of research and the "Clinical Infant" of psychoanalytic reconstruction », dans A. Amyot et coll. (sous la dir. de), *Psychiatrie-psychanalyse,* Boucherville (Québec), Gaëtan Morin Éditeur, p. 197-209.

STOLLER, R.J.
1968 *Recherches sur l'identité sexuelle,* Paris, Gallimard, 1979.

WALLERSTEIN, R.S.
1986 *Forty-two Lives in Treatment,* New York, Guilford Press.

WINNICOTT, D.W.
1976 *Jeu et réalité,* Paris, Gallimard.
1969 *De la pédiatrie à la psychanalyse,* Paris, Payot.

Lectures complémentaires

CHASSEGUET-SMIRGEL, J., et GRUNBERGER, B.
1992 *Les grandes découvertes de la psychanalyse,* Paris, Tchou Éditeur.

FREEDMAN, N., et coll.
1999 « The effectiveness of psychoanalytic psychotherapy. The role of treatment duration, frequency of sessions and the therapeutic relationship », *J. Am. Psychoanal. Assoc.,* vol. 47, n° 3, p. 741-771.

GABBARD, G.O.
1994 *Psychodynamic Psychiatry in Clinical Practice: the DSM-IV Edition,* Washington (D.C.), American Psychiatric Press.

GREEN, A.
1994 *Un psychanalyste engagé,* Paris, Calmann-Lévy.

ROUDINESCO, E.
1997 *Dictionnaire de la psychanalyse,* Paris, Fayard.

TREURNIET, N.
1993 « What is psychoanalysis now ? », *Int. J. Psychoanal.,* vol. 74, n° 5, p. 873-893.

WIDLÖCHER, D.
1998 « A quality control, condensed analysis and ethics », *Int. J. Psychoanal.,* vol. 79, n° 1, p. 1-13.

CHAPITRE 50

Thérapie comportementale

YVON-JACQUES LAVALLÉE, M.D., F.R.C.P.C.
Psychiatre en cabinet privé (Sherbrooke)

PATRICK GOSSELIN, M.Ps.
Psychologue au Service de consultation de l'École de psychologie de l'Université Laval (Sainte-Foy)
Responsable du Service d'aide à la recherche de l'École de psychologie de l'Université Laval (Sainte-Foy)

PLAN

50.1 Bases théoriques
    50.1.1 Image de la thérapie comportementale
    50.1.2 Idée de causalité
    50.1.3 Dimension philosophique
    50.1.4 Principaux concepts
        • *Pavlov et le conditionnement classique* • *Skinner et le conditionnement opérant* • *Marks et le principe d'exposition* • *Bandura et l'apprentissage par observation*

50.2 Modalités d'application
    50.2.1 Management comportemental
        • *Détermination des problèmes* • *Choix des objectifs* • *Prescription d'exercices* • *Évaluation*
    50.2.2 Apprentissage de la résolution de problèmes
    50.2.3 Entraînement aux habiletés sociales
    50.2.4 Entraînement à l'adaptation communautaire
        • *Élaboration du programme d'entraînement* • *Mise en œuvre du programme d'entraînement* • *Évaluation du programme d'entraînement*

50.3 Indications et contre-indications
    50.3.1 Indications
    50.3.2 Contre-indications

50.4 Validation des résultats
    50.4.1 Troubles anxieux
        • *Anxiété généralisée* • *Phobie sociale* • *Trouble panique* • *Trouble obsessionnel-compulsif* • *État de stress post-traumatique* • *Phobie spécifique*
    50.4.2 Autres troubles de l'axe I du DSM-IV
    50.4.3 Troubles de la personnalité
    50.4.4 Sevrage de médicaments

Bibliographie

Lectures complémentaires

Les postulats comportementaux existent depuis fort longtemps et font partie du sens commun. Les leaders, les politiciens, les éducateurs, les parents connaissent des tactiques pour inciter les gens à modifier leur comportement. Chacun a l'intuition de ce qu'il faut dire, faire ou faire faire pour favoriser un changement de comportement.

Alors qu'est-ce que la thérapie comportementale apporte de nouveau? Les principes du sens commun se sont amalgamés durant les trois dernières décennies en une méthode thérapeutique puissante, en mesure de réduire les symptômes de plusieurs psychopathologies autrefois sans traitement. Les postulats comportementaux semblent d'une simplicité désarmante, mais peuvent être manifestement difficiles à appliquer. De là la nécessité d'une stratégie et d'un guide (p. ex., psychiatre, psychologue, thérapeute). La thérapie comportementale est à plusieurs égards un cadre pour l'application du bon sens aux problèmes comportementaux. Ainsi, le patient surmontera plus efficacement son anxiété que s'il se voit ordonner, comme on l'entend trop souvent, de « se ressaisir » ou d'« user de sa volonté ». Le traitement comportemental est en quelque sorte l'approche scientifique de la volonté.

50.1 BASES THÉORIQUES

La thérapie comportementale consiste dans l'application clinique de la méthode expérimentale et des théories de l'apprentissage et s'inscrit dans les quatre grands courants de la psychologie:

1. La psychanalyse, qui étudie l'histoire des stimuli qui font agir l'individu; la prise de conscience de ces stimuli aurait un effet thérapeutique;

2. Le gestaltisme, qui s'intéresse à la perception des stimuli; selon cette approche, l'apprentissage n'est qu'un phénomène secondaire expliquant comment on peut utiliser aujourd'hui une expérience perceptive passée;

3. L'approche comportementale (behaviorisme ou comportementalisme), qui traite des réactions aux stimuli; elle fait appel à des techniques comportementales pour modifier ces réactions et met l'accent sur l'évaluation des changements;

4. L'approche cognitive (cognitivisme), qui étudie les conceptions, les croyances et les attitudes; les cognitions erronées peuvent être corrigées.

Les théories de la psychothérapie ont maintenant atteint un degré élevé de maturité, entraînant un mouvement de convergence et d'intégration des divers courants de pensée. Par conséquent, il est de plus en plus rare que l'on parle uniquement de thérapie comportementale, car elle est souvent associée à d'autres types de thérapies, notamment la thérapie cognitive. En effet, la thérapie comportementale a subi un grand changement durant les années 70, à la suite de la montée importante de la popularité de l'approche cognitive. C'est pourquoi plusieurs thérapeutes comportementalistes ont commencé à désigner leurs interventions sous le nom de « thérapie comportementale et cognitive » (O'Donohue, 1998) ou cognitivo-comportementale.

50.1.1 Image de la thérapie comportementale

Quelques praticiens se forgent une image négative de la thérapie comportementale et de ses techniques, souvent qualifiées de mécaniques et de simplistes. Cette perception provient sans doute des études originelles de Pavlov portant sur les réflexes conditionnés. Certains estiment simpliste la thérapie comportementale parce qu'elle s'intéresse plus à la contingence qu'à la complexité de la causalité. Chez d'autres, la thérapie comportementale reste associée aux techniques aversives, malgré le fait maintenant établi qu'il est de beaucoup préférable d'utiliser le renforcement positif ou l'extinction. Pourtant, une attitude de soutien et de confiance forme la base des techniques comportementales, comme c'est le cas pour tous ceux qui fournissent des services, que ce soit l'avocat, le comptable ou encore le médecin.

Comme le disait Wolpe (1981), les gens ne sont pas portés à changer d'avis s'ils n'ont pas quelque chose à gagner ou à perdre en retour. Puisque la thérapie comportementale a largement démontré son efficacité et ses bienfaits de façon empirique, et ce dans plusieurs entités psychopathologiques (troubles anxieux, troubles de l'humeur, troubles du sommeil, troubles sexuels, troubles de la personnalité, etc.), son image s'améliore et les thérapeutes font davantage appel à ses techniques. Depuis ses débuts, la thérapie comportementale s'est caractérisée par l'importance accordée à sa validité, établie par des études contrôlées portant sur l'évaluation des traitements, ce qui constitue un aspect central de son histoire.

50.1.2 Idée de causalité

Aussi bien en ce qui concerne la théorie du conditionnement qu'en ce qui concerne la théorie psychanalytique, les hypothèses au sujet des « causes » des maladies n'ont jamais été satisfaisantes pour expliquer adéquatement la pratique clinique. Les modèles psychopathologiques de la psychanalyse et de la théorie générale des systèmes présumaient que la simple atténuation des symptômes entraînerait une substitution de symptômes. Ce présupposé théorique est sérieusement remis en question par les conclusions semblables auxquelles arrivent différents chercheurs qui soulignent que l'amélioration symptomatique, loin de causer chez le patient ou dans sa famille une substitution de symptômes, aboutit généralement à des résultats inverses ; en effet, la réduction des symptômes s'étend même à des problèmes concomitants.

Ainsi, l'élaboration de traitements efficaces dépendrait de l'application d'une approche expérimentale à l'approche clinique, ce qui permettrait d'affiner et de valider les traitements pour éliminer graduellement les éléments redondants et ne retenir et exploiter que les ingrédients efficaces. Les progrès seront rapides si l'on consent à soumettre ses idées à l'expérimentation pour rejeter les pratiques thérapeutiques inactives, en adopter de plus puissantes et perfectionner le système de distribution de soins, de sorte que les patients puissent recevoir les traitements dont la recherche a démontré les avantages.

50.1.3 Dimension philosophique

L'approche comportementale relève d'une attitude déductive et adhère au pragmatisme et au positivisme. L'histoire des idées enseigne qu'il existe plusieurs manières d'étudier les phénomènes. Ainsi Platon, philosophe inductif, avait-il adopté une méthode fondée sur la dialectique : une analyse développant les idées par une décomposition de leur contenu jusqu'à la découverte du principe. Quant à Aristote, homme de science, il utilisait une logique déductive telle qu'on l'applique aux sciences.

L'induction est l'opération mentale qui consiste à remonter de cas donnés, le plus souvent singuliers ou spéciaux, à une proposition plus générale. Pour les praticiens, la pensée inductive commande une certaine prudence. En effet, s'il n'est pas possible de faire toutes les vérifications voulues autorisant la formulation d'un principe général, la pensée inductive ne peut être respectée dans la rigueur qu'elle requiert lorsqu'elle étudie les phénomènes. Il y a alors un risque de fonder les interventions thérapeutiques sur ce qui pourrait être en fait des intuitions trop souvent aléatoires.

La déduction est tout naturellement la méthode propre aux mathématiques, dont les principes premiers sont fournis directement par la raison. Mais la déduction peut encore s'appliquer à des principes antérieurement dégagés par l'observation. Dans les sciences de la nature, la déduction intervient ainsi, combinée avec l'induction. L'homme de science, observant la répétition constante d'un phénomène donné dans des circonstances précises, induira de la multiplicité de ces cas particuliers l'existence d'une loi. En possession de cette loi, il pourra déduire que tel phénomène dans tel cas devra se produire. La déduction suit donc l'induction et permet de vérifier l'exactitude du principe induit.

L'étape suivante consiste à pouvoir prédire la survenue d'un événement et, dans le cas du travail clinique, à pouvoir anticiper une modification des symptômes, une réaction du patient. Il n'est pas possible d'atteindre cette précision prédictive à partir d'observations anecdotiques faisant l'objet d'interprétations aléatoires et personnelles. Le pouvoir de prédiction est basé sur des observations réévaluées de façon systématique et quantitative.

Au 18e siècle, appuyée sur la science expérimentale, la philosophie prit un caractère révolutionnaire, mit en doute les croyances et ébranla les institutions. L'influence de la science donna naissance au pragmatisme et au positivisme.

Le pragmatisme est une attitude de l'esprit en vertu de laquelle on admet que les nécessités de l'action doivent être à la base de toute pensée ; les sciences valent pour leurs applications pratiques. D'une façon générale, la vérité est dans l'utilité, dans la réussite.

Le positivisme logique, ou néopositivisme, est une doctrine philosophique contemporaine selon laquelle

Psychiatrie clinique : une approche bio-psycho-sociale

les problèmes métaphysiques traditionnels sont dépourvus de sens parce que les questions correspondantes, qui ne comportent aucune méthode de solution, ne reçoivent aucune réponse, ni positive ni négative. Seules les questions scientifiques, mathématiques ou expérimentales auraient un sens et permettraient de faire avancer la science. Souscrivant à ce courant d'idée, Marks (1985) recommande de faire moins d'inférences sur l'étiologie et d'adopter une méthode clinique et expérimentale rigoureuse.

50.1.4 Principaux concepts

Les comportementalistes considèrent que le changement procède essentiellement d'apprentissages et de désapprentissages. Apprendre, c'est acquérir un ensemble de connaissances par un travail intellectuel ou par l'expérience. L'apprentissage, dans son sens psychologique, concerne les modifications durables du comportement d'un sujet (humain ou animal) grâce à des expériences répétées, ou prévues devoir se répéter, et soumises à un processus de renforcement. Les paradigmes de l'apprentissage, c'est-à-dire les stratégies types qui sont données comme modèles pour comprendre et modifier le comportement, sont multiples.

Pavlov et le conditionnement classique

Le conditionnement fait appel à un changement de comportement par suite de l'exposition à des conditions particulières de l'environnement.

Dans l'expérience classique de Pavlov, rapportée en 1927, un chien placé dans un harnais de contention salive lorsque de la nourriture lui est présentée. La réponse de salivation est une réaction inconditionnelle à une stimulation inconditionnelle: la nourriture. Le phénomène est inscrit dans la physiologie de l'organisme. Si, à chaque présentation de la nourriture, un stimulus inconditionnel est associé, par exemple, à un son de cloche, ce stimulus dit neutre par rapport à la réaction salivaire entraînera la réaction de salivation au bout d'un certain nombre d'associations.

À ce moment, le son de cloche est devenu un stimulus conditionnel entraînant une réaction conditionnelle: la salivation. Si le stimulus conditionnel (son) n'est pas renforcé par une nouvelle série d'associations avec le stimulus inconditionnel (nourriture), la réaction conditionnelle de salivation au son seul disparaîtra progressivement. C'est le phénomène d'extinction. L'acquisition de l'apprentissage dans le schéma pavlovien relève d'un principe de contiguïté ou d'associationnisme (voir la figure 50.1).

Selon Mowrer (1939), les réponses d'anxiété seraient apprises par contiguïté. Ces réponses seraient différentes d'autres types de réponses conditionnelles en ce qu'elles n'ont pas besoin de renforcement continu pour se maintenir. En effet, d'autres réponses conditionnelles s'éteignent en l'absence de renforcement, mais, d'après Mowrer, les réponses d'anxiété conditionnelles n'ont pas besoin d'être renforcées par la répétition du «traumatisme» originel. Toute réponse qui se traduit par l'évitement d'un stimulus désagréable conditionnel, telle une situation génératrice d'anxiété, est renforcée, même en l'absence d'autres renforcements, parce qu'elle diminue l'anxiété (voir la figure 50.2).

FIGURE 50.1 Conditionnement classique

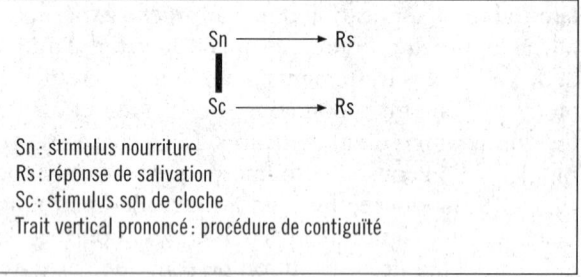

FIGURE 50.2 Réponse d'évitement

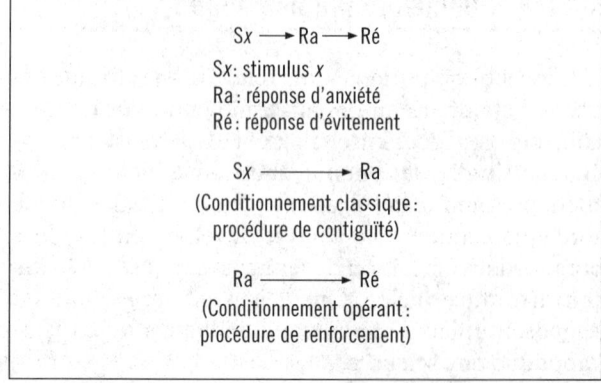

Une fois apprise, la réponse d'évitement se maintient. Le conditionnement classique de la peur, par contiguïté, se maintient par le conditionnement subséquent (opérant) du comportement d'évitement. Ces notions sont importantes pour la compréhension des phobies et de leur traitement, car les thérapies d'exposition visent à faire disparaître le comportement d'évitement en apprenant au patient à faire face, d'une façon bien intentionnelle, au stimulus pour affaiblir le lien avec la réponse d'anxiété.

Skinner et le conditionnement opérant

On doit à Skinner, ainsi qu'à ses collaborateurs, le terme « thérapie comportementale » (*behavior therapy*). En se référant à ses travaux, on parle maintenant de modification comportementale. Le mot « opérant » se rapporte aux réponses émises par le sujet plutôt qu'à celles que suscite un stimulus connu.

Par exemple, un participant, à la suite d'une indication donnée, accomplit tel geste qui conduira à un renforçateur, comme de la nourriture. C'est l'apprentissage d'un comportement en fonction des conséquences qui découlent de l'action (opération) du sujet sur l'environnement.

Les réponses opérantes sont souvent qualifiées de « volontaires », par opposition aux réponses « involontaires » dans le conditionnement classique de Pavlov, ou conditionnement répondant. Selon le conditionnement opérant, le sujet accomplit volontairement une action dans des circonstances données, le système musculosquelettique est mis en mouvement et le comportement est contrôlé par le stimulus qui suit la réponse. À l'inverse, dans le conditionnement classique, le sujet subit les circonstances données, le système neurovégétatif est en fonction et le comportement est contrôlé par le stimulus qui précède la réponse.

Le renforcement est un concept clé dans le conditionnement opérant. Skinner élimine les notions subjectives de « récompense » et de « désagrément ». Il définit en effet le stimulus renforçateur d'une manière opérationnelle. Le renforcement est une opération qui augmente la fréquence d'apparition d'un comportement. Est considéré comme renforcement positif tout stimulus qui, survenant à la suite d'une réponse, augmente la probabilité d'émission de cette réponse ; par exemple, dans une entreprise, une prime est donnée à la suite d'un comportement particulièrement productif. Est considéré comme renforcement négatif tout stimulus qui peut être évité ou interrompu par l'émission d'une réponse ; par exemple, dans une usine, un bruit désagréable peut être évité par une application d'huile sur les pièces d'une machine-outil ; l'ouvrier apprend ainsi à huiler régulièrement sa machine.

Les notions de renforcement négatif, de punition et d'aversion sont trop souvent confondues. La punition vise toujours à diminuer la fréquence d'un comportement.

La punition par addition (ou punition positive) est une technique fondée sur le conditionnement opérant pour diminuer la fréquence d'une réponse comportementale. Elle consiste à émettre, à la suite d'un comportement, un stimulus aversif entraînant une réduction de la fréquence de ce comportement ; par exemple, on convient avec un jeune adolescent bagarreur qu'il devra « s'expliquer avec le principal de l'école » (addition d'un événement stimulus) s'il s'engage dans une bagarre. Un tel comportement, dont la probabilité d'apparition diminuera, sera passé par une opération de punition positive.

La punition par retrait (ou punition négative) consiste à enlever un stimulus agréable à la suite d'un comportement inadéquat, opération entraînant une diminution de la fréquence de ce comportement. Par exemple, on convient avec un patient qu'on « cesse de lui accorder de l'attention » dès qu'il commence à se plaindre ; si, par la suite, une diminution de la fréquence du comportement de plainte est observée, on pourra parler d'une opération de punition par retrait.

Quant à l'aversion, il s'agit d'une technique de conditionnement classique portant sur l'association répétée d'un stimulus agréable, mais indésirable, avec un stimulus déplaisant ; par exemple, chez un alcoolique, on associe un verre d'alcool à la mauvaise odeur d'une substance chimique. Les techniques de punition et d'aversion sont de moins en moins utilisées en raison de considérations éthiques et de résultats incertains.

Marks et le principe d'exposition

La technique d'exposition a été rendue populaire grâce aux travaux de Marks (1969, 1976, 1981). Selon cet auteur, la composante comportementale thérapeutique la plus forte pour traiter les peurs, les phobies, les rituels et l'anxiété sexuelle est l'exposition du patient aux stimuli qui les suscitent, jusqu'à ce qu'il s'y habitue. La réduction de l'anxiété survient dans des circonstances précises, à la suite du contact répété avec la situation ou l'objet anxiogène. Ces circonstances sont les suivantes :

- confrontation directe du patient avec l'objet ou la situation phobogène ; cette confrontation devra être organisée en situation réelle (*in vivo*) de préférence à une confrontation en imagination ;
- exposition au cours de séances prolongées — préférables à de courtes séances répétées — aussi longtemps que l'anxiété persiste ;
- assignation de certaines tâches au patient entre les séances de traitement, à la maison, pour permettre le maintien de l'amélioration atteinte au cours des séances avec le thérapeute.

Bandura et l'apprentissage par observation

Bandura est surtout connu pour ses études sur l'apprentissage social, et plus particulièrement sur l'apprentissage par observation. Ce mode d'apprentissage est fort bien connu des publicitaires, qui n'hésitent pas à l'exploiter, souvent avec succès. Bandura distingue deux phases dans le processus d'apprentissage par observation :

1. *Phase d'acquisition*. Lorsqu'un sujet observe le comportement d'un autre, il apprend le comportement du modèle. Dans cette phase, l'apprentissage se fait sans que des renforcements externes soient nécessaires et sans que le sujet mette en pratique le comportement qu'il vient d'observer ;
2. *Phase de réalisation*. Le sujet va produire le comportement appris par l'observation. Pour Bandura, le renforcement intervient en fonction de la capacité du sujet à produire le comportement acquis.

Ainsi, contrairement à ce qu'avance Skinner, la modification du comportement repose sur l'anticipation du renforcement. Plus récemment, Bandura (1997) a bâti une théorie générale du changement comportemental, fondée sur le concept d'efficacité personnelle perçue (*self-efficacy*). Un sentiment accru d'efficacité personnelle serait un élément renforçateur.

50.2 MODALITÉS D'APPLICATION

50.2.1 Management comportemental

Il existe presque autant de définitions du management que de chercheurs dans le domaine. Le dénominateur commun de ces définitions semble être l'accent mis par le thérapeute sur l'atteinte d'objectifs. Le management peut donc être défini comme étant le travail effectué avec et par les individus pour atteindre des objectifs préétablis.

Il importe, au départ, que le thérapeute détermine avec le patient les éléments qui concernent le management. Ainsi, le thérapeute doit expliquer clairement et brièvement les notions de problèmes, d'objectifs, de traitements, de mesures et de résultats. Des explications claires et concises sur les principes et les stratégies thérapeutiques aident à établir une relation de confiance avec le patient et contribuent déjà à soulager l'anxiété initiale. Pour ce faire, le thérapeute utilise les comportements observables comme éléments clés dans toutes les définitions. Il s'enquiert des façons de voir du patient et lui révèle les siennes avec franchise. Autant que possible, il doit s'entendre avec le patient sur les diverses étapes du traitement. Un élément très important est que le patient devienne son propre thérapeute. Il pourra ainsi appliquer les techniques thérapeutiques dans son quotidien, ce qui consolidera les acquis obtenus en thérapie et maintiendra les gains après le traitement.

Trois domaines d'habiletés sont nécessaires dans le management :

- les habiletés conceptuelles, qui se rapportent à la capacité de comprendre les bases théoriques ;
- les habiletés techniques, qui concernent le savoir-faire dans l'application concrète des traitements auprès du patient ;
- les habiletés humaines, qui se rattachent à l'exercice du jugement et à la capacité de travailler avec et par l'intermédiaire des personnes ; elles sont liées à la compréhension de la motivation et à un leadership efficace. Alors que peuvent varier les habiletés conceptuelles et techniques nécessaires dans les diverses tâches d'une organisation, le dénominateur commun qui est capital à n'importe quelle tâche touche les habiletés humaines. John D. Rockefeller disait : « *I will pay more for the*

ability to deal with people than any other ability under the sun. »

Les connaissances acquises par un processus d'information font partie de l'apprentissage. Dans le sens général du terme « apprentissage », on peut apprendre en acquérant des connaissances par un travail intellectuel. Mais dans son sens psychologique, il semble qu'il faille une pratique, une attitude active et des expériences répétées. Des renseignements précis sur les principes du traitement et sur ses objectifs constituent par conséquent une condition nécessaire, même si elle n'est pas suffisante, pour le succès de la thérapie.

L'organisation d'un programme comportemental peut être divisée en quatre étapes : la détermination des problèmes, le choix des objectifs, la prescription d'exercices et, enfin, l'évaluation.

Détermination des problèmes

Il s'agit, pour le thérapeute, de dresser une liste des problèmes observables (soit par lui-même ou par le patient) et mesurables qu'éprouve le patient. Cette étape porte sur l'analyse fonctionnelle du comportement : il importe de préciser les stimuli qui le précèdent, le comportement en lui-même et les conséquences ou les modifications de l'environnement qui lui succèdent. L'analyse fonctionnelle est une des étapes les plus importantes de la thérapie comportementale. En thérapie comportementale, l'attention porte sur les déterminants actuels du comportement, non sur ceux du passé. Pour que l'investissement dans le traitement soit assez grand, le patient doit sentir tous les changements qui se produiront dans sa vie s'il vient à bout de ses problèmes.

Choix des objectifs

Dans certains cas, le simple fait d'énoncer des objectifs thérapeutiques clairs et précis avec le patient contribue à améliorer sa condition mentale ou physique en enclenchant automatiquement le changement de comportement. Le comportement est fondamentalement orienté vers un but et, dans une perspective plus immédiate, il est motivé par le désir de l'individu d'atteindre des objectifs.

L'étape du choix des objectifs consiste, pour le praticien, à préciser avec le patient les comportements à modifier en fonction des problèmes relevés. Les objectifs sont l'équivalent des comportements cibles à acquérir ou à éliminer. Pour faire disparaître un problème que le patient a choisi de résoudre, plusieurs comportements cibles peuvent être retenus comme objectifs. Par exemple, si le problème est la phobie du métro, il est nécessaire d'établir une série de comportements que le patient accomplira progressivement. Il est important de s'entendre avec lui sur les objectifs le plus tôt possible et d'y travailler systématiquement. L'utilisation d'une formule où sont inscrits les objectifs ou les comportements à acquérir peut s'avérer efficace et bénéfique (voir le tableau 50.1, p. 1308). Faire signer cette formule par le patient contribue à le motiver par la simulation d'un « contrat thérapeutique ». L'avantage d'un tel procédé est qu'il facilite l'adoption d'un rôle actif par le patient dans le déroulement de sa thérapie. Les devoirs ou exercices sont d'autres outils propres à la thérapie comportementale qui favorisent une participation active du patient.

Prescription d'exercices

Si la lecture et l'observation peuvent donner lieu à des apprentissages et à des changements, tant sur le plan des connaissances que sur le plan du comportement, il reste que l'élément clé d'une situation d'apprentissage est l'essai et la pratique. En effet, quels que soient les objectifs de changements comportementaux visés (générer, faire cesser ou modifier un comportement), une pratique régulière est essentielle. C'est pourquoi le patient doit consentir à consacrer le temps qu'il faut et à faire les efforts nécessaires à la réussite du traitement, tout en étant assuré du soutien du thérapeute. L'approche comportementale consiste en grande partie à entraîner le patient à maîtriser son propre comportement. Par conséquent, sa coopération est essentielle et il ne peut être traité contre sa volonté. La fonction du thérapeute est semblable à celle d'un entraîneur d'athlètes, d'un chef d'orchestre, d'un metteur en scène : guider l'action et sa répétition.

Les exercices peuvent être effectués en milieu réel ou en imagination. Ils doivent être accomplis progressivement. Les exercices en imagination ou sous forme de jeux de rôle sont des techniques très utiles, car ils constituent souvent une étape préliminaire à l'exercice en milieu réel. Dans le cas d'une phobie sociale, par exemple, le fait de pratiquer l'affirmation

TABLEAU 50.1   Choix des objectifs et évaluation des résultats

NOM : _____   DATE : _____

Voici la liste des objectifs de thérapie que vous voulez atteindre. Lisez-la et signez pour approuver chaque objectif.

OBJECTIF 1 : _____   Signature : _____

OBJECTIF 2 : _____   Signature : _____

OBJECTIF 3 : _____   Signature : _____

OBJECTIF 4 : _____   Signature : _____

Évaluez votre progrès réel dans la poursuite de vos objectifs en considérant les *actions* que vous accomplissez maintenant sur une base régulière en vue d'atteindre vos objectifs. À partir de l'échelle d'évaluation ci-dessous, choisissez, pour chaque objectif, le chiffre qui correspond au degré actuel de difficulté que vous éprouvez (vous pouvez aussi choisir les chiffres situés entre les descriptions).

J'éprouve une _____ difficulté à atteindre mon objectif et j'évalue mon succès à _____ %.

```
    0         1         2         3         4         5         6         7         8
    |         |         |         |         |         |         |         |         |
  Aucune            Légère              Modérée             Marquée           Très grande
Succès à 100 %    Succès à 75 %       Succès à 50 %       Succès à 25 %      Pas même un
                                                                              changement
                                                                                (0 %)
```

	AU MILIEU DU TRAITEMENT	À LA FIN DU TRAITEMENT	APRÈS LE TRAITEMENT
DATE			
OBJECTIF 1			
OBJECTIF 2			
OBJECTIF 3			
OBJECTIF 4			

de soi en jeu de rôle avec le thérapeute permet au patient de s'entraîner et de prendre de l'assurance. De plus, il peut parfois être très bénéfique d'avoir recours à des personnes de l'entourage immédiat du patient (p. ex., parents, amis) comme aides-thérapeutes. Cela peut être particulièrement utile dans le cadre de séances d'exposition *in vivo*. Par exemple, dans le cas d'une phobie des ponts, l'aide du conjoint sera souvent fort précieuse. Une première étape d'exposition pour le patient pourrait être d'aller sur le pont en voiture alors que son conjoint conduit plutôt que d'y aller immédiatement au volant de sa voiture.

La réussite du traitement dépend largement de l'exécution, entre les séances thérapeutiques, des exercices prescrits. L'accomplissement par le patient des exercices est aussi important que sa participation à la thérapie. Ses attentes à l'endroit du traitement et son désir de changer le comportement qui pose problème sont des facteurs primordiaux, car ils influent sur sa motivation à faire les « devoirs » à domicile, en dehors des séances thérapeutiques. Chaque thérapeute, en fonction de son expérience, se forge une façon personnelle d'assigner à ses patients des devoirs à domicile et de les encourager à bien les accomplir. En structurant les exercices à domicile, le thérapeute et le patient se donnent les moyens d'atteindre l'objectif d'apprentissage visé.

Le patient inscrit chaque jour dans un « journal » l'heure à laquelle il a commencé et fini ses exercices et en formule une brève description. Il indique le degré de son anxiété durant l'activité et consigne certains commentaires ainsi que les tactiques utilisées. Il mentionne le nom de son aide-thérapeute, qui est invité à signer son journal pour attester qu'il a bien accompli ses exercices. Le tableau 50.2 (p. 1310) donne un exemple de journal.

Évaluation

Pour permettre une évaluation le plus précise possible de l'état d'un patient, le management comportemental exige que les changements soient évalués quantitativement. Les mesures constituent un aspect central de la thérapie, car elles fournissent des informations importantes au patient et au thérapeute. Que les choses aillent bien ou mal, les mesures en améliorent la prise de conscience et favorisent les décisions opportunes concernant les stratégies à adopter.

Les mesures initiales donnent au patient un avant-goût de la thérapie et établissent déjà un rapport entre l'évaluation et le traitement. En saisissant la pertinence des mesures, le patient apprend à voir son comportement d'une manière plus objective, à situer son anxiété dans un contexte et à consigner avec une plus grande précision les exercices effectués à domicile. La prise de mesures est la première occasion offerte au thérapeute d'établir une alliance avec le patient en vue de définir des objectifs thérapeutiques précis. Le patient se trouve ainsi éduqué à la méthode thérapeutique.

Plusieurs modalités de mesures existent (voir Kazdin, 1998), parmi lesquelles on peut mentionner :

– les entrevues semi-structurées ;
– les questionnaires autoadministrés ;
– les informations provenant des pairs ;
– les mesures d'auto-enregistrement ou journal du comportement ;
– les grilles d'observation directe du comportement ;
– les mesures psychophysiologiques.

Chacune des modalités évalue un type particulier de comportement (pensées, comportements manifestes, réactions physiologiques, etc.) et présente des avantages et des inconvénients. Étant donné qu'un problème clinique comporte toujours plusieurs dimensions, il est important d'utiliser différentes modalités de mesure dans l'évaluation d'un patient, afin de ne pas restreindre les informations recueillies à une seule dimension. De plus, les mesures doivent être soigneusement expliquées et appliquées toujours de la même façon. Si possible, elles devraient comprendre des rapports provenant de l'entourage familial et d'autres observateurs.

Les instruments de mesure les plus souvent utilisés sont les questionnaires que le patient remplit à la maison ou durant les séances de thérapie. Ceux-ci comprennent généralement une échelle de type Likert (p. ex., une échelle de 0 à 8, où 8 correspond au degré le plus élevé de gravité ou de difficulté). Le traitement prend fin lorsque le patient s'est amélioré suffisamment et que son fonctionnement général quotidien a atteint le niveau souhaité.

Divers questionnaires ont été construits selon la nature du trouble :

– pour le *trouble obsessionnel-compulsif* :
  - l'Inventaire de Padova (IP) [Sanavio, 1988],
  - l'Échelle de responsabilité (ER) [Salkovskis, 1992] ;
– pour l'*anxiété généralisée* :
  - le Questionnaire sur les inquiétudes de Penn State (QIPS) [Meyer et coll., 1990],
  - le Questionnaire d'intolérance à l'incertitude (QII) [Freeston et coll., 1994] ;
– pour le *trouble panique* :
  - le Questionnaire sur les sensations physiques (QSP) [Chambless et coll., 1984],
  - le Questionnaire de sensibilité à l'anxiété (QSA) [Reiss et coll., 1986] ;
– pour les *symptômes dépressifs ou d'anxiété* :
  - l'Inventaire de dépression de Beck (IDB) [Beck et coll., 1979],
  - l'Inventaire d'anxiété de Beck (IAB) [Beck et coll., 1988].

Psychiatrie clinique : une approche bio-psycho-sociale

TABLEAU 50.2 Extrait du « journal » d'une patiente souffrant d'un trouble panique

Jour	Date	Heure Début/Fin	Activité accomplie	Évaluation de l'anxiété pendant l'activité (0 = tout à fait calme ; 8 = panique totale) Avant	Pendant	Après	Comportements avant, pendant, après l'activité	Pensées survenues avant, pendant, après l'activité	Satisfaction à l'endroit du comportement (100 % = très satisfait ; 0 % = très insatisfait)
DIMANCHE									
LUNDI									
MARDI	1er février 2000	10 h/12 h	Je suis allée au centre commercial, qui était bondé ; je suis entrée dans deux boutiques ; j'ai utilisé l'escalier roulant pour me rendre au dernier étage.	7	6	3	En arrivant dans le stationnement, j'ai rebroussé chemin ; j'ai repris mon courage et j'y suis retournée ; pendant, j'ai fait des exercices de respiration ; après, j'ai vérifié si les gens avaient remarqué mon malaise.	Je me suis dit que j'allais m'évanouir dans le centre commercial et que mon cœur allait éclater ; j'avais peur que les gens remarquent mon anxiété ; je me suis dit que l'anxiété n'allait pas redescendre ; après, j'étais contente, mais je me disais que j'étais chanceuse de ne pas m'être évanouie.	40 % ; j'aurais aimé être plus convaincue du succès de mon exercice ; je constate que j'ai toujours peur de m'évanouir.
MERCREDI	2 février 2000	10 h/12 h	Je suis retournée au centre commercial.	4	2	1	Je n'ai pas hésité et je suis entrée dans le centre commercial ; j'ai fait mes exercices de respiration et j'ai remarqué mon anxiété qui est montée et est redescendue.	J'avais un peu peur, mais je savais que mes sensations physiques n'étaient pas dangereuses ; j'ai ressenti, pour la première fois depuis longtemps, du plaisir à magasiner !	90 %
JEUDI									
VENDREDI									
SAMEDI									

Psychiatrie clinique : une approche bio-psycho-sociale

Certains ouvrages, comme celui de Bouvard et Cottraux (1996), ou encore des revues spécialisées, telle la revue *Psychological Assessment* de l'American Psychological Association, présentent des instruments validés empiriquement auxquels peuvent recourir les praticiens et les chercheurs. Les centres de recherche universitaires peuvent également être une source d'instruments traduits et validés en français. De nouveaux outils de mesure doivent être construits lorsque les mesures habituelles ne sont pas suffisantes pour traduire la condition particulière du patient. Dans de telles circonstances, il faut établir avec celui-ci une façon de noter l'intensité ou la fréquence de tout élément que le traitement peut modifier. En cas de doute sur la précision des mesures, la tenue d'un journal comportemental par le patient peut se révéler très utile.

Il importe d'accorder une attention spéciale à certains principes dans la procédure d'évaluation :
1. Donner des explications : lire au patient les explications complètes sur la façon de répondre aux questions ; pour chaque note explicative, demander au patient de l'expliquer dans ses mots, afin de s'assurer qu'il a bien compris ; lui donner des exemples ;
2. Éviter la contamination : choisir et noter sa propre cote avant de regarder celle que le patient s'est attribuée. S'assurer qu'il ne voit pas ses cotes antérieures, que ce soit les cotes qu'il a obtenues aux autres séances ou celles qu'il a eues à l'intérieur d'une même séance ;
3. Faire preuve de constance : prendre les mesures, autant que possible, selon des explications semblables d'un patient à l'autre et d'une séance à l'autre. Procéder à l'évaluation toujours au même moment (préférablement au début de la séance, afin d'éviter la tendance à évaluer plus favorablement à la fin d'une séance qui se serait révélée particulièrement réussie).

Le fait de transcrire les mesures cliniques sous forme de graphique permet une meilleure validation des résultats. La représentation graphique apporte une rétroaction rapide et visuelle par rapport au comportement aussi bien au patient qu'au thérapeute et facilite la détection de l'effet d'un changement dans l'état du patient. En regardant les graphiques, on voit mieux l'évolution du patient ou encore la nécessité de procéder à des ajustements. Les graphiques peuvent également être une source de renforcement pour le patient lorsqu'il y a amélioration.

50.2.2 Apprentissage de la résolution de problèmes

Köhler, durant les années 20, fut le premier à s'intéresser au phénomène de résolution de problèmes, en particulier chez les primates. De nombreuses expériences ont par la suite été réalisées en laboratoire concernant le processus de résolution de problèmes chez les humains. À partir de ces découvertes, des techniques spécifiques sont apparues, aussi bien dans l'industrie qu'en clinique.

En 1971, D'Zurilla et Goldfried ont défini la résolution de problèmes sociaux comme étant un processus comportemental, affectif et cognitif par lequel une personne tente de découvrir ou d'inventer une façon efficace et adaptée de résoudre un problème de la vie de tous les jours. À partir d'observations faites en laboratoire, les auteurs avaient défini cinq étapes de résolution de problèmes. Dans des travaux plus récents, Maydeu-Olivares et D'Zurilla (1996) ont cependant précisé la conceptualisation de 1971. Le processus de résolution de problème comprend maintenant cinq composantes et quatre sous-composantes :

1. *L'attitude positive face au problème*. Il s'agit d'une disposition constructive à résoudre des problèmes englobant une tendance générale à évaluer un problème comme étant un défi et à croire en ses capacités à le régler ;
2. *L'attitude négative face au problème*. Il s'agit d'une disposition inefficace se traduisant par une tendance à voir un problème comme étant une menace à son bien-être, à être pessimiste, à douter de ses habiletés à résoudre un problème et à se sentir frustré et perturbé lorsqu'un problème se présente ;
3. *La résolution rationnelle de problèmes (habiletés)*. Cette composante reflète une tendance constructive à résoudre les problèmes en exploitant délibérément et adroitement les habiletés de résolution de problèmes. Elle comporte quatre sous-composantes ou habiletés :
    a) définition et formulation du problème. Avec l'aide du thérapeute, le patient définit son problème de façon claire et détaillée,
    b) production de solutions possibles. Le patient se livre à un exercice de remue-méninges (*brainstorming*) et émet diverses solutions, sans les évaluer,

Psychiatrie clinique : une approche bio-psycho-sociale

c) prise de décision. Il s'agit d'évaluer chacune des solutions et d'en choisir une,

d) application de la solution et vérification. Le patient met en pratique la solution retenue et vérifie les conséquences du nouveau comportement;

4. *L'impulsivité-négligence.* Elle se caractérise par une habitude de résolution de problèmes inefficace, se manifestant par une mise en œuvre impulsive et négligente de stratégies de résolution de problèmes;

5. *L'évitement.* Il s'agit d'une stratégie de résolution de problèmes non fonctionnelle caractérisée par :

    – la procrastination (retarder la résolution du problème le plus longtemps possible),

    – la passivité (attendre que le problème se règle de lui-même),

    – la dépendance (laisser aux autres la responsabilité de résoudre le problème).

Lorsqu'un patient présente un déficit en matière de résolution de problèmes, ce peut être dû à une difficulté touchant une ou plusieurs composantes du processus de résolution. Par exemple, un patient peut avoir une bonne maîtrise des habiletés permettant de résoudre les problèmes, mais néanmoins présenter un déficit au chapitre de l'attitude face au problème. Cela est notamment le cas pour les patients souffrant d'anxiété généralisée. Les recherches ont démontré que ceux-ci possèdent les habiletés et les connaissances nécessaires à la résolution de problèmes, mais font preuve d'une attitude négative lorsque vient le temps de mettre leurs habiletés en pratique (Dugas et coll., 1998 ; Gosselin, Dugas et Ladouceur, 2000). Par conséquent, leur attitude négative les empêche de résoudre les problèmes, ce qui contribue au maintien de leurs inquiétudes excessives. Il importe donc, à l'aide d'une bonne analyse fonctionnelle du comportement, de déterminer la composante qui est déficitaire chez le patient.

Une fois l'analyse effectuée, l'entraînement à la résolution de problèmes devient un outil très efficace. Dans les cas d'attitude négative, d'impulsivité-négligence et d'évitement, il faut premièrement amener le patient à prendre conscience de ces comportements. Une fois les objectifs thérapeutiques fixés, le patient est invité à désigner différents problèmes pouvant être abordés dans des exercices. Il s'exerce ensuite à la résolution de problèmes en faisant appel aux quatre habiletés présentées précédemment. Il est important de faire observer au patient, tout au long de l'exercice, la présence de réactions inadéquates, tels que l'attitude négative et l'évitement, dans le but de les corriger.

Il convient de noter que l'entraînement à la résolution de problèmes ne vise pas seulement à permettre au patient de résoudre des problèmes précis, mais aussi à le rendre plus habile à résoudre par lui-même dans le futur n'importe quelle situation conflictuelle. Il importe donc, pour l'efficacité de cet apprentissage, que les exercices soient bien exécutés et bien supervisés pendant environ deux mois. L'ouvrage de D'Zurilla (1986), bien qu'il soit fondé sur l'ancienne conceptualisation du processus de résolution de problèmes, présente différentes techniques utilisées dans l'entraînement à la résolution de problèmes. Les résultats d'une récente méta-analyse démontrent que l'entraînement à la résolution de problèmes est très efficace, et ce pour plusieurs problèmes (p. ex., schizophrénie, dépression, alcoolisme, contrôle du poids) et plusieurs populations (p. ex., patients atteints de troubles psychiatriques en institution, adultes, enfants) [Hauck, 1999].

50.2.3 Entraînement aux habiletés sociales

Les patients souffrant d'un trouble mental chronique voient leur adaptation entravée non seulement par des symptômes comme les délires, les hallucinations et l'agitation, mais aussi par des difficultés dans de nombreux domaines du fonctionnement humain, comme la socialisation.

La compétence sociale prémorbide et postmorbide a une bonne valeur prédictive quant à l'évolution des troubles mentaux majeurs. Chez les patients atteints d'une affection chronique qui présentent de sérieux déficits fonctionnels dans le domaine social, ce qui est le cas de beaucoup d'entre eux, l'entraînement aux habiletés sociales (*social skills training*) devrait donc améliorer le pronostic à long terme. De plus, étant donné que certains modes relationnels dans les familles sont des facteurs de rechute dans la schizophrénie et la dépression, on peut supposer que l'amélioration des habiletés de communication, aussi bien chez les membres de la famille que chez les patients eux-mêmes, aura un effet bénéfique sur le taux de rechute, le fardeau familial et l'adaptation sociale. L'entraînement aux habiletés sociales est également une des principales techniques utilisées dans le traitement de la phobie sociale (Boisvert, Bertrand et Morier, 1999 ; Taylor, 1996).

L'entraînement aux habiletés sociales peut être mené en groupe ou individuellement dans une salle aux dimensions appropriées. Il peut également être mené dans le milieu naturel du patient. Comme toute autre forme de thérapie, l'entraînement doit se faire dans un environnement de confiance et de soutien pour être efficace. Le patient et le thérapeute travaillent en collaboration pour définir les problèmes, établir les objectifs et formuler les solutions pratiques. Le thérapeute joue un rôle actif dans l'évaluation des problèmes et des progrès du patient, de même que dans le maintien de sa motivation. Une particularité importante de l'entraînement est qu'il doit être répété le plus de fois possible. Si un comportement donné appelle une intervention ou une suggestion de la part du thérapeute, celles-ci doivent être faites immédiatement, de façon que le patient puisse modifier le comportement inadéquat. Il est donc important de ne pas attendre la fin de l'exercice pour adresser des commentaires au patient, de sorte que celui-ci puisse tout de suite corriger le comportement non approprié.

Comme dans la plupart des stratégies comportementales, il est recommandé de noter les renseignements sur le traitement, de dresser la liste des problèmes et des objectifs et de concevoir un agenda où le patient inscrira les exercices à faire entre les séances de thérapie.

Les techniques employées pour évaluer le déficit des habiletés sociales sont de toute première importance dans l'approche comportementale. Une grande variété d'instruments de mesure sont utilisés, comme les inventaires d'auto-observation, les échelles globales d'habiletés et d'anxiété sociales et les grilles d'observation directe du comportement interpersonnel.

Le but de l'entraînement aux habiletés sociales est d'augmenter la compétence sociale des patients souffrant d'une psychopathologie chronique ou encore des personnes aux prises avec un problème d'anxiété sociale. Il fait habituellement appel à plusieurs techniques, notamment :

– l'*apprentissage par observation*. Il s'agit d'une technique utilisée pour illustrer différentes manières d'agir dans les situations de la vie quotidienne. L'apprentissage par observation (modelage) est une méthode efficace, fiable et rapide pour l'acquisition de nouveaux comportements. Il favorise l'adoption de comportements déjà appris et réduit la fréquence de production de comportements inadéquats. L'apprentissage par observation est d'usage courant dans le cadre d'un programme d'entraînement aux habiletés sociales et on y a recours lorsqu'une nouvelle habileté doit être apprise ;

– le *jeu de rôle*. Il constitue l'élément clé dans l'apprentissage de nouveaux comportements. En effet, il permet au patient la pratique de nouveaux comportements. Les instructions fournies par le thérapeute ont une grande influence sur la qualité thérapeutique du jeu de rôle. Elles doivent être précises, claires, concrètes et porter sur ce que le patient doit faire plutôt que sur ce qu'il doit éviter de faire ;

– la *rétroaction*. Elle consiste à donner au patient de l'information (*feed-back*) sur sa performance dans l'exécution du jeu de rôle. Elle accélère l'acquisition des habiletés. Généralement, la rétroaction provient de quatre sources : les autres participants, l'acteur principal lui-même, l'animateur et les moyens audiovisuels ;

– le *renforcement positif*. Il consiste à adresser des félicitations qui soient reliées à l'habileté démontrée. Il s'agit d'un renforcement de nature sociale. D'autres modes de renforcement peuvent être utilisés, selon le type de patient. Par exemple, un patient présentant un certain degré de régression répondra davantage à un renforcement matériel (friandises, jetons, etc.) ;

– les *devoirs à domicile*. Les devoirs ou exercices sont nécessaires entre les séances de thérapie pour que les comportements nouvellement acquis puissent être mis en pratique. C'est pourquoi il convient de suggérer au patient d'assimiler les nouvelles habiletés au moyen de devoirs progressifs en milieu naturel. Il est important, pour favoriser la généralisation, que les personnes qui côtoient le patient puissent renforcer en milieu réel les comportements nouvellement acquis en laboratoire d'apprentissage. Ainsi, l'entourage doit être sensibilisé à la nature du programme et aux habiletés enseignées. De plus, il faut discuter avec le patient de l'importance de prendre quelques minutes pour s'autorenforcer par rapport aux progrès réalisés en se félicitant ou encore en s'offrant une récompense.

50.2.4 Entraînement à l'adaptation communautaire

Le mouvement de désinstitutionnalisation a donné lieu à l'étude de stratégies susceptibles de favoriser une meilleure intégration des patients dans la société (*assertive community training*; voir aussi le chapitre 81). C'est dans cette perspective qu'ont été élaborés des programmes pour apprendre au patient à vivre chez lui (p. ex., comment préparer les repas, faire le ménage, se servir du téléphone), à utiliser les ressources communautaires, à se servir des transports en commun, à soigner son apparence (p. ex., hygiène corporelle, habillement approprié), à faire un budget et à prendre soin de sa santé (p. ex., hygiène alimentaire, médication, soins d'urgence).

Pour apprendre aux patients les habiletés nécessaires à la vie dans la communauté, les thérapeutes comportementalistes ont recours à une démarche en trois étapes: l'élaboration, la mise en œuvre et l'évaluation.

Élaboration du programme d'entraînement

C'est l'environnement qui va déterminer, en dernier ressort, les habiletés nécessaires au patient pour y vivre. L'environnement se rapporte au type de quartier, de rue, de logement où habitera le patient.

Pour élaborer son programme thérapeutique, le praticien doit, en tenant compte de l'environnement futur du patient, évaluer les habiletés que ce dernier maîtrise déjà et déterminer lesquelles lui font défaut. Les forces et les faiblesses du patient peuvent être estimées selon deux moyens:
- l'observation du patient à son arrivée dans l'environnement communautaire;
- l'utilisation des grilles de comportements, qui doivent comprendre des comportements facilement observables, des conditions d'exécution bien précisées et des critères très clairs pour juger si le patient possède telle ou telle habileté.

Les objectifs de l'entraînement sont établis en fonction de l'évaluation de l'environnement et des problèmes d'habiletés qu'éprouve le patient. Ils sont déterminés selon les besoins vitaux, les ressources possibles et diverses considérations pratiques. Par exemple, les objectifs de l'entraînement peuvent être: savoir compter son argent, faire des courses à l'épicerie, préparer les repas, entretenir le logement, utiliser les transports en commun, participer à des activités sociales, etc.

Il est important de prendre en considération que la vie dans la communauté comporte des risques, surtout pour les personnes qui n'y sont pas habituées. Il est donc suggéré de prévoir dans les programmes d'entraînement des mesures de protection pour les patients. Par exemple, le patient devrait avoir le numéro de téléphone d'une personne avec qui communiquer pour demander de l'aide s'il se perd dans la ville. Il est également recommandé d'informer, autant que possible, la police locale au sujet du programme.

Mise en œuvre du programme d'entraînement

Le programme d'entraînement s'inspire des principes de l'apprentissage. Il doit être défini par écrit à l'avance et faire état des interventions envisagées ainsi que des résultats escomptés. La rédaction d'un programme peut se limiter à l'essentiel, mais on doit y trouver une bonne description des étapes.

L'environnement où se fait l'entraînement joue un rôle important dans l'apprentissage. On distingue habituellement trois cadres:
- l'*environnement naturel*, c'est-à-dire le lieu définitif où le patient mettra en pratique les habiletés acquises;
- l'*environnement simulé*, soit un décor reproduisant un milieu naturel;
- l'*environnement artificiel*, qui ressemble peu au milieu naturel; il s'agit, par exemple, d'une salle d'enseignement ou d'un bureau. Le grand inconvénient de l'environnement artificiel est que les stimuli à partir desquels le patient apprend à répondre différent de ceux de l'environnement naturel, ce qui peut empêcher la généralisation de l'apprentissage.

Après avoir déterminé l'environnement dans lequel prendra place l'entraînement, on doit décider si celui-ci se fera individuellement ou en groupe. Plusieurs études vantent les mérites de l'enseignement individuel, mais, selon certaines études comparatives, il semble que la stratégie de groupe se révèle au moins aussi efficace (Cuvo et Davis, 1983).

Arrive ensuite l'étape de l'apprentissage des habiletés proprement dite, dont la séquence a été préalablement déterminée. Il importe de répéter le plus de fois possible la séquence d'entraînement en se fixant plusieurs objectifs, selon un niveau de difficulté croissant. Une fois qu'un objectif est atteint, on passe au suivant.

Les directives sont des éléments primordiaux dans un programme d'apprentissage. Elles peuvent être fournies avant ou pendant l'entraînement; dans ce dernier cas, elles servent de rétroaction ou de renforcement. Elles peuvent prendre diverses formes :

- verbale : le thérapeute peut décrire l'action à accomplir; il peut aussi poser des questions, qui aideront le patient à mieux comprendre ce qu'il attend de lui et les étapes de l'exercice;
- visuelle : la méthode de l'apprentissage par imitation est reconnue comme étant une stratégie des plus efficaces. Ainsi, le thérapeute produit lui-même le comportement approprié, que le patient exécute ensuite par imitation. Cette méthode accompagne bien les instructions verbales et a pour avantage de permettre une illustration de l'action, souvent dans un environnement naturel;
- physique : le thérapeute peut guider concrètement le patient pour lui faire accomplir une action. Par exemple, il posera sa main sur celle du patient et exécutera en même temps que lui le geste voulu (compter des pièces de monnaie, composer un numéro de téléphone, régler les boutons d'une cuisinière, retirer des aliments du four, etc.). L'avantage de cette méthode est la forte probabilité pour que le patient exécute bien le geste demandé et qu'il soit renforcé. L'inconvénient possible tient à la proximité physique entre le thérapeute et le patient.

Les renforcements sont des éléments d'apprentissage qui ont fait leurs preuves. En raison de l'efficacité du renforcement positif, il convient de souligner et de récompenser les actions apprises et exécutées dans la communauté. Les renforcements sociaux, comme les compliments et les encouragements, sont utilisés dans presque toutes les approches. D'autres modes de renforcement, comme de menus cadeaux (p. ex., surprises, friandises), les remarques positives venant des autres patients, les graphiques de performance ou encore la tenue d'un journal d'autoévaluation, sont également utilisés.

Un programme bien planifié devrait permettre la généralisation de l'apprentissage dans l'environnement du patient. Mais il existe un autre élément à considérer pour l'efficacité des interventions : le maintien de l'apprentissage. À ce sujet, il est recommandé de prévoir le rappel périodique des directives, la reprise de certains exercices, le renforcement positif intermittent. Le procédé de maintien le plus souvent mentionné dans la littérature consiste dans un programme comprenant des séances de révision (c.-à-d. des directives additionnelles, des renforcements, la répétition de comportements, etc.).

Évaluation du programme d'entraînement

Après avoir élaboré le programme et enseigné les habiletés d'adaptation à la communauté, les thérapeutes doivent concevoir des stratégies pour évaluer leur programme. Les critères d'évaluation concernent la performance et le rendement. La performance se rapporte au résultat du programme, c'est-à-dire les habiletés acquises par le patient. Il suffit de calculer le nombre de nouvelles habiletés du patient et de le comparer au nombre de celles qu'il possédait avant l'entraînement. L'évaluation du rendement consiste à comparer les résultats d'un programme avec les ressources nécessaires à son application. Par exemple, pour évaluer le rendement d'un programme d'entraînement à l'adaptation à la vie dans la communauté, on estimera les coûts en additionnant le prix du matériel et le salaire du personnel et en divisant la somme par le nombre de patients. Ensuite, pour chaque patient, la diminution des frais d'hospitalisation est évaluée pour une période déterminée. S'il y a lieu, la productivité du patient qui aurait réussi à se trouver un emploi peut être appréciée.

Pour évaluer précisément les rapports entre le programme et les habiletés acquises par les patients, il est recommandé d'avoir recours aux devis expérimentaux à cas unique ou de groupes (voir Ladouceur et Bégin, 1986). Pour les programmes d'entraînement à l'adaptation à la vie dans la communauté, il importe que l'apprentissage ait pour cadre, autant que possible, l'environnement naturel. Les objectifs de l'entraînement et la sélection des exercices doivent respecter ce critère. Les patients doivent recevoir le soutien

Psychiatrie clinique : une approche bio-psycho-sociale

nécessaire pour exécuter régulièrement leurs exercices d'apprentissage. Les habiletés acquises par suite de l'apprentissage sont estimées au moyen d'échelles de mesure appropriées. Enfin, il importe d'assurer le maintien de l'apprentissage par des séances de rappel.

50.3 INDICATIONS ET CONTRE-INDICATIONS

50.3.1 Indications

La thérapie comportementale est maintenant employée pour traiter plusieurs problèmes d'ordre psychiatrique. Il y a plusieurs années, il aurait été facile d'énumérer les psychopathologies pouvant être traitées selon l'approche comportementale. Aujourd'hui, étant donné les nombreux progrès réalisés dans le domaine clinique, il devient difficile de dresser une liste exhaustive des applications de la thérapie comportementale.

Les troubles anxieux constituent une catégorie de troubles pour laquelle la thérapie comportementale est souvent utilisée. Par exemple, le thérapeute comportementaliste prend soin de relever et de consigner minutieusement les situations redoutées par le patient, afin d'établir le plan de traitement qui rendra le patient capable de les affronter et d'apprendre à les tolérer plutôt qu'à les craindre. Il importe également de convaincre le patient de s'engager dans la situation et d'y demeurer jusqu'à ce qu'il s'y sente mieux, de le faire à plusieurs reprises pour s'y habituer et ne plus la craindre. C'est le principe d'exposition.

Les méthodes comportementales sont également utilisées pour traiter plusieurs autres troubles mentaux, comme les troubles du sommeil, les troubles de l'alimentation, la dépression, le jeu pathologique, les troubles somatoformes, la trichotillomanie, etc., et même pour certains problèmes de comportement associés aux troubles psychotiques. Elles sont aussi indiquées dans le traitement des troubles de la personnalité.

EXEMPLES CLINIQUES

Agoraphobie

Une femme mariée, dans la quarantaine, agoraphobe depuis 15 ans, avait été incapable de sortir de la maison sans son mari l'année précédente. Avant de commencer le traitement, elle fixa avec son thérapeute les deux objectifs principaux qu'elle souhaitait atteindre d'ici la fin du traitement :

– *traverser seule une rue modérément passante ;*
– *faire des emplettes dans de petits magasins à proximité de chez elle sans avoir à traverser de rues.*

Le thérapeute commença le traitement en l'amenant au coin de la rue située tout près de l'hôpital et en la traversant avec elle. Après plusieurs répétitions, le thérapeute s'éloigna progressivement, demeurant d'abord à quelques mètres de distance, puis s'installant un peu plus loin pour la surveiller tandis qu'elle traversait seule. À la fin de la première séance d'une heure et demie, la patiente était contente et surprise de son propre exploit. Elle se sentait beaucoup plus calme qu'au cours de la première « traversée » au début de la séance. Le thérapeute lui conseilla de s'exercer près de chez elle, dans des rues où la densité de la circulation était semblable. À la séance suivante, la patiente s'aventura à une plus grande distance de l'hôpital, mais, cette fois, seule la plupart du temps. Elle déclara qu'elle était encore prise de panique dans la rue et qu'elle s'en remettait aux gens. Étant sur le marché du travail, elle demandait d'ailleurs l'aide d'une collègue pour traverser la rue à l'heure du lunch. À partir de ce moment-là, le thérapeute lui demanda de se rendre seule au travail et de revenir en autobus au lieu de compter sur les autres pour la ramener chez elle. De plus, le thérapeute et la patiente élaborèrent conjointement un programme de trajets plus longs à pied ou en autobus qu'elle devait effectuer entre les séances. À la fin de la huitième séance, la patiente faisait seule ses emplettes dans les boutiques du voisinage et s'était exercée à traverser les rues modérément passantes sans éprouver d'anxiété. À ce stade, le thérapeute lui donna congé en lui recommandant de continuer à se fixer elle-même des objectifs. Il la revit six mois plus tard. L'amélioration s'était poursuivie et la patiente était devenue plus autonome.

Trouble obsessionnel-compulsif

Une femme célibataire de 23 ans, employée dans une banque, craignait, depuis cinq ans, de devenir enceinte même lorsqu'elle était seulement caressée.

Depuis 18 mois, elle redoutait qu'une petite verrue qu'elle avait sur un doigt évolue vers un cancer. Elle finit par demander de l'aide. Elle évitait tout contact avec des objets susceptibles de la contaminer par des « germes cancérigènes » et avait peur d'en transmettre à sa famille. Elle avait commencé à se laver avec excès. Six semaines avant le début du traitement, ses parents étaient partis en vacances et l'avaient laissée seule à la maison avec son jeune frère ; l'ami de la jeune femme était venu habiter chez elle pour calmer son anxiété, ce qui n'avait qu'empiré les choses. La jeune femme commença alors à craindre de se rendre aux toilettes après lui, ayant peur d'« attraper une grossesse ».

Avant son admission à l'hôpital, elle vérifiait fréquemment les commutateurs, parce qu'elle croyait y déceler un danger ; elle jetait souvent un coup d'œil furtif derrière elle pour vérifier s'il y avait une menace quelconque. Elle se lavait les mains 125 fois par jour, faisait usage quotidien de 3 pains de savon, mettait 3 heures à prendre une douche et se lavait les cheveux à plusieurs reprises de peur d'être contaminée par un « germe cancérigène ». Elle se disait que le cancer met tellement de temps à se développer qu'elle ne pourrait jamais s'en sentir totalement protégée.

De concert avec la thérapeute, la patiente se fixa les objectifs de traitement suivants :
- *préparer les repas et faire la cuisine pour ses parents sans accomplir ses gestes rituels de protection ;*
- *se laver les cheveux sans rituel.*

Pendant le traitement, la patiente regardait la thérapeute se « contaminer » en touchant divers objets, puis « contaminer le lit, le téléphone, les couverts et la vaisselle » et elle en faisait ensuite autant. Puis, la thérapeute lui recommandait d'effectuer des exercices entre les séances de traitement dans le cadre d'un programme destiné à habituer la patiente à la « contamination » et à supprimer systématiquement, un par un, ses rituels de « décontamination ».

Au début, la thérapeute lui demanda de se limiter à un pain de savon par jour en s'y prenant comme elle voudrait. Elle lui demanda aussi de cesser de se laver en laissant couler l'eau et de mettre plutôt le bouchon du lavabo. La patiente réduisit d'elle-même le nombre de lavages et le temps qu'elle y consacrait.

La patiente allait chez ses parents la plupart des fins de semaine et avait comme programme de se « contaminer », de « contaminer » la maison et ses parents et de ne pas accomplir ses rituels. À mesure que diminuait sa peur d'être contaminée, la thérapeute l'amena à réduire un à un les éléments de sa liste de vérification, lui permettant de ne vérifier qu'une fois chaque élément.

Par la suite, la thérapeute s'occupa de sa peur de tomber enceinte à la suite du moindre contact avec son ami. On apporta à l'hôpital le pyjama de son ami, sa serviette de bain et ses sous-vêtements qu'on plaça à ses côtés, puis la thérapeute encouragea la patiente à les toucher et à les manipuler pour surmonter sa peur de devenir enceinte. Elle lui fit porter le pyjama de son ami et se servir de sa serviette de bain. La patiente dut aussi dormir avec les sous-vêtements de son ami sous l'oreiller. La thérapeute discuta avec la patiente et son ami d'un programme grâce auquel ils pourraient recommencer à se caresser ; de semaine en semaine, on étendrait les caresses jusqu'à ce que la jeune femme puisse toucher le pénis de son ami, d'abord par-dessus son pantalon et ensuite directement, pour finalement se laisser masturber par son ami.

Après 47 brèves séances de traitement, la patiente était en mesure de reprendre le travail et de se limiter à n'utiliser qu'un seul pain de savon par quinzaine. Cette amélioration se maintint au cours de l'année suivant le traitement. La jeune femme put aller en vacances à l'étranger sans avoir peur d'être contaminée, ce qui aurait été impossible auparavant. Au travail, elle eut une promotion et fut chargée des vérifications d'usage du dispositif de sûreté de la banque, lequel comprenait 13 serrures ! Elle permit à ses parents d'aller en vacances et de lui laisser la responsabilité de la maison, ce qu'elle n'aurait pu envisager avant la thérapie. Elle était maintenant capable de faire régulièrement les emplettes, sans sa mère pour l'arracher aux rituels de vérification. À la maison, elle préparait les repas, ce que la peur de la contamination l'aurait empêchée de faire auparavant. De plus, les relations sexuelles avec son ami devinrent normales.

La réussite de ce genre de programme comportemental nécessite l'engagement du patient, sans comportement d'évitement, dans les exercices d'exposition. Au cours des séances de thérapie, le patient reçoit les directives de son thérapeute sur la manière d'accomplir les exercices. Entre les séances, le patient doit faire les exercices quotidiennement pour consolider et généraliser son apprentissage. La coopération étroite de la famille et même des amis est importante pour le succès du programme thérapeutique.

En résumé, les syndromes phobiques et compulsifs répondent bien aux traitements qui ont comme base l'exposition, consistant à mettre le patient en présence des stimuli qui lui causent de l'anxiété jusqu'à ce qu'il s'y habitue. Il existe plusieurs variantes de traitements faisant appel à l'exposition, mais, en général, il semble que la méthode la plus efficace soit la confrontation dans le réel avec les situations redoutées (au lieu de la confrontation en imagination), pendant plusieurs heures. La technique d'exposition peut être appliquée à des groupes de patients tout en tenant compte des particularités individuelles. La plupart des patients peuvent être traités avec succès en 1 à 20 séances dirigées par un thérapeute. En moyenne, il faut prévoir un programme qui dure de deux à quatre mois. Selon plusieurs études effectuées dans divers pays, l'amélioration se maintient à la suite du traitement, après un, deux et trois ans (voir, p. ex., Foa et Kozak, 1996). Une minorité de patients doivent cependant suivre un traitement de rappel de courte durée.

Des programmes spécifiques ont été élaborés en fonction de problèmes cliniques complexes relevés chez les patients, programmes qui, donnés de plus en plus comme modèles pour modifier les comportements, sont devenus de véritables paradigmes. Les programmes d'entraînement ont pour caractéristique d'incorporer des principes empruntés, à des degrés divers, au conditionnement classique, au conditionnement opérant, à l'apprentissage par observation, à l'entraînement aux habiletés sociales, etc. Ainsi, l'entraînement aux habiletés sociales est souvent rapporté comme composante de programmes pour aider les patients atteints de phobie sociale, limitée ou généralisée, les patients ayant une personnalité évitante et les patients atteints de schizophrénie. L'entraînement à la résolution de problèmes peut être utile dans le cas des patients qui ont tendance à se comporter de façon inadéquate face à des difficultés situationnelles; ils apprennent à mieux gérer leur anxiété et à prendre le temps de trouver des solutions plus pertinentes au lieu d'avoir des comportements impulsifs.

Aussi, on peut venir à bout de l'anxiété reliée aux situations sociales de façon pratique par un entraînement qui intègre des mises en situation. D'autres méthodes sont utilisées, telles que l'apprentissage par observation, l'exposition aux situations anxiogènes, les jeux de rôle répétés et les tâches à domicile avec rapport écrit des résultats.

Le bégaiement peut être corrigé par une technique comportementale de contrôle respiratoire, qui comprend des exercices répétés dans des situations sociales à difficultés progressives. L'évaluation montre, 18 mois après la thérapie, que les bienfaits de cette méthode persistent.

L'entraînement à la communication est le traitement de choix des dysfonctions sexuelles (Trudel, 1988). La méthode doit être adaptée selon les besoins de chaque couple. Il n'est aucunement nécessaire que les conjoints participent à des séances fréquentes en compagnie du thérapeute, pas plus qu'ils n'ont besoin d'une équipe composée d'un thérapeute masculin et d'un thérapeute féminin. Le patient apprend à vaincre son anxiété de performance, source d'impuissance, en vivant délibérément une situation dans laquelle il lui est impossible de réaliser une performance. Pour les femmes qui souffrent d'anorgasmie primaire, la technique de la masturbation dirigée est précieuse. Selon la méthode employée, le couple peut être traité seul ou en groupe.

Plusieurs professionnels de la santé mentale croient que la thérapie comportementale n'est utile que pour traiter les troubles qualifiés de mineurs et qu'elle ne peut venir en aide aux « vrais » patients. Cependant, Penn et Mueser (1996), qui ont passé en revue les études réalisées entre 1986 et 1996, ont montré la contribution significative de cette thérapie chez les patients souffrant de troubles psychotiques graves et persistants. L'entraînement à l'adaptation communautaire et l'entraînement aux habiletés sociales sont des modalités comportementales aidant les patients psychotiques.

50.3.2 Contre-indications

En présence d'une grave maladie physique, telle que l'angine, l'asthme, l'ulcère peptique ou la colite, l'emploi de méthodes de traitement susceptibles de provoquer une grande anxiété, comme l'exposition rapide, est contre-indiqué. En revanche, l'exposition lente présente moins de danger. Par ailleurs, certaines psychopathologies, bien qu'elles ne soient pas des contre-indications, se prêtent moins bien à une thérapie comportementale, en raison d'une faible collaboration du patient. Les joueurs pathologiques, par exemple, se présentent rarement aux rencontres avec une régularité suffisante. D'autres facteurs peuvent compliquer l'application de la thérapie, comme la présence d'une dépression majeure rendant l'efficacité du traitement comportemental improbable. L'abus régulier d'alcool ou la consommation de fortes doses de sédatifs peuvent conduire le patient à un apprentissage qui se fait sous la dépendance de ces substances (*state-dependent*), de sorte que les effets du traitement disparaissent quand le patient n'est plus sous l'effet de l'alcool ou des médicaments. Il importe donc, dans de tels cas, de mettre l'accent sur le contrat comportemental et de travailler dès le départ sur la motivation des patients, en ajoutant une modalité de thérapie cognitive.

50.4 VALIDATION DES RÉSULTATS

Les études contrôlées portant sur l'évaluation des thérapies ou des techniques comportementales constituent une caractéristique importante et une force de l'approche comportementale. En conséquence, de nombreuses études sont effectuées pour vérifier l'efficacité de ces techniques dans le traitement ou la prévention de diverses pathologies (troubles anxieux, troubles de l'humeur, troubles du sommeil, troubles de la personnalité, etc.), et ce auprès de différentes populations (enfants, adultes, personnes âgées, personnes présentant des déficits physiques ou ayant une maladie dégénérative, etc.). D'autres études sont également effectuées pour vérifier l'efficacité des techniques comportementales en matière d'incitation à certains comportements non pathologiques comme le port de la ceinture de sécurité, l'activité physique, etc. Cette section présente quelques études menées afin de vérifier l'efficacité des techniques comportementales.

50.4.1 Troubles anxieux

Anxiété généralisée

Les recherches concernant l'anxiété généralisée ont connu un essor très important au cours des années 90 (Dugas, sous presse). Cependant, peu d'études ont jusqu'à maintenant porté sur le traitement de ce trouble. Brown, O'Leary et Barlow (1993) ont présenté un traitement de l'anxiété généralisée intégrant cinq techniques :
- la relaxation musculaire ;
- l'exposition cognitive ;
- la prévention de réponse ;
- l'entraînement à la résolution de problèmes ;
- la restructuration cognitive.

Les études à cas uniques publiées démontrent que ce protocole de traitement est efficace. Cependant, des essais cliniques contrôlés sont nécessaires pour conclure à son efficacité. Borkovec et Costello (1993) ont, pour leur part, comparé l'efficacité d'un traitement comportemental, d'un traitement non directif et d'un traitement fondé sur la relaxation musculaire. Les techniques comportementales utilisées étaient la relaxation et la désensibilisation autocontrôlée. Les résultats indiquent que seuls les sujets du groupe comportemental ont maintenu leurs gains au suivi d'un an. Récemment, Dugas et Ladouceur (sous presse) ont mis au point un traitement de l'anxiété généralisée en 15 rencontres ciblant l'intolérance à l'incertitude. Les techniques utilisées sont :
- l'exposition cognitive (à la pire inquiétude) ;
- l'entraînement à la résolution de problèmes pour corriger l'attitude inefficace face aux problèmes ;
- la correction de croyances à propos de l'utilité des inquiétudes.

Ce nouveau traitement diffère de ceux qui sont habituellement appliqués, car il ne repose plus sur des techniques de réduction de l'anxiété générale comme la relaxation musculaire. De plus, il amène les patients à faire la distinction entre deux types d'inquiétudes et à recourir à des stratégies thérapeutiques différentes selon le type d'inquiétude, ce qui leur permet d'appliquer plus facilement la thérapie dans leur quotidien. Les résultats de deux essais cliniques ont démontré l'efficacité de ce traitement (Dugas et Ladouceur, sous presse ; Ladouceur et coll., 1999) : plus de 75 % des patients ne remplissaient plus les critères diagnostiques de l'anxiété généralisée à la suite du traitement et 62 % avaient atteint un niveau de fonctionnement élevé.

Phobie sociale

Les techniques comportementales principalement utilisées dans le traitement de la phobie sociale sont l'exposition (*in vivo*, en jeu de rôle ou en imagination), la

Psychiatrie clinique : une approche bio-psycho-sociale

relaxation et l'entraînement aux habiletés sociales. Plusieurs essais cliniques tendent à démontrer que l'exposition est l'élément clé du traitement de la phobie sociale (Shear et Beidel, 1998). Mersh (1995) a démontré que l'exposition seule donnait des résultats comparables à ceux d'une combinaison de techniques cognitives et comportementales incluant la thérapie émotivo-rationnelle d'Ellis, l'entraînement aux habiletés sociales et l'exposition *in vivo*. Taylor (1996), dans une méta-analyse, rapporte que l'entraînement aux habiletés sociales est efficace dans le traitement de la phobie sociale. Celui-ci serait utile lorsqu'une personne a, en plus de la phobie sociale, des réactions ou des comportements inadéquats dans les diverses situations sociales (Boisvert, Bertrand et Morier, 1999).

Trouble panique

La relaxation, l'entraînement à la respiration, l'exposition aux stimuli intéroceptifs et l'exposition situationnelle *in vivo* sont des techniques comportementales ayant démontré leur efficacité dans le traitement du trouble panique (Craske et Barlow, 1993). Comme le mentionnent Marchand et Boivin (1999), les thérapies comportementales et cognitives constituent les traitements les plus efficaces en ce qui concerne ce trouble. Les premières études sur l'efficacité des traitements du trouble panique sont apparues dans les années 80. Barlow et coll. démontraient, en 1989, que l'exposition intéroceptive et la restructuration cognitive étaient significativement plus efficaces que la relaxation musculaire progressive. Près de 87 % des patients n'avaient plus d'attaques de panique à la fin du traitement de même qu'au suivi fait 24 mois plus tard. Une thérapie comprenant environ 10 rencontres semble efficace pour éliminer les attaques de panique et permettre au patient d'atteindre un niveau de fonctionnement élevé. Plus encore, des thérapies menées avec un contact minimal de la part du thérapeute ou encore à l'aide de manuels donnent d'excellents résultats (Gould, Clum et Shapiro, 1993 ; Gould et Clum, 1995 ; Hecker et coll., 1996). Le manuel de Marchand et Letarte (1993) intitulé *La peur d'avoir peur* est un exemple d'ouvrage pouvant être utile au patient en thérapie.

Trouble obsessionnel-compulsif

Les principales techniques comportementales qui ont été utilisées pour traiter le trouble obsessionnel-compulsif (TOC) sont l'exposition et la prévention de réponse. Les méta-analyses démontrent que ces deux techniques sont très efficaces dans le traitement de ce trouble (Cox et coll., 1993 ; Van Balkom et coll., 1994). L'approfondissement des connaissances sur le TOC a cependant amené les chercheurs à intégrer des interventions cognitives dans la thérapie afin de corriger certaines distorsions comme le sentiment de responsabilité excessif et le perfectionnisme. Ces nouveaux traitements, d'une durée d'environ 15 rencontres, donnent de très bons résultats (Freeston et coll., 1997 ; Van Oppen et coll., 1995).

État de stress post-traumatique

Peu d'études contrôlées ont été effectuées en ce qui concerne l'état de stress post-traumatique (ESPT) [Calhoun et Resick, 1993]. En effet, la recherche sur le traitement de ce trouble commence à peine à prendre son essor (Marchand et Brillon, 1999). Parmi les techniques comportementales ayant été étudiées se trouvent l'exposition, la relaxation, l'inoculation contre le stress et, récemment, la désensibilisation par mouvements oculaires et la reprogrammation. Comme le soulignent Marchand et Brillon (1999), il est sans doute trop tôt pour tirer des conclusions, mais les revues de littérature permettent d'affirmer que les techniques comportementales sont utiles dans le traitement de l'ESPT.

Phobie spécifique

Plusieurs études témoignent de l'efficacité des techniques comportementales dans le traitement des phobies spécifiques. La technique la plus souvent employée est sans contredit la confrontation avec l'objet ou la situation phobogène, en imagination ou *in vivo*. Parmi les autres techniques utilisées figurent la relaxation, la tension appliquée (pour la phobie du sang) et la restructuration cognitive. Hellström, Fellenius et Öst (1996), qui ont comparé l'efficacité de l'exposition et de la tension appliquée dans la phobie du sang, n'ont relevé aucune différence significative. Les deux techniques semblent donc être valables pour traiter la phobie du sang. Cela démontre que certaines phobies peuvent être supprimées très rapidement, après environ cinq séances dans le cas de la tension appliquée (Öst, Sterner et Fellenius, 1989).

50.4.2 Autres troubles de l'axe I du DSM-IV

Plusieurs études démontrent l'efficacité des techniques comportementales dans le traitement d'autres pathologies, comme l'insomnie (Ladouceur et Gros-Louis, 1986 ; Morin et coll., 1993), les troubles de l'alimentation (Fairburn et coll., 1991), le bégaiement (Blood, 1995), les dysfonctions sexuelles (Sarwer et Durlak, 1997), la dépression (Fava et coll., 1998), le jeu pathologique (Sylvain, Ladouceur et Boisvert, 1997), le déficit de l'attention avec hyperactivité (Fehlings et coll., 1991), les troubles somatoformes (Sharpe, 1997), l'alcoolisme (O'Farrell et coll., 1998).

50.4.3 Troubles de la personnalité

Les troubles de la personnalité constituent une autre catégorie de psychopathologies à laquelle les recherches sur les thérapies comportementales se sont intéressées. Selon des données provenant d'essais cliniques, l'approche comportementale est utile au traitement de ces troubles (Arntz, 1999). En revanche, il existe encore peu d'études contrôlées. Springer et coll. (1995) ont évalué l'efficacité d'une thérapie cognitivo-comportementale de groupe à court terme pour des troubles de la personnalité. Les résultats obtenus indiquent, chez tous les participants, une amélioration cliniquement significative du fonctionnement à la suite du traitement. Étant donné que les patients ayant une personnalité limite (*borderline*) sont souvent plus difficiles à traiter, les auteurs ont analysé à part leurs données pour ce trouble. Les résultats sont similaires : une nette amélioration est également observée dans le fonctionnement des patients.

50.4.4 Sevrage de médicaments

Récemment, les cliniciens-chercheurs ont trouvé une nouvelle utilité aux thérapies comportementales : l'aide dans le sevrage de médicaments. Plusieurs interventions visant à faciliter l'arrêt de médicaments, notamment les benzodiazépines, ont fait l'objet d'études. Les procédures de sevrage seules se sont montrées inefficaces à long terme : de 50 % à 60 % des patients reprennent leurs benzodiazépines à l'intérieur d'un mois après l'arrêt (Rickels et coll., 1990 ; Schweizer, Case et Rickels, 1989). Les interventions comportementales et cognitives offrent donc une approche alternative complémentaire particulièrement utile afin de comprendre et de résoudre les difficultés associées au sevrage des benzodiazépines. Jusqu'à maintenant, les études réalisées ont porté presque exclusivement sur le sevrage des benzodiazépines dans le trouble panique (Bruce, Spiegel et Hegel, 1999 ; Otto et coll., 1993 ; Spiegel et coll., 1994) et l'insomnie (Morin et coll., 1995, 1998). Les résultats démontrent qu'une thérapie d'environ 12 semaines facilite le sevrage et confirment que les effets se maintiennent à long terme.

*
* *

Le management comportemental permet tant au patient qu'au thérapeute de participer à un processus de changements observables et mesurables. Ainsi, après avoir établi les objectifs de changements à la suite de la détermination des problèmes et en faisant les exercices appropriés, le patient est plus en mesure de découvrir, en un temps relativement court, son potentiel d'apprentissage. Le thérapeute, en utilisant surtout des techniques appuyées scientifiquement, est plus susceptible de faire preuve de créativité et, ainsi, de contribuer davantage aux progrès de la psychothérapie. En outre, dans un contexte de limitation des ressources et d'accès accru aux soins et aux traitements, un choix s'impose en matière de priorités, lesquelles doivent être fondées autant que possible sur des critères établis (*evidence based*).

L'avancement constant des connaissances scientifiques concernant les diverses psychopathologies et leurs symptômes donne lieu à plusieurs changements au chapitre des techniques thérapeutiques à utiliser. Par exemple, il y a quelques années, le traitement des troubles anxieux reposait sur une conceptualisation générale de l'anxiété et des troubles anxieux. L'enrichissement des connaissances a cependant permis de mettre en évidence des caractéristiques propres à chacun des syndromes anxieux. Il importe donc que le thérapeute tienne à jour ses connaissances, tant en ce qui a trait aux différents troubles qu'il est appelé à traiter qu'en ce qui a trait aux techniques thérapeutiques à utiliser.

Bibliographie

AMERICAN PSYCHIATRIC ASSOCIATION
1994 *Diagnostic and Statistical Manual of Mental Disorders*, 4ᵉ éd., Washington (D.C.), American Psychiatric Association; trad. française *DSM-IV – Manuel diagnostique et statistique des troubles mentaux*, Paris, Masson, 1996, 1040 p.

ARNTZ, A.
1999 « Do personality disorders exist ? On the validity of the concept and its cognitive-behavioral formulation and treatment », *Behav. Res. Ther.*, vol. 37, suppl. 1, p. S97-S134.

BANDURA, A.
1997 *Self-Efficacy: The Exercise of Control*, New York, Freeman.

BARLOW, D.H., et coll.
1989 « Behavioral treatment of panic disorder », *Behavior Therapy*, vol. 20, p. 261-282.

BECK, A.T., et coll.
1988 « An inventory for measuring clinical anxiety : Psychometric properties », *J. Consult. Clin. Psychol.*, vol. 56, p. 893-897.
1979 *Cognitive Therapy of Depression*, New York, Guilford Press.

BELLACK, A.S.
1986 « Schizophrenia : Behavior therapy's forgotten child », *Behavior Therapy*, vol. 17, p. 199-214.

BLOOD, G.W.
1995 « A behavioral-cognitive therapy program for adults who stutter : Computers and counseling », *J. Commun. Disord.*, vol. 28, n° 2, p. 165-180.

BOISVERT, J.-M., BERTRAND, L., et MORIER, S.
1999 « La phobie sociale », dans R. Ladouceur, A. Marchand et J.-M. Boisvert (sous la dir. de), *Les troubles anxieux : approche cognitive et comportementale*, Boucherville (Québec), Gaëtan Morin Éditeur, p. 122-148.

BORKOVEC, T.D., et COSTELLO, E.
1993 « Efficacy of applied relaxation and cognitive behavioral therapy in the treatment of generalized anxiety disorder », *J. Consult. Clin. Psychol.*, vol. 61, p. 611-619.

BOUVARD, M., et COTTRAUX, J.
1996 *Protocoles et échelles d'évaluation en psychiatrie et en psychologie*, Paris, Masson.

BROWN, T.A., O'LEARY, T.A., et BARLOW, D.H.
1993 « Generalized anxiety disorder », dans D.H. Barlow (sous la dir. de), *Clinical Handbook of Psychological Disorders*, 2ᵉ éd., New York, Guilford Press, p. 137-188.

BRUCE, T.J., SPIEGEL, D.A., et HEGEL, M.T.
1999 « Cognitive-behavioral therapy helps prevent relapse and recurrence of panic disorder following alprazolam discontinuation : A long term follow-up of the Peoria and Dartmouth studies », *J. Consult. Clin. Psychol.*, vol. 67, p. 151-156.

CALHOUN, K.-S., et RESICK, P.-A.
1993 « Post-traumatic stress disorder », dans D.H. Barlow (sous la dir. de), *Clinical Handbook of Psychological Disorders*, 2ᵉ éd., New York, Guilford Press, p. 48-98.

CHAMBLESS, D.L., et coll.
1984 « Assessment of fear of fear in agoraphobics : The Body Sensations Questionnaire and the Agoraphobic Cognitions Questionnaire », *J. Consult. Clin. Psychol.*, vol. 52, p. 1090-1097.

COX, B.J., et coll.
1993 « Clomipramine, fluoxetine, and behavior therapy in the treatment of obsessive compulsive disorder : A meta-analysis », *J. Behav. Ther. Exp. Psychiatry*, vol. 24, n° 2, p. 149-153.

CRASKE, M.G., et BARLOW, D.H.
1993 « Panic disorder and agoraphobia », dans D.H. Barlow (sous la dir. de), *Clinical Handbook of Psychological Disorders*, 2ᵉ éd., New York, Guilford Press, p. 1-47.

CUVO, A.J., et DAVIS, P.K.
1983 « Behavior therapy and community living skills », dans M. Hersen et coll. (sous la dir. de), *Progress in Behavior Modification*, New York, Academic Press, vol. 14, p. 125-172.

DUGAS, M.J.
(sous presse) « GAD publications : So where do we stand ? », *J. Anxiety Disord.*

DUGAS, M.J., et coll.
1998 « Generalized anxiety disorder : A preliminary test of a conceptual model », *Behav. Res. Ther.*, vol. 36, p. 215-226.

DUGAS, M.J., et LADOUCEUR, R.
(sous presse) « Treatment of GAD : Targeting intolerance of uncertainty in two types of worry », *Behav. Modif.*

D'ZURILLA, T.J.
1986 *Problem Solving Therapy : A Social Competence Approach to Clinical Intervention*, New York, Springer.

D'ZURILLA, T.J., et GOLDFRIED, M.R.
1971 « Problem solving and behavior modification », *J. Abnorm. Psychol.*, vol. 78, p. 107-126.

FAIRBURN, C.G., et coll.
1991 « Three psychological treatments for bulimia nervosa : A comparative trial », *Arch. Gen. Psychiatry*, vol. 48, p. 463-469.

FAVA, F.A., et coll.
1998 « Prevention of recurrent depression with behavioral therapy : Preliminary findings », *Arch. Gen. Psychiatry*, vol. 55, n° 9, p. 816-820.

FEHLINGS, D.L., et coll.
1991 « Attention deficit hyperactivity disorder : Does cognitive behavioral therapy improve home behavior ? », *J. Dev. Behav. Pediatr.*, vol. 12, n° 4, p. 223-228.

FOA, E.B., et KOZAK, M.J.
1996 « Psychological treatment for obsessive-compulsive disorder », dans M.R. Mavissakalian et coll. (sous la dir. de), *Long-Term Treatments of Anxiety Disorders*, Washington (D.C.), American Psychiatric Press.

FREESTON, M.H., et coll.
1997 « Cognitive-behavioral treatment of obsessive thoughts : A controlled study », *J. Consult. Clin. Psychol.*, vol. 65, n° 3, p. 405-413.
1994 « Why do people worry ? », *Personality and Individual Differences*, vol. 17, p. 791-802.

GOSSELIN, P., DUGAS, M.J., et LADOUCEUR, R.
2000 « Inquiétude et résolution de problèmes sociaux : le rôle de l'orientation négative au problème », article soumis pour publication.

GOULD, R.A., CLUM, G.A., et SHAPIRO, D.
1993 « The use of bibliotherapy in the treatment of panic : A preliminary investigation », *Behavior Therapy*, vol. 24, n° 2, p. 241-252.

GOULD, R.A., et CLUM, G.A.
1995 « Self-help plus minimal therapist contact in the treatment of panic disorder : A replication and extension », *Behavior Therapy*, vol. 26, n° 3, p. 533-546.

HAUCK, J.A.
1999 « A meta-analysis of the efficacy of problem-solving therapy », affiche présentée à la convention annuelle de l'Association canadienne de psychologie, Halifax.

HECKER, J.E., et coll.
1996 « Self-directed versus therapist-directed cognitive behavioral treatment for panic disorder », *J. Anxiety Disord.*, vol. 10, n° 4, p. 253-265.

HELLSTRÖM, K., FELLENIUS, J., et ÖST, L.-G.
1996 « One versus five sessions of applied tension in the treatment of blood phobia », *Behav. Res. Ther.*, vol. 34, p. 101-112.

KAZDIN, A.
1998 *Research Design in Clinical Psychology*, 3e éd., Boston, Allyn and Bacon.

LADOUCEUR, R., et BÉGIN, G.
1986 *Protocoles de recherche en sciences appliquées et fondamentales*, 2e éd., Saint-Hyacinthe (Québec), Édisem.

LADOUCEUR, R., et coll.
1999 « Specificity of GAD symptoms and processes », *Behavior Therapy*, vol. 30, p. 191-208.

LADOUCEUR, R., et GROS-LOUIS, Y.
1986 « Paradoxical intention vs stimulus control in the treatment of severe insomnia », *J. Behav. Ther. Exp. Psychiatry*, vol. 17, p. 267-269.

MARCHAND, A., et BOIVIN, I.
1999 « Le trouble panique », dans R. Ladouceur, A. Marchand et J.-M. Boisvert (sous la dir. de), *Les troubles anxieux : approche cognitive et comportementale*, Boucherville (Québec), Gaëtan Morin Éditeur, p. 59-94.

MARCHAND, A., et BRILLON, P.
1999 « Le trouble de stress post-traumatique », dans R. Ladouceur, A. Marchand et J.-M. Boisvert (sous la dir. de), *Les troubles anxieux : approche cognitive et comportementale*, Boucherville (Québec), Gaëtan Morin Éditeur, p. 149-182.

MARCHAND, A., et LETARTE, A.
1993 *La peur d'avoir peur : guide de traitement du trouble panique avec agoraphobie*, Montréal, Stanké.

MARKS, I.M.
1985 *Traitement et prise en charge des malades névrotiques*, Chicoutimi (Québec), Gaëtan Morin Éditeur.
1981 *Cure and Care of the Neuroses*, New York, Wiley.
1976 « Current status of behavioral psychotherapy : Theory and practice », *Am. J. Psychiatry*, vol. 133, p. 253-261.
1969 *Fears and Phobias*, Londres, Heinemann.

MAYDEU-OLIVARES, A., et D'ZURILLA, T.J.
1996 « A factor-analytic study of the Social Problem-Solving Inventory : An integration of theory and data », *Cognitive Therapy and Research*, vol. 20, p. 115-133.

MERSH, P.P.A.
1995 « The treatment of social phobia : The differential effectiveness of exposure *in vivo* and an integration of exposure *in vivo*, rational emotive therapy, and social skills training », *Behav. Res. Ther.*, vol. 33, p. 259-269.

MEYER, T.J., et coll.
1990 « Development and validation of the Penn State Worry Questionnaire », *Behav. Res. Ther.*, vol. 28, p. 287-295.

MORIN, C.M., et coll.
1998 « Late-life insomnia and chronic use of benzodiazepines : Medication tapering with and without behavioral interventions », affiche présentée au congrès annuel de The Association of Professional Sleep Societies, Nouvelle-Orléans.
1995 « Cognitive behavior therapy to facilitate benzodiazepine discontinuation among hypnotic-dependant patients with insomnia », *Behavior Therapy*, vol. 26, p. 733-745.
1993 « Cognitive-behavior therapy for late-life insomnia », *J. Consult. Clin. Psychol.*, vol. 61, p. 137-146.

MOWRER, O.H.
1939 « A stimulus-response analysis of anxiety and its role as a reinforcing agent », *Psychol. Rev.,* vol. 46, p. 553.

O'DONOHUE, W.
1998 *Learning and Behavior Therapy,* Boston, Allyn and Bacon.

O'FARRELL, T.J., et coll.
1998 « Expressed emotion and relapse in alcoholic patients », *J. Consult. Clin. Psychol.,* vol. 66, n° 5, p. 744-752.

ÖST, L.G., STERNER, U., et FELLENIUS, J.
1989 « Applied tension, applied relaxation and the combination in the treatment of blood phobia », *Behav. Res. Ther.,* vol. 27, n° 2, p. 109-122.

OTTO, M.W., et coll.
1993 « Discontinuation of benzodiazepine treatment : Efficacy of cognitive-behavioral therapy for patient with panic disorder », *Am. J. Psychiatry,* vol. 150, p. 1485-1490.

PENN, D.L., et MUESER, K.T.
1996 « Research update on the psychosocial treatment of schizophrenia », *Am. J. Psychiatry,* vol. 153, n° 5, p. 607-617.

REISS, S., et coll.
1986 « Anxiety sensitivity, anxiety frequency and the prediction of fearfulness », *Behav. Res. Ther.,* vol. 24, p. 1-8.

RICKELS, K., et coll.
1990 « Long-term therapeutic use of benzodiazepines : I. Effects of abrupt discontinuation », *Arch. Gen. Psychiatry,* vol. 47, p. 899-907.

SALKOVSKIS, P.M.
1992 « Cognitive models of therapy of obsessive-compulsive disorder », communication présentée au World Congress of Cognitive Therapy, Toronto.

SANAVIO, E.
1998 « Obsessions and compulsions : The Padua Inventory », *Behav. Res. Ther.,* vol. 26, p. 169-177.

SARWER, D.B., et DURLAK, J.-A.
1997 « A field trial of the effectiveness of behavioral treatment for sexual dysfunction », *J. Sex Marital Ther.,* vol. 23, n° 2, p. 87-97.

SCHWEIZER, E., CASE, G., et RICKELS, K.
1989 « Benzodiazepine dependance and withdrawal in elderly patients », *Am. J. Psychiatry,* vol. 146, p. 529-531.

SHARPE, M.
1997 « Cognitive behavior therapy for functional somatic complaints », *Psychosomatics,* vol. 38, p. 356-362.

SHEAR, M.K., et BEIDEL, D.C.
1998 « Psychotherapy in the overall management strategy for social anxiety disorder », *J. Clin. Psychiatry,* vol. 59, suppl. 17, p. 39-46.

SPIEGEL, D.A., et coll.
1994 « Does cognitive behavior therapy assist slow-taper alprazolam discontinuation in panic disorder ? », *Am. J. Psychiatry,* vol. 151, p. 876-881.

SPRINGER, T., et coll.
1995 « A preliminary report of short-term cognitive-behavioral group therapy for inpatients with personality disorders », *J. Psychother. Pract. Res.,* vol. 5, n° 1, p. 57-71.

SYLVAIN, C., LADOUCEUR, R., et BOISVERT, J.-M.
1997 « Cognitive and behavioral treatment of pathological gambling : A controlled study », *J. Consult. Clin. Psychol.,* vol. 65, n° 5, p. 727-732.

TAYLOR, S.
1996 « Meta-analysis of cognitive-behavioral treatments for social phobia », *J. Behav. Ther. Exp. Psychiatry,* vol. 27, p. 1-9.

TRUDEL, G.
1988 *Les dysfonctions sexuelles,* Montréal, Presses de l'Université du Québec.

VAN BALKOM, A.J.L.M., et coll.
1994 « A meta-analysis on the treatment of obsessive compulsive disorder : A comparison of antidepressant behavior, and cognitive therapy », *Clin. Psychol. Rev.,* vol. 14, p. 359-381.

VAN OPPEN, P., et coll.
1995 « Cognitive therapy and exposure in vivo in the treatment of obsessive compulsive disorder », *Behav. Res. Ther.,* vol. 33, n° 4, p. 379-390.

WOLPE, J.
1981 « Behavior therapy versus psychoanalysis – Therapeutic and social implications », *Am. Psychol.,* vol. 36, p. 159-164.

Lectures complémentaires

BARLOW, D.H. (sous la dir. de)
1993 *Clinical Handbook of Psychological Disorders,* 2ᵉ éd., New York, Guilford Press.

LADOUCEUR, R., FONTAINE, O., et COTTRAUX, J.
1992 *Thérapie comportementale et cognitive,* Paris, Masson.

LADOUCEUR, R., MARCHAND, A., et BOISVERT, J.-M. (sous la dir. de)
1999 *Les troubles anxieux : approche cognitive et comportementale,* Boucherville (Québec), Gaëtan Morin Éditeur.

O'DONOHUE, W.
1998 *Learning and Behavior Therapy,* Boston, Allyn and Bacon.

CHAPITRE 51

Thérapie cognitive

MARIE SAINT-LAURENT, M.D., F.R.C.P.C.
Psychiatre au Centre universitaire de santé McGill (Institut Allan Memorial, Montréal)
et au Centre hospitalier de l'Université de Montréal (Hôtel-Dieu)
Chargée d'enseignement clinique au Département de psychiatrie de l'Université McGill (Montréal)

GILBERT PINARD, M.D., F.R.C.P.C., F.A.P.A.
Psychiatre au Centre universitaire de santé McGill (Institut Allan Memorial, Montréal)
Professeur titulaire au Département de psychiatrie de l'Université McGill (Montréal)

PLAN

51.1 **Historique**
    51.1.1 Précurseurs
    51.1.2 Évolution

51.2 **Théorie de la psychopathologie**

51.3 **Principaux courants théoriques et thérapeutiques**
    51.3.1 Modification cognitivo-comportementale
    51.3.2 Approche émotivo-rationnelle
        • *Modèle « A-B-C-D-E »*
    51.3.3 Approche cognitive classique
        • *Schémas cognitifs* • *Processus cognitifs* • *Événements cognitifs*
    51.3.4 Approche constructiviste

51.4 **Caractéristiques générales de la thérapie cognitive**

51.5 **Indications thérapeutiques**

51.6 **Techniques thérapeutiques**
    51.6.1 Séances initiales
        • *Évaluation du patient et explication de la thérapie* • *Lecture et auto-enregistrement des activités* • *Technique d'assignation de tâches graduées*
    51.6.2 Séances intermédiaires
        • *Entraînement cognitif* • *Auto-enregistrement des pensées dysfonctionnelles* • *Vérification des hypothèses* • *Réattribution du blâme* • *Recherche de solutions alternatives* • *Techniques diverses*
    51.6.3 Séances terminales
        • *Identification des croyances dépressogènes* • *Modification des postulats de base*

51.7 **Résultats empiriques et mesures cognitives**
    51.7.1 Études comparatives

Bibliographie

Lectures complémentaires

La thérapie cognitive (TC) occupe une place importante dans le domaine de la santé mentale depuis la dernière décennie, consécutivement à son apport dans la compréhension d'un large éventail de troubles émotionnels et comportementaux et à la démonstration de son efficacité dans leur traitement. Ce court chapitre en retrace la naissance et l'évolution et passe en revue les procédures thérapeutiques actuelles.

La TC peut être décrite comme un système de psychothérapie, plutôt qu'un amalgame de techniques, se fondant sur une théorie qui pose que la façon dont un individu structure intérieurement ses expériences détermine largement ses sentiments et ses comportements. Pour cette thérapie, le choix de l'épithète « cognitive » s'avère judicieux, car « la cognition est l'acte de connaissance, elle consiste donc en l'acquisition, l'organisation et l'utilisation du savoir » (Neisser, 1976 ; traduction libre). De ce point de vue, la psychopathologie peut être considérée comme une exagération de réponses normalement adaptatives.

La TC diffère des modalités traditionnelles de la psychothérapie. Elle repose sur une relation de collaboration entre le thérapeute et le patient, sur l'investigation empirique du problème clinique à l'aide d'épreuves de la réalité et sur une démarche de résolution de problèmes. Elle fournit un énoncé clair de ses principes théoriques généraux et de ses procédures thérapeutiques spécifiques, ainsi qu'une grille de compréhension des troubles psychologiques qu'elle propose de traiter.

51.1 HISTORIQUE

51.1.1 Précurseurs

Sur le plan théorique, la thérapie cognitive a été essentiellement influencée par trois sources : l'approche phénoménologique de la psychologie, le structuralisme et la psychologie cognitive.

L'approche phénoménologique de la psychologie est enracinée dans la philosophie stoïcienne grecque. Elle soutient que la vision de soi et de son propre monde détermine largement le comportement. L'empereur Marc Aurèle, dans ses *Pensées pour moi-même*, écrit : « Si quelque objet extérieur te chagrine, ce n'est pas lui, c'est le jugement que tu portes sur lui qui te trouble. Il ne tient qu'à toi d'effacer ce jugement de ton âme. Si c'est de ta disposition propre que tu te chagrines, qui t'empêche de rectifier ton dessein ? » (Cité dans Blackburn et Cottraux, 1988, p. 10.)

La deuxième influence majeure repose sur les théories structurales de Piaget selon lesquelles le développement cognitif se déroule par stades progressivement plus complexes et abstraits et en interaction avec l'environnement. L'assimilation et l'accommodation à ces conditions sociales permettent la construction de structures cognitives génériques aidant à interpréter et à organiser l'information.

La troisième influence qui s'est exercée sur la TC vient de la psychologie cognitive avec les énoncés de Kelly (1955) sur les concepts personnels (*personal constructs*) et l'élucidation du rôle des croyances sur le changement du comportement. Plus récemment, les travaux de Lazarus (1989) soulignent que des changements uniquement cognitifs ou comportementaux ne sont pas suffisants pour produire un effet thérapeutique qui requiert un travail simultané sur les plans affectif, cognitif et comportemental.

51.1.2 Évolution

La thérapie cognitive a pris son essor dans les années 60, dans la foulée des travaux de recherche de Beck (1967) sur la dépression. Formé en psychanalyse, Beck a tenté de fournir des preuves à la théorie de Freud et d'Abraham selon laquelle la dépression a en son origine la colère tournée contre soi. En examinant les pensées et les rêves de patients déprimés, il a noté des thèmes non pas de colère, mais de défaite. L'observation clinique et des tests expérimentaux subséquents ont révélé un biais négatif (*negative bias*) persistant dans le processus cognitif de ces patients déprimés. La TC a été conçue pour décrire et traiter les modifications touchant le processus du traitement de l'information qui surviennent dans la psychopathologie.

Parallèlement aux recherches de Beck, Ellis (1962), de façon similaire, s'est centré sur les pensées et les croyances de ses patients pour mettre au point la thérapie émotivo-rationnelle. Les deux soutiennent que les individus peuvent consciemment modifier leur raisonnement et envisagent les croyances sous-jacentes des patients comme des cibles d'intervention. Ils proposent un dialogue actif avec les patients plutôt qu'une écoute passive. En dépit des différences conceptuelles et stylistiques entre la thérapie émotivo-rationnelle et la thérapie cognitive, ces deux auteurs ont grandement contribué à la fondation et à l'élan de ce qu'allait devenir l'éventail des thérapies cognitivo-comportementales.

Les travaux de comportementalistes contemporains ont aussi influencé l'évolution de la TC. La théorie de l'apprentissage social de Bandura (1976, 1977) et les concepts de renforcement différé, d'auto-efficacité, d'interaction entre l'individu et son environnement, de modelage et d'apprentissage vicariant ont catalysé la transition de la thérapie comportementale au domaine cognitif. Mahoney (1974) a décrit la médiation cognitive dans l'apprentissage chez l'humain. Le passage du modèle de conditionnement en thérapie comportementale à un autre qui inclut les processus cognitifs a donné lieu à une prolifération des travaux de recherche concernant leur nature et leurs conséquences émotionnelles.

51.2 THÉORIE DE LA PSYCHOPATHOLOGIE

Un seul facteur étiologique ne peut expliquer une psychopathologie. C'est l'interaction entre les facteurs innés, biologiques, développementaux et environnementaux qui peut y conduire, comme l'illustre la figure 51.1.

À titre d'exemple, de nombreux facteurs prédisposants et précipitants interviennent dans la dépression, tels qu'une diathèse héréditaire, des affections physiques accompagnées d'anomalies neurohormonales, une organisation mal adaptée de la pensée découlant d'expériences antérieures ou de processus d'attachement parental inadéquats. Par conséquent, les pensées seules ne causent pas la dépression ou quelque autre trouble, mais en font partie intégrante. Il y a donc eu évolution de l'interprétation causale linéaire, selon laquelle la cognition erronée conduit à la dépression, vers un modèle multifactoriel.

Face à une situation qui semble les menacer, certains individus peuvent ressentir une détresse psychologique. Survient alors une perturbation dans l'analyse cognitive normale et les perceptions et interprétations des événements deviennent hautement sélectives et rigides. Il y a atteinte de la capacité à se concentrer, à se rappeler ou à raisonner et présence de difficultés à chasser les pensées irrationnelles et à avoir des perceptions plus justes de soi. Les fonctions correctrices à l'œuvre dans l'évaluation de la réalité et le raffinement de conceptualisations globales sont aussi affaiblies.

FIGURE 51.1   Facteurs contribuant à la vulnérabilité individuelle

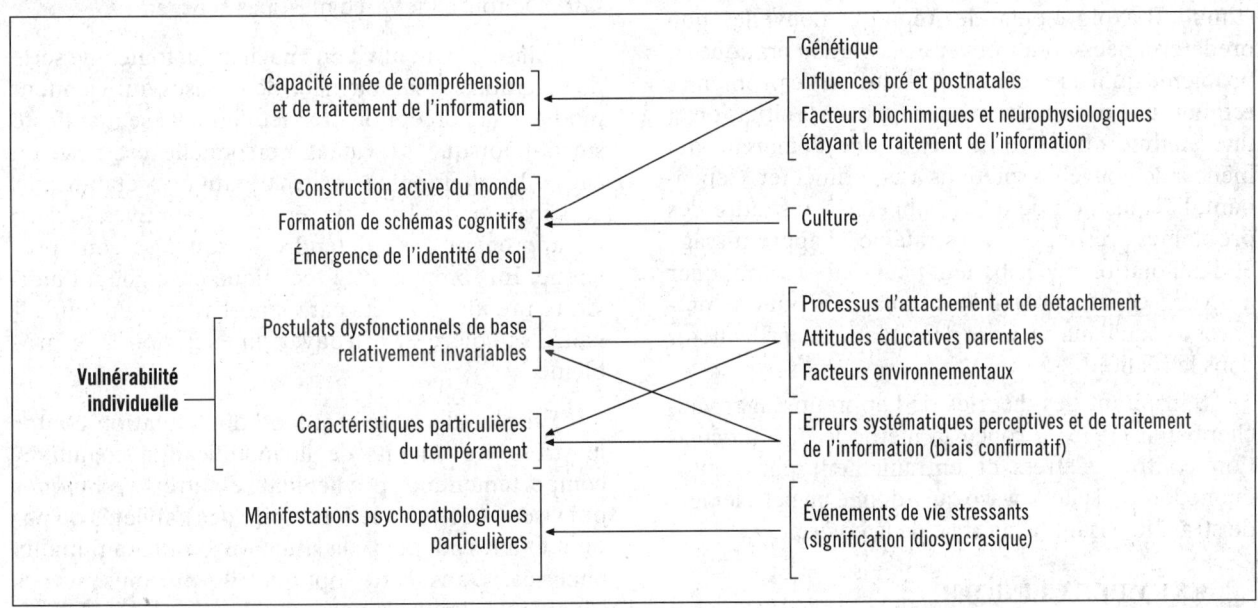

Note: Pour simplifier, les flèches sont ici unidirectionnelles, alors que les influences ont une nature interactionnelle.
Source: D'après C. Perris, *Cognitive Therapy with Schizophrenic Patients*, New York, Guilford Press, 1989, p. 17.

51.3 PRINCIPAUX COURANTS THÉORIQUES ET THÉRAPEUTIQUES

51.3.1 Modification cognitivo-comportementale

Selon Goldfried (1980), la psychopathologie résulte de déficits dans la capacité de résoudre les problèmes (*problem-solving*) et d'affronter des situations nouvelles ou exigeantes (*coping skills development*). Dans le même ordre d'idée, Meichenbaum (1977) a quant à lui élaboré une méthode thérapeutique (*cognitive-behavior modification*) qui consiste pour le patient, en collaboration avec le thérapeute, à :

1) identifier un problème ;
2) découvrir des solutions possibles ;
3) soupeser en imagination la valeur de chacune ;
4) choisir une solution ;
5) créer les conditions pour mettre en pratique la solution choisie dans la vie courante ;
6) évaluer les résultats obtenus.

L'individu apprend d'abord à réévaluer les situations critiques et à isoler le problème ; puis, il discrimine entre son interprétation d'un stimulus et une observation plus objective. En somme, il doit apprendre à critiquer et à réévaluer sa perception des stimuli. Il explore enfin des réponses nouvelles, non prédéterminées, pour trouver une solution pratique au problème qu'il a redéfini. La résolution de problèmes requiert une distanciation par rapport à la situation et une analyse objective et lucide, une démarche qui mène à de nouvelles solutions à expérimenter. Cependant, l'acquisition de telles habiletés à résoudre des problèmes présuppose des stratégies d'apprentissage et d'adaptation que le patient peut d'abord appliquer à divers scénarios possibles et imaginés pour se préparer lorsqu'il aura à vivre des situations particulières dans la réalité.

S'inspirant des théories de l'apprentissage, Meichenbaum (1985) a conçu la méthode dite inoculation contre le stress et entraînement par « auto-injonctions ». Il cite Novaco qui a donné un bel exemple de stratégie visant la maîtrise de la colère.

EXEMPLE CLINIQUE

Un patient se présente pour des troubles du comportement ; il fait des colères littéralement fracassantes. Il est inculpé d'une infraction commise dans un magasin après qu'il s'en est vu refuser l'accès en dehors des heures d'ouverture. Il a déjà été poursuivi pour voies de fait contre un compagnon qu'il avait frappé sans provocation suffisante.

Le patient commence par identifier les situations qui suscitent ses accès de colère et, surtout, la nature de la provocation qui déclenche la réaction inadéquate. Au cours de cette analyse, le thérapeute lui demande de se rappeler les pensées qu'il a eues et les émotions qu'il a éprouvées, de revoir, comme dans un film, le déroulement de l'incident. Il explique au patient que certaines de ces pensées (p. ex. « Je me suis dit qu'ils me prennent pour un mou qui se laisse manger la laine sur le dos ») ne peuvent que provoquer sa colère et qu'elles l'amènent à remettre en question sa propre valeur, son estime de soi. Puis, de façon didactique, il lui apprend à dissocier la réaction émotionnelle de la cognition. Pour qu'il soit moins atteint affectivement, il peut lui enseigner des méthodes de relaxation. De plus, il lui propose des moyens de maîtriser ses pensées pour prévenir les mauvaises interprétations des gestes de l'autre ; imaginant qu'il arrive devant une porte fermée, le patient doit formuler des phrases qui favoriseront une réaction différente : « Je ne dois pas me sentir visé personnellement, ils ont dû fermer à cause de l'heure tardive. Je reviendrai plus tard. De toute façon, ce n'est pas si urgent. »

Ainsi, le patient vit en imagination toute une série de situations accompagnées de phrases qui viennent modifier sa perception erronée, laquelle se manifeste surtout lorsque sa valeur personnelle est mise en cause. Le thérapeute incite le patient à établir, par anticipation, des listes de réponses cognitives, tout en lui apprenant à se détendre lorsqu'il se sent provoqué. En somme, cette technique enseigne à l'individu à prendre du recul par rapport au stimulus qui fait naître sa colère et à trouver une solution à ce problème.

En plus de cette méthode d'inoculation contre le stress, les tenants de la modification cognitivo-comportementale privilégient d'autres techniques qui visent à étendre le répertoire des habiletés du patient et à les adapter à la situation maintenant mieux analysée. Dans cette optique, ils préconisent des séances de simulation, de jeux de rôle, de *modelling*, dont le but est d'empêcher que l'individu ne se sente pris au dépourvu face à une nouvelle crise.

51.3.2 Approche émotivo-rationnelle

Ellis (1962) considère que les troubles émotionnels sont la conséquence de pensées irrationnelles, elles-mêmes découlant — et c'est là son hypothèse fondamentale — de fausses croyances et de principes de vie inadéquats, à partir desquels l'individu porte des jugements sur son environnement.

Modèle « A-B-C-D-E »

De façon schématique, Ellis (1962; Ellis et Grieger, 1977) décrit comme suit le modèle « A-B-C-D-E » utilisé durant la thérapie émotivo-rationnelle :
– A est l'événement Activateur ;
– B est la croyance (*Belief*) erronée ;
– C est la Conséquence émotive de cette fausse croyance ;
– D fait appel au « Débat » (*Disputation*) des B, c'est-à-dire les tentatives pour trouver des pensées propres à remplacer les croyances erronées (restructuration cognitive) ;
– E correspond aux Effets bénéfiques obtenus (amélioration clinique).

Ellis soutient que la plupart des fausses croyances mettent en cause l'estime de soi. La détection des « vérités » irrationnelles consiste à faire ressortir les « Je devrais... » ou « Il faut que... » du discours du patient. Le psychothérapeute enseigne aux patients à inventorier les événements ou les circonstances de vie qu'ils considèrent comme épouvantables, dont les conséquences seraient difficilement supportables. Il relève, dans le discours, les ruminations autodévalorisantes. Mieux encore, il fait la lumière sur les jugements à l'emporte-pièce qui discréditent la valeur personnelle, par exemple : « Les conditions dans lesquelles je vis doivent concorder avec ce que je désire, sinon je ne peux pas être heureux, et la vie deviendra inacceptable, injuste. »

Dans son style d'intervention, Ellis est particulièrement directif, voire vigoureux et provocant. Il favorise l'autonomie précoce et exploite les forces du patient. Quoique lui-même n'insiste pas sur cet aspect dans ses écrits, la relation de confiance qu'il établit avec ses patients est évidente pour l'observateur. Il propose un modèle sur lequel se fondera l'adoption de nouvelles croyances, plus justes, qui n'engendreront pas de sentiments d'inaptitude.

51.3.3 Approche cognitive classique

On reconnaît trois éléments principaux organisant l'interprétation des stimuli intérieurs et extérieurs qui interagissent avec les affects et le comportement. Il s'agit des schémas, des processus et des événements cognitifs. Ils sont le plus souvent abordés de façon hiérarchique en thérapie. Certains thérapeutes toucheront d'abord aux schémas cognitifs, alors que d'autres préféreront travailler dans un premier temps sur des pensées plus accessibles à la conscience, c'est-à-dire les événements cognitifs.

Schémas cognitifs

Les schémas cognitifs, qui consistent en des structures cognitives profondes, inconscientes et relativement stables, forment la grille d'interprétation des événements. Il s'agit, en somme, de principes organisateurs des stimuli qui permettent de structurer la réalité perçue et d'articuler un discours intérieur qui qualifie, pondère, classe les événements de la vie quotidienne. C'est ainsi qu'on porte des jugements sur les diverses situations. Ces schémas se construisent à partir des expériences, particulièrement celles de l'enfance, et dépendent en partie des modèles parentaux d'interprétation de la réalité, comme l'illustre la figure 51.2.

FIGURE 51.2 Relations possibles entre les attitudes parentales et l'apparition de la psychopathologie

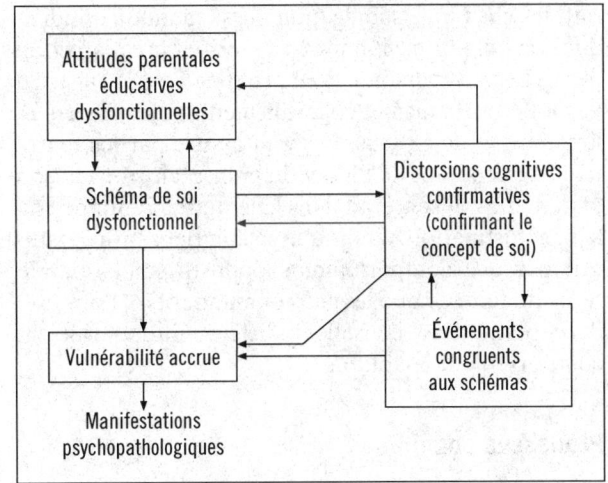

Source : D'après C. Perris, *Cognitive Therapy with Schizophrenic Patients*, New York, Guilford Press, 1989, p. 54.

Ainsi, en fonction des expériences vécues et des modèles parentaux, des schémas erronés peuvent se mettre en place, qui, susceptibles d'être réactivés par des événements particuliers, pourront fausser la perception de la réalité et entraîner des réactions affectives non appropriées à la réalité, mais plutôt conformes aux schémas erronés. De plus, ces derniers empêchent l'individu de tirer des conclusions objectives de ses nouvelles expériences, d'où la nécessité d'une intervention visant à les corriger. Par exemple, du point de vue symptomatique, les schémas erronés peuvent produire un affect dépressif accompagné d'un ralentissement psychomoteur secondaire. Les pensées dépressives ou les croyances évoquées (telles que : « Je ne peux tolérer la solitude, il me faut, pour ma survie, toujours être en compagnie ») qui en découlent en seront alors l'expression explicite. Ce n'est qu'après avoir reconnu ces schémas erronés que le patient apprendra à en construire de nouveaux pour les remplacer.

Dans un ouvrage récent, Young (1990) décrit son approche centrée sur le schéma (*schema-focused*), en particulier dans son application thérapeutique aux troubles de la personnalité. Il met en évidence des mécanismes cognitifs qui visent 1) au maintien, 2) à l'évitement, ou 3) à la compensation des schémas mal adaptés précoces.

Selon Young, ces schémas seraient en nombre limité (15 ou 16) et se rapporteraient à l'autonomie, à l'attachement (*connectedness*), à la valeur personnelle et aux contraintes, normes et attentes exigeantes. À titre d'exemple, au chapitre de l'autonomie, il existerait un schéma de subjugation ou de manque d'individuation qui pousse l'individu à sacrifier la satisfaction de ses besoins personnels au profit de l'entourage. En vertu des mécanismes cognitifs mentionnés ci-dessus, le maintien de ce schéma serait assuré par les tentatives désespérées de l'individu pour plaire à tous, son évitement s'observerait dans la lenteur à répondre ou la procrastination, tandis que sa compensation passerait par des comportements oppositionnels, par le refus de faire ce que les gens demandent. À l'opposé, l'acceptation de conseils judicieux indiquerait un comportement adaptatif.

Processus cognitifs

Les processus cognitifs, qui sont des moyens de traduction des structures cognitives profondes ou schémas, produisent, à l'aide de règles de transformation, des événements cognitifs tels que des pensées automatiques. Dans la psychopathologie, ces dernières révèlent que les règles sont faussées et ont donné lieu à des erreurs systématiques de raisonnement ou de logique, erreurs dites distorsions cognitives. Parmi les plus fréquentes distorsions, on peut mentionner :

- l'*inférence arbitraire*, qui constitue l'erreur logique la plus fréquente et qui consiste à tirer des conclusions sans données suffisantes pour juger objectivement d'une situation. Par exemple, un travailleur, malgré le fait qu'il n'a pas reçu l'évaluation de son rendement du dernier trimestre, est convoqué au bureau du patron et se dit : « Je vais être renvoyé parce que je ne suis pas efficace » ;

- l'*abstraction sélective*, qui consiste à s'attacher à un détail en ignorant l'ensemble. Par exemple, un enseignant remarquant quelques élèves au regard distrait se dit : « Je les ennuie, donc je suis bon à rien. » Il n'a pas tenu compte de l'intérêt marqué chez plus de 90 % des élèves ;

- la *généralisation avec dramatisation*, qui se définit comme l'extrapolation à toutes les situations possibles des conséquences d'une seule mauvaise expérience. Par exemple, un architecte pense : « Chaque fois que j'élabore un nouveau projet, il arrive toujours quelque chose pour en empêcher la réussite » ;

- l'*amplification des erreurs* et la *minimisation des réussites*, qui consistent à donner une importance prépondérante aux échecs et à réduire celle des succès ou des circonstances favorables. Par exemple, une mère considérée comme un cordon-bleu par sa famille raconte : « J'ai manqué mon pain, la réception en a été gâchée » ;

- la *personnalisation*, qui consiste à s'attribuer les événements malheureux, même fortuits. Par exemple, une femme invite des amis à dîner et ceux-ci ont un accident en se rendant à son domicile. Elle se sent coupable, car elle se dit : « C'est ma faute, si je ne les avais pas invités, cela ne se serait pas produit. » Or il n'y a ici qu'une contingence et non une relation de cause à effet ;

- la *pensée dichotomique*, qui procède d'un absolutisme sans atténuation, selon le principe du tout ou rien. Par exemple : « Comme je n'ai pas réussi cet examen, je suis totalement incapable de poursuivre des études. Je suis donc destiné à occuper un emploi subalterne.»

Événements cognitifs

Les processus cognitifs, en traitant l'information reçue et altérée par les schémas, produisent les événements cognitifs qui consistent en dialogues intérieurs, images mentales ou pensées automatiques. Dites automatiques par Beck et coll. (1979), par opposition à volontaires, celles-ci sont une des cibles principales d'intervention, car leurs travaux ont montré que les cognitions négatives dominent le vécu dépressif. De là fut décrite la triade cognitivo-dépressive : vision pessimiste de soi, du monde et de l'avenir. Cette vision relève :

1) d'une *évaluation négative de soi* (*worthlessness*). Le patient se perçoit comme inapte, indésirable, indigne, il croit ne pas posséder les qualités requises pour atteindre ses buts. Il se critique, se dévalorise, se trouve toutes sortes de défauts ;

2) d'une *évaluation négative de l'environnement* (*helplessness*). Le patient voit le monde extérieur comme trop exigeant, hostile ou rempli d'obstacles qui le mènent inexorablement à la défaite. Tout lui paraît une «montagne». Il se sent rejeté. Il peut même en venir à une perception paranoïde en relation avec son humeur dépressive et son autodévalorisation ;

3) d'une *évaluation négative de l'avenir* (*hopelessness*). Le patient croit que le futur ne lui réserve que déceptions, échecs, rejets. Il n'a pas d'espoir de s'en sortir, il va toujours souffrir. Il a une attitude défaitiste, pessimiste, apathique, du genre «à quoi bon», pouvant le mener à des idées suicidaires.

Le modèle de Beck explique les autres symptômes de la dépression en fonction de cette triade. Il en est ainsi pour le patient qui, parce qu'il se perçoit comme rejeté, se sent seul, triste, ou pour celui qui, du fait qu'il s'attend à échouer, n'a pas le goût d'entreprendre de projets, devient apathique.

Une autre perspective intéressante est le modèle de l'impuissance apprise reformulé par Abramson, Seligman et Teasdale (1978) en termes cognitifs introduisant la notion d'attribution avec ses erreurs de causalité. Selon ce modèle, la personne dépressive

TABLEAU 51.1   Biais systématiques de la pensée dans les troubles psychiatriques

Trouble	Biais systématique
Dépression	Vision négative de soi, du monde et de l'avenir
Trouble anxieux	Menace physique ou psychologique exagérée
Trouble panique	Mauvaise interprétation d'expériences corporelles ou mentales
Trouble paranoïde	Attribution aux autres d'un biais négatif
État suicidaire	Vision de la mort comme seule délivrance de la souffrance

qui subit un échec ou qui fait face à une difficulté juge la cause comme consécutive à des facteurs internes globaux et stables venant de soi, donc s'attribue toute la responsabilité de l'échec (internalité) qui est définitif (stabilité) et générateur de tous les problèmes futurs (globalité). En revanche, si la personne connaît la réussite, alors celle-ci est considérée comme due à une circonstance particulière (spécificité), fruit du hasard et de l'intervention d'autrui (externalité) et provisoire (instabilité). Cette façon de penser entraîne une inhibition comportementale, car la personne est convaincue de ne pas pouvoir s'aider elle-même et, comme elle s'attribue le blâme, il s'ensuit une diminution de l'estime de soi. Outre la dépression, d'autres troubles psychiatriques se caractérisent aussi par des erreurs systématiques dans le traitement de l'information (voir le tableau 51.1).

51.3.4 Approche constructiviste

Le développement initial de la thérapie cognitive a vu le chevauchement de deux modèles théoriques, la théorie de l'apprentissage (*learning theory*) et la théorie du traitement des informations (*information processing*). Le premier, dont les auteurs principaux sont Bandura (1977), Cautela et Breton (1977), Meichenbaum (1977), posait qu'entre le stimulus et la réponse intervient l'individu dont l'activité cognitive évalue le stimulus et anticipe la réponse, parfois de façon erronée, ce qui mène à une mésadaptation. Par exemple, la menace que représente l'usage du métro peut être amplifiée, de même que les conséquences émotives : « Je vais manquer d'air, me sentir mal et perdre connaissance. » Le deuxième modèle, aussi dit « rationaliste », étayait l'idée que des erreurs systématiques se glissent dans l'interprétation des données. Il s'ensuit de fausses croyances sur la réalité environnante et sur soi, cette perception de la réalité n'étant mentalement saine que si elle correspond à une réalité objective.

Dans les années 80, un nouveau modèle théorique est proposé, qui s'appuie sur l'idée que l'esprit humain construit, par son activité symbolique, une réalité qui n'est que le produit des significations personnelles prises dans un contexte interpersonnel. On reconnaîtra les influences philosophiques de Kant et celles, psychologiques, de Piaget et de Kelly. Les auteurs Guidano et Liotti (1983), ainsi que Mahoney (1974), Safran (1990), Young (1990) et d'autres ont mis en avant des approches qui ne postulent plus que le patient a des pensées irrationnelles et que la logique en corrigera l'effet pathogène. Plutôt, on insiste sur les processus tacites complexes (schémas) qui résultent des expériences d'attachement vécues durant la vie entière. Non seulement donne-t-on une grande place à la biologie et au social, mais on ne sépare plus artificiellement la cognition, l'émotion et le comportement.

Les différences dans les fondements des modèles se reflètent dans le déroulement pratique des thérapies. Les « rationalistes » se concentrent sur des événements plus ou moins isolés, tels que les pensées automatiques ou, à la rigueur, les fausses croyances et tentent par la correction systématique d'enrayer leurs effets pathogènes. Les thérapeutes « constructivistes », quant à eux, veulent favoriser des changements plus profonds dans les systèmes de référence mis en place tout au long du développement en agissant sur les schémas mêmes qui ordonnent la connaissance de soi et du monde. Leurs interventions thérapeutiques sont souvent moins structurées, plus exploratoires que celles des « rationalistes », les interprétations, plus métaphoriques, personnelles. La confrontation des interprétations avec la réalité se fonde sur la cohérence interne des expériences subjectives plutôt que sur une vision objective universelle. La difficulté inhérente, par contre, est de différencier cette approche des courants « néo-analytiques » et de faire les vérifications scientifiques auxquelles les « rationalistes » ont soumis leurs modèles.

51.4 CARACTÉRISTIQUES GÉNÉRALES DE LA THÉRAPIE COGNITIVE

Dans ses grandes lignes, la thérapie cognitive peut être ainsi décrite :
- par un questionnement socratique, le patient est amené à considérer différemment ses opinions ou à trouver d'autres solutions aux problèmes abordés ;
- une méthode de type expérimental est utilisée, selon laquelle on procède d'abord à la collecte des données (pensées automatiques et comportements dysfonctionnels), puis à la formulation d'hypothèses qui seront vérifiées par différents exercices ;
- l'accent est mis sur l'ici et maintenant pour aborder les symptômes que présente le patient, sans toutefois ignorer ses expériences passées. Celles-ci sont un moyen de mieux comprendre ces symptômes ; elles sont primordiales dans la genèse des schémas, et fondamentales dans l'approche constructiviste ;
- le thérapeute joue un rôle actif et adopte une attitude directive et didactique ;
- la démarche fait appel à la collaboration, le patient travaillant activement avec le thérapeute, et est évolutive, parce qu'il assume graduellement son traitement ;
- les séances durent de 45 à 60 minutes et sont structurées de façon à faciliter un emploi du temps efficace à l'aide d'un agenda, de séance en séance ;
- étant didactique, la thérapie est généralement brève, soit d'une durée de 3 à 4 mois, mais peut nécessiter de 40 à 60 séances pour certains troubles comme les troubles de la personnalité.

Le thérapeute cognitiviste établit, avec son patient, les buts de la psychothérapie. Pour sa part, le patient :
- établit les liens entre ses pensées, ses émotions et ses comportements ;
- se soulage de ses symptômes à l'aide d'exercices spécifiques liés aux problèmes qu'il éprouve ;
- prend conscience de ses pensées automatiques ;
- apprend à les mettre en doute ainsi que leurs conséquences ;

- leur découvre des substituts ;
- reconnaît et modifie les schémas erronés vers la fin de la thérapie.

51.5 INDICATIONS THÉRAPEUTIQUES

La thérapie cognitive offre maintenant des possibilités de traitement de nombreuses affections. Bien entendu, elle est proposée le plus souvent dans les cas de troubles dépressifs et anxieux. Cependant, le perfectionnement des approches, qui deviennent plus spécifiques, permet d'envisager d'autres applications.

Barlow et coll. (1989) ont utilisé la TC pour traiter le trouble panique, tandis que Salkovskis et Kirk (1989) l'ont adaptée pour le trouble obsessionnel-compulsif. Les autres troubles anxieux, soit l'anxiété généralisée, l'anxiété sociale et l'état de stress post-traumatique, sont aussi des indications (Vallis, Howes et Miller, 1991). D'autres travaux démontrent l'utilité de la TC pour le trouble affectif bipolaire, pour les troubles de l'alimentation, surtout la boulimie, et même pour la schizophrénie (Perris, 1989), ainsi que pour la dépendance aux substances psychoactives et l'abus de ces dernières (Beck, 1993).

Les divers troubles de la personnalité constituent présentement un champ florissant de travaux cliniques et de recherche. Il importe de souligner les études menées par Linehan (1993), non seulement parce qu'elles s'intéressent à la personnalité limite, mais aussi parce qu'elles ont le mérite d'être comparatives et contrôlées.

La TC peut également s'appliquer à des problèmes médicaux aigus ainsi qu'à des affections chroniques, par exemple la douleur chronique, étant donné les conséquences émotives et sociales et les perturbations du fonctionnement global de l'individu atteint.

Avec les enfants, l'approche cognitivo-comportementale intègre des stratégies cognitives, comportementales, affectives, sociales et contextuelles. Les domaines d'application sont très variés, comprenant la colère, l'impulsivité, le déficit de l'attention avec hyperactivité, les troubles d'apprentissage, la dépression, les troubles anxieux et les affections médicales. Les membres de la famille peuvent aussi être invités à participer à la thérapie.

Hormis l'approche individuelle décrite jusqu'ici, il existe des thérapies cognitives de groupe, destinées à une clientèle suivie en externe ou dans des unités d'hospitalisation en psychiatrie, et des thérapies pour couples (Dattilio et Padesky, 1990). L'approche conjugale est utile dans le cas d'un conflit relationnel ou d'une problématique particulière (p. ex., un des conjoints est atteint d'une maladie grave comme un cancer).

51.6 TECHNIQUES THÉRAPEUTIQUES

51.6.1 Séances initiales

Évaluation du patient et explication de la thérapie

La première rencontre est habituellement consacrée à évaluer le patient, à le familiariser avec le modèle cognitif en lui donnant des explications sur la structure de cette psychothérapie, sur l'approche empirique, sur l'utilisation d'échelles psychométriques et, selon le cas, à élaborer une stratégie comportementale et cognitive. Dès la première entrevue, afin d'initier le patient à cette approche, le thérapeute peut faire la démonstration du lien entre l'émotion et la pensée en lui demandant les cognitions qu'il a eues alors qu'il était dans la salle d'attente. Le dialogue qui suit illustre cette approche :

PATIENTE. — Je me disais : Que va-t-il penser de moi ? Il va croire que je suis folle.

THÉRAPEUTE. — Comment vous êtes-vous sentie en pensant cela ?

PATIENTE. — Humiliée, honteuse.

THÉRAPEUTE. — Et, depuis le début de l'entrevue, votre supposition s'est-elle confirmée ? Ou vous êtes-vous plutôt aperçue que je pensais différemment ?

PATIENTE. — Oui, je constate que vous ne me traitez pas en personne inférieure. Je me sens un peu plus à l'aise.

Puis, au fil des premières rencontres, le thérapeute explique également au patient l'effet de ses interactions avec son milieu, et en particulier les conséquences de ses comportements dans l'entourage. Par exemple, un patient déprimé pourrait se dire : « Si je reste inactif, ils feront les tâches pour moi, et je me

Psychiatrie clinique : une approche bio-psycho-sociale

sentirai encore plus mis à l'écart. » Le thérapeute doit éclairer le patient sur les fluctuations des symptômes, préciser avec lui les objectifs à long terme de la thérapie, qui doivent être clairs, concis et réalistes. Le thérapeute doit aussi mettre en garde le patient contre les attentes irréalistes relativement à une guérison rapide.

Très tôt, le thérapeute vise l'atténuation des symptômes qu'éprouve le patient en les identifiant et en déterminant les comportements qui témoignent de l'état pathologique. En pédagogue, il informe le patient sur le déroulement de la psychothérapie tout en sachant qu'il devra lui expliquer à plusieurs reprises les techniques et le cadre théorique sur lesquels reposent ses interventions thérapeutiques. La notion d'expérimentation lui est présentée par l'analogie de deux scientifiques travaillant en collaboration, pour lui faire comprendre non seulement la technique, mais aussi le fait que toute personne est faillible, y compris le thérapeute. Cette prise de conscience facilitera l'autonomie du patient.

Lecture et auto-enregistrement des activités

Le thérapeute peut suggérer au patient, dès le début, des livres d'auteurs cognitivistes. Ces lectures constituent un apport fort intéressant en ce qu'elles contribuent à une plus grande collaboration de la part du patient.

L'auto-enregistrement des activités quotidiennes permet très souvent au patient de constater qu'il sous-évaluait *a priori* son niveau d'activité, ainsi que les degrés de maîtrise et de plaisir cotés pour chacune des activités. Ce constat assure un bon départ au travail sur les distorsions cognitives en orientant l'élaboration de stratégies thérapeutiques personnalisées.

Technique d'assignation de tâches graduées

Au début de la thérapie, la technique d'assignation de tâches graduées est utilisée pour rendre le patient actif et lui permettre de réussir quelque chose, lui qui est convaincu qu'il en est incapable. Pour ce faire, le thérapeute doit amener le patient à planifier une série de tâches de plus en plus complexes à effectuer à la maison ou au travail qui deviendront en quelque sorte son plan d'action. Le patient évalue le degré d'habileté nécessaire pour les accomplir, ainsi que le degré de satisfaction qu'il anticipe pouvoir retirer de sa réussite. Le thérapeute lui fera faire plus tard une réévaluation, afin de lui démontrer que la difficulté est souvent surévaluée, tandis que la satisfaction est sous-évaluée.

51.6.2 Séances intermédiaires

Entraînement cognitif

Après ces premières étapes, le thérapeute peut faire de l'entraînement cognitif (*cognitive rehearsal*) avec le patient. Il lui demande de recréer, en images mentales, la situation problématique afin de provoquer l'émergence de pensées dysfonctionnelles ou automatiques. D'autres situations difficiles peuvent être anticipées et expérimentées d'abord en imagerie mentale ou par un jeu de rôle avant qu'elles surviennent vraiment dans la réalité.

Auto-enregistrement des pensées dysfonctionnelles

Cette méthode classique de l'approche de Beck, dite aussi technique à trois et cinq colonnes, mérite d'être décrite en détail. Elle s'appuie sur le fait qu'en général les gens pensent que les émotions sont directement déclenchées par les situations, sans voir le rôle qu'y joue la pensée. Dans un premier temps, l'évocation d'expériences vécues ou des simulations permettent de mettre en relief le lien entre les émotions qui y sont associées et les pensées automatiques correspondantes. À un stade plus avancé de la thérapie, non seulement les trois premières colonnes sont remplies, mais aussi les deux autres, où il s'agit de trouver des réponses rationnelles avec réévaluation des pensées automatiques et des émotions. Les émotions sont cotés de 0 à 100 pour le degré d'intensité, alors que les pensées le sont pour le degré de croyance (voir le tableau 51.2).

Le thérapeute prend soin d'expliquer au patient la notion de pensée automatique : il s'agit des images mentales, du dialogue intérieur spontanés qui envahissent l'esprit dans le cours des événements ou des activités. Il lui fait prendre conscience de sa tendance à commettre des erreurs cognitives, lesquelles entraînent des affects négatifs. Il lui explique que, s'il modifie ses pensées automatiques, les émotions changeront aussi pour devenir moins difficiles à supporter.

TABLEAU 51.2   Exemple de la technique à trois et cinq colonnes

Situation	Pensée automatique	Émotion	Pensée rationnelle	Résultats
J'entends un bruit la nuit et je suis seul à la maison.	Il y a quelqu'un dans la maison, c'est un cambrioleur (80 %).	J'ai très peur, je crains d'être attaqué (90 %).	C'est un volet qui bat au vent (90 %).	Je suis soulagé (100 %), un peu ennuyé par le bruit (20 %).

Entre les séances, le patient s'emploie à isoler ses pensées négatives et à les situer dans leur contexte. À chaque rencontre, il examinera les résultats de ce travail avec le thérapeute.

Vérification des hypothèses

Ultérieurement, le thérapeute invite le patient à confronter ses pensées avec la réalité. Il s'agit, pour le patient, de faire des expériences ou des tests qui viendront confirmer ou infirmer les hypothèses qu'il a formulées. Le thérapeute veut ainsi ébranler l'idée entretenue par le patient que sa pensée constitue en soi une preuve concluante.

Prenons l'exemple d'une secrétaire qui rapporte : « Je me suis sentie malheureuse au travail après avoir remis un texte à mon patron. Il est parti sans rien dire. J'ai pensé : Il n'est pas satisfait de mon travail. C'est la preuve encore une fois que je suis toujours si incompétente. » Aidée par le thérapeute, elle remet en question les pensées qui l'ont amenée à conclure que son patron ne la trouve pas compétente. Ne s'agirait-il pas plutôt d'une inférence arbitraire, d'une erreur systématique typique du déprimé ? La patiente apprend donc une méthode de questionnement pour reconsidérer ce sur quoi elle avait basé son jugement. Cette même démarche est appliquée à l'analyse rationnelle des conséquences catastrophiques anticipées. « Admettons que le patron ait vraiment trouvé le travail mal fait, vous congédierait-il pour autant ? » Si la patiente le craint, il pourrait s'agir d'une amplification sans preuve suffisante. Elle peut alors rétorquer : « Il ne m'a jamais donné de signes d'appréciation » (ce qui est faux, en réalité, puisqu'elle avait obtenu de l'avancement l'année précédente). Il y a là minimisation et abstraction sélective, autres distorsions typiques d'une pensée dépressive.

Finalement, après quelque temps, le patient peut, avec l'aide du psychothérapeute, reconnaître ses schémas de dénigrement et ses erreurs de logique. Les prochaines séances seront axées sur le redressement de ceux-ci au moyen de techniques spécifiques que décrivent sommairement les paragraphes suivants.

Réattribution du blâme

Le patient a l'habitude de se blâmer pour tous les maux de la terre. Il doit analyser les faits qui l'amènent à une telle attitude, par exemple en se demandant s'il porterait un jugement aussi sévère sur une autre personne. Le thérapeute lui demande de quantifier le blâme qu'il devrait réellement s'attribuer. Le patient arrive peu à peu, en général, à se donner une note inférieure à 100 %, ce qui n'était pas le cas auparavant, car, à cause de sa pensée dichotomique du tout ou rien, il percevait sa responsabilité comme étant totale.

Recherche de solutions alternatives

Le psychothérapeute doit aider le patient à trouver des explications rationnelles aux situations. Celui-ci doit apprendre à vérifier ses conclusions avant de les accepter automatiquement et à envisager des hypothèses différentes qui seraient peut-être moins déprimantes.

Reprenons l'exemple de la secrétaire. Plutôt que de mettre le silence de son patron au compte de son manque de compétence, elle pourrait l'expliquer par le fait que quelque chose le préoccupait, par exemple des problèmes avec le fisc ou des difficultés familiales.

Techniques diverses

Des techniques de relaxation, d'affirmation de soi ou des moyens de distraction peuvent aussi aider à mettre en évidence des pensées dysfonctionnelles et à proposer des comportements adaptatifs.

Psychiatrie clinique : une approche bio-psycho-sociale

51.6.3 Séances terminales

Identification des croyances dépressogènes

Après avoir appris à reconnaître ses pensées automatiques et en avoir dégagé les thèmes récurrents, le patient doit, s'il veut éviter des rechutes, rectifier ses fausses croyances. Celles-ci sont :

- involontaires ;
- irrationnelles ;
- plausibles ;
- négatives et génératrices d'affects dépressifs.

Prenons le cas d'une patiente qui disait s'être sentie très déprimée à la suite d'une conversation avec sa fille de 20 ans qui terminait ses études collégiales. Celle-ci lui avait rapporté que les autres mères avaient acheté à leur fille une belle robe, dans une boutique chic, pour le bal de fin d'études. La patiente ne pouvait pas, en raison de ses moyens financiers limités à la suite de son divorce, faire une dépense aussi extravagante. Son idéation se poursuivait ainsi : « Si je n'avais pas pensé seulement à moi en me séparant, je pourrais lui payer une belle robe. Si je n'étais pas si égoïste, j'aurais pensé davantage à elle. »

Modification des postulats de base

Il est nécessaire, pour le patient, de modifier les postulats qui sous-tendent ses fausses croyances. À cette intention, il est invité à critiquer leur réalité et à émettre des hypothèses vérifiables concernant les conséquences de leur prétendue véracité. Certains postulats s'expriment par des formulations telles que : « Je devrais... », « J'aurais dû... », « Il faut que... », et témoignent d'exigences difficiles à satisfaire. D'autres, les postulats silencieux (*silent assumptions*), peuvent être révélés par la technique dite de la flèche descendante (*downward arrow*), qui consiste en un enchaînement de questions à partir d'une pensée automatique et de ses conséquences potentielles visant à mettre en évidence le postulat sous-jacent, puis à le modifier.

Une des multiples techniques de modification des postulats dépressogènes consiste à peser, avec le patient, les avantages et les désavantages des attitudes dysfonctionnelles. Les arguments « pour » et « contre » sont cotés de 0 % à 100 % selon leur importance pour en arriver à faire un choix plus éclairé. Ainsi, dans le cas de la patiente récemment divorcée qui remettait son choix en question ont été mis en opposition les pour et les contre de la poursuite de la vie commune malgré la mésentente. Fut également mis au jour le postulat silencieux qu'elle avait : « Seuls les bons sont récompensés, car, pour être bon, il faut absolument souffrir ! » Adhérer à cette croyance est destructif.

Il est utile que le thérapeute amène le patient à comprendre, puis à corriger, à l'aide de différentes techniques, les postulats erronés, car ils ont des conséquences à long terme parfois dévastatrices et peuvent mener à la dépression. Par exemple, on peut imaginer quelles seraient les conséquences du décès ou du départ du conjoint si le patient croit que, pour être heureux, il faut vivre à deux.

51.7 RÉSULTATS EMPIRIQUES ET MESURES COGNITIVES

51.7.1 Études comparatives

Cette section se limitera aux grandes lignes pouvant clarifier le questionnement au sujet de l'efficacité de la thérapie cognitive. Le premier point à souligner est qu'il n'est pas nécessaire que la théorie étiologique sous-jacente soit valide pour qu'une forme de thérapie soit appropriée. En effet, la théorie thérapeutique étayant un traitement et rendant compte des améliorations peut être juste sans pour autant expliquer l'apparition de la maladie.

La majeure partie de la littérature indique que la TC est efficace pour le traitement de la dépression, des troubles anxieux, de la boulimie, de troubles des conduites et de difficultés d'adaptation. Certaines études, dont celle de Rush et coll. (1977), ont montré que la TC était supérieure à la pharmacothérapie dans le traitement de la dépression. Une étude du National Institute of Mental Health (NIMH) [Elkin et coll., 1989] laisse entendre que la TC y est peut-être légèrement inférieure, mais la majorité des travaux publiés ont noté un effet comparable entre pharmacothérapie et TC. Les comparaisons entre celle-ci et la thérapie interpersonnelle ont montré des résultats semblables, mais les résultats de la TC sont souvent supérieurs par rapport aux approches purement comportementales ou psychodynamiques. Cependant, la question est plus complexe.

Pour quel type et pour quelle intensité de dépression la TC est-elle efficace ? Quels sont les facteurs de changement à l'œuvre ? Sont-ils particuliers à la TC ou non ? Quels sont les facteurs permettant de prédire le succès de la thérapie ? Est-ce qu'une combinaison avec une médication antidépressive est supérieure ? Est-ce que la TC contribue à une meilleure observance du traitement pharmacologique ? L'amélioration symptomatique se poursuit-elle après le traitement actif ?

Bien que les études méta-analytiques militent en faveur d'une réponse favorable en ce qui a trait à l'effet thérapeutique, celui-ci ne semble pas propre à la TC. Selon l'étude du NIMH, les psychothérapies donnent de meilleurs résultats dans les cas de dépressions plus légères, mais des recherches plus récentes (De Rubeis et coll., 1999) n'arrivent pas à cette conclusion : en effet, la TC serait tout aussi efficace pour les dépressions sévères. En revanche, des différences apparaissent à plus long terme, dans le sens d'une légère supériorité de la TC seule ou en combinaison. La TC favorise l'observance du traitement pharmacologique et prévient peut-être les rechutes. Les patients présentant une dysfonction cognitive moindre répondent mieux à la TC ; ceux qui ont un niveau supérieur de fonctionnement interpersonnel profitent davantage de la thérapie interpersonnelle.

Les études précitées portant sur le traitement des autres troubles sont plus récentes, mais indiquent que la TC donne des résultats comparables aux résultats obtenus dans le traitement de la dépression. Il ressort de ces travaux que les facteurs relationnels (relation patient-thérapeute) sont importants pour assurer l'amélioration, que les interventions purement comportementales s'avèrent un peu moins efficaces et que les approches psychodynamiques, moins bien définies, sont difficiles à évaluer.

Une caractéristique des thérapies comportementales et cognitives est l'accent mis sur la vérification empirique de leurs hypothèses étiologiques respectives et, par conséquent, sur la validation de leurs résultats thérapeutiques grâce à des mesures psychométriques spécifiques.

*
* *

En conclusion, deux points méritent d'être soulignés. D'abord, le développement de la TC repose sur de nombreuses positions théoriques et techniques inspirées d'Adler, Bandura, Bowlby, Horney et Piaget. Malgré que les divers auteurs se réclament de modèles théoriques différents, il existe des dénominateurs communs :

- collecte de données ;
- détermination des problèmes et des buts ;
- engagement actif du patient dans la thérapie ;
- relation thérapeutique fondée sur la collaboration ;
- approche directive et psychoéducative ;
- limite dans le temps ;
- préoccupation quant à la prévention des rechutes.

Ensuite, les données cliniques permettent de contredire plusieurs accusations portées contre la TC. Il est faux de dire, par exemple, que la TC :

- n'utilise pas l'information et le matériel provenant du passé du patient ;
- évite la médication en combinaison avec la thérapie ;
- n'exploite pas la relation thérapeutique ;
- s'attache uniquement à traiter les symptômes et ignore les problèmes sous-jacents ;
- est l'avatar d'une pensée positive, simpliste ;
- a pour but unique d'amener le patient à penser correctement ;
- fait fi de la composante émotive et ne cherche pas à faire évoluer la capacité d'introspection.

L'aspect central de la TC consiste dans la détermination de la structure cognitive spécifique du patient pour expliquer les symptômes ou le trouble psychique qu'il présente et dans l'élaboration de stratégies appropriées pour corriger ses erreurs cognitives.

La TC constitue un moyen thérapeutique pratique et accessible, en constante évolution grâce aux innombrables recherches et à la réflexion auxquelles elle donne lieu. Des protocoles plus spécifiques pour traiter diverses pathologies sont en voie d'élaboration. Les quatre approches présentées ici illustrent les grands courants novateurs de l'orientation cognitive. Elles se fondent toutes sur une conception de l'humain devenu explorateur scientifique de son monde.

Psychiatrie clinique : une approche bio-psycho-sociale

La déception des chercheurs devant les applications limitées des techniques comportementales, ainsi que de faibles corrélations entre résultats expérimentaux et théories psychanalytiques, a favorisé l'émergence des approches cognitives. On peut désormais considérer celles-ci comme un atout dans le répertoire des thérapies à offrir aux patients, et il apparaît futile de débattre de la supériorité de l'une ou de l'autre.

Bibliographie

ABRAMSON, L., SELIGMAN, M.E.P., et TEASDALE, J.D.
1978 « Learned helplessness in humans : Critique and reformulation », *J. Abnorm. Psychol.*, vol. 87, p. 49-74.

BANDURA, A.
1977 *Social Learning Theory*, Englewood Cliffs (N.J.), Prentice Hall.
1976 « Self-efficacy : Toward a unifying theory of behavior change », *Psychol. Rev.*, vol. 84, n° 2, p. 191-215.

BARLOW, D.H., et coll.
1989 « Behavioral treatment of panic disorder », *Behavior Therapy*, vol. 20, n° 2, p. 261-282.

BECK, A.T.
1993 *Cognitive Therapy of Substance Abuse*, New York, Guilford Press.
1967 *Depression : Causes and Treatment*, Philadelphie, University of Pennsylvania Press, 1972.

BECK, A.T., et coll.
1979 *Cognitive Therapy of Depression*, New York, Guilford Press.

BLACKBURN, I.M., et COTTRAUX, J.
1988 *Thérapie cognitive de la dépression*, Paris, Masson.

CAUTELA, J., et BRETON, M.
1977 « Covert conditioning : A theoretical analogy », *Behavior Modification*, vol. 1, p. 351-368.

DATTILIO, F.M., et PADESKY, C.A.
1990 *Cognitive Therapy with Couples*, Sarasota, Professional Resources Exchange Inc.

DE RUBEIS, R.J., et coll.
1999 « Medications versus cognitive behavior therapy for severely depressed out patients : Mega-analysis of four randomized comparisons », *Am. J. Psychiatry*, vol. 156, p. 1007-1013.

ELKIN, I., et coll.
1989 « National Institute of Mental Health Treatment of Depression Collaborative Research Program : General effectiveness of treatments », *Arch. Gen. Psychiatry*, vol. 46, p. 971-982.

ELLIS, A.
1962 *Reason and Emotion in Psychotherapy*, New York, Secausus, Lyle Stuart.

ELLIS, A., et GRIEGER, R.
1977 *Handbook of Rational Emotive Therapy*, New York, Springer.

GOLDFRIED, M.R.
1980 « Psychotherapy as coping skills training », dans M.J. Mahoney (sous la dir. de), *Psychotherapy Process : Current Issues and Future Directions*, New York, Plenum Press, p. 89-119.

GUIDANO, V.F., et LIOTTI, G.
1983 *Cognitive Processes and Emotional Disorders*, New York, Guilford Press.

KELLY, G.
1955 *The Psychology of Personal Constructs*, New York, Norton.

LAZARUS, R.S.
1989 « Constructs of the mind in mental health and psychotherapy », dans A. Freeman et coll. (sous la dir. de), *Comprehensive Handbook of Cognitive Therapy*, New York, Plenum Press, p. 99-121.

LINEHAN, M.
1993 *Cognitive Behavioral Treatment of Borderline Personality Disorder*, New York, Guilford Press.

MAHONEY, M.J.
1974 *Cognition and Behavior Modification*, Cambridge, Ballinger.

MEICHENBAUM, D.
1985 *Stress Inoculation Training*, New York, Pergamon Press.
1977 *Cognitive Behavior Modification. An Integrative Approach*, New York, Plenum Press.

NEISSER, U.
1976 *Cognition and Reality. Principles and Implication of Cognitive Psychology*, San Francisco, W.H. Freeman.

PERRIS, C.
1989 *Cognitive Therapy with Schizophrenic Patients*, New York, Guilford Press.

RUSH, A.J., et coll.
1977 « Comparative efficacy of cognitive therapy and pharmacotherapy in the treatment of depressed outpatients », *Cognitive Therapy and Research*, vol. 1, n° 1, p. 17-37.

SAFRAN, J.D.
1990 « Toward a refinement of cognitive therapy in light of interpersonal theory », *Clin. Psychol. Rev.*, vol. 10, p. 87-105.

SALKOVSKIS, P.M., et KIRK, J.
1989   « Obsessional disorders », dans K. Hawton et coll. (sous la dir. de), *Cognitive Behavior Therapy for Psychiatric Problems: A Practical Guide,* Oxford, Oxford University Press, p. 129-168.

VALLIS, T.M., HOWES, J.L., et MILLER, P.C.
1991   *The Challenge of Cognitive Therapy. Applications to Nontraditional Populations,* New York, Plenum Press.

YOUNG, J.E.
1990   *Cognitive Therapy for Personality Disorders: A Schema-Focused Approach,* Sarasota, Professional Resources Exchange Inc.

Lectures complémentaires

BECK, A.T., et coll.
1990   *Cognitive Therapy of Personality Disorders,* New York, Guilford Press.

BECK, A.T., et GREENBERG, R.L.
1973   *Coping with Depression,* New York, Institute of Rational Living.

BURNS, D.
1980   *Feeling Good: The New Mood Therapy,* New York, Williams Morrow.

YOUNG, J.E., et KLOSKO, J.S.
1995   *Je réinvente ma vie,* Montréal, Éditions de l'Homme.

CHAPITRE 52

Thérapie psychoéducative

GUY DELEU, M.D.
Psychiatre, programmes de jour du Service Socrate-Réhabilitation
de l'Hôpital Vincent Van Gogh (Charleroi)

PIERRE LALONDE, M.D., F.R.C.P.C., F.A.P.A.
Psychiatre, Programme jeunes adultes (schizophrénie) de l'Hôpital Louis-H. Lafontaine (Montréal)
Professeur titulaire au Département de psychiatrie de l'Université de Montréal

PLAN

52.1 Bases théoriques
    52.1.1 Théorie comportementale
    52.1.2 Thérapie cognitivo-comportementale
    52.1.3 Pédagogie
    52.1.4 Modèles de la psychologie sociale
    52.1.5 Perceptions de la maladie
    52.1.6 Apprentissage social
    52.1.7 Concept d'émotion exprimée

52.2 Indications et contre-indications
    52.2.1 Psychoéducation en médecine
    52.2.2 Psychoéducation en psychiatrie
        • *Contre-indications* • *Réticences des praticiens à l'égard de la thérapie psychoéducative*

52.3 Modalités d'application
    52.3.1 Information transmise
    52.3.2 Révélation du diagnostic
    52.3.3 Approche psychoéducative pour les patients
    52.3.4 Approche psychoéducative pour les familles
        • *Thérapie familiale comportementale*
    52.3.5 Programmes standardisés

52.4 Validation des résultats
    52.4.1 Thérapie psychoéducative pour les patients
    52.4.2 Thérapie psychoéducative pour les familles

Bibliographie

Lectures complémentaires

Pour les maladies mentales, il existe des traitements efficaces, qui influent de façon largement favorable sur l'évolution de la maladie, réduisant les risques de rechute, améliorant l'adaptation psychosociale et la qualité de vie des patients et de leur famille. Mais la fidélité des patients aux diverses stratégies thérapeutiques, qu'il s'agisse des traitements médicamenteux ou de réadaptation, reste faible. Une des raisons de ce phénomène est que le patient est peu informé sur la maladie elle-même et sur les modalités de traitements possibles. Un bon point de départ consiste à donner de l'information au patient atteint d'une maladie chronique, en la personnalisant avec beaucoup de nuances. Cependant, l'éducation devrait non seulement viser l'acquisition de connaissances nouvelles, mais aussi, et surtout, favoriser des changements de comportement.

Il ne s'agit pas seulement de transmettre de l'information éducative comme le fait l'enseignant auprès des élèves. La psychoéducation est pratiquée par un thérapeute dans un contexte particulier, puisque les personnes sont directement concernées par la maladie en question. Cette approche thérapeutique s'applique aussi bien au malade qu'à sa famille (Anderson et Hogarty, 1985) et peut également être utilisée dans le cas de problèmes physiques. Il s'agit d'encourager les proches, qui sont souvent des aidants naturels, à jouer un rôle de cothérapeutes et de leur donner, grâce à l'éducation sur la maladie et à l'apprentissage de différentes stratégies, les moyens de rendre le milieu familial mieux adapté aux particularités physiologiques, psychologiques et sociales du patient.

Il devient d'usage courant d'employer le terme « psychoéducation » pour désigner toute forme d'éducation du patient et de sa famille. Ce mot apparaît régulièrement dans la littérature scientifique anglo-saxonne depuis le début des années 80. Lorsqu'on y regarde de plus près, cependant, on constate que la notion de psychoéducation recouvre des pratiques diverses. Par exemple, la psychoéducation des familles de patients schizophrènes englobe des pratiques allant d'une ou deux séances d'information réunissant des groupes de parents jusqu'à des thérapies structurées, échelonnées sur plusieurs mois et axées sur l'éducation, l'information et l'apprentissage de la gestion de la maladie et des stress socio-environnementaux, menées à domicile avec le patient et sa famille par deux thérapeutes expérimentés.

Selon Goldman (1988), la thérapie psychoéducative consiste dans l'éducation ou la formation d'une personne souffrant d'un trouble mental dans des domaines qui servent des objectifs de traitement et de réadaptation :

- l'acceptation de la maladie par le patient et ses proches ;
- leur coopération active au traitement et à la réadaptation ;
- l'acquisition d'habiletés compensant les déficiences liées au trouble psychiatrique.

Comme les autres psychothérapies, la psychoéducation encourage l'expression des affects, mais privilégie surtout la maîtrise cognitive et une forme de contrôle inspirée des techniques de thérapie comportementale, afin de développer les habiletés sociales.

La psychoéducation apparaît donc comme un processus qui, au-delà de la simple éducation, vise à soutenir émotionnellement le patient et sa famille et à leur donner les moyens de gérer au mieux la maladie et ses conséquences personnelles et familiales. C'est dans ce sens que l'on peut parler de « thérapie psychoéducative ».

52.1 BASES THÉORIQUES

La thérapie psychoéducative s'est inspirée de plusieurs modèles théoriques et approches thérapeutiques.

52.1.1 Théorie comportementale

Les techniques utilisées en thérapie psychoéducative reposent sur les théories comportementales relatives au conditionnement opérant (voir le chapitre 50). Le principe majeur du conditionnement opérant est que des individus qui produisent un comportement en réponse à des stimuli situationnels ont plus de chances de produire ce comportement dans une situation future similaire si ce comportement est renforcé. La recherche et la modification des contingences de l'environnement et des renforcements du comportement occupent une place importante dans les méthodes d'apprentissage employées en thérapie psychoéducative.

52.1.2 Thérapie cognitivo-comportementale

Selon les principes dérivés de la thérapie cognitive, il est important que le patient modifie ses perceptions, ses cognitions, de sorte qu'il puisse conceptualiser plus adéquatement les troubles dont il souffre (voir le chapitre 51). Ainsi, l'éducation est devenue un ingrédient de base de la thérapie cognitivo-comportementale. Le thérapeute amène son patient à comprendre la nature de sa maladie et lui explique les étapes du processus thérapeutique et les techniques qui seront utilisées. Cette dimension psychoéducative permet:
- de dédramatiser la situation due à la maladie et d'atténuer l'anxiété engendrée chez le patient par la méconnaissance de son trouble (« On sait ce que j'ai », « Je ne suis pas le seul », « On me comprend »);
- d'établir une relation contractuelle avec le patient pour qu'il joue un rôle actif dans sa réadaptation;
- de restaurer chez le patient un sentiment de maîtrise (« Maintenant, je sais ce qu'il faut faire »);
- de renforcer sa motivation et ses attentes de résultats;
- de mettre en évidence et de prévenir les obstacles éventuels.

La thérapie cognitivo-comportementale ne se résume pas à cette seule dimension éducative, mais celle-ci reste, pour le thérapeute, une préoccupation constante tout au long du processus thérapeutique (Chambon, Laurent et Marie-Cardine, 1995).

52.1.3 Pédagogie

Parmi leurs habiletés, les thérapeutes qui souhaitent transmettre de l'information à leurs patients et leurs proches doivent posséder plusieurs des qualités particulières à l'enseignement: langage clair et accessible, maîtrise des techniques de communication, capacité de vulgarisation, empathie, chaleur, spontanéité, sensibilité, authenticité, capacité d'exprimer toutes formes d'émotions. La thérapie psychoéducative dérive donc du goût d'un praticien pour faire progresser ses patients par son enseignement.

La méthode pédagogique est de type interactif. Elle consiste, dans un premier temps, à apprécier, par un questionnement, le niveau de connaissances, les croyances et les valeurs culturelles du patient et de son entourage par rapport à la maladie. La discussion à propos de ces éléments et la transmission de connaissances ne se font que dans un deuxième temps, de façon progressive et prudente.

52.1.4 Modèles de la psychologie sociale

Des modèles théoriques issus de la psychologie sociale permettent de prédire les comportements reliés à la santé (Godin, 1988; Lalande, 1994a):

1. Le modèle des croyances relatives à la santé (*health belief model*) [Becker, 1974; Janz et Becker, 1984] est fondé sur les croyances et les motivations du patient par rapport à la santé. Les déterminants qui entrent en jeu dans sa décision d'agir sont de deux ordres:
   - la *perception d'une menace* pour la santé sous-tendue par sa conviction qu'il est vulnérable à la maladie et que l'apparition de la maladie aura des conséquences graves sur certains aspects de sa vie;
   - la *croyance en l'efficacité de l'action* à entreprendre pour neutraliser cette menace, qui résulte de l'évaluation des avantages et des désavantages associés à l'adoption de cette action.

   À ces déterminants s'ajoutent certaines variables (démographiques, sociologiques) qui influencent la perception de l'individu et certains événements incitant à l'action qui peuvent amener à percevoir la présence d'une menace pour la santé.

2. La théorie cognitive de l'apprentissage social (*social learning theory*) [Bandura, 1977, 1986] pose que des individus peuvent acquérir des comportements spécifiques par l'observation d'un modèle réalisant ce comportement, spécialement si des effets bénéfiques à la suite du comportement viennent renforcer ce modèle. La particularité de cette théorie cognitive est l'accent mis sur l'importance du sentiment qu'a l'individu de pouvoir modifier un comportement, ce qui est différent de la simple perception des bienfaits liés à l'adoption du nouveau comportement. Deux croyances sont à la base de la décision d'agir:
   - la *croyance en l'efficacité du comportement* pour obtenir le résultat désiré;
   - la *croyance dans sa capacité* à produire le comportement (concept d'efficacité personnelle).

Psychiatrie clinique: une approche bio-psycho-sociale

Ainsi, la probabilité d'un changement n'est pas uniquement liée aux conséquences du changement, mais aussi à la perception qu'a l'individu de sa capacité de changer.

3. La théorie du comportement planifié (*theory of planned behavior*) [Ajzen et Madden, 1986] soutient que l'intention d'adopter un nouveau comportement est déterminée par la perception qu'a l'individu de sa capacité de changer et par son attitude à l'endroit du changement en question, cette attitude étant elle-même influencée par ses croyances et par les normes sociales.

Les trois déterminants du changement explicités dans ce modèle sont :
- l'attitude de l'individu à l'égard du comportement, déterminée par ses croyances relativement aux conséquences du comportement et par l'évaluation qu'il fait de ses résultats ;
- l'importance qu'il accorde à l'opinion des gens qui lui sont proches et sa motivation à se conformer à leur opinion, à la norme ;
- le degré de maîtrise que l'individu croit pouvoir exercer sur le comportement en question.

Ces modèles psychosociaux invitent à prendre en considération trois catégories de facteurs dans une démarche d'éducation du patient :

1. Facteurs qui prédisposent au changement de comportement :
   - conviction relativement à une vulnérabilité potentielle à la maladie ;
   - conviction relativement à la gravité des conséquences de l'apparition de la maladie ;
   - croyance en l'efficacité du comportement à adopter ;
   - croyance dans la capacité à réaliser le comportement ;
   - opinion des personnes influentes et motivation à s'y conformer.

2. Facteurs qui favorisent l'adoption du comportement :
   - habiletés de la personne ;
   - ressources dont elle dispose ;
   - modèles qu'elle peut observer.

3. Facteurs qui renforcent le maintien du comportement :
   - attitude de l'entourage ;
   - relation médecin-patient ;
   - autorenforcements (autoverbalisations).

52.1.5 Perceptions de la maladie

Kleinmann (1980), un anthropologue, fait une distinction entre deux notions, soit :

- *illness*, qui a trait à la conception subjective et expérientielle qu'a le sujet (et son groupe social) de son malaise. La notion fait référence aux perceptions et aux expériences qu'un individu décrit au médecin ou à n'importe quel autre guérisseur. Ce terme englobe l'expérience subjective de l'individu et de son entourage, le sens personnel et social ainsi que l'explication qu'ils en donnent. Il a une connotation culturelle ;

- *disease*, qui se rapporte à la conception objective et technique (fondée sur des analyses de laboratoire et d'autres données scientifiques) qui permet de dire qu'un malaise est dû à telle ou telle cause. Il s'agit de la lecture que le médecin fait du malaise en observant les signes et les symptômes et qui renvoie à une anormalité dans la structure ou le fonctionnement d'un organe ou d'un système physiologique. L'individu devient alors un malade selon la perception du médecin. La maladie repose sur une conception technique et objective.

On peut aisément comprendre que cette différence de perspective peut donner lieu à plusieurs malentendus. Par exemple, une personne peut recevoir un diagnostic de schizophrénie ou de dépression (*disease*), mais ne pas se reconnaître comme malade, nier sa maladie (*illness*) et refuser la médication prescrite. Pour qu'un traitement soit acceptable aux yeux du patient, il faut chercher à obtenir un consensus quant à l'étiologie, le diagnostic, l'évolution et le traitement de cette maladie.

Kleinmann (1980) recommande de s'enquérir des modèles explicatifs de la maladie qu'a élaborés le patient et des attentes que celui-ci entretient par rapport au traitement :

- Comment définissez-vous votre problème ? Quel nom lui donnez-vous ?
- Quelles sont les causes de votre problème, d'après vous ?

- Pour quelles raisons croyez-vous que votre problème a débuté à ce moment précis ?
- Comment se manifeste votre maladie ? Quels malaises produit-elle en vous ?
- Croyez-vous que votre maladie va durer longtemps ?
- Quelle sorte de traitement croyez-vous devoir recevoir ?
- Quels sont les résultats les plus importants que vous attendez de ce traitement ?

Le médecin peut ensuite tenter de conformer les modèles du patient (par une approche psychoéducative) au modèle médical. Il pourra ainsi mieux préciser le rôle du malade dans son processus de recherche d'aide.

52.1.6 Apprentissage social

Les humains sont des créatures sociales qui ont besoin d'interagir avec les autres pour satisfaire leurs besoins biologiques, émotifs et sociaux. Et certains malades mentaux ont de grands déficits à cet égard. Cette inaptitude peut contribuer à aggraver leurs symptômes, menacer leur capacité à prendre soin d'eux-mêmes et à faire face aux situations stressantes de la vie quotidienne. À l'opposé, avec le temps, les succès dans la vie sociale améliorent les habiletés de communication, augmentent la compétence sociale et le contentement.

Liberman, DeRisi et Mueser (1989, p. 3 ; traduction libre) définissent les habiletés sociales comme « l'ensemble des capacités cognitives et comportementales grâce auquel nous pouvons communiquer nos émotions et nos besoins de façon claire et réaliser nos aspirations personnelles dans le cadre de relations interpersonnelles ». Le but de l'entraînement aux habiletés sociales (EHS) est l'efficacité personnelle. Pour accomplir chacune des habiletés sociales, il faut avoir, au préalable :

- des *habiletés de perception*. La perception des indices environnementaux met en jeu des habiletés réceptives, qui consistent dans la capacité à prêter attention aux informations pertinentes provenant du contexte et des relations interpersonnelles dans diverses situations sociales et à les comprendre adéquatement ;
- des *habiletés de traitement des informations*. Il s'agit de la capacité d'anticipation et des habiletés décisionnelles qui interviennent dans l'évaluation d'une série de solutions possibles, de comportements potentiellement efficaces, menant au choix de la réponse la plus susceptible de permettre à la personne d'atteindre un but immédiat et à long terme ;
- des *habiletés de réalisation*. Il s'agit de l'émission de la réponse qui fait appel aux habiletés comportementales grâce auxquelles l'individu produit un comportement adéquat dans une situation sociale donnée. Les habiletés de réalisation (ou d'émission de la réponse) s'expriment par le moyen d'une communication :
  - verbale. La personne utilise alors des mots plus ou moins pertinents et appropriés, ce qui va amener l'interlocuteur à se former une idée de la compétence sociale de l'émetteur ;
  - non verbale. Les gens tiennent plus compte des attitudes, des intonations spontanées, pour décider quoi comprendre face à l'émetteur, pour fonder leur jugement et se faire une opinion de l'efficacité de son comportement social (voir aussi le chapitre 50).

Les postulats théoriques de l'EHS sont les suivants :

1. L'acquisition des attitudes comportementales se rapportant à une émotion donnée amène le sujet à ressentir subjectivement cette émotion. En incitant le patient à pratiquer les manifestations visibles d'une expression affective, le thérapeute favorise un changement émotif d'une façon plus efficace que s'il se concentre sur l'analyse de l'état affectif.

2. Un changement au chapitre de l'estime de soi, de la confiance en soi, du bien-être subjectif va suivre — et non précéder — un changement du comportement manifeste. L'expérience subjective et physiologique de la joie, du plaisir, de la colère, de la tendresse s'acquiert par une pratique active des comportements qui sous-tendent ces émotions.

3. Même si l'on enseigne au patient des habiletés sociales, celles-ci seront retenues et généralisées seulement si son environnement social renforce constamment l'utilisation de ces habiletés. Il faut donc aussi entraîner les parents, amis et intervenants à répondre positivement et de façon

Psychiatrie clinique : une approche bio-psycho-sociale

conséquente aux comportements sociaux appropriés du patient.

L'EHS a été conçu pour favoriser l'affirmation de soi autant chez les gens normaux dans une variété de situations (le veuvage, le flirt, etc.) appelant des ajustements comportementaux que chez les patients psychotiques, pour les aider dans des situations de la vie quotidienne.

La thérapie psychoéducative s'est inspirée du savoir-faire accumulé au fil des années dans l'EHS des patients souffrant de troubles psychotiques chroniques pour mettre au point des techniques spécifiques afin de faciliter chez de tels patients l'intégration d'informations et l'apprentissage de nouveaux comportements adaptatifs durables et généralisables, malgré les problèmes d'apprentissage découlant de certains éléments de leur pathologie (symptômes négatifs et déficits cognitifs). Dès le début des années 80, des praticiens commençaient à prendre en considération les déficits cognitifs (soit les déficits de l'attention, de la perception et de la mémoire ainsi que les déficits plus complexes touchant les fonctions exécutives) existant chez ces patients psychotiques et interférant avec leur capacité d'apprentissage. Peu à peu, l'EHS en est venu à sa forme actuelle : une intervention hautement structurée visant à enseigner les habiletés relationnelles et à promouvoir le maintien et la généralisation de ces habiletés. Il s'adresse à divers types de patients et est utile pour une variété de pathologies perturbant le fonctionnement social.

Les programmes psychoéducatifs d'EHS privilégient l'apprentissage en groupe. Avant l'entrée dans le groupe, la stabilisation des symptômes aigus et une préparation individuelle du patient sont requises. Ces programmes comportent deux volets :

- un volet informatif, dont le point central est la présentation d'un modèle explicatif (p. ex., le modèle vulnérabilité-stress dans la schizophrénie) [voir le tome I, figure 10.1, p. 248];
- un volet pratique, où le thérapeute utilise des techniques pédagogiques et cognitivo-comportementales pour favoriser la gestion de la maladie et l'apprentissage d'habiletés diverses, de façon que le patient puisse faire face aux conséquences de la maladie dans sa vie personnelle, familiale et sociale.

Briand et coll. (1999) soulignent par ailleurs la nécessité d'intégrer, dans les programmes de réadaptation, les aspects cognitifs, comportementaux et émotifs, autant que possible dans un contexte de vie réelle, afin de tenir compte de tous les aspects de l'apprentissage d'une démarche de résolution de problèmes.

52.1.7 Concept d'émotion exprimée

Les études autour du concept d'émotion exprimée (EE) ont montré que certaines ambiances émotionnelles au sein de la famille pouvaient constituer un stress chronique pour le patient schizophrène et accroître ainsi le risque de rechute (voir le tome I, chapitre 10). Les études sur les familles à faible degré d'EE ont permis de mettre en évidence les caractéristiques d'un environnement familial mieux adapté aux particularités physiologiques, psychologiques et sociales d'un patient schizophrène (Leff et Vaughn, 1985). Les membres de ces familles :

- respectent les besoins relationnels du patient, notamment ses besoins de distance et d'isolement ;
- s'efforcent de comprendre les souffrances du patient et considèrent les comportements symptomatiques comme des expressions de la maladie et non comme un manque de volonté, une méchanceté, etc. ;
- manifestent à l'égard du patient des attentes modérées, en rapport avec ses possibilités ;
- sont capables de garder leur sang-froid en cas de crise et gèrent les problèmes quotidiens en cherchant des solutions par essais et erreurs.

Ces constatations ont amené des cliniciens à mettre au point une approche thérapeutique à l'intention de la famille du patient schizophrène, approche axée sur la modification des attitudes émotionnelles préjudiciables désignées par le concept d'EE. Cette approche thérapeutique psychoéducative, appelée aussi thérapie familiale comportementale, combine l'éducation de la famille et du patient sur la nature de la maladie et ses conséquences avec d'autres interventions visant l'acquisition de comportements adaptatifs de communication (par la technique d'EHS) et d'habiletés de résolution de problèmes qui permettent de réduire le niveau de stress intrafamilial (Falloon, 1990).

Le lien entre haut degré d'EE et rechutes n'est cependant pas particulier à la schizophrénie. On l'observe dans d'autres maladies mentales chroniques, comme les dépressions unipolaires récurrentes, les troubles bipolaires, l'anorexie mentale, l'alcoolisme. Il semblerait par ailleurs que cette attitude émotionnelle ne soit pas exclusive au contexte familial, car elle a été notée dans certaines structures d'accueil gérées par des professionnels. Les mêmes approches psychoéducatives familiales sont actuellement utilisées dans le traitement de ces pathologies avec des résultats encourageants (Goldstein, 1995).

52.2 INDICATIONS ET CONTRE-INDICATIONS

Il y a d'abord lieu de faire la distinction entre ce qui est simplement de l'éducation donnée au patient ou à sa famille et la thérapie psychoéducative consistant en un processus qui englobe éducation, accompagnement et soutien émotionnel et apprentissage d'habiletés de gestion de la maladie et de ses conséquences dans la vie personnelle et sociale.

52.2.1 Psychoéducation en médecine

Dans la foulée de l'évolution du contexte politique et juridique concernant le droit à l'information, on comprend que les médecins se sont largement inspirés de l'approche psychoéducative dans une variété de situations nécessitant des changements d'attitude de la part des patients. C'est ainsi qu'on a vu s'organiser des séances d'information touchant le tabagisme, les habitudes alimentaires, la grossesse, etc. L'éducation du patient fait partie des préoccupations médicales et des outils d'intervention. Les maladies cardiovasculaires et d'autres affections, comme le diabète ou l'asthme, ont un caractère chronique et requièrent des traitements au long cours ainsi que des changements au chapitre des comportements et des habitudes de vie. Dans de nombreuses maladies physiques de nature chronique se pose aussi la question de l'adhésion au traitement et de l'observance des prescriptions. Bien des groupes d'entraide, pour une grande variété de maladies, se fondent sur les principes de l'approche psychoéducative pour fournir informations et soutien à leurs membres.

En médecine comme en psychiatrie, l'éducation du patient peut être définie comme un ensemble de procédés dont le but est un changement de comportement chez le patient par des interventions tant sur le plan des connaissances que sur celui des attitudes. Par la transmission de nouvelles connaissances, le médecin incite son patient à orienter ses comportements vers l'adoption de meilleures habitudes de vie (Lalande, 1994b). Ces moyens d'apprentissage visent à faciliter l'adoption volontaire de nouveaux comportements pour former des stratégies de recherche de facteurs qui aident à l'apparition d'un comportement et qui renforcent son maintien selon les modèles de la psychologie sociale.

L'éducation du patient s'inscrit dans le contexte d'une relation praticien-patient personnalisée. Cette relation est axée non seulement sur la communication des connaissances, mais aussi et surtout sur la compréhension des mécanismes qui permettent au patient d'intégrer ces connaissances, le tout dans un climat de respect reflétant l'aspect volontaire de la démarche du patient (Lalande, 1994b).

52.2.2 Psychoéducation en psychiatrie

En psychiatrie, la thérapie psychoéducative a été utilisée dans le traitement de diverses affections :

– schizophrénies ;
– troubles bipolaires ;
– dépressions récurrentes ;
– troubles anxieux (trouble panique, phobies, trouble obsessionnel-compulsif) ;
– troubles de l'adaptation à la suite d'un deuil, d'une expérience traumatisante, du suicide d'un proche ;
– syndrome de Gilles de la Tourette ;
– toxicomanies ;
– anorexie mentale et boulimie ;
– troubles de la sexualité.

Contre-indications

La principale contre-indication se rapporte aux déficits de la mémoire, comme dans les démences (démence de type Alzheimer). Il faut être en mesure de retenir des concepts et de faire des apprentissages pour profiter de la psychoéducation.

La psychoéducation n'est pas non plus indiquée en phase aiguë de la maladie, lorsque le patient est envahi par le délire. Il convient alors d'apporter réconfort et calme, et non pas de donner des explications. Même si leur état est stabilisé, cependant, des patients peuvent continuer à entretenir des croyances fausses ou même délirantes par rapport à l'origine de leurs symptômes et de leur maladie, ce qui les rend réticents à une approche psychoéducative. Toute remise en question nécessite un cheminement personnel. En s'appuyant sur sa formation psychodynamique, le thérapeute doit respecter les réticences et les résistances du patient. Plutôt que d'affronter de face les convictions ou les négations du malade, il devrait les aborder par un questionnement de type socratique, c'est-à-dire en posant des questions pour orienter le patient vers d'autres hypothèses afin d'introduire le doute dans sa perception délirante, tout cela avec tolérance et respect.

Réticences des praticiens à l'égard de la thérapie psychoéducative

Discuter avec les patients de tous les détails de leur maladie est une pratique relativement récente qui suscite encore des réticences chez bien des professionnels, surtout lorsqu'il s'agit de maladies mentales sévères.

Différentes raisons peuvent expliquer ces réticences:
- la confusion engendrée par la variété des modèles proposés pour expliquer les maladies mentales et l'absence de consensus sur leurs mérites respectifs;
- l'idée que les patients suivis en psychiatrie sont incapables de comprendre les concepts enseignés ou de se prendre en charge;
- la crainte d'effrayer ou de décourager les patients en leur donnant le nom de leur maladie et des détails sur celle-ci;
- la crainte que les patients utilisent ces informations pour passer à l'acte et se dégager de toute responsabilité;
- la crainte de maintenir le patient dans son « rôle de malade » en insistant trop sur la maladie.

52.3 MODALITÉS D'APPLICATION

Différents types de programmes psychoéducatifs ont été décrits: certains, étalés sur plusieurs mois, sont adaptés à des structures de long séjour ou de soins ambulatoires (Eckman et coll., 1992; Hayes et Gantt, 1992), d'autres, brefs et intensifs, sont conçus pour être appliqués dans des unités de soins aigus (Goldman, 1988).

La thérapie psychoéducative est un processus qui s'articule autour de trois aspects essentiels:
- l'aspect pédagogique, qui se rapporte à la présentation d'informations sur la nature de la maladie et ses conséquences sur le patient et les membres de sa famille;
- l'aspect psychologique, c'est-à-dire le soutien émotionnel (fardeau émotionnel, deuil, renoncement);
- l'aspect comportemental, qui a trait à l'enseignement d'habiletés de gestion de la maladie et du stress et au recours à des stratégies de modification du comportement.

Le but est d'amener progressivement le patient et sa famille d'un sentiment d'impuissance et d'une attitude de passivité ou de révolte face à la maladie à une position de collaboration active à travers une vision plus réaliste de la maladie, des moyens d'y faire face au quotidien, des possibilités de traitement et des perspectives d'avenir.

La thérapie psychoéducative se fonde sur une alliance thérapeutique sous la forme d'un partenariat entre le patient, ses proches et les membres de l'équipe thérapeutique. La motivation, qui prend appui sur la croyance dans l'utilité d'un traitement et dans la pertinence des recommandations, est dans ce domaine déterminante, et le thérapeute doit chercher tous les moyens possibles pour la renforcer. Cette motivation, cependant, dépend de facteurs multiples, tant personnels (valeurs, croyances, attitudes, etc.) que situationnels, ce qui explique la difficulté de cette tâche d'éducation, qui se complexifie encore en psychiatrie. La maladie mentale s'accompagne souvent de troubles cognitifs (attention, mémoire, perception, traitement de l'information), de déficits des fonctions psychologiques de base (motivation, initiative, etc.) et de problèmes de jugement qui interfèrent avec les processus d'apprentissage. Les interactions entre le patient et son entourage influent tellement sur l'évolution de la maladie qu'il est indispensable d'étendre l'éducation aux proches.

La thérapie psychoéducative peut commencer pendant l'hospitalisation par des entretiens individuels avec le patient. Dans la mesure où l'atténuation des symptômes aigus et des troubles cognitifs le permet, on aborde avec le patient les symptômes de sa maladie et le diagnostic d'une manière prudente et empathique. Ces entretiens précèdent les entrevues avec la famille. La méthode et les moyens qui seront utilisés dépendront de la durée du séjour hospitalier, de l'équipe thérapeutique disponible autour du psychiatre et du relais possible par une structure ambulatoire : approche individuelle du patient et de sa famille, groupes psychoéducatifs pour patients et groupes psychoéducatifs pour parents ou groupes multifamiliaux réunissant patients et familles, présentation et discussion de vidéos éducatives.

Certains principes pédagogiques s'avèrent grandement utiles, notammment en groupe :
- présenter l'information sous forme visuelle (tableau, schéma, graphique, etc.) et pas seulement de façon verbale et écrite ;
- doser l'information : il est plus efficace de découper l'information en ses éléments les plus importants, qu'on présentera progressivement, que d'essayer de faire assimiler une trop grande quantité d'informations en une fois ;
- répéter régulièrement les mêmes informations : les questions essentielles, comme l'importance de la médication antipsychotique dans la prévention des rechutes, doivent être expliquées à plusieurs reprises pour être bien comprises ;
- recourir au jeu de rôle pour aider les participants à faire face à des situations difficiles ;
- prodiguer des encouragements et des renforcements positifs pour favoriser l'expression de chacun ;
- souligner les comportements adéquats à titre de modèle à imiter lorsqu'un participant relate ce qu'il a fait, par exemple pour gérer de façon efficace une situation de crise ;
- éviter de critiquer, notamment les participants « difficiles » ; choisir plutôt d'ignorer leurs attitudes inadéquates et orienter les discussions vers une approche plus constructive du problème ;
- limiter le temps de parole avec tact pour permettre à chacun de s'exprimer ;
- employer la méthode dialectique, qui consiste à examiner calmement et objectivement le pour et le contre d'une idée lorsque des participants ont des avis opposés à celui de l'animateur ;
- reconnaître les aspects négatifs du traitement et discuter ouvertement des avantages et des inconvénients ;
- rester ouvert aux critiques contre certains aspects de l'information transmise ou contre la psychiatrie en général, même si elles sont exprimées de façon acerbe et virulente ; les écouter avec calme, demander l'opinion des autres participants, attendre que la discussion devienne moins passionnée et seulement alors émettre avec prudence et objectivité une opinion éventuellement contradictoire.

52.3.1 Information transmise

Avant de donner de l'information, il est toujours utile de faire une enquête préalable auprès des intéressés pour déterminer leur niveau de connaissances et, surtout, les croyances qu'ils peuvent entretenir au sujet des causes de la maladie, de l'origine de certains symptômes et des attitudes pertinentes face aux différents problèmes. Chaque personne, en effet, s'est forgé un modèle explicatif pour tenter de donner un sens à ce qui lui arrive. Ce modèle va influencer largement l'acceptation et l'assimilation de toute nouvelle information (Barrowclough et Tarrier, 1992). Il est important que le praticien respecte les croyances et modèles préexistants chez les patients et leur famille et qu'il adopte un style prudent et interactif lorsqu'il propose des explications et des stratégies de remplacement. Loin de chercher à convaincre à tout prix, cet enseignement vise à lever les malentendus, fournir des données étayées scientifiquement et, surtout, proposer une conceptualisation de la maladie qui offre un cadre de référence commun à partir duquel pourront être élaborées les stratégies d'adaptation à la maladie.

Pour la plupart des pathologies, les points clés à aborder dans la démarche psychoéducative tournent autour des mêmes thèmes :
- la nature de la maladie (à cet égard, le modèle vulnérabilité-stress-compétences adaptatives et la conceptualisation qu'il représente permettent de donner un sens à l'épisode psychotique) ;
- les causes (facteurs prédisposants, précipitants, perpétuants et de protection) ;

Psychiatrie clinique : une approche bio-psycho-sociale

- les symptômes de la maladie, à distinguer des effets secondaires des médicaments ;
- les traitements médicamenteux ;
- les traitements psychothérapeutiques et psycho-sociaux ;
- la prévention des rechutes ;
- l'importance d'une thérapie familiale ;
- les conseils pratiques pour mieux composer avec la maladie ;
- les services d'aide existants.

Il importe que le thérapeute ait une connaissance profonde et actualisée de ces différents thèmes. Les informations qu'il donne doivent avoir fait l'objet du plus large consensus possible entre professionnels. Il devrait aborder les informations qui ne font pas l'unanimité de façon nuancée et objective. Le but de la psychoéducation n'est pas d'endoctriner le patient et sa famille au profit d'une théorie, mais de développer leur esprit critique et leur capacité d'autodétermination dans un contexte donné.

52.3.2 Révélation du diagnostic

Dévoiler le diagnostic d'une maladie mentale nécessite autant de délicatesse que pour n'importe quelle autre maladie physique grave. Il convient de procéder par étapes, une démarche qui pourra même favoriser l'adhésion du patient au plan de traitement :

1. *Reconnaissance du phénomène, de l'expérience subjective.* Il importe d'aborder le patient sous l'angle de la souffrance que lui causent les symptômes de sa maladie. D'ailleurs, le patient présente d'abord son expérience personnelle en racontant les phénomènes douloureux qui perturbent ses perceptions et son fonctionnement. Le praticien doit donc encourager le patient à révéler cet aspect phénoménologique, avec toutes les ambiguïtés et les hésitations qui y sont associées.

2. *Identification des symptômes.* Le médecin peut ensuite aider le patient à reconnaître que cette souffrance porte un nom. Par exemple que « j'ai besoin de compter dans ma tête » s'appelle une compulsion, que « la télévision m'envoie des messages pour me mettre en garde » s'appelle un délire, qu'« ils me disent que je suis un homosexuel » se nomme une hallucination auditive. Dans le cas de symptômes psychotiques, le médecin doit cependant tenir compte du manque d'*insight* du patient qui est convaincu de la véracité de sa perception et doit donc éviter de le contredire brusquement. Néanmoins, l'objectif de cette démarche psychoéducative consiste à transformer un phénomène subjectif en un symptôme égo-dystone dont le patient devient observateur et pas seulement victime. Souvent, en utilisant les mots du patient, il sera plus facile de l'amener à accepter un nom pour désigner ses symptômes. Ainsi, on pourrait aisément accepter qu'un patient parle de ses « voix » s'il ne souhaite pas utiliser le terme technique « hallucinations auditives ».

3. *Proposition d'un diagnostic.* Graduellement, le patient finit par reconnaître qu'il souffre d'une série de symptômes. Le médecin peut alors lui proposer un diagnostic. Par exemple, le patient qui constate qu'il se sent triste, qu'il a tendance à pleurer, qu'il souffre d'insomnie et éprouve de la culpabilité pourra sans doute admettre que cet ensemble de symptômes se nomme une dépression. Tout l'art de cette démarche psychoéducative consiste à trouver les mots et le moment pour aider le patient à reconnaître sa maladie et ainsi adhérer à un plan de traitement. Le DSM-IV (American Psychiatric Association, 1994) souligne d'ailleurs qu'il vaut mieux utiliser une nomenclature descriptive plutôt que de qualifier une personne. Un patient acceptera peut-être un peu plus facilement d'apprendre qu'il souffre de schizophrénie plutôt que de se faire dire qu'il est « schizophrène » ou, pire, « schizo ».

4. *Proposition d'un traitement et renforcement de l'espoir.* L'annonce du diagnostic n'est pas une fin en soi, mais plutôt une façon d'amener le patient à adhérer à son traitement. Une information juste, donnée dans des mots simples, que le patient comprend, permettra d'envisager l'avenir de façon plus favorable, mais quand même réaliste, dans la mesure où le patient adhère aux diverses facettes du traitement bio-psycho-social. Il ne s'agit pas d'afficher un optimisme triomphant en cherchant à nier la gravité de la maladie ni non plus un pessimisme désolé en prédisant la chronicité. L'espoir d'une amélioration — et personne ne peut en prédire l'ampleur — doit accompagner le patient tout au long de son évolution.

Psychiatrie clinique : une approche bio-psycho-sociale

52.3.3 Approche psychoéducative pour les patients

Apprendre au sujet de la maladie et de ses symptômes reste malgré tout difficile et pénible pour bon nombre de patients. Certaines informations font peur et suscitent des réactions telles que la tristesse, la désillusion et, parfois, le désespoir. Les patients n'expriment pas souvent ouvertement leurs craintes, qui se manifestent plutôt par diverses attitudes comme le retrait, l'ennui, le refus, l'irritabilité, l'hostilité. Une attitude prudente, évitant la confrontation, bienveillante et empathique de la part du thérapeute sera nécessaire pour accompagner et soutenir les patients dans ce cheminement difficile (Appelo et coll., 1993). Les bénéfices que ceux-ci pourront tirer de la démarche les aideront aussi à poursuivre.

Envisager la maladie comme une partie et non comme l'entièreté de leur *Self* change la perception que les patients ont d'eux-mêmes, atténue la culpabilité et la honte et rehausse leur estime de soi (Chambon et Marie-Cardine, 1994). Donner au patient les moyens de mieux gérer sa maladie et ses conséquences dans sa vie personnelle et sociale augmente son sentiment de maîtrise ainsi que son espoir dans l'avenir. Enfin, apprendre à distinguer ce qui revient à la maladie et redécouvrir, au-delà de celle-ci, les éléments positifs de sa personnalité (son sens de l'humour, sa sensibilité, ses talents, ses qualités, etc.) contribuent aussi à une meilleure perception de soi (Hayes et Gantt, 1992).

Néanmoins, le patient vit toute une série de pertes :
- perte au chapitre du fonctionnement social ;
- perte de relations sociales ;
- perte quant à son rôle social et à sa position sociale ;
- perte sur le plan cognitif (déficits cognitifs) ;
- perte sur le plan comportemental et émotionnel (symptômes négatifs) ;
- perte de l'espoir de guérison (vulnérabilité aux rechutes).

Certains comportements ou des attitudes du patient, comme le retrait, le refus de s'engager dans des activités, le refus d'entendre parler de la maladie, peuvent être compris comme des réactions de défense pour ne pas devoir affronter l'angoisse et la douleur liées aux pertes.

Le patient devra toutefois apprendre à faire face aux pertes qu'il vit, à les accepter, et trouver le moyen de se réinsérer socialement, malgré les incapacités découlant de la maladie. Le travail thérapeutique consiste à (Appelo et coll., 1993) :
- amener le patient à explorer ses pertes par l'information sur la maladie ;
- l'aider à faire le lien entre les difficultés concrètes qu'il éprouve dans son existence et ses déficits cognitifs, ses symptômes négatifs et sa vulnérabilité ;
- restaurer l'espoir : souligner que les pertes sont partielles et peuvent être compensées, l'aider à découvrir et à développer les parties saines de son Moi ;
- éviter de renforcer ses comportements de dépendance ;
- utiliser la « restructuration cognitive », c'est-à-dire aider le patient à reconsidérer son interprétation, sa perception de ce qui lui arrive ;
- établir avec lui des objectifs réalistes de réinsertion sociale.

Dans l'approche psychoéducative s'adressant au patient, l'intervention de groupe offre certains avantages par rapport à l'intervention individuelle :
- le groupe constitue un lieu d'échanges qui facilite l'intégration des informations par la discussion et la communication des expériences individuelles ;
- le groupe, s'il est bien structuré et dirigé par un animateur compétent, peut représenter un cadre rassurant dans lequel les patients pourront exprimer et surmonter leur vécu émotionnel ;
- le groupe, enfin, représente la situation idéale pour l'apprentissage des habiletés sociales.

Les programmes standardisés (voir la section 52.3.5) sont ici d'une grande utilité, car ils proposent une méthode et des thèmes à aborder de façon progressive. Ils fournissent aussi au thérapeute des conseils pratiques concernant les techniques pédagogiques et comportementales. En ce qui touche les informations à donner, le thérapeute devra exposer les sujets inscrits au programme de la séance tout en permettant la discussion sur des questions soulevées spontanément par les participants. Trop de rigueur par rapport au programme frustre les participants ; pas assez risque de faire en sorte que des thèmes importants ne soient jamais abordés.

Psychiatrie clinique : une approche bio-psycho-sociale

52.3.4 Approche psychoéducative pour les familles

Bien des thérapeutes se sont réfugiés derrière l'argument de la confidentialité pour éviter d'aborder avec la famille les questions relatives au diagnostic. Pourtant, on n'imaginerait pas tenir la famille à l'écart quand un de ses membres a subi un infarctus ou souffre d'épilepsie. Est-ce que les troubles mentaux sont à ce point marqués par les tabous et la stigmatisation qu'on espérait, par pensée magique, en atténuer l'effet en refusant d'en parler avec les personnes concernées ? La pratique prouve qu'en fait les familles sont très reconnaissantes d'être informées avec délicatesse en ce qui concerne le diagnostic et les possibilités thérapeutiques. Il suffit pourtant simplement d'organiser une rencontre de famille et de reprendre la démarche de la révélation du diagnostic exposée à la section 52.3.2. Le patient pourrait d'ailleurs probablement expliquer lui-même ce qu'il a retenu des informations que lui a données son médecin. Il convient mieux, de toute façon, que la famille sache qu'un de ses membres souffre d'une maladie mentale, plutôt que de l'accuser de paresse ou de mauvaise volonté. Au cours des discussions avec la famille et le patient, il faut cependant s'attendre à une série de réactions émotives de leur part, qui s'apparentent à des réactions de deuil : déni, colère, révolte, culpabilité, dépression (Miller, 1996).

La délicatesse, la prudence, les nuances sont de mise quand on annonce un diagnostic. Il serait pour le moins malséant de lancer un diagnostic de schizophrénie dès une première visite à l'urgence. Même si les critères diagnostiques étaient remplis, il faut encore préparer un moment propice pour donner cette information dans le cadre d'une relation de confiance. C'est souvent sur plusieurs semaines, ou même plusieurs mois, que les réponses seront fournies au patient et à sa famille, en fonction de leur réceptivité. Et il faut toujours associer le diagnostic à des propositions de traitement pour entretenir l'espoir. La même prudence s'applique au pronostic, qui doit garder plusieurs portes ouvertes sur une variété d'évolutions.

La thérapie psychoéducative étant un dérivé de la pédagogie, il y a lieu de vérifier ce que le patient et sa famille ont compris des informations fournies. Il sera alors possible de corriger des malentendus et de répondre aux questions.

Thérapie familiale comportementale

La thérapie psychoéducative à l'intention de la famille, appelée aussi thérapie familiale comportementale (TFC), consiste en un programme d'intervention structuré et limité dans le temps (de 9 à 12 mois), conçu d'abord pour la schizophrénie, mais qui peut s'appliquer dans bien d'autres pathologies. Les séances ont lieu idéalement à domicile avec le patient et sa famille et sont dirigées par un ou deux thérapeutes expérimentés. Elles suivent une méthode comportant quatre étapes (Falloon, 1990) :

1. *Évaluation* des difficultés, des besoins et des forces de la famille.

2. *Éducation,* c'est-à-dire information et discussion sur la nature de la schizophrénie à la lumière du modèle vulnérabilité-stress, sur les symptômes et les signes annonciateurs de rechute, sur le traitement pharmacologique au long cours, sur la gestion positive et efficace du stress et sur les services d'aide.

3. *Apprentissage d'habiletés de communication,* pour aider les proches et le patient à acquérir quatre habiletés de communication :

    - exprimer des sentiments positifs (être capable d'apprécier un comportement adaptatif et le reconnaître par des commentaires favorables [*feed-back positif*]) ;

    - adopter une attitude d'écoute active ;

    - formuler des demandes positives de changement ;

    - exprimer de façon constructive des sentiments négatifs.

    Décrire ces habiletés de communication, préciser les raisons et les avantages de leur utilisation, exploiter le jeu de rôle et les tâches à effectuer en dehors des séances pour les exercer constituent des stratégies qui favorisent leur apprentissage. Ces habiletés de communication permettent d'améliorer le climat émotionnel, la qualité des relations interpersonnelles, la cohésion et la solidarité au sein de la famille. Elles facilitent en outre la démarche de résolution de problèmes.

4. *Apprentissage de techniques de résolution de problèmes,* pour amener à une approche constructive des problèmes, augmenter les capacités du

patient et de sa famille à gérer la vie quotidienne et les événements stressants qui en font partie.

La démarche de résolution de problèmes consiste en une séquence méthodique d'opérations selon les étapes suivantes :
– définir le problème : l'objectif visé et les obstacles à surmonter pour l'atteindre ;
– dresser une liste de solutions possibles, de comportements potentiellement efficaces ;
– évaluer le mérite relatif (avantages et inconvénients) de chaque solution quant à ses conséquences ;
– choisir la meilleure solution ou combinaison de solutions compte tenu de la situation ;
– déterminer les moyens nécessaires pour mettre en pratique la solution retenue ;
– décider comment et quand accomplir cette action ;
– évaluer les résultats.

La TFC propose d'engager la famille le plus tôt possible dans le processus thérapeutique sur une base non accusatrice et non culpabilisante. Elle prévoit de plus des interventions de crise dans les moments de stress important et quand apparaissent les signes précurseurs d'une rechute. Un premier souci pour le thérapeute sera d'aider la famille à reprendre confiance dans ses propres capacités qui ont été mises à rude épreuve par la maladie et ses conséquences. Cette confiance pourra renaître lorsque la famille commencera à enregistrer quelques succès en adoptant la démarche de résolution de problèmes. Ensuite, par un travail méthodique sur des situations problématiques rapportées par la famille, le thérapeute aide cette dernière à expérimenter la démarche de résolution de problèmes de façon de plus en plus autonome.

Indications de la thérapie familiale comportementale

- **Soulagement du fardeau émotionnel**

La TFC est utile pour la famille qui est aux prises avec de nombreuses difficultés liées à la présence d'une personne schizophrène à domicile. Le caractère récidivant de la maladie et les symptômes négatifs persistants, comme la pauvreté des conversations, le manque de motivation, d'intérêt et d'hygiène, sont sans doute les aspects les plus difficiles à affronter à long terme pour l'entourage. La méconnaissance de la nature même de la maladie, l'incompréhension du voisinage ou du reste de la famille, les rapports difficiles et souvent décevants avec les professionnels, les problèmes financiers, la vie sociale et les loisirs compromis, les conflits dans le couple, tous ces éléments vont alimenter un vécu émotionnel complexe (honte, culpabilité, colère, frustration, sentiment d'impuissance et de désespoir). Souvent, ce vécu prend la forme d'une hostilité voilée, sinon franchement ouverte, à l'égard du patient. Souvent aussi, il inspire hostilité et méfiance à l'égard des professionnels et des systèmes de soins, ce qui rend la collaboration difficile.

Le thérapeute assurera l'accompagnement psychologique de la famille en faisant preuve de tolérance et d'empathie et en facilitant l'expression des sentiments pénibles. Il devra veiller à ne pas blâmer ni culpabiliser et il reconnaîtra le désagrément et les nombreuses insatisfactions liés à la présence d'un malade à domicile.

- **Travail de deuil**

Pour la famille qui vit dans un contexte de maladie mentale chronique, reconnaître et accepter la maladie d'un des siens participent d'un processus psychologique difficile. Faire le deuil de ce que la personne atteinte était avant sa maladie, faire le deuil des espoirs et des aspirations qu'on avait placés en elle, apprendre à vivre avec la nouvelle personne qu'elle est devenue et redéfinir les attentes qu'on entretenait à son endroit, tout cela prend du temps et passe par les étapes classiques de tout travail de deuil : choc, désorganisation, déni et dépression, acceptation et, finalement, intégration.

Dans le contexte d'une maladie mentale chronique, le travail de deuil est semé d'obstacles. Il est vrai que la perte est souvent difficile à déterminer, car, contrairement à un décès, la personne est toujours là. De plus, le caractère insidieux et cyclique de la maladie peut faire naître de faux espoirs. Bien plus encore, les stigmatisations et les tabous liés à la maladie mentale, ainsi que les sentiments de honte et de culpabilité qu'elle engendre chez les proches, font qu'il leur est difficile de parler ouvertement de la perte (Miller, 1996).

Le thérapeute aidera les membres de la famille à préciser les pertes et la signification personnelle qu'elles revêtent. Il facilitera l'expression de leurs émotions présentes et latentes. Il les invitera à reconnaître

Psychiatrie clinique : une approche bio-psycho-sociale

qu'il reste des aspects positifs de la personnalité du malade et qu'une partie saine de son Moi subsiste. Il les encouragera à tenir compte de leurs propres besoins et à s'engager dans des projets personnels et de nouvelles relations sociales.

Diversification de la thérapie familiale comportementale

Depuis quelques années, l'approche psychoéducative familiale initiale s'est diversifiée. Aujourd'hui, les différentes interventions peuvent être regroupées en trois types :

- la *thérapie unifamiliale comportementale,* qui inclut le patient et ses proches, qui se pratique en général à domicile, mais parfois aussi au cabinet des thérapeutes et qui consiste en des séances axées sur le soutien, l'éducation sur la maladie, l'apprentissage d'habiletés de communication, de résolution de problèmes et de gestion des situations de crise ;
- les *groupes psychoéducatifs pour parents,* auxquels les patients ne participent pas, sont axés sur le soutien des parents et consistent en des séances fondées sur l'information et la gestion de la maladie et de ses conséquences au quotidien ;
- les *groupes multifamiliaux,* qui rassemblent plusieurs familles et les patients, suivent eux aussi la méthode décrite plus haut, avec les avantages de l'intervention de groupe.

Chaque type d'intervention se centre sur le présent et encourage la réinsertion progressive du patient dans sa famille et dans la communauté et la réorganisation de la famille autour d'une gestion plus efficace de la maladie.

52.3.5 Programmes standardisés

Divers groupes de cliniciens ont conçu des programmes standardisés dans lesquels les informations sont présentées de façon progressive.

Quelques modèles de programmes psychoéducatifs comprenant un matériel psychopédagogique (guide, manuels d'instruction, brochures pour les participants, supports pédagogiques sous forme de vidéocassettes ou de transparents) sont d'une grande utilité. Ils présentent un ensemble d'informations structurées et fiables et donnent au thérapeute la possibilité d'apprendre les techniques facilement et de les utiliser de façon cohérente.

Le *programme Prelapse*[1] a été conçu par Kissling (1994) à l'instigation de la firme pharmaceutique Lundbeck, dans le cadre d'une campagne internationale de sensibilisation à la prévention des rechutes dans la schizophrénie. Avant d'être lancé, il a été soumis à un groupe d'experts nationaux, formé de psychiatres, qui ont vérifié la pertinence du matériel psychopédagogique et ont proposé des adaptations selon les particularités de leurs pays respectifs.

Le matériel psychoéducatif du programme Prelapse comprend :

- des transparents présentant de façon claire et synthétique les informations à transmettre. L'animateur peut les utiliser aisément, car à chaque transparent est associée une page de commentaires fournissant des explications plus détaillées sur son contenu ;
- un guide pour l'animateur qui donne des conseils d'ordre général concernant l'organisation d'un groupe psychoéducatif, des exemples de déroulement de chacune des séances, de sujets à aborder, etc. ;
- un guide pour les participants qui reprend de façon détaillée et vulgarisée les informations abordées dans le groupe ;
- un fascicule portant sur les signes précurseurs de rechute.

Le programme Prelapse présente une information pertinente et accessible sur la schizophrénie, ses causes, ses traitements et la prévention des rechutes. Moyennant de légères modifications, il peut être offert à des groupes de parents ou de patients.

---

1. On peut se procurer les programmes mentionnés dans ce chapitre ainsi que d'autres outils de réadaptation en communiquant avec :
Réseau francophone des programmes de réhabilitation psychiatrique
Socrate-Réhabilitation, C.H.U. Charleroi,
site Vincent Van Gogh
55, rue de l'Hôpital, B-6030, Marchienne-au-Pont, Belgique
Tél. : 32 071 29 30 78
Téléc. : 32 071 29 29 12
Internet : www.rehab-infoweb.net

Profamille de Cormier et coll. (1991), un autre programme éducatif destiné aux familles, insiste davantage sur les besoins des autres membres de la famille, le but étant qu'ils puissent « assurer leur propre réalisation personnelle malgré la présence du patient schizophrène et les responsabilités de soins et de soutien qui y sont inhérentes ». En plus des notions de base à propos de la schizophrénie, on y aborde les habiletés à établir des limites, à accroître l'estime de soi, à définir des attentes réalistes et à maintenir un réseau de soutien social.

Les *modules psychoéducatifs de Liberman* sont des programmes structurés et interactifs destinés à l'enseignement, à des patients suivis en psychiatrie, des connaissances et des habiletés sociales nécessaires dans des domaines précis de fonctionnement.

Chaque module comprend :
– un manuel à l'intention du thérapeute, qui indique de façon très détaillée, étape par étape, la façon d'enseigner la matière du module et de diriger le groupe ;
– un cahier du participant, qui contient des tests, des feuilles d'évaluation, des problèmes types, des exercices et des travaux individuels ;
– une vidéocassette montrant de petites scènes dans lesquelles des patients et des soignants utilisent les habiletés apprises dans le module.

Liberman a préparé sept modules consacrés à la psychoéducation des patients, dont trois ont été publiés en français[2] :
– *Éducation au traitement neuroleptique* (1986) ;
– *Éducation au contrôle des symptômes* (1988) ;
– *Compétences élémentaires à la conversation* (1992).

Les techniques d'apprentissage employées dans les modules ont spécialement été adaptées pour tenir compte des déficits cognitifs des patients psychotiques chroniques. Elles s'inspirent des techniques d'entraînement aux habiletés sociales. L'apprentissage de la matière de chaque module se découpe en sept étapes successives d'activités d'apprentissage. Les participants apprennent en lisant des textes, en discutant de ce qu'ils ont retenu, en visionnant des vidéos, en faisant des jeux de rôle, etc.

Les modules sont présentés sous une forme conviviale pour être utilisés aisément et correctement avec un minimum de formation préalable. Pour l'animateur, il suffit de suivre, étape par étape, le manuel du thérapeute, qui est on ne peut mieux détaillé. Peu de temps et d'effort est nécessaire pour préparer et animer la séance du jour. Enfin, la forme modulaire permet de standardiser et d'évaluer l'entraînement donné. Cela facilite l'évaluation de la qualité des soins et les recherches cliniques.

Favrod a pour sa part préparé deux outils intéressants et faciles à utiliser qui visent à développer les habiletés sociales :
– le jeu *Compétence* (1992) est un jeu en boîte qui permet à un petit groupe de patients, animé par un thérapeute, d'exercer des habiletés sociales et de résolution de problèmes ;
– la vidéocassette *Évaluation et entraînement à la résolution de problèmes interpersonnels* (1993) présente de courtes situations interpersonnelles problématiques où le patient peut dire et jouer la solution qu'il propose.

52.4 VALIDATION DES RÉSULTATS

52.4.1 Thérapie psychoéducative pour les patients

L'entraînement aux habiletés sociales (EHS) combiné à une médication antipsychotique et à des interventions familiales psychoéducatives constituent maintenant l'essentiel du traitement de la schizophrénie selon l'Organisation Mondiale de la Santé (Bertelotte et Girolamo, 1993 ; Hogarty et coll., 1991). Il est maintenant admis que l'EHS a des effets positifs chez les patients schizophrènes et chez les patients souffrant d'une maladie mentale chronique en général (Benton et Schroeder, 1990 ; Corrigan, 1991) :
– il favorise l'apprentissage de comportements sociaux adaptatifs, durables et pouvant se généraliser ;
– il réduit l'anxiété sociale et augmente l'assertivité des patients ;

---
2. On peut obtenir les modules en anglais auprès de :
Clinical Research Center for Schizophrenia and Psychiatric Rehabilitation
Camarillo-UCLA Research Center
P.O. Box 6022
Camarillo CA 93011-6022 U.S.A.

- il permet une sortie plus rapide de l'hôpital ;
- il diminue le risque de rechute dans une moindre mesure.

Dans les études comparatives, l'EHS s'est montré supérieur à l'ergothérapie, aux groupes de discussion (ou groupes de parole), aux thérapies de groupe en hôpital de jour, à la thérapie de soutien et aux approches holistiques utilisant yoga et méditation (Benton et Schroeder, 1990 ; Eckman et coll., 1992 ; Wallace et Liberman, 1985).

Dans le domaine de la thérapie psychoéducative à l'intention des patients, les programmes mis au point par Liberman sous forme modulaire ont fait l'objet des plus nombreuses études, tant pour la version anglaise que pour la version française. Les résultats des études anglo-saxonnes sur le module *Éducation au traitement neuroleptique* confirment les points suivants :

- les patients qui ont suivi le programme ont amélioré leurs connaissances et leurs habiletés de gestion du traitement neuroleptique, et ces gains sont durables puisqu'ils s'étaient maintenus un an après la fin du programme ;
- toutes les mesures d'adhésion thérapeutique montrent que les patients, à la suite de cet apprentissage, suivent plus fidèlement leur traitement neuroleptique ;
- les résultats précédents sont observés même lorsque les animateurs n'ont pas été soumis à un entraînement particulier et se sont contentés de suivre les directives du manuel du thérapeute faisant partie du matériel ;
- ces résultats sont indépendants de la chronicité de la maladie et peuvent donc être obtenus même chez des patients souffrant d'un trouble psychotique chronique ;
- un envoi de ce module à 126 thérapeutes travaillant dans des structures très diverses a été suivi de l'utilisation du module dans 61 % des cas ; 96 % des utilisateurs se sont déclarés satisfaits des résultats et prêts à recommander l'usage de ce module à leurs collègues.

Les résultats des études francophones (Chambon et Marie-Cardine, 1992 ; Favrod, 1996 ; Lalonde et De Plaen, 1998) montrent que ce module de Liberman est accepté et reste efficace dans un environnement culturel francophone. Les patients qui bénéficient de cette éducation connaissent mieux leur maladie et les raisons de leur traitement neuroleptique, prennent leur médicament de façon plus satisfaisante et rapportent plus fidèlement les effets secondaires de celui-ci à leur médecin. Parallèlement, les doses de neuroleptiques nécessaires se stabilisent.

Ces acquisitions se maintiennent dans le temps sur des périodes allant de six mois à un an. Mais la généralisation en milieu naturel des habiletés acquises en clinique pose encore problème. Néanmoins, des études (Chambon, Laurent et Marie-Cardine, 1995 ; Favrod, 1996) indiquent que les patients apprécient davantage ce genre d'approche.

52.4.2 Thérapie psychoéducative pour les familles

Barrowclough et Tarrier (1992) et Goldstein (1995) ont passé en revue la première génération d'études évaluant l'effet des thérapies familiales comportementales (TFC) et ont démontré l'efficacité de l'approche psychoéducative familiale dans la réduction du risque de rechute au-delà de la protection qu'assure déjà un traitement neuroleptique continu (voir le tableau 52.1). D'autres bénéfices ont pu être observés :

- une rémission ou une atténuation des symptômes plus importante que dans les groupes témoins ;

TABLEAU 52.1 Résultats thérapeutiques des thérapies familiales comportementales (TFC)

	% de rechute après 1 an de traitement		% de rechute après 2 ans de traitement	
	TFC	Groupe témoin	TFC	Groupe témoin
Falloon et coll. (1982, 1985)	6	44	17	83
Hogarty et coll. (1986, 1987)	19	38	32	66
Leff et coll. (1982, 1985)	9	50	20	78
Tarrier et coll. (1988, 1989)	12	53	33	59

Source : O. Chambon et M. Marie-Cardine, *La réadaptation sociale des psychotiques chroniques. Approche cognitivo-comportementale*, Paris, PUF, 1992, p. 100.

- un allègement du fardeau émotionnel familial ;
- une amélioration du fonctionnement social du patient ;
- une réduction du coût économique comparativement à la prise en charge traditionnelle, liée essentiellement à la diminution du nombre de journées d'hospitalisation.

Pour être efficace, l'approche psychoéducative doit s'adresser à l'ensemble des membres de la famille, patient y compris, et doit être incorporée aux soins psychiatriques de base et à un projet de traitement global du patient. Les interventions familiales limitées à 9 à 12 mois ne font que reculer les rechutes plutôt que de les supprimer, d'où la nécessité d'envisager, pour beaucoup de familles, un type d'intervention à long terme.

Les programmes courts d'éducation à l'intention de la famille qui se bornent à donner des informations et des conseils sur la gestion de la maladie ne suffisent pas à eux seuls à réduire le risque de rechute et n'ont pas d'effet sur les comportements perturbateurs du patient. Cependant, ils restent utiles en ce qu'ils :

- permettent d'engager la famille dans le processus thérapeutique ;
- aident la famille à conceptualiser la maladie et les problèmes qui y sont liés ;
- allègent le fardeau émotionnel familial (résultat non durable toutefois).

Les études de la seconde génération, menées dans les années 90, visaient à déterminer l'approche psychoéducative familiale la plus efficace parmi les trois types suivants :

- thérapie (uni)familiale comportementale ;
- groupes psychoéducatifs pour parents ;
- groupes multifamiliaux.

Il n'y a pas de clair avantage pour l'une ou l'autre de ces approches. Les groupes multifamiliaux (McFarlane, 1990) sont aussi efficaces que les thérapies unifamiliales comportementales. Cependant, leurs avantages évidents sur le plan pratique et économique par rapport à l'approche unifamiliale sont à mettre en balance avec le nombre important de familles refusant de joindre un groupe, familles dans lesquelles on trouve souvent les patients qui présentent un risque élevé de rechute et dont la maladie fait l'objet d'un pronostic défavorable.

Les groupes psychoéducatifs pour parents sont moins efficaces surtout s'ils ont seulement quelques rencontres et que celles-ci sont axées uniquement sur l'information et les conseils. Les faiblesses de ce type d'intervention peuvent être compensées si le patient bénéficie par ailleurs d'une prise en charge conjointe et complète, comprenant notamment l'EHS centré sur les relations intrafamiliales (Hogarty et coll., 1991). L'avantage d'une intervention unifamiliale intensive est d'autant moins significatif que les soins de base dont bénéficient les patients des groupes témoins sont plus étendus et incluent, entre autres, la psychoéducation du patient lui-même, la thérapie de soutien individuelle pour le patient et quelques séances d'éducation pour la famille.

L'extension du modèle de l'approche psychoéducative, d'abord conçu pour la schizophrénie, à d'autres troubles mentaux majeurs, comme le trouble bipolaire, témoigne de ce que ce modèle, qu'il soit appliqué aux proches, aux patients et à leurs proches ou aux patients seuls, représente une voie sérieuse pour ajouter un élément positif au traitement pharmacologique et pour en augmenter l'efficacité (Goldstein, 1995).

*
* *

Autrefois, les psychiatres fournissaient peu d'explications à leurs patients et étaient peu disponibles pour les familles. C'est de cette ignorance que sont nés bien des malentendus et même les mouvements antipsychiatriques. Maintenant, des psychiatres acceptent de répondre aux invitations des groupes d'entraide ; grâce à l'amélioration des connaissances, l'antipsychiatrie fait place à un mouvement de collaboration, laquelle n'est pas toujours facile, mais qui progresse avec le temps. Si la question du «pourquoi le faire» ne se pose plus, celle du «comment le faire» garde toute son actualité.

L'approche psychoéducative exige du thérapeute qu'il surmonte plusieurs de ses propres résistances découlant :

- de la neutralité de retenue apprise de la psychanalyse ;
- des concepts systémiques de «patient désigné» et de «famille dysfonctionnelle» qui confineraient le patient dans un rôle de malade ;
- du pessimisme reposant sur la notion dépassée d'une évolution irrémédiablement morbide ;

- de l'hésitation à se prononcer découlant de l'imprécision diagnostique ;
- de la crainte de causer du tort issue des tabous attachés aux maladies mentales.

Mais en exploitant au mieux les connaissances actuelles, en témoignant de la compassion aux patients et à leurs proches, en individualisant les techniques thérapeutiques, il est possible de mieux maîtriser les maladies mentales grâce à une meilleure compréhension de celles-ci.

Pour utiliser une approche psychoéducative, le thérapeute devrait parfaire ses compétences en matière :
- d'éducation, car il doit avoir les qualités d'un bon pédagogue ;
- de soutien émotionnel, car il doit avoir les qualités d'un bon psychothérapeute capable d'accompagnement, notamment dans un travail de deuil, de recadrage cognitif, de résolution de problèmes ;
- de modelage d'habiletés sociales, car il doit avoir les qualités d'un bon animateur de groupe.

L'approche psychoéducative repose souvent sur la cohésion d'une équipe thérapeutique partageant les mêmes objectifs. Le psychiatre peut intervenir de façon ponctuelle dans l'animation de groupe, mais il a surtout la responsabilité de la coordination des différentes interventions (Lalonde, 1994). Il peut stimuler (ou inhiber) la créativité et la collaboration des professionnels de l'équipe. Soulignons, pour finir, que les firmes pharmaceutiques, comprenant que leurs médicaments sont insuffisants pour assurer la réadaptation, élaborent ou adaptent en français du matériel psychoéducatif qui peut être utilisé avec nuance par des praticiens motivés.

Bibliographie

AJZEN, I., et MADDEN, T.J.
1986 « Prediction of goal-directed behavior : Attitudes, intentions and perceived behavioral control », *Journal of Experimental Social Psychology*, vol. 22, p. 453-474.

AMERICAN PSYCHIATRIC ASSOCIATION
1994 *Diagnostic and Statistical Manual of Mental Disorders*, 4ᵉ éd., Washington (D.C.), American Psychiatric Association ; trad. française *DSM-IV – Manuel diagnostique et statistique des troubles mentaux*, Paris, Masson, 1996, 1040 p.

ANDERSON, C.M., et HOGARTY, G.
1985 *Schizophrenia and the Family : A Practitioner's Guide to Psychoeducation and Management*, New York, Guilford Press.

APPELO, M.T., et coll.
1993 « Grief : Its significance for rehabilitation in schizophrenia », *Clinical Psychology and Psychotherapy*, vol. 1, n° 1, p. 53-59.

BANDURA, A.
1986 *Social Foundations of Thought and Action*, Englewood Cliffs (N.J.), Prentice Hall.
1977 « Self-efficacy : Toward a unifying theory of behavior change », *Psychol. Rev.*, vol. 84, n° 2, p. 191-215.

BARROWCLOUGH, C., et TARRIER, N.
1992 *Families of Schizophrenic Patients, Cognitive Behavioral Intervention*, Londres, Chapman & Hall.

BECKER, M.H.
1974 « The health belief model and sick role behavior », *Health Education Monograph*, vol. 2, n° 4, p. 409-419

BENTON, M.K., et SCHROEDER, H.E.
1990 « Social skills training with schizophrenics : A meta-analytic evaluation », *J. Consult. Clin. Psychol.*, vol. 58, n° 6, p. 741-747.

BERTELOTTE, J.M., et GIROLAMO, G. de
1993 *Essential Treatments in Psychiatry*, Genève, Division of Mental Health, World Health Organization.

BIRCHWOOD, M., et coll.
1989 « Predicting relapse in schizophrenia : The development and implementation of an early signs monitoring system using patients and families as observers », *Psychol. Med.*, vol. 19, n° 3, p. 649-656.

BRIAND, C., et coll.
1999 « La résolution de problèmes : apport théorique et opérationnel dans une approche intégrée de la schizophrénie », *Ann. Med. Psychol.*, vol. 157, n° 10, p. 687-699.

CHAMBON, O., et MARIE-CARDINE, M.
1994 *Psychothérapie cognitive des psychoses chroniques*, Paris, Masson.
1992 *La réadaptation sociale des psychotiques chroniques. Approche cognitivo-comportementale*, Paris, PUF.

CHAMBON, O., LAURENT, N., et MARIE-CARDINE, M.
1995 « Les approches comportementales et cognitives de la réadaptation sociale des schizophrènes », dans G. Vidon (sous la dir. de), *La réhabilitation psychosociale en psychiatrie*, Paris, Éditions Frison-Roche, p. 345-394.

CORMIER, H., et coll.
1991   *Profamille. Programme d'intervention de groupe auprès des familles de personnes atteintes de schizophrénie*, Sainte-Foy (Québec), Unité de psychiatrie sociale et préventive du CHUL, Centre de recherche Université Laval Robert-Giffard.

CORRIGAN, P.W.
1991   « Social skills training in adult psychiatric populations: A meta-analysis », *J. Behav. Ther. Exp. Psychiatry*, vol. 22, n° 3, p. 203-210.

ECKMAN, T.A., et coll.
1992   « Technique for training schizophrenic patients in illness self-management: A controlled trial », *Am. J. Psychiatry*, vol. 149, n° 11 p. 1549-1555.

FALLOON, I.R.H.
1990   « Behavioral family therapy with schizophrenic disorders », dans M.I. Herz, S.J. Keith et J.P. Docherty (sous la dir. de), *Psychosocial Treatment of Schizophrenia*, Amsterdam, Elsevier, p. 135-150.

FAVROD, J.
1996   « Former les patients à collaborer au traitement: gageure ou réalité? », *Info Nursing*, n° 55, p. 53-55.

FAVROD, J., et BARRELET, F.
1993   « Efficacité de l'entraînement des habiletés sociales avec les personnes atteintes de schizophrénie », *Journal de thérapie comportementale et cognitive*, vol. 3, n° 3, p. 84-94.

FISHBEIN, M., et AJZEN, I.
1975   *Belief, Attitude, Intention, and Behavior*, Reading (Mass.), Addison-Wesley.

GODIN, G.
1988   « Les fondements psychosociaux dans l'étude des comportements reliés à la santé », *Santé Société*, n° 2, p. 5-24.

GOLDMAN, C.R.
1988   « Toward a definition of psychoeducation », *Hospital and Community Psychiatry*, vol. 39, n° 6, p. 666-668.

GOLDSTEIN, M.J.
1995   « Psychoeducation and relapse prevention », *Int. Clin. Psychopharmacol.*, vol. 9, suppl. 5, p. 59-69.

HAYES, R., et GANTT, A.
1992   « Patient psychoeducation: The therapeutic use of knowledge for the mentally ill », *Soc. Work Health Care*, vol. 17, n° 1, p. 53-67.

HOGARTY, G.E., et coll.
1991   « Family psychoeducation, social skills training, and maintenance chemotherapy in the aftercare treatment of schizophrenic patients », *Arch. Gen. Psychiatry*, vol. 48, n° 4, p. 340-347.

JANZ, N.K., et BECKER, M.H.
1984   « The health belief model: A decade later », *Health Education Quarterly*, vol. 11, n° 1, p. 1-47.

KISSLING, W.
1994   « Compliance, quality assurance and standards for relapse prevention in schizophrenia », *Acta Psychiatr. Scand.*, suppl. 382, p. 16-24.

KLEINMANN, A.
1980   *Patients and Healers in the Context of Culture*, Berkeley, University of California Press.

KUIPERS, L., et LEFF, J.
1992   *Family Work for Schizophrenia, a Practical Guide*, Londres, Gaskell.

LALANDE, R.
1994a   « L'éducation du patient et les maladies cardio-vasculaires, que doit-on retenir des modèles théoriques ? », *Médecin du Québec*, vol. 29, n° 7, p. 57-64.

1994b   « L'intervention éducative auprès du patient : une démarche essentielle », *Médecin du Québec*, vol. 29, n° 8, p. 31-33.

LALONDE, P.
1994   « Le rôle du psychiatre dans la réadaptation de la schizophrénie », *Synapse*, n° 104, p. 67-75.

LALONDE, P., et coll.
1995   *Démystifier les maladies mentales : la schizophrénie*, Boucherville (Québec), Gaëtan Morin Éditeur.

LALONDE, P., et DE PLAEN, S.
1998   « Evaluation of skills training at Montreal's Clinic for Young Adults », *International Review of Psychiatry*, vol. 10, n° 1, p. 20-25.

LEFF, J., et VAUGHN, C.
1985   *Expressed Emotions in Families*, Londres, Guilford Press.

LIBERMAN, R.P., DERISI, W.J., et MUESER, K.T.
1989   *Social Skills Training for Psychiatric Patients*, New York, Pergamon Press.

MCCANDLESS-GLIMCHER, L., et coll.
1986   « Use of symptoms by schizophrenics to monitor and regulate their illness », *Hospital and Community Psychiatry*, vol. 37, n° 9, p. 929-933.

MCFARLANE, W.R.
1990   « Multiple family groups and the treatment of schizophrenia », dans M.I. Herz, S.J. Keith et J.P. Docherty (sous la dir. de), *Psychosocial Treatment of Schizophrenia*, Amsterdam, Elsevier, p. 167-189.

MCFARLANE, W.R., et coll.
1995   « Multiple-family groups and psychoeducation in the treatment of schizophrenia », *Arch. Gen. Psychiatry*, vol. 52, n° 8, p. 679-687.

MILLER, F.E.
1996   « Grief therapy for relatives of persons with serious mental illness », *Psychiatr. Serv.*, vol. 47, n° 6, p. 633-637.

TARRIER, N.
1990   « Coping strategy enhancement: A method of treating residual schizophrenic symptoms », *Behavioral Psychotherapy*, vol. 18, p. 643-662.

WALLACE, C.J., et coll.
1980 « A review and critique of social skills training with schizophrenic patients », *Schizophr. Bull.,* vol. 6, n° 1, p. 42-63.

WALLACE, C.J., et LIBERMAN, R.P.
1985 « Social skills training for patients with schizophrenia : A control clinical trial », *Psychiatry Res.,* vol. 15, n° 3, p. 239-247.

Lectures complémentaires

DELEU, G., et CHAMBON, O.
1999 *Thérapie psychoéducative familiale et psychoses chroniques,* Charleroi (Belgique), Socrate Éditions.

DIXON, L.B., et LEHMAN, A.F.
1995 « Family interventions for schizophrenia », *Schizophr. Bull.,* vol. 21, n° 4, p. 631-643.

EARLY PSYCHOSIS PREVENTION AND INTERVENTION CENTRE
1997 *Psychoeducation for Early Psychosis,* Psychiatric Services Branch, Department of Human Services, Victoria (Australie).

PITSCHEL-WALZ, G., LEUCHT, S., et coll.
2001 « The effect of family interventions on relapse and rehospitalization in schizophrenia : A meta-analysis », *Schizophr. Bull.,* vol. 27, n° 1, p. 73-92.

CHAPITRE 53

Thérapie systémique

Guy Ausloos, M.D.
Psychiatre systémicien, Programme jeunes adultes (schizophrénie)
de l'Hôpital Louis-H. Lafontaine (Montréal)
Professeur agrégé de clinique au Département de psychiatrie de l'Université de Montréal

PLAN

53.1 Théories fondatrices
    53.1.1 Théorie générale des systèmes
    53.1.2 Cybernétique
    53.1.3 Théories de la communication

53.2 Thérapies familiales systémiques
    53.2.1 Styles de fonctionnement familial
    53.2.2 Entretien familial type

53.3 Indications et contre-indications
    53.3.1 Indications
    53.3.2 Contre-indications
    53.3.3 Modalités pratiques
    53.3.4 Thérapie individuelle ou entretiens familiaux

53.4 Applications thérapeutiques
    53.4.1 Urgence et crise
    53.4.2 Tentative de suicide
    53.4.3 Hospitalisation
    53.4.4 Schizophrénie
    53.4.5 Troubles affectifs
    53.4.6 Anorexie

53.5 Validation de l'approche
    53.5.1 Validation globale
    53.5.2 Validations spécifiques
        • *Urgence et crise* • *Schizophrénie* • *Troubles affectifs* • *Anorexie*

Bibliographie

Lectures complémentaires

L'approche systémique est une épistémologie, une façon de voir la science et le monde ; elle est aussi une approche thérapeutique qui replace l'individu dans la complexité de ses interrelations, dans son environnement, dans la liberté et le hasard des événements. Elle rejoint le courant bio-psycho-social dans sa volonté d'intégrer les multiples aspects de l'humain ; pour le systémicien, la pathologie est une réponse adaptative dans un contexte biologique prédisposant, modulée par la psychologie propre de tout individu, lui-même immergé dans un environnement familial, social, culturel et historique.

Les thérapeutes disposent du coffre à outils, mais c'est souvent la famille qui en a la clé, d'où l'intérêt de rencontrer tous ceux qui sont concernés par le problème du patient, parce qu'ils sont intimement touchés par ce qui arrive, parce qu'ils veulent contribuer à la recherche de solutions, parce qu'ils ont des compétences dont il serait ridicule de se priver. En psychiatrie, l'approche systémique ne se limite pas aux entretiens familiaux. Elle s'applique également au travail en équipe multidisciplinaire, aux relations soignants-soignés, aux interventions dans le milieu et est donc particulièrement bien adaptée pour le virage ambulatoire.

La thérapie familiale proprement dite est une forme de thérapie largement utilisée, mais qui nécessite une formation spécifique. Elle suppose de la part de la famille une motivation importante et l'acceptation d'un certain nombre de contraintes auxquelles certaines familles sont incapables de se soumettre (voir à ce sujet le chapitre 69). Les entretiens familiaux systémiques, par contre, ne nécessitent pas une formation aussi longue et peuvent être menés par la plupart des intervenants à condition qu'ils aient suivi un entraînement pratique. Il s'agit d'établir un partenariat avec la famille, une collaboration pour un meilleur usage de ses compétences et de ses ressources.

53.1 THÉORIES FONDATRICES

L'épistémologie systémique est issue de plusieurs courants qui ont d'abord coexisté de façon indépendante pour finir par se rejoindre et se compléter, comme les instruments d'un orchestre. Les plus importants sont la théorie générale des systèmes, la cybernétique et les théories de la communication (Guttman, 1991).

53.1.1 Théorie générale des systèmes

C'est un biologiste, Ludwig von Bertalanffy (1968) qui, en 1947, a formulé les principes de base de la théorie générale des systèmes et peut, à ce titre, en être considéré comme le père. Cette théorie s'appuie sur trois principes applicables à tous les systèmes : la totalité, l'équifinalité, la rétroaction. Parmi une quarantaine de définitions du système répertoriées, on peut retenir la suivante : « Un système est un ensemble d'éléments en interaction, évoluant dans le temps, organisé en fonction de ses finalités et de l'environnement. » (Ausloos, 1995a.)

Un système évolue dans le temps, ce qui signifie qu'il n'est pas fonctionnel ou dysfonctionnel, mais en fonctionnement ; qu'il n'est pas équilibré ou déséquilibré, mais en équilibration ; qu'il n'est pas organisé ou désorganisé, mais en organisation. Cela permet d'abandonner une vision trop photographique du réel et de passer à une vision cinématographique, qui intègre le cycle de vie et les événements dans une perspective évolutive. Les dossiers, les diagnostics, les étiquettes risquent toujours de figer la réalité dans une photographie qui, on le conçoit facilement, ne peut ni s'animer ni changer.

Un système est en *organisation*, c'est-à-dire que ses éléments sont unis par un certain nombre de règles, de rôles, de fonctions, qui à la fois organisent le système et permettent son fonctionnement et à la fois sont le produit et le résultat de son organisation et de son fonctionnement. L'organisation d'un système n'est pas statique et linéaire, elle est dynamique et circulaire, c'est-à-dire qu'elle résulte d'un ensemble de rétroactions qui dépendent de l'organisation et qui en même temps ne cessent de la modifier. Comme on le verra plus loin, cela débouche sur la notion d'autoréférence et d'auto-organisation. L'homéostase ou morphostase est une modalité d'équilibration du système qui permet à ce dernier de garder une stabilité suffisante au fil du temps et des événements. La morphogenèse est l'ensemble des mécanismes qui permet au système de s'adapter aux modifications de ses finalités et de l'environnement.

Ce qui différencie l'approche systémique du structuralisme, c'est la prise en compte de l'*environnement*. Les systèmes vivants sont des systèmes ouverts qui échangent sans cesse avec l'environnement matière, énergie et information. On parle de frontières pour situer ces limites arbitraires qui séparent un système d'autres systèmes et de l'environnement. Quand les frontières d'un système sont peu perméables, on parle de système fermé. Certaines familles ou groupes sociaux ont des frontières tellement rigides que peu d'informations venant de l'extérieur peuvent être utilisées (systèmes centripètes). D'autres systèmes sont trop ouverts et ont des frontières trop perméables, ce qui risque de mener à leur éclatement (systèmes centrifuges).

S'agissant des familles, on parle aussi de frontières intergénérationnelles pour situer la nécessaire distance qui doit séparer les générations et de frontières interpersonnelles pour nommer cette sphère d'intimité dont chacun a besoin pour développer son individualité. Quand les frontières ne sont pas suffisamment définies, on parle d'« enchevêtrement » (*enmeshment*), ce qui empêche l'individualisation et l'autonomisation. Cela se rencontre, entre autres, dans des situations de symbiose, d'hyperprotection et d'abus sexuels. À l'inverse, dans le cas de familles trop éclatées, on parle de « désengagement ».

La notion de *finalité* fait référence aux buts, aux projets, aux aspirations qu'un observateur peut attribuer à un système aussi bien qu'aux éléments qui le composent. Dans les systèmes humains, une crise ou un symptôme relationnel apparaît fréquemment lorsque les finalités d'un individu ne sont plus compatibles avec les finalités du système (Ausloos, 1995a). C'est ainsi qu'à l'adolescence une crise peut se déclencher si les finalités de l'adolescent ne coïncident plus avec les finalités familiales et entravent son individuation.

Le principe de *totalité* s'énonce comme suit : « Le tout est plus que la somme des parties ; il possède des qualités émergentes résultant des interactions entre les éléments. » On ne peut se contenter d'additionner les qualités et les propriétés des éléments d'un système pour découvrir sa complexité. Celui qui examine chacun des membres d'une famille pris séparément n'aura qu'une faible idée de la façon dont ils se comporteront lorsqu'ils seront réunis. Corollaire du principe de totalité : un changement touchant un des éléments d'un groupe affecte inévitablement la totalité de ce groupe. Inversement, un changement dans les règles ou l'organisation du groupe affectera chacun des membres qui le composent. La schizophrénie d'un membre d'une famille a inévitablement des répercussions sur tous les membres et ses conséquences ainsi que le traitement modifieront considérablement la dynamique familiale.

Le principe d'*équifinalité* peut être posé ainsi : « Un même but peut être atteint par des voies différentes ; inversement, une même voie, un même cheminement, peut aboutir à des résultats différents. » Ce principe s'oppose au paradigme de la causalité linéaire, selon lequel on considère qu'une cause produit linéairement un seul effet, ce qui est bien rare dans les interactions humaines. Inversement, une même manifestation, la dépression par exemple, résulte toujours de facteurs multiples. En d'autres mots, contrairement à l'adage populaire qui dit qu'« il n'y a pas 36 solutions », le principe d'équifinalité affirme que, « dans la vie, il y a toujours de nombreuses solutions », ce qui ouvre à l'idée de la complexité.

Le principe de *rétroaction* veut que : « Dans un système vivant, une action produit toujours une information en retour qui modifiera le cours de cette action. » Ce principe, issu de la cybernétique, renvoie directement à la notion de circularité, qui désigne l'ensemble des boucles de rétroaction qui coexistent en permanence dans une situation donnée. Dans une famille, si la fille réussit bien à l'école, si le fils est toxicomane, le père, un bourreau de travail et la mère, obèse, ce n'est pas seulement le résultat de l'histoire individuelle de chacun des membres de cette famille plutôt problématique, mais également de leurs interactions circulaires. On peut, par exemple, voir que plus le fils entre dans la marginalité, plus la fille obtient de bons résultats à l'école, ou, à l'inverse, que plus la fille a de bons résultats à l'école, plus son frère entre dans la marginalité.

Le tableau 53.1 (p. 1368) résume la définition du système en associant à chacune de ses dimensions les concepts correspondants.

Il reste une notion à présenter, celle d'*information*, qui relie les notions précédentes, les explique et en rend compte ; elle sera abordée avec les théories de la communication.

53.1.2 Cybernétique

C'est dans la foulée des travaux du mathématicien américain Norbert Wiener et de ses collègues, à partir de 1942, qu'apparaît la notion de *feed-back* (littéralement « nourrir en retour » et fort heureusement traduite par le terme français « rétroaction »). Wiener

Psychiatrie clinique : une approche bio-psycho-sociale

TABLEAU 53.1   Définition du système

Définition	Concepts
Ensemble d'éléments en interaction,	Totalité, complexité Équifinalité, non-linéarité Rétroaction, circularité
évoluant dans le temps,	Fonctionnement, équilibration Événements, cycle de vie
organisé en fonction	Règles, rôles, fonctions, autoréférence, auto-organisation, homéostase, morphogenèse
de ses finalités et de l'environnement	Frontières, ouverture, fermeture, projets, crise, individuation

s'intéressera d'abord au feed-back négatif, une information qui vient corriger un écart par rapport à l'équilibre, ce qui produit une *réduction de la déviation*. Le fonctionnement du thermostat ou encore l'équilibration des processus physiologiques internes (homéostasie) sont des exemples de feed-back négatifs. Il faudra attendre 1963 pour découvrir l'importance du feed-back positif qui, à l'inverse du précédent, produit une *amplification de la déviation*. Des exemples types en sont la course aux armements, la multiplication des cellules cancéreuses, la spirale inflationniste, etc. Les feed-back positifs ne sont pourtant pas associés seulement aux catastrophes, mais également à la croissance, surtout lorsqu'ils ouvrent la porte à des changements, comme l'acquisition progressive du langage et des connaissances par un enfant ou le développement d'une entreprise.

Sur le plan des relations humaines, lorsqu'un système est à l'équilibre, ce sont essentiellement des feed-back négatifs qui sont à l'œuvre : peu de changements sont nécessaires et la stabilité est maintenue (homéostase). S'il faut que quelque chose change, il est nécessaire qu'apparaissent des feed-back positifs (morphogenèse). L'adolescence est une période de vie au cours de laquelle l'adolescent doit procéder à des changements pour évoluer de façon satisfaisante, une période également où le système familial doit modifier ses règles. C'est le plus souvent par des feed-back positifs, c'est-à-dire par amplification de légères déviations, que les règles familiales pourront être modifiées : le besoin d'argent de poche de l'adolescent va l'inciter à effectuer un petit travail qui lui procurera un peu d'argent, ce qui lui fournira un peu plus d'autonomie, ce qui remettra en question les règles concernant les sorties, et ainsi de suite.

L'étude des feed-back négatifs et positifs a constitué l'essentiel de ce qu'on a appelé la première cybernétique, dans laquelle le cybernéticien se plaçait dans une situation d'observateur extérieur au système observé, le thérapeute se posait comme un observateur extérieur à la famille. La deuxième cybernétique viendra transformer radicalement cette position en montrant que, dans les phénomènes humains, l'observateur n'est jamais en dehors du phénomène qu'il observe, que le thérapeute fait partie du processus dans lequel il est engagé.

La deuxième cybernétique va également souligner l'importance des phénomènes d'autoréférence et d'auto-organisation. Par autoréférence, on entend, au sens large, le fait qu'un système ne peut se référer qu'à lui-même, qu'il est lui-même producteur de ses propres règles, de ses modalités d'organisation et de fonctionnement. Appliqué au système familial, cela signifie que chaque famille a des caractéristiques particulières qui la rendent unique et qui ne cessent de se modifier en évoluant dans le temps. Ce concept est très proche de celui d'auto-organisation et contribue à le fonder : un système s'organise en fonction de ses propres règles, de ses éléments et de leurs interactions ; en même temps, cette organisation vient modifier les règles qui lui ont donné naissance et la position des individus qui constituent le système. Lorsqu'un jeune fait une fugue, c'est en raison du fonctionnement même de la famille que pareille « solution » est apparue comme une issue possible ; mais, conséquemment à la fugue, le fonctionnement de la famille se trouvera modifié et, après l'événement, rien ne sera plus jamais comme avant.

Depuis les années 80, ces perspectives ont été encore élargies par ce que l'on a appelé le constructivisme. Sous l'impulsion d'auteurs comme von Foerster (voir Segal, 1990) et Watzlawick (1990), les notions d'auto-organisation et d'implication de l'observateur ont été approfondies. Le concept d'autopoïèse (du grec *poiein*, « faire ») recouvre le fait que, jusqu'à un certain point, un système se construit lui-même, au même titre que l'observateur contribue à construire la réalité qu'il observe. Lorsqu'un médecin établit un diagnostic, il contribue à construire la réalité de la famille. Il suffit de se rappeler cette question anxieuse que posent beaucoup de parents : « Est-ce que mon fils, ou ma fille, est "vraiment" schizophrène ? » La réponse du praticien ne sera pas neutre et contribuera à modifier la dynamique de cette famille.

Pour être complet, il faudrait parler de l'apparition relativement récente en sciences de ce qu'on appelle la « théorie du chaos » (Gleick, 1987). Il n'est pas possible de présenter l'ensemble de cette théorie dans le cadre de ce chapitre. On retiendra qu'elle insiste sur les possibilités d'organisation qui suivent certaines phases chaotiques, sur l'influence qu'un fait minime peut exercer sur le déroulement des événements (effet papillon), sur l'imprévisibilité qui caractérise les relations complexes et sur l'importance des transitions de phases.

Le tableau 53.2 présente dans ses grandes lignes l'évolution de la cybernétique.

53.1.3 Théories de la communication

Dans les années 50, de nombreuses recherches s'attachent à décrire la façon dont les humains communiquent. Les travaux de Bateson et de son équipe de Palo Alto ont été présentés par Watzlawick et coll. (1972) qui les résument sous forme de cinq axiomes :

1. « On ne peut pas *ne pas* communiquer. »
2. « Il y a toujours deux niveaux dans une communication : le contenu et la relation. »
3. « La nature d'une relation dépend de la ponctuation des séquences de communication entre les partenaires. »
4. « Les êtres humains utilisent deux modes de communication : le mode digital qui repose sur une convention et le mode analogique qui sera compréhensible par tous quelle que soit la convention. En simplifiant, on peut dire que le mode digital est habituellement le langage verbal alors que le mode analogique est constitué par tout ce qui est non verbal, c'est-à-dire les gestes, les attitudes, le ton de la voix, la position du corps, etc. »
5. « Une communication est appelée symétrique ou complémentaire, selon qu'elle se fonde sur l'égalité ou la différence. »

Bateson a complété les théories de la communication avec ses travaux, à partir des années 60, sur la notion d'information (Bateson, 1972 ; Pauzé, 1996). Il en donne une définition à la fois très simple et très

TABLEAU 53.2 Évolution de la cybernétique

Étapes	Implications
1re cybernétique	L'observateur est extérieur : – feed-back négatif : réduit la déviation (homéostase) – feed-back positif : amplifie la déviation (morphogenèse)
2e cybernétique	L'observateur est impliqué : – autoréférence – auto-organisation, autopoïèse
Constructivisme	Ce que nous appelons le réel est une construction : – nous construisons le réel au moyen de nos perceptions, de nos instruments, de nos théories – la carte n'est pas le territoire
Théorie du chaos	Le chaos peut produire de l'ordre : – dépendance des conditions initiales (effet papillon) – imprévisibilité déterministe

riche : « L'information est une différence qui fait la différence » (Bateson, 1972), ce qui permet de définir l'information pertinente en thérapie comme une information qui vient du système pour retourner au système.

53.2 THÉRAPIES FAMILIALES SYSTÉMIQUES

La thérapie familiale a en quelque sorte trouvé une base conceptuelle dans l'approche systémique. Les psychiatres Nathan Ackerman et Carl Whitaker ont commencé à rencontrer des familles après avoir constaté qu'un changement chez un membre avait des répercussions sur la dynamique familiale dans son ensemble. Cela marque le point de départ des thérapies familiales systémiques. Le tableau 53.3 (p. 1370) présente de façon fort schématique les principales écoles de thérapie familiale. Le lecteur intéressé pourra en trouver une description très complète dans les ouvrages fondamentaux suivants : Gurman et Kniskern (1981, 1991) et Elkaïm (1995), ou, plus synthétique, dans le livre de Villeneuve et Toharia (1997). Il pourra également se référer aux dictionnaires de Benoît et coll. (1988) et de Miermont (1987).

TABLEAU 53.3 Principales écoles européennes et américaines de thérapie familiale

École	Perspective dominante	Auteurs	Axes principaux
Palo Alto	Communicationnelle-systémique	– Bateson – Watzlawick	– Thérapies brèves – Paradoxes
Satir	Humaniste	– Satir – Prud'homme	– Positions de survie – Liens affectifs
Whitaker	Symbolique-expérientielle	– Whitaker – Malone	– Expérience – Cothérapie
Bowen	Multigénérationnelle	– Bowen – McGoldrick	– Génogramme – Différenciation du soi – Triangles familiaux
Nagy	Contextuelle	– Boszormenyi-Nagy – Heireman	– Dettes intergénérationnelles – Loyautés
Haley	Stratégique	– Haley – Madanes – Malarevicz	– Alliances, coalitions – Prescriptions stratégiques
Philadelphie	Structurale	– Minuchin – Hoffman – Stanton et Todd	– Frontières intergénérationnelles – Recadrage
Milan	Communicationnelle-systémique	– Selvini – Prata – Boscolo – Cecchin	– Paradoxes – Connotation positive – Circularisation – Rituels familiaux
Rome (1)	Relationnelle	– Cancrini – Onnis	– Complexité – Sculpture
Rome (2)	Symbolique	– Andolfi – Menghi – Nicoló – Saccu	– Provocation – Objet métaphorique
Bruxelles	Autoréférentielle	– Elkaïm – Pluymaekers – Goldbeter	– Résonances – Assemblages – Réseaux
Constructionnisme	Narrative	– Goolishian – White	– Narrations – Culture

53.2.1 Styles de fonctionnement familial

En thérapie systémique, on distingue habituellement deux styles opposés de fonctionnement familial : les familles à transactions rigides et les familles à transactions chaotiques. Hampson et Beavers (1996) préfèrent, à juste titre, parler de styles de fonctionnement centripète et centrifuge. Ces deux styles doivent être considérés comme les deux extrêmes d'un continuum (Ausloos, 1981).

Dans les familles présentant un style de fonctionnement *centripète*, le système est trop fermé et les frontières sont passablement étanches : on vit replié sur soi-même, selon un mode de fonctionnement que l'on pourrait qualifier de clanique ; les règles familiales et les moyens de contrôle sont rigides et peu modifiables. Dans ces familles, le temps est comme « arrêté » (Ausloos, 1995a). On fait toujours référence au passé, on ne suit pas la mode, la vie semble figée dans un éternel recommencement. Quand des décompensations surviennent dans de telles familles, le non-sens exprimé par le patient peut apparaître comme une recherche illusoire d'un sens introuvable.

À l'opposé, dans les familles ayant un style de fonctionnement *centrifuge,* les frontières sont trop perméables, mal définies, et les règles, peu cohérentes. Les liens familiaux se font et se défont, le va-et-vient est grand, et il n'est pas rare que l'intervenant se pose la question : « Qui fait vraiment partie de la famille ? » Le système est trop ouvert et il n'est pas possible de conserver les informations, de transmettre les messages. On communique presque autant par l'agir que par la parole. Le temps est immédiat et rythmé par les crises et les événements, « un temps événementiel » (Ausloos, 1995a), ce qui finit par donner une habileté remarquable à traverser les crises. Les règles manquant, la société intervient rapidement pour tenter d'imposer les siennes. On l'aura compris, ce sont ces familles qui sont le plus susceptibles de mener aux conduites antisociales ou aux troubles de la personnalité (voir aussi le chapitre 38).

Les familles qui se trouvent au milieu du continuum forment la majorité. Ces familles ont un style de fonctionnement flexible, le système n'est ni trop ouvert ni trop fermé. On est capable de communiquer de façon satisfaisante et les messages arrivent le plus souvent à leurs destinataires. Les règles ne sont ni rigides ni inconstantes, mais gardent une souplesse suffisante parce qu'elles sont négociables. Lorsque des crises surviennent, elles peuvent être plus ou moins rapidement gérées grâce à de bonnes qualités d'adaptation et à la souplesse des rôles de chacun des membres de la famille. Des pathologies de type névrotique peuvent apparaître, mais pourront être facilement abordées. Le tableau 53.4 résume les caractéristiques des divers styles de fonctionnement familial.

53.2.2 Entretien familial type

Le premier entretien avec une famille comprend en général six étapes :

1. *Accueil*

    Il est important d'accueillir chacun des membres de la famille, d'établir un premier contact avec eux, de veiller à ce qu'ils soient confortablement installés, de leur laisser le temps de se familiariser avec les lieux. Pour ce qui est de la disposition de la salle, la plupart des thérapeutes de famille placent en demi-cercle le nombre de chaises nécessaires pour tous les participants, thérapeutes y compris, et laissent les gens choisir la place qu'ils désirent. Cela donne parfois une première indication sur les liens qui unissent les membres de la famille.

2. *Présentation*

    Le thérapeute commence la présentation en se nommant, en expliquant sa fonction, les raisons de l'entretien, les modalités éventuelles telles qu'enregistrement ou vidéo, et remercie les participants de s'être déplacés. Il demande ensuite à chacun des membres de la famille de se présenter en indiquant son âge, sa profession ou son niveau

TABLEAU 53.4 Styles de fonctionnement familial

	Centripète	Flexible	Centrifuge
Système	Trop fermé	Semi-ouvert	Trop ouvert
Frontières	Peu perméables	Semi-perméables	Trop perméables
Règles	Figées	Négociables	Inconsistantes
Contrôle	Rigide	Souple	Chaotique
Information	Bloquée	Circulante	Non retenue
Temps	« Arrêté » (passé dominant)	« Fluide » (passé-présent-futur)	« Événementiel » (présent continuel)
Pathologie liée à	Recherche de sens	Autonomisation	Recherche de règles

Psychiatrie clinique : une approche bio-psycho-sociale

d'instruction, la place dans la fratrie, et de donner, si possible, quelques détails plus personnels. Il est important de consacrer à l'accueil et à la présentation le temps nécessaire, afin que chacun puisse s'habituer à ce qui va se passer et établir un premier contact (*joining*).

3. *Exposé du problème*

Lorsque c'est le thérapeute qui a convoqué la famille, c'est le moment où il expose les raisons pour lesquelles il a proposé un entretien familial. Il faut bannir des énoncés tels que : « Vous avez un problème et je suis là pour vous aider. » Lorsque le thérapeute fait venir la famille, c'est qu'il a besoin d'elle et qu'il lui demande son aide : « Je vous remercie d'avoir accepté cet entretien de famille, parce que vous disposez de beaucoup d'informations qui vont m'être utiles et que votre aide sera précieuse pour la suite du traitement. »

Lorsque c'est un membre de la famille qui a demandé l'entretien, il est normal de lui laisser d'abord expliquer la façon dont il voit le problème. Dès que le problème a été exposé, il faut impliquer les autres membres de la famille par un questionnement circulaire.

4. *Questionnement circulaire*

Le questionnement circulaire est une technique qui a été mise au point par l'école de Milan (Selvini-Palazzoli et coll., 1980) et que Seywert (1993) a fort bien résumée. On peut schématiser cette forme de questionnement avec les quatre prépositions suivantes : Qui ? Quoi ? Quand ? Comment ? Voici quelques exemples de questions qui peuvent être posées dans n'importe quel ordre :

– Quand le problème est-il apparu ?
– Que se passait-il dans la famille à ce moment ?
– Qui s'est rendu compte le premier du problème ?
– Qui a été le plus touché par le problème ?
– Qu'avez-vous fait à ce moment-là ?
– Que serait-il arrivé si... ?
– Comment chacun a-t-il réagi ?
– Qu'est-ce que cela a changé dans la vie familiale ?

Ces exemples de questions ne sont évidemment que des points de départ. Il ne suffit pas de questionner circulairement, encore faut-il avoir un regard circulaire, c'est-à-dire voir si chacun a pu s'exprimer de façon suffisante, si quelqu'un montre un malaise, si quelqu'un veut intervenir et n'en a pas l'occasion, etc.

5. *Résumés synthétiques*

Les étapes 3, 4 et 5 ne doivent pas se succéder, mais s'entremêler. C'est pourquoi il est bon de résumer régulièrement ce que l'on a compris du processus par des phrases du genre : « Si je comprends ce qui s'est passé, c'est... » ; « Ce qui vous préoccupe le plus, c'est... » ; « Ce que vous avez tenté, c'est... » Ces mises au point sont utiles tant au thérapeute pour rassembler ses idées ou pour recentrer la discussion qu'à la famille pour vérifier si le thérapeute a bien compris ou pour ne pas se perdre dans les digressions. Il est clair que ces phases 3, 4 et 5 prennent l'essentiel du temps de l'entretien de famille. Pour ce qui est de la durée, il est souhaitable que ces cinq premières étapes de l'entretien ne dépassent pas 45 minutes. Si, dans ce délai, la famille n'a pas réussi à exposer le problème, il est peu probable que la famille et le thérapeute arrivent à mieux le cerner en prolongeant indéfiniment l'entretien.

6. *Commentaire final*

La famille a accepté de jouer le jeu d'un entretien où l'on a parlé de choses qui concernent son intimité. Elle attend légitimement de connaître l'opinion du thérapeute. C'est pourquoi il est important de soigner le commentaire final (Ausloos, 1995a). La plupart des thérapeutes préfèrent sortir un moment pour se donner le temps de formuler clairement leurs commentaires. Lorsque l'entretien s'inscrit dans le cadre d'une cothérapie, il est encore plus important que les cothérapeutes sortent pour confronter leurs visions respectives. Il est souvent utile de prendre quelques notes.

Il est souhaitable que le commentaire final s'articule autour des points suivants :

– un résumé de ce que l'on a compris du problème auquel fait face la famille ;
– une connotation positive quant au fonctionnement de la famille (Selvini-Palazzoli et coll., 1980). Il est essentiel d'ouvrir sur l'espoir ;

Psychiatrie clinique : une approche bio-psycho-sociale

- une formulation permettant de comprendre la fonction du symptôme dans l'économie familiale ;
- le cas échéant, une tâche ou une prescription que l'on demandera à la famille d'accomplir.

Le tableau 53.5 résume les six étapes de l'entretien familial type, avec une phrase illustrant l'esprit de chacune.

TABLEAU 53.5   Entretien familial type

1. **Accueil :** « Mettez-vous à l'aise. »
2. **Présentation :** « Faisons connaissance. »
3. **Exposé du problème :** « Quel sujet allons-nous aborder ? »
4. **Questionnement circulaire :** « Qui ? Quoi ? Quand ? Comment ? »
5. **Résumés :** « Si je vous ai bien compris... »
6. **Commentaire final :** « Mon opinion... »

53.3 INDICATIONS ET CONTRE-INDICATIONS

Le Conseil de la famille du Québec (1996) estime qu'il faut « penser et agir famille... » :
- parce que [...] l'individu n'est pas un être isolé, mais un élément important de sa famille ;
- parce que [...] la famille est la base de la société et le lieu privilégié de l'apprentissage et de la socialisation ;
- parce que [...] l'approche familiale respecte davantage l'intérêt de l'individu et de sa famille en se souciant des interrelations ;
- parce que [...] la famille, prise comme entité, a aussi ses droits, tout comme l'individu ;
- parce que [...] l'approche familiale rend l'intervention plus humaine, plus efficiente, moins coûteuse, même à court terme.

53.3.1 Indications

Villeneuve et Toharia (1997) résument bien les principales indications des entretiens familiaux. *A priori*, la plupart des patients souffrant d'un trouble psychiatrique peuvent en bénéficier grandement. Deux situations particulières méritent d'être soulignées : les urgences et les hospitalisations, qui seront abordées dans la section portant sur les applications thérapeutiques (section 53.4).

53.3.2 Contre-indications

Il n'existe pas à proprement parler de contre-indications à un premier entretien familial, si ce n'est le refus du patient à ce que l'on rencontre sa famille ou les craintes que l'intervenant peut avoir de se trouver dans une situation où il peut moins facilement contrôler la relation. Il existe cependant deux contre-indications à poursuivre des entretiens familiaux :

1. Dans les cas de *violence* intrafamiliale. En effet, se sentant en confiance, certains membres de la famille peuvent en dire plus qu'ils ne le voulaient et trop pour la personne qui use de violence. Cela risque de se retourner contre eux et, par conséquent, de provoquer de nouvelles violences, ce qui n'est évidemment pas le but de l'intervention. Malgré tout, il ne s'agit pas d'une contre-indication absolue, mais il est nécessaire que les intervenants fassent preuve d'une grande prudence dans de telles situations. Il vaut mieux abandonner la thérapie familiale que de courir le risque d'amplifier la violence.

2. Dans le cas où un membre de la famille est interprétatif de façon *paranoïde*. La méfiance et la suspicion font d'ailleurs en sorte que, la plupart du temps, de telles familles n'acceptent pas les entretiens familiaux ou n'acceptent pas de les poursuivre. En particulier dans le cas d'entretiens de couple, lorsque l'un des conjoints est atteint d'un délire de persécution, il est très probable que ce dernier finira par intégrer le thérapeute comme un allié de l'autre et par voir en lui un persécuteur supplémentaire. Cela risque de ne pas faciliter la vie de l'autre conjoint, en plus d'empêcher l'intervention familiale de produire des effets satisfaisants. Mais encore ici, il s'agit d'une contre-indication relative.

53.3.3 Modalités pratiques

La question se pose souvent pour le thérapeute : « Qui rencontrer ? » Un accord se dégage autour de l'idée que l'on peut considérer comme famille l'ensemble des personnes vivant sous le même toit. Cependant, dans plusieurs situations, il s'agit plutôt de rencontrer les personnes significatives pour le patient en question ; on peut donc lui demander qui il souhaite faire venir, en veillant à ne pas exclure les enfants. Il ne faut pas hésiter, en particulier, à accepter

Psychiatrie clinique : une approche bio-psycho-sociale

qu'un ami ou une amie de la famille participe à l'entretien.

Quoi qu'il en soit, il est très important de ne pas envisager les entretiens familiaux comme une façon, pour l'intervenant, de se débarrasser d'un problème qu'il aurait dû résoudre. Pour cette raison, il serait inadmissible de convoquer une famille pour lui demander de surveiller un patient suicidaire ou toxicomane, par exemple. Le but des entretiens familiaux est d'engager les membres de la famille dans une démarche de recherche de solutions.

53.3.4 Thérapie individuelle ou entretiens familiaux

En pédopsychiatrie et, bien que plus rarement, en psychiatrie de l'adulte, il est fréquent que l'intérêt de rencontres familiales se fasse sentir dans le cours d'une thérapie individuelle. Dans ce cas, le thérapeute peut craindre de trahir la confidentialité des entretiens individuels. Il peut alors se référer à la règle suivante : ce qui est de l'ordre de l'intimité du patient, comme ses rêves, ses fantasmes, ses préoccupations sexuelles, etc., ne sera en aucun cas abordé dans l'entretien familial. Par contre, ce qui est de l'ordre des interactions qu'il vit avec la famille peut être évoqué ou amené dans l'entretien, et les discussions sur ces questions se révèlent d'ailleurs souvent être une aide précieuse pour le patient. Il est clair que ce n'est pas le thérapeute qui soulèvera, en séance familiale, les confidences qu'il a reçues au cours des entretiens individuels, mais il peut aider le patient à en parler.

53.4 APPLICATIONS THÉRAPEUTIQUES

L'approche systémique peut être utile pour presque toutes les situations thérapeutiques. Voici quelques exemples plus précis concernant des situations particulières.

53.4.1 Urgence et crise

En thérapie systémique, on considère que toute situation de crise représente un moment particulièrement fécond pour que des changements puissent survenir. Lorsqu'il y a crise, les règles habituelles du système ne s'appliquent plus de façon satisfaisante et il y a donc ouverture à des modifications de règles, des changements de rôle, des aménagements de la relation. Le systémicien, loin d'éviter la crise, va l'exploiter pour faciliter le changement.

L'urgence psychiatrique est évidemment, par définition, toujours une situation de crise (voir le chapitre 29). Elle se prête en général très bien à une intervention familiale. En effet, il n'est pas rare que le patient soit amené à l'urgence par un ou plusieurs membres de sa famille. Plutôt que de les laisser à l'écart pour rencontrer le patient seul, il est toujours intéressant d'aborder le problème en commençant par recevoir tous ceux qui ont accompagné le patient, pour que chacun ait la possibilité de dire comment il a perçu le déclenchement de la crise ou la réactivation de la pathologie. Les membres de la famille consentent habituellement à faire part de leurs observations et même ils apprécient que le médecin leur accorde toute son attention. Bien entendu, cette intervention familiale ne dispense pas d'une évaluation psychiatrique individuelle.

53.4.2 Tentative de suicide

Lorsqu'il y a eu tentative de suicide, les membres de la famille se sentent toujours interpellés. Ils sont envahis par des émotions contradictoires comme la tristesse, la culpabilité, la colère, l'agressivité. Il est important que ces sentiments puissent s'exprimer et que chacun puisse se situer face à la mort qui aurait été la conséquence d'un suicide réussi. Lorsque les membres de la famille ne sont pas présents, il est très utile de les convoquer le plus rapidement possible. Nous avons proposé ailleurs (Ausloos, 1995a) un schéma d'intervention qui peut se résumer par les questions suivantes :

– Quelqu'un se doutait-il que le patient allait faire une tentative de suicide ?
– Qu'est-ce que chacun a fait pour essayer de prévenir cette tentative ?
– Comment chacun aurait-il réagi si la tentative avait abouti à un décès ?
– Est-il raisonnable de laisser le patient retourner chez lui ou vaut-il mieux l'hospitaliser ?

Il va de soi que la décision finale revient au médecin qui procède à l'évaluation psychiatrique, mais le fait de consulter la famille est un apport précieux pour la décision.

53.4.3 Hospitalisation

Dans le cas d'une hospitalisation, le plus souvent un ou plusieurs membres de la famille accompagnent le patient au moment de son entrée ou lui rendent visite dans les premiers jours. C'est une occasion idéale pour établir le contact avec la famille, pour faire connaissance, pour préciser l'anamnèse d'un point de vue interactionnel, pour fournir des indications sur les conditions d'hospitalisation, pour poser des jalons pour les contacts ultérieurs. On peut reprendre en partie ici ce qui a été dit plus haut à propos de la crise, à savoir que, au début de l'hospitalisation, les membres de la famille sont disponibles pour des entretiens, parce que l'inquiétude, la culpabilité, le sentiment d'impuissance les rendent ouverts à une prise de contact avec l'équipe thérapeutique. C'est pour cela qu'il est important, et il faut insister, que ces rencontres aient lieu le plus tôt possible.

53.4.4 Schizophrénie

En plus de la thérapie psychoéducative (voir le chapitre 52), d'autres approches familiales s'avèrent également utiles dans le cours de la prise en charge d'un patient schizophrène. Les situations de crise sont fréquentes, l'observation du traitement médicamenteux pose souvent des problèmes, les familles continuent à se questionner au fur et à mesure de l'évolution. En particulier, le moment où un jeune adulte quitte la famille pour être placé en foyer de groupe ou en famille d'accueil est souvent un moment critique. Un ou plusieurs entretiens familiaux permettent alors que les craintes s'expriment, que les tensions soient clarifiées, que le départ soit envisagé comme une vraie séparation et non comme une rupture pénible.

53.4.5 Troubles affectifs

Les traitements pharmacologiques de la dépression et des troubles bipolaires, en raison de leur efficacité, ont mené à négliger la dimension familiale. Pourtant, les maladies affectives ont des répercussions majeures sur l'ensemble de la famille et sur son fonctionnement. Dans le cas de la dépression, le but de l'intervention familiale n'est évidemment pas de chercher les responsabilités ni les causes de la maladie, mais de découvrir avec le patient et ses proches (conjoint, parents, frères, sœurs) des moyens de faire face à cette situation difficile, parallèlement à la pharmacothérapie. Les enfants également sont touchés par la dépression d'un parent, comme d'ailleurs par toutes les autres maladies mentales ou même physiques. Dans l'approche psychoéducative, les enfants de parents souffrant de dépression majeure sont aussi impliqués (Falloon, Shanahan et Laporta, 1992).

Dans les troubles bipolaires, ce qui vient d'être dit est encore plus pertinent : en effet, la probabilité pour que la personne atteinte de la maladie en souffre pendant de nombreuses années est évidemment très forte. La maladie influence son caractère, sa façon d'être et d'interagir. Très souvent, les membres de la famille pensent qu'il faut éviter que le patient se fatigue, qu'il éprouve de la contrariété, et ils ont tendance à l'excuser pour la majorité de ses comportements, même si ceux-ci ne sont pas directement liés à la maladie. Il est donc bien important de leur expliquer que, lorsque son état est stabilisé par la médication, le patient peut mener une vie à peu près normale et qu'ils n'ont pas à exercer une surveillance, mais, au contraire, qu'ils doivent faire en sorte que le patient s'assume lui-même. Dans le couple, en particulier, les tensions inévitables doivent être abordées comme un banal problème de couple (Ausloos, 1995b).

53.4.6 Anorexie

L'approche familiale systémique s'est révélée particulièrement utile comme complément de la thérapie comportementale dans le cas d'anorexie. Selvini-Palazzoli et coll. (1980) et Minuchin, Rosman et Baker (1978) ont présenté les grandes lignes de la prise en charge de la famille et le lecteur intéressé pourra consulter leurs ouvrages. On trouvera aussi, dans les *Cahiers critiques de thérapie familiale et de pratiques de réseau*, un dossier très complet sur l'anorexie et la boulimie (Elkaïm, 1996).

53.5 VALIDATION DE L'APPROCHE

La majorité des thérapeutes systémiciens se sont comportés plus en cliniciens intéressés à comprendre la dynamique familiale et à élaborer des modalités d'intervention qu'en chercheurs soucieux de valider l'efficacité de leur méthode. Heureusement, avec l'essor de l'approche psychoéducative, des recherches de plus en plus nombreuses comparent les interventions avec ou sans thérapie familiale. Jusqu'à présent, on s'entend presque unanimement pour dire que la thérapie familiale :

- améliore l'observance du traitement ;
- diminue le temps d'hospitalisation ;
- réduit ou prévient les rechutes ;
- allège le fardeau des membres de la famille ;
- améliore le fonctionnement du patient ainsi que celui de la famille dans son ensemble.

53.5.1 Validation globale

Hampson et Beavers (1996), après avoir présenté une excellente revue de la littérature sur le sujet de la validation, exposent les résultats de leur propre étude concernant des thérapies familiales systémiques pour 434 familles traitées au Southwest Family Institute, à Dallas, pour des problèmes familiaux concernant des enfants, des adolescents, le couple ou la famille dans son ensemble. Les familles ont été évaluées à l'aide du Self Report Family Inventory (SRFI) et de la Family Adaptability and Cohesion Evaluation Scale (FACES III). Les résultats montrent une amélioration de la situation antérieure pour 75 % des familles. Si l'on exclut les familles qui n'ont participé qu'à un seul entretien (soit 79 familles), le taux d'amélioration monte à 86,6 %. De quatre à six séances semblent être le nombre de séances le plus favorable pour obtenir une amélioration du fonctionnement familial au chapitre de l'adaptabilité, de la cohésion, de la compétence, du leadership et de la résolution des conflits.

53.5.2 Validations spécifiques

Urgence et crise

Une recherche particulièrement remarquable a été réalisée au Colorado St. Patrick Hospital par Langsley et son équipe (voir Pittman III, 1973). Au moment de son arrivée à l'urgence, chaque patient était assigné de façon aléatoire à l'un des deux groupes suivants : un groupe dans lequel les patients étaient pris en charge par une équipe d'intervention familiale de crise (IFC), un groupe témoin dans lequel les patients étaient traités selon la procédure habituelle. Pour chacun des groupes, 75 patients ont été suivis. Si l'on additionne les durées d'hospitalisation au départ et celles des réhospitalisations, on arrive à un total de 2 050 jours d'hospitalisation pour le groupe témoin comparativement à 423 pour le groupe IFC. De plus, alors que tous les sujets du groupe témoin ont été hospitalisés, 83 % du groupe IFC ne l'ont jamais été.

En Europe, Andreoli, Lalive et Garonne (1986) à Genève, De Clercq (1997) à Bruxelles et le projet Équipe de recherche en intervention de crise, dit projet ERIC (Robin et coll., 1996), en banlieue parisienne ont appliqué les principes d'intervention de crise systémique avec des équipes de psychiatres et d'infirmières spécialisées en psychiatrie formés à l'intervention de crise et à la thérapie familiale. De Clercq et le projet ERIC ont effectué des suivis au long cours respectivement pour 78 et 89 patients. Les résultats sont concordants et montrent que l'intervention familiale de crise diminue de moitié le nombre d'hospitalisations au départ, diminue le nombre de réhospitalisations ultérieures, améliore les possibilités de prise en charge et l'implication de la famille.

Schizophrénie

Penn et Mueser (1996) ont passé en revue une vingtaine d'articles récents concernant le traitement psychosocial de la schizophrénie, l'entraînement aux habiletés sociales et les interventions familiales. Il en ressort que les interventions familiales sont hautement efficaces pour réduire le degré d'émotion exprimée dans les familles et qu'elles entraînent une baisse du taux de rechute, un meilleur suivi ultérieur ainsi qu'un allègement du fardeau des familles.

Budd et Hughes (1997) se sont intéressés à ce que les membres des familles trouvaient utile dans les interventions familiales. Alors que les programmes d'intervention familiale comprenaient une large part d'informations précises et d'apprentissage de techniques, les membres des 20 familles interrogés ont estimé que le soutien émotionnel et la « réassurance » étaient au moins aussi utiles, sinon plus, que les enseignements particuliers.

Troubles affectifs

Keitner et Miller (1990), après une impressionnante revue de la littérature, concluent qu'il serait nécessaire de mieux comprendre le système familial d'une personne atteinte de dépression et de travailler avec la famille en fonction de cette compréhension. Ils déplorent le peu d'études bien formulées et souhaitent que des recherches soient faites dans ce domaine, cela d'autant plus que la dépression est fréquente et que des dysfonctionnements familiaux y sont souvent associés.

Anorexie

La recherche la plus connue et une des plus remarquables est celle de Minuchin, Rosman et Baker (1978) portant sur 53 anorexiques. L'évaluation effectuée un an et demi après le traitement a montré une rémission et une absence de conséquences psychosociales dans 86 % des cas. Le traitement, cependant, ne consistait pas en de simples entretiens familiaux qui complètent une autre prise en charge; il s'agissait d'une thérapie familiale à proprement parler, utilisant la méthode structurale conçue par Minuchin lui-même.

*
* *

Le Conseil de la famille du Québec (1996) tient à «[...] réaffirmer par-dessus tout sa conviction profonde que la famille n'est pas un problème ou une énigme, mais la clé d'une solution». Les rencontres familiales ne doivent pas s'attacher seulement aux limites et aux impossibilités sur lesquelles la famille bute, elles doivent aussi se centrer sur les solutions qu'elle peut trouver avec l'aide du thérapeute. Le rôle de l'intervenant familial est d'activer le processus qui permettra à la famille de trouver ses propres solutions. Le but du travail systémique n'est pas d'atténuer les tensions et de réduire l'ampleur des crises, mais bien de les exploiter pour que des changements deviennent possibles. L'intervenant ne crée pas le changement, mais il assure la mise en place des conditions pour qu'il puisse survenir.

Collaborer avec les familles, c'est d'abord les respecter, respecter leurs savoirs, leurs compétences et le confirmer tout au long des interactions. Collaborer avec les familles, c'est demander l'avis de ces partenaires précieux, qui sont aux prises avec le problème depuis longtemps et qui ont déjà expérimenté de nombreuses solutions. Collaborer avec les familles, c'est abandonner une position de supériorité pour s'ouvrir à un dialogue authentique, à une recherche commune de solutions, à un travail sur les possibilités plutôt que sur les limites.

Bibliographie

ANDREOLI, A., LALIVE, J., et GARONNE, G.
1986   *Crise et intervention de crise en psychiatrie,* Paris, SIMEP.

AUSLOOS, G.
1995a *La compétence des familles,* Toulouse, Érès.
1995b «Le syndrome affectif conjugal: un regard systémique sur la psychose maniaco-dépressive», *Thérapie familiale,* vol. 16, n° 1, p. 77-85.
1981   «Systèmes, homéostase, équilibration», *Thérapie familiale,* vol. 2, n° 3, p. 187-203.

BATESON, G.
1972   *Vers une écologie de l'esprit,* Paris, Seuil, 2 vol., 1977, 1980.

BENOÎT, J.C., et coll. (sous la dir. de)
1988   *Dictionnaire clinique des thérapies familiales systémiques,* Paris, ESF.

BERTALANFFY, L. VON
1968   *La théorie générale des systèmes,* Paris, Bordas, 1972.

BUDD, R.J., et HUGHES, I.C.T.
1997   «What do relatives of people with schizophrenia find helpful about family intervention?», *Schizophr. Bull.,* vol. 23, n° 2, p. 341-347.

CONSEIL DE LA FAMILLE DU QUÉBEC
1996   *Reconnaître la dynamique familiale,* Québec, Gouvernement du Québec.

DE CLERCQ, M.
1997   *Urgences psychiatriques et interventions de crise,* Bruxelles, De Boeck.

ELKAÏM, M. (sous la dir. de)
1996   *Anorexie et boulimie,* numéro spécial des *Cahiers critiques de thérapie familiale et de pratiques de réseau,* Bruxelles, De Boeck, n° 16.
1995   *Panorama des thérapies familiales,* Paris, Seuil.

FALLOON, I.R.H., SHANAHAN, W., et LAPORTA, M.
1992   «Prevention of major depressive episodes: Early intervention with family based stress management», *Journal of Mental Health,* vol. 21, n° 1, p. 53-60.

GLEICK, J.
1987   *La théorie du chaos. Vers une nouvelle science,* Paris, Flammarion-Champs, 1992.

GURMAN, A.S., et KNISKERN, D.P. (sous la dir. de)
1991   *Handbook of Family Therapy,* vol. 2, New York, Brunner/Mazel.
1981   *Handbook of Family Therapy,* vol. 1, New York, Brunner/Mazel.

GUTTMAN, H.
1991   « Systems theory, cybernetics and epistemology », dans A.S. Gurman et D.P. Kniskern (sous la dir. de), *Handbook of Family Therapy,* vol. 2, New York, Brunner/Mazel, p. 41-62.

HAMPSON, R.B., et BEAVERS, W.R.
1996   « Measuring family therapy outcome in a clinical setting : Families that do better or worse in therapy », *Fam. Process,* vol. 35, n° 4, p. 347-361.

KEITNER, G.I., et MILLER, I.W.
1990   « Family functionning and major depression : An overview », *Am. J. Psychiatry,* vol. 147, n° 9, p. 1128-1137.

MIERMONT, J.
1987   *Dictionnaire des thérapies familiales,* Paris, Payot.

MINUCHIN, S., ROSMAN, B.L., et BAKER, L.
1978   *Psychosomatic Families : Anorexia Nervosa in Context,* Cambridge, Harvard University Press.

PAUZÉ, R.
1996   *Gregory Bateson, itinéraire d'un chercheur,* Toulouse, Érès.

PENN, D.L., et MUESER, K.T.
1996   « Research update on the psychosocial treatment of schizophrenia », *Am. J. Psychiatry,* vol. 153, n° 5, p. 607-617.

PITTMAN III, F.S.
1973   « Pour faire face aux urgences psychiatriques : définir la crise familiale », dans D. Bloch (sous la dir. de), *Techniques de base en thérapie familiale,* Toulouse, Érès, 1994.

ROBIN, M., et coll.
1996   « Urgences psychiatriques : doit-on aller sur le lieu de l'émergence ? », *Information psychiatrique,* vol. 72, n° 5, p. 458-462.

SEGAL, L.
1990   *Le rêve de la réalité – le constructivisme de Heinz von Foerster,* Paris, Seuil.

SELVINI-PALAZZOLI, M., et coll.
1980   *Paradoxes et contre-paradoxes,* Paris, ESF.

SEYWERT, F.
1993   « Le questionnement circulaire », *Thérapie familiale,* vol. 14, n° 1, p. 73-88.

VILLENEUVE, C., et TOHARIA, A.
1997   *La thérapie familiale apprivoisée,* Montréal, Presses de l'Université de Montréal.

WATZLAWICK, P.
1990   *La construction du réel,* Paris, Seuil.

WATZLAWICK, P., et coll.
1972   *Une logique de la communication,* Paris, Seuil.

Lectures complémentaires

LANSKY, M.
1981   *Family Therapy and Major Psychopathology,* New York, Grune & Stratton Seminars in Psychiatry.

PERLMUTTER, R.A.
1996   *A Family Approach to Psychiatric Disorders,* New York, American Psychiatric Press.

CHAPITRE 54

Thérapie expérientielle

JEAN-CHARLES CROMBEZ, M.D., L.Ps., C.R.C.P.C.
Psychiatre au Service de consultation-liaison du Département de psychiatrie du Centre hospitalier
de l'Université de Montréal (Hôpital Notre-Dame)
Professeur titulaire de clinique au Département de psychiatrie de l'Université de Montréal

PLAN

54.1 Bases théoriques
    54.1.1 Origines
        • *Psychanalyse* • *Phénoménologie et existentialisme* • *Pensée orientale* • *Pensée amérindienne*
    54.1.2 Notions de la psychologie expérientielle
    54.1.3 Fonctions des thérapies expérientielles

54.2 Indications et contre-indications

54.3 Modalités d'application

54.4 Classification et description
    54.4.1 Critères de classification
    54.4.2 Champ des représentations corporelles
        • *Postures* • *Respirations* • *Massages* • *Mouvements* • *Positions méditatives*
    54.4.3 Champ des représentations émotionnelles
    54.4.4 Champ des représentations perceptuelles

54.5 Validation des résultats
    54.5.1 Perfection
        • *Problème de la perfection comme norme* • *Problème de la théorie parfaite* • *Problème de la pratique comme religion*
    54.5.2 Rejet
        • *Problème du rejet du mental* • *Problème de l'absence du symbolique*
    54.5.3 Agir
        • *Problème du corps touché* • *Problème de la décharge salvatrice*
    54.5.4 Exigences propres à la pratique

Bibliographie

Lectures complémentaires

Dans les années 60, un nouveau courant de thérapies a émergé, nouveau car il était axé non pas sur le traitement de pathologies diagnostiquées, mais primordialement sur la croissance personnelle. Ce courant a vu le jour aux États-Unis et s'est propagé peu à peu au Canada et en Europe. Un tel développement a contribué à l'enrichir, tout comme l'avait fait l'introduction des systèmes de pensée orientaux en Occident.

L'éclosion et l'évolution de ce mouvement ont été caractérisées par la profusion des techniques utilisées et par une multiplication des étiquettes. Cela a entraîné une augmentation du nombre de personnes à la recherche d'une aide psychologique. Parallèlement à l'expansion du mouvement, on a assisté à un changement quant à la nature de l'aide désirée ; ainsi, si la demande visait surtout, dans un premier temps, la suppression ou l'atténuation des symptômes, elle se rapporte maintenant à une quête de sens existentiel. Parmi les raisons données pour expliquer l'expansion et l'évolution de la demande figurent les changements sociaux et la remise en question des valeurs traditionnelles. Pourtant, on peut aussi y déceler le désir d'une transformation personnelle pour accentuer la sensation d'existence.

Il n'est pas question, dans ce chapitre, d'opposer ces approches aux autres courants thérapeutiques, non plus d'ailleurs que de les opposer entre elles ; il semble plus important de les envisager comme le déploiement de différents aspects d'un même mouvement. Toutefois, une telle intégration est d'autant moins simple que beaucoup de ces techniques naissent souvent en réaction contre d'autres et perpétuent leurs querelles. Une pensée intégrative serait pourtant plus cohérente par rapport à l'esprit qu'elles prétendent véhiculer.

54.1 BASES THÉORIQUES

On peut d'abord se demander s'il est pertinent de qualifier ces approches de « thérapies », dénomination qui a d'ailleurs été remise en question tant par les tenants que par les détracteurs des approches expérientielles. Celles-ci abandonnent en effet le schéma classique de suppression des symptômes ou de résolution des conflits pour privilégier une démarche d'ouverture à l'existence. Et puis, elles se réclament de disciplines variées qui, au moins au premier abord, ne semblent pas correspondre aux techniques thérapeutiques habituelles : ainsi les massages, la danse, le cri, la méditation, la peinture, etc.

Cependant, qu'on le souhaite ou non, les différentes approches expérientielles se trouvent reliées au champ thérapeutique orthodoxe, et ce de plusieurs manières :

– par le biais d'une conception élargie du changement ;
– par la crédibilité de certains professionnels qui les associent à leur pratique ;
– par la publicité qui les entoure, même si elle insiste parfois uniquement et malencontreusement sur de possibles résultats au chapitre des symptômes.

Malgré leurs formes originales et parfois étonnantes, il est important de considérer les approches expérientielles comme des psychothérapies, parce que leur utilisation est de plus en plus fréquente, parallèlement aux thérapies classiques ou en alternance avec celles-ci, et parce qu'un parti pris les excluant empêcherait une reconnaissance de leur rôle. En connaissant mieux ces approches, les praticiens pourront en dégager les qualités ou les excès et saisir les multiples sens qu'elles revêtent pour leurs patients, peut-être dans la visée d'une articulation enrichissante avec leurs propres modèles. D'ailleurs, en maints endroits, la pratique de ces thérapies est en évolution ; le fossé qui les séparait de la psychanalyse s'amenuise, les formations deviennent plus longues et plus sérieuses, et certains ont même pu les intégrer dans une pratique médicale.

54.1.1 Origines

Trois grandes écoles de pensée sont liées au courant expérientiel, ou même à sa naissance : il s'agit de la psychanalyse, de la phénoménologie et de l'orientalisme. Ces influences se manifestent dans les concepts théoriques et dans les parcours personnels de la plupart de ses adeptes.

Psychanalyse

On trouve dans la thérapie expérientielle des traces notables de la méthode psychanalytique créée par Freud au début du 20e siècle. On peut repérer ainsi la reconnaissance d'un inconscient, la compréhension du symptôme dans l'économie psychique, l'utilisation du langage comme outil d'exploration du sens. Mais ce sont les apports subséquents qui ont coloré plus nettement l'approche expérientielle; qu'on pense à Reik (la troisième oreille), à Reich (l'armure caractérielle inscrite corporellement), à Groddeck (l'intégration corps-esprit), à Rank (la polarité union/séparation et l'aspect constructif des résistances, des conflits et des symptômes) et à Jung (les représentations conçues comme des créations ou comme les signes d'un ordre collectif).

Phénoménologie et existentialisme

On peut associer à ces deux systèmes de pensée que sont la phénoménologie et l'existentialisme les noms de Husserl et de Heidegger d'une part, de Kierkegaard et de Sartre d'autre part, qui ont exercé une influence dans les domaines de la philosophie et de la psychologie. Ces philosophes ont proposé une reconnaissance et une exploration non pas des idées, mais de la réalité conçue comme un ensemble de «phénomènes»; ils ont axé leur réflexion sur l'existence et non pas sur l'essence. Ces auteurs étaient d'avis qu'une causalité de type essentialiste, avec ses explications métaphysiques ou scientifiques, est contraire à une possibilité de libération.

Du côté de la psychologie ont été définis les concepts d'approche «organismique» et d'actualisation de soi (Goldstein), de même que ceux de gestalts et de complétude (la psychologie de la forme de Köhler, Koffka et Wertheimer). Certains philosophes ont marqué eux-mêmes le champ clinique et thérapeutique, tels Jaspers par sa «psychopathologie générale» et Buber (1969) par sa théorie des relations humaines.

Pensée orientale

Les philosophies orientales peuvent être décrites surtout comme des psychologies ou des styles de vie. Elles ont pour racine le bouddhisme, plus particulièrement sa branche orientale, le zen. De ces philosophies est issue la notion de *Self*: celle-ci renvoie à la perception d'avoir une existence essentielle, en dessous de toutes les formes mouvantes perçues quotidiennement, et désigne aussi le lieu de rencontre d'une identité personnelle et d'une réalité transpersonnelle. Les événements de la vie, tant corporelle que mentale, sont envisagés comme temporaires, aléatoires et, en fin de compte, illusoires; ces événements sont paradoxalement dénommés *egos*, pour rappeler à quel point les individus ont tendance à s'y attacher, puis à s'y disperser et, finalement, à s'y anéantir, tout cela à l'encontre d'une position centrée et sereine.

Pensée amérindienne

Plus ponctuellement et dans un deuxième temps, la perspective expérientielle s'enrichit d'un intérêt pour les mythes et les rites amérindiens. Puisant dans les conceptions amérindiennes d'un univers habité de forces et de sagesses, les approches expérientielles les ont adaptées pour proposer aux personnes de nouveaux liens avec les pouvoirs de la nature et de l'esprit. Quelques traditions y ont été importées sous la forme de techniques d'ouverture de conscience, tels les cercles de pouvoir et le chant incantatoire.

54.1.2 Notions de la psychologie expérientielle

De façon explicite ou implicite, un certain nombre de notions sont véhiculées par les thérapies expérientielles.

Selon ce courant, la vie est un processus de création (Brenner, 1981), rendu réalisable par un échange constant entre une personne et son environnement, entre ses besoins internes et les stimulations externes et entre les différentes parties d'elle-même. Tout est ainsi constamment en étroite relation, même si le tout semble séparé en éléments distincts. C'est par ces relations, par ces contacts que la croissance peut s'accomplir. Même si des formes, des structures sont nécessaires à tout développement, celui-ci ne peut se réaliser que si ces formes sont flexibles, permettant ainsi une convergence des mouvements de vie.

La vie existe sous forme de polarités: amour/haine, tension/détente, systole/diastole, inspiration/expiration, absorption/élimination, etc. Il est donc illusoire de considérer un quelconque aspect de la réalité comme unique et absolu. La perception dialectique est ainsi érigée en outil d'observation et de découverte de l'existence. Dans ces dyades, la vie procède par cycles et il est essentiel que l'individu les vive dans leur totalité. Dans le cas contraire, il deviendra incapable de ressentir pleinement et dérivera vers une intellectualisation. Il est donc primordial que le sujet, pour sa croissance physiologique et psychologique, entre dans un processus dans lequel il perçoit ses expériences (les émotions, les mouvements, les perceptions, les représentations) comme complètes, y compris leurs polarités.

Les événements de vie sont inscrits dans la personne. Certes, ce postulat est connu et la notion classique de mémoire en rend compte. Mais il faut bien entendre ici que la mémoire est considérée comme corporelle et mentale à la fois et que le corps « recèle » avec une finesse extraordinaire les événements du passé. Ainsi, une démarche centrée sur le corps est vue comme tout à fait pertinente pour une reprise de contact avec l'histoire personnelle, comme le sont les démarches centrées sur les rêves ou les systèmes de représentation. Plus particulièrement, si certaines circonstances dans l'existence d'un individu ont bloqué son expérience de sensations, d'émotions ou de représentations, ce blocage s'inscrit dans les formes corporelles et neurophysiologiques et se perpétue par des infiltrations des tissus et par l'arrêt des cycles vitaux de charge et de décharge.

Ces expériences inachevées laissent leur trace problématique, créent de nouveaux besoins et sont l'objet d'un conflit entre la tendance à les compléter et différentes forces qui s'y opposent. La notion de conflit est ici organisée autour de celle d'incomplétude. Le passé « marque » ainsi le présent par la force des expériences non complétées. En revanche, les expériences complétées sont intégrées et, d'une certaine manière, sont oubliées parce qu'elles sont alors assimilées et qu'à partir d'elles peuvent se construire d'autres expériences.

Les explications de ces restrictions expérientielles s'articulent autour des concepts de survie et de dépendance. En effet, lorsque le milieu essentiel à la vie refuse tel vécu d'une personne, celle-ci, si elle veut survivre, et si elle ne peut se déplacer vers un environnement plus adéquat, n'a pas d'autre solution que d'emprisonner cette expérience négative. Selon cette conception, le sujet, rétracté et retenu, s'évade dans une vie mentale coupée du monde extérieur ou du monde intérieur. Cette répression, sans en être directement la cause, prépare l'enlisement dans la maladie, les douleurs chroniques, les toxicomanies et les symptômes mentaux de culpabilité, de désespoir et d'ennui. Ainsi, anéantissement, souffrance et séparation sont évités au prix d'une mort à petit feu et d'une diminution de la capacité de plaisir.

Des élans de réparation, de résolution se manifestent de temps à autre chez le sujet. Ils pourraient lui permettre de s'en sortir, puisque ses conditions d'existence ont changé quant à la survie et à la dépendance ; cependant, on note qu'il n'en est rien. D'une part, l'expression de ces mouvements de complétude est souvent déguisée en des attitudes gauches (geignements, irritations, impulsions), donc difficilement compréhensibles. D'autre part, ces tentatives s'accompagnent de la reviviscence d'une souffrance que le sujet perçoit comme une aggravation (il peut s'agir de douleurs physiques, de honte, de détresse, etc.) et qu'il cherche en conséquence à réprimer. Enfin, tout système créé tend à se perpétuer par lui-même, d'autant plus que les habitudes de vie peuvent être perçues comme des normes, que le mode de relation avec l'environnement est fixé par des attentes communes et que les changements sont vécus comme une remise en question menaçante de l'identité personnelle.

54.1.3 Fonctions des thérapies expérientielles

La thérapie, ainsi que la vie, est un processus de croissance, d'exploration et de re-liaison. Elle n'est pas la prise en charge d'un patient par un soignant, mais le lieu du travail d'un sujet dans un cadre où les conditions lui permettent de compléter ses expériences inachevées. Les différentes fonctions des approches expérientielles peuvent être définies ainsi :

- *Fonction de protection*. La personne a dû suspendre ses expériences pour survivre ; le lieu thérapeutique va permettre leur reprise sans le danger de mort qui leur a jadis été associé.
- *Fonction de soutien*. Lorsque les expériences sont revécues, une perception douloureuse peut apparaître et être vécue aussi intensément que lors de l'événement originaire. La présence du thérapeute soutient le sujet dans sa démarche d'exploration.
- *Fonction d'unification*. Ces thérapies sont globales, incluant dans le même mouvement le corps et l'esprit. Le fait que les corps du patient et du thérapeute se manifestent durant les inter-

ventions n'est pas à placer dans l'ordre des passages à l'acte, mais dans celui du déploiement d'un vécu subjectif.

- *Fonction d'exploration.* Ces thérapies sont actives, proposant des expériences comme véhicules d'exploration du présent, lui-même lieu de souvenirs, afin de permettre une reprise du processus de croissance.
- *Fonction de signification.* Il est essentiel qu'un travail d'association accompagne les expériences vécues, pendant ou entre les phases d'exploration. Il ne s'agit pas, pour le sujet, de rechercher un ordre historique, mais bien de retrouver une vérité intérieure.

54.2 INDICATIONS ET CONTRE-INDICATIONS

Les thérapies expérientielles sont moins des traitements que des démarches, c'est-à-dire que l'aide reçue tient moins à ce qui serait prescrit par le thérapeute qu'au cheminement intérieur de la personne pour lequel le thérapeute met en place les conditions propices. Il s'agit d'un travail. Il est donc nécessaire que le sujet possède certaines capacités, qu'il soit motivé, qu'il comprenne la démarche et qu'il ait décidé d'intervenir dans son propre changement. Les indications sont finalement posées non pas en fonction des symptômes eux-mêmes, mais en fonction de la demande et de l'engagement de la personne. C'est dire que ce genre d'approche devient impossible dans les cas et les moments de submergement intenses : crises psychotiques, déferlements anxieux, écroulements dépressifs. Mais, dans les situations moins dramatiques, on peut envisager la combinaison de la pharmacothérapie et de la psychothérapie.

Le choix parmi les thérapies expérientielles n'est pas déterminé par le type de maladie ou la nature de la souffrance. Les techniques utilisées sont plus des moyens de travail que des outils médicaux. La décision d'appliquer l'une ou l'autre se suffit essentiellement des intérêts des clients et des formations des intervenants. La possibilité d'inclure différentes modalités, touchant par exemple le corps ou les émotions, permet d'enrichir et d'élargir les démarches.

Enfin, la manière d'utiliser ces techniques est primordiale. Centrées sur les personnes, elles exigent du thérapeute qu'il soit très attentif à leurs rythmes et à leurs demandes, à leur capacité d'intégration. Il est crucial que les gens restent toujours maîtres de leur cheminement à tout moment. Toute intervention harcelante, contraignante est à proscrire. En d'autres termes, les techniques doivent être au service de la personne, et non l'inverse.

54.3 MODALITÉS D'APPLICATION

Il sera proposé au sujet de se mettre en position d'observateur par rapport aux événements qui vont survenir en lui. Et c'est de cette position que le sujet va gérer sa capacité à supporter ces expériences. C'est la « position de témoin » (Crombez, 1994), qui est essentiellement une attitude d'ouverture à ce qui est vécu, sans rejet *a priori* d'aucune expérience, sans impression de submergement par aucune d'entre elles, sans jugement nécessaire ou compréhension obligatoire. La personne passe donc d'une position de victime, de malade, à celle d'un être qui a droit de regard.

Par cette position de témoin, la personne s'institue « présente » à elle-même et découvre ainsi les déterminismes de son passé ; cette reconnaissance du passé lui permet de s'en dégager. Elle naît alors comme sujet en relation avec les autres et amorce un mouvement créateur. Le terme américain d'*awareness* désigne cet élargissement de la conscience, un processus par lequel l'individu se met en contact avec la réalité de ses besoins, de ses attitudes et de ses perceptions. L'excitation qui s'ensuit doit être distinguée de l'anxiété pathologique, une interprétation que les patients en donnent souvent.

La personne se verra proposer des expériences à partir de mises en situation, telles que des postures du corps, des respirations, des déplacements dans l'espace, des jeux avec différents objets. Les consignes seront différentes selon les thérapies (c'est ce qui permet de les classer). Ces mises en situation font surgir des expériences subjectives, celles-ci consistant en une constellation d'événements intérieurs qui favorisent un processus de transformation. Ces techniques servent donc de moyens d'exploration et ne sont pas des règles à suivre aveuglément. À partir des consignes, la personne est invitée à explorer les différents aspects de son expérience, à la laisser se déployer, à en découvrir les polarités, à s'y remobiliser. Le passé n'est pas envisagé comme une chose lointaine dont on parle, mais comme une réalité dont on fait une expérience actuelle, nouvelle et unifiante.

Il est très important que les personnes abordent les thérapies expérientielles de façon active et réfléchie ; ce point de vue rejoint la notion de *self-support* mise en relief par Perls et coll. (1951). Les techniques sont des véhicules d'apprentissage dont les sujets doivent garder la maîtrise, tout en laissant se produire des effets de généralisation. Cette attitude favorisera un effet véritable et assurera la permanence du changement.

Ainsi, le thérapeute soutient l'autre et agit comme un guide dans l'amorce d'un processus de création. Les problèmes ne sont donc pas considérés sous l'angle de la pathologie, mais en tant que processus : les conflits deviennent des polarités, les symptômes, des lieux de compromis et les résistances, des ressources nécessaires.

54.4 CLASSIFICATION ET DESCRIPTION

Seules quelques techniques seront décrites sommairement, donc un nombre infime si l'on considère leur multiplicité et leur constant renouvellement. L'objectif est de donner quelques exemples à titre indicatif, sans prétention d'exhaustivité.

On notera par ailleurs que les créateurs de ces techniques, qui sont surtout des cliniciens, n'ont pour la plupart pas produit d'ouvrages décrivant leurs méthodes. On en trouve plutôt des descriptions succinctes dans des ouvrages généraux d'autres auteurs.

54.4.1 Critères de classification

Trois critères ont été retenus ici pour établir une classification des techniques du courant expérientiel, mais il est certain que d'autres découpages sont possibles. Ces critères se rapportent aux éléments fondamentaux de la thérapie existentielle précédemment exposés.

La classification se fera d'abord selon le *champ de réalité* qui est appréhendé comme zone de représentation. Ce champ peut être mental, ce qui est le domaine d'action habituel des thérapies, mais il peut être aussi corporel ou perceptuel. Qu'il s'agisse de phénomènes mentaux, corporels ou perceptuels, il seront considérés non comme des réalités objectives, mais comme des représentations subjectives, ce qui permettra leurs mouvements et leurs transformations et rendra possible l'éclosion d'un processus (voir le tableau 54.1).

Les techniques seront ensuite groupées selon leur *mode d'approche*. Il est entendu que c'est davantage leur façon particulière d'aborder la personne qui les distingue les unes des autres, plutôt que leur finalité qui, elle, devrait être globale, non restrictive, incluant le physique et le psychique, le passé et le présent, les émotions et le symbolisme, etc.

TABLEAU 54.1   Classification des techniques du courant expérientiel

Champ de représentation	Mode d'approche	Techniques	
		Pôle structurel	Pôle processuel
Corps	Postures	Bioénergie	Eutonie
	Respirations	*Rebirth*	Respiration douce
		Holotropie	Technique néoreichienne
	Massages	*Rolfing*	Intégration posturale
	Mouvements	Méthode Feldenkrais	Méthode Trager
	Positions méditatives	Méditations ouvertes et fermées	Abandon corporel
			Haptonomie
Émotions	Interaction	Thérapie primale	Gestaltthérapie
Perceptions	Apprentissage	Programmation neurolinguistique	*Focusing*
			Approche Écho

Psychiatrie clinique : une approche bio-psycho-sociale

Enfin, on peut aussi séparer les pratiques selon leur *style privilégié*, en distinguant le pôle structurel et le pôle processuel. Au *pôle structurel*, l'intervention vise à modifier la structure du sujet, structure qui est issue de son histoire et qui la détermine ultérieurement en retour ; ce qui est en cause, c'est une armature méconnue, aliénante. Au *pôle processuel*, le sujet laisse progressivement émerger des événements suivant le rythme qui leur est propre ; c'est le soutien des mouvements de vie qui est recherché et le thérapeute n'intervient pas directement dans le processus, mais en permet l'amorce et le déroulement. Il est évident que la distinction entre ces styles n'est valable que si elle est considérée comme relative. Par ailleurs, il faut noter que certaines techniques s'articulent dans un premier temps autour d'une logique structurelle, puis évoluent vers un style processuel.

54.4.2 Champ des représentations corporelles

Les techniques appartenant au champ corporel visent à un changement par la modification des représentations corporelles. Cinq modes d'approche sont distingués : les postures, les respirations, les massages, les mouvements et les positions méditatives. Pour chaque approche sont présentés les postulats proposés par leurs auteurs.

Postures

Pôle structurel : techniques bioénergétiques

Inspirées par les travaux de Wilhelm Reich (1971), les techniques bioénergétiques envisagent la personne selon un schéma énergétique : une énergie vitale qui circulerait dans le corps et qui permettrait un contact ouvert avec l'environnement. La thérapie de bioénergie a été inventée par Alexander Lowen (1976), psychiatre et psychanalyste.

Selon cette conception, le corps est soumis à un ensemble de mouvements énergétiques. Cette énergie part du cœur et se dirige vers la gorge et la bouche pour l'ouverture au baiser et à la parole, vers les mains pour l'ouverture au toucher, vers le pelvis et les organes génitaux pour l'ouverture à la sexualité, vers les pieds pour le soutien. Or il peut arriver que ces mouvements d'énergie soient bloqués ; au lieu d'un rayonnement extérieur se produisent un retrait et une charge. Ce blocage rend impossible la présence à différents niveaux de réalité : corporel, psychique et interpersonnel.

La technique vise, d'une part, à lever les blocages au moyen d'attitudes corporelles extrêmes (flexions, extensions, torsions, etc.), de sorte que le sujet puisse retrouver ultérieurement une liberté de mouvement, et, d'autre part, à faire accéder le sujet à une respiration globale qui sera intégrée à l'ensemble de la dynamique corporelle.

Pôle processuel : eutonie

L'eutonie est une technique qui a été mise au point par Gerda Alexander (1977), qui s'est intéressée à la danse et à la rythmique à la suite d'une maladie invalidante.

Le corps perturbé ne peut accomplir de mouvements harmonieux et devient la source de différentes pathologies ; le tonus musculaire est alors anarchique. Par le moyen d'attitudes corporelles diverses (positions d'équilibre, mouvements en harmonie, etc.), on axe la concentration mentale sur toutes les zones corporelles, puis on adopte la position de témoin des processus qui s'y déroulent. Cet exercice permet l'expression et la résolution des discordances qui y sont mises en évidence.

Respirations

Pôle structurel : palingénésie ou respiration consciente (rebirth)

Créée par le philosophe Léonard Orr, la palingénésie est une technique qui vise à faire revivre l'expérience traumatisante de la naissance, dont les effets ont persisté avec leur cortège d'angoisses et de dépressions.

Le postulat sur lequel repose cette technique est que la naissance est en partie, et parfois essentiellement, vécue comme un traumatisme : les contractions, l'expulsion, le bouleversement respiratoire en sont les principales causes. Comme les traumatismes ultérieurs, cette expérience a été refoulée à cause de ses aspects terrifiants. En particulier, la coupure du cordon ombilical a entravé le développement de la respiration en la maintenant dans une fonction de survie plutôt qu'en la transformant en véhicule d'expansion. Les inhibitions subséquentes s'ajoutant, la respiration restera « naine ».

La technique consiste à joindre inspiration et expiration dans un mouvement continu et dans un rythme détendu. Le but visé est moins une amélioration de la respiration qu'une meilleure circulation d'énergie. Ainsi, le rétablissement d'une respiration libre permet le délestage des traumatismes antérieurs et le développement des capacités créatrices.

S'apparente à cette technique une méthode d'hyperventilation mise au point par Grof et Bennett (1992) : l'holotropie.

Pôle processuel : respiration douce et technique néoreichienne

La technique dite de respiration douce est un mode d'intervention où l'on propose l'expérience d'une respiration consciente, détendue, rythmée, profonde et surtout maintenue. Le résultat recherché n'est pas une hyperventilation, mais plutôt la création d'un espace où surviennent des modifications de la respiration et la reviviscence d'événements antérieurs ; une sorte de dialogue s'instaure entre ces souvenirs et les mouvements corporels. De ce point de vue, cette technique présente des analogies avec la palingénésie dans ses aspects les plus processuels. Cependant, elle s'en détache par le fait que la naissance n'est pas conçue comme un acte historique, mais comme un processus répétitif tout au long de l'existence.

Pour sa part, la technique néoreichienne a beaucoup en commun avec les techniques bioénergétiques déjà décrites. Cependant, son mode d'intervention privilégié est l'amplification de la respiration selon le désir du patient. À partir de là, une attention toute particulière est portée aux processus musculaires et émotionnels qui se dévoilent.

Massages

Pôle structurel : intégration structurale (rolfing)

Selon Ida Rolf (1977), docteure en philosophie, les traumatismes de la vie, lorsqu'ils n'ont pas été résolus, causent une modification de la statique et de la dynamique corporelles. Ces changements restent imprimés dans le corps ; en effet, il se produit des épaississements et des rétractions du tissu conjonctif et des aponévroses, rétractions qui deviennent permanentes. Dès lors, les mouvements musculaires sont réduits et dysharmoniques. Il en résulte un corps en casse-tête où les écarts par rapport aux lignes d'équilibre tendent ensuite à s'accentuer et à se chroniciser sous l'action de la force de gravité ; la personne est alors un être excentré et étranger au monde.

La technique vise à remettre le corps à la verticale et en alignement, à allonger les segments rétrécis, à créer un espace corporel dans lequel les mouvements pourront être libres et reliés. Elle consiste en des massages de plus en plus profonds des tissus conjonctifs auxquels s'ajoute un apprentissage de nouveaux styles de motricité.

Pôle processuel : intégration posturale

Jack Painter a mis au point la technique dite d'intégration posturale dans les années 70, en Californie. Il insistait plus particulièrement, au-delà de la levée des blocages, sur l'importance de la libération d'une énergie vivante.

La méthode consiste en un massage en profondeur des tissus conjonctifs, en vue de remobiliser le flot émotionnel et de rebalancer la structure musculaire du corps. Le thérapeute cherche à faire se relâcher les muscles de surface, notamment ceux du cou et de la tête, et à réorienter les axes de mouvement, celui du bassin par exemple.

Cette technique présente de fortes ressemblances avec la précédente. Deux différences majeures l'en distinguent cependant : l'accent mis sur le processus, par l'utilisation de respirations comme véhicule complémentaire de l'intervention du thérapeute, et la place laissée au flot émotionnel et aux paroles, reflets de la mémoire corporelle.

Mouvements

Pôle structurel : intégration fonctionnelle (méthode Feldenkrais)

La méthode Feldenkrais, du nom de son concepteur, vise l'intégration fonctionnelle de la personne. D'abord ingénieur et physicien, Feldenkrais s'est ensuite orienté vers l'étude de la psychologie et de la neurophysiologie. Il s'est plus particulièrement intéressé aux relations réciproques entre le système nerveux et le mouvement. Selon lui, au cours de la vie, la personne se restreint dans ses mouvements et ses capacités créatrices (Feldenkrais, 1993).

Il s'agit d'une technique axée sur la réouverture du corps, et donc de la personne, ce par des mouvements très doux. Cette exploration se fait par une intégration constante des sensations aux mouvements de différentes parties du corps. L'accent est mis notamment sur l'effet néfaste de l'effort; on propose au contraire de trouver des solutions aux limitations sans forcer celles-ci.

Pôle processuel : intégration psychophysique (méthode Trager)

La méthode Trager a été créée par Milton Trager, boxeur, danseur, acrobate, puis médecin. Il l'a d'abord appliquée à des sujets souffrant de maladies neuromusculaires. Selon lui, le vieillissement et la rigidité existent plus dans les représentations mentales que dans les tissus.

Le thérapeute propose des mouvements rythmiques qui font intervenir l'ensemble des tissus et il soutient leur expression. Le but de la démarche est d'amener le sujet à découvrir des sensations de liberté, de légèreté, de facilité qui lui serviront de mémoire pour des changements corporels ultérieurs. Comme complément aux séances, le thérapeute demande au client de se représenter mentalement ces nouvelles sensations ou perceptions.

Positions méditatives

Pôle structurel : méditations

La méditation est pratiquée sous différentes formes depuis des siècles. Elle vise essentiellement l'acquisition d'une identité fondée sur le sentiment intérieur d'exister. Elle propose de façon plus ou moins obligatoire le retour sur soi et le détachement de la réalité. Chaque méthode prescrit un ensemble de procédés particuliers combinant la concentration de l'esprit sur certains éléments (mouvements respiratoires, sons, images, etc.) et la mise à distance d'autres perceptions (pensées, préoccupations, sensations, émotions, etc.).

On peut différencier les méditations fermées dans lesquelles l'ensemble de la conscience est occupée par un objet sur lequel l'individu se concentre et les méditations ouvertes qui favorisent un laisser-aller de l'attention (Tart, 1972). Les premières se distinguent de l'autohypnose par leur objectif d'ouverture de la conscience ; les deuxièmes se distinguent de l'association libre par leur désintérêt pour les significations.

Pôle processuel : abandon corporel

L'abandon corporel est une méthode qui a été élaborée au Québec par Aimé Hamann (1996) et nous-même dans les années 70. Elle est issue des influences conjointes de la psychanalyse, de la bioénergie, des conceptions existentielles et orientales. La position méditative y est utilisée comme mode d'approche.

Une des caractéristiques de cette méthode est la suspension des activités volontaires conjointement avec l'adoption d'une position de témoin par rapport aux phénomènes corporels. Le thérapeute prend contact par ses mains avec la tête du sujet ; l'assurance que procure ce contact soutenu favorise la réactualisation de phénomènes corporels enfouis.

On peut en rapprocher l'haptonomie, une technique qui a vu le jour en Europe et qui est axée sur l'expérience intérieure engendrée par un contact corporel entre une personne et un intervenant. Ce contact est un soutien ; il n'est pas utilisé à des fins d'investigation ou de plaisir.

54.4.3 Champ des représentations émotionnelles

On doit comprendre ici le terme « émotionnel » non comme l'indice d'une pathologie, mais comme le signe d'une vie intérieure. C'est essentiellement l'impression d'une incomplétude des expériences intérieures qui est l'objet de travail de ces techniques.

Pôle structurel : thérapie primale

Arthur Janov (1973), psychologue, travailleur social et psychanalyste, est le fondateur de la thérapie primale. Il a profité des influences de Daniel Casriel et

Psychiatrie clinique : une approche bio-psycho-sociale

de Ronald Laing. Le principe qui sous-tend cette méthode est que les frustrations et les traumatismes, notamment durant les premières phases de la vie, sont mémorisés dans le cerveau. La souffrance qui leur est associée a été et continue d'être neutralisée par des mécanismes biologiques. D'une part, le potentiel de souffrance reste intact, ce qui se reflète dans les organisations défensives qui limitent la profondeur et l'intensité de l'existence ; d'autre part, cette protection fait en sorte que la personne vit de façon assez superficielle.

La thérapie primale amène l'individu à traverser ces comportements restrictifs, à rejoindre la souffrance primitive par une régression intense, à la faire émerger et à en prendre pleinement conscience. Cette expérience donne lieu à une intense réaction physiologique et à une impression d'agonie.

Pôle processuel : gestaltthérapie

Fritz Perls, qui est le créateur de la gestaltthérapie, (Perls et coll., 1951), a fait des études de médecine et de psychiatrie et a été l'assistant de Kurt Goldstein qui enseignait la psychologie de la forme. Il a ensuite été quelque temps l'analysant de Wilhelm Reich. Après un séjour en Afrique du Sud, où il a fondé, en 1940, un institut de psychanalyse, il a travaillé aux États-Unis à partir de 1946, puis au Canada vers la fin de sa vie.

Les gestalts sont des compréhensions subjectives, complexes, globales et intégrées de la réalité, telle qu'elle est perçue par les zones de contact avec celle-ci. Elles sont en évolution constante, selon un processus allant de l'émergence d'un besoin à sa satisfaction ; cette transformation libère de nouvelles énergies et laisse la place pour les « gestalts » suivantes.

Différents mécanismes peuvent interrompre les gestalts en empêchant les contacts ultérieurs avec des objets mentaux, émotionnels et matériels :
- l'introjection d'une réalité à l'intérieur de soi, mais sans assimilation ;
- la projection d'éléments de réalité hors de soi, c'est-à-dire hors de l'existence du sujet ;
- la fusion par l'abolition de la perception d'une différence avec l'environnement ;
- la rétroflexion, qui consiste, pour le sujet, à se faire à lui-même ce qu'il aimerait faire aux autres ou ce qu'il aimerait que les autres lui fassent ;
- la déflexion, qui permet d'éviter un contact direct par la fuite ou l'abstraction.

La méthode vise à remettre la personne en contact avec son environnement, à lui faire redécouvrir ses besoins et ses émotions réprimés et à favoriser une expression souple de ses désirs. Les techniques proposées permettent de mettre en évidence la façon dont le patient bloque la complétude de ses gestalts. Le sujet peut parler de ses conflits, mais on l'invite surtout à en faire l'expérience « maintenant », dans un contexte sécurisant ; les événements extérieurs et intérieurs, même les rêves, sont vécus dans le présent de façon concrète. Il lui est proposé de les amplifier, de jouer avec leurs contraires en s'appliquant à dégager les aspects positifs et négatifs des conflits, des résistances et des symptômes, ce qui l'amène à « circuler » sur le continuum de ces polarités et à percevoir celles-ci comme sources possibles de création.

54.4.4 Champ des représentations perceptuelles

Les approches liées au champ perceptuel s'intéressent aux systèmes de perception. Par des techniques d'apprentissage, elles visent à les transformer et à les enrichir.

Pôle structurel : programmation neurolinguistique

La programmation neurolinguistique, créée par John Grinder, professeur de linguistique, et Richard Bandler, psychothérapeute et docteur en psychologie, est née de la confluence de la neurolinguistique et de la cybernétique (Finn, 1989). Ces créateurs se sont demandé si les bons résultats obtenus par les thérapeutes utilisant des méthodes fort diverses pouvaient s'expliquer par des facteurs communs. Ils ont, pour répondre à leur question, analysé la pratique de thérapeutes bien connus tels Milton Erickson, Virginia Satir, Fritz Perls et Salvador Minuchin. Ils en ont dégagé des éléments communs qui, selon eux, favorisent le changement.

Leur méthode est extrêmement concrète, active et facile à enseigner. Elle est fondée sur une conception de la réalité en tant qu'ensemble de représentations, qu'elle étudie plus particulièrement dans ses composantes neurophysiologiques (systèmes visuel, auditif, kinesthésique et mental). Les thérapeutes analysent la façon selon laquelle sont conservés les apprentissages, en mettant en évidence ce qu'ils appellent les ancrages, c'est-à-dire des ensembles de mémorisation multisensoriels, par exemple le rappel d'une émotion par une sensation corporelle qui lui a été contemporaine. Les changements sont possibles lorsque les systèmes de représentation sont ouverts et interactifs : ils se font par le transfert, d'une expérience à une autre, de ressources déjà existantes, par la modification du contexte dans lequel un problème est exposé et par la mise en œuvre de nouvelles stratégies.

Pôle processuel : concentration dirigée (focusing)

La technique de concentration dirigée a été créée par Eugène Gendlin (1981), professeur de philosophie et de psychologie à Chicago. Elle a pour objet les perceptions d'événements non complétés (*unfinished business*) se manifestant par des impressions d'inconfort et par la recherche d'une finition. À titre d'exemple, on n'a qu'à penser à l'état d'esprit que provoque le fait d'être incapable de se rappeler le nom d'une personne dont on reconnaît par ailleurs le visage.

Il est proposé au sujet de concentrer son attention sur ces événements non complétés et de travailler à leur résolution. La démarche comporte différentes étapes qui amènent le sujet à laisser émerger un problème, à le sentir, à le « questionner », à le laisser prendre place et forme et à en percevoir l'évolution. Ce travail se fait par un dialogue constant avec soi-même.

Une extension de la technique du *focusing*, intégrant les modèles théoriques des processus de guérison et des ensembles complexes, a abouti, dans les années 80, à une méthode nommée *approche Écho* (Crombez, 1994). Le sujet y acquiert, par une démarche progressive très simple, quelques outils pertinents pour travailler sur sa réalité subjective : être attentif à l'ensemble des perceptions psychiques et physiques, les mettre en relation, interagir avec elles et les modifier, en créer de nouvelles. Maîtrise, liberté, jeu, invention y sont redécouverts et appliqués aux objectifs de transformation des personnes.

La thérapie s'inscrit dans un cadre et une logique d'apprentissage, de façon que les personnes puissent retrouver et exercer leurs pouvoirs de changement et de création en connaissant mieux les manières de les aborder. Elle peut être combinée avec les traitements médicaux et les psychothérapies ou leur servir de complément.

54.5 VALIDATION DES RÉSULTATS

Les critiques formulées contre les thérapies expérientielles sont nombreuses et prennent parfois appui sur des objections d'ordre épistémologique, sur des réactions passionnées et sur beaucoup de préjugés. Elles pourraient d'ailleurs faire l'objet d'une étude en elles-mêmes, d'une critique de la critique. Il est, par exemple, remarquable que certains auteurs, jugeant ce domaine d'après leur propre champ théorique, s'étonnent de ne pas y trouver leurs normes et concluent à l'absurdité de ces thérapies. Ou bien ils notent une dérive dans telle ou telle pratique et en profitent pour régler le sort de toute l'affaire. D'autres considèrent l'ensemble du champ expérientiel tantôt comme une erreur, tantôt comme un pis-aller par rapport à cet « essentiel » dont eux, évidemment, seraient les seuls représentants. Peu de personnes portent des jugements nuancés sur leurs « concurrents », préférant perpétuer des querelles d'écoles.

Ces critiques sont à prendre non comme des condamnations, mais comme des mises en garde. Cette position pourrait s'avérer utile pour ceux qui s'y engagent. Quant à ceux qui sont en position de soignants, ils pourront y repérer les abus sans en rejeter les bienfaits.

Plusieurs aspects problématiques semblent importants à considérer dans l'évaluation des thérapies expérientielles et sont groupés ici sous quatre rubriques : la perfection, le rejet, l'agir et les exigences de la pratique.

54.5.1 Perfection

Problème de la perfection comme norme

La logique de ce piège que constitue la perfection comme norme se présente de la façon suivante : l'homme naît sain et équilibré, mais il subit ensuite différents assauts externes qui vont altérer sa nature. Le but de la thérapie est alors de le rendre à une normalité fictive, de le libérer de ces symptômes étrangers

Psychiatrie clinique : une approche bio-psycho-sociale

à lui-même. Les symptômes, ainsi d'ailleurs que toute hésitation quant à leur suppression, sont considérés comme des erreurs. Ainsi, selon Alouis, Jandrot-Louka et Louka (1982), et suivant en cela la logique des médecines, à l'ordre subjectif du désir est substitué l'ordre idéologique d'une norme qui est dite « naturelle ». Cette référence à une ordonnance idéale porte les intervenants à préférer la norme au désir d'un sujet et à favoriser l'atteinte d'un but plutôt qu'à respecter un processus : une obsession de santé idéale.

Problème de la théorie parfaite

Certains auteurs et certains thérapeutes considèrent leur théorie comme totale et exclusive. Cette conviction, qui rend douteuse leur démarche heuristique, entraîne, entre autres conséquences, la manipulation des clients dans le but de les plier à cette vérité « première ». À une cohérence sans faille le patient ne peut plus répondre que par la soumission ou l'annihilation : il est inclus ou rejeté. Tout doute est alors interprété comme un éventuel échec de la thérapie et, donc, de la guérison promise : c'est le piège du dogmatisme et de l'idéologie.

Problème de la pratique comme religion

Des écoles prennent l'aspect de sectes religieuses : rites d'initiation, obédience absolue, impossibilité de séparation d'avec l'institution, extrême pression du groupe. Cet absolutisme a pour corollaire des accidents majeurs qui se produisent dans la démarche clinique (traumatismes corporels, décompensations psychotiques) et des poursuites judiciaires (en raison de pratiques financières abusives, notamment l'obligation de faire des dons d'argent). Une telle tendance au despotisme tient au fait que ces thérapies évacuent souvent le questionnement concernant la relation thérapeutique.

54.5.2 Rejet

Problème du rejet du mental

Un curieux mouvement de bascule caractérise la pensée de certains thérapeutes. En effet, s'ils reprochent à certaines pratiques psychanalytiques « l'inflation du parolisme » (Lipiansky, 1982, p. 82) et la réduction du corps, ils tombent dans un autre piège, tout aussi dualiste :

> Là où l'esprit était exalté et le corps déprécié, le corps devient le signifiant majeur de l'essence positive de l'homme et le mental est ravalé au rang de verbiage obsessionnel, de l'expression de la vanité du Moi ou d'un intellectualisme stérile ; penser devient une forme de perversion. La dichotomie demeure : elle a simplement les pieds en l'air et la tête en bas. (D. Picard, cité dans Lipiansky, 1982, p. 89.)

Problème de l'absence du symbolique

Dans certaines thérapies, le corps est considéré comme une chose matérielle avec ses tensions. On agit sur lui pour le « résoudre », sans tenir compte du monde des représentations. Le mouvement consiste alors à éliminer un malaise de la façon la plus efficace possible, par le recours à tout un attirail technique (banc de travail corporel, positions, respirations et mouvements ordonnés, etc.). Le domaine du symbolique est évacué :

> Le corps tend de plus en plus à fonctionner comme référence absolue et non, ainsi que le proposait Wilhelm Reich, comme l'espace d'inscription historique de la répression sociale et des trajectoires affectives individuelles. Il devient le lieu de malheur ou de bonheur, de la dysharmonie ou de l'harmonie. (M. Pagès, cité dans Lipiansky, 1982, p. 89.)

54.5.3 Agir

Problème du corps touché

Un élément souvent perçu comme spectaculaire dans les pratiques expérientielles est la mise à contribution du corps dans laquelle le thérapeute même peut être appelé à participer. Les questions que soulèvent ces contacts corporels sont nombreuses. Certains y perçoivent une aliénation, un interdit de la parole ; d'autres y voient une incitation au passage à l'acte permise et même partagée par les thérapeutes qui s'en font les acteurs. Si les positions des intervenants à ce sujet varient et si certains d'entre eux reconnaissent l'existence de dérapages, il semble néanmoins important d'envisager ces contacts corporels à partir d'un point de vue particulier.

Pour expliquer les problèmes associés au toucher, Pagès (1982) distingue deux tendances. L'une privilégie l'accession aux représentations et met en jeu les fantasmes et les interdits, d'où la règle d'abstinence corporelle du psychanalyste. L'autre tendance insiste sur la nécessité de réintroduire le contact corporel comme outil de reprise d'identité. En effet, dans son histoire de vie, le sujet a pu être trahi dans l'utilisation qui a été faite de son corps, sous le couvert de ses besoins d'intimité et de contacts corporels chaleureux. L'interdiction d'un accès sain à la tendresse qui s'ensuit et la profusion de fantasmes divers empêchent le sujet d'établir des relations corporelles vitales. Ici, la règle d'abstinence ne fait que renforcer ce déséquilibre, au contraire d'une expérience corporelle non menaçante avec le thérapeute.

Problème de la décharge salvatrice

La théorie de la décharge, qui est d'ailleurs issue de la première topique freudienne, a tendance à mener à une pratique réductrice. Extirpation du mauvais, levée des obstacles à l'expression, soulagement par l'explosion, telles risquent d'être les conséquences spectaculaires d'une démarche superficielle. Il est important de comprendre que « les vraies émotions négatives telles que décrites par les auteurs ne sont pas des manifestations actives et dynamiques. Ce sont des états statiques, des contractures durables » (Lobrot, 1982, p. 102). La décharge doit être considérée non comme une catharsis, mais comme le début d'un processus de dégagement, comme une création. Dès lors, aucun sujet ne sera mis dans l'obligation d'oubli de lui-même sans égard pour le processus qui est le sien.

54.5.4 Exigences propres à la pratique

La pratique de la thérapie expérientielle nécessite, pour une conduite exempte des différentes dérives, certaines précautions quant à la formation des intervenants et des objectifs visés. La multiplicité des techniques expérientielles n'a d'égal que la diversité des formations. Si certains intervenants, dont beaucoup de créateurs, aboutissent au champ expérientiel après un long cheminement personnel et un laborieux travail thérapeutique, d'autres, au contraire, s'instituent experts après l'assimilation succincte et expéditive d'une technique particulière. Et, pour tout compliquer, il n'existe pas de diplôme qui viendrait garantir pleinement la valeur de ces formations, lesquelles, justement, ne sont pas inscrites dans les programmes d'études officiels.

Ces techniques diverses ne devraient pas être vues comme des panacées, mais comme des outils dans un contexte thérapeutique. Le risque de verser dans le sensationnalisme étant élevé, chaque thérapeute devrait se faire un devoir de connaître suffisamment les processus de changement et les diverses dynamiques humaines, de même qu'il devrait être en mesure de comprendre ses propres rapports au savoir et au pouvoir ainsi que ses désirs. Enfin, une démarche personnelle sérieuse semble, dans tous les cas, nécessaire.

*
* *

De ce champ foisonnant de techniques se dégage une préoccupation commune, celle de permettre à une personne de renouer avec son corps, ses émotions et ses perceptions, éléments d'expression de son être. Même si ce courant qu'est la thérapie expérientielle peut être attribué à des tendances culturelles et sociales nord-américaines, même si sa nouveauté peut susciter des craintes et donner lieu à des abus, il est signe d'une intelligence, celle de prendre le corps, à travers ses perceptions et ses émotions, comme un lieu d'expression et d'exploration, autant que peuvent l'être le rêve et la parole.

Bibliographie

ALEXANDER, G.
1977   *Le corps retrouvé par l'eutonie,* Paris, Tchou.

ALOUIS, A., JANDROT-LOUKA, F., et LOUKA, J.-M.
1982   « Chassez le symbolique... il revient au galop », *Autrement,* n° 43, 1989, 2ᵉ éd., p. 188-192.

BRENNER, P.
1981   *Life Is a Shared Creation,* Marina del Rey, De Vorss & Company.

BUBER, M.
1969   *Je et tu,* Paris, Aubier-Montaigne.

CROMBEZ, J.-C.
1994   *La guérison en Écho,* Québec, MNH.

FELDENKRAIS, M.
1993   *La conscience du corps,* Paris, Laffont.

FINN, E.
1989   *Stratégies de communication,* vol. 1, Boucherville (Québec), Éditions de Mortagne.

GENDLIN, E.T.
1981   *Focusing,* New York, Bantam.

GROF, S., et BENNETT, H.Z.
1992   *The Holotropic Mind,* San Francisco, Harper.

HAMANN, A.
1996   *L'abandon corporel,* Montréal, Stanké.

JANOV, A.
1973   *Prisonniers de la souffrance,* Paris, Laffont, 1982.

LIPIANSKY, E.M.
1982   « Radioscopie de la psychologie humaniste », *Autrement,* n° 43, 1989, 2ᵉ éd., p. 78-92.

LOBROT, M.
1982   « Le groupe à travers les âges », *Autrement,* n° 43, 1989, 2ᵉ éd., p. 93-106.

LOWEN, A.
1976   *La bioénergie,* Paris, Tchou.

PAGÈS, M.
1982   « Des défis stimulants pour la psychanalyse », *Autrement,* n° 43, 1989, 2ᵉ éd., p. 203-207.

PERLS, F., et coll.
1951   *Gestalt Therapy,* New York, Delta Book Edition.

REICH, W.
1971   *L'analyse caractérielle,* Paris, Payot.

ROLF, I.
1977   *Rolfing : The Structural Integration of Human Structure,* Boulder (Colo.), Rolf Institute.

TART, C.T.
1972   *Altered States of Consciousness,* Garden City, Doubleday.

Lectures complémentaires

RIEL, M., et MORISSETTE, L.
1984   *Guide des nouvelles thérapies,* Québec, Québec science.

JOHNSON, D.H.
1995   *Bone, Breath and Gesture,* Berkeley (Calif.), North Atlantic Books.

CHAPITRE 55

Relaxation

JEAN HUOT[†], M.D., F.A.P.A. (1931-1998)
Psychiatre, cofondateur de la clinique psychosomatique Cherrier (Montréal)

GABRIEL BELZILE, M.D.
Psychiatre clinicien à la Clinique Cherrier (Montréal)

PIERRE BELZILE, M.Ps.
Psychologue clinicien à la Clinique Cherrier (Montréal) et au Service d'orientation et de consultation psychologique (SOCP) de l'Université de Montréal

PLAN

55.1 Bases théoriques

55.2 Principales techniques de relaxation
    55.2.1 Relaxation progressive de Jacobson
    55.2.2 Relaxation progressive abrégée de Wolpe
    55.2.3 Training autogène de Schultz
    55.2.4 Rétroaction biologique (*biofeedback*)

55.3 Indications et résultats
    55.3.1 Troubles mentaux
        • *Évitement dans les troubles phobiques* • *Trouble panique* • *Anxiété généralisée* • *État de stress post-traumatique* • *Insomnie*
    55.3.2 Troubles physiques
        • *Hypertension artérielle* • *Trouble douloureux* • *Céphalées de tension* • *Migraine* • *Colite spasmodique ou côlon irritable* • *Dysménorrhée* • *Cancer* • *Maladie de Raynaud*

55.4 Modalités d'application
    55.4.1 Exemple d'une technique : la relaxation appliquée

55.5 Validation des résultats

Bibliographie

Lectures complémentaires

Pour le grand public, relaxer signifie souvent n'importe quelle activité autre que le travail, dont le but est d'amener l'organisme à un état de bien-être. Pratiquer un sport, lire, écouter de la musique, prendre un bain chaud constituent des activités de relaxation.

L'être humain utilise depuis des millénaires divers moyens pour se détendre. Il y a près de 5 000 ans, l'hindouisme donnait naissance aux premières formes de méditations favorisant l'atteinte d'un état de relaxation. Le bouddhisme fut également, à son tour, à l'origine de certains types de méditation qui ont encore cours de nos jours. La pratique d'une forme de méditation s'inscrivait parmi les rituels propres à certaines religions.

Le terme « relaxation » fait partie maintenant du langage courant, médical et psychologique. À l'heure actuelle, plusieurs stratégies de relaxation sont étudiées, expérimentées et systématisées pour être efficacement utilisées à titre préventif et curatif en clinique (Lehrer et Woolfolk, 1993 ; Lichstein, 1988). Les études portent sur les méthodes de relaxation, telles que la relaxation active de Jacobson, le training autogène de Schultz, la rétroaction biologique (*biofeedback*), la méditation, l'entraînement à la respiration, etc.

55.1 BASES THÉORIQUES

En clinique, relaxer renvoie à l'utilisation de techniques précises et éprouvées scientifiquement, en vue d'amener le patient à une véritable maîtrise physiologique et psychologique qui permet d'accéder à un état de bien-être situé entre l'état de veille et le sommeil.

On peut dire que la plupart des méthodes de relaxation actuelles s'apparentent aux exercices conçus par Schultz en 1932 et par Jacobson en 1938 ou s'en inspirent. Le point commun de toutes ces thérapeutiques est leur action sur le corps et leur tendance à engendrer une détente.

Chaque personne peut parvenir, sans apprentissage d'une méthode de relaxation, à se détendre jusqu'à un certain point. L'entraînement systématique à la relaxation permet d'augmenter la capacité de détente.

Selon Benson (1983 ; Benson et coll., 1974), toutes les méthodes de relaxation mèneraient à l'acquisition de la « réponse de relaxation », soit une réponse générale de l'organisme caractérisée par une diminution de l'activité du système nerveux sympathique, c'est-à-dire une réduction de la consommation d'oxygène, une baisse de la fréquence cardiaque et respiratoire et une baisse de la pression artérielle et de la concentration sanguine de lactate.

Toutefois, de l'avis de Davidson et Schwartz (1976), les diverses méthodes de relaxation n'entraînent pas exactement les mêmes effets chez les patients. Selon eux, la relaxation progressive de Jacobson est une méthode qui vise principalement des modifications somatiques, les modifications cognitives venant au second rang. Le training autogène de Schultz modifierait autant les aspects cognitifs que les aspects somatiques.

55.2 PRINCIPALES TECHNIQUES DE RELAXATION

55.2.1 Relaxation progressive de Jacobson

La méthode de relaxation la plus étudiée et la plus utilisée en Amérique du Nord est la relaxation progressive d'Edmund Jacobson (1938). En prenant conscience de la différence entre le malaise de la tension et le confort de la détente, le patient apprend à mieux ressentir les modifications de tension et à induire un état confortable de détente dans un groupe musculaire donné. Une fois ce groupe musculaire maîtrisé, le patient est invité à passer à un autre groupe musculaire ; ainsi, en suivant la même procédure, le patient s'exerce à contracter et à relaxer, tour à tour, chacun des principaux groupes musculaires de son corps. Voici un exemple d'une séquence de cette méthode :

> Serrez vos poings et pliez vos avant-bras sur vos bras en contractant les biceps, comme pour soulever un poids ; sentez bien la contraction dans vos poings, dans vos avant-bras et dans vos bras (10 secondes) ; relâchez et sentez bien la différence entre le malaise de la tension et le confort de la détente (20 secondes).

Au fur et à mesure que le patient devient plus habile à distinguer la tension de la détente, il est invité à contracter de manière de moins en moins intense ses groupes musculaires afin d'augmenter davantage sa capacité de sentir la différence et d'induire l'état optimal de détente avec un niveau minimal de tension.

Une fois cette étape franchie, on passe à un autre volet de la relaxation progressive, soit la relaxation différentielle, qui vise l'intégration, par le patient, de l'apprentissage précédent dans les activités de la vie quotidienne. Le patient apprend à n'utiliser que la tension musculaire nécessaire pour accomplir telle ou telle activité, en laissant au repos les muscles non requis dans l'exécution de cette activité. Par exemple, pour la conduite automobile, on suggère au patient d'observer et de corriger, le cas échéant, le degré de tension employé pour tenir le volant et pour appuyer sur l'accélérateur ou le frein.

La méthode originale de relaxation progressive de Jacobson a été par la suite modifiée et surtout abrégée par Wolpe (1958).

55.2.2 Relaxation progressive abrégée de Wolpe

Joseph Wolpe (1958) a mis au point une version considérablement raccourcie de la technique de relaxation progressive de Jacobson dans le cadre de ses travaux sur les méthodes de contre-conditionnement dans le traitement des phobies. Tandis que la méthode de Jacobson demande aux patients de concentrer leur attention sur un groupe musculaire précis au cours de plusieurs séances avant de passer à un autre groupe musculaire, la méthode brève de Wolpe enseigne aux patients à relaxer à tour de rôle 16 groupes musculaires majeurs du corps, et cela dans chacune des 7 séances.

En utilisant la « réponse de relaxation » obtenue grâce à la pratique de la relaxation progressive abrégée, Wolpe met en opposition chez le patient une réponse de détente et une réponse d'anxiété acquise, ce qui l'amène à formuler le principe de l'inhibition réciproque :

> Si, en présence des stimulus générateurs de l'anxiété, une réponse inhibitrice de l'anxiété peut être installée, elle doit affaiblir le lien qui existe entre ces stimulus et l'anxiété. (Wolpe, 1975, p. 16.)

Partant de ce principe, Wolpe a élaboré la technique de désensibilisation systématique pour traiter les troubles phobiques. Celle-ci consiste, dans un premier temps, à établir avec le patient une « hiérarchie » des stimuli phobogènes, des plus faibles aux plus forts. Puis, en faisant appel à la relaxation musculaire pour faciliter la tâche du patient, le thérapeute lui demande d'évoquer un des objets de son anxiété, selon la hiérarchie établie :

> Le malade est mis, grâce à la relaxation musculaire, dans un état physiologique antagoniste de l'anxiété ; puis il est confronté pendant quelques secondes à un stimulus générateur d'une faible anxiété. Si cette confrontation est répétée plusieurs fois, le stimulus perd progressivement le pouvoir qu'il a de provoquer de l'anxiété. On peut alors présenter des stimulus de « plus en plus forts » et les traiter de la même façon. (Wolpe, 1975, p. 91.)

Il existe aujourd'hui des variantes de la méthode abrégée de relaxation progressive mise au point par Wolpe, des chercheurs y ayant apporté des modifications afin de maximiser son efficacité dans le traitement des troubles associés à l'anxiété (Barrios et Shigetomi, 1979 ; Grimm, 1980).

55.2.3 Training autogène de Schultz

Le training autogène est une méthode de relaxation conçue par le médecin berlinois Johannes Heinrich Schultz vers 1920. S'intéressant aux modifications psychologiques qui se produisent au cours du processus d'hypnose, il mit au point un entraînement méthodique qui permet d'induire chez le patient une auto-décontraction physique menant à un état hypnotique auto-provoqué (Kammerer et Durand de Bousingen, 1967). Ce type d'entraînement à la relaxation s'est particulièrement répandu en Europe et en Asie. Une série de livres sur le training autogène ont été publiés par le Dr Wolfgang Luthe (1969-1973). En France, une variante du training autogène a été intégrée à l'approche psychanalytique (Sapir, 1991).

En résumé, le training autogène de Schultz met l'accent sur une concentration passive. Durant l'exercice, le patient ne fait aucun mouvement, mais il se répète mentalement des phrases qui décrivent et induisent des sensations corporelles censées activer les mécanismes autorégulateurs de l'organisme pour modifier son état physiologique dans le sens souhaité. Généralement, le thérapeute a recours à six séries d'exercices d'auto-décontraction visant successivement les muscles, le système vasculaire cutané des membres, le rythme cardiaque, la respiration, les

Psychiatrie clinique : une approche bio-psycho-sociale

organes abdominaux et, enfin, la tête. Ainsi, le patient se répète mentalement :

- Mes bras et mes jambes sont lourds ;
- Mes bras et mes jambes sont chauds ;
- Mon cœur va calme et bien ;
- Ça respire calme et bien ;
- Mon plexus solaire est chaud ;
- Mon front est frais.

Les exercices se pratiquent soit en position assise, sur une chaise ou un tabouret (en position du cocher de fiacre assoupi), soit allongé dans un fauteuil ou couché sur un divan. Les rencontres sont habituellement hebdomadaires et le patient doit faire quotidiennement ses exercices à la maison.

55.2.4 Rétroaction biologique (*biofeedback*)

Le *biofeedback* est une méthode non invasive largement pratiquée dans le traitement de diverses affections, telles les douleurs chroniques, la migraine, la céphalée de tension, la dysfonction de l'articulation temporomandibulaire (Kelly, 1996 ; Moss et coll., 1983), et des troubles où une composante anxieuse est présente.

Le *biofeedback* fait appel à des appareils électroniques qui permettent d'informer le patient à propos d'événements physiologiques qui échappent habituellement au champ de la conscience. Par exemple, en *biofeedback* électromyographique, si le patient reçoit un signal de tension musculaire qu'il ne peut autrement percevoir, il est en mesure de le corriger. Le patient est ainsi plus à même d'agir sur la tension, car il est instantanément informé par l'appareil du succès ou de l'échec de son effort pour réduire cette tension. L'application du même principe de rétroaction biologique permet au patient de modifier d'autres fonctions physiologiques.

Parmi les appareils de *biofeedback* les plus courants en clinique, mentionnons :

- l'électromyographe : il mesure les décharges électriques des fibres musculaires et indique, de façon visuelle ou auditive, l'état de détente ou de contraction des muscles ;
- l'appareil thermique : il mesure la température cutanée périphérique et permet d'améliorer la capacité du patient à augmenter la température périphérique (mains et pieds).

D'autres appareils sont aussi employés, soit :

- l'appareil électrodermal, qui mesure les variations de la résistance électrique de la peau provoquées par les changements d'état émotionnel (réponse électrodermale) ;
- l'électrocardiographe (ECG), qui mesure le rythme et la fréquence cardiaques ;
- l'électroencéphalographe (EEG), qui mesure les ondes cérébrales alpha.

55.3 INDICATIONS ET RÉSULTATS

Il existe une variété d'applications cliniques de la relaxation. Elle peut constituer un traitement en elle-même ou être combinée avec d'autres méthodes psychothérapeutiques, tels l'exposition graduelle ou l'entraînement aux habiletés sociales, ou avec les traitements médicamenteux.

55.3.1 Troubles mentaux

Évitement dans les troubles phobiques

Il est démontré que les méthodes de relaxation peuvent améliorer l'efficacité de la thérapie cognitivo-comportementale pour traiter certaines psychopathologies reliées au stress. Par exemple, il est reconnu que l'exposition graduelle est particulièrement efficace pour réduire les comportements d'évitement chez les phobiques (phobie simple, phobie sociale et agoraphobie). Cependant, il semble que les patients ayant appris la relaxation ont des comportements d'exposition plus fréquents que ceux qui n'ont pas reçu cet entraînement (Michelson et coll., 1985).

L'exposition graduelle est sans nul doute la technique la plus efficace pour combattre l'évitement phobique, une composante comportementale caractérisant les phobies. Toutefois, il apparaît que la relaxation progressive est aussi efficace que l'exposition pour modifier les variables psychophysiologiques chez les patients phobiques (Michelson et coll., 1985).

Trouble panique

Le trouble panique avec ou sans agoraphobie a fait l'objet de beaucoup d'attention au cours des dernières années. L'efficacité de plusieurs types d'interventions non pharmacologiques a été évaluée. Parmi ceux-ci, mentionnons le programme proposé par Barlow et coll. (1989), grâce auquel 80 % des patients voient disparaître leurs symptômes de panique à la fin du traitement. Ce programme consiste en une combinaison des techniques de thérapie cognitive et d'entraînement à la relaxation appliquée (voir la section 55.4.1) et à la respiration contrôlée. Les sujets ayant reçu l'entraînement à la relaxation montrent habituellement une diminution plus grande de l'anxiété diffuse.

Une méta-analyse des divers traitements du trouble panique (Clum et coll., 1993) conclut à l'utilité de la relaxation progressive combinée avec la restructuration cognitive et l'exposition graduelle pour traiter le trouble panique.

Anxiété généralisée

La méthode de relaxation progressive abrégée semble jouer un rôle significatif dans le traitement de l'anxiété généralisée (Lindsay et coll., 1987).

L'étude réalisée par Borkovec et Costello (1993) indique que la relaxation appliquée utilisée en combinaison avec une thérapie cognitivo-comportementale assure la permanence des améliorations obtenues chez les patients souffrant d'anxiété généralisée.

État de stress post-traumatique

La relaxation progressive de Jacobson permet aux patients d'abaisser l'anxiété provoquée par l'exposition graduelle aux stimuli évoquant l'événement traumatisant (Belzile et Huot, 1988, 1989 ; Foa, Steketee et Rothbaum, 1989).

Insomnie

Les études comparatives démontrent que la technique du contrôle du stimulus (p. ex., réduction de la lumière et du bruit, etc.) devrait généralement être le traitement de choix de l'insomnie. L'étude d'Espie et coll. (1989) conclut cependant que le recours à la relaxation progressive est préférable lorsque l'objectif du patient est d'augmenter la profondeur du sommeil plutôt que la quantité de sommeil.

55.3.2 Troubles physiques

Hypertension artérielle

À cause des effets secondaires des médicaments antihypertenseurs et du peu de fidélité au traitement de la part de certains patients à qui une telle médication est prescrite, les interventions non pharmacologiques favorisant une plus grande observance du traitement et une diminution des doses des médicaments ont suscité l'intérêt de plusieurs chercheurs.

La plupart des revues de littérature indiquent que les diverses techniques de relaxation et de gestion de stress ont une efficacité semblable dans le traitement de l'hypertension artérielle (Lehrer et coll., 1994). Les travaux de Lichstein (1988) ont mis en évidence des réductions de la pression systolique d'au moins 10 mm de Hg et de 5 mm de Hg pour la pression diastolique.

Cependant, dans les cas de poussée d'hypertension, une médication antihypertensive est préférable, parce qu'elle fait baisser la pression artérielle mieux que toute autre intervention non pharmacologique. Une fois que la poussée d'hypertension est maîtrisée, on recommande d'ajouter à la médication le recours à des techniques d'autorégulation comme traitement complémentaire.

Trouble douloureux

La relaxation est indiquée dans les cas de douleurs chroniques, pour augmenter la capacité des patients à relâcher la tension musculaire.

En s'exerçant à prendre conscience, par la relaxation progressive, de la contraction et du relâchement musculaires, le patient devient capable de détendre davantage les muscles qui contribuent à la douleur, d'où une atténuation de celle-ci. Il est généralement admis que la relaxation progressive de Jacobson et le *biofeedback* électromyographique sont d'une utilité considérable dans le traitement de la douleur chronique (Kelly, 1996 ; Moss et coll., 1983 ; Sanders, 1983).

Psychiatrie clinique : une approche bio-psycho-sociale

Céphalées de tension

Selon la méta-analyse de Blanchard et coll. (1980), la relaxation progressive, de même que le *biofeedback* électromyographique frontal, entraîne une réduction d'environ 60 % de la fréquence des crises chez les patients sujets aux céphalées de tension. Holroyd et Penzien (1994), qui ont passé en revue différentes études, concluent à une réduction moyenne de 50 % avec les mêmes techniques. Les effets de la relaxation progressive semblent persister plus longtemps que les effets du *biofeedback* électromyographique. Cependant, certains patients qui sont incapables d'apprendre la relaxation progressive pourront bénéficier d'une thérapie par *biofeedback* électromyographique frontal (Blanchard, 1987).

Migraine

Pour la migraine, il est généralement recommandé d'utiliser des techniques de relaxation mettant l'accent davantage sur les changements du système nerveux autonome (*biofeedback* thermique et training autogène). L'action de ces deux méthodes d'autorégulation physiologique semble pouvoir contrer la vasoconstriction qui caractériserait la phase prodromale des migraines classiques. Selon Lisspers et Öst (1990), les patients qui ont suivi une thérapie faisant appel au *biofeedback* thermique obtiennent une vasodilatation périphérique significativement plus grande que les patients soumis au training autogène, ce qui amène les auteurs à privilégier le premier.

Lehrer et coll. (1994) mentionnent que plusieurs revues de la littérature indiquent que les techniques de *biofeedback* thermique et/ou de training autogène sont plus efficaces pour le traitement de la migraine que le *biofeedback* électromyographique et la relaxation progressive ; ces dernières méthodes s'avèrent quant à elles plus efficaces, et sont donc à privilégier, pour le traitement des céphalées de tension.

Dans une méta-analyse comparant les traitements médicamenteux et psychologiques dans la prévention de la migraine, Holroyd et Penzien (1990) concluent que l'entraînement à la relaxation combiné avec le *biofeedback* thermique est aussi efficace que la prise de propranolol.

Pour les autres antimigraineux, les études comparatives restent à faire.

Colite spasmodique ou côlon irritable

L'enseignement de la relaxation jumelé à un entraînement à l'assertivité ainsi qu'à une thérapie cognitive semble efficace pour traiter les patients souffrant de colite spasmodique (Neff et Blanchard, 1987).

Dysménorrhée

La relaxation progressive est une méthode efficace pour atténuer les symptômes de la dysménorrhée de type spasmodique (Lewis et coll., 1983).

Cancer

La pratique de la relaxation progressive permet de réduire la sévérité et la durée des nausées provoquées par la chimiothérapie (Morrow, 1986).

Maladie de Raynaud

S'il était généralement admis par le passé que le *biofeedback* thermique et l'entraînement à la relaxation étaient d'une efficacité équivalente pour atténuer les symptômes de la maladie de Raynaud, on reconnaît plutôt maintenant la supériorité du *biofeedback* thermique pour augmenter de manière significative la température des doigts dans cette maladie (Lehrer et coll., 1994). La comparaison des effets isolés ou combinés des traitements pharmacologiques ou non pharmacologiques reste à faire.

55.4 MODALITÉS D'APPLICATION

Benson, connu pour ses travaux sur l'hypertension artérielle et sur les diverses techniques de relaxation en médecine comportementale, a précisé qu'il existe au moins quatre composantes essentielles communes à toutes les méthodes de relaxation (Benson et coll., 1974) :

1. On demande au patient d'exécuter une tâche mentale, consistant à *concentrer son attention sur un stimulus constant* tel que le rythme de sa propre respiration, le signal audio ou visuel émis par l'appareil de rétroaction biologique ou encore la voix du thérapeute ;

2. On demande au patient une attitude passive : on l'incite à *laisser passer les distractions* et à continuer de se concentrer sur le stimulus constant. Les intrusions cognitives (distractions) sont considérées comme un phénomène normal ;
3. On s'assure de *favoriser le relâchement de la tension musculaire* pendant l'apprentissage d'une méthode en incitant le patient à s'installer le plus confortablement possible, en position assise ou couchée ;
4. Toutes les formes d'apprentissage demandent également un *environnement paisible* où les sources de distractions visuelles ou auditives sont réduites au minimum.

Avant de commencer l'entraînement à la relaxation, on doit informer le patient de la possibilité de certaines sensations corporelles qu'il n'a auparavant jamais expérimentées et qui pourraient le surprendre parfois désagréablement. Par exemple, il peut arriver que le patient éprouve la sensation de culbuter par en arrière lorsqu'il sent le sommeil le gagner. Peuvent aussi se produire des tressautements ou des spasmes musculaires.

De plus, pour éviter que le patient ait des étourdissements en se levant brusquement après un exercice de relaxation, il est bon de lui recommander de toujours contracter graduellement tous ses muscles avant de se lever (p. ex., en s'étirant comme un chat) afin de réactiver la circulation sanguine et la respiration.

Par ailleurs, il n'est pas toujours facile pour le patient de comprendre comment l'entraînement à la relaxation dans un endroit calme et confortable pourra lui permettre de faire face à des situations qui, habituellement, provoquent la détresse ou des malaises physiques (p. ex., les situations phobogènes). Il faut donc lui expliquer que la capacité de relaxer est une habileté qui s'acquiert au même titre que celle de nager. En effet, tout comme on apprend à nager habituellement en eaux calmes pour ensuite évoluer dans des eaux plus tumultueuses, on apprend à relaxer dans les circonstances les plus favorables possible afin de maximiser l'apprentissage de la réponse de relaxation ; par la suite, cette réponse pourra être obtenue dans des situations de stress. Toutefois, l'obtention de cette réponse nécessite la pratique quotidienne des exercices.

Généralement, on suggère au patient de pratiquer les exercices de relaxation deux ou trois fois par jour, à raison d'une quinzaine de minutes chaque fois. Pour les premières pratiques à la maison, un enregistrement audio peut être d'une aide précieuse. Les patients comprennent l'importance de s'exercer régulièrement et fréquemment à la relaxation : plus vite ils acquièrent cette nouvelle habileté, plus vite ils pourront la mettre en pratique dans la vie courante.

Enfin, depuis les travaux de Paul et Trimble (1970), il est reconnu que l'entraînement à la relaxation donné par un thérapeute compétent est supérieur à l'enseignement par livre ou cassette sans supervision immédiate.

55.4.1 Exemple d'une technique : la relaxation appliquée

La technique dite de « relaxation appliquée » (Goldfried, 1971 ; Öst, 1987) vise deux objectifs : apprendre au patient à reconnaître les premiers signes d'anxiété et lui apprendre à gérer ces signes plutôt que de se laisser envahir par l'anxiété.

Öst (1987) a bien décrit les modalités de cette technique. Les deux premières semaines sont consacrées à l'entraînement à la relaxation progressive selon la version abrégée par Wolpe, à raison d'une rencontre par semaine et d'une ou deux pratiques (15 à 20 minutes) individuelles par jour.

Les semaines 3 et 4 servent à réduire le temps d'obtention de la réponse de relaxation de 5 à 7 minutes ; pour ce faire, le thérapeute invite le patient à relâcher les divers groupes musculaires sans cependant utiliser la contraction comme dans la méthode de relaxation de Jacobson.

Les semaines 5 et 6 sont consacrées à l'apprentissage de la relaxation associée à un stimulus. Il s'agit d'une procédure pour laquelle on invite le patient à se répéter en silence un mot choisi (calme ou relaxe) durant chaque expiration ; le but est ici encore de réduire le temps d'obtention de la réponse. Cet exercice est inséré quand le patient a préalablement atteint un état de relaxation, ce qui permet de réduire le temps d'obtention de la réponse de relaxation à deux à trois minutes.

Les semaines 7 et 8 servent à enseigner au patient à relaxer non seulement en position assise ou couchée, mais également dans d'autres situations et en accomplissant diverses activités (p. ex., debout, en

Psychiatrie clinique : une approche bio-psycho-sociale

écrivant, en téléphonant, etc.). Cette procédure est une variante de la relaxation différentielle. Le patient apprend à pratiquer la relaxation dans divers contextes et à réduire davantage le temps requis pour parvenir à un état de relaxation (60 à 90 secondes).

Les semaines 9 et 10 sont employées à consolider l'habileté à relaxer dans les diverses situations de la vie quotidienne et à réduire encore le temps d'obtention de la réponse de relaxation à 20 à 30 secondes. Le patient est invité à faire, de 15 à 20 fois par jour, un exercice de relaxation rapide. Cet exercice, qui doit d'abord être pratiqué dans les situations quotidiennes ne générant habituellement pas d'anxiété (p. ex., regarder sa montre, avant ou après un appel téléphonique), comprend trois éléments :

- inspirer et expirer profondément et lentement à trois reprises ;
- se dire, en expirant, un mot choisi (calme ou relaxe) ;
- faire un balayage corporel, c'est-à-dire prêter attention aux divers groupes musculaires, de la tête vers les pieds, et relâcher au passage les zones de tension.

Au cours des deux ou trois semaines suivantes, le patient est appelé à pratiquer la relaxation rapide dans les situations anxiogènes qu'il affronte, mais dont la durée est assez courte (10 à 15 minutes). Pendant les séances, le praticien encourage le patient à s'imaginer dans plusieurs situations anxiogènes pour expérimenter sa capacité à gérer efficacement l'anxiété.

55.5 VALIDATION DES RÉSULTATS

Au cours des 30 dernières années, plusieurs articles scientifiques ont été publiés qui confirment l'efficacité de la relaxation. Ces textes traitent de la relaxation et de ses applications cliniques sous des angles différents, allant de présentations de cas cliniques jusqu'à des études contrôlées. Dans l'ensemble, les revues de littérature concluent que la relaxation constitue une des composantes majeures du traitement de certains troubles anxieux, somatoformes et d'affections physiques influencées par des facteurs psychologiques (Holroyd et Penzien, 1994 ; Kelly, 1996 ; Lehrer et coll., 1994 ; Lehrer et Woolfolk, 1993 ; Lichstein, 1988 ; Öst, 1987). Cependant, les auteurs signalent que les diverses méthodes de relaxation n'ont pas toutes la même efficacité pour traiter ces troubles.

*
* *

Depuis l'élaboration des premières techniques de relaxation, au début des années 30, la recherche délimite avec une précision de plus en plus grande les paramètres favorisant l'apprentissage de la relaxation. Les résultats de la recherche permettent au praticien d'être mieux en mesure de choisir le type de méthode à employer en fonction du tableau clinique.

L'utilisation d'une technique de relaxation ou de *biofeedback*, seule ou en association avec d'autres interventions psychothérapeutiques ou pharmacologiques, constitue un moyen de traitement non invasif qui permet au patient de jouer un rôle plus actif dans son traitement.

Dans la recherche future, il faudra continuer de préciser les indications et les résultats de chacune des techniques de relaxation et de *biofeedback*.

Il serait aussi souhaitable d'améliorer et d'uniformiser les méthodes de recherche afin qu'on puisse en comparer les résultats.

Bibliographie

BARLOW, D.H., et coll.
1989 « Behavioral treatment of panic disorder », *Behavior Therapy*, vol. 20, n° 2, p. 261-282.

BARRIOS, B.A., et SHIGETOMI, C.C.
1979 « Coping-skills training for the management of anxiety: A critical review », *Behavior Therapy*, vol. 10, n° 4, p. 491-522.

BELZILE, G., et HUOT, J.
1989 « Victimes de violence : enquête rétrospective sur le diagnostic et l'efficacité du traitement comportemental, 2e partie », *Le Médecin du Québec*, vol. 24, n° 2, p. 81-87.
1988 « Victimes de violence : le diagnostic et l'efficacité du traitement comportemental, 1re partie », *Le Médecin du Québec*, vol. 23, n° 11, p. 103-110.

BENSON, H.
1983 « The relaxation response and norepinephrine : A new study illuminates mechanisms », *Integrative Psychiatry*, vol. 1, n° 1, p. 15-18.

BENSON, H., et coll.
1974 « The relaxation response », *Psychiatry*, vol. 37, n° 1, p. 37-46.

BLANCHARD, E.B.
1987 « Long-term effects of behavioral treatment of chronic headache », *Behavior Therapy*, vol. 18, n° 4, p. 375-385.

BLANCHARD, E.B., et coll.
1980 « Migraine and tension headache : A meta-analytic review », *Behavior Therapy*, vol. 11, n° 5, p. 613-631.

BORKOVEC, T.D., et COSTELLO, E.
1993 « Efficacy of applied relaxation and cognitive-behavioral therapy in the treatment of generalized anxiety disorder », *J. Consult. Clin. Psychol.*, vol. 61, n° 4, p. 611-619.

CLUM, G.A., et coll.
1993 « A meta-analysis of treatments for panic disorder », *J. Consult. Clin. Psychol.*, vol. 61, n° 2, p. 317-326.

DAVIDSON, R.J., et SCHWARTZ, G.E.
1976 « The psychobiology of relaxation and related states : A multi-process theory », dans D. Mostofsky (sous la dir. de), *Behavior Control and Modification of Physiological Activity*, Englewood Cliffs (N.J.), Prentice-Hall, p. 399-442.

ESPIE, C.A., et coll.
1989 « A controlled comparative investigation of psychological treatments for chronic sleep-onset insomnia », *Behav. Res. Ther.*, vol. 27, n° 1, p. 79-88.

FOA, E.B., STEKETEE, G., et ROTHBAUM, B.O.
1989 « Behavior-cognitive conceptualizations of posttraumatic stress disorder », *Behavior Therapy*, vol. 20, p. 55-176.

GOLDFRIED, M.R.
1971 « Systematic desensitization as training in self-control », *J. Consult. Clin. Psychol.*, vol. 37, n° 2, p. 228-234.

GRIMM, L.G.
1980 « The evidence for cue-controlled relaxation », *Behavior Therapy*, vol. 11, n° 3, p. 283-293.

HOLROYD, K.A., et PENZIEN, D.B.
1994 « Psychosocial interventions in the management of recurrent headache disorders. 1 : Overview and effectiveness », *Behav. Med.*, vol. 20, p. 53-63.
1990 « Pharmacological versus non-pharmacological prophylaxis of recurrent migraine headache : A meta-analytic review of clinical trials », *Pain*, vol. 42, n° 1, p. 1-13.

JACOBSON, E.
1938 *Progressive Relaxation*, 2e éd., Chicago, University of Chicago Press.

KAMMERER, T., et DURAND DE BOUSINGEN, R.
1967 « Les psychothérapies de relaxation », *Encyclopédie médico-chirurgicale*, Paris, Psychiatrie, 37820 B-10, p. 1-5.

KELLY, J.F.
1996 « Psychologic evaluation and treatment », dans M. Gay et S.C. Brown (sous la dir. de), *Pain Medicine : A Comprehensive Review*, St. Louis, Mosby Year Book, p. 98-104.

LEHRER, P.M., et coll.
1994 « Stress management techniques : Are they all equivalent, or do they have specific effects ? », *Biofeedback and Self-Regulation*, vol. 19, n° 4, p. 353-401.

LEHRER, P.M., et WOOLFOLK, R.L.
1993 *Principles and Practice of Stress Management*, New York, Guilford Press.

LEWIS, R.J., et coll.
1983 « The etiology and treatment of primary dysmenorrhea : A review », *Clin. Psychol. Rev.*, vol. 3, n° 3, p. 371-389.

LICHSTEIN, L.L.
1988 *Clinical Relaxation Strategies*, New York, Wiley-Interscience Publication.

LINDSAY, W.R., et coll.
1987 « A controlled trial of treatments for generalized anxiety », *Br. J. Clin. Psychol.*, vol. 26, n° 2, p. 3-15.

LISSPERS, J., et ÖST, L.G.
1990 « BVP-biofeedback in the treatment of migraine : The effects of constriction and dilation during different phases of the migraine attack », *Behav. Modif.*, vol. 14, n° 2, p. 200-221.

LUTHE, W.
1969-1973 *Autogenic Therapy,* New York, Grune & Stratton, vol. 1-4.

MICHELSON, L., et coll.
1985 « Cognitive and behavioral treatments of agoraphobia : Clinical, behavioral, and psychophysiological outcomes », *J. Consult. Clin. Psychol.,* vol. 53, n° 6, p. 913-925.

MORROW, G.R.
1986 « Effect of the cognitive hierarchy in the systematic desensitization treatment of anticipatory nausea in cancer patient : A component comparison with relaxation only, counseling, and no treatment », *Cognitive Therapy and Research,* vol. 10, n° 4, p. 421-432.

MOSS, R.A., et coll.
1983 « The comparative efficacy of relaxation training and masseter EMG feedback in the treatment of TMJ dysfunction », *J. Oral Rehabil.,* vol. 10, n° 1, p. 9-17.

NEFF, D.R., et BLANCHARD, E.B.
1987 « A multi-component treatment for irritable bowel syndrome », *Behavior Therapy,* vol. 18, n° 1, p. 70-83.

ÖST, L.G.
1987 « Applied relaxation : Description of a coping technique and review of controlled studies », *Behav. Res. Ther.,* vol. 25, n° 5, p. 397-409.

PAUL, G.L., et TRIMBLE, R.W.
1970 « Recorded vs. "live" relaxation training and hypnotic suggestion : Comparative effectiveness for reducing physiological arousal and inhibiting stress response », *Behavior Therapy,* vol. 1, n° 3, p. 285-302.

SANDERS, S.H.
1983 « Component analysis of a behavioral treatment program for chronic low-back pain », *Behavior Therapy,* vol. 14, n° 5, p. 697-705.

SAPIR, M.
1991 « Psychothérapies de relaxation chez l'adulte », *Encyclopédie médico-chirurgicale,* Instantanés médicaux, 71e numéro spécialisé, Paris, Psychiatrie, 37820 B-10, p. 1-5.

SCHULTZ, J.H.
1932 *Le training autogène,* Paris, PUF, 1987.

WOLPE, J.
1975 *Pratique de la thérapie comportementale,* Paris, Masson.
1958 *Psychotherapy by Reciprocal Inhibition,* Stanford (Calif.), Stanford University Press.

Lectures complémentaires

LADOUCEUR, R., MARCHAND, A., et BOISVERT, J.-M.
1999 *Les troubles anxieux, approche cognitive et comportementale,* Boucherville (Québec), Gaëtan Morin Éditeur.

LAMONTAGNE, Y.
1982 *Techniques de relaxation,* Montréal, France-Amérique.

CHAPITRE 56

Hypnose

GERMAIN LAVOIE, Ph.D.
Psychologue, chef du Service de psychologie de l'Hôpital Louis-H. Lafontaine (Montréal)
Professeur titulaire au Département de psychologie de l'Université de Montréal

PLAN

56.1 Bases théoriques
    56.1.1 Définition
    56.1.2 Hypnotisabilité
    56.1.3 Perspective neuropsychophysiologique
    56.1.4 Perspective néo-dissociative
    56.1.5 Perspective sociocognitive
    56.1.6 Perspective psychanalytique
    56.1.7 Perspective de Milton H. Erickson

56.2 Indications et contre-indications

56.3 Modalités d'application
    56.3.1 Techniques traditionnelles
    56.3.2 Approche psychodynamique-analytique
    56.3.3 Approche stratégique
    56.3.4 Approche cognitivo-comportementale

56.4 Validation des résultats

Bibliographie

Lectures complémentaires

L'hypnose a joué un rôle clé dans le développement de la psychiatrie dynamique et dans la découverte de l'inconscient (Ellenberger, 1970). Florissante en France à la fin du 19e siècle, elle est par la suite devenue décevante pour ceux qui avaient cru y voir une méthode thérapeutique d'application générale, imprévisible et encombrante pour ceux qui y ont découvert des risques d'illusions groupales passagères. L'hypnose a ainsi perdu l'estime des Français dès le début du 20e siècle, alors même qu'elle devenait objet légitime de recherche universitaire et clinique dans le monde anglo-saxon, spécialement aux États-Unis.

Ce chapitre dresse un bilan sommaire de la situation actuelle de l'hypnose clinique et expérimentale, sans expliciter les principes philosophiques, historiques, culturels et anthropologiques qui sous-tendent l'état actuel des choses.

56.1 BASES THÉORIQUES

56.1.1 Définition

L'hypnose peut se définir comme un état modifié de conscience caractérisé par : une redistribution de l'attention (suspension de l'attention périphérique) ; un accroissement de la suggestibilité (hypersuggestibilité) ; un réaménagement des contrôles cognitifs qui s'accompagne d'altérations de la perception, de la mémoire et de l'action volontaire. La relation hypnotique est soigneusement subordonnée et intégrée aux objectifs de la relation clinique d'ensemble, que celle-ci procède d'une pratique médicale, psychiatrique ou psychologique et qu'elle soit d'orientation psychodynamique, existentielle, cognitivo-comportementale, stratégique, rééducative ou autre.

56.1.2 Hypnotisabilité

L'« hypnotisabilité » est la capacité d'un sujet de répondre à une induction hypnotique. Le moyen le plus sûr et le plus expéditif de connaître l'hypnotisabilité d'un sujet est de la mesurer, ce qui peut se faire en un temps relativement court (entre 10 minutes et 45 minutes selon les échelles utilisées). À cette intention, le praticien a à sa disposition plusieurs échelles :

- Stanford Hypnotic Susceptibility Scales, formes A, B et C (SHSS:A ; SHSS:B ; SHSS:C) ;
- Harvard Group Scale of Hypnotic Susceptibility, forme A (HGSHS:A) ;
- Stanford Profile Scales of Hypnotic Susceptibility, formes I et II (SPSHS:I ; SPSHS:II) [examen différentiel réservé aux personnes connues comme hautement hypnotisables selon les autres échelles] ;
- Hypnotic Induction Profile (HIP) ;
- Barber Suggestibility Scale (BSS) ;
- Carleton University Responsiveness to Suggestion Scale (CURSS) ;
- Stanford Hypnotic Clinical Scale for Adults (SHCS pour adultes) ;
- Stanford Hypnotic Clinical Scale for Children (SHCS pour enfants) ;
- Stanford Hypnotic Arm Levitation Induction and Test (SHALIT) ;
- Diagnostic Rating Procedure (DRP) [approche individualisée].

Perry, Nadon et Button (1992) fournissent les sources ainsi qu'une appréciation de chacune de ces échelles d'induction et de mesure. L'expérimentation avec l'une ou l'autre de ces échelles constitue un excellent cadre d'apprentissage initial pour le novice et une instrumentation indispensable au chercheur. La « technique d'analyse expérientielle » (Sheehan, 1992) appliquée soit au sujet, soit au sujet et à l'hypnotiseur (Varga, Bányai et Gosi-Greguss, 1994) ajoute des données qualitatives d'une grande valeur.

Avec les échelles de Stanford (SHSS:A, SHSS:B et SHSS:C) [Weitzenhoffer et Hilgard, 1959, 1962], on soumet le sujet, après une procédure d'induction hypnotique, à une séquence de 12 suggestions. Les échelles de Stanford servent de critère dans l'évaluation des autres échelles d'induction et de mesure. Les résultats chez les jeunes adultes (d'après la forme C des échelles de Stanford) sont les suivants (N = 307) :

- hypnotisabilité très élevée (11 ou 12 items) : 5 % des sujets ;
- hypnotisabilité élevée (de 8 à 10 items) : 21 % des sujets ;
- hypnotisabilité moyenne (de 5 à 7 items) : 29 % des sujets ;
- hypnotisabilité faible (de 0 à 4 items) : 45 % des sujets (Hilgard, 1965, p. 236).

On observe, dans la plupart des syndromes psychopathologiques, une distribution de l'hypnotisabilité qui va du sujet le plus réfractaire au sujet le plus hypnotisable, avec un certain déplacement de la *moyenne* vers le haut dans les troubles anxieux, somatoformes et dissociatifs, et vers le bas dans les troubles structuraux majeurs (p. ex., la schizophrénie, quand les troubles de la pensée deviennent importants). La recherche n'est toutefois pas absolument concluante à ce chapitre, en raison de différences substantielles liées au *contexte* de l'évaluation.

La fidélité des échelles de Stanford (formule 20 de Kuder-Richardson) se situe autour de 0,85. La fidélité test-retest est de l'ordre de 0,90, incluant un changement d'hypnotiseur au moment du retest. Lavoie et coll. (1987) ont trouvé, chez 27 schizophrènes, une corrélation de 0,68 entre deux mesures d'hypnotisabilité, la deuxième ayant été réalisée après un intervalle de 10 à 16 ans. Piccione, Hilgard et Zimbardo (1989) ont rapporté des corrélations test-retest de 0,64, 0,82 et 0,71 à des intervalles respectifs de 10, 15 et 25 ans chez des sujets normaux. De telles corrélations, sur une aussi longue période, sont exceptionnelles en psychologie.

Depuis 15 ans, des efforts systématiques ont été faits pour accroître l'hypnotisabilité des sujets jugés réfractaires selon les échelles habituelles. Spanos et son équipe (Gorassini et Spanos, 1986 ; Spanos, 1991) ont élaboré le Carleton Skills Training Program (CSTP) qui produit effectivement un accroissement des scores hypnotiques, quoique l'interprétation de ces résultats soulève encore la controverse (Bowers et Davidson, 1991, p. 121-127).

56.1.3 Perspective neuropsychophysiologique

Bányai (1991) rapporte une série d'études qui tendent à montrer que les sujets hypnotisables sont, plus que les sujets réfractaires, capables d'alterner le recours à l'un ou l'autre des hémisphères cérébraux et de faire appel aux structures cérébrales spécifiques qui gouvernent les fonctions requises par la situation. Les sujets hypnotisables présentent, selon les tâches, de plus grands écarts dans les niveaux d'activation électroencéphalographiques. Les données électrophysiologiques tant périphériques que centrales montrent que l'hypnotisabilité est reliée à la mobilité de l'attention sélective (c.-à-d. à la capacité de changer aisément et rapidement d'objet), avec, en contrepartie, la capacité de faire abstraction des stimuli non pertinents par rapport à la tâche. La flexibilité physiologique des sujets hypnotisables est aussi révélée par l'étude de la circulation sanguine à travers les zones cérébrales. Crawford et Gruzelier (1992) notent également que le rôle de l'hémisphère droit varie selon les étapes du processus hypnotique et la communication entre le sujet et l'hypnotiseur. Certaines études laissent entendre que l'hémisphère gauche serait davantage sollicité dans les premiers stades de l'induction hypnotique. Ce n'est donc pas tant la dominance de l'hémisphère droit qui caractérise les sujets hypnotisables que la spécificité hémisphérique (gauche ou droite) selon les étapes du processus hypnotique et les exigences de la situation immédiate. Selon Bányai (1991, p. 589), cette activation sélective des zones corticales aux différentes étapes du processus hypnotique fait également intervenir le système limbique et sollicite de façon différentielle l'hippocampe et les noyaux amygdaliens (voir aussi Pribram, 1994).

56.1.4 Perspective néo-dissociative

Hilgard (1977, 1992, 1994) a élaboré une approche dite néo-dissociative où le clivage de la conscience joue un rôle de premier plan. L'expérience type porte sur le contrôle de la douleur. Hilgard démontre qu'environ 50 % des sujets capables d'analgésie hypnotique déplacent l'expérience de douleur dans une zone séparée de la conscience, au moment même où ils n'éprouvent, dans l'hypnose, « aucune douleur ». Surtout, Hilgard a montré qu'il est possible de recueillir cette information réaliste (l'expérience de douleur) maintenue en dehors de la conscience immédiate par une simple requête soit en cours d'expérience, soit en situation post-expérimentale (technique dite « de l'observateur caché »). Hilgard (1977) a étendu cette interprétation à une grande diversité de conditions expérimentales, cliniques (fugue, personnalité multiple) et psychosociales (possession). Il a proposé un modèle topographique où une barrière « horizontale » (le refoulement) sépare l'inconscient (en dessous) du système préconscient-conscient (au-dessus). Le domaine du préconscient-conscient, qui constitue le champ opératoire de l'hypnose, comporte lui-même des barrières multiples (barrières amnésiques) séparant ce qui est immédiatement accessible à la conscience de ce qui est « oublié », mais récupérable

Psychiatrie clinique : une approche bio-psycho-sociale

par divers moyens. Par contraste, ce qui tombe sous le coup du refoulement (barrière horizontale) ne peut faire surface que de façon déformée, par les voies du symbolisme. Hilgard attribue ces altérations de l'expérience consciente à une modification de la hiérarchie des systèmes de contrôle cognitif. Toute atteinte à l'autonomie relative du « Moi exécutif » (la « structure centrale de contrôle ») entraîne une modification des fonctions de planification, de surveillance et de gestion que requièrent l'équilibre et l'usage normal des sous-systèmes. Par exemple, la requête de suspension du jugement critique et la captation de l'attention du sujet, typiques de l'induction hypnotique, entraînent une modification des modes habituels de perception, de traitement de l'information ambiante (attitudes, intérêts, mémoire, etc.) et d'action volontaire. Quand un sous-système particulier est spécialement activé (p. ex., la mémorisation dans la régression d'âge), ce sous-système entre en action avec un certain degré d'autonomie et d'automatisme, avec un minimum d'interférence du Moi exécutif, qui se met plutôt au service du sous-système activé, tant qu'il se déclare satisfait de la façon dont l'hypnotiseur s'acquitte de sa tâche. Dans le système hilgardien, les multiples clivages de la conscience (qui peuvent se superposer, s'entrecroiser, etc.) sont intimement liés à la dynamique de la mémoire immédiate et ancienne et aux possibilités d'une amnésie sélective, réversible et flexible, qui peut atteindre n'importe quelle partie du territoire psychique. La fin de l'état d'hypnose se caractérise, en laboratoire, par la réattribution au Moi exécutif, ou par la réappropriation par le Moi exécutif, de la totalité de ses attributions ordinaires, c'est-à-dire un retour au *statu quo ante*.

L'exploration systématique des phénomènes dissociatifs en laboratoire a eu un retentissement considérable sur la psychologie et la psychiatrie contemporaines (Evans, 1991; Morowitz et Singer, 1995; Pribram, 1994; Spiegel, 1994) et sur la clinique des troubles dissociatifs mineurs et majeurs (Klein et Doane, 1994; Lynn et Rhue, 1994). Mais cette renaissance, et l'on pourrait presque dire cet engouement pour les processus dissociatifs, n'a pas été sans soulever l'inquiétude de ceux que préoccupent les effets de culture (Sarbin, 1995; Spanos et Burgess, 1994). Pour Sarbin (1995), l'idée même qu'un corps unique puisse accueillir plus d'une « personnalité » se rattache d'emblée à la psychologie des croyances et aux lois de la psychologie collective.

56.1.5 Perspective sociocognitive

Les critiques les plus incisives du modèle néo-dissociatif sont venues du laboratoire de Spanos. Spanos et Coe (1992) rapportent des expériences qui tendent à montrer que la dissociation, mise en évidence par Hilgard dans ses études sur l'analgésie hypnotique et d'autres phénomènes associés (p. ex., l'amnésie sélective), n'est pas intrinsèque au sujet hypnotique. Spanos (1991) insiste sur la nécessité de subordonner l'expérience hypnotique au pouvoir des mots, des attentes, des croyances, du contexte, ainsi qu'aux lois de la communication intersubjective et sociale dans ses aspects implicites autant qu'explicites. Dans le modèle sociocognitif, la réponse hypnotique est donc conceptualisée comme étant dépendante du contexte et comme déterminée par:

— la disposition, voire l'empressement, du sujet à adopter le rôle d'hypnotisé;

— sa compréhension de ce qui est attendu de lui dans ce rôle;

— les changements qui surviennent dans cette conception des exigences du rôle au fur et à mesure que la situation évolue;

— la manière dont il interprète les communications ambiguës que sont les suggestions hypnotiques;

— sa capacité de générer les expériences d'ordre imaginaire ou autre inspirées par les suggestions;

— la manière dont la rétroaction provenant tant de sa propre réponse que de l'hypnotiseur influence la représentation qu'il entretient de lui-même en tant que sujet hypnotique (Spanos, 1991, p. 326; traduction libre).

Le modèle sociocognitif se caractérise par l'étude systématique et la variation contrôlée des variables *situationnelles* (caractéristiques de la demande, relations interpersonnelles, nature des informations, consignes, instructions, suggestions), *personnelles* ou *caractérielles* (capacité d'absorption, propension à l'imaginaire, suggestibilité, hypnotisabilité) et *stratégiques* (stratégies cognitives, manœuvres de distraction ou de déplacement du foyer de l'attention) et par l'étude de l'*interaction* ou de la *synergie* qui existe entre ces variables et les signaux, paramètres ou effets *psychophysiologiques*.

La critique la mieux argumentée du modèle sociocognitif de Spanos est venue de Bowers, un des principaux tenants de la perspective néo-dissociative (à laquelle il apporte quelques nuances, notamment en ce qui concerne le rôle de l'amnésie sélective dans la dissociation). Bowers et Davidson (1991) reprochent spécialement à Spanos une attitude hyper-rationaliste qui l'amène à surestimer le pouvoir du contrôle conscient de la pensée, de l'affect et du comportement, et à omettre, dans son empressement à pourfendre le concept de dissociation, d'en reconnaître les manifestations dans ses propres expériences. Pour Bowers, l'existence de systèmes hiérarchisés de contrôle de la conduite, qui peuvent subir divers avatars de nature dissociative, autant chez les individus «sains» que chez les individus souffrant de troubles fonctionnels et structuraux, ne saurait être mise en doute. De plus, Bowers montre que la pensée de Hilgard, dans ses écrits, est en général plus nuancée que ce que ses adversaires les plus farouches (dont Spanos) en ont dit parfois.

56.1.6 Perspective psychanalytique

Les notions de dissociation et de clivages de la conscience, puis de clivages intrasystémiques (p. ex., clivage du Moi) ou intersystémiques (p. ex., entre des instances de la personnalité), sont des notions profondément enracinées dans la pensée psychanalytique (première et deuxième topiques freudiennes). C'est pourquoi les versions contemporaines de la théorisation psychanalytique sur l'hypnose et ses applications manifestent un respect certain pour la conception de Hilgard, étant entendu que celui-ci s'est délibérément limité à l'étude expérimentale des variables extra-transférentielles de l'hypnose. Il existe une grande parenté entre la formulation de Hilgard (1977, 1992) et la formulation psychanalytique de Gill et Brenman (1959), à laquelle Hilgard se réfère d'ailleurs. Ce qui va distinguer la perspective psychanalytique, c'est le constat que l'hypnose et la dissociation peuvent être déclenchées *soit* par la manipulation, intentionnelle ou non, des fonctions et des appareils du Moi, *soit* par la stimulation, intentionnelle ou non, de certaines formes de transfert. En conséquence, pour l'approche psychodynamique-analytique, les processus dissociatifs, dans l'hypnose comme en dehors de l'hypnose, ne peuvent se comprendre ni se traiter sans référence à la signification et à la fonction qu'ils acquièrent dans le transfert et dans le contre-transfert. De plus, ces processus dissociatifs sont considérés comme un aspect particulier de la «régression au service du Moi», qui est vue comme le fil conducteur de l'expérience hypnotique (Fromm, 1992; Nash, 1992) et la condition de son action.

Nous avons déjà suggéré ailleurs (Lavoie, 1990, p. 95-98) que l'hypnose peut être envisagée comme une modalité de la fonction contenante du thérapeute. Le thérapeute contient l'expérience hypnotique, comme il contient l'expérience thérapeutique plus large de la séance où se produit l'hypnose. Sous cet angle, l'hypnose apparaît comme une seconde enveloppe (une doublure en quelque sorte) à l'intérieur de l'enveloppe thérapeutique totale. La frontière qui sépare le dedans et le dehors de l'hypnose sera investie avec plus ou moins de rigidité ou de perméabilité par chaque patient, mais il y aura toujours, chez chaque patient (selon son degré d'hypnotisabilité), une différence entre ce qui se passe au-dedans et ce qui se passe au-dehors de l'hypnose au cours d'une même séance, comme il existe une différence entre ce qui se déroule au cours de la séance et les événements de la vie quotidienne. Les règles techniques usuelles (libre association, libre attention, clarification, confrontation, interprétation) peuvent rester sensiblement les mêmes avec un patient explicitement «dans l'hypnose» qu'avec un patient (prétendument) «non hypnotisé». Pour les patients qui en sont capables, la suggestion peut être limitée, dans l'hypnose comme au-dehors, à la fonction que lui avait laissée Freud (1928, p. 66), c'est-à-dire «amener le malade à accomplir un travail psychique...».

L'interprétation explicite du transfert hypnotique a un pouvoir de transformation considérable chez certains patients, en ce qu'elle libère au-dehors de l'hypnose tout un ensemble d'émotions et de pensées jusque-là captives de l'hypnose. En effet, la relation hypnotique est en elle-même particulièrement révélatrice des modes anciens de défense et d'adaptation que le sujet a adoptés et cultivés face aux conflits qui l'opposaient à ses parents. L'exemple qui suit est éloquent à cet égard:

> Un patient, professionnel distingué mais souffrant, qui avait passé le plus clair de sa vie adulte en psychothérapie, se montrait toujours aussi docile, complaisant et soumis dans l'hypnose qu'il était révolté hors de l'hypnose. Il en vint à réaliser que cette conduite d'apparente soumission était une répétition exacte de la conduite qu'il avait, enfant, adoptée à l'endroit de ses parents alors détestés,

dans le but de les punir en leur cachant sa rancœur. Au terme de cette phase longue et difficile, il s'était exclamé « Voilà bien l'expérience la plus extraordinaire que j'ai eue de toute ma vie. Chaque chose arrive enfin à sa place. Je me sens beaucoup mieux. » Le patient renonça à l'hypnose, et la suite de la thérapie et de son histoire en fut profondément transformée. (Adapté de Lavoie, 1990, p. 97.)

Pour Wolberg (1967), l'hypnose agit comme un catalyseur permettant l'expérience subjective des émois transférentiels les plus profonds et les plus dynamiques, parce qu'elle amène immédiatement le patient au cœur d'une relation intime qu'il avait souvent réussi à éviter de façon systématique jusque-là, ce qui se répercute tant sur l'activité associative que sur l'activité onirique. Gill et Brenman (1959) ont fourni l'exposé le plus systématique de la vision psychanalytique de l'hypnose et de ses mérites relatifs. Outre une analyse métapsychologique approfondie de l'induction et de l'état hypnotiques, on y trouve l'une des analyses les plus lumineuses et approfondies de la relation hypnotique dans une thérapie psychanalytique au long cours où l'hypnose fut utilisée comme méthode d'appoint (Gill et Brenman, 1959, p. 85-91). Certaines formes d'hypnothérapie analytique contemporaine (Brown et Fromm, 1986; Fass et Brown, 1990) proposent des variations contrôlées du cadre et de la relation psychanalytiques. Cela dit, l'intention rééducative est palpable dans toute l'hypnoanalyse américaine, ce qui n'est pas sans évoquer l'influence historique de l'école psychanalytique de Chicago (Franz Alexander et l'*expérience émotionnelle correctrice*).

Les principales critiques adressées aux psychanalystes qui intègrent occasionnellement l'hypnose au travail analytique sont venues de la psychanalyse elle-même (entre autres Israël, 1987), en grande partie en raison du risque d'aliénation du sujet que comporte toute suggestion, avec ce qu'elle implique d'identification (proscrite) du patient au thérapeute. La psychanalyse elle-même est loin d'y échapper, et Israël (1987, p. 62) condamne en effet du même souffle « et sans appel [...] toute intervention d'un psychanalyste laissant entendre à son analysant qu'il pourrait peut-être appartenir au même groupe analytique que lui, l'analyste ».

En France, le déclin de l'hypnose a coïncidé avec la mort, en 1947, de Pierre Janet et la montée du mouvement psychanalytique (Barrucand, 1967). Par la suite, Léon Chertok a été, tant par ses études expérimentales et historiques que par ses travaux cliniques, le plus connu des défenseurs de l'hypnose (Chertok, 1991). Depuis une quinzaine d'années, on observe une résurgence de l'intérêt pour l'hypnose, dans une dialectique qui interpelle à la fois le monde de la recherche scientifique (Centre national de la recherche scientifique [CNRS], 1992) et la psychanalyse (Chertok et Borch-Jacobsen, 1987), avec une influence très nette de la perspective de Milton H. Erickson (Godin, 1992; Petot, 1995; Roustang, 1990).

56.1.7 Perspective de Milton H. Erickson

Milton H. Erickson est l'une des figures les plus connues de l'hypnose contemporaine. Psychiatre clinicien, il s'est tôt distancié tant de la recherche positiviste en psychiatrie et en psychologie que de l'orthodoxie psychanalytique, après avoir contribué à l'une et à l'autre. Handicapé à la suite d'une double attaque de poliomyélite, il a élaboré une pratique originale de l'hypnose clinique où l'exploitation du contexte et les stratégies de communication jouent un rôle central. Les principales critiques qu'Erickson a lui-même formulées à l'endroit de l'hypnose de laboratoire portent sur les limites imposées à l'exploration du phénomène par la standardisation du contexte expérimental et des techniques d'induction et de mesure : pour lui, la mise en évidence du potentiel hypnotique de chacun exige une approche hautement individualisée et taillée sur mesure. Les principales critiques qu'il a adressées à la pratique orthodoxe de la psychanalyse concernent la place secondaire qu'on semble y accorder parfois au soulagement symptomatique, ainsi qu'une certaine « culture de la durée », là où une approche rééducative plus directe pourrait, dans bien des cas, produire des résultats satisfaisants à moindre coût. Pour Erickson, les indications réelles du mode hypnotique de relation sont beaucoup plus nombreuses que ne le voudrait l'orthodoxie psychanalytique. Il a insisté sur la nécessité, pour chaque clinicien, de subordonner l'hypnose à son propre modèle conceptuel d'intervention et à son propre champ de compétence. Il existe plusieurs analyses méticuleuses des conceptions d'Erickson, dont il convient de rappeler quelques aspects essentiels :

1. Sur le plan de l'*attitude clinique,* Erickson déplore le fait que le thérapeute s'efforce trop souvent de définir la situation d'une façon très précise pour

le sujet, alors qu'il devrait plutôt se contenter d'énoncer le contexte psychologique général et fondamental. Il n'est pas essentiel d'avoir recours à une technique qui demande de dire au patient qu'il est de plus en plus lourd, fatigué, détendu, endormi. Il est tout aussi important de pouvoir s'asseoir près du patient, de parler le moins possible, de le regarder et d'espérer vraiment qu'il fasse l'expérience d'une transe hypnotique. L'attitude, la simplicité des pensées qu'on communique au patient sont tout à fait essentielles. Le thérapeute doit être respectueux, vraiment intéressé et s'exprimer simplement. Il ne se demande pas continuellement si le patient va vraiment se sentir comme ceci ou comme cela. Il est prêt à attendre, à ne rien forcer, et il est avant tout profondément intéressé à l'expérience subjective vécue par le patient, quelle qu'elle soit (Erickson, Hershman et Secter, 1961, p. 90, 173).

2. L'*induction d'une transe* est vue comme une méthode par laquelle on *enseigne* au patient une « nouvelle manière d'apprendre », le rendant ainsi capable de découvrir en lui-même des capacités d'adaptation insoupçonnées et d'agir différemment dans sa relation avec les autres et les choses. Selon Erickson (1948, p. 572; traduction libre), « on a largement sous-estimé l'importance de l'induction d'une transe en tant que procédé éducatif visant à familiariser le patient avec ses capacités latentes ».

3. La transe *recherchée* se caractérise par un fonctionnement de la personnalité à un niveau de prise de conscience distinct de l'état usuel de prise de conscience. Il s'agit de rendre un patient capable, sans influence de la pensée consciente usuelle, de réagir à ses modes expérientiels et d'accéder à un *nouveau mode expérientiel,* c'est-à-dire de s'ouvrir à « ce qui est sur le point de surgir » au fur et à mesure qu'il participe à la procédure thérapeutique. La participation active du patient est essentielle à l'obtention de résultats efficaces (Erickson, 1948, p. 573). Chez Erickson, ce niveau de prise de conscience qui neutralise le rationalisme usuel de la conscience est désigné, « pour des raisons de commodité » dans la conceptualisation, comme « inconscient ou subconscient ». Il fera référence à profusion à cet *inconscient accessible* dans tous ses traitements, tous ses enseignements, tous ses écrits, et il n'est pas difficile de reconnaître là une notion très voisine du préconscient freudien. Pour Erickson, cet « inconscient » est constitué de tous les apprentissages d'une vie, dont un grand nombre sont complètement oubliés, mais qui nous sont d'un grand secours dans nos modes de fonctionnement automatique et dans la régulation du comportement. Il faut citer ici une observation de Rapaport : « L'automatisme préconscient est une meilleure garantie de plusieurs conduites adaptatives que ne peut l'être n'importe quel processus consciemment voulu et planifié. » (Rapaport, 1951, p. 719; traduction libre.)

Dans la transe, le sujet n'est inconscient dans aucun des sens du mot. Au contraire, il est exceptionnellement conscient de certains aspects de son expérience passée ou actuelle, tout en étant capable de reléguer hors de la conscience tout ce qui pourrait faire obstacle au déploiement de l'expérience intersubjective immédiate. À cette fin, il peut diriger, rediriger, fractionner son attention d'une façon remarquable, ce dont il est toujours le premier surpris.

4. La technique éricksonienne repose sur une stratégie constante du *changement,* en commençant par cet état de conscience sélective qu'il désigne comme « transe ». Erickson est constamment à l'affût de situations intersubjectives qui entraînent *nécessairement* un changement d'attitude, de perspective ou de comportement chez le patient, et chaque changement s'étaye sur celui qui l'a précédé et qui sert de modèle et d'appui expérientiel au sujet. D'où l'intérêt extrême qu'Erickson, qui fixait ses sujets du regard avec la plus grande attention, attachait aux signes verbaux et non verbaux les plus imperceptibles, comme indices révélateurs de l'état subjectif de l'instant, et sur lesquels il fondait lui-même toutes ses interventions (voir la section 56.3.3 sur l'approche stratégique).

Si l'on exclut quelques attaques *ad hominem* dirigées contre lui, les principales critiques des pratiques éricksoniennes portent sur l'absence d'une théorie structurée (Erickson n'était vraiment pas un théoricien), sur un usage anthropomorphique et trop libéral de la notion d'inconscient, sur le manque de précision dans la description des cas et des frontières entre les techniques dites « hypnotiques » et les manœuvres ordinaires de la psychothérapie, sur la difficulté, voire l'impossibilité, de soumettre les pratiques éricksoniennes à des contrôles scientifiques rigoureux, dans la mesure où Erickson s'était lui-même détaché de cette contrainte pour des motifs épistémologiques et par impératif clinique. De fait, il n'existe encore aucune preuve scientifique solide que la panoplie des stratégies « hypnotiques » éricksoniennes (suggestions indirectes, paradoxales, etc.) soit de quelque façon plus « efficace » que les approches plus directes et classiques de l'hypnose.

Néanmoins, Erickson aura imposé un style de communication et un ensemble d'attitudes et de valeurs dont la portée (voir, p. ex., Roustang, 1990, 1994, 1996) dépasse le domaine des thérapies stratégiques auquel il est identifié. Il a été abondamment *utilisé* par la plupart des chercheurs et praticiens, lui qui prônait l'*utilisation* (des ressources du sujet) comme clé d'une psychothérapie efficace.

56.2 INDICATIONS ET CONTRE-INDICATIONS

L'hypnose ne constitue d'aucune façon un système thérapeutique en soi, et le terme même d'« hypnothérapie » peut prêter à confusion. Aux fins de la clinique, l'hypnose est vue aujourd'hui comme une particularité du cadre thérapeutique, comme un mode de relation à l'intérieur duquel le thérapeute peut se livrer à son activité diagnostique ou thérapeutique *ordinaire*, dans la mesure où il a une connaissance scientifique et expérientielle plus approfondie de la phénoménologie de l'hypnose. C'est parce qu'elle ouvre un champ particulier d'exploration psychique, psychosomatique et intersubjective et qu'elle mobilise des dynamismes autrement inaccessibles ou difficilement atteignables que l'hypnose peut contribuer, dans des cas choisis, à l'atteinte d'objectifs diagnostiques ou thérapeutiques. Utilisée correctement, selon les règles usuelles de pratique clinique, l'hypnose ne présente pas plus de danger que les diverses modalités thérapeutiques auxquelles elle s'intègre, mais elle participe d'emblée aux risques inhérents à ces modalités thérapeutiques. Le thérapeute doit, par exemple, se montrer attentif à l'intensification du transfert et du contre-transfert et à leur régulation. Sur le plan des syndromes cliniques, les précautions habituelles s'appliquent dans les cas à risque : dépression majeure, psychose, propension au passage à l'acte, situations de crise et d'urgence, etc. Il faut ici comme ailleurs se demander chaque fois si l'on ne ferait pas mieux sans l'hypnose qu'avec elle, ce qui est souvent le cas. Cela dit, aucun syndrome clinique ne constitue une contre-indication en soi.

Il existe en effet une distribution de l'hypnotisabilité qui fait en sorte qu'à l'intérieur de chaque type de psychopathologie un sous-groupe de patients sont sensibles à une forme ou une autre d'intégration de l'hypnose au traitement. La littérature est abondante à ce sujet et le lecteur intéressé peut consulter les ouvrages de synthèse et compendiums des auteurs suivants : Brown et Fromm (1986) sur l'hypnothérapie et l'hypnoanalyse ; Brown et Fromm (1987) sur l'hypnose et la médecine comportementale ; Spanos et Chaves (1989) sur l'hypnose et la perspective cognitivo-comportementale ; Lynn et Rhue (1994) sur les aspects cliniques et théoriques de la dissociation ; Rhue, Lynn et Kirsch (1993) sur l'ensemble des applications cliniques.

Les *troubles somatoformes* (Wickramasekera, 1993), en particulier le secteur de l'hystérie de conversion (Bliss, 1984 ; Van Dyck et Hoogduin, 1989) et celui du contrôle de la douleur (Hilgard et Hilgard, 1994), constituent des domaines classiquement associés à l'hypnose. L'approche néo-dissociative, notamment, offre une solide base expérimentale, un rationnel et une stratégie d'action directement appropriés et qui s'intègrent facilement à l'ensemble d'un plan de soins. L'hypnose est indiquée dans les *troubles de conversion* et peut mener à une rémission durable dans un laps de temps parfois court (Lavoie, 1990), même dans le cas d'affections chroniques (White, 1995).

Dans les *troubles dissociatifs* (amnésie, fugue, troubles de l'identité), le recours à des stratégies néo-dissociatives doit prendre soigneusement en compte la perspective sociale et culturelle (attitudes, attentes, croyances), les effets de contexte (*demand characteristics*) et l'action du transfert et du contre-transfert, sous peine de conduire à des impasses ou à des abus : production des personnalités multiples, confusion du réel et de l'imaginaire, création de faux souvenirs (Frankel, 1993 ; Loftus et Pickrell, 1995 ; Pope, 1996). Il existe une jurisprudence riche à cet égard, dans la mesure où c'est parfois le tribunal qui a dû trancher, notamment en matière d'allégations d'abus sexuels, de viol, d'inceste, ou encore concernant des crimes graves pour lesquels les personnes accusées plaident la non-responsabilité pour cause de troubles dissociatifs (Laurence et Perry, 1988). Kluft (1991) et Horevitz (1993) décrivent des modalités d'intégration de l'hypnose au traitement des cas de personnalité multiple.

La combinaison de la perspective sociocognitive et de l'approche cognitivo-comportementale (Kirsch, 1993; Spanos et Chaves, 1989) offre une avenue d'interprétation et de traitement des troubles dissociatifs qui se distingue des approches psychodynamique et néo-dissociative. Par exemple, Kirsch (1990, p. 173-178) rapporte les résultats positifs (avec des suivis de deux ans et trois ans) de l'hypnothérapie *brève* d'un cas de personnalité multiple ayant été victime de sévices physiques et d'inceste dans l'enfance. L'hypnose a ici été mise au service d'une méthode ordinaire de *façonnement* par approximations successives, réussissant en quelques séances et sans grande « négociation » avec les « personnalités dissidentes » ce que des années de traitement antérieur n'avaient pu faire. Il s'agit d'un apport significatif à la résolution du dilemme du praticien qui, en présence d'un cas de personnalité multiple ou de fractionnement majeur de l'identité, cherche un moyen d'intervenir avec empathie et efficacité, sans pour autant se laisser entraîner par la fascination qu'exerce ce syndrome exceptionnel.

Dans les *troubles factices* et dans la *simulation*, les stratégies issues du modèle « réalité-simulation » (Orne, Dinges et Orne, 1984; Orne et coll., 1988), avec leur enracinement dans l'approche sociocognitive, offrent des perspectives d'intervention. Il est à noter que ce n'est pas tant le recours à l'hypnose elle-même qui est utile que la prise en compte des connaissances que fournit l'étude des éléments de simulation et de complaisance en jeu dans la réponse hypnotique.

En ce qui concerne les *troubles anxieux*, on assiste actuellement à un croisement entre la tradition psychodynamique, la tradition néo-dissociative et la tradition cognitivo-comportementale, avec leurs fondements expérimentaux (Clarke et Jackson, 1983; Crawford et Barabasz, 1993; Frankel, 1976; Van Dyck et Spinhoven, 1997). L'intérêt particulier pour l'hypnothérapie de l'*état de stress post-traumatique* (ESPT) a mené à des approches structurées et prudentes, éloignées du vieux cliché de l'abréaction dramatique (Spiegel, 1993). Les patients souffrant de ce trouble sont souvent plus hypnotisables que la moyenne. C'est notamment la valeur de l'hypnose comme forme de dissociation structurée et contrôlée qui est mise à contribution, avec tout le soutien requis, dans une révision des liens entre l'affect et la représentation. Dans le cas du traitement des ESPT « retardés », diagnostiqués à partir d'inférences renvoyant à des événements survenus des années plus tôt, voire dans la plus tendre enfance (sinon dans une « vie antérieure » comme certains « croyants » l'évoquent parfois), une extrême prudence est de mise, en raison de l'influence possible et documentée de l'hypnose sur la création de faux souvenirs perçus comme vrais.

Pour ce qui est des troubles liés à l'*adaptation* et aux *habitudes*, des études contrôlées portant sur le traitement du tabagisme, de l'obésité, de l'anorexie, des troubles du sommeil soutiennent la valeur relative de l'hypnose comme technique d'appoint (voir Rhue, Lynn et Kirsch, 1993, pour les revues de la littérature correspondantes).

L'usage de l'hypnose dans le traitement des *troubles de la personnalité* a été classiquement associé à l'approche psychodynamique et à l'hypnoanalyse. Au cours des 30 dernières années, des expériences fructueuses ont été menées dans le traitement de personnalités limites et même de certains *schizophrènes*, qui ont mis en valeur les fonctions protectrice, « maternante », rééducative et structurante de la relation hypnotique (Baker, 1981; Fromm, 1984; Lavoie, 1990; Murray-Jobsis, 1991, 1993). Chez le patient schizophrène, la réponse hypnotique est inversement proportionnelle aux troubles formels de la pensée (études transversales) et elle s'améliore à mesure que les troubles formels de la pensée s'atténuent (études longitudinales) [Lavoie et coll., 1987; Lavoie et Élie, 1985].

Il faut souligner que les *troubles affectifs*, spécialement la dépression majeure, ne sont plus considérés comme des contre-indications d'un traitement faisant appel à l'hypnose. Les progrès réalisés dans l'hypnothérapie des cas limites et de la schizophrénie, alliés aux approches cognitives de la dépression (Beck, Seligman), ont donné naissance à un cadre bien structuré garantissant assez de soutien et de respect pour permettre, dans des cas choisis, l'intégration de l'hypnose au traitement de la dépression (Yapco, 1992, 1993). Une contribution aussi originale qu'inattendue à l'hypnothérapie de la dépression est venue d'Éva Bányai (1991), qui a élaboré un solide modèle bio-psycho-social de l'hypnose et, en particulier, de la transe active et alerte (le sujet est hypnotisé à mesure qu'il s'active sur une bicyclette ergométrique). Cette approche a contribué à dégager l'étude scientifique de l'hypnose de sa dépendance à l'endroit des états de relaxation et à ouvrir de nouveaux champs d'application. Intégrée dans un cadre psychothérapeutique plus large, la méthode s'est révélée particulièrement efficace auprès de patients déprimés (Bányai, Zseni et Túry, 1993), ce qui n'exclut pas la nécessité d'une gestion attentive des risques, en particulier les risques suicidaires. La méthode a aussi été employée auprès de patients souffrant de troubles anxieux, somatoformes, de troubles psychosomatiques et même psychotiques. Il semble que la rigidité des processus d'inhibition et d'activation sélectives qui caractérisent tant de psychopathologies se trouve ébranlée par le recours à la transe alerte, ce qui favorise de nouveaux équilibres.

Dans l'*autorégulation de la vie quotidienne*, l'évocation de l'hypnose (notamment par le recours à l'*autohypnose*) peut jouer un rôle très important, comme plusieurs l'ont rapporté pour eux-mêmes, en commençant par M.H. Erickson, dans la régulation des attitudes, de l'état d'esprit, de la souffrance, des habitudes (alimentation, sommeil, toxicomanie), de la méditation, de la manière «d'être au monde». Parmi d'autres, Fliesen (1995) fournit un témoignage de cette nature. Pour plusieurs, la visée première de l'hypnose et de l'autohypnose est d'amener un sujet à accéder à un «nouvel ordre expérientiel» qui puisse agir comme catalyseur du changement (Fromm et Kahn, 1990; Sanders, 1993) et comme révélateur du potentiel adaptatif de chacun (Shames et Bowers, 1992; Sheehan, 1992).

56.3 MODALITÉS D'APPLICATION

La pratique de l'hypnose clinique se situe au croisement de plusieurs systèmes thérapeutiques. Après Freud, soit que l'on renonçait à l'hypnose et l'on avait le cadre psychanalytique orthodoxe, réservé à une clientèle restreinte; soit que l'on s'intéressait à l'ensemble des psychopathologies et l'on avait un gradient d'accommodements du cadre capable d'inclure des clientèles très diversifiées. Le traitement obligé des névroses et des psychoses traumatiques liées aux deux grandes guerres a spécialement contribué, dans le monde anglo-saxon, à la reviviscence de l'hypnose thérapeutique.

56.3.1 Techniques traditionnelles

Les techniques dites traditionnelles sont le plus souvent (mais pas toujours) associées à la suggestion directe et peuvent s'articuler à divers modèles d'intervention (Weitzenhoffer, 1989):

- hypnoses plus ou moins prolongées, semblables à la cure de sommeil, sans effort d'introspection ni de modification de symptômes, d'attitudes ou de comportements (rare);
- suppression directe de symptômes par suggestion (devenue rare aujourd'hui);
- modification des attitudes sous-jacentes au symptôme;
- abréaction d'expériences traumatisantes;
- utilisation de techniques spéciales axées sur le réaménagement des fonctions de contrôle:
  - implantation temporaire de conflits circonscrits;
  - régression temporelle (*age regression*);
  - dissociation et conduites automatiques (dessin, parole, écriture automatiques);
  - permutation de rôles (hypnodrame, jeux de rôle);
  - induction de rêves, dans l'hypnose et hors de l'hypnose, avec analyse subséquente;
  - modulation de la relation entre l'affect et la représentation (catharsis, exploration d'états émotifs variés avec plus ou moins de détachement);
  - altérations (illusions, hallucinations) visuelles, gustatives, olfactives, auditives, tactiles, viscérales, explorées et mises au service de l'intention thérapeutique.

56.3.2 Approche psychodynamique-analytique

L'*hypnoanalyse* est une forme de psychothérapie qui repose sur l'exploration systématique de la résistance et du transfert et qui fait appel, de façon régulière ou ponctuelle, au mode de relation hypnotique. Celui-ci est alors vu comme une variante de la relation analytique qui permet d'explorer des zones de l'espace psychique dont l'accès est facilité par l'hypnose. En ce qui concerne le degré optimal de neutralité requis, souhaitable ou tolérable par le patient, l'hypnose offre toute la gamme des possibilités, quoique dans une enveloppe spécialement malléable et protectrice.

Wolberg (1967) considère que l'intégration de l'hypnose à la psychothérapie analytique est indiquée lorsque le patient :
- est à la recherche d'un soulagement symptomatique pressant qui entrave le travail introspectif ;
- éprouve un transfert négatif ou un détachement qui fait obstacle au développement de l'alliance thérapeutique ;
- est incapable de s'exprimer librement (mutisme) ;
- est incapable de libre association ;
- est incapable de rêver ou de se rappeler ses rêves ;
- manifeste un blocage dans la mise en mots de certains aspects du transfert ;
- a refoulé le souvenir d'expériences traumatisantes dont la mise au jour pourrait faciliter le processus thérapeutique ;
- présente un blocage de productivité ;
- a de la difficulté à surmonter certaines résistances qui empêchent l'*insight* d'aboutir à un changement d'attitude ou de conduite ;
- éprouve des problèmes spéciaux liés à la fin de la thérapie.

Baker (1981) et Fromm (1984) ont soigneusement procédé à une adaptation de la technique hypnoanalytique à l'intention de patients souffrant d'atteintes structurales (cas limites, psychoses, schizophrénie). L'approche, qui est très structurée et offre tout le soutien nécessaire, présuppose avant tout la relaxation et un sentiment de bien-être. Sont alors systématiquement abordés, dans le cadre de la relation hypnotique, des problèmes dynamiques centraux tels que :
- le narcissisme ;
- la séparation-individuation ;
- la constance de l'objet ;
- l'intersubjectivité ;
- l'introjection et l'extériorisation des parties bonnes et/ou mauvaises des représentations de soi et des relations d'objet ;
- les mécanismes de clivage, d'idéalisation ou de dévaluation ;
- la recherche concrète, dans la relation immédiate avec le thérapeute, d'unité de structure et la consolidation de la constance de l'objet.

Baker (1981) insiste spécialement sur des stratégies concrètes visant à renforcer l'alliance thérapeutique. L'imagerie dirigée permet une exploration guidée des images de soi et du thérapeute et de la relation actuelle qui les unit, offrant un type d'intériorisation suffisamment sécurisant, stable et réconfortant pour permettre un travail thérapeutique de longue portée. Cette approche des pathologies structurales ouvre des horizons intéressants sur ce domaine délicat de la psychothérapie.

56.3.3 Approche stratégique

Comme la psychanalyse tire sa source de l'hypnose, il en va de même pour les thérapies stratégiques (Watzlawick, 1992). La liaison s'est opérée ici entre Milton H. Erickson, d'une part, et l'école de Palo Alto, d'autre part (Bateson, Beavin, Haley, Jackson, Weakland, Mead...). Godin (1992) a publié un lexique français des concepts et pratiques éricksoniens. Weitzenhoffer (1989) situe soigneusement la contribution d'Erickson par rapport à l'ensemble du domaine.

Erickson, Rossi et Rossi (1976) ont divisé les stratégies éricksoniennes en quatre grandes classes :
1) la fixation de l'attention, soit par les techniques usuelles d'induction, soit par le recours à l'anecdote, au mimétisme, etc. ;
2) la dépotentialisation de la conscience, par le recours à des stratégies de choc, de surprise, de distraction, de dissociation, de saturation d'informations, de confusion, de paradoxe, de régression, de recadrage, etc. ;
3) la recherche de l'inconscient : allusions, métaphores, implications, analogies, double contrainte, etc., par lesquelles le sujet est renvoyé aux significations latentes de sa conduite. Cette stratégie est destinée à provoquer l'émergence de processus inconscients, liés à la notion freudienne de processus primaires (condensation, déplacement, symbolisation), et à démasquer les mécanismes de défense primitifs, dont Erickson avait démontré la reviviscence dans l'hypnose dès ses premiers travaux ;
4) la quête d'une authentique « réponse hypnotique », c'est-à-dire l'émergence d'une nouvelle attitude, d'un nouvel état d'esprit, d'une modification du comportement que le patient attribue à l'hypnose ou qu'il ressent comme quelque chose d'exceptionnel « qui lui arrive » et qui n'est donc pas

vécu comme délibérément voulu, mais plutôt comme une *émergence accueillie et assumée*. Pour Erickson, le seul fait que se produise une telle expérience intersubjective constituait le fondement du changement de la manière d'être du patient (en clinique) ou de l'élève (en formation).

56.3.4 Approche cognitivo-comportementale

Presque toutes les méthodes de la thérapie comportementale ont été intégrées dans la thérapie cognitive (Beck et coll., 1979; Ellis et Grieger, 1977; Meichenbaum, 1974). Dès l'origine, Ellis (1958), Wolpe (1958), Wolpe et Lazarus (1966) et Lazarus (1973) utilisaient l'hypnose auprès d'une partie de leur clientèle, soit comme méthode de relaxation, soit comme véhicule de l'entreprise de désensibilisation ou de rééducation. Ellis (1984, 1993) décrit en détail l'incorporation possible de l'hypnose dans la thérapie rationnelle-émotive et les conditions de son utilisation. Kirsch (1993) fait le point sur l'apport de l'hypnose aux modalités thérapeutiques suivantes :

– entraînement à la relaxation ;

– désensibilisation en imagination ;

– exposition (imaginaire ou *in vivo*), avec ses applications auprès de patients agoraphobes avec ou sans trouble panique et auprès de patients déprimés ;

– modelage (renforcement par approximations successives de la réponse recherchée) ;

– restructuration cognitive, où l'action de l'hypnose sur les systèmes de croyances et de pensées est spécialement utile ;

– autorégulation du comportement, s'appuyant sur la suggestion, avec ou sans évocation explicite de l'hypnose ;

– application dans la clinique des méthodes d'entraînement aux habiletés hypnotiques élaborées en laboratoire.

L'hypnose peut aussi s'intégrer facilement dans les stratégies d'inoculation contre le stress (Meichenbaum, 1974) et de retraitement de l'information (inférence arbitraire, attention sélective, généralisation abusive, surinvestissement des erreurs, fausses croyances, attentes et cognitions dépressogènes, etc.) [Beck et coll., 1979].

56.4 VALIDATION DES RÉSULTATS

L'hypnose est l'un des domaines d'intervention psychologique où les stratégies cliniques peuvent s'appuyer sur une recherche de laboratoire abondante, diversifiée, critique et stimulante (Kihlstrom, 1985). À mesure que la voix des grands maîtres de l'après-guerre s'atténue, une nouvelle génération de chercheurs et de praticiens se manifeste, qui paraît soucieuse de synergie (Laurence, 1990) et de recherche de facteurs communs aux divers modèles théoriques. On assiste actuellement à un retour en force de l'étude des dimensions relationnelles et représentationnelles de l'hypnose et de sa valeur comme lieu d'étude du rôle de l'expectation (attentes) dans la communication humaine, notamment en raison de la montée de l'école sociocognitive.

L'étude de l'efficacité de l'hypnose clinique est toutefois rendue difficile du fait que la dynamique de la psychothérapie se superpose à celle de l'hypnose. Il est ainsi difficile, devant la pénurie d'études rigoureusement contrôlées, de déterminer si les gains sont dus à l'hypnose, à la psychothérapie ou à l'interaction inextricable des deux. Ce problème est doublement compliqué par le manque de consensus sur une définition de l'hypnose qui soit commune à tous.

Néanmoins, des études contrôlées s'accumulent lentement mais sûrement, contribuant à délimiter les frontières de ce domaine encore largement inconnu. Plusieurs de ces études tendent à montrer que le recours formel à l'hypnose ajoute un effet significatif à des traitements diversifiés, qui vont d'interventions chirurgicales au traitement de l'état de stress post-traumatique, en passant par le traitement des douleurs aiguës et chroniques, des migraines, de l'asthme, de l'insomnie, de certains troubles gastro-intestinaux, de maladies de la peau, etc. La recherche des effets possibles de l'hypnose sur les mécanismes immunitaires continue de susciter l'intérêt (voir, p. ex., Spiegel et coll., 1989), malgré, dans l'ensemble, des résultats moins clairs que ceux dont ont pu se glorifier certains cliniciens dans le passé.

Dans le secteur de la psychothérapie, une méta-analyse de Kirsch, Montgomery et Sapirstein (1995), portant sur 18 études, indique que les résultats sont significativement meilleurs lorsqu'un traitement cognitivo-comportemental est appliqué dans un contexte hypnotique que si le même traitement est appliqué dans un contexte non hypnotique. L'un des auteurs de cette étude (Kirsch, 1990) s'est attaché à dégager le rôle de l'expectation ou des attentes dans la psychothérapie, se trouvant du même coup face au problème de la différenciation de l'action de l'hypnose et de l'effet placebo (Kirsch, 1996). Enfin, a vu le jour dans le laboratoire de Bányai (Varga, Bányai et Gosi-Greguss, 1994) une stratégie de recherche biopsychologique qui vise, à terme, le suivi continu de la correspondance et de la synchronie entre l'expérience subjective et psychophysiologique d'un thérapeute et d'un patient engagés dans une relation hypnotique.

*
* *

Aujourd'hui comme hier, l'hypnose entraîne d'entrée de jeu le patient et le thérapeute au cœur d'une relation intime qui loge au croisement même du biologique, du psychologique et du social. L'expérience de l'hypnose est accessible à certains patients et pas à d'autres, à l'intérieur de chaque type de psychopathologie. L'hypnose est donc avant tout une technique d'appoint, pouvant potentialiser l'effet du traitement dans des cas choisis. Ainsi, l'efficacité de l'hypnose pratiquée occasionnellement dans le cours d'une activité clinique ordinaire dépend d'abord de la formation du thérapeute et de son expérience clinique et scientifique générale. Ce qu'il peut faire *avec* l'hypnose reste dans tous les cas subordonné à ce qu'il est capable de faire *sans* l'hypnose.

Bibliographie

BAKER, E.L.
1981 « An hypnotherapeutic approach to enhance object relatedness in psychotic patients », *Int. J. Clin. Exp. Hypn.*, vol. 24, n° 2, p. 136-147.

BÁNYAI, É.I.
1991 « Toward a social-psychobiological model of hypnosis », dans S.J. Lynn et J.W. Rhue (sous la dir. de), *Theories of Hypnosis: Current Models and New Perspectives,* New York, Guilford Press, p. 565-601.

BÁNYAI, É.I., ZSENI, A., et TÚRY, F.
1993 « Active-alert hypnosis in psychotherapy », dans J.W. Rhue, S.J. Lynn et I. Kirsch (sous la dir. de), *Handbook of Clinical Hypnosis,* Washington (D.C.), American Psychological Association.

BARRUCAND, D.
1967 *Histoire de l'hypnose en France,* Paris, PUF.

BECK, A.T., et coll.
1979 *Cognitive Therapy of Depression,* New York, Guilford Press.

BLISS, E.L.
1984 « Hysteria and hypnosis », *J. Nerv. Ment. Dis.*, vol. 172, n° 4, p. 203-206.

BOWERS, K.S., et DAVIDSON, T.M.
1991 « A neodissociative critique of Spanos's social-psychological model of hypnosis », dans S.J. Lynn et J.W. Rhue (sous la dir. de), *Theories of Hypnosis: Current Models and New Perspectives,* New York, Guilford Press, p. 105-143.

BROWN, D.P., et FROMM, E.
1987 *Hypnotherapy and Behavioral Medicine,* Hillsdale (N.J.), Erlbaum.

1986 *Hypnotherapy and Hypnoanalysis,* Hillsdale (N.J.), Erlbaum.

CHERTOK, L.
1991 *Mémoires d'un hérétique,* Paris, La Découverte.

CHERTOK, L., et BORCH-JACOBSEN, M. (sous la dir. de)
1987 *Hypnose et psychanalyse,* Paris, Dunod.

CLARKE, J.C., et JACKSON, J.A.
1983 *Hypnosis and Behavior Therapy: The Treatment of Anxiety and Phobias,* New York, Springer.

CENTRE NATIONAL DE LA RECHERCHE SCIENTIFIQUE (CNRS)
1992 « Les mécanismes du processus hypnotique : orientations de recherche », colloque international organisé en collaboration avec le Programme Cognisciences du CNRS, sous la présidence de D. Widlöcher, Paris, Hôpital de la Salpêtrière, 16 et 17 novembre.

CRAWFORD, H.J., et BARABASZ, A.F.
1993 « Phobias and intense fears: Facilitating their treatment with hypnosis », dans J.W. Rhue, S.J. Lynn et I. Kirsch (sous la dir. de), *Handbook of Clinical Hypnosis,* Washington (D.C.), American Psychological Association, p. 311-339.

CRAWFORD, H.J., et GRUZELIER, J.H.
1992 « A midstream view of the neuropsychophysiology of hypnosis: Recent research and future directions », dans E. Fromm et M.R. Nash (sous la dir. de), *Contemporary Hypnosis Research,* New York, Guilford Press, p. 227-266.

ELLENBERGER, H.F.
1970 *Histoire de la découverte de l'inconscient,* Paris, Fayard, 1994.

ELLIS, A.
1993 « Rational-emotive therapy and hypnosis », dans J.W. Rhue, S.J. Lynn et I. Kirsch (sous la dir. de), *Handbook of Clinical Hypnosis,* Washington (D.C.), American Psychological Association, p. 173-186.
1984 « The use of hypnosis with rational emotive therapy », *International Journal of Eclectic Psychotherapy,* vol. 3, n° 2, p. 15-22.
1958 « Hypnotherapy with borderline psychotics », *J. Gen. Psychol.,* vol. 59, p. 245-253.

ELLIS, A., et GRIEGER, R. (sous la dir. de)
1977 *Handbook of Rational-Emotive Therapy,* New York, Springer.

ERICKSON, M.H.
1980 *The Collected Papers of Milton H. Erickson on Hypnosis,* textes réunis et présentés par E.L. Rossi, New York, Irvington, 4 vol.
1948 « Hypnotic psychotherapy », *Med. Clin. North Am.,* p. 571-583.

ERICKSON, M.H., HERSHMAN, S., et SECTER, I.I.
1961 *The Practical Applications of Medical and Dental Hypnosis,* New York, Julian Press.

ERICKSON, M.H., ROSSI, E.L., et ROSSI, S.I.
1976 *Hypnotic Realities,* New York, Irvington.

EVANS, F.J.
1991 « Hypnotizability: Individual differences in dissociation and the flexible control of psychological processes », dans S.J. Lynn et J.W. Rhue (sous la dir. de), *Theories of Hypnosis: Current Models and New Perspectives,* New York, Guilford Press, p. 144-170.

FASS, M.L., et BROWN, D.P. (sous la dir. de)
1990 *Creative Mastery in Hypnosis and Hypnoanalysis: A Festschrift for Erika Fromm,* Hillsdale (N.J.), Erlbaum.

FLIESEN, W.
1995 *Rêves et rêveries,* Montréal, Méridien.

FRANKEL, F.H.
1993 « Adult reconstruction of childhood events in the multiple personality literature », *Am. J. Psychiatry,* vol. 150, n° 6, p. 954-958.
1976 *Hypnosis: Trance as a Coping Mechanism,* New York, Plenum.

FREUD, S.
1928 *Ma vie et la psychanalyse,* Paris, Gallimard.

FROMM, E.
1992 « An ego-psychological theory of hypnosis », dans E. Fromm et M.R. Nash (sous la dir. de), *Contemporary Hypnosis Research,* New York, Guilford Press, p. 131-148.
1984 « Hypnoanalysis—With particular emphasis on the borderline patient », *Psychoanalytic Psychology,* vol. 1, n° 1, p. 61-76.

FROMM, E., et KAHN, S.
1990 *Self-Hypnosis: The Chicago Paradigm,* New York, Guilford Press.

GILL, M.M., et BRENMAN, M.
1959 *Hypnosis and Related States: Psychoanalytic Studies in Regression,* New York, International Universities Press.

GODIN, J.
1992 *La nouvelle hypnose: vocabulaire, principes et méthodes,* Paris, Albin Michel.

GORASSINI, D.R., et SPANOS, N.P.
1986 « A social cognitive skills approach to the successful modification of hypnotic susceptibility », *J. Pers. Soc. Psychol.,* vol. 50, n° 5, p. 1004-1012.

HILGARD, E.R.
1994 « Neodissociation theory », dans S.J. Lynn et J.W. Rhue (sous la dir. de), *Dissociation: Clinical and Theoretical Perspectives,* New York, Guilford Press, p. 32-51.
1992 « Dissociation and theories of hypnosis », dans E. Fromm et M.R. Nash (sous la dir. de), *Contemporary Hypnosis Research,* New York, Guilford Press, p. 69-101.
1977 *Divided Consciousness: Multiple Controls in Human Thought and Action,* New York, Wiley.
1965 *Hypnotic Susceptibility,* New York, Harcourt, Brace & World.

HILGARD, E.R., et HILGARD, J.R.
1994 *Hypnosis in the Relief of Pain,* Los Altos (Calif.), Kaufmann.

HOREVITZ, R.
1993 « Hypnosis in the treatment of multiple personality disorder », dans J.W. Rhue, S.J. Lynn et I. Kirsch (sous la dir. de), *Handbook of Clinical Hypnosis,* Washington (D.C.), American Psychological Association.

ISRAËL, L.
1987 « Pégase sous le joug. Identification et aliénation », dans L. Chertok et M. Borch-Jacobsen (sous la dir. de), *Hypnose et psychanalyse,* Paris, Dunod, p. 61-68.

KIHLSTROM, J.F.
1985 « Hypnosis », *Ann. Rev. Psychol.,* vol. 36, p. 385-418.

KIRSCH, I.
1996 « Toward a social-psychological understanding of influence: Hypnosis, psychotherapy and the placebo effect », communication présentée au colloque sur « L'effet placebo en psychiatrie et en psychologie », Montréal, Hôpital Louis-H. Lafontaine.
1993 « Cognitive-behavioral hypnotherapy », dans J.W. Rhue, S.J. Lynn et I. Kirsch (sous la dir. de), *Handbook of Clinical Hypnosis,* Washington (D.C.), American Psychological Association, p. 151-172.
1990 *Changing Expectations: A Key to Effective Psychotherapy,* Pacific Grove (Calif.), Brooks/Cole.

KIRSCH, I., MONTGOMERY, G., ET SAPIRSTEIN, G.
1995 « Hypnosis as an adjunct to cognitive-behavioral psychotherapy : A meta-analysis », *J. Consult. Clin. Psychol.*, vol. 63, n° 2, p. 214-220.

KLEIN, R.M., et DOANE, B.K. (sous la dir. de)
1994 *Psychological Concepts and Dissociative Disorders,* Hillsdale (N.J.), Erlbaum.

KLUFT, R.P.
1991 « Multiple personality disorder », dans A. Tasman et S.M. Goldfinger (sous la dir. de), *American Psychiatric Press Review of Psychiatry,* vol. 10, Washington (D.C.), American Psychiatric Press, p. 161-168.

LAURENCE, J.-R.
1990 « Comportement et expérience hypnotique : un modèle synergique », *Phoenix,* vol. 3, n°s 11-12, p. 106-120.

LAURENCE, J.-R., et PERRY, C.
1988 *Hypnosis Will, and Memory : A Psycho-Legal History,* New York, Guilford Press.

LAVOIE, G.
1990 « Clinical hypnosis : A psychodynamic approach », dans M.L. Fass et D.P. Brown (sous la dir. de), *Creative Mastery in Hypnosis and Hypnoanalysis : A Festschrift for Erika Fromm,* Hillsdale (N.J.), Erlbaulm, p. 77-105.

LAVOIE, G., et coll.
1987 « Hypnotizability as a prognostic index in schizophrenia. II : The functional relationship between increasing mastery over autistic thinking disorders and improvement in hypnotic response over a 10-17 years period », *Int. J. Clin. Exp. Hypn.,* vol. 35, n° 3, p. 179.

LAVOIE, G., et ÉLIE, R.
1985 « The clinical relevance of hypnotizability in psychosis : With reference to thinking processes and sample variances », dans D. Waxman et coll. (sous la dir. de), *Modern Trends in Hypnosis,* New York, Plenum, p. 41-66.

LAZARUS, A.A.
1973 « "Hypnosis" » as a facilitator in behavior therapy », *Int. J. Clin. Exp. Hypn.,* vol. 21, n° 1, p. 25-31.

LOFTUS, E.F., et PICKRELL, J.E.
1995 « The formation of false memories », *Psychiatric Annals,* vol. 25, n° 12, p. 720-725.

LYNN, S.J., et RHUE, J.W. (sous la dir. de)
1994 *Dissociation : Clinical and Theoretical Perspectives,* New York, Guilford Press.

MEICHENBAUM, D.
1974 *Cognitive Behavior Modification,* Morristown (N.J.), General Learning Press.

MOROWITZ, H., et SINGER, J.L. (sous la dir. de)
1995 *The Mind, the Brain, and Complex Adaptive Systems,* Reading (Mass.), Addison-Wesley Publishing.

MURRAY-JOBSIS, J.
1993 « The borderline patient and the psychotic patient », dans J.W. Rhue, S.J. Lynn et I. Kirsch (sous la dir. de), *Handbook of Clinical Hypnosis,* Washington (D.C.), American Psychological Association.
1991 « An exploratory study of hypnotic capacity of schizophrenic and borderline patients in a clinical setting » [avec des commentaires de E. Baker, E. Hilgard, G. Lavoie, H. Spiegel, M. Greenleaf], *Am. J. Clin. Hypn.,* vol. 33, n° 3, p. 161-167.

NASH, M.R.
1992 « Hypnosis, psychopathology and psychological regression », dans E. Fromm et M.R. Nash (sous la dir. de), *Contemporary Hypnosis Research,* New York, Guilford Press, p. 149-172.

ORNE, M.T., DINGES, D.F., et ORNE, E.C.
1984 « On the differential diagnosis of multiple personality in the forensic context », *Int. J. Clin. Exp. Hypn.,* vol. 32, n° 2, p. 118-169.

ORNE, M.T., et coll.
1988 « Reconstructing memory through hypnosis : Forensic and clinical implications », dans H.M. Pettinati (sous la dir. de), *Hypnosis and Memory,* New York, Guilford Press, p. 21-63.

PERRY, C.W., NADON, R., et BUTTON, J.
1992 « The measurement of hypnotic ability », dans E. Fromm et M.R. Nash (sous la dir. de), *Contemporary Hypnosis Research,* New York, Guilford Press, p. 459-491.

PETOT, J.M.
1995 « De la différence à la complémentarité », *Journal des psychologues,* n° 127, p. 41-46.

PICCIONE, C., HILGARD, E.R., et ZIMBARDO, P.G.
1989 « On the degree of stability of measured hypnotizability over a 25 year period », *J. Pers. Soc. Psychol.,* vol. 56, n° 2, p. 289-295.

POPE, K.S.
1996 « Memory, abuse and science », *Am. Psychol.,* vol. 51, n° 9, p. 957-974.

PRIBRAM, K.H. (sous la dir. de)
1994 *Origins : Brain and Self Organization,* Hillsdale (N.J.), Erlbaum.

RAPAPORT, D.
1951 « Toward a theory of thinking », dans D. Rapaport (sous la dir. de), *Organization and Pathology of Thought,* New York, Columbia University Press, p. 689-730.

RHUE, J.W., LYNN, S.J., et KIRSCH, I. (sous la dir. de)
1993 *Handbook of Clinical Hypnosis,* Washington (D.C.), American Psychological Association.

ROUSTANG, F.
1996 *Comment faire rire un paranoïaque ?,* Paris, Minuit.
1994 *Qu'est-ce que l'hypnose ?,* Paris, Minuit.
1990 *Influence,* Paris, Minuit.

SANDERS, S.
1993 « Clinical self-hypnosis: Transformation and subjectivity », dans J.W. Rhue, S.J. Lynn et I. Kirsch (sous la dir. de), *Handbook of Clinical Hypnosis*, Washington (D.C.), American Psychological Association, p. 251-270.

SARBIN, T.R.
1995 « On the belief that one body may be host to two or more personalities », *Int. J. Clin. Exp. Hypn.*, vol. 43, n° 2, p. 163-183.

SHAMES, V.A., et BOWERS, P.G.
1992 « Hypnosis and creativity », dans E. Fromm et M.R. Nash (sous la dir. de), *Contemporary Hypnosis Research*, New York, Guilford Press, p. 334-363.

SHEEHAN, P.W.
1992 « The phenomenology of hypnosis and the experiential analysis technique », dans E. Fromm et M.R. Nash (sous la dir. de), *Contemporary Hypnosis Research*, New York, Guilford Press, p. 364-389.

SPANOS, N.P.
1991 « A sociocognitive approach to hypnosis », dans S.J. Lynn et J.W. Rhue (sous la dir. de), *Theories of Hypnosis: Current Models and New Perspectives*, New York, Guilford Press, p. 324-362.

SPANOS, N.P., et BURGESS, C.
1994 « Hypnosis and multiple personality disorder: A sociocognitive perspective », dans S.J. Lynn et J.W. Rhue (sous la dir. de), *Dissociation: Clinical and Theoretical Perspectives*, New York, Guilford Press, p. 136-155.

SPANOS, N.P., et CHAVES, J.F.
1989 *Hypnosis: The Cognitive-Behavioral Perspective*, Buffalo (N.Y.), Prometheus Books.

SPANOS, N.P., et COE, W.C.
1992 « A social-psychological approach to hypnosis », dans E. Fromm et M.R. Nash (sous la dir. de), *Contemporary Hypnosis Research*, New York, Guilford Press, p. 102-130.

SPIEGEL, D.
1994 *Dissociation: Culture, Mind, and Body*, Washington (D.C.), American Psychiatric Press.
1993 « Hypnosis in the treatment of posttraumatic stress disorders », dans J.W. Rhue, S.J. Lynn et I. Kirsch (sous la dir. de), *Handbook of Clinical Hypnosis*, Washington (D.C.), American Psychological Association, p. 493-508.

SPIEGEL, D., et coll.
1989 « Effect of psychosocial treatment on survival of patients with metastatic breast cancer », *Lancet*, 14 octobre, 2, p. 888-891.

VAN DYCK, R., et HOOGDUIN, K.
1989 « Hypnosis and conversion disorders », *Am. J. Psychother.*, vol. 43, n° 4, p. 480-493.

VAN DYCK, R., et SPINHOVEN, P.
1997 « Depersonalization and derealization during panic and hypnosis in low and highly hypnotizable agoraphobics », *Int. J. Clin. Exp. Hypn.*, vol. 45, n° 1, p. 41-54.

VARGA, K., BÁNYAI, É.I., et GOSI-GREGUSS, A.C.
1994 « Parallel application of the experiential analysis technique with subject and hypnotist: A new possibility for measuring interactional synchrony », *Int. J. Clin. Exp. Hypn.*, vol. 42, n° 2, p. 130-139.

WATZLAWICK, P.
1992 « Préface », dans J. Godin, *La nouvelle hypnose: vocabulaire, principes et méthodes*, Paris, Albin Michel.

WEITZENHOFFER, A.M.
1989 *The Practice of Hypnotism*, New York, Wiley, 2 vol.

WEITZENHOFFER, A.M., et HILGARD, E.R.
1962 *Stanford Hypnotic Susceptibility Scale, Form C*, Palo Alto (Calif.), Consulting Psychologists Press.
1959 *Stanford Hypnotic Susceptibility Scale, Forms A and B*, Palo Alto (Calif.), Consulting Psychologists Press.

WHITE, M.B.
1995 *Traitement hypnotique des troubles de conversion*, vidéocassette réalisée par le Service audiovisuel de l'Hôpital Louis-H. Lafontaine en collaboration avec le Département de neurologie de l'Hôtel-Dieu de Montréal.

WICKRAMASEKERA, I.
1993 « Assessment and treatment of somatization disorders: The high risk model of threat perception », dans J.W. Rhue, S.J. Lynn et I. Kirsch (sous la dir. de), *Handbook of Clinical Hypnosis*, Washington (D.C.), American Psychological Association, p. 587-621.

WOLBERG, L.
1967 « Hypnosis in psychoanalytic psychotherapy », dans J.E. Gordon (sous la dir. de), *Handbook of Clinical and Experimental Hypnosis*, New York, Macmillan, p. 260-277.

WOLPE, J.
1958 *Psychotherapy by Reciprocal Inhibition*, Stanford, Stanford University Press.

WOLPE, J., et LAZARUS, A.A.
1966 *Behavior Therapy Techniques*, Elmsford (N.Y.), Pergamon Press.

YAPCO, M.D.
1993 « Hypnosis and Depression », dans J.W. Rhue, S.J. Lynn et I. Kirsch (sous la dir. de), *Handbook of Clinical Hypnosis*, Washington (D.C.), American Psychological Association, p. 339-356.
1992 *Hypnosis in the Treatment of Depressions: Strategies for Change*, New York, Brunner/Mazel.

Lectures complémentaires

BARBER, T.X.
2000 « A deeper understanding of hypnosis : Its secrets, its nature, its essence », *Am. J. Clin. Hypn.*, vol. 42, n°s 3-4, p. 208-272.

BARNIER, A.J., et MCCONKEY, K.M.
1999 « Autobiographical remembering and forgetting : What can hypnosis tell us ? », *Int. J. Clin. Exp. Hypn.*, vol. 47, n° 4, p. 346-365.

DE PASCALIS, V.
1999 « Psychophysiological correlates of hypnosis and hypnotic susceptibility », *Int. J. Clin. Exp. Hypn.*, vol. 47, n° 2, p. 117-143.

DIAMOND, M.J.
2000 « The long and winding road from concept to practice : The intersubjective shaping of psychoanalytically informed technique in contemporary hypnosis—A commentary upon and extension of Baker's "reflections on the hypnotic relationship" », *Int. J. Clin. Exp. Hypn.*, vol. 48, n° 1, p. 70-85.

KIHLSTROM, J.F.
1998 « Attributions, awereness, and dissociation : In memoriam Kenneth S. Bowers, 1937-1996 », *Am. J. Clin. Hypn.*, vol. 40, n° 3, p. 194-205.

KIRSCH, I.
2000 « The response set theory of hypnosis », *Am. J. Clin. Hypn.*, vol. 42, n[os] 3-4, p. 274-292.

KIRSCH, I., et coll. (sous la dir. de)
1998 *Clinical Hypnosis and Self-Regulation : Cognitive-Behavioral Perspectives,* Washington (D.C.), American Psychological Association Press.

LYNN, S.J., et SHERMAN, S.J.
2000 « The clinical importance of sociocognitive models of hypnosis : Response set theory and Milton Erickson's strategic interventions », *Am. J. Clin. Hypn.*, vol. 42, n[os] 3-4, p. 294-315.

MCCONKEY, K.M., et SHEEHAN, P.W.
1995 *Hypnosis, Memory, and Behavior in Criminal Investigation,* New York, Guilford Press.

SCHEFLIN, A.W., et FRISCHHOLZ, E.J.
1999 « Significant dates in the history of forensic hypnosis », *Am. J. Clin. Hypn.*, vol. 42, n° 2, p. 84-107.

CHAPITRE 57

Éclectisme et intégration en psychothérapie

LOUIS GUÉRETTE, M.D.
Psychiatre au Centre hospitalier de l'Université de Montréal (Hôpital Notre-Dame)
Professeur agrégé de clinique au Département de psychiatrie de l'Université de Montréal

PLAN

57.1 Problématique contemporaine : affiliation, séparation et scepticisme
    57.1.1 Facteurs scientifiques
    57.1.2 Facteurs psychologiques et sociaux
    57.1.3 Facteurs épistémologiques

57.2 Éclectisme
    57.2.1 Grandes idées thérapeutiques sur la relation facilitante
    57.2.2 Grandes idées thérapeutiques sur la transmission de nouvelles informations
    57.2.3 Grandes idées thérapeutiques sur la facilitation de nouvelles expériences
    57.2.4 Pour ou contre l'éclectisme

57.3 Intégration
    57.3.1 Intégration axée sur la théorie
    57.3.2 Intégration axée sur la pathologie
    57.3.3 Intégration axée sur le patient
        • *Attitude fondamentale libre, imaginative et critique* • *Articulation harmonieuse des techniques* • *Construction avec le patient d'un questionnement existentiel significatif*

57.4 Formation de l'attitude éclectique

Bibliographie

Lectures complémentaires

Ce chapitre traitera du problème que pose la multiplicité des modèles théoriques en psychothérapie, de l'éclectisme qui en a découlé et, enfin, des diverses façons d'intégrer les nombreuses techniques que l'éclectisme propose à la pratique quotidienne. Compte tenu de l'impossibilité de présenter ici la multitude de modèles et de tentatives plus ou moins systématisées d'intégration des approches psychothérapeutiques, les théories seront citées strictement à des fins illustratives.

57.1 PROBLÉMATIQUE CONTEMPORAINE : AFFILIATION, SÉPARATION ET SCEPTICISME

Le novice qui entre dans le monde complexe de la psychothérapie, lorsqu'il n'est pas sous l'emprise d'une école qui l'empêche d'emprunter une autre voie que celle de l'orthodoxie dominante, ne manque pas d'être bientôt troublé par deux phénomènes auxquels sa recherche de la connaissance ne l'avait pas préparé : d'une part, la multiplicité sans cesse croissante des écoles de pensée et des techniques psychothérapeutiques qu'elles préconisent (on en comptait plus de 550 au dernier recensement), et, d'autre part, leur fréquente prétention de posséder en propre l'explication ultime des problèmes humains et la méthode infaillible pour les corriger, le tout assorti parfois du triste spectacle de leurs excommunications mutuelles. Et s'il veut bien prêter attention au fait que toutes ces écoles dissemblables et même opposées connaissent tout autant des succès indéniables que des échecs clairs, il ne pourra qu'être conduit à s'interroger sérieusement sur la pertinence et la validité des théories qu'on lui enseigne.

Mais il verra aussi que ces écoles naissent, évoluent, se scindent en mouvements dissidents qui engendrent à leur tour des rejetons contestataires. Les divergences ne sont pas toujours tragiques, les séparations ne sont pas toujours fracassantes ni les oppositions farouches, mais le phénomène se perpétue, rappelant les querelles religieuses d'une autre époque. Cette dynamique de l'éclatement de l'orthodoxie suivi du regroupement autour d'une nouvelle orthodoxie, qui, souvent, finira par se scinder aussi, caractérise l'histoire de la psychothérapie et pourrait être illustrée éloquemment par de nombreuses sagas. Les dissensions profondes au sein du mouvement freudien, l'épopée lacanienne en France ou l'histoire haute en couleurs des mouvements existentiels, pour en être les chapitres les plus connus, n'en sont pas les plus mouvementés. Comment expliquer cette tendance à la fusion puis à l'éclatement ? Cette dynamique alternativement centripète et centrifuge des modèles et institutions tient à plusieurs facteurs.

57.1.1 Facteurs scientifiques

La grande complexité du comportement humain alliée à la pauvreté de nos connaissances et à l'extrême difficulté d'obtenir des preuves scientifiques solides rendent possible et même nécessaire l'utilisation de plusieurs modèles explicatifs en psychothérapie : perturbation neurophysiologique, problème d'apprentissage, refoulement dans un inconscient pathogène, dysfonction systémique conjugale, familiale ou sociale, interruption volontaire du contact avec le vécu, pour ne pas parler du traumatisme de la naissance, des chakras ou de la palingénésie. Ces modèles, dont la validité scientifique est loin d'être démontrée dans bien des cas, n'engendrent pas à tout coup des interventions fructueuses, et, quand ils le font, il n'est pas toujours facile d'établir que ces heureux résultats découlent bien de la démarche thérapeutique, sinon de la théorie sur laquelle celle-ci se fonde. Et ces doutes sont encore renforcés par le fait que bien des individus voient leur état s'améliorer spontanément sans avoir suivi de traitement proprement dit.

À cet égard, Lambert (1992), qui a mené en 1986 une recherche assez extensive portant sur les résultats de la psychothérapie, a attribué l'amélioration des patients :

– à des facteurs communs dans une proportion de 30 % ;
– aux techniques utilisées dans une proportion de 15 % ;
– à des événements extra-thérapeutiques dans une proportion de 40 % ;
– à l'effet placebo dans une proportion de 15 %.

L'auteur, tout en admettant la nature quelque peu spéculative de chiffres aussi précis, en tire trois conclusions auxquelles adhéreront facilement bien des praticiens :

1. Un nombre significatif de patients connaissent une nette amélioration de leur état sans intervention psychologique formelle ;

2. Les psychothérapies sont en général utiles ;
3. Il y a encore peu de preuves de la supériorité d'une école par rapport à une autre.

Cet état de choses rend bien compréhensible le sentiment à première vue paradoxal qu'éprouvent les psychothérapeutes : un pessimisme croissant, en même temps que la conviction que leur travail n'est pas futile.

57.1.2 Facteurs psychologiques et sociaux

Aussi déterminants que leurs convictions scientifiques, les besoins d'affiliation et de sécurité intellectuelle des psychothérapeutes les poussent naturellement à se réunir. Les écoles de pensée aident le thérapeute à se former une identité professionnelle souvent difficile à acquérir autrement, lui donnent l'assurance réitérée d'être dans la bonne voie et lui offrent des possibilités de contacts et de perfectionnement professionnels dont ne peuvent bénéficier les thérapeutes plus isolés. Elles lui apportent de plus la tranquillité d'esprit, car il sait que, même en cas d'échec, il a bien respecté les règles et les normes de son groupe, ce qui constitue aussi un facteur de sécurité non négligeable dans un métier difficile. Et le thérapeute qui ne se sentirait pas à la hauteur de son école peut encore espérer s'améliorer grâce à la supervision de confrères plus expérimentés partageant la même idéologie. Ces phénomènes, bien décrits dans le champ de la psychanalyse par Eisold (1994), touchent tous les groupes.

L'adhésion à un modèle augmente considérablement les possibilités d'acquérir de la réputation, de se faire une clientèle, d'étendre sa renommée, du moins parmi les tenants du même modèle, et de laisser une marque plus ou moins durable. Les congrès et les rencontres du groupe constituent des célébrations sociales fort importantes qui permettent aux membres de réaffirmer leur identité professionnelle, qui les confortent dans la voie à suivre et leur fournissent un environnement socioscientifique que ne connaissent guère les praticiens plus individualistes ou ceux qui ont opté pour un éclectisme radical. Il s'agit là d'autant de besoins dont la satisfaction garde les individus au sein des écoles ; dans le cas contraire, ceux-ci pourront se sentir trahis par le modèle qui les a mis au monde et certains auront tendance à aller chercher satisfaction ailleurs.

57.1.3 Facteurs épistémologiques

La grande fluidité du concept de vérité permet au psychothérapeute de se réfugier dans n'importe quelle position, mais aussi de toutes les critiquer également et alternativement selon les situations et les perspectives épistémologiques qu'il pourra adopter au hasard de ses intérêts, sans toujours s'en rendre compte.

Trop peu prises en considération jusqu'à maintenant, les diverses épistémologies propres à la pratique psychothérapeutique contribuent pourtant largement à la dynamique décrite plus haut dans la mesure où elles s'appuient sur la nature équivoque du concept de vérité. Les problèmes humains motivant les consultations ne sont jamais simples et combinent généralement trois ordres de phénomènes :

- des phénomènes biologiques qui peuvent être définis de façon opérationnelle, répétés, mesurés, vérifiés et, donc, abordés jusqu'à un certain point selon une méthode scientifique rigoureuse ;
- des problèmes de signification, liés au sens que donne le patient à ses expériences. Cette démarche d'attribution du sens, que l'on pourrait qualifier d'herméneutique[1], peut engendrer ou refléter bien des conflits intérieurs, mais aussi être corrigée par une approche de même nature par laquelle le patient et le thérapeute découvrent ou construisent un nouveau sens favorisant la croissance. C'est l'inspiration partagée qui devient ici le mode privilégié de connaissance (McNamee et Gergen, 1992) ;
- des phénomènes émotifs et profondément subjectifs rapportés par le patient à son thérapeute, non réductibles aux processus de connaissance relevant des deux épistémologies précédentes. L'écoute empathique devient ici l'outil de connaissance essentiel quoique imparfait.

Le désordre qui règne actuellement au sein de la profession psychothérapeutique peut être attribué pour beaucoup à la confusion entre ces trois épistémologies et aux pouvoirs qui en découlent, et donc à

---

1. Herméneutique : de Hermès le messager, l'un des dieux grecs chargé par ceux-ci de révéler aux hommes la signification des volontés divines à leur endroit. Plus spécifiquement, l'herméneutique se définit comme la discipline et les méthodes ayant trait à l'interprétation et à la critique des textes. Le discours du patient, comme texte parlé, mais aussi la réalité vécue, comme texte lu, se prêtent à l'interprétation.

Psychiatrie clinique : une approche bio-psycho-sociale

l'usage abusif du concept de vérité : la vérité de ce qui se vérifie expérimentalement, la vérité du sens que chacun attribue aux choses, la vérité de ce qui se ressent intimement. Le tableau 57.1 résume ces distinctions.

Il y a clairement, dans ce champ d'activité qu'est la psychothérapie, une pressante nécessité de distinguer les certitudes issues de démarches scientifiques, herméneutiques et phénoménologiques et d'en tirer les conclusions pragmatiques distinctes et adéquates. Le pouvoir du thérapeute s'appuie trop souvent sur la confusion entretenue plus ou moins volontairement entre ces trois modes de connaissance profondément différents.

Surtout à partir de 1970, favorisée par le scepticisme scientifique, l'équivoque épistémologique, la méfiance envers le totalitarisme théorique et la reconnaissance graduelle des facteurs communs à toutes les approches efficaces, une tendance éclectique a vu le jour, à laquelle un nombre grandissant de psychothérapeutes cherchent aujourd'hui à s'identifier. Se posant comme une façon de résoudre certaines contradictions, elle permet une affiliation à un mouvement large mais peu totalitaire, tout en légitimant le recours simultané et harmonieux à des épistémologies, des modèles et des techniques divers et considérés jusque-là en grande partie comme incompatibles.

57.2 ÉCLECTISME

Le terme « éclectisme » est dérivé du verbe grec *eklegein*, « choisir à partir de », et s'applique à toute attitude ou démarche cherchant à déterminer, dans un éventail de systèmes différents, les idées ou les techniques susceptibles de constituer un tout cohérent, un système de pensée ou, dans le cas qui nous occupe, un modèle permettant de mieux comprendre les troubles psychologiques et surtout de les traiter efficacement. Dans la langue française, le mot réapparaît dans l'*Encyclopédie* (1755) publiée sous la direction de Denis Diderot. Victor Cousin, philosophe français et ministre de l'Instruction publique en 1840, qualifiait même ainsi sa propre pensée philosophique constituée d'emprunts aux systèmes alors prédominants, notamment ceux de Hume, Kant et Descartes.

En psychothérapie, les praticiens se disant éclectiques prétendent puiser partout ce qui leur paraît utile au traitement d'un patient, sans pour autant adopter la totalité du système auquel ils empruntent ni même devoir en respecter l'esprit. Ils orientent leur démarche en fonction du problème du patient et de son style propre plutôt que d'après une théorie, s'en tenant généralement d'abord à une formulation phénoménologique et descriptive simple pour ensuite élaborer graduellement un modèle explicatif d'une complexité croissante. Ils iront chercher les éléments qu'ils jugent nécessaires dans n'importe quel modèle théorique accessible et les utiliseront sans trop se soucier de la plus ou moins grande cohérence interne de ce qu'ils auront ainsi constitué.

Ces éléments se résument généralement à quelques fructueuses idées thérapeutiques, déjà répandues dans le champ conceptuel de la psychothérapie et qu'ils extrairont en tout ou en partie de leur contexte théorique original. Les plus courantes d'entre elles sont présentées très brièvement ici, mais la liste est loin d'être exhaustive et l'analyse ne rend pas justice à leurs très vastes implications. Ces idées peuvent être regroupées dans trois thèmes : l'établissement d'une

TABLEAU 57.1 Caractéristiques des principaux modes de connaissance

	Scientifique	Phénoménologique-existentiel	Herméneutique
Objet de la démarche	Expliquer (les causes)	Ressentir (le vécu)	Comprendre (le sens)
Source de la connaissance	Expérimentation	Perception	Inspiration
Procédé de vérification	Méthode expérimentale	Expérience personnelle	Adhésion au sens
Transmission de la connaissance	Autoritaire mais vérification possible	Expérientielle	Transmission par l'inspiration
Danger inhérent au modèle	Réductionnisme	Anarchie	Mystification

Psychiatrie clinique : une approche bio-psycho-sociale

relation facilitante, la transmission de nouvelles informations et la facilitation de nouvelles expériences.

57.2.1 Grandes idées thérapeutiques sur la relation facilitante

Trois idées majeures sont mises en avant concernant la relation entre le thérapeute et le patient et l'attitude que le premier se doit d'adopter.

- *La confiance et l'espérance de succès, inspirées par le thérapeute, facilitent grandement le changement.* De même qu'on ne prête qu'aux riches, les thérapeutes connus ont notoirement plus de chances de succès au départ. Mais cela n'est heureusement qu'un aspect parmi d'autres du phénomène : tous les thérapeutes qui savent inspirer confiance et faire naître l'espoir partent déjà gagnants (Frank, 1971).

- *L'empathie dont fait preuve le thérapeute, son authenticité et son attitude chaleureuse et non possessive favorisent l'évolution positive du patient.* Le rôle crucial de ces facteurs a été bien démontré par Truax et Carkhuff (1967). Plus encore, l'« environnement assurant le maintien » (*holding environment*) recommandé par Winnicott ou l'empathie essentielle soulignée par Rogers puis Kohut non seulement contribuent à une atténuation immédiate des symptômes, mais peuvent faciliter la croissance de la personnalité. Il s'agit ici de facteurs de première importance, car plusieurs modèles théoriques complexes en font un élément déterminant du changement, surtout en ce qui concerne les patients qui présentent une organisation de personnalité dite primitive.

- *La suggestion est susceptible d'amener le patient à modifier du moins ses comportements volontaires et involontaires, mais encore, ce qui réclame plus d'habileté, de perspicacité et d'expérience, ses dispositions profondes.* On cherchera une systématisation des techniques de suggestion, qu'elles soient directes ou indirectes, chez les praticiens de l'hypnose clinique. Milton H. Erickson en particulier les a utilisées de façon remarquable (Haley, 1973). Mais ce sont finalement tous les thérapeutes qui, en fonction de leur habileté et plus ou moins explicitement, mobilisent le potentiel de suggestion.

57.2.2 Grandes idées thérapeutiques sur la transmission de nouvelles informations

Les idées qui suivent contribuent toutes à fournir au patient de nouvelles informations qu'il n'avait pas pu ou voulu considérer jusque-là. Le fait que ces informations soient de nature très diverse, touchant tout aussi bien des connaissances exactes, la connaissance de soi ou de nouvelles façons d'aborder les phénomènes, masque généralement le fait qu'il s'agit toujours d'informations et qu'à ce titre elles doivent être appréciées non seulement en fonction de leur vérité ou de leur fausseté, mais aussi en fonction de leur utilité ou de leur inutilité.

- *L'ignorance, par le patient, de sa pathologie engendre souvent des réponses inadéquates qu'un patient mieux informé peut corriger pour gérer plus efficacement sa situation.* Le modèle psychoéducatif fait grand état de l'importance d'une transmission claire, au patient comme à son entourage, de renseignements factuels éminemment pertinents concernant la pathologie et son traitement, qu'il s'agisse, par exemple, de trouble panique, de schizophrénie, de l'état de stress post-traumatique ou même de trouble de la personnalité (voir le chapitre 52).

- *Les communications obscures, contradictoires ou incomplètes engendrent dans tout système des dysfonctionnements corrigibles par la clarification des messages.* Cette idée, issue des modèles systémiques et des théories de la communication, a donné naissance aux analyses de système et aux interventions plus ou moins directes visant à corriger les styles inadéquats de communication par la mise en évidence des défauts, des imprécisions et des contradictions qui les caractérisent.

- *Certaines perceptions importantes de la vie courante, parce qu'elles paraissent désagréables ou menaçantes, sont activement écartées par le sujet qui ne peut pas ou ne veut pas les considérer.* Cette idée provient tout à la fois de la psychologie de la forme (gestaltisme) et de la psychanalyse. Selon qu'on choisit d'y voir un refus de prise de conscience (*awareness*) par inattention sélective, comme dans le gestaltisme, ou au contraire une impossibilité de prise de conscience par refoulement, comme en psychanalyse, on mettra l'accent thérapeutique actif sur l'ici et maintenant ou sur l'interprétation de motifs inconscients.

- *Les humains sont troublés non pas par les événements, mais par la vision qu'ils en ont.* Cette idée, attribuée au philosophe stoïcien Épictète, a connu une fortune heureuse et diversifiée en psychothérapie. Elle se cristallise entre autres dans le cognitivisme, qui soutient que, bien que capables de logique, les individus ne raisonnent pas toujours en fonction de celle-ci et que la correction rationnelle et systématique de leur raisonnement peut influencer leurs émotions et leurs décisions. La thérapie cognitive de Beck, l'approche émotivo-rationnelle d'Ellis, l'entraînement à la résolution de problèmes sont probablement les exemples les plus clairs de l'application cognitiviste de cette idée (voir le chapitre 51). Mais la rectification du raisonnement n'est-elle pas spontanément, sous une forme plus ou moins systématisée, du ressort de tout thérapeute (Freeman et coll., 1989) ?

La maxime d'Épictète citée ci-dessus mène à bien d'autres développements. L'humain est un être éminemment symbolique, doué, par la maturation de son système nerveux central, de la capacité de se représenter ses expériences par des symboles qui lui sont propres et de leur donner un sens. Le thérapeute qui guide son patient vers la compréhension de ces symboles et la clarification de ce sens, en plus de favoriser l'expression des émotions qui pourraient y être reliées, permet également de les modifier non plus seulement conformément à une analyse logique étroite et serrée comme le font les cognitivistes, mais aussi sous l'angle d'une libération de cette fonction symbolique créatrice de sens pour la mettre au service d'une nouvelle vision du monde plus satisfaisante. Cette démarche active pour donner un nouveau sens aux expériences n'est pas l'apanage des seuls modèles psychanalytiques, elle imprègne à peu près toutes les psychothérapies et constitue même le point central d'une nouvelle tendance appelée constructivisme social (McNamee et Gergen, 1992).

La notion d'information conduit nécessairement à la question de la vérité. Les divers types d'information évoqués plus haut correspondent-ils à la réalité ? Deux points de vue également valables sont mis en contraste ici : cette diversité ne fait que souligner que la valeur de la connaissance ne réside pas toujours dans une exacte concordance avec la réalité, mais parfois dans la cohérence de l'explication qui permet une vision du monde plus pragmatique. Cohérence ou concordance ? On trouvera chez plusieurs auteurs, surtout des psychanalystes (Hamilton, 1993 ; Hanly, 1990), une bonne analyse de cette question. Mais que le thérapeute considère ces informations comme correspondant à une vérité objective déjà présente au préalable ou, au contraire, comme une nouvelle façon d'envisager le monde qui n'a pas à être vraie ou fausse, ainsi que le font les tenants du constructivisme social, change peu la nécessité absolue que de nouvelles informations, de nature scientifique ou herméneutique, soient fournies au patient.

57.2.3 Grandes idées thérapeutiques sur la facilitation de nouvelles expériences

Toute nouvelle expérience est susceptible d'entraîner un changement à long terme chez l'être humain, particulièrement si cette expérience contredit des opinions déjà faites. Les êtres humains ont normalement tendance à régler leur attitude en fonction de certaines attentes qu'eux-mêmes entretiennent quant à leur propre comportement et à celui d'autrui ; ils ne changeront cette attitude que si leur expérience dément suffisamment leurs attentes. Cette dernière idée connaît un usage universel en psychothérapie. Mais c'est probablement à Alexander (Alexander et French, 1946) que l'on doit l'expression la plus heureuse pour désigner ce phénomène qu'il appelle « expérience émotionnelle correctrice ». Il s'agit d'un principe à la fois précis et extrêmement général qui peut s'actualiser aussi bien à travers une simple relation verbale que par des techniques précises et rigoureusement appliquées. Trois idées peuvent être rattachées à ce principe :

- *Les expériences qui sont liées à des conséquences positives ont tendance à être répétées, tandis que celles qui sont liées à des conséquences négatives ont tendance à être évitées.* C'est, bien entendu, le comportementalisme, par le biais des conditionnements classique et opérant, qui incarne le mieux cette idée (voir le chapitre 50), mais qui peut dire qu'elle n'influence pas la plupart des démarches psychothérapeutiques ? Les êtres humains tirent profit d'un contact avec ce qu'ils craignent, dans la mesure où ce contact, si minime soit-il, s'accompagne d'une expérience de maîtrise. Inversement, les stimuli qu'ils re-

cherchent perdent bientôt leur valeur d'attrait lorsqu'ils conduisent à des états désagréables ou simplement neutres.
- *Les apprentissages sont d'autant plus susceptibles de se maintenir qu'ils ont été éprouvés dans la pratique.* L'apprentissage social en particulier fait grand état de la pratique, mais la gestaltthérapie, qui se fonde sur un cadre théorique différent, en fait tout autant. À vrai dire, quelle thérapie peut se permettre d'ignorer cette idée ? Car toute intervention implique une pratique, planifiée ou non, dans le cabinet ou dans la vie, par des exercices, par des consignes paradoxales ou non, ou simplement par la nécessité. Certaines connaissances, si l'on ne veut pas qu'elles tournent à l'intellectualisation stérile, ne peuvent être abordées qu'au travers de l'expérience.
- *L'expression d'émotions intenses ou longtemps contenues entraîne un soulagement significatif pour l'individu.* Même si le phénomène de catharsis est souvent considéré avec méfiance par certaines écoles, dont la psychanalyse, toutes les thérapies en font usage, de façon plus ou moins avouée, et même lorsque cette réaction n'est pas recherchée, elle se produira inévitablement. Au thérapeute, donc, d'en reconnaître les limites et d'apprendre à la faciliter et à l'encadrer.

*

À ces grandes idées psychothérapeutiques regroupées autour des phénomènes de la relation, de l'information et de l'expérience, le thérapeute éclectique ajoutera quelques considérations importantes. Tout d'abord, ces idées se prêtent à une grande diversité d'expressions : elles peuvent être présentées de façon systématique ou informelle, dans des exercices ou dans le simple cours de la conversation, avec ou sans justification rationnelle, etc. Ce sera au thérapeute d'en déterminer le mode d'application approprié.

De plus, toutes ces idées sont polyvalentes en ce qu'elles remplissent parfois plusieurs fonctions : la rectification du jugement peut être une expérience de changement, l'empathie du thérapeute peut être conçue par le patient comme une nouvelle information qu'il reçoit sur sa propre valeur, etc. Elles sont aussi synergiques : elles peuvent se combiner entre elles de toutes les façons possibles et se renforcer mutuellement. Par exemple, l'information est acceptée dans la mesure où elle apparaît dans le cadre d'une relation

et elle est retenue dans la mesure où elle conduit à une expérience. Milton Erickson a bien montré à quel point la suggestion, un phénomène relationnel, favorise la production de nouvelles expériences (Haley, 1973).

Enfin, ces idées sont toujours applicables, ce qui conduit à trois questions bien concrètes que tout thérapeute doit de toute façon se poser :
- Quelles caractéristiques de ma relation avec mon patient sont de nature à favoriser son changement ?
- Quelles nouvelles informations susceptibles de l'aider puis-je lui fournir ou lui permettre d'acquérir ?
- Quelles nouvelles expériences puis-je faciliter chez lui ?

Une vie entière de psychothérapeute ne suffit pas à épuiser ces simples questions qui contiennent la difficulté et le plaisir inépuisable de ce métier.

57.2.4 Pour et contre l'éclectisme

Les idées énoncées dans la section précédente peuvent servir à des interventions ponctuelles facilement imaginables et se trouvent ainsi amplement justifiées par elles-mêmes. Mais, à un niveau plus élevé d'abstraction, on pourra les systématiser en techniques plus ou moins précises : par exemple, les règles de l'interprétation, de la désensibilisation systématique, de la restructuration cognitive. Elles peuvent aussi servir de blocs fondamentaux pour construire une théorie complète de la santé et de la pathologie psychologiques, comme on le voit dans les modèles existentiels, psychanalytiques, comportementaux, etc. L'éclectisme soulève alors une grande question, apparemment théorique, mais que l'on ne peut pas éluder et pour laquelle on devra tolérer, sans doute encore longtemps, l'absence de réponse définitive : dans quelle mesure un bon psychothérapeute devrait-il intégrer ces idées dans un ensemble large et cohérent ? La psychothérapie sera-t-elle une simple accumulation de fragments théoriques ou techniques divers ayant la particularité de paraître efficace dans une situation donnée ou devra-t-elle constituer plutôt un tout ordonné et cohérent sur le plan logique et conceptuel ?

À première vue, on peut considérer l'éclectisme comme le fruit d'une simple accumulation par un thérapeute impulsif, brouillon et peu critique, point

Psychiatrie clinique : une approche bio-psycho-sociale

de vue qui a pu sembler justifier le mépris dans lequel l'éclectisme a parfois été tenu, surtout dans les cultures francophones soucieuses d'élaborations intellectuelles logiques et complexes. Dans les cultures anglo-saxonnes, où le pragmatisme s'embarrasse moins de ces considérations, on tend plus facilement à voir dans l'éclectisme une forme d'intervention réaliste et appropriée, qui tient compte des nouvelles connaissances. Ces positions opposées s'appuient toutes les deux sur des arguments philosophiques, théoriques et pratiques. En faveur de l'éclectisme, les arguments suivants ont été invoqués :

- *La vérité n'est pas atteignable.* Tout au plus peut-on viser à la cohérence de la compréhension plutôt qu'à la concordance exacte de celle-ci avec le réel (Hanly, 1990). Selon cette perspective, toute approche pourrait être valable si elle est efficace.
- *Le désordre est encore acceptable dans la profession de psychothérapeute* et il devra persister aussi longtemps que la psychothérapie ne sera pas devenue une véritable science exacte, un rêve que plusieurs estiment, à juste titre sans doute, irréalisable. Il est bien évident que les éclectiques portent, au départ, un regard assez critique sur la validité scientifique des théories en psychothérapie. Pour beaucoup d'entre eux, les connaissances ne sont pas encore suffisamment avancées pour qu'on puisse prétendre construire un modèle exhaustif du comportement humain et de ses dysfonctions ; ils font donc appel à divers concepts et techniques tirés de cette bibliothèque universelle et dont l'efficacité leur semble non pas nécessairement démontrée, mais à tout le moins plausible. Cette position n'est pas nouvelle en philosophie des sciences où, depuis Claude Bernard, tous les degrés de rigueur méthodologique ont été défendus (Feyerabend, 1979 ; Kuhn, 1962).
- *Un thérapeute réfléchi fait flèche de tout bois* pour aider son patient et il n'y a pas de raison de se priver de l'efficacité d'une technique dont les fondements scientifiques sont de toute façon équivoques. Les modèles sont des lits de Procuste[2] qui font violence au vécu des patients et, par conséquent, ils ne devraient jamais l'emporter en clinique sur l'efficacité et la correspondance (*good match*) entre le besoin et l'approche qui le satisfait. Les patients recherchent de toute façon la fin de leur souffrance et non la vérité, qui est affaire de philosophe, de théoricien ou de chercheur.

Mais on a aussi dénigré l'éclectisme :

- *L'éclectisme est une aberration scientifique* dans la mesure où l'on considère la thérapie comme la recherche d'une vérité objective. L'éclectisme étant conçu comme une activité strictement empirique, son laxisme intellectuel, jugé inacceptable par certains, a pu parfois servir de caution à un pur et simple charlatanisme.
- *Le développement théorique est mieux assuré par l'orthodoxie,* alors que l'éclectisme compromet la recherche et la théorisation, car il empêche l'élaboration d'un langage, d'une ligne directrice et de concepts communs appelant un effort partagé vers un but précis.
- *Un thérapeute devient plus habile s'il utilise un seul outil.* S'il cherche à maîtriser sans arrêt de nouvelles techniques délicates où l'habileté croît avec l'expérience, il risque de rester confiné dans l'amateurisme et perdre ainsi toute efficacité véritable, particulièrement dans les cas difficiles.

On peut voir déjà que ces arguments ne sont ni contraignants, ni définitifs, ni toujours si importants qu'ils ne le paraissent *a priori*. Car, indépendamment des considérations abstraites, la tendance à l'intégration constitue une activité intellectuelle irrésistible et permanente chez tout psychothérapeute dans l'exercice de son travail ; aussi éclectique qu'il prétende être, il demeure un théoricien qui doit nécessairement en arriver, dans sa pensée comme dans son action, à un certain degré d'intégration des concepts qu'il privilégie. Par quels moyens et dans quelle mesure, voilà la question.

57.3 INTÉGRATION

On vient de passer en revue les principaux concepts parmi lesquels viennent choisir, en toute liberté, sans manifester un respect excessif et sans citer nécessairement leurs sources, les thérapeutes tentés par l'éclectisme. Font également de même, d'ailleurs, ceux qui

---

2. Procuste, brigand de la mythologie grecque, torturait les voyageurs en les faisant s'étendre sur un de ses lits (il en avait un long et un court), puis leur étirait ou raccourcissait les membres pour les mettre à la mesure du lit. La métaphore traduit la tendance à forcer la réalité dans des notions théoriques prédéfinies.

Psychiatrie clinique : une approche bio-psycho-sociale

prétendent créer une nouvelle école, mais qui doivent de toute façon passer au préalable par ce magasin universel recelant d'indispensables marchandises dont on vient de dresser l'inventaire.

On a également vu brièvement les avantages et les désavantages de l'intégration des idées thérapeutiques pour fonder toute intervention. On verra maintenant que, même parmi ceux qui se disent éclectiques, les points de vue sur l'intégration sont bien différents, selon qu'il s'agit plus particulièrement de créer un modèle ou une école, de mieux systématiser l'approche d'une pathologie donnée, ou, au contraire, de simplement traiter un patient le mieux possible. Mais encore ici, si tout thérapeute est spontanément et par nécessité un bâtisseur de théories, il tend aussi à systématiser son action au regard de certains types de problèmes qu'il est appelé à traiter plus souvent; il cherche également spontanément, et à des degrés divers, à donner à son action une cohérence et un sens qu'il pourra partager avec son patient. Selon qu'il tend plus naturellement à privilégier un type d'intégration plutôt qu'un autre, on observera des formes diverses d'harmonisation.

57.3.1 Intégration axée sur la théorie

L'activité d'intégration théorique est le fait de chercheurs ou de penseurs qui envisagent sous un angle plus général leur champ d'action et qui sont guidés par des questions touchant la structure de la psyché, les besoins humains fondamentaux, la nature profonde du changement ou le sens de la vie. Ils ont par conséquent tendance, tel Victor Cousin, à adopter une vision globale et à utiliser les matériaux qu'ils jugent les meilleurs. Les modèles ainsi produits varient cependant selon plusieurs critères.

Certains entendent s'appuyer surtout sur les données expérimentales. Dollard et Miller ont tenté, en 1950, une synthèse fort intéressante des données expérimentales comportementales et psychodynamiques, démarche reprise plus tard, quoique de façon différente, par Wachtel (1973). Plus près de nous, Beutler (1983), dans sa *psychothérapie éclectique systématique,* présente un modèle fondé principalement sur la recherche en psychothérapie; son modèle laisse le thérapeute relativement libre de ses interventions tout en lui ouvrant des perspectives aussi bien psychodynamiques qu'interpersonnelles ou comportementales. Certains s'attachent pour leur part moins à la recherche, mais manifestent des préoccupations plus philosophiques. La *psychosynthèse* en est un bon exemple (Assaglioli, 1965). D'autres, enfin, se limitent à une approche extrêmement pragmatique : la *psychothérapie multimodale* de Lazarus (1985) part d'une analyse principalement phénoménologique et comportementale des problèmes et incite le thérapeute à les régler séparément une fois qu'ils sont bien distingués en unité spécifiques.

Des auteurs cherchent activement à faire école, alors que d'autres s'en tiennent modestement à une simple exposition de leurs idées et à un degré minimal d'intégration suffisant pour guider le thérapeute. Des modèles sont plus tyranniques et certains, qu'ils soient le fruit de la contestation ou qu'ils aient été portés par un œcuménisme indulgent, finiront par engendrer une nouvelle orthodoxie.

57.3.2 Intégration axée sur la pathologie

Des cliniciens ont choisi, pour leur part, de mettre leur éclectisme au service non pas d'une construction théorique sur la nature humaine, qu'elle soit psychologique, métapsychologique ou philosophique, mais plutôt au service de la compréhension d'une pathologie précise. À ce second niveau d'intégration, ce sont les caractéristiques particulières de la pathologie qui détermineront le recours aux diverses techniques en fonction de leur possible utilité. Les représentants de ce type d'intégration sont souvent des cliniciens spécialisés dans un champ précis.

Ce sont surtout les pathologies sévères et complexes qui ont donné lieu à cette forme d'intégration. On en prendra pour exemple la *thérapie dialectique comportementale* de Linehan (1993), qui intègre surtout le cognitivisme et le comportementalisme dans le traitement des états limites. Shear (1988) et Busch et coll. (1991) ont tenté d'élaborer un modèle intégrant les conceptions biologiques, cognitives, comportementales et psychodynamiques du trouble panique. Palazzoli et coll. (1978) ont conçu une approche de la schizophrénie s'inspirant de la psychodynamique, des théories systémiques et du paradoxe. Les troubles de l'alimentation, et en particulier l'anorexie mentale, autres pathologies notoirement difficiles à traiter, font également l'objet de telles systématisations, de plus en plus nombreuses dans la littérature.

Cette approche centrée sur la pathologie est utile au praticien travaillant en clinique spécialisée et s'occupant de troubles précis, mais elle servira aussi le généraliste ouvert à tous les genres de consultation dans la mesure où, conservant sa liberté de jugement et son sens critique, il ne réduira pas nécessairement son patient à cette seule formule d'intervention. Ce type d'intégration présente également un avantage certain pour la recherche, car il favorise la systématisation et l'uniformisation des démarches thérapeutiques et permet de les comparer. Il facilite aussi l'établissement d'un plan de traitement pour un thérapeute novice ou peu familiarisé avec le problème en question.

57.3.3 Intégration axée sur le patient

L'intégration axée sur le patient, la moins ambitieuse et la moins représentée dans la littérature, est probablement aussi la plus répandue. Elle convient à la majorité des thérapeutes qui ne sont pas attachés à un seul modèle, à la clinique spécialisée ou à la défense d'une école et se fonde idéalement sur trois conditions :

- une attitude fondamentale libre et critique ;
- l'articulation harmonieuse de techniques dissemblables ;
- l'élaboration et la clarification avec le patient d'un questionnement existentiel significatif dépassant la simple demande d'aide.

Attitude fondamentale libre, imaginative et critique

Une attitude libre et critique suppose une certaine modestie intellectuelle, la capacité de retenir ses tendances à la théorisation et à la généralisation et sans doute aussi un certain esprit ludique et créatif. Ceux qui la pratiquent se gardent bien d'outrepasser les limites qu'ils se sont volontairement fixées, ce qui n'implique pas qu'ils ne peuvent maintenir une relative cohérence dans leur champ d'action. Tout ce qui sera bon pour le patient, compte tenu du problème qu'il éprouve, mais aussi de sa personnalité, de son style et de son milieu, sera utilisé sans privilégier une théorie plutôt qu'une autre. Ce genre d'intégration tend vers la production d'une théorie et d'une thérapie uniques pour chaque patient, les meilleures possible, élaborées avec soin mais avec parcimonie et comme taillées au rasoir d'Occam[3].

Articulation harmonieuse des techniques

Il n'existe pas de règles universelles et invariables pour intégrer des modalités d'interventions multiples et dissemblables. Ce sont plutôt l'imagination et le bon jugement du thérapeute qui sont déterminants à ce chapitre. Ainsi, un thérapeute éclectique pourra chercher activement à maintenir de façon systématique les facteurs thérapeutiques d'ordre relationnel dans toutes ses interventions, pratiquer l'acceptation inconditionnelle, s'abstenir de juger, utiliser le reflet rogérien lorsque c'est nécessaire, faire preuve d'empathie, mais tout en employant par ailleurs des méthodes très directives inspirées, par exemple, de la gestaltthérapie ou du comportementalisme pour travailler des problèmes précis.

Des techniques comportementales telles la désensibilisation, l'implosion ou l'immersion pourront être appliquées à des problèmes conçus dans une perspective psychodynamique (Birk, 1970 ; Feather, Rhoads et Durham 1972 ; Stampfl et Lewis, 1967). Inversement, l'interprétation psychodynamique de certaines réactions d'allure transférentielle ne sera pas jugée incompatible avec la conduite d'une thérapie comportementale qui serait grevée de résistances tenaces.

Un penchant cognitiviste se manifeste irrésistiblement chez tous les intervenants. Un thérapeute éclectique, cependant, dans la mesure où il connaît bien les techniques dialectiques propres à ce modèle, pourra en faire un usage plus systématique et plus habile. La mise en évidence patiente des positions irrationnelles des patients sera suivie par la restructuration cognitive à la Ellis ou à la Beck, puis l'autoverbalisation de Meichenbaum (1977) sera ensuite utilisée pour transférer les acquis dans l'expérience.

---

3. Principe de parcimonie : *Entia non sunt multiplicanda praeter necessitatem*, « les entités logiques ne doivent pas être multipliées au-delà de la nécessité ». Le philosophe médiéval Guillaume d'Occam entendait par là que, de deux explications possibles pour un phénomène, la meilleure devait être celle qui explique le plus de choses en faisant appel au strict minimum d'éléments nécessaires. L'explication la plus simple, dépouillée, comme avec un rasoir, de ses maillons superflus, doit toujours être considérée comme la meilleure. L'expression résume tout un programme épistémologique !

Il est parfois difficile de savoir si l'étude des postulats irrationnels des patients relève du cognitivisme ou de la psychanalyse, et certains modèles élaborés par des psychanalystes (Arieti et Bemporad, 1980; Bieber, 1980) s'apparentent fortement au cognitivisme en ce qu'ils visent surtout à faire prendre conscience au patient de son illogisme, auquel ils attribuent cependant des causes lointaines selon une perspective psychodynamique.

Les thérapeutes éclectiques n'hésitent pas à rencontrer les conjoints ou les familles, à une ou plusieurs reprises, et font alors souvent appel à une approche psychoéducative, ou au conditionnement opérant, à l'analyse des modes de communication et même au paradoxe (Haley, 1973).

Des exercices de gestaltthérapie pourront servir à faire émerger plus clairement une problématique qui sera ensuite traitée selon une autre approche: par exemple, la technique des deux chaises permet de mettre en lumière les difficultés d'expression d'un patient face à une figure significative, difficultés qui pourront être interprétées psychodynamiquement, puis surmontées par une approche d'affirmation de soi. La gestaltthérapie est employée dans le cadre de l'apprentissage social pour aider un patient à prendre conscience plus clairement de ses véritables désirs. Greenberg, Rice et Elliot (1993) ont intégré de façon heureuse les exercices de la gestaltthérapie avec l'approche humaniste rogérienne.

Lorsqu'une approche donnée prescrit des activités ou des comportements peu susceptibles d'être réalisés spontanément par le patient, un thérapeute éclectique pourra recourir à l'entraînement dans le cabinet, à l'injonction ou à la suggestion directe ou indirecte à la Milton Erickson (Haley, 1973). L'utilisation du paradoxe pourra même se faire dans un cadre de compréhension psychodynamique (Palazzoli et coll., 1978).

Bien que ce soit une caractéristique des personnalités dites primitives que de précipiter le thérapeute, d'une rencontre à l'autre, dans une succession frénétique d'interventions thérapeutiques nouvelles, une technique doit généralement être utilisée jusqu'à son maximum de rendement avant qu'une approche différente ne vienne la remplacer, et le thérapeute a tout avantage à acquérir une connaissance précise de chacune. S'il s'aventure dans une combinaison d'approches simultanées, il doit veiller à ne pas tomber dans des contradictions grossières. Ainsi, en raison de son caractère ludique et superficiellement manipulateur, le paradoxe risque souvent de s'appliquer aux dépens d'une relation chaleureuse et empathique. C'est pourquoi il constituera rarement la première intervention d'un thérapeute. De même, l'interprétation du transfert comme élément central du traitement demeure peu compatible avec toute autre technique à cause de l'asepsie totale du champ opératoire nécessaire pour que l'interprétation conserve sa valeur. Mais si l'on refuse, par contre, d'en faire l'instrument exclusif d'une analyse orthodoxe, l'interprétation prudente du transfert compris au sens large devient alors un élément précieux dans bien des situations.

On pourrait multiplier à l'infini ces exemples de combinaisons, de plus en plus nombreux dans la littérature. Un thérapeute éclectique peut toujours, selon les besoins de son patient, s'en tenir à une juxtaposition de techniques généralement liées par les facteurs relationnels décrits plus haut, mais il peut aussi souhaiter qu'une vision plus large et plus complexe émerge de cette entreprise, et c'est alors qu'un troisième ordre d'intégration se révélera utile.

Construction avec le patient d'un questionnement existentiel significatif

C'est en matière de questionnement existentiel que l'intégration pourra être portée à son plus haut niveau. Le patient consulte généralement à cause d'un problème précis qui le perturbe considérablement et souvent depuis longtemps. On peut alors voir les symptômes comme reliés intimement à d'autres aspects de sa personnalité et comprendre comment ils ont pu modifier considérablement son existence: c'est le cas, par exemple, lorsque des problèmes conjugaux s'enracinent dans la dépendance ou le narcissisme des partenaires ou encore lorsqu'une phobie sociale a rendu un individu passif et l'a amené à se dévaloriser. Bien que le patient soit généralement peu conscient de cet aspect plus profond du problème, le thérapeute ne peut manquer de le noter et sait qu'il se heurtera tôt ou tard à des résistances ou à des difficultés associées à l'organisation de la personnalité. En ce sens, un diagnostic noté à l'axe II du DSM-IV est relié, souvent de façon étroite, à un problème rapporté sur l'axe I. C'est ce problème, dépassant souvent en importance la raison initiale de consultation, que l'établissement d'un questionnement existentiel significatif tente de résoudre.

L'élaboration d'une problématique plus générale est susceptible d'unifier la démarche thérapeutique au-delà des techniques diverses, car elle permet d'aborder des difficultés personnelles relevant le plus souvent de l'axe II, et ce dans la même foulée que l'approche technique de l'axe I. Cette élaboration repose sur la capacité du thérapeute d'en arriver, avec son patient, à une compréhension de cet aspect de sa vie dont le symptôme de l'axe I ne serait en somme qu'un indice.

EXEMPLE CLINIQUE

Un patient souffrant d'une phobie des ascenseurs, des autoroutes, des ponts et des endroits fermés en général présente aussi dans sa vie personnelle des inhibitions affectives et un manque de confiance par rapport à ses préférences et à ses choix. Cette caractéristique, qui l'a suivi toute sa vie, se manifeste également dans un de ses passe-temps favoris, le dessin, où il hésite à donner libre cours à toute sa créativité et à son plaisir. De même, dans sa relation thérapeutique, il s'enferme dans des règles, des inhibitions et des obligations pourtant jamais formulées par le thérapeute. Dans le cours d'une intervention d'abord centrée sur des exercices d'exposition, il en vient, avec son thérapeute, à voir combien il est également renfermé en ce qui touche plusieurs aspects de sa vie affective, tout comme il se sent enfermé sur les ponts et les autoroutes. Cette constatation stimule sa détermination à poursuivre et à réussir les exercices comportementaux axés sur son symptôme, car la phobie représente maintenant pour lui bien plus qu'un simple symptôme : c'est toute sa vie affective et créatrice qu'il aborde désormais au travers des exercices que lui propose le thérapeute. Mieux encore, cette compréhension les amène tous deux à concevoir des techniques et des exercices de prise en charge de sa liberté sur tous les fronts. Ces pratiques, parfois inspirées par la gestaltthérapie, visent à favoriser non plus seulement sa liberté spatiale, mais aussi sa facilité d'expression, la découverte et l'affirmation de ses choix et de ses désirs et la levée de vieilles contraintes névrotiques. Au besoin, des éléments psychodynamiques sont interprétés et des corrections de type cognitif portant sur la nature irrationnelle de ses craintes lui sont proposées.

Dans cet exemple, on notera que le thérapeute fait appel à plus qu'une simple superposition de la gestaltthérapie, de l'apprentissage social, de la désensibilisation, de l'interprétation occasionnelle du transfert et de la restructuration cognitive ; la correction d'une attitude existentielle globale de manque de confiance en soi qui ne se manifestait que partiellement dans les symptômes devient peu à peu le point central de l'intervention. C'est donc le sens de la vie qui est abordé et qui devient ainsi le facteur unifiant de l'approche éclectique. Cette démarche, fort bien décrite par Omer (1993), comporte encore quelques caractéristiques qu'il faut souligner.

– La *proximité existentielle*. Le questionnement doit être de nature existentielle plutôt que psychologique ou médicale. Il ne s'appuie sur aucun support théorique très développé et peut être compris par n'importe quel être humain qui doit inévitablement s'affirmer et prendre des risques pour croître et évoluer. La problématique choisie est simple et accessible : la complexité ne réside pas dans sa conception, mais dans son application à toutes les situations vécues par le patient où elle peut être analysée avec plus ou moins de subtilité et de perspicacité. Elle est aussi très proche de l'expérience vécue du patient. Autrement, aussi brillante qu'elle soit, elle ne demeurerait qu'un support à l'intellectualisation.

– La *construction conjointe*. Le questionnement existentiel sera non pas imposé par le thérapeute au nom d'une illusoire vérité psychologique ou scientifique, mais construit par les deux partenaires en interaction, dans la tradition du *cercle herméneutique* selon lequel le sens est découvert et construit interactivement par les participants.

– Le *pragmatisme*. Le questionnement conduit nécessairement à une solution. En ce sens, il est pragmatique plutôt que paralysant ou axé strictement sur la connaissance.

En psychothérapie brève, un motif central est cherché d'entrée de jeu et le thérapeute tente de s'y tenir à l'exclusion de tout autre problème. Dans une thérapie qui ne se définit pas au départ comme brève ou longue, mais où l'on se contente plutôt de faire son travail le plus rapidement possible, il n'est pas nécessaire de se précipiter dans une formulation qui risque toujours de se révéler prématurée : celle-ci émergera graduellement et la tendance herméneutique naturelle du thérapeute comme du patient y intégrera harmonieusement les autres thèmes qui apparaîtront. Cette démarche n'a rien d'une performance intellectuelle brillante, comme certains seraient parfois tentés de la voir, mais vise plutôt l'abandon lucide à une vision humaniste et existentielle.

Enfin, et pour être honnête et ne pas tomber dans le même travers vite reproché à d'autres, il faut ajouter que beaucoup d'excellents psychothérapeutes de toute orientation ne se privent pas d'adopter cette démarche qui n'est pas la propriété exclusive ni même essentielle des éclectiques.

57.4 FORMATION DE L'ATTITUDE ÉCLECTIQUE

Le recul du fanatisme théorique et la tendance à l'œcuménisme chez les psychothérapeutes annoncent peut-être une époque pas trop lointaine où l'éclectisme intégré sera la règle de formation plutôt que l'exception originale. Que conseiller alors aux étudiants qui veulent s'y préparer ? Quatre grands principes peuvent être énoncés à cet égard :

1. *S'intéresser à tous les modèles,* aussi excentriques qu'ils puissent parfois paraître, en se demandant quelles dimensions essentielles et originales ceux-ci révèlent. Le simple fait qu'ils existent justifie l'espoir d'en tirer quelque enseignement, mais pas nécessairement celui qu'ils prônent. Bien plus souvent que la rigidité dogmatique, c'est surtout l'ignorance ou le simple manque de familiarisation avec d'autres approches qui fait obstacle à l'éclectisme, des réalités facilement corrigibles si l'on veut s'en donner la peine.

2. *Critiquer tous les modèles.* Les auteurs ou les propagateurs de modèles, en rapportant leurs interventions, ont souvent tendance à négliger le rôle de facteurs thérapeutiques non spécifiques et présents dans tous les modèles déjà bien décrits ailleurs, par exemple l'empathie, la catharsis, l'exposition. Pis encore, ils pourront parfois considérer ces facteurs comme un apport original de leur modèle. Or aucun modèle n'est parfaitement pur ; tous sont constitués de matériaux déjà épars dans la culture psychothérapeutique de leur époque et qu'un penseur plus vigoureux a si bien réuni et intégré que la couture n'y paraît bientôt presque plus, *a fortiori* après le passage des années et des exégèses orthodoxes. Il ne faut donc pas s'étonner que la distinction entre les facteurs spécifiques et les facteurs non spécifiques, essentielle pour juger de la valeur d'une nouvelle approche, ne soit pas toujours facile à faire (Omer, 1989). Il faut examiner avec soin les modèles pour reconnaître et apprécier leur véritable contribution. Le débutant trouvera particulièrement utile ici les ouvrages pratiquant la confrontation ou la comparaison entre divers courants de pensée (Loew et coll., 1975 ; Salzman et Norcross, 1990).

Par exemple, prétendre, comme le font certains psychanalystes, que son approche vise surtout à la compréhension est incorrect, puisque tous les modèles aspirent à un certain type de compréhension. Soutenir que seule son approche se préoccupe d'obtenir de bons résultats, comme le font parfois des comportementalistes novices et enthousiastes, est également incorrect, puisque tous les modèles cherchent à soulager. Les différences sont souvent plus subtiles et l'on doit prêter attention surtout à ce qu'un modèle permet de faire qu'un autre ne permet pas : par exemple, la gestaltthérapie comme la thérapie comportementale dépendent beaucoup de la réalisation d'exercices pratiques par le patient, mais la première oriente ceux-ci vers une prise de conscience du vécu pour permettre aux gestalts de poursuivre leur processus, tandis que la seconde oriente les siens vers un apprentissage précis. Cela ne signifie nullement que les deux types d'exercices ne puissent se combiner dans un cadre éclectique, à condition que le thérapeute demeure bien conscient de ces deux objectifs différents mais compatibles.

3. *S'intéresser aux problèmes humains plutôt qu'aux théories.* Les grandes œuvres littéraires sont au moins aussi importantes dans la formation du thérapeute que la littérature scientifique : à Freud il faut parfois préférer Balzac ou Dostoïevski, car leurs personnages n'agissent pas en fonction des théories, mais en fonction de l'humanité de l'auteur et de son génie, et nous révèlent souvent plus et plus rapidement que ce qu'une description théorique ou clinique laborieuse pourrait faire. À partir du moment où l'on décrit les problèmes humains dans les termes d'une théorie spécifique, on se réduit à ne faire usage que de cette seule théorie pour les résoudre. De même, en clinique,

Psychiatrie clinique : une approche bio-psycho-sociale

il est préférable de penser en termes simples et proches du comportement humain plutôt qu'en termes abstraits et impersonnels: le langage de toute théorie doit être traduit en langage vécu. L'exercice que Schafer (1976) propose par son « langage de l'action », qui recommande de ne rien dire qui ne corresponde à une action volontaire du patient, demeure exemplaire. Sans doute l'application d'un tel principe risquerait-elle d'engendrer le mutisme chez certains thérapeutes.

4. *Ne pas choisir ses patients en fonction de ses théories, mais ses théories en fonction de ses patients.* À l'inverse de Procuste, il faut construire avec chacun des patients un milieu conceptuel approprié à ses besoins, en tentant d'accommoder les connaissances théoriques à la réalité clinique. Alors que les écoles choisissent parfois avec soin les patients qui leur paraissent les plus susceptibles de bien répondre à leur approche, au contraire, une pratique élargie force le thérapeute à affronter des problèmes que son modèle n'avait pas prévus et contribue ainsi à enrichir son expérience et sa vision.

*
* *

En conclusion, il faut répéter, après bien d'autres, la grande question clinique qui se situe au cœur du débat concernant l'éclectisme: *Quel type de thérapeute va obtenir quel résultat, avec quel type de traitement, pour quel type de problème, avec quel type de patient?* C'est la préoccupation pragmatique principale, pour ne pas dire unique, à laquelle l'éclectisme nous conduit et qui nourrit la réflexion contemporaine (Lecomte et Castonguay, 1987; Norcross et Goldfried, 1992). Une réponse trop simple à cette question serait susceptible de conduire à un réductionnisme d'école, rassurant pour le thérapeute mais stérile pour le développement de la psychothérapie comme discipline.

Bibliographie

ALEXANDER, F., et FRENCH, T.
1946 *Psychoanalytic Therapy: Principles and Applications,* New York, Ronald Press.

ARIETI, S., et BEMPORAD, J.R.
1980 « The psychological organization of depression », *Am. J. Psychiatry,* vol. 137, n° 1, p. 1360-1365.

ASSAGLIOLI, R.
1965 *Psychosynthesis,* New York, Vicking Compass Book.

BEUTLER, L.E.
1983 *Eclectic Psychotherapy: A Systematic Approach,* New York, Pergamon Press.

BIEBER, I.
1980 *Cognitive Psychoanalysis,* New York, Jason Aronson.

BIRK, L.
1970 « Behavior therapy — integration with dynamic psychiatry », *Behavior Therapy,* vol. 1, p. 522-526.

BUSCH, F., et coll.
1991 « Neurophysiological, cognitive-behavioral, and psychoanalytic approaches to panic disorder: Toward an integration », *Psychoanalytic Inquiry,* vol. 1, n° 3, p. 316-332.

DOLLARD, J., et MILLER, N.E.
1950 *Personality and Psychotherapy,* New York, McGraw-Hill.

EISOLD, K.
1994 « The intolerance of diversity in psychoanalytic institutes », *Int. J. Psychoanal.,* vol. 75, p. 785-789.

FEATHER, B.W., RHOADS, J.M., et DURHAM, N.C.
1972 « Psychodynamic behavior therapy. I: Theory and rationale. II: Clinical aspects », *Arch. Gen. Psychiatry,* vol. 26, p. 596-611.

FEYERABEND, P.
1979 *Contre la méthode. Esquisse d'une théorie anarchiste de la connaissance,* Paris, Seuil.

FRANK, J.D.
1971 « Therapeutic factors in psychotherapy », *Am. J. Psychother.,* vol. 25, p. 350-361.

FREEMAN, A., et coll.
1989 *Comprehensive Handbook of Cognitive Therapy,* New York, Plenum Press.

GREENBERG, L.S., RICE, L.N., et ELLIOT, R.
1993 *Facilitating Emotional Change: The Moment by Moment Process,* New York, Guilford Press.

HALEY, J.
1973 *Uncommon Therapy: The Psychiatric Techniques of Milton Erickson, m.d.,* New York, Ballantine.

HAMILTON, V.
1993 « Truth and reality in psychoanalytic discourse », *Int. J. Psychoanal.,* vol. 74, p. 63-79.

HANLY, C.
1990 « The concept of truth in psychoanalysis », *Int. J. Psychoanal.*, vol. 71, p. 375-383.

KUHN, T.
1962 *The Structure of Scientific Revolution*, Chicago, University of Chicago Press.

LAMBERT, M.
1992 « Psychotherapy outcome research : Implications for integrative and eclectic therapists », dans J.C. Norcross et M.R. Goldfried (sous la dir. de), *Handbook of Psychotherapy Integration*, New York, Basic Books, p. 94-129.

LAZARUS, A.A.
1985 *Casebook of Multimodal Therapy*, New York, Guilford Press.

LECOMTE, C., et CASTONGUAY, L.G.
1987 *Rapprochement et intégration en psychothérapie. Psychanalyse, behaviorisme et humanisme*, Boucherville (Québec), Gaëtan Morin Éditeur.

LINEHAN, M.M.
1993 *Cognitive-Behavioral Treatment of Borderline Personality Disorder*, New York, Guilford Press.

LOEW, C., et coll.
1975 *Three Psychotherapies : A Clinical Comparison*, New York, Brunner/Mazel.

McNAMEE, S., et GERGEN, K.J.
1992 *Therapy as Social Construction*, Londres, Sage Publications.

MEICHENBAUM, D.
1977 *Cognitive-Behavior Modification*, New York, Plenum Press.

NORCROSS, J.C.
1987 *Casebook of Eclectic Psychotherapy*, New York, Brunner/Mazel, Integrative Psychotherapy Series.

NORCROSS, J.C., et GOLDFRIED, M.R. (sous la dir. de)
1992 *Handbook of Psychotherapy Integration*, New York, Basic Books.

OMER, H.
1993 « The integrative focus : Coordinating symptom- and person-oriented perspectives in therapy », *Am. J. Psychother.*, vol. 43, n° 2, p. 283-295.
1989 « Specifics and non specifics in psychotherapy », *Am. J. Psychother.*, vol. 43, n° 2.

PALAZOLLI, M., et coll.
1978 *Paradoxe et contreparadoxe, un nouveau mode thérapeutique face aux familles à transaction schizophrénique*, Paris, ESF.

SALZMAN, N., et NORCROSS, J.C.
1990 *Therapy Wars : Contention and Convergence in Differing Clinical Approaches*, San Francisco, Jossey-Bass Publishers, Social and Behavioral Science Series.

SCHAFER, R.
1976 *A New Language for Psychoanalysis*, New Haven (Conn.), Yale University Press.

SHEAR, M.K.
1988 « Cognitive and biological models of panic : Toward an integration », dans S. Rachman et J.D. Maser (sous la dir. de), *Panic : Psychological Perspectives*, Hillsdale (N.J.), Erlbaum, p. 51-70.

STAMPFL, T., et LEWIS, D.
1967 « Essentials of implosive therapy : A learning theory-based psychodynamic behavioral therapy », *J. Abnorm. Psychol.*, vol. 72, n° 6, p. 496-503.

TRUAX, C., et CARKHUFF, R.
1967 *Toward Effective Counselling and Psychotherapy*, Chicago, Aldine.

WACHTEL, P.L.
1973 *Psychoanalysis and Behavior Therapy : Toward an Integration*, New York, Basic Books.

Lectures complémentaires

CASTONGUAY, L.G., et GOLDFRIED, M.R.
1994 « Psychotherapy integration : An idea whose time has come », *Applied and Preventive Psychology*, vol. 3, n° 2, p. 159-172.

DURUZ, N.
1994 *Psychothérapie ou psychothérapies ? Prolégomènes à une analyse comparative*, Neuchâtel, Delachaux et Niestlé.

STRICKER, G., et GOLD, J.R. (sous la dir. de)
1993 *Comprehensive Handbook of Psychotherapy Integration*, New York, Plenum Press.

CHAPITRE 58

Psychothérapie en France

MICHEL BOTBOL, M.D.
Psychiatre, directeur médical de la Clinique Dupré (Sceaux)

NICOLAS GOUGOULIS, M.D.
Psychiatre, praticien hospitalier au Centre hospitalier spécialisé Roger Prévot (Moisselles)
Psychanalyste, membre de la Société psychanalytique de Paris

MARIE-JEANNE GUEDJ, M.D.
Psychiatre, psychanalyste au Centre psychiatrique d'orientation et d'accueil (CPOA)
du Centre hospitalier Sainte-Anne (Paris)

VASSILIS KAPSAMBELIS, M.D.
Psychiatre, chef de service à l'Association Santé mentale (Paris)
Psychanalyste, membre de la Société psychanalytique de Paris

PLAN

58.1 Historique
    58.1.1 Avant 1890
    58.1.2 Psychothérapie en France entre 1890 et 1930
    58.1.3 Introduction du modèle freudien en France
    58.1.4 Psychanalyse lacanienne : les différentes écoles et leur attitude au regard de la psychothérapie
    58.1.5 État actuel de la psychanalyse

58.2 Psychothérapies dérivées de la psychanalyse
    58.2.1 Psychothérapies d'inspiration psychanalytique
    58.2.2 Psychothérapies institutionnelles
    58.2.3 Psychodrame

58.3 Psychothérapies empruntant à d'autres modèles théoriques et s'étant enrichies des apports psychanalytiques
    58.3.1 Psychothérapies de groupe autres que le psychodrame
    58.3.2 Thérapies familiales
    58.3.3 Ethnopsychiatrie
    58.3.4 Relaxation
    58.3.5 Hypnothérapie

58.4 Psychothérapies non analytiques dites humanistes
    58.4.1 Psychothérapies « humanistes » ou expérientielles
        • *Gestaltthérapie* • *Groupes de rencontre* • *Bioénergie* • *Cri primal* • *Analyse transactionnelle*
    58.4.2 Psychothérapies cognitivo-comportementales

58.5 Évaluation des psychothérapies

Bibliographie

La psychothérapie, définie habituellement comme un traitement faisant appel à des moyens psychologiques, recourt à la relation entre le thérapeute et le patient et à sa médiatisation par le langage. Son champ d'application est très étendu, englobant tant les maladies mentales avérées pour lesquelles elle complète un protocole pharmacologique et social plus vaste que les difficultés adaptatives ordinaires où elle constitue un traitement de la crise. Les psychothérapies se rattachent assez bien à un besoin personnel du patient concernant sa trajectoire existentielle, et cela en dehors du soulagement immédiat de la souffrance attribué à d'autres modalités thérapeutiques. Le patient met en question la répétition: du déclenchement symptomatique, des difficultés relationnelles, des échecs. Aborder alors le conflit intrapsychique, défensif ou structurel, semble être la condition reconnue pour définir l'ensemble des psychothérapies telles qu'elles se pratiquent en France (Widlöcher et Braconnier, 1996).

Les techniques, malgré leurs noms variés et un souci de démarcation mutuelle, finissent toujours par être marquées de la singularité du thérapeute et de son expérience. Sans être toutes directement dérivées de la psychanalyse, elles connaissent cependant un croisement obligé, à un moment ou un autre de leur développement, avec elle. Ce qui signifie que l'utilisation du transfert et du contre-transfert apparaît ici ou là, ainsi qu'une certaine prise en compte de l'inconscient. De plus en plus de « techniques actives » voient le jour en psychanalyse qui rapprochent les thérapeutes appartenant à cette orientation de ceux qui sont issus d'autres écoles psychothérapeutiques.

58.1 HISTORIQUE

58.1.1 Avant 1890

Classiquement, on fait remonter la tradition psychothérapeutique en France à Philippe Pinel (1801) et à son « traitement moral ». Cette référence n'est pas de pure forme. En effet, on trouve chez Pinel l'idée d'une modification de l'esprit humain par l'action psychique de son interlocuteur médical (Gauchet et Swain, 1986), question qui sera au centre du débat ouvert au sujet de la suggestion un siècle plus tard.

Le chapitre du *Traité médico-philosophique sur l'aliénation mentale* (Pinel, 1801) intitulé « Préceptes généraux à suivre dans le Traitement moral » (la majuscule est de Pinel) commence par une affirmation qui, bien avant l'heure, et avec les mots et l'idéologie de l'époque, pose une sorte de « question préalable », celle de la dimension symbolique de l'ordre institutionnel :

> Un des points capitaux de tout hospice bien ordonné, est d'avoir un centre général d'autorité qui décide sans appel [...] ce juge suprême doit être le surveillant de la police intérieure, et tout est dans la confusion si le médecin ou tout autre préposé a la faiblesse de céder à des réclamations qui lui sont adressées, et à mettre sa volonté et ses ordres en opposition avec ceux du même chef.

Il dépasse le cadre de ce chapitre d'étudier la façon dont cette dimension va progressivement se raidir en une conduite de maîtrise médicale absolue, l'aliéniste devenant progressivement une sorte de despote plus ou moins éclairé dans l'asile qu'il dirige, perdant de vue toute valeur symbolique de sa fonction. Soulignons toutefois les prémisses de ce glissement dès la première véritable organisation institutionnelle du travail psychiatrique que représente l'œuvre d'Étienne Esquirol (1838).

La lecture des travaux de Pinel permet de constater que plus de la moitié des pages du *Traité* sont consacrées aux questions de traitement et de saisir l'ampleur de la démarche thérapeutique. Elle est d'ordre *institutionnel*, en ce sens que l'organisation de l'asile et les rapports entre les différents acteurs (familles des malades comprises) deviennent outil thérapeutique. En ce sens, les passages que Pinel consacre à ces questions préfigurent les futures psychothérapies institutionnelles. Mais sa démarche est aussi d'ordre *psychothérapeutique individuel*, et sa façon de procéder dessine des maniements qui ne seront pas oubliés lorsqu'il faudra préciser la spécificité du travail psychiatrique avec les patients psychotiques. Il est intéressant de constater l'importance qu'il accorde au choix du *moment* d'une intervention, à la valeur d'un suivi par étapes successives (où l'on tente de persuader le délirant du caractère déraisonnable de ses croyances par entretiens réguliers), au rôle des événements de la vie dans le déclenchement des troubles ou encore à l'intérêt thérapeutique d'une mise en scène théâtrale du délire, qui préfigure à certains égards le psychodrame.

Toutefois, en même temps, les contradictions propres à son époque apparaissent déjà. Elles reviendront

Psychiatrie clinique : une approche bio-psycho-sociale

au cœur du débat sur la « psychothérapie » en France, un siècle plus tard, mais restent, d'une certaine façon, toujours actuelles. En amont de la dérive despotique et autoritaire, signalée précédemment, le glissement de la persuasion vers la séduction semble constituer une véritable « formation réactionnelle ». Postel (1983) a montré comment l'apprentissage du mesmérisme par Pinel conduira celui-ci, par la suite, à une position de renforcement de l'autorité médicale. Il faut y ajouter une tentation rééducative perceptible à l'époque, et encore présente, bien que pas toujours assumée ou reconnue, dans tout travail soignant, et même psychothérapeutique.

Ainsi, l'importance théorique de l'innovation pinélienne, soit la reconnaissance de la possibilité d'un échange psychique éventuellement « mutatif[1] » avec l'aliéné, sera progressivement oubliée au profit des « techniques ». Tout au long du 19e siècle, on parle beaucoup en France de traitement moral, on se réfère à Pinel, mais la démarche devient de plus en plus institutionnelle et même « politique », au sens d'une politique de santé. Le colloque singulier s'objective en tant que lieu de recueil de données cliniques et les thérapeutiques s'orientent vers des actions plus concrètes, comme l'hydrothérapie, l'ergothérapie et, bien sûr, l'isolement et la formalisation des règles institutionnelles de traitement. Lorsque le terme « psychothérapie » apparaît — il est proposé par Tuke en 1872 —, il se confond tout naturellement avec la notion de « traitement moral ». Les principaux ouvrages psychiatriques didactiques de la période 1880-1920 utilisent indistinctement les deux termes, parfois d'ailleurs de façon quelque peu condescendante. Ainsi, par exemple, Chaslin (1912) subdivisait le traitement moral en « direct » et « indirect ». Le premier comportait trois procédés :

– la suggestion ;
– la « psychothérapie » (qu'il met entre guillemets et définit comme « le sermon appliqué à la médecine mentale ») ;
– les punitions.

Le traitement indirect consistait quant à lui dans :

– l'influence du médecin ;
– le changement de milieu ;
– l'isolement ;
– le travail ;
– la discipline de l'asile.

58.1.2 Psychothérapie en France entre 1890 et 1930

C'est par un tout autre chemin que celui du traitement des « aliénés », à savoir par le traitement des névroses, que la question de la psychothérapie sera posée en termes nouveaux en France à la fin du 19e siècle. Il s'agit d'une autre culture. Souvent, les promoteurs de ces notions ne sont pas aliénistes, mais internistes. Leurs patients souffrent d'affections neurologiques fonctionnelles et les troubles liés à leur « état mental » sont principalement transitoires. Certains de ces praticiens ont, comme Janet, une importante activité privée.

Ce nouveau chemin passera par l'hypnose. Dès le début de la deuxième moitié du 19e siècle, l'intérêt pour l'hypnose ravive la question d'une action thérapeutique de nature psychologique. Bernheim (1891) met en évidence une possibilité d'action tout à fait nouvelle, bien distincte de la persuasion du traitement moral, qui utilise une propriété universelle de l'esprit humain, la *suggestibilité,* fondement de l'« hypnotisabilité ». L'école rivale de la Salpêtrière, autour de Charcot (1882-1890), emploie, elle aussi, le terme de psychothérapie. Déjerine décrit le psychothérapeute comme « un confesseur, un directeur de conscience laïque » (Déjerine et Gauckler, 1911).

Mais c'est surtout Janet (1919) qui, par l'importance de son œuvre et sa constante opposition à Freud, sera, dans le domaine de la psychothérapie, la figure dominante des deux ou trois premières décennies du 20e siècle, mais qui sera aussi le « grand perdant » face à la suprématie psychanalytique après la Seconde Guerre mondiale. Très rapidement, Janet comprend combien il est important d'accéder à des ensembles d'idées inconnues du sujet (« subconscientes ») et de tenter de les modifier dans un but thérapeutique. Il utilise différents termes (dont *analyse psychologique*) et différentes méthodes (l'hypnose, la catharsis, la suggestion, etc.), restant fermement fidèle à sa position initiale. S'il partage avec Freud (1890) la conviction que les troubles névrotiques doivent être ramenés à l'action d'idées pathogènes inconnues du sujet, il

---
1. Nous employons le terme « mutatif » dans le sens qu'y a donné J. Strachey en 1934 en désignant l'« interprétation mutative », c'est-à-dire un changement provoqué par une interprétation psychanalytique.

maintiendra que l'existence de celles-ci ne relève pas d'un processus actif (refoulement), mais bien d'un processus passif (rétrécissement de la conscience, faiblesse de synthèse mentale, épuisement). L'accent est ainsi mis sur l'aspect « déficitaire » des phénomènes, ce qui n'est pas sans rapport avec un certain mouvement de redécouverte de Janet, constaté ces dernières années dans la littérature de langue anglaise, parallèlement à la perte d'influence de la psychanalyse.

On peut comprendre les débats du début du 20e siècle autour de la psychothérapie en France à partir de plusieurs oppositions : internistes/aliénistes (qui recoupe l'opposition universitaires/médecins des asiles) ; psychonévroses/psychoses (les premières désignant à l'époque les troubles neurologiques avec altération de l'« état mental », les secondes, les troubles psychiques « purs », sans causes neurologiques) ; et même l'opposition tradition française/tradition allemande.

Ce sont les travaux de Gauchet et Swain (1980) qui font comprendre les enjeux de ce moment historique capital pour la notion de psychothérapie. Ces auteurs mettent en évidence l'opposition majeure qui, vers la fin du 19e siècle, fait obstacle à une conceptualisation de l'action psychologique thérapeutique.

D'un côté, il existe la tradition du traitement moral pinélien revue et réactualisée à travers une critique de la suggestion. L'action thérapeutique se place au niveau de la conscience, et c'est là que réside tout l'intérêt de la démarche : elle démontre qu'il est possible d'entrer en communication même avec l'esprit le plus dérangé. Les fous gardent une part de lucidité qu'un médecin habile, patient, bienveillant peut mobiliser dans le sens de la guérison. Par la persuasion, l'argumentation procédant par étapes, la confiance dans les parties de la conscience que la maladie n'a pas altérées, on peut progressivement venir à bout des symptômes, en approfondissant leurs causes et en obtenant une participation volontaire du patient dans un but commun clairement défini d'avance : une reprise en main de soi-même par le sujet. Dubois (1904), Déjerine (Déjerine et Gauckler, 1911) et, en partie, Janet (1919) appartiennent à cette tendance.

De l'autre côté, la suggestion, hypnotique ou pas, fait preuve d'une efficacité plus spectaculaire, plus rapide, mais souvent inconstante. Ici, le problème de la conscience est escamoté. Même lorsqu'il ne s'agit pas d'une mise sous hypnose, il est clair que le procédé thérapeutique utilise la subordination de larges parties de la volonté du patient à celle du psychothérapeute. Ainsi, à côté de l'engouement que va susciter la suggestion hypnotique dès le début du 20e siècle, des critiques de plus en plus vives seront formulées concernant la dépendance induite par ce traitement et même sa dangerosité, si l'on suppose que le patient peut se trouver à la merci d'un thérapeute qui pourrait « introduire dans [sa] conscience des idées nouvelles ou détruire des idées existantes, en dehors de son consentement et de son jugement » (Déjerine et Gauckler, 1911).

Comme Gauchet et Swain (1986) le font remarquer, ces deux positions sont moins tranchées qu'elles n'apparaissent. Déjerine lui-même n'ignore pas que ce qu'il présente comme une psychothérapie faisant appel à la raison repose pour une grande partie sur une relation de confiance qui, elle, s'appuie fortement sur les émotions et les sentiments que le thérapeute a su mobiliser chez son patient. De l'autre côté, les tenants de l'hypnose savent d'expérience que la subordination du patient hypnotisé est loin d'être illimitée, comme on a pu le croire au début, et que rien n'est moins vrai que l'affirmation que l'on peut *tout* suggérer et *tout* faire faire à une personne sous hypnose. Néanmoins, il apparaît ici une opposition fondamentale, théorique et même éthique, entre *persuasion* et *suggestion,* l'une et l'autre école poussant jusqu'au bout leur pratique et leur théorisation, quitte à reconnaître la part de pertinence contenue dans l'autre tendance, mais sans pour autant réussir la synthèse entre les deux.

On comprend mieux, dans ce contexte, l'hégémonie qu'exerceront les idées freudiennes dans les décennies suivantes et qui feront en sorte que tombe dans un oubli quasi total une œuvre aussi considérable que celle, par exemple, d'un Janet. C'est que la psychothérapie selon Freud va apparaître comme une composition tout à fait originale entre persuasion et suggestion. Côté persuasion, Freud garde, en s'éloignant de l'hypnose, l'idée de la nécessité, pour le patient, de participer par un effort conscient — celui de l'association libre — à l'élucidation progressive des symptômes qu'il éprouve. L'idée d'un Moi qui doit advenir à la place du Ça se situe dans la droite ligne de l'exigence d'une plus grande liberté, à l'issue de la psychothérapie, eu égard aux forces intérieures qui gouvernent l'esprit humain à son insu. Côté suggestion, Freud garde l'idée d'une relation, semblable à celle des enfants avec les parents ou des amoureux entre eux (Freud, 1914), qui constituera l'instrument indispensable de toute l'entreprise thérapeutique : le transfert.

L'efficacité du modèle freudien rend possible une synthèse longtemps mûrie au sein de la psychiatrie française. Elle assure la prédominance exceptionnelle de la version psychanalytique de la psychothérapie en France pendant près de 40 ans (1940-1980), au point que les termes de « psychothérapie » et de « psychothérapie psychanalytique » seront largement synonymes.

58.1.3 Introduction du modèle freudien en France

Comme on vient de le voir, la psychanalyse ne pouvait qu'être bien accueillie. Néanmoins, cet accueil ne se fait pas nécessairement dans les termes mêmes que Freud propose. En effet, l'existence d'une forte tradition psychiatrique française fera que certains points seront survalorisés, que d'autres passeront sous silence, donnant une coloration particulière à la psychanalyse en France. Les débats qui domineront la période suivant la Seconde Guerre mondiale s'inscrivent dans une lecture de Freud qui vise avant tout une domination idéologique et institutionnelle, légitimée par un retour à la source, c'est-à-dire à Freud. Ce n'est pas un hasard si le premier séminaire officiel de Lacan (1975) se centre sur les écrits techniques de Freud. Nacht (1950), de son côté, note la précision des règles de la cure type en insistant sur les indications et les contre-indications. Il devient évident que la cure type se pose comme une sorte de modèle idéal de la psychanalyse, et toute introduction d'un paramètre technique est assimilée à un écart par rapport à cet idéal. C'est de cette manière que l'on peut comprendre l'extraordinaire succès d'une erreur de traduction de Berman (« plomb » au lieu de « cuivre ») dans le fameux passage de l'article de Freud (1918) examinant le problème de la psychanalyse appliquée.

> Tout porte aussi à croire que, vu l'application massive de notre thérapeutique, nous serons obligés de mêler à l'or pur de la psychanalyse une quantité considérable du *plomb* de la suggestion directe. Parfois même, nous devrons, comme dans le traitement des névroses de guerre, faire usage de l'influence hypnotique. Mais quelle que soit la forme de cette psychothérapie populaire et de ses éléments, les parties les plus importantes, les plus actives demeureront celles qui auront été empruntées à la stricte psychanalyse dénuée de tout parti pris. (Freud, 1918, p. 141 ; c'est nous qui soulignons.)

En effet, Freud avait en tête de bons alliages avec la suggestion (le cuivre est un métal servant à la production d'alliages), tout en restant ferme sur le terrain de la métapsychologie. En revanche, l'introduction du mot « plomb » conduit à une image opposant l'or pur analytique au vil plomb des thérapies ! Il est intéressant de noter que cette erreur persiste encore en 1989 dans le numéro consacré aux psychothérapies (n° 18) des *Cahiers du Centre de psychanalyse et de psychothérapie,* malgré que les traducteurs de Balint (1972) l'aient signalée. Il faut attendre l'article de Brusset (1991) dans le numéro de la *Revue française de psychanalyse* consacré aux thérapies et à l'idéal analytique pour une rectification officielle.

Lorsque Freud écrit sur l'aspect thérapeutique de la psychanalyse, il utilise indifféremment les termes thérapie, psychanalyse, ou encore psychanalyste ou médecin pour désigner l'acteur du traitement. Notons que, dans l'analyse du cas Elisabeth von R., cas de transition du jeune thérapeute Freud au moment où il abandonne l'hypnose pour la nouvelle technique de l'association libre, il se désigne lui-même comme psychothérapeute :

> Je n'ai pas toujours été psychothérapeute, mais j'ai été formé aux diagnostics locaux et à l'électro-diagnostic comme les autres neuropathologistes et je suis encore étonné que les histoires de malades que j'écris se lisent comme des romans [...]. De telles histoires de malades doivent être considérées comme psychiatriques, mais elles ont sur celles-ci un avantage, précisément la relation étroite entre l'histoire de la souffrance et les symptômes de la maladie, relation que nous cherchons en vain dans les biographies d'autres psychoses. (Breuer et Freud, 1895, p. 127.)

Mais que signifie « psychothérapie » pour Freud ? Il faut se référer à l'article de 1922 où Freud définit la psychanalyse en distinguant trois niveaux :

— une méthode d'investigation qui met en évidence les processus mentaux inconscients ;
— la démarche thérapeutique *stricto sensu,* à savoir une méthode psychothérapeutique fondée sur la méthode d'investigation et caractérisée par l'interprétation contrôlée de la résistance, du transfert et du désir ;

— une démarche heuristique qui part de l'expérience clinique définie selon le premier niveau et s'efforce de dégager des règles générales qui régissent les processus mentaux inconscients.

En partant des deux niveaux de la clinique et de la théorie qui en découle, Freud met en œuvre des mesures thérapeutiques adéquates aux troubles mentaux. Il est évident que « psychanalyse » est un terme qui inclut la psychothérapie en tant qu'un de ces trois niveaux.

Cette position est corroborée par les expériences des premiers instituts de psychanalyse à Vienne et à Berlin pendant l'entre-deux-guerres. Les expériences les plus variées ont été faites avec les débuts des traitements gratuits et les traitements des enfants malades (Colonomos, 1985). Mais l'optimisme de 1918 quant à une rapide expansion psychanalytique est anéanti par suite de la catastrophe que constituent le nazisme et la Seconde Guerre mondiale. Les plus importantes sociétés psychanalytiques (viennoise, berlinoise et hongroise) sont réduites à néant. Un grand nombre d'analystes fuiront l'horreur nazie et recommenceront l'aventure analytique en des terres plus accueillantes.

Tout au long de son œuvre, Freud évolue d'une position médicale classique à une nouvelle position éthique. On dirait, en grossissant le trait, qu'au départ de sa pratique la thérapie consistait en l'application d'un « traitement » (une interprétation qui provoque de nouveaux liens) à une « maladie », celle qu'il définit ainsi : « Les hystériques souffrent de leurs réminiscences » (amnésie infantile, connexion inadéquate, retour du refoulé sous forme de symptômes). Par la suite, il découvre la situation de transfert avec ses deux composantes (côté patient et côté analyste, qu'il définit comme contre-transfert), mais il demeure très actif et, dirait-on, encore proche de la pratique du savoir médical : essayer de lever les résistances par le biais de l'interprétation dans la situation de la névrose de transfert. C'est dans les années précédant la Première Guerre mondiale qu'on note une évolution vers un respect grandissant de l'élaboration faite par le patient (*Durcharbeitung* : terme initialement traduit par « perlaboration »), aux dépens de l'activité interprétative (intellectuelle) du psychanalyste. « Dans les tout premiers temps de la technique analytique, nous avons, il est vrai, d'une position de pensée intellectualiste, surestimé le savoir sur le malade et ce qu'il avait oublié et pour cela nous ne différencions plus notre savoir du sien. » (Freud, 1913, p. 101.) Le psychanalyste évolue vers une position de garant du cadre du travail psychique que le patient effectue dans les conditions de la névrose de transfert. L'élaboration consiste alors en une activité psychique qui donnera un nouveau sens aux répétitions symptomatiques, qui deviennent des souvenirs se prêtant à l'élaboration. Aussi peut-on comprendre les propositions de Freud (1937) dans un de ses derniers écrits techniques où il redéfinit l'interprétation comme construction, mettant l'accent sur la différenciation des deux activités psychiques et remettant l'appréciation de la justesse de l'interprétation à la cohérence des associations que celle-ci provoque.

L'introduction de la psychanalyse en France se fait au moment de ces grands bouleversements avec un temps de retard considérable par rapport aux autres pays occidentaux. La tradition psychothérapeutique française a même déterminé un certain nombre de résistances à l'introduction de la psychanalyse en France. Au départ, notons la naissance presque simultanée de la Société l'Évolution psychiatrique et de la Société psychanalytique de Paris, en 1925 et 1926 respectivement, ce qui signale le besoin de donner un cadre théorique psychodynamique à une pratique clinique qui compte un siècle d'existence. Dans la toute jeune Société psychanalytique, quelques membres fondateurs ont essayé de donner une orientation de « génie latin » opposé aux aspects germaniques de la psychanalyse freudienne. Mais le travail acharné de Marie Bonaparte a maintenu l'ancrage dans la stricte orthodoxie freudienne (Bourgeron, 1997). Toutefois, ces conditions de résistance initiale ont déterminé les conditions d'une implantation durable et vivante. À l'opposé, l'accueil enthousiaste aux États-Unis fut synonyme d'une certaine tendance à la dilution théorique, comme l'avait craint Freud dès son voyage en 1909 (Turkle, 1978).

Il ne faut pas oublier l'influence de la pensée psychanalytique dans la genèse du mouvement de la psychothérapie institutionnelle. La psychanalyse est le seul ensemble théorico-pratique qui offre la possibilité à la fois d'une réflexion et d'une pratique clinique : le *Manuel de psychiatrie* d'Ey, Bernard et Brisset (1974) l'indique clairement.

Le débat entre Nacht (1963), Lacan (1966) et Lagache (1980), figures dominantes de l'après-guerre, d'abord à l'intérieur de l'Institut de psychanalyse et ensuite entre sociétés rivales, détermine la façon dont la cure psychanalytique sera progressivement codifiée en France comme « cure type » : le nombre de séances pour les analyses freudiennes sera fixé à un minimum de 3 et la durée des séances sera de 45 minutes. Ce cadre est une nouveauté qui déroge aux normes de l'Association psychanalytique internationale (IPA — International Psychoanalytical Association) qui a établi un nombre de 4 ou 5 séances hebdomadaires d'une durée chacune de 50 à 55 minutes. Lacan, de son côté, n'a jamais donné une stricte définition de son cadre. La variabilité de la durée de la séance, fondée sur la notion de « scansion », conduisait dans la plupart des cas à des séances courtes. La justification théorique se trouvait dans une nouvelle lecture structuraliste de Freud qui mettait en avant la primauté du signifiant. Il est vrai que la situation française n'a pas permis un débat en profondeur tel que celui qui a eu lieu en Angleterre entre freudiens et kleiniens (King et Steiner, 1991). Cependant, la controverse théorique dont témoignent, entre autres, le 6e colloque, tenu à Bonneval en 1960, sur le thème de l'inconscient (Ey, 1966), ou encore les articles dans des revues de courte durée (*Cahiers pour l'analyse, L'Inconscient*) a conduit progressivement au développement d'une psychanalyse à la française, où est mise en évidence la notion de « processus » comme élément discriminant de la « qualité psychanalytique » (Mijolla, 1982, 1995).

Une fois qu'est défini le cadre et qu'est introduite la « règle fondamentale » (le patient doit tout dire, comme cela lui vient à l'esprit sans choix ni restriction), le thérapeute doit se poser des questions concernant l'évolution du processus. Quelles modifications attend-on du traitement ? Sur quelle relation thérapeutique s'appuie-t-il ? Quel mode de communication est le plus approprié pour ouvrir la possibilité de nouveaux modes de fonctionnements mentaux ? Enfin, que peut-on appeler effet thérapeutique sinon la guérison ? C'est à partir des réponses variées à ces questions que vont progressivement se différencier les thérapies et la cure type.

Au cours de cette période sont soumises à des expériences cliniques des pathologies qui échappent aux critères d'indication thérapeutique établis par Freud dans ses articles techniques. Les analystes étendent leur pratique aux états limites, aux différentes formes de psychose, aux maladies psychosomatiques, aux maladies de l'enfant. Une multitude de techniques sont expérimentées : psychodrame psychanalytique, psychothérapies de psychoses, thérapies institutionnelles, thérapies d'enfants.

58.1.4 Psychanalyse lacanienne : les différentes écoles et leur attitude au regard de la psychothérapie

Il est impossible de parler de la situation française sans faire référence à la psychanalyse lacanienne. Lorsque se produit, en 1953, la première scission à la Société psychanalytique de Paris, Lacan rejoint le camp de Lagache qui s'opposait à Nacht. Cette alliance, qui se concrétise dans la fondation de la Société française de psychanalyse dont les membres ne sont pas reconnus par l'IPA, sera rompue en 1963, sous le prétexte d'une affiliation à cette dernière, qui souhaitait limiter l'influence croissante de Lacan. Lagache crée l'Association psychanalytique de France, qui est affiliée à l'IPA. Lacan, de son côté, fonde l'École freudienne de Paris, qui deviendra le lieu de production d'un nouveau type de psychanalyse.

Déjà, depuis quelques années, Lacan avançait une nouvelle théorie du transfert et soutenait une direction de la cure qui s'écartait de la technique en vigueur. En 1956-1957, il fera un pas de plus avec son séminaire sur la relation d'objet (Lacan, 1994) où il questionne la théorisation orthodoxe représentée par le travail de Bouvet (1956). Il poursuivra annuellement son séminaire où, comme le note Porge (1997), on avait l'impression d'assister à la naissance d'une pensée. Aussi n'est-il pas étonnant de constater le nombre impressionnant d'exégèses de l'œuvre de Lacan. L'article, à ce jour, le plus complet sur la théorie de l'objet chez Lacan semble être celui de Green (1966). L'envie de créer une école dont il serait le « maître à penser » n'était pas éloignée de la tradition qu'avait laissée Charcot (Carroy-Thirard, 1984). Cette attitude est à l'origine d'une troisième scission, en 1969, suivie de la création du Quatrième groupe. Le conflit est centré cette fois sur le problème de la formation des analystes, et notamment sur une nouvelle formule proposée par Lacan, appelée « la passe ». Il s'agit d'une procédure censée permettre à un analysant de mettre fin à son analyse en théorisant son expérience psychanalytique, et qui lui confère le titre d'« Analyste de l'École », titre auquel n'est toutefois attachée aucune qualification d'exercice (Evans, 1996). Bien évidemment, les raisons de la rupture étaient bien plus théoriques, comme en témoigne l'évolution de l'œuvre d'Aulagnier (1986), devenue le chef de file du Quatrième groupe.

Enfin, après la dissolution contestée de 1980 et la mort de Lacan, en 1981, l'explosion de l'École freudienne de Paris a produit ce qu'il convient d'appeler la nébuleuse lacanienne dont on délimite, outre un nombre indéfini de petites structures et de regroupements (Fages, 1996), quatre tendances majeures :
- l'École de la cause, avec, en tête, les héritiers officiels, notamment Jacques Alain Miller ;
- l'Association freudienne, avec le groupe de Charles Melman ;
- le Centre de formation et de recherche psychanalytique (CFRP), autour de Maud Mannoni et Patrick Guyomard (groupe qui a connu une scission en 1995) ;
- l'École lacanienne de psychanalyse, regroupée autour de Jean Allouch.

Les lacaniens adoptent, face à la psychothérapie, une position idéologique mettant en contraste psychanalyse et psychothérapie. Dans la pratique clinique, néanmoins, ils se voient obligés de mesurer cette attitude (Miller, 1992). En tout état de cause, et c'est le point le plus important, le maniement du transfert et de l'interprétation diffère singulièrement de la tradition. L'analyste lacanien travaille sur les déchirures du discours, les formations de l'inconscient, soulignant souvent, par la scansion de la séance, les effets du langage. D'autres tendances issues du lacanisme se caractérisent par une approche davantage thérapeutique, comme c'est le cas de Mannoni (1979) avec les enfants ou d'Allouch (1986) pour le traitement de la psychose.

58.1.5 État actuel de la psychanalyse

Le débat analytique est très animé et riche en France. Malgré une perte d'influence dans le milieu médical, la psychanalyse demeure dynamique à l'université et ne connaît pas de recul comme aux États-Unis. En font foi les chiffres éloquents que publient les différentes sociétés (Diatkine, 1994 ; Diatkine, Le Goues et Reiss-Schimmel, 1993 ; Roudinesco, 1986).

Des rapprochements ont lieu entre la communauté française et la communauté internationale, maintenant que sont apaisées les querelles entourant l'œuvre de Lacan. Un récent dialogue entre les présidents des deux organisations internationales, Etchegoyen pour l'IPA et Miller pour le mouvement lacanien (Etchegoyen et Miller, 1997), témoigne d'un esprit d'ouverture concernant les différences théoriques et pratiques désormais plus clairement définies.

Une nouvelle période de questionnement s'ouvre non seulement au chapitre de la théorisation (Green, 1990 ; Laplanche, 1992 ; Widlöcher, 1986), mais aussi au chapitre de l'intégration de la psychanalyse ou des psychanalystes dans le fait social et sanitaire (De Schill et Lebovici, 1999). Un des points litigieux touche la reconnaissance d'un statut de psychothérapeute, l'enjeu étant le remboursement par la Sécurité sociale (Syndicat national des praticiens en psychothérapie, 1996). On ne trouve pas de réponse uniforme à cette question à l'échelle européenne.

58.2 PSYCHOTHÉRAPIES DÉRIVÉES DE LA PSYCHANALYSE

Il peut être difficile de faire la différence entre la psychanalyse et les psychothérapies d'inspiration psychanalytique. Toutes les opinions existent, de celle de Lacan qui considère que « la psychanalyse est ce qu'on attend d'un psychanalyste », balayant ainsi la question des variations de la cure type, jusqu'à celle des défenseurs de la rigueur du cadre, pour qui toute modification du cadre fait glisser la pratique vers la psychothérapie. Pourtant chacun sait qu'« un processus psychanalytique authentique peut exister dans un face à face aux séances bihebdomadaires alors que, chez d'autres, le cadre technique le plus rigoureux ne conduit qu'à quelques effets thérapeutiques sans qu'un processus analytique se soit réellement établi » (Widlöcher et Braconnier, 1996, p. 11).

Le modèle de la névrose de transfert et son interprétation sont les références essentielles de la psychanalyse classique. Cela nécessite la mise en place d'un cadre et d'un mode d'intervention. Les aménagements psychothérapeutiques vont porter sur tous ces points, soit que la névrose de transfert ne puisse se constituer ou soit trop difficile à mobiliser, soit encore qu'elle nécessite des procédés inhabituels pour la faciliter. Il existe plusieurs variantes du cadre, de la position du patient au mode de paiement en passant par la longueur des séances. Elles ne font pas la différence entre psychothérapie et psychanalyse. C'est plutôt l'intervention active du psychanalyste pour modifier la fixité du cadre qui constitue les variantes psychothérapeutiques. Ces aménagements visent à renforcer le transfert ou à compenser l'insuffisance de la dynamique transférentielle : ils s'appliquent à tous les cas cliniques en marge des indications classiques de la psychanalyse, décrits selon les termes de transfert massif ou d'inaptitude au transfert. Dès lors, l'intervention ne porte plus sur la dynamique inconsciente, mais directement sur les symptômes, les comportements, les conflits adaptatifs.

Le bénéfice en bien-être et en réel changement est souvent considérable. La poursuite de telles psychothérapies vers une psychanalyse classique n'est pas exceptionnelle, mais ressortit moins à la nécessité de poursuivre un traitement qu'à l'engagement personnel du patient pour pousser plus loin l'investigation sur lui-même.

58.2.1 Psychothérapies d'inspiration psychanalytique

La domination de la psychanalyse en France au cours de la période 1940-1980 a introduit, dans la clinique psychanalytique, des applications techniques nécessaires aux pathologies qui échappaient aux restrictions de Freud. De nouveaux modèles théoriques et techniques sont venus enrichir le domaine des psychoses, des états limites et de la psychosomatique. Les travaux de Racamier (1973) ont permis les plus importantes avancées dans le domaine des psychoses, ceux de Green (1990) et de Bergeret (1993) dans le champ des états limites et ceux de l'Institut de psychosomatique de Marty (1990) dans le champ psychosomatique. En France, les analystes les plus rigoureux ont évité la voie kleinienne qui préconisait la cure type pour les patients psychotiques. Ils ont suivi la voie théorique qui a vu le jour dans la foulée des travaux de Federn (1952), puis de Winnicott (1958) pour former leur propre école de pensée. Ces analystes insistent sur l'importance des paramètres techniques qui doivent pallier les faiblesses du Moi. Aussi une attention toute particulière est-elle apportée à la définition du cadre thérapeutique et à la modification de la technique interprétative. Cependant, on est loin des méthodes plus directes appliquées par Sechehaye (1950) ou Rosen (1953). Ainsi que le souligne Doucet (1996), la forte tendance théorique originale de l'école française trouve sa meilleure expression dans les travaux de Lacan (1966), d'Aulagnier (1986), de Laplanche (1992) ou de Green (1990) qu'on peut considérer comme les représentants des différents courants théoriques organisés dans les sociétés savantes.

Certains analystes ont essayé de codifier les psychothérapies. À titre d'exemple, mentionnons les rapports de Held et de Gressot au 24e Congrès de psychanalyse des langues romanes, tenu à Paris en 1963, travaux qui ont été remaniés et publiés ultérieurement (en 1968 pour le premier et en 1979 pour le second), ou encore les recherches sur les thérapies brèves (Gilliéron, 1983).

58.2.2 Psychothérapies institutionnelles

C'est autour de l'idée de psychothérapie institutionnelle que s'est organisé, en France, le mouvement qui, à partir de l'expérience asilaire de la Seconde Guerre mondiale, aboutit au renouvellement des établissements psychiatriques pour leur restituer une fonction réellement soignante (circulaire sur le secteur de 1960).

Cette évolution s'est faite grâce à l'engagement d'une génération de psychiatres parmi lesquels il faut citer Tosquelles (1969), Oury (1972), Racamier (1973), Bonnafé (1980), Paumelle (1999), qui s'appuyaient sur des piliers politiques, sociaux et psychanalytiques selon des modalités variables : ces variations ont déterminé des courants diversifiés et donné lieu à des modèles théoriques et pratiques parfois opposés.

La psychothérapie institutionnelle proprement dite est un mouvement de tendance psychanalytique né dans le contexte particulier de l'après-guerre et marqué par une réflexion politique proche du marxisme. Repérable parfaitement dans l'histoire moderne de la psychiatrie française, elle est cependant multiple.

Les thérapeutiques institutionnelles, elles, sont les divers modèles de cure institutionnelle avec des références qui peuvent être psychanalytiques, sociologiques, antipsychiatriques ou systémiques. C'est dans ce cadre plus large que s'insèrent les expériences se rapprochant le plus de la « communauté thérapeutique » américaine. « Le tissage du sociologique et du psychanalytique qui caractérise le mouvement français de la psychothérapie institutionnelle, écrit Ayme

Psychiatrie clinique : une approche bio-psycho-sociale

(1983), la rend particulièrement perméable aux désaccords patents ou larvés tant des sociétés de psychanalyse que des orientations politiques qui ont influé sur l'appareil de soins psychiatriques. » Aux yeux de cet auteur, il s'agit davantage d'une démarche tentant dialectiquement d'articuler la psychopathologie individuelle et la réalité institutionnelle des établissements ou dispositifs de soins.

Sur cette base, deux courants principaux s'opposent : un courant d'inspiration lacanienne préconisant, avec Tosquelles (1992) et Oury (1983), « une véritable psychanalyse de l'institution » et attachant une importance primordiale à l'analyse du contre-transfert institutionnel, l'institution devenant le principal analyseur. C'est ce courant seul qui continue aujourd'hui à se réclamer du mouvement historique de la psychothérapie institutionnelle dans les lieux, peu nombreux, où elle continue à s'exercer. Et un courant centré sur la notion de « soin institutionnel » qui, à la suite de Racamier (1975), avec Diatkine (1988) notamment, tient à une application plus orthodoxe de la psychanalyse à l'institution, psychanalyse non lacanienne cette fois. Pour les tenants de ce courant, la psychothérapie institutionnelle ne peut être un processus psychanalytique diffus, mais l'ensemble des conditions qui permet à la psychothérapie psychanalytique de s'appuyer sur le soin institutionnel. Celui-ci s'en distingue tout en la rendant possible : c'est le schéma classique des thérapies bifocales.

L'opposition entre ces deux tendances est illustrée notamment par la question de la participation des infirmiers à la psychothérapie. Si une telle participation va de soi pour les tenants du premier courant, elle est introduite avec beaucoup de circonspection par les tenants du second qui admettent toutefois une présence des infirmiers aux entretiens psychiatriques.

Les deux courants se rejoignent en ce qu'Oury (1983) appelle « la moindre des choses », les « conditions nécessaires pour pouvoir travailler » :
– considérer chaque personne en tant que sujet dans des champs transférentiels multifocaux ;
– proposer au patient un système institutionnel structuré pour pouvoir baliser l'itinéraire induit par la relation psychothérapeutique ;
– offrir des conditions techniques particulières pour favoriser l'échange et l'accession du sujet à la parole ;
– laisser les patients circuler librement à l'intérieur de lieux structurés concrets ;
– tenir des réunions régulières des membres du personnel et entre personnel et patients ;
– créer des clubs thérapeutiques regroupant soignants et soignés dans des structures indépendantes des instances administratives de l'établissement ;
– former des groupes de patients à vocation variée.

Un autre point commun tient à la distinction entre instituant et institué comme significations complémentaires du terme institution :
– l'instituant est l'action par laquelle on institue l'institution, en tant qu'elle ne se limite pas à sa concrétude ;
– l'institué relève par contre de l'établissement en tant que structure concrètement réalisée.

Ces deux sens correspondent à l'opposition entre institutionnalisation (ensemble de procédures instituantes) et désinstitutionnalisation (mouvement visant à remettre en cause l'établissement et l'institué).

Dans l'optique du mouvement de la psychothérapie institutionnelle, cette opposition est dialectique. Elle est à l'origine de l'émergence de la solution médiane que représente la politique de secteur. C'est ainsi qu'on a pu parler d'« institution-secteur », de « trans-institutionnalisation » ou, avec Hochmann (1982), d'« institution mentale ».

Malgré ce que prétendent certains tenants de la psychothérapie institutionnelle (Ayme, 1995), cette question du secteur reste un obstacle sur lequel butent les différentes tendances de ce mouvement et celles qui s'en détachent. Ainsi, la plupart des praticiens français actuels définissent leurs pratiques institutionnelles de secteur en opposition avec la tradition de la psychothérapie institutionnelle, dans sa forme classique tout au moins. C'est notamment le cas de Bonnafé (1980) ou de Hochmann (1982).

Les thérapies institutionnelles, qui sont issues du courant dont Racamier (1973) est le représentant, étendent au dispositif de secteur la préoccupation de l'institutionnalisation dans le cadre d'options psychanalytiques ou de psychiatrie sociale (structures intermédiaires, réadaptation, etc.). Elles comprennent aussi les expériences fondées sur les théories systémiques appliquées à l'institution soignante, dont Benoît (Benoît et Roume, 1986) est le principal représentant en France. À la lumière des théories de la communication de l'école de Palo Alto (Bateson, 1973), ce courant tente de repérer, d'analyser et de corriger les problèmes de communication induits dans le collectif soignant par le contact prolongé avec les patients psychotiques. À cela s'ajoute un travail auprès de la famille du patient pour élargir ses capacités de soutien, en vue d'un changement en profondeur comme dans une thérapie familiale proprement dite. Le tout vise à lutter contre l'institutionnalisation considérée comme un phénomène pathologique, en utilisant une théorie globale, la théorie des réseaux.

Ces courants ont connu un grand déploiement jusqu'en 1970. Le rapport de Chaigneau, Chanoit et Garrabé (1971) au Congrès de psychiatrie et neurologie de langue française marque l'apogée de cette période militante de la psychiatrie, à laquelle succède une période de théorisation plus précise du travail clinique (Ayme, 1983 ; Bonnafé, 1980 ; Geahchan, 1968 ; Tosquelles, 1969).

En conclusion, la psychothérapie institutionnelle, qui a eu son heure de gloire en France entre 1945 et 1970, reste aujourd'hui un élément important du paysage psychiatrique français. Bien qu'elle apparaisse moins souvent comme une référence explicite des pratiques, elle continue d'exercer une influence profonde sur les théories institutionnelles des soins.

58.2.3 Psychodrame

C'est Moreno qui, dans les années 30, a créé la méthode et le terme psychodrame, comme l'indique son ouvrage publié en 1951. Le psychodrame a été introduit en France en 1945 et y a évolué selon deux voies très différentes.

Une première est restée directement liée aux travaux de la sociométrie et à l'héritage morénien. Une seconde a été beaucoup plus influencée par la psychanalyse et est à l'origine des mouvements de psychodrame analytique en France avec les trois courants essentiels suivants (Cain, 1986) :

- le psychodrame analytique tel que le pratique l'école créée par Lebovici (Lebovici, Diatkine et Danon Boileau, 1958) ; il s'agit d'une technique axée plus particulièrement sur le psychodrame individuel à l'intention de psychotiques ;
- le psychodrame collectif de l'école menée par Anzieu (Anzieu et coll., 1972), qui l'utilise pour les groupes de diagnostic ;
- le psychodrame fondé par des analystes lacaniens, en particulier les Lemoine (1972).

Ces psychodrames analytiques ont en commun de s'opposer au psychodrame morénien dans l'importance qu'ils donnent à l'analyse du transfert, des mécanismes de défense mobilisés et des éléments du registre fantasmatique. C'est la mise en place d'une dynamique psychique qui est recherchée, mettant en jeu l'imaginaire et les identifications au travers de mouvements transférentiels multifocaux. D'un point de vue technique, le psychodrame suppose que la demande du patient fasse l'objet d'une évaluation préalable dans le cadre d'entretiens duels classiques et d'une indication établie à la suite d'une ou de plusieurs consultations.

Cette technique peut être pratiquée de façon individuelle ou en groupe :

- le psychodrame individuel suppose que le thérapeute, aidé par des cothérapeutes, reçoive un seul patient à la fois. Celui-ci propose la mise en scène d'un scénario fantasmatique dans un jeu psychodramatique où il est amené à jouer lui-même un rôle qu'il choisit. Le thérapeute principal, qui ne participe pas au jeu, délimite la séquence et peut en commenter certains points ;
- le psychodrame collectif s'apparente davantage à une psychothérapie de groupe. Ici, ce sont les participants qui jouent successivement les scénarios proposés par l'un d'entre eux, l'ensemble étant organisé, contenu, voire interprété, dans la dynamique du groupe par un thérapeute aidé par un ou deux cothérapeutes qui ne jouent pas.

Le psychodrame thérapeutique agit au travers des remaniements identificatoires qu'il induit. Il fait appel à une représentation du conflit et des défenses par le jeu des thérapeutes et des membres du groupe, selon le cas, en un mouvement qui les exprime et en permet une certaine maîtrise. Ces différents remaniements peuvent donner lieu à une interprétation de la part du thérapeute qui permet au patient de renouer avec ses fantasmes inconscients et de prendre place significativement dans la scène qu'il a lui-même imaginée (Missenard et Dubuisson, 1973).

Trois indications du psychodrame individuel dominent actuellement en France :

- les adolescents ou préadolescents, lorsque les phénomènes de transfert induits par les psychothérapies individuelles constituent une menace

Psychiatrie clinique : une approche bio-psycho-sociale

narcissique insupportable ou sont ressentis comme telle ; lorsque l'expression verbale est désinvestie au profit de l'expression non verbale ; lorsque dominent les mécanismes de défense projectifs ;
- les patients adultes, lorsque la dimension narcissique ou l'inhibition verbale sont importantes, ou dans certains troubles psychotiques lorsque la « dilution » des phénomènes de transfert et la limite donnée par le groupe paraissent nécessaires ;
- comme technique exploratoire préalable à une psychanalyse individuelle.

Quant au psychodrame de groupe, il est davantage indiqué dans le cas d'aménagements moins approfondis. Il est aussi utilisé en dehors du domaine thérapeutique, pour améliorer la cohésion de groupes professionnels.

58.3 PSYCHOTHÉRAPIES EMPRUNTANT À D'AUTRES MODÈLES THÉORIQUES ET S'ÉTANT ENRICHIES DES APPORTS PSYCHANALYTIQUES

58.3.1 Psychothérapies de groupe autres que le psychodrame

Deux grands courants coexistent en France (Burner, 1973).

Dans la dynamique de groupe, celui-ci est l'agent thérapeutique par ses qualités dynamiques. Il est fait appel à la cohésion de groupe qui va de pair avec l'idée d'un Moi du groupe et de fantasmes concernant sa guérison. Les interprétations du transfert se font dans ce cadre, dans l'ici et maintenant, sans référence au passé des participants.

Dans le groupe psychanalytique, l'attention porte plus sur la situation de chaque membre par rapport à l'ensemble. Le groupe n'a pas en soi de fonction thérapeutique, même si sa dimension psychosociale n'est pas niée. Toutefois, sont utilisées des fonctions de limites et de médiation.

Entre ces deux extrêmes se situe tout l'éventail des psychothérapies de groupe, qui sont au cœur d'un important mouvement de recherche théorique. Leurs indications s'étendent, notamment pour les enfants et les adolescents. À ce propos, il faut mentionner les expériences de groupe d'analyse d'enfants autistes et psychotiques menées par l'équipe de Haag (Haag et Urwand, 1993). Pour les adultes, l'analyse thérapeutique de groupe reste peu répandue en France, bien que de nombreuses psychothérapies de groupe existent au sein des établissements psychiatriques.

58.3.2 Thérapies familiales

En France, la thérapie familiale est issue de deux lignes conceptuelles différentes, voire opposées. D'un côté, le modèle systémique dont Bateson (1973) est l'initiateur, qui utilise les métaphores de la cybernétique dans l'étude des interactions humaines. C'est de ses travaux qu'est issue l'école de Palo Alto dont l'influence s'est exercée en France de façon manifeste quelques années après son émergence sur la côte ouest des États-Unis. Dans cette mouvance, les travaux de Selvini-Palazolli et coll. (1975), qui ont eu en France un retentissement considérable à partir de la fin des années 70, méritent une mention particulière. De l'autre, le modèle psychanalytique des groupes restreints qui, reprenant certaines découvertes des systémiciens, par exemple celle de la double contrainte (*double bind*), a inspiré les travaux sur le transfert paradoxal (Anzieu, 1975).

Le mouvement des thérapies familiales est traversé par des pratiques et des théorisations très diverses, couvrant un large spectre entre les deux pôles décrits ci-dessus. Certaines de ces différences spécifient telle ou telle école ou association dans les logiques d'appartenance, mais d'autres ressortissent à de véritables oppositions théoriques ou pratiques parfois difficilement réductibles.

Globalement, les praticiens se réfèrent plus ou moins aux concepts systémiques, malgré le nombre de ceux qui tentent de leur adjoindre des points de vue relevant des conceptions psychanalytiques. Mais ces ponts sont loin d'être acceptés par tous, et la controverse reste vive entre ceux qui se rattachent à la thérapie familiale systémique et ceux qui tiennent au modèle psychanalytique dominant ou exclusif. Il faut ajouter qu'en Europe l'intérêt pour la thérapie familiale est né avec l'antipsychiatrie et le rôle qu'elle attribue à la famille dans l'émergence des troubles mentaux chez l'un des membres.

Les théories et les pratiques de thérapies familiales sont nombreuses en France et en constant développement et remaniement. Elles peuvent être regroupées en trois grands courants :

- un courant systémique exclusif, dans lequel on distingue, en fonction des modes d'intervention choisis :
  - des équipes qui s'inscrivent dans la perspective ouverte par Selvini-Palazolli, où une tentative est faite par les thérapeutes pour favoriser le changement en repérant les paradoxes pathologiques dans la famille et en introduisant un contre-paradoxe thérapeutique qui respecte au début l'homéostasie familiale ;
  - des écoles qui se rattachent au courant stratégique (Haley, 1976) mettant l'accent sur les problèmes de communication, les rapports de pouvoir, les hiérarchies. La pratique fait appel à une méthode par étapes faisant souvent référence à la notion de paradoxe ;
  - quelques écoles qui privilégient l'approche structurale (Minuchin, 1979) et les frontières au sein du système familial déterminant sa structure de fonctionnement (voir les chapitres 53 et 69). Les thérapeutes introduisent, par des prescriptions souvent paradoxales, les éléments d'une restructuration plus fonctionnelle. D'autres, comme Whitacker (1980), accordent plus d'importance à l'émotion ;
- un courant psychanalytique dominant qui comprend deux tendances :
  - la première tendance applique à la thérapie familiale les conceptions issues de la psychanalyse à l'intention des groupes, à la suite de travaux de Bion (1961), avec, entre autres, Anzieu et coll. (1972) ;
  - la seconde tendance insiste davantage sur la singularité du groupe familial, en accordant une grande importance à l'analyse des phénomènes transférentiels qui se manifestent dans le traitement familial ;
- un courant mixte, qui connaît un essor croissant actuellement ; il regroupe des équipes et des associations qui revendiquent tout à la fois leur héritage systémique et leur référence aux conceptions psychanalytiques. Il s'agit de praticiens psychanalystes qui appliquent strictement des méthodes systémiques dans leur pratique des thérapies familiales et qui soumettent leurs observations à une grille d'interprétation faisant une grande place aux apports de la psychanalyse (Eiguer, 1983).

Dans le contexte français, le déploiement de ce troisième courant est grandement favorisé par l'évolution des écoles systémiques traditionnelles, évolution qualifiée de « postsystémique » et qui paraît plus en accord avec le point de vue psychanalytique appliqué aux traitements familiaux. Ainsi Elkaim (1989) remarque-t-il que, quelles que soient leurs références théoriques, les thérapeutes familiaux européens ne tentent pas d'agir directement sur le symptôme, mais tentent davantage de modifier l'« épistémologie familiale » qui a mené au symptôme. Selon d'autres, les théories de référence de ce courant thérapeutique sont encore en pleine évolution (Schmit, 1994) :

- remise en cause du principe d'homéostasie au profit d'un modèle faisant référence à l'idée de structure dissipative et à la deuxième cybernétique ;
- plus grande prise en compte de la discontinuité entre organisation familiale et logiques individuelles ;
- importance donnée à la notion de mythe familial, différencié du rituel, comme élément constitutif du cadre ;
- rôle de coconstruction : modèle de l'intervention thérapeutique comme expérience commune dans laquelle sont engagés les familles et les thérapeutes.

Une pratique très ancienne en France s'est organisée autour d'une profession spécifique de « conseillers conjugaux ». De plus en plus, cependant, elle relève des mêmes équipes et groupes que les thérapies familiales. La demande est rarement motivée par un symptôme, mais tient surtout à une insatisfaction conjugale plus ou moins partagée. L'objet du traitement est la relation de couple et non l'un ou l'autre des conjoints (Lemaire, 1979).

58.3.3 Ethnopsychiatrie[2]

Née des conceptions théoriques d'un psychiatre et psychanalyste hongrois d'expression française, Georges Devereux (1970), l'ethnopsychiatrie s'est, dans les dernières années, notablement étendue en France où elle

---

2. Sur l'ethnopsychiatrie, voir le chapitre 73.

tend à constituer, dans certains secteurs professionnels, l'un des pôles cardinaux de l'évaluation et du traitement de troubles touchant des immigrants, surtout originaires d'Afrique et d'Asie du Sud-Est.

Différentes pratiques cliniques psychothérapeutiques se sont ainsi formalisées sur la base commune que constitue le « complémentarisme ». Ce principe méthodologique a été introduit par Devereux (1970) à partir des travaux de Niels Bohr en physique quantique. Selon ce principe, la description de certains phénomènes impose le recours obligatoire et non simultané à deux discours hétérogènes. Pour l'ethnopsychiatrie, ces deux discours sont l'anthropologie et la psychanalyse, qui permettent d'aborder obligatoirement mais non simultanément les aspects culturels et les aspects intra-individuels dans les situations transculturelles. L'ethnopsychiatrie postule en effet que, dans de telles situations, les psychothérapies sont inopérantes si les données fondamentales appartenant au champ de la culture ne sont pas prises en compte.

Il s'agit de traiter non seulement ce qui relève de la culture d'origine du patient, mais également le métissage lié à la situation transculturelle dans laquelle il se trouve (Moro, 1993). S'inspirant de techniques traditionnelles de soins dont la connaissance est généralement considérée comme une part essentielle du projet ethnopsychiatrique, différents dispositifs cliniques ont pu être proposés en France.

Nathan (1986) et ses élèves ont ainsi conçu une pratique faisant appel à un montage particulier. Un groupe de thérapeutes d'ethnies et de langues différentes, tous formés à la psychanalyse et parlant par ailleurs français, reçoit le patient seul ou avec sa famille pour une évaluation, puis un traitement des troubles psychiatriques qu'il présente. Ce dispositif groupal, qui correspond aux techniques et théories traditionnelles concernant la maladie mentale (maladie qui ne concerne pas seulement l'individu, mais également le groupe), est intéressant en ce qu'il fait travailler pour le patient et le thérapeute la notion générale de culture, comme référentiel commun, au travers de ses manifestations diversifiées dans des cultures particulières. Il permet de déjouer les effets potentiellement négatifs de ce qui relève du « contre-transfert culturel » des thérapeutes, particulièrement fort dans les situations de métissage. Ce dispositif est également intéressant du fait qu'il pose la question du cadre, du contenant de l'interaction thérapeutique, c'est-à-dire l'ensemble des questions et des situations d'anomie liées à la transplantation. Le choix est laissé au patient d'utiliser sa langue maternelle, quelle qu'elle soit. Si cette langue n'est connue d'aucun des thérapeutes présents, il est fait appel à un interprète. Mais le patient peut aussi choisir d'utiliser sa langue d'immigration.

De nouvelles stratégies thérapeutiques sont intégrées au traitement : utilisation des objets thérapeutiques dans une démarche qui relève davantage de la métaphore ou de l'interprétation que de la référence magique, même si une large part de son efficacité réside dans son ambiguïté.

D'autres spécialistes ont proposé des montages accordant une plus grande place au travail individuel et à la dimension subjective des troubles. C'est notamment le cas de ceux qui, comme Rechtmann (1995), insistent sur le rôle de l'interprète dans la préservation de la subjectivité des énoncés.

58.3.4 Relaxation[3]

La relaxation comme psychothérapie part de l'idée que la détente musculaire volontaire entraîne la détente nerveuse. Ce mot de vieux français, d'origine latine, est revenu de l'anglais avec un sens médical en 1929 à la suite des travaux de Jacobson, à Chicago. Puis, la méthode du training autogène de Schultz a montré le parti qu'on pouvait tirer d'une sorte d'autohypnose, provoquée par des modifications volontaires de l'état tonique, associée à une concentration de la conscience et au travail imaginatif.

Bien que la relaxation ne soit pas une thérapeutique de premier plan, son importance n'a jamais faibli en France. Longtemps pratiquée par les psychomotriciens, les kinésithérapeutes, elle semble être un mode d'accès privilégié à la souffrance du corps ou encore aux personnalités très défendues, par une mise en confiance régressive et la réappropriation d'une expérience corporelle de réduction des tensions. Le psychosomaticien français Klotz l'a utilisée dans ce sens (Lemaire, 1964).

Dans sa forme classique, c'est une méthode modeste, peu sujette à discussion et prétendant le moins au statut honorifique habituellement reconnu aux psy-

---

3. Sur la relaxation, voir le chapitre 55.

chothérapies. Comme pour l'hypnose, on distingue cette méthode rapide, sédative du symptôme et très directive, d'une autre méthode dite découvrante, mettant au jour les liens transférentiels et le Moi corporel, marquée de la psychanalyse donc. Les relaxothérapeutes savent souvent utiliser un mélange des deux techniques selon la rapidité d'action désirée, la capacité d'action sur soi-même du patient et l'indication à poursuivre par une psychothérapie davantage psychanalytique.

58.3.5 Hypnothérapie[4]

La France a été, historiquement, à l'origine de la thérapie hypnotique à la suite des travaux de l'école de Nancy (Bernheim, 1891) et de l'école de la Salpêtrière (Charcot, 1882-1890). Pourtant, la place de celle-ci a reculé lorsque l'antagonisme entre psychanalyse et hypnose a dominé sur leurs liens de filiation. En effet, la psychanalyse, issue de l'hypnose, s'est détachée dès le début de la suggestion directe.

L'hypnose connaît plusieurs définitions où l'on retrouve toujours l'idée d'un sommeil provoqué avec augmentation de la suggestibilité et de la régression et où le transfert vis-à-vis de l'hypnotiseur est considéré comme le levier thérapeutique.

En pratique, on relève deux modalités:

– traditionnelle, synonyme de suggestion directe, où l'hypnotiseur induit des affects et des sensations chez le patient mis dans un état de conscience modifié dit de transe hypnotique. La suggestion directe a des effets rapides utilisables dans des circonstances très précises (stress, maladies somatiques, etc.);

– non traditionnelle ou cognitivo-comportementale, voie de la suggestion ouverte éricksonienne, où l'interactivité plus que la suggestion est utilisée entre l'hypnotiseur et l'hypnotisé: «L'hypnose est un mode de fonctionnement psychologique dans lequel le sujet se détache de son environnement pour fonctionner à un niveau inconscient.» La technique dite de la conversation permet d'obtenir le «lâcher prise» du patient par rapport à ses défenses et à ses symptômes.

L'hypnothérapie à la française est très marquée par l'approche d'Erickson (Godin, 1989). L'originalité de Chertok (1989) et de Tordjman (1988) est d'appliquer cette conception mixte, suggestive et interactive, à tout ce qui nécessite l'action de l'esprit sur le corps (maladies psychosomatiques, obstétrique, stomatologie, anesthésie, etc.). Différentes étapes plus ou moins codifiées font se succéder la suggestion, l'imagination, le déplacement de la sensation, sa réinterprétation, pour aboutir à une distorsion du temps et à une amnésie de la sensation pénible. Chertok (1989) a beaucoup plaidé pour le retour théorique de l'hypnose en se faisant l'avocat du diable face à ce qu'il supposait être des critiques des psychanalystes à l'endroit des concepts sous-tendant l'hypnothérapie.

58.4 PSYCHOTHÉRAPIES NON ANALYTIQUES DITES HUMANISTES

58.4.1 Psychothérapies «humanistes» ou expérientielles[5]

Le courant expérientiel regroupe des psychothérapies disparates, mises au point récemment en opposition avec les théories psychanalytiques, et en marge des institutions classiques universitaires ou médicales. Issues pour la plupart de mouvements nés sur la côte ouest des États-Unis à la fin des années 60, elles ont pris un certain essor en France à partir du milieu des années 70 sans confrontation entre elles, s'en tenant à des tentatives de théorisation très personnelles. Leur place reste cependant très marginale, en dehors des traitements classiques. Malgré leurs disparités, ces différentes thérapies présentent certains points communs (Haynal et Ferrero, 1986): elles s'opposent à la psychanalyse qu'elles accusent d'intellectualisme, elles mettent l'accent sur l'expérience directe, aux dépens de ce qui relèverait de la reconstruction ou de l'élaboration. En ce sens, elles valorisent la catharsis.

S'appuyant sur le concept de communication, au sens le plus classique du terme, les psychothérapies expérientielles visent à l'acquisition de nouveaux comportements et utilisent, pour ce faire, des modèles

---

4. Sur l'hypnose, voir le chapitre 56.

5. Sur le courant expérientiel, voir le chapitre 54.

Psychiatrie clinique: une approche bio-psycho-sociale

qui ne sont pas sans rapport avec ceux de la pédagogie. Elles se basent aussi sur l'idée positive de l'évolution humaine, selon laquelle les troubles psychiques constituent un obstacle à l'épanouissement de potentialités individuelles naturelles. Cette idée implique une attitude de confiance *a priori* dans les vécus affectifs et corporels de la personne engagée dans les expériences concrètes qui lui sont proposées dans ces thérapies.

Conduites souvent à partir des sensations corporelles, elles redonnent à l'expérience sensorielle du corps une place qu'elle n'a pas dans la psychanalyse. L'individu s'adapterait alors au contexte, dans une réalisation de soi-même qui valorise une conception éminemment individualiste. Leur légitimité se trouve plus dans le soulagement et l'épanouissement que dans la référence à la logique scientifique qui les fonderait. Leurs indications concernent peu les pathologies, mais bien plutôt des techniques de bien-être et d'hygiène de vie. Leur expansion se fait plus dans les milieux non médicaux et de façon très marginale par rapport aux modes thérapeutiques institués.

Gestaltthérapie

La gestaltthérapie est fondée sur une application de la théorie de la gestalt à la perception des besoins subjectifs de l'individu (Perls, 1979). Son but est de permettre au sujet de reconnaître les désirs et besoins insatisfaits qui bloquent son évolution afin de les satisfaire dans l'ici et maintenant de la séance. De ce point de vue, elle correspond bien au paradigme des psychothérapies humanistes, faisant une large place à l'émotion, à l'abréaction, au corps, donnant la primauté au vécu plutôt qu'à la pensée, et au comment plutôt qu'au pourquoi. Ces thérapies ont lieu généralement en groupe où s'expriment les besoins insatisfaits et où émergent des sentiments de fraternité, tandis que l'attention se porte sur le corps, siège des sensations et des émotions.

Groupes de rencontre

Les groupes de rencontre, s'enracinant dans les expériences sociodynamiques telles que le psychodrame de Moreno ou les *training groups* de Lewin (Stone et Tieger, 1971), se fondent surtout sur les travaux de Rogers (1942) et sa théorie du dialogue non directif qu'il appelle « thérapie centrée sur le client ».

En France, ces techniques ont essaimé dans les milieux rattachés à la psychologie sociale dans les années 70 et au début des années 80. Leur principal objectif est l'amélioration des relations professionnelles, de la créativité de groupe et de l'intégration au monde de l'entreprise. Là aussi, la plus large place est faite à l'expérience interpersonnelle, notamment au moyen de mises en scène psychodramatiques faisant intervenir le vécu corporel, dans une situation de groupe placé en dehors des contraintes sociales et professionnelles, permettant un travail relationnel et personnel rapide et intense. La thérapie vise à une meilleure adéquation entre ce qui est ressenti et ce qui est exprimé et à une meilleure intégration des différents aspects de la personnalité. Le corps est très largement utilisé dans cette recherche, de même que la réhabilitation de la sensualité des échanges.

Dans les années 70, ces thérapies se présentaient souvent sous forme de « séances-marathons » : séances intensives en institution, durant plusieurs jours, pour accélérer et accroître l'effet de la thérapie grâce à l'affaiblissement des défenses affectives dans ces situations. Mais les décompensations répétées chez les personnes fragiles rendent plus rare l'utilisation de telles techniques.

Bioénergie

La bioénergie est, de toutes les méthodes à médiation corporelle pratiquées en France, celle qui prétend le plus au statut de psychothérapie. Issue des conceptions bioénergétiques de Reich qui fait du corps le lieu de la circulation énergétique, elle considère qu'il existe un noyau somatique au centre de la névrose, noyau correspondant à une stase libidinale qu'il s'agit de repérer et de dénouer. À la suite de Lowen (1976), l'analyse bioénergétique a connu en France un succès non négligeable. Après un examen corporel repérant le blocage, la technique fait appel à des exercices physiques spécifiques visant à la décharge et accompagnés de verbalisation et d'interprétation du vécu corporel et émotionnel sans que soient classiquement utilisées les techniques d'analyse du transfert.

Cri primal

Le cri primal, une technique créée par Janov (1975) aux États-Unis à la fin des années 60, vise à faire retrouver et revivre, individuellement ou en groupe, les traumatismes précoces de l'enfance associés à des expériences douloureuses ; cette précocité peut aller jusqu'à l'accouchement ou la vie intra-utérine. Le patient doit s'exprimer par des cris permettant l'abréaction des douleurs « primales » qui sont à l'origine de la névrose. Pour Janov, l'éducation et les exigences de l'adaptation sociale favorisent la stase libidinale en réprimant l'expression de ces douleurs. Cette thérapie qui eut, elle aussi, son heure de gloire en France dans les années 70 conserve encore quelques adeptes, quoique Janov ne soit plus personnellement présent.

Analyse transactionnelle

L'analyse transactionnelle consiste dans l'analyse des transactions sociales du sujet dans la perspective des concepts proposés par Berne (1966), c'est-à-dire les trois états du Moi (l'état enfant, l'état adulte et l'état parent) comme composantes de la personnalité, en utilisant l'analyse de jeux et de scénarios dans lesquels les relations sociales du sujet se trouvent répétitivement exprimées. Au travers de la prise de conscience du dénouement des scénarios, le sujet peut décider de changer.

Appartenant au champ de la psychologie humaniste, l'analyse transactionnelle suppose que le potentiel de croissance et d'épanouissement de chacun se libère dès lors que l'individu intègre les différentes composantes de sa personnalité et établit des relations diversifiées et nuancées en fonction des situations. Elle est utilisée en France tant dans le domaine de la psychothérapie que dans ceux qui relèvent de la psychologie sociale, avec, pour visée, au moyen d'une technique simple et pragmatique, l'amélioration des performances individuelles et de groupe dans le champ professionnel.

58.4.2 Psychothérapies cognitivo-comportementales[6]

Les psychothérapies cognitivo-comportementales regroupent les approches thérapeutiques dérivées des théories de l'apprentissage ou des conceptions comportementales traditionnelles. Ces approches ont eu longtemps en France une diffusion très restreinte dans les milieux psychiatriques qui restaient peu sensibles aux arguments avancés pour défendre ces techniques : l'empirisme et le pragmatisme dont elles se réclamaient apparaissaient comme naïfs ou réductionnistes ; la facilité avec laquelle on pouvait procéder à l'évaluation de ces traitements venait d'ailleurs à charge de cette accusation de simplification abusive. À cela s'ajoutait le souhait des premiers comportementalistes de remplacer la psychanalyse, considérée comme scolastique et systématiquement invalidée. Il est vrai que le modèle pavlovien du « conditionnement classique » ou le modèle skinnerien du « conditionnement opérant » étaient les modèles les plus souvent évoqués dans une croisade « antimentaliste » qui ne laissait aucune place aux approches axées sur les processus intrapsychiques et les affects. Dans ces conditions, les thérapies comportementales sont restées longtemps, en France, limitées à un petit groupe de militants directement assimilés aux écoles américaines et réservées à des indications restreintes concernant pour l'essentiel des symptômes phobiques et quelques troubles comportementaux chez l'enfant.

Bien qu'elles demeurent soumises aux mêmes critiques, la situation de ces thérapies a notablement évolué ces 20 dernières années. Elles ont maintenant acquis droit de cité dans de nombreux centres psychiatriques et dans des cabinets privés ; leurs indications se sont notablement élargies (Cottraux, 1990 ; Fontaine, Rognonat et Salah, 1993). Elles le doivent sûrement à l'introduction du modèle cognitiviste dans la lignée comportementale « libérale », qui laisse place à l'analyse des procédures d'acquisition du savoir ou de construction des représentations et à la prise en compte des émotions mobilisées.

En se complexifiant, les conceptions qui sous-tendent les pratiques thérapeutiques cognitivo-comportementales sont devenues mieux acceptées par les psychiatres. Quant aux discours théoriques des comportementalistes, ils sont plus nuancés qu'auparavant, même si, originalité française, le débat opposant comportementalisme et psychanalyse sur la question de leur caractère scientifique reste très actif : « La méthode qui sous-tend chacune de ces deux approches est scientifique au sens des diverses définitions. Mais il s'agit de sciences différentes », écrivaient Fontaine, Rognonat et Salah (1993) dans leur article de référence où ils font reposer ces différences sur les méthodes plutôt que sur la validité.

Il faut sans doute également ajouter que l'évolution du contexte socioéconomique français va

---

6. Sur les thérapies comportementale et cognitive, voir les chapitres 50 et 51.

Psychiatrie clinique : une approche bio-psycho-sociale

maintenant dans le sens d'une valorisation du pragmatisme et des exigences de validation, toutes choses qui favorisent des thérapies centrées sur le symptôme plus facilement évaluables que des thérapies au long cours, à l'objectif moins strictement délimité.

Au chapitre des indications et des techniques, dans les troubles anxieux (attaques de panique, phobies diverses), la thérapie cognitivo-comportementale associe généralement la désensibilisation systématique ou d'autres techniques d'exposition à des séances de restructuration cognitive ou des « thérapies rationnelles émotives » qui visent à corriger les représentations « irrationnelles », supposées être à l'origine des symptômes.

La thérapie cognitive de la dépression non endogène d'intensité légère ou moyenne fait appel à la restructuration cognitive avec la visée de modifier les « cognitions inadaptées » qui conduisent à l'affect dépressif et à ses conséquences.

Chez l'enfant, en dehors des phobies, scolaires notamment, une indication fréquente concerne l'hyperkinésie et les troubles de l'attention ; là aussi la thérapie est d'inspiration cognitive, avec notamment le *self instructional training* qui s'appuie sur la modification du langage intérieur, l'objectif étant l'extinction, par ce biais, des comportements inadéquats. Cette même approche est proposée pour le traitement de l'énurésie ou de l'encoprésie chez l'enfant ; dans ces indications, elle est souvent associée à des techniques relevant du conditionnement classique et fait, à ce titre surtout, l'objet de critiques encore très vives.

Une indication s'étend de plus en plus. Elle concerne le traitement des troubles sexuels chez l'homme et la femme. Dans ce domaine également, ces pratiques restent bien plus controversées en France qu'elles ne le sont outre-Atlantique.

Il convient de faire mention d'un nouveau champ d'application en France, celui de l'autisme ou des déficiences intellectuelles de l'enfant pour lesquels on a vu ces dernières années l'efflorescence de méthodes qui, sous le nom de « programmes éducatifs », proposent des techniques qui s'apparentent en fait aux thérapies cognitivo-comportementales. Ce domaine d'application est celui dans lequel les débats restent aujourd'hui les plus vifs. Il faut néanmoins préciser que, même lorsqu'elles se réclament de programmes proposés aux États-Unis par Lovaacs ou, plus souvent, par Schopler et coll. (1991), ces expériences françaises subissent l'influence du contexte théorique dans lequel elles sont menées. En pratique, cela aboutit à un écart par rapport aux méthodes qui leur servent de modèle ; ces expériences prennent alors une forme que l'on pourrait qualifier de « syncrétique ».

58.5 ÉVALUATION DES PSYCHOTHÉRAPIES

L'évaluation des psychothérapies a soulevé en France de nombreuses réticences en raison de l'importance des psychothérapies d'inspiration psychanalytique, les thérapeutes se montrant d'abord hostiles à une quantification et à une comparaison de résultats, d'autant que leur méthode est celle du cas individuel. D'un autre côté, les organismes de recherche, imprégnés du modèle biologique, n'ont pas favorisé de telles études. Pourtant, la méthode que propose Dazord (1997), qui a fait une synthèse des recherches anglo-saxonnes et francophones, représente un réel progrès. Elle conseille de partir de la problématique des thérapeutes, puis de créer de nouveaux instruments de mesure. Si sa démarche est plus génératrice de nouvelles hypothèses que de conclusions définitives, elle utilise plutôt des échelles telles que Santé/Maladie ou Profil d'évaluation clinique. On évalue l'*insight*, les motivations, l'engagement ou le degré de congruence entre le patient et le thérapeute, mais ce ne sont que des échelles diagnostiques. De même, les études de qualité de vie, qui ont porté initialement sur les maladies somatiques, permettent de détecter les changements chez les patients. Les résultats anglo-saxons d'amélioration générale des patients ayant suivi une psychothérapie ont été confirmés. En définitive, l'utilité de l'évaluation des psychothérapies ne doit pas être niée. Comme le souligne Dazord (1997) :

> Il semble clair que ces études ne sont pas destinées, dans un esprit quelque peu manichéen, à distribuer des premiers prix à certaines formes de psychothérapie et de mauvaises notes à d'autres, mais leur intérêt est bien plutôt de chercher à comprendre pour chaque type de traitement, quels profils de changements peuvent être apportés, pour quels types de patients, et éventuellement par quels mécanismes.

*
* *

Les années 80 auront été, en France, une période de changements considérables qui rapprocheront sa culture, scientifique ou autre, et même son vocabulaire de ceux des pays de langue anglaise. Le domaine psychiatrique n'y a pas échappé, tout comme celui de la psychothérapie. Le tournant de 1984, qui a intégré l'internat psychiatrique à celui de la médecine et a confié la formation des psychiatres essentiellement aux établissements universitaires, a contribué à ce mouvement, du moins pour ce qui concerne les médecins. La baisse d'influence de la psychanalyse, perceptible surtout au niveau médical universitaire (car un grand nombre de praticiens du service public psychiatrique non universitaire s'en réclament toujours, de diverses façons), a fait en sorte que, progressivement, la notion de « psychothérapie » s'est détachée de sa référence freudienne pour se rapprocher de son sens originel de « guérison par l'esprit » (selon le titre d'un essai de l'écrivain Stefan Zweig), c'est-à-dire pour redevenir le terme générique désignant tout procédé thérapeutique utilisant des moyens non biologiques.

Ce changement s'associe à un autre, propre à l'évolution de la psychanalyse en France, dans lequel on peut reconnaître l'influence, directe ou indirecte, de la pensée et de la pratique de Lacan. Les analystes français se sont attachés, ces dernières années, à mieux cerner ce qui constitue l'essentiel du *processus psychanalytique*. Ainsi, ils se sont éloignés d'une référence exclusive au cadre matériel (dispositif divan-fauteuil, nombre de séances, mode de paiement, etc.), toujours dominante dans les pays de langue anglaise. Le processus analytique devient une expérience psychoaffective très particulière, partagée par les deux protagonistes, se déroulant de séance en séance. En dépit des incursions désorganisatrices ou non de la réalité extérieure, il conduit les deux acteurs à la réélaboration de ce que le récit de l'un donne à penser et à fantasmer chez l'autre. Le processus ainsi décrit peut s'accomplir avec un patient en face à face, une ou deux fois par semaine, et ne pas se mettre en place au cours d'une analyse tout à fait conforme aux règles de la cure type. Outre l'influence lacanienne, une telle perspective a reçu les enseignements de l'approche psychanalytique des états limites, voire des troubles psychotiques.

Ainsi, la situation actuelle en France relativement aux psychothérapies se caractérise par des pratiques qui peuvent être rattachées à deux courants tout à fait opposés :

– un courant qui se caractérise par des pratiques très nettement psychanalytiques, « au point d'estomper les limites de la psychothérapie avec la cure type » ; c'est l'approfondissement de la notion de *processus*, au détriment du critère du cadre de la cure type. Le récent travail de synthèse de Widlöcher et Braconnier (1996) permet de mesurer le dynamisme de cette approche et le vaste champ des traitements en France, dans des domaines aussi variés que les troubles précoces de l'enfance, les maladies psychosomatiques, les psychoses ou la famille ;

– un courant qui englobe des pratiques diverses, souvent extra-psychanalytiques, voire anti-psychanalytiques, comme dans les pays de langue anglaise. Par exemple, il est devenu courant qu'un psychiatre de pratique privée ajoute « psychothérapeute » à son titre. En l'occurrence, cette dernière qualification peut recouvrir les situations professionnelles les plus diverses, allant d'une formation psychanalytique plus ou moins achevée à une formation en psychothérapie cognitivo-comportementale, ou encore une formation à la psychothérapie de groupe, transactionnelle, systémique, etc., mais elle peut aussi ne pas s'appuyer sur une théorie ou une technique clairement identifiées : le titre se rapporte alors à la « psychothérapie de soutien », terme toujours très utilisé dans la codification des actes dans tout dispensaire français d'hygiène mentale, alors qu'il ne correspond à aucune formation précise, universitaire ou associative, malgré son origine anglo-saxonne (*supportive psychotherapy*).

Cette situation, que beaucoup regrettent, ramène périodiquement la discussion sur la pertinence d'une formation universitaire en psychothérapie dans le cadre des études de psychiatrie, à l'instar de ce qui se fait en Suisse, en Belgique ou en Allemagne (p. ex., la validation d'un certain nombre de séances de supervision donnant accès à la qualification de psychothérapeute au cours des études de psychiatrie). La dispersion des associations et des écoles psychanalytiques françaises, la réticence des psychanalystes français, toutes tendances confondues, à l'égard d'une réglementation administrative de leur profession, le retard pris par la France dans l'évaluation des soins, l'intrication de cette évaluation avec des considérations économiques dans le cadre d'un système d'assurance-maladie qui rembourse aussi bien les soins du secteur public que ceux du secteur privé sont certains des facteurs qui expliquent la difficulté d'aboutissement de ce débat.

Psychiatrie clinique : une approche bio-psycho-sociale

Il existe actuellement un élément de renouveau dans la problématique française de la psychothérapie. De plus en plus de praticiens, tant du secteur public que du secteur privé, ont le sentiment que la multiplication des « techniques thérapeutiques », au lieu de mener à des pratiques plus rigoureuses, se fait au détriment des besoins des patients traités. En effet, ces derniers semblent mal s'accommoder de la codification et du morcellement des techniques et poussent leurs thérapeutes vers des pratiques éclectiques, c'est-à-dire des pratiques qui combinent, à l'intérieur de la même relation thérapeutique, des approches et des attitudes variées selon le moment de la demande de soins et selon l'évolution du traitement (voir aussi le chapitre 57). Cette réaction à une approche des soins jugée trop « technocratique » (la « technocratie » étant actuellement en France synonyme de déshumanisation) invite à une réflexion sur la spécificité du travail psychiatrique dans le cadre de relations thérapeutiques qui peuvent utiliser successivement ou simultanément des éléments transféro-contre-transférentiels, la suggestion, le traitement médicamenteux, les éventuelles mesures d'assistance, l'écoute des familles, etc. De nombreux psychiatres de formation psychanalytique, mais dont l'exercice reste majoritairement psychiatrique, souvent dans le secteur public ont tenté de formaliser le travail psychiatrique à partir de ces expériences. Une telle formalisation intéresse les psychiatres de pratique privée qui, de façon empirique, sont amenés depuis longtemps à adopter des pratiques « intégrées » analogues, tout en souffrant d'une absence de théorisation.

Dans cette réflexion, la psychanalyse occupe une place à la fois prépondérante et originale : prépondérante, car c'est la théorie du psychisme humain qui permet le mieux, dans l'état actuel des choses, d'écouter un patient, d'engager avec lui une *conversation*, sans tomber dans les banalités. Originale, en ce sens que la psychanalyse n'y est plus envisagée comme une *technique*, plus ou moins importée, modifiée et appliquée dans un autre espace que le sien (l'espace institutionnel, le traitement des patients psychotiques ou caractériels), mais comme une *théorie* permettant une *intelligence* (Angelergues, 1993) des phénomènes observés.

Tous ces éléments feront que les psychothérapies issues de la psychanalyse auront, en France, une particularité très marquée par les conditions locales. Les pratiques découlant de l'approche psychanalytique renouvellent de façon intéressante la théorie de ce qui était traditionnellement considéré comme la « pratique psychothérapeutique médicale courante ». Elles sont loin d'être codifiées, et cela n'est sans doute pas souhaitable. Elles doivent garder une part d'*invention*, adaptée aux besoins de chaque patient particulier et nécessaire à une véritable *personnalisation des soins*. Elles peuvent entrer dans le cadre général des « psychothérapies », et en fait elles y sont. Elles participent de ce qui, dans la relation thérapeute-patient, relève de leur échange et de leur interaction. L'avenir de la psychothérapie en France dépend de la tendance générale des sociétés occidentales à étouffer ou au contraire à stimuler la recherche théorico-pratique par des techniques scientifiquement codifiées.

Bibliographie

ALLOUCH, J.
1986 « Vous êtes au courant, il y a un transfert psychotique », *Littoral*, vol. 21, p. 89-110.

ANGELERGUES, R.
1993 *L'homme psychique*, Paris, Calmann-Lévy.

ANZIEU, D.
1975 « Le transfert paradoxal », *Nouvelle revue de psychanalyse*, vol. 12, p. 49-72.

ANZIEU, D., et coll.
1972 *Le travail psychanalytique dans les groupes*, Paris, Dunod.

AULAGNIER, P.
1986 *Un interprète en quête de sens*, Paris, Ramsay.

AYME, J.
1995 *Chroniques de la psychiatrie publique*, Toulouse, Érès.
1983 « Contribution à l'histoire de la psychothérapie institutionnelle », *L'Information psychiatrique*, vol. 59, n° 3, p. 399-412.

BALINT, M.
1972 *La psychothérapie focale*, Paris, Payot, 1975.

BATESON, G.
1973 *Vers une école de l'esprit*, Paris, Seuil, t. I, 1976 ; t. II, 1977.

BENOÎT, J.C., et ROUME, D.
1986 *La désaliénation systémique*, Paris, ESF.

BERGERET, J.
1993 *Les états limites*, Findalac, AFPEP.

BERNE, E.
1966   *Des jeux et des hommes. Psychologie des relations humaines,* Paris, Stock.

BERNHEIM, H.
1891   *Hypnotisme, suggestion, psychothérapie,* Paris, Fayard, coll. « Corpus des œuvres de philosophie en langue française », 1995.

BION, W.
1961   *Recherches sur les petits groupes,* Paris, PUF, 1965.

BONNAFÉ, L.
1980   « Un état de carence sévère, le manque de quichotisme », dans G. Lantéri Laura (sous la dir. de), *Regard, accueil et présence. Mélanges en l'honneur de Georges Daumézon,* Toulouse, Privat, p. 305-312.

BOURGERON, J.P.
1997   *Marie Bonaparte,* Paris, PUF.

BOUVET, M.
1956   « La clinique psychanalytique. La relation d'objet », dans *Œuvres psychanalytiques,* vol. 1 : *La relation d'objet,* Paris, Payot, 1967, p. 161-225.

BREUER, J., et FREUD, S.
1895   *Études sur l'hystérie,* Paris, PUF, 1967.

BRUSSET, B.
1991   « L'or et le cuivre », *Revue française de psychanalyse,* vol. 55, n° 3, p. 559-579.

BURNER, M.
1973   « Psychothérapies de groupe autres que le psychodrame », *Encyclopédie médico-chirurgicale,* Paris, Psychiatrie, 37817 C-10, p. 1-5.

CAIN, A.
1986   « Sur une technique de psychodrame analytique et son évolution », *Confrontations psychiatriques,* vol. 26, p. 131-148.

CARROY-THIRARD, J.
1984   « Charcot, Freud, Lacan », *Psychanalyse à l'université,* vol. 9, n° 35, p. 409-428

CHAIGNEAU, H., CHANOIT, P., et GARRABÉ, J.
1971   *Les thérapies institutionnelles : Rapport au Congrès de psychiatrie et neurologie de langue française, Caen, 5 octobre 1971,* Paris, Masson.

CHARCOT, J.M.
1882-1890   *Œuvres complètes : leçons sur les maladies du système nerveux,* Paris, Progrès médical, t. I à III.

CHASLIN, P.
1912   *Éléments de sémiologie et clinique mentales,* Paris, Asselin et Houzeau.

CHERTOK, L.
1989   *Hypnose et suggestion,* Paris, PUF.

COLONOMOS, F. (sous la dir. de)
1985   *On forme des psychanalystes. Rapport original sur les dix ans de l'Institut Psychanalytique de Berlin, 1920-1930,* Paris, Denoël.

COTTRAUX, J.
1990   « Thérapies cognitives », *Encyclopédie médico-chirurgicale,* Paris, Psychiatrie, 37820 A-50, 4-1990.

DAZORD, A.
1997   « Évaluation des effets des psychothérapies », *Encyclopédie médico-chirurgicale,* Paris, Psychiatrie, 37802 A-10.

DÉJERINE, J., et GAUCKLER, E.
1911   *Les manifestations fonctionnelles des psychonévroses. Leur traitement par la psychothérapie,* Paris, Masson.

DE SCHILL, S., et LEBOVICI, S.
1999   *À la recherche de l'avenir. Un défi pour la psychanalyse et la psychothérapie,* Paris, PUF.

DEVEREUX, G.
1970   *Essai d'ethnopsychiatrie générale,* Paris, Gallimard.

DIATKINE, G.
1994   « Enquête de la FEP : la psychanalyse en Europe », *Bulletin de la Société psychanalytique de Paris,* vol. 34, p. 64-71.

DIATKINE, G., LE GOUES, G., et REISS-SCHIMMEL, I. (sous la dir. de)
1993   *La psychanalyse et l'Europe de 1993,* Paris, PUF, Monographies de la *Revue française de psychanalyse.*

DIATKINE, R.
1988   « Quelques considérations actuelles sur la psychothérapie des schizophrènes », dans P.A. Lambert (sous la dir. de), *Sur quelques aspects des progrès en psychiatrie ces trente-cinq dernières années : enseignements et perspectives,* Symposium de la 86e session du Congrès de psychiatrie et de neurologie de langue française (Chambéry, 1988), Cahors, Presses de l'Imprimerie Tardy Quercy, 1989, p. 86-93.

DOUCET, P.
1996   « Les rapports de la psychothérapie psychanalytique avec la psychanalyse : parcours historique de la notion de psychothérapie psychanalytique », dans P. Doucet et W. Reid (sous la dir. de), *La psychothérapie psychanalytique,* Boucherville (Québec), Gaëtan Morin Éditeur, p. 3-22.

DUBOIS, P.
1904   *Les psychonévroses et leur traitement moral,* Paris, Masson.

EIGUER, A.
1983   *Un divan pour la famille,* Paris, Paidos le Centurion.

ELKAIM, M.
1989   *Si tu m'aimes, ne m'aime pas,* Paris, Seuil.

ESQUIROL, É.J.
1838   *Des maladies mentales,* Paris, Frénésie, 1989.

ETCHEGOYEN, R.H., et MILLER, J.A.
1997   *Silence brisé,* Paris, Agalma.

EVANS, D.
1996 *An Introductory Dictionary of Lacanian Psychoanalysis,* Londres, Routledge.

EY, H.
1966 *L'inconscient,* Paris, Desclée de Brouwer.

EY, H., BERNARD, P., et BRISSET, C.
1974 *Manuel de psychiatrie,* Paris, Masson.

FAGES, J.B.
1996 *Histoire de la psychanalyse après Freud,* Paris, Odile Jacob.

FEDERN, P.
1952 *Psychologie du Moi et les psychoses,* Paris, PUF, 1979.

FONTAINE, O., ROGNONAT, J., et SALAH, D.
1993 « Les thérapies comportementales : approches pratiques », *Encyclopédie médico-chirurgicale,* Paris, Psychiatrie, 37820 A-45, 1993, 13 p.

FREUD, S.
1937 « Constructions dans l'analyse », dans *Résultats, idées, problèmes,* Paris, PUF, 1985, t. II, p. 269-281.
1922 « Psychoanalyse », dans *Résultats, idées, problèmes,* Paris, PUF, 1985, t. II, p. 51-77.
1918 « Les voies nouvelles de la thérapeutique psychanalytique », dans *La technique psychanalytique,* Paris, PUF, 1954, p. 131-141.
1914 « Remémoration, répétition et perlaboration », dans *La technique psychanalytique,* Paris, PUF, 1954, p. 105-115.
1913 « Le début du traitement », dans *La technique psychanalytique,* Paris, PUF, 1954, p. 80-104.
1890 « Traitement psychique (traitement d'âme) », dans *Résultats, idées, problèmes,* Paris, PUF, 1984, t. I, p. 1-23.

GAUCHET, M., et SWAIN, G.
1986 « Du traitement moral. Remarques sur la formation de l'idée contemporaine de psychothérapie », *Confrontations psychiatriques,* vol. 26, p. 19-40.
1980 *La pratique de l'esprit humain. L'institution asilaire et la révolution démocratique,* Paris, Gallimard.

GEAHCHAN, D.J.
1968 « Psychanalyse, psychothérapie, psychiatrie », *L'Inconscient,* vol. 7, p. 143-159.

GILLIÉRON, E.
1983 *Les psychothérapies brèves,* Paris, PUF.

GODIN, J.
1989 *L'hypnose revisitée. L'homme et sa douleur,* Monaco, Éditions du Rocher.

GREEN, A.
1990 *La folie privée,* Paris, Gallimard.
1966 « L'objet (a) de J. Lacan, sa logique, et la théorie freudienne », *Les Cahiers pour l'analyse,* vol. 3, p. 15-37.

GRESSOT, M.
1979 *Le royaume intermédiaire,* Paris, PUF.

HAAG, G., et URWAND, S.
1993 « Entre objet partiel et objet total. Pré-conditions à la triangulation œdipienne dans un processus groupal avec des enfants autistes », *Revue de psychothérapie psychanalytique de groupe,* vol. 20, p. 75-87.

HALEY, J.
1976 *Nouvelles stratégies en thérapies familiales,* Paris, Delarge, 1979.

HAYNAL, A., et FERRERO, F.
1986 « Les nouvelles psychothérapies », *Confrontations psychiatriques,* vol. 26, p. 185-205.

HELD, R.
1968 *Psychothérapie et psychanalyse,* Paris, Payot.

HOCHMANN, J.
1982 « L'institution mentale : du rôle de la théorie dans les soins psychiatriques désinstitutionnalisés », *L'Information psychiatrique,* vol. 58, n° 8, p. 985-991.

JANET, P.
1919 *Les médications psychologiques,* Paris, Alcan, 1928.

JANOV, A.
1975 *Le cri primal,* Paris, Flammarion.

KING, P., et STEINER, R. (sous la dir. de)
1991 *La controverse, Anna Freud – Mélanie Klein, 1941-1945,* Paris, PUF, 1996.

LACAN, J.
1994 *Le séminaire. Livre IV, la relation d'objet (1956-1957),* texte établi par J.A. Miller, Paris, Seuil.
1975 *Le séminaire. Livre I, 1953-1954. Les écrits techniques de Freud,* texte établi par J.A. Miller, Paris, Seuil.
1966 *Écrits,* Paris, Seuil.

LAGACHE, D.
1980 *Œuvres,* t. III : *Le transfert et autres travaux,* Paris, PUF.

LAPLANCHE, J.
1992 *La révolution copernicienne inachevée,* Paris, Aubier.

LEBOVICI, S., DIATKINE, G., et DANON BOILEAU, H.
1958 « Psychodrame et traitement des psychotiques », *Évolution psychiatrique,* vol. 23, n° 2, p. 499-521.

LEMAIRE, J.
1979 *Le couple : sa vie, sa mort,* Paris, Payot.
1964 *La relaxation,* Paris, Payot.

LEMOINE, G., et LEMOINE, P.
1972 *Le psychodrame,* Paris, Robert Laffont.

LOWEN, A.
1976 *La bio-énergie,* Paris, Tchou.

MANNONI, M.
1979 *La théorie comme fiction,* Paris, Seuil.

MARTY, P.
1990 *La psychosomatique de l'adulte,* Paris, PUF.

MIJOLLA, A. de
1995 « Les scissions dans le mouvement psychanalytique français de 1953-1964 », *Topique*, vol. 57, p. 271-290.
1982 « La psychanalyse en France », dans A. de Mijolla (sous la dir. de), *Histoire de la psychanalyse*, Paris, Hachette, p. 5-118.

MILLER, J.A.
1992 « Psychothérapie et psychanalyse », *La Cause freudienne*, vol. 22, p. 7-13.

MINUCHIN, S.
1979 *Familles en thérapie*, Paris, Delarge.

MISSENARD, A.R., et DUBUISSON, P.
1973 « Psychodrame thérapeutique », *Encyclopédie médico-chirurgicale*, Paris, Psychiatrie, 37817 C-10, p. 1-5.

MORENO, J.L.
1951 *Sociometry, Experimental Method and the Science of Society*, New York, Beacon House.

MORO, M.R.
1993 « Principes théoriques et cliniques de l'ethnopsychiatrie. Quelques données actuelles », *Évolution psychiatrique*, vol. 58, n° 2 p. 263-279.

NACHT, S.
1963 *La présence du psychanalyste*, Paris, PUF.
1950 *De la pratique à la théorie psychanalytique*, Paris, PUF.

NATHAN, T.
1986 *La folie des autres. Traité d'ethnopsychiatrie clinique*, Paris, Dunod.

OURY, J.
1983 « Psychothérapie institutionnelle : transfert et espace du dire », *L'Information psychiatrique*, vol. 59, n° 3, p. 413-423.
1972 « Thérapeutique institutionnelle », *Encyclopédie médico-chirurgicale*, Paris, Psychiatrie, 37930, G10.

PAUMELLE, P.
1999 *Essais de traitement collectif du quartier d'agités*, Rennes, École nationale de santé publique.

PERLS, F.
1979 *Gestalt-thérapie*, Montréal, Stanké.

PINEL, P.
1801 *Traité médico-philosophique sur l'aliénation mentale*, Paris, Ant. Brosson Libr., 1809.

PORGE, E.
1997 *Les noms du père chez Jacques Lacan*, Paris, Érès.

POSTEL, J.
1983 De l'évènement théorique à la naissance de l'asile (Le traitement moral) », dans J. Postel et C. Quétel (sous la dir. de), *Nouvelle histoire de la psychiatrie*, Toulouse, Privat, p. 147-163.

RACAMIER, P.C.
1975 « Les schizophrènes et leurs familles du point de vue psychanalytique », *Évolution psychiatrique*, vol. 40, n° 2, p. 341-356.
1973 *Le psychanalyste sans divan*, Paris, Payot.

RECHTMANN, R.
1995 « De l'ethnopsychiatrie à l'a-psychiatrie culturelle », *Évolution psychiatrique*, vol. 70, n° 3, p. 637-649.

ROGERS, C.
1942 *La relation d'aide et la psycho-thérapie*, Paris, ESF, 1970.

ROSEN, J.
1953 *L'analyse directe*, Paris, PUF, 1960.

ROUDINESCO, E.
1986 *La bataille de cent ans*, vol. 2, Paris, Seuil.
1982 *La bataille de cent ans*, vol. 1, Paris, Ramsay.

SCHMIT, G.
1994 « Les aspects communs aux diverses thérapies familiales en 1994 », *Générations*, vol. 1, p. 54-60.

SCHOPLER, F., et coll.
1991 *Stratégies éducatives de l'autisme*, Paris, Masson.

SECHEHAYE, M.A.
1950 *Journal d'une schizophrène*, Paris, PUF.

SELVINI-PALAZZOLI, M., et coll.
1975 *Paradoxe et contre-paradoxe*, Paris, ESF, 1980.

STONE, W.M., et TIEGER, M.E.
1971 « Screening for T. Groups : The myth of health candidates », *Am. J. Psychiatry*, vol. 127, p. 1485-1490.

SYNDICAT NATIONAL DES PRATICIENS EN PSYCHOTHÉRAPIE
1996 *Profession, psychothérapeute*, Paris, Buchet/Chastel.

TORDJMAN, G.
1988 « Le traitement des anorgasmies », *Cahiers de sexologie clinique*, vol. 2, p. 78-84.

TOSQUELLES, F.
1992 « De l'histoire et des histoires dans les pratiques psychiatriques », dans M. Minard (sous la dir. de), *Histoire et histoires en psychiatrie*, Toulouse, Érès, p. 47-66.
1969 « Que faut-il entendre par psychothérapie institutionnelle », *L'Information psychiatrique*, vol. 45, n° 5, p. 377-384.

TUKE, D.H.
1872 *Illustrations of the Influence of the Mind Upon the Body in Health and Disease*, Philadelphie, H.C. Lea's Son & Co., 1884.

TURKLE, S.
1978 *La France freudienne*, Paris, Grasset, 1982.

WHITACKER, C.A.
1980 « Le contre-transfert dans le traitement familial de la schizophrénie », dans I. Boszormenyi-Nagy, *Psychothérapies familiales*, Paris, PUF, p. 279-298.

WIDLÖCHER, D.
1986 *Métapsychologie du sens*, Paris, PUF.

WIDLÖCHER, D., et BRACONNIER, A. (sous la dir. de)
1996 *Psychanalyse et psychothérapies*, Paris, Flammarion.

WINNICOTT, D.W.
1958 *De la pédiatrie à la psychanalyse*, Paris, Payot, 1976.

CINQUIÈME PARTIE

SCIENCES FONDAMENTALES

CHAPITRE 59

Épistémologie

JOHN ALLISON O'NEIL, M.D., F.R.C.P.C.
Psychiatre au Centre hospitalier de St. Mary (Montréal)
Professeur adjoint de psychiatrie au Département de psychiatrie de l'Université McGill (Montréal)

PLAN

59.1 Domaine de l'épistémologie
    59.1.1 Épistémologie et psychiatrie
    59.1.2 Épistémologie et ontologie

59.2 Racines historiques de l'épistémologie évolutionniste
    59.2.1 Platon et Aristote : réminiscence et induction
        • *Platon et la réminiscence* • *Aristote et les inductions*
    59.2.2 Bacon : prévention et exclusion
        • *Mesures de prévention, lecture de la nature* • *Ajout d'élimination : « mode niant »*
    59.2.3 Descartes : mécanisme et homoncule
    59.2.4 Hume : induction réduite à causalité
    59.2.5 Mill : associationnisme et vérificationnisme
    59.2.6 Néopositivisme
        • *Épistémologie atomique et thermodynamique* • *La logique devient l'idéologie*

59.3 Épistémologie évolutionniste
    59.3.1 Popper
        • *Falsifiabilité et méthode hypothético-déductive* • *L'induction ne se produit jamais*
        • *Méditation sur Darwin : la théorie de l'évolution n'est pas scientifique* • *Épistémologie évolutionniste : rien n'entre de l'extérieur* • *Le trialisme et la nouvelle frontière*
    59.3.2 Finir le projet de Darwin : Edelman et le darwinisme neuronal
        • *Popper et Edelman* • *Le « dogme clé »* • *Théorie de la sélection des groupes neuronaux*
        • *Valeurs* • *Apprentissage* • *Trialisme d'Edelman*

59.4 Résumé évolutionniste : la petite revanche de Platon

59.5 Épistémologie large : un coup d'œil

Bibliographie

Lectures complémentaires

Qu'est-ce que l'épistémologie ? Les Grecs antiques distinguaient la connaissance vraie — *epistêmê* — de l'opinion — *doxa*. L'épistémologie est un discours sur la connaissance vraie. Le mot *epistêmê* devient *scientia* en latin, qui devient « science » en français. Mais entre ces deux signifiants équivalents, *scientia* et science, les signifiés ne s'égalent pas : le signifié de *scientia* est plus large que celui de « science ». Aujourd'hui, la connaissance vraie ne se limite aux sciences que chez certains « scientistes ». Par conséquent, l'épistémologie, l'étude de la *scientia*, peut se définir étroitement, selon le signifiant, comme une étude de la connaissance scientifique, la philosophie de la science, ou, bien largement, selon le signifié, comme un discours sur la connaissance en général.

Ce chapitre s'adresse à ceux qui n'ont pas de formation en épistémologie ou en philosophie. Ceux qui ont suivi une telle formation trouveront sans doute que certains sujets importants auront été simplifiés ou omis. Mais le domaine épistémologique est plus large que le domaine psychiatrique. Au lieu d'un catalogue d'« ismes » ou de théories particulières qui sont représentés ou appliqués quelque part dans la psychiatrie, c'est la genèse de l'épistémologie évolutionniste qui sera présentée. Elle débute avec Platon et Aristote et continue jusqu'à nos jours et englobe à la fois l'épistémologie et l'ontologie, la psychologie et la neurophysiologie.

59.1 DOMAINE DE L'ÉPISTÉMOLOGIE

59.1.1 Épistémologie et psychiatrie

La psychiatrie s'intéresse à l'ensemble des dimensions de l'activité humaine (cognitive, affective, comportementale, sociale, etc.). L'épistémologie étroite, c'est-à-dire la philosophie de la science, qui concerne les sciences de la nature, aborde le côté scientifique, surtout biomédical, de la psychiatrie. L'épistémologie large, qui englobe toutes les sciences de l'homme, se divise en diverses approches :

- la phénoménologie aborde la symptomatologie psychiatrique ;
- la philosophie linguistique et l'herméneutique abordent l'interprétation du discours du patient ;
- la philosophie dialectique et l'existentialisme abordent les buts libérateurs de la psychothérapie.

La psychiatrie est tout d'abord une pratique, celle de la guérison (*iatros*) de l'âme (*psyché*), plutôt qu'une science. L'expertise du guérisseur doit reposer sur l'*epistêmê* et ne pas se limiter à la *doxa*. La guérison experte de l'âme dépend énormément de l'épistémologie étroite et de ses sciences, qui montrent de quelle façon certaines afflictions de l'âme sont en fait des maladies dans un sens médical, une connaissance *de* l'expert, le psychiatre, et *pour* l'expert, parce qu'elle n'a pas besoin d'être partagée avec le patient. En revanche, une épistémologie large montre comment certaines afflictions de l'âme requièrent une attention à la personne affligée, qui a besoin d'être comprise et de se comprendre. La compréhension du malade comme personne souffrante, bien qu'elle soit une connaissance *de l'expert,* le psychiatre, devient finalement une connaissance *pour le patient,* pour que celui-ci puisse se comprendre. C'est ainsi que toute psychothérapie exige une épistémologie qui ne se restreigne pas à la philosophie de la science. Pourtant, faute de place, on ne pourra aborder que superficiellement ici cette épistémologie large.

59.1.2 Épistémologie et ontologie

La philosophie est l'amour (*philia*) de la sagesse (*sophia*). Bien que d'autres sciences plus étroites s'approprient toujours ce qui avait été sa propre matière, la philosophie a toujours prétendu au privilège de porter sur ces disciplines des jugements définitifs — les fondements de toute autre connaissance.

L'épistémologie est liée à l'ontologie : ce qu'on pense de ce qui est, de l'être (*ontos*). Une ontologie psychiatrique est tout ce qu'on présume de l'être humain : son fonctionnement, son cerveau, son esprit, ses motivations, son expression, sa perception, sa pensée. Cette ontologie mène à une épistémologie : les présomptions concernant la pensée, la perception, l'apprentissage, etc. Nos ontologies et épistémologies sont souvent implicites, inconscientes. Une réflexion philosophique sert à les rendre conscientes, explicites.

59.2 RACINES HISTORIQUES DE L'ÉPISTÉMOLOGIE ÉVOLUTIONNISTE

L'épistémologie évolutionniste concerne la dichotomie fondamentale entre *instruction* et *sélection*. Il ne s'agit pas seulement de la dichotomie biologique entre l'instruction de Lamarck et la sélection de Darwin, mais d'une dichotomie classiquement philosophique qu'on trouve aussi chez Platon et Aristote. Cette dichotomie continue d'être débattue dans la philosophie de la science de notre époque, et également dans les neurosciences, en ce qui touche la façon dont la genèse de l'organisation biologique du système nerveux central donne naissance à la psyché.

59.2.1 Platon et Aristote : réminiscence et induction

Platon et la réminiscence

Platon (427-347 av. J.-C.) et Aristote (384-322 av. J.-C.) proposent des réponses aux questions, toujours actuelles, de la source du savoir et du statut de la connaissance. Platon est plus influencé par les entités logiques et mathématiques que par les objets physiques « réels ». Son ontologie pose que la réalité extérieure est simplement un pâle reflet des essences, des formes éternelles et idéales, qui sont « réellement réelles », la réalité perçue étant dérivée de ces formes. L'épistémologie platonicienne affirme que toutes les formes éternelles sont déjà à l'intérieur de la personne, née dans un état d'amnésie totale, et que la sensation juste réveille la forme appropriée par un processus qui ressemble à la réminiscence (voir la figure 59.1). C'est ainsi que Platon n'est pas obligé d'expliquer comment un objet physique extérieur devient un objet mental intérieur. Les entités mentales sont toujours « déjà là » — il fait une pétition de principe : il suppose vrai ce qui est à démontrer.

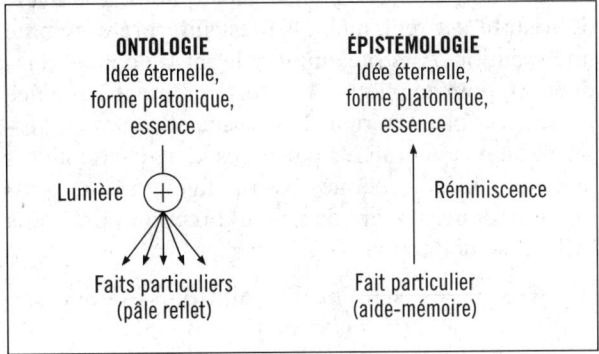

FIGURE 59.1   Platon : ontologie et épistémologie

Aristote et les inductions

Aristote purifie la logique platonicienne en la séparant de l'ontologie et en établissant des relations à partir d'expressions syntaxiques comme « tout A est B », « quelques A ne sont pas B », etc. Il propose des règles logiques, comme la contradiction, qui reste admise de nos jours, par exemple « il y a des A qui ne sont pas B » contredit « tout A est B ». Ses relations déductives entre des propositions générales et particulières ressemblent à celles de l'ontologie platonicienne (voir la figure 59.2a).

Cependant, l'ontologie d'Aristote s'oppose à celle de Platon. Aristote prétend que la réalité extérieure est « réellement réelle » et que l'homme, naïf au début, en prend graduellement connaissance. Il postule que les objets extérieurs se composent de quelque chose (la cause matérielle, p. ex., l'argile), sont faits par une autre chose (la cause efficiente, p. ex., le potier), pour être quelque chose (la cause formelle ou

FIGURE 59.2   Aristote : déduction, induction logique et perceptive

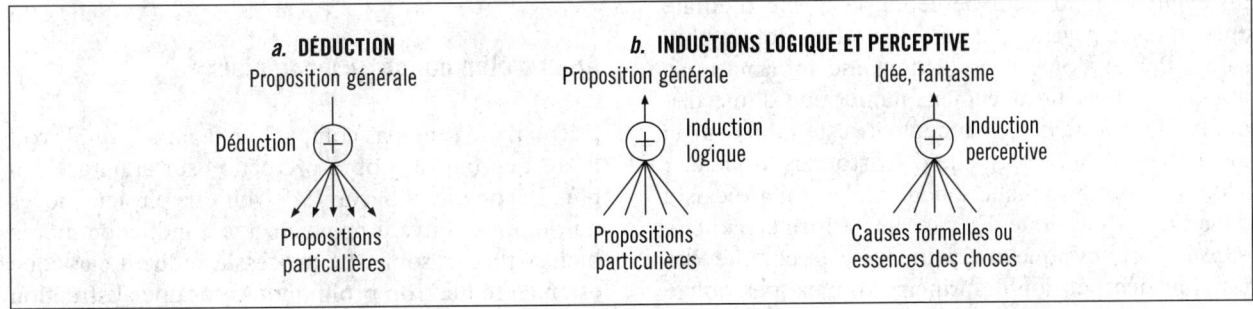

l'essence, p. ex., le bol) dans un but quelconque (la cause finale, p. ex., contenir un liquide). L'univers d'Aristote est réel, même s'il est interprété comme une création. Aristote emploie le même concept, induction, pour expliquer à la fois comment l'essence passe de l'objet extérieur à la psyché et comment l'esprit humain généralise à partir des idées particulières jusqu'aux idées générales (voir la figure 59.2b). L'induction, donc, s'opère dans une direction opposée à celle de la déduction.

Aristote est satisfait du statut de sa déduction, mais moins assuré de son concept d'induction, qu'il qualifie d'« imparfaite », d'une imperfection qui est transparente : « Les cygnes A, B et C sont blancs ; donc, tout cygne est blanc. » Pourtant, il reste convaincu du rôle de l'induction comme source du contenu psychique. Tout processus impliquant le passage de la sensation à la pensée, ou du particulier au général, sera considéré comme dérivant de l'induction classique ou aristotélicienne.

Il est plus facile de suivre la fortune des concepts d'Aristote que de suivre celle des concepts de Platon. La déduction d'Aristote, indépendante de l'ontologie, évolue directement vers la logique contemporaine, malgré sa contamination par l'induction logique « imparfaite ». Dans l'ontologie d'Aristote, les vestiges de ses causes matérielle et efficiente sont cachés dans nos concepts de la matière et de la force, inextricablement mélangés avec l'espace et le temps par la physique et la chimie. La téléologie (du grec *telos*, « but ») d'Aristote, sa théorie des causes finales, est remplacée dans la théorie de Darwin par la variation au hasard et l'extinction sélective, une conceptualisation qui explique comment toute cause finale n'est qu'une apparence. Mais concernant la cause formelle, Aristote ne s'écarte pas tellement de Platon. La cause formelle reste une entité plus mentale que physique, quoique cette entité mentale « réside » dans un objet physique. Durant un événement sensoriel, c'est-à-dire durant un événement inductif perceptif, la forme mentale entre dans la psyché tout en restant dans l'objet physique. Par analogie avec le domaine informatique, lorsqu'on copie un document numérique d'une disquette au disque dur, le document reste intact sur la disquette. La cause formelle d'Aristote est donc une notion informationnelle, ou mentale, qui préexiste dans l'objet physique. En plaçant la forme mentale *dans* l'objet physique extérieur, Aristote, comme Platon, fait une pétition de principe : il n'est pas obligé d'expliquer comment un objet physique peut devenir un objet mental. La frontière entre l'objet physique et l'objet mental réside dans l'objet physique extérieur.

59.2.2 Bacon : prévention et exclusion

Mesures de prévention, lecture de la nature

Deux millénaires plus tard, Francis Bacon (1561-1626), homme politique et philosophe anglais, essaie de corriger l'imperfection de l'induction par des « mesures de prévention ». Il préconise une induction purgée en se débarrassant des préjugés non scientifiques, appelés métaphoriquement les « idoles de l'esprit », et une induction sobre en procédant avec une prudence méticuleuse, en tirant les axiomes « des sens et du particulier, dans une progression ininterrompue, de sorte qu'elle permet d'atteindre les axiomes les plus généraux en dernier » (Bacon, 1620, I-19). On note que Bacon confond l'induction perceptive (tirer les axiomes des sens) et l'induction logique (tirer les axiomes du particulier).

Comment un objet physique extérieur devient-il une entité mentale intérieure ? Bacon propose que la Bible soit remplacée par le « Livre de la Nature » comme source de la connaissance. Ce penchant pour l'empirisme trahit sa croyance aristotélicienne inconsciente : si les choses naturelles ne possèdent pas de causes formelles, du moins sont-elles dotées d'étiquettes qui peuvent être lues, comme la Bible. Pour employer une métaphore psychanalytique, Aristote projette des formes *dans* les choses (le premier exemple de l'identification projective ?), tandis que Bacon projette des étiquettes *sur* des choses (la projection toute simple). Chez Bacon, la frontière se déplace de l'intérieur de l'objet à sa surface lisible, restant toujours à l'extérieur de l'esprit et même du corps humain.

Ajout d'élimination : « mode niant »

Bacon ne se rend pas compte que la nature qu'il croit lire est en fait sa propre projection sur la nature. En plus, Bacon est embarrassé de voir que plusieurs idées ou théories peuvent provenir d'une induction même bien purgée et sobre. Le processus inductif classique est, malgré lui, trop prolifique. Après une abstraction inductive même prudente, on devrait pouvoir distinguer la vraie théorie parmi le groupe de théories formulées. Bacon ajoute donc une troisième signification au mot « induction » : l'élimination de certaines conclusions par des exemples négatifs. On observe qu'un cygne est noir, par conséquent la conclusion « tout cygne est blanc » est éliminée, tandis que la conclusion « tout cygne est blanc ou noir » n'est pas éliminée. Bacon est impressionné par l'efficacité de cette méthode d'exclusion, qui n'a besoin que d'un seul exemple négatif pour invalider une théorie. On voit ici la naissance de l'idée d'épreuve de la réalité : par exemple, en évaluation psychiatrique, on peut confronter les perceptions et les idées du patient avec des évidences contraires ; en recherche scientifique, l'hypothèse est remise en question quand apparaissent des données contradictoires.

Mais Bacon ne remarque pas que ce troisième sens de l'induction n'est ni inductif au sens classique ni nouveau. Il reste classiquement déductif. Comme on le voit à la figure 59.3, on commence avec une série de théories (A, B, C, D, ...) en compétition. Les données (E, F, G, H, I, ...) les réfutent toutes, sauf une, par un argument déductif classique appelé *modus tollens* (*tollere*, « enlever » ou « nier »), ou « mode niant ». Si une hypothèse implique une prédiction, et que la prédiction se révèle fausse, on conclut que l'hypothèse est fausse. On pourrait penser avec raison que la théorie « survivante » est supérieure aux théories en compétition, mais cette conclusion ne prouve pas du tout la vérité de la théorie survivante par rapport aux données comme telles. Bacon nomme « induction éliminatoire » ce genre de déduction séquentielle. Ainsi, à la confusion entre logique et perception Bacon ajoute une seconde confusion entre déduction et induction.

L'erreur de l'induction classique consiste en une perversion du *modus tollens : le paralogisme d'affirmer le conséquent*. Une hypothèse permet de faire une prédiction, et si celle-ci se réalise, on juge l'hypothèse vraie. Par exemple :

Hypothèse à tester : La génétique est la cause de la schizophrénie.

Prédiction : Si vous souffrez de schizophrénie, je trouverai d'autres cas dans votre famille.

Résultat : Vous avez la schizophrénie, et je trouve d'autres cas dans votre famille.

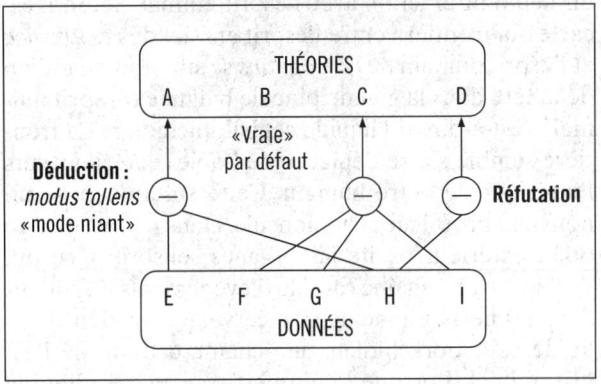

FIGURE 59.3 Bacon : méthode d'exclusion ; prétendument « induction éliminatoire »

Conclusion : Donc, la génétique est la cause de la schizophrénie.

Le même paralogisme gouverne le raisonnement de certains patients souffrant de schizophrénie : des chiens sont obéissants ; je suis obéissant, donc, je suis un chien. Dans une telle phrase, on n'a aucune difficulté à noter un trouble formel de la pensée.

59.2.3 Descartes : mécanisme et homoncule

René Descartes (1596-1650), mathématicien et philosophe français, est un des premiers à postuler un mécanisme sensoriel pour expliquer le passage de l'extérieur vers l'intérieur sans recours à la projection des entités mentales dans (Aristote) ou sur (Bacon) les objets extérieurs. Il défend un dualisme ontologique entre le monde physique (*res extensa*, « chose étendue ») et le monde mental (*res cogitans*, « chose pensée »). Les corps des animaux et des êtres humains appartiennent à *res extensa*. La réalité extérieure agit mécaniquement sur les organes sensoriels, entraînant une séquence causale de mouvements à l'intérieur du corps, ce qui excite l'« esprit animal », que Descartes désigne comme le liquide céphalorachidien, également partie de *res extensa*. Chez l'animal, c'est tout : il n'est qu'une machine complexe, sans vie mentale.

Chez l'être humain, Descartes (1649) soutient que l'esprit, lieu des représentations, des idées, des entités mentales et de la rationalité, est une partie de *res cogitans*. Une chose pensée n'est pas étendue, elle n'occupe aucun espace. L'esprit humain ne peut se trouver dans le corps humain, pourtant il doit avoir un lieu d'interaction avec l'esprit animal. Selon Descartes, la frontière entre l'esprit animal de *res extensa* et l'esprit humain de *res cogitans* se situerait au milieu de la tête dans la glande pinéale baignée d'esprit animal, c'est-à-dire du liquide céphalorachidien. La frontière semble s'être déplacée de l'objet extérieur vers l'intérieur de l'être humain. Cette solution pose un nouveau problème : l'homoncule. Dans *res extensa*, un objet extérieur excite les organes sensoriels, ce qui déclenche une chaîne causale d'événements physiques dans les nerfs, même dans le cerveau, puis dans le liquide céphalorachidien, une chaîne causale de l'esprit animal. Lorsque l'influx est transmis du liquide céphalorachidien à la glande pinéale, l'esprit humain est finalement excité et perçoit l'objet. La personne qui perçoit le monde est remplacée par un homoncule (homme minuscule) à l'intérieur du cerveau qui perçoit le monde. Et comment cet homoncule perçoit-il le monde ? Par son propre homoncule ? La solution induit une suite sans fin : Descartes aussi, à sa propre manière, fait une pétition de principe.

59.2.4 Hume : induction réduite à causalité

David Hume (1711-1776), philosophe britannique, contredit Bacon et prolonge les propositions mécaniques de Descartes. Il revient à l'induction, admet son imperfection et, à l'encontre de Bacon, il conclut que l'induction *logique* n'existe pas. Aussi, Hume ne confond plus la logique et la psychologie, mais il soutient qu'il peut exister un genre d'induction *perceptive*. Les perceptions produisent des impressions chez un individu, puis celles-ci s'associent pour faire une idée ou une pensée. Donc, une association des impressions est la cause d'une idée et même la compose, une relation de cause à effet qui n'a rien à voir avec la logique, même si elle ressemble à l'induction. Par la suite, l'association de telles idées n'est pas liée à la logique non plus ; elle dérive également d'une relation de cause à effet. Pour souligner qu'il ne s'agit pas de la logique, Hume dévalorise ces processus par le nom d'« habitude ». En accord avec Descartes, Hume remplace un processus logique par un processus causal, mais évite la régression infinie de l'homoncule qui hantait Descartes. Hume réduit l'impression perceptive et les associations d'idées qui en découlent à un phénomène purement physique. Il abolit la frontière entre le mental et le physique : tout est matériel, causal. Cette victoire causale est coûteuse : aucun enchaînement causal ne peut produire la « vérité », qui reste une catégorie logique ; donc, si les grandes théories ne se fondent que sur l'habitude, la science perd toute justification et ne peut prétendre à la vérité.

59.2.5 Mill : associationnisme et vérificationnisme

John Stuart Mill (1806-1873), philosophe et économiste britannique, s'accorde avec Bacon et avec Hume en retenant qu'un processus inductif est à la source du contenu mental : « Tout doit avoir à sa base une induction directe. » Il réhabilite aussi « les rejets et les exclusions » de Bacon, le mode niant séquentiel, l'« induction éliminatoire » (pourtant toujours une forme de déduction — voir la seconde partie de la section 59.2.2) qui prennent la forme de ses célèbres « canons d'inductionnisme ». Mill qualifie de « vérification » l'application de ses canons. Malgré les efforts de Hume pour clarifier ces concepts, Mill rétablit donc la confusion entre déduction et induction et entre logique et perception.

L'induction directe devient une partie intégrante de l'associationnisme, une théorie élaborée par James Mill (le père de John Stuart Mill). Cet associationnisme dérive du postulat des « associations causales » de Hume, mais, confondu de nouveau avec la logique, il va inspirer à Galton et Wundt leurs théories neurophysiologiques (Spitzer, 1994), où l'association des impressions ou des idées égale l'association des neurones, une équation que Freud adoptera pour son œuvre neurophysiologique spéculative (Freud, 1895) qui le conduit à sa règle technique de l'association libre. L'associationnisme stimule également les expériences sur l'association des mots de Kraepelin et de Jung. Celles-ci amènent Bleuler à redéfinir la démence précoce, conçue selon son grave pronostic, en tant que schizophrénie — un trouble d'association (schizophrénie, du grec *skhizein*, « fendre », et *phrēn*, « pensée »). Finalement, dans la version prédominante des neurosciences cognitives de notre époque, cette association des idées, des impressions ou des neurones égale l'association des éléments computationnels qui soutiennent les éléments de la parole et même de la pensée.

59.2.6 Néopositivisme

Auguste Comte (1798-1857), philosophe français, par sa « philosophie positive », fonde le positivisme, une idéologie, même presque une religion, qui restreint l'*epistêmê* aux connaissances « positives » des sciences empiriques. Gottlob Frege (1848-1925) et Bertrand Russell (1872-1970) proposent la logique symbolique, qui remplace des expressions grammaticales par des symboles algébriques. De ces deux doctrines dérive une nouvelle école philosophique, le néopositivisme (aussi appelé positivisme logique) qui, comme l'indique son appellation, tente de réactiver la logique inductive dans son sens positif (classique ou aristotélicien).

Épistémologie atomique et thermodynamique

La théorie atomique de la matière inspire à Russell ses énoncés (Dumas, 1990, p. 404). Si la matière se compose d'éléments les plus petits, les atomes, alors l'univers en espace-temps se composerait des événements les plus petits, les « événements atomiques », et la connaissance devrait se composer des phrases les plus petites, les « propositions atomiques ». Une proposition atomique énonce un événement atomique. Si l'on rassemble un nombre suffisant de propositions atomiques vérifiées, celles-ci pourraient se combiner en « propositions moléculaires » et, enfin, en propositions universelles. Rudolf Carnap (1891-1970) introduit la notion de « protocole d'expérience » qu'il définit comme la seule phrase simple qui correspond exactement à une expérience simple et directe, littéralement la première phrase qui se colle à une expérience (« protocole » dérive du grec *prôtos,* « premier », et *kollaô,* « coller »). Le protocole d'expérience prétend ne subir aucune contamination par le préjugé. Il sert, pour le néopositiviste, la même fonction que les « mesures de prévention » de Bacon. Les protocoles peuvent être vérifiés par d'autres observateurs. La « vérification positiviste » porte au début sur des phrases particulières, puis les protocoles vérifiés pourraient se combiner en propositions moléculaires ou universelles, comme chez Russell. La théorie de la thermodynamique mène elle aussi à certaines doctrines néopositivistes, en raison de sa base statistique. La sommation des protocoles ou des propositions atomiques vérifiés fournit une certaine *probabilité statistique de vérité* aux propositions des niveaux plus élevés.

Enfin, les néopositivistes réduisent la signification elle-même à la vérification : les concepts non réductibles à une telle sommation sont considérés comme dénués de signification. Voilà le fondement erroné de l'idéologie méthodologique, la fausse conscience, de la science moderne, comme on le verra dans ce qui suit.

La logique devient l'idéologie

Le néopositivisme tente de résoudre le problème fondamental du passage du monde physique au monde psychique par une réhabilitation des thèses de Bacon. Un microscope cognitif hypothétique (le recours aux événements et propositions *atomiques,* des *protocoles* d'expérience) remplace les mesures de prévention. Un tel microscope assurerait qu'on ne peut coller qu'un protocole sur un événement atomique. Le passage du monde physique au monde psychique s'effectuerait lorsqu'on colle un protocole sur son expérience. La frontière entre le physique et le mental, comme chez Bacon, se trouve à la surface lisible d'un objet. Aristote et Bacon prétendaient que la forme (l'étiquette) préexistait dans (ou sur) l'objet, tandis que le néopositiviste soutient qu'il doit coller lui-même l'étiquette. Ce que Bacon faisait inconsciemment, le néopositiviste le fait en toute conscience. Le néopositiviste se trompe pourtant en estimant que cela fait une différence. Comme Aristote, Bacon et Mill, il fait une pétition de principe : il projette une entité mentale, l'étiquette, sur l'objet, puis il le lit. Avec un tel raisonnement vicieux, la logique néopositiviste régresse à la logique aristotélicienne classique (induction imparfaite), par la sommation statistique — mais il ne s'agit que d'une sommation qui répète mille fois le paralogisme d'affirmer le conséquent (voir la seconde partie de la section 59.2.2) !

La logique déçoit le néopositiviste. L'induction était imparfaite pour Aristote, et elle restait imparfaite malgré les efforts de Bacon, Hume et Mill. Elle ne donne pas au néopositiviste ce qu'il désire : la vérité. Alors il se ment à lui-même en feignant de croire que l'induction lui a accordé ce qu'il désirait. Le néopositivisme constitue une idéologie scientiste qui se prend pour la science elle-même. La plupart des méthodologies et psychologies modernes se sont encombrées des vestiges néopositivistes en vue d'être « scientifiques », même si cela les amène vers l'opposé, vers l'erreur logique. La « définition opérationnelle » en est un exemple. Le néopositivisme essaie de réduire tout concept à l'opération de mesurer ; par exemple, la signification de « température » est réduite à l'opération de la mesurer. L'essai échoue, parce que l'opération de mesurer la température requiert le concept de longueur de la substance avec laquelle on mesure la température, tandis que l'opération de mesurer la longueur de quelque chose requiert le concept de température, qui doit rester constante. Au fond, toute définition opérationnelle devient circulaire. Aucun concept ne peut se définir par l'opération de le mesurer ou de l'observer. Mais la définition opérationnelle qui se limite à la maximisation de la fiabilité entre observateurs reste un outil essentiel de recherche, bien que la fiabilité ne garantisse jamais la validité, la vérité.

59.3 ÉPISTÉMOLOGIE ÉVOLUTIONNISTE

59.3.1 Popper

Karl Popper (1902-1995) est le philosophe le plus antipositiviste du 20e siècle. On pourrait appeler sa philosophie le « négativisme logique ». De plus, Popper élabore une nouvelle approche épistémologique appelée épistémologie évolutionniste.

Falsifiabilité et méthode hypothético-déductive

Popper s'accorde avec Bacon et Mill pour soutenir que l'induction classique n'a aucune valeur si le résultat ne peut être soumis à un processus de sélection compétitive *a posteriori*, selon l'« induction éliminatoire ». Mais Popper ne prend jamais cette « induction éliminatoire » comme une induction proprement dite. Rappelons que l'« induction éliminatoire » n'est que la sélection par défaut, la non-réfutation *déductive* par le mode niant, qui fournit le seul lien logique possible de l'évidence vers la théorie : la fausseté. L'autre lien logique, la vérité, n'est pas possible, parce que la vérité devrait être « fondée » sur le paralogisme d'affirmer le conséquent. Pour être « empirique » dans un sens logique quelconque, une théorie doit pouvoir être réfutée par l'évidence, ce qui nous amène au critère célèbre de scientificité de Popper : la falsifiabilité. Une théorie qui n'est pas falsifiable en principe n'est pas scientifique. Popper parle de la déduction classique positive, qui s'appelle *modus ponens* (*ponere*, « poser, affirmer ») ou « mode affirmatif », où il y a une « transmission de vérité » des hypothèses aux faits particuliers (prédictions concernant des objets réels, observations cliniques) ; puis il parle d'une « retransmission de fausseté » de ces faits particuliers aux hypothèses, par le mode niant, ce qui constitue la base de la méthode hypothético-déductive, comme l'illustre la figure 59.4. Il souligne qu'il n'y a aucune autre transmission : il n'y a jamais une transmission de vérité des faits particuliers aux hypothèses — Popper ne commet jamais le paralogisme d'affirmer le conséquent.

L'induction ne se produit jamais

La sélection déductive ne peut fournir à une hypothèse qu'une vérité relative aux hypothèses alternatives rejetées. La « vérification » ne se produit jamais. Tout ce qu'on peut dire d'une hypothèse se limite à « pas encore réfutée », un négatif doublé qui ne se réduit jamais à un positif : une hypothèse qui n'est « pas encore réfutée » ne se transforme jamais en une hypothèse « vérifiée » — on ne peut conclure qu'il n'existera jamais une hypothèse supérieure à celle qu'on croit vraie. Concernant la vérité, l'induction classique est facultative — superflue. La source d'une

FIGURE 59.4 Popper : méthodologie hypothético-déductive

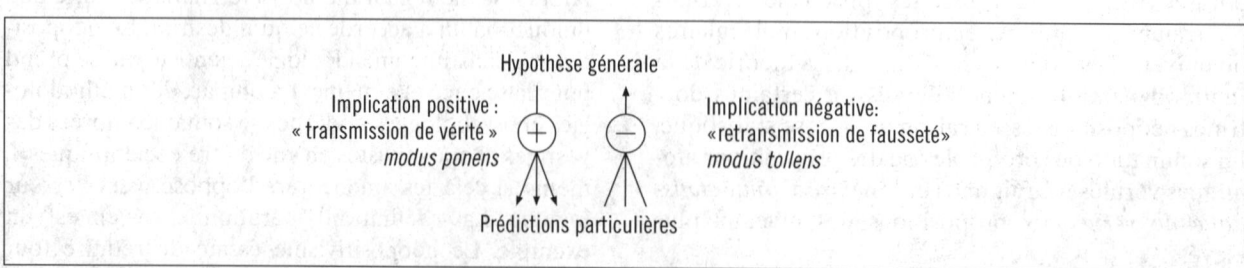

hypothèse n'a aucune pertinence par rapport à son statut de vérité.

Si l'induction est facultative, ne se produit-elle jamais ? Popper (1972) répond négativement : « Ce qui est vrai pour la logique est vrai pour la psychologie [...], pour la méthode scientifique et pour l'histoire de la science. [...] L'idée d'une induction par répétition doit être le résultat d'une erreur — une sorte d'illusion optique. » Affirmation audacieuse ! La logique de Popper l'amène à se prononcer non seulement sur la méthode scientifique, mais également sur la psychologie et l'histoire. Une théorie psychologique « empirique » qui décrit un processus inductif serait elle-même illogique. Ce verdict s'applique à l'associationnisme et aux théories psychologiques qui en découlent (la théorie de l'association des idées, la théorie du réflexe conditionné, la théorie de l'apprentissage, le comportementalisme, etc.). Toutes ces théories, qui s'articulent autour des processus inductifs, c'est-à-dire qui tentent d'« incarner » le paralogisme d'affirmer le conséquent, sont illogiques, donc incorrigiblement non scientifiques, erronées avant preuves ou données. La logique limite plus strictement qu'attendu la liberté de la théorisation scientifique. Si l'on est déçu par ces limites et qu'on essaie de les repousser, on commet un déni — le déni des limitations objectives de la logique et de la théorisation scientifique. Voilà comment Popper invite à la modestie l'optimisme inductionniste et la mégalomanie néo-positiviste.

Popper considère que la science prend naissance dans le mythe et qu'elle progresse selon un processus de modification forcée (la formation d'hypothèses nouvelles) qui fait suite à une déception (réfutation) ou à un problème. Toute signification prend naissance dans un mythe de groupe ou personnel (fantaisie), et la logique de la recherche ne peut que dire « Non ! », comme l'illustre la figure 59.5 (p. 1478). On ne peut commencer qu'avec ce qui est raconté, et lorsque la recherche déçoit, c'est cette histoire qui est révisée ; aucune nouvelle histoire ne se produit spontanément par des « faits ». La nature n'est pas lisible.

Méditation sur Darwin : la théorie de l'évolution n'est pas scientifique

Popper considère la théorie de Darwin et note qu'une partie de cette théorie est *vraie*, donc non réfutable, donc non scientifique. Elle est vraie parce qu'elle cons-titue une sorte de logique appliquée. Pour Darwin, « adaptation » égale survie de l'espèce et de l'individu ; par conséquent, cette adaptation se définit par rapport aux compétiteurs qui succombent. S'agissant d'une espèce ou d'un individu, donc, on ne pourrait dire que « pas encore mort », et à ce négatif doublé on ne peut rien ajouter de positif, tout comme la « vérité » d'une hypothèse est relative aux hypothèses qui sont réfutées. C'est ainsi que la lutte darwinienne pour la survie « incarne » la tautologie *modus tollens,* le mode niant.

En revanche, l'adaptation lamarckienne est inductionniste. Pour Lamarck, il y a « hérédité de l'acquis », point de vue selon lequel l'expérience vécue par un organisme peut adapter son corps, adaptation qui est transmise héréditairement (p. ex., une girafe qui s'étire vers de hautes branches verrait s'allonger son cou et aurait une progéniture dotée d'un long cou). En ce qui concerne une espèce ou un individu, donc, on pourrait dire plus que « pas encore mort ». À ce négatif doublé on ajoute qu'il s'agit d'une importation positive d'une adaptation de l'environnement au génome de l'organisme par l'expérience vécue, tout comme la « vérité » d'une hypothèse se serait produite par l'importation ou la sommation positive des perceptions, impressions ou observations. C'est ainsi que l'adaptation lamarckienne « incarne » le paralogisme d'affirmer le conséquent.

Cette précision permet à Popper (1972) de considérer toute théorisation logique ou scientifique inductionniste comme prédarwinienne ou lamarckienne et de proposer une théorie darwinienne ou évolutionniste du comportement et de la connaissance.

Épistémologie évolutionniste : rien n'entre de l'extérieur

Nos organes sensoriels ne font-ils que dire « non » ? Ne font-ils pas entrer, d'une certaine façon, l'extérieur à l'intérieur ? Popper (1972) répond que chaque animal naît avec des attentes ou des anticipations, un éventail inné de propensions à réagir que Popper interprète comme une sorte de connaissance hypothétique.

Pour Popper, tout ce qui se retrouve à l'intérieur provient de l'intérieur, et la perception elle-même est un processus sélectif. L'organisme a recours à des perceptions toutes faites, et les signaux sensoriels sélectionnent la meilleure perception ; l'esprit se contente d'une concordance assez bonne. En bref, rien n'entre

Psychiatrie clinique : une approche bio-psycho-sociale

FIGURE 59.5 Popper : découverte scientifique

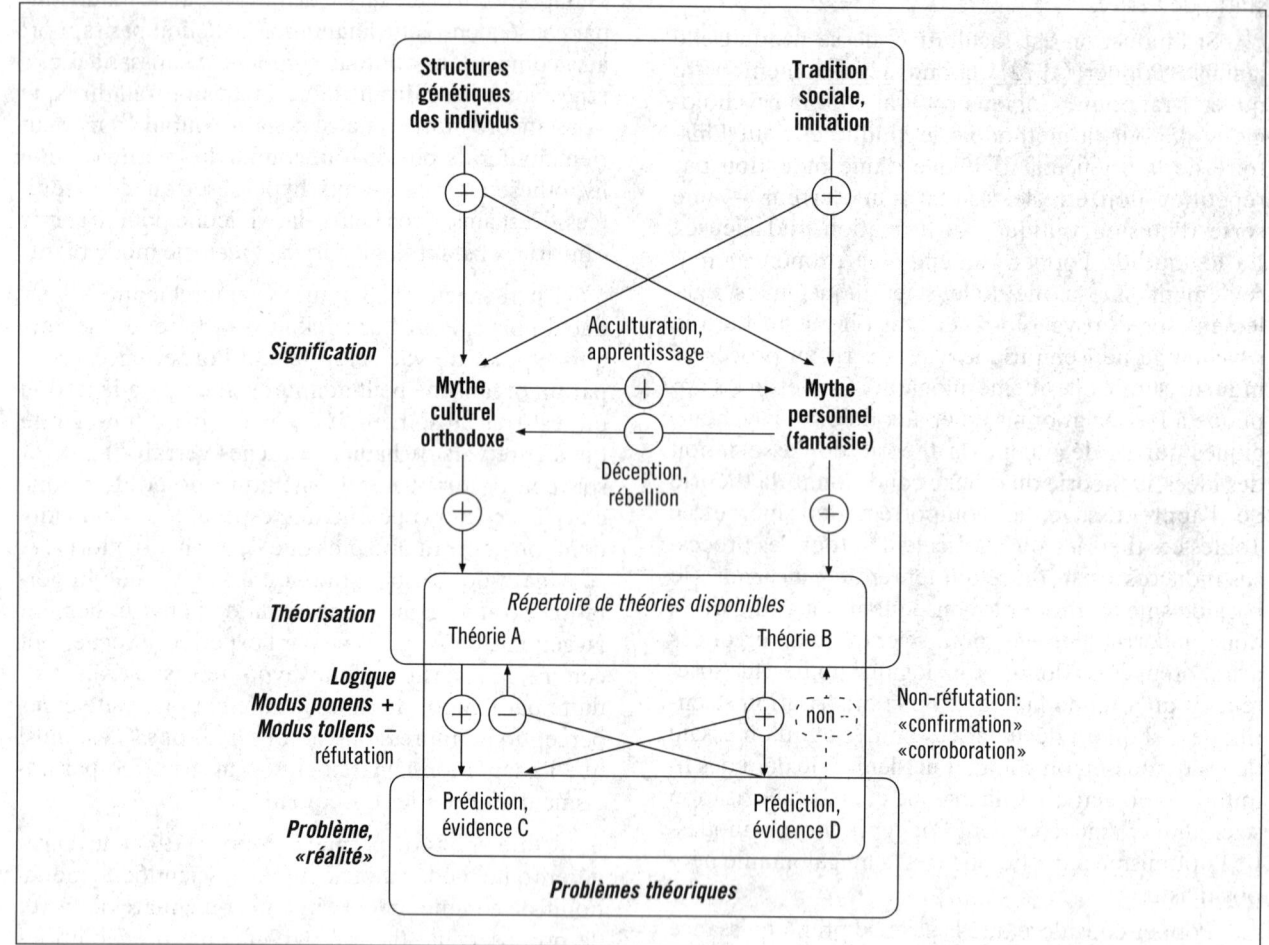

de l'extérieur. Les attentes innées, qu'elles soient sensorimotrices, cognitives ou linguistiques, ont évolué lentement selon un processus de sélection de type darwinien. La théorie (la perception) ne découle pas plus des observations que le long cou de la girafe ne vient des grands arbres. Darwin a éliminé un mécanisme lamarckien instructif transmettant des influences environnementales spécifiques au génome. Popper élimine un mécanisme inductif transmettant des sensations perceptives à l'esprit humain. Avec l'introduction d'événements de sélection entre l'individu et le monde, la chaîne causale de Hume ou de Descartes entre l'objet extérieur et l'idée intérieure s'interrompt. La partie causale de la frontière se situe aux marges de l'individu, aux marges des organes sensoriels, chez les animaux et chez les êtres humains.

Le domaine intérieur autonome de causalité sélective peut donner lieu aux phénomènes mentaux (bien qu'inconscients) sans qu'il soit nécessaire d'expliquer comment des objets extérieurs deviennent des pensées intérieures. Donc, contrairement à ce que soutenait Descartes, les animaux ne sont pas seulement des machines complexes et l'« esprit animal » contient des phénomènes mentaux[1]. Tout de même, Popper croit (avec Descartes) que l'être humain dépasse les autres animaux et qu'il y a, en effet, une seconde frontière entre l'inconscient animal et le conscient humain.

---

1. Rappelons que *phenomenon*, la chose comme *sentie*, s'oppose à *noumenon*, la chose comme *telle*. De ce fait, le *phenomenon* est toujours une entité mentale ; les *phenomena* ne peuvent donc être contenus que par des esprits (âmes, psychés).

Psychiatrie clinique : une approche bio-psycho-sociale

Le trialisme et la nouvelle frontière

Dans une perspective controversée, Popper remplace le dualisme ontologique cartésien par son propre trialisme ontologique. Il affirme que le monde intérieur, le monde de la subjectivité, porte sa propre réalité qui ne peut se réduire à la causalité physique. Il précise que les produits de notre subjectivité, la logique, nos théories, nos histoires, notre art, portent également leur propre réalité qui ne peut se réduire ni à la subjectivité individuelle ni à la causalité physique : au contraire, c'est notre logique qui arbitre nos notions de causalité physique. Popper appelle l'univers matériel le « Monde 1 », la subjectivité, le « Monde 2 », et les produits mentaux, le « Monde 3 ». Contre Descartes, il soutient que le Monde 2 dérive du Monde 1, comme le Monde 3 dérive du Monde 2 ; les Mondes 2 et 3 auraient leurs lieux d'« incarnation » nerveuse dans le Monde 1. Dérivation n'égale pas réduction : les trois mondes peuvent s'interpréter comme des univers distincts de discours, et on entre en contradiction lorsqu'on essaie de réduire l'un à l'autre.

Popper essaie, avec Eccles, neuroscientifique, de développer une psychoneurophysiologie qui incorporerait cette philosophie (Popper et Eccles, 1977). La plupart des événements nerveux mentaux, même de sélection, ne sont pas conscients, donc ne font pas partie du Monde 2. Popper avance que le lieu d'« interaction » des Mondes 1 et 2 est le cortex gauche d'association, le cortex qui donne lieu aux phénomènes linguistiques et conscients, ce qu'il appelle le « cortex de liaison ». Quelques années plus tard, le darwinisme neuronal d'Edelman proposera une mise à jour neuroscientifique plus réussie, même plus « poppérienne », que celle qu'ont faite Popper et Eccles.

59.3.2 Finir le projet de Darwin : Edelman et le darwinisme neuronal

Popper et Edelman

Gerald Edelman, neurobiologiste américain, Prix Nobel de médecine (1972), ne cite Popper que pour le critiquer. Pourtant, chacun invoque le darwinisme en rejetant la même série de philosophies (essentialisme, phénoménisme, représentationnalisme, empirisme, idéalisme), de psychologies (associationnisme, comportementalisme, théorie de l'apprentissage) et de neurophysiologies alternatives (théorie de Hebb, théorie cybernétique). Pour justifier le rejet de ces théories, Edelman met en avant deux faiblesses principales. La première faiblesse est un vestige de l'essentialisme platonicien : le recours à un environnement « préétiqueté », sur quoi Edelman et Popper seraient en accord. La seconde faiblesse est un vestige du dualisme cartésien : le recours à un homoncule, et sur ce point Edelman interprète le trialisme de Popper comme une nouvelle version du dualisme et son cortex de liaison comme un autre homoncule, remplaçant la glande pinéale de Descartes.

Le « dogme clé »

La thèse centrale d'Edelman (1987, 1989, 1992) est identique à celle de Popper : l'environnement affecte le système nerveux d'une façon sélective plutôt qu'instructive (ou, en termes logiques, déductive plutôt qu'inductive) — d'une façon darwinienne plutôt que lamarckienne. Son « dogme » principal est le suivant :

> Toutes les théories de sélection neuronale ont en commun un dogme clé concernant le développement nerveux — [...] bien que le pattern des circuits nerveux relève des variables évolutionnistes, développementales et comportementales, il n'est ni établi ni réarrangé *d'une façon instructive* et, une fois établi, il reste en général fixé *comme une base pour la sélection synaptique*. (Edelman, 1987, p. 19 ; traduction libre.)

Selon cette théorie, un *système sélectif évolutif*, l'évolution comme telle, a produit un *système sélectif somatique*, le système nerveux de l'individu.

Théorie de la sélection des groupes neuronaux

Le code génétique instaure un processus compétitif entre neurones et impose un ensemble de contraintes. D'un processus complexe relevant de la croissance des prolongements cellulaires, de molécules d'adhérence cellulaire et de la mort cellulaire, il résulte une neuroanatomie unique de l'individu, une population fixée de groupes neuronaux ; c'est le *répertoire primaire*, qui est une base fixée au moment de la naissance pour toute sélection subséquente. Par la suite, le comportement sensorimoteur de l'individu dans le monde modifie cet ensemble de circuits par le renforcement ou l'affaiblissement des connexions synaptiques, pour produire le *répertoire secondaire*.

Psychiatrie clinique : une approche bio-psycho-sociale

La neuroanatomie du cerveau s'organise en modalités multiples (vue, audition, olfaction, équilibration, etc.) et en niveaux multiples (p. ex., pour la vue, rétine, thalamus, hippocampe, cortex visuel, cortex pariétal). Selon Edelman, chaque modalité se structure selon plusieurs *cartes cérébrales* (p. ex., plusieurs cartes visuelles à chaque niveau), et chacune a son propre répertoire de groupes neuronaux. Dans un tel répertoire, certains groupes neuronaux sont sélectionnés et renforcés par l'entrée des signaux sensoriels. Les groupes neuronaux sélectionnés dans une carte interagissent avec ceux des autres, ce qui s'appelle *réentrée*. Aux niveaux plus élevés, la catégorisation perceptive se produit dans une *cartographie globale* contenant de multiples cartes locales réentrantes ; cette cartographie interagit avec d'autres centres cérébraux non cartographiés (voir la figure 59.6). Ces derniers incluent les centres hédonistes et moteurs de l'animal.

Valeurs

Popper et Edelman s'accordent pour dire que la pensée à tous les niveaux relève de systèmes héréditaires de valeurs. Popper parle des mythes culturels et des théories anticipatoires incorporées par la génétique, tandis qu'Edelman parle des systèmes de valeurs sélectionnés par l'évolution pour la survie de l'espèce particulière. Ces valeurs se manifestent d'une façon passive face aux choix disponibles dans chaque répertoire de groupes neuronaux et d'une façon active aux centres hédonistes du cerveau. Tant qu'un point fixe d'un système hédoniste n'est pas encore atteint, il s'agit d'une attente. Ces attentes limitent toute pensée, y compris la perception, la catégorisation, l'épreuve de la réalité et le fonctionnement mental de haut niveau. Donc, toute pensée, même toute perception, incorpore le conflit entre une attente liée à un centre hédoniste et l'expérience vécue, un point de vue qui s'accorde avec la psychanalyse.

FIGURE 59.6   Représentation de la différence entre un modèle instructif et un modèle sélectif (Edelman)

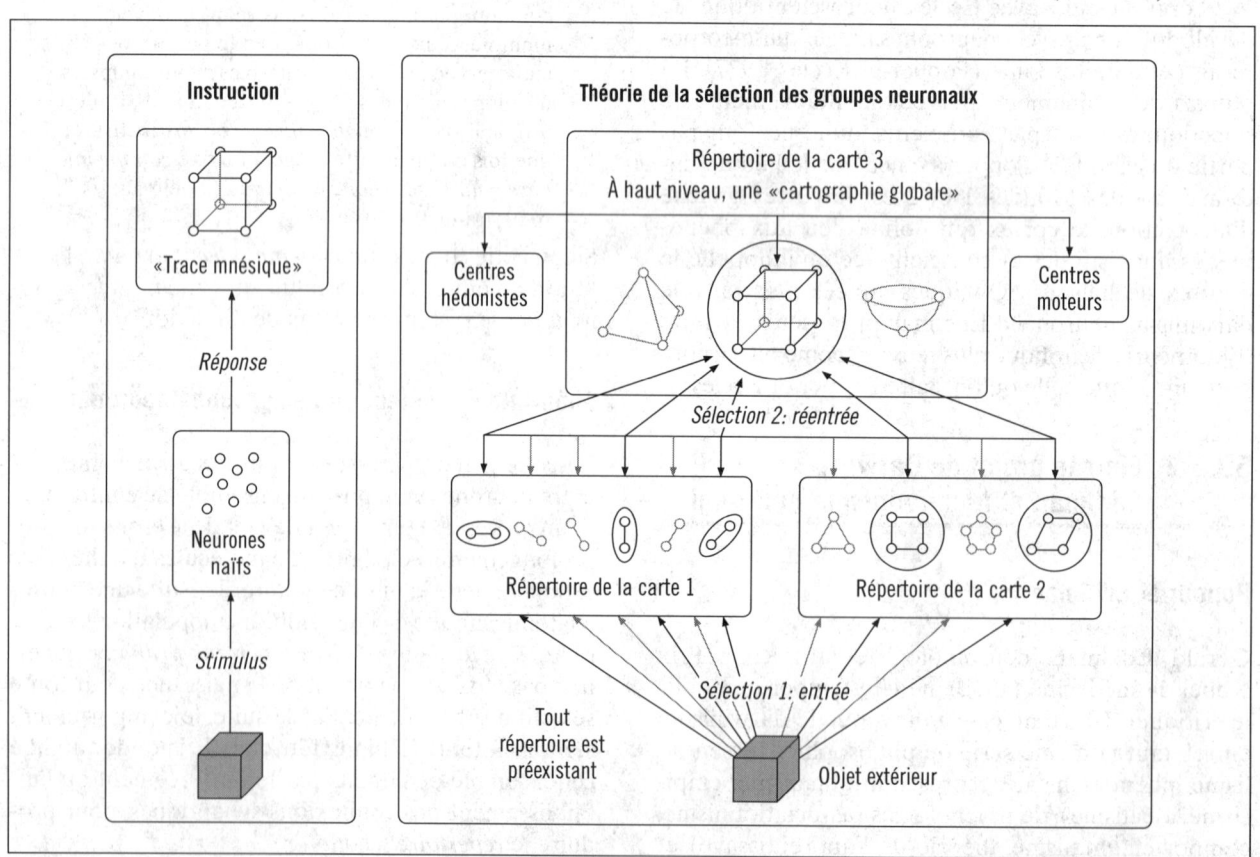

Psychiatrie clinique : une approche bio-psycho-sociale

Apprentissage

L'apprentissage quotidien est achevé lorsque le comportement conduit à des modifications synaptiques dans les cartographies globales qui permettent la réalisation d'une attente (« assimilation » chez Piaget). Un apprentissage exceptionnel se produit lorsqu'une attente est déçue, lorsqu'il y a une surprise (« déception » chez Popper). La surprise appelle une nouvelle réponse comportementale (« nouvelle hypothèse » chez Popper) pour que l'environnement puisse s'accorder de nouveau aux attentes (« accommodation » chez Piaget).

Trialisme d'Edelman

En dépit de ses protestations, Edelman (1992) manifeste un certain trialisme poppérien : « Le fait qu'elle [la conscience, le Monde 2 de Popper] soit apparue au sein de structures matérielles précises présentes dans le cerveau [Monde 1] ne signifie pas que l'on puisse l'identifier à ces structures. [...] La conscience dépend aussi des relations avec l'environnement et, à son niveau le plus élevé, des symboles et du langage [Monde 3] employés par une société donnée. » (Edelman, 1992, p. 306.) En bref, la conscience (Monde 2) ne peut s'identifier aux structures matérielles dans le cerveau (Monde 1) parce qu'elle dépend aussi des symboles et du langage (Monde 3). En plus, un des chapitres de l'ouvrage d'Edelman (1992) s'intitule « La mémoire et l'âme : non au réductionnisme idiot ». En effet, Edelman, comme Popper, considère les trois Mondes comme des univers distincts de discours et ajoute qu'on entre en contradiction *idiote* lorsqu'on essaie de réduire l'un à l'autre.

59.4 RÉSUMÉ ÉVOLUTIONNISTE : LA PETITE REVANCHE DE PLATON

Sur le plan ontologique, Platon se trompe. Le réaliste naïf contemporain rejette son idéalisme métaphysique fait de formes ou d'essences éternelles, dont le monde n'est qu'un pâle reflet. Par extension, il rejette son épistémologie faite de mythes de l'amnésie et de la réminiscence. Comme le furent Bacon, Descartes, Hume, Mill et les néopositivistes, les fondateurs de notre vision scientifique, il est davantage attiré par Aristote, l'empiriste, et adopte son épistémologie qui régit la méthodologie et la psychologie scientifiques jusqu'à nos jours : l'inductionnisme, l'empirisme, l'associationnisme, le positivisme, la psychanalyse, le comportementalisme, la théorie de l'apprentissage, le cognitivisme.

Mais d'une façon imprévue, Popper et Edelman montrent comment Darwin sauve Platon contre Aristote. Popper montre en quoi Aristote se trompe et comment les théories qui découlent de celles d'Aristote mènent à une idéologie scientiste — un obstacle épistémologique. Comme autre voie, Popper reconnaît que Darwin avait introduit une nouvelle idée et il propose l'esquisse d'une nouvelle neurophysiologie qui rejette la plupart des psychologies contemporaines. Edelman refonde le projet d'une façon plus poppérienne que Popper, en dénonçant l'essentialisme de Platon, l'environnement paré d'étiquettes d'Aristote et des autres inductionnistes et l'homoncule de Descartes (et de Popper). Mais, en fin de compte, Edelman introduit un mécanisme (la sélection entre groupes neuronaux préexistants) plus proche de la réminiscence platonicienne que de l'induction aristotélicienne.

Il y a une ironie dans cette conclusion. Les empiristes réalistes, atteints de platonophobie, se préoccupent de rendre valide l'épistémologie aristotélicienne. Leurs essais sont futiles. Ce qui remplace le mécanisme d'induction correspond à ce qui remplace le mécanisme lamarckien qui transmet les influences environnementales au génome — rien. Darwin, Popper et Edelman montrent que de tels mécanismes sont redondants — superflus. L'imperfection du mécanisme de réplication permet une certaine variation au hasard, à la suite de laquelle une sélection *après coup* suffit à *simuler* une transmission des influences environnementales au génome. Qu'est-ce qui remplace l'accord ontologique (platonicien ou aristotélicien) entre le monde extérieur et les idées intérieures ? Rien, à part du hasard, un hasard qui est l'aboutissement d'une infinité de hasards pendant 200 millions d'années d'évolution.

Cette réflexion permet d'apporter une certaine précision à la prétendue *psychiatrie fondée sur l'évidence*. Lorsqu'on se fonde sur l'évidence pour sélectionner la meilleure hypothèse d'une série, on emploie le mode niant, la méthode hypothético-déductive. Lorsqu'on croit qu'une hypothèse donnée est fondée, elle-même, sur l'évidence, on commet le paralogisme d'affirmer le conséquent — on manifeste un léger trouble formel de la pensée.

Psychiatrie clinique : une approche bio-psycho-sociale

59.5 ÉPISTÉMOLOGIE LARGE : UN COUP D'ŒIL

Une philosophie de la science fondée sur le sélectionnisme contredit l'inductionnisme et le positivisme, mais ouvre la porte à toutes les autres écoles philosophiques, puisqu'elle prétend que toute idéation, à partir de la perception jusqu'à l'hypothèse scientifique et, au-delà, jusqu'à l'imagination, a son origine dans la psyché. Le sélectionniste reconnaît les réalités matérielles, psychiques et symboliques, inconscientes et conscientes.

L'épistémologie étroite se fonde sur la logique, cette petite partie du Monde 3 qui penche vers la clarté, vers l'univocité, vers le blanc et le noir, la vérité et la fausseté. Elle s'intéresse au statut des propositions scientifiques, cette autre petite partie du Monde 3 qui s'évertue à atteindre au Monde 1, la réalité. Mais elle ne tient aucun compte du Monde 2, la réalité psychique elle-même qui est à l'origine du Monde 3 ; elle ne tient aucun compte de la grande partie du Monde 3 qui penche vers la signification, vers l'équivoque, vers l'arc-en-ciel de couleurs, vers l'allusion, la métaphore, l'ambivalence, la contradiction. Les valeurs du Monde 2 (désir, peur, tendance, pulsion, affect, souffrance) à la fois produisent et compliquent toute pensée et toute logique. Le conflit psychique rend équivoque tout produit mental. L'épistémologie étroite s'emploie à dissiper cette équivoque en la rejetant comme « bruit » ou en la rendant univoque (p. ex., par des définitions opérationnelles). Une épistémologie large, essentielle pour toute tradition psychothérapeutique interprétative, pour la psychiatrie anthropologique et transculturelle, pour l'éthique, cherche à dévoiler l'équivoque, à trouver la signification cachée qui soutient la parole d'un patient, ou qui fait que la parole et le comportement du patient se contredisent, ou qui essaie de s'exprimer par un symptôme physique.

Le psychiatre complet, le guérisseur de l'âme qui essaie de comprendre une affliction de l'esprit comme une dysfonction cérébrale (Monde 1), comme la souffrance d'une personne affligée (Monde 2) et comme un texte incompréhensible (Monde 3) devrait être à l'aise dans les trois univers distincts de discours, ce qui exige un certain « trilinguisme ». Cependant, la surspécialisation de la psychiatrie tend vers un unilinguisme biomoléculaire (Monde 1) chez la plupart des psychiatres, qui peuvent essayer de supprimer ou de réduire la psychiatrie des deux autres langues — de la subjectivité du Monde 2, de l'interprétation du Monde 3. On espérerait, au contraire, que la psychiatrie en pratique évolue des trois univers distincts de discours vers un seul univers de trois discours.

La philosophie sélectionniste est en train de s'élaborer en tant que philosophie de la science. Par la suite, elle pourra éclairer le domaine de l'épistémologie large, où l'on trouve toujours des vestiges positivistes ou inductionnistes, même dans les écoles qui prétendent s'opposer au positivisme (p. ex., la philosophie dialectique, l'herméneutique) et dans les écoles qui devraient s'opposer au positivisme (p. ex., la psychanalyse).

Bibliographie

ARISTOTE
1993   *De l'âme,* Paris, Garnier-Flammarion.
1964-1974   *Organon,* Paris, Librairie philosophique J. Vrin, 5 vol.

BACON, F.
1620   *Novum Organum,* Paris, PUF, 1986.

DESCARTES, R.
1649   *Les passions de l'âme,* Paris, Le Livre de Poche, 1990.
1637   *Discours de la méthode,* Paris, Le Livre de Poche, 1984.

DUMAS, J.-L.
1990   *Histoire de la pensée,* t. III : *Temps modernes, philosophes,* Paris, Éditions Tallandier.

EDELMAN, G.M.
1992   *Biologie de la conscience,* Paris, Odile Jacob.
1989   *The Remembered Present : A Biological Theory of Consciousness,* New York, Basic Books.
1987   *Neural Darwinism : The Theory of Neuronal Group Selection,* New York, Basic Books.

FREUD, S.
1895   « Project for a scientific psychology », dans *Standard Edition of the Complete Psychological Works of Sigmund Freud,* Londres, Hogarth Press, 1966, vol. 1, p. 295-343.

HUME, D.
1748   *Enquête sur l'entendement humain,* Paris, Garnier-Flammarion, 1983.

MILL, J.S.
1843   *Système de logique déductive et inductive,* Paris, Mardaga, 1988.

POPPER, K.R.
1974   *La quête inachevée,* Paris, Calmann-Lévy, 1981.
1972   *La connaissance objective,* Paris, Aubier, 1991.
1934   *La logique de la découverte scientifique,* Paris, Payot, 1984.

POPPER, K.R., et ECCLES, J.C.
1977   *The Self and Its Brain: An Argument for Interactionism,* New York, Springer International.

SPITZER, M.
1994   « Key concepts: Associationism », *Philosophy, Psychiatry, & Psychology,* vol. 1, n° 2, p. 135-137.

Lectures complémentaires

DUMAS, J.-L.
1990   *Histoire de la pensée: philosophies et philosophes. 3. Temps modernes,* Paris, Le Livre de Poche.

KUNZMANN, P., BURKARD, F.-P., et WIEDMANN, F.
1993   *Atlas de la philosophie,* Paris, Le Livre de Poche.

O'NEIL, J.A.
1993   « Popper, Grünbaum and induction », *Revue canadienne de psychanalyse,* vol. 1, n° 2, p. 105-130.

RADNITZKY, G., et BARTLEY III, W.W. (sous la dir. de)
1987   *Evolutionary Epistemology, Rationality, and the Sociology of Knowledge,* LaSalle (Ill.), Open Court.

WIGGINS, O.P., et SCHWARTZ, M.A.
1997   « Edmund Husserl's influence on Karl Jaspers's phenomenology », *Philosophy, Psychiatry, & Psychology,* vol. 4, n° 1, p. 15-36.

CHAPITRE 60

Génétique

MICHEL MAZIADE, M.D., F.R.C.P.C.
Psychiatre, directeur scientifique au Centre de recherche Université Laval Robert-Giffard (Québec)
Professeur titulaire et directeur du Département de psychiatrie de l'Université Laval (Québec)

CHANTAL MÉRETTE, Ph.D.
Professeure agrégée de psychiatrie au Département de psychiatrie de l'Université Laval et au
Centre de recherche Université Laval Robert-Giffard (Québec)

MARC-ANDRÉ ROY, M.D., M.Sc., F.R.C.P.C.
Psychiatre, Programme pour personnes en début d'évolution d'une psychose de la Polyclinique
Sainte-Anne et du Centre hospitalier Robert-Giffard (Québec)
Professeur adjoint de psychiatrie au Département de psychiatrie de l'Université Laval et au
Centre de recherche Université Laval Robert-Giffard (Québec)

PLAN

60.1 Épidémiologie génétique
    60.1.1 Principales méthodes de recherche en épidémiologie génétique
        • *Études familiales* • *Études d'adoption* • *Études de jumeaux*
    60.1.2 Résultats des études en épidémiologie génétique
        • *Transmission génétique ou environnementale ?* • *Spécificité des facteurs génétiques*
        • *Mode de transmission*

60.2 Méthodes d'identification des gènes de susceptibilité
    60.2.1 Concepts de base
    60.2.2 Fondement des analyses génétiques

60.3 Problèmes méthodologiques dans l'identification des gènes de susceptibilité
    60.3.1 Pléiotropie des gènes de susceptibilité
    60.3.2 Fidélité imparfaite des diagnostics
    60.3.3 Pénétrance incomplète
    60.3.4 Incertitude quant au mode de transmission
    60.3.5 Hétérogénéité génétique
    60.3.6 Phénocopies
    60.3.7 Peu d'hypothèses *a priori* concernant la nature des gènes en cause

60.4 Quelques résultats en psychiatrie génétique

Bibliographie

Lectures complémentaires

La génétique humaine a fait des progrès spectaculaires grâce au Human Genome Project qui travaille au séquençage complet du génome humain, ce qui ouvrira la voie à une accélération des découvertes de gènes déterminant la susceptibilité à diverses maladies. Ces progrès amènent à entrevoir un avancement prochain des connaissances relativement aux gènes qui interviennent dans les maladies psychiatriques. Ces découvertes auront des retombées importantes sur la pratique psychiatrique.

La psychiatrie génétique comprend deux volets qui se complètent. Tout d'abord, l'épidémiologie génétique cherche à savoir si une maladie est transmise héréditairement et à connaître son mode de transmission. Le second volet s'attache à identifier, en utilisant les méthodes de la génétique moléculaire et de la statistique génétique, les gènes de susceptibilité. Le Québec, en raison de ses grandes familles, de son système de santé publique, de la stabilité de sa population et de sa relative homogénéité génétique, constitue une région privilégiée pour mener de telles études.

60.1 ÉPIDÉMIOLOGIE GÉNÉTIQUE

60.1.1 Principales méthodes de recherche en épidémiologie génétique

Les trois principaux devis d'épidémiologie génétique sont les études familiales, les études d'adoption et les études de jumeaux. Ces devis constituent des étapes essentielles préalables à l'identification des gènes de susceptibilité, car ils visent à déterminer si une maladie donnée a une étiologie héréditaire. Cette section présente les avantages et les inconvénients de chacun de ces devis ainsi que les principaux résultats des études.

Études familiales

Dans les études familiales, on compare le risque qu'apparaisse une maladie donnée chez les personnes ayant un lien de parenté avec un individu atteint de cette même maladie au risque que survienne cette maladie chez les parents de personnes non atteintes, pour déterminer s'il y a transmission familiale de la maladie. Les études familiales ne nécessitent pas de groupes très particuliers, car elles se fondent généralement sur les familles nucléaires des personnes atteintes. Ainsi, la facilité de réalisation est le principal avantage des études familiales par rapport aux autres devis d'épidémiologie génétique (études d'adoption et de jumeaux). Cependant, contrairement aux études d'adoption et de jumeaux, les études familiales ne permettent pas de dissocier la transmission familiale d'origine génétique de la transmission familiale d'origine environnementale, puisque les membres d'une famille ont en commun à la fois une partie de leurs gènes et de leur environnement.

Études d'adoption

Dans le processus d'adoption, des individus sont séparés de leur famille biologique tôt dans leur vie. Ainsi, la concordance entre des individus adoptés et leurs parents biologiques pour la présence ou l'absence d'une maladie ou leur ressemblance pour un trait continu (p. ex., le quotient intellectuel) sera expliquée par des facteurs essentiellement génétiques, puisque l'influence environnementale sera exercée par les parents adoptifs. Deux méthodes peuvent être utilisées :

- on sélectionne des enfants qui ont été adoptés et qui souffrent de la maladie étudiée, ainsi que des enfants adoptés qui ne souffrent pas de la maladie. Cela permet de comparer la fréquence de la maladie chez les parents biologiques des enfants atteints à la fréquence de la maladie chez les parents biologiques des enfants non atteints. On peut aussi comparer la fréquence de la maladie entre les parents biologiques et les parents adoptifs des enfants atteints ;
- on sélectionne des parents qui souffrent de la maladie et qui ont donné leur enfant en adoption en vue de comparer la fréquence de la maladie chez les enfants nés de parents atteints à la fréquence de la maladie chez les enfants nés de parents non atteints.

De la sorte, les composantes génétique et environnementale de la transmission familiale peuvent être dissociées. En effet, une transmission génétique sera l'explication la plus probable si l'on constate une fréquence plus élevée de la maladie chez les parents biologiques d'enfants adoptés malades (première stratégie) ou chez les enfants biologiques adoptés nés de parents malades (deuxième stratégie) [Cadoret, 1986].

La réalisation d'études d'adoption présente toutefois trois difficultés majeures :
- il est difficile de retrouver les parents biologiques ou les enfants adoptés, en raison de la confidentialité entourant le processus d'adoption ;
- les personnes adoptées forment un groupe qui n'est pas nécessairement représentatif de la population générale, puisque seulement une faible minorité de la population a fait l'objet d'une adoption. De ce fait, il est difficile de savoir si les résultats de ces études s'appliquent à l'ensemble de la population ;
- puisque la proportion des enfants qui sont adoptés est faible, il est souvent difficile d'obtenir un échantillon de taille suffisante pour des maladies qui ne touchent qu'un petit pourcentage de la population.

Études de jumeaux

Les études de jumeaux reposent sur le fait que les jumeaux monozygotes et dizygotes diffèrent quant à la proportion des gènes qu'ils partagent, alors qu'ils sont semblables quant à la proportion des influences environnementales qu'ils subissent. D'une part, les jumeaux monozygotes possèdent les mêmes gènes, alors que chez les jumeaux dizygotes seulement 50 % des gènes sont communs. D'autre part, les jumeaux monozygotes et dizygotes évoluent dans le même environnement, puisque ces deux types de jumeaux ont pour caractéristique d'être nés en même temps et d'être issus de la même famille. Selon que le risque d'une maladie est influencé par des facteurs génétiques ou environnementaux, le taux de concordance (c.-à-d. le pourcentage de couples de jumeaux où les deux souffrent de la maladie parmi les couples de jumeaux où au moins un est atteint) sera différent. En effet, le taux de concordance sera plus élevé chez les jumeaux monozygotes que chez les jumeaux dizygotes s'il s'agit d'influences génétiques, en raison d'un bagage génétique identique chez les premiers. Dans le cas d'influences dues à des facteurs environnementaux communs aux deux jumeaux (p. ex., la perte d'un parent en bas âge), le taux de concordance sera similaire chez les jumeaux monozygotes et dizygotes. Notons que le taux de concordance sera inférieur à 100 %, même chez les jumeaux monozygotes, si des facteurs environnementaux non partagés par les membres d'une paire de jumeaux (p. ex., attitude parentale différente pour chaque enfant ou événement traumatisant ne touchant que l'un des jumeaux) sont présents parmi les causes de la maladie.

Les études de jumeaux butent sur trois problèmes potentiels :
- la difficulté, même pour des maladies psychiatriques relativement fréquentes, tels les troubles bipolaires, dont la prévalence est d'environ 1 %, de former un échantillon de jumeaux de taille suffisante. En effet, seulement 1 individu sur 165 est un jumeau monozygote, ce qui fait que 1 personne sur 16 500 serait un jumeau monozygote atteint d'un trouble affectif bipolaire ;
- la représentativité des jumeaux par rapport à la population générale. On sait toutefois que la fréquence des problèmes psychiatriques chez les jumeaux est semblable à celle qu'on trouve dans la population générale, ce qui rassure quant à la représentativité des jumeaux ;
- la validité des études de jumeaux liée au postulat de la ressemblance de l'environnement des jumeaux monozygotes et dizygotes. Ainsi, les critiques des études de jumeaux soutiennent que la plus grande ressemblance des jumeaux monozygotes en ce qui concerne des traits psychiatriques ou psychologiques peut être expliquée par la plus grande ressemblance de leur environnement. Cependant, de nombreuses études ont examiné et réfuté cette proposition, confirmant ainsi la validité des conclusions tirées des études de jumeaux (Kendler et coll., 1993). Les études longitudinales de Pérusse et son équipe, à Montréal, portant sur des jumeaux nourrissons suivis dans le temps, jetteront sans doute une lumière nouvelle sur cette question.

60.1.2 Résultats des études en épidémiologie génétique

Transmission génétique ou environnementale ?

Il existe deux façons de quantifier les résultats des études en épidémiologie génétique, selon la nature catégorielle ou continue des traits étudiés (voir le chapitre 65, section 65.1.1). Pour des traits continus, comme la sévérité de symptômes dépressifs ou une caractéristique de la personnalité (p. ex., l'introversion), la ressemblance familiale est quantifiée sous forme de corrélation, une corrélation de 1 signifiant une identité complète et une corrélation de 0 signifiant une absence totale de ressemblance. Pour des traits catégoriels, telle la présence ou l'absence d'un diagnostic, la ressemblance familiale est quantifiée par la fréquence de la maladie chez les parents à divers degrés (père, mère, frères, jumeau monozygote, etc.) d'une personne souffrant ou non de la maladie. Cependant, même pour des traits catégoriels, certaines procédures statistiques permettent d'exprimer le degré de ressemblance familiale sous forme de coefficient de corrélation (la corrélation sera dite tétrachorique).

Les résultats des trois types d'études décrits plus haut sont remarquablement constants en psychiatrie. Leurs principaux résultats sont :

- la démonstration de l'agrégation (ou ressemblance) familiale pour la plupart des troubles psychiatriques. Par exemple, le risque de schizophrénie est 10 fois plus élevé chez les personnes génétiquement liées au premier degré à une personne schizophrène que dans le reste de la population, tout comme le risque de trouble bipolaire est 10 fois plus élevé chez les personnes génétiquement liées au premier degré à une personne atteinte d'un tel trouble ;

- la démonstration, par les études d'adoption et de jumeaux, que la transmission est essentiellement génétique pour la majorité des maladies psychiatriques et même pour des traits psychologiques, telle l'estime de soi (Roy, Neale et Kendler, 1995b). De plus, ces études permettent de quantifier l'héritabilité, c'est-à-dire le pourcentage des différences entre les individus qui est expliqué par des facteurs génétiques, valeur qu'on obtient en décomposant le degré de ressemblance entre personnes apparentées. Par exemple, dans le cas des études de jumeaux, le coefficient de ressemblance mesuré pour des jumeaux monozygotes (r_{MZ}) est égal à $a^2 + c^2$, où a^2 est la ressemblance familiale due aux facteurs génétiques et c^2, la ressemblance familiale due aux facteurs environnementaux communs aux deux jumeaux. Par ailleurs, le coefficient de ressemblance pour des jumeaux dizygotes (r_{DZ}) est égal à $0,5 a^2 + c^2$, le coefficient de 0,5 étant introduit chez les dizygotes du fait qu'ils ne partagent que la moitié de leurs gènes. À partir des valeurs de r_{MZ} et r_{DZ} enregistrées chez des couples de jumeaux, on peut calculer l'héritabilité (a^2) en résolvant une équation à deux inconnues. Dans les faits, le calcul de l'héritabilité est plus complexe, mais cet exposé reflète adéquatement les principes permettant d'estimer l'héritabilité. Ainsi, l'héritabilité en ce qui concerne la schizophrénie et les troubles affectifs bipolaires est estimée à 80 %. Par ailleurs, il faut préciser que l'héritabilité n'est pas une mesure directe du risque pour les individus apparentés à des personnes souffrant de la maladie. Par exemple, le risque pour les parents au premier degré de personnes souffrant d'un trouble affectif bipolaire est de 10 %, et non de 80 %. Un tel risque ne contredit pas l'estimation de l'héritabilité, puisque les parents au premier degré ne partagent que 50 % de leurs gènes ;

- la démonstration de l'importance des facteurs environnementaux non communs aux membres d'une fratrie, puisque le taux de concordance chez les jumeaux monozygotes est inférieur à 100 % pour toutes les psychopathologies. Ainsi, parmi les facteurs environnementaux influant sur le risque que se manifeste un problème d'ordre psychiatrique, ceux qui sont partagés par les membres d'une fratrie sont moins importants que ceux qui sont particuliers à chaque individu.

Spécificité des facteurs génétiques

En plus de permettre d'étudier l'agrégation familiale, les études familiales, de jumeaux et d'adoption permettent de déterminer la spécificité du risque, c'est-à-dire de vérifier si la présence d'un trouble A chez un individu est associée à un risque plus élevé d'un trouble B chez les personnes qui lui sont apparentées.

À ce titre, ces études montrent un certain degré de spécificité quant au type de psychose transmis. En effet, le risque de schizophrénie est plus grand pour les individus liés génétiquement à une personne schizophrène que pour ceux qui sont liés génétiquement à une personne maniaco-dépressive, et réciproquement.

Cependant, les études d'épidémiologie génétique révèlent aussi un certain degré de non-spécificité du risque, suggérant une continuité étiologique entre certains syndromes psychiatriques, tels :

- la schizophrénie, les troubles schizo-affectifs, les troubles schizophréniformes, la personnalité schizotypique ;

– la dépression majeure et l'anxiété généralisée (Roy, Neale et Kendler, 1995a).

Néanmoins, certaines zones grises persistent. Par exemple, même si, comme mentionné plus haut, les études familiales sur la schizophrénie et les troubles bipolaires révèlent un certain degré de spécificité du risque, elles indiquent aussi un certain degré de non-spécificité. En effet, certaines études ont noté un risque plus élevé de trouble bipolaire chez les parents au premier degré de personnes schizophrènes que dans la population générale (Taylor, 1992), quoique le risque de trouble bipolaire soit plus faible parmi les proches de personnes schizophrènes que parmi les proches de personnes souffrant d'un trouble bipolaire. De plus, une étude (Maziade et coll., 1995b) a démontré que la structure factorielle des symptômes psychotiques (c.-à-d. la dichotomie entre les symptômes positifs et négatifs) est commune aux formes familiales de la schizophrénie et des troubles affectifs bipolaires, ce qui laisse entendre que les facteurs étiologiques sous-tendant ces dimensions psychopathologiques sont peut-être communs aux deux syndromes.

Mode de transmission

Après avoir démontré qu'une maladie est transmise héréditairement, il faut déterminer son mode de transmission, puisque celui-ci influencera le choix du type d'études à effectuer pour identifier les gènes de susceptibilité. On établit le mode de transmission d'abord en mesurant le risque que se développe la maladie chez les parents au premier degré (parents, fratrie et enfants) et au deuxième degré (oncles, tantes, grands-parents, petits-enfants) de sujets atteints de maladies psychiatriques. Par la suite, des analyses statistiques, appelées analyses de ségrégation, permettront de déterminer le mode de transmission le plus probable, par une comparaison du pattern de transmission observé avec les patterns caractéristiques des modes de transmission décrits plus bas. Il est utile de distinguer deux grands modèles de transmission génétique : les transmissions mendéliennes, parmi lesquelles on distingue les modes dominant, récessif et lié au sexe, et la transmission polygénique. En gros, ces modes de transmission se caractérisent comme suit :

– dans la *transmission mendélienne dominante,* une seule copie du gène défectueux est nécessaire pour que la maladie se manifeste. Par exemple, les personnes porteuses de la mutation causant la chorée de Huntington développent toujours la maladie. Dans le cas des maladies à transmission dominante, si la pénétrance (voir la section 60.2.2) du gène est complète, le risque que les enfants, les parents au premier degré (fratrie, parents, enfants) d'une personne malade soient atteints de la maladie est de 50 %, et ce risque diminue à 25 % pour les parents au deuxième degré (cousins, cousines, oncles, tantes, grands-parents);

– dans la *transmission mendélienne récessive,* deux copies du gène défectueux sont nécessaires pour que se développe la maladie. Par exemple, en ce qui concerne la fibrose kystique et la phénylcétonurie, la probabilité pour que la maladie se déclare chez les enfants porteurs de deux copies du gène défectueux est de 100 %, alors que cette probabilité est nulle chez ceux qui n'en ont qu'une copie. Généralement, les parents d'une personne souffrant d'une maladie à transmission récessive ne sont pas atteints, étant donné qu'ils n'ont chacun qu'une des deux copies du gène défectueux et que, par ailleurs, les maladies qui se transmettent selon le mode récessif sont souvent des maladies entraînant la mort avant l'atteinte de l'âge adulte. Parmi la fratrie des personnes affectées, en moyenne une personne sur quatre aura la maladie, une personne sur deux sera porteuse d'une des deux copies du gène défectueux sans développer la maladie et une personne sur quatre ne portera aucune de ces copies;

– dans la *transmission liée au sexe,* les gènes de susceptibilité sont situés sur les chromosomes X ou Y. Dans de tels cas, la transmission suivra des patterns complexes, et le risque de transmettre la maladie ou le risque qu'elle se développe chez les descendants dépendra du sexe de l'individu. Par exemple, le gène de l'hémophilie est un gène récessif situé sur la région du chromosome X qui n'a pas d'homologue sur le chromosome Y, car les chromosomes X et Y n'ont pas la même longueur. La maladie est généralement transmise par une mère asymptomatique, puisqu'elle n'a qu'un des deux gènes de la maladie. Elle transmettra le gène de susceptibilité à 50 % de ses garçons, lesquels auront la maladie étant donné que leur chromosome Y ne peut contenir un gène sain qui les protégerait contre cette maladie. La mère

Psychiatrie clinique : une approche bio-psycho-sociale

transmettra aussi le gène à 50 % de ses filles, qui seront, comme elle, des porteuses asymptomatiques ;
- dans la *transmission polygénique,* plusieurs gènes contribuent de façon indépendante à la susceptibilité à une maladie, déterminant un continuum de vulnérabilité. Chaque individu présente une certaine vulnérabilité, déterminée par le nombre de facteurs de risque génétiques et environnementaux auxquels il est exposé. Si le degré de vulnérabilité dépasse un seuil donné, il aura la maladie. Si les facteurs de risque sont peu nombreux et que la maladie ne se développe pas, l'individu pourra tout de même être porteur de certains gènes de susceptibilité sans exprimer la maladie. Par exemple, il est clair que, pour la plupart des types d'hypertension artérielle, plusieurs gènes sont en cause, et c'est leur effet combiné qui entraîne, le cas échéant, une élévation de la pression au-dessus d'un seuil critique.

Les études de ségrégation semblent indiquer que la transmission familiale des troubles psychiatriques est polygénique. Cependant, ces études ne permettent pas de tirer de conclusions définitives, entre autres à cause des faiblesses méthodologiques qu'elles présentent. De plus, il est probable que, pour chaque syndrome psychiatrique, les catégories diagnostiques regroupent plusieurs maladies distinctes et que chacune de ces maladies se transmet selon un mode spécifique (voir la section 60.3.5). Ainsi, il est plausible que cette apparente transmission polygénique des syndromes psychiatriques résulte d'un regroupement de plusieurs maladies dont certaines auraient une transmission mendélienne.

60.2 MÉTHODES D'IDENTIFICATION DES GÈNES DE SUSCEPTIBILITÉ

Étant donné l'importance des facteurs génétiques pour plusieurs troubles psychiatriques, l'étape suivante est l'identification de leurs gènes de susceptibilité.

60.2.1 Concepts de base

La connaissance de certains concepts de base propres à la génétique est nécessaire pour comprendre l'application des méthodes de recherche génétique aux troubles psychiatriques.

Le *génome* correspond à l'ensemble de l'information génétique contenue dans chacune des cellules d'un organisme. Le *génotype* correspond à la constitution génétique d'un individu, alors que le *phénotype* est l'expression observable du génotype (p. ex., la dépression). Les *chromosomes,* au nombre de 23 paires chez l'humain, sont le regroupement de cette information ; des copies identiques de ces chromosomes sont présentes dans chacune des cellules du corps. Ces chromosomes contiennent l'information génétique en provenance du père et de la mère, sous forme d'*acide désoxyribonucléique* (ADN). L'information génétique est contenue dans les *gènes,* qui sont des sections d'ADN servant à la synthèse de protéines. On estime habituellement le nombre de gènes à environ 100 000.

Le *locus* se définit comme la localisation d'une séquence d'ADN, qui peut consister en un gène ou en une séquence qui ne sert pas à la synthèse de protéines (*junk* ADN). Une *mutation* est une modification de la séquence d'ADN, survenant spontanément ou à la suite d'une influence environnementale (p. ex., une exposition à des rayons ultraviolets), qui peut se traduire par un changement dans la structure ou la transcription d'une protéine que le gène sert à synthétiser. Un locus peut recevoir plusieurs *allèles,* qui sont les variantes d'un gène ou d'un marqueur (séquence d'ADN dont on connaît la localisation) ; les différents allèles des gènes résultent des mutations et peuvent ensuite être transmis aux générations suivantes. Par exemple, pour la fibrose kystique, il existe plusieurs allèles ou variantes du gène FKP qui peuvent causer la maladie, alors que plusieurs autres allèles ne causent pas la maladie ; un enfant qui porte n'importe quelle combinaison de deux allèles causant la maladie en souffrira.

60.2.2 Fondement des analyses génétiques

Pour comprendre les analyses de liaison génétique, il faut connaître le processus de la méiose, par lequel les cellules germinales du père et de la mère deviennent des spermatozoïdes et des ovules, respectivement.

Au début de la méiose (voir la figure 60.1, à gauche), les cellules germinales (les cellules qui servent à la reproduction) du père et de la mère contiennent les deux membres de chacune des 23 paires de chromosomes, correspondant aux chromosomes présents dans toutes les cellules du parent. Au cours de la méiose, ces chromosomes sont copiés, et durant cette copie, il peut y avoir des recombinaisons, c'est-à-dire que des morceaux de chacune de ces copies de chromosomes seront échangés. À la fin de la méiose (figure 60.1, à droite), on trouve une nouvelle organisation des allèles le long des chromosomes. Par exemple, le premier chromosome contenait les allèles A, B et C (aux loci 1, 2 et 3 respectivement) au début de la méiose, alors qu'à la fin de la méiose il contient les allèles a, B et C. Un seul de ces chromosomes sera sélectionné pour produire un spermatozoïde ou un ovule. Par la suite, l'ovule sera fertilisé par le spermatozoïde, et le processus de développement du fœtus débutera.

La probabilité pour que deux gènes situés sur un même chromosome parental soient encore situés sur le même chromosome chez l'enfant dépendra de leur proximité. Si deux gènes sont situés très près l'un de l'autre (figure 60.1, loci 2 et 3), la probabilité pour qu'ils soient encore couplés chez l'enfant sera plus grande que s'ils sont éloignés (figure 60.1, loci 1 et 3). Deux gènes situés près l'un de l'autre, comme les loci 2 et 3 de la figure 60.1, sont dits en liaison génétique.

Les études de liaison génétique examinent ce phénomène de liaison à l'intérieur de familles dont certains membres sont malades et d'autres, non. Ainsi, on étudiera la coségrégation d'un marqueur génétique, dont on connaît le locus, avec une maladie, dont on ne connaît pas le locus. On déterminera si un allèle de ce marqueur génétique est fréquemment transmis chez les personnes souffrant de la maladie dans une famille. Si oui, on conclura alors que le gène de la maladie est à proximité du marqueur. C'est en observant une telle liaison génétique entre la chorée de Huntington et des marqueurs qu'on savait localisés sur le bras court du chromosome 4 qu'on a pu conclure que le gène en cause dans cette maladie était situé dans cette région chromosomique.

Ce processus est illustré par les génogrammes fictifs de la figure 60.2, où sont représentés des membres

FIGURE 60.1 Recombinaison au cours d'une méiose

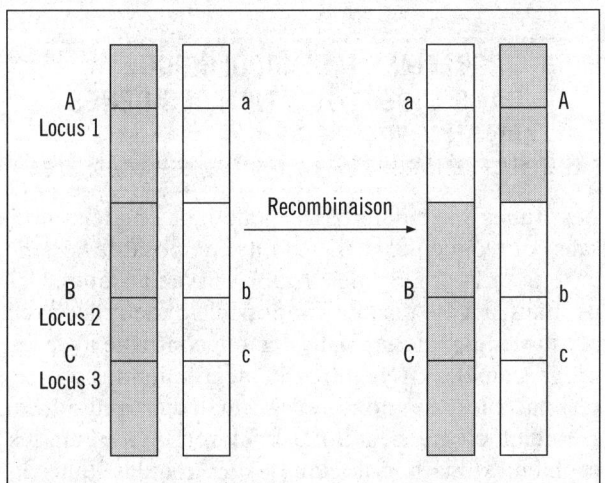

FIGURE 60.2 Génogrammes illustrant l'étude de la liaison génétique à l'intérieur des familles*

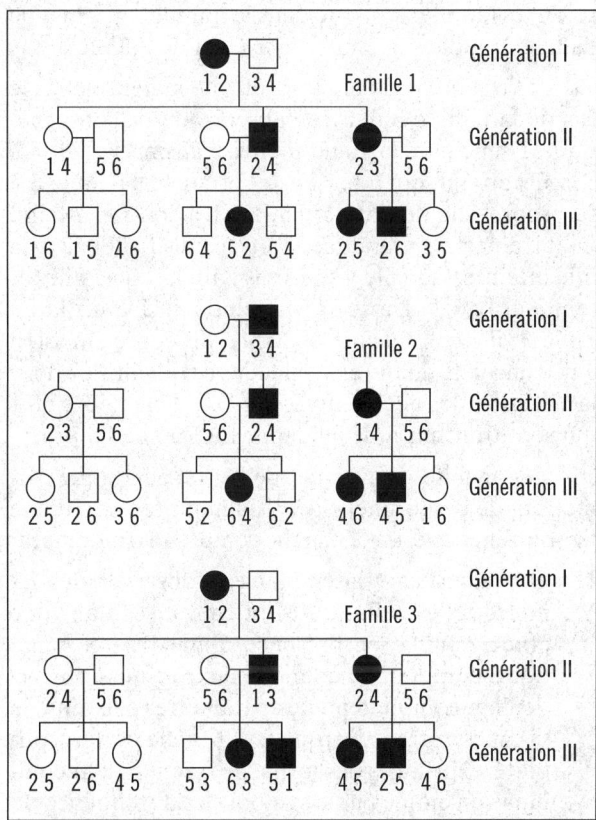

* Les cercles indiquent les femmes, les carrés indiquent les hommes. Les figures pleines désignent les personnes malades.
  Un trait horizontal indique un mariage.
  Les chiffres sous les cercles et les carrés correspondent aux allèles au locus utilisé comme marqueur.
  Dans les familles 1 et 2, le marqueur et la maladie sont liés ; dans la famille 3, ils ne le sont pas.

Psychiatrie clinique : une approche bio-psycho-sociale

de trois familles, souffrant ou non d'une maladie donnée, ainsi que les allèles au marqueur utilisé, ce marqueur ayant six allèles différents, numérotés de 1 à 6. Pour la famille 1, la maladie a été transmise à l'origine par la grand-mère (génération I) à deux de ses enfants (génération II), qui l'ont à leur tour transmise à quelques enfants (génération III). L'allèle 2 du marqueur a lui aussi été transmis des parents aux enfants, chaque fois que la maladie le fut. De la même façon, dans la famille 2, tous les individus ayant souffert de la maladie ont reçu l'allèle 4 du grand-père. Ce phénomène de transmission simultanée entre un locus et un phénotype semble indiquer une liaison génétique, représentée par les loci 2 et 3 de la figure 60.1; le locus 2 pourrait représenter le gène de susceptibilité pour la maladie, alors que le locus 3 représenterait le marqueur. Il faut aussi remarquer que l'allèle qui est transmis simultanément avec la maladie peut varier selon les familles, puisque dans la famille 1, il s'agit de l'allèle 2, et dans la famille 2, il s'agit de l'allèle 4.

À l'opposé des familles 1 et 2 de la figure 60.2, le cas de la famille 3 illustre l'absence de liaison génétique. D'une part, la grand-mère a transmis l'allèle 1 à son fils atteint, qui a par la suite transmis l'allèle 3 à sa propre fille atteinte et l'allèle 1 à son fils atteint. D'autre part, la grand-mère a transmis l'allèle 2 à sa fille atteinte, laquelle a transmis l'allèle 4 à sa fille atteinte et l'allèle 2 à son fils atteint. Ainsi, dans la famille 3, il n'y a aucune évidence de cotransmission entre un allèle donné et la maladie, ce qui illustre donc la situation des allèles aux loci 1 et 2 de la figure 60.1 qui sont transmis indépendamment l'un de l'autre.

Les analyses statistiques de liaison génétique permettent de déterminer s'il y a ou non présence d'une liaison génétique. La démarche comprend trois étapes :

1. On calcule la vraisemblance d'observer des familles telles celles qui sont comprises dans une étude donnée en présence d'une liaison génétique, étant donné un mode de transmission particulier, compte tenu des paramètres suivants : la distance entre le marqueur et le gène de susceptibilité, exprimée sous forme de fraction de recombinaison, notée par le symbole θ; la fréquence du gène de la maladie dans la population; le pourcentage de phénocopies (cas dus à des causes environnementales plutôt que génétiques) et la pénétrance (la probabilité pour qu'une personne porteuse des gènes de susceptibilité ait la maladie), paramètres qui déterminent le mode de transmission (dominante, récessive). Ces paramètres sont généralement estimés avant les analyses, comme on le verra dans la section suivante;

2. On calcule la vraisemblance d'observer un tel échantillon de familles en l'absence d'une liaison génétique;

3. On détermine laquelle des deux possibilités, soit l'absence ou la présence de liaison génétique, est la plus probable, ainsi que la distance entre le gène de susceptibilité et le marqueur (θ). Pour ce faire, on divise la vraisemblance d'observer de telles familles en présence de liaison génétique (étape 1) par la vraisemblance de les observer en l'absence de liaison (étape 2). Le résultat est généralement exprimé sous forme de *lod score,* qui est un paramètre ayant une échelle logarithmique. Pour des maladies à transmission mendélienne, un *lod score* de 3 (qui signifie qu'il est 1 000 [10^3] fois plus probable d'observer de telles familles en présence d'une liaison génétique qu'en l'absence d'une telle liaison) est le seuil statistique à partir duquel on conclura à la présence probable d'un gène de susceptibilité dans la région chromosomique étudiée.

Une fois établie la liaison génétique, le gène de susceptibilité pourra être identifié plus précisément par les méthodes de biologie moléculaire. Grâce au projet Génothon et au Human Genome Project, le séquençage du génome humain progresse rapidement, de sorte que le nombre de marqueurs connus augmente et qu'il est maintenant possible de couvrir l'ensemble du génome humain.

60.3 PROBLÈMES MÉTHODOLOGIQUES DANS L'IDENTIFICATION DES GÈNES DE SUSCEPTIBILITÉ

Les études en épidémiologie génétique ont démontré sans équivoque l'existence d'une composante héréditaire pour la plupart des troubles psychiatriques. Cependant, il a été jusqu'ici impossible d'identifier avec certitude les gènes en cause, ce qui contraste avec les progrès rapides au chapitre de l'identification des gènes responsables de nombreuses maladies physiques. L'épidémiologie génétique peut renseigner sur les problèmes méthodologiques sur lesquels bute la recherche. Les trois premiers problèmes sont liés à la définition du phénotype, car la détermination des gènes de susceptibilité d'une maladie repose sur une désignation précise des personnes qui sont atteintes de cette maladie. Les trois problèmes suivants sont reliés à la nature des facteurs contribuant à la maladie.

60.3.1 Pléiotropie des gènes de susceptibilité

La pléiotropie est la tendance de gènes à être exprimés de différentes façons, dans différents phénotypes. Ce phénomène complique les études de liaison génétique en rendant difficile la détermination des diagnostics représentant l'expression observable du gène que l'on cherche. Par exemple, étant donné les résultats équivoques concernant la relation entre la schizophrénie et les troubles bipolaires (voir la section « Spécificité des facteurs génétiques »), ces derniers doivent-ils faire partie de la définition du phénotype dans une étude de liaison génétique de la première ? Deux solutions ont été proposées à cet égard :

- on peut élargir la définition du phénotype pour inclure ces deux syndromes. Par précaution, on utilisera une hiérarchie diagnostique. Ce faisant, on répétera les analyses en variant la définition du phénotype. Par exemple, dans une étude de liaison génétique de la schizophrénie, tout d'abord, seules les personnes schizophrènes seront comprises parmi les personnes atteintes, ensuite les personnes souffrant de troubles schizophréniformes seront ajoutées, puis les personnalités schizotypiques, et ainsi de suite (Maziade et coll., 1995a). Cependant, la définition optimale de cette hiérarchie n'est pas toujours claire ; une définition trop inclusive augmentera le risque de faux positifs, qui peuvent fortement diminuer l'évidence de liaison génétique, et une définition trop étroite augmentera le risque de faux négatifs, qui peuvent aussi diminuer la puissance statistique (c.-à-d. la capacité de détecter une liaison génétique lorsqu'elle est présente) ;

- on peut définir le phénotype sous l'angle de la sévérité des symptômes, telles les dimensions psychopathologiques, comme les symptômes positifs et négatifs de la schizophrénie, au lieu d'utiliser les catégories diagnostiques. Cependant, une telle approche en est encore à ses débuts.

60.3.2 Fidélité imparfaite des diagnostics

Le fait que la fidélité des diagnostics psychiatriques ne soit pas parfaite est particulièrement important compte tenu de la sensibilité des analyses génétiques aux erreurs diagnostiques (voir le chapitre 65). Plusieurs failles dans les méthodes diagnostiques utilisées (Roy et coll., 1997) dans les études de liaison génétique concernant les troubles psychiatriques pourraient compter parmi les causes de la difficulté à identifier les gènes de susceptibilité. Pour résoudre ce problème, diverses solutions ont été mises en avant :

- améliorer la précision des diagnostics, par le recours à plusieurs sources d'information (entrevue avec le sujet, renseignements provenant des tiers et des dossiers médicaux), afin de compenser les limites de l'information fournie par une seule source, et par l'utilisation de diagnostics posés sans que ceux des proches soient connus, afin d'éviter des biais d'information ;
- vérifier régulièrement la fidélité des diagnostics ;
- permettre, dans les analyses de liaison, la présence d'une certaine proportion de faux positifs, qui sont alors considérés comme des phénocopies, ainsi que des faux négatifs, qui sont considérés comme des « cas non pénétrants ».

60.3.3 Pénétrance incomplète

Deux études d'enfants de jumeaux monozygotes discordants pour la schizophrénie suggèrent fortement que les gènes de susceptibilité de cette maladie ont fort probablement une pénétrance incomplète (Gottesman et Bertelsen, 1989). Dans ce devis, un seul des deux jumeaux est schizophrène, même si ceux-ci ont un patrimoine génétique identique. Ces études ont trouvé un risque élevé de schizophrénie pour les enfants des deux jumeaux, le risque pour les enfants du jumeau non schizophrène étant aussi élevé que le risque pour les enfants du jumeau schizophrène. L'explication la plus plausible de ces observations est que les jumeaux non atteints étaient malgré tout porteurs des gènes de susceptibilité et les auraient transmis à leurs enfants sans avoir eux-mêmes développé la schizophrénie. Il est donc probable que des facteurs environnementaux, biologiques ou psychosociaux, interviennent dans la pénétrance des gènes de susceptibilité. Les individus porteurs des gènes de susceptibilité

qui n'ont pas développé la maladie seront qualifiés de « cas non pénétrants ». De tels cas seront considérés comme non touchés dans les analyses de liaison, même s'ils sont porteurs du gène de susceptibilité, ce qui diminuera le niveau de signification statistique de la liaison génétique. Trois solutions à ce problème ont été proposées :
- les analyses peuvent admettre un certain pourcentage de cas non pénétrants, sans préciser quels individus sont concernés. Cependant, cette solution introduit un facteur d'incertitude dans les analyses, ce qui a pour inconvénient de diminuer la puissance statistique ;
- il est possible de n'inclure que les sujets atteints dans les analyses de liaison, ce qui élimine le problème des cas non pénétrants. Cependant, la perte de l'information fournie par les « porteurs sains » diminuera la puissance statistique ;
- il est possible d'utiliser des méthodes plus sensibles que les entrevues cliniques pour identifier les cas non pénétrants. En effet, plusieurs études ont révélé que les proches non atteints de personnes schizophrènes présentent fréquemment des déficits semblables à ceux qu'on rencontre chez les personnes schizophrènes, telle une mauvaise performance à des tests d'attention ou à d'autres tests cognitifs. La présence de telles particularités chez une personne qui ne souffre pas de la maladie peut signifier qu'elle est porteuse d'une vulnérabilité génétique pour la schizophrénie, sans que par ailleurs celle-ci se soit développée. Cependant, des anomalies similaires peuvent caractériser des sujets chez qui d'autres diagnostics psychiatriques ont été posés, ce qui risque d'introduire des faux positifs dans les analyses, diminuant ainsi le niveau de signification statistique d'une liaison génétique. De plus, la détection de ces anomalies requiert un outillage considérable difficile à utiliser à grande échelle.

60.3.4 Incertitude quant au mode de transmission

S'il est reconnu que la transmission familiale de la plupart des maladies psychiatriques a une base génétique, la façon dont ces maladies se transmettent reste incertaine. Or, comme il est mentionné à la section 60.2.2, les analyses de liaison génétique nécessitent la spécification du modèle de transmission génétique. L'incertitude au sujet du mode de transmission des maladies psychiatriques pose deux problèmes.

Le premier problème est qu'un modèle de transmission erroné diminue la puissance statistique des analyses. Deux solutions ont été proposées :
- il est possible de répéter les analyses en variant le mode de transmission. Cependant, cette stratégie peut amener à conclure de façon erronée à une liaison génétique (erreur appelée erreur de type 1), en raison de la multiplication des tests statistiques. Des études récentes laissent toutefois entendre que, moyennant certaines précautions, cette répétition des analyses ne crée pas de graves problèmes ;
- il est possible de procéder à des analyses dites non paramétriques, qui ne requièrent pas que soit stipulé le mode de transmission génétique. Une de ces approches consiste à estimer la proportion d'allèles identiques par descendance (IPD) à un marqueur donné partagée par deux enfants issus des mêmes parents et atteints de la même maladie. Si ce marqueur est transmis dans la fratrie de façon indépendante par rapport à la maladie, on s'attend à ce que cette proportion soit de 50 % ; une proportion d'allèles IPD significativement plus grande que 50 % dénotera une liaison entre le marqueur et la maladie. Cependant, si la comparaison entre la proportion d'allèles IPD relevée et la proportion de 50 % attendue ne requiert pas la spécification d'un mode de transmission, sa puissance statistique demeure grandement dépendante du vrai mode de transmission. Par exemple, ce test de comparaison pourra détecter beaucoup plus facilement une liaison génétique pour une maladie récessive, pour laquelle des paires fraternelles atteintes devraient partager 100 % de leurs allèles IPD au marqueur, que pour une maladie dominante, où cette proportion est de 75 % en théorie. De plus, ces analyses non paramétriques, comparées aux analyses de liaison décrites à la section 60.2.2, ont une moins grande puissance statistique et leurs résultats sont généralement moins détaillés que les résultats obtenus au moyen des méthodes utilisant le *lod score*, puisque les méthodes non paramétriques ne fournissent pas d'estimation de la distance entre le locus de la maladie et le marqueur. Ainsi, plusieurs experts en statistique génétique considèrent que les analyses non paramétriques offrent, en théorie, peu

d'avantages comparativement aux études fondées sur le *lod score*. Cependant, en pratique, les désavantages des analyses non paramétriques peuvent parfois être compensés par une plus grande facilité à échantillonner des paires fraternelles de sujets atteints qu'à échantillonner des familles étendues.

Le deuxième problème que pose l'incertitude quant au mode de transmission tient au fait que certaines formes de troubles psychiatriques ont peut-être un mode de transmission polygénique ; la puissance statistique des méthodes fondées sur le *lod score* est beaucoup moins grande dans de tels cas. Il existe au moins trois solutions à ce problème :

- l'échantillonnage de grandes familles dans lesquelles la distribution des cas est compatible avec une transmission mendélienne. Par exemple, on pourrait choisir de grandes familles dans lesquelles on trouve des sujets atteints dans plusieurs générations successives (la maladie ne « saute » pas de génération) et dans lesquelles on trouve des fratries dont environ la moitié des membres souffre de la maladie. Dans de telles familles, la transmission pourrait correspondre à une transmission dominante. Malheureusement, même si dans une famille donnée la maladie semble se distribuer selon un mode mendélien, il n'y a aucune garantie que ce soit le cas, puisque de telles familles peuvent aussi parfois présenter un mode de transmission polygénique ;
- les études d'association qui, dans certains contextes de transmission polygénique, peuvent offrir une plus grande puissance statistique que les analyses de liaison utilisant les *lod scores*. Dans ces études, la fréquence d'un allèle est comparée chez des sujets malades, non reliés génétiquement, et chez des sujets non atteints. Ces études diffèrent des études de liaison, car, dans les études de liaison, différents allèles du marqueur peuvent être liés à la maladie selon les familles (p. ex., les familles 1 et 2 de la figure 60.2). Les études d'association ont permis l'identification de gènes de susceptibilité pour des maladies ressemblant aux troubles psychiatriques quant à leur complexité, tel le diabète. Toutefois, le problème principal de cette stratégie est qu'elle doit être limitée à des gènes candidats (voir la section 60.3.7), à cause du risque d'associations fortuites, ce qui restreint grandement son usage ;

- les modèles oligogéniques, qui permettent d'étudier simultanément plusieurs marqueurs. Ces modèles constituent une approche prometteuse. Cependant, comme les propriétés statistiques de ces méthodes demeurent encore peu connues, leur utilité reste à préciser.

60.3.5 Hétérogénéité génétique

Il y a sans doute hétérogénéité génétique des psychopathologies, c'est-à-dire que des gènes différents sont probablement responsables de différents sous-types de chaque syndrome. Ainsi, dans une famille donnée, le gène A peut causer une maladie X, alors que, dans d'autres familles, les gènes B ou C seront responsables d'un syndrome similaire. Cette hétérogénéité est suggérée par la complexité des influences que les gènes exercent sur le fonctionnement du cerveau, étant donné que plus de 30 000 gènes y sont exprimés. De plus, si certaines maladies rares sont causées par des mutations d'un seul gène, pour les maladies ayant une prévalence aussi importante que celle des maladies psychiatriques, l'hétérogénéité génétique est la règle. Une telle hétérogénéité génétique diminue la puissance statistique des analyses de liaison. Quatre solutions à ce problème ont été proposées :

- les analyses peuvent permettre que seul un certain pourcentage des familles (sans spécifier lesquelles) transmettent le gène lié au marqueur. L'inconvénient de cette solution est qu'un paramètre supplémentaire est introduit dans les analyses, ce qui diminue la puissance statistique ;
- le recours à des échantillons de grandes familles peut, théoriquement, favoriser une relative homogénéité génétique dans un échantillon, en supposant que, dans de telles familles, un seul sous-type génétique est présent. Cette proposition fait toutefois l'objet d'une controverse ;
- l'étude d'une population formant un isolat génétique (p. ex., les communautés amish établies en Amérique du Nord) a parfois été fructueuse en génétique humaine. De telles populations sont issues d'un nombre limité d'individus, et le métissage est peu fréquent. Ainsi, au moment de la fondation de la population, il est probable que les gènes de susceptibilité d'une maladie ont été introduits par un petit nombre d'individus, limitant ainsi le nombre de sous-types étiologiques présents

Psychiatrie clinique : une approche bio-psycho-sociale

dans cette population. De tels isolats génétiques ont déjà facilité l'identification de gènes de susceptibilité de plusieurs maladies (p. ex., la maladie de Tay-Sachs). Le Québec, sans constituer un isolat génétique, présente un degré d'homogénéité génétique probablement supérieur à celui qu'on trouve dans plusieurs pays occidentaux;

– l'identification des sous-types de maladies a donné des résultats encourageants. Par exemple, des données cliniques et épidémiologiques ont permis de conclure que le diabète débutant pendant l'enfance ou l'adolescence et le diabète débutant à l'âge adulte étaient deux formes différentes de la maladie, ce qui a été récemment confirmé par des études ayant mis en évidence des causes génétiques distinctes. En psychiatrie, des données ouvrent des perspectives intéressantes, telle la distinction entre les formes d'alcoolisme associées à la personnalité antisociale et celles qui ne le sont pas (Sigvardsson, Bohman et Cloninger, 1996).

60.3.6 Phénocopies

Étant donné que des facteurs environnementaux interviennent certainement dans l'étiologie des troubles psychiatriques, on peut penser que, dans certains cas, seuls des facteurs environnementaux causent le trouble (phénocopie), alors que, dans d'autres cas, son origine est exclusivement génétique. Dans les analyses de liaison génétique, un individu atteint d'un trouble qui est une phénocopie sera un faux positif, puisqu'il n'est pas porteur des gènes causant la maladie. De tels faux positifs diminuent plus la puissance statistique des analyses de liaison que ne le font les faux négatifs. Il existe deux façons de résoudre ce problème :

– ajouter un paramètre dans les analyses permettant la présence d'une certaine proportion de phénocopies, sans spécifier les individus concernés. Comme pour l'ajout d'un paramètre pour la pénétrance incomplète ou pour l'hétérogénéité génétique, cette procédure présente le désavantage d'introduire un facteur d'incertitude supplémentaire, ce qui diminue la puissance statistique;

– échantillonner de grandes familles comprenant plusieurs membres malades. Le risque de phénocopies est alors diminué, puisque, dans les cas d'histoire familiale très chargée, il est plus probable que l'individu présente une forme génétique de la maladie plutôt qu'une forme environnementale.

Certes, la solution idéale consisterait à exclure des analyses les sujets chez qui la maladie est due strictement à des facteurs environnementaux. Plusieurs tentatives ont été faites pour essayer d'identifier de tels sujets, mais elles sont demeurées jusqu'ici sans succès (Roy et Crowe, 1994).

60.3.7 Peu d'hypothèses *a priori* concernant la nature des gènes en cause

Idéalement, avant d'entreprendre des analyses de liaison génétique, il est avantageux de connaître la physiopathologie de la maladie étudiée, car une telle connaissance permet de concentrer les recherches sur certains gènes précis. Ces gènes, pour lesquels on a, *a priori*, des raisons de croire qu'ils contribuent à la maladie, sont appelés « gènes candidats ». Ainsi, les gènes gouvernant le métabolisme ou la synthèse des neurotransmetteurs ou la quantité de leurs récepteurs sont des gènes candidats pour les maladies psychiatriques. Un exemple est l'étude des gènes intervenant dans le système sérotoninergique dans le cas de la dépression, compte tenu du rôle probable de ce système dans la physiopathologie de la dépression. De plus, il est pertinent de s'intéresser au rôle des gènes agissant sur le développement du système nerveux central dans le cas de la schizophrénie, vu que la présence d'anomalies du cerveau dans cette maladie a été démontrée. Par exemple, on soupçonne que des gènes participant à la synthèse des substances neurotropiques interviennent dans la schizophrénie, étant donné que ces substances jouent un rôle dans la migration et l'adhésion cellulaires.

Comme la physiopathologie spécifique des troubles psychiatriques est encore mal connue, il est difficile d'identifier des gènes candidats. Les divers types d'études visant l'identification des gènes de susceptibilité ne sont pas tous touchés de la même manière par la méconnaissance relative de la physiopathologie des maladies psychiatriques. Ainsi, le fait que peu de gènes candidats sont connus restreint grandement l'utilité des études d'association. Ces études bénéficieront donc particulièrement des progrès futurs dans la connaissance de la physiopathologie des troubles psychiatriques. Quant aux analyses de liaison, elles se ressentent moins de cette méconnaissance. En effet, dans ces études, il est tout à fait approprié d'utiliser des marqueurs qui ne sont pas des gènes candidats, puisque, dans ce cas, l'utilité d'un marqueur repose sur la connaissance de sa localisation chromosomique. Comme des marqueurs génétiques sont maintenant utilisables pour l'ensemble du génome humain, il est possible de parcourir systématiquement le génome humain en saturant les 23 paires de chromosomes au moyen de marqueurs génétiques, chacun de ces marqueurs étant soumis à des analyses de liaison. On estime généralement qu'environ 300 marqueurs sont nécessaires pour qu'un tel parcours puisse couvrir l'ensemble des 23 paires de chromosomes.

60.4 QUELQUES RÉSULTATS EN PSYCHIATRIE GÉNÉTIQUE

Quelques pistes qui semblaient prometteuses ont été explorées dans la deuxième moitié des années 80. Une forte liaison génétique a été observée entre le bras long du chromosome 5 et la schizophrénie et entre le bras long du chromosome 11 et les troubles bipolaires. Cependant, ces résultats n'ont pas été reproduits avec d'autres échantillons. De plus, l'hypothèse d'une liaison génétique a été soit abandonnée ou à tout le moins sérieusement remise en question à la suite d'une étude plus approfondie des échantillons initiaux, qui comprenait un accroissement de la taille des échantillons, une mise à jour des diagnostics et l'utilisation de marqueurs génétiques plus informatifs.

Ces résultats décevants ont amené à définir des critères plus stricts pour juger la présence d'une liaison génétique (Lander et Kruglyak, 1995). Essentiellement, ces critères reposent sur la nécessité qu'un même *lod score* significatif soit obtenu avec de nouveaux échantillons. Cependant, l'application de ces critères pour vérifier si les résultats ont été reproduits ou non n'est pas simple. En effet, les études de liaison génétique diffèrent fréquemment au chapitre du mode de transmission spécifié, de la méthode diagnostique, de la définition du phénotype, du type d'analyse (méthodes fondées sur le *lod score* par opposition aux méthodes non paramétriques) et de la région chromosomique précise où la preuve la plus forte de liaison est obtenue. Ainsi, il est souvent difficile de savoir si une deuxième preuve de liaison génétique entre une région chromosomique et une maladie constitue réellement une reproduction, puisque l'incidence de ces différences méthodologiques sur les résultats des analyses reste incertaine. Si l'on se réfère à ces critères, les pistes de liaison génétique les plus prometteuses en psychiatrie concernent une liaison entre les régions 6p, 8p et 22q et la schizophrénie, et entre les régions 11p et 21q et les troubles bipolaires (par convention, la lettre p désigne le bras court d'un chromosome et la lettre q, son bras long). Cependant, étant donné la rapidité de l'évolution du champ, ces pistes risquent de devenir caduques avant longtemps.

*
* *

Il apparaît clair que les troubles psychiatriques ont une composante génétique importante, mais les gènes en cause n'ont pas encore été identifiés avec certitude. L'identification des gènes de susceptibilité permettra :

- d'élaborer des tests en vue d'un diagnostic plus précoce et plus précis. Par exemple, ces tests permettront de distinguer les troubles de l'humeur et la schizophrénie, dont les manifestations cliniques sont souvent peu spécifiques, surtout en début d'évolution, de sorte qu'on pourra établir plus rapidement un diagnostic exact et instaurer sans délai le traitement approprié ;

- de comprendre la physiopathologie des troubles psychiatriques. Une fois les gènes identifiés, il sera possible de comprendre leur fonction et leurs interactions avec des facteurs environnementaux, ce qui permettra d'élucider les mécanismes étiologiques exacts des troubles psychiatriques. Par la suite, on pourra mettre au point des traitements agissant sur ces processus spécifiques, ainsi que des méthodes de prévention portant spécifiquement sur la modification des facteurs de risque environnementaux chez des personnes porteuses des gènes de susceptibilité ;

- de distinguer les diverses maladies actuellement regroupées dans chacun des syndromes psychiatriques, chacune de ces maladies ayant possiblement une physiopathologie, un mode de transmission, un pronostic et un traitement qui lui sont propres. Un exemple est fourni par le diabète, dont les formes juvénile et adulte nécessitent des traitements distincts ;

- de formuler un conseil génétique plus éclairé. Lorsque des personnes demandent dans quelle mesure elles risquent d'avoir un enfant souffrant de troubles psychiatriques, il y a encore tellement d'inconnues qu'il est difficile pour l'instant de donner une réponse précise. Une meilleure connaissance serait bienvenue, d'autant plus que l'expérience clinique montre que les personnes dont un des proches souffre d'une maladie psychiatrique surestiment généralement le risque.

Évidemment, l'identification des gènes de susceptibilité pour les maladies psychiatriques soulève des questions éthiques de taille. Les conséquences de l'identification d'un porteur d'un gène de susceptibilité et la possibilité que ces tests soient mal utilisés nécessiteront une réflexion éthique approfondie, qui doit tenir compte aussi des avantages d'une telle connaissance.

Étant donné l'importance des enjeux, il est essentiel de continuer à améliorer les méthodes des études génétiques, par une action concertée de tous les intervenants en recherche psychiatrique et une collaboration des diverses disciplines, y compris l'épidémiologie, la statistique et la biologie moléculaire. De tels efforts permettront :

- d'améliorer les méthodes diagnostiques ;
- de mieux cerner les facteurs de risque environnementaux ;
- d'améliorer les méthodes d'analyse statistique ;
- de reconnaître des sous-types homogènes des troubles psychiatriques, ce qui facilitera l'identification des gènes de susceptibilité de ces derniers.

Bibliographie

CADORET, R.J.
1986 « Adoption studies : Historical and methodological critique », *Psychiatric Developments*, vol. 1, p. 45-64.

GOTTESMAN, I.I., et BERTELSEN, A.
1989 « Confirming unexpressed genotypes for schizophrenia », *Arch. Gen. Psychiatry*, vol. 46, p. 867-872.

KENDLER, K.S., et coll.
1993 « A test of the equal-assumption in twin studies of psychiatric illness », *Behav. Genet.*, vol. 23, p. 21-27.

LANDER, E., et KRUGLYAK, L.
1995 « Genetic dissection of complex traits : Guidelines for interpreting and reporting linkage results », *Nat. Genet.*, vol. 11, p. 241-247.

MAZIADE, M., et coll.
1995a « Linkage results on 11Q21-22 in Eastern Québec pedigrees densely affected by schizophrenia », *Am. J. Med. Genet.*, vol. 60, p. 522-528.
1995b « The negative, the psychoticism and the disorganized dimensions in a familial sample of schizophrenia and bipolar disorder : Continuity and discontinuity between the two major psychoses », *Am. J. Psychiatry*, vol. 150, p. 1458-1463.

ROY, M.-A., et coll.
1997 « Factors affecting reliability of best estimate diagnosis of major psychoses in pedigree studies », *Am. J. Psychiatry*, vol. 154, p. 1726-1733.

ROY, M.-A., et CROWE, R.R.
1994 « Validity of familial and sporadic subtypes of schizophrenia », *Am. J. Psychiatry*, vol. 151, p. 805-814.

ROY, M.-A., NEALE, M., et KENDLER, K.S.
1995a « A twin study of generalized anxiety disorder and major depression », *Psychol. Med.*, vol. 25, p. 1037-1049.
1995b « The genetic epidemiology of self-esteem », *Br. J. Psychiatry*, vol. 166, p. 813-820.

SIGVARDSSON, S., BOHMAN, M., et CLONINGER, R.
1996 « Replication of the Stockholm Adoption Study of Alcoholism », *Arch. Gen. Psychiatry*, vol. 53, p. 681-687.

TAYLOR, M.A.
1992 « Are schizophrenia and affective disorder related ? A selective literature review », *Am. J. Psychiatry*, vol. 149, p. 22-32.

Lectures complémentaires

FARAONE, S.V., TSUANG, M.T., et TSUANG, D.W.
1999 *Genetics of Mental Disorders*, New York, Guilford Press.

KHOURY, M.J., BEATY, T.H., et COHEN, B.H.
1993 *Fundamentals of Genetic Epidemiology*, New York, Oxford University Press.

CHAPITRE 61

Neurobiologie

PIERRE LANDRY, M.D., Ph.D., F.R.C.P.C.
Psychiatre-chercheur, chef médical du Module de psychopharmacologie
de l'Hôpital Louis-H. Lafontaine (Montréal)
Professeur adjoint au Département de psychiatrie de l'Université de Montréal

RICHARD BRIÈRE, Ph.D.
Chercheur en neurobiologie au Centre de recherche de l'Hôpital Douglas (Verdun)

PLAN

61.1 Neuroanatomie
    61.1.1 Télencéphale
    61.1.2 Diencéphale
    61.1.3 Tronc cérébral
    61.1.4 Système limbique
    61.1.5 Cervelet
    61.1.6 Ventricules

61.2 Neurotransmission
    61.2.1 Transduction du signal
        • *Structure des récepteurs couplés aux protéines G* • *Structure des protéines G* • *Seconds messagers* • *Voie de l'adénosine monophosphate cyclique* • *Cascade des phosphoinositides*

61.3 Neurotransmetteurs
    61.3.1 Dopamine
        • *Topochimie* • *Synthèse et métabolisme* • *Récepteurs dopaminergiques*
    61.3.2 Noradrénaline
        • *Topochimie* • *Synthèse et métabolisme* • *Récepteurs adrénergiques* • *Adrénaline*
    61.3.3 Sérotonine
        • *Topochimie* • *Synthèse et métabolisme* • *Récepteurs sérotoninergiques* • *Site de recapture*
    61.3.4 Acétylcholine
        • *Topochimie* • *Synthèse et métabolisme* • *Récepteurs cholinergiques*
    61.3.5 Histamine
    61.3.6 Acides aminés excitateurs
    61.3.7 Acides aminés inhibiteurs
        • *Acide gamma-aminobutyrique* • *Glycine*
    61.3.8 Neuropeptides
        • *Synthèse* • *Neuropeptides opiacés*

61.4 Étude de la neurotransmission chez l'être humain
    61.4.1 Études post mortem
    61.4.2 Métabolites et précurseurs
    61.4.3 Psychoneuroendocrinologie
    61.4.4 Plaquettes sanguines
    61.4.5 Psychoneuroimmunologie

Bibliographie

Lectures complémentaires

La dimension biologique des maladies mentales est un facteur reconnu mais difficile à cerner dans plusieurs cas. Les études en neuroanatomie et en neurochimie ont tout de même permis d'identifier certaines régions de l'encéphale ainsi que les neurotransmetteurs qui sont associés à l'étiologie des syndromes majeurs en psychiatrie. L'objectif principal de ce chapitre est d'introduire la terminologie contemporaine de la neuroanatomie et de la neurochimie afin d'aider le lecteur à comprendre les notions de base de la psychiatrie biologique et de la psychopharmacologie. Également, nous ferons un survol des différentes approches biologiques utilisées pour l'étude des maladies psychiatriques.

61.1 NEUROANATOMIE

L'encéphale est l'organe le plus difficile à étudier en raison de sa complexité et de sa difficulté d'accès. Il pèse en moyenne 1,4 kg et se compose de près de 100 milliards de neurones et de 10 fois plus de cellules gliales. Les premiers neuroanatomistes l'ont divisé en six régions : le télencéphale, le diencéphale, le mésencéphale, le cervelet, la protubérance (ou pont) et le bulbe rachidien. Par ailleurs, le cerveau est la partie de l'encéphale située au-dessus de la tente du cervelet et inclut le diencéphale et les hémisphères cérébraux seulement. L'étendue et les points de démarcation de chacune des régions sont visualisés à partir d'une vue latérale de la partie médiane de l'encéphale (voir la figure 61.1). Le tronc cérébral est une structure anatomique regroupant le mésencéphale, la protubérance et le bulbe rachidien.

61.1.1 Télencéphale

Les subdivisions du télencéphale comprennent les deux hémisphères cérébraux et les noyaux gris centraux. Une vue latérale de l'hémisphère gauche permet de situer quatre des cinq lobes cérébraux. En progressant de la partie antérieure vers la partie postérieure de l'encéphale, on distingue le lobe frontal, le lobe pariétal, le lobe temporal et le lobe occipital (voir la figure 61.2, p. 1504). Le cinquième lobe, l'insula, est enfoui à l'intérieur des hémisphères et, pour cette raison, n'est pas visible à la face externe (voir la figure 61.3, p. 1505).

Les hémisphères sont presque entièrement recouverts d'une série de couches cellulaires, qu'on nomme cortex ou écorce cérébrale, mesurant de 3 à 5 mm d'épaisseur (voir la figure 61.3). Le cortex représente 40 % du poids de l'encéphale et il est particulièrement développé chez l'être humain, témoignant de son importance dans l'évolution (voir le chapitre 62, « Phylogenèse »). Trois types de cortex, soit le paléocortex, l'archicortex et le néocortex, se distinguent par leur hiérarchie cytoarchitecturale qui reflète la complexité croissante du cortex à travers la phylogenèse. L'archicortex se caractérise par la présence de deux à trois couches cellulaires superposées, le paléocortex en contient de deux à cinq et le néocortex en a six. L'archicortex et le paléocortex ont fait leur apparition chez les premiers vertébrés et sont les moins développés. Les cortex entorhinal et piriforme (cortex olfactif) sont des exemples de paléocortex, alors que le cortex limbique (p. ex., l'hippocampe) est de l'archicortex. En revanche, le néocortex est une caractéristique des mammifères et forme plus du 9/10 de l'écorce cérébrale chez l'être humain. Le néocortex est associé à plusieurs fonctions, en particulier l'élaboration des fonctions mentales supérieures et l'activité intellectuelle, fonctions intimement liées aux lobes frontal, temporal et pariétal. La substance blanche sous le cortex est constituée d'axones corticofuges et corticopètes qui relient les différentes aires corticales entre elles et avec les structures sous-jacentes. Le corps calleux et la commissure blanche antérieure sont constitués d'axones qui relient les deux hémisphères. Les axones du corps calleux ont leur origine dans les cortex frontal, pariétal, occipital et dans la partie postérieure du lobe temporal, alors que les axones de la commissure antérieure proviennent essentiellement de la partie antérieure du lobe temporal, de l'amygdale et des structures olfactives (voir la figure 61.4, p. 1506).

Le cortex forme plusieurs replis, nommés circonvolutions ou gyrus, qui lui donnent l'apparence ondulée perçue à la surface des hémisphères. Les espaces entre chaque circonvolution sont des sillons auxquels on donne le nom de scissures lorsqu'ils sont plus profonds. Les scissures servent de repères anatomiques et délimitent l'étendue des lobes et des hémisphères. Ainsi, la scissure interhémisphérique sépare les deux hémisphères, la scissure centrale de Rolando sépare le lobe frontal du lobe pariétal, la scissure latérale de Sylvius délimite les frontières du lobe temporal, du

FIGURE 61.1 Vue latérale de la face interne gauche de l'encéphale illustrant les rapports anatomiques entre le cerveau, le tronc cérébral et le cervelet

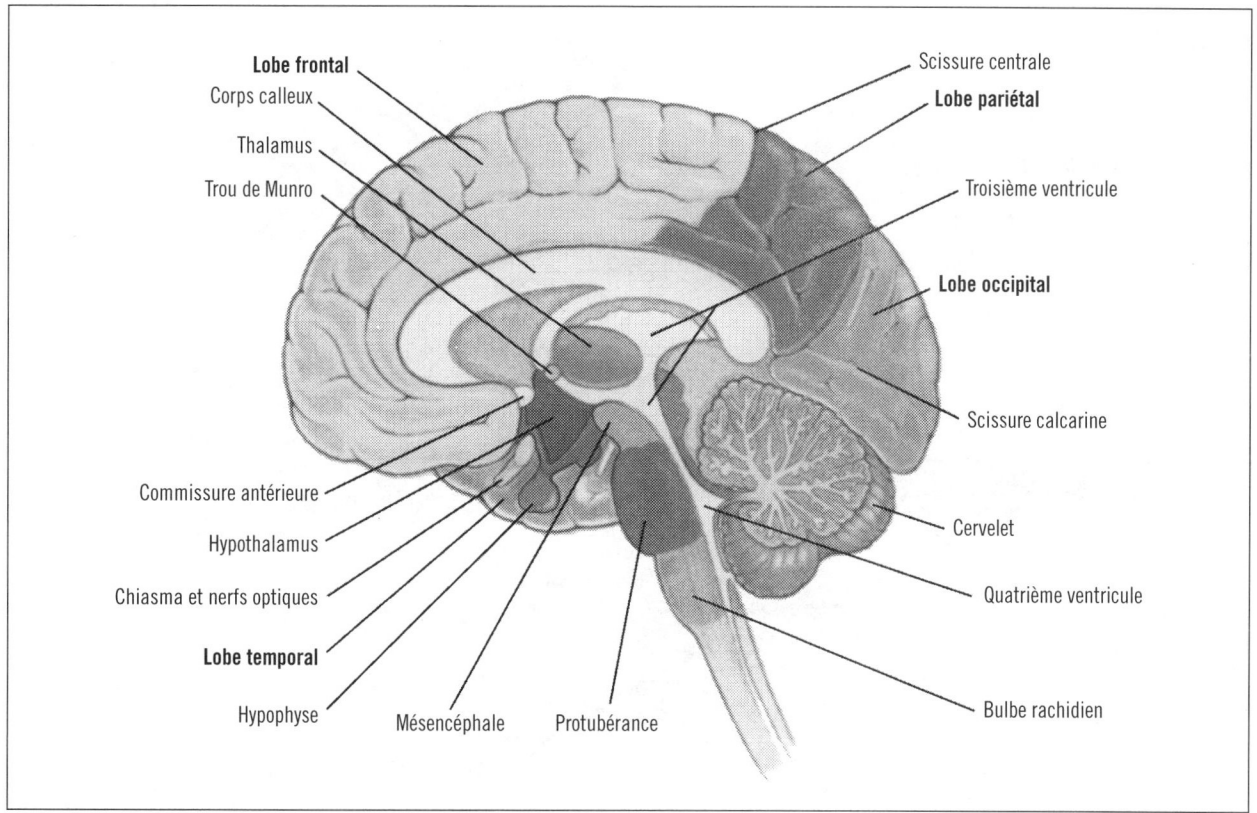

Source : A.C. Guyton, *Neurosciences : neuroanatomie et neurophysiologie,* Padoue, Piccin Nuova Libraria, 1996, p. 11.

lobe frontal et d'une partie du lobe pariétal, et la scissure pariéto-occipitale sépare la partie supérieure du lobe pariétal de la partie supérieure du lobe occipital (voir la figure 61.2). De plus, chaque hémisphère est également subdivisé en 47 régions ou aires corticales selon la « topographie » établie par Brodmann en 1909. Il est intéressant de mentionner qu'à l'origine cette description était fondée uniquement sur des caractéristiques anatomiques, telles l'épaisseur et la densité des couches corticales, mais, depuis, on a rattaché une ou des fonctions spécifiques à chacune des aires.

Les noyaux gris centraux occupent un espace en profondeur sous les hémisphères. Parmi les structures les plus importantes, on trouve le noyau caudé, le putamen, le globus pallidus, le noyau accumbens, l'amygdale et le claustrum (voir les figures 61.3 à 61.6). Le corps strié ou striatum regroupe le noyau caudé, le putamen et le noyau accumbens, alors que l'ensemble formé par le putamen et le globus pallidus constitue le noyau lenticulaire. Le noyau caudé a une forme en C et contourne le plancher du ventricule latéral (voir la figure 61.5, p. 1507). La capsule interne est constituée de fibres corticofuges et corticopètes et s'insère entre les noyaux gris centraux (voir les figures 61.3, p. 1505, et 61.6, p. 1507). Les noyaux gris centraux constituent une entité anatomique et le terme ne devrait pas être employé comme synonyme pour désigner le système extrapyramidal qui, lui, fait davantage référence à une entité clinique et fonctionnelle liée à la motricité qui n'est pas issue du cortex moteur. Les noyaux gris centraux sont en étroite relation avec d'autres structures sous-corticales, notamment le sous-thalamus (noyau de Luys) situé dans le diencéphale et la substance noire (noyau qui occupe un territoire chevauchant le mésencéphale et le diencéphale) qui interviennent dans l'élaboration de certains mouvements

FIGURE 61.2 Vue latérale gauche de l'encéphale montrant ses grandes divisions anatomiques et les quatre principaux lobes du cerveau

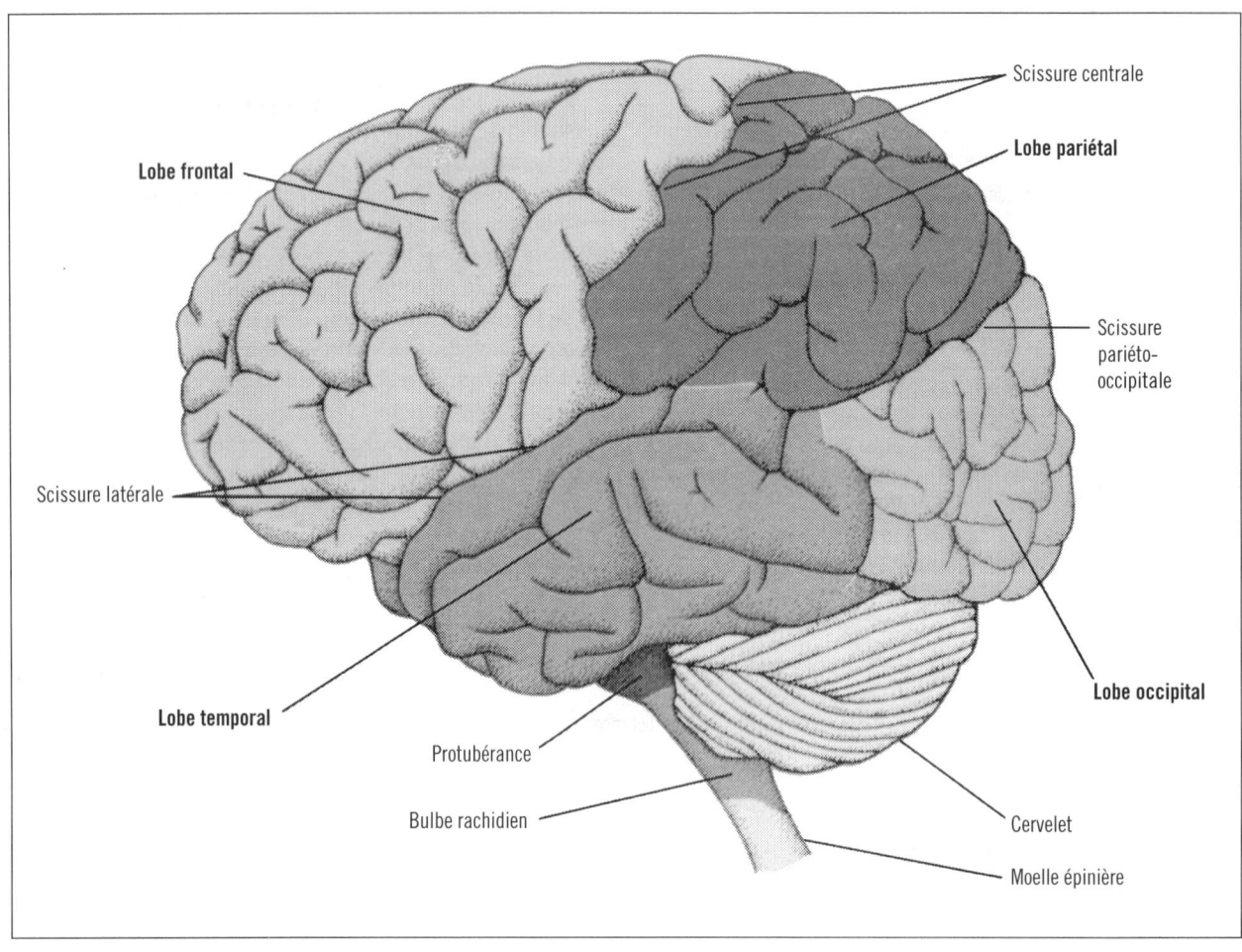

Source : A.C. Guyton, *Neurosciences : neuroanatomie et neurophysiologie,* Padoue, Piccin Nuova Libraria, 1996, p. 9.

attribués au système extrapyramidal. Pour sa part, le noyau accumbens, situé dans la partie ventro-médiane du striatum (voir les figures 61.5 et 61.6), est lié à la motivation, au système de gratification et à la toxicomanie (Kalivas et Nakamura, 1998 ; Self, 1998).

Sur la surface ventro-médiane de l'encéphale, sous les noyaux gris centraux, se situe un regroupement de structures hétérogènes du télencéphale qui n'a pas une organisation aussi bien structurée que le cortex. Cette région inclut la substance innominée, les tubercules olfactifs et une partie de l'amygdale (voir la figure 61.4). La partie de la substance innominée qui synthétise l'acétylcholine (ACh) se nomme le noyau basal de Meynert et se situe tout juste sous le globus pallidus.

Les afférences de la substance innominée proviennent du noyau amygdalien et des cortex insulaire (insula), temporal, piriforme et entorhinal. Près de 90 % des neurones cholinergiques se projettent au cortex et en sont la principale source d'ACh. La dégénérescence de ces neurones et la diminution de l'ACh dans le cortex sont étroitement liées à la maladie d'Alzheimer.

61.1.2 Diencéphale

Le diencéphale est postérieur aux noyaux gris centraux et, tout comme ces derniers, il est presque complètement enveloppé par les hémisphères cérébraux.

FIGURE 61.3 Coupe horizontale de l'encéphale au niveau des noyaux gris centraux et du thalamus

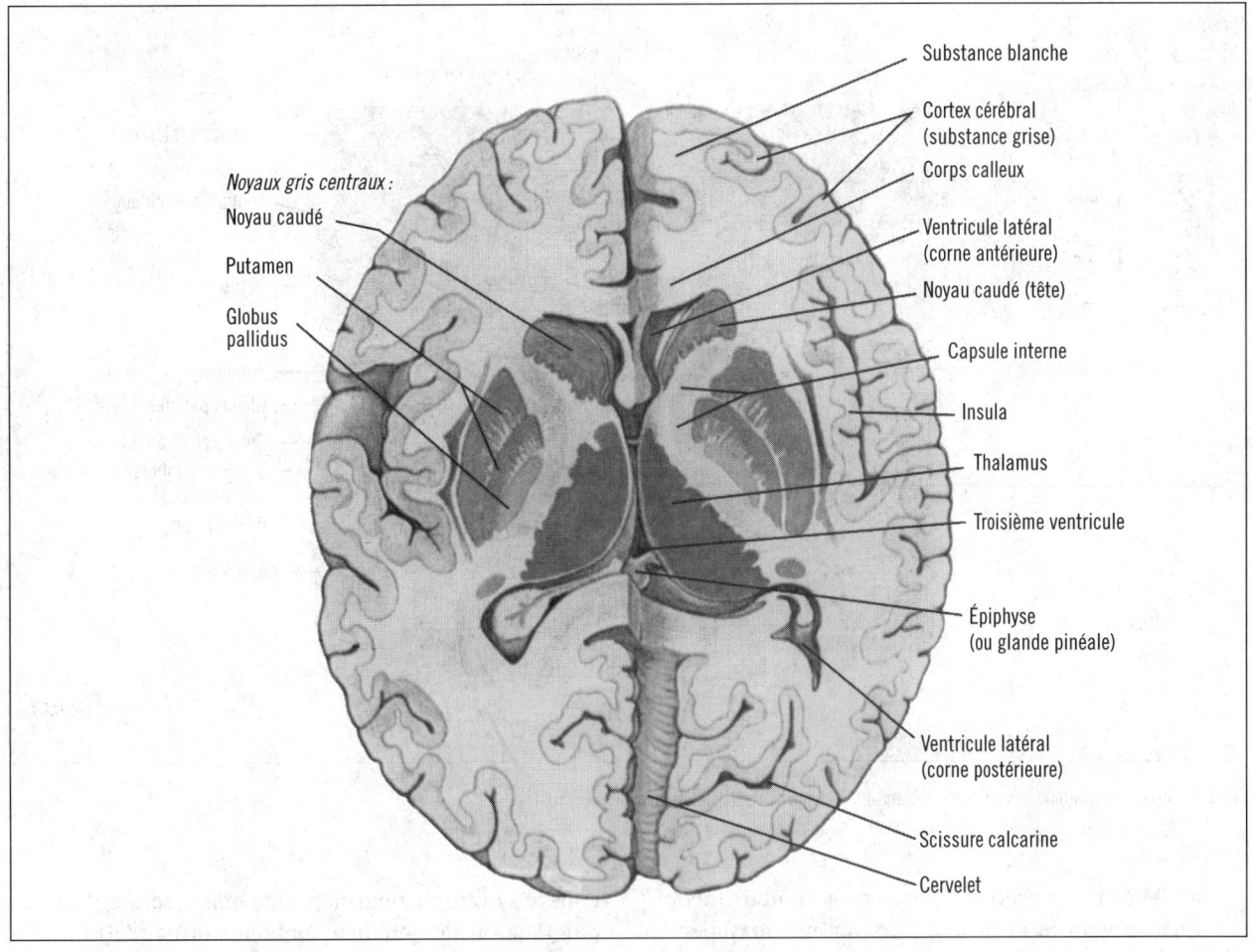

Source : A.C. Guyton, *Neurosciences : neuroanatomie et neurophysiologie*, Padoue, Piccin Nuova Libraria, 1996, p. 12.

Parmi les structures de cette région, on trouve le thalamus, l'hypothalamus, la région sous-thalamique et la glande pinéale ou épiphyse.

Situé de part et d'autre du troisième ventricule, le thalamus, de la dimension d'un œuf de caille, occupe près de 80 % du volume du diencéphale. Une coupe horizontale de l'encéphale permet de voir une invagination partielle de la partie antérieure du thalamus dans la partie médio-postérieure du striatum (voir la figure 61.3). Les deux structures sont séparées par des axones corticofuges et corticopètes formant la capsule interne. Le thalamus est un ensemble de noyaux cellulaires qui constitue un important relais des voies sensorielles vers le cortex. La classification la plus simple, fondée à la fois sur la fonction et sur l'anatomie des noyaux thalamiques, le divise en trois régions :

– les *noyaux spécifiques,* qui servent de relais aux afférences sensorielles (vision, corps genouillé latéral ; audition, corps genouillé médian ; somesthésie, noyau ventro-postérieur), au cervelet, au globus pallidus et à la substance noire vers le cortex ;
– les *noyaux non spécifiques,* qui sont davantage liés aux régions corticales dites associatives et au système limbique ;
– les *noyaux intralaminaires,* situés dans la partie médiane du thalamus, qui reçoivent des afférences

FIGURE 61.4 Coupe coronale de l'encéphale au niveau de la commissure antérieure et des noyaux gris centraux

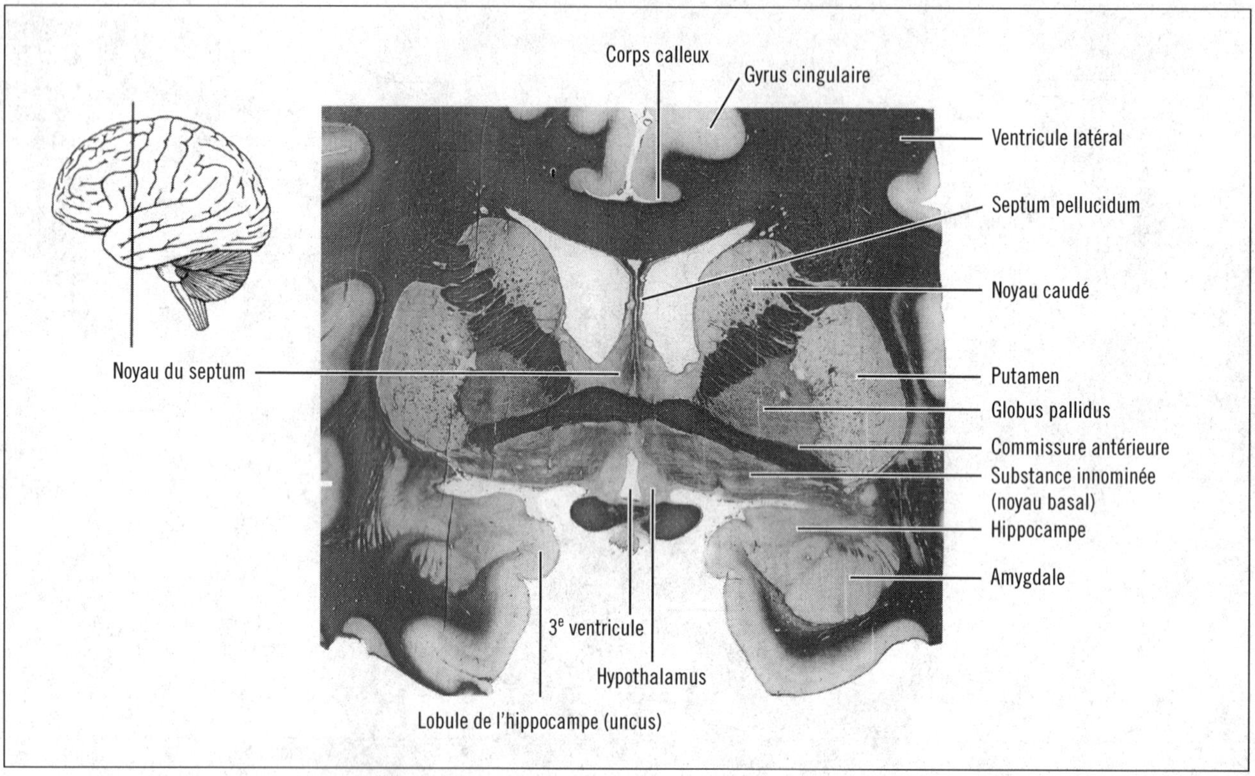

Source : D'après J.H. Martin, *Neuroanatomy: Text and Atlas*, Stamford (Conn.), Appleton and Lange, 1996, p. 542.

de la formation réticulée et se projettent de façon diffuse vers le cortex et vers les noyaux spécifiques et non spécifiques du thalamus.

L'hypothalamus occupe un espace restreint sous le thalamus et son importance fonctionnelle est surprenante compte tenu de son poids qui ne dépasse pas quatre grammes (voir la figure 61.1). L'hypothalamus sert d'interface entre le système limbique, le néocortex, le système nerveux autonome (SNA) et le système endocrinien. Plusieurs noyaux hypothalamiques commandent des fonctions très précises, les uns régulant l'activité du SNA, alors que d'autres modifient la libération des hormones hypophysaires. L'hypothalamus antérieur influence la pression artérielle, la fréquence cardiaque, la vasodilatation, le péristaltisme et la température corporelle, alors que les parties latérale et médiane sont respectivement liées à l'alimentation et à la soif. D'ailleurs, certains effets indésirables des psychotropes, comme le gain de poids, la polydipsie, la galactorrhée et même l'hyperthermie dans le syndrome neuroleptique malin, seraient causés par l'action des médicaments sur la neurotransmission histaminergique et dopaminergique dans l'hypothalamus.

61.1.3 Tronc cérébral

Le tronc cérébral donne l'impression de soutenir les hémisphères, un peu comme un pied soutient le chapeau d'un champignon. Il inclut le mésencéphale, la protubérance et le bulbe rachidien. Plusieurs noyaux cellulaires, dont ceux des nerfs crâniens, se trouvent dans le tronc cérébral et certains d'entre eux chevauchent deux ou trois régions du tronc cérébral. Seuls les noyaux intéressant des maladies mentales seront décrits ici.

Trois voies aminergiques importantes ont leur origine dans des cellules localisées dans le tronc cérébral, soit celles de la dopamine, de la sérotonine et

Chapitre 61 • Neurobiologie 1507

FIGURE 61.5 Le striatum en relation avec le système ventriculaire

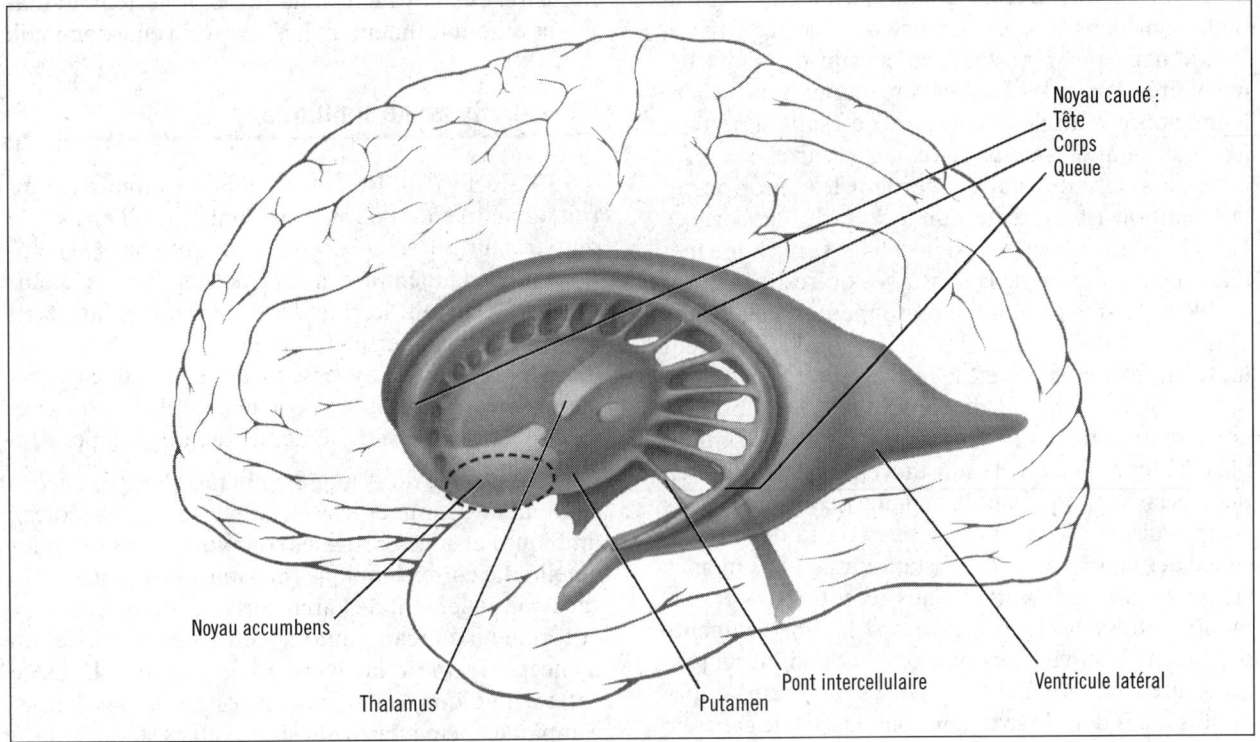

Source : D'après J.H. Martin, *Neuroanatomy : Text and Atlas*, Stamford (Conn.), Appleton and Lange, 1996, p. 326.

FIGURE 61.6 Coupe coronale de l'encéphale au niveau de la tête du caudé et du noyau accumbens

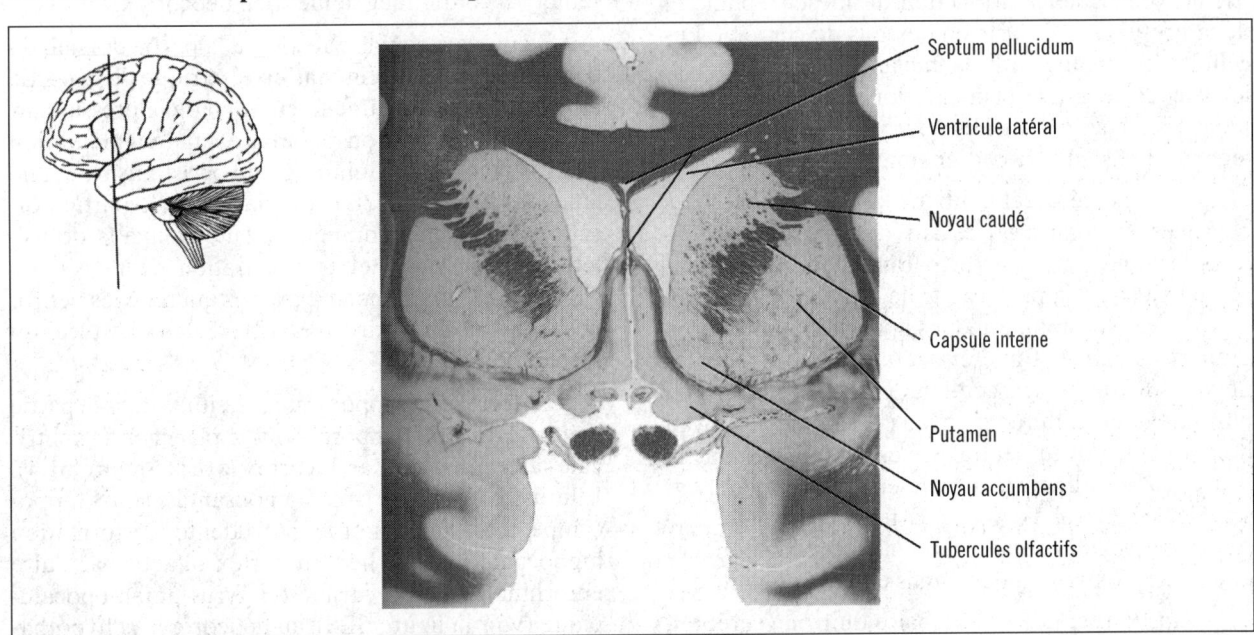

Source : D'après J.H. Martin, *Neuroanatomy : Text and Atlas*, Stamford (Conn.), Appleton and Lange, 1996, p. 337.

Psychiatrie clinique : une approche bio-psycho-sociale

de la noradrénaline (voir la figure 61.7). Le système dopaminergique du tronc cérébral est confiné essentiellement dans le mésencéphale et compte environ 20 000 neurones répartis dans chacun des deux hémisphères. Parmi les centres dopaminergiques, l'aire tegmentaire ventrale (ATV) [aire de Tsai] est particulièrement importante en psychiatrie, car elle se projette vers des sites qui gouvernent les émotions et la cognition (le système limbique et le néocortex). L'ATV se situe dans le mésencéphale, sur la ligne médiane et supérieure de la substance noire. Les neurones de la substance noire se regroupent sous la forme d'un croissant à la base du tronc cérébral et couvrent un territoire chevauchant le mésencéphale jusqu'à la région sous-thalamique du diencéphale. La substance noire se projette sur le striatum. Le striatum contient plus de dopamine que la substance noire, mais il n'en fait pas la synthèse. Dans la maladie de Parkinson, les symptômes surviennent à la suite de la dégénérescence des neurones de la substance noire. Les mêmes symptômes sont observés dans le cours des traitements antipsychotiques, surtout si les médicaments diminuent l'activité des neurones dopaminergiques de la substance noire et bloquent les récepteurs dopaminergiques dans le striatum, comme c'est le cas avec l'halopéridol.

Le locus coeruleus est bilatéral et consiste en un ensemble de 15 000 neurones situés à la base du quatrième ventricule, à la jonction du mésencéphale et de la protubérance, juste en dessous du cervelet. Les cellules contiennent de la mélanine qui donne au locus coeruleus une pigmentation le rendant facilement visible à l'œil nu. Les neurones du locus coeruleus synthétisent la noradrénaline.

Le tronc cérébral contient la quasi-totalité des neurones sérotoninergiques dans des structures situées dans les zones médiane et paramédiane du mésencéphale jusqu'à la partie rostrale du bulbe rachidien. Les centres sérotoninergiques appartiennent pour la plupart au raphé. Toutefois, ce ne sont pas tous les noyaux du raphé qui contiennent la sérotonine et, parmi les huit différents noyaux du raphé, le noyau dorsal et le noyau central supérieur constituent la source la plus importante de sérotonine pour l'ensemble de l'encéphale. Quelques noyaux du raphé possèdent des cellules noradrénergiques, dopaminergiques et cholécystokininergiques, mais en faible quantité.

Dans la région méso-bulbaire du tronc cérébral, on trouve deux noyaux cholinergiques, l'aire tegmentaire dorso-latérale et l'aire tegmentaire pédonculo-bulbaire. Ces noyaux cellulaires se projettent au thalamus et sont intimement liés au cycle veille-sommeil.

61.1.4 Système limbique

Au 19e siècle, Paul Broca, le célèbre anatomiste français, donna le nom de système limbique à l'ensemble des structures nerveuses jouant un rôle dans le comportement, la mémoire et les émotions. Le cas le plus frappant reflétant le rôle de ces structures fut décrit en 1939 par Klüver et Bucy qui avaient observé un appétit vorace, une hypersexualité et une docilité accompagnés d'un trouble de la mémoire chez des malades ayant une lésion bilatérale du lobe temporal.

L'anatomie du système limbique n'est pas encore clairement définie et les structures corticales (cortex limbique) et sous-corticales sont différentes selon les auteurs. Le cortex limbique (du latin *limbus*, « autour ») est essentiellement de l'archicortex et du paléocortex et forme un anneau « autour » du corps calleux et du diencéphale (voir la figure 61.8, p. 1510). Dans le cortex limbique, on reconnaît les gyrus parahippocampique et cingulaire qui sont visibles sur la surface médiane des hémisphères, la formation hippocampique et le cortex piriforme localisé dans la partie antérieure du lobe temporal. Précisons que le lobe temporal contient également du néocortex.

Le gyrus cingulaire recouvre la partie dorsale du corps calleux. Une stimulation électrique de la partie antérieure entraîne une fluctuation de la pression artérielle, une dilatation pupillaire, une augmentation de la salivation, une inhibition du péristaltisme et une contraction vésicale. La stimulation de la partie dorsale produit chez l'animal des mouvements de toilettage (*grooming*) et une sensation de plaisir. Le cingulum est un faisceau d'axones qui relie les neurones du gyrus cingulaire avec différentes structures du système limbique.

La formation hippocampique, située dans la partie médiane du lobe temporal, sous le plancher du ventricule latéral, est de l'archicortex (voir la figure 61.4). Elle est divisée en trois composantes, soit l'hippocampe, le subiculum et le gyrus denté. La formation hippocampique est liée au cortex olfactif par l'aire entorhinale, région voisine du gyrus parahippocampique (voir la figure 61.8), au néocortex, à l'hypothalamus et, en particulier, au noyau du corps mamillaire,

Psychiatrie clinique : une approche bio-psycho-sociale

FIGURE 61.7 Tronc cérébral et origine des cellules dopaminergiques (A), noradrénergiques (B) et sérotoninergiques (C)

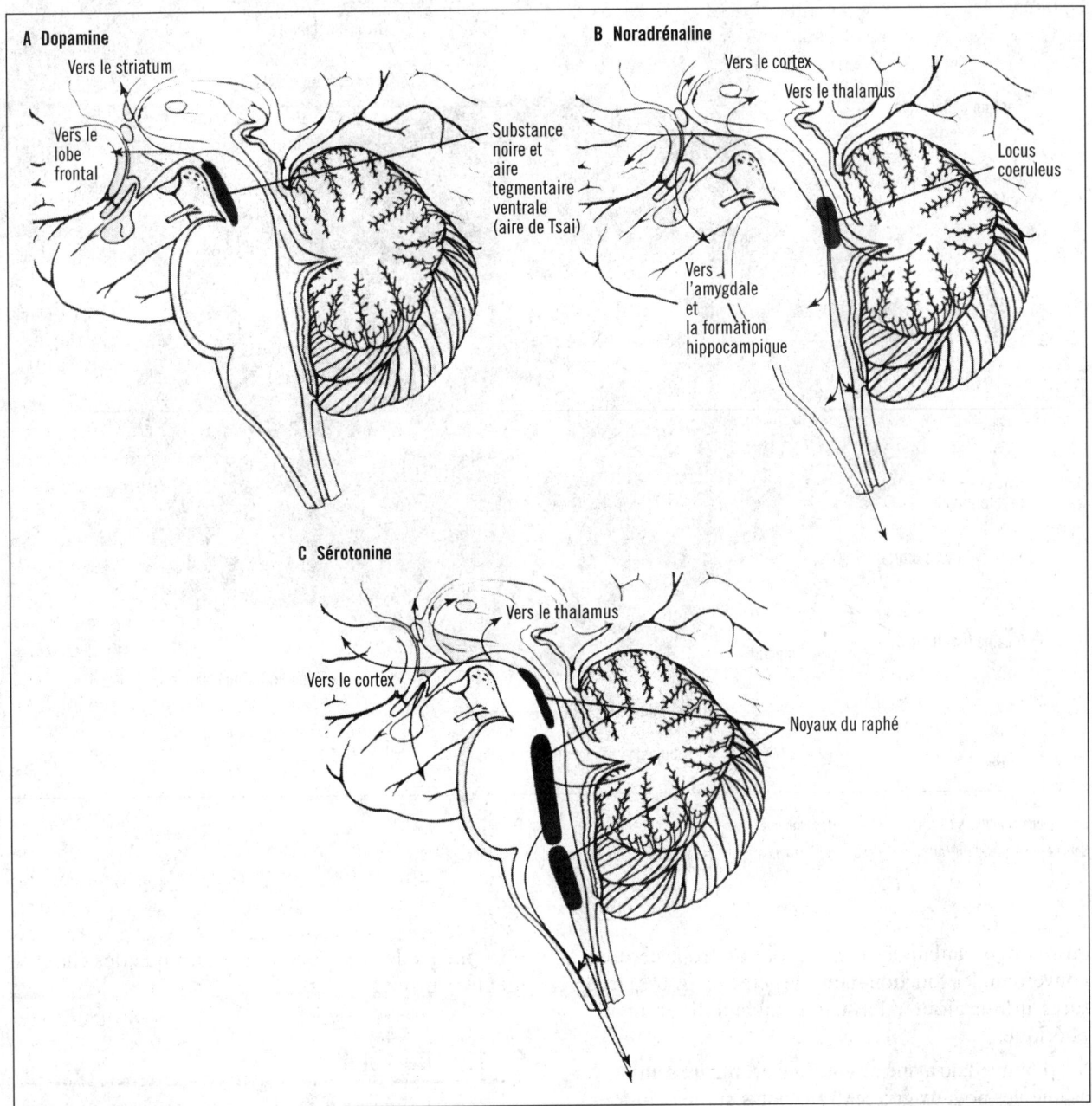

Source : D'après J.H. Martin, *Neuroanatomy: Text and Atlas*, Stamford (Conn.), Appleton and Lange, 1996, p. 87.

à l'hippocampe controlatéral, au locus coeruleus et aux différents noyaux du raphé. Le fornix est un faisceau d'axones afférents et efférents de la formation hippocampique et près de la moitié des axones relient cette structure aux corps mamillaires.

Les noyaux sous-corticaux du système limbique sont l'amygdale, le septum, l'hypothalamus, l'épithalamus, les corps mamillaires, la partie antérieure du thalamus liée aux corps mamillaires par le faisceau mamillothalamique et l'habenula qui sert de relais

Psychiatrie clinique : une approche bio-psycho-sociale

FIGURE 61.8 Vue sagittale de la partie médiane de l'encéphale, sans le tronc cérébral

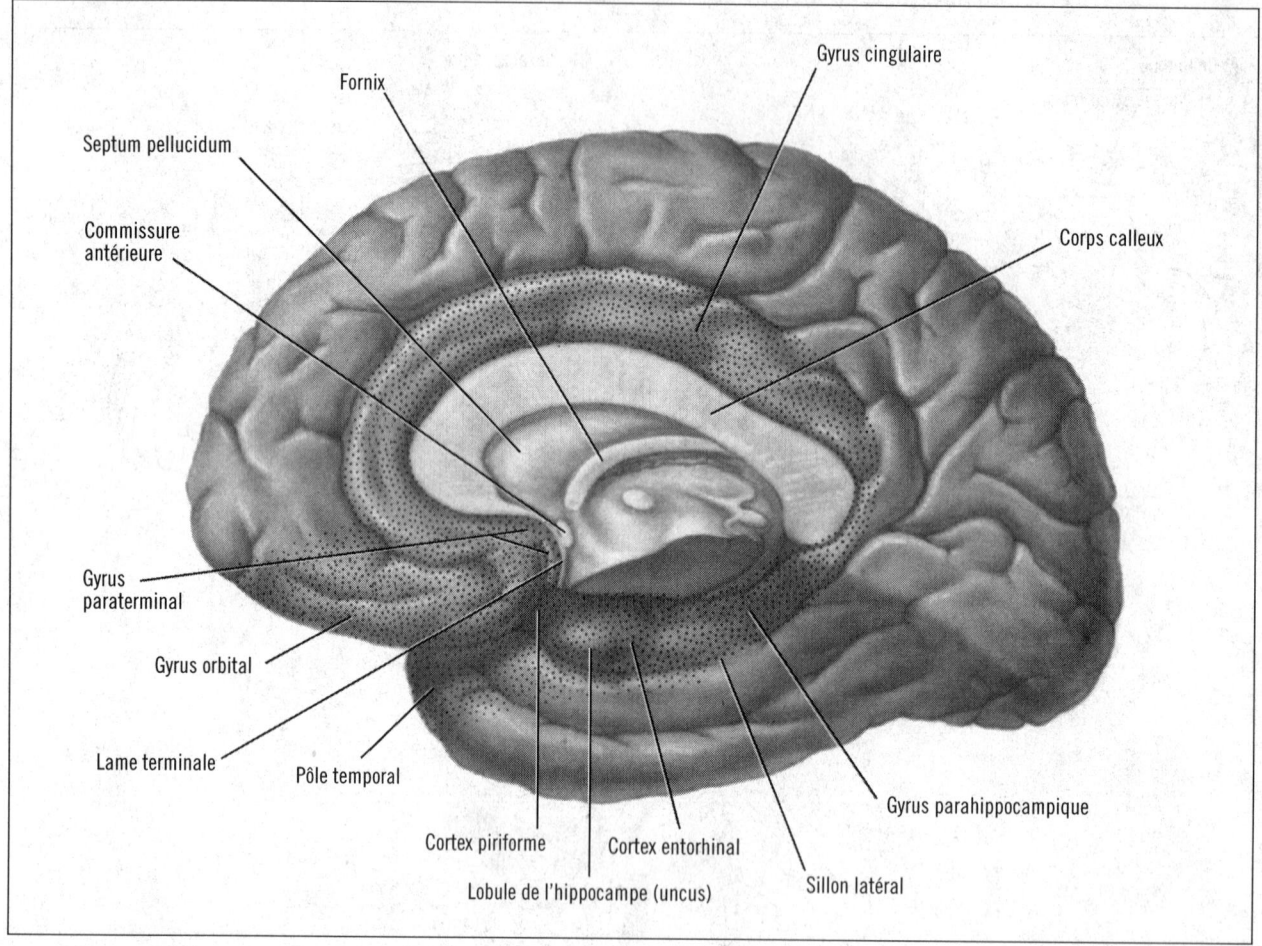

Les régions pointillées correspondent au cortex limbique.
Source : D'après J.H. Martin, *Neuroanatomy: Text and Atlas,* Stamford (Conn.), Appleton and Lange, 1996, p. 449.

entre l'hypothalamus et les régions du tronc cérébral gouvernant les fonctions neurovégétatives. À ces structures il faut ajouter l'insula, cinquième lobe hémisphérique.

L'amygdale a une origine embryonnaire semblable à celle des noyaux gris centraux, mais, sur le plan fonctionnel, elle est étroitement liée au système limbique. On la trouve dans la partie antérieure du lobe temporal, près de l'hippocampe (voir les figures 61.4 et 61.9). Elle est étroitement associée au gyrus cingulaire et à la substance innominée et sert d'intermédiaire entre le néocortex (lobes frontal et temporal) et l'hypothalamus. La stimulation de ce noyau entraîne des comportements de rage et de peur, ainsi que des changements neurovégétatifs.

61.1.5 Cervelet

Tout comme les hémisphères cérébraux, la structure anatomique du cervelet (voir la figure 61.1) comporte un cortex divisé en 10 lobules, une substance blanche sous-corticale composée d'axones et 4 paires de noyaux cérébelleux profonds. Le cervelet joue un rôle dans la production de mouvements requérant de la précision. D'ailleurs, plusieurs anomalies du mouvement

FIGURE 61.9   Localisation de l'amygdale, de l'hippocampe et du fornix

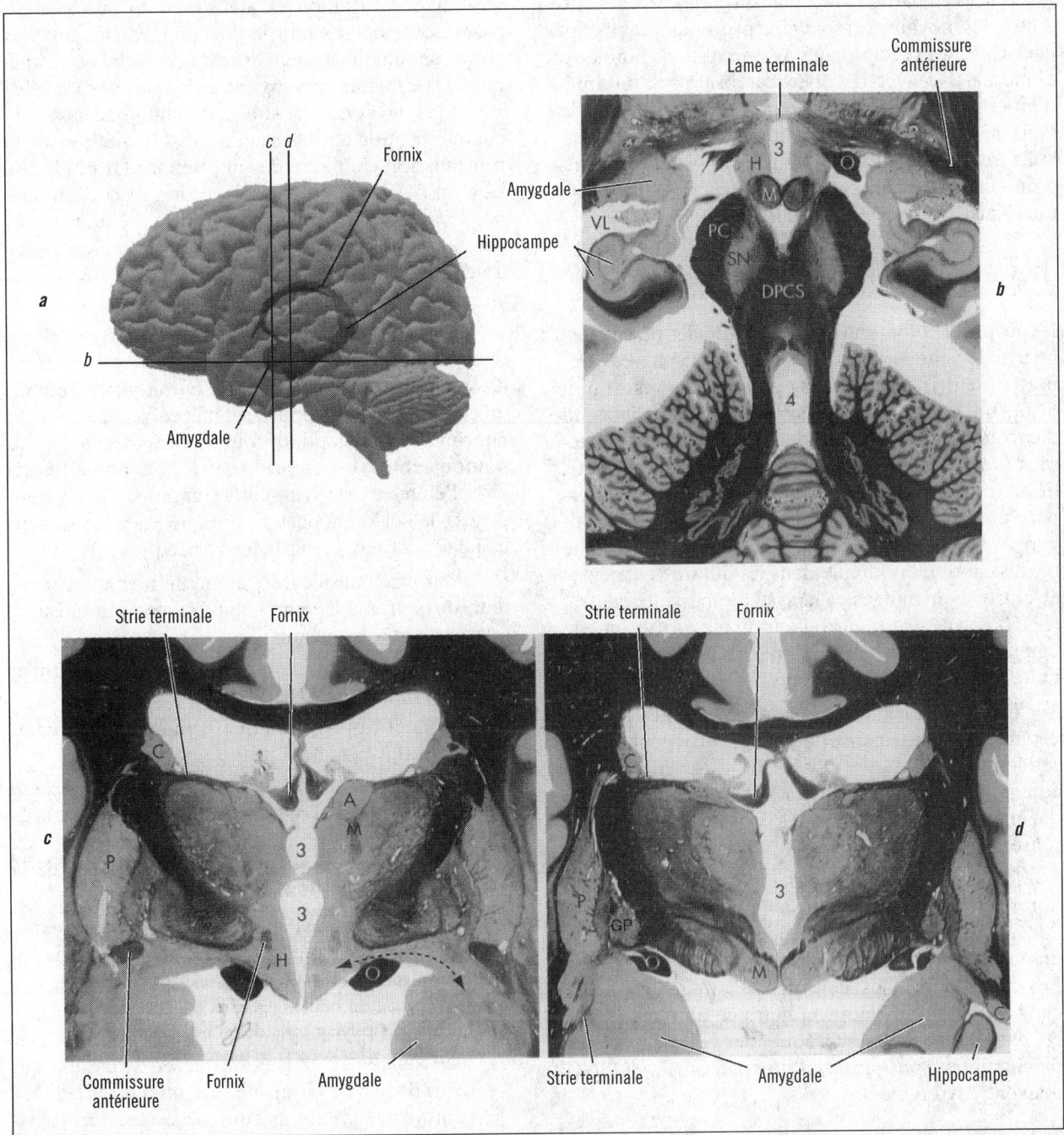

a, représentation tridimensionnelle avec les plans de section illustrés dans *b, c* et *d*. 3, troisième ventricule ; 4, quatrième ventricule ; A, noyau thalamique antérieur ; C, noyau caudé ; PC, pédoncule cérébelleux ; DPCS, décussation du pédoncule cérébelleux supérieur ; GP, globus pallidus ; H, hypothalamus ; VL, ventricule latéral ; M, corps mamillaire ; FS, faisceau mamillothalamique ; O, faisceau optique ; P, putamen ; SN, substance noire.

Source : D'après J. Nolte, *The Human Brain : An Introduction to Its Functional Anatomy*, 4ᵉ éd., St. Louis (Mo.), Mosby, 1999, p. 559.

observées chez le patient schizophrène (*soft signs*) seraient liées en partie à l'atrophie du cortex cérébelleux. Aussi, les noyaux cérébelleux profonds établissent des projections réciproques avec le système limbique, d'une part, et avec le cortex cérébral par l'intermédiaire du thalamus, d'autre part. Des anomalies dans l'organisation de ces projections expliqueraient certains troubles cognitifs notés chez des patients atteints d'une maladie neuropsychiatrique ou de schizophrénie (Katsetos, Hyde et Herman, 1997).

61.1.6 Ventricules

L'encéphale comprend quatre ventricules ou cavités : un à l'intérieur de chacun des deux hémisphères cérébraux (ventricules latéraux) [voir les figures 61.5 et 61.6], un troisième situé sur la ligne médiane du diencéphale à la jonction des deux ventricules latéraux (voir les figures 61.3 et 61.9c, d) et un quatrième, lié au troisième par l'aqueduc de Sylvius, occupe l'espace entre le tronc cérébral et le cervelet (voir la figure 61.9b). Le liquide céphalorachidien, sécrété par le plexus choroïdien, circule dans les quatre ventricules et entre les méninges et le système nerveux central (SNC), protégeant ainsi l'encéphale et la moelle épinière des chocs contre les parois intérieures de la boîte crânienne et des vertèbres.

Dans certaines psychopathologies telles la schizophrénie et la démence, le système ventriculaire est souvent élargi. Cette observation est interprétée comme le résultat d'un hypodéveloppement ou une dégénérescence des neurones et des axones qui entourent les ventricules.

Par ailleurs, le liquide céphalorachidien circule librement de l'encéphale jusqu'à la moelle épinière. Ainsi, il peut être prélevé à l'aide d'une aiguille introduite dans la région lombaire de la colonne vertébrale. Les métabolites des neurotransmetteurs contenus dans le liquide céphalorachidien sont ainsi récupérés et, par des analyses subséquentes, les mécanismes biochimiques sous-jacents à une pathologie du SNC peuvent être étudiés.

61.2 NEUROTRANSMISSION

C'est dans son traité sur le connexionnisme cellulaire, en 1899, que Ramón y Cajal, Prix Nobel 1906, élabora sa théorie soutenant que le neurone est l'unité de base du SNC. Ramón y Cajal supposait que les neurones sont séparés morphologiquement les uns des autres et qu'un intermédiaire est nécessaire à la transmission de l'influx nerveux entre les neurones. En 1904, Elliott avançait qu'une substance chimique assure la communication entre les neurones. L'hypothèse de la transmission chimique devait attendre les études de Lewy qui démontra que la libération d'acétylcholine par le nerf vague pouvait ralentir la fréquence cardiaque. Toutefois, il a fallu attendre beaucoup plus longtemps pour démontrer l'existence de médiateurs chimiques dans le SNC.

Le point de jonction entre deux neurones porte le nom de synapse (du grec *sunapsis*, « liaison ; point de jonction »). En général, un bouton axonal établit un contact avec les dendrites ou le corps cellulaire du neurone post-synaptique ou encore avec un autre bouton axonal. Un espace de 10 à 20 nanomètres sépare l'élément pré-synaptique (axones, parfois dendrites) de l'élément post-synaptique (dendrites, corps cellulaire, axones) [voir la figure 61.10].

Pour être considérée comme un neurotransmetteur (ou neuromédiateur), une substance doit satisfaire aux cinq critères suivants :

1. Le neurotransmetteur est présent dans l'élément pré-synaptique ;
2. L'élément pré-synaptique contient les enzymes de synthèse du neurotransmetteur ;
3. La stimulation de l'élément pré-synaptique entraîne la libération du neurotransmetteur dans la fente synaptique. Les effets physiologiques du neurotransmetteur sont identiques à ceux de la stimulation de l'élément pré-synaptique ;
4. L'élément post-synaptique possède des sites de liaison (les récepteurs) qui lui permettent de reconnaître le neurotransmetteur et de réagir ;
5. Il y a un système d'inactivation qui met rapidement fin à l'action du neurotransmetteur. Il s'agit bien souvent d'un mécanisme enzymatique qui dégrade le neurotransmetteur ou d'un site de recapture pré-synaptique qui recycle le neurotransmetteur.

Après sa synthèse, le neurotransmetteur est mis en réserve dans des vésicules qui se trouvent dans la terminaison axonale. À l'arrivée du potentiel d'action, le calcium extracellulaire pénètre dans la terminaison axonale et déclenche la liaison et la fusion des vési-

FIGURE 61.10 Cellule nerveuse et synapses

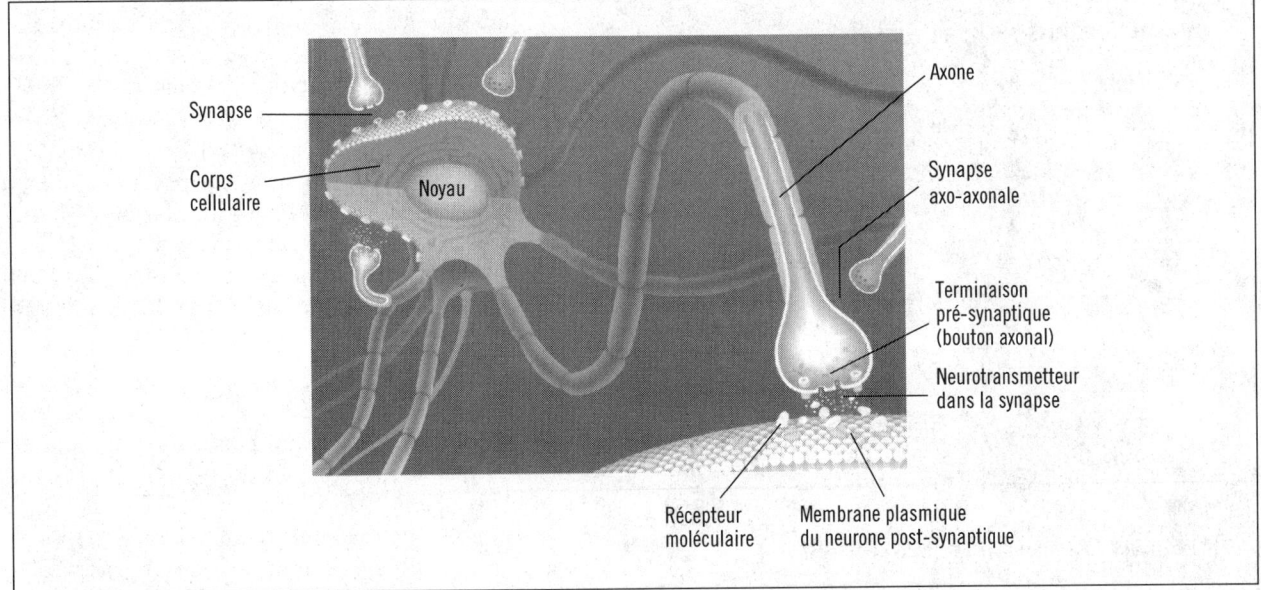

cules à la membrane neuronale, libérant ainsi le neurotransmetteur dans la fente synaptique. L'action du neurotransmetteur sur les récepteurs post-synaptiques se termine lorsqu'il est métabolisé par des enzymes de dégradation ou qu'il se lie à un site de recapture de la membrane pré-synaptique.

De nombreux transmetteurs, en agissant sur des récepteurs couplés à des canaux ioniques, ont une action directe et immédiate sur le potentiel de membrane. Il s'agit des neurotransmetteurs au sens strict. Cependant, plusieurs médiateurs chimiques agissent par l'intermédiaire d'un système de second messager intracellulaire et n'ont aucun effet direct sur le potentiel de membrane ; ils modulent plutôt la réponse aux autres transmetteurs. Il s'agit alors de *neuromodulateurs*.

La nature des neurotransmetteurs est très diverse et divise ceux-ci en trois classes : les amines biogènes, les acides aminés et les peptides (voir la figure 61.11, p. 1514). Les *amines biogènes* sont de petites molécules dérivées des acides aminés et comprennent :

- les catécholamines dérivées de la tyrosine (dopamine [DA], noradrénaline [NA] et adrénaline [Ad]);
- une indolamine dérivée du tryptophane (5-hydroxytryptamine [5-HT] ou sérotonine);
- une imidazole dérivée de l'histidine (l'histamine);
- un ester acétylé de la choline (acétylcholine).

Les catécholamines ont en commun un noyau catéchol (noyau benzène avec deux radicaux hydroxyles voisins). Par convention, on n'inclut pas les acides aminés parmi les amines biogènes.

En 1935, Dale mettait en avant l'idée que toutes les terminaisons d'un neurone libèrent le même neurotransmetteur. Cependant, on sait que les neuropeptides coexistent souvent dans une terminaison neuronale avec un autre neuropeptide ou avec un neurotransmetteur d'une autre famille. Cette coexistence, qui semble faire entorse au principe de Dale, en serait en fait une simple extension. Les neurotransmetteurs qui sont colocalisés dans un élément pré-synaptique ne seraient pas libérés dans les mêmes situations. Ainsi, les neuropeptides seraient plutôt libérés au moment d'une activation à haute fréquence et moduleraient l'action du neuromédiateur « classique ». Les neurotransmetteurs identifiés jusqu'à ce jour dans le SNC sont énumérés dans le tableau 61.1.

61.2.1 Transduction du signal

La communication entre les neurones s'effectue par l'intermédiaire de médiateurs chimiques, les neurotransmetteurs. Ces médiateurs interagissent avec des

FIGURE 61.11 Structure chimique des trois classes de neurotransmetteurs

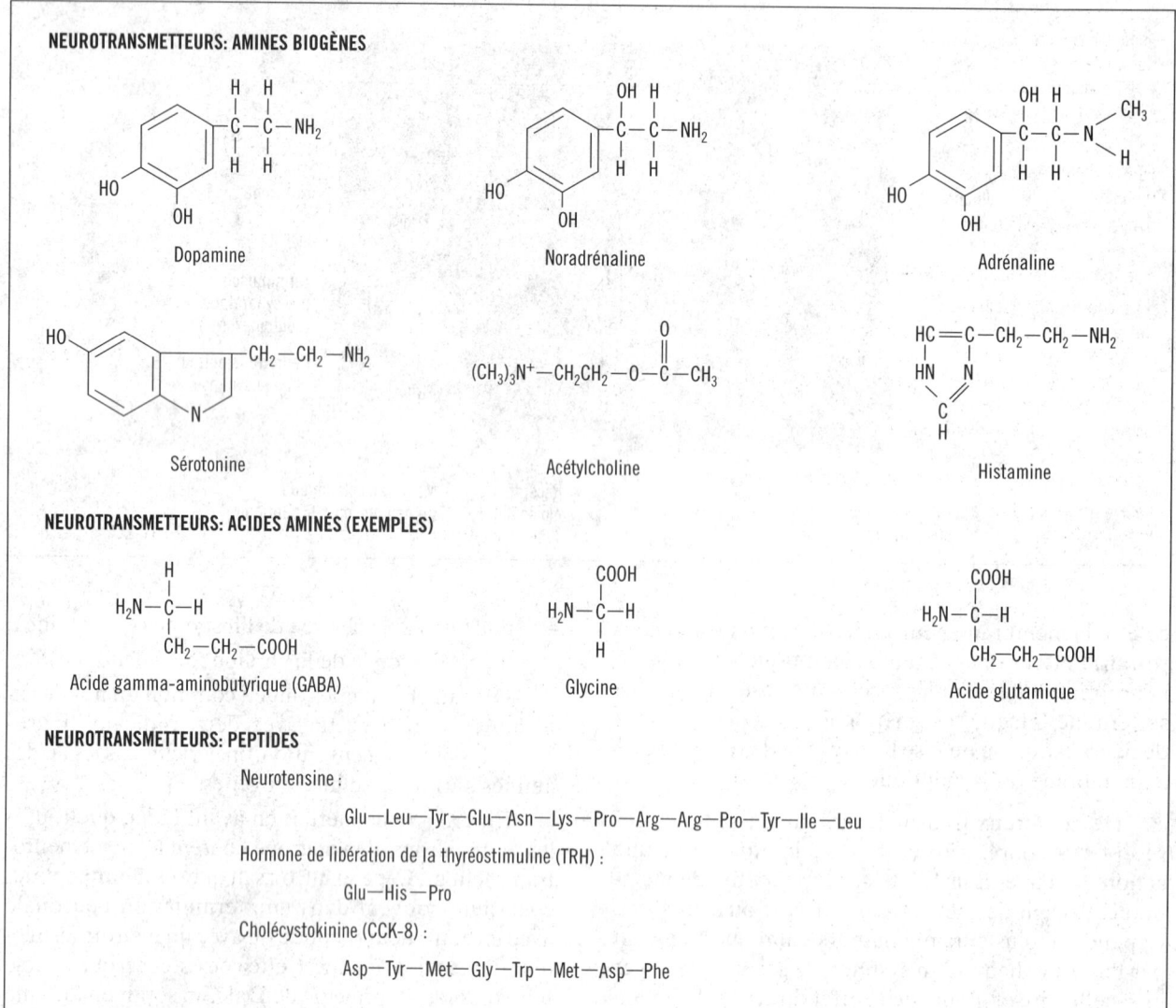

Source : H.I. Kaplan et B.J. Sadock, *Synopsis of Psychiatry*, 8ᵉ éd., Philadelphie, Lippincott Williams & Wilkins, 1998, p. 101.

récepteurs moléculaires situés sur la face externe de la membrane plasmique des neurones (voir la figure 61.12, p. 1516). Le récepteur remplit deux rôles : il permet de distinguer les différents messagers et il assure la transmission du message à l'intérieur de la cellule. Il faut, en effet, que des mécanismes de transduction transforment le signal externe (le neurotransmetteur) en signal interne qui assure la réponse biologique. Selon le mécanisme de transduction utilisé pour convertir le signal externe en réponse biologique, on peut distinguer trois types de récepteurs :

1) les récepteurs-canaux liés à l'entrée ou la sortie d'ions (récepteurs ionotropes) ;
2) les récepteurs dotés d'une activité tyrosine kinase intrinsèque ;
3) les récepteurs couplés aux protéines G (récepteurs métabotropes).

Psychiatrie clinique : une approche bio-psycho-sociale

TABLEAU 61.1 Neurotransmetteurs

Amines biogènes
Catécholamines
   Dopamine
   Noradrénaline
   Adrénaline
Sérotonine (5-HT)
Histamine
Acétylcholine

Acides aminés excitateurs
Glutamate
Aspartate

Acides aminés inhibiteurs
Glycine
Acide gamma-aminobutyrique (GABA)

Hormones hypothalamiques
Hormone de libération de la thyréostimuline ou thyréolibérine (TRH, *thyrotropin-releasing hormone*)
Gonadolibérine (LH-RH, *luteinizing hormone releasing hormone*, ou GNRH, *gonadotropin releasing hormone*)
Corticolibérine (CRF, *corticotropin releasing factor*)
Somatostatine
Somatolibérine (GH-RH, *growth hormone releasing hormone*)

Hormones hypophysaires
Vasopressine (ADH, *antidiuretic hormone*)
Ocytocine
Corticotrophine (ACTH, *adrenocorticotropic hormone*)
Hormone de croissance (GH, *growth hormone*)
Thyréostimuline ou hormone thyréotrope (TSH, *thyroid-stimulating hormone*)
Hormone lutéinisante (LH, *luteinizing hormone*)
Prolactine
Mélanotrophine (MSH, *melanocyte-stimulating hormone*)

Peptides opiacés
Méthionine-enképhaline
β-endorphine
Leucine-enképhaline
Dynorphine A

Peptides gastro-intestinaux
Substance P
Cholécystokinine (CCK)
Neuropeptide Y (NPY)
Insuline
Bombésine
Sécrétine
Substance K
Neurotensine (NT)
Galanine
Glucagon
Gastrine
Motiline
Peptide intestinal vasomoteur (VIP, *vasoactive intestinal polypeptide*)

Peptides variés
Angiotensine II
Calcitonine
Bradykinine
l-carnosine
Peptide natriurétique (ANF, *atrial natriuretic factor*)
Peptide du gène de la calcitonine (CGRP, *calcitonin gene related peptide*)

Un *premier mécanisme* de transduction fait appel à des récepteurs-canaux qui constituent des canaux propres à certains ions. La même molécule assure la reconnaissance et la transduction du signal. La liaison du neurotransmetteur au récepteur modifie la conformation du canal et permet son ouverture (ou parfois sa fermeture), ce qui inhibe ou stimule l'activité du neurone. C'est la nature des ions qui traversent le canal qui détermine les propriétés excitatrices ou inhibitrices du neurotransmetteur. Ainsi, dans le SNC, le récepteur gabaergique sur lequel agissent les benzodiazépines et les barbituriques est un récepteur-canal. La liaison de l'acide gamma-aminobutyrique (GABA) au récepteur gabaergique ouvre un canal ionique qui permet aux ions Cl^- d'entrer dans le neurone post-synaptique, ce qui hyperpolarise la cellule et inhibe son activité. Par contre, la liaison du glutamate au récepteur N-Méthyl-D-Aspartate (NMDA) ouvre un canal que traversent indistinctement les ions Na^+, K^+ et Ca^{2+}, ce qui dépolarise le neurone post-synaptique et excite la cellule.

En raison de l'étroite association structurelle entre le site de reconnaissance du ligand[1] et l'ouverture du canal ionique, les récepteurs ionotropes ont une latence très courte. En d'autres termes, la liaison du neurotransmetteur a un effet presque immédiat (quelques millisecondes seulement) sur l'activité du canal ionique. Ces transmetteurs assurent la transmission rapide de signaux dans le SNC.

Un *deuxième mécanisme* de transduction du signal fait appel à des récepteurs dotés d'une activité tyrosine kinase intrinsèque, c'est-à-dire que ces récepteurs sont capables de phosphoryler certains résidus tyrosine de substrats protéiques spécifiques. Ces récepteurs ne participent pas à la neurotransmission, mais jouent un rôle important dans l'activité des facteurs de croissance et des neurotrophines nécessaires au développement du SNC et à son bon fonctionnement à l'âge adulte.

Le *troisième mécanisme* de transduction fait appel à des protéines membranaires, les protéines G, qui tirent leur nom de leur capacité de lier les nucléotides guanyliques GDP (guanosine diphosphate) et GTP (guanosine triphosphate). Dans ce cas, le récepteur assure la fonction de reconnaissance et la protéine G assure la transduction du signal. Tous les récepteurs de la dopamine, de la noradrénaline, de la sérotonine (à l'exception du récepteur de type 5-HT$_3$), de l'histamine, des cannabinoïdes et des neuropeptides ainsi que le récepteur gabaergique et le récepteur NMDA du glutamate appartiennent à cette catégorie. Chaque

---

1. Un ligand est une molécule qui se lie de façon non covalente à un récepteur protéique. Les neurotransmetteurs et les hormones sont des ligands, de même que les médicaments qui agissent sur les récepteurs.

type de récepteur interagit avec certains types de protéines G, ce qui explique en partie la sélectivité des actions cellulaires des membres de cette famille de récepteurs. Les effets cellulaires ont une latence de quelques centaines de millisecondes et persistent des secondes et même des minutes après la fin des phénomènes synaptiques qui les ont déclenchés. Ils servent donc à la transmission des signaux lents mais soutenus et à la modulation des signaux rapides.

Enfin, les récepteurs stéroïdiens, qui ont la particularité d'être intracellulaires plutôt que membranaires (voir la figure 61.12), servent au transport des stéroïdes dans le noyau cellulaire. Malgré le rôle considérable que les hormones stéroïdes jouent dans la régulation des comportements, la description détaillée de ce type de récepteur déborde largement le cadre de ce chapitre.

Structure des récepteurs couplés aux protéines G

Les récepteurs couplés aux protéines G ou récepteurs métabotropes se distinguent des récepteurs ionotropes par leur structure et leur fonction. Ils forment une famille génique et dérivent probablement de molécules communes. Une soixantaine de ces récepteurs ont été clonés et tous présentent le long de leur séquence peptidique sept segments constitués d'une vingtaine d'acides aminés hydrophobes. En raison de leur nature hydrophobe, ces sept segments peuvent s'insérer dans la couche lipidique des membranes cellulaires et former sept domaines transmembranaires qui caractérisent tous les récepteurs métabotropes. L'extrémité aminée (N-terminale) de ces protéines transmembranaires est toujours extracellulaire et l'extrémité carboxylique (C-terminale), intracellulaire.

FIGURE 61.12 Classes de récepteurs

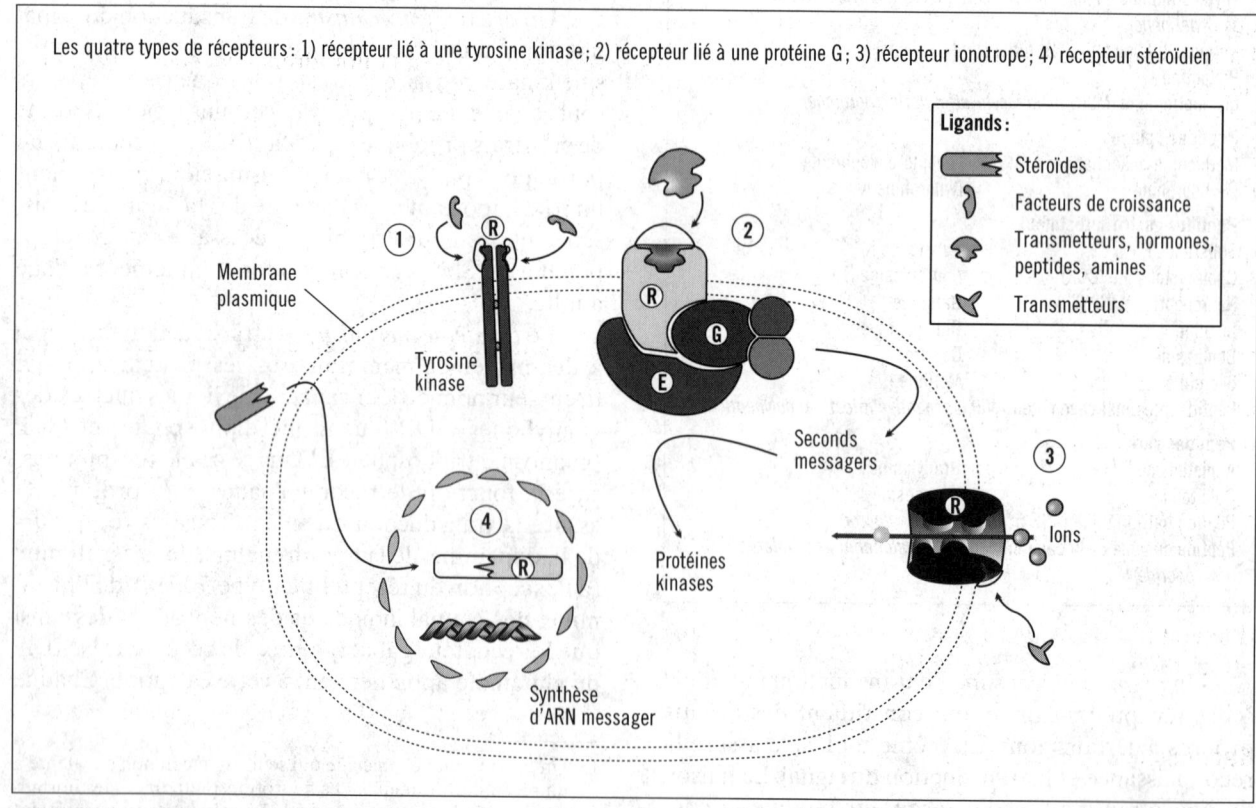

Les quatre types de récepteurs : 1) récepteur lié à une tyrosine kinase ; 2) récepteur lié à une protéine G ; 3) récepteur ionotrope ; 4) récepteur stéroïdien

R : récepteur ; E : effecteur ; G : protéine G.

Psychiatrie clinique : une approche bio-psycho-sociale

Structure des protéines G

Les protéines G sont des molécules associées à la face interne de la membrane plasmique. Elles se composent de trois sous-unités α, β et γ. La sous-unité α varie d'une protéine G à l'autre. Les sous-unités β et γ sont étroitement liées et présentent moins de variations d'une protéine G à une autre. La sous-unité γ est profondément ancrée dans la membrane.

Les étapes qui suivent la stimulation du récepteur sont présentées sous forme de schéma à la figure 61.13, p. 1518. D'abord, la sous-unité α porte le site de liaison aux nucléotides guanyliques. À l'état de repos, la sous-unité α est liée à une molécule de GDP. La liaison de l'*agoniste* entraîne un changement de conformation du récepteur (étape 1) qui permet la formation d'un complexe ternaire agoniste-récepteur-protéine G (étape 2). Cette interaction du récepteur lié à l'agoniste et de la protéine G entraîne l'activation de la protéine G, c'est-à-dire l'ouverture du site nucléotidique et l'échange de la GDP pour la GTP (étape 3). La sous-unité α se sépare alors des sous-unités β et γ et active à son tour une enzyme effectrice qui catalyse la formation du second messager (étape 4). La sous-unité α est dotée d'une activité GTPasique intrinsèque qui catalyse l'hydrolyse de la GTP en GDP (étape 5). La sous-unité α retourne alors à l'état de repos et se réassocie aux sous-unités β et γ; le cycle peut reprendre.

Si le phénomène synaptique initial ne dure que quelques centaines de millisecondes, les effets cellulaires que produisent les seconds messagers persistent pendant quelques secondes, même quelques minutes. Ainsi, les systèmes messagers conviennent mieux à la transmission lente et soutenue du signal synaptique et à la modulation de la transmission rapide assurée par les récepteurs ionotropes.

Les antidépresseurs, le lithium, les peptides opiacés, la cocaïne et l'alcool peuvent modifier les concentrations des sous-unités des protéines G dans plusieurs régions cérébrales. Les modifications provoquées par une prise prolongée de ces agents psychotropes donnent à penser que les protéines G participent aux effets thérapeutiques ou addictifs de ces substances dans l'encéphale.

Seconds messagers

La liaison du neurotransmetteur au récepteur entraîne l'activation d'une protéine G. La protéine G activée s'associe à une protéine effectrice. L'activation de la protéine effectrice déclenche la synthèse de seconds messagers intracellulaires. Le nombre de seconds messagers connus à ce jour est étonnamment petit. On n'en compte que six :

- l'adénosine monophosphate cyclique (AMPc);
- la guanosine monophosphate cyclique (GMPc);
- l'inositol triphosphate (IP$_3$);
- le diacylglycérol (DAG);
- l'acide arachidonique (AA);
- l'ion calcium (Ca^{2+}).

En dépit de leur nombre restreint, les seconds messagers connus commandent des réactions physiologiques et biochimiques très diverses. Ils activent souvent des protéines kinases spécifiques, c'est-à-dire des enzymes qui catalysent l'addition d'un groupement phosphate (–PO$_3$–) à un substrat de nature protéique. La phosphorylation des phosphoprotéines constitue donc une sorte de voie finale commune des systèmes de transduction du signal.

Il est important de souligner que le même neurotransmetteur peut interagir avec plusieurs types de récepteurs. Ainsi, la noradrénaline peut activer une dizaine de récepteurs adrénergiques différents (voir la section 61.3.2). Ces récepteurs peuvent différer en vertu du système de transduction du signal qu'ils mettent en œuvre. Les récepteurs bêta-adrénergiques activent l'adénylate cyclase par l'intermédiaire d'une protéine G$_s$ (« s » pour stimulation), alors que les récepteurs alpha$_2$-adrénergiques inhibent la même enzyme par l'intermédiaire d'une protéine G$_i$ (« i » pour inhibition) et que les récepteurs alpha$_1$-adrénergiques enclenchent la cascade des phosphoinositides par l'intermédiaire d'un autre type de protéine G. Bref, non seulement un neurotransmetteur peut-il agir sur plusieurs récepteurs distincts, mais ceux-ci peuvent coexister dans la membrane du même neurone.

Voie de l'adénosine monophosphate cyclique

L'AMPc, découverte au début des années 70, est le premier des seconds messagers à avoir été identifié. Certains récepteurs (les récepteurs dopaminergiques D$_1$, p. ex.) peuvent activer la protéine G$_s$ qui stimule une enzyme effectrice membranaire, l'adénylcyclase. L'adénylcyclase est l'enzyme qui catalyse la cyclisation de l'adénosine triphosphate (ATP) qui se transforme

FIGURE 61.13 Étapes successives dans le mode de transduction par la protéine G

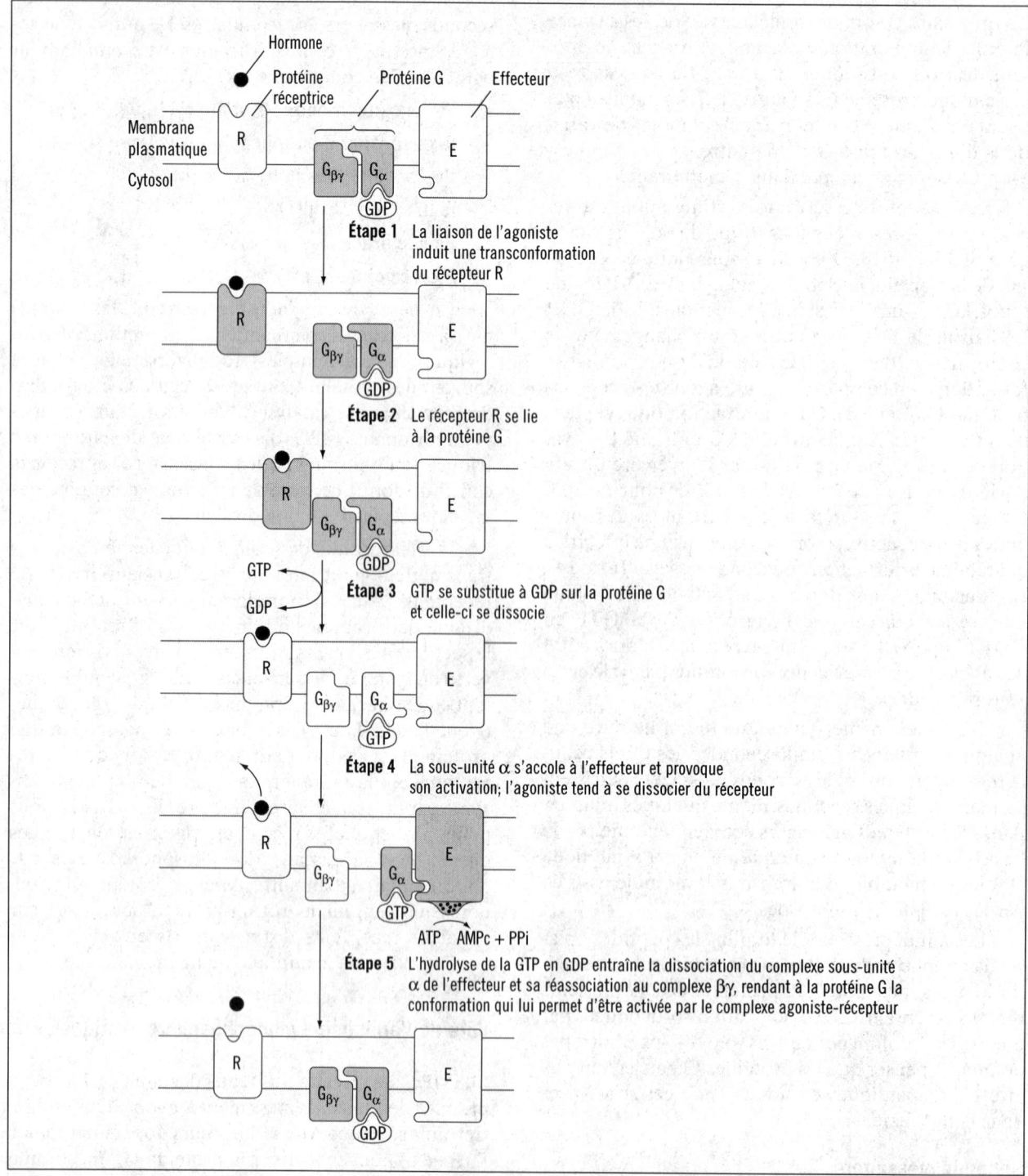

Source : D'après J. Darnell et coll., *Biologie moléculaire de la cellule,* Bruxelles, De Boeck Université, 1993, p. 727.

en AMPc. L'AMPc est un second messager qui active une famille de protéines kinases dépendantes de l'AMPc, les protéines kinases A. D'autres récepteurs (le récepteur dopaminergique D_2, p. ex.) activent une autre protéine G, la protéine G_i, qui inhibe l'activité de l'adénylcyclase. L'AMPc existe dans presque toutes les cellules animales. Elle joue un rôle dans plusieurs processus homéostatiques régis par les hormones et dans les réponses cellulaires de plusieurs neurotransmetteurs dans le SNC.

Chez le rat, l'administration d'antidépresseurs, comme les tricycliques et les inhibiteurs de la monoamine-oxydase (IMAO), pendant trois à six semaines entraîne une diminution de la synthèse d'AMPc à la suite de la stimulation par la noradrénaline. La baisse de l'AMPc est le résultat d'une diminution du nombre de récepteurs bêta-adrénergiques; le délai de cette baisse correspond à peu près au temps d'obtention d'une réponse thérapeutique chez les patients déprimés. Cependant, cette observation n'est pas valable pour la fluoxétine, le citalopram et le bupropion.

Les phosphodiestérases des nucléotides cycliques dégradent rapidement l'AMPc en 5'AMP ou AMP acyclique. Cela constitue un mécanisme d'inactivation de l'action de ce second messager.

Cascade des phosphoinositides

Certaines protéines G activent une enzyme, la phospholipase C, qui scinde un lipide membranaire, le phosphatidyl-inositol biphosphate (PiP_2), en diacylglycérol (DAG) et en inositol trisphosphate (IP_3). Le DAG et l'IP_3 sont à l'origine de deux systèmes de seconds messagers. D'une part, le DAG active la protéine kinase C; d'autre part, la liaison de l'IP_3 à des récepteurs sur la membrane du réticulum endoplasmique permet la libération du calcium emmagasiné dans cet organite. Le lithium utilisé dans le traitement des troubles affectifs bipolaires est un inhibiteur de l'enzyme inositol monophosphatase qui participe à la régénération des phosphoinositides membranaires. L'effet thérapeutique du lithium dépendrait en partie de sa capacité d'épuiser les stocks de phosphoinositides (Brown, Malligner et Renbaum, 1993). Comme l'effet thérapeutique ne se manifeste qu'au bout de quelques jours, il est probable que le lithium interagit avec des protéines régulatrices, notamment certaines protéines G (Manji et coll., 1995).

61.3 NEUROTRANSMETTEURS

61.3.1 Dopamine

Pendant longtemps, la dopamine (DA) a été considérée comme un simple précurseur de la noradrénaline, sans aucune fonction physiologique dans le SNC. Il faudra attendre les années 50 avant que la DA soit reconnue au même titre que les autres neurotransmetteurs.

Les deux pathologies du système nerveux qui sont le plus souvent associées à la DA sont la schizophrénie et la maladie de Parkinson. La schizophrénie serait le résultat d'une hyperactivité dopaminergique dans la région méso-cortico-limbique, alors que, dans la maladie de Parkinson, la dégénérescence des cellules de la substance noire entraînerait une déplétion de la DA dans le striatum sans atteinte primaire du striatum. Les études plus récentes semblent indiquer que certains récepteurs dopaminergiques interviendraient également dans la dépression (Kapur et Mann, 1992), l'alcoolisme (Uhl, Persico et Smith, 1992), l'abus de certaines drogues telle la cocaïne (Hitri et coll., 1994) et le développement du système nerveux (Todd, 1992). L'action antidopaminergique des neuroleptiques sur les neurones du striatum est responsable de l'apparition des symptômes parkinsoniens.

Topochimie

La topochimie est une classification relativement récente qui fait appel à un code alphanumérique pour identifier les groupements cellulaires producteurs d'un neurotransmetteur. Ces centres ne correspondent pas toujours aux limites des noyaux anatomiques (Bossy et coll., 1990). Les centres noradrénergiques sont numérotés de A_1 à A_7, les centres dopaminergiques, de A_8 à A_{14}, les centres sérotoninergiques, de B_1 à B_9, les centres adrénergiques, de C_1 à C_3 et les centres cholinergiques, de Ch_1 à Ch_6.

Des sept groupes cellulaires dopaminergiques numérotés de A_8 à A_{14}, trois se trouvent dans le mésencéphale (A_8 à A_{10}) et quatre dans le diencéphale (A_{11} à A_{14}). Le centre A_{10} (ATV et portion médiane de la substance noire) se projette au bulbe olfactif, au noyau accumbens et à l'amygdale par la voie méso-limbique et au cortex médian préfrontal, au gyrus

Psychiatrie clinique : une approche bio-psycho-sociale

cingulaire et aux cortex piriforme et entorhinal (cortex olfactif) par la voie méso-corticale.

La voie dopaminergique méso-striée provient majoritairement du centre A_9 (substance noire, voie nigro-striée) et partiellement des centres A_8 et A_{10} (ATV) [voir la figure 61.7].

La voie méso-corticale diffère des voies méso-limbique et nigro-striée par l'absence d'autorécepteurs, donc une absence d'autorégulation de la libération de la dopamine.

Les groupes A_{11}-A_{14} sont localisés dans le diencéphale et contiennent des neurones dopaminergiques innervant l'hypothalamus et l'hypophyse. La libération de la prolactine et de l'hormone de croissance (*growth hormone* [GH]) serait influencée par ces neurones. La DA agit comme facteur inhibiteur de la prolactine (*prolactin-inhibiting factor* [PIF]). On observe souvent une augmentation temporaire ou prolongée de la prolactine plasmatique au cours d'un traitement antidopaminergique par un neuroleptique bloqueur des récepteurs D_2 (p. ex., halopéridol, rispéridone), alors que la bromocriptine, agoniste dopaminergique, inhibe la sécrétion de la prolactine.

Synthèse et métabolisme

Comme pour toutes les catécholamines, l'acide aminé non essentiel L-tyrosine (les acides aminés non essentiels, au contraire des acides aminés essentiels que l'organisme ne peut synthétiser et qui doivent être fournis par l'alimentation, sont synthétisés par l'organisme) est le précurseur de la DA. La tyrosine est un dérivé de la phénylalanine et doit traverser la barrière hémato-encéphalique avant d'être captée par les neurones dopaminergiques, par un processus actif qui nécessite l'ATP. La L-tyrosine est transformée en lévo-dihydroxyphénylalanine (lévodopa ou L-DOPA) par la tyrosine hydroxylase; cette réaction enzymatique est limitative et détermine la vitesse de synthèse de la DA. Ainsi, un surplus de tyrosine dans l'alimentation n'accélérera pas la synthèse de la DA. L'activité de la tyrosine hydroxylase est directement inhibée par l'excès de DA et par les autorécepteurs pré-synaptiques des axones dopaminergiques pour assurer l'homéostasie du système. Contrairement à la tyrosine, la lévodopa est rapidement convertie en DA et le surplus de cet intermédiaire accélérera la synthèse de la DA.

Pour ces raisons, la lévodopa et non la tyrosine est utilisée dans le traitement de la maladie de Parkinson.

Deux mécanismes interviennent pour inactiver la DA libérée dans la fente synaptique : la dégradation enzymatique et la recapture. La DA est métabolisée par deux enzymes :

– la monoamine-oxydase de type B (MAO-B) qui inactive la DA intracellulaire et produit l'acide homovanillique (*homovanillic acid* [HVA]). Chez l'être humain, le métabolisme de la voie intracellulaire est privilégié et, pour cette raison, le HVA, mesuré dans le liquide céphalorachidien, sert d'indicateur de l'activité dopaminergique ;

– la catéchol-O-méthyl-transférase (COMT) qui inactive la DA extracellulaire et produit l'acide dihydroxyphénylacétique (DOPAC). Récemment, les inhibiteurs de la COMT ont été introduits dans le traitement de la maladie de Parkinson (Dingemanse, 1997).

La DA non métabolisée est recaptée par les boutons axonaux et emmagasinée dans des vésicules. L'effet psychotrope de la cocaïne réside dans sa capacité à bloquer la recapture de la DA. Il convient de souligner qu'un site de recapture se distingue d'un récepteur par le fait que sa liaison au neurotransmetteur n'entraîne pas de réponse physiologique (changement du potentiel membranaire, activation d'un second messager, etc.). La figure 61.14 schématise le métabolisme de la dopamine.

Récepteurs dopaminergiques

La génétique moléculaire a permis d'identifier cinq récepteurs dopaminergiques qui sont regroupés en deux familles selon qu'ils sont liés à l'activation de l'adénylcyclase par une protéine G_s (récepteurs D_1 et D_5) ou à l'inhibition de l'adénylcyclase par des protéines G_i ou G_o (« o » pour *other*) [récepteurs D_2, D_3 et D_4]. Les récepteurs D_1 et D_2 sont les plus nombreux dans l'encéphale et sont localisés principalement dans le striatum, le noyau accumbens et le tubercule olfactif. Les récepteurs D_1 sont post-synaptiques, alors que les récepteurs D_2 se situent sur les sites pré et post-synaptiques.

Dans le striatum, les récepteurs D_1 sont localisés sur les neurones contenant la substance P, tandis que les récepteurs D_2 se trouvent sur des cellules enképhalinergiques et cholinergiques. Les récepteurs D_3

FIGURE 61.14 Métabolisme de la dopamine

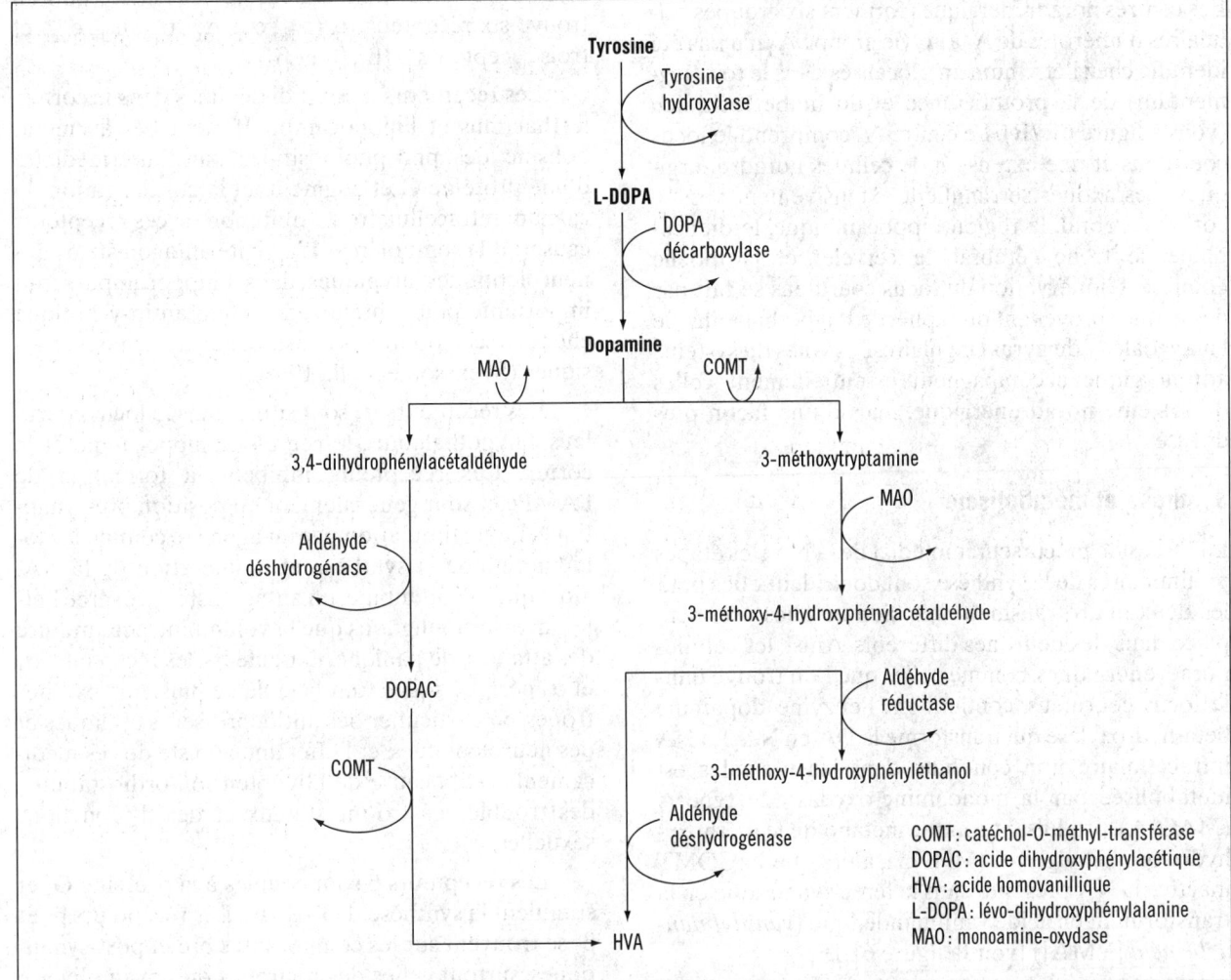

se situent dans le striatum, le noyau accumbens, le septum, les tubercules olfactifs et la partie du cortex qui reçoit les afférences dopaminergiques de la zone A_{10}. Les récepteurs D_3 sont 100 fois moins nombreux que les récepteurs D_1 ou D_2. Les récepteurs D_4 et D_5 sont localisés principalement dans le cortex frontal, mais aussi dans le noyau accumbens et l'hippocampe. Les récepteurs D_4, pour lesquels la clozapine a une grande affinité, se distribuent essentiellement dans le cortex frontal et l'amygdale, tandis que les récepteurs D_5 se limitent au noyau du corps mamillaire et à l'hippocampe. L'affinité de la DA est la plus élevée pour les récepteurs D_3 ; viennent ensuite les récepteurs D_4 et D_5, puis les récepteurs D_1 et D_2.

61.3.2 Noradrénaline

Le rôle de la noradrénaline (NA) comme neurotransmetteur a d'abord été démontré dans le système nerveux périphérique par le Suédois Ulf von Euler, en 1946. Il aura fallu une autre décennie avant de faire la même démonstration en ce qui concerne le SNC. L'importance de la NA dans la physiologie des processus d'attention et d'éveil est bien établie. Par ailleurs, certaines psychopathologies (la dépression majeure, la démence chez les parkinsoniens, la démence de type Alzheimer) sont liées à une diminution de la transmission noradrénergique, d'autres (panique, schizophrénie), à une augmentation.

Topochimie

Les centres noradrénergiques forment six groupes cellulaires numérotés de A_1 à A_7 (le groupe A_3 n'a pas été identifié chez l'être humain), localisés dans le toit (tegmentum) de la protubérance et du bulbe rachidien (voir la figure 61.7B). Le centre A_6 comprend le locus coeruleus et une extension de cellules noradrénergiques. Les axones se ramifient extensivement vers le cortex cérébral, la région hippocampique, le diencéphale, le tronc cérébral, le cervelet et la moelle épinière. L'innervation du locus coeruleus se fait par des axones provenant du raphé, de l'hypothalamus, de l'amygdale et du gyrus cingulaire. Les voies du système adrénergique accompagnent essentiellement celles du système noradrénergique, mais d'une façon plus diffuse.

Synthèse et métabolisme

La DA est le précurseur immédiat de la NA ; les étapes préliminaires de la synthèse sont donc identiques pour les deux neurotransmetteurs, bien qu'elles prennent place dans des neurones différents. Ainsi, les cellules noradrénergiques, comme celles que l'on trouve dans le locus coeruleus, contiennent l'enzyme dopamine bêta-hydroxylase qui transforme la DA en NA. La NA intracellulaire non contenue dans les vésicules est métabolisée par la monoamine-oxydase de type A (MAO-A), produisant comme métabolite le méthoxy-hydroxy-phénylglycol (MHPG), alors que la COMT inactive la NA présente dans la fente synaptique en la transformant en acide vanilmandélique (*vanillylmandelic acid* [VMA]) [voir la figure 61.15].

La NA est contenue dans des vésicules qui servent à la fois de site de synthèse (puisqu'elles contiennent l'enzyme dopamine bêta-hydroxylase), de moyen de transport pour apporter la NA au bouton synaptique et de protection contre les enzymes de dégradation. Une partie de la NA dans la fente synaptique est captée par un site de recapture spécifique et est recyclée par les boutons synaptiques, puis emmagasinée dans les vésicules. L'effet thérapeutique de plusieurs antidépresseurs résiderait dans leur capacité de bloquer la recapture de la NA et d'augmenter ainsi la disponibilité de la NA dans la fente synaptique.

Récepteurs adrénergiques

Autant dans le système nerveux central que dans le système nerveux périphérique, les récepteurs NA sont divisés en deux grandes classes, α et β. Plusieurs subdivisions existent à l'intérieur de ces classes où l'on trouve six récepteurs α (α_{1a}, α_{1b}, α_{1c}, α_{2a}, α_{2b}, α_{2c}) et trois récepteurs β (β_1, β_2 et β_3).

Les récepteurs α_1 sont disséminés dans le cortex, le thalamus et l'hippocampe. Ils sont liés au métabolisme des phosphoinositides par l'intermédiaire d'une protéine G et augmentent la concentration du calcium intracellulaire. L'inhibition de ces récepteurs causerait la somnolence. L'activité antagoniste α_1 des neuroleptiques atypiques dans l'hippocampe serait importante pour obtenir une action antipsychotique chez des schizophrènes résistant aux traitements classiques (Svensson et coll., 1995).

Les récepteurs α_2 sont situés dans le locus coeruleus, l'hypothalamus, le cervelet, l'hippocampe et le cortex. Ces récepteurs inhibent la formation de l'AMPc et sont généralement en position pré-synaptique. Leur stimulation par un agoniste comme la clonidine inhibe la synthèse et la libération de la NA, alors que la yohimbine, un antagoniste α_2, exerce l'effet inverse. Soulignons que la yohimbine peut induire des attaques de panique. Par ailleurs, les récepteurs α_1 et α_2 périphériques sont la cible de plusieurs psychotropes, en particulier des antidépresseurs cycliques et des neuroleptiques, et l'effet antagoniste de ces médicaments est la cause de l'hypotension orthostatique, des troubles gastro-intestinaux et des dysfonctions sexuelles.

Les récepteurs β sont couplés à la protéine G_s et stimulent la synthèse de l'AMPc. Les récepteurs β_1 et β_2 se trouvent sur les composantes pré et post-synaptiques, surtout celles des neurones du noyau olivaire dans la protubérance, du cervelet et, dans une moindre mesure, celles du locus coeruleus, du raphé dorsal, de la substance noire, du cortex frontal et de l'hippocampe. Le propranolol est un antagoniste β utilisé dans le traitement de l'anxiété, mais son effet thérapeutique est surtout dû à son action sur les récepteurs périphériques.

Adrénaline

L'adrénaline est synthétisée dans les neurones du tronc cérébral qui convertissent la NA sous l'influence de l'enzyme phényléthanolamine-N-méthyl-transférase (PNMT). Les enzymes de dégradation sont les mêmes que pour la NA. Toutefois, l'adrénaline est perçue davantage comme un neuromodulateur et son

FIGURE 61.15 Métabolisme de la noradrénaline

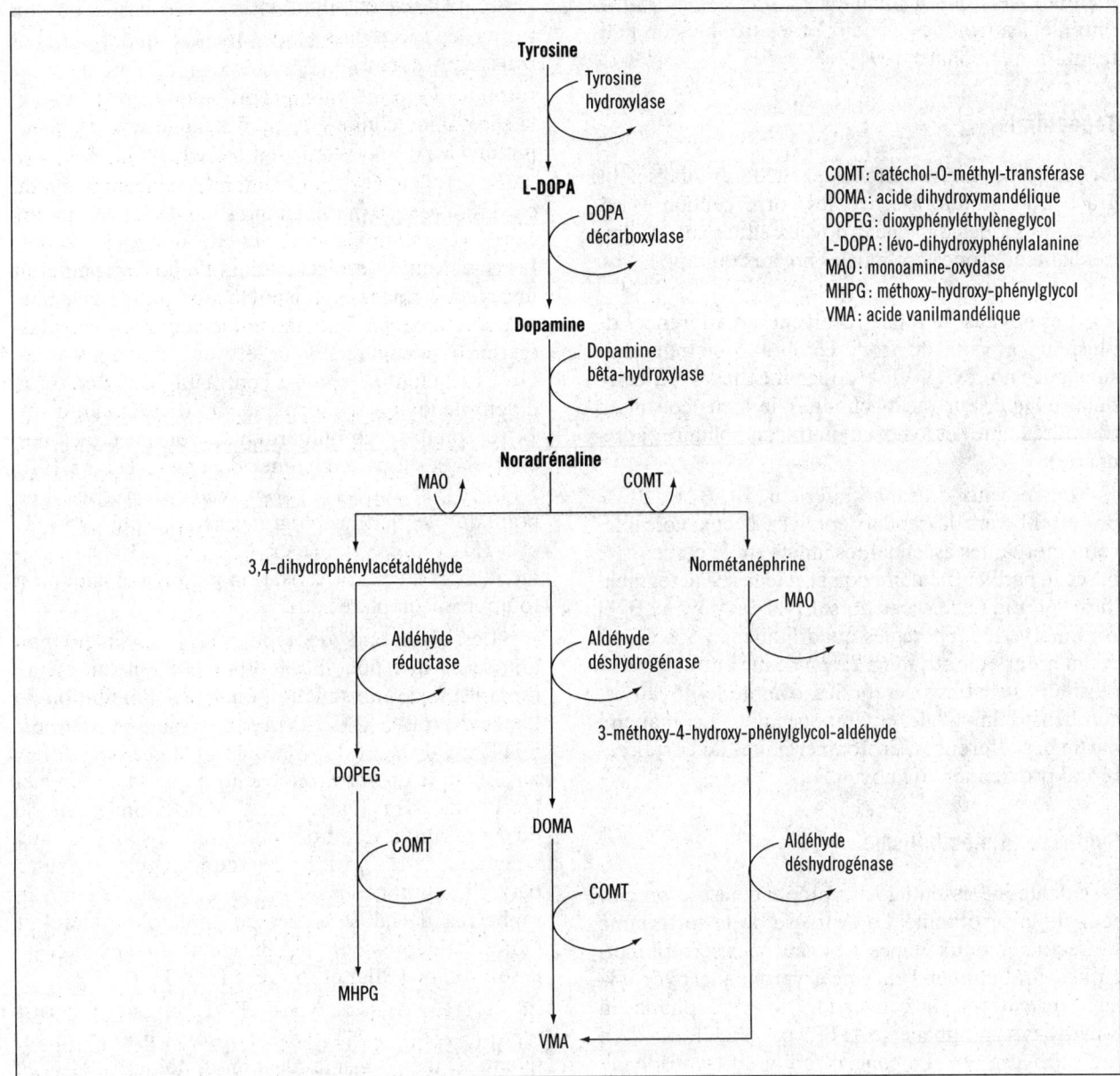

action est mineure dans le SNC comparativement à son action sur le système nerveux périphérique. Même si elle n'a pas de récepteurs spécifiques, l'adrénaline agira sur les récepteurs α et β NA, en particulier sur les récepteurs β_2 qui sont en position présynaptique, et cela aura pour effet d'augmenter la libération de la NA.

61.3.3 Sérotonine

La sérotonine, ou 5-hydroxytryptamine (5-HT), se trouve en grande quantité dans les cellules entérochromaffines de l'appareil digestif et dans les plaquettes sanguines. Seulement 2 % de la 5-HT chez l'être humain est localisée dans le SNC. Elle joue cependant un rôle primordial dans plusieurs troubles mentaux, tels que les maladies affectives, la schizophrénie, les troubles anxieux et les troubles de l'alimentation (Leonard, 1994).

Topochimie

Dès 1964, des neuroanatomistes suédois visualisaient, grâce à l'histofluorescence, les corps cellulaires sérotoninergiques dans neuf noyaux situés sur la ligne médiane du tronc cérébral, les noyaux du raphé (voir la figure 61.7C).

Les noyaux du raphé reçoivent des afférences de plusieurs noyaux du tronc cérébral, notamment la substance noire et l'ATV (dopamine), le noyau vestibulaire supérieur (acétylcholine), le locus coeruleus (noradrénaline) et le noyau du tractus solitaire (adrénaline).

Les noyaux du raphé inférieur, B_1, B_2 et B_3, se projettent vers la moelle épinière. Deux voies sérotoninergiques ascendantes innervent le cerveau : le faisceau périventriculaire dorsal et le faisceau tegmentaire ventral. Le faisceau dorsal, issu des noyaux B_6 et B_7, innerve les tubercules quadrijumeaux postérieur et antérieur et le striatum. Le faisceau ventral innerve plusieurs structures cérébrales, comme le noyau accumbens, l'amygdale et l'hippocampe. La majeure partie des afférences sérotoninergiques du cortex cérébral proviennent du noyau B_7.

Synthèse et métabolisme

L'acide aminé essentiel L-tryptophane est le précurseur de la sérotonine. La synthèse de la sérotonine s'effectue en deux étapes. Les neurones sérotoninergiques contiennent l'enzyme tryptophane hydroxylase qui catalyse la conversion du tryptophane en 5-hydroxytryptophane (5-HTP) par l'addition d'un radical hydroxyle. La concentration du tryptophane dans les neurones sérotoninergiques est inférieure à la concentration saturante de l'enzyme, si bien qu'une augmentation de l'apport de tryptophane peut légèrement augmenter la synthèse de sérotonine. L'hydroxylation du tryptophane en 5-hydroxytryptamine constitue l'étape limitative de la vitesse de synthèse de la sérotonine.

La décarboxylase des acides aminés aromatiques catalyse la conversion du 5-hydroxytryptophane en 5-hydroxytryptamine. Cette enzyme se trouve aussi dans les neurones catécholaminergiques où elle convertit la DOPA en dopamine.

Dans le SNC, l'acide 5-hydroxy-indol-acétique (5-HIAA) constitue le principal métabolite de la sérotonine. Le principal mécanisme de dégradation de la sérotonine consiste en sa désamination oxydative par une MAO-A (voir la figure 61.16).

Récepteurs sérotoninergiques

La classification des récepteurs de la sérotonine est un sujet complexe en raison de leur grande diversité. Dès les années 50, Gaddum et Picarelli proposaient de diviser les récepteurs de la sérotonine en deux types, D et M, selon la réponse contractile de l'iléon à la dibenzylène et à la morphine. On divise maintenant 14 récepteurs sérotoninergiques, qui ont été clonés, en 7 classes. Les récepteurs de type 5-HT_1, 5-HT_2, 5-HT_3, 5-HT_4 et 5-HT_7 sont bien caractérisés d'un point de vue pharmacologique. Les récepteurs 5-HT_5 et 5-HT_6 ont été clonés en 1992 et 1993 respectivement, mais leur caractérisation pharmacologique est toujours incomplète.

Les récepteurs de type 5-HT_1 possèdent une grande affinité pour la sérotonine et ont un même mécanisme de transduction du signal, l'inhibition de l'adénylcyclase. Ils se divisent en cinq sous-types : 5-HT_{1A}, 5-HT_{1B}, 5-HT_{1D}, 5-HT_{1E} et 5HT_{1F}. L'effet anxiolytique du buspirone viendrait de sa liaison aux récepteurs 5-HT_{1A}, alors que l'action antimigraineuse du sumatriptan serait obtenue grâce à sa liaison aux récepteurs 5-HT_{1D} des vaisseaux sanguins. D'autre part, l'inhibition des récepteurs 5-HT_{1A} du noyau raphé par de faibles doses de pindolol accélérerait l'effet antidépresseur des inhibiteurs du recaptage de la sérotonine (Blier et Bergeron, 1995).

Les récepteurs de type 5-HT_2 comptent trois sous-types (5-HT_{2A}, 5-HT_{2B}, 5-HT_{2C}) qui agissent en activant le métabolisme des phosphoinositides. Ces récepteurs seraient étroitement liés à l'action antiparkinsonienne des antipsychotiques atypiques et à l'effet antidépresseur de la néfazodone qui bloque les récepteurs 5-HT_2.

Les récepteurs de type 5-HT_3 se trouvent essentiellement sur les cellules nerveuses. Leur activation déclenche une dépolarisation rapide en raison de l'ouverture de canaux ioniques qui permettent le passage des ions Na^+ et K^+. C'est le seul type de récepteur sérotoninergique qui n'est pas couplé à une protéine G

FIGURE 61.16 Métabolisme de la sérotonine

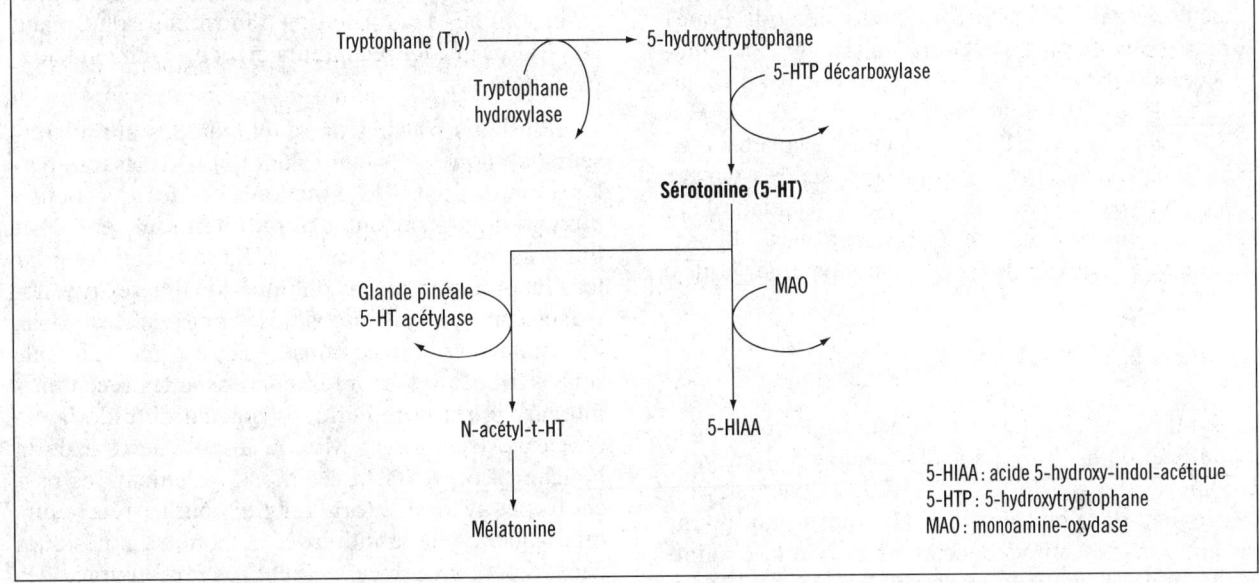

et à un système de second messager. La dépolarisation de la cellule entraîne l'augmentation de la concentration cytosolique de Ca^{++} qui provoque la libération du neurotransmetteur. Dans le SNC, les antagonistes des récepteurs de type $5-HT_3$, notamment l'ondansétron, montrent un pouvoir antiémétique.

Site de recapture

Le principal mécanisme d'inactivation de la sérotonine est sa recapture par les terminaisons neuronales. Le système de recapture de la sérotonine est saturable et possède une affinité élevée. C'est un processus actif qui exige la présence de Na^+ et de Cl^-. On a cloné et séquencé le transporteur de la sérotonine. C'est une protéine constituée de 630 acides aminés et qui comprend 12 segments transmembranaires. Le transporteur de la sérotonine est le site d'action de médicaments antidépresseurs comme les inhibiteurs sélectifs du recaptage de la sérotonine (ISRS) et certains hétérocycliques.

61.3.4 Acétylcholine

L'acétylcholine (ACh) a d'abord été identifiée comme médiateur au niveau de la jonction neuromusculaire il y a plus d'un demi-siècle. La jonction neuromusculaire a alors servi de modèle d'étude de la transmission synaptique, et ce n'est que dans les années 60 que les nouvelles techniques de laboratoire ont permis d'élucider le rôle de l'ACh dans le SNC et le SNA.

La dégénérescence des neurones cholinergiques du noyau de Meynert est étroitement liée à la démence de type Alzheimer, alors que, dans la chorée de Huntington, il y a une dégénérescence des interneurones cholinergiques du striatum. Dans les troubles affectifs, le raccourcissement du temps de latence du sommeil paradoxal serait attribuable à des modifications dans la transmission cholinergique (Wager et coll., 1990).

Topochimie

Les centres cholinergiques sont numérotés de Ch_1 à Ch_6. Les cellules des zones Ch_1 à Ch_4 sont dans le prosencéphale dont font partie la substance innominée et le noyau de Meynert (Ch_4) [voir la figure 61.4]. Le noyau de Meynert est une source importante d'ACh pour le néocortex et l'amygdale, et la dégénérescence de ces neurones est observée dans la maladie d'Alzheimer. La zone Ch_1 contient le noyau du septum (voir la figure 61.4), source importante d'ACh pour l'hippocampe et le cortex. Les centres Ch₅ et Ch₆ (régions comprenant l'aire tegmentaire pédonculobulbaire et l'aire tegmentaire dorso-latérale) sont localisés dans le tronc cérébral, à la jonction mésencéphalo-protubérance. Ils se projettent au thalamus, au locus coeruleus, au raphé dorsal, à l'ATV, à la substance noire, à l'hypothalamus, à la substance innominée et au cortex frontal. Les centres Ch₅ et Ch₆ font partie du système activateur ascendant de la formation réticulée et sont étroitement liés à la modulation de l'activité des cellules monoaminergiques.

Synthèse et métabolisme

La synthèse de l'ACh se fait à partir de l'acétylcoenzyme A et de la choline sous l'influence de l'enzyme choline acétyltransférase (CAT). L'acétylcoenzyme A provient de la glycolyse et de la transformation du citrate dans les mitochondries, alors que la choline provient de plusieurs sources (voir la figure 61.17). La disponibilité de la choline est souvent le facteur qui limite la synthèse de l'ACh. L'activité de la CAT est augmentée par la choline, alors que l'inverse se produit en présence d'ACh. Environ 50 % de la choline issue de l'hydrolyse de l'acétylcholine par l'acétylcholinestérase (AChE) dans la fente synaptique est recyclée et emmagasinée dans des vésicules ou circule librement dans les boutons terminaux. Dans le SNC, seule l'ACh contenue dans les vésicules est libérée au moment de la transmission synaptique. Le donépézil est un médicament qui bloque de façon réversible l'enzyme AChE et permet de ralentir la progression des symptômes dans la maladie d'Alzheimer.

Récepteurs cholinergiques

Les récepteurs cholinergiques sont divisés en deux classes suivant leur réponse à deux agonistes cholinergiques, soit la muscarine et la nicotine. Classiquement, l'atropine bloque les récepteurs muscariniques, alors que le curare (chlorure de tubocuranine) bloque les récepteurs nicotiniques. Dans le SNC, les récepteurs muscariniques sont 10 fois plus nombreux que les récepteurs nicotiniques. Trois récepteurs muscariniques ont été identifiés (M_1-M_3) par des techniques pharmacologiques, tandis que la biologie moléculaire en distingue cinq sous-types (m_1-m_5). Les récepteurs se trouvent sur les axones, le soma et les dendrites de cellules cholinergiques et non cholinergiques, et tous sont couplés à une protéine G. Les récepteurs m_1, m_3 et m_5 sont liés à la formation d'inositol trisphosphate (IP_3), alors que les récepteurs m_2 et m_4 inhibent l'adénylcyclase.

Plusieurs psychotropes, tels que les antidépresseurs cycliques, les neuroleptiques et les antiparkinsoniens, sont des antagonistes des récepteurs muscariniques, surtout des récepteurs m_1 et m_4, et ont donc un effet atropinique. Cette sélectivité pour les récepteurs m_1 et m_4 diminue lorsque les psychotropes sont prescrits à des doses plus élevées. Ainsi, les effets indésirables causés par ces médicaments sont attribués à leur interaction avec les récepteurs muscariniques périphériques qui entraîne de la tachycardie (récepteurs M_2) ou une sécheresse de la bouche (récepteurs M_1 et M_3). Également, les psychotropes ayant une forte affinité pour les récepteurs m_1 risquent plus d'induire des troubles mnésiques chez la personne âgée. Le syndrome de sevrage des antidépresseurs hétérocycliques serait causé par l'hypersensibilisation des récepteurs muscariniques.

Une psychose ou un delirium atropinique peut survenir à la suite d'une surdose d'un médicament antimuscarinique ou comme conséquences des effets cumulatifs de plusieurs médicaments antimuscariniques. Les symptômes d'une telle intoxication sont : sécheresse de la bouche, soif intense, dysphagie, rétention urinaire, agitation, hallucinations visuelles, dilatation pupillaire et fixité du regard, hyperthermie et pouls rapide et faible. Dans les cas graves, le traitement nécessite l'utilisation d'agents inhibiteurs de l'AChE (physostigmine, néostigmine) afin d'augmenter la disponibilité de l'ACh à la synapse.

61.3.5 Histamine

On connaît depuis longtemps l'importance de l'histamine comme messager chimique dans le système immunitaire. On a établi récemment son rôle de neurotransmetteur dans le SNC. La chlorpromazine, qui a révolutionné le traitement de la schizophrénie dans les années 50, est issue de la recherche de nouveaux antihistaminiques qui a mené à la découverte des phénothiazines. Par la suite, d'autres modifications chimiques apportées à la structure de la chlorpromazine ont conduit à la synthèse du premier antidépresseur, l'imipramine, en 1956.

FIGURE 61.17 Métabolisme de l'acétylcholine

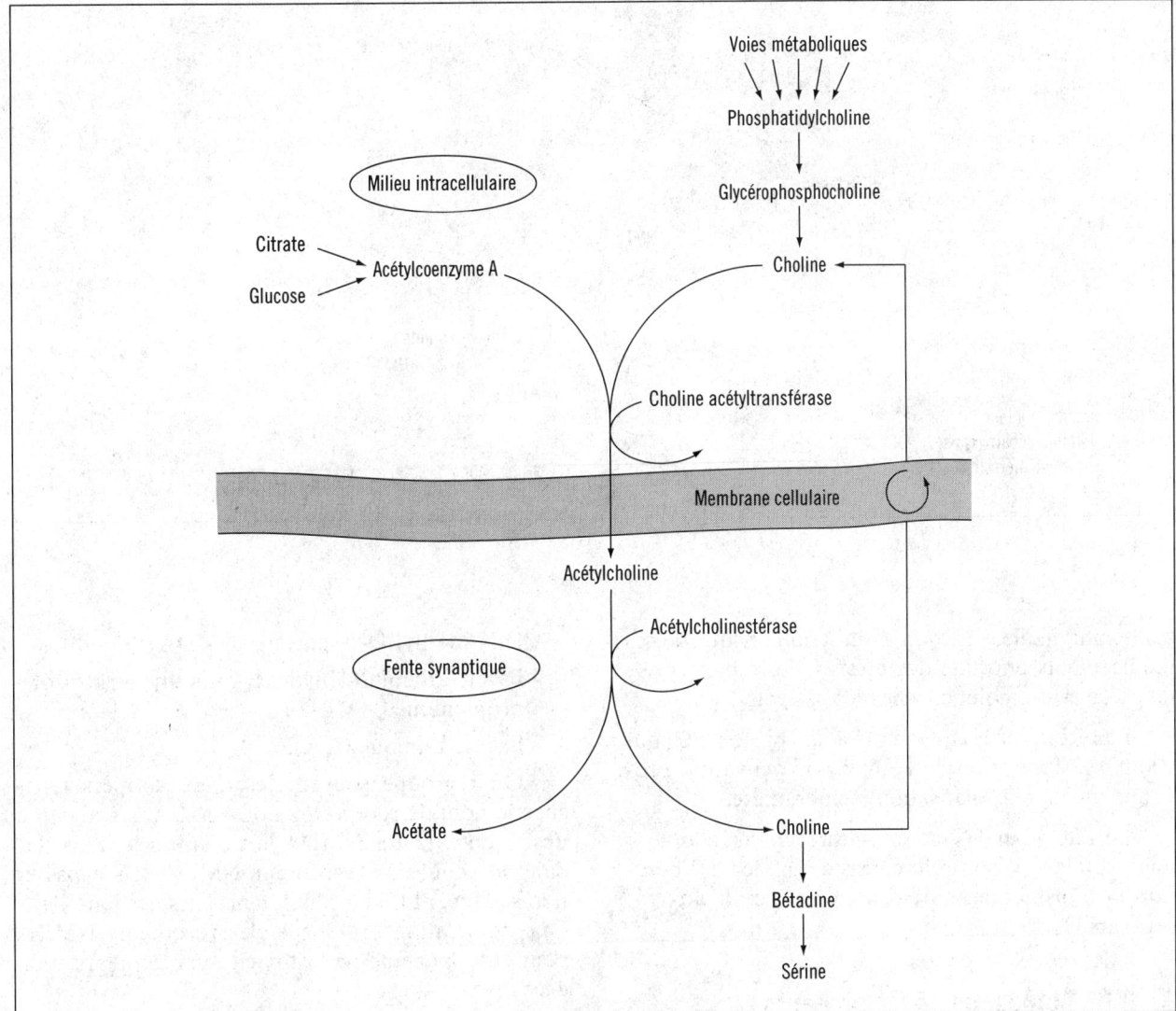

La synthèse de l'histamine s'effectue en une seule étape, la décarboxylation de l'acide aminé histidine. La L-histidine décarboxylase catalyse cette réaction dans les neurones histaminergiques. Les corps cellulaires histaminergiques se situent tous dans la partie postérieure de l'hypothalamus. Ces cellules se projettent en partie dans les noyaux septaux, le complexe caudé-putamen et l'amygdale. L'histamine module la libération de DA dans la voie méso-limbique et, théoriquement, pourrait modifier les symptômes psychotiques (Fleckenstein, Lookingland et Moore, 1993).

À la différence des autres amines biogènes, l'histamine n'a pas de système de recapture. Le principal mécanisme d'inactivation de l'histamine repose sur sa dégradation en méthylhistamine par l'histamine méthyltransférase (voir la figure 61.18, p. 1528).

L'histamine interagit avec trois types de récepteurs: H_1, H_2 et H_3. Plusieurs substances, qui ne sont pas considérées comme des antihistaminiques, agissent comme des antagonistes des récepteurs H_1, notamment les antidépresseurs hétérocycliques, certaines phénothiazines, les atropiniques et des antagonistes

FIGURE 61.18 Métabolisme de l'histamine

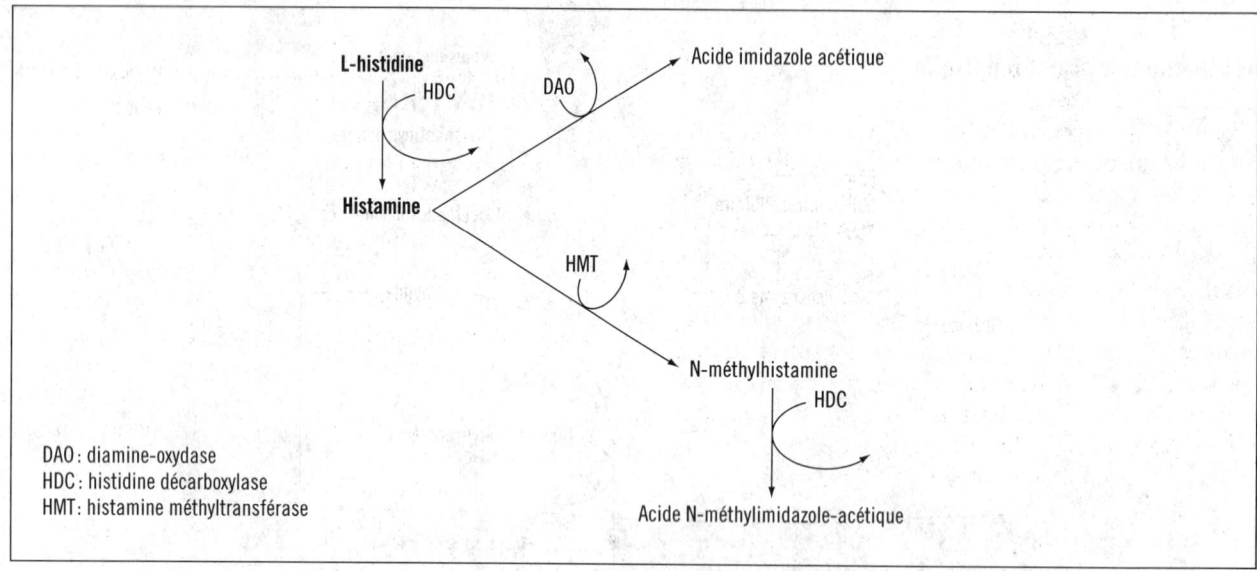

sérotoninergiques. L'action antihistaminergique de ces médicaments entraîne des effets indésirables (prise de poids et somnolence) chez les patients.

Le récepteur H_2 est couplé à une protéine G_s qui stimule la formation de l'AMP. Son activation provoque une hyperpolarisation membranaire.

Le récepteur H_3 est un autorécepteur couplé à une protéine G. Son rôle consiste à régler la libération de l'histamine. La clozapine se lierait aux récepteurs H_3.

61.3.6 Acides aminés excitateurs

Le glutamate est le principal neurotransmetteur excitateur dans le SNC, se trouvant en plus grande concentration dans le néocortex, l'hippocampe et le gyrus cingulaire. Le glutamate est un acide aminé non essentiel. Comme il ne traverse pas la barrière hémato-encéphalique, il est donc synthétisé dans le SNC.

Il existe au moins huit récepteurs glutamatergiques couplés à une protéine G liée à la cascade des phosphoinositides ou à l'inhibition de l'adénylcyclase. Le glutamate interagit aussi avec des récepteurs ionotropes. On a nommé les récepteurs ionotropes du glutamate selon leur agoniste préférentiel:

- le N-Méthyl-D-Aspartate (NMDA);
- l'acide α-amino-3-hydroxy-5-méthyl-4-isoxazole-propionique (AMPA);
- l'acide kainique (KA).

On regroupe souvent les deux derniers types sous le nom de récepteurs non NMDA. L'activation des récepteurs non NMDA laisse entrer les ions Na^+ dans la cellule. Le récepteur NMDA laisse passer non seulement les ions Na^+, mais aussi les ions Ca^{++}. Une stimulation prolongée des récepteurs NMDA peut entraîner une neurotoxicité par dépolarisation excessive.

On pense que le récepteur NMDA intervient dans le processus de la mémoire en raison de son rôle dans le phénomène de la potentialisation à long terme dans les neurones de l'hippocampe. En plus du site de liaison du glutamate, les récepteurs NMDA comportent plusieurs autres sites de modulation. On trouve à l'intérieur du canal ionique un site de liaison pour la phencyclidine, antagoniste du glutamate. D'ailleurs, les propriétés psychomimétiques de la phencyclidine viendraient de sa capacité de bloquer les récepteurs NMDA. Pour cette raison, Taminga (1998) a avancé l'hypothèse d'une diminution de la transmission glutamatergique dans l'hippocampe dans la schizophrénie.

61.3.7 Acides aminés inhibiteurs

Acide gamma-aminobutyrique

L'acide gamma-aminobutyrique (GABA) constitue le neurotransmetteur inhibiteur le plus répandu dans le SNC des mammifères. La transmission gabaergique joue un rôle dans plusieurs problèmes neurologiques et psychiatriques, comme la chorée de Huntington, l'épilepsie, la dyskinésie tardive, l'alcoolisme, la schizophrénie, les troubles du sommeil et la maladie de Parkinson. Les anxiolytiques, et en particulier les benzodiazépines, favorisent la transmission gabaergique. L'effet dépresseur des barbituriques et des benzodiazépines découlerait du fait qu'ils facilitent la transmission synaptique inhibitrice par l'intermédiaire des récepteurs $GABA_A$. Il en résulte, entre autres, une plus grande inhibition des réflexes neuromusculaires, de la somnolence, des effets anticonvulsivants et une réduction de la peur et de l'anxiété.

Synthèse

Le glucose constitue le principal précurseur du GABA. La décarboxylase de l'acide glutamique ne se trouve que dans les neurones qui utilisent le GABA comme neurotransmetteur.

Récepteurs

En se fondant sur les propriétés pharmacologiques, électrophysiologiques et biochimiques, on peut diviser les récepteurs en deux classes: $GABA_A$ (ionotrope) et $GABA_B$ (métabotrope). On connaît peu de chose sur les récepteurs $GABA_B$.

Le récepteur $GABA_A$ forme un canal ionique pour les ions Cl^-. C'est un complexe macromoléculaire qui comporte cinq sites de liaison: un pour le GABA, un pour les benzodiazépines, un pour les barbituriques, un pour la picrotoxine et un dernier pour les agents anesthésiques et les neurostéroïdes (voir la figure 61.19). La liaison du GABA permet l'ouverture du canal aux ions Cl^-. Les anxiolytiques telles les benzodiazépines agissent comme des agonistes sur le site de liaison des benzodiazépines et augmentent la liaison du GABA à son récepteur ainsi que la conductance du Cl^-. Le site des benzodiazépines module l'activité des sites de liaison des barbituriques et de la picrotoxine. Certaines substances, tel le flumazénil, pourraient agir comme des agonistes inverses sur le site des benzodiazépines et produire des effets anxiogènes et même induire des attaques de panique. Le flumazénil agit en diminuant la sensibilité des membranes neuronales à l'action des neurotransmetteurs dépolarisants, d'où une inhibition des réflexes neuromusculaires et une réduction de

FIGURE 61.19 Localisation des différents sites de liaison sur le récepteur $GABA_A$

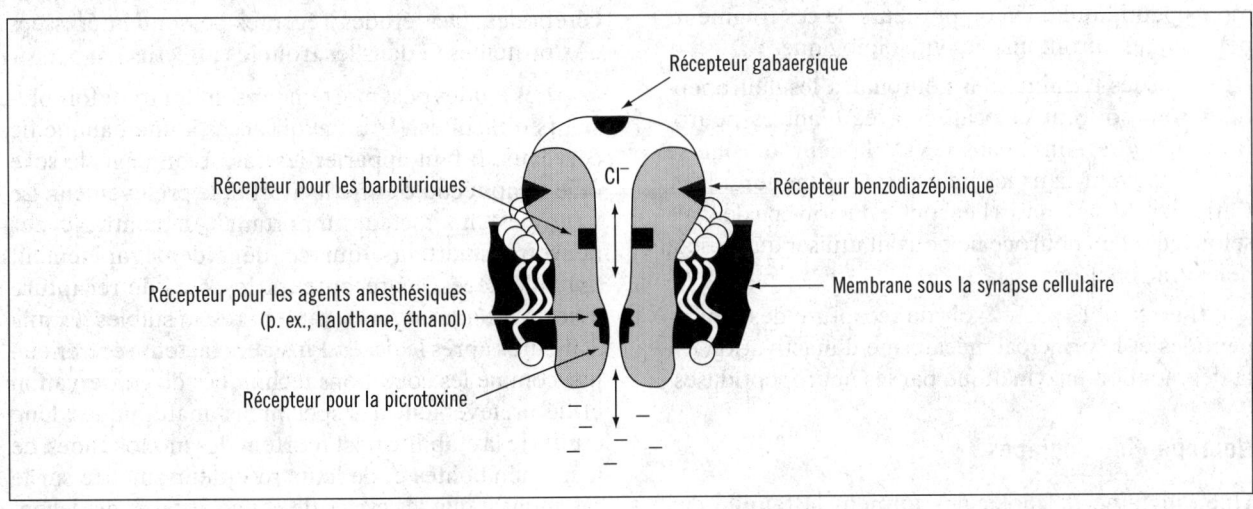

Source: D'après W.E. Haefely et coll., « The multiplicity of actions of benzodiazepine receptor ligands », *Can. J. Psychiatry*, vol. 38, n° 9, suppl. 4, 1993, p. S104.

l'anxiété et de la peur. Le phénobarbital et le pentobarbital agissent par l'intermédiaire du site de liaison des barbituriques et augmentent le temps d'ouverture moyen du canal ionique. On pense que l'éthanol stimule la fonction des récepteurs GABA$_A$.

Glycine

La glycine est un neurotransmetteur inhibiteur qui agit principalement dans la moelle épinière. Comme le GABA, elle inhibe la décharge neuronale en contrôlant un canal ionique pour les ions Cl$^-$.

61.3.8 Neuropeptides

Un grand nombre de peptides jouent un rôle de neurotransmetteurs dans le système nerveux. Avant d'aborder les neuropeptides spécifiques, il convient d'examiner leurs propriétés générales.

Synthèse

La synthèse des neuropeptides s'effectue dans le corps cellulaire du neurone selon le processus général de la synthèse des protéines. Sur les ribosomes du réticulum endoplasmique rugueux, le neuropeptide est souvent synthétisé sous forme d'un précurseur. Le précurseur passe ensuite par l'appareil de Golgi où il est glycosylé avant d'aboutir dans une vésicule sécrétoire. Au cours du transport axonal des vésicules sécrétoires vers la terminaison neuronale, une ou plusieurs enzymes transforment le précurseur en fragments peptidiques. Un ou plusieurs de ces fragments peptidiques auront une activité biologique.

Dans les terminaisons neuronales, les neuropeptides sont souvent colocalisés avec d'autres neurotransmetteurs. Ainsi, dans l'ATV, la neurotensine se trouve souvent dans les neurones dopaminergiques. Cette colocalisation va à l'encontre du principe de Dale selon lequel un neurone ne pouvait utiliser qu'un seul neurotransmetteur.

Il ne semble pas y avoir de recapture des neuropeptides et le principal mécanisme d'inactivation est la dégradation enzymatique par les neuropeptidases.

Neuropeptides opiacés

Une vingtaine de molécules forment la famille des neuropeptides opiacés. On peut les classer en trois groupes : les endorphines, les enképhalines et les dynorphines. Chaque groupe est issu d'un précurseur différent. La pro-opiomélanocortine est le précurseur des endorphines, mais aussi de l'hormone corticotrope hypophysaire (*adrenocorticotropic hormone* [ACTH]) et des hormones mélanotropes (*melanocyte-stimulating hormone* [MSH]). L'hypophyse constitue la principale source de la pro-opiomélanocortine.

Les neuropeptides opiacés interagissent avec trois types de récepteurs : μ, κ et δ. Il semble que les enképhalines se lient aux récepteurs δ et les dynorphines aux récepteurs κ. Les endorphines pourraient agir par l'intermédiaire des récepteurs μ. Tous les récepteurs des neuropeptides opiacés utilisent le même mécanisme de transduction, soit l'inhibition de l'adénylcyclase par l'intermédiaire d'une protéine G$_i$. Ils participent tous à la modulation de l'analgésie.

61.4 ÉTUDE DE LA NEUROTRANSMISSION CHEZ L'ÊTRE HUMAIN

61.4.1 Études post mortem

Les études post mortem constituent la seule méthode directe pour l'étude des modifications neurochimiques du SNC en biologie psychiatrique. On peut ainsi mesurer la concentration des neurotransmetteurs, les paramètres de liaison des récepteurs et des sites de recapture, les ARN messagers dans plusieurs régions cérébrales. Des études récentes se sont intéressées aux protéines G dans les troubles affectifs.

Les études post mortem présentent toutefois plusieurs difficultés. Il faut avoir accès à une banque de cerveaux. Il faut apparier les cas, selon l'âge, le sexe et le temps écoulé entre la mort et le prélèvement. Le temps est un facteur important. Au contraire des neurotransmetteurs, qui se dégradent rapidement après le décès, les récepteurs, les sites de recapture et les ARN messagers semblent rester stables jusqu'à 36 heures après le décès. Plusieurs facteurs entrent en jeu, comme les conditions techniques de conservation et de prélèvement des spécimens anatomiques. Une étude de la stabilité post mortem des monoamines, de leurs métabolites et de leurs récepteurs, menée sur le rat, montre que les cycles de congélation et de décongélation sont particulièrement nuisibles et augmentent notamment les concentrations d'acide dihydroxyphénylacétique (DOPAC) et diminuent la liaison des récepteurs D_2 dans le striatum (Kontur et coll., 1994).

En biologie psychiatrique, les études post mortem se sont particulièrement intéressées aux suicidés et aux schizophrènes. Jusqu'à maintenant, ces études n'ont pas donné de résultats probants, même si tous les chercheurs admettent l'idée de terrain biologique propice. Ainsi, on observe généralement un plus grand nombre de récepteurs 5-HT_2 dans certaines régions du cortex frontal des suicidés comparativement à des sujets témoins.

61.4.2 Métabolites et précurseurs

Les précurseurs et les métabolites des neurotransmetteurs du SNC sont présents dans le plasma, l'urine et le liquide céphalorachidien. En effet, environ 30 % des métabolites plasmatiques et urinaires proviennent des neurotransmetteurs du SNC (Amin et coll., 1995). Toutefois, l'interprétation des résultats obtenus dans ces études demeure controversée, car il n'est pas certain que, d'une part, les analyses biochimiques reflètent nécessairement le degré d'activité de la neurotransmission dans le SNC et que, d'autre part, les changements biochimiques soient la cause ou la conséquence de la psychopathologie. De plus, il y a contamination par les métabolites d'origine périphérique, bien que celle-ci soit moins importante dans le liquide céphalorachidien comparativement au plasma et à l'urine (Amin, Davidson et Davis, 1992).

Parmi les pionniers dans ce domaine, Maas (1975) préconisait l'utilisation d'antidépresseurs qui augmentent la transmission noradrénergique chez des déprimés ayant une diminution du méthoxy-hydroxyphénylglycol (MHPG) urinaire, tandis qu'un antidépresseur sérotoninergique devait être plus efficace chez des patients ayant une diminution du 5-HIAA dans le liquide céphalorachidien et une augmentation du MHPG urinaire. Les études subséquentes n'ont pas confirmé l'hypothèse de Maas. En fait, elles soulignent l'importance de mesurer les proportions des métabolites des différents neurotransmetteurs plutôt que de se limiter à un seul métabolite afin de faire valoir l'interrelation des neurotransmetteurs (Hsiao et coll., 1987, 1993 ; Kahn et coll., 1993). Le score-type D est une équation conçue pour évaluer cette relation entre différents métabolites plasmatiques dans une psychopathologie donnée, mais cette approche demeure empirique et les aspects méthodologiques sont contestés (Potter et Linnoila, 1989). Les procédures, les méthodes de dosage et le temps écoulé entre l'arrêt de médicaments et la mesure des métabolites sont des aspects qui devront être uniformisés pour assurer la validité et la fiabilité des résultats (Potter et Manji, 1993).

Malgré les réserves mentionnées ci-dessus, les études récentes indiquent que certains métabolites plasmatiques ou urinaires pourraient servir comme marqueurs de sous-types de troubles affectifs (Garvey et Tuason, 1996) et auraient une valeur pronostique relativement à un traitement pharmacologique dans la dépression (Huei-Chen et coll., 1997) ou la schizophrénie (Davila et coll., 1995 ; Nagaoka, Iwamoto et Arai, 1997). Également, une modification des métabolites est rapportée en relation avec les troubles de la personnalité, ce qui laisse supposer que ces pathologies auraient une composante biologique. Par exemple, comme dans la schizophrénie, on trouve un taux plus élevé de HVA dans le liquide céphalorachidien et le plasma chez les individus présentant des caractéristiques de la personnalité schizotypique, alors que chez les individus qui ont un comportement impulsif on trouve une quantité moindre du métabolite 5-HIAA, ce qui porte à croire à une diminution de la synthèse et de la libération de la sérotonine (Weston et Siever, 1993).

61.4.3 Psychoneuroendocrinologie

L'intérêt pour la psychoneuroendocrinologie s'est éveillé dans la foulée des principes et des observations cliniques suivants :

– de nombreuses pathologies endocriniennes s'accompagnant de symptômes psychiatriques ;
– le système limbique est étroitement associé aux émotions et participe à la régulation des fonctions endocriniennes ;
– des récepteurs hormonaux sont présents dans le système limbique et certaines hormones possèdent des propriétés psychotropes ;
– la libération hormonale est modifiée dans diverses psychopathologies ;
– les mêmes neurotransmetteurs interviennent autant dans le système limbique que dans le système neuroendocrinien.

Les buts visés par les approches neuroendocriniennes sont d'aider le médecin dans l'élaboration du diagnostic et du pronostic de la maladie et d'identifier

Psychiatrie clinique : une approche bio-psycho-sociale

des sous-groupes de patients susceptibles de répondre à un traitement particulier. Par exemple, les patients schizophrènes qui ont un taux plasmatique élevé de l'hormone de croissance résistent davantage aux traitements faisant appel aux antipsychotiques classiques (Lieberman et coll., 1993). Aussi, les patients schizophrènes présentant des indices d'hyperdopaminergisme qui se traduisent par une diminution de la prolactine et une augmentation de HVA plasmatique en début de traitement répondent favorablement à un traitement antipsychotique (Davila et coll., 1995).

Sur le plan diagnostique et pronostique, l'épreuve dynamique la plus connue est l'épreuve de freinage de la sécrétion corticosurrénale à la dexaméthasone (*dexamethasone adrenocortical suppression test*), mise au point par Carroll et coll. (1981) pour la dépression majeure. Cette épreuve consiste à donner 1 ou 2 mg de dexaméthasone le soir à 23 heures et à mesurer le cortisol plasmatique le lendemain à 8 heures et à 16 heures. Cette approche neuroendocrinienne a permis d'observer qu'un sous-groupe de patients déprimés présentaient un hyperfonctionnement de l'axe hypothalamo-hypophyso-cortico-surrénalien qui n'était pas freiné par la dexaméthasone, comparativement à un groupe de non déprimés. Avec le temps, cette épreuve dynamique s'est révélée moins spécifique et moins sensible, et des études subséquentes ont observé une absence de freinage chez des proportions importantes de patients atteints de manie, de démence, d'alcoolisme, de schizophrénie, et même chez des sujets normaux. Toutefois, les patients déprimés qui ne répondent pas à l'épreuve de freinage nécessiteraient un traitement pharmacologique, car, chez eux, la réponse à un placebo ou à une psychothérapie serait très faible (Peselow et coll., 1989). Aussi, des études récentes montrent l'efficacité d'agents hypocortisolémiants (métyrapone, kétoconazole) dans le traitement de la dépression réfractaire et une épreuve à la dexaméthasone pourrait permettre d'identifier certains patients susceptibles de bénéficier d'un tel traitement (Murphy, 1997 ; Wolkowitz et coll., 1993). Ainsi, le dépistage par la dexaméthasone demeure un outil de recherche intéressant quoique son indication dans la pratique clinique quotidienne reste à être précisée.

L'axe hypothalamo-hypophyso-thyroïdien a également fait l'objet de plusieurs essais, surtout dans des cas de dépression, mais cette approche en est encore au stade expérimental. Quelques études (Nelson, 2000) ont montré les bienfaits thérapeutiques des extraits thyroïdiens comme agents potentialisant un antidépresseur, surtout chez la femme. Une augmentation des anticorps thyroïdiens a été notée chez plusieurs femmes déprimées en post-partum.

La libération des hormones hypothalamiques, ou *releasing factors*, est modulée en partie par les neurotransmetteurs. Par exemple, la DA inhibe la libération de la prolactine ; la NA, la DA et la 5-HT influent sur la libération de l'hormone de croissance ; la NA, l'ACh et la 5-HT régulent la libération de l'ACTH. Ces connaissances permettent maintenant d'utiliser des sondes pharmacologiques spécifiques pour mesurer la qualité de la neurotransmission de l'axe hypothalamo-hypophysaire. L'information obtenue peut indirectement renseigner sur la physiopathologie d'un trouble psychiatrique ou servir de marqueur biologique. Par exemple, la mesure de l'effet de la clonidine, un agoniste noradrénergique de type α_2, sur la libération de l'hormone de croissance permet d'évaluer la transmission noradrénergique. De même, la transmission sérotoninergique est mise en évidence par la mesure de la libération de la prolactine, de l'hormone de croissance ou du cortisol en réponse à la fenfluramine, au tryptophane ou à la méta-chlorophénylpipérazine (mCPP). Une excellente revue de la littérature dans le domaine de la neuroendocrinologie est présentée par Nemeroff (1998).

61.4.4 Plaquettes sanguines

Les plaquettes sanguines sont de plus en plus utilisées comme marqueur biologique et comme modèle neuronal pour l'étude des mécanismes biologiques sous-jacents à la psychopathologie (Da Prada et coll., 1988). Andres et coll. (1992) ont confirmé la similarité entre les sites de recapture et les récepteurs sérotoninergiques neuronaux et plaquettaires chez le même patient subissant une neurochirurgie. Les plaquettes possèdent des récepteurs sérotoninergiques 5-HT$_2$, noradrénergiques α_2 et benzodiazépiniques et des sites de recapture de la 5-HT et de la DA. Tout comme pour les neurones, la stimulation des récepteurs 5-HT$_2$ des plaquettes active la cascade des phosphoinositides qui libèrent le calcium intracellulaire. Aussi, les plaquettes emmagasinent la 5-HT dans des vésicules et contiennent l'enzyme MAO-B. Enfin, les protéines G des plaquettes font également l'objet d'études en fonction de la psychopathologie. Les paramètres biochimiques des plaquettes changent selon l'heure, la saison et l'âge du patient. Il est donc nécessaire de standardiser ces paramètres pour comparer les résultats entre individus.

Les nombreux types de récepteurs sur les membranes des plaquettes permettent d'étudier in vivo l'effet de médicaments ou de neurotransmetteurs sur la biochimie des plaquettes des patients souffrant d'un trouble mental. Par exemple, plusieurs études indiquent que, chez certains patients atteints d'un trouble affectif bipolaire ou unipolaire ainsi que chez certains schizophrènes, une libération exagérée du calcium intracellulaire se produirait à la suite d'une stimulation des récepteurs 5-HT$_2$ avec des agonistes sérotoninergiques (Brown, Malligner et Renbaum, 1993; Dubovsky et coll., 1992). Ainsi, ce modèle permet d'étudier les mécanismes d'action de médicaments tels le lithium et les antipsychotiques atypiques en ce qui concerne la libération du Ca^{2+} intracellulaire, les récepteurs 5-HT$_2$ et les sites de recapture de la DA chez les patients atteints de maladies connues (Arora et Meltzer, 1994; Dean et coll., 1996). Un tel champ de recherche pourrait s'avérer utile pour orienter le traitement pharmacologique. Par exemple, chez des patients déprimés, une diminution du nombre de sites de recapture de la sérotonine sur les plaquettes est liée à un faible taux de réponse à un placebo (Sheline et coll., 1995). Également, un risque suicidaire plus grand est associé avec un nombre élevé de récepteurs 5-HT$_{2A}$ sur les plaquettes, et cette information peut permettre d'identifier les gens plus susceptibles d'accomplir un tel geste, donc inciter les médecins à mettre en œuvre des mesures préventives (Pandey et coll., 1995).

Plusieurs des paramètres biochimiques des plaquettes fluctuent selon l'état psychologique du patient au moment de l'étude (*state-dependant*) et ne sont pas considérés comme des marqueurs de la maladie (*trait-dependant*). L'hypothèse selon laquelle les modifications de l'activité neuroendocrinienne induites par l'état mental du patient sont responsables des modifications des paramètres biochimiques des plaquettes reste à démontrer (Owens et coll., 1996).

61.4.5 Psychoneuroimmunologie

La psychoneuroimmunologie est une science relativement nouvelle en psychiatrie. Ce champ de recherche est né des observations cliniques suivantes:
– les patients souffrant d'une maladie auto-immune telle que le lupus érythémateux, l'arthrite rhumatoïde et la sclérose en plaques présentent parfois de façon concomitante des symptômes psychiatriques;
– le système immunitaire est altéré chez les patients atteints d'un trouble mental ou vivant un stress important.

Plusieurs études ont démontré l'interaction du SNC et du système immunitaire par l'intermédiaire du système endocrinien. La voie hypothalamo-hypophyso-surrénalienne gouverne la synthèse des hormones adrénocorticoïdes et glucocorticoïdes et est particulièrement importante dans la régulation de l'immunité cellulaire et humorale (McEwen et coll., 1997). La mélatonine jouerait également un rôle physiologique dans la neuro-immuno-modulation (Liebman et coll., 1997). Parmi les paramètres mesurés pour évaluer la présence d'un processus inflammatoire, mentionnons:
– la synthèse d'hormones de l'axe hypothalamo-hypophysaire;
– la prolifération et la différenciation des cellules du système immunitaire (lymphocytes B et T, macrophages);
– la production, par les lymphocytes, de substances nommées cytokines;
– la synthèse de protéines durant la phase aiguë d'une activité inflammatoire (*acute phase proteins*).

Les cytokines sont des peptides qui amplifient les réactions inflammatoires en attirant différents types cellulaires tels que les lymphocytes vers un site d'infection ou en stimulant certaines cellules du système immunitaire pour qu'elles produisent d'autres cytokines. Les cytokines souvent mises en cause dans les troubles psychiatriques sont les interleukines IL-2 et IL-6. Ces substances modifient la transmission des catécholamines dans le SNC ainsi que l'activité des cellules gliales et interviendraient dans l'activité et la mort programmée des neurones (apoptose). Certains antipsychotiques et antidépresseurs modifient l'activité des cytokines et cette propriété pharmacologique expliquerait en partie le ralentissement de la progression de la maladie chez les patients traités précocement (Maes et coll., 1997).

De ces observations découlent deux hypothèses qui peuvent sembler contradictoires, mais qui ne sont pas nécessairement exclusives:
– Les éléments du système immunitaire modifient l'activité des neurones et la transmission nerveuse.

Psychiatrie clinique: une approche bio-psycho-sociale

Ainsi, l'activation du système immunitaire suivie d'une destruction neuronale consécutive à cette hyperactivité serait à l'origine de la dépression majeure chez certains patients (Maes, 1995). Par exemple, une augmentation d'anticorps anti-sérotonine a été notée chez les patients déprimés résistant aux traitements par un antidépresseur (Sluzewska et coll., 1997). De même, l'idée que la schizophrénie serait une manifestation d'une maladie auto-immune est appuyée par une étude démontrant une augmentation des interleukines, d'immunoglobulines G (IgG) et d'anticorps se liant à des sites du cerveau souvent mis en cause dans la schizophrénie, tels que l'amygdale, le gyrus cingulaire et le cortex frontal (Henneberg, Horter et Ruffert, 1994). Le déclencheur de l'activation du système immunitaire serait dans certains cas lié à une infection virale, comme le virus Borna pour lequel l'incidence d'anticorps est plus élevée chez les patients souffrant d'un trouble mental (Dietrich et coll., 1998). Dans un modèle animal, ce virus a une prédilection pour les neurones du système limbique et entraîne des comportements anormaux.

– Un stress induit par un trouble psychiatrique provoque des modifications à l'axe liant le système limbique à l'hypothalamus et à l'hypophyse et, conséquemment, des changements dans la physiologie des glandes surrénales et du SNA, lesquels viennent directement diminuer l'efficacité du système immunitaire. Ainsi, les sujets stressés seraient plus prédisposés à des maladies auto-immunes, à des cancers ou, tout simplement, à des maladies infectieuses en raison d'une efficacité moindre du système immunitaire.

*
* *

Grâce aux connaissances de l'anatomie et de la physiologie du système nerveux central, des hypothèses biologiques concernant les troubles mentaux ont pu être énoncées, ce qui a permis de mieux orienter la recherche sur les traitements biologiques. Cependant, l'application clinique en psychiatrie des connaissances fondamentales acquises au cours des trois dernières décennies demeure malgré tout décevante. Le diagnostic repose encore uniquement sur l'examen clinique et l'évolution de la maladie, tandis que le choix d'un traitement biologique est fondé sur l'expérience clinique sans que le médecin ait accès à des sondes biologiques pouvant l'aider à prévoir la réponse thérapeutique en lien avec l'hétérogénéité des causes biologiques de la maladie. Le défi de la prochaine décennie en biologie psychiatrique sera de rendre accessibles des outils biologiques pour assister le médecin, qui sera alors plus en mesure d'établir un diagnostic et un pronostic précis et d'optimiser le traitement.

Bibliographie

AKIYAMA, K., et coll.
1995 « Plasma homovanillic acid levels and therapeutic outcome in schizophrenics : Comparison of neuroleptic-naive first episode patients and patients with disease exacerbation due to neuroleptic discontinuance », *Biol. Psychiatry,* vol. 38, n° 10, p. 639-648.

AMIN, F., DAVIDSON, M., et DAVIS, K.L.
1992 « Homovanillic acid measurement in clinical research : A review of methodology », *Schizophr. Bull.,* vol. 18, n° 1, p. 123-148.

AMIN, F., et coll.
1995 « Assessment of central dopaminergic index of plasma HVA in schizophrenia », *Schizophr. Bull.,* vol. 18, n° 1, p. 53-66.

ANDRES, A.H., et coll.
1992 « Human brain cortex and platelet serotonine receptor binding properties and their regulation by endogenous serotonine », *Life Sci.,* vol. 52, n° 3, p. 313-321.

ARORA, R.C., et MELTZER, H.Y.
1994 « Effect of clozapine on serotonin-2-receptor binding in the blood platelets of schizophrenic patients », *Neuropsychopharmacology,* vol. 10, n° 2, p. 109-114.

AVISSAR, S., et SCHREIBER, G.
1989 « Muscarinic receptor subclassification and G-proteins : Significance for lithium action in affective disorders and for the treatment of extrapyramidal side-effects of neuroleptics », *Biol. Psychiatry,* vol. 26, n° 2, p. 113-130.

BARR, M.L., et KIERMAN, J.A.
1979 *The Human Nervous System,* Philadelphie, Harper & Row.

BLIER, P., et BERGERON, R.
1995 « Effectiveness of pindolol with selected antidepressant drugs in the treatment of major depression », *J. Clin. Psychopharmacol.*, vol. 15, n° 3, p. 217-222.

BONNER, T.I.
1989 « New subtypes of muscarinic acetylcholine receptors », *Trends Pharmacol. Sci.*, vol. 11, n° 5, p. 11-15.

BOSSY, J., et coll.
1990 « Topochimie du névraxe », dans J.P. Chevrel (sous la dir. de), *Neuro-anatomie*, Paris, Springer-Verlag, p. 305-317.

BROWN, A.S., MALLIGNER, A.G., et RENBAUM, L.C.
1993 « Elevated platelet membrane phosphatidylinositol-4,5-biphosphate in bipolar mania », *Am. J. Psychiatry*, vol. 150, n° 8, p. 1252-1254.

CARROLL, B.J., et coll.
1981 « A specific laboratory test for the diagnosis of melancholia. Standardization, validation and clinical utility », *Arch. Gen. Psychiatry*, vol. 8, n° 1, p. 15-22.

DA PRADA, M., et coll.
1988 « Platelets as a model for neurones ? », *Experientia*, vol. 44, n° 2, p. 115-126.

DARNELL, J., et coll.
1993 *Biologie moléculaire de la cellule*, Bruxelles, De Boeck Université.

DAVILA, R., et coll.
1995 « Plasma prolactin and plasma homovanillic acid : Predictors of clinical response in schizophrenia », *Biol. Psychiatry*, vol. 38, n° 4, p. 267-269.

DEAN, B., et coll.
1996 « Platelet 3H-dopamine uptake is differentially affected by neuroleptic drug treatment in schizophrenia and schizophreniform disorder », *Prog. Neuropsychopharmacol. Biol. Psychiatry*, vol. 20, n° 1, p. 45-56.

DIETRICH, D.E., et coll.
1998 « A viro-psycho-immunological disease-model of a subtype affective disorder », *Pharmacopsychiatry*, vol. 31, n° 3, p. 77-82.

DINGEMANSE, J.
1997 « Catechol-O-methyltransferase inhibitors : Clinical potential in the treatment of Parkinson's disease », *Drug Development Research*, vol. 42, p. 1-25.

DUBOVSKY, S.L., et coll.
1992 « Abnormal intracellular calcium ion concentration in platelets and lymphocytes of bipolar patients », *Am. J. Psychiatry*, vol. 149, n° 1, p. 118-120.

FLECKENSTEIN, A.E., LOOKINGLAND, K.J., et MOORE, K.E.
1993 « Activation of mesolimbic dopaminergic neurons following central administration of histamine is mediated by H_1 receptors », *Naunyn Schmiedebergs Arch. Pharmacol.*, vol. 347, n° 1, p. 50-54.

GARVEY, M.J., et TUASON, V.B.
1996 « Urinary levels of 3-methoxy-4-hydroxyphenylglycol predict symptom severity in selected patients with unipolar depression », *Psychiatry Res.*, vol. 62, n° 2, p. 171-177.

GUYTON, A.C.
1996 *Neurosciences : neuroanatomie et neurophysiologie*, Padoue, Piccin Nuova Libraria.

HAEFELY, W.E., et coll.
1993 « The multiplicity of actions of benzodiazepine receptor ligands », *Can. J. Psychiatry*, vol. 38, n° 9, suppl. 4, p. S102-S108.

HAMON, M., et GOZLAN, H.
1993 « Récepteurs centraux de la sérotonine », *Médecine Sciences*, vol. 9, n° 1, p. 21-30.

HENNEBERG, A.E., HORTER, S., et RUFFERT, S.
1994 « Increased prevalence of antibrain antibodies in the sera from schizophrenic patients », *Schizophr. Res.*, vol. 14, n° 1, p. 15-22.

HITRI, A., et coll.
1994 « Fewer dopamine transporter receptors in the prefrontal cortex of cocaine users », *Am. J. Psychiatry*, vol. 151, n° 7, p. 1074-1076.

HSIAO, J.K., et coll.
1993 « Monoamine neurotransmitter interactions in drug-free and neuroleptic-treated schizophrenics », *Arch. Gen. Psychiatry*, vol. 50, n° 8, p. 606-614.
1987 « Monoamine neurotransmitter interactions and the prediction of antidepressant response », *Arch. Gen. Psychiatry*, vol. 44, n° 12, p. 1078-1083.

HUEI-CHEN, K., et coll.
1997 « Plasma free 3-methoxy-4-hydroxyphenylglycol predicts response to fluoxetine », *Biol. Psychiatry*, vol. 41, p. 774-781.

KAHN, R.S., et coll.
1993 « Effect of neuroleptic medication on cerebrospinal fluid monoamine metabolite concentrations in schizophrenia. Serotonine-dopamine interactions as a target for treatment », *Arch. Gen. Psychiatry*, vol. 50, n° 8, p. 599-605.

KALIVAS, P.W., et NAKAMURA, M.
1998 « Neural systems for behavioral activation and reward », *Curr. Opin. Neurobiol.*, vol. 9, n° 2, p. 223-227.

KAPLAN, H.I., et SADOCK, B.J.
1998 *Synopsis of Psychiatry*, 8ᵉ éd., Philadelphie, Lippincott Williams & Wilkins.

KAPUR, S., et MANN, J.J.
1992 « Role of the dopaminergic system in depression », *Biol. Psychiatry*, vol. 32, n° 1, p. 1-17.

KATSETOS, C.D., HYDE, T.H., et HERMAN, M.M.
1997 « Neuropathology of the cerebellum in schizophrenia – an update : 1996 and future directions », *Biol. Psychiatry*, vol. 42, n° 3, p. 213-224.

KONTUR, P.J., et coll.
1994 « Postmortem stability of monoamines, their metabolites and receptor binding in ratbrain regions », *J. Neurochem.*, vol. 62, n° 1, p. 282-290.

LEONARD, B.E.
1994 « Serotonin receptors – where are they going ? », *Int. Clin. Psychopharmacol.*, vol. 9, suppl. 1, p. 7-17.

LIEBERMAN, J., et coll.
1993 « Time course and biologic correlates of treatment response in first-episode schizophrenia », *Arch. Gen. Psychiatry*, vol. 50, n° 5, p. 369-376.

LIEBMAN, P. M., et coll.
1997 « Melatonin and the immune system », *Int. Arch. Allergy Immunol.*, vol. 112, n° 3, p. 203-211.

MAAS, J.W.
1975 « Biogenic amines and depression », *Arch. Gen. Psychiatry*, vol. 32, n° 11, p. 1357-1361.

MCEWEN, B.S., et coll.
1997 « The role of adrenocorticoids as modulators of immune function in health and disease : Neural, endocrine and immune interactions », *Brain Res. Brain Res. Rev.*, vol. 23, n°s 1-2, p. 79-133.

MAES, M.
1995 « Evidence for an immune response in major depression : A review and hypothesis », *Prog. Neuropsychopharmacol. Biol. Psychiatry*, vol. 19, n° 1, p. 11-38.

MAES, M., et coll.
1997 « In vivo immunomodulatory effects of clozapine in schizophrenia », *Schizophr. Res.*, vol. 26, n°s 2-3, p. 221-225.

MANJI, H.K., et coll.
1995 « Guanine nucleotide-binding proteins in bipolar affective disorder », *Arch. Gen. Psychiatry*, vol. 52, n° 2, p. 135-144.

MARTIN, J.H.
1996 *Neuroanatomy : Text and Atlas,* Stamford (Conn.), Appleton and Lange.

MURPHY, B.E.
1997 « Antiglucocorticoid therapies in major depression : A review », *Psychoneuroendocrinology*, vol. 22, n° 2, suppl. 1, p. S125-S132.

NAGAOKA, S., IWAMOTO, N., et ARAI, H.
1997 « First-episode neuroleptic-free schizophrenics : Concentrations of monoamines and their metabolites in plasma and their correlations with clinical responses to haloperidol treatment », *Biol. Psychiatry*, vol. 41, n° 8, p. 857-864.

NELSON, J.C.
2000 « Augmentation strategies in depression », *J. Clin. Psychiatry*, vol. 61, suppl. 2, p. 13-19.

NEMEROFF, C.B.
1998 « Psychoneuroendocrinology », *Psychiatr. Clin. North Am.*, vol. 21, n° 2, p. 1-307.

NOLTE, J.
1999 *The Human Brain : An Introduction to Its Functional Anatomy,* 4e éd., St. Louis (Mo.), Mosby.

OWENS, M.J., et coll.
1996 « Platelet 5-hydroxytryptamine (5-HT) transporter and 5-HT receptor binding after chronic hypercorticosteronemia », *J. Pharmacol. Exp. Ther.*, vol. 278, n° 3, p. 1040-1049.

PANDEY, G.N., et coll.
1995 « Platelet serotonin-2A receptors : A potential biological marker for suicidal behavior », *Am. J. Psychiatry*, vol. 152, n° 6, p. 850-855.

PESELOW, E.D., et coll.
1989 « The predictive value of the dexamethasone suppression test. A placebo-controlled study », *Br. J. Psychiatry*, vol. 155, n° 11, p. 667-671.

POTTER, W.Z., et LINNOILA, M.
1989 « Biochemical classifications of diagnostic subgroups and D-type scores », *Arch. Gen. Psychiatry*, vol. 46, n° 3, p. 269-271.

POTTER, W.Z., et MANJI, H.K.
1993 « Are monoamine metabolites in cerebrospinal fluid worth measuring », *Arch. Gen. Psychiatry*, vol. 50, n° 8, p. 653-656.

PRICE, L., et coll.
1996 « Antiglucocorticoids as treatments for depression », *CNS Drugs*, vol. 5, n° 5, p. 311-320.

RICHELSON, E., et NELSON, A.
1984a « Antagonism by antidepressants of neurotransmitter receptors of normal human brain in vitro », *J. Pharmacol. Exp. Ther.*, vol. 230, n° 1, p. 94-102.
1984b « Antagonism by neuroleptics of neurotransmitter receptor of normal human brain in vitro », *Eur. J. Pharmacol.*, vol. 103, n°s 3-4, p. 197-204.

SELF, D.W.
1998 « Neural drug substrate of drug craving and relapse in drug addiction », *Ann. Med.*, vol. 30, n° 4, p. 379-389.

SHELINE, Y.I., et coll.
1995 « Platelet binding characteristics distinguish placebo responders from nonresponders in depression », *Neuropsychopharmacology*, vol. 12, n° 4, p. 315-322.

SLUZEWSKA, A., et coll.
1997 « Serotonin antibodies in relation to immune activation in major depression », *Human Psychopharmacology*, vol. 12, p. 453-458.

SOKOLOFF, P., MARTRES, M.P., et SCHWARTZ, J.C.
1993 « La famille des récepteurs de la dopamine », *Médecine Sciences*, vol. 9, n° 1, p. 12-20.

SVENSSON, T.H., et coll.
1995 « Mode of action of atypical neuroleptics in relation to the phencyclidine model of schizophrenia : Role of 5-HT$_2$ receptor and α_1-adrenoreceptor antagonism », *J. Clin. Psychopharmacol.*, vol. 15, n° 1, p. 11-18.

TAMINGA, C.A.
1998 « Schizophrenia and glutamatergic transmission », *Crit. Rev. Neurobiol.*, vol. 2, n°s 1-2, p. 21-36.

TODD, R.D.
1992 « Neural development is regulated by classical neurotransmitters : Dopamine D$_2$ receptor stimulation enhances neurite outgrowth », *Biol. Psychiatry*, vol. 31, n° 8, p. 794-807.

UHL, G.R., PERSICO, A.M., et SMITH, S.S.
1992 « Current excitement with D$_2$ dopamine receptor gene alleles in substance abuse », *Arch. Gen. Psychiatry,* vol. 49, n° 2, p. 157-160.

WAGER, S., et coll.
1990 « Cholinergic REM sleep induction in atypical depression », *Biol. Psychiatry,* vol. 27, n° 4, p. 441-445.

WESTON, S.C., et SIEVER, L.J.
1993 « Biological correlates of personality disorders », *J. Personal. Disord.,* suppl. printemps, p. 129-148.

WOLKOWITZ, O.M., et coll.
1993 « Ketoconazole administration in hypercortisolemic depression », *Am. J. Psychiatry,* vol. 150, n° 5, p. 810-812.

Lectures complémentaires

CARTER, R.
1998 *Mapping the Mind,* Berkeley, University of California Press.

FELDMAN, R.S., MEYER, J.S., et QUENZER, L.F.
1997 *Principles of Neuropsychopharmacology,* Sunderland (Mass.), Sinauer Associates.

MEUNIER, J.M., et SHVALOFF, A.
1992 *Neurotransmetteurs. Bases neurobiologiques et pharmacologiques,* Paris, Masson.

CHAPITRE 62

Psychophysiologie et neuropsychologie

EMMANUEL STIP, M.D., M.Sc. (sciences neurologiques)
Psychiatre-chercheur au Centre de recherche Fernand-Seguin de l'Hôpital Louis-H. Lafontaine (Montréal)
Professeur agrégé au Département de psychiatrie de l'Université de Montréal

PIERRE-PAUL ROMPRÉ, Ph.D. (psychologie)
Chercheur en neurobiologie fondamentale au Centre de recherche Fernand-Seguin de l'Hôpital Louis-H. Lafontaine (Montréal)
Professeur agrégé au Département de psychiatrie de l'Université de Montréal

BRUNO DEBRUILLE, M.D., Ph.D. (neurosciences)
Psychiatre-chercheur au Douglas Hospital Research Centre (Montréal)
Professeur adjoint de recherche au Département de psychiatrie de l'Université McGill (Montréal)

FRANÇOIS GUILLEM, Ph.D. (sciences cognitives)
Chercheur au Centre de recherche Fernand-Seguin de l'Hôpital Louis-H. Lafontaine (Montréal)
Professeur adjoint de recherche au Département de psychiatrie de l'Université de Montréal

PLAN

62.1 Phylogenèse

62.2 Organisation fonctionnelle du système nerveux central
    62.2.1 Lobe frontal
        • *Troubles de la personnalité frontale* • *Perturbation de l'activité motrice* • *Altération des capacités cognitives*
    62.2.2 Lobe pariétal
        • *Intégration sensorielle et schéma corporel* • *Troubles praxiques*
    62.2.3 Lobe occipital
    62.2.4 Lobe temporal
    62.2.5 Système limbique
        • *Expression des émotions*
    62.2.6 Noyaux gris centraux
    62.2.7 Corps calleux
    62.2.8 Latéralisation et spécialisation hémisphérique

62.3 Neuropsychologie
    62.3.1 Mémoire
    62.3.2 Langage
        • *Langage écrit*
    62.3.3 Attention
    62.3.4 Modélisation cognitive

62.4 Électrophysiologie cérébrale
    62.4.1 Potentiels liés aux événements
    62.4.2 Signification fonctionnelle des potentiels liés aux événements
        • *Vigilance et attention sélective : le complexe N1-P2* • *Stratégies d'allocation de ressources : la composante N200 ou N2* • *Signification des mots, des objets et des visages : la composante N400 ou N4* • *Fin de l'évaluation du stimulus : la composante P300 ou P3* • *Variation contingente négative*
    62.4.3 Potentiels liés aux événements et psychiatrie
        • *Critères diagnostiques* • *Signes de prédisposition* • *Approche dimensionnelle*

62.5 Méthodes d'étude en psychophysiologie
    62.5.1 Modèles comportementaux chez l'animal
    62.5.2 Modèles comportementaux en psychologie physiologique
        • *Autostimulation intracérébrale et phénomène de récompense* • *Activité locomotrice et mouvements stéréotypés* • *Réponse d'évitement conditionné* • *Autres modèles comportementaux*

Bibliographie

Lectures complémentaires

Ce chapitre a pour objet de présenter les activités mentales sous l'angle de l'organisation fonctionnelle du cerveau. On peut concevoir le fonctionnement mental selon un axe qui prend son origine dans la matière du cerveau et qui tend vers l'immatériel. C'est pourquoi la psychophysiologie peut être comprise en continuité avec la neuropsychologie. Cette même neuropsychologie est envisageable selon deux modes : une neuropsychologie du « où », intéressée à la localisation cérébrale, et une neuropsychologie du « comment », qui finit par ne plus tenir compte de la matière. C'est l'aboutissement du cognitivisme.

Dans un premier temps, les diverses fonctions cognitives sous-tendues par les différentes aires du cortex cérébral, le système limbique et le corps calleux seront expliquées. Dans un deuxième temps, des exemples de méthodes expérimentales appliquées à l'animal et à l'humain seront présentés afin de mieux montrer le rôle de certaines zones corticales et sous-corticales dans le comportement normal et anormal.

62.1 PHYLOGENÈSE

Comme le rappelaient Denis et Denis (1988) dans l'édition précédente de cet ouvrage, le cerveau humain actuel est le fruit d'un héritage phylogénétique de 180 millions d'années d'évolution transmis à travers de multiples espèces. Cette évolution traduit le développement de capacités singulières : la station debout, la marche bipédique confiante et contrôlée, la libération et les compétences des mains, le langage écrit et parlé. Le télencéphale s'est développé autour de structures plus primitives qui lui font partager des propriétés ancestrales communes avec les mammifères et indirectement avec les reptiles. Cette intégration de trois cerveaux en un suggère trois niveaux de fonctionnement psychique : reptilien, mammifère et humain (voir la figure 62.1).

D'un point de vue embryologique, la genèse du télencéphale s'effectue, par prolifération et migration cellulaires, à partir d'une fontaine neuroblastique médiane située dans la lèvre dorsale du neuropore de His. Cette ontogenèse est responsable des latéralisations droite et gauche du cerveau.

Les structures médianes et caudales sont phylogénétiquement plus anciennes, tandis que les portions latérales et rostrales du cerveau sont plus récentes.

FIGURE 62.1 Évolution phylogénétique du cerveau

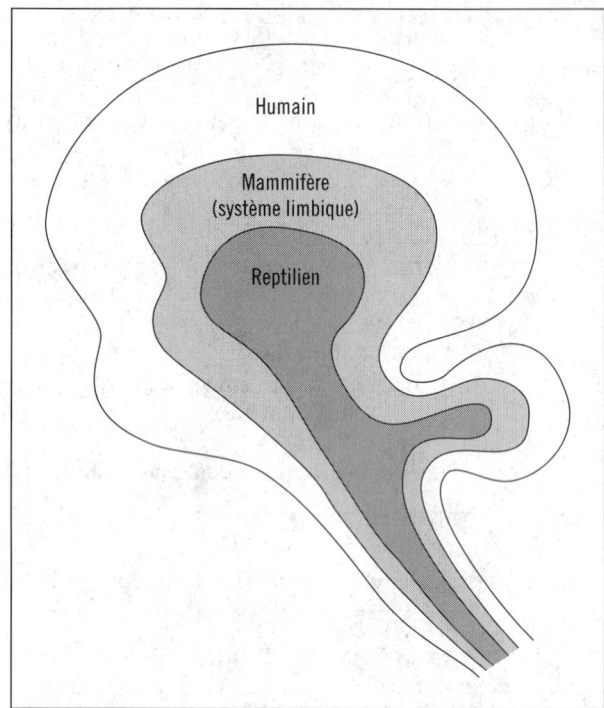

Source : J.-F. Denis et S. Denis, « Psychophysiologie », dans P. Lalonde et F. Grunberg (sous la dir. de), *Psychiatrie clinique : approche bio-psycho-sociale*, Boucherville (Québec), Gaëtan Morin Éditeur, 1988, p. 62.

Le cerveau reptilien correspond à la matière grise comprise entre le bulbe et les régions sous-corticales, plus précisément aux structures suivantes : le tubercule olfactif, le noyau accumbens et une partie des noyaux gris centraux (noyau caudé, putamen et pallidum). On appelle cet ensemble le complexe striatal ou reptilien. Ce complexe est responsable de l'éthogramme d'une espèce animale. Il s'agit du profil comportemental composé de gestes automatiques, de routines et d'habitudes quotidiennes et de la communication présémantique. Chez le lézard, la destruction du complexe reptilien provoque des perturbations des conduites présémantiques isopraxiques, par exemple la parade de défi en réaction à l'intrusion territoriale d'un congénère rival. Chez l'humain, la mémoire dite procédurale a des assises biologiques dans des structures comme les noyaux gris centraux. Certaines lésions de ces structures, comme dans la maladie de Huntington, la maladie de Parkinson et la schizophrénie, se traduisent par des troubles de cette mémoire et par des difficultés dans les routines quotidiennes. En somme, les structures reliées par les connexions neuronales dans les circuits striato-corticaux, tant dans les boucles fermées que dans l'aspect ouvert du système, sont de même nature phylogénétique. Par exemple, les circuits reliés aux aspects émotionnels et motivationnels, d'origine archaïque, ont une structure cellulaire plus primitive et le circuit associé aux fonctions exécutives, d'origine phylogénétique plus récente, a une structure cellulaire plus évoluée.

Chez les mammifères, le cortex cérébral s'épaissit et se différencie à mesure que l'on monte dans l'échelle évolutive jusqu'aux espèces supérieures. Ainsi, le système limbique est absent chez les reptiles et présent chez les mammifères primitifs pour constituer la majeure partie du télencéphale. Le cingulum, qui représente la partie la plus récente du système limbique sur le plan évolutif, régit trois types de comportement marquant la transition des reptiles vers les mammifères : il s'agit du comportement maternel, de la communication audiovocale et du jeu.

Quant au néocortex, il atteint son développement maximal chez l'*Homo sapiens*. Il permet la communication par le langage verbal et la cognition.

62.2 ORGANISATION FONCTIONNELLE DU SYSTÈME NERVEUX CENTRAL

En 1843, Jacques Lordat est le premier à proposer une localisation de « l'esprit qui parle et [...] ses maladies », puis Paul Broca, en 1861, renforce les arguments des théoriciens sur la localisation des fonctions cérébrales. Le chirurgien présente, en effet, à l'hôpital de la Salpêtrière, le cas « tan-tan ». Après un accident vasculaire cérébral, le patient avait perdu toute sa capacité de parler, mais était capable de comprendre ce qu'on lui disait. Il ne pouvait que répéter constamment les deux mêmes syllabes « tan-tan ». À l'autopsie, Broca découvrit une lésion dans la partie inférieure du lobe frontal. Cette région devenait le « siège de la faculté du langage articulé ». Cette découverte fut le point de départ du débat entre les localisationnistes et les globalistes. Il faut bien comprendre que les maladies mentales sont aussi sujettes à être comprises ou interprétées soit comme le résultat d'une lésion cérébrale, soit comme le résultat d'un dysfonctionnement global d'un réseau fonctionnel sans lésion spécifique.

Dans ce chapitre, les fonctions du cerveau seront décrites selon des zones de fonctionnement, les régions frontales, pariétales, occipitales et temporales, le système limbique, les noyaux gris centraux et le corps calleux. Toutes ces zones de fonctionnement interviennent, à divers degrés et selon certaines circonstances, dans des tableaux qui peuvent se rencontrer en clinique psychiatrique.

62.2.1 Lobe frontal

Le cortex frontal est une structure qui commande l'organisation temporelle des comportements. Il assure la cohérence des activités cognitives et motrices dans des séquences intentionnelles. Cette fonction d'organisation temporelle d'un comportement orienté vers un objectif à atteindre nécessite deux composantes :
- l'anticipation, qui consiste à assurer la préparation des systèmes moteur et sensoriel et la rétention des événements qui se succèdent au cours de la séquence ;
- une fonction de contrôle, qui filtre et atténue l'importance des événements externes ou internes influant sur les séquences comportementales.

Les deux premières fonctions semblent dépendre du cortex dorso-latéral, tandis que la troisième serait sous-tendue par le cortex ventral du lobe frontal.

Cette région frontale est d'un intérêt considérable en psychiatrie, car des maladies comme la schizophrénie, la dépression, la démence de Pick ou la démence de type frontal s'accompagnent d'anomalies structurales ou fonctionnelles dans cette région ou d'anomalies du comportement (Stip et coll., 1995). Le lobe frontal est aussi un lieu de terminaison du faisceau dopaminergique méso-cortical, dont la destruction entraîne un syndrome de désinhibition comportementale. De plus, le cortex préfrontal médian est engagé dans le traitement de l'information émotionnelle et son activité est augmentée dans la dépression majeure. Cela a pu être démontré (voir la figure 62.2, p. 1542) en faisant visionner par des sujets normaux et des sujets déprimés un film à forte tonalité émotionnelle, puis un film neutre durant une séance de résonance magnétique fonctionnelle (Beauregard et coll., 1998).

Les syndromes frontaux peuvent se présenter sous forme de troubles de la personnalité, d'altération de l'activité motrice et de troubles cognitifs (Botez, 1996a).

Psychiatrie clinique : une approche bio-psycho-sociale

FIGURE 62.2 Activation frontale anormale dans la dépression

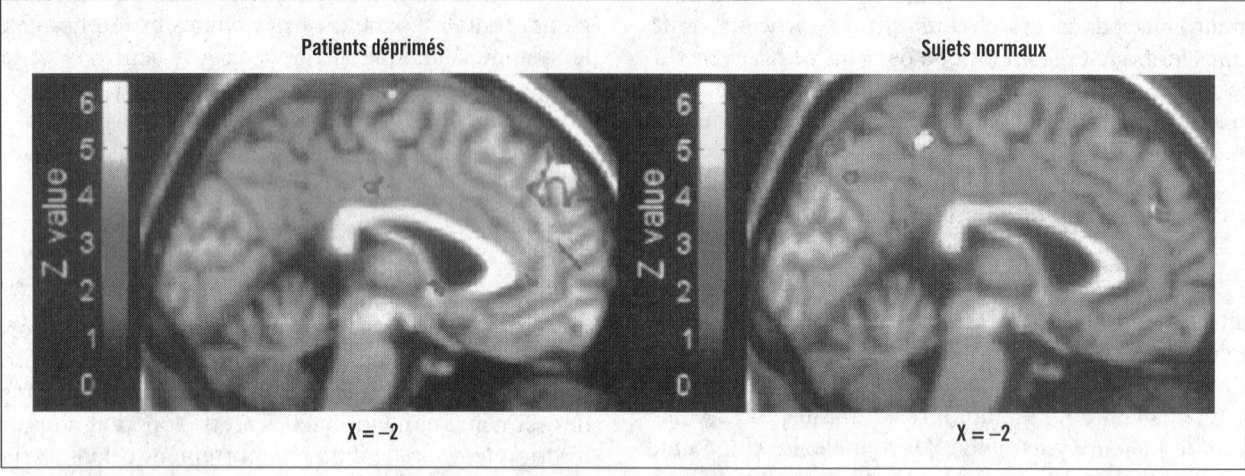

Source : M. Beauregard et coll., « The functional neuroanatomy of major depression : An fMRI study using an emotional paradigm », *Neuroreport*, vol. 9, n° 14, 1998, p. 3253-3258.

Troubles de la personnalité frontale

On peut diviser en deux grands groupes les troubles de la personnalité frontale. Les premiers résultent de lésions de la face latérale ou dorso-latérale du lobe frontal, qui se traduisent par un ralentissement psychomoteur, de l'akinésie et des attitudes dépressives. Le patient apparaît apathique et manifeste une inertie motrice, c'est-à-dire un manque d'initiative, une indifférence affective, une difficulté à programmer une activité et un manque de spontanéité. Il ne semble intéressé ni par l'avenir ni par le passé. Son manque d'intérêt peut s'accompagner d'une adynamie et prendre les proportions, dans les cas les plus graves, d'une akinésie ou d'une stupeur qui le confine au lit, avec une physionomie figée, le patient ne répondant plus aux questions ou ne répondant qu'après de longs délais.

Les troubles de la personnalité du second groupe surviennent à la suite de lésions médio-basales du lobe frontal. Le patient présente alors une exaltation de l'humeur avec euphorie, une désinhibition dans le comportement sexuel et social et un manque de contrôle de l'ensemble de sa vie affective. Cette excitation, appelée moria, peut être épisodique sur un fond d'apathie ou d'aboulie. Le comportement est puéril, parfois mégalomane, et peut, bien sûr, évoquer un tableau maniaque, tel qu'on le rencontre dans le trouble affectif bipolaire. La personnalité frontale peut, dans les formes évolutives et graves, aboutir à une démence frontale.

Perturbation de l'activité motrice

La lésion frontale se traduit aussi par des perturbations du comportement moteur, surtout dans l'initiative et la spontanéité. Peuvent se manifester une persévération, un comportement d'utilisation et d'imitation. Les comportements d'imitation sont en fait des reproductions automatiques et sans consignes de gestes (échopraxie) et de vocalisations (écholalie) d'une personne autre. En ce qui a trait au comportement d'utilisation, Lhermite, Derouesné et Signoret (1972) le décrivent ainsi : « Sans que la moindre consigne soit donnée aux patients, la simple présentation d'objets au contact de leurs mains ou à distance de celles-ci dans leur champ visuel a impliqué pour eux l'ordre de s'en saisir et de les utiliser. » C'est en quelque sorte un *grasping* plus sophistiqué. La présence de ces comportements anormaux est considérée comme une expression de la perte de l'autonomie à l'égard du monde extérieur. Si le patient doit exécuter des tâches simples, il montre alors un retard de l'amorce de l'action et il a tendance à se fixer dans des attitudes immobiles, comme les mettent en évidence les tests de tri (*sorting*). Cette inflexibilité peut aussi toucher, plutôt que les actes moteurs, les actes verbaux et entraîner, par exemple, des stéréotypies verbales. On pense alors que le programme moteur est intact, mais qu'il existe un défaut d'autocontrôle du mouvement qui fait que le patient n'est plus capable d'arrêter le mouvement.

La persévération peut également empêcher une nouvelle programmation motrice. Par exemple, s'il lui faut appliquer des consignes alternées, le patient aura de la difficulté à passer d'une consigne à l'autre. Ce phénomène est mis en lumière au cours de tâches spécifiques comme celles qui sont dites tâches *go-nogo*, c'est-à-dire des tâches de production ou d'inhibition de réponses (p. ex., appuyer le plus rapidement possible sur un bouton chaque fois qu'apparaît une pomme à l'écran de l'ordinateur et s'abstenir lorsque le stimulus est autre).

En clinique, il est aisé de mettre en évidence un trouble de l'organisation gestuelle : on demande au patient d'exécuter la séquence manuelle de Luria qui lui est présentée une fois : paume-tranche-poing. Cette séquence motrice bien exécutée traduit l'intégrité de la « mélodie cinétique ».

Altération des capacités cognitives

Très tôt, dans le syndrome frontal, peut se manifester une perte de la capacité d'abstraction. Cette difficulté est probablement liée à des troubles attentionnels et des troubles de la mémoire qu'on a souvent attribués à un dysfonctionnement des régions antérieures du cerveau ; ces déficits touchent les tâches de résolution de problèmes.

À partir d'observations cliniques, Luria (1973) a avancé le premier que les déficits primaires de résolution de problèmes sont la plupart du temps associés à des lésions frontales. Pour mettre en évidence la stéréotypie d'un comportement cognitif, Luria a eu recours à des tâches où il existait un conflit entre le stimulus et la réponse attendue du patient. Ainsi, il demandait au sujet de frapper un coup sur la table chaque fois que l'expérimentateur frappait deux coups et vice versa. Il a observé que certains patients étaient incapables de suivre cette règle.

Les difficultés de résolution de problèmes peuvent se diviser en difficultés de quatre ordres : d'abstraction, d'attention, de planification et de modulation.

Elles résulteraient de la perturbation d'un « administrateur central » qui organise normalement la sélection et la modulation des différents programmes pour parvenir à la solution.

On peut distinguer les routines d'action familières des stratégies nouvelles. Ces deux catégories d'action reposeraient sur des principes différents. Pour résoudre un problème, il faut être capable d'inhiber une routine familière et d'activer une nouvelle conduite. La sélection d'un nouveau schéma d'action nécessite un système attentionnel de supervision. Les lésions frontales seraient à l'origine du déficit de ce système attentionnel de supervision résultant d'un déficit de maintien de l'attention et entraînant une persévération des schémas familiers. La distractivité résulterait d'une incapacité à inhiber des schémas, tandis que la persévération se rapporterait à la domination exagérée d'un schéma en compétition avec d'autres.

62.2.2 Lobe pariétal

Le lobe pariétal constitue un véritable carrefour des représentations motrices et des projections sensitives et sensorielles. Cela explique que, dans les différents syndromes observés en clinique, de nombreux signes découlent de l'atteinte du lobe pariétal, tandis que d'autres sont la conséquence de l'atteinte d'une structure voisine. Même si le rôle sensitif du cortex pariétal est au premier plan, ses fonctions sont en fait bien plus complexes (Botez, 1996b).

Le lobe pariétal a aussi un rôle dans la perception, l'analyse et la mémoire spatiales. On a même évoqué la notion de mémoire topographique. Mais le lobe pariétal gauche n'a pas la capacité de contrôler le comportement d'orientation ni l'utilisation des mains dans un contexte spatial. Le lobe pariétal droit aurait une performance supérieure en ce qui a trait à l'habileté à contrôler les comportements d'interaction avec l'environnement spatial.

Une lésion pariétale entraîne donc des troubles sensitifs subjectifs, objectifs et une agnosie tactile, mais également des troubles vestibulaires (vertiges, troubles de l'équilibre, nystagmus), des troubles sensoriels (troubles du goût, troubles visuels) et oculomoteurs (réflexes de clignement des yeux). Les troubles qui intéressent le plus la psychiatrie sont les troubles du schéma corporel et les troubles praxiques.

Psychiatrie clinique : une approche bio-psycho-sociale

Intégration sensorielle et schéma corporel

Le lobe pariétal intervient dans l'intégration spatiotemporelle qui sous-tend le schéma corporel. Le schéma corporel est fait d'une représentation consciente de notre propre corps situé dans un espace. Il est le résultat d'un grand nombre de traitements d'informations proprioceptives, sensorielles et visuelles. La plupart des troubles du schéma corporel observés en clinique sont dus à des lésions pariétales, mais ils peuvent aussi survenir à la suite d'une rupture des afférences somesthésiques. C'est le cas du membre fantôme (Stip et Perreault, 1993).

La connaissance que l'on a de son corps et des relations entre ses parties, c'est-à-dire la somatognosie, fait appel à l'image spatiale du corps, au schéma postural, au schéma corporel, à l'image de soi et à l'image de son corps. Les phénomènes de membre fantôme, parfois les phénomènes d'illusion de transformation corporelle accompagnant un trouble mental ou une intoxication, peuvent s'apparenter à une altération de l'expérience du corps résultant d'une atteinte corticale délimitée.

La négligence visuelle de l'hémi-espace (négligence spatiale unilatérale) se définit comme l'incapacité à décrire verbalement les sensations, les mouvements, à y répondre et à s'orienter par rapport aux stimulations du côté opposé à celui de la lésion. Conséquemment à une lésion de l'hémisphère non dominant, les troubles sont unilatéraux et touchent l'hémicorps controlatéral. L'hémiasomatognosie est un trouble du schéma corporel dans lequel le patient n'a plus conscience de l'existence d'un hémicorps. Le trouble peut être d'intensité variable, allant de la simple négligence de l'hémicorps (agnosodiaphorie) à la méconnaissance totale (agnosognosie) du trouble neurologique qui frappe l'hémicorps, par exemple une paralysie. Ainsi, un patient explique à son médecin qu'il n'a plus la perception d'une partie de son corps ou que son membre s'est soudainement mis à grossir, que l'une des parties du corps s'est mise à gonfler. Un autre patient mentionne qu'il a l'impression étrange pendant quelques secondes ou quelques minutes qu'il lui manque une partie de son corps. D'autres fois, il a l'impression qu'il a une main supplémentaire. Il s'agit dans ce cas d'une hémiasomatognosie consciente ; on peut la rencontrer dans les migraines ou les épilepsies focales, d'origine pariétale postérieure. Alors qu'un patient est soumis à une stimulation douloureuse, au cours d'une consultation, il se met à sourire. Ses sensations élémentaires sont intactes, mais sa réaction inappropriée à la stimulation douloureuse signale une hémiagnosie douloureuse ou encore une asymbolie à la douleur.

À la suite d'une lésion de l'hémisphère dominant, les troubles du schéma corporel touchent les deux hémicorps. L'autotopoagnosie est l'impossibilité pour le patient de reconnaître et de désigner les différentes parties de son corps. L'agnosie digitale est l'incapacité d'identifier les doigts soit sur sa propre main, soit sur celle de l'examinateur. Le malade peut aussi être incapable de distinguer la droite de la gauche.

Troubles praxiques

Les troubles praxiques sont observés en clinique dans le cours de maladies comme la démence de type Alzheimer. L'apraxie idéomotrice bilatérale est liée à une lésion pariétale gauche chez le droitier : le patient est incapable d'exécuter, sur commande, des actes simples, alors que, dans un contexte automatique habituel, l'acte peut être exécuté correctement. L'apraxie idéatoire est liée à des lésions diffuses qui intéressent toujours le carrefour temporo-pariéto-occipital. Le patient ne peut coordonner les différents gestes élémentaires qui constituent une action, mais il est capable d'exécuter correctement les gestes élémentaires de façon isolée. Le patient a donc perdu la séquence nécessaire à la réalisation d'un acte complexe.

L'apraxie constructive est liée à une lésion pariétale droite, gauche ou bilatérale. Le patient est incapable d'assembler des traits pour réaliser un carré, un triangle ou un cube. L'apraxie de l'habillage se rencontre dans les lésions de l'hémisphère non dominant.

62.2.3 Lobe occipital

Sur le plan fonctionnel, on divise le cortex occipital en trois aires :
- l'aire striée, qui correspond à l'aire 17 de Brodmann et constitue l'aire de projection primaire (ou aire sensoriovisuelle) qui reçoit des influx nerveux en provenance de la rétine. Les radiations optiques provenant des hémirétines droites (hémichamp visuel gauche) aboutissent au lobe occipital droit, tandis que celles qui proviennent

des deux hémirétines gauches (hémichamp visuel droit) rejoignent le lobe occipital gauche;
- l'aire parastriée, qui correspond à l'aire 18 de Brodmann;
- l'aire péristriée, qui correspond à l'aire 19 de Brodmann.

Les aires 18 et 19 sont le siège de l'intégration des sensations visuelles réalisant la reconnaissance des objets et des symboles visuels. C'est l'aire visuopsychique.

Les atteintes du lobe occipital occasionnent essentiellement des troubles visuels (Labrecque, 1996). Une atteinte de l'aire 17 se traduira par des hémianopsies: l'hémianopsie latérale homonyme, l'hémianopsie en quadrant, les scotomes hémianopsiques et l'hémianopsie double. La cécité corticale est la conséquence d'une lésion bilatérale de l'aire 17.

Les hallucinations visuelles s'observeraient dans les cas de lésions des aires 18 et 19. Une perception modifiée de l'objet correspond à une métamorphopsie.

Les agnosies visuelles sont caractérisées par un trouble de la reconnaissance des objets, des personnes, des symboles graphiques, sous le seul contrôle de la vue et en l'absence d'un déficit important de la fonction visuelle. Elles se rencontrent dans des atteintes des aires parastriées et péristriées. L'agnosie des objets ou cécité psychique, l'agnosie des couleurs, l'agnosie des symboles graphiques comme l'alexie et les agnosies spatiales sont fréquentes lorsqu'il y a lésions de cette région. La prosopagnosie est un trouble de la reconnaissance des visages: le patient est alors incapable d'identifier les visages ou les représentations de visages. Bien que, chez le singe, on ait pu mettre en évidence des cellules du cortex temporal antérieur qui réagissent de façon sélective au visage, on pense qu'il est nécessaire, chez l'humain, que la lésion soit bilatérale, comme à la suite d'une lobectomie occipitale. Classiquement, l'hémisphère droit participe plus que le gauche à la reconnaissance du visage. La conviction délirante qu'une personne a été remplacée par une autre identique (syndrome de Capgras) a été décrite comme étant la présentation inverse de la prosopagnosie: les patients reconnaissent en effet le visage, mais l'attribut du visage n'est pas bien reconnu (Debruille et coll., 1989; Debruille et Stip, 1996). Une patiente déclare, par exemple, à son psychiatre que ses enfants ont été enlevés et remplacés par des sosies qui la persécutent et l'espionnent.

62.2.4 Lobe temporal

D'un point de vue fonctionnel, le lobe temporal pourrait être divisé en deux zones:
- le néocortex temporal formé par les quatre premières circonvolutions temporales (aire 41 et aire 42 de Brodmann), le gyrus de Heschl, l'aire de terminaison des voies acoustiques, le carrefour pariéto-temporo-occipital qui intervient dans l'activité langagière et dans les activités praxiques et gnosiques (Botez, 1996c);
- le système limbique, qui comprend, entre autres, la cinquième circonvolution temporale, l'hippocampe, l'amygdale et les structures illustrées à la figure 61.8 (p. 1510). Ce système joue un rôle fondamental dans l'alimentation, la défense, la sexualité et les émotions.

Les symptômes qui traduisent une lésion temporale sont complexes en raison de l'hétérogénéité structurale et fonctionnelle du lobe temporal. On trouve:
- des troubles sensoriels et des agnosies: la surdité corticale, les agnosies auditives, l'agnosie musicale ou agnosie pour les mots ou surdité verbale pure;
- des troubles olfactifs sous forme d'anosmie et des troubles gustatifs qui accompagnent souvent des troubles vestibulaires et une hémianopsie latérale homonyme;
- de l'aphasie, en général une aphasie de Wernicke.

C'est le lobe temporal qui est le siège des hallucinations auditives. Les hallucinations constituent un symptôme psychotique typique survenant au cours d'une variété de maladies mentales, mais aussi un symptôme précurseur de crises d'épilepsie temporale.

Les relations entre l'épilepsie temporale et les troubles du comportement débordent le cadre de ce chapitre. Les travaux de Flor-Henry (1969) sont classiques et font état de l'association entre, d'une part, une expression schizophrénique et un foyer temporal gauche et, d'autre part, la dépression et un foyer temporal droit. Waxman et Geschwind (1975) ont avancé l'hypothèse d'un syndrome caractérisé par des idées philosophiques mystiques, une graphorrhée particulière, une hyposexualité, une irritabilité agressive et une viscosité mentale. Cette hypothèse est désormais remise en question, mais on estime cependant que l'incidence des psychoses associées aux crises temporales est de quatre à sept fois plus grande que l'incidence des psychoses reliées aux régions non temporales.

Psychiatrie clinique: une approche bio-psycho-sociale

62.2.5 Système limbique

Le système limbique semble jouer un rôle capital dans l'évolution des hominidés. Qu'on l'étudie à la suite de lésions ou dans le cadre de stimulations de l'un ou de l'autre de ses éléments, il est encore aujourd'hui difficile d'avoir une conception unitaire de sa fonction. En effet, les modifications comportementales observées dans ces contextes peuvent être diverses et complexes. Deux systèmes limbiques fonctionnels différenciés coexistent :

- un système axial, hippocampo-mamillaire, comprenant des connexions fronto-thalamique, hypothalamique et striatale ;
- un système cortical hémisphérique servant de support aux activités de perception, de reconnaissance et d'expression.

Chez les primates, deux observations historiques renseignent sur les fonctions du système limbique. La première concerne le *syndrome de Klüver-Bucy*. Après une ablation étendue de la base du lobe temporal et du rhinencéphale chez le singe, les chercheurs ont noté un comportement oral exagéré (boulimie), une hypersexualité, un déficit de la reconnaissance visuelle des objets et une agnosie visuelle. Un tableau clinique semblable peut être observé aussi chez l'humain, auquel s'ajoutent des troubles de la mémoire massifs, au cours de lésions, en règle générale diffuses, des lobes temporaux, d'origine atrophique ou encéphalitique.

La seconde observation a trait à la *réaction d'orientation* et à la *mémorisation*. Dans le cas d'une lésion amygdalienne, on a constaté une atténuation de la réaction d'orientation par rapport à un stimulus nouveau. L'amygdalectomie chez les animaux les rendent incapables de faire la part entre des stimuli nouveaux et ceux qui leur étaient familiers. On sait par ailleurs que les lésions bilatérales de l'hippocampe chez les rongeurs entraînent des problèmes d'apprentissage lorsqu'ils sont placés dans un labyrinthe radial. Dans le cas des études sur les primates soumis à une épreuve de reconnaissance visuelle, une lésion bilatérale, soit de l'hippocampe, soit de l'amygdale, n'entraîne qu'un déficit discret de la reconnaissance, tandis que l'association des deux lésions provoque un déficit majeur.

L'exérèse bilatérale du lobe temporal chez des patients souffrant d'épilepsie résistante au traitement antiépileptique habituel entraîne un déficit mnésique.

Pour qu'il y ait un trouble majeur de la mémoire, il faut que l'hippocampe et l'amygdale soient atteints de manière bilatérale. Les lésions plus localisées causeront des atteintes mnésiques partielles. Une lésion provoquant une déconnexion entre les structures corticales et le système hippocampe-amygdale peut également engendrer des déficits mnésiques particuliers.

Expression des émotions

Le système limbique comprend deux composantes dont la stimulation produit des effets agréables ou désagréables :

- la stimulation électrique des noyaux du septum, du faisceau médian prosencéphalique et de l'hypothalamus latéral produit des affects plaisants et les émotions qui y sont liées ont une coloration sexuelle ;
- la stimulation de l'amygdale et de ses afférences entraîne des réactions de rejet et de dégoût.

Il existe aussi des voies de communication entre le système limbique et le néocortex, permettant la manifestation des expressions conscientes d'ordre émotionnel. Un premier exemple est le noyau thalamique dorso-médian, qui reçoit des afférences de l'amygdale et du septum et se projette vers le néocortex, surtout préfrontal. Le thalamus antérieur se projette vers le cortex cingulaire et l'ensemble du néocortex. Une perturbation dans le fonctionnement du système limbique demeure toujours une hypothèse à envisager dans le diagnostic différentiel d'une psychopathologie. Les troubles liés à une telle perturbation font que les diagnostics sont souvent difficiles à établir, car la zone d'investigation est la plus complexe du cerveau, composée de centres proches les uns des autres et exerçant des actions diverses et parfois contraires. Ramachadran et Blakeslee (1998), par exemple, expliquent les syndromes de Capgras et de Cotard comme le résultat d'une rupture entre le système limbique (émotion) et le cortex temporal (reconnaissance).

62.2.6 Noyaux gris centraux

Les nomenclatures diffèrent en ce qui concerne les noyaux gris centraux (voir le tableau 62.1). Selon la nomenclature anglo-saxonne, les « ganglions de la base » (*basal ganglia*) sont constitués de cinq noyaux sous-corticaux interconnectés. D'autre part, selon la

TABLEAU 62.1   Variantes des nomenclatures

Nomenclature anglo-saxonne « Ganglions de la base » (*basal ganglia*)	Nomenclature française Noyaux gris centraux
Noyau caudé	Striatum (noyau caudé et putamen)
Putamen	Noyau lenticulaire (putamen et globus pallidus)
Globus pallidus	
Noyau sous-thalamique	Thalamus
Substance noire	Substance innominée

nomenclature française, les noyaux gris centraux sont constitués du striatum (noyau caudé et putamen), du noyau lenticulaire (putamen et globus pallidus), de la substance innominée et incluent également le thalamus (voir le chapitre 61, figures 61.3 [p. 1505] et 61.4 [p. 1506]).

Les circuits fronto-sous-corticaux jouent un rôle dans de nombreuses maladies mentales. Ils forment des circuits neuronaux en parallèle reliant des régions spécifiques du cortex frontal à différentes structures sous-corticales, pour ensuite retourner à leur région d'origine. Généralement, les troubles cognitifs associés à des lésions des structures sous-corticales sont comparables entre eux, et ce quel qu'en soit l'étiologie ou le siège (pallidum, striatum). Ils ressemblent, en outre, aux troubles observés dans les lésions du cortex préfrontal, c'est-à-dire dans la zone cible de leurs projections corticales (Dubois et coll., 1994).

La perturbation fondamentale serait un trouble de la régulation comportementale qui se traduit par une rigidité cognitive. Les personnes atteintes seraient incapables d'élaborer de façon spontanée des stratégies efficaces ou des algorithmes de résolution de problèmes en l'absence d'indices venant de l'extérieur (Pilon, Agid et Dubois, 1996). Chez le primate, cinq circuits striato-frontaux indépendants, parallèles et récurrents ont été objectivés. Ils relient chacun une aire spécifique du cortex préfrontal à une zone bien individualisée du striatum ou du putamen. Le rôle fonctionnel de ces circuits n'est pas complètement élucidé, sauf pour deux d'entre eux : la « boucle motrice » qui interviendrait dans la programmation et le contrôle du mouvement et la « boucle oculomotrice » qui contrôlerait les mouvements oculaires volontaires. Les trois autres boucles, soit les boucles dites dorso-latérale, orbito-frontale et cingulaire antérieure, seraient aussi engagées dans des activités complexes cognitivo-comportementales (voir les tableaux 62.2, 62.3 et 62.4). Les cinq circuits fronto-sous-corticaux ont une structure anatomique, neurophysiologique et cytoarchitectonique commune. Anatomiquement, chaque circuit engage les mêmes structures de base, soit une zone spécifique du cortex frontal, le striatum, le globus pallidus, la substance noire pars reticulata, le noyau sous-thalamique et le thalamus. D'un circuit à l'autre, les mêmes structures anatomiques sont reliées par les mêmes voies directes et indirectes, de sorte qu'un même itinéraire anatomique régit les cinq circuits. Ces boucles fermées possèdent également une structure neurophysiologique commune. Chaque

TABLEAU 62.2   Fonctions et déficits du circuit dorso-latéral

Fonctions	Déficits
Organisation et planification	Faiblesse d'organisation et de planification
Modification des idées (*set shifting*)	Difficultés à s'adapter (persévération, comportements stéréotypés)
Capacités attentionnelles Activation de la mémoire à long terme	– Troubles attentionnels – Déficits dans l'évocation spontanée de l'information mnésique (indices)
Autorégulation et indépendance face à l'environnement	– Comportements liés aux stimuli (*stimulus bound*) [distractivité, impulsivité] – Comportements d'imitation – Comportements d'utilisation
Jugement et abstraction	– Trouble du jugement – Pensée concrète

Source : C. Léger et coll., « Circuits frontaux sous-corticaux et applications psychiatriques », *Annales de psychiatrie*, vol. 15, n° 1, 2000, p. 36-49.

TABLEAU 62.3 Fonctions et déficits du circuit orbito-frontal

Fonctions	Déficits
Contrôle de l'humeur	Irritabilité, labilité affective, euphorie
Contrôle des pulsions	Désinhibition des comportements agressifs et sexuels
Autorégulation et indépendance face à l'environnement	– Comportements liés aux stimuli (*stimulus bound*) [distractivité, impulsivité] – Comportements d'imitation – Comportements d'utilisation
Régulation des comportements sociaux et empathie	Diminution de l'*insight* face aux comportements sociaux appropriés et difficultés à se mettre à la place d'autrui

Source : C. Léger et coll., « Circuits frontaux sous-corticaux et applications psychiatriques », *Annales de psychiatrie*, vol. 15, n° 1, 2000, p. 36-49.

TABLEAU 62.4 Fonctions et déficits du circuit cingulaire antérieur

Fonctions	Déficits
Motivations	– Apathie – Inertie, manque d'initiative et de spontanéité
Effecteur viscéral (libido et émotions)	– Indifférence, désintérêt – Diminution de l'expression des émotions (affect émoussé, plat)
Effecteur cognitif	– Vide psychique – Perte des projections dans l'avenir
Effecteur musculosquelettique (langage, motricité et sensibilité)	– Pauvreté du langage spontané, augmentation du temps de latence des réponses et mutisme (à l'extrémité du continuum) – Diminution du comportement moteur, akinésie, stupeur – Sensibilité moindre à la douleur – Incontinence (à l'extrémité du continuum)

Source : C. Léger et coll., « Circuits frontaux sous-corticaux et applications psychiatriques », *Annales de psychiatrie*, vol. 15, n° 1, 2000, p. 36-49.

site anatomique a des neurotransmetteurs et des récepteurs spécifiques, communs à chaque circuit. Tous les neurotransmetteurs sont présents à des degrés divers. Les voies directes et indirectes sont en équilibre, entre autres par le jeu des neurotransmetteurs gabaergiques et glutamatergiques. La voie directe a une prédominance de récepteurs dopaminergiques D_1, alors que la voie indirecte a une prédominance de récepteurs dopaminergiques D_2 (voir la figure 62.3). Ainsi, toute lésion directe du complexe striato-pallidal, comme dans la chorée de Huntington ou la paralysie supranucléaire progressive, ou indirecte, comme dans la maladie de Parkinson, pourrait interférer avec le fonctionnement de ces boucles. Dubois et coll. (1994) ont proposé une organisation du comportement chez l'humain qui tient compte de ces boucles (voir la figure 62.4) :

– le premier type d'organisation correspond à l'élaboration de nouveaux schémas de comportements adaptés à l'environnement (P) ;
– le second correspond à l'activation de programmes routiniers ou sur-appris (P'), contrôlée par les ganglions de la base et normalement réprimée par le cortex préfrontal.

Quand l'environnement active l'un de ces programmes automatiques, l'inhibition exercée par le cortex préfrontal serait levée. Ainsi, de tels programmes automatiques pourraient être activés soit de façon adaptée, soit de façon inadaptée dans le cas des lésions du cortex préfrontal supprimant leur inhibition.

Psychiatrie clinique : une approche bio-psycho-sociale

FIGURE 62.3 Configuration des boucles fermées des cinq circuits fronto-sous-corticaux incluant leur origine corticale et les structures sous-corticales communes

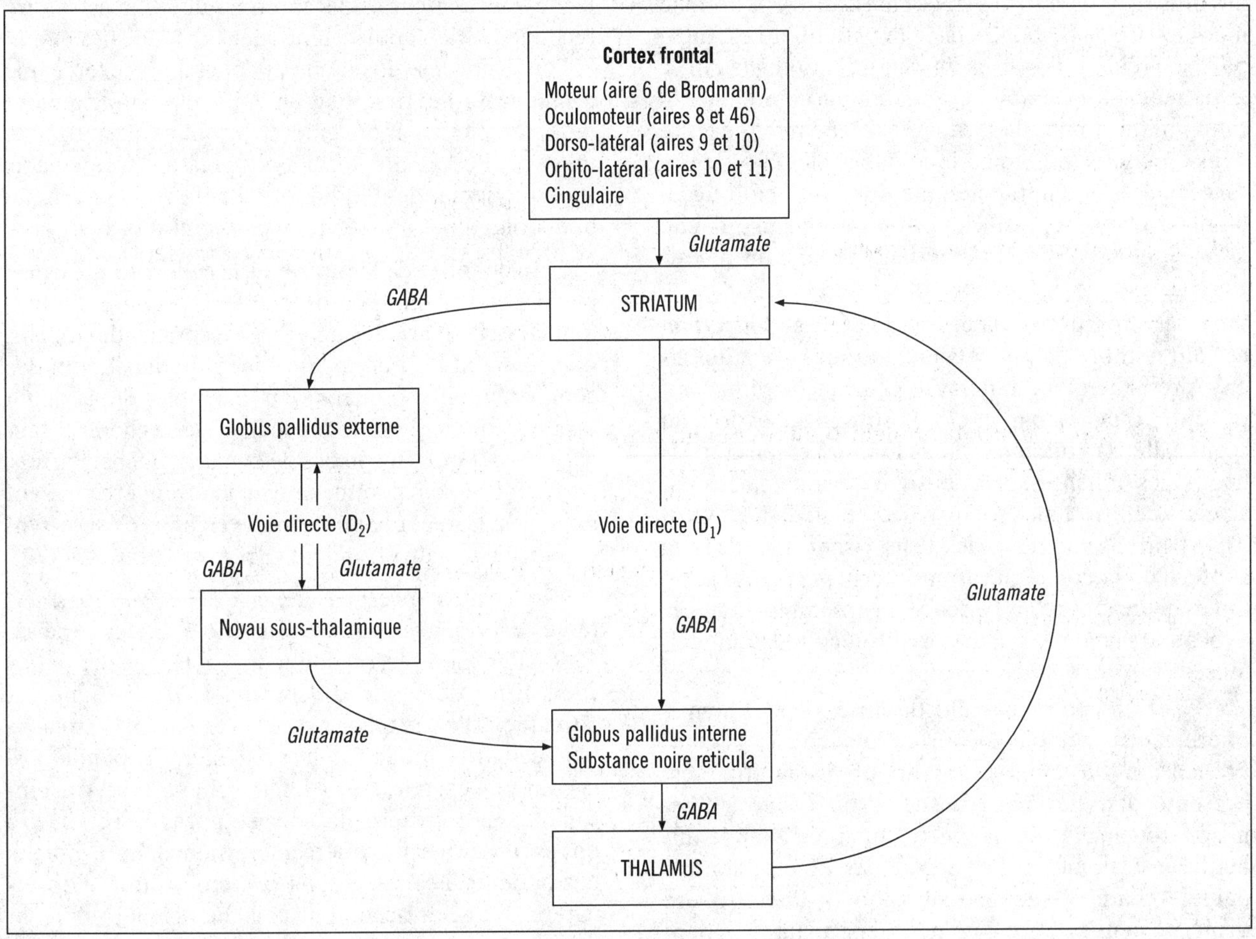

Cortex frontal
Moteur (aire 6 de Brodmann)
Oculomoteur (aires 8 et 46)
Dorso-latéral (aires 9 et 10)
Orbito-latéral (aires 10 et 11)
Cingulaire
Glutamate
GABA
STRIATUM
Globus pallidus externe
Voie directe (D2)
GABA
Glutamate
Noyau sous-thalamique
Voie directe (D1)
GABA
Glutamate
Glutamate
Globus pallidus interne
Substance noire reticula
GABA
THALAMUS

Source : C. Léger et coll., « Circuits frontaux sous-corticaux et applications psychiatriques », *Annales de psychiatrie*, vol. 15, nº 1, 2000, p. 36-49.

FIGURE 62.4 Organisation schématique des comportements automatiques

Élaboration
de comportements
nouveaux
ENVIRONNEMENT
Programmes
sur-appris
et procédures
P
⊖ P′
Cortex
préfrontal
Boucles
striato-frontales
Noyaux gris
centraux

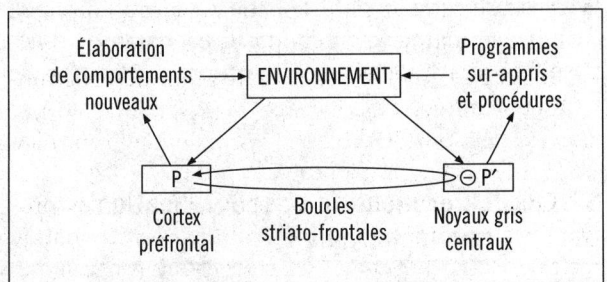

Source : B. Dubois et coll., « Fonctions cognitives et noyaux gris centraux : le modèle de la maladie de Parkinson », *Rev. Neurol.* (Paris), vol. 150, nº 11, 1994, p. 763-770.

62.2.7 Corps calleux

Le corps calleux est formé d'une lame de substance blanche de 1 cm d'épaisseur et de 8 cm de long. Son extrémité antérieure forme le genou du corps calleux et son extrémité postérieure, appelée splenium, se situe devant le pôle occipital. Les fibres blanches transversales prennent naissance dans les petites cellules pyramidales des couches du cortex 5 et 6 d'un côté pour se terminer dans les couches 2 et 3 du cortex controlatéral. Une lésion du corps calleux va entraîner un ensemble de signes et de symptômes ambigus qui peuvent évoquer plusieurs tableaux cliniques, car une telle lésion est rarement isolée. Elle peut se traduire par des troubles psychiques marqués par une irritabilité, une apathie, une indifférence, des troubles de la mémoire et de fausses reconnaissances. L'apraxie idéomotrice se rencontre chez le patient qui est incapable de réaliser des actes simples intentionnels. Ainsi, le patient est incapable d'exécuter sur commande le salut militaire, mais il est capable d'accomplir ce geste dans un contexte automatique habituel. On peut observer aussi une agraphie, une apraxie facio-bucco-linguale et une dysarthrie. On note également une ataxie calleuse, avec une tendance à la chute en arrière (Lassonde, Lepore et Ptito, 1996).

C'est à partir des années 60, aux États-Unis, qu'un certain nombre de patients épileptiques, chez qui les crises résistaient au traitement pharmacologique, ont pu être soulagés par une callosotomie (section du corps calleux) pratiquée afin de limiter l'extension des décharges épileptiques à l'autre hémisphère. Ces patients « callosotomisés » ou à cerveau divisé (*split-brain*) furent soumis à des tests visant à évaluer la rupture de la communication interhémisphérique, le but étant de mettre en évidence un ensemble de signes évocateurs appelé syndrome de déconnexions calleuses.

Chez les patients callosotomisés, seul l'hémisphère gauche semble gouverner la parole et la compréhension du langage. Si un objet habituel est présenté dans le champ visuel droit (donc à l'hémisphère gauche) du patient, celui-ci n'a aucune difficulté à le nommer. Par contre, les objets montrés dans le champ visuel gauche (donc à l'hémisphère droit) ne peuvent être nommés. Cependant le patient conserve sa capacité à désigner avec son doigt, parmi une variété d'objets, celui qui lui a été présenté dans son champ visuel gauche. Cela indique que seule la capacité de désigner verbalement ce qui est vu dans l'hémichamp visuel gauche est perturbée. On a pu confirmer ce phénomène au moyen de tests faisant appel à des figures dites chimériques ; il s'agit de stimuli visuels, en général des visages fabriqués à l'aide de deux demi-visages, par exemple celui d'une femme et celui d'un homme, reliés en leur milieu. Si cette combinaison de visages est projetée brièvement sur un écran à l'aide d'un tachistoscope et que le patient callosotomisé fixe bien le centre, il répondra de deux façons. Lorsqu'on lui demande de répondre verbalement, il est capable de parler du stimulus traité par l'hémisphère gauche, tandis que si on lui demande de le désigner de la main gauche, il choisit le stimulus traité par l'hémisphère droit.

Sur le plan de la somesthésie, les patients callosotomisés peuvent avoir des difficultés à effectuer des tâches de comparaisons intermanuelles, c'est-à-dire reconnaître deux objets tenus dans chacune des mains. Si l'on bande les yeux d'un patient et qu'on exerce une pression sur l'extrémité d'un doigt, il peut facilement indiquer par un mouvement du pouce de la même main quel est le doigt qui a été pressé. En revanche, si on lui demande d'indiquer à l'aide de l'autre main quel doigt a été pressé, il n'y parviendra pas.

Au chapitre de la motricité, la callosotomie cause parfois des troubles qui peuvent prendre l'allure d'une discordance. Il s'agit de la dyspraxie diagonistique. On peut l'observer chez des patients qui ont des comportements bizarres. Par exemple, de la main droite, un patient boutonne le haut de sa chemise, tandis qu'il déboutonne le bas de la main gauche. Parfois, le patient ressent comme une main étrangère agissant sans qu'il la reconnaisse comme sienne : c'est le syndrome de la main étrangère (Brion et Jednyak, 1972).

En ce qui concerne le langage et les émotions, certaines expériences ont été assez révélatrices (Sperry, 1986). Par exemple, on donne une consigne écrite (visuelle) qui demande de sourire. Si la consigne est adressée à l'hémisphère gauche, le patient est capable de sourire tout à fait normalement ; cependant, si la consigne est adressée à l'hémisphère droit, il est incapable de produire un sourire normal. Le sourire qui est obtenu est asymétrique. L'hémisphère gauche des patients à cerveau divisé est en position d'observateur des actes accomplis par l'hémisphère droit et il les interprète à sa façon. Ainsi, si l'on présente à l'hémisphère droit une scène très violente, comme un incendie ou un accident, le patient ne verbalise rien, mais devient anxieux et agité. Si l'on demande ensuite à l'hémisphère gauche (qui n'a pas vu la scène puisqu'elle n'a été présentée qu'à l'hémisphère droit) la raison de cette anxiété, le patient pourrait dire que c'est l'examinateur qui l'énerve. C'est comme si l'hémisphère gauche avait créé sa propre explication de l'état anxieux.

62.2.8 Latéralisation et spécialisation hémisphérique

La spécialisation hémisphérique cérébrale appartient au débat traditionnel de la neuropsychologie et a maintes fois été à l'origine de tentatives d'explication des comportements humains, comme les comportements relatifs à l'expression des émotions, des affects (Sergent, 1989). Cependant, la complexité de cette spécialisation reste mal cernée et les données expérimentales ne rendent pas encore bien compte des interactions entre les deux hémisphères (Cohen, 1993). Même si les travaux sur le cerveau divisé, décrits à la section précédente, ont été cruciaux pour déterminer les compétences propres à chacun des hémisphères, on doit comprendre les deux hémisphères comme un continuum fonctionnel. Plusieurs modèles ont ainsi été proposés selon lesquels il y aurait un degré de latéralisation et une bilatéralisation des fonctions :

– un premier modèle postule un mode de coopération ou d'interaction positive (comme dans la vision en relief) ;
– un deuxième met en avant un mode d'interaction négative ou d'inhibition (un hémisphère inhibe l'action de l'autre normalement ; à la suite d'une callosotomie, l'hémisphère qui devrait être inhibé fonctionne indépendamment, comme dans la dyspraxie diagonistique) ;
– un troisième modèle insiste sur un fonctionnement parallèle indépendant des hémisphères (comme dans la dyspraxie diagonistique : chaque hémisphère fonctionne indépendamment).

Mis à part la prépondérance de l'hémisphère gauche dans les fonctions verbales, le traitement de l'information n'est pas l'exclusivité d'un seul hémisphère. Néanmoins, les deux hémisphères ne sont pas non plus équivalents dans leur contribution aux divers comportements.

Parmi les facteurs structuraux, les asymétries anatomiques ont fait l'objet de nombreuses études. Une région du lobe temporal, le planum temporal, portion de l'aire de Wernicke assurant la médiation des aspects réceptifs et sémantiques des sons du langage oral, peut être jusqu'à sept fois plus large à gauche qu'à droite. Cette asymétrie est présente dès la 31e semaine de gestation. Cependant, on n'a pas mis en évidence de différences histologiques. À l'inverse, l'aire de Broca est plus large à droite qu'à gauche.

Les connexions interrégionales sont plus nombreuses dans l'hémisphère droit, alors que le gauche se caractérise par une organisation plus intrarégionale. Le rapport substance grise/substance blanche est plus élevé à gauche, surtout dans les aires frontales. L'hémisphère gauche présente donc une architecture assurant le traitement de l'information à l'intérieur d'une région, tandis que le droit traite l'information entre les régions. Enfin, des différences en ce qui concerne les neurotransmetteurs traduisent aussi des asymétries hémisphériques, comme c'est le cas avec la dopamine qui serait plus concentrée à gauche, contrairement à la sérotonine.

La préférence pour la main droite est aussi une des caractéristiques de l'espèce humaine, et ce de façon constante depuis la préhistoire, probablement depuis l'*Australopithecus africanus*. Les droitiers ont une représentation cérébrale gauche du langage, tout comme de 35 % à 70 % des gauchers. À l'heure actuelle, aucune relation n'a été établie entre la préférence pour l'utilisation de la main droite ou gauche et les particularités psychopathologiques.

En ce qui a trait aux émotions, les données sont controversées. Cependant, classiquement, on attribue à l'hémisphère droit un rôle dans la reconnaissance visuelle des émotions (p. ex., reconnaître la tristesse en voyant quelqu'un pleurer). L'hémisphère gauche serait spécialisé dans le traitement de l'expérience émotionnelle positive et le droit, dans le traitement des émotions négatives. De façon anecdotique, l'orgasme humain modifie plus le tracé droit de l'électroencéphalogramme (EEG).

Enfin, en général, il existe une moins grande asymétrie cérébrale fonctionnelle chez la femme que chez l'homme. Les hormones sexuelles ne sont sans doute pas les seuls facteurs intervenant dans la spécialisation hémisphérique fonctionnelle différente selon le sexe. Des facteurs socioculturels entrent également en jeu, comme le montrent les études sur les populations comparant les performances linguistiques des illettrés à celles des scolarisés.

62.3 NEUROPSYCHOLOGIE

La neuropsychologie est une discipline qui examine la relation entre l'activité psychologique et la condition cérébrale correspondante. La neuropsychologie clinique a pour tâche de mesurer et d'analyser, chez l'humain, les changements dans les capacités perceptuelles, mnésiques et intellectuelles, ainsi que les modifications de la personnalité qui résultent d'un trouble cérébral, comme un accident vasculaire cérébral (AVC), une lésion chirurgicale, une intoxication ou un processus intracrânien (McCarthy et Warrington, 1994).

Le cerveau humain est génétiquement programmé de manière à être capable de trier et de mettre en mémoire les informations qui lui viennent de l'extérieur ou de son propre intérieur. Ces informations sont stockées sous forme de modules. Il est classique de définir la cognition comme un ensemble de processus et d'états (p. ex., images, mots) de représentations qui résultent d'une activité du système nerveux central (SNC) et qui ne sont pas observables de façon directe. On la conçoit alors comme une série de processus internes intervenant dans l'acquisition, l'emmagasinage, la transformation et la récupération d'informations. L'information peut être traitée de façon modulaire, c'est-à-dire module par module et suivant une séquence de traitement. La psychologie cognitive est fondée sur l'hypothèse selon laquelle le système cognitif se définit comme un ensemble complexe de processus modulaires et séquentiels qui gouvernent la transformation de représentations mentales. Dans ce sens, l'information est à la psychologie cognitive ce que le stimulus est au comportementalisme.

62.3.1 Mémoire

La mémoire se définit comme l'ensemble des processus cognitifs permettant d'encoder, de stocker et de récupérer divers types d'information. Grâce à la mémoire, on peut, par exemple, reconnaître ce qui est familier, évoquer des événements passés ou encore maintenir active une information à des fins d'utilisation immédiate. Suivant l'approche du traitement de l'information, la mémoire ne correspond pas à une fonction unitaire, mais repose sur un ensemble d'unités relativement autonomes (voir la figure 62.5). Dans cette perspective, chaque unité ou système mnésique regroupe un ensemble de composantes assurant la rétention spécialisée d'informations (Bachevalier, 1996 ; Lussier et Peretz, 1991). Ces distinctions entre les diverses mémoires font essentiellement référence à la nature différente des activités qui dépendent de chacun de ces systèmes (Bruyer et Van der Linden, 1991) :

– la *mémoire sensorielle* se définit comme un système périphérique de rétention de l'information, qui diffère suivant les modalités d'entrée de l'information. Elle constitue le premier stade de traitement de l'information, générant une trace mnésique de très courte durée (moins d'une seconde). Pour la modalité auditive, on parle de mémoire échoïque ; pour la modalité visuelle, on parle de mémoire iconique ;

– la *mémoire à court terme,* ou *mémoire de travail,* est conçue comme un système regroupant plusieurs composantes interactives qui participent au traitement et au maintien des informations nécessaires à l'exécution des activités cognitives en cours. C'est cette mémoire qui travaille quand on retient un numéro de téléphone pour une utilisation immédiate ;

– la *mémoire à long terme* correspond à un ensemble de composantes permettant l'emmagasinage d'informations et leur récupération ultérieure. C'est une mémoire de rétention stable qui se subdivise à son tour en quatre catégories :

  • la *mémoire épisodique* concerne les informations autobiographiques, caractérisées sur une base spatiotemporelle. Elle permet, par exemple, à l'individu de répondre à des questions touchant son passé scolaire, ses antécédents médicaux, son dernier voyage, son meilleur match de hockey, etc. ;

  • la *mémoire sémantique* a trait aux acquis didactiques, incluant le langage (mots et concepts). Elle connaît les caractéristiques fonctionnelles et associatives des objets et des mots. Pourvu qu'on l'ait informé, l'individu peut, grâce à la mémoire sémantique, se souvenir que le système métrique est à base décimale, qu'un avocat est un fruit ou un auxiliaire de justice, que la capitale de la France est Paris ;

  • la *mémoire procédurale* concerne l'acquisition graduelle et le maintien de diverses aptitudes qui permettent d'agir sur le monde extérieur suivant des programmes moteurs — des procédures — spécifiques. Elle maintient, par exemple, le savoir nécessaire pour se déplacer à bicyclette, jouer au tennis, danser le tango ou dactylographier ;

  • l'*amorçage* (priming) désigne un phénomène cognitif dans lequel un stimulus préalable (amorce) met en route des activités normalement déclenchées par un second stimulus et oriente, en quelque sorte, la réponse à ce

FIGURE 62.5 Système de la mémoire humaine

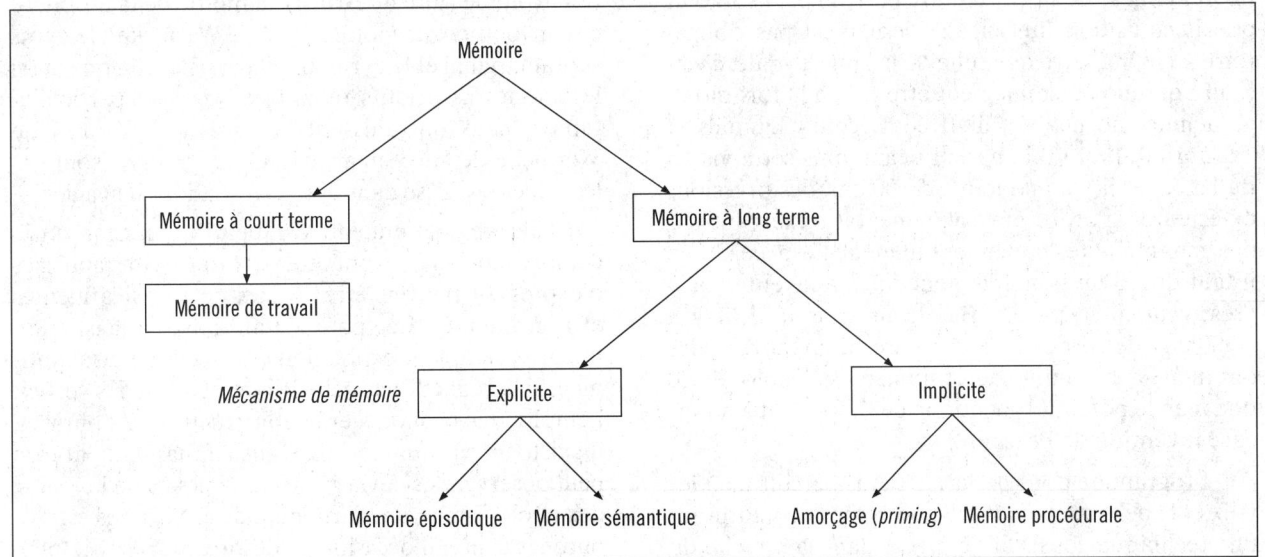

dernier. Par exemple, si l'on montre au sujet un objet de couleur orange et qu'on lui demande plus tard de nommer un fruit, il y a de fortes chances pour que la réponse « orange » soit plus rapide.

D'après cette conception de la mémoire, toutes les composantes sont distinctes non seulement fonctionnellement, mais pourraient l'être également sur le plan de leur localisation cérébrale pour ce qui est des structures anatomiques ou des systèmes neurochimiquement définis. Dans la reconnaissance d'un objet, par exemple, les structures à l'œuvre et reliées sont les aires corticales visuelles, le lobe temporal médian, l'amygdale, l'hippocampe, le cortex olfactif, le thalamus et les corps mamillaires, le cortex préfrontal médian et le télencéphale ventral. Dans la mémoire procédurale, ce sont plutôt le néostriatum, la substance noire, le thalamus ventral, les aires corticales visuelles et prémotrices.

La récupération de l'information en mémoire peut être explicite ou implicite. La mémoire explicite met en jeu des processus volontaires, réclamant un effort et des ressources attentionnelles de façon consciente, par exemple se rappeler une liste d'épicerie. La mémoire implicite, elle, repose sur des mécanismes automatiques, inconscients, par exemple le phénomène de l'amorçage décrit plus haut.

Lussier et Stip (1995) relèvent des résultats disparates quant aux effets des facteurs neurochimiques sur la mémoire. Le système cholinergique contribue à la mémoire, et plus spécifiquement à la mémoire à long terme, mais les essais thérapeutiques sont peu concluants. Les benzodiazépines gabaergiques exercent une action amnésiante sur la mémoire explicite et certaines, comme le lorazépam, ont aussi une action semblable sur la mémoire implicite.

62.3.2 Langage

Le cerveau des humains, qui réside dans une boîte crânienne d'une capacité de 1 500 cc, possède une propriété innée de pouvoir créer, ou en tout cas d'apprendre, puis d'utiliser les règles conventionnelles de combinaison des représentations arbitraires qu'il a emmagasinées. Ces règles de combinaison des représentations ont permis à l'espèce d'inventer le dessin et la parole, la danse et la musique, le calcul et l'écriture, puis des logiciels. Tandis que le langage oral humain est la manifestation immédiate d'une propriété innée du cerveau, le langage écrit est, quant à lui, une invention et il n'appartient qu'à l'humanité. Ainsi, en l'absence de carences affectives et sociales majeures, comme pour l'enfant loup pris en charge par Itard, il est légitime de penser qu'un enfant est biologiquement anormal s'il n'apprend pas à parler au cours des premières années de sa vie ; d'autre part, on peut soutenir que l'acquisition du langage écrit n'est pas obligatoire au même titre que celle de la langue orale, c'est-à-dire qu'une personne peut être tout à la fois biologiquement normale et illettrée. Lecours, Dumais et Tainturier (1987) relativisent néanmoins cette vision du langage : il y a au moins 35 000 ans, des pressions extérieures d'ordre environnemental s'exerçant sur des communautés humaines ont mené l'espèce, dotée il faut dire d'un potentiel génétique, à inventer progressivement la parole. Beaucoup plus tard, il y a 5 300 ans, des pressions extérieures d'un autre ordre ont mené des communautés humaines à exploiter de nouveau le potentiel génétique de l'espèce et à amorcer l'invention de l'écriture.

Programmé pour parler, le fœtus perçoit déjà les voix et bébé reconnaît celle de sa mère. En utilisant une technique consistant à placer dans la bouche du nouveau-né une tétine branchée à un appareillage électronique, on peut mesurer l'intensité avec laquelle l'enfant tète. Il tète d'autant plus que le signal sonore est une voix féminine, que les paroles lui sont adressées à lui plutôt qu'à des adultes. Tout est donc en place très tôt pour permettre l'évolution des acquisitions langagières.

Récemment, l'imagerie cérébrale (voir le chapitre 63) a permis de repérer des régions du cerveau qui jouent un rôle dans les processus langagiers. Si l'on présente, oralement et par écrit, à des volontaires sains des listes de mots, on active les zones temporo-pariétales pour la présentation orale et la zone occipito-temporale pour la lecture. Quand les sujets répètent à voix haute chaque mot, on constate une activation du cortex moteur et prémoteur gauche ainsi que des aires motrices supplémentaires droite et gauche. Quand les sujets ont à prononcer un mot associé sémantiquement (p. ex., mouton) à un mot présenté oralement (laine), on constate l'activation dans le cortex frontal d'une aire dite sémantique.

La conception classique de zone du langage est cependant critiquable. Elle s'appuie sur des études anatomo-cliniques ou des connaissances acquises menées auprès de sujets cérébro-lésés unilingues, droitiers, alphabétisés et locuteurs natifs d'une langue indo-européenne. Les généralisations sont donc risquées, mais ces connaissances peuvent servir de point de départ. Ainsi, la zone du langage est constituée de quatre aires corticales de l'hémisphère cérébral gauche : le pied et le cap de la troisième circonvolution frontale (aire de Broca), la moitié de la première circonvolution temporale (aire de Wernicke), le gyrus supramarginal et le gyrus angulaire. Elle englobe aussi les axones associatifs reliant ces aires, et particulièrement ceux qui unissent les aires de Broca et de Wernicke (le faisceau arqué). Ces régions ne sont pas les seules en cause dans des perturbations langagières.

Chez les patients aphasiques, l'expression ou la compréhension peuvent être perturbées. Les aphasies d'expression peuvent être divisées en aphasies fluentes et non fluentes. Les patients atteints d'aphasie non fluente voient leur expression orale réduite ou supprimée. Si la réduction touche la conjugaison des verbes, l'emploi des pronoms et la construction des phrases, il existe un agrammatisme. Dans l'aphasie fluente, on peut observer des déviations monémiques ou lexicales, des néologismes, une jargonaphasie. Certains schizophrènes sont, à l'occasion, si désorganisés sur le plan langagier qu'ils peuvent présenter une jargonaphasie appelée schizophasie (Lecours, Stip et Tremblay, 1992).

La classification la plus répandue des aphasies est fondée sur des cas de lésions dues à des AVC :
- l'aphasie de Broca est le prototype des aphasies non fluentes, avec un manque de mots, une réduction parfois agrammatique et une désintégration phonétique ;
- l'aphasie de conduction se caractérise par un manque du mot, des déviations phonémiques, une répétition anormale riche en paraphasies, mais une compréhension normale ;
- l'aphasie de Wernicke est le prototype des aphasies fluentes, marquée par des troubles de la compréhension et une production orale déviante allant parfois jusqu'à la jargonaphasie ;
- l'aphasie amnésique de Pitres est caractérisée par un trouble de l'accès lexical, c'est-à-dire un manque du mot touchant surtout les substantifs et les adjectifs observable à l'écrit et à l'oral. La lecture à voix haute et la répétition sont normales ;
- les aphasies dites transcorticales se subdivisent en aphasies motrices, caractérisées par une aspontanéité, et aphasies sensorielles, qui consistent en une perturbation de la compréhension, sauf s'il s'agit de compléter des proverbes.

Il est à noter qu'il existe également des aphasies mixtes ou globales et enfin des aphasies sous-corticales.

Un examen rigoureux est donc nécessaire en présence de troubles langagiers chez des patients suivis en psychiatrie. Ainsi, l'observation clinique des troubles du langage chez les schizophrènes révèle plusieurs profils d'atteintes. D'un point de vue général, le discours des schizophrènes est peu informatif, manque d'organisation (p. ex., discours circonstanciel, décousu), présente des persévérations thématiques, des associations de mots moins nombreuses et plus idiosyncrasiques, ainsi qu'une dyssyntaxie. Les mots utilisés sont choisis en fonction de leurs qualités phonologiques ou sémantiques intrinsèques (glossomanie), créés de toutes pièces ou dérivés de mots existant déjà (néologismes) ou employés dans un sens différent de l'acception habituelle (paralogismes ou néologismes techniques). Le discours peut aussi sembler appartenir à une langue inconnue (glossolalie). La performance des schizophrènes est inférieure à celle des sujets normaux à plusieurs épreuves mesurant les capacités langagières, entre autres la fluence verbale, la dénomination, les définitions de mots, la compréhension orale et écrite, la longueur moyenne des énoncés et le quotient d'action (rapport nombre de verbes/nombre d'adjectifs).

Langage écrit

L'évaluation psychiatrique doit aussi comprendre une analyse de l'écriture ou de la lecture. Les agraphies, par exemple, ou troubles acquis de l'écriture, sont présentes dans différentes variétés d'aphasie. Elles peuvent compléter aussi un tableau d'alexie ou accompagnent le syndrome de Gerstmann (association d'une agnosie des doigts, de troubles de l'orientation droite-gauche et d'une agraphie pure, résultant d'une lésion pariétale de l'hémisphère dominant). Elles peuvent se manifester sous forme d'agraphie apraxique et être associées aussi à des lésions du corps calleux. Les troubles de la lecture se distinguent selon qu'ils se rattachent à une altération de la voie lexicale ou phonologique (dyslexie profonde) [Bub et Lecours, 1987].

Le « lexique mental » se définit comme un ensemble de représentations mentales correspondant, pour une langue donnée, aux connaissances qu'un locuteur a progressivement acquises relativement aux mots de cette langue : autrement dit, il s'agit du vocabulaire d'un sujet. Comme un répertoire, et toujours par référence à une langue donnée, il possède des caractéristiques de formes (graphèmes, structures phonologiques, morphologiques), de fonctions (structures syntaxiques) et de sens (structures sémantiques). La notion d'accès au lexique fait référence au processus par lequel un individu récupère, dans son vocabulaire, des informations nécessaires à la compréhension ou à la production orale ou écrite d'un mot donné.

On peut étudier l'accès au lexique mental à l'aide de différentes tâches : décision lexicale, amorçage (*priming*), énonciation (*naming*) et détection de cibles (*target monitoring*). La décision lexicale est un paradigme expérimental qui permet de procéder à des études faisant appel à la modalité visuelle ou auditive. Le sujet doit le plus rapidement possible signaler s'il reconnaît ou non le mot qui lui est présenté au tachistoscope ou sur l'écran d'un ordinateur comme un mot appartenant à sa langue. Il doit ainsi distinguer un « mot » d'un « non-mot », par exemple « dépression » et « bellatusque ». Un sujet doit nécessairement aller consulter son lexique mental pour être en mesure de prendre une décision à propos des stimuli qui lui sont présentés.

Dans le cas d'une présentation successive de deux mots, le second (p. ex., piéton), appelé la cible, est reconnu plus rapidement s'il est sémantiquement associé au premier (p. ex., trottoir), appelé l'amorce. Ce paradigme de l'amorçage consiste donc à induire une modification, dans le sens d'une facilitation ou d'une inhibition, de la réponse du sujet.

Par exemple, l'étude du comportement au cours d'une décision lexicale chez des patients atteints de dépression majeure a permis de mettre en évidence un retard dans la reconnaissance d'une liste de mots à tonalité affective par ailleurs fréquemment employés par les sujets déprimés (Stip et Beauregard, 1998 ; Stip et Lecours, 1992). Le déprimé reconnaît plus lentement une liste de mots à charge affective qu'une liste de mots neutres, à la différence du sujet normal. Dans la maladie de Gilles de la Tourette, les mots ayant une tonalité scatologique sont reconnus plus vite que les mots neutres, en relation avec la coprolalie, symptôme caractérisé par des tics vocaux à contenu grossier, fréquente dans ce syndrome (Stip et coll., 1999).

62.3.3 Attention

L'attention est un phénomène multidimensionnel qui ne peut être conceptualisé comme une simple entité.

Elle repose sur l'existence de plusieurs processus de sélection ou de sous-systèmes qui remplissent différentes fonctions qui sont toutefois interreliées. On distingue dans un premier temps :

- l'*alerte,* définie comme la capacité à réagir rapidement face à un stimulus survenant de façon imprévisible ;
- l'*attention soutenue,* qui est la capacité à maintenir pendant une longue période de temps son attention sur un stimulus qui apparaît de façon irrégulière et imprévisible ;
- l'*attention divisée,* qui repose sur la capacité à exécuter simultanément deux ou plusieurs activités qui demandent chacune de l'attention sélective. Elle renvoie à une habileté à reconnaître des informations pertinentes parmi plusieurs stimuli dont la présence peut interférer avec les informations pertinentes.

Les modalités attentionnelles peuvent être visuelles ou auditives. Dans la schizophrénie, on a pu mettre en évidence des perturbations de l'attention sélective et un effet bénéfique des neuroleptiques atypiques sur ces perturbations.

62.3.4 Modélisation cognitive

Le cognitivisme définit la cognition comme un travail sur des représentations mentales : un organisme, ou système cognitif, agit intelligemment dans son environnement en en créant des représentations et en les modifiant en fonction de ses croyances et de ses désirs.

Les recherches fondamentales sur l'homme ont leur pendant en intelligence artificielle dans chacune des quatre grandes aires qui intéressent la psychiatrie : perception, raisonnement, langage et action. L'intelligence artificielle a ainsi été concrètement mise en pratique dans le champ de la psychiatrie avec pas moins de 15 réalisations de systèmes à bases de connaissances. Les bases de connaissances des systèmes experts sont le lieu par excellence des modèles informatisés du raisonnement et de l'inférence en psychiatrie. Elles sont destinées, dans la plupart des cas, à la simulation du raisonnement diagnostique, pronostique ou thérapeutique et, bien que plus rarement mais de manière non moins réelle, à l'aide directe au patient dans sa démarche psychothérapeutique.

62.4 ÉLECTROPHYSIOLOGIE CÉRÉBRALE

Pendant longtemps, l'approche des relations entre la clinique, les troubles cognitifs présents chez les patients et leurs bases fonctionnelles au niveau cérébral faisait face à un problème majeur : les techniques d'imagerie (résonance magnétique nucléaire [RMN]) n'informaient que sur l'anatomie du cerveau. Grâce au développement des techniques d'imagerie fonctionnelle (tomographie par émission de positrons [TEP] et résonance magnétique nucléaire fonctionnelle [RMNf]), on peut aujourd'hui situer des zones cérébrales sollicitées par certains processus psychologiques. Néanmoins, ces méthodes ne permettent pas d'appréhender la dynamique du traitement de l'information. En revanche, l'électrophysiologie cérébrale, fondée sur les « potentiels liés aux événements » (PLE), permet de suivre l'activité du cerveau milliseconde par milliseconde (voir Halgren, Clarke et Hervé, 1992).

62.4.1 Potentiels liés aux événements

Au moyen d'électrodes appliquées sur le cuir chevelu, il est possible d'enregistrer un EEG de l'activité cérébrale spontanée. Par une technique relativement simple, le moyennage, on peut extraire de l'EEG des « potentiels évoqués » qui correspondent à l'activité déterminée par une stimulation sensorielle. Quelle que soit la modalité sensorielle (visuelle, auditive ou somesthésique), le potentiel évoqué consiste en une succession d'ondes, que l'on désigne en fonction de leur polarité (N : négative ; P : positive) et de leur latence exprimée en millisecondes ; par exemple, la N100 ou N1 est la composante négative se manifestant 100 ms après le stimulus.

Lorsqu'on demande au sujet d'accomplir une tâche particulière (discrimination, décision, reconnaissance, etc.), le stimulus provoque une activité appelée « potentiels liés aux événements » (PLE). Cette activité inclut les composantes précoces déterminées par les caractéristiques sensorielles du stimulus (potentiels évoqués) et des composantes plus tardives qui sont liées aux processus auxquels le sujet fait appel pour accomplir la tâche (attention, détermination du sens de l'information, etc.). Ainsi, il est admis que chaque composante des PLE constitue un indice physiologique d'une étape spécifique du traitement de l'information (Lesèvre, 1988 ; voir la figure 62.6).

Psychiatrie clinique : une approche bio-psycho-sociale

FIGURE 62.6 Représentation schématique des relations pouvant exister entre les composantes des potentiels liés aux événements (PLE) et les étapes du traitement de l'information

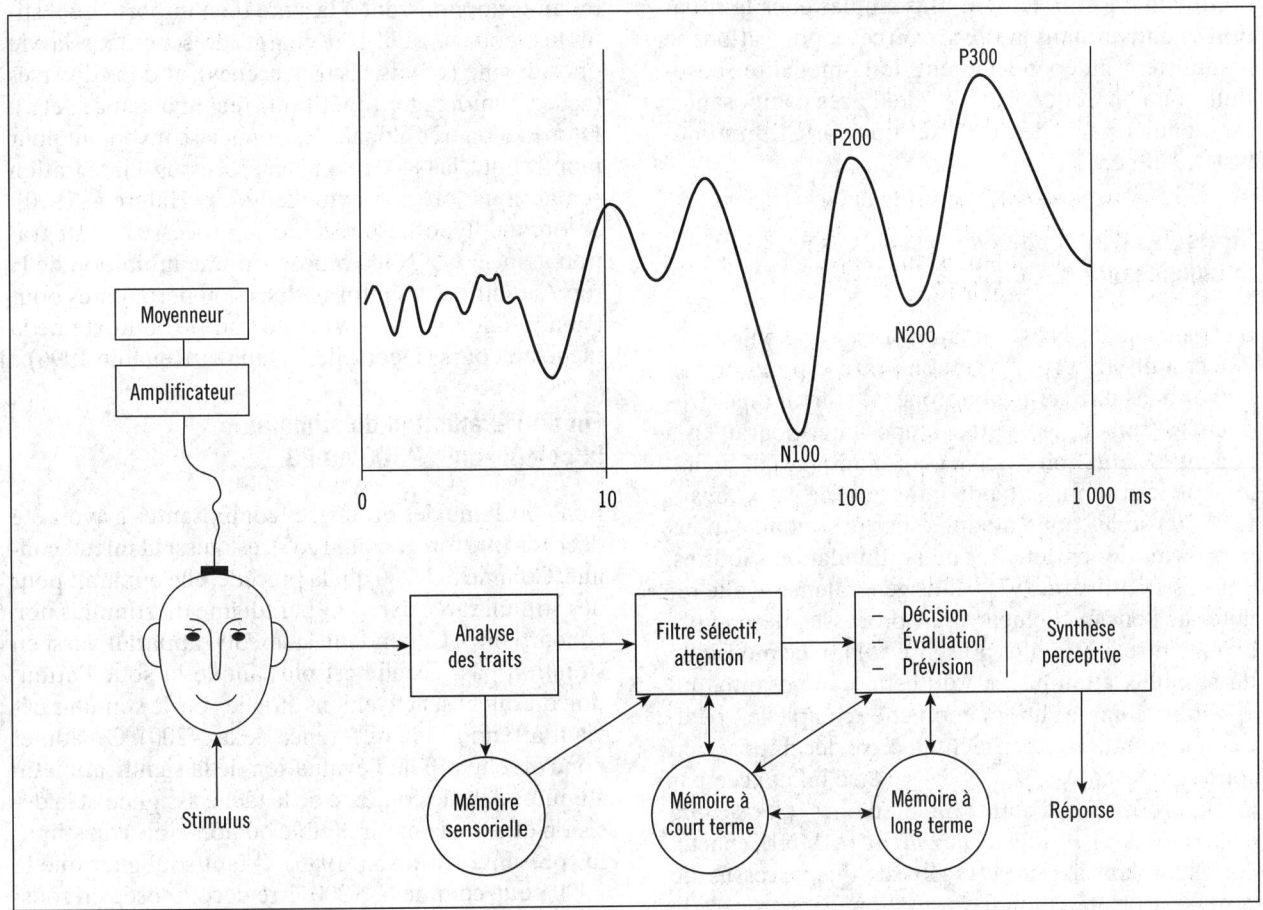

Source : D'après N. Lesèvre, « Concepts sous-jacents à l'analyse des potentiels évoqués tardifs appliqués à l'étude du traitement de l'information et de ses perturbations en psychopathologie », *Neurophysiol. Clin.*, vol. 18, 1988, p. 1-20.

L'analyse de la modification de l'amplitude ou de la latence des PLE permet d'étudier de façon précise les opérations mentales sous l'angle de leur durée et de leur enchaînement. De plus, bien qu'avec certaines restrictions, le lieu, sur le cuir chevelu, où l'amplitude de la composante est maximale peut renseigner sur les zones cérébrales qui sont activées (Halgren, 1990).

62.4.2 Signification fonctionnelle des potentiels liés aux événements

Cette section se limite à donner un aperçu des études classiques menées auprès de sujets sains, qui ont conduit à attribuer une signification fonctionnelle à certaines composantes d'un intérêt particulier en psychopathologie.

Vigilance et attention sélective : le complexe N1-P2

Des travaux déjà anciens, dont Hillyard et Picton (1988) présentent une revue, ont montré que des tâches simples d'attention modifient l'amplitude des composantes N1 et P2. Par exemple, on présente à un sujet une série de deux stimuli différents (p. ex., un son grave et un son aigu) ; dans un cas, le sujet ne reçoit aucune consigne particulière (situation passive), dans l'autre, il doit prêter attention à l'un des deux stimuli (situation attentive). L'observation classique est que la N1 et la P2 sont plus amples dans la situation attentive. Dans la mesure où ces modifications se manifestent indépendamment de la modalité sensorielle, on admet que l'amplitude de ces composantes est modulée par le degré d'attention porté à un stimulus (Näätänen, 1992).

Stratégies d'allocation de ressources : la composante N200 ou N2

La composante N200 apparaît lorsque le sujet doit détecter un stimulus déviant ou « rare » (p. ex., un son grave) dans une série monotone de stimuli dits « fréquents » (sons aigus). Cette composante apparaît également en situation passive (sans consigne) et même lorsque le stimulus attendu dans la série est « omis ». La N200 serait donc modulée par des modifications imprévues des paramètres de la stimulation (Squires, Squires et Hillyard, 1975). Plus généralement, elle refléterait l'enclenchement d'un processus de comparaison entre le stimulus présenté et la trace mnésique du stimulus attendu. En fait, cette composante, qui apparaît comme un phénomène complexe, peut, selon la situation expérimentale, être décomposée en sous-composantes (N2a, N2b) ou être influencée par la superposition d'autres phénomènes (*processing negativity* [PN], *mismatch negativity* [MMN]), chacun correspondant à l'une des phases du processus de comparaison (réaction d'orientation, détection de la discordance, etc.) [Näätänen, 1992].

Signification des mots, des objets et des visages : la composante N400 ou N4

La N400, identifiée plus récemment, fait l'objet d'un intérêt grandissant du fait qu'elle semble plus particulièrement liée à des processus de compréhension du langage. Initialement, cette composante a été mise en évidence dans une expérience qui consiste à présenter, mot par mot, des phrases simples. La N400 apparaît lorsque le dernier mot de la phrase est absurde ou incongru par rapport au sens que laisse prévoir le début de l'énoncé (p. ex., « Il prend son café avec du lait et du "chien" »). Cette composante est absente si le dernier mot est en accord avec le contexte de la phrase (Kutas et Hillyard, 1980). La découverte de la N400 a donné lieu à de nombreux travaux dont la plupart visaient à démontrer la spécificité langagière de cette composante. Néanmoins, des composantes similaires apparaissent à la suite de n'importe quel stimulus, pourvu qu'il soit chargé de sens dans la vie quotidienne (objets, visages, scènes), et dans diverses tâches (amorçage, répétition, reconnaissance, etc.). D'une façon très globale, les données convergent pour montrer que la N400 reflète un processus d'intégration sémantique ou contextuelle (voir Halgren, 1990). Selon une hypothèse récente, le processus d'intégration associé à la N400 repose sur une inhibition de la représentation des informations non pertinentes pour l'analyse du stimulus présenté dans le contexte de la tâche en cours (Debruille, Pineda et Renault, 1996).

Fin de l'évaluation du stimulus : la composante P300 ou P3

La P300, l'une des premières composantes à avoir été décrites (Sutton et coll., 1965), est aussi la mieux connue. Comme la N200 qui la précède, elle apparaît pour des stimuli rares dans le « paradigme du stimulus non concordant ». Cependant, si la P300 apparaît aussi en situation passive, elle est plus ample lorsque l'attention du sujet est activement dirigée vers le stimulus déviant attendu (à la différence de la N200). On admet donc qu'elle reflète l'évaluation de la signification du stimulus dans le contexte de la tâche assignée et la décision quant à la nature (cible ou non-cible) du stimulus présenté (Johnson, 1986). Il faut souligner que la P300 peut, comme la N200, être décomposée en sous-composantes (P3a, P3b) et que des composantes similaires apparaissent plus tardivement dans des situations plus complexes (p. ex., une reconnaissance) qui requièrent également une évaluation et une décision (Smith, 1993). Ces composantes sont regroupées dans une même famille de « composantes positives tardives » (*late positive component* [LPC]) [Van Petten et coll., 1991].

Variation contingente négative

Décrite à la même époque que la P300 (Walter et coll., 1964), la variation contingente négative (VCN) a elle aussi fait l'objet de nombreuses études. Classiquement, la VCN apparaît dans des tâches de conditionnement. Dans ce type de tâche, un premier stimulus (S1 : conditionnel) prévient le sujet de l'arrivée imminente d'un second stimulus (S2 : impératif) qui requiert une réponse. Dans ces conditions, S1 engendre une onde négative qui se prolonge jusqu'à l'apparition de S2 : la VCN. Cette composante se divise en deux sous-composantes : la première refléterait les mécanismes attentionnels qui sous-tendent le maintien de l'« alerte », la seconde serait plus en rapport avec la préparation motrice. L'intérêt particulier que présente la VCN en psychopathologie est qu'elle permet d'établir un parallèle direct entre un phénomène électrocortical et un comportement par l'intermédiaire d'un réflexe conditionné sur lequel peuvent agir des facteurs tels que la vigilance, la motivation, le stress ou le vécu affectif du sujet (Timsit-Berthier et coll., 1978).

62.4.3 Potentiels liés aux événements et psychiatrie

La recherche sur les PLE en psychiatrie s'est essentiellement concentrée sur la découverte d'indices qui permettraient de préciser les critères diagnostiques d'une maladie ou de dépister des sujets prédisposés à une maladie. Depuis quelques années, elle est axée sur la recherche d'indices en relation avec certains symptômes ou certaines dimensions cliniques pouvant avoir un intérêt thérapeutique (Morault, Bourgeois et Paty, 1993).

Critères diagnostiques

De nombreux travaux ont rapporté des anomalies des PLE chez les patients schizophrènes (Morault, Bourgeois et Paty, 1993). Les anomalies les plus constamment relevées sont un retard de latence de la P300 en lien avec le ralentissement psychomoteur et une diminution globale de l'amplitude des composantes P300 et VCN en relation avec une atteinte de la vigilance et de l'attention. Cependant, ces anomalies (de même que l'altération cognitive qu'elles reflètent) sont présentes chez les enfants issus de parents psychotiques, chez les parents (père et mère) de patients psychotiques (Erwin et coll., 1986 ; Saitoh et coll., 1984) et dans certains troubles de la personnalité de type limite ou schizotypique (Kutcher et coll., 1987 ; Salisbury et coll., 1996). La diminution d'amplitude de la P300 est également observée dans les dépressions à caractère psychotique (dépression bipolaire, mélancolie), mais non chez les déprimés « non psychotiques » (Shagass, Roemer et Straumanis, 1978). Ainsi, Shagass, Roemer et Straumanis (1978) ont proposé d'attribuer la réduction globale des PLE non pas à la pathologie schizophrénique, mais à l'existence d'un processus psychotique général.

Les progrès dans la détermination de la signification fonctionnelle des composantes à partir de tâches expérimentales plus sélectives permettent d'envisager de nouvelles perspectives. Par exemple, on peut supposer que certains troubles du langage et de la pensée sont en rapport avec la dissociation, donc relativement typiques de la schizophrénie. Ainsi, la N400, qui, dans une certaine mesure, est liée à des processus langagiers, fait l'objet d'un intérêt croissant. Des résultats montrent, de façon assez constante, des anomalies de cette composante (Olichney et coll., 1997) qui semblent corrélées positivement avec l'intensité des troubles de la pensée (Andrews et coll., 1993). De tels résultats laissent entendre que notre capacité à définir des indices qui soient spécifiques d'une catégorie nosographique dépend des progrès dans la compréhension de la signification fonctionnelle des composantes des PLE.

Signes de prédisposition

Deux types d'études peuvent être distinguées : les études prospectives réalisées auprès de sujets considérés comme à risque et les études familiales qui s'intéressent aux parents de malades ou aux enfants ayant des antécédents familiaux. Certaines études ont montré un retard de la P300 chez des sujets à risque pour la schizophrénie par comparaison avec des sujets de groupes témoins (Schreiber et coll., 1989, 1991). D'autres ont mis en évidence une réduction de la P300 dans des familles dont un membre est schizophrène (Blackwood et coll., 1991). Ces anomalies, qui pourraient constituer un marqueur de trait de prédisposition à la schizophrénie, n'ont cependant pas toujours été observées (Friedman et Squires-Wheeler, 1994). De plus, une réduction de la P300 a été enregistrée chez des enfants d'alcooliques (Pfefferbaum, Rosenbloom et Ford, 1987 ; Porjesz et coll., 1987). Dans ce cas encore, la réduction de la P300 apparaît comme un indice non spécifique qui pourrait, en revanche, constituer un signe général et précoce de désadaptation sociale.

Approche dimensionnelle

La notion de dimension fait référence à une association de symptômes et/ou de comportements. Une catégorie diagnostique peut comprendre plusieurs dimensions cliniques (p. ex., les dimensions positives et négatives de la schizophrénie) et une même dimension peut être commune à plusieurs catégories diagnostiques.

L'approche dimensionnelle est intéressante en ce qu'elle propose une organisation « horizontale », par opposition à l'organisation « verticale » des diagnostics classiques. La spécificité diagnostique peut être conçue comme un assemblage particulier (profil) de symptômes ou de dimensions indépendantes. Cette indépendance donne à penser que des processus physiopathologiques distincts sous-tendent les dimensions cliniques et que, par conséquent, des traitements pharmacologiques différents peuvent agir sur celles-ci (en psychiatrie, rares sont les patients qui ne reçoivent qu'un seul médicament).

À l'intérieur d'une catégorie nosographique

L'approche dimensionnelle nosographique consiste à rechercher des associations de symptômes, ou dimensions, à l'intérieur d'une catégorie nosographique. Le but est d'isoler des entités cliniques plus homogènes dans lesquelles le substrat physiopathologique et, par conséquent, les anomalies touchant les PLE devraient être plus faciles à préciser.

Par exemple, il a été montré que, dans une population de patients répondant aux critères diagnostiques de la dépression majeure, on pouvait distinguer deux sous-groupes : des patients déprimés, non anxieux et ayant un affect émoussé et des patients déprimés, anxieux et impulsifs (Pierson et coll., 1994). Ces deux groupes présentent des modifications différentes des PLE au cours de tâches qui nécessitent soit l'activation, soit l'inhibition d'une réponse motrice. L'analyse de la VCN a montré que les patients impulsifs pouvaient maîtriser leur impulsivité pendant un certain temps au-delà duquel apparaît une activation corticale inappropriée. Un antidépresseur sérotoninergique est capable de réduire cette anomalie au prix d'une désactivation globale (avec réduction de la VCN). Par contre, ce type de médicament ne modifie pas l'amplitude de la VCN chez les patients ayant un affect émoussé, dont les troubles dépendraient d'un déséquilibre neurochimique différent (Pierson et coll., 1994).

Comme autre exemple, on peut citer les études portant sur les relations entre des modifications des PLE et les symptômes positifs ou négatifs des troubles schizophréniques. Diverses études ont trouvé une corrélation négative entre l'amplitude de la P300 et les symptômes positifs (Egan et coll., 1994 ; Laurent et coll., 1993) et ont montré que les anomalies sont latéralisées à gauche (Shenton et coll., 1989). Cependant, autant d'études établissent, à l'inverse, une corrélation négative entre l'amplitude P300 et les scores relatifs aux symptômes négatifs (Strik et coll., 1993). Ces divergences pourraient finalement ne refléter que le caractère réducteur de la dichotomie positif/négatif et la nécessité d'affiner l'analyse dimensionnelle de la schizophrénie (des modèles à trois ou quatre facteurs ont été proposés ; voir Andreasen et coll., 1995). L'enjeu est, comme dans l'exemple précédent, d'établir des corrélations entre des variables cliniques aussi fiables que possible et des anomalies psychophysiologiques et biochimiques pouvant avoir des implications thérapeutiques.

Approche transnosographique

L'approche dimensionnelle transnosographique s'appuie sur le constat que certaines dimensions symptomatiques ou comportementales sont communes à plusieurs catégories diagnostiques.

Dans cette perspective, des cliniciens et chercheurs comme Hollander (1993) ont développé l'idée d'un « spectre impulsif » regroupant des sujets très différents ayant comme caractères communs un manque de contrôle et une facilité de passage à l'acte. Ce spectre inclut les troubles obsessionnels-compulsifs (TOC), les suicides violents, les abus de substances (alcool et autres), les troubles de l'alimentation, les personnalités antisociales et limites, les troubles du contrôle des impulsions (pyromanie, trichotillomanie, etc.), ainsi que certaines pathologies organiques caractérisées par une désinhibition comportementale (certains syndromes frontaux). Si l'appartenance à ce spectre peut être décidée à la lumière des critères cliniques, de nombreux arguments suggèrent qu'elle pourrait également reposer sur un dysfonctionnement biologique (mettant en cause la sérotonine entre autres neurotransmetteurs) [Van Praag et coll., 1987]. Cependant, le lien entre les niveaux clinique (symptômes et dimensions) et biologique reste encore imprécis, d'où l'idée que les PLE pourraient servir de marqueurs des perturbations physiologiques associées au trait comportemental. C'est ce que semblent indiquer des études montrant des anomalies dans les PLE assez similaires chez des patients atteints de TOC, des alcooliques et des déprimés impulsifs (Morault et coll., 1997; Partiot et coll., 1994). Ces anomalies refléteraient un « style cognitif » commun caractérisé par une accélération de la vitesse de décision (P300 précoce) aux dépens de l'analyse du stimulus (diminution d'amplitude N200). De plus, chez les patients obsessionnels-compulsifs, ces anomalies observées avant le début du traitement semblent permettre de prédire la réponse future au traitement et même la rapidité de cette réponse (Morault et coll., 1998). L'intérêt des PLE dans une approche dimensionnelle transnosographique réside donc clairement dans la perspective d'établir des critères permettant de mettre au point des thérapeutiques plus spécifiques sur les plans symptomatique et biochimique pouvant être adaptées à des pathologies différentes.

62.5 MÉTHODES D'ÉTUDE EN PSYCHOPHYSIOLOGIE

Pour rendre compte du fonctionnement du cerveau, on dispose d'une variété de méthodes d'étude, à la fois chez l'humain et l'animal.

62.5.1 Modèles comportementaux chez l'animal

Les modèles animaux permettent de mieux comprendre les mécanismes nerveux qui sous-tendent les fonctions psychologiques susceptibles d'être perturbées au cours de pathologies mentales chez l'humain. Ils peuvent également contribuer à l'élucidation des mécanismes d'action des médicaments utilisés en psychiatrie et faciliter la mise au point de nouvelles molécules pharmacologiques dotées d'une action plus précise sur les symptômes propres à certains troubles mentaux. Évidemment, les résultats obtenus dans la recherche sur les animaux n'apportent pas de réponse définitive; ils doivent être confrontés avec les résultats empiriques obtenus dans d'autres domaines, notamment celui de la recherche clinique.

62.5.2 Modèles comportementaux en psychologie physiologique

Autostimulation intracérébrale et phénomène de récompense

Le comportement d'autostimulation intracérébrale est un phénomène observé chez l'animal en laboratoire dans des conditions expérimentales précises. Si l'on implante une électrode pour stimuler certaines régions du cerveau d'un rat (l'hypothalamus latéral, p. ex.), on observe initialement une augmentation de l'activité motrice, proportionnelle à l'intensité de la stimulation: l'animal au repos se mettra à explorer vigoureusement son environnement. S'il dispose d'un levier lui permettant de s'autoadministrer la stimulation, l'animal apprendra très vite à appuyer sur ce levier. Ce phénomène d'autostimulation intracérébrale, découvert il y a près de 45 ans par deux psychologues de Montréal, James Olds et Peter Milner, est utilisé depuis afin d'étudier le substrat nerveux de la récompense et de la motivation. L'hypothèse à la base de ce modèle est que la stimulation électrique active directement des éléments nerveux jouant un rôle dans l'effet de récompense. La stimulation électrique de l'hypothalamus latéral produit non seulement un comportement d'autostimulation, mais déclenche également la prise de nourriture ou d'eau chez l'animal même en état de satiété. Les substances telles que la cocaïne, les amphétamines et les opiacés, et même la nicotine, dont l'effet est d'amplifier le caractère renforçateur de la stimulation électrique, produisent aussi un effet de récompense en stimulant les récepteurs dopaminergiques du circuit méso-limbique. Ainsi, la détermination des propriétés anatomiques, physiologiques et pharmacologiques des éléments nerveux directement stimulés permettrait de mieux comprendre les troubles comportementaux associés à un désordre de nature motivationnelle comme les troubles de l'humeur et la toxicomanie ainsi que les mécanismes d'apprentissage. En effet, dans le modèle de Skinner, la récompense, ou renforcement positif, joue un rôle essentiel dans l'apprentissage de nouvelles réponses comportementales (voir le chapitre 50).

Depuis la découverte, en 1954, de l'autostimulation cérébrale, des progrès importants ont été accomplis concernant les propriétés physiologiques, anatomiques et pharmacologiques du substrat nerveux de la récompense. Les zones où l'autostimulation peut être induite représentent environ 20 % du cerveau et sont principalement localisées dans le système limbique. Les zones les plus sensibles se situent sur la ligne médiane dans le mésencéphale, au niveau du raphé dorsal et de l'aire tegmentaire ventrale et tout le long du faisceau médian prosencéphalique, une voie nerveuse qui traverse l'hypothalamus latéral et qui lie le prosencéphale au mésencéphale. La stimulation d'autres régions corticales ou sous-corticales, telles que le noyau accumbens, le striatum, le septum, le cortex préfrontal, l'hippocampe et le tubercule olfactif, produit également un effet de récompense.

Les propriétés pharmacologiques des neurones directement responsables du phénomène d'autostimulation intracérébrale demeurent inconnues. Toutefois, un nombre considérable de travaux démontrent que la dopamine joue un rôle majeur, de nature modulatrice. En effet, toutes les substances pharmacologiques qui augmentent ou atténuent la transmission dopaminergique centrale modifient de manière spécifique l'effet de récompense (Wise et Rompré, 1989). La participation des neurones dopaminergiques dans l'effet de récompense, et plus particulièrement de ceux qui font partie du noyau A10 (aire tegmentaire ventrale), est bien établie. Les résultats obtenus au cours des dernières décennies permettent de conclure que les récepteurs dopaminergiques de type D_1/D_5 et D_2/D_3 constituent des éléments importants du réseau neuronal qui intervient dans la récompense et qu'ils sont principalement localisés sur des neurones du striatum ventral.

L'effet atténuateur des antagonistes de la dopamine (neuroleptiques) sur la récompense n'est pas unique à l'autostimulation intracérébrale. Ces antagonistes atténuent non seulement l'effet de récompense engendré par les stimuli naturels comme la nourriture ou un partenaire sexuellement réceptif, mais aussi celui que produit la consommation par voie intraveineuse ou intracrânienne de drogues telles que la cocaïne, les amphétamines et les opiacés. Néanmoins, la dopamine ne constitue pas ce que l'on appelle la voie commune finale (*final common pathway*) pour la récompense. L'effet de récompense induit par l'administration d'opiacés directement dans le noyau accumbens est insensible aux altérations de la transmission dopaminergique. Ainsi, le réseau neuronal à l'œuvre dans la récompense implique non seulement la dopamine, mais également d'autres neuromédiateurs chimiques. L'intégrité fonctionnelle de la dopamine n'est plus une condition *sine qua non* du traitement du signal de récompense.

Quoiqu'il y ait une corrélation élevée entre la localisation des neurones et des axones sérotoninergiques et les sites d'autostimulation intracérébrale, les résultats neurophysiologiques et pharmacologiques ne permettent pas de conclure que la sérotonine participe directement à l'effet de récompense. De fait, il est bien connu que ce sont les inhibiteurs du recaptage de la sérotonine qui sont le plus efficaces pour traiter les symptômes de la dépression. Il est toutefois intéressant de noter que les antidépresseurs n'ont que peu d'effet, sinon aucun, sur l'autostimulation intracérébrale chez l'animal, alors que ces médicaments s'avèrent fort efficaces pour renverser l'effet inhibiteur du stress sur la récompense. Le modèle d'autostimulation intracérébrale est d'ailleurs utilisé, depuis quelques années, pour étudier l'efficacité des nouveaux traitements antidépresseurs (Willner et coll., 1992) et déterminer la présence d'anhédonie durant le sevrage des drogues.

Au cours de la dernière décennie, le modèle d'autostimulation intracérébrale chez le rongeur soumis à un stress prolongé et léger a été proposé et validé comme modèle préclinique de la dépression majeure. Ce modèle repose sur le postulat suivant : le fait d'être longtemps soumis à un stress léger produit un état d'anhédonie détectable par l'autostimulation intracérébrale. Il est bien connu que l'anhédonie est un symptôme central de la dépression et que les antidépresseurs ont la propriété d'atténuer cet état affectif négatif. Ce modèle animal de la dépression a été adapté au comportement d'autostimulation intracérébrale par Moreau et coll. (1992). Il consiste, dans un premier temps, à entraîner des animaux (rats) à s'autoadministrer une stimulation électrique dans le tegmentum ventro-médian. Une fois l'entraînement complété, l'expérimentateur détermine le seuil d'autostimulation intracérébrale. Le seuil est l'intensité de la stimulation requise pour que l'animal s'autoadministre la stimulation à un rythme donné (p. ex., 50 stimulations/minute) ; il constitue un indice fidèle de la sensibilité du circuit nerveux qui régit la récompense. Les animaux sont par la suite soumis à un stress prolongé qui consiste dans une série de changements imprévisibles de leurs conditions de vie ; à titre d'exemple, le premier jour, les animaux sont gardés dans un espace restreint pendant une heure le matin et au début de l'après-midi, puis soumis à un éclairage continu la nuit suivante. Le lendemain, on mesure le seuil d'autostimulation intracérébrale, puis on les confine de nouveau dans un espace réduit pendant une heure et on les prive ensuite de nourriture et d'eau pendant 18 heures ; le jour suivant, on leur donne une quantité réduite de nourriture. Les conditions de vie sont modifiées de façon aléatoire, donc imprévisible, tout au long de l'expérience. Il s'avère que ce stress léger et prolongé produit une augmentation du seuil d'autostimulation qui culmine dans la deuxième semaine après le début de la période de stress.

L'efficacité des antidépresseurs pour prévenir l'apparition de l'anhédonie confirme la validité prédictive du modèle (voir la figure 62.7). En effet, chez les animaux recevant du moclobémide, un inhibiteur de la monoamine-oxydase (IMAO), on n'enregistre pas d'augmentation du seuil d'autostimulation intracérébrale pendant la période de stress ; il est de plus intéressant de noter que l'antidépresseur n'a pas d'effet sur la mesure d'anhédonie chez les animaux non stressés, un phénomène semblable à ce que l'on observe chez l'humain normal. La plupart des antidépresseurs (tricycliques, atypiques, IMAO, inhibiteurs sélectifs du recaptage de la sérotonine [ISRS] et lithium) et les électrochocs se sont révélés efficaces pour renverser l'anhédonie engendrée par l'exposition au stress. En revanche, les antipsychotiques, les anxiolytiques, les psychostimulants et les analgésiques se sont montrés inefficaces pour inhiber l'autostimulation à la suite d'un stress. L'ensemble de ces observations renforcent la validité prédictive de ce modèle animal.

Enfin, des travaux (Yeomans, Marthur et Tampakeras, 1993) donnent à penser que les neurones cholinergiques, issus du noyau pédonculo-pontin, pourraient jouer un rôle important dans l'effet de récompense produit par la stimulation électrique intracérébrale ainsi que par les psychostimulants et les opiacés. D'autres neurotransmetteurs qui interagissent directement avec les neurones dopaminergiques pourraient également participer à la modulation de l'effet de récompense ; c'est le cas des endorphines, de la neurotensine, de la cholécystokinine (CCK) et de l'acide gamma-aminobutyrique (GABA). Il est donc probable qu'un dérèglement de ces différents systèmes neurochimiques contribue à certains troubles d'ordre motivationnel.

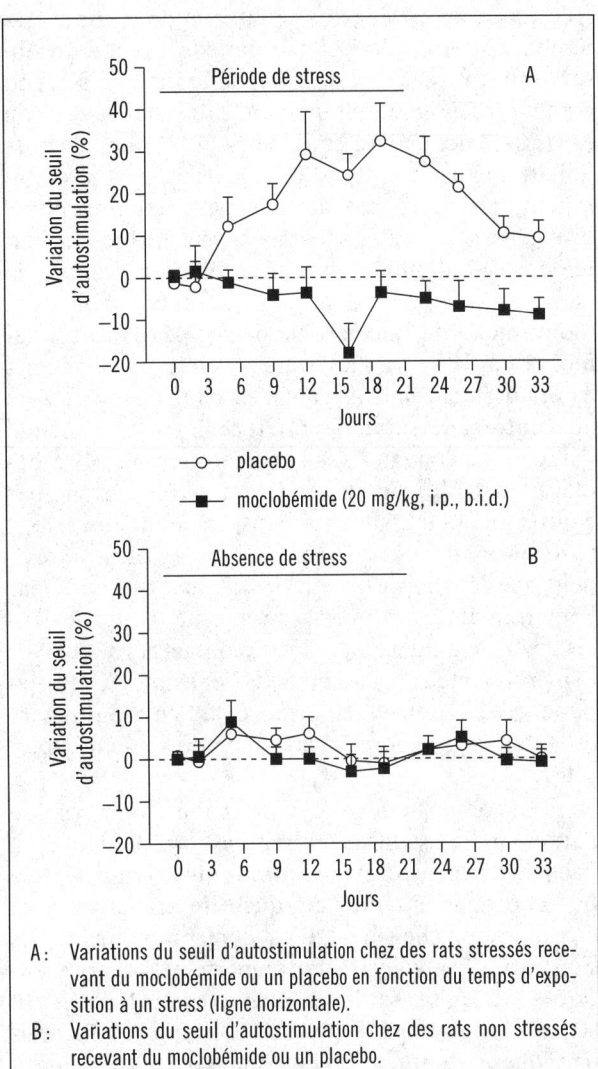

FIGURE 62.7 Effet préventif d'un inhibiteur de la monoamine-oxydase (IMAO) sur l'anhédonie induite par le stress

A : Variations du seuil d'autostimulation chez des rats stressés recevant du moclobémide ou un placebo en fonction du temps d'exposition à un stress (ligne horizontale).
B : Variations du seuil d'autostimulation chez des rats non stressés recevant du moclobémide ou un placebo.

Source : D'après J.-L. Moreau, « Validation d'un modèle animal de l'anhédonie, symptôme majeur de la dépression », *Encéphale*, vol. 23, n° 4, 1997, p. 280-289.

Activité locomotrice et mouvements stéréotypés

Il est bien connu que l'usage de psychotropes comme les amphétamines et la cocaïne augmente, chez l'humain, la vigilance et la performance dans des tâches psychomotrices. Chez le rat, cet effet s'exprime par une augmentation de l'activité locomotrice et du comportement d'exploration (reniflements, verticalisations). Cette stimulation comportementale n'est pas de nature uniquement motrice ou mécanique. Elle est caractérisée par une interaction entre le système sensoriel et le système moteur. Lorsqu'on observe un rat recevant de l'amphétamine, on se rend compte qu'il maintient un contact constant avec son environnement. Wise et Holmes (1986) ont stimulé unilatéralement, à droite ou à gauche, la voie dopaminergique ascendante en injectant de la morphine directement dans l'aire tegmentaire ventrale (un traitement qui stimule, tout comme l'amphétamine, la neurotransmission dopaminergique) et ont observé les mouvements de l'animal dans deux types d'environnement (voir la figure 62.8) : une enceinte fermée (murs extérieurs) [enceinte A] et une enceinte ouverte (boîte au centre, murs intérieurs) [enceinte B]. Lorsque l'animal se trouvait dans l'enceinte fermée, il se déplaçait dans le sens contralatéral à l'injection ; par contre, lorsqu'il était placé dans l'enceinte ouverte, il se déplaçait dans le sens contraire. Il semble donc évident que le comportement de l'animal est guidé par l'environnement et que ses mouvements sont orientés de façon qu'il maintienne un contact constant avec l'environnement (ici les murs de l'enceinte). Cette expérience démontre l'importance de l'environnement et la nature psychomotrice du comportement exploratoire.

Le comportement d'exploration, tout comme l'autostimulation intracérébrale, est étroitement lié à l'activité dopaminergique centrale qui est caractérisée par une augmentation marquée du comportement d'exploration chez le rat. Il est donc probable que les substrats nerveux des deux comportements sont identiques ou qu'ils se chevauchent. Les neurones du striatum ventral qui reçoivent des afférences dopaminergiques constituent le lieu d'interface entre la motivation et l'action. C'est dans cette région du système limbique que l'exécution d'une action ou d'un comportement donné se produit sous le contrôle d'afférences (glutamatergiques ou gabaergiques) issues du cortex préfrontal. La sécrétion de dopamine dans le striatum ventral et dans le cortex préfrontal joue un rôle crucial en déterminant l'action ou le type de comportement. Selon l'état motivationnel, certains stimuli augmenteraient la neurotransmission dopaminergique, ce qui amène l'animal à s'approcher de ces stimuli ou à entrer en contact avec eux. De cette façon, la dopamine jouerait un rôle dans ce que l'on appelle l'attention sélective. Le mécanisme par lequel un stimulus

FIGURE 62.8 Représentation des deux types d'environnement utilisés dans l'expérience de Wise et Holmes (1986)

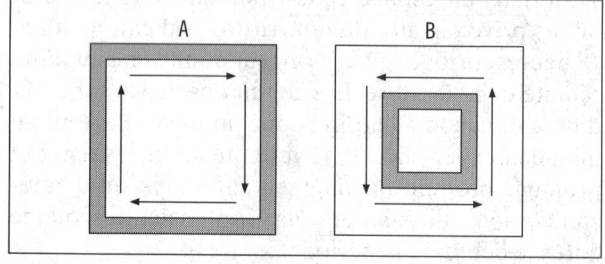

donné acquiert le pouvoir d'augmenter la neurotransmission dopaminergique demeure encore mal connu. On sait toutefois que des stimuli ayant une action de renforcement (p. ex., la nourriture) augmentent l'activité nerveuse des neurones dopaminergiques, alors que des stimuli neutres (lumière ou son familier) n'ont que très peu d'effet. De plus, une exposition répétée à un stimulus entraîne un phénomène d'habituation comportementale qui est en corrélation avec l'effet physiologique (diminution de l'activation de la neurotransmission dopaminergique). Une augmentation exagérée ou une désorganisation de la neurotransmission dopaminergique engendrerait donc un désordre psychomoteur caractérisé par une incapacité à attribuer une quelconque pertinence aux stimuli externes ou internes. On peut donc faire un rapprochement avec le trouble dopaminergique associé à la schizophrénie. Il est intéressant aussi de noter qu'à forte dose l'amphétamine inhibe l'exploration, parce qu'elle induit des mouvements stéréotypés (reniflements, mordillements, toilettage chez le rat). C'est ainsi que des animaux ayant reçu à plusieurs reprises du quinpirole, un agoniste des récepteurs dopaminergiques, ont fini par présenter une réponse de persévération dans une tâche d'alternance (tourner successivement à gauche et à droite dans un labyrinthe en forme de T). Les mouvements se répétaient sans arrêt et les animaux semblaient coincés dans une boucle comportementale. Cette réponse comportementale constitue un modèle animal du trouble compulsif chez l'humain. Alors que l'exploration semble contrôlée par le striatum ventral, les mouvements stéréotypés seraient plutôt contrôlés par les neurones du striatum dorsal. En effet, l'injection d'amphétamine, ou d'un autre agoniste dopaminergique, directement dans le striatum dorsal induit des mouvements stéréotypés, mais peu ou pas d'exploration.

Les réponses comportementales induites par les psychotropes ont pris une grande signification pour la psychiatrie. En effet, ces modèles comportementaux se sont montrés fort utiles pour prédire la nature typique ou atypique d'un antipsychotique. La clozapine, par exemple, qui est classée comme un antipsychotique atypique, atténue le comportement d'exploration induit par l'amphétamine, mais ne bloque pas les mouvements stéréotypés. Par contre, l'halopéridol, un neuroleptique classique, bloque tout aussi efficacement l'exploration et la stéréotypie. Ces résultats indiquent que la clozapine, mais non l'halopéridol, bloque sélectivement l'effet inhibiteur de la dopamine sur les cellules du striatum ventral, sans altérer la transmission dopaminergique dans le striatum dorsal. La rispéridone, la quétiapine, l'olanzapine et la ziprasidone exercent une action semblable à celle de la clozapine dans ces modèles comportementaux.

La sensibilisation comportementale est un autre phénomène important observé avec les psychotropes. Ainsi, l'administration répétée d'amphétamine entraîne une augmentation progressive de l'effet comportemental: une dose qui, initialement, n'induisait que de la locomotion provoque peu à peu la stéréotypie. Ce qui est le plus étonnant, c'est que ce phénomène de sensibilisation est durable. Des animaux recevant de l'amphétamine présentent une hypersensibilité comportementale à cette substance des semaines, voire des mois, après la dernière injection. Le phénomène de sensibilisation comportementale n'est pas propre à l'amphétamine; il a été démontré à maintes reprises avec la cocaïne, la morphine, la nicotine et l'alcool. De plus, la présence d'une sensibilisation croisée et réciproque entre la cocaïne et l'amphétamine ou entre la morphine et l'amphétamine est désormais évidente. Ce phénomène donne à penser, par exemple, que la consommation de cocaïne peut induire une sensibilisation à plusieurs drogues psychotropes et ainsi favoriser la polytoxicomanie.

Le phénomène de sensibilisation comportementale lié à la toxicomanie apparaît plus clair à la lumière de résultats montrant que l'expression de cette sensibilisation est largement amplifiée par des stimuli externes combinés à la prise de drogues. Cela est illustré par l'effet stimulant de l'amphétamine beaucoup plus prononcé si les rats sont testés dans l'environnement où ils ont préalablement reçu de l'amphétamine que s'ils sont testés dans un environnement neutre. De plus, l'exposition simple (sans drogue) à l'environnement pairé induit une réponse dite amphétaminique, prévisible selon le modèle de conditionnement pavlovien. À partir de ces résultats a été émise l'hypothèse selon laquelle l'exposition à des stimuli externes associée à la prise de drogues peut induire un effet d'appétence (*craving*) qui provoque la rechute. Cette hypothèse est encore plus intéressante si l'on tient compte du fait que l'expérience répétée d'un stress sensibilise les animaux aux drogues psychotropes. Ce phénomène pourrait expliquer les différences individuelles observées dans la toxicomanie, plus particulièrement la susceptibilité à la dépendance psychologique et à la rechute. Le fait d'être soumis brièvement à un stress entraîne une nouvelle auto-administration d'héroïne ou de cocaïne chez des animaux sevrés depuis plusieurs semaines (Erb, Shaham et Stewart, 1996).

Les mécanismes nerveux responsables du phénomène de sensibilisation demeurent mal connus. On sait toutefois que la dopamine, par les récepteurs D_1/D_5, joue un rôle crucial dans le développement de la sensibilisation. Il semble également que l'activation des récepteurs dopaminergiques dans l'aire tegmentaire ventrale soit responsable de l'apparition de ce phénomène, alors que son expression serait liée à l'activation des récepteurs dopaminergiques dans le striatum ventral. De plus, la participation des voies nerveuses glutamatergiques issues du cortex préfrontal et de l'amygdale se confirme; cela n'est pas surprenant compte tenu du rôle amplement démontré du glutamate dans le phénomène de plasticité neuronale, soit la mise en fonction ou encore l'augmentation fonctionnelle de nouvelles connexions synaptiques conséquemment à une confrontation répétée à un stimulus. Le phénomène de plasticité neuronale le plus connu est la potentialisation à long terme des réponses synaptiques des cellules pyramidales de l'hippocampe, un phénomène qui constitue la base physiologique de la mémoire.

Réponse d'évitement conditionné

Les animaux peuvent être entraînés à produire une réponse opérante pour obtenir un stimulus renforçateur; ils peuvent également être entraînés à produire une réponse opérante afin d'éviter un stimulus désagréable. La réponse peut être de nature passive ou active. Dans le cas du modèle d'évitement conditionné, un stimulus discriminant (lumière ou son) est

Psychiatrie clinique : une approche bio-psycho-sociale

présenté de façon répétée parallèlement à un stimulus désagréable (p. ex., un choc électrique de faible intensité) ; pour éviter ce dernier, l'animal doit monter sur une plateforme. Au début de la période de conditionnement, l'animal monte sur la plateforme après avoir reçu le stimulus désagréable : c'est la réponse de retrait (*escape*) ; puis, progressivement, il apprend à monter sur la plateforme dès la présentation du stimulus conditionné, évitant ainsi le stimulus désagréable : c'est la réponse d'évitement. L'animal apprend donc, au cours des essais successifs, la valeur de prédiction du stimulus discriminant et anticipe le stimulus désagréable. Ce modèle comportemental est fréquemment utilisé non seulement pour étudier les mécanismes nerveux qui interviennent dans l'apprentissage, mais aussi pour comprendre les mécanismes sous-jacents à l'acquisition d'une réponse opérante, la performance et l'extinction. Il est également largement utilisé pour déterminer si une molécule aura un profil antipsychotique. En effet, tous les antipsychotiques diminuent de façon marquée la réponse d'évitement. La clozapine, cependant, semble avoir un effet biphasique, car elle potentialise la réponse d'évitement à faible dose et l'inhibe à forte dose. Les propriétés anticholinergiques de la clozapine pourraient en partie expliquer ce phénomène, puisque la scopolamine inhibe l'effet suppresseur de l'halopéridol et du flupenthixol sur la réponse d'évitement. Chez l'humain, les anticholinergiques sont efficaces pour réduire les effets extrapyramidaux produits par les neuroleptiques typiques, mais ne modifient pas l'effet antipsychotique. Cela laisse entendre que l'inhibition de la réponse d'évitement conditionné reflète en majeure partie une diminution des fonctions motrices. D'ailleurs, c'est une des limitations importantes de ce modèle comportemental ; il est difficile, avec ce modèle comportemental, de dissocier les effets moteurs des effets cognitifs.

Autres modèles comportementaux

D'autres modèles comportementaux utilisés en psychologie physiologique se révèlent pertinents en psychiatrie. Par exemple, certains modèles reproduisent en partie les symptômes observés dans la dépression ; c'est le cas du désespoir acquis (*learned helplessness*) et du syndrome du rat bulbectomisé. Dans chacun de ces cas, les animaux présentent une anhédonie et des perturbations du sommeil semblables à celles qu'on relève chez les patients dépressifs. L'administration répétée d'antidépresseurs atténue ces symptômes. D'autres modèles reposent uniquement sur la réponse aux médicaments. Enfin, certains modèles comportementaux sont utilisés non pas parce qu'ils reproduisent des symptômes, mais parce qu'ils sont contrôlés par des réseaux neuronaux impliqués dans divers troubles mentaux. C'est le cas du modèle neurodéveloppemental de la schizophrénie proposé par Weinberger et Lipska (1995). Dans ce modèle, une lésion de l'hippocampe chez le rat nouveau-né entraîne l'apparition de phénomènes comportementaux chez le rat adulte, ce qui indique une hyperdopaminergie tonique. Les animaux lésés montrent un comportement d'exploration spontané et exagéré ainsi qu'une hypersensibilité aux stimuli. Ce modèle animal a permis de mettre en évidence une déficience de la protéine d'adhésion neuronale (*neural cell adhesion molecule* [NCAM]) dans l'hippocampe de patients schizophrènes, une déficience susceptible d'être à l'origine d'un dérèglement de la croissance et de l'organisation neuronale (Barbeau et coll., 1995).

*

Les modèles animaux sont d'une grande utilité pour mieux comprendre les bases neurobiologiques des maladies mentales. Cependant, il faut toujours garder à l'esprit qu'un modèle demeure un modèle, soit une approximation de la réalité, et qu'il faut faire preuve de prudence quand on étend ces modèles à l'humain.

*
* *

Il est tout à fait nécessaire pour un professionnel de la santé œuvrant en psychiatrie d'avoir une connaissance suffisante du fonctionnement du cerveau. Il est en même temps impossible d'être bien au fait des nouvelles connaissances sur ce fonctionnement, car les neurosciences progressent de façon exponentielle et déplacent les frontières de ce que l'on convenait d'appeler la neuropsychiatrie. L'esprit-cerveau, la structure-fonction demeurent des couples que les scientifiques tentent tantôt de rapprocher, tantôt de séparer. C'est au praticien, devant son malade, qu'est donnée l'occasion d'appliquer ce qu'il a pu synthétiser de la neurophysiologie et de la neuropsychologie. Ce chapitre devrait être, en fait, mis à jour quotidiennement ; c'est dire combien le praticien demeure un artiste.

Bibliographie

ANDREASEN, N.C., et coll.
1995 « Symptoms of schizophrenia », *Arch. Gen. Psychiatry,* vol. 52, n° 5, p. 341-351.

ANDREWS, S., et coll.
1993 « Event-related potential indices of semantic processing in schizophrenia », *Biol. Psychiatry,* vol. 34, n° 7, p. 443-458.

BACHEVALIER, J.
1996 « Les systèmes de mémoire et leurs bases neurobiologiques », dans M.I. Botez (sous la dir. de), *Neuropsychologie clinique et neurologie du comportement,* 2ᵉ éd., Montréal, Presses de l'Université de Montréal et Masson, p. 391-407.

BARBEAU, D., et coll.
1995 « Decreased expression of the embryonic form of the neural cell adhesion molecule in schizophrenic brains », *Proc. Natl. Acad. Sci. USA,* n° 92, p. 2783-2789.

BEAUREGARD, M., et coll.
1998 « The functional neuroanatomy of major depression : An fMRI study using an emotional paradigm », *Neuroreport,* vol. 9, n° 14, p. 3253-3258.

BLACKWOOD, D.H.R., et coll.
1991 « Magnetic resonance imaging in schizophrenia : Altered brain morphology associated with P300 abnormalities and eye tracking dysfunction », *Biol. Psychiatry,* vol. 30, n° 8, p. 735-769.

BOTEZ, M.I.
1996a « Le syndrome frontal », dans M.I. Botez (sous la dir. de), *Neuropsychologie clinique et neurologie du comportement,* 2ᵉ éd., Montréal, Presses de l'Université de Montréal et Masson, p. 169-195.

1996b « Le syndrome pariétal », dans M.I. Botez (sous la dir. de), *Neuropsychologie clinique et neurologie du comportement,* 2ᵉ éd., Montréal, Presses de l'Université de Montréal et Masson, p. 197-217.

1996c « Le syndrome temporal », dans M.I. Botez (sous la dir. de), *Neuropsychologie clinique et neurologie du comportement,* 2ᵉ éd., Montréal, Presses de l'Université de Montréal et Masson, p. 219-227.

BRION, S., et JEDNYAK, C.P.
1972 « Troubles du transfert inter-hémisphérique. À propos de trois observations de tumeurs du corps calleux. Le signe de la main étrangère », *Rev. Neurol.,* vol. 126, n° 4, p. 257-266.

BRUYER, R., et VAN DER LINDEN, M.
1991 *Neuropsychologie de la mémoire humaine,* Grenoble, Presses universitaires de Grenoble et Edisem.

BUB, D., et LECOURS, A.R.
1987 « Les troubles acquis de la lecture et de l'écriture des mots. L'approche cognitiviste », dans M.I. Botez (sous la dir. de), *Neuropsychologie clinique et neurologie du comportement,* 2ᵉ éd., Montréal, Presses de l'Université de Montréal et Masson, p. 325-335.

COHEN, H.
1993 « Pourquoi il est difficile d'élaborer un modèle de spécialisation cérébrale hémisphérique », dans H. Cohen (sous la dir. de), *Neuropsychologie expérimentale et clinique,* Boucherville (Québec), Gaëtan Morin Éditeur, p. 121-134.

DEBRUILLE, B., et coll.
1989 « Potentiels évoqués cérébraux et reconnaissance consciente et non consciente des visages : application à l'étude de la prosopagnosie », *Neurophysiol. Clin.,* vol. 19, n° 5, p. 393-405.

DEBRUILLE, B., et STIP, E.
1996 « Syndrome de Capgras : perspectives ouvertes pour la neuropsychologie cognitive », *Revue canadienne de psychiatrie,* vol. 41, n° 5, p. 245-250.

DEBRUILLE, J.B., PINEDA, J., et RENAULT, B.
1996 « N400-like potentials elicited by faces and knowledge inhibition », *Brain Res. Cogn. Brain Res.,* vol. 4, n° 2, p. 133-144.

DENIS, J.-F., et DENIS, S.
1988 « Psychophysiologie », dans P. Lalonde et F. Grunberg (sous la dir. de), *Psychiatrie clinique : approche bio-psycho-sociale,* Boucherville (Québec), Gaëtan Morin Éditeur, p. 48-75.

DUBOIS, B., et coll.
1994 « Fonctions cognitives et noyaux gris centraux : le modèle de la maladie de Parkinson », *Rev. Neurol.* (Paris), vol. 150, n° 11, p. 763-770.

EGAN, M.F., et coll.
1994 « Event-related potentials abnormalities correlate with structural brain alterations and clinical features in patients with chronic schizophrenia », *Schizophr. Res.,* vol. 3, n° 11, p. 259-271.

ERB, S., SHAHAM, Y., et STEWART, J.
1996 « Stress reinstates cocaine-seeking behavior after prolonged extinction and a drug-free period », *Psychopharmacology,* vol. 128, n° 4, p. 408-412.

ERWIN, R.J., et coll.
1986 « Abnormal P300 responses in schizophrenic children », *J. Am. Acad. Child Adolesc. Psychiatry,* vol. 25, n° 5, p. 615-622.

FLOR-HENRY, P.
1969 « Psychosis and temporal lobe epilepsy : A controlled investigation », *Epilepsia,* vol. 10, n° 3, p. 363-395.

FRIEDMAN, D., et SQUIRES-WHEELER, E.
1994 « Event-related potentials (ERPS) as indicators of risk for schizophrenia », *Schizophr. Bull.,* vol. 20, n° 1, p. 63-74.

HALGREN, E.
1990 « Insights from evoked potentials into neuropsychological mechanisms of reading », dans A.B. Scheibel et A.F. Wechsler (sous la dir. de), *Neurobiology of Higher Cognitive Function*, New York, Guilford Press, p. 103-150.

HALGREN, E., CLARKE, J.M., et HERVÉ, N.
1992 « Rôle des enregistrements profonds dans la localisation, l'agencement séquentiel et la caractérisation des étapes de traitement de l'information dans le cerveau humain », *Psychologie française*, vol. 37, p. 149-166.

HILLYARD, S.A., et PICTON, T.W.
1988 « Electrophysiology of cognition », dans F. Plum (sous la dir. de), *Handbook of Physiology : The Nervous System*, Bethesda, American Physiological Society, p. 519-584.

HOLLANDER, E.
1993 *Obsessive-Compulsive Related Disorders*, Washington (D.C.), American Psychiatric Press.

JOHNSON, R.
1986 « A triarchic model of P300 amplitude », *Psychophysiology*, vol. 23, n° 4, p. 367-385.

KUTAS, M., et HILLYARD, S.A.
1980 « Reading senseless sentences : Brain potentials reflect semantic incongruity », *Science*, vol. 207, n° 4427, p. 203-205.

KUTCHER, S.P., et coll.
1987 « Auditory P300 in borderline personality disorder and schizophrenia », *Arch. Gen. Psychiatry*, vol. 44, n° 7, p. 645-650.

LABRECQUE, R.
1996 « Le syndrome occipital », dans M.I. Botez (sous la dir. de), *Neuropsychologie clinique et neurologie du comportement*, 2e éd., Montréal, Presses de l'Université de Montréal et Masson, p. 229-246.

LASSONDE, M., LEPORE, F., et PTITO, M.
1996 « Les fonctions calleuses », dans M.I. Botez (sous la dir. de), *Neuropsychologie clinique et neurologie du comportement*, 2e éd., Montréal, Presses de l'Université de Montréal et Masson, p. 251-265.

LAURENT, A., et coll.
1993 « Étude du potentiel P300 dans la schizophrénie », *Encéphale*, vol. 19, p. 221-227.

LECOURS, A.R., DUMAIS, C., et TAINTURIER, M.J.
1987 « Les aphasies », dans M.I. Botez (sous la dir. de), *Neuropsychologie clinique et neurologie du comportement*, 2e éd., Montréal, Presses de l'Université de Montréal et Masson, p. 307-322.

LECOURS, A.R., STIP, E., et TREMBLAY, N.
1992 « La schizophrénie et le discours des schizophrènes », dans I. Dahault-Harris et J.P. Klein (sous la dir. de), *Le langage en péril*, Paris, CNRS, coll. « Sémiotiques », n° 3, octobre, p. 9-22.

LÉGER, C., et coll.
2000 « Circuits frontaux sous-corticaux et applications psychiatriques », *Annales de psychiatrie*, vol. 15, n° 1, p. 36-49.

LESÈVRE, N.
1988 « Concepts sous-jacents à l'analyse des potentiels évoqués tardifs appliqués à l'étude du traitement de l'information et de ses perturbations en psychopathologie », *Neurophysiol. Clin.*, vol. 18, p. 1-20.

LHERMITE, F., DEROUESNÉ, J., et SIGNORET, J.L.
1972 « Analyses neuropsychologiques du syndrome frontal », *Rev. Neurol.* (Paris), vol. 127, p. 415-440.

LURIA, A.R.
1973 *The Working Brain*, Londres, Penguin Books.

LUSSIER, I., et PERETZ, I.
1991 « La mémoire en boîtes », *Revue de neuropsychologie*, vol. 1, p. 327-342.

LUSSIER, I., et STIP, E.
1995 « Relations entre les systèmes neurochimiquement définis et la mémoire : problèmes posés par la démence de type Alzheimer », *J. Psychiatry Neurosci.*, vol. 20, n° 1, p. 49-66.

MCCARTHY, R.A., et WARRINGTON, E.K.
1994 *Neuropsychologie cognitive, une introduction clinique*, Paris, PUF.

MORAULT, P., BOURGEOIS, M., et PATY, J.
1993 *Électrophysiologie cérébrale en psychiatrie*, Paris, Masson.

MORAULT, P., et coll.
1998 « Improvement predictors in obsessive-compulsive disorder. An event-related potential study », *Psychiatry Res.*, vol. 81, n° 1, p. 87-96.
1997 « Psychophysiological and clinical value of event-related potentials in obsessive compulsive disorder », *Biol. Psychiatry*, vol. 42, n° 1, p. 46-56.

MOREAU, J.-L.
1997 « Validation d'un modèle animal de l'anhédonie, symptôme majeur de la dépression », *Encéphale*, vol. 23, n° 4, p. 280-289.

MOREAU, J.-L., et coll.
1992 « Antidepressant treatment prevents chronic unpredictable mild-stress-induced anhedonia as assessed by ventral tegmentum self-stimulation », *European Neuropsychopharmacology*, vol. 2, n° 1, p. 43-49.

NÄÄTÄNEN, R.
1992 *Attention and Brain Function*, Hove, Lawrence Erlbaum.

OLICHNEY, J.M., et coll.
1997 « N400 abnormalities in late life schizophrenia and related psychoses », *Biol. Psychiatry*, vol. 42, n° 1, p. 13-23.

PARTIOT, A., et coll.
1994 « Traitement automatique de l'information, système frontal et émoussement affectif. De la clinique dimensionnelle aux processus cognitifs : vers une psychobiologie des tempéraments », *Encéphale*, vol. 20, n° 5, p. 511-519.

PFEFFERBAUM, A., ROSENBLOOM, M., et FORD, J.M.
1987 « Late event-related potential changes in alcoholics », *Alcohol*, vol. 4, n° 4, p. 275-281.

PIERSON, A., et coll.
1994 « Loss of control of pre-motor activation in anxious-agitated and impulsive depressives. A clinical and ERP study », *Prog. Neuropsychopharmacol. Biol. Psychiatry*, vol. 18, n° 6, p. 1037-1050.

PILON, B., AGID, Y., et DUBOIS, B.
1996 « Les ganglions de la base dans l'organisation cognitive et comportementale », dans M.I. Botez (sous la dir. de), *Neuropsychologie clinique et neurologie du comportement*, 2ᵉ éd., Montréal, Presses de l'Université de Montréal et Masson, p. 301-317.

PORJESZ, B., et coll.
1987 « Event-related brain potentials to high incentive stimuli in abstinent alcoholics », *Alcohol*, vol. 4, n° 4, p. 283-287.

RAMACHADRAN, V.S., et BLAKESLEE, S.
1998 *Phantoms in the Brain*, New York, Morrow.

RIALLE, V., et STIP, E.
1994 « La modélisation cognitive en psychiatrie : des modèles symboliques aux modèles parallèles et distribués », *J. Psychiatry Neurosci.*, vol. 19, n° 3, p. 178-192.

SAITOH, O., et coll.
1984 « Abnormalities in late positive components of event-related potentials may reflect a genetic predisposition to schizophrenia », *Biol. Psychiatry*, vol. 19, n° 3, p. 293-303.

SALISBURY, D.F., et coll.
1996 « Topographic abnormalities of P3 in schizotypal personality disorder », *Biol. Psychiatry*, vol. 40, n° 3, p. 165-172.

SCHREIBER, H., et coll.
1991 « Endogenous event-related potentials and psychometric performance in children at risk for schizophrenia », *Biol. Psychiatry*, vol. 30, n° 2, p. 177-189.
1989 « Prolonged latencies of N2 and P3 of the auditory event-related potentials in children at risk for schizophrenia », *European Archives of Psychiatry and Neurological Sciences*, vol. 238, n° 4, p. 185-188.

SERGENT, J.
1989 « Les dilemmes de la gauche et de la droite, opposition, cohabitation ou coopération ? », dans X. Séron (sous la dir. de), *Psychologie et cerveau*, Paris, PUF, p. 121-153.

SHAGASS, C., ROEMER, R.A., et STRAUMANIS, J.J.
1978 « Evoked potential correlates of psychosis », *Biol. Psychiatry*, vol. 13, n° 2, p. 163-184.

SHENTON, M.E., et coll.
1989 « Correlations between abnormal auditory P300 topography and positive symptoms in schizophrenia : A preliminary report », *Biol. Psychiatry*, vol. 25, n° 6, p. 710-716.

SMITH, M.E.
1993 « Neurophysiological manifestations of recollective experience during recognition memory judgements », *Journal of Cognitive Neuroscience*, vol. 5, p. 1-13.

SPERRY, R.W.
1986 « Consciousness, personal identity, and the divided brain », dans F. Lepore, M. Ptito et H.H. Jasper (sous la dir. de), *Two Hemispheres : One Brain*, New York, Allan R. Liss, p. 3-20.

SQUIRES, N.K., SQUIRES, K.C., et HILLYARD, S.A.
1975 « Two varieties of long-latency positive waves evoked by unpredictable auditory stimuli in man », *Electroencephalogr. Clin. Neurophysiol.*, vol. 38, n° 4, p. 387-401.

STIP, E., et BEAUREGARD, M.
1998 « La dépression est-elle une maladie de la cognition ? », *Ann. Med. Psychol.*, vol. 56, n° 8, p. 505-516.

STIP, E., et coll.
1999 « La coprolalie dans la maladie de Gilles de la Tourette : épreuve de décision lexicale », *Revue de neuropsychologie*, vol. 9, n° 1, p. 43-59.
1995 « Leçon et pièges des troubles du comportement des démences de type frontal », dans *Rapport du Congrès de psychiatrie et de neurologie de langue française*, Paris, Masson, p. 179-191.

STIP, E., et LECOURS, A.R.
1992 « Fonctionnement neuropsychologique du déprimé : épreuve de décision lexicale dans la dépression majeure », *Encéphale*, vol. 18, n° 5, p. 575-583.

STIP, E., et PERREAULT, M.C.
1993 « Phantom limb in schizophrenia and the central hypothesis », *Can. J. Psychiatry*, vol. 38, n° 2, p. 151-152.

STRIK, W.K., et coll.
1993 « Amplitudes of auditory P300 in remitted and residual schizophrenics : Correlations with clinical features », *Neuropsychobiology*, vol. 27, n° 1, p. 54-60.

SUTTON, S., et coll.
1965 « Evoked potentials correlates of stimulus uncertainty », *Science*, n° 150, p. 1187-1188.

TIMSIT-BERTHIER, M., et coll.
1978 « Reliability of contingent negative variation in psychopathology », dans D.A. Otto (sous la dir. de), *Multi-Disciplinary Perspectives in Event-Related*

Brain Potential Research, Washington (D.C.), US Government Printing Office, p. 373-375.

VAN PRAAG, H.M., et coll.
1987 « Denosologization of biological psychiatry or the specificity of 5-HT disturbances in psychiatric disorders », J. Affect. Disord., vol. 13, n° 1, p. 1-8.

VAN PETTEN, C., et coll.
1991 « Fractionating the word repetition effect with event-related potentials », Journal of Cognitive Neuroscience, vol. 3, n° 2, p. 131-150.

WALTER, W.G., et coll.
1964 « Contingent negative variation : An electric sign of sensori-motor association and expectancy in the human brain », Nature, vol. 203, p. 380-384.

WAXMAN, S.G., et GESCHWIND, N.
1975 « The interictal behavior syndrome of temporal lobe epilepsy », Arch. Gen. Psychiatry, vol. 32, n° 12, p. 1580-1586.

WEINBERGER, D.R., et LIPSKA, B.K.
1995 « Cortical maldevelopment, anti-psychotic drugs, and schizophrenia : A search for common ground », Schizophr. Res., vol. 16, n° 2, p. 87-110.

WILLNER, P., et coll.
1992 « Chronic mild stress-induced anhedonia : a realistic animal model of depression », Neurosci. Biobehav. Rev., vol. 16, n° 4, p. 525-534.

WISE, R.A., et HOLMES, L.J.
1986 « Circling from unilateral VTA morphine : Direction is controlled by environmental stimuli », Brain Res. Bull., vol. 16, n° 2, p. 267-269.

WISE, R.A., et ROMPRÉ, P.P.
1989 « Brain dopamine and reward », Annu. Rev. Psychol., vol. 40, p. 191-225.

YEOMANS, J.S., MARTHUR, A., et TAMPAKERAS, M.
1993 « Rewarding brain stimulation : Role of tegmental cholinergic neurons that activate dopamine neurons », Behav. Neurosci., vol. 107, p. 1077-1087.

Lectures complémentaires

BOUGEROL, T.
1997 « Les potentiels évoqués cognitifs en psychiatrie », dans Rapport de psychiatrie. Congrès de psychiatrie et de neurologie de langue française, Paris, Masson.

COHEN, H., LEVIS, J.J., et BRAUN-CLAUDE, M.
1993 « La spécialisation hémisphérique cérébrale », dans H. Cohen (sous la dir. de), Neuropsychologie expérimentale et clinique, Boucherville (Québec), Gaëtan Morin Éditeur, p. 9-41.

ECCLES, J.C.
1992 Évolution du cerveau et création de la conscience, Paris, Flammarion.

HOCHMANN, J., et JEANNEROD, M.
1991 Esprit où es-tu ? Psychanalyse et neuroscience, Paris, Odile Jacob.

LECOURS, A.R.
1996 Langage écrit : histoire, théorie et maladie, Molinghem, L'Ortho-édition.

CHAPITRE 63

Imagerie cérébrale

JEAN-PAUL SOUCY, M.D., M.Sc. (neurosciences), F.R.C.P.C.
Spécialiste de médecine nucléaire au Centre hospitalier de l'Université de Montréal
(Hôpital Notre-Dame)
Professeur titulaire de clinique au Département de radiologie, radio-oncologie et médecine nucléaire
de l'Université de Montréal

PIERRE BOURGOUIN, M.D., F.R.C.P.C.
Radiologiste au Centre hospitalier de l'Université de Montréal (Hôpital Notre-Dame)
Professeur titulaire de clinique au Département de radiologie, radio-oncologie et médecine nucléaire
de l'Université de Montréal

CATHERINE KISSEL, M.D.
Spécialiste de médecine interne et gériatrie au Service de gériatrie du Centre hospitalier
de l'Université de Montréal
Professeure agrégée de clinique au Département de médecine de l'Université de Montréal

PLAN

63.1 Bases techniques de la médecine nucléaire
    63.1.1 Différentes modalités d'acquisitions scintigraphiques

63.2 Techniques de médecine nucléaire applicables à l'évaluation des malades en psychiatrie
    63.2.1 Médecine nucléaire classique
        • *Scintigraphie cérébrale classique* • *Scinticisternographie*
    63.2.2 Études du flux sanguin cérébral
        • *Cartographie de la distribution relative du débit sanguin cérébral en tomographie par émission de photon unique* • *Mesure absolue du débit sanguin cérébral en tomographie par émission de positrons* • *Application à la psychiatrie*
    63.2.3 Études métaboliques
        • *Métabolisme énergétique* • *Autres mesures du métabolisme cérébral*
    63.2.4 Mesures de liaison spécifique

63.3 Rôle de la tomodensitométrie et de l'imagerie par résonance magnétique en psychiatrie
    63.3.1 Tomodensitométrie
    63.3.2 Imagerie par résonance magnétique
        • *Principes de base* • *Analyse morphologique* • *Volumétrie* • *Imagerie fonctionnelle*

63.4 Résultats de recherche et psychopathologies

Bibliographie

Les effets d'interventions pharmacologiques sur l'évolution de diverses maladies mentales, ou plus généralement sur l'état psychique des patients, et les résultats d'études de génétique et de biologie moléculaire, de neurohistopathologie et de biochimie ont largement contribué à l'acceptation de l'hypothèse d'une origine organique des troubles mentaux. Les études d'imagerie cérébrale fonctionnelle de médecine nucléaire (c.-à-d. l'ensemble des études faisant appel à l'administration d'un marqueur radioactif, puis à la représentation graphique de la distribution de molécules porteuses de ce marqueur chez un sujet vivant) occupent dans ce domaine une place privilégiée: elles permettent en effet, *in vivo* et de façon non agressive, d'observer le substrat de fonctions mentales complexes et, le cas échéant, de leurs perturbations, en montrant, par exemple, les modifications régionales de l'irrigation sanguine cérébrale ou de paramètres de la neurotransmission causées par la stimulation de ces fonctions ou les maladies les touchant. De plus, ces examens ont, depuis plus de 20 ans, contribué à la formulation de nouvelles théories concernant les mécanismes qui jouent un rôle dans l'expression normale ou pathologique des fonctions mentales supérieures et du comportement, et ils continuent à le faire à un rythme qui va en s'accélérant. Aujourd'hui, l'imagerie cérébrale fonctionnelle est un outil puissant et reconnu de recherche en neuropsychiatrie, et les résultats donnés par les différentes techniques existantes sont rapportés largement dans la littérature scientifique de ce domaine.

Pour le moment, cependant, la médecine nucléaire contribue plus à la recherche en psychiatrie qu'à la clinique. Bien que certaines explorations puissent avoir une utilité claire dans des circonstances bien définies, de tels exemples sont limités, et, dans la plupart des cas, les examens qu'il est possible de pratiquer n'ont pas d'indications générales en psychiatrie. Néanmoins, l'imagerie cérébrale peut être utile pour autant qu'on en comprend bien les principes et qu'on détermine clairement l'objectif visé par un examen pour un malade en particulier. En règle générale, cet objectif sera de vérifier la présence d'anomalies de la fonction ou de l'anatomie cérébrale se traduisant le plus souvent en pratique par des anomalies de l'irrigation sanguine régionale ou de la morphologie du cerveau, chez un patient pour lequel un diagnostic précis est difficile à poser. Il est alors important de ne pas oublier que, d'une part, il est encore téméraire d'établir une relation causale entre les observations que permet l'imagerie cérébrale et telle ou telle anomalie des fonctions mentales supérieures et que, d'autre part, l'absence d'anomalies à un tel examen peut n'être due qu'à un manque de sensibilité des techniques, à leur application inadéquate ou à une maîtrise imparfaite de leur utilisation.

Une grande partie de ce chapitre sera consacrée à l'explication, souvent vulgarisée, des principes qui sous-tendent la production des résultats en médecine nucléaire. Les applications cliniques possibles seront passées en revue de façon générale, sous forme de classement des tests pertinents pour la psychiatrie, le but visé étant d'amener à une meilleure compréhension des techniques, de telle sorte qu'il soit plus facile de faire une lecture critique des écrits portant sur le recours à la médecine nucléaire en psychiatrie et de juger du bien-fondé d'une demande d'examen pour un patient donné. Pour une description des résultats obtenus en ce qui concerne un trouble psychiatrique en particulier, on consultera le chapitre traitant de ce trouble.

L'imagerie cérébrale se fonde sur plusieurs catégories de techniques, qui peuvent être divisées en deux groupes principaux:

– imagerie « anatomique » obtenue en imagerie par résonance magnétique (IRM) et avec un scanner à rayons X, qui permet de repérer des lésions plus macroscopiques (bien que, dans l'absolu, beaucoup de lésions parfaitement décelées par l'IRM, par exemple, peuvent être difficiles à percevoir à l'œil nu, les paramètres de détection dans ces deux conditions étant évidemment très différents);

– imagerie « fonctionnelle » se divisant en trois groupes:
  - études de flux sanguin cérébral, au moyen de la tomographie par émission de positrons (TEP ou PET-scan, *Positron Emission Tomography*), de la tomoscintigraphie ou tomographie par émission de photon unique (TEPU, souvent désignée par l'acronyme SPECT, *Single Photon Emission Computed Tomography*) ou de l'IRM fonctionnelle (IRMf), et parfois aussi par scanner au moyen de xénon stable, technique rarement utilisée. Ces études de flux sanguin sont souvent réalisées dans un contexte d'activation de diverses fonctions cérébrales;

- études portant sur l'évaluation directe du métabolisme cérébral (en TEP : consommation de glucose, d'oxygène);
- fixation spécifique de radioligands par diverses cibles dans le tissu nerveux (en TEP et en TEPU : études des composantes de la neurotransmission).

Le tableau 63.1 donne les caractéristiques des principales techniques.

63.1 BASES TECHNIQUES DE LA MÉDECINE NUCLÉAIRE

L'obtention des scintigrammes, puis leur analyse pour générer les résultats d'une étude exigent que soient réalisées une suite d'opérations dont le degré de complexité est variable. Pour mieux les comprendre, il est important de faire d'abord un survol de certains principes de base.

Notons pour commencer que les examens effectués en médecine nucléaire sont peu invasifs, se limitant dans la très vaste majorité des cas à l'administration intraveineuse d'un agent radioactif. En pratique, il n'existe que deux exceptions à cette règle :

1) la réalisation des scinticisternographies exige l'injection intrathécale de la substance radioactive par ponction lombaire;
2) dans certains cas (essentiellement en recherche) où la modélisation de la distribution du radiotraceur est nécessaire, il faut obtenir des données de cinétique sanguine de la radioactivité qui nécessitent l'installation d'un cathéter artériel.

Il faut aussi souligner que l'utilisation de radiotraceurs présente très peu de risques. Ainsi, ces produits ne provoquent que rarement des réactions

TABLEAU 63.1 Comparaison des principales techniques d'imagerie cérébrale

	TEP	TEPU	IRM	IRMf	Scanner
Radioactivité	Oui	Oui	Non	Non	Oui
Paramètres évalués	Irrigation sanguine Consommation d'énergie Transmission (synthèse et catabolisme des transmetteurs; récepteurs; transporteurs; seconds messagers) Métabolisme protéique, lipidique, de médicaments, etc.	Irrigation sanguine Transmission (récepteurs; transporteurs)	« Anatomie » (état physico-chimique des noyaux d'hydrogène)	Irrigation sanguine (variations relatives)	Anatomie
Résolution : – spatiale – temporelle	Bonne Bonne	Limitée Limitée	Élevée Ne s'applique pas	Élevée Élevée	Élevée Ne s'applique pas
Accessibilité	Limitée	Très élevée	Élevée	Limitée	Très élevée
Coût par examen	1 000 à 2 000 $	200 à 1 000 $	500 à 1 500 $	500 à 1 500 $	250 $
Forces	Grande variété de traceurs et, par conséquent, d'applications; quantitatif	Simple et accessible Seule technique de perfusion permettant des études d'activation complexes (injection hors du tomographe)	Haute résolution spatiale; complète le scanner (fondé sur la détection d'autres propriétés tissulaires)	Haute résolution temporo-spatiale pour études d'activation	Simple et accessible. Haute résolution spatiale

Psychiatrie clinique : une approche bio-psycho-sociale

allergiques et ils sont en outre dépourvus d'effets pharmacologiques aux doses employées. Par ailleurs, bien que les doses de radioactivité associées à ces examens soient mesurables, aucune conséquence fâcheuse n'a jamais été notée, à court terme ou à long terme, et ce après plus de 50 années d'utilisation clinique avec des humains, même si des efforts considérables ont été faits pour détecter de tels effets; s'ils existent, ils sont certainement extrêmement limités.

L'acquisition des données cliniques dure typiquement de 20 à 40 minutes. En recherche, les protocoles peuvent faire appel à des acquisitions plus longues. L'examen exige du patient qu'il demeure allongé sur le dos, immobile, tandis que des appareils de configurations diverses, allant de la caméra munie d'un seul détecteur aux appareils de TEP composés d'un anneau fermé, sont approchés de sa tête.

L'examen ne requiert pas du patient une très grande collaboration et il ne lui occasionne qu'un inconfort minimal, sans risque significatif de complications; n'importe quel malade ou presque, peu importe son état, peut s'y prêter. Pour le patient agité ou anxieux qui ne peut ou ne veut collaborer, l'emploi d'un sédatif léger est justifié pour obtenir un examen de bonne qualité et ne compliquera généralement pas l'interprétation des données.

63.1.1 Différentes modalités d'acquisitions scintigraphiques

Il existe trois façons d'évaluer la distribution de radionucléides à l'intérieur du corps:

— la scintigraphie planaire standard;
— la tomographie par émission de photon unique (TEPU);
— la tomographie par émission de positrons (TEP).

Toutes ces techniques sont fondées sur l'absorption, par les cristaux des caméras scintigraphiques, des émissions radioactives (ce sont des photons, ondes électromagnétiques de la même nature que la lumière visible, mais possédant une énergie plus élevée leur permettant de mieux traverser les tissus) venant du sujet examiné. Ces cristaux réémettent l'énergie des radiations incidentes en lumière visible, donc ils scintillent, et on parle de scintigraphie pour décrire de façon générique les examens de médecine nucléaire.

Les trois types d'examens scintigraphiques se distinguent surtout par deux caractéristiques:

— la source des émissions radioactives détectées;
— les modalités de collecte des données.

La scintigraphie planaire standard et la TEPU sont des techniques étroitement apparentées qui consistent à recueillir les émissions des mêmes radionucléides au moyen d'appareils de même nature. Ces deux procédés sont dits monophotoniques parce que les radionucléides en cause émettent directement un seul (ou parfois plus, mais non simultanément) photon qui, s'il se rend à la caméra, sera éventuellement détecté comme tel. Mentionnons comme exemples bien connus de tels émetteurs:

— le technétium 99m (^{99m}Tc);
— l'iode 123 (^{123}I);
— l'indium 111 (^{111}In).

D'une façon générale, ces radionucléides sont faciles à obtenir, peu coûteux, ont des demi-vies physiques ($T_{1/2}$: temps durant lequel la moitié des radionucléides présents se transforment spontanément en un autre nucléide) bien adaptées aux examens à effectuer et produisent des émissions photoniques faciles à détecter.

Les capteurs utilisés sont de même nature en scintigraphie planaire et en TEPU. La caméra à scintillation (dispositif inventé par H.O. Anger en 1960) est un système capable de localiser en deux dimensions le site d'émission d'un photon à l'intérieur d'un organe; ces deux dimensions sont celles de la surface du détecteur, que l'on place parallèlement à la surface du corps du patient. Cette information peut être conservée sur film, ou encore, plus fréquemment, dans la mémoire d'un ordinateur, où elle est gardée sous la forme d'une grille dont chaque point (pixel) correspond à une petite partie de la surface de la caméra. Les scintigrammes obtenus par la détection d'un grand nombre de photons (de plusieurs centaines de milliers à plusieurs millions) sont des images bidimensionnelles de la distribution tridimensionnelle du radiotraceur dans le corps du patient.

Les scintigrammes consistent donc dans la juxtaposition d'un grand nombre d'émissions photoniques. Plus le nombre de ces événements est élevé, meilleure sera la résolution spatiale de l'image (son niveau de détail) [une image réalisée avec 50 points risque d'être assez loin de l'original; avec 100 000 points ou

1 000 000 de points, la ressemblance sera plus grande]. L'enregistrement de grands nombres de tels événements se heurte à trois obstacles principaux :

- les caméras sont limitées pour ce qui est de la cadence de détection des photons : le nombre de photons détectables par unité de temps ne peut dépasser une valeur maximale propre à chaque caméra. Il est donc inutile d'augmenter les doses du traceur administrées au patient au-delà d'un certain seuil, les appareils ne pouvant détecter les photons supplémentaires de toute façon ; de plus, certains organes risqueraient de recevoir plus de radioactivité que ce qui est jugé acceptable ;
- la construction même des caméras les rend relativement inefficaces pour capter les photons. Sans entrer dans les détails, soulignons qu'environ 1 photon incident sur 1 000 en moyenne est détecté par une caméra classique ;
- le temps d'acquisition est limité : si le patient bouge, les scintigrammes seront de moindre qualité, et des mouvements deviennent pratiquement inévitables au-delà de 40 minutes environ.

En plus de ces limitations, les capacités de localisation des photons des caméras sont, pour diverses raisons techniques, imparfaites : on dit que les caméras ont une résolution spatiale intrinsèque limitée. Ainsi, la caméra peut situer différemment deux photons émis exactement au même point dans le malade. Par le même phénomène, des photons émis en des sites voisins mais différents peuvent être positionnés, dans le scintigramme, plus près l'un de l'autre qu'ils ne le sont dans la source. Finalement, un très grand nombre des photons émis par l'agent radiopharmaceutique ne sortent pas du patient, étant absorbés par ses tissus ; ce phénomène, l'*atténuation,* vient aussi altérer la précision des scintigrammes, car certaines sources à l'intérieur du corps, plus éloignées de la surface ou situées derrière des tissus denses (les os, p. ex.), seront moins bien détectées que d'autres.

Nombre limité de photons, résolution spatiale intrinsèque limitée de la caméra, atténuation : les scintigrammes sont un bien médiocre reflet de la distribution de la radioactivité dans la source. Malgré tout, les résultats sont assez fidèles pour autoriser une interprétation utilisable, dont la valeur sera améliorée par une bonne connaissance de la part du médecin des limites de cette approche. En outre, plusieurs techniques existent qui, en améliorant la précision des caméras et en permettant de corriger plus ou moins bien les effets, par exemple, de l'atténuation, produisent un résultat final plus représentatif de la source radioactive.

Ce qui précède décrit sommairement la collecte de données en mode planaire. Une fois ces principes assimilés, la compréhension des fondements de la TEPU, représentation tridimensionnelle de la distribution de la radioactivité dans la source, devient relativement simple. Le problème que pose le calcul des données en TEPU peut être ramené à celui qui se poserait si l'on devait tracer le plan d'une maison sans y pénétrer, dans des conditions un peu particulières : les murs intérieurs de la maison sont transparents, bien que visibles ; chaque face de la maison compte plusieurs fenêtres par lesquelles on peut facilement regarder ; l'observateur a une vision strictement monoculaire, donc bidimensionnelle, et il est doté d'une mémoire phénoménale lui permettant d'enregistrer parfaitement la disposition de ce qu'il voit par chaque fenêtre. Dans ces conditions, il est possible, en combinant les informations recueillies au travers des diverses fenêtres, de reconstituer la disposition intérieure de la maison, dans la mesure où les données enregistrées sont stables, donc qu'on ne déplace pas les murs pendant que l'observateur fait le tour de la maison. En tomoscintigraphie (étude scintigraphique par tranches, donc en trois dimensions), une caméra qui opère par ailleurs en mode planaire relève des données à partir de différentes positions autour de la source radioactive, le plus souvent en tournant autour de celle-ci. Ces données sont enregistrées sur ordinateur, puis soumises à un traitement mathématique dit de rétroprojection, terme qui rend fort bien compte de ce qui se produit : les données recueillies à chaque position, appelées projections, sont « retournées vers le patient » par l'ordinateur et donc se recoupent là où les sources radioactives sont situées. Cela implique diverses opérations mathématiques, relativement complexes mais bien validées (transformées de Radon, application de filtres divers, etc.). Le principal avantage de la TEPU par rapport au procédé planaire est d'augmenter le contraste des données en supprimant les effets de superposition ; également, la localisation précise des sources radioactives est plus facile à saisir avec ce type de représentation tridimensionnelle.

La recherche dans le domaine des techniques de calcul rattachées à la tomoscintigraphie est très active et a permis d'améliorer grandement la qualité des résultats. Du côté de l'instrumentation, le perfectionnement qualitatif des caméras a contribué à de meilleurs résultats en mode planaire aussi bien qu'en mode tomographique. Un gain majeur est cependant réalisé en tomographie grâce aux caméras à détecteurs multiples, qui sont en fait des assemblages de plusieurs caméras disposées autour du patient: un tel appareillage peut enregistrer les photons qui sortent du patient dans toutes les directions, à partir de plusieurs positions simultanément plutôt que successivement, et permet de capter dans le même temps beaucoup plus d'événements radioactifs.

La TEP se distingue fondamentalement de la scintigraphie planaire et de la TEPU par la nature des radionucléides utilisés et par le genre de caméras employées. Cette technique a vu le jour dans les années 70 pour apporter une solution à deux problèmes de l'imagerie scintigraphique classique:

- les traceurs standards, tels que le technétium 99m (^{99m}Tc), ne sont pas physiologiquement pratiques: leur introduction dans une molécule risque de modifier celle-ci au point qu'elle ne suive plus ses voies métaboliques normales;
- le manque de sensibilité et d'exactitude quantitative lié aux principes mêmes des enregistrements planaires, à l'origine de diverses difficultés.

La TEP s'est révélée être une solution au moins partielle pour contourner ces deux obstacles.

Les radionucléides qui peuvent être substitués aux atomes non radioactifs composant diverses molécules organiques sans altérer leur comportement doivent être de la même nature chimique que ceux-ci. Les choix sont donc limités aux radio-isotopes du carbone, de l'azote, de l'oxygène et de l'hydrogène, de très loin les éléments chimiques les plus abondants en biologie. Les seuls radioémetteurs de ces éléments chimiques permettant une détection externe sont des émetteurs de positrons (dans le cas de l'hydrogène, on doit avoir recours à un élément chimiquement proche, le fluor, car il n'y a pas d'émetteurs de positrons de l'hydrogène).

Les émetteurs de positrons sont des radionucléides ayant un excès de protons. À de rares exceptions près (quelques émetteurs de positrons peuvent être obtenus au moyen d'un générateur), leur production exige l'utilisation d'un cyclotron. Cette technique, déjà passablement lourde, est rendue encore plus complexe par les demi-vies ($T_{1/2}$) des émetteurs de positrons, qui tendent à être très courtes. Parmi les radionucléides les plus utilisés dans ce domaine, on trouve:

- le carbone 11 (^{11}C), dont la $T_{1/2}$ est de 20 minutes environ;
- l'azote 13 (^{13}N), avec une $T_{1/2}$ de 10 minutes;
- l'oxygène 15 (^{15}O), avec une $T_{1/2}$ de 2 minutes;
- le fluor 18 (^{18}F), qui a une $T_{1/2}$ de près de 2 heures, ce qui le rend légèrement plus facile à utiliser.

Mis à part le fluor, l'utilisation de ces agents impose leur production là où le patient sera évalué. Ces radionucléides servent à produire des molécules radiomarquées, et la synthèse de tels radiopharmaceutiques est difficile en raison du temps limité dont on dispose (demi-vies brèves), qui impose des techniques synthétiques particulières dans des environnements hautement radioactifs. Au cours des dernières années, les accélérateurs et la radiochimie des émetteurs de positrons ont été simplifiés, ce qui a mis ces appareils et leur maniement à la portée de centres hospitaliers régionaux. La figure 63.1 illustre les étapes de l'imagerie par TEP, à partir de la production de carbone marqué dans le cyclotron jusqu'à la production d'un résultat quant au taux d'occupation des récepteurs D_2 par le ^{11}C-raclopride.

Les positrons appartiennent à une catégorie de matière qualifiée d'antimatière: le positron a la masse d'un électron, mais une charge positive exactement opposée. Quand un positron rencontre un électron, les deux se combinent en une réaction d'*annihilation*: la masse de chacune des particules est transformée en deux photons (ces états étant interchangeables) d'énergie identique, émis de façon colinéaire en direction opposée l'un de l'autre. Cette émission biphotonique (par opposition aux émissions monophotoniques de la TEPU) peut être exploitée pour générer directement des études tomographiques selon le principe de la *détection par coïncidence*. La source des positrons est placée au centre d'un anneau de petits détecteurs reliés entre eux par des chronomètres très précis. Quand deux détecteurs de l'anneau sont activés simultanément (à l'intérieur d'un très bref intervalle mesuré par un circuit de coïncidence), on considère qu'ils l'ont été par les deux photons d'une même annihilation, qui s'est produite sur la droite joignant les deux détecteurs. La répétition (des centaines de milliers de fois) de ce processus permet de générer des

FIGURE 63.1 Imagerie des neurorécepteurs par TEP

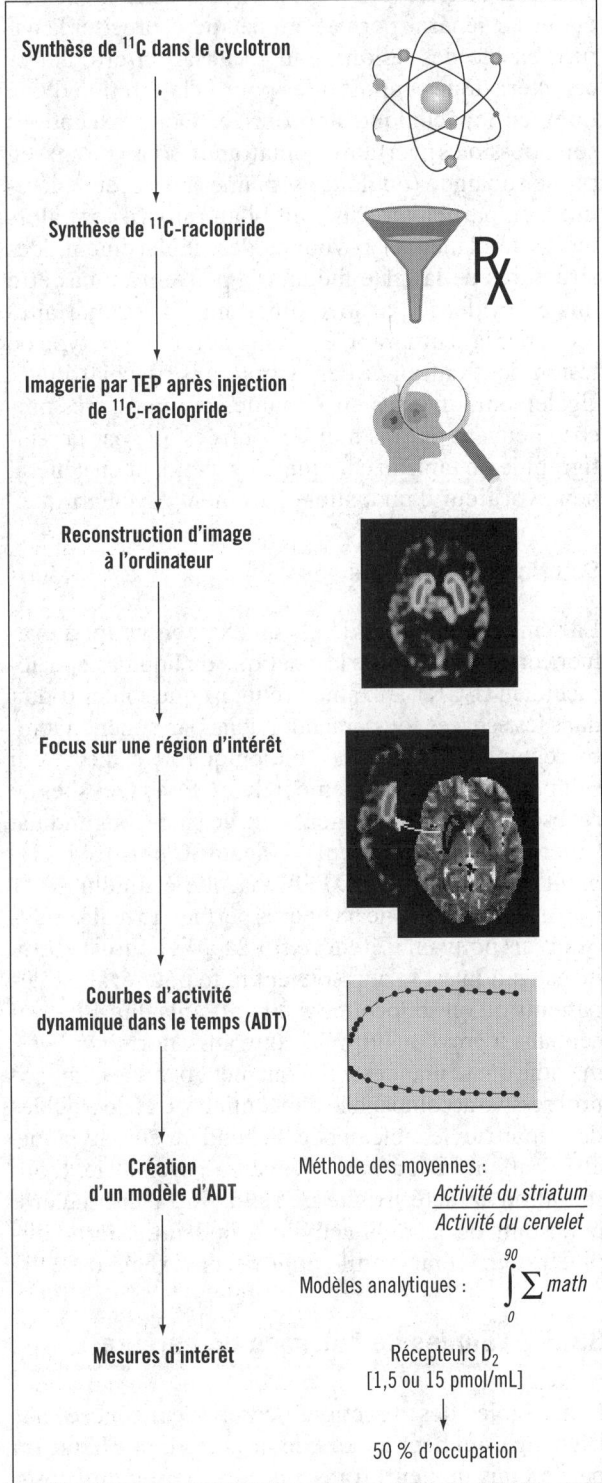

Source : Gracieuseté de S. Kapur.

lignes se recoupant là où les positrons sont émis et de reconstituer la source de leur émission.

Il existe plusieurs types d'appareils réalisant des acquisitions par coïncidence. Le plus courant consiste dans la combinaison de multiples détecteurs individuels disposés en anneau ; les caméras modernes sont en général composées de tels anneaux multiples en série, permettant des acquisitions qui couvrent le volume cérébral par exemple. Comme pour les cyclotrons médicaux, les appareils récents sont moins complexes et moins chers que les premiers modèles.

La détection par coïncidence est une méthode qui offre plusieurs avantages. Tout d'abord, elle permet une augmentation considérable de l'efficacité de comptage, ce qui améliore grandement la qualité des résultats. De plus, la résolution obtenue par des systèmes de TEP est supérieure à celle que donne la TEPU. En outre, l'atténuation est marginalement moins marquée pour les photons de haute énergie émis par une réaction d'atténuation que pour les photons émis par les radionucléides utilisés en TEPU et, surtout, la mesure et la correction des effets de l'atténuation sont plus faciles et plus précises en TEP qu'en TEPU. Tous ces éléments font que la scintigraphie par émission de positrons donne une représentation quantitativement beaucoup plus exacte de la répartition de la radioactivité dans le patient examiné que ce qui est obtenu avec la TEPU. On a souvent comparé la TEP à une forme de radioautographie *in vivo*.

63.2 TECHNIQUES DE MÉDECINE NUCLÉAIRE APPLICABLES À L'ÉVALUATION DES MALADES EN PSYCHIATRIE

Dès ses débuts, la médecine nucléaire a été appelée à intervenir dans l'évaluation de diverses affections du système nerveux central (SNC). Initialement, la plupart des maladies étudiées n'étaient pas de nature psychiatrique, et même dans les cas où des signes et symptômes psychiatriques étaient présents, la scintigraphie cérébrale classique a largement été remplacée par d'autres techniques d'imagerie (scanner, IRM). L'avènement de la TEP, puis de la TEPU, capables d'évaluer l'irrigation sanguine et le métabolisme cérébraux et diverses composantes de la neurotransmission, a permis une application plus systématique de la médecine nucléaire à la psychiatrie.

Psychiatrie clinique : une approche bio-psycho-sociale

63.2.1 Médecine nucléaire classique

L'expression « médecine nucléaire classique », qui repose essentiellement sur des bases historiques, renvoie à des examens réalisés en mode planaire ou par TEPU au moyen d'agents dont l'utilisation a précédé celle des agents de flux sanguin cérébral.

Scintigraphie cérébrale classique

On parle de scintigraphie cérébrale classique pour désigner le premier type d'évaluation scintigraphique à avoir permis de mettre en évidence une atteinte cérébrale. Cet examen repose sur l'injection au patient d'un agent radiomarqué normalement exclu du parenchyme cérébral par la barrière hémato-encéphalique (BH). Un grand nombre de maladies du SNC modifient les propriétés de la BH d'une des deux façons suivantes :
- focale (infections, tumeurs, traumatismes, accidents vasculaires, inflammations, etc.);
- diffuse (encéphalopathies toxiques, hypertensives, etc.).

L'agent radioactif administré (p. ex., le glucoheptonate ou le DTPA [*diethylene triamine pentaacetic acid*] marqués au ^{99m}Tc) pourra, au site de la lésion seulement (BH anormale), passer dans le parenchyme cérébral et s'y accumuler de façon probablement essentiellement passive. En dehors de la lésion, parce que les régions normales n'accumulent pas la radioactivité, la concentration totale du radiotraceur, limité au seul compartiment vasculaire, diminue rapidement par élimination selon des voies propres à chaque agent, alors que, dans la lésion, l'agent radioactif stagne sans élimination : les foyers anormaux se démarquent ainsi de plus en plus des régions normales avec le passage du temps (zones persistantes de radioactivité sur un fond de moins en moins radioactif). Parce que des lésions de nature différente ont souvent des distributions anatomiques différentes, et même parfois des cinétiques d'accumulation du traceur qui leur sont propres, il est en général possible de distinguer les divers types de maladies, malgré un mécanisme commun d'accumulation du traceur.

Presque toutes les lésions mises en évidence par cette technique sont susceptibles de se traduire par des symptômes d'ordre psychiatrique, bien qu'en général d'autres manifestations cliniques soient prédominantes. La scintigraphie possède dans l'ensemble une bonne sensibilité, mais elle a le plus souvent été remplacée par des procédures au moins aussi sensibles et qui, en général, permettent de mieux préciser la nature exacte des lésions, leur localisation et d'autres caractéristiques importantes pour l'élaboration d'une intervention clinique appropriée. Deux exceptions sont possibles : certains hématomes sous-duraux en phase subaiguë (quelques semaines après leur survenue), en particulier s'ils sont bilatéraux (ils ont alors moins tendance à provoquer des déplacements des structures de la ligne médiane), peuvent ne pas être mis en évidence par le scanner, mais l'être parfaitement par la scintigraphie. Il est à noter que ce type de lésion peut entraîner des symptômes psychiatriques. Également, diverses encéphalites en phase très précoce peuvent parfois n'être montrées que par la scintigraphie ; le tableau clinique est cependant en général peu évocateur d'un trouble purement psychiatrique.

Scinticisternographie

La scinticisternographie est un examen visant à évaluer certains aspects de la cinétique du liquide céphalorachidien (LCR). L'examen requiert que soit introduit dans les espaces sous-arachnoïdiens, par ponction lombaire, un agent radioactif biologiquement inerte qui suit passivement l'écoulement du LCR vers ses sites de réabsorption (normalement dans le sinus longitudinal supérieur principalement). L'agent le plus fréquemment employé est le DTPA marqué à l'indium 111 (^{111}In) [dont la $T_{1/2}$ de 68 heures permet de réaliser des examens pouvant s'étendre sur 24 à 48 heures]. Cette investigation est le plus souvent faite pour évaluer des patients qu'on soupçonne d'être atteints d'une hydrocéphalie à pression normale (dite aussi normotensive), maladie qui se manifeste typiquement par une démence progressive accompagnée d'incontinence et de troubles de la marche ; le tableau peut cependant être atypique, et le patient est parfois envoyé en psychiatrie. L'observation caractéristique de reflux intraventriculaire persistant de la radioactivité à la scinticisternographie est un élément utile pour poser le diagnostic.

63.2.2 Études du flux sanguin cérébral

L'ensemble des fonctions cérébrales repose sur l'échange, qui peut se faire de façon électrotonique ou par le biais de neurotransmetteurs, de signaux entre cellules. Cette « communication » intercellulaire entraîne des modifications de la répartition de différents ions au niveau des membranes des neurones ou des cellules gliales, modifications qui doivent être ensuite corrigées, ce qui implique une consommation d'énergie, laquelle est essentiellement générée par l'oxydation du glucose. Les transmissions synaptiques sont de loin les principales consommatrices d'énergie dans le cerveau, comme le montrent des études dans lesquelles la consommation cérébrale de glucose a été associée presque totalement à la libération de glutamate par les neurones (Magistretti et coll., 1999). Si l'on assimile l'activité cérébrale à son activité de transmission synaptique, on peut admettre que la consommation d'énergie par une région cérébrale donnée est un reflet de l'intensité des transmissions synaptiques et, par conséquent, de l'activité de cette région. Les seules mesures directes *in vivo* de la consommation d'énergie par le cerveau consistent à mesurer, en TEP, son utilisation du glucose à l'aide d'analogues du glucose, principalement le fluorodéoxyglucose (FDG) marqué au fluor 18 (^{18}F), et son utilisation d'oxygène à l'aide d'oxygène 15 (^{15}O), mesures qui font face à certains problèmes, dont le manque d'installations destinées à ce type d'exploration. Il est heureux que, dans ce contexte, les examens du flux sanguin cérébral, comme décrits ci-dessus, apportent des informations en général comparables. Il existe des exceptions à la règle de variations proportionnelles du métabolisme et du flux sanguin (fonctionnement anaérobie possible du parenchyme cérébral au début de certaines stimulations, situations de perfusion de luxe après diverses lésions cérébrales), mais ces conditions sont généralement transitoires et se produisent dans des circonstances qui peuvent être facilement identifiées.

Il existe depuis longtemps des techniques pour mesurer en termes absolus le débit sanguin cérébral, mais l'arrivée, au cours des années 80, d'agents faciles à utiliser en TEPU et permettant de faire la cartographie de la distribution relative du débit sanguin cérébral (et, de façon secondaire, de faire éventuellement la quantification absolue de ce flux) a donné lieu à une utilisation beaucoup plus répandue de cette méthode.

Cartographie de la distribution relative du débit sanguin cérébral en tomographie par émission de photon unique

Les études de la distribution relative du débit sanguin cérébral sont presque toujours réalisées en TEPU parce que celle-ci supprime les effets de superpositions qui limiteraient grandement l'interprétation des données recueillies en mode planaire.

Plusieurs agents servent à ce type d'étude ; tous sont lipophiles et traversent facilement la BH. Comme ils sont administrés par voie intraveineuse périphérique, ils se mélangent uniformément au sang les contenant avant d'arriver au cerveau : les régions du cerveau recevant le plus grand débit sanguin recevront donc la plus grande quantité du radiotraceur, qui diffusera des vaisseaux vers le parenchyme cérébral essentiellement à cause des écarts de concentration (après une injection en bolus) et de lipophilie (le sang étant moins lipophile que le tissu neural) entre les deux milieux. Par la suite, ces agents se lient non spécifiquement à des molécules intracérébrales ou subissent des modifications chimiques diverses conduisant à la formation de produits polaires qui ne peuvent pas rétrodiffuser du parenchyme cérébral vers le compartiment vasculaire et qui restent ainsi captifs du tissu cérébral.

Actuellement, l'hexaméthyl propylèneamine oxime (HMPAO) et l'éthylène cystéinate dimer (ECD) marqués au ^{99m}Tc sont les deux agents les plus employés. Les modifications qui rendent possible la rétention de l'HMPAO se font surtout par réduction de la molécule au contact du glutathion réduit, un antioxydant omniprésent dans les cellules cérébrales, alors que l'ECD réagit surtout avec de nombreuses estérases intracérébrales. Une fois accomplie la distribution de ces produits, elle demeure pratiquement inchangée durant plusieurs heures. Les deux agents ont un comportement similaire mais non identique : certaines régions cérébrales montrent une préférence pour l'un ou l'autre de ces agents, ce qui reflète probablement des hétérogénéités spatiales de l'environnement physico-chimique influençant leur rétention respective. De plus, l'activité dans les tissus crâniens extracérébraux est légèrement moins importante avec l'ECD. Sur le plan clinique et en recherche cependant, les deux agents sont presque toujours interchangeables.

Toutefois, ces deux agents ne permettent pas de faire une description parfaite du flux sanguin cérébral : au-delà des limitations quantitatives de la TEPU déjà mentionnées, la distribution cérébrale de ces agents n'est pas exactement celle du flux sanguin cérébral (cela étant vrai, à des degrés divers, pour tous les agents utilisés pour le mesurer), les régions les plus irriguées accumulant proportionnellement moins de radioactivité que celles qui le sont moins. Deux facteurs expliquent ce phénomène :

- ces agents sont très, mais pas infiniment, diffusibles au niveau de la BH ; si une grande quantité du traceur est apportée dans une région, une portion de celui-ci, d'autant plus importante que la quantité totale l'est, ne pourra diffuser ;
- la transformation intraparenchymateuse de ces agents en composés polaires non rétrodiffusibles dépend de réactions saturables, et une part du radiotraceur peut rétrodiffuser vers la circulation sanguine avant d'avoir été transformée, possibilité s'appliquant encore surtout aux régions les plus irriguées.

Au total, la relation entre la rétention d'un de ces agents et le flux sanguin n'est pas parfaitement linéaire. Malgré ces limitations, la cartographie de la distribution du débit sanguin cérébral est une façon simple, sans danger et peu coûteuse d'évaluer ce paramètre et indirectement l'activité synaptique cérébrale, avec une exactitude suffisante pour en tirer des conclusions applicables à la clinique et en recherche.

Un grand avantage de la TEPU par rapport aux autres techniques dans ce domaine réside dans la possibilité d'enregistrer les données plusieurs heures après l'injection du radiotraceur : cela est particulièrement utile dans certaines conditions expérimentales complexes. Il suffit alors d'installer au patient une ligne intraveineuse, qui ne le gênera pas dans l'accomplissement des tâches à étudier, et de procéder à l'injection de l'agent radioactif au moment jugé opportun. La distribution du débit sanguin au moment de l'injection décidera de la distribution du traceur, qui ne se modifiera pratiquement pas même si la séance scintigraphique a lieu plusieurs heures plus tard. La TEP et l'imagerie fonctionnelle par résonance magnétique sont limitées à des mesures du flux sanguin cérébral pendant que le sujet est dans l'appareil, endroit peu propice à des manœuvres complexes, sinon incompatible avec elles.

Mesure absolue du débit sanguin cérébral en tomographie par émission de photon unique

Au-delà d'une simple cartographie de la distribution du débit sanguin cérébral, la technique décrite ci-dessus permet des mesures absolues, c'est-à-dire en mL/min/g de tissu cérébral. Cette mesure a pour le moment peu d'applications cliniques, mais demeure utile dans certaines circonstances en recherche. Pour accomplir cela, il faut, dans un premier temps, corriger les effets de la non-linéarité de la distribution des agents radioactifs par rapport au flux sanguin (plusieurs techniques existent), puis transformer les valeurs scintigraphiques (nombre d'événements radioactifs) en leur équivalent de débit sanguin. Pour ce faire, on doit obtenir, au cours des minutes suivant l'injection du traceur, des échantillons de sang artériel, en vue d'établir une relation entre les événements radioactifs dans le sang artériel et le volume de celui-ci, ce qui permettra de déterminer le volume sanguin ayant traversé une région cérébrale pour y déposer (en partie, la proportion étant connue par ailleurs) sa radioactivité, durant un temps défini. Cette méthode est invasive, mais peut être simplifiée en supposant constant le débit sanguin dans une région de référence, le cervelet par exemple. Le rapport de la fixation de la radioactivité dans diverses régions à celle qui a lieu dans le cervelet permet de calculer le flux sanguin dans lesdites régions ; un tel procédé est évidemment sensible aux modifications de l'irrigation cérébelleuse.

Il est également possible de mesurer le débit sanguin cérébral de façon absolue en TEPU à l'aide d'une technique différente, fondée sur l'inhalation d'un gaz radioactif inerte, le xénon 133 (^{133}Xe). La technique est employée depuis plus de 30 ans, surtout en recherche, et continue de l'être en raison de sa simplicité et de la possibilité de répéter les mesures dans diverses conditions sur de courts laps de temps. Sa seule limitation vient de la nécessité de disposer d'une instrumentation spécialisée, soit un appareil de TEPU à haute vitesse d'acquisition, relativement coûteux et strictement destiné à ce genre d'étude. Au cours de son administration au patient, le radioxénon, très lipophile, passe faiblement dans la circulation (le gaz est plus soluble dans l'air que dans le sang) et est de là amené au cerveau, où il s'accumule abondamment, le tissu cérébral étant très riche en lipides. Après une période relativement brève (de 60 à 90 secondes), l'administration est cessée. La concentration sanguine artérielle devient alors très faible, presque tout le xénon revenant aux poumons par le sang veineux repassant dans les alvéoles. L'apport en ^{133}Xe devenu presque nul, le cerveau relâche progressivement celui qui y est accumulé. La vitesse de disparition de la radioactivité dans les différentes régions du cerveau est un indice du débit sanguin dans chacune : plus une région reçoit de sang, plus le ^{133}Xe peut en être évacué rapidement, puisque la capacité de transport du xénon par le sang est limitée et que, pour l'augmenter, il faut augmenter le débit *per se*. Les calculs, bien validés, sont fondés sur l'équation de Fick et reposent sur quelques hypothèses simples concernant la répartition du ^{133}Xe entre les compartiments sanguin et tissulaire (coefficient de répartition sang/tissu).

Mesure absolue du débit sanguin cérébral en tomographie par émission de positrons

Les principes qui régissent la mesure absolue du débit sanguin en TEP sont exactement les mêmes que pour la TEPU avec le ^{133}Xe : des traceurs diffusibles, marqués par des émetteurs de positrons, sont administrés par voie intraveineuse. Le traceur le plus souvent utilisé est l'eau marquée à l'^{15}O, mais plusieurs autres ont été validés (^{11}C-butanol, ^{62}Cu-pyruvaldéhyde thiosemicarbazone [PTSM], etc.).

Application à la psychiatrie

Les maladies mentales ont un substrat organique encore mal compris, mais on peut raisonnablement s'attendre à ce que ces maladies se caractérisent par des anomalies de distribution de la transmission synaptique. Les neurones produisent divers résultats (pensées, perceptions, mémoires, etc.) non pas isolément, mais en s'assemblant de façon plus ou moins transitoire en des circuits le long desquels les données sont transmises par les synapses. Les études du débit sanguin cérébral offrent la possibilité de connaître la répartition de l'activité synaptique chez un patient, qu'on peut comparer avec celle de sujets témoins ou avec celle du patient en question évaluée à un autre moment. Parce qu'elle met en évidence des anomalies du flux sanguin dans diverses régions cérébrales dans plusieurs types de maladies mentales, ainsi que des relations anormales entre ces régions, établies à l'aide de techniques d'analyse statistique particulières, la scintigraphie de flux sanguin apporte des informations sur les structures atteintes et permet de tester des hypothèses concernant la physiopathologie de ces maladies.

On a constaté également que les anomalies dans le flux sanguin peuvent être accentuées par la réalisation de tâches précises : ainsi, un effondrement du flux sanguin dans ces régions a été enregistré chez des patients schizophrènes soumis à certains tests de stimulation des régions frontales, comme le Wisconsin Card Sorting Test, alors que des sujets témoins montrent au contraire une augmentation. De tels tests de stimulation peuvent aider à mieux comprendre les mécanismes physiopathologiques à l'œuvre. On peut aussi manipuler pharmacologiquement le flux sanguin cérébral au moyen d'agents vasodilatateurs tels l'acétazolamide (qui agirait à la fois en bloquant l'anhydrase carbonique, ce qui provoque une augmentation interstitielle de gaz carbonique [CO_2], et en exerçant directement une action sur les cellules musculaires des vaisseaux) ou le CO_2 en inhalation. Cela pourrait aider à différencier les causes vasculaires primaires d'hypoirrigation des causes d'origine métabolique : les premières entraînent une vasodilatation visant à maintenir l'irrigation parenchymateuse, et la vasodilatation induite par l'acétazolamide ou le CO_2 ne peut alors pas être aussi marquée que dans les cas où l'hypoirrigation est due à une atteinte parenchymateuse cérébrale, qui entraîne une vasoconstriction physiologique en raison de demandes métaboliques réduites, laissant intacte la réserve de débit sanguin. Malheureusement, la réaction à ces agents semble être très variable selon les individus, et ces tests sont probablement applicables uniquement à l'étude de groupes de sujets, et non à celle de patients isolés. On peut finalement considérer comme études d'activation celles qui comparent le flux sanguin cérébral chez un patient avant et après un traitement : la disparition, dans l'étude post-traitement, d'anomalies observées avant le traitement constitue un élément puissant pour confirmer un rôle des régions concernées dans la maladie du patient. La réalisation d'études d'activation implique la maîtrise de techniques de traitement des images fondées sur une analyse statistique des différences d'irrigation sanguine entre divers états chez les mêmes patients ou entre des groupes de patients.

Pour interpréter ces études, on doit tenir compte de certaines données de physiologie :

– une augmentation de transmission synaptique peut produire une stimulation ou une inhibition des cellules cibles, avec des conséquences métaboliques, donc sur le plan du flux sanguin, différentes ;

– les variations proportionnelles de la consommation d'énergie et du flux sanguin ne suivent pas partout la même règle : à métabolisme égal, le cervelet semble systématiquement plus irrigué que le

Psychiatrie clinique : une approche bio-psycho-sociale

cerveau et il est possible que de telles différences soient présentes ailleurs ;

- il n'existe pas de relation claire entre l'intensité de l'activation de régions cérébrales et la performance : plutôt que de représenter une plus grande « production mentale », une forte activation d'une zone cérébrale au cours d'une tâche pourrait signaler un fonctionnement inefficace ;

- l'approche phrénologique est à éviter : même des tâches considérées comme simples (mouvements répétés d'une partie du corps, p. ex.) sont associées à des modifications plurifocales de l'irrigation cérébrale ; il n'est donc pas surprenant que les descriptions des cartes de répartition de flux sanguin associées à des tâches complexes ou à des maladies mentales impliquent des régions multiples interagissant entre elles de manière variable ;

- il ne faut pas oublier le raisonnement à la base des études de flux sanguin cérébral : celui-ci est le reflet de la consommation locale d'énergie, qui, elle, traduit surtout l'intensité des échanges synaptiques, eux-mêmes assimilés à ce que l'on veut vraiment évaluer, l'activité cérébrale. La chaîne est longue et donc susceptible de « virages » imprévus ou à tout le moins mal compris.

L'utilisation clinique de ces examens en psychiatrie est encore limitée. Plusieurs éléments sont en cause : les études cliniques portent typiquement sur de petits nombres de patients et leurs résultats n'indiquent pas une très grande spécificité, des pathologies aussi différentes que certaines dépressions et certains cas de schizophrénie et de démence ayant toutes été associées à des anomalies d'irrigation des lobes frontaux (hypofrontalité), ce qui n'a rien d'étonnant compte tenu du rôle probable de ces régions dans de multiples fonctions cérébrales. À l'inverse, plusieurs patients souffrant de troubles psychiatriques ne présentent pas d'anomalies d'irrigation sanguine cérébrale, du moins selon les méthodes d'analyse dont nous disposons actuellement. En fait, seuls ceux qui souffrent de démence bénéficient clairement de l'ajout de la scintigraphie du flux sanguin cérébral au bilan (Sperling et coll., 2000 ; Talbot et coll., 1998 ; Therapeutics and Technology Assessment Subcommittee of the American Academy of Neurology, 1996) : quand le diagnostic demeure incertain, elle peut orienter vers une maladie précise (démence de type Alzheimer, démence vasculaire, démence fronto-temporale, etc.).

Pour tous les autres cas de psychiatrie, l'examen ne sera cliniquement indiqué qu'au « cas par cas », si une question précise peut être posée *a priori* (« Ce patient droitier présente des symptômes atypiques de dépression ; montre-t-il des anomalies du flux sanguin dans le cortex préfrontal gauche supéro-latéral, comme on en rapporte dans de petites études sur le sujet ? ») ; les résultats de la scintigraphie devront alors être intégrés à l'ensemble des résultats cliniques et de laboratoire pertinents. *La littérature n'étaye actuellement d'aucune façon un rôle plus prépondérant pour ce type d'examen en psychiatrie.*

63.2.3 Études métaboliques

Métabolisme énergétique

Par rapport à ce que font les études du flux sanguin cérébral, la mesure directe de la consommation d'énergie cérébrale permet de se rapprocher du paramètre qu'on veut évaluer en médecine nucléaire psychiatrique : l'activité cérébrale. Le cerveau génère de l'énergie presque uniquement par l'oxydation du glucose et ne dispose pour ainsi dire d'aucune réserve significative d'adénosine triphosphate (ATP) : sa consommation d'O_2 et de glucose (en fait, les neurones consomment surtout du lactate formé à partir de glucose par les astrocytes) est directement liée à son activité synaptique du moment. La mesure, en TEP, de la consommation d'O_2 par le cerveau peut être obtenue par l'administration à un patient d'oxygène marqué à l'^{15}O, celle de la consommation de glucose fait le plus souvent appel à l'utilisation de fluorodéoxyglucose (FDG) marqué au ^{18}F ou encore à d'autres agents tels que le déoxyglucose marqué au ^{11}C. Les modèles mathématiques permettant de mesurer la consommation d'énergie par le cerveau à la lumière de tels examens ont été validés pour des conditions normales, mais en ce qui concerne leur utilisation dans les cas d'états pathologiques, la qualité des résultats reste souvent à confirmer.

Ces examens bénéficient des qualités de la TEP : la radioactivité locale est très précisément mesurée et la qualité de la quantification est supérieure à celle qu'on obtient avec la TEPU. Cependant, l'évaluation de la cinétique de la distribution des agents n'est pas toujours réalisable dans des conditions appropriées à l'étude des phénomènes sur lesquels porte l'investigation. Ainsi, dans le cas de l'^{15}O, l'acquisition des données s'effectue alors que le patient est couché dans le tomographe, le visage recouvert du masque d'administration du gaz traceur, et elle ne dure que quelques dizaines de secondes, ce qui limite les types d'activation possibles. Dans le cas du FDG, l'accumulation du traceur après son injection s'étend sur une période d'environ 40 minutes et est le reflet de la totalité de la consommation de glucose par le cerveau durant ce laps de temps, ce qui ne favorise guère la réalisation d'études d'activation par une tâche donnée (la mesure à plus ou moins long terme des effets d'un traitement restant tout à fait possible), qui demeurent en règle générale le domaine des études du flux sanguin cérébral. Les mesures par TEP de la consommation d'énergie par le cerveau sont donc essentiellement utilisées quand on évalue des maladies touchant celui-ci de manière soutenue. À cet égard, des résultats très intéressants ont été obtenus en recherche dans les domaines, entre autres, de la schizophrénie, des toxicomanies, des maladies dégénératives (démences), des troubles de l'humeur et des troubles anxieux (trouble obsessionnel-compulsif). Néanmoins, compte tenu de l'insuffisance des équipements requis, on comprend facilement que l'utilisation clinique de ces examens soit très limitée, mais à vrai dire une plus grande distribution des installations nécessaires ne créerait pas d'emblée d'indications cliniques nouvelles. Comme cela est le cas pour les examens du flux sanguin cérébral, le diagnostic et la caractérisation des démences constituent la principale indication clinique des examens au moyen du FDG en psychiatrie.

Autres mesures du métabolisme cérébral

Surtout en TEP, mais aussi en TEPU, on peut évaluer, au niveau cérébral :
- le métabolisme des phospholipides (^{11}C-palmitate);
- l'activité d'enzymes diverses :
  - monoamine-oxydase de type A avec l'^{123}I-clorgyline,
  - monoamine-oxydase de type B avec le ^{11}C-déprényl,
  - galactokinase avec le ^{18}F-talose ;
- le transport au niveau de la BH des acides aminés (^{11}C- ou ^{123}I-méthyltyrosine, ^{11}C-méthionine);
- la synthèse de protéines (^{11}C-leucine);
- l'activation de seconds messagers (dérivés du diacyl glycérol marqués au ^{11}C).

Cette liste, non exhaustive, montre qu'il est possible d'évaluer un grand nombre de voies métaboliques du système nerveux : à ce jour, en TEP, plus de 400 agents radioactifs ont été étudiés. Les applications à la psychiatrie de ces techniques d'évaluation du fonctionnement du SNC restent souvent à définir, même en recherche.

63.2.4 Mesures de liaison spécifique

Les mesures de liaison spécifique englobent toute une gamme d'examens dans lesquels des molécules radiomarquées ayant des cibles moléculaires spécifiques sont utilisées. On pourrait objecter que cela est le cas de tous les agents radioactifs, en disant que le ^{99m}Tc-HMPAO est un ligand dirigé vers le glutathion, par exemple. Mais cette catégorie est limitée ici aux examens où la cible est moins largement et plus spécifiquement distribuée. La plupart de ces examens utilisent des ligands de divers neurorécepteurs, ligands qui ont une spécificité de plus en plus grande. Il existe également des ligands radiomarqués qui ciblent les systèmes de recapture des neurotransmetteurs, les enzymes permettant leur synthèse et leur catabolisme ou leurs transporteurs au niveau des vésicules synaptiques. Il est important de noter que si la plupart de ces agents demeurent marqués par un émetteur de positrons, la liste de ceux qui sont utilisables en TEPU, donc par n'importe quel centre de médecine nucléaire, s'allonge rapidement.

Ces examens permettent de quantifier précisément divers paramètres. On peut chiffrer :

- des densités de récepteurs d'un type donné sur une base régionale ;
- l'activité des enzymes synthétisant ou catabolisant tel ou tel neurotransmetteur ;
- des densités d'innervation par des systèmes chimiquement définis (catécholamines en particulier) avec des ligands des transporteurs vésiculaires ou membranaires des transmetteurs.

Ces examens se prêtent aussi à des interventions de stimulation :

- on peut évaluer la capacité d'un médicament à bloquer un récepteur en mesurant le déplacement qu'il induit d'un radiotraceur se liant réversiblement à ce récepteur ;

Psychiatrie clinique : une approche bio-psycho-sociale

– on peut stimuler ou inhiber pharmacologiquement un système et, en mesurant les modifications de liaison d'un traceur ciblant les récepteurs ou les transporteurs de ce système, on peut quantifier la libération d'un transmetteur ou déterminer sa concentration extracellulaire.

Ces examens sont pour l'instant limités à des applications de recherche, mais des indications cliniques émergent. Certains auteurs ont suggéré, par exemple, un rôle dans la prévention de la dyskinésie tardive, un effet secondaire sérieux des neuroleptiques classiques, qui semble survenir principalement chez les patients qui prennent des doses entraînant un blocage de plus de 80 % à 85 % des récepteurs D_2 striataux. Il est possible d'évaluer ce blocage à l'aide de radioligands de ces récepteurs et de déterminer si la dose prise par un malade l'expose ou non à ce type de complication. Cette application est tout à fait justifiable ; ce qui manque surtout, ce sont les outils pour effectuer de telles explorations.

63.3 RÔLE DE LA TOMODENSITOMÉTRIE ET DE L'IMAGERIE PAR RÉSONANCE MAGNÉTIQUE EN PSYCHIATRIE

La tomodensitométrie et l'imagerie par résonance magnétique (IRM) permettent une analyse morphologique du cerveau. Au cours des dernières années, l'IRM est devenue en plus une méthode d'analyse fonctionnelle du cerveau grâce aux études d'activation qu'elle rend possibles (IRM fonctionnelle). Dans cette section, nous allons examiner le rôle de la tomodensitométrie et surtout de l'IRM en psychiatrie.

63.3.1 Tomodensitométrie

La tomodensitométrie est une technique fondée sur l'atténuation du faisceau de rayons X par les tissus. Le degré d'atténuation du faisceau est représenté par une teinte de gris sur une image anatomique, obtenue le plus souvent dans le plan axial. Plusieurs lésions cérébrales peuvent s'accompagner de symptômes psychiatriques et il arrive que de tels symptômes soient dus à des lésions organiques. En pratique, le rôle de la tomodensitométrie est d'exclure la possibilité d'une lésion organique, par exemple de nature tumorale, lorsque le tableau clinique est atypique ou comprend un déficit neurologique.

63.3.2 Imagerie par résonance magnétique

Principes de base

L'IRM repose sur le comportement des atomes d'hydrogène dans un champ magnétique puissant, plusieurs milliers de fois celui de la Terre. Le patient est placé dans un cylindre à l'intérieur duquel il y a un champ magnétique puissant. Au repos, une majorité d'atomes d'hydrogène s'alignent dans le sens du champ magnétique de l'appareil tout en étant en rotation. L'examen débute avec l'émission d'une onde de radiofréquence vers le patient. Les atomes d'hydrogène répondent à l'onde de radiofréquence en s'alignant perpendiculairement à leur position de départ. Ils continuent leur rotation, mais ils sont maintenant en phase (c.-à-d. qu'ils pointent tous dans la même direction en tout temps). Avec l'arrêt de l'émission de l'onde de radiofréquence, les atomes cessent de pointer dans la même direction (déphasage) ; c'est ce que l'on appelle la relaxation T2. La vitesse à laquelle les atomes perdent cette synchronisation de phase varie selon le type et l'état du tissu. Avec l'arrêt de l'émission de la radiofréquence, un second phénomène se produit : les atomes d'hydrogène reviennent progressivement vers leur position de départ, c'est-à-dire qu'ils s'alignent pour la plupart parallèlement à la direction du champ magnétique de l'appareil. Ce phénomène de relaxation longitudinale est appelé T1 (voir la figure 63.2).

Lorsqu'on procède à une exploration par IRM, il est possible d'obtenir des images pondérées avec l'information T1 ou T2 selon le choix des paramètres. En pratique, on obtient en général une ou plusieurs séries d'images pondérées en TI et une ou plusieurs séries d'images pondérées en T2. Les séries d'images diffèrent par l'orientation des coupes : sagittale, axiale, coronale ou oblique. L'information qui provient du patient est une onde qui est décodée pour donner des images en une variation de teintes de gris selon l'amplitude du signal. Sur les images pondérées en T2, le LCR apparaît en blanc, alors qu'il est noir sur les images pondérées en T1.

L'étude des images obtenues par IRM porte sur l'interprétation des anomalies de signal (hyper-intensité ou hypo-intensité) et sur la détection des anomalies de contour ou de position des structures normales (lésion occupant de l'espace). Des études volumé-

FIGURE 63.2   Imagerie par résonance magnétique

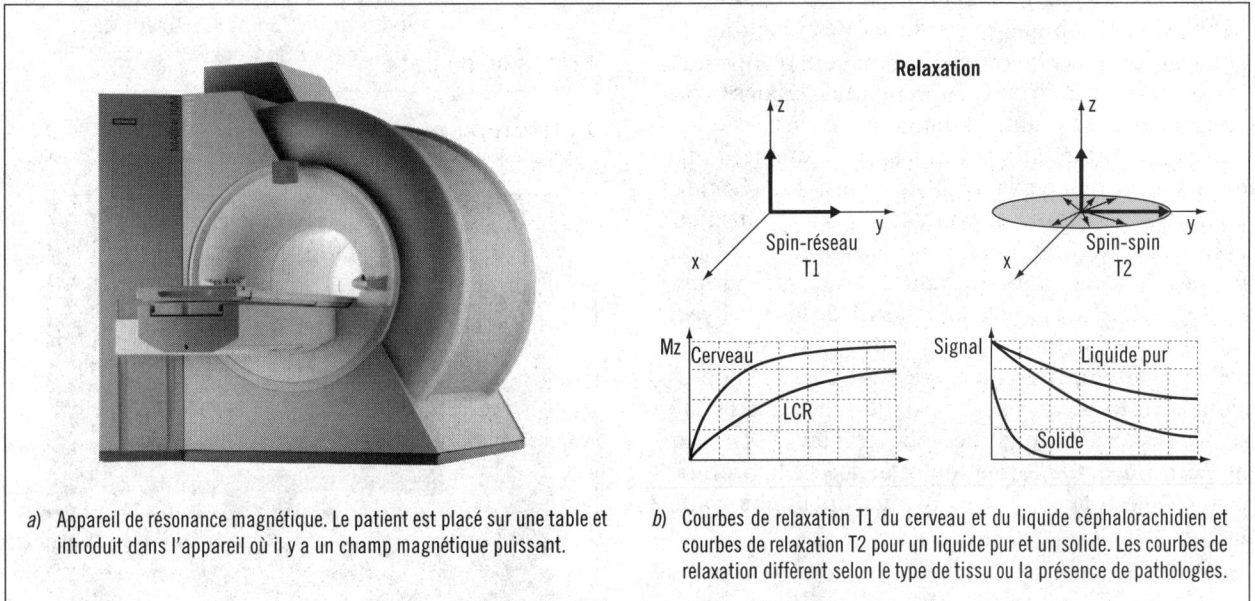

a) Appareil de résonance magnétique. Le patient est placé sur une table et introduit dans l'appareil où il y a un champ magnétique puissant.

b) Courbes de relaxation T1 du cerveau et du liquide céphalorachidien et courbes de relaxation T2 pour un liquide pur et un solide. Les courbes de relaxation diffèrent selon le type de tissu ou la présence de pathologies.

triques sont également possibles afin, par exemple, de déterminer la présence d'atrophie. L'imagerie fonctionnelle est une application de l'IRM qui permet d'effectuer des études d'activation cérébrale (voir plus bas).

Analyse morphologique

Comme la tomodensitométrie, l'IRM permet de mettre en évidence les lésions tumorales pouvant se traduire par un trouble psychiatrique (voir la figure 63.3). Grâce à cette technique, on peut aussi détecter plusieurs autres types de lésions, y compris les lésions ischémiques et les lésions démyélinisantes. La plupart des lésions sont hyper-intenses sur les images pondérées en T2 et causent souvent une compression des structures adjacentes (p. ex., s'il s'agit d'une tumeur ou si un œdème est associé à la lésion).

Les lésions hyper-intenses de la substance blanche et leur relation avec la dépression ont fait l'objet de plusieurs études. Ces lésions sont habituellement d'origine ischémique (voir la figure 63.4, p. 1588).

Lesser et coll. (1996) ont trouvé une prévalence plus élevée de lésions hyper-intenses dans la substance blanche chez les patients atteints d'une dépression à

FIGURE 63.3   Astrocytome anaplasique chez une patiente de 72 ans souffrant de dépression majeure

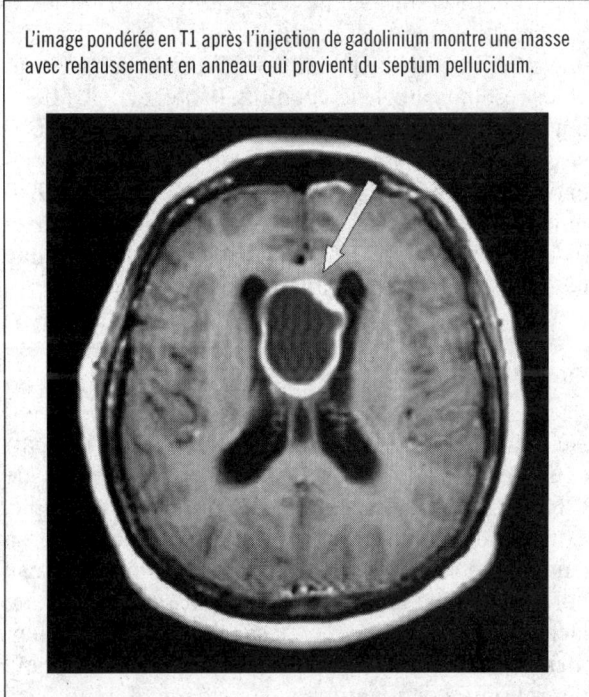

L'image pondérée en T1 après l'injection de gadolinium montre une masse avec rehaussement en anneau qui provient du septum pellucidum.

Psychiatrie clinique : une approche bio-psycho-sociale

début tardif. Hickie et coll. (1997) ont pour leur part montré que les lésions hyper-intenses prédisposent à la dépression chronique et au déclin des fonctions cognitives. Dans une autre étude, le même groupe a relevé une association entre la présence de lésions hyper-intenses et une atteinte psychomotrice chez les déprimés et a constaté que la réponse au traitement était directement reliée à la quantité de lésions (Hickie et coll., 1995). Simpson et coll. (1997) ont quant à eux établi une relation entre la localisation des lésions hyper-intenses et la performance aux tests neuropsychologiques. Par exemple, la présence de lésions hyper-intenses dans la formation réticulée a été clairement reliée à l'atteinte psychomotrice associée à la dépression, tandis que la présence de lésions dans la substance blanche profonde des lobes frontaux, les noyaux gris centraux et la formation réticulée de la protubérance a été reliée à une mauvaise réponse au traitement.

Volumétrie

Les mesures de volumes ont été utilisées comme outil de recherche en psychiatrie. Des études volumétriques du cerveau, du LCR, d'un lobe particulier ou même de l'hippocampe ont été effectuées, de même que la détermination du volume des lésions hyper-intenses. Selon une étude de Jenkins et coll. (1998), il existe une relation entre la quantité de lésions hyper-intenses et les résultats aux tests cognitifs. Pantel et coll. (1997) ont mis en évidence une diminution du volume du cerveau et une augmentation du volume du LCR chez les patients dépressifs. Finalement, Sheline et coll. (1996) ont montré une association entre la dépression et l'atrophie de l'hippocampe possiblement reliée à une neurotoxicité des glucocorticoïdes.

Imagerie fonctionnelle

Au cours des dernières années, une application particulière de l'IRM a été mise au point. Il s'agit de l'IRM fonctionnelle (IRMf). Le principe est simple. Lorsqu'on soumet un sujet à une tâche précise, il y a augmentation du flot sanguin dans la région du cerveau qui commande l'amorce et l'accomplissement de cette tâche. L'augmentation du flot sanguin amène une augmentation relative de la quantité d'oxyhémoglobine par rapport à la quantité de déoxyhémoglobine. Nor-

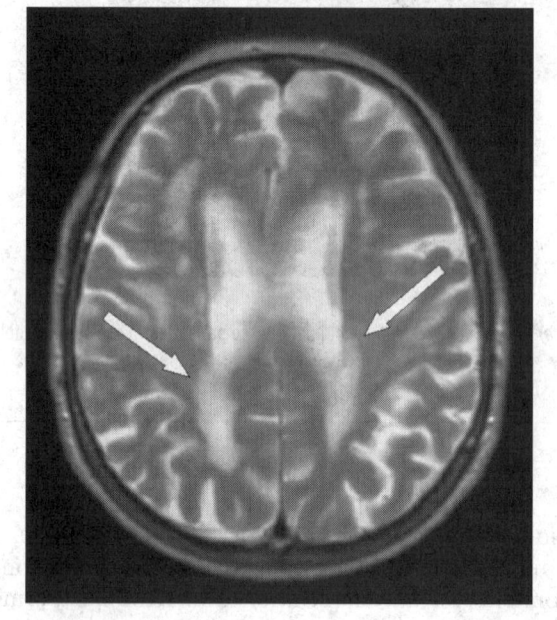

FIGURE 63.4 Lésions hyper-intenses périventriculaires d'origine ischémique chez un patient de 75 ans souffrant de dépression majeure

L'image pondérée en T2 obtenue au niveau des ventricules montre plusieurs lésions hyper-intenses dans la substance blanche périventriculaire.

malement, la présence de déoxyhémoglobine entraîne une diminution du signal en T2. L'augmentation de la quantité d'oxyhémoglobine (qui n'a pas d'effet sur le signal T2) par rapport à la quantité de déoxyhémoglobine diminue l'effet de cette dernière et il en résulte une légère amplification du signal en provenance du tissu.

En IRMf, on procède à l'acquisition d'une série d'images pondérées en T2 au repos, puis durant la réalisation d'une tâche. Par la suite, l'analyse porte sur la détection des zones qui présentent une augmentation statistiquement significative du signal entre l'état de repos et l'état d'activité. Ce sont ces zones qui sont représentées par une certaine couleur sur des images du cerveau obtenues par IRM standard (coenregistrement).

La nature des tâches que les patients ont à effectuer varie selon l'information recherchée. Par exemple, l'objectif peut être d'analyser les zones cérébrales qui

FIGURE 63.5   IRM fonctionnelle : sujets déprimés et sujets normaux

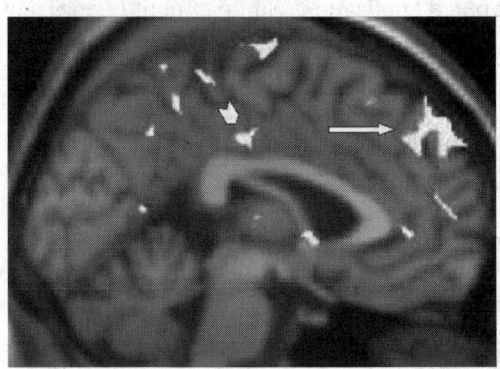 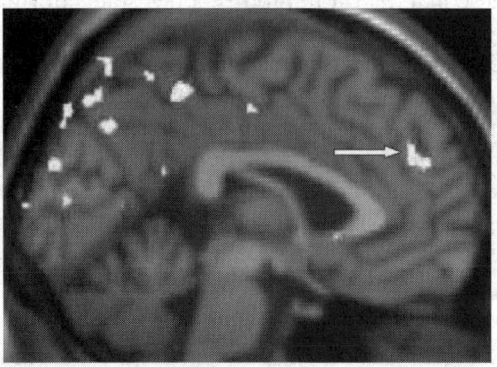

a) L'image parasagittale gauche obtenue chez le groupe de patients souffrant de dépression majeure montre une activation au niveau de la circonvolution préfrontale médiale gauche (flèche). Il y a aussi une activation au niveau de la circonvolution cingulaire (tête de flèche).

b) L'image parasagittale gauche obtenue chez le groupe de sujets normaux montre une activation moindre au niveau de la circonvolution préfrontale médiale gauche. Il n'y a pas d'activation au niveau du gyrus cingulaire.

TABLEAU 63.2   Imagerie cérébrale : recherche et psychopathologies

Anxiété généralisée	Augmentation du métabolisme – en occipital inférieur gauche – en temporal postérieur droit – dans le gyrus frontal précentral droit
Déficit de l'attention/hyperactivité	Diminution du volume cérébral total Diminution du noyau caudé, plus marquée à droite Dysfonction des systèmes striataux préfrontaux à droite (parfois symétrique)
Dépression	Augmentation du volume des ventricules Hypofrontalité Lésions hyper-intenses dans la substance blanche (*white matter hyper-intensities*) Diminution de la substance blanche
État de stress post-traumatique	Diminution du volume de l'hippocampe
Schizophrénie	Augmentation du volume des ventricules Hypofrontalité gauche (associée aux symptômes négatifs) Diminution du volume du thalamus (à gauche plus qu'à droite)
Trouble obsessionnel-compulsif	Augmentation du volume néocortical Hyperfrontalité Diminution de la substance blanche
Trouble panique	Hypo-irrigation de l'hippocampe

Source : D'après D.G. Weight et E.D. Bigler, « Neuroimaging in psychiatry », *Psychiatr. Clin. North Am.*, vol. 21, n° 4, 1998.

jouent un rôle dans la gestion des stimuli désagréables sur le plan émotif. Dans une de ces études, Beauregard et coll. (1998) ont montré à des sujets normaux et à des patients souffrant de dépression majeure des images propres à susciter la tristesse. Chez les sujets normaux, une activation a été enregistrée surtout au niveau de la circonvolution préfrontale médiale droite. Chez les patients souffrant de dépression majeure, l'activation touchait les circonvolutions préfrontales droite et gauche ainsi que la circonvolution cingulaire droite (voir la figure 63.5, p. 1589). Des études se poursuivent pour évaluer l'effet du traitement sur l'activation cérébrale.

Au cours des prochaines années, il est à prévoir que l'IRMf sera encore plus utilisée, non seulement comme outil de recherche, mais aussi pour le suivi des patients sous traitement.

63.4 RÉSULTATS DE RECHERCHE ET PSYCHOPATHOLOGIES

Le tableau 63.2 (p. 1589) présente une synthèse des données de recherche à ce jour en imagerie cérébrale en relation avec diverses psychopathologies. Une grande prudence s'impose dans l'utilisation de ces données, qui proviennent en majorité d'études réalisées avec de très petits nombres de patients. Pour plusieurs, les résultats n'ont pas été reproduits ou encore sont contradictoires. Ces données fournissent des indications sur des mécanismes étiologiques hypothétiques qui ont peu d'applications cliniques pour l'heure tant sur le plan étiologique que sur le plan thérapeutique. Elles ne sauraient être utilisées à des fins diagnostiques.

*
* *

L'imagerie cérébrale repose sur des bases physiques et biologiques bien établies, qui ont permis, avec le temps, de mettre au point des outils de plus en plus perfectionnés pour l'étude du système nerveux central. La recherche utilisant les techniques de la tomographie par émission de positrons (TEP) et, à un moindre degré, de la tomographie par émission de photon unique (TEPU) intéressait initialement le domaine des neurosciences et visait donc à des résultats applicables en psychiatrie. Bien que la TEP et la TEPU continuent à être des outils majeurs de recherche en psychiatrie, ce sont l'oncologie et la cardiologie qui aujourd'hui profitent le plus de ces techniques en clinique. Malgré cela, une compréhension générale des qualités et des limites de ces techniques, y compris l'imagerie par résonance magnétique (IRM) et l'imagerie par résonance magnétique fonctionnelle (IRMf), telles qu'elles sont appliquées à la psychiatrie, est nécessaire à qui désire suivre l'évolution des concepts dans cette spécialité, évolution à laquelle la médecine nucléaire contribue activement.

Bibliographie

BEAUREGARD, M., et coll.
1998 « The functional neuroanatomy of major depression: An fMRI study using an emotional activation paradigm », *Neuroreport,* vol. 9, p. 3253-3258.

HICKIE, I., et coll.
1997 « Subcortical hyperintensities on MRI in patients with severe depression–a longitudinal evaluation », *Biol. Psychiatry,* vol. 42, p. 367-374.
1995 « Subcortical hyperintensities on MRI: Clinical correlates and prognostic significance in patients with severe depression », *Biol. Psychiatry,* vol. 37, p. 151-160.

JENKINS, M., et coll.
1998 « Memory processes in depressed geriatric patients with and without subcortical hyperintensities on MRI », *J. Neuroimaging,* vol. 8, p. 20-26.

LESSER, I.M., et coll.
1996 « Cognition and white matter hyperintensities in older depressed patients », *Am. J. Psychiatry,* vol. 153, p. 1280-1287.

MAGISTRETTI, P.J., et coll.
1999 « Energy on demand », *Science,* vol. 283, p. 496-497.

PANTEL, J., et coll.
1997 « Quantitative MRI in geriatric depression and primary degenerative depression », *J. Affect. Disord.,* vol. 42, p. 69-83.

SIMPSON, S.W., et coll.
1997 « 1997 IPA/Bayer Research Awards in Psychogeriatrics. Subcortical hyperintensities in late-life depression: Acute response to treatment and neuropsychological impairment », *Int. Psychogeriatr.,* vol. 9, p. 257-275.

SHELINE, Y.I., et coll.
1996 « Hippocampal atrophy in recurrent major depression », *Proc. Nat. Acad. Sci. USA,* vol. 93, p. 3908-3913.

SPERLING, R.A., et coll.
2000 « Functional imaging in Alzheimer's disease », dans L.F.M. Scinto et K.R. Daffner (sous la dir. de), *Early Diagnosis of Alzheimer's Disease,* Totowa (N.J.), Humana Press.

TALBOT, P.R., et coll.
1998 « A clinical role for ^{99m}Tc-HMPAO SPECT in the investigation of dementia ? », *J. Neurol. Neurosurg. Psychiatry,* vol. 64, p. 306-313.

THERAPEUTICS AND TECHNOLOGY ASSESSMENT SUBCOMMITTEE OF THE AMERICAN ACADEMY OF NEUROLOGY
1996 « Assessment of brain SPECT », *Neurology,* vol. 46, n° 1, p. 278-285.

WEIGHT, D.G., et BIGLER, E.D.
1998 « Neuroimaging in psychiatry », *Psychiatr. Clin. North Am.,* vol. 21, n° 4, p. 725-759.

CHAPITRE 64

Développement de la personnalité

RAYMOND MORISSETTE, M.D., F.R.C.P.C.
Psychiatre, chef du Service de psychiatrie réadaptation de l'Hôpital Louis-H. Lafontaine (Montréal)
Professeur adjoint de clinique au Département de psychiatrie de l'Université de Montréal

PLAN

64.1 Structuration des rapports de l'individu avec son milieu
    64.1.1 Développement biologique et moteur
    64.1.2 Apprentissage
    64.1.3 Émotion
    64.1.4 Motivation
    64.1.5 Développement cognitif
        • *Développement de la pensée logique (Piaget)* • *Développement du jugement moral (Kohlberg)*
    64.1.6 Interface individualité-culture

64.2 Théories psychodynamiques et psychosociales
    64.2.1 Théorie de Freud
        • *Structures de l'appareil psychique (métapsychologie)* • *Stades du développement psychosexuel*
    64.2.2 Théorie d'Erikson
        • *Stades du cycle de vie selon Erikson*
    64.2.3 Intégration des théories de Freud et d'Erikson
        • *Stade oral (de la naissance à 14 mois)* • *Stade anal (de 14 mois à 3 ans)* • *Stade phallique ou œdipien (de 3 à 6 ans)* • *Période de latence (de 6 ans à la puberté)* • *Stade génital (adolescence)* • *Intimité ou isolement (jeune adulte)* • *Générativité ou stagnation (âge mûr)* • *Intégrité personnelle ou désespoir (troisième âge)*
    64.2.4 Théorie de Levinson
        • *Deuxième saison : jeune adulte (quatre étapes)* • *Troisième saison : adulte d'âge mûr (quatre étapes)*

64.3 Théories psychobiologiques

Bibliographie

Lectures complémentaires

L'étude du comportement humain a donné lieu à l'élaboration de plusieurs modèles théoriques du développement de la personnalité. La multiplicité des modèles proposés témoigne bien de la complexité du sujet et de l'impossibilité de construire un modèle unique. Actuellement, aucune théorie ne peut rendre compte de l'ensemble des facteurs entrant en jeu dans le développement de la personnalité, pas plus que du nombre de leurs effets sur le comportement individuel.

Le développement de la personnalité sera présenté sous un angle dynamique, c'est-à-dire sous l'angle de l'interaction d'un certain nombre d'éléments constituant un jeu de forces concordantes ou oppositionnelles. Ces éléments sont évidemment très nombreux, mais seuls ceux qui apparaissent essentiels sont considérés ici. Bien sûr, il s'agit d'un choix. Ce qui n'est pas mentionné dans ce chapitre peut tout aussi bien sembler essentiel à d'autres. Les facteurs retenus sont d'ordre bio-psycho-social.

La première partie de ce chapitre aborde les effets du développement biologique des capacités d'apprentissage, du développement émotif et cognitif et de facteurs motivationnels sur le développement de la personnalité. Dans la seconde partie, trois théories sont exposées de façon synthétique concernant le développement (psychodynamique et psychosocial) de la personnalité: celle de Freud, celle d'Erikson et celle de Levinson.

Mais d'entrée de jeu, on peut formuler une définition de la personnalité: la personnalité se reconnaît à la façon qu'a un individu de penser, de ressentir, d'agir, de réagir, le tout en relation avec les divers mécanismes de défense à l'œuvre qui lui permettent de mieux se conformer à sa vie intérieure ainsi qu'à la réalité extérieure.

64.1 STRUCTURATION DES RAPPORTS DE L'INDIVIDU AVEC SON MILIEU

Le développement de la personnalité considéré sous un angle dynamique apparaît comme le résultat de forces en interaction continuelle. Le premier pôle de ces forces a une base biologique. L'homme est prédisposé héréditairement à atteindre un certain nombre de finalités, à se développer selon un ordre prédéterminé, tant sur le plan corporel que sur le plan des motivations, des apprentissages et de l'évolution cognitive. L'autre pôle de ces forces est constitué par les exigences du milieu, ce milieu qui façonne les individus à partir de ses valeurs culturelles, de ses lois, de ses mœurs, de ses normes de comportement. De cette interaction entre le biologique et le social émerge une structure psychologique particulière à chaque personne.

64.1.1 Développement biologique et moteur

Biologiquement, le zygote possède déjà les gènes qui déterminent les caractères héréditaires de l'individu. Il s'agit ici d'hérédité d'espèce aussi bien que d'hérédité individuelle. L'*hérédité d'espèce* caractérise de la même façon tous les membres d'une même espèce. Chez l'être humain, on peut mentionner le schéma corporel, la station verticale, la différenciation fonctionnelle des mains et des pieds, le langage articulé, les facultés d'abstraction et de généralisation. L'*hérédité individuelle* détermine quant à elle les différences de chaque individu au sein de la même espèce. La taille est un exemple de ce type d'hérédité, de même que les empreintes digitales.

Le développement biologique et l'acquisition des habiletés transmises héréditairement se font selon le même ordre et à peu près aux mêmes périodes chez tous les individus normaux d'une même espèce. La position assise, par exemple, que le nourrisson acquiert vers le sixième mois de sa vie, précède la position debout et la marche à laquelle l'enfant accède en général vers la fin de la première année. La maturation biologique et les différentes habiletés qui en découlent placent la personne dans de nouvelles situations relationnelles suivant les différentes étapes atteintes. C'est un fait d'importance capitale quand on connaît l'influence du renforcement de l'entourage sur l'apprentissage et l'apparition des divers comportements.

Il est déjà bien différent du nouveau-né l'enfant qui, à la suite du développement neurologique, peut maîtriser des fonctions automatiques comme l'équilibre, la marche, la synchronisation des mouvements corporels. Parallèlement se développe le système sensoriel — sensation tactile, sensation cénesthésique, sensation de pression, sensation de douleur — qui joue un rôle majeur dans la reconnaissance du corps et de l'environnement immédiat. Les progrès au chapitre de la motricité et de la locomotion amènent l'enfant à des situations d'exploration de plus en plus complexes sitôt qu'il peut se servir de ses mains et de ses jambes, qu'il peut saisir et relâcher, caresser et frapper, s'échapper, s'éloigner, revenir.

Grandir, grossir, devenir de plus en plus habile, développer son intelligence, se savoir apte à exercer ses fonctions de reproduction, autant de composantes biologiques qui, interagissant avec l'environnement, contribuent au développement de la personnalité.

Certes, l'épanouissement des diverses fonctions est régi d'abord par des lois physiologiques. Mais il est aussi fortement tributaire du milieu environnant, tant en ce qui concerne la quantité qu'en ce qui concerne la variété et la qualité des stimulations. On sait que des milieux sont riches en stimulations de toutes sortes et d'autres, très pauvres. Par conséquent, l'enfant ne connaît pas toujours les mêmes possibilités de développement selon qu'il s'agit d'un type de développement ou d'un autre. En même temps que l'on considère les diverses possibilités d'une personne à travers son développement biologique, il faut tenir compte de la façon dont elle vit les divers apprentissages que lui impose son milieu environnant.

64.1.2 Apprentissage

L'apprentissage peut être défini comme l'acquisition ou la modification relativement permanente d'un comportement à partir de l'expérience vécue et de la pratique. L'apprentissage est la conséquence à la fois d'un stimulus, d'un type de réponse apprise en fonction de ce stimulus et de la relation entre la réponse donnée et le renforcement qu'elle reçoit, ce dernier étant dit positif ou négatif suivant qu'il encourage ou décourage un type de réponse. En psychologie, on reconnaît deux types d'apprentissage : l'apprentissage classique (conditionnement classique ou répondant) et l'apprentissage instrumental (conditionnement instrumental ou opérant) [voir aussi le chapitre 50].

L'*apprentissage classique ou répondant* comporte un stimulus spécifique et une réponse spécifique. Le renforcement dans ce cas suit la situation d'apprentissage. Exemple : la nourriture (stimulus spécifique) provoque la salivation (réponse spécifique). La réponse spécifique (la salivation) sera toujours provoquée, dans ce type d'apprentissage, par le stimulus spécifique (la nourriture). L'événement précède donc toujours la réponse et la provoque.

L'*apprentissage instrumental ou opérant*, en revanche, n'obéit pas à un stimulus spécifique. La réponse donnée, dans ce cas-ci, n'est pas spécifique par rapport au stimulus. Elle dépend du renforcement, c'est-à-dire des conséquences immédiates qu'elle entraînera, et non de ce qui la précède. Le comportement est alors déterminé par ses effets, par les événements qui le suivent. Par exemple, l'enfant est récompensé par sa mère s'il fait une « bonne » action ou puni s'il fait une action désapprouvée.

Bandura a travaillé à démontrer que les renforçateurs ne sont pas uniquement extérieurs à la personne, mais qu'ils proviennent aussi du *self-system* de cette dernière (Bandura et Walters, 1963). Les jugements personnels sur ce qui est apprécié, désiré et voulu sont alors des renforçateurs de premier ordre. L'apprentissage par imitation en est un exemple. En plus, grâce à ses habiletés cognitives, une personne peut adapter, modifier ses apprentissages. Les habiletés cognitives permettent aussi de créer de nouveaux modèles.

Bien sûr, le phénomène n'est pas aussi froid que peut le laisser croire la rigueur des distinctions faites plus haut. Le tout n'est pas décharné au point qu'il suffise d'additionner une somme de stimuli, une somme de réponses et une somme de renforcements pour aboutir à une définition de la personnalité et de la conduite humaine !

Dans le déterminisme qui se dégage de l'approche comportementale, il y a toujours une situation affective favorisant l'apprentissage et la rétention mnésique. Cette dernière peut être nulle, de courte ou de longue durée suivant l'état d'éveil du sujet et les significations affectives dont sont investies les diverses situations. En somme, la vie fantasmatique, tout comme la réalité de tout individu, provoque continuellement des réactions émotionnelles. Celles-ci se rapportent à ce qui vient de se produire, ou à ce qui est en train de se produire, et deviennent, par le fait même, un stimulus pour ce qui va se produire.

64.1.3 Émotion

Pour mieux comprendre l'émotion, on doit l'envisager sous deux angles : une manifestation affective et une manifestation neurophysiologique.

L'*affect* se définit comme le vécu psychique devant les diverses situations de la vie. La psychologie

Psychiatrie clinique : une approche bio-psycho-sociale

en a reconnu trois variétés fondamentales desquelles peuvent découler une multitude de nuances :

- le plaisir découle d'une sensation agréable liée à la satisfaction d'un besoin ;
- la colère découle d'une sensation désagréable liée au mécontentement, à la frustration, à la privation d'une satisfaction recherchée ;
- la peur découle d'une menace, réelle ou imaginaire, qui peut provenir soit de l'extérieur, soit de l'intérieur.

Quant aux *manifestations neurophysiologiques* de l'émotion, elles sont pour beaucoup reliées au système nerveux autonome (SNA) — sympathique et parasympathique. Toutes les réactions découlant de l'action ou du blocage de ce système sont possibles. S'il s'agit du sympathique, les manifestations seront la transpiration abondante, l'accélération du rythme cardiaque, la diminution du péristaltisme intestinal ; s'il s'agit du parasympathique, on aura un ralentissement du rythme cardiaque, une hypersécrétion d'acide chlorhydrique, un hyperpéristaltisme. Les manifestations neurophysiologiques ne sont pas uniquement sous le contrôle du SNA, mais dépendent également d'autres centres nerveux cérébraux, comme la substance réticulaire, le bulbe, le mésencéphale, le thalamus, l'hypothalamus, les aires motrices et sensitives.

64.1.4 Motivation

Avant qu'une émotion se forme, un stimulus quelconque a dû la déclencher. Les facteurs émotifs sont des facteurs essentiels à la motivation à accomplir telle ou telle action. En psychiatrie, il est important de savoir ce qui a déclenché ou bloqué une action. La motivation constitue cette force qu'on ne peut jamais percevoir, mais qu'on retrouve toujours à la source des actions humaines. Elle est définie comme un ensemble de facteurs et de besoins déterminant une action orientée vers une finalité. La relation entre une activité et les motifs qui la déterminent relève d'un processus cyclique comprenant un besoin qui motive un comportement, lequel met en œuvre une série de moyens pour atteindre un but. D'après Maslow, il y aurait cinq catégories de besoins nécessitant d'être comblés pour le bon développement des humains, selon une hiérarchie présentée à la figure 64.1.

En vertu de ce modèle, les besoins d'un niveau inférieur doivent être au moins partiellement satis-

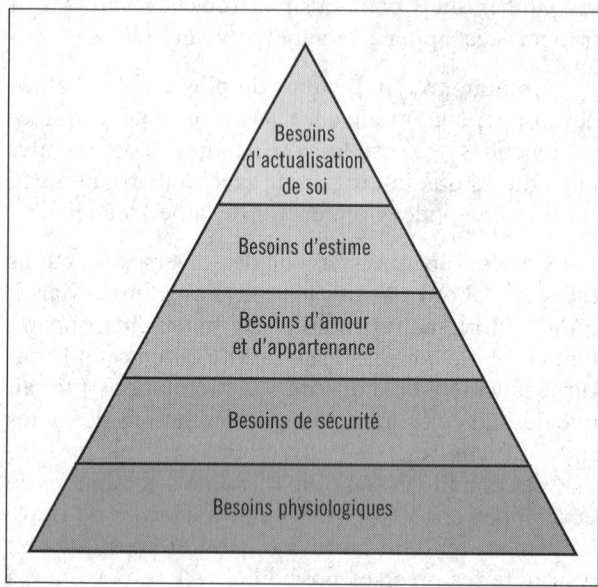

FIGURE 64.1 Hiérarchie des besoins selon Maslow

faits avant que les besoins supérieurs deviennent une source de motivation. Les cinq catégories de besoins se caractérisent comme suit :

- les *besoins physiologiques* se rapportent à la nourriture, à l'eau, à l'air, au sommeil, à la protection contre les intempéries et autres ;
- les *besoins de sécurité* sont satisfaits par la stabilité, les structures, l'ordre, les limites, les lois et les règles ;
- les *besoins d'amour et d'appartenance* motivent la recherche d'affection, d'identification à un groupe, l'établissement de relations humaines ;
- les *besoins d'estime* motivent la recherche de la considération d'autrui, la recherche de la dignité, du succès, du prestige, du respect ;
- les *besoins d'actualisation de soi* se traduisent par des démarches pour réaliser le potentiel : le musicien veut jouer le mieux possible, le peintre veut faire les plus belles peintures, le menuisier veut construire les plus belles maisons, et ainsi de suite. C'est l'étape ultime selon cette théorie humaniste de Maslow.

Il existe des motivations innées et des motivations acquises. Les premières servent à répondre aux besoins biologiques, dont la satisfaction est nécessaire à la survie de l'individu et qui ont un substrat anatomo-physiologique; l'alimentation et la sexualité entrent dans cette catégorie. Il semble que plus on s'élève dans l'échelle des êtres, plus il devient difficile de distinguer ce qui est inné de ce qui est acquis. Les motivations acquises, quant à elles, ne répondent pas à des besoins de survie. À titre d'exemple de motivations acquises, mentionnons le besoin de réussir, le besoin d'être aimé des gens qui nous entourent, le besoin d'avoir l'approbation sociale. Le nombre de motivations acquises augmenterait à mesure qu'on se rapproche de l'homme. Chez l'humain, une grande proportion des motivations seraient acquises, et ce la plupart du temps en fonction des autres et de leur estime: on parle alors de motivations sociales.

64.1.5 Développement cognitif

La personnalité d'un individu, de même que ses attitudes et ses comportements, est tributaire de son développement cognitif. Dès sa naissance, l'individu vit des situations, des relations et des expériences particulières qui influeront sur sa personnalité et sur ses comportements.

Les capacités cognitives sont essentielles au développement de la personnalité, car elles permettent à l'individu de mieux s'adapter à son environnement et d'établir de meilleures relations avec autrui. L'être humain se distingue de l'animal par sa capacité de logique et sa capacité de jugement moral. L'une comme l'autre évoluent d'une manière séquentielle prédéterminée, commune à l'ensemble des humains. On doit à Piaget la description du développement de la pensée logique et à Kohlberg celle du développement du jugement moral.

Développement de la pensée logique (Piaget)

Du stade des réflexes à la capacité d'abstraction, l'intelligence, selon la théorie de Piaget, se développerait selon quatre stades dont l'ordre de succession est constant:

1. *Stade sensorimoteur (de la naissance à 2 ans).* L'intelligence, au tout début de la vie, semble se limiter aux activités réflexes, comme la succion pour se nourrir. Assez rapidement, elle évolue vers une organisation des perceptions et des habitudes acquises qui permettent à l'enfant de se reconnaître comme un être distinct de son entourage, comme une partie du monde.

    À la fin de ce stade, l'enfant perçoit les choses comme en dehors de lui et cherche à les ramener à lui: c'est le processus de la pensée sensorimotrice. L'exemple suivant illustre ce type de pensée: l'enfant suit un objet en mouvement et cherche à l'attirer à lui au moyen d'un autre objet; il a donc acquis la perception sensorielle de l'objet extérieur et la pensée de le ramener à lui par un geste moteur réfléchi.

2. *Stade préopératoire (de 2 à 7 ans).* L'intelligence passe de la coordination sensorimotrice à une pensée constituée par un ensemble d'idées découlant de l'acquisition du langage. Du simple cri constituant un appel à l'entourage jusqu'à l'expression de la pensée par un système de symboles verbaux ou de signes non verbaux, il y a une véritable « révolution ». Toutefois, comme le souligne Piaget, les images représentatives intériorisées durant cette période ne peuvent encore être ni généralisées ni comparées.

    L'enfant de cet âge affirme mais ne démontre jamais; bien que sa pensée devienne de plus en plus réaliste, c'est une pensée intuitive, une forme de connaissance immédiate sans recours au raisonnement.

    À cette étape, l'égocentrisme est encore très fort. Il en résulte que l'enfant peut éprouver de la difficulté à concevoir que le point de vue des autres puisse différer du sien.

3. *Stade opératoire concret (de 7 à 12 ans).* Durant cette période, l'enfant commence à se libérer de son égocentrisme et devient graduellement capable d'admettre l'opinion des autres. Il peut comprendre les règles d'un jeu et les respecter.

    C'est au cours de ce stade que commence à se développer le raisonnement. Les premières manifestations portent sur des choses concrètes, donc manipulables et mesurables: c'est la pensée concrète. Si l'enfant est mis en présence de trois objets de grandeurs différentes, l'objet 1 étant plus petit que l'objet 2 et l'objet 2 plus petit que l'objet 3, il pourra faire le raisonnement que l'objet 1 est plus petit que l'objet 3. Toujours au moyen d'actions concrètes et matérielles, il peut sérier, classer, percevoir le temps, la vitesse. C'est ainsi

Psychiatrie clinique: une approche bio-psycho-sociale

que l'égocentrisme des premières années est de mieux en mieux surmonté.

4. *Stade opératoire formel (12 ans et plus).* Durant l'étape précédente s'est constituée une forme de raisonnement portant sur le domaine du réel. Puis se construit graduellement une forme de pensée portant un peu plus sur le domaine du possible. Le raisonnement hypothético-déductif prend forme. L'enfant acquiert la capacité d'abstraction et de raisonnement logique. L'intelligence parvient alors au degré de performance qu'on lui reconnaît habituellement: facultés de connaître, de comprendre, de concevoir, de discerner, de réfléchir, de juger, pour ne nommer que celles-là.

Piaget décrivait sa théorie comme une épistémologie génétique, à savoir l'étude de l'acquisition, de l'évolution, de la modification et de l'enrichissement des capacités d'abstraction et des habiletés chez l'humain. La formation de schèmes cognitifs est une notion centrale chez Piaget. Ces schèmes se mettent en place grâce à deux processus qui sont en interaction constante, soit l'assimilation et l'accommodation. L'*assimilation* permet à l'individu d'acquérir de nouvelles connaissances et de les intégrer dans son système de connaissances de base. L'*accommodation* permet d'ajuster ce système aux demandes de l'environnement. En somme, l'individu devient capable de comprendre son environnement et d'agir sur lui.

Développement du jugement moral (Kohlberg)

Comme pour le développement de la pensée logique, le jugement moral (reconnaissance de ce qui est bon ou non) se développerait lui aussi, selon Kohlberg (1976), par étapes, allant de l'égocentrisme le plus total à la reconnaissance d'un code moral social et à l'universalisme.

À partir d'une perception de ce qui est bon ou non pour soi, le jugement évolue vers une perception de ce qui est bon ou non pour l'autre, de ce qui est bon ou non pour un groupe, de ce qui est bon ou non pour l'humanité.

La capacité de percevoir de l'enfant qui grandit est un élément du développement du jugement moral; un autre se mesure à la quantité de messages transmis, à leur qualité, à leur régularité comme à leur cohérence. Contribuent aussi à ce développement une suite de réorganisations des structures logiques résultant d'interactions entre l'individu et l'environnement. L'acquisition de l'autonomie morale passe par six stades répartis en trois niveaux:

Niveau I. Moralité préconventionnelle (de 4 à 10 ans)

Stade 1. Mode de la punition et de l'autorité. L'enfant ne conçoit pas que l'autre ait un point de vue différent du sien. Il agit en fonction de ses besoins et de ses désirs, sans comprendre qu'il doit se justifier. Il ne peut admettre alors que les intérêts des autres puissent être différents des siens. La seule raison d'obéir à une autre personne est le souci d'éviter les punitions. Les notions de bien et de mal sont fondées sur les conséquences agréables ou désagréables de ses actes.

Stade 2. Mode de la récompense et de l'échange. L'enfant découvre qu'il existe chez l'autre un point de vue et un raisonnement différents des siens. Il reconnaît que les autres peuvent avoir des intérêts différents, mais sa préoccupation est toujours de répondre à ses propres besoins et intérêts. Il est capable, cependant, de laisser les autres satisfaire les leurs.

À ce stade, l'enfant se conforme aux règles dans le but d'obtenir d'autrui des faveurs ou des gratifications. Les relations humaines sont de type commercial et toujours marquées par l'égocentrisme.

Niveau II. Moralité conventionnelle (de 13 à 20 ans)

Stade 3. Mode des bonnes relations interpersonnelles et de l'approbation. Le bien et le mal sont considérés non seulement en fonction de soi, mais aussi en fonction des autres. Il peut y avoir alors mutualité pour maintenir une entente avec l'autre. Cependant, la perspective d'un système généralisé n'existe pas encore. La règle d'or appliquée à ce stade est: fais aux autres ce que tu voudrais qu'on te fasse à toi-même ou ne fais pas aux autres ce que tu ne voudrais pas que les autres te fassent.

Stade 4. Mode du maintien de l'ordre et du respect de la loi. À cette étape, la nécessité des conventions sociales est acceptée et le bien est défini en fonction du bien pour la majorité. La personne agit alors selon les valeurs, les rôles et les règles d'un groupe d'appartenance ou de sa société. Tout groupe véhicule son système de valeurs, ses mœurs, ses normes de comportement, ses interdits. Cela va de soi et les structures ne sont pas remises en question. La bonne action est ici celle qui consiste à accomplir son devoir, à respecter l'autorité, à favoriser le bien-être des autres membres de la société et à maintenir l'ordre établi.

Niveau III. Moralité postconventionnelle (de 20 à 30 ans)

Stade 5. Mode du contrat social et des droits individuels. On reconnaît non seulement les valeurs du groupe et de la société, mais aussi les droits fondamentaux de chaque individu, tels le droit à la vie et le droit à la liberté. À ce stade, les actes sont guidés par des principes moraux reconnus comme essentiels au bien commun. Le respect des pairs devient important.

Stade 6. Mode des principes éthiques universels. À ce stade, les personnes sont considérées comme des fins en soi. Selon cette perspective, les humains sont égaux, et ce quelle que soit la société à laquelle ils appartiennent. L'endoctrinement découlant du patrimoine culturel est dépassé. Tous les arrangements sociaux ne sont valables que dans la mesure où ils sont fondés sur l'égalité des humains. Les actes sont guidés par des principes moraux qu'on a choisis soi-même, sans tenir compte des contraintes sociales et de l'opinion des autres, principes qui accordent une grande valeur à la justice, à l'égalité, à la dignité humaine, à la réciprocité.

Les deux derniers stades, qui se caractérisent par une réflexion qui dépasse la notion de bien commun, seraient atteints seulement par une minorité d'adultes. Le plus haut stade du développement du jugement moral fait appel à la capacité de définir des principes d'éthique abstraits et de les suivre afin d'éviter d'avoir à se blâmer soi-même.

64.1.6 Interface individualité-culture

Selon Taylor (1998), chaque individu se dote d'un système de valeurs, un code de référence, qui s'articule autour de trois axes:
- les croyances en ce qui concerne le respect d'autrui;
- les croyances au sujet de ce qui constitue la plénitude de la vie;
- les croyances au sujet de ce qui constitue la dignité.

Il y a de grandes différences dans les façons dont ces axes se rattachent les uns aux autres et dans l'importance que chacun leur accorde. Ainsi, l'éthique propre à une culture issue d'un système capitaliste est bien différente de celle qui caractérise un système socialiste. De même, les lois et les règles qui découlent de la tradition judéo-chrétienne sont bien différentes de celles qui découlent de la tradition islamique. Il faut souligner aussi l'apport de la spiritualité qui participe à la définition de tout ce qui apparaît comme supérieur : courant religieux, courant naturaliste, courant utilitaire, courant écologique et bien d'autres.

La morale et la spiritualité ont donc un rôle très important à jouer dans le développement de la personnalité, car elles fixent pour chaque personne, de chaque société, des limites touchant ce qui est bien ou mal.

Depuis longtemps, il est reconnu que le contexte culturel exerce une grande influence sur le développement de la personnalité. Des recherches sont menées dans le but de trouver des traits universels du développement psychologique qui transcenderaient les différentes cultures. Ces recherches visent à découvrir ce qui, dans les cultures, et dans tous les coins du monde, qualifie des caractéristiques semblables pour des traits de personnalité.

McCrae et Costa (1997), comme d'autres chercheurs utilisant la méthode psychométrique factorielle, font état de cinq traits de personnalité relevés dans diverses cultures, entre autres chez les Anglais, les Portugais, les Chinois, les Hébreux, les Coréens et les Japonais. Bien sûr, l'échantillonnage est encore petit, puisque plus de 4 000 langues sont parlées dans le monde.

Ces recherches ont conduit à l'élaboration d'un modèle à cinq composantes, soit:
- *agreeableness*. Le qualificatif est appliqué à la personne appréciative, généreuse, clémente, bienveillante, sympathique, fiable, conciliante, coopérative;
- *conscientiousness*. Le mot décrit la personne organisée, efficace, planificatrice, consciencieuse, droite, rigoureuse, digne de confiance, réfléchie, entière;
- *extraversion*. Le mot s'applique à la personne active, entreprenante, énergique, enthousiaste, portée vers les autres, communicative;
- *neuroticism*. Le mot se rapporte à la personne anxieuse, plaignarde, tendue, irritable, instable et inquiète;

Psychiatrie clinique : une approche bio-psycho-sociale

— *openness*. Le mot qualifie la personne artistique, curieuse, imaginative, perspicace, originale, ayant des intérêts multiples.

64.2 THÉORIES PSYCHODYNAMIQUES ET PSYCHOSOCIALES

On a vu dans la partie précédente que le développement de la personnalité dépend du développement d'une multitude de composantes, dont seulement quelques-unes ont pu être abordées. En gardant bien à l'esprit que tout ce qui fait partie de notre entité biologique et de notre entourage a contribué à l'acquisition de nos comportements et continue à les influencer, on se penchera ici sur trois modèles théoriques : celui de Freud, celui d'Erikson et celui de Levinson.

Les deux premières théories sont structurées selon une perspective génétique, c'est-à-dire qu'elles montrent une croissance, une évolution dans la formation de la personnalité, à partir des éléments considérés comme les plus importants par les auteurs. La théorie de Freud tient davantage compte de ce qui se passe à l'intérieur de l'individu, alors que celle d'Erikson accorde une grande importance aux éléments culturels. De plus, Freud a surtout insisté sur les premières années de la vie, alors qu'Erikson y est allé d'une étude de la naissance jusqu'à la vieillesse. Levinson, pour sa part, a adopté une autre perspective qui l'amène à mettre en évidence quatre grands cycles de vie, qu'il nomme des « saisons », au cours desquels la personnalité de l'individu est susceptible de se transformer.

64.2.1 Théorie de Freud

Après la présentation de la structure de l'appareil psychique telle que l'a conçue Freud, la genèse de la personnalité sera étudiée, c'est-à-dire son évolution dans le temps à travers les divers stades que doit franchir l'enfant.

Structures de l'appareil psychique (métapsychologie)

Freud a défini l'appareil psychique selon trois points de vue : économique, topographique et dynamique.

Point de vue économique

Le point de vue économique a trait au fait que l'appareil psychique ne peut fonctionner qu'à partir d'une certaine quantité d'énergie qui émane des motivations de l'individu, lesquelles le portent à employer différents moyens pour atteindre ses buts. Le résultat est l'élimination des tensions nées des diverses excitations, ce qui permet à l'organisme de revenir à un état de quiétude.

Si une personne, par son comportement, exécute toujours immédiatement l'action commandée par les différentes poussées pulsionnelles ressenties, la motivation de base étant la satisfaction immédiate des besoins, on dit que l'action est accomplie en vertu du *principe de plaisir*. Le mode de fonctionnement de l'appareil psychique correspond alors à un *processus primaire* : la quantité d'excitations, la charge énergétique se libère d'une façon immédiate et totale, sans tenir compte d'aucune exigence de la réalité.

Lorsque la satisfaction est atteinte, la tension née du besoin disparaît et l'expression émotionnelle du plaisir apparaît. En revanche, si la satisfaction ne peut être obtenue, la tension monte et se traduit par des expressions émotionnelles d'anxiété, d'angoisse, de crainte, de peur, d'hostilité, de haine, de colère, et autres.

Ou bien la personne agit immédiatement selon les émotions ressenties et alors tous les comportements sont possibles, de la fuite à la violence. Ou bien une adaptation quelconque se fait : l'énergie libérée est alors liée à des buts autres que le plaisir seulement ; il s'agit d'une action accomplie en vertu du *principe de réalité* et l'on dit que l'appareil psychique fonctionne selon un *processus secondaire*.

Point de vue topographique

Le point de vue topographique correspond à un certain nombre d'éléments, de lieux, de l'appareil psychique qui ont des caractères ou des fonctions différents. Freud a élaboré deux modèles, qu'il appelle topiques, de l'appareil psychique. Dans sa première topique, il a distingué trois niveaux de conscience, soit :

— l'*inconscient*, qui, au sens descriptif, est constitué par tout ce qui échappe au champ de la conscience, même si la personne s'efforce de se remémorer le fait ou l'événement en y mettant toute

son attention. Il englobe tous les contenus refoulés ;
- le *préconscient*, qui désigne ce qui n'est pas immédiatement présent dans le champ de la conscience, mais qui y demeure accessible si la personne y accorde toute son attention ;
- le *conscient*, qui correspond à ce qui est immédiatement présent dans le champ de la connaissance.

La seconde topique proposée par Freud, qui ne se superpose pas à la première, distingue trois nouvelles instances de l'appareil psychique :
- le *Ça*, qui constitue le pôle pulsionnel de l'individu. Le contenu a soit une base biologique marquée par l'hérédité, soit une base acquise marquée par le vécu, mais, pour toutes sortes de raisons, il a été refoulé. Du point de vue économique, le Ça constitue la principale réserve de l'énergie psychique. C'est un centre important de motivations. Sur le plan dynamique, comme il a été expliqué au début du chapitre, il constitue un pôle de forces qui est en interaction continuelle avec un autre pôle de forces représenté par les deux autres instances. Le Ça obéit au seul principe de plaisir. Le mode de fonctionnement psychique du Ça est refoulé en grande partie par l'instance nommée le Surmoi ;
- le *Surmoi*, qui représente un des lieux du pôle de forces qui s'oppose au Ça : c'est le juge, le censeur, l'« interdicteur ». Évidemment, cette instance est le véhicule des valeurs du milieu où l'enfant grandit, valeurs qui jouent un rôle majeur dans la formation de la personnalité de l'individu. Le Surmoi se constitue par l'assimilation des exigences et des interdits de la société qui sont transmis d'abord par les parents, premières figures d'identification, ensuite par toutes les autres personnes significatives qui peuvent exercer une influence sur l'individu ;
- le *Moi*, qui correspond à l'instance médiatrice chargée des intérêts de la totalité de la personne. De ce fait, le Moi est en relation autant avec les pulsions du Ça (principe de plaisir) qu'avec les exigences du Surmoi et de la réalité (principe de réalité).

En résumé, il y a, d'un côté, les poussées pulsionnelles en provenance du Ça et, d'un autre côté, la censure du Surmoi, le Moi devant trouver un compromis valable entre les impératifs du Ça et ceux du Surmoi.

Point de vue dynamique

Du même coup se trouve définie la troisième structure de l'appareil psychique qui relève du point de vue dynamique, résultant des forces en interaction dans l'individu. On comprend alors qu'une personne puisse se trouver plus ou moins fréquemment en situation de *conflit*, terme employé lorsque, dans un individu, s'opposent des exigences internes contraires. Le Moi, alors, pour protéger l'individu contre une trop forte tension émotionnelle, une trop forte anxiété ou une trop forte angoisse découlant d'un conflit, fait intervenir des mécanismes de défense ou d'adaptation qui donnent à la personnalité et au comportement d'un individu une allure caractéristique.

- **Mécanismes de défense**

Les mécanismes de défense définis ci-dessous se situent aux confins du normal et du pathologique. Ils peuvent permettre à une personne de maintenir un équilibre émotionnel satisfaisant. Ils peuvent aussi être utilisés de façon excessive et prédominante, d'où des perturbations plus ou moins marquées dans la vie émotionnelle de l'individu et une vision faussée de la réalité. Les relations avec autrui de même que le vécu intérieur de la personne s'en trouvent alors plus ou moins altérés, ce qui peut causer la détresse et divers troubles psychologiques, et même mener à la maladie mentale. Les définitions qui suivent sont pour la plupart tirées de Laplanche et Pontalis (1978).
- *Annulation rétroactive*. Mécanisme par lequel on défait ce qu'on a fait, en réalisant l'inverse de l'acte ou de la pensée précédente. Dans une conduite d'expiation, une personne utilise une pensée ou un comportement ayant une signification opposée à la pensée ou au comportement antérieur. Par exemple, la personne qui pose le pied uniquement sur les intersections du trottoir pour annuler un désir inacceptable de partir à l'aventure.
- *Conversion*. Mécanisme à partir duquel un conflit psychique se traduit en symptômes somatiques moteurs (paralysie) ou sensitifs (anesthésie localisée).
- *Déni*. Mécanisme par lequel l'individu refuse catégoriquement de reconnaître certains éléments de sa réalité intérieure ou de la réalité extérieure.

Psychiatrie clinique : une approche bio-psycho-sociale

- *Déplacement.* Mécanisme à partir duquel l'énergie psychique liée à une représentation est transférée sur des représentations moins anxiogènes, investie dans un objet moins menaçant (p. ex., l'individu fâché contre son patron pourra passer sa colère sur d'autres personnes qui sont sous sa responsabilité ou devant lesquelles il se sent en position d'autorité).
- *Formation réactionnelle.* Mécanisme consistant en une attitude ou une habitude de sens opposé à un désir refoulé et constituée en réaction contre celui-ci (p. ex., la pudeur peut être une réaction à des tendances exhibitionnistes ; la sollicitude peut servir de masque à l'irritation).
- *Identification.* Mécanisme par lequel un individu assimile un aspect, une propriété, un attribut d'une autre personne qu'il prend, à son insu, comme modèle dans la formation de sa personnalité (p. ex., l'idole qu'imite l'adolescent).
- *Intellectualisation.* Mécanisme par lequel le sujet cherche à donner une formulation rationnelle à ses conflits et à ses émotions de façon à les maîtriser. En termes concrets, il s'agit de tous les prétextes que l'on peut invoquer pour rendre acceptables un geste, une pensée, une émotion dont la motivation de base est ressentie comme inacceptable.
- *Introjection.* Mécanisme par lequel le sujet fait passer, sur un mode fantasmatique, du « dehors » au « dedans » des objets et des qualités inhérentes à ces objets. C'est un mécanisme bien près de l'identification.
- *Isolation.* Mécanisme qui consiste à détacher une pensée, une image ou un comportement de son contexte soit temporel, soit spatial, soit, surtout, émotionnel. On se protège de l'affect en s'empêchant de le lier au contenu.
- *Négation.* Mécanisme par lequel l'individu se défend de certains désirs, pensées ou sentiments en niant qu'ils lui appartiennent (« Je n'ai pas voulu lui dire cela. Ce n'est pas ce à quoi je pensais »).
- *Projection.* Mécanisme par lequel sont attribués à autrui des affects ou des sentiments que la personne ne peut accepter comme les siens. Par exemple, l'individu justifiera son agressivité en se disant que ce sont les autres qui ont un comportement agressif, qui le persécutent (« Je ne leur rends que ce qu'ils méritent »).
- *Refoulement.* Mécanisme par lequel sont repoussées et maintenues dans l'inconscient toutes représentations (pensées, images, souvenirs) qui risquent de provoquer de l'angoisse. Le refoulement se produit si la satisfaction d'un désir, susceptible de susciter du plaisir, risque de provoquer un conflit par rapport à d'autres exigences.
- *Sublimation.* Mécanisme par lequel l'énergie d'une pulsion désavouée par le Moi est déplacée vers des conduites approuvées par le Surmoi, vers des buts utiles et valorisés socialement (p. ex., l'agressivité sublimée dans une activité professionnelle compétitive ou dans le sport).

Stades du développement psychosexuel

Selon l'approche freudienne, la formation de la personnalité est étroitement liée à l'organisation de la libido, qui passe par cinq stades appelés *stades psychosexuels*. Freud a ainsi distingué :

- le stade oral ;
- le stade anal ;
- le stade phallique ou œdipien ;
- la période de latence ;
- le stade génital.

À chaque stade est associée une zone érogène prédominante (orale, anale, génitale). Chaque zone est une source de plaisir importante mais non exclusive. L'enfant cherche à obtenir une satisfaction maximale, mais ses désirs se heurtent à des éléments de réalité, tel le fait que la mère n'est pas toujours disponible pour le nourrir immédiatement. Il y a donc conflit entre le désir et la réalisation de celui-ci. Ces conflits sont source de tension, et l'enfant doit apprendre à les résoudre en harmonisant progressivement ses désirs aux contraintes de la réalité. Il arrive cependant que des problèmes entravent le cours du développement, que des conflits soient mal résolus, ce qui entraîne diverses conséquences dont les principales sont la fixation et la régression. Celles-ci peuvent jouer un rôle considérable dans l'apparition de troubles de la personnalité et de diverses psychopathologies. La *fixation* se définit comme la persistance d'un attachement à des activités, à un objet, à une image, à un mode de satisfaction liés à un stade donné, ce qui empêche l'individu de progresser, de parvenir à la maturité. La *régression* désigne un retour à un état antérieur de l'organisation libidinale chez un individu qui était parvenu à un stade plus avancé de développement.

Les stades psychosexuels sont décrits plus en détail à la section 64.2.3, parallèlement aux stades psychosociaux du développement de la personnalité définis par Erikson, dont la théorie est résumée à la section suivante.

64.2.2 Théorie d'Erikson

Pour Erikson, le développement de la personnalité ne s'arrête pas une fois la maturité physique atteinte. Au contraire de Freud qui donne une place centrale à la libido dans le fonctionnement de la personnalité, Erikson met l'accent sur la réalisation des possibilités et sur les relations sociales que l'individu établit au cours des différentes périodes de sa vie. Cette perspective l'amène à définir des *stades psychosociaux* du développement psychologique. Chaque stade se caractérise par des problèmes particuliers à résoudre, c'est-à-dire une crise. La façon de résoudre une crise influe sur la construction de l'identité personnelle et sur la manière d'aborder la crise suivante.

« Tout être qui grandit, écrit Erikson (1972, p. 88), le fait en vertu d'un plan fondamental d'où émergent diverses parties, chacune à son moment, jusqu'à ce qu'elles puissent fonctionner comme un tout. » Ces diverses parties correspondent aux composantes de chaque stade. Dans chaque crise, divers facteurs interviennent et orientent la solution dans une direction positive ou négative. Selon le cas, il en résultera un sentiment de sécurité ou de vulnérabilité, d'intensité variable, qui marquera par la suite la personnalité de l'individu.

Stades du cycle de vie selon Erikson

Les huit stades psychosociaux du développement de la personnalité établis par Erikson comportent les crises suivantes, définies selon leur pôle positif et négatif:

1) confiance ou méfiance;
2) autonomie ou honte et doute;
3) initiative ou culpabilité;
4) activité et compétence ou infériorité;
5) identité ou diffusion des rôles;
6) intimité ou isolement;
7) générativité ou stagnation;
8) intégrité personnelle ou désespoir.

64.2.3 Intégration des théories de Freud et d'Erikson

Freud et Erikson abordent le développement de l'enfant sous un angle différent, mais ces perspectives, loin d'être totalement opposées, sont complémentaires. Il est utile de comparer ces visions complémentaires qui donnent une meilleure compréhension du développement de la personnalité.

Stade oral (de la naissance à 14 mois)

Freud qualifie d'oral le premier stade parce que les diverses motivations du nourrisson s'organisent surtout sous le primat de la sensibilité buccale. Le mode de relations enfant-parents est dominé par les soins alimentaires. Il s'agit d'une relation de dépendance totale du bébé envers ses parents, surtout envers sa mère.

À ce stade, l'enfant n'a pas encore appris à contrôler ses besoins et il exige une satisfaction immédiate, selon le principe de plaisir. La réponse de l'entourage, cependant, ne peut pas être toujours immédiate, compte tenu d'un certain nombre de facteurs de la réalité (principe de réalité).

C'est ainsi que, dès le début de la vie, s'établissent déjà différents modèles relationnels: la demande de satisfaction d'un besoin constitue une force, une motivation rencontrant, d'un autre côté, un certain nombre d'exigences (autre pôle de forces); toute bonne solution à ce conflit permet la maturation.

C'est aussi, selon Erikson, l'étape de l'acquisition de la *confiance fondamentale* ou de son inverse, la *méfiance*. L'acquisition d'un sentiment de confiance envers les autres comme envers soi-même constitue la pierre angulaire du développement de la personnalité, la première composante de la vie relationnelle de toute personne. L'enjeu de la qualité des rapports humains établis avec le bébé est considérable. Les besoins de l'enfant doivent être satisfaits, certes, mais ses expériences doivent aussi être riches et positives, de sorte qu'il en vienne à voir le monde comme un lieu rassurant et fiable. Les façons d'agir avec l'enfant, dès la première année, dépendent de ce que sa communauté, représentée par son entourage immédiat, juge utile ou nécessaire pour le devenir idéal d'un humain. C'est dès ses premiers contacts avec les autres que

Psychiatrie clinique : une approche bio-psycho-sociale

l'enfant commence à apprendre les principales modalités de sa culture.

Si cette première étape n'est pas réussie, c'est-à-dire si les besoins oraux de l'enfant ne sont pas satisfaits et s'il n'a pas reçu la protection nécessaire, un sentiment de méfiance à l'égard des autres et de lui-même s'installera.

Du point de vue structural, le début de la vie est dominé par les besoins du Ça, l'enfant fonctionnant selon le processus primaire et son action étant commandée par le principe de plaisir. À la fin de sa première année de vie, cependant, l'enfant a déjà appris à attendre et il commence à pouvoir soumettre ses besoins aux exigences de la réalité. Il commence à agir selon le processus secondaire, son action devenant de plus en plus assujettie au principe de réalité.

Les traits de caractère prédominants de la personne, à la fin de ce stade, sont des traits d'optimisme et de confiance chez les uns, d'avidité et de méfiance chez les autres. Dans le premier cas, l'individu se sent toujours assuré de recevoir une aide quelconque. Lui-même fait en général preuve de générosité. Ces traits témoignent de la formation d'une image parentale de toute-puissance, de forte protection et de grande générosité. Dans le second cas, les traits d'avidité se caractérisent par des besoins de dépendance. Sur le plan relationnel, des sentiments d'insatisfaction et de méfiance se mettent en place, qui se traduisent par l'envie, la jalousie, l'avidité, des tendances possessives, des manifestations d'impatience et d'impulsivité.

Stade anal (de 14 mois à 3 ans)

Par stade anal, Freud désigne la phase du développement de la personnalité où l'enfant apprend à contrôler ses fonctions sphinctériennes, pouvant se permettre de laisser aller ou de retenir l'urine et les fèces suivant son bon plaisir.

Pour Erikson, cette période de la vie correspond à une crise où entrent en jeu les fondements de l'*autonomie*. Une mauvaise résolution de cette crise aboutit à un sentiment de *honte* et de *doute*.

Tout en étant toujours très dépendant, tout en ayant toujours besoin d'un climat de confiance, l'enfant, à ce moment, commence à expérimenter sa volonté. Il s'agit d'un pouvoir nouveau découlant d'une nouvelle capacité : le contrôle sphinctérien. Dans sa relation avec ses parents domine un véritable pouvoir de négociation : s'entêter ou se soumettre à la demande parentale. De plus, grâce à ses progrès sur le plan de la locomotion, du langage et de la capacité de discrimination, l'enfant voit s'élargir son champ d'action, ce qui favorise l'acquisition de l'autonomie. Il est arrivé à l'étape où il cherche à s'affirmer. Parce qu'il apprend progressivement à se distinguer de l'autre par rapport à ses désirs, il fait ses premières démarches vers l'émancipation et la maîtrise de soi. Cette étape contribue donc à l'acquisition d'un début d'identité, jetant déjà les bases de la capacité de choisir et de diriger son avenir.

C'est par une saine fermeté dans leur relation avec l'enfant que les parents lui apprennent le discernement et la prudence dans la réalisation de ses désirs. Surprotéger l'enfant, par exemple par des restrictions exagérées, ou encore le ridiculiser quand il échoue dans ses tentatives, peut mener l'enfant à douter de ses capacités, le résultat pouvant être une faible estime de soi et un sentiment progressif de honte. À cet égard, Erikson (1974, p. 172) a énoncé le principe suivant : « La fermeté doit le protéger contre l'anarchie potentielle [...]. En même temps [...] son environnement [...] doit le protéger contre des expériences inutiles de doute et de honte. »

En ce qui concerne le fonctionnement de l'appareil psychique, le principe de réalité vient progressivement remplacer le principe de plaisir et le fonctionnement s'établit selon le processus secondaire. Le Moi se structure davantage sous la pression des réalités auxquelles l'enfant doit faire face au regard de ses diverses motivations.

Les traits de personnalité qui s'installent à cette étape dépendent du mode relationnel existant entre l'enfant et son entourage immédiat, que modulent trois facteurs :

– l'éducation à la propreté ;

– l'opposition que peut manifester l'enfant envers son entourage ;

– sa démarche vers l'autonomie.

S'il y a fixation à ce stade, l'enfant présentera des traits de caractère comme l'obstination (ténacité, persévérance, autoritarisme), une difficulté à abandonner les objets (mesquinerie, avarice), une tendance à collectionner, une tendance au désordre, au rejet, à la contestation de l'autorité. Si, au contraire, la formation réactionnelle agit comme mécanisme de défense (s'opposant à la tendance au plaisir), l'enfant deviendra soumis, résigné, il aura une propension à la prodigalité et sera préoccupé de façon obsessive par la propreté et l'ordre (méticulosité, ponctualité, perfectionnisme, sens du devoir très prononcé, fidélité aux engagements, scrupules, doutes) ; lorsque la formation réactionnelle prédomine on trouve aussi, comme traits de caractère, la grande politesse, l'obséquiosité, le souci de la justice et le respect de toute autorité.

Stade phallique ou œdipien (de 3 à 6 ans)

Le stade phallique correspond, selon Freud, à la phase au cours de laquelle les pulsions de l'enfant, comme les relations avec son entourage, se vivent autour de la différence des sexes. Pendant cette période, il appert que l'enfant choisit pour la première fois un objet sexuel bien délimité.

Freud associe le stade phallique à la période de l'apogée et du déclin du *complexe d'Œdipe*, qui se caractérise par des investissements amoureux et érotiques que le garçon ou la fille fait sur le parent de sexe opposé. Pour l'enfant, le parent de même sexe se pose comme un rival et il en vient à concevoir des sentiments de jalousie et d'hostilité envers ce rival. Mais sa faiblesse devant la situation, les craintes qu'il éprouve face à son rival (peur de perdre l'amour de la mère pour la fille, l'amour du père pour le garçon, en plus de sa crainte de castration) et la culpabilité qu'il ressent à cause des interdits qui lui sont transmis feront en sorte que l'enfant finira par abandonner son projet initial de séduction du parent du sexe opposé et cherchera plutôt à s'identifier au parent du même sexe. Par ce processus l'enfant apprend à obtenir des personnes du sexe opposé les mêmes faveurs que celles qu'il voulait au début du stade phallique, c'est-à-dire l'affection et l'estime plutôt que les gratifications personnelles.

Selon le modèle d'Erikson, cette période du développement se rattache à la crise liée à l'*initiative* ou à la *culpabilité*. Une fois l'autonomie acquise, l'enfant cherche à découvrir ce qu'il peut devenir. En plus d'être porté à l'initiative, grâce à l'identification aux parents, il évolue sur le plan psychologique conséquemment à l'extension de son répertoire de capacités motrices et mentales et à ses progrès au chapitre du langage. L'enfant peut maintenant se déplacer à volonté, et son champ d'action est devenu très large. Grâce au langage, il peut communiquer sur un grand nombre de sujets avec un grand nombre de personnes, interroger surtout, comprendre souvent, mais se méprendre souvent aussi. Toutes ces nouvelles capacités nourrissent l'imagination de l'enfant et l'amènent à faire diverses expériences, à prendre des initiatives. L'enfant, en découvrant l'action, apprend à avoir de l'initiative, fondement de la réalisation de ses aspirations et de ses projets.

L'initiative implique, elle aussi, que l'enfant entre en rivalité avec ceux qui occupent déjà le domaine où il veut diriger son action (vécu œdipien, p. ex.). Le danger de cette troisième étape est l'apparition d'un sentiment de culpabilité si les attitudes parentales sont trop culpabilisantes par rapport aux désirs de l'enfant.

Du point de vue structural, le principe de réalité a vraiment pris le dessus sur le principe de plaisir et certains mécanismes de défense se mettent en place, dont l'identification. De plus, c'est durant cette période que le Surmoi s'organise vraiment, par introjection des interdits et des exigences des parents. Autrefois, on croyait que le Surmoi se développait essentiellement au stade phallique, mais les travaux de Mahler (1968) ont démontré que les bases du Surmoi étaient jetées bien antérieurement, en fait dès le stade oral.

Le trait de personnalité prédominant à ce stade est l'initiative, comme le souligne Erikson, si la résolution de cette crise est positive. Selon les modes relationnels de cette période, d'autres traits de caractère, plus ou moins exagérés, plus ou moins normaux, peuvent s'installer, marqués entre autres par un comportement de séduction, un besoin de plaire et d'attirer l'attention, des besoins affectifs plus ou moins égocentriques. De ces besoins affectifs pourront découler diverses attitudes : des décharges émotionnelles très fortes sous forme de crises nerveuses, de colères, de crises de larmes ; des comportements de chantage et des comportements à visée manipulatrice ; une plus ou moins grande suggestibilité, laissant voir le caractère influençable et inconstant de la personne ; la mythomanie aussi, c'est-à-dire une tendance au mensonge et à la fabulation, qui signale la nature imaginaire de la relation avec autrui. Des troubles sexuels peuvent aussi survenir plus tard, si l'enfant n'a pas trouvé une solution satisfaisante au conflit œdipien.

Psychiatrie clinique : une approche bio-psycho-sociale

Période de latence (de 6 ans à la puberté)

Le stade phallique se prolonge par une phase que Freud a appelée période de latence. Celle-ci se caractérise par un affaiblissement des pulsions sexuelles qui ont jusque-là une nature infantile. Cette période, qui sépare le stade phallique du stade génital, moment où la vie sexuelle prend sa forme définitive, marque donc un temps de ralentissement dans le développement de la libido (synonyme de développement sexuel pour Freud). Aux yeux de Freud, la période de latence, tout comme le stade suivant, joue un rôle de moindre importance dans la formation de la personnalité.

Or, si l'organisation libidinale est au ralenti de six ans jusqu'au début de la puberté, le développement de la personnalité ne s'en poursuit pas moins très activement, d'après Erikson.

À cette étape, qui correspond à l'âge scolaire, l'enfant travaille à résoudre la crise qui l'amènera, par le biais de l'activité, à acquérir un sentiment de compétence ou, au contraire, un sentiment d'infériorité. L'enfant recherche l'approbation d'autrui par la maîtrise des tâches à accomplir. Il fait des apprentissages socialement valorisés (lecture, écriture, calcul), il est de plus en plus capable de partager des responsabilités et de s'entendre avec les autres.

Les champs d'intérêt et d'attachement de l'enfant s'agrandissent. Il admire d'autres personnes: ses enseignants, les parents des autres enfants, ses amis, autant d'individus qu'il va regarder agir et qu'il va essayer d'imiter. Cette étape est axée sur l'activité, sur l'acquisition de diverses habiletés, sur l'étude de différentes techniques. L'enfant apprend ainsi à se maîtriser pour mieux agir et construire; il apprend aussi à maîtriser son environnement par l'expérimentation, la planification, la participation. Même si l'enfant a vécu des situations de groupe, en garderie par exemple, c'est au cours de la période de latence, surtout au travers de l'expérience scolaire, qu'il sera face à la nécessité de la collaboration à la vie de groupe. En effet, à l'école, l'enfant doit participer à l'atteinte d'objectifs collectifs. Il apprend alors à travailler en groupe, à communiquer avec ses semblables, à organiser des jeux et des activités avec eux. Ses entreprises et ses succès lui méritent en plus la reconnaissance des autres, ce qui contribue à son sentiment de compétence.

On comprend que la façon dont se résoudra cette crise, ainsi que les suivantes, dépend pour beaucoup de la résolution des crises précédentes. En effet, si l'enfant éprouve de sérieux problèmes du côté de la confiance, de l'autonomie et de l'initiative, un sentiment d'infériorité s'installera infailliblement.

Durant cette quatrième étape du développement de la personnalité, le Moi se renforce. Il déploiera des mécanismes de défense, notamment le refoulement, l'identification et la sublimation, qui permettront une meilleure coexistence des exigences du Ça et du Surmoi. Cette dernière instance s'enrichit de tout ce qu'a appris l'enfant au travers des nouvelles relations qu'il a pu établir.

En plus de concrétiser sa tendance à l'activité, l'enfant voit se préciser davantage les différents traits de personnalité qui avaient commencé à se former aux stades antérieurs. Ces traits de personnalité peuvent aussi se modifier en fonction des nouvelles relations qu'établit l'enfant et des différents modes d'apprentissage qui peuvent le marquer.

Stade génital (adolescence)

Dernier stade du développement de la libido selon la perspective freudienne, le stade génital est la phase où réapparaissent les pulsions agressives et sexuelles de l'enfant, où se réactivent des tendances infantiles, ramenant le problème du choix. Peu à peu, l'organisation de la libido revêt sa forme définitive. La vie sexuelle normale se construit sur la convergence de la tendresse et de la sensualité vers le but et l'objet sexuels. C'est, en même temps, l'étape de la crise d'*identité* qu'a bien décrite Erikson (1972) dans son livre *Adolescence et crise*.

L'identité de l'adolescent va se préciser par rapport à un certain nombre de caractéristiques: ses goûts, ses affinités, sa reconnaissance corporelle, son image de soi, son choix sexuel, son identité sociale, politique, professionnelle. Selon les mots mêmes d'Erikson:

> Dans n'importe quelle période donnée de l'histoire cette partie de la jeunesse disposera donc du moment le plus positivement excitant qui puisse se rencontrer dans le flot des tendances techniques, économiques ou idéologiques, prometteuses, apparemment, de tout ce que pourrait réclamer la vitalité juvénile. (Erikson, 1972, p. 126.)

Bien sûr, si l'adolescent a pu acquérir plus tôt un plein sentiment de confiance en soi et envers les autres, il pourra croire pleinement en certains humains et en certaines idées. Il pourra démontrer qu'il est lui aussi digne de confiance.

Un sentiment d'autonomie bien enraciné le place sur le chemin de choix différents en parfait accord avec lui-même et en pleine sécurité quant aux avenues qu'il désire explorer. S'il a bien traversé l'étape de l'initiative, il a acquis une imagination forte qu'il pourra mettre à profit dans sa rencontre avec les autres et dans la réalisation de ses aspirations et de ses plans d'action.

Enfin, une fois qu'il aura produit quelque chose par sa propre activité, il aura le goût de la création. C'est le sentiment qui le mènera vers le choix d'un métier, l'exercice d'une fonction.

Le danger de cette étape est la *confusion d'identité*, la *diffusion des rôles*. L'échec dans les tentatives du jeune pour établir des relations personnelles, les difficultés à faire un choix sexuel, l'incapacité de se trouver une identité professionnelle, voilà autant de manifestations qui pourront engendrer une confusion d'identité.

Intimité ou isolement (jeune adulte)

Portant le modèle du développement de la personnalité au-delà du point de vue freudien, Erikson considère que, même si l'individu a atteint la maturité sexuelle, sa personnalité continue d'évoluer. Il prolonge en quelque sorte la théorie classique de Freud en ajoutant trois étapes.

Selon la théorie du cycle de vie d'Erikson, donc, au début de l'âge adulte, l'individu vit une nouvelle crise, celle de l'*intimité* ou de l'*isolement*. L'intimité se définit ici comme un attachement volontairement choisi qui associe l'affection et l'engagement. Bien sûr, l'individu doit être capable de s'engager dans des relations intimes sans craindre de perdre son identité, étape qu'Erikson conçoit comme précurseur de l'intimité. Celle-ci englobe en fait diverses situations et on peut l'envisager du point de vue des relations sociales, de l'amitié, des rencontres érotiques, des aspirations communes avec un partenaire ou des rapports intimes avec sa propre vie intérieure. L'intimité suppose nécessairement l'existence de la mutualité, c'est-à-dire un rapport réciproque, un échange d'actes ou de sentiments. Or certains jeunes adultes éprouvent des difficultés à s'engager dans des relations intimes durables et mutuellement satisfaisantes, d'où un repli sur soi et un profond sentiment d'isolement.

Générativité ou stagnation (âge mûr)

L'adulte d'âge mûr (en gros de 40 à 65 ans) fait face à une nouvelle crise pour laquelle Erikson a inventé le mot *générativité*. Durant cette période de la vie, la personne éprouve un grand besoin de sentir que l'entourage la réclame. Elle est préoccupée par les liens à établir autant avec la génération montante pour la guider qu'avec la génération précédente pour l'accompagner et profiter de son expérience.

Si un tel altruisme fait défaut, l'ennui et la *stagnation* peuvent s'installer. Il y aura alors un appauvrissement des relations interpersonnelles, un manque de projets significatifs, un désintérêt progressif et une démission. Selon Erikson, la nouvelle génération dépend des adultes d'âge mûr et les adultes d'âge mûr, de la nouvelle génération.

Intégrité personnelle ou désespoir (troisième âge)

C'est chez la personne qui est parvenue à un âge avancé, qui a pris soin des autres, qui s'est bien adaptée aux succès et aux déceptions, qui a cultivé sa créativité et s'est faite la promotrice d'idées nouvelles que le fruit des sept stades arrive à maturité (Erikson, 1972). Le terme employé par Erikson pour désigner le huitième et dernier stade est celui d'*intégrité personnelle*.

À ce stade, la personne sait qu'elle approche de sa fin, elle voit décliner ses capacités physiques et intellectuelles. Elle dresse un bilan de sa vie, évalue ses réalisations, reconnaît ses forces et ses faiblesses et les accepte. Cette acceptation l'amène à un sentiment d'intégrité et de plénitude.

Si, au contraire, la personne entretient des regrets à l'endroit de sa vie passée, si elle la voit comme une suite d'échecs et d'occasions manquées, ses dernières années seront remplies de *désespoir*. Elle sait que le temps est maintenant trop court pour recommencer une autre vie et s'engager dans des expériences satisfaisantes. Un pareil désespoir se cache souvent derrière un étalage de dégoût et de misanthropie. L'insatisfaction a un caractère chronique et le plus souvent est mêlée de mépris envers les personnes et les choses.

*

Freud et d'autres considéraient les premières années de la vie comme déterminantes pour la vie psychique d'une personne. Certes, ces premières années apparaissent importantes dans la formation de la personnalité,

Psychiatrie clinique : une approche bio-psycho-sociale

mais il n'est pas pour autant exclu que la personnalité évolue pendant toute la vie, comme l'ont conceptualisé Erikson et d'autres après lui, par exemple Levinson dont la théorie est présentée sommairement dans la section suivante.

64.2.4 Théorie de Levinson

Levinson et coll. (1978), qui se sont intéressés au développement de la personnalité chez les hommes adultes (précisons que, même si ces travaux ont surtout porté sur les hommes, plusieurs des notions de Levinson s'appliquent aussi aux femmes), divisent la vie de l'homme en quatre « saisons » :
- de la naissance à environ 22 ans, l'enfant et l'adolescent ;
- d'environ 22 ans à environ 45 ans, le jeune adulte ;
- d'environ 45 ans à environ 65 ans, l'adulte d'âge mûr ;
- d'environ 65 ans à la mort, l'adulte du troisième âge.

Chaque saison, qui s'étend sur une vingtaine d'années, comporte des caractéristiques qui lui sont propres et se subdivise en étapes. Des périodes de transition préparent l'entrée de l'individu dans un nouveau cycle de vie.

Cette section passe en revue l'essentiel de ce qui concerne la deuxième saison (jeune adulte) et la troisième saison (adulte d'âge mûr) du développement de la personnalité chez l'homme, car c'est là que se situe surtout l'apport de Levinson. Quant à la quatrième saison (le troisième âge), qui correspond au huitième stade défini par Erikson dont les pôles sont l'intégrité personnelle et le désespoir, elle n'a pas été étudiée systématiquement par Levinson et ne sera pas non plus abordée ici. Le chapitre 31, consacré à la psychiatrie gériatrique, pourra aider le lecteur à parfaire ses connaissances sur les particularités du vieillissement normal.

Deuxième saison : jeune adulte (quatre étapes)

1. De 17 à 22 ans : transition de l'adolescence à la vie de jeune adulte

Cette période comprend deux phases. Dans la première, il s'agit pour le jeune de sortir de l'adolescence. Carrefour de la vie, dit Levinson, mais il faut réussir à y trouver sa place. Les questions que l'individu se pose sur la nature de la vie et sur tout ce qui l'entoure, de même que les réponses trouvées, feront que des relations, jusque-là très importantes pour parachever son identité, seront modifiées ou prendront fin. La deuxième phase correspond aux premiers pas dans la vie adulte, laquelle englobe toutes les exigences de la société. Après avoir examiné ses diverses possibilités, le jeune adulte doit maintenant faire des choix et vérifier leur pertinence en les appliquant.

2. De 22 à 28 ans : entrée dans la vie de jeune adulte

Peu de temps auparavant, le sujet était encore un enfant, un adolescent qui, tout en avançant vers l'autonomie, demeurait quand même fortement dépendant du milieu familial.

À présent, le jeune adulte doit s'établir, créer son propre milieu. Le centre de gravité de sa vie change alors grandement. C'est un temps de la vie où il reste encore beaucoup de choix à faire, mais, tandis qu'il explore le plus d'avenues possible, il devient urgent que l'individu se crée des structures stables de vie. D'un côté, donc, il doit sonder toutes ses possibilités comme adulte, retenir le plus grand nombre d'options réalistes, éviter de s'engager trop profondément dans une seule voie, et ce tout en explorant le plus à fond possible les diverses options. D'un autre côté, il doit mettre en place des structures de plus en plus stables afin de parvenir à un degré de créativité satisfaisant.

S'il y a prédominance de la première démarche, tout est vécu d'une façon transitoire et rien ne prend racine. À l'inverse, si le jeune adulte accorde une plus grande valeur à la seconde démarche, il risque de s'emprisonner prématurément dans des structures trop rigides sans pouvoir jamais explorer suffisamment les diverses possibilités. Un juste équilibre est donc particulièrement souhaitable, voire essentiel.

3. De 28 à 33 ans : transition de la trentaine

À ce moment, l'aspect transitoire dont il a été question auparavant fait place à des structures plus permanentes, mais pas nécessairement définitives. En effet, si un changement s'avère nécessaire, mieux vaut le faire immédiatement, sinon il risque d'être trop tard pour agir. Une personne peut alors réaffirmer ses choix antérieurs ou, au contraire, être placée devant l'impératif de les modifier considérablement. Pour certains, cette transition peut se vivre comme un temps de réforme, mais non de révolution. Pour d'autres, en revanche, il pourra s'agir d'une période de crises graves. Dans ce cas, les choix antérieurs et les structures établies deviennent intolérables, mais le sujet est incapable de faire des choix plus satisfaisants, de bâtir une meilleure structure. Il s'ensuit un danger modéré, parfois même sérieux, d'expérimenter le chaos, la dissolution, la perte d'espoir dans l'avenir.

4. De 33 à 40 ans : l'âge de s'établir

Deux tâches importantes attendent l'individu durant cette période. En premier lieu, il doit affirmer sa place dans la communauté en y renforçant sa position et en améliorant au maximum ses compétences afin d'être reconnu comme une personne de valeur parmi les siens. En deuxième lieu, il doit lutter continuellement pour avancer et progresser.

Deux composantes majeures se rattachent à cette période :
- l'individu doit pouvoir réaliser ses aspirations de jeunesse dans sa famille, dans ses relations d'amitié, dans la place qu'il occupe au sein de la société, dans son travail et dans ses loisirs ;
- l'individu doit constater une progression continuelle sur le plan de ses réalisations, de son prestige et de sa puissance.

À la fin de cette période, tandis que se prépare la transition vers l'âge mûr, l'individu a besoin de sentir qu'il est un membre à part entière de sa communauté et qu'il inspire le respect à ses concitoyens.

Troisième saison : adulte d'âge mûr (quatre étapes)

1. De 40 à 45 ans : transition vers l'âge mûr

La période de transition vers ce nouveau cycle de vie qu'est l'âge mûr se compose de diverses remises en question concernant :
- la vie passée ;
- les relations avec le conjoint, les enfants et les amis ;
- la place occupée dans la société ;
- les réalisations ;
- le travail.

Ces remises en question s'accompagnent d'une réflexion sur les possibilités d'accéder à une condition supérieure, d'accomplir de nouvelles tâches. L'individu continue d'aspirer à une vie où tous ses désirs, toutes ses aspirations et tous ses talents pourraient s'exprimer.

D'après les résultats des recherches de Levinson et coll. (1978), un petit groupe traverserait cette période sans trop se questionner, sans trop chercher ailleurs ce qui lui manque et n'apparaîtrait pas trop troublé. Un autre petit groupe modifierait certains aspects de sa vie sans buter sur des difficultés majeures. Pour la majorité, cependant, il s'agit d'une période de grands bouleversements. Chaque aspect de la vie est alors examiné et l'on éprouve un sentiment profond de ne plus pouvoir avancer comme auparavant. Il faut parfois plusieurs années avant que la personne puisse opérer des changements en profondeur ou s'orienter dans une toute nouvelle voie.

2. De 45 à 50 ans : entrée dans l'âge mûr

La fin de la période de transition est souvent marquée par des changements à peine perceptibles pour les uns et très grands pour les autres. Ces changements peuvent toucher tant le style de vie que les satisfactions qu'on peut retirer de la vie, ou encore les deux à la fois.

- **Changements touchant le style de vie**

Ou bien l'individu s'était emprisonné dans des structures qui, de toute évidence, l'étouffaient et le forçaient à d'autres choix, ou bien les changements sont précipités par la survenue d'un événement marquant, par exemple la mort d'une personne proche, un divorce, une maladie grave, une mutation, un déménagement. Même des changements à peine perceptibles pour l'entourage peuvent être vécus dramatiquement par les individus en cause.

- **Changements touchant les satisfactions qu'on peut retirer de la vie**

Certains individus ont connu des défaites irréparables durant les années antérieures. Ils sont alors

Psychiatrie clinique : une approche bio-psycho-sociale

peu en mesure de modifier quoi que ce soit pour arriver à un degré de satisfaction le moindrement adéquat. Les ressources intérieures aussi bien qu'extérieures faisant défaut, ces individus sont arrêtés dans leur développement. D'autres vont tenter d'organiser leur vie en fonction de la communauté environnante, mais sans que cette organisation soit reliée à leurs besoins intérieurs. Ils ont alors une vie complètement vide de pensées, de fantaisies ou d'excitations de quelque ordre que ce soit. Plusieurs, par contre, vivent cette période comme la plus complète et la plus créatrice de leur vie. Ils parviennent à se sentir moins assujettis à leurs ambitions, à leurs diverses passions et à leurs illusions de jeunesse. Ils peuvent établir des relations interpersonnelles multiples et très satisfaisantes, tout en demeurant capables d'indépendance et de détachement.

3. De 50 à 55 ans : transition de la cinquantaine

L'individu peut travailler à améliorer ce qu'il a acquis durant la période précédente ou bien il peut modifier une autre fois les nouvelles structures de vie qu'il avait mises en place. Un épisode important de crise peut alors survenir pour les personnes qui avaient trop peu changé certains aspects de leur vie à la transition vers l'âge mûr. La structure de vie alors constituée devient insatisfaisante.

Selon Levinson, il est impossible qu'un individu parvienne à l'apogée de l'âge mûr sans avoir connu un épisode modéré de crise, soit à l'étape de la transition vers l'âge mûr, soit au début de la cinquantaine.

4. De 55 à 60 ans : apogée de l'âge mûr

C'est une période qui apparaît généralement stable. Se consolide alors tout ce qui a pu prendre racine durant la troisième saison de l'homme, de 40 à 60 ans. Pour les individus capables de se garder jeunes et de continuer à enrichir leur vie, la fin de la cinquantaine peut être une période de grands accomplissements.

64.3 THÉORIES PSYCHOBIOLOGIQUES

Déjà, les travaux de Chess et Thomas (1977) avaient démontré l'aspect inné du tempérament au travers de neuf traits présents dès la naissance et qui semblaient persister au cours de la vie. Les traits que ces études avaient mis en évidence sont :

- le niveau d'activité ;
- la rythmicité ;
- l'approche ou le retrait ;
- l'adaptabilité ;
- l'intensité de la réactivité ;
- le seuil de réponse aux stimuli ;
- la qualité de l'affect ;
- la distractivité ;
- la capacité d'attention et de persistance.

Ces travaux, qui datent des années 70, étaient essentiellement fondés sur l'observation de cohortes d'enfants. De manière fort intéressante, les observations de Chess et Thomas ont trouvé certaines correspondances dans des travaux ultérieurs, particulièrement ceux de Cloninger et Svrakic (1997, 2000). Ces auteurs réduisent à quatre le nombre de traits de tempérament hérités et présents dès la naissance, soit :

- l'évitement du mal (*harm avoidance*) ;
- la recherche de nouveauté ;
- la dépendance à l'endroit de la récompense ;
- la persistance.

Le modèle de Cloninger et Svrakic est intéressant en ce qu'il propose de relier des traits de caractère à des structures neuroanatomiques spécifiques, à des neurotransmetteurs et à certains comportements (voir le tableau 64.1). Mais il importe de souligner que, bien que ce modèle soit séduisant sur le plan intellectuel, il n'est pas totalement validé sur le plan scientifique.

Enfin, il convient de rappeler que le projet de séquençage du génome humain actuellement en cours amènera certainement des modifications majeures dans la compréhension de ce qui est réellement transmis d'une génération à l'autre. En effet, dans quelques années, on pourra assigner des traits de caractère à des locus génétiques spécifiques. Il s'agira d'une nouvelle ère, non seulement au chapitre de la compréhension de ce qui constitue réellement la personnalité, mais aussi au chapitre de ce qui peut la modifier.

*
* *

TABLEAU 64.1 Relation entre les traits de caractère et leur soutien neurobiologique

	Structure neuroanatomique	Principaux neurotransmetteurs	Réponse comportementale
Évitement du mal	– Préfrontal médian (G) – Paralimbique antérieur (D)	– Acide gamma-aminobutyrique (GABA) – Sérotonine (raphé dorsal)	Activation comportementale
Recherche de nouveauté	– Préfrontal médian (G) – Dorso-latéral préfrontal – Cingulus – Noyau caudé (G)	– Dopamine	Inhibition comportementale
Dépendance à l'endroit de la récompense	– Thalamus	– Noradrénaline – Sérotonine (raphé médian)	Attachement social
Persistance	– Cortex orbito-frontal	– Glutamate – Sérotonine (raphé dorsal)	Renforcement partiel

Source : D'après C.R. Cloninger et D.M. Svrakic, « Personality disorders », dans B.J. Kaplan et V.A. Sadock (sous la dir. de), *Comprehensive Textbook of Psychiatry*, 7ᵉ éd., Baltimore, Williams & Wilkins, 2000, p. 1726.

Dans ce chapitre, quelques théories seulement ont été présentées sommairement, montrant le développement d'une personne à travers des schèmes précis, suivant des séquences épigénétiques et événementielles, impliquant diverses phases, diverses étapes. Évidemment, tout n'est pas toujours aussi clairement défini ni aussi bien structuré dans la réalité. La multitude des éléments qui influencent le développement d'un individu durant toute une vie empêche de rendre parfaitement compte, dans tous les détails, de ce développement.

En résumé, il est certain que l'humain, héréditairement marqué dans son espèce et son individualité, est aussi orienté et façonné par son environnement. D'ailleurs, un grand nombre de phénomènes ont été rapportés dans ce chapitre qui viennent confirmer cette affirmation. Tous ces phénomènes, qu'ils soient de nature biologique, psychologique ou sociale, commencent à influencer le développement de la personnalité dès la conception et continuent de le faire durant toute la vie.

Pour finir, il convient de mettre le lecteur en garde contre de fausses impressions d'évidence concernant des notions que plusieurs auteurs ont tenté d'éclaircir dans des œuvres entières, souvent avec un succès incertain. Un autre piège à éviter a trait au dogmatisme en matière de théories du développement de la personnalité. Ce qui a été présenté ici constitue un choix d'idées, et beaucoup de travaux portent sur le développement de la personnalité selon des perspectives différentes. Ce qu'il faut comprendre, en dernière analyse, c'est que le sujet est complexe et qu'il importe avant tout de faire preuve d'une grande prudence dans l'étude de la personnalité d'un individu ainsi que dans l'interprétation de son comportement.

Bibliographie

BANDURA, A., et WALTERS, R.H.
1963   *Social Learning and Personality Development*, New York, Holt, Rinehart & Winston.

CHESS, S., et THOMAS, A.
1977   « Temperamental individuality from childhood to adolescence », *J. Am. Acad. Child Adolesc. Psychiatry*, vol. 16, nº 2, p. 218-226.

CLONINGER, C.R., et SVRAKIC, D.M.
2000   « Personality disorders », dans B.J. Kaplan et V.A. Sadock (sous la dir. de), *Comprehensive Textbook of Psychiatry*, 7ᵉ éd., Baltimore, Williams & Wilkins, p. 1723-1764.

1997   « Integrative psychobiological approach to psychiatric assessment and treatment », *Psychiatry*, vol. 60, nº 2, p. 120-141.

CLONINGER, C.R., SVRAKIC, D.M., et PRZYBECK, T.R.
1993 « A psychobiological model of temperament and character », *Arch. Gen. Psychiatry*, vol. 50, n° 12, p. 975-990.

DIGMAN, J.M.
1990 « Personality structure : Emergence of the five factors model », *Annu. Rev. Psychol.*, vol. 41, p. 417-440.

ERIKSON, E.H.
1974 *Enfance et société*, Neuchâtel, Delachaux et Niestlé.
1972 *Adolescence et crise*, Paris, Flammarion.

FREUD, A.
1972 *Le Moi et les mécanismes de défense*, Paris, PUF.

FREUD, S.
1964 *Abrégé de psychanalyse*, Paris, PUF.

KOHLBERG, L.
1976 « Moral stages and moralization : The cognitive-developmental approach », dans T. Lickona (sous la dir. de), *Moral Development and Behavior*, New York, Holt, Rinehart & Winston, p. 31-53.

LAPLANCHE, J., et PONTALIS, J.-B.
1978 *Vocabulaire de la psychanalyse*, Paris, PUF.

LEVINSON, D.J., et coll.
1978 *The Seasons of a Man's Life*, New York, Knopf.

MCCRAE, R.R., et COSTA, P.T., Jr.
1997 « Personality trait structure as a human universal », *Am. Psychol.*, vol. 52. n° 5, p. 509-516.

MAHLER, M.S.
1968 *On Human Symbiosis and the Vicissitudes of Individuation*, vol. 1 : *Infantile Psychosis*, New York, International Universities Press.

MASLOW, A.H.
1987 *Motivation and Personality*, 3e éd., New York, Harper & Row.
1972 *Vers une psychologie de l'être*, Paris, Fayard.

TAYLOR, C.
1998 *Les sources du moi*, Montréal, Boréal.

Lectures complémentaires

BEE, H.
1997 *Les âges de la vie*, Montréal, Les Éditions du renouveau pédagogique.

HOUDE, R.
1999 *Les temps de la vie, le développement psychosocial de l'adulte selon la perspective du cycle*, 3e éd., Boucherville (Québec), Gaëtan Morin Éditeur.

MORIN, P.C., et BOUCHARD, S.
1997 *Introduction aux théories de la personnalité*, 2e éd., Boucherville (Québec), Gaëtan Morin Éditeur.

PERVIN, L.A., et JOHN, O.P.
1999 *Handbook of Personality*, New York, Guilford Press.

CHAPITRE 65

Épidémiologie

MARC-ANDRÉ ROY, M.D., M.Sc., F.R.C.P.C.
Psychiatre, Programme pour personnes en début d'évolution d'une psychose de la Polyclinique
Sainte-Anne et du Centre hospitalier Robert-Giffard (Québec)
Professeur adjoint de psychiatrie au Département de psychiatrie de l'Université Laval
et au Centre de recherche Université Laval Robert-Giffard (Québec)

MICHEL MAZIADE, M.D., F.R.C.P.C.
Psychiatre, directeur scientifique au Centre de recherche Université Laval Robert-Giffard (Québec)
Professeur titulaire et directeur du Département de psychiatrie de l'Université Laval (Québec)

PLAN

65.1 Fidélité et validité
    65.1.1 Fidélité
    65.1.2 Validité avec une mesure étalon
    65.1.3 Validité sans mesure étalon
        • *Validité liée à un critère* • *Validité théorique (ou hypothético-déductive)* • *Validité apparente* • *Validité des diagnostics psychiatriques*

65.2 Épidémiologie descriptive
    65.2.1 Incidence
    65.2.2 Prévalence

65.3 Épidémiologie analytique
    65.3.1 Force de l'association
    65.3.2 Rôle du hasard
    65.3.3 Puissance statistique
    65.3.4 Biais
    65.3.5 Facteurs de confusion
    65.3.6 Définition de la causalité
    65.3.7 Possibilité de généraliser les résultats
    65.3.8 Stratégies de recherche en épidémiologie
        • *Études de cas et séries de cas* • *Études transversales* • *Études d'agrégation* • *Études de cas témoins et de cohorte*

65.4 Épidémiologie expérimentale
    65.4.1 Études de prévention primaire
    65.4.2 Études thérapeutiques

65.5 Lecture critique de la littérature scientifique

Bibliographie

Lectures complémentaires

L'épidémiologie est une discipline qui étudie la distribution géographique et socioéconomique, la fréquence et l'évolution des maladies en relation avec divers facteurs d'ordre individuel et environnemental. Étant donné que l'épidémiologie concerne l'ensemble de la recherche médicale portant sur l'humain, il est important de se familiariser avec ses principes pour comprendre la formation des connaissances scientifiques en psychiatrie.

65.1 FIDÉLITÉ ET VALIDITÉ

La fidélité renvoie à la reproductibilité d'une mesure et décrit donc la constance entre deux mesures de la même variable. La validité est la qualité d'une mesure qui rend bien compte de ce qu'elle est supposée évaluer. Pour illustrer la relation entre fidélité et validité, on peut comparer l'épidémiologiste mesurant une variable à un tireur visant le centre d'une cible. La distance entre les trous faits par les balles dans la cible reflète la précision, ou fidélité, du tir; plus les trous sont proches les uns des autres, plus le tir est fidèle. Par ailleurs, la proximité des trous par rapport au centre de la cible représente la validité; plus les trous sont près du centre de la cible, plus les tirs sont valides. Ainsi, la fidélité est une condition préalable de la validité; en effet, si les tirs sont trop dispersés, ils toucheront rarement le centre de la cible. Cependant, fidélité n'est pas synonyme de validité, car un tir peut être fidèle sans être pour autant valide, comme c'est le cas si les trous sont concentrés dans le même secteur de la cible, mais dans un secteur qui n'est pas le centre.

65.1.1 Fidélité

On évalue la fidélité en examinant la concordance de deux mesures de la même variable; on distingue la fidélité interjuge et la fidélité test-retest.

La fidélité interjuge est une mesure du taux d'accord entre des évaluateurs jugeant la même information. Elle est habituellement évaluée par au moins deux évaluateurs cotant la même information, ce qui permet de quantifier la constance avec laquelle ils appliquent les critères de cotation.

Dans l'évaluation de la fidélité test-retest, le même sujet est questionné concernant la même variable en deux occasions différentes; elle est donc une estimation de la constance de l'information fournie par un sujet et de la constance de la collecte de données.

La fidélité est améliorée par les précautions suivantes :
- l'utilisation de critères d'évaluation clairement définis, laissant le moins de place possible à la subjectivité (p. ex., critères diagnostiques du DSM-IV et échelles de sévérité des symptômes);
- la formation des évaluateurs pour qu'ils appliquent uniformément les critères;
- l'emploi de méthodes de collecte de données standardisées. Plusieurs grilles d'entrevue structurée ou semi-structurée ont été élaborées à cette fin, dont le Present State Examination, la Structured Clinical Interview for DSM-III-R, la Schedule for Affective Disorders and Schizophrenia et la Diagnostic Interview Schedule.

Il faut se rappeler que la fidélité d'un instrument peut varier selon la formation des interviewers et selon la population étudiée; le souci de favoriser et de mesurer la fidélité doit donc être présent dans toute recherche.

Une première façon de mesurer la fidélité d'une variable catégorielle (p. ex., diagnostics psychiatriques, sexe masculin ou féminin) est d'établir le taux d'accord. Malheureusement, le taux d'accord peut être trompeur, car il ne tient pas compte du fait que des accords peuvent survenir par hasard. C'est pour cette raison que le taux d'accord pour des variables catégorielles est généralement quantifié au moyen du coefficient kappa, qui permet de tenir compte du fait que certains accords peuvent être le fruit du hasard. Un kappa de 1 indique une concordance parfaite, alors qu'un kappa de 0 indique une absence totale de concordance, les valeurs étant en général comprise entre ces deux extrêmes. Par exemple, Roy et coll. (1997) ont obtenu un kappa de 0,80 lorsqu'ils ont mesuré la fidélité interjuge entre deux psychiatres, dans le cadre d'une étude de liaison génétique de la schizophrénie et des troubles affectifs, ce qui dénote un très bon niveau d'accord.

Les variables continues peuvent avoir un nombre illimité de valeurs (p. ex., sévérité des symptômes dépressifs, pression artérielle). Pour évaluer la fidélité des variables continues, on détermine généralement le coefficient de corrélation intra-classe. Par exemple, si l'on trouve une corrélation de 1 entre deux praticiens évaluant la sévérité de symptômes dépressifs chez des patients déprimés, on conclura à un accord parfait. Une corrélation de 0 dénote une absence totale d'accord. Des valeurs intermédiaires sont généralement obtenues.

65.1.2 Validité avec une mesure étalon

Dans un premier temps, on peut évaluer la validité d'une mesure en la comparant à un étalon qui fournit une mesure presque parfaite. Par exemple, un diagnostic définitif de cancer de la prostate peut être établi par un examen microscopique de cet organe après son ablation chirurgicale. Cependant, à des fins de dépistage, il est avantageux de détecter une telle pathologie sans qu'il soit nécessaire de procéder à l'ablation de cet organe. Ainsi, pour évaluer la validité d'un test de dépistage, on pourrait déterminer la façon dont ce test a pu prédire les résultats de l'examen microscopique de l'organe.

Pour mesurer la valeur prédictive d'une mesure comparée à une mesure étalon, on doit généralement tenir compte des aspects suivants (voir le tableau 65.1) :

— la *sensibilité*, qui donne la probabilité pour qu'un individu malade, état établi par la méthode étalon, soit détecté par le test ; il y a faux négatif lorsqu'un sujet malade n'est pas détecté par le test ;

— la *spécificité*, qui donne la probabilité pour qu'un individu qui n'est pas malade soit déclaré tel par le test ; il y a faux positif lorsqu'un sujet qui n'est pas malade est déclaré malade par le test ;

— la *valeur prédictive positive*, qui donne la probabilité pour qu'un individu déclaré malade par le test soit réellement malade ;

— la *valeur prédictive négative*, qui donne la probabilité pour qu'un individu qui n'est pas déclaré malade par le test soit réellement exempt de la maladie en question.

En psychiatrie, compte tenu de l'absence de méthodes diagnostiques parfaites, la sensibilité, la spécificité et la valeur prédictive sont parfois utilisées pour examiner la convergence de la mesure plus simple ou moins coûteuse avec la mesure étalon. Par exemple, s'agissant d'évaluer la présence de troubles psychiatriques chez les parents de personnes souffrant d'une maladie mentale, la méthode la plus pertinente, soit la méthode dite de la meilleure estimation diagnostique (*best estimate diagnosis*) [Maziade et coll., 1992],

TABLEAU 65.1   **Mesures de validité avec une mesure étalon**

	Malade selon le test	Sain selon le test	Total
Malade selon la mesure étalon	a	b	a + b
Sain selon la mesure étalon	c	d	c + d
Total	a + c	b + d	a + b + c + d

Sensibilité : $a/a + b$
Spécificité : $d/c + d$
Valeur prédictive positive : $a/a + c$
Valeur prédictive négative : $d/b + d$

consiste à recourir à trois sources d'information pour poser un diagnostic chez les sujets d'une étude :

— une entrevue directe avec chacun des sujets, comportant des questions sur ses propres symptômes psychiatriques ;
— une révision du dossier psychiatrique de chaque sujet ;
— des renseignements fournis par les proches.

Cette méthode est malheureusement fort coûteuse. Par conséquent, la méthode de l'histoire familiale, c'est-à-dire une méthode par laquelle on établit un diagnostic en se fondant sur les renseignements fournis par une seule personne décrivant les symptômes psychiatriques de ses proches, est fréquemment utilisée. Pour la schizophrénie, Roy, Walsh et Kendler (1996) ont évalué la validité de la méthode de l'histoire familiale en la comparant à la méthode de la meilleure estimation diagnostique et ont trouvé que la méthode de l'histoire familiale avait une faible sensibilité, une bonne spécificité et une faible valeur prédictive positive. Le tableau 65.2 (p. 1618) présente les résultats obtenus.

65.1.3 Validité sans mesure étalon

Puisqu'il n'existe pas de méthode parfaite pour mesurer les symptômes psychiatriques ou pour déterminer

TABLEAU 65.2 Mesures de validité de la méthode de l'histoire familiale (HF) comparée à la méthode de la meilleure estimation diagnostique (MED) pour diagnostiquer la schizophrénie

	Malade selon l'HF	Sain selon l'HF	Total
Malade selon la MED	14	27	41
Sain selon la MED	14	3 695	3 709
Total	28	3 722	3 750

Sensibilité de l'HF : 14/41 = 0,34
Spécificité de l'HF : 3 695/3 709 = 0,996
Valeur prédictive positive de l'HF : 14/28 = 0,50
Valeur prédictive négative de l'HF : 3 695/3 722 = 0,993
Taux de concordance entre les deux méthodes :
 14 + 3 695/3 750 = 0,989067
Taux d'accord prédit par le hasard :
 (28/3 750 × 41/3 750) + (3 722/3 750 × 3 709/3 750)
Coefficient kappa de concordance entre les deux méthodes :
 0,989067 − 0,981682/1 − 0,981682 = 0,40

Source : D'après M.-A. Roy, D. Walsh et K.S. Kendler, « Accuracies and inaccuracies of the family history method : A multivariate investigation », *Acta Psychiatr. Scand.*, vol. 93, 1996, p. 224-234.

la présence ou l'absence d'un trouble psychiatrique, l'évaluation de la validité des méthodes existantes requiert des stratégies différentes.

Validité liée à un critère

Un ensemble de stratégies peuvent être regroupées sous le terme « validité liée à un critère » (*criterion validity*). Ces stratégies ont en commun de permettre d'étudier le pouvoir explicatif d'un instrument par l'examen de ses relations avec d'autres mesures. Au moins quatre volets de la validité liée à un critère peuvent être distingués :
– la *validité prédictive* se rapporte à la capacité d'une mesure prise aujourd'hui à prédire des phénomènes *futurs*. Par exemple, la validité des critères diagnostiques de la schizophrénie est étayée par la capacité de ce diagnostic à prédire des handicaps de fonctionnement dans un avenir même éloigné ;
– la *validité concourante* (*concurrent validity*) est la qualité d'une mesure qui est en corrélation avec le critère avec lequel elle est comparée, mesuré *au même moment*. Par exemple, la validité d'une échelle de sévérité des symptômes psychiatriques est étayée par la démonstration que cette échelle est en corrélation avec le niveau de fonctionnement ;
– la *validité convergente* se rapporte au degré de corrélation entre deux mesures du *même concept*. Par exemple, la validité d'une échelle de sévérité des symptômes dépressifs est étayée par la démonstration que cette échelle est fortement corrélée avec l'échelle de Beck, utilisée depuis longtemps pour déterminer la sévérité de tels symptômes ;
– la *validité divergente* a trait à l'absence de corrélation entre deux mesures de *concepts différents*. Ainsi, il a été proposé de distinguer les symptômes positifs et négatifs de la schizophrénie ; les études qui ne trouvent aucune corrélation entre les échelles mesurant chacune de ces dimensions étayent la validité divergente des deux concepts.

Validité théorique (ou hypothético-déductive)

La validité théorique (*construct validity*) se définit comme la qualité d'une mesure qui est corrélée à d'autres mesures de la façon prédite par la théorie. Par exemple, le concept de trouble affectif bipolaire présuppose que celui-ci est différent de la schizophrénie. Ainsi, les études trouvant que, pour ces deux troubles, l'agrégation familiale et le pronostic différent largement étayent la validité théorique des critères de la manie.

Validité apparente

La validité apparente (*face validity*) est la qualité d'une mesure qui contient les éléments généralement considérés comme propres au concept. Ainsi, les critères diagnostiques de la manie ont une validité apparente puisqu'ils recueillent le consensus des psychiatres quant aux manifestations de la manie.

Validité des diagnostics psychiatriques

S'inspirant des concepts de validité liée à un critère et de validité théorique, Robins et Guze (1970) ont établi cinq critères pour tester la validité des catégories diagnostiques en psychiatrie. Cette démarche est encore au centre de la nosologie psychiatrique actuelle :
- le syndrome doit donner lieu à des manifestations cliniques bien caractérisées. Comme il est mentionné plus haut, il existe une longue tradition concernant la description des principales manifestations de la manie, telles l'euphorie, la fuite des idées et l'hyperactivité ;
- le syndrome doit avoir des marqueurs biologiques distincts. Ce critère est rarement satisfait s'agissant des troubles psychiatriques, pour lesquels peu de marqueurs biologiques sont fermement établis ;
- le syndrome doit avoir une délimitation claire par rapport à d'autres maladies, d'où la nécessité de critères d'exclusion. Par exemple, les psychoses dues à l'abus de drogues ne sont pas comprises dans le trouble schizophrénique ;
- le syndrome doit avoir une stabilité longitudinale et permettre de prédire l'évolution des personnes atteintes. Plusieurs études ont établi que le diagnostic de schizophrénie présentait un haut degré de stabilité longitudinale et ont montré que les personnes schizophrènes souffraient généralement de handicaps sociaux persistants ;
- le syndrome doit présenter une agrégation familiale. Ainsi, de nombreuses études familiales ont montré que les maladies affectives sont plus fréquentes chez les proches des patients souffrant de troubles affectifs et que la schizophrénie est plus fréquente chez les proches de schizophrènes.

65.2 ÉPIDÉMIOLOGIE DESCRIPTIVE

L'épidémiologie descriptive examine la fréquence des maladies dans la population. Ces données rendent possible une quantification de l'état de santé de la population et facilitent la planification des services de santé.

65.2.1 Incidence

Le *taux d'incidence*, qui est le taux le plus couramment utilisé en épidémiologie, est calculé en divisant le nombre de nouveaux cas d'une maladie apparus au sein d'une population donnée pendant une période déterminée par le nombre de personnes-année à risque. Les personnes à risque correspondent aux personnes qui sont suivies au cours de l'étude, pour des durées qui peuvent varier selon les personnes ; ces personnes sont saines au début de l'étude, mais elles sont susceptibles d'avoir *de novo* la maladie considérée. En vertu de cette définition, une personne à risque ne présente pas nécessairement un risque accru d'avoir la maladie par rapport au reste de la population, bien que certaines études d'incidence ciblent des populations à risque accru (p. ex., des études sur l'incidence des maladies cardiaques chez des hommes de 40 ans et plus). La notion de « personne-année à risque », qui se traduit par une valeur numérique qu'on obtient en additionnant la durée d'observation pour chaque sujet, permet de prendre en considération simultanément le nombre de participants à l'étude et le temps pendant lequel ils ont été observés. Ainsi, un sujet qui a été observé pendant un an ajoutera une personne-année ; il ajoutera deux personnes-année s'il a été observé pendant deux ans, et ainsi de suite.

Pour les problèmes psychiatriques entraînant le plus souvent une demande de soins, telle la schizophrénie, des estimations de l'incidence peuvent être obtenues en examinant le nombre d'admissions à l'hôpital pour une population et une période données. Ainsi, Nicole, Lesage et Lalonde (1993) ont estimé à 8,6 pour 100 000 le taux d'incidence annuel d'admissions pour schizophrénie. Pour ce faire, ils ont recensé le nombre de patients hospitalisés pour lesquels un diagnostic de schizophrénie a été posé pour la première fois pendant la période étudiée. Pour obtenir le taux d'incidence annuel, ils ont divisé ce nombre de nouveaux cas de schizophrénie par la durée de la période étudiée (cinq ans) et par la population du secteur desservi par l'Hôpital Louis-H. Lafontaine (Montréal), où l'étude a été réalisée. Cependant, pour la plupart des problèmes psychiatriques tels la dépression ou les troubles anxieux, seule une minorité de personnes seront un jour traitées ; on ne peut donc calculer l'incidence de ces pathologies à partir du nombre de personnes consultant pour ces troubles. Dans ce cas, pour obtenir des données qui serviront à établir l'incidence, il faut :
- savoir qui a déjà la maladie au début de la période considérée, puisque les personnes déjà atteintes sont exclues du calcul ;

Psychiatrie clinique : une approche bio-psycho-sociale

- avoir une mesure précise des nouvelles occurrences pendant la période considérée.

Colliger de telles données requiert une surveillance intensive d'une population, et les instruments diagnostiques actuels ont une marge d'erreur qui rend impossible une estimation précise de l'incidence pour la majorité des troubles psychiatriques.

65.2.2 Prévalence

Le taux de prévalence correspond au nombre de cas d'une maladie, englobant aussi bien les cas nouveaux que les cas anciens, enregistré dans une population donnée, pendant une période déterminée divisé par le nombre de personnes en observation. Le taux de prévalence est intimement lié au taux d'incidence, mais ces deux indices ne doivent pas être confondus. En effet, la prévalence est fonction de l'incidence et de la durée de la maladie. Ainsi, la prévalence augmentera si l'incidence ou la durée de la maladie augmente. Les taux de prévalence les plus fréquemment utilisés sont la prévalence pour 1 mois, 12 mois ou à vie.

Plusieurs études classiques ont estimé le taux de prévalence des problèmes psychiatriques. Parmi celles-ci, retenons l'étude de Stirling County (Murphy, 1986), dans une région rurale de la Nouvelle-Écosse, et l'étude de Midtown Manhattan (Srole et coll., 1962). L'une des conclusions les plus importantes de ces études fut que de 20 % à 25 % de la population adulte présentait des problèmes psychologiques significatifs. Cependant, ces études n'étaient pas fondées sur des critères diagnostiques systématiques ni sur des entrevues structurées.

Au cours des 20 dernières années, quelques études utilisant des entrevues structurées et des critères diagnostiques opérationnalisés ont été réalisées auprès de grands échantillons de la population générale en vue d'établir la prévalence des troubles mentaux. Parmi ces études, mentionnons l'Epidemiologic Catchment Area (ECA) Study (Robins et coll., 1984), l'enquête Santé des Franciliens (Kovess, Gysens et Chanoit, 1993) et la National Comorbidity Study (NCS) [Kessler et coll., 1994]. Le tableau 65.3 présente les prévalences établies par ces études.

Ces études font face à d'importantes difficultés :
- Certaines couches de la population sont difficilement accessibles ; par exemple, les itinérants sont rarement pris en considération dans de telles études, ce qui amène sans doute une sous-estimation importante de la prévalence de troubles psychotiques telle la schizophrénie, qui est particulièrement fréquente parmi ce groupe. Cela explique probablement en partie la faible prévalence des psychoses dans la NCS.

- Lorsque les études sont menées dans la population générale, il est probable qu'une forte proportion des sujets présentent des symptômes psychiatriques à la frontière de la normalité. Ainsi, de nombreux sujets rempliront quatre ou cinq des critères de dépression ; un changement touchant un seul critère entraînera un désaccord sur le diagnostic, expliquant la faible fidélité test-retest du diagnostic de dépression dans certaines études. Cette faible fidélité a pour conséquence, entre autres choses, de diminuer la précision des estimations de la prévalence.

Par-delà les différences non négligeables quant aux estimations de la prévalence, ces études arrivent à des conclusions semblables :

- de 20 % à 25 % de la population connaît des problèmes psychiatriques nécessitant une aide professionnelle ;

- une minorité des personnes souffrant de psychopathologies recevront des soins ; dans la plupart des cas, ces traitements seront administrés par des praticiens de première ligne ;

- les troubles psychiatriques entraînent des handicaps fonctionnels importants, une diminution de la qualité de vie et de l'espérance de vie des personnes touchées ;

- la comorbidité, c'est-à-dire la présence de plus d'un trouble psychiatrique chez le même individu, est très fréquente.

65.3 ÉPIDÉMIOLOGIE ANALYTIQUE

L'épidémiologie analytique vise à établir si la présence de certains facteurs (facteurs de risque) est associée à un risque accru de maladie. La recherche d'une telle relation causale implique d'examiner sept critères qui correspondent à autant d'étapes à franchir.

TABLEAU 65.3 Prévalence (en %) des troubles psychiatriques selon la National Comorbidity Study (NCS), l'Epidemiologic Catchment Area (ECA) Study et l'enquête Santé des Franciliens (SF)

	NCS 12 mois	NCS À vie	ECA 12 mois	ECA À vie	SF 6 mois
Troubles affectifs					
– Dépression majeure	10,3	17,1	2,6	4,4	6,0
– Manie	1,3	1,6	0,6	0,8	n.d.
– Dysthymie	2,5	6,4	n.d.	4,1	n.d.
– N'importe quel trouble affectif	11,3	19,3	n.d.	n.d.	n.d.
Psychoses non affectives	0,5	0,7	1,1	1,5	n.d.
Troubles anxieux					
– Trouble panique	2,3	3,5	0,9	1,6	0,4
– Trouble obsessionnel-compulsif	n.d.	n.d.	1,7	2,6	n.d.
– Agoraphobie sans trouble panique	2,8	5,3	n.d.	n.d.	n.d.
– Phobie sociale	7,9	13,3	n.d.	2,4	n.d.
– Phobie simple	8,8	11,3	n.d.	n.d.	n.d.
– Anxiété généralisée	3,1	5,1	3,8	8,5	2,8
– N'importe quel trouble anxieux	17,2	24,9	n.d.	n.d.	n.d.
Abus de substances					
– Abus d'alcool	2,5	9,4			
– Dépendance à l'alcool	7,2	14,1	6,3*	13,8*	0,2
– Abus de drogues	0,8	4,4			
– Dépendance aux drogues	2,8	7,5	2,5*	6,2*	0,2
– N'importe quel abus ou dépendance	11,3	26,6	n.d.	n.d.	n.d.
Personnalité antisociale	n.d.	3,5	1,2	2,6	n.d.
N'importe quel trouble psychiatrique	29,5	48,0	28,1	n.d.	n.d.

n.d. : données non disponibles.
*Inclut abus et dépendance.

Sources : Pour les données de la NCS, R.C. Kessler et coll., « Lifetime and 12-month prevalence of DSM-III-R psychiatric disorders in the United States », *Arch. Gen. Psychiatry*, vol. 51, 1994, p. 8-19 ; pour les données de l'ECA Study, L.N. Robins et coll., « Lifetime prevalence of specific psychiatric disorders in three sites », *Arch. Gen. Psychiatry*, vol. 41, 1984, p. 949-958 ; pour l'enquête SF, V. Kovess, S. Gysens et P.F. Chanoit, « Une enquête de santé mentale : l'enquête Santé des Franciliens », *Ann. Med. Psychol.*, vol. 151, 1993, p. 624-628.

65.3.1 Force de l'association

Tout d'abord, il faut quantifier la force de l'association. Selon le type de variables (continues ou catégorielles), le devis épidémiologique (cas témoin ou cohorte), le nombre de groupes de sujets et le nombre de variables étudiées (analyses univariées lorsqu'on étudie l'association entre deux variables et multivariées lorsque plus de deux variables sont étudiées), divers types de mesures d'association seront appropriées (Rosner, 1990). Pour quantifier l'association entre deux variables catégorielles, on utilise couramment un *odds ratio* (rapport de cotes). Par exemple, un *odds ratio* de 2 pour quantifier l'association entre une anoxie à la naissance et l'apparition de la schizophrénie à l'âge adulte signifierait que le risque de

Psychiatrie clinique : une approche bio-psycho-sociale

schizophrénie est deux fois plus élevé pour les personnes qui ont souffert d'anoxie néonatale que pour celles qui n'en ont pas souffert.

65.3.2 Rôle du hasard

Pour juger d'une association entre des variables, il faut déterminer si elle est significative ou si elle est due au hasard. La meilleure façon d'étudier l'association entre une maladie et un facteur de risque serait d'étudier cette association dans l'ensemble de la population, ce qui est évidemment impossible. C'est pourquoi les chercheurs doivent sélectionner un échantillon; par conséquent, il y aura des fluctuations dans les estimations de la force de l'association. Plus l'échantillon sera grand, plus l'estimation de la force de l'association sera précise. Le hasard de l'échantillonnage fera qu'une certaine proportion des échantillons aléatoires possibles confirmera l'existence d'une association, même en l'absence d'une association réelle.

C'est pourquoi on utilise la valeur p, qui est la probabilité pour qu'une association soit observée en l'absence d'une association réelle et soit donc due au hasard inhérent au processus d'échantillonnage. Pour savoir si l'association est statistiquement significative, on doit comparer cette valeur p avec un seuil de signification statistique établi au préalable comme le niveau à partir duquel une association est déclarée significative. Par convention, un seuil de signification de 0,05 est généralement adopté, ce qui signifie qu'une association pourrait survenir 5 fois sur 100 par effet du hasard. Ainsi, si la valeur p est inférieure à 0,05 ($p < 0,05$), l'association sera jugée statistiquement significative.

La valeur p est obtenue au moyen de tests statistiques qui correspondent aux mesures d'association tel le *odds ratio* mentionné plus haut. Ces tests comprennent le test t de Student, le test F de Fisher, le khi carré (χ^2). Par exemple :

- le test t permet de comparer deux groupes par rapport à une variable continue (p. ex., pression artérielle, sévérité des symptômes dépressifs). Dans la même lignée, l'analyse de la variance (*analysis of variance* [ANOVA]) permet de comparer deux groupes ou plus par rapport à une variable continue;
- le test du khi carré permet de comparer deux groupes par rapport à une variable catégorielle (p. ex., proportion d'hommes ou de femmes atteints de schizophrénie comparée à la proportion d'hommes ou de femmes atteints de troubles de l'humeur).

L'intervalle de confiance est un paramètre utile, qui tient compte à la fois de la force de l'association et de son niveau de signification statistique; l'intervalle de confiance est un intervalle numérique à l'intérieur duquel se situe le véritable paramètre selon un niveau de probabilité prédéterminé. Par exemple, une étude (Susser et coll., 1996) a observé qu'une exposition *in utero* à une famine survenue en Hollande pendant la Seconde Guerre mondiale multipliait le risque qu'apparaisse ultérieurement la schizophrénie par un facteur de 2 (risque relatif). L'intervalle de confiance à 95 % (95 % étant le niveau de confiance établi *a priori*) de ce risque relatif était de 1,2 à 3,4. Autrement dit, il y a une probabilité de 95 % pour que la véritable estimation de l'association soit située entre ces deux extrêmes.

65.3.3 Puissance statistique

En l'absence d'une association statistiquement significative, il faut se demander si l'étude offre une puissance statistique suffisante. La puissance statistique est la probabilité pour qu'une association d'une certaine force soit détectée, compte tenu de certains paramètres, tels que la taille de l'échantillon. La puissance statistique est généralement représentée symboliquement par la lettre grecque β. Par convention, une puissance statistique de 0,80 est jugée satisfaisante. Avant d'entreprendre une étude, les chercheurs doivent s'assurer que la taille de l'échantillon qu'ils constitueront fournit une puissance statistique suffisante. Par exemple, on pourrait vouloir réaliser une étude comparant la fréquence d'un antécédent comme la perte d'un parent pendant l'enfance chez des sujets déprimés et chez des sujets non déprimés. Supposons, selon un exemple hypothétique, que 5 % des personnes dans une population ont perdu un de leurs parents par décès pendant l'enfance et qu'un chercheur dispose de ressources lui permettant d'évaluer un groupe de 515 sujets déprimés et un groupe témoin comprenant le même nombre de sujets non déprimés. Ce chercheur veut déterminer si cet échantillon lui offre une puissance statistique suffisante pour détecter une association entre la perte d'un parent pendant l'enfance et la survenue d'une dépression à l'âge adulte. Il lui faut alors stipuler l'augmentation de risque de dépression imputable à la perte d'un parent qu'il veut être capable de détecter; supposons qu'il lui apparaît nécessaire de détecter un effet selon lequel la perte d'un parent double le risque de dépression. Dans cet exemple, des calculs de puissance statistique (selon les formules et tableaux présentés dans Cohen [1988]) permettent d'établir que la probabilité pour que cet échantillon offre une association significative entre la dépression et la perte d'un parent (donc la puissance) est de 0,80. Ainsi, si l'étude ne comptait que 100 sujets par groupe et ne trouvait pas d'association, il serait logique de soupçonner que sa puissance statistique était insuffisante, et le fait qu'une telle étude ne trouve pas d'association ne signifie pas nécessairement qu'une telle association n'existe pas.

65.3.4 Biais

Le fait d'avoir conclu qu'une association n'est pas due seulement au hasard ne signifie pas automatiquement qu'elle soit valide. En effet, une association statistiquement significative peut être due à des biais introduits au cours de l'étude. Un biais est une erreur qui influe différemment sur les deux groupes comparés. On distingue deux catégories de biais, les biais de sélection et les biais d'information.

Un biais de sélection est introduit quand les sujets malades et le groupe de comparaison sont recrutés selon un processus d'échantillonnage différent. Par exemple, pour étudier l'efficacité d'un nouvel antidépresseur, on pourrait comparer deux groupes, soit un groupe expérimental constitué de déprimés traités au moyen de la nouvelle molécule et un groupe témoin traité par un antidépresseur classique. Cependant, il y aura un biais de sélection si, d'une part, les sujets du groupe expérimental viennent d'une clinique spécialisée dans le traitement des troubles de la personnalité et souffrant d'un trouble de la personnalité surajouté à la dépression; plusieurs études ont, en effet, démontré que des troubles de la personnalité sont associés à une mauvaise réponse aux antidépresseurs. D'autre part, le groupe témoin est constitué de sujets qui souffrent de dépression et exclut ceux qui ont un trouble de la personnalité. Ainsi, chez les sujets traités au moyen du nouveau médicament, la probabilité pour qu'ils répondent au traitement pharmacologique est *a priori* moindre; la comparaison des deux traitements est donc faussée en faveur du traitement classique. La meilleure façon d'éviter les biais de sélection est de s'assurer que les sujets des deux groupes sont représentatifs de la même population.

Le biais d'information est introduit lorsque l'information sur les sujets malades et sur les sujets témoins est obtenue de façon différente. On distingue le biais de remémoration et le biais d'observation.

On parle de biais de remémoration lorsque les sujets malades et les sujets témoins ne se rappellent pas les faits avec le même degré de précision. Par exemple, un investigateur veut comparer une histoire de complications périnatales entre des sujets schizophrènes et des sujets qui ne sont pas schizophrènes en interrogeant leurs mères relativement à de telles complications. Il est probable que les mères de sujets schizophrènes se souviendront mieux des complications qui sont survenues, cherchant depuis longtemps des causes possibles aux problèmes de leur enfant. En conséquence, une telle étude pourrait trouver qu'une histoire de complications périnatales est plus fréquente chez les schizophrènes, mais cet écart ne résulterait que des différences dans la précision des souvenirs des mères de schizophrènes comparativement aux mères de personnes non schizophrènes.

On parle de biais d'observation lorsque les interviewers obtiennent ou interprètent l'information de façon différente selon l'appartenance à l'un ou l'autre groupe. Par exemple, un investigateur veut étudier la relation entre le fonctionnement familial et l'anorexie nerveuse en comparant le fonctionnement de familles de sujets anorexiques à celui de familles de sujets qui ne sont pas anorexiques. Supposons que l'enquêteur connaît l'hypothèse de recherche (les familles des sujets anorexiques présentent plus de dysfonctions) et sait quelles sont, parmi les familles, celles des sujets anorexiques; il peut être alors porté à systématiquement juger les familles de sujets anorexiques plus dysfonctionnelles qu'elles ne le sont en réalité. Ce biais pourrait mener à la conclusion, qui pourrait alors être erronée, que les familles de sujets anorexiques sont plus dysfonctionnelles.

Le risque d'introduire des biais d'information peut être réduit de diverses façons:
– standardiser la collecte et la cotation de l'information, ce qui restreindra la subjectivité;
– garder le participant et l'interviewer dans l'ignorance des hypothèses de recherche;

Psychiatrie clinique : une approche bio-psycho-sociale

– éviter que l'interviewer sache à quel groupe (groupe des sujets malades ou groupe témoin) appartient le sujet interrogé.

65.3.5 Facteurs de confusion

En plus des biais de sélection et d'information, il faut, dans l'interprétation des résultats, tenir compte du rôle de facteurs de confusion entraînant de fausses associations ou masquant des associations valides. Pour être dit de confusion, un facteur doit être corrélé avec la variable considérée et un risque accru pour la maladie, indépendamment de sa relation avec le facteur de risque. Par exemple, un chercheur veut étudier la relation entre la taille (facteur de risque) et la schizophrénie. Il forme un groupe témoin de sujets anorexiques. La composition selon les sexes (facteur de confusion) des deux groupes est fort différente, car 70 % des sujets schizophrènes sont des hommes, comparativement à moins de 10 % des personnes anorexiques. De plus, les hommes sont en moyenne plus grands que les femmes. Si le chercheur ne tient pas compte du rôle du sexe comme facteur de confusion, il conclura de façon erronée qu'une grande taille est un facteur de risque pour la schizophrénie. Ainsi, le sexe remplirait les conditions d'un facteur de confusion, puisque :

– le sexe masculin est associé à une plus grande taille ;
– le sexe masculin est un facteur de risque pour la schizophrénie ;
– une grande taille n'est pas ce qui explique la relation entre la schizophrénie et le sexe masculin.

Il existe plusieurs méthodes pour prévenir l'effet des facteurs de confusion sur la validité d'une étude. Trois stratégies peuvent être utilisées au moment de la collecte des données :

– s'il s'agit d'un essai thérapeutique, les sujets peuvent être assignés de façon aléatoire à l'un ou l'autre des traitements comparés (randomisation) ;
– l'étude peut être limitée à des sujets remplissant certains critères ; dans l'exemple donné ci-dessus, seuls des sujets masculins pourraient faire partie des groupes ;
– les deux groupes peuvent être appariés selon des caractéristiques importantes. Ainsi, dans l'exemple précédent, le chercheur pourrait s'assurer que chacun des groupes compte le même nombre de sujets masculins.

Il est souvent impossible ou non souhaitable d'éliminer l'effet de tous les facteurs de confusion dans le devis de l'étude. Dans ce cas, différentes méthodes peuvent être employées au moment des analyses. La méthode la plus couramment utilisée consiste à comparer les groupes par rapport aux facteurs de confusion, et si des différences sont détectées, des analyses multivariées pourront souvent éliminer leur influence.

65.3.6 Définition de la causalité

Une association entre un facteur de risque et une maladie n'est pas automatiquement garante de la causalité de cette association. Traditionnellement, la causalité était établie exclusivement selon le postulat de Koch :

– l'agent est toujours présent dans les cas où la maladie est présente ;
– lorsque l'agent est présent, la maladie l'est ;
– l'élimination de l'agent causal est suivie par la guérison.

Cependant, s'agissant de maladies chroniques telles les psychopathologies, ces critères ne peuvent s'appliquer. Hill a proposé les critères suivants pour juger de la causalité d'une association :

– si l'association est très forte, elle risque moins d'être fortuite ou de refléter un biais ; ainsi, un facteur qui augmente de 20 fois le risque d'une maladie est plus susceptible d'entraîner réellement la maladie qu'un facteur qui n'augmente le risque que 1,5 fois ;
– la vraisemblance biologique est aussi un critère utile, quoique souvent difficile à établir ; par exemple, plusieurs études laissent entendre que des infections à influenza survenant au cours du deuxième trimestre de la grossesse augmentent le risque que l'enfant souffre plus tard de schizophrénie ; le fait que cette période constitue un moment critique dans le développement du système nerveux central du fœtus soutient la vraisemblance biologique d'une association causale entre schizophrénie et infection à influenza ;

- la reproduction de l'association par une étude indépendante est primordiale pour tester la causalité ; en effet, si plusieurs études arrivent aux mêmes conclusions, il est peu probable que ces conclusions soient erronées ou qu'elles découlent des mêmes problèmes méthodologiques. Un exemple frappant de constance est fourni par les études de jumeaux, d'adoption et d'agrégation familiale qui concordent pour étayer l'importance des facteurs génétiques dans la schizophrénie ;

- une relation entre le degré d'exposition au facteur de risque et la probabilité d'avoir la maladie apparaît elle aussi significative ; par exemple, différentes études ont démontré que plus sont nombreux les événements de vie stressants que vit une personne, plus la probabilité de faire une dépression augmente ;

- l'exposition doit précéder le début de la maladie ; la relation entre les infections à influenza et la schizophrénie satisfait à ce critère. En effet, ces infections surviennent pendant la grossesse, alors que les premiers symptômes de la schizophrénie se manifestent généralement deux décennies plus tard.

65.3.7 Possibilité de généraliser les résultats

Après avoir conclu à la validité d'une association étiologique, il faut se questionner sur la possibilité de généraliser cette association. Essentiellement, les résultats s'appliquent à la population dans laquelle les sujets ont été sélectionnés. Par exemple, si une étude n'inclut que des sujets masculins, ses conclusions ne s'appliqueront qu'aux hommes.

65.3.8 Stratégies de recherche en épidémiologie

Plusieurs stratégies de recherche permettent d'étudier les relations entre des facteurs de risque et une maladie. Cependant, la force des conclusions qui se dégagent des études n'est pas similaire, et celles-ci correspondent souvent à des étapes successives dans l'établissement de l'étiologie. La présentation de ces stratégies suivra cet ordre.

Études de cas et séries de cas

Dans des études intensives d'un ou de quelques cas, un clinicien décrit l'histoire de certains patients, ce qui l'amène à émettre des hypothèses étiologiques expliquant ses observations ; de telles observations peuvent parfois donner lieu à des hypothèses importantes. Par exemple, le syndrome immunodéficitaire acquis (sida) a été identifié au moyen d'une série de cas, ce qui a permis de repérer le virus de l'immunodéficience humaine (VIH). Cependant, en l'absence de groupes de comparaison et de tests statistiques, il est impossible de tirer des conclusions définitives à partir de telles observations ; les hypothèses formulées doivent être vérifiées par des études plus rigoureuses.

Études transversales

Dans les études transversales, l'association entre une maladie et l'exposition à un facteur de risque est étudiée alors qu'ils sont mesurés simultanément. Par exemple, un chercheur peut comparer le fonctionnement de familles de personnes vivant un épisode dépressif à celui de familles de personnes n'en vivant pas. Cependant, une telle étude ne permet pas de vérifier la chronologie des événements, c'est-à-dire de savoir si la dysfonction familiale a précédé ou suivi l'épisode dépressif ; il est donc impossible de dire si la dysfonction familiale est une conséquence ou une cause de la dépression. La limitation principale des études transversales est donc leur incapacité de mettre au jour la séquence de l'exposition et de la maladie.

Études d'agrégation

Les études d'agrégation examinent l'association entre un facteur de risque et une maladie à l'échelle des populations. De telles études ont établi une relation entre la moyenne nationale de consommation de gras d'origine animale et l'incidence nationale de cancers. Le problème lié à ces études est qu'il est difficile de déterminer ce qui se passe à l'échelle individuelle. Ainsi, il peut arriver qu'à l'intérieur d'une population les personnes qui ont la maladie ne soient pas celles qui ont été exposées au facteur de risque. Ce type de problème a été nommé biais écologique. À cause de ce biais, ces études ne sont qu'une étape préliminaire dans l'examen de la relation entre un facteur de risque et une maladie.

Psychiatrie clinique : une approche bio-psycho-sociale

Études de cas témoins et de cohorte

Dans les études de cas témoins, on compare le pourcentage de sujets ayant la maladie (cas) ayant été exposés à un facteur de risque donné au pourcentage de sujets sains (témoins) ayant été exposés à ce facteur de risque. Par exemple, on pourra comparer des personnes schizophrènes et des sujets qui ne sont pas schizophrènes du point de vue de la présence d'une histoire de complications périnatales. Ce devis épidémiologique est probablement le plus fréquemment utilisé en recherche médicale.

Dans les études de cohorte, on compare le pourcentage des personnes exposées à un facteur de risque qui ont la maladie au pourcentage des personnes non exposées qui n'ont pas la maladie. Par exemple, la fréquence de troubles du comportement peut être comparée entre des enfants de parents divorcés et des enfants de parents qui ne sont pas divorcés. Ces études de cohorte peuvent être prospectives ou rétrospectives. Pour poursuivre avec le même exemple, un devis prospectif consisterait à sélectionner les enfants dès le divorce et à les suivre dans le temps. Un devis rétrospectif consisterait à retourner à des registres de l'état civil pour trouver des enfants dont les parents ont divorcé, par exemple il y a 10 ans, et à examiner ces enfants à ce moment, 10 ans après le divorce, pour déterminer la fréquence des troubles psychiatriques apparus depuis.

Les études de cohorte et de cas témoins présentent des avantages et désavantages distincts (résumés au tableau 65.4) qui font que, selon le contexte, un devis peut être préférable à l'autre :

– *Risque de biais.* Les études de cas témoins sont plus susceptibles de souffrir de biais que les études de cohorte. En effet, dans les études de cas témoins, les sujets ou leurs proches sont questionnés relativement à la présence de facteurs de risque dans le passé. Les souvenirs peuvent être remaniés et influencés par la survenue de la maladie. Ainsi, pour reprendre un exemple précédemment donné, il est fort possible que des mères de sujets schizophrènes, lorsqu'elles sont questionnées sur l'histoire obstétricale de leur enfant schizophrène, seront portées à se rappeler leur accouchement avec plus de détails, car elles cherchent une explication aux problèmes de leur enfant. À l'inverse, dans une étude de cohorte, la mesure des complications périnatales aurait été

TABLEAU 65.4 Comparaison des études de cas témoins et des études de cohorte

	Études de cas témoins	Études de cohorte
Risque de biais	Plus élevé	Moins élevé
Étude de maladies rares	Efficace	Peu efficace
Étude des conséquences multiples d'un seul facteur de risque	Peu efficace	Efficace
Coût	Peu élevé	Plus élevé
Étude de la chronologie des facteurs de risque par rapport à la survenue de la maladie	Plus difficile	Plus facile
Étude d'une maladie ayant une longue période de latence	Efficace	Peu efficace

obtenue avant que se manifeste la schizophrénie, prévenant le risque de biais d'information.

– *Fréquence de la maladie et de l'exposition.* Les études de cas témoins sont plus efficaces lorsqu'il s'agit de maladies rares. En effet, si une étude de cohorte porte sur une maladie rare, il n'y aura peut-être pas suffisamment de cas pour conclure à la présence ou non d'une association entre l'exposition au facteur de risque et la maladie. À l'opposé, lorsque le pourcentage de personnes exposées est faible dans la population, une telle association risque de n'être pas relevée par une étude de cas témoins.

– *Conséquences multiples d'un seul facteur de risque ou facteurs de risque multiples d'une seule maladie.* Les études de cohorte sont appropriées pour étudier les conséquences multiples d'un seul facteur de risque. Par exemple, une étude de cohorte comparant des enfants dont les parents sont divorcés avec des enfants dont les parents ne sont pas divorcés pourra s'intéresser aux conséquences du divorce en ce qui concerne divers diagnostics psychiatriques, la qualité de vie ou la satisfaction dans les relations interpersonnelles. À l'opposé, les études de cas témoins permettent d'étudier l'association entre plusieurs facteurs de risque et une maladie unique. Par exemple, une

étude de cas témoins comparant des personnes souffrant de dépression majeure à des personnes qui n'en souffrent pas permettrait d'examiner simultanément le rôle de plusieurs facteurs, tels que la perte d'un parent en bas âge et d'autres événements stressants comme la perte d'un emploi.
- *Coût.* Les études de cas témoins sont généralement moins coûteuses que les études de cohorte et il est plus facile de constituer des groupes de recherche.
- *Maladies ayant une longue période de latence.* Les études de cas témoins sont plus avantageuses que les études de cohorte lorsqu'il s'agit de maladies ayant une longue période de latence, c'est-à-dire lorsqu'il y a un long délai entre l'exposition au facteur de risque et le début de la maladie. Ainsi, une étude de cohorte portant sur la relation entre les complications périnatales et la schizophrénie nécessiterait un suivi complexe et coûteux pendant quelques décennies, étant donné que la schizophrénie commence fréquemment dans la vingtaine.
- *Chronologie des facteurs de risque.* Les études de cohorte facilitent l'évaluation de la chronologie des facteurs de risque par rapport à celle de la maladie. En effet, dans les études de cohorte, les facteurs de risque sont mesurés avant le début de la maladie, alors que, dans les études de cas témoins, les facteurs de risque sont mesurés rétrospectivement, après l'éclosion de la maladie.

65.4 ÉPIDÉMIOLOGIE EXPÉRIMENTALE

Dans les études expérimentales, tout comme dans les études de cohorte, les sujets sont sélectionnés selon qu'ils ont été exposés ou non à un facteur de risque ou qu'ils seront l'objet de l'expérimentation. À la différence des études de cohorte, dans les études expérimentales, c'est le chercheur qui décide à quelle intervention le sujet sera soumis. Deux types d'études expérimentales doivent être distinguées :
- les études de prévention primaire, dans lesquelles on évalue l'efficacité d'une intervention visant à prévenir l'apparition d'une maladie chez des sujets exempts de cette maladie ;
- les études thérapeutiques, dans lesquelles on évalue l'efficacité d'une intervention précoce visant à atténuer les symptômes par un traitement (prévention secondaire) ou à réduire les effets d'une maladie sur le fonctionnement de l'individu (prévention tertiaire).

65.4.1 Études de prévention primaire

Le but ultime de l'épidémiologie est la prévention des maladies. Sans connaissances exactes quant aux causes des maladies, les programmes de prévention risquent de reposer sur de bonnes intentions ou sur des intérêts politiques.

Le lien entre les connaissances relatives à l'étiologie et les programmes de prévention est illustré par les maladies cardiovasculaires. En effet, les études épidémiologiques incriminant le tabagisme comme facteur de risque pour de nombreuses maladies ont permis d'élaborer des programmes d'intervention visant à une diminution du tabagisme et d'évaluer leur efficacité, des mesures ayant d'importantes répercussions sur la santé de la population. En psychiatrie, compte tenu du manque de connaissances certaines quant à l'étiologie des troubles mentaux, il est plus difficile d'élaborer des programmes de prévention, une situation que les progrès à venir en recherche étiologique pourront corriger en fournissant des bases plus solides à de tels programmes. Par exemple, on sait aujourd'hui que même les troubles psychotiques graves comme la schizophrénie n'ont pas une cause strictement génétique, puisque certaines personnes ayant une vulnérabilité génétique ne développent pas la maladie, ce qui indique que des facteurs environnementaux interviennent dans l'expression de cette vulnérabilité. Les recherches génétiques, en élucidant la pathophysiologie de la schizophrénie, feront en sorte que l'interaction entre les facteurs génétiques et les facteurs environnementaux sera mieux comprise. En conséquence, les progrès de la génétique permettront de dépister précocement les personnes porteuses de gènes de susceptibilité et, sans doute, de mettre au point des interventions environnementales pour réduire le risque d'apparition de la maladie.

65.4.2 Études thérapeutiques

Les études thérapeutiques visent à évaluer l'efficacité et les effets indésirables des interventions thérapeutiques proposées aux individus souffrant d'une maladie. Dans un contexte de rationalisation des choix

Psychiatrie clinique : une approche bio-psycho-sociale

budgétaires, les interventions cliniques sont de plus en plus sujettes à évaluation. La validité de l'évaluation d'un traitement reposant sur plusieurs aspects, il importe :

- de constituer un groupe de comparaison approprié. Le plus souvent, il s'agit d'un autre groupe de sujets qui seront traités selon une autre modalité ou qui recevront un agent inactif (placebo) ; parfois, il s'agit du sujet lui-même, à qui sera administré successivement le traitement actif et le placebo ;
- d'éviter les biais de sélection, c'est-à-dire veiller à ce que les sujets soient recrutés et répartis de façon aléatoire entre le groupe expérimental et le groupe témoin. En effet, il est important que les deux groupes se ressemblent le plus possible et ne diffèrent pas par rapport à des facteurs pouvant influer sur les résultats du traitement. Sinon, toute différence entre les deux groupes à la fin de l'étude pourrait être due à des différences existant avant le début de l'étude et serait donc indépendante de l'effet du traitement ;
- d'éviter les biais d'observation. À cette intention, on gardera les sujets et les évaluateurs dans l'ignorance du groupe (expérimental ou témoin) auquel ils appartiennent. Cette stratégie d'étude en double aveugle (*double-blind*), dite aussi à double insu, permet d'éviter que les idées préconçues qu'aurait un groupe ou l'autre n'influencent les observations ;
- de tenir compte des sujets qui abandonnent la recherche avant la fin. Le taux d'abandon est un paramètre très important, car il permet d'estimer dans quelle mesure un traitement sera accepté ou toléré lorsqu'il sera utilisé en clinique. Par ailleurs, les sujets abandonnant une étude en cours diffèrent souvent des sujets qui poursuivent. C'est pourquoi les analyses doivent inclure les sujets ayant abandonné l'étude avant la fin, ce qui est appelé analyses d'« intention de traiter ».

De plus en plus, les essais cliniques s'intéressent à divers aspects du traitement autres que l'efficacité et les effets indésirables :

- les aspects économiques sont souvent invoqués pour justifier des décisions quant au traitement, au moyen d'études coût/bénéfices. Ces études permettent de guider le choix des interventions de façon à obtenir les meilleurs résultats compte tenu des ressources disponibles. Par exemple, il se peut qu'un traitement à première vue plus coûteux qu'un autre se révèle à plus ou moins long terme plus économique du fait qu'il réduit le nombre de réhospitalisations et améliore la qualité de vie des patients traités ;
- la mise en évidence des facteurs permettant de prédire le degré de réponse au traitement constitue une dimension sur laquelle se penchent plusieurs chercheurs. Ainsi, on tiendra compte des stades de la maladie, de la posologie, des caractéristiques cliniques, etc. ;
- étant donné qu'un même trouble peut être traité selon plusieurs modalités, la comparaison de l'efficacité d'un traitement combinant plusieurs modalités à celle d'un traitement n'en utilisant qu'une est également un objet d'étude intéressant.

65.5 LECTURE CRITIQUE DE LA LITTÉRATURE SCIENTIFIQUE

Une connaissance des notions présentées dans ce chapitre permet de faire une lecture critique de la littérature scientifique. Les paragraphes qui suivent décrivent la démarche qu'il convient d'adopter pour aborder un texte scientifique.

Tout d'abord, le périodique dans lequel est publié l'article est déjà une indication de sa qualité. Les questions importantes qu'il faut se poser relativement au périodique sont :

- Est-ce que ce périodique est doté d'un comité de révision par les pairs ? Par ce processus, l'article est soumis à l'examen critique et anonyme d'autres chercheurs ayant une expertise dans le même domaine.
- Quelle est la notoriété du périodique dans lequel l'article est publié ? Il est clair que toutes les revues ne sont pas égales quant à leurs exigences concernant la rigueur scientifique. Cependant, la publication d'un article, même dans les revues les plus prestigieuses, ne garantit pas l'absence de lacunes importantes.

Lorsqu'on aborde l'introduction, les aspects suivants sont à considérer :

- La revue de littérature est-elle complète, est-ce qu'elle résume bien les résultats de travaux antérieurs pertinents par rapport à l'étude exposée

dans cette publication et est-ce qu'elle fait bien ressortir les zones grises ou les déficiences que cette étude vise à corriger ?
- Les points de vue contradictoires sont-ils exposés ou est-ce que les auteurs se montrent d'emblée acquis à une hypothèse, sans esprit critique ?
- Les hypothèses de recherche sont-elles clairement énoncées et sont-elles justifiées ?
- Les auteurs articulent-ils bien le modèle théorique sous-jacent à ces hypothèses ?
- Les questions de recherche sont-elles posées en des termes clairs qui permettent de les tester ?

Au chapitre de la description des méthodes, plusieurs points sont importants :

- Quel est le devis épidémiologique utilisé ? Comme on l'a vu, les devis diffèrent quant à leur vulnérabilité face à certains problèmes.
- Ce devis est-il approprié compte tenu des questions de recherche ?
- La population ciblée est-elle clairement définie ?
- La méthode de sélection des sujets est-elle clairement expliquée et quels sont les biais qu'elle peut avoir introduits ?
- Le taux de participation est-il rapporté et est-ce que les raisons d'exclusion ou de non-participation sont données ?
- Est-ce que les précautions nécessaires ont été prises pour prévenir les biais d'information ? Par exemple, dans une étude thérapeutique, les observations sont-elles recueillies en double aveugle ?
- La validité des instruments de mesure est-elle prouvée ?
- La fidélité des instruments de mesure a-t-elle été évaluée ?
- Les méthodes d'analyse retenues sont-elles appropriées aux questions de recherche ? Cet aspect est souvent difficile à évaluer et requiert généralement une connaissance approfondie des biostatistiques.

En ce qui concerne la discussion, les aspects suivants doivent être considérés :

- Les principaux résultats sont-ils présentés succinctement ?
- Les différentes interprétations possibles des résultats sont-elles soupesées ?
- Est-il fait état des limitations de l'étude, et l'effet qu'elles peuvent avoir exercé sur les résultats obtenus est-il examiné ? Plus particulièrement dans les cas de résultats négatifs, la puissance statistique est-elle examinée ?
- Les résultats sont-ils appuyés ou non par d'autres études ? En cas de conclusions différentes, quelles sont les explications possibles ?
- Les implications des résultats pour la pratique clinique ou leurs conséquences en ce qui concerne les modèles théoriques sont-elles analysées ?
- Des suggestions sont-elles faites pour les études à venir ?

Ces considérations ne s'appliquent pas toutes au cas des revues de littérature, qui se fondent sur des données publiées. Malheureusement, les revues de littérature ressemblent souvent à des éditoriaux reflétant l'opinion des auteurs, alors qu'un tel exercice devrait être abordé avec la même rigueur qu'un projet de recherche. Pour les revues de littérature, quatre points doivent être examinés :

- Les méthodes de repérage des articles sont-elles appropriées ? La méthode habituelle consiste en une recherche dans les banques de données bibliographiques (Medline, Psychlit) et dans les bibliographies d'articles. Très souvent, les auteurs de revues de littérature se bornent à citer des articles qu'ils ont choisis en conformité avec leur opinion, ignorant ceux qui vont à l'encontre.
- La méthode utilisée pour porter un jugement global sur la présence ou non soit : *a)* d'une association entre le facteur de risque et la maladie étudiée (études de cas témoins ou de cohorte), soit *b)* d'une différence entre les groupes expérimentaux (études expérimentales), est-elle appropriée ? Il n'est pas rare, malheureusement, qu'un jugement global soit porté selon ce qui est appelé avec dérision un « score de football », c'est-à-dire en comparant le nombre d'études concluant, par exemple, à une différence entre les groupes expérimentaux au nombre d'études ne trouvant pas de différence. Une telle méthode est inadéquate, car elle accorde un poids égal aux études dotées d'une puissance statistique insuffisante à cause d'un échantillon de petite taille et aux études bénéficiant d'une plus grande puissance statistique. Une façon plus adéquate de porter un jugement global est de procéder à une méta-analyse, qui est

une méthode permettant de combiner plusieurs études et d'obtenir une puissance statistique souvent impossible à obtenir par une seule étude (Streiner, 1991).

– L'effet d'un biais de publication a-t-il été correctement examiné ? Le biais de publication désigne la tendance à publier surtout des études rapportant des résultats statistiquement significatifs (p. ex., une différence entre deux groupes), au détriment des études ne trouvant pas de différence. Ce phénomène est déplorable, car des résultats dits « négatifs » peuvent être tout aussi importants. Plusieurs techniques, dont la description déborde le cadre de ce chapitre, peuvent être utilisées pour reconnaître la présence d'un biais de publication dont il importe de tenir compte dans l'interprétation des résultats des études publiées.

– L'effet des aspects méthodologiques mentionnés ci-dessus est-il analysé ? On peut tenir compte de l'effet de ces aspects méthodologiques, tels les divers biais décrits précédement, par exemple en restreignant la revue de littérature aux études satisfaisant à des critères méthodologiques rigoureux ou en examinant dans quelle mesure les conclusions des diverses études sont influencées par les méthodes de recherche utilisées.

*
* *

Ce chapitre a présenté les principales notions d'épidémiologie. Il est clair que ces notions sont pertinentes non seulement pour les chercheurs, mais aussi pour tout praticien qui veut aborder de façon critique les données scientifiques ayant des répercussions sur la pratique clinique.

Bibliographie

COHEN, J.
1988   *Statistical Power Analysis for the Behavioral Sciences*, Hillsdale, Lawrence Erlbaum Associates.

KESSLER, R.C., et coll.
1994   « Lifetime and 12-month prevalence of DSM-III-R psychiatric disorders in the United States », *Arch. Gen. Psychiatry*, vol. 51, p. 8-19.

KOVESS, V., GYSENS, S., et CHANOIT, P.F.
1993   « Une enquête de santé mentale : l'enquête Santé des Franciliens », *Ann. Med. Psychol.*, vol. 151, p. 624-628.

MAZIADE, M., et coll.
1992   « Best estimate diagnosis in genetic studies of psychotic disorders », *Am. J. Psychiatry*, vol. 149, p. 1674-1686.

MURPHY, J.M.
1986   « The Stirling County Study », dans M.M. Weissman, J.K. Myers et C.E. Ross (sous la dir. de), *Community Surveys of Psychiatric Disorders*, New Brunswick (N.J.), Rutgers University Press, p. 1133-1153.

NICOLE, L., LESAGE, A., et LALONDE, P.
1993   « Lower incidence and increased male/female ratio in schizophrenia », *Br. J. Psychiatry*, vol. 161, p. 556-557.

ROBINS, E., et GUZE, S.B.
1970   « Establishment of diagnostic validity in psychiatric illness : Its application to schizophrenia », *Am. J. Psychiatry*, vol. 126, p. 983-987.

ROBINS, L.N., et coll.
1984   « Lifetime prevalence of specific psychiatric disorders in three sites », *Arch. Gen. Psychiatry*, vol. 41, p. 949-958.

ROSNER, B.
1990   *Fundamentals of Biostatistics*, Boston, PWS-Kent.

ROY, M.-A., et coll.
1997   « Factors affecting reliability of best estimate diagnosis of major psychoses in pedigree studies », *Am. J. Psychiatry*, vol. 154, p. 1726-1733.

ROY, M.-A., WALSH, D., et KENDLER, K.S.
1996   « Accuracies and inaccuracies of the family history method : A multivariate investigation », *Acta Psychiatr. Scand.*, vol. 93, p. 224-234.

SROLE, L., et coll.
1962   *Mental Health in the Metropolis*, New York, McGraw-Hill.

STREINER, D.L.
1991   « Research methods in psychiatry : Using meta-analysis in psychiatric research », *Can. J. Psychiatry*, vol. 36, p. 357-362.

SUSSER, E., et coll.
1996   « Schizophrenia after prenatal famine. Further evidence », *Arch. Gen. Psychiatry*, vol. 53, p. 25-31.

Lectures complémentaires

BERNARD, P.-M., et LAPOINTE, C.
1987 *Mesures statistiques en épidémiologie,* Sillery (Québec), Presses de l'Université du Québec.

HENNEKENS, C.H., et BURING, J.E.
1987 *Epidemiology in Medicine,* Boston, Little, Brown.

NORMAN, G.F., et STREINER, D.L.
1986 *PDQ Statistics,* Toronto, B.C. Decker.

PHILIPPE, P.
1985 *Épidémiologie pratique,* Montréal, Presses de l'Université de Montréal.

TSUANG, M.T., TOHEN, M., et ZAHNER, G.E.
1995 *Textbook in Psychiatric Epidemiology,* New York, John Wiley & Sons.

CHAPITRE 66

Sociologie et maladie mentale

Louise Blais, Ph.D. (sciences humaines appliquées)
Professeure agrégée à l'École de service social de l'Université d'Ottawa

Avec la collaboration de Louise Mulligan-Roy, M.Serv.soc.

PLAN

66.1 Perspective structuro-fonctionnaliste : la maladie mentale comme déviance
    66.1.1 La santé comme conformité
    66.1.2 La maladie comme déviance
    66.1.3 Relativité des notions de santé et de normalité
    66.1.4 Rôle des professions

66.2 Perspective interactionniste : la maladie mentale comme construction professionnelle et sociale
    66.2.1 Une théorie de l'étiquetage
    66.2.2 L'action déviante comme processus social
    66.2.3 Causalité sociale ou dérive sociale
    66.2.4 Rôle des professions

66.3 Théorie du conflit : la maladie mentale comme conséquence des inégalités sociales
    66.3.1 Potentiel créateur du conflit
    66.3.2 Médicalisation du social
    66.3.3 Genèse sociale des maladies
    66.3.4 Universalité du risque
    66.3.5 Rôle des professions

66.4 Sociobiologie : la maladie mentale comme dysfonctionnement génétique
    66.4.1 Bases biologiques des comportements sociaux
    66.4.2 La normalité comme adaptation à l'ordre social
    66.4.3 Enjeux de la sociobiologie

Bibliographie

Lectures complémentaires

À une époque où la question des maladies mentales se présente de plus en plus comme relevant des sciences biomédicales, plusieurs seraient tentés de demander ce que la sociologie peut avoir à dire sur le sujet. Pourtant, la sociologie des troubles mentaux n'est pas une science récente. Depuis Auguste Comte et Émile Durkheim, les phénomènes aujourd'hui assimilés à la maladie mentale ont, avec d'autres, servi d'objet d'étude ayant permis à la sociologie de se constituer en tant que discipline. En effet, plusieurs figures marquantes des sciences humaines et sociales ont passé par l'étude de ce qui est convenu d'appeler les troubles mentaux pour comprendre le fonctionnement des sociétés, par qui et comment s'y fait le départage entre le normal et le pathologique, comment on traite collectivement l'anormal. Pourquoi cet intérêt de la part des sciences que la médecine a traditionnellement qualifiées de « molles » pour une question qui se présente comme relevant de plus en plus des sciences qu'on appelle « dures » ?

La Seconde Guerre mondiale a marqué un point tournant dans la constitution de la sociologie de la maladie mentale et de la médecine en tant que sous-discipline de la sociologie. Avec les divulgations concernant les camps de concentration nazis et le génocide non seulement des juifs, mais aussi d'autres groupes de la population jugés indésirables ou déviants, par exemple les homosexuels, les gitans, les malades mentaux internés, la question du normal et du pathologique et des institutions qui en étaient les dépositaires sera un objet d'étude important en sciences humaines et sociales. Car parmi les questions que soulevait l'Allemagne nazie était celle de savoir si une société pouvait être malade. Que signifiait dès lors être un individu sain ou normal ?

Ces questions posées par les sciences humaines et sociales ont profondément marqué les pratiques institutionnelles et professionnelles depuis. C'est dans ce contexte que verront le jour, par exemple, la « psychiatrie de secteur » en France, qui se voulait au départ plus un projet social qu'une mesure purement administrative de découpage territorial (Audisio, 1978), les « communautés thérapeutiques » de Maxwell Jones en Angleterre et, plus tard, l'expérience de Franco Basaglia, en Italie, qui, toutes, ont trouvé écho en Amérique du Nord. Certes, ces changements se sont aussi réalisés dans une conjoncture marquée par l'arrivée des premiers neuroleptiques qui ont conduit à une transformation radicale dans la compréhension et le traitement de la maladie mentale. Cela ne fait qu'éclairer davantage le registre multidimensionnel — biologique, psychologique et social — dans lequel se situent, d'emblée, les troubles mentaux.

Ce chapitre examine quelques courants qui ont dominé la perspective sociologique dans l'étude des troubles mentaux depuis un demi-siècle. L'espace oblige à limiter le texte plus spécifiquement aux courants qui sont apparus en Amérique du Nord. Le lecteur intéressé par les perspectives européennes dans l'étude de la maladie mentale et de son rapport au champ socioculturel peut se référer, entre autres, aux travaux de Bastide (1965), de Castel (1981) et de Foucault (1994) qui seront à l'occasion évoqués dans les pages qui suivent.

66.1 PERSPECTIVE STRUCTURO-FONCTIONNALISTE : LA MALADIE MENTALE COMME DÉVIANCE

Le structuro-fonctionnalisme remonte au début du 20e siècle et a ses origines dans la pensée d'Émile Durkheim. Cette perspective cherche à comprendre les causes sociales de faits sociaux ; on étudie donc les relations entre les diverses institutions de la société qu'on postule être inextricablement liées de manière à former un système harmonieux. On suppose de plus que les êtres humains sont contraints par l'univers extérieur et sont ainsi prévisibles et contrôlables.

Le structuro-fonctionnalisme a dominé les recherches sociologiques des années 50 et 60, bien que son héritage persiste aujourd'hui. S'inscrivant dans la perspective des théories systémiques qui prédominent les sciences humaines et sociales de l'après-guerre, le structuro-fonctionnalisme appliqué au champ de la santé et de la maladie mentale avait pour principal théoricien Talcott Parsons, un sociologue de l'Université Harvard. Ses travaux ont influencé des générations de chercheurs et ont largement contribué à l'émergence de la sociologie de la médecine et de la maladie.

66.1.1 La santé comme conformité

Parsons propose de voir la santé/maladie en rapport avec les rôles sociaux des individus, considérant que la conformité à ces rôles est la condition de l'intégration et du maintien du système social. Selon Parsons, l'analyse sociologique devait porter non seulement sur l'étude de la famille, de l'école ou de l'usine prises comme unités typiques de l'organisation sociale, mais aussi sur cette autre composante majeure dans la structure et le fonctionnement de la société que sont les professions (Parsons, 1964). Dans la pensée de Parsons, les professions constituent un sous-système de la société ayant des rapports multiples avec d'autres sous-systèmes (la famille, l'usine, l'école, etc.) et avec la société dans son ensemble. C'est pourquoi le système d'intervention sociosanitaire est pour lui une institution ayant une fonction centrale dans le maintien de l'ordre social. Dans la perspective structuro-fonctionnaliste, la santé est liée à ce qui, depuis le 19e siècle, est défini comme progrès, où le mérite est fonction du talent et du travail des individus comme condition de l'égalité des chances. Vu que la compétition constitue le noyau dur du capitalisme où les plus forts seront choisis, Parsons considère que la santé est une condition préalable de la participation pleine et entière à une société qui se veut démocratique et fondée sur l'égalité des chances. La santé est donc posée comme une condition de la démocratie et de la justice et définie en fonction de la capacité ou de la motivation des individus à remplir les rôles sociaux qui permettront le bon fonctionnement et la reproduction de l'ordre social. Comment chaque élément de la société vient à y être considéré comme utile et à se conformer à ses attentes normatives sera étudié en fonction de quatre critères :

- la stabilité normative, qui fait en sorte que les valeurs d'une société sont connues de ses membres et que ces derniers sont motivés à les accepter et à s'y plier ;
- l'intégration à la société, qui favorise la coordination entre les diverses parties du système social et assure le bon fonctionnement de l'ensemble ;
- la poursuite et l'atteinte de buts qui soient compatibles avec le système social dans son ensemble (Rocher, 1969, p. 297-298) ;
- l'adaptation ou la capacité d'adaptation signifiant non seulement l'adaptation à des conditions données, mais aussi l'effort d'un passage à un état plus satisfaisant et productif (*ibid.*, p. 189-190).

66.1.2 La maladie comme déviance

La maladie devient objet d'intérêt pour la sociologie de Parsons dans la mesure où elle traduit une panne dans la capacité ou la motivation de l'individu à remplir ses rôles sociaux. Ce n'est pas la maladie en tant que telle qui intéresse la sociologie parsonienne, mais bien ce qu'elle représente de dysfonctionnement dans l'accomplissement des rôles sociaux et donc de menace pour l'ordre social. La question est de savoir comment la société traite la maladie, comment un système thérapeutique en tant que système social propose de l'éliminer ou de l'enrayer (Gerhardt, 1989, p. 64).

Dans le cas de la maladie physique, la panne touche les capacités fonctionnelles de l'individu ; le système médical sert alors de lieu temporaire permettant de légitimer l'individu dans son rôle de malade de manière qu'il puisse guérir et reprendre ou redéfinir des rôles sociaux conformes aux attentes ambiantes.

C'est cependant à la maladie mentale que la sociologie de Parsons porte un intérêt particulier. Dans sa pensée, la panne occasionnée par un trouble mental touche la motivation et est, de ce fait, profondément plus dérangeante pour l'ordre social. Pour Parsons, toute maladie est une « déviance » en ce sens qu'elle est une phase où les rôles sociaux normalement endossés par un individu peuvent être temporairement suspendus (Parsons et Fox, 1952). S'il assimile la maladie mentale à la forme la plus extrême de la déviance, donc la plus menaçante, c'est qu'elle entraîne une déformation dans la perception de la réalité et empêche la personne atteinte de bien décoder les attentes et normes comportementales du milieu. La normalité et la conformité passent par la volonté, la motivation et les habiletés à ne pas se laisser aller à la passivité, à l'irresponsabilité ou à la dépendance. Puisque chaque individu est membre d'une société qui, selon Parsons, ne peut se tenir que par la contrainte et la conformité, la panne sur le plan motivationnel qu'est pour lui la maladie mentale, même si elle peut par ailleurs être organique, traduit un affaiblissement des contrôles sociaux. Cela conduirait à la dépendance et à la régression à des stades antérieurs du développement de la personnalité qui sont incompatibles avec la stabilité sociale (Gerhardt, 1989).

Psychiatrie clinique : une approche bio-psycho-sociale

66.1.3 Relativité des notions de santé et de normalité

Inspiré par des travaux anthropologiques de son temps, Parsons (1963, 1964) adoptait l'idée que ce qui était considéré comme normal et sain, ou, corollairement, comme déviant et pathologique, variait d'une société à l'autre ou d'une époque à l'autre à l'intérieur d'une même société. Ainsi, par exemple, l'alcoolisme peut être tantôt un crime, tantôt un péché, tantôt une maladie. De même pour l'homosexualité qui, jusqu'en 1973, était considérée comme une maladie mentale dans la classification de l'American Psychiatric Association. En somme, propose Parsons, ce qui est déviant ou pathologique dans une société est relatif à sa conception de ce qui est normal ou sain. Puisque la normalité et la santé sont définies en fonction de la capacité ou de la volonté à se conformer aux attentes normatives, sera jugée normale ou saine toute personne qui fonctionne d'une manière efficace et reconnue comme telle par autrui. Une société peut avoir des orientations immorales, voire dangereuses. Toutefois, stipule Parsons, le sociologue ou le psychiatre ne peut poser un diagnostic de déviance ou de pathologie qu'une fois les normes et valeurs de la société violées. À la limite, donc, une société ne peut être considérée comme malade selon Parsons; elle peut être immorale, mais la santé des individus restera fonction de leur conformité aux valeurs dominantes (Gerhardt, 1989).

66.1.4 Rôle des professions

L'intervention thérapeutique aura une fonction essentielle pour Parsons (1963, 1964). À ses yeux, en effet, la médecine et les professions, entre autres celles qui relèvent de la psychiatrie, sont un objet à part entière de la sociologie générale dans la mesure où le traitement ou l'intervention vise à rétablir chez l'individu une motivation adéquate pour qu'il puisse assumer ses responsabilités sociales. Quelle que soit la technique, le traitement cherche à resocialiser la personne, à la replacer dans sa condition d'adulte stable. Dans cette perspective, les professions sont vues comme jouant un rôle de contrôle social important en ce sens qu'elles ont à traiter, sinon guérir, des maladies ou des déviances qui menacent en tout temps l'ordre social.

Parsons a exercé une influence considérable sur des générations de chercheurs et ses concepts ont été repris et intégrés dans diverses formations professionnelles jusqu'à aujourd'hui. Mais la sociologie de Parsons a aussi suscité d'importantes objections, notamment en ce qui concerne sa manière de voir l'adaptation comme critère de démarcation entre santé et maladie mentale.

En posant l'adaptation des individus comme une condition de l'harmonie sociale, et la non-adaptation comme une source de désordre structurel, la sociologie parsonienne s'avère incapable de concevoir le conflit auquel conduirait la non-adaptation autrement que comme dysfonctionnement et pathologie potentielle ou réelle. Gerhardt (1989, p. 65) rappelle à cet effet que Parsons percevait le conflit comme découlant des tendances antisociales refoulées des individus. C'est en ce sens que le conflit sera pour lui une question qui concerne le champ de la santé/maladie, notamment la psychiatrie et la psychologie. Cette incapacité de faire valoir la dimension potentiellement créatrice du conflit, au profit d'une conception du conflit en tant que pathologie, a marqué les pratiques professionnelles dans le champ de la santé/maladie mentale en Amérique du Nord surtout. Avec les divers mouvements de contestation émergeant à la fin des années 60, la pensée de Parsons sera remise en question, sans pour autant être mise au rancart.

Devereux (1970) met en lumière le postulat caché du relativisme culturel de Parsons concernant les maladies mentales, à savoir que si les individus peuvent être malades, la société est toujours nécessairement normale. Or Devereux considère que les sociétés peuvent être malades (l'Allemagne nazie servant encore d'exemple) et celui qui s'y adapte intègre des normes morbides. Ici, ce serait la non-conformité, et non l'adaptation, qui serait le critère de santé, ou, plutôt, la capacité de riposter, d'inventer et de réussir à imposer de nouvelles normes de conduite.

66.2 PERSPECTIVE INTERACTIONNISTE : LA MALADIE MENTALE COMME CONSTRUCTION PROFESSIONNELLE ET SOCIALE

Prenant source dans la pensée de Max Weber, l'interactionnisme symbolique cherche à comprendre le sens subjectif que les acteurs sociaux attribuent à des événements comme la maladie. On s'intéresse au sens donné à la maladie, à la façon dont elle s'est constituée dans l'entourage, à la façon dont celui-ci réagit une fois le diagnostic posé, à la façon dont un diagnostic, surtout dans le cas d'affections chroniques, influe sur l'identité de la personne.

La perspective interactionniste se développe notamment à la fin des années 50 et au début des années 60, période pendant laquelle les études sur la déviance, le crime et le contrôle social sont devenues des domaines de spécialisation dans les sciences sociales et humaines aux États-Unis. L'affinement des concepts interactionnistes et leur application à l'étude des problèmes sociaux, les conflits théoriques et méthodologiques et l'insatisfaction face aux théories existantes, notamment le structuro-fonctionnalisme, pour comprendre les comportements pathologiques ou déviants expliqueraient l'intérêt croissant pour une perspective qui se révèle être une remise en question des autres écoles de pensée (Gerhardt, 1989).

66.2.1 Une théorie de l'étiquetage

La perspective interactionniste, aussi appelée théorie de l'étiquetage, est une approche qui cherche à se démarquer de celle que préconise l'école de Parsons relativement à l'étude des troubles mentaux et de la déviance. Alors que l'approche de Parsons envisage les troubles mentaux comme une situation définie objectivement, les interactionnistes postulent que les définitions socialement acceptées de ces troubles sont subjectives. De fait, l'interactionnisme symbolique repose sur un relativisme moral dans la mesure où il suppose que les normes et valeurs sociales ne sont pas universelles, rationnelles et objectives. La tâche des interactionnistes consistera donc à expliquer pourquoi et sous quelles conditions certaines actions arrivent à être définies, jugées et traitées comme pathologiques ou déviantes. La perspective interactionniste amène alors un « renversement de la question, qui ne se pose plus désormais au sujet de la personne du déviant, mais plutôt au sujet de la réaction sociale » (Mourant, 1984, p. 156). Qui est défini comme déviant ou malade ? Qui définit la déviance et la maladie ? Quelles sont les répercussions de cette définition sur la personne qualifiée de déviante ou malade ?

66.2.2 L'action déviante comme processus social

Dans la perspective interactionniste, le comportement pathologique ou déviant se présente en deux étapes : d'abord, l'acte de violation de la norme sociale et ensuite, la réaction sociale à cet acte (Dotter et Roebuck, 1988). Dans ce sens, le comportement pathologique s'inscrit dans un processus social. Comme le montre Scheff (1975, cité dans Jones, Gallagher et McFalls, 1988), un comportement inadéquat peut être perçu comme une excentricité ou une idiosyncrasie si l'individu est riche et comme un désordre mental s'il ne l'est pas. Ainsi, la déviance n'est pas une qualité intrinsèque propre à certains comportements ou à certains individus, mais plutôt une catégorie construite au cours des activités d'un ensemble complexe d'agents (l'école, la famille, les professionnels, etc.). Comme le souligne Becker (1963, p. 32-33) :

> [...] les groupes sociaux créent la déviance en instituant des normes dont la transgression constitue la déviance, en appliquant ces normes à certains individus et en les étiquetant comme déviants. De ce point de vue, la déviance n'est pas une qualité de l'acte commis par une personne, mais plutôt une conséquence de l'application, par les autres, de normes et de sanctions à un « transgresseur ». Le déviant est celui auquel cette étiquette a été appliquée avec succès et le comportement déviant est celui auquel la collectivité attache cette étiquette.

En d'autres termes, la déviance est le résultat de l'interaction entre l'individu qui accomplit l'acte et les autres qui y réagissent (Becker, 1963). Les interactionnistes soutiennent cependant que les réactions sociales à la déviance ne sont pas toujours uniformes dans la mesure où certains comportements peuvent être vus comme déviants par des personnes ou des groupes sociaux, mais non par d'autres. De surcroît, Becker (1963) note que la réaction sociale à la déviance peut varier selon le moment précis de la transgression des normes et le statut du transgresseur.

La perspective interactionniste propose donc un changement d'objet. Ce ne sont plus les causes de la déviance qui importent, mais plutôt le processus par lequel certains actes et comportements, et les individus qui y sont associés, en viennent à être définis par d'autres comme déviants ou malades (Mourant, 1984).

Psychiatrie clinique : une approche bio-psycho-sociale

Pour les interactionnistes, le simple fait de désigner ou d'étiqueter une personne comme déviante provoque une accentuation de la déviance. Selon Lemert (1967), la réaction sociale à un premier comportement déviant peut avoir pour conséquence son renforcement. L'individu étiqueté perd son identité sociale antérieure pour se voir investi d'une autre identité et introduit dans un nouveau rôle social (Goffman, 1961). Ainsi stigmatisé, l'individu aura tendance à modeler son comportement en fonction de ce nouveau statut (Mourant, 1984). À titre d'exemple, au moment d'un premier épisode de trouble mental, un individu peut être étiqueté malade mental par le psychiatre ou la société en général. Il peut ensuite en arriver à adopter lui-même le comportement qu'on attend de lui, d'où l'idée de « carrière » de malade mental formulée par Goffman (1961). La déviance est alors un produit, d'une part, des actions professionnelles et institutionnelles qui définissent qui est déviant, et, de l'autre, des gens qui finissent par s'identifier à ces définitions. Bref, l'interactionnisme postule qu'en cherchant à contrôler les comportements pathologiques la société, ses institutions et ses professionnels finissent par les provoquer.

66.2.3 Causalité sociale ou dérive sociale

Selon Scheff (1984), toute personne, à un moment donné, a des comportements qui peuvent être perçus comme des symptômes de maladie mentale. Si ces comportements persistent et deviennent connus par les autres, la personne risque d'être dirigée vers une autorité (le psychiatre, les tribunaux, etc.) en fonction de la nature de l'acte commis, du degré d'ouverture ou de fermeture du milieu par rapport à cet acte ainsi que du statut social, économique et culturel du transgresseur. Dans cette perspective, le fait que le taux de schizophrénie, par exemple, soit plus élevé dans la population qui occupe le bas de l'échelle sociale traduit non pas des prédispositions à la schizophrénie plus grandes dans les milieux de pauvreté, mais plutôt le fait que les gens issus de ces milieux sont plus susceptibles de recevoir des diagnostics lourds (Sarbin, 1990). Cette idée est, depuis plusieurs décennies, en opposition avec les théories de la dérive sociale (*social drifting*) également mises en avant dans la littérature scientifique pour expliquer les liens entre les conditions sociales et l'équilibre mental des individus et des groupes. Selon ces théories, la schizo-phrénie, pour poursuivre avec le même exemple, serait également présente dans toutes les classes sociales, mais les dysfonctionnements qu'elle entraîne sont tels que l'individu atteint se verra glisser inévitablement vers le bas de l'échelle sociale (Blais, 1995, 1998).

Pour les interactionnistes, l'identification et la définition de la maladie mentale proviennent avant tout des conceptions et des valeurs propres à des individus ou à des groupes qui ont réussi à s'approprier cette question comme champ d'action et de compétence par le biais de leur statut professionnel. Dans cette optique, la désignation officielle de la maladie mentale repose sur l'interprétation qu'en donnent les personnes qui interviennent dans la définition des normes et des règles et dans leur mise en application. Ainsi, les données statistiques ne refléteraient pas tant l'ampleur objective des troubles mentaux que l'action de les définir qui se déploie dans les milieux professionnels et de recherche.

En somme, dans la perspective interactionniste, la maladie mentale est conçue essentiellement comme une création des psychiatres et des milieux scientifiques et professionnels, ce qui est l'un des fondements de l'antipsychiatrie. Cela est évidemment en opposition fondamentale avec le point de vue largement dominant depuis les années 60 selon lequel la maladie mentale est une maladie au même titre que le cancer, l'infarctus ou autre. Mais, dans la logique interactionniste, le fait de présenter la maladie mentale comme une donnée objective et antérieure à la réaction sociale est une inversion naturelle étant donné qu'elle est une construction sociale (Dotter et Roebuck, 1988). L'étude des causes de la maladie mentale, selon ce courant, implique aussi l'analyse de la dynamique sociale ayant participé à l'émergence des normes sociales qui régissent les codes de conduite et, par là même, définissent ce qui est hors norme. Les interactionnistes ne cherchent pas à comprendre la maladie mentale à partir des personnes et de leurs comportements ou des normes qui sont transgressées, mais plutôt à partir des situations et des conditions dans lesquelles une personne est désignée ou étiquetée malade. L'effort de la perspective interactionniste dans l'analyse de la problématique de la maladie mentale consiste à la resituer dans un processus d'interaction sociale et à dégager les dynamiques interpersonnelles et sociales qui participent à la construction d'un individu en tant que malade mental.

Comme le souligne Rosenberg (1984, p. 300): «*It takes two to make a psychotic—an observer and an actor.*»

66.2.4 Rôle des professions

Les interactionnistes ne se réclament pas des qualités d'objectivité et de neutralité; bien au contraire, tant dans la recherche que sur le plan clinique, ils affichent une empathie, voire un parti pris explicite en faveur de l'*underdog*, c'est-à-dire des personnes en position de faiblesse sociale, plus susceptibles d'être étiquetées et stigmatisées socialement. La perspective interactionniste amène à voir le rôle des professionnels un peu comme celui de l'avocat qui vient à la défense des personnes socialement vulnérables (Gerhardt, 1989).

Un des reproches adressés à la théorie de l'étiquetage est qu'elle nierait l'existence de la déviance ou des troubles mentaux. Devant l'acte de délinquance, ou encore face à une personne en proie à des hallucinations, la théorie de l'étiquetage ainsi conçue paraît plutôt fantaisiste, pour ne pas dire peu crédible. Ce qu'il faut souligner, c'est que, dans la théorie de l'étiquetage, il n'y a pas que l'acte de délinquance ou l'hallucination, ou d'autres exemples de comportement hors norme. Il y a aussi le regard et le jugement de l'entourage, qu'il s'agisse de la famille, du milieu scolaire, de la société, des professionnels qui nomment et classifient les comportements en question. Et c'est dans cette interaction que réside le véritable enjeu. C'est pourquoi les travaux de Goffman (1961) et de Becker (1963), deux des principaux artisans de l'école interactionniste, restent percutants. Ils offrent, en effet, des outils conceptuels permettant aux praticiens et aux cliniciens de penser aux conséquences sociales de leurs actes, notamment au rôle que joue le diagnostic psychiatrique dans les processus de marginalisation et de discrimination touchant les personnes socialement fragiles.

66.3 THÉORIE DU CONFLIT: LA MALADIE MENTALE COMME CONSÉQUENCE DES INÉGALITÉS SOCIALES

La théorie du conflit a ses origines dans la pensée de Karl Marx. Cette perspective s'intéresse à l'étude des conflits (de classe, de sexe, de race) comme point de départ pour comprendre une société à travers son histoire. L'exercice consiste à décrire et à documenter l'injustice dans les sociétés à la lumière d'une compréhension de la sphère économique et de l'influence qu'elle exerce sur d'autres sphères de la vie sociale. Appliquée à la sociologie de la santé et de la maladie, la théorie du conflit postule que la maladie est liée aux inégalités inhérentes au système économique et patriarcal.

Parsons (1963), on se souviendra, posait la santé mentale en rapport avec la fonction adaptative des comportements et comme condition de l'harmonie dans l'ordre social. Le rôle des interventions médicales et professionnelles était alors de rétablir cette harmonie quand elle tombait en panne. L'influence de Parsons doit être située dans le contexte des trente glorieuses, comme on appelle communément la période 1945-1975, où l'idée de croissance et de progrès irréversibles constitue un thème dominant les représentations des sociétés occidentales, surtout en Amérique du Nord. Dans ce contexte, comme on l'a vu plus haut, les rôles sociaux semblaient relativement clairs et laissaient peu de place au conflit, si ce n'est que comme dysfonctionnement, pathologie et menace pour l'ordre social.

66.3.1 Potentiel créateur du conflit

Déjà vers la fin des années 50, cette manière de penser le conflit comme nécessairement pathologique ou dangereux était remise en question par différentes sous-disciplines de la sociologie. Gerhardt (1989) met en évidence des travaux de l'époque (Darhendorf, 1959) montrant que l'intégration sociale peut impliquer des clivages et des conflits qui ne sont pas dysfonctionnels, mais bien plutôt créateurs. On commence à voir poindre l'idée selon laquelle l'intégration sociale ne peut être jugée à l'aune d'un modèle unique ou idéal; elle est au contraire multiple et variée. Du point de vue de la théorie du conflit, la multiplicité des lignes de clivage dans une société peut témoigner de la manière dont elle s'ouvre ou se ferme aux différences de valeurs, de comportements, de croyances et de pratiques, mais aussi aux différences liées au sexe, à la race et à la classe sociale.

Avec les transformations que subissent le marché du travail et la structure familiale, ce n'est plus la question de l'harmonie qui constitue l'essence de l'ordre social. Le conflit deviendra central dans l'étude sociologique, le postulat étant que la vie est conflit; celui-ci est à la base de la vie en société et des contrats informels ou formels entre individus ou entre groupes sociaux : bref, sans conflit, il n'y a pas de vie (Touraine, 1978). Du même coup, on considère que l'entreprise sociologique qui se limite à l'étude du fonctionnement harmonieux de l'ordre social vient occulter, pour ainsi mieux réprimer, ce que le conflit met en scène sur le plan social.

66.3.2 Médicalisation du social

Cette réorientation théorique et méthodologique prendra de l'ampleur avec les travaux de Foucault (1963, 1972), d'Illich (1976) et de Navarro (1976) sur la maladie et la médecine en tant que système (Bozzini et coll., 1981). Un thème commun à ces travaux par ailleurs fort différents consiste à mettre en évidence et à analyser les enjeux de la pénétration de la médecine en tant que système (institutions, professions, État, industrie, science) dans des sphères toujours plus étendues de la vie et des sociétés. La « médicalisation du social » qui s'ensuit consiste justement, selon ce point de vue, à transformer des étapes normales et incontournables de la vie (la grossesse, le vieillissement, la souffrance, etc.) en des maladies nécessitant des interventions spécialisées.

Pour Foucault (1994), qui s'attache à comprendre le fonctionnement du pouvoir dans les sociétés occidentales, la médecine en tant que système est un dispositif central dans l'administration des populations. Elle est devenue une manière de gouverner, pour ainsi dire, dans la mesure où elle est de plus en plus appelée à décider des normes dans un nombre grandissant de sphères de la vie en société : la famille, l'école, le travail, le crime, etc.

La thèse d'Illich (1976) est que la médecine et les systèmes de santé en général, surtout dans les pays riches, comme d'autres secteurs telle l'éducation, sont devenus contre-productifs. Selon Illich, en effet, le traitement est devenu plus dangereux que la maladie et trop souvent conduit à de nouvelles maladies, de nouveaux besoins, des dépendances et des préoccupations excessives au sujet de la santé et de la normalité. En d'autres termes, trop d'importance donnée à un idéal de la santé ou de la normalité porte le risque de mener à l'intolérance face à la maladie, à la souffrance ou à l'écart à une norme arbitraire.

Navarro (1976), pour sa part, postule que ce système n'est pas innocent; au contraire, c'est avec la complicité de l'État et des corporations professionnelles qu'il est construit de manière à servir des intérêts économiques très puissants, notamment l'industrie biomédicale et pharmaceutique.

66.3.3 Genèse sociale des maladies

Influencée par les travaux de Hans Selye sur le stress, la théorie du conflit propose de voir la maladie comme la traduction d'un ensemble de facteurs enracinés dans le contexte et pouvant prendre des formes multiples, tant sur le plan physique que sur le plan mental. Ainsi, le stress venant de l'environnement, telle la perte d'emploi, se répercute sur l'identité et l'estime de soi, ce qui, progressivement, entraîne les sentiments d'impuissance et de perte d'emprise sur son environnement. Le stress peut également contribuer à des lésions organiques; les études de Pearlin et coll. (1981), parmi d'autres, montrent en effet que l'apparition de troubles psychiatriques déclenchés par des événements de vie majeurs semblait précéder l'apparition de lésions organiques. Une étude plus récente analysant les résultats de diverses recherches sur le cancer indique une relation complexe mais statistiquement significative entre la dépression et l'apparition ultérieure du cancer (McGee, Williams et Elwood, 1994). La maladie apparaît donc toujours, selon la théorie du conflit, comme l'aboutissement d'un processus se manifestant de multiples manières, tant sur le plan biologique et psychique que sur le plan de l'insertion sociale de l'individu.

Si personne n'est à l'abri d'événements potentiellement néfastes, en revanche ce n'est pas tout le monde qui en deviendra malade. La question qui se pose alors est de savoir quelles sont les conditions supplémentaires qui feront déborder le vase pour certains. Partant de ce questionnement, plusieurs recherches ont pu mettre en évidence l'effet de la désintégration progressive des réseaux d'insertion sociale sur la santé des individus et des groupes (Dohrenwend et Dohrenwend, 1974; Pearlin et coll., 1981). La maladie mentale en particulier (mais physique aussi) sera définie comme une résultante de l'affaiblissement des réseaux de soutien occasionné par des événements

Psychiatrie clinique : une approche bio-psycho-sociale

extérieurs : la perte d'emploi, le divorce, l'immigration, etc. Des troubles mentaux tels que la dépression seront alors compris comme une réaction de retrait face à la perte ou à la modification de la position sociale des individus et de leurs relations avec autrui (Brown et Harris, 1978).

Cette perspective est à l'opposé de la théorie prédominante en psychiatrie selon laquelle l'individu que perturbent des événements de vie est préalablement vulnérable ou d'une constitution plus fragile. La théorie du conflit soutient pour sa part que l'étiologie des troubles mentaux est sociale. Dans cette perspective, les comportements traduisent le rapport différencié au pouvoir selon les classes sociales, le sexe ou la race. Si l'on relève plus de comportements pathologiques parmi les personnes économiquement faibles, les femmes ou les minorités par exemple, c'est qu'elles n'ont pas un accès égal aux récompenses et aux ressources de la société. Elles sont plus vulnérables face aux événements de vie qui menacent leur équilibre ; les ressources de l'environnement pouvant servir de protection dans des situations critiques sont plus limitées et les gens ne bénéficieront pas des mêmes traitements en raison de leur position dans l'échelle sociale (Gerhardt, 1989).

Il faut signaler l'influence qu'ont eue sur ce courant les travaux de Leighton (1959) dont l'étude classique sur des communautés en Nouvelle-Écosse mettait en évidence des taux plus élevés de troubles mentaux là où le tissu social était le plus désorganisé par rapport au marché du travail, à la structure familiale et aux liens de voisinage.

66.3.4 Universalité du risque

Les grandes catastrophes écologiques (Three Mile Island, Bhopal, Tchernobyl) et les bouleversements des structures sociales, économiques et culturelles ont mis en évidence le fait que personne n'est à l'abri d'événements extérieurs pouvant avoir des conséquences pour la santé physique et mentale des individus. La notion de risque prend alors un caractère universel. Les frontières entre le normal et le pathologique se brouillent puisque, à tout moment, toutes et tous risquent d'être atteints dans leur intégrité physique et mentale.

L'idée que le risque est généralisé amène à considérer le jugement de l'individu sur sa maladie comme étant aussi valable que l'examen clinique du spécialiste. Plus précisément, il est affirmé que médecin et malade n'ont pas la même définition de la maladie. Pour le premier, la maladie sera définie comme dysfonctionnement mental ou physique, d'après un modèle objectif qui a son fondement dans les sciences naturelles. Pour le second, elle sera définie comme changement significatif par rapport à son état de bien-être usuel (Mechanic, 1977), d'après un modèle subjectif fondé sur son expérience et sur son histoire. Puisque la susceptibilité à la maladie se réfère à la somme des facteurs y ayant conduit, l'explication que l'individu en donnera est vue comme essentielle au processus thérapeutique. Cette idée alimentera les recherches s'inscrivant dans les perspectives anthropologiques et phénoménologiques où le sens que donne l'individu à son état, son expérience et sa biographie prennent une place aussi importante dans le diagnostic et le traitement que les observations cliniques des spécialistes (Kleinman, 1988).

66.3.5 Rôle des professions

Cette perspective contient un appel explicite à la déprofessionnalisation des interventions, toutes disciplines confondues. Le postulat ici est que c'est précisément la trop grande professionnalisation et la spécialisation de l'intervention médicale au cours du 20e siècle qui ont conduit à l'émergence, d'une part, de services de plus en plus coûteux et éloignés des gens et, de l'autre, d'une population de plus en plus dépendante d'un savoir d'experts pour résoudre des problèmes.

Dans la perspective de la théorie du conflit, les systèmes de santé sont censés avoir une responsabilité en ce qui concerne la protection et la reconstruction aussi bien des habiletés personnelles des individus que des réseaux d'insertion sociale. Les pratiques professionnelles sont ainsi conçues non pas tant en termes de connaissances techniques et spécialisées, mais plutôt comme un travail auprès des communautés et des personnes rendues fragiles dans leur position sociale ainsi que dans leur intégrité physique et mentale.

Ces idées ont trouvé un certain écho dans les grandes réorientations des systèmes de santé proposées par l'Organisation Mondiale de la Santé (1985) depuis 1978 et ont été en partie reprises dans les

Psychiatrie clinique : une approche bio-psycho-sociale

politiques en matière de santé des gouvernements. On y trouvera ainsi une reconnaissance formelle du rôle des inégalités socioéconomiques dans la genèse de la maladie ainsi que des propositions pour réorienter les programmes et services vers des soins jugés plus proches des besoins de base des individus et des communautés (Commission d'enquête sur les services de santé et les services sociaux, 1988; Conseil des affaires sociales et de la famille, 1984).

Une des critiques adressées à la théorie du conflit soutient qu'à force d'insister sur la sociogenèse des maladies (mentales ou physiques), on risque de substituer à la médicalisation des problèmes et besoins une sociologisation aussi excessive. Cela peut aboutir à la négation de la souffrance de l'individu, d'une part, et, de l'autre, à sa déresponsabilisation au profit d'une prise en charge qui, si elle n'est pas nécessairement professionnelle, ne serait pas pour autant moins envahissante.

66.4 SOCIOBIOLOGIE : LA MALADIE MENTALE COMME DYSFONCTIONNEMENT GÉNÉTIQUE

Les courants examinés jusqu'ici s'intéressent à l'étude des bases sociales des troubles mentaux. Qu'il s'agisse de l'incapacité de certains individus à se conformer aux attentes normatives du milieu, du processus d'étiquetage venant de l'environnement extérieur, des bouleversements importants dans l'environnement qui fragilisent l'intégrité physique, mentale et sociale des individus et des communautés, les troubles mentaux sont présentés comme étant liés avec ce qui se passe dans le champ social. On ne nie pas les dimensions biologiques des troubles mentaux, mais leur genèse se situe essentiellement dans le champ social.

À l'inverse de cette position, la sociobiologie postule que la genèse des comportements pathologiques réside non pas dans l'environnement socioculturel, mais dans la structure génétique des individus. La sociobiologie s'inscrit dans la perspective selon laquelle la démarche scientifique consiste à ramener des phénomènes complexes à leur expression la plus simple, en des termes capables d'englober les multiples dimensions dans l'étude des comportements sociaux. Ce n'est pas qu'il y ait absence de prise en considération des facteurs environnementaux. Au contraire, la visée scientifique de la sociobiologie est justement de chercher à expliquer la complexité des interactions individu-environnement dans l'étude des comportements pathologiques en des termes globalisants, à réduire un système complexe de corrélations à des dimensions restreintes. En ce sens, ses principaux artisans considèrent la sociobiologie comme la reine des sciences et croient que, tôt ou tard, toutes les autres sciences — droit, science politique, économie, psychologie, psychiatrie, sociologie, anthropologie — seront des branches de la sociobiologie (Trivers, 1971; Wilson, 1978).

66.4.1 Bases biologiques des comportements sociaux

L'idée qui veut que des lésions organiques soient à l'origine des pathologies mentales naît au 19e siècle avec Charles Darwin et doit être située dans l'ensemble des courants dominant les sciences de la nature, courants selon lesquels le comportement des êtres vivants — fourmis, abeilles, poissons, mammifères, humains — peut être expliqué par une causalité interne. L'individu, quelle que soit son espèce, est déterminé par sa propre nature biologique et génétique héritée et toute l'organisation sociale peut être comprise à partir de l'étude du fonctionnement biologique des individus. Dans la perspective sociobiologique, la société est conçue comme un agrégat d'individus et de comportements (Corporael et Brewer, 1990).

Ces thèses ont animé des débats scientifiques tout au long du 20e siècle. Elles ont connu un regain important après 1975, avec les travaux de Wilson (1978) qui proposait une nouvelle synthèse des connaissances scientifiques sur les comportements sociaux. Cette approche a été adoptée dans plusieurs disciplines où elle est connue sous des noms divers : l'écologie behaviorale ou évolutionniste, la psychologie évolutionniste ou darwinienne, la science bioculturelle ou biosociale.

S'appuyant sur la génétique, sur l'écologie et sur l'éthologie, l'objet central de la sociobiologie consiste en l'étude systématique des fondements biologiques de tout comportement social (Wilson, 1978), l'hypothèse étant que l'évolution sociale et culturelle est toujours fonction de l'évolution biologique des espèces. Courant explicitement néodarwiniste, la sociobiologie soutient que les modifications génétiques favorables survenues au hasard des mutations (la « sélection naturelle ») du capital génétique d'un organisme sont graduellement sélectionnées au cours de l'évolution et s'intègrent au patrimoine génétique de l'espèce. Les modifications défavorables sont graduellement éliminées (Wilson, 1978).

C'est à partir de la génétique, étudiée à l'échelle des populations (l'épidémiologie), que les thèses biologiques cherchent à montrer comment tous les groupes sociaux s'adaptent à leur milieu par évolution. Pour Wilson (1978, p. 33), « les réponses émotionnelles humaines et les pratiques morales (et politiques) plus générales [...] ont été programmées en grande partie par la sélection naturelle pendant des milliers de générations ». La sélection naturelle s'effectue dans les gènes dits égoïstes, qui « calculent » en fonction de ce qui pourra assurer la reproduction de l'espèce par des gènes sains et l'élimination des gènes faibles. Le comportement humain est donc toujours orienté vers l'avantage de l'individu, des parents proches, du groupe ou du clan, et hostile ou agressif envers ce qui lui est étranger (Trivers, 1971).

66.4.2 La normalité comme adaptation à l'ordre social

Dans cette perspective, les comportements agressifs des êtres humains sont considérés comme naturels ; ils sont le résultat d'une prédisposition héréditaire se manifestant selon les circonstances particulières qui favorisent ou non la survie de l'espèce. Pour Wilson (1978, p. 161-162), les individus sont prédisposés « à glisser jusqu'à une hostilité profonde et irrationnelle dans certaines conditions précises » provoquant des réactions pouvant aller jusqu'à la folie ou à la violence. Dans ce sens, les comportements pathologiques associés aux troubles mentaux ne peuvent être envisagés comme étant créés par la société ; ils ne peuvent qu'y être canalisés ou contrôlés.

Qu'il soit tantôt compétitif, tantôt guerrier, tantôt pacifique, l'ordre social existant à différentes époques ou dans divers contextes est, par définition, toujours naturel dans la mesure où il traduit les prédispositions génétiques à la « sélection naturelle » des gènes forts et l'élimination des gènes faibles. Le comportement normal serait, selon la sociobiologie, celui qui s'adapte à l'ordre social, car ce dernier est toujours tributaire de la génétique des individus ou des groupes.

Tout comportement social a une base biologique et est, par conséquent, adaptatif.

66.4.3 Enjeux de la sociobiologie

La sociobiologie a suscité, et suscite encore, de nombreux débats aussi bien dans les sciences biologiques que dans les sciences humaines et sociales. Elle a été utilisée à plusieurs intentions dans les milieux scientifiques, une des plus contestées étant sans doute celle qui proposait d'expliquer biologiquement la supériorité ou l'infériorité des races, des sexes, des classes sociales (Corporael et Brewer, 1990).

Parmi les questions posées à la sociobiologie se trouve la suivante : si les individus sont biologiquement programmés et déterminés, quelle place occupent la raison, le libre arbitre, les actes de la vie quotidienne et sociale qui font des êtres humains non pas des objets passifs, mais des sujets pensants et agissants, capables d'élaborer des projets, même à grande échelle (Lévy, 1995) ? Dans la perspective sociobiologique, le cerveau n'a d'autres raisons d'être que d'assurer la survie et la multiplication des gènes qui organisent sa formation. L'esprit humain, selon Wilson (1978, p. 29), « est un appareil de survie individuelle et de reproduction spécifique, et la raison n'est qu'une des techniques variées auxquelles il a recours ».

Selon Gould, lui-même biologiste et collègue de Wilson à l'Université Harvard, l'erreur de la sociobiologie est de réduire tout changement social, historique et culturel à travers les temps à l'idée que les individus agissent toujours en fonction de la nécessité de reproduire des gènes forts :

> Les sociétés humaines se transforment par évolution culturelle, non pas à la suite de modifications biologiques. On n'a aucune preuve d'un quelconque changement dans la taille ou la structure du cerveau depuis que l'*Homo sapiens* a fait son apparition dans les archives fossiles il y a quelque cinquante mille ans. [...] L'évolution biologique (darwinienne) se poursuit au sein de notre espèce, mais son rythme, comparé à celui de l'évolution culturelle, est d'une telle lenteur que le rôle qu'elle joue sur l'histoire de l'*Homo sapiens* est bien mince. [...]
>
> [...] Une génération peut communiquer à la suivante tout ce qu'elle a appris par l'écriture, l'instruction, l'inculcation, les coutumes, la tradition et par une quantité de méthodes que les hommes

ont conçues pour assurer la continuité de la culture. [...] L'évolution culturelle est non seulement rapide, mais aussi aisément réversible, car ses résultats ne sont pas codés dans nos gènes. (Gould, 1981, p. 365-366.)

*
* *

Les théories de la génétique et le poids de l'hérédité dans l'appréhension des troubles mentaux opposent toujours la sociogenèse à l'organogenèse, l'acquis à l'inné. La sociologie n'a pas à nier le rôle des lésions organiques, de l'hérédité ou des troubles biochimiques dans les phénomènes psychopathologiques. Les récentes découvertes en psychiatrie génétique (Eisenberg, 1995 ; Raymond et Maziade, 1991) exigent, au contraire, que les sciences humaines et sociales ne perdent pas de vue la part du biologique dans la manière de façonner le champ social. À titre d'exemple, plus neutre que celui des troubles mentaux, le vieillissement des populations dans les sociétés dites avancées n'est pas sans répercussions sur l'organisation sociale – ses valeurs, ses politiques sociales, ses institutions, ses manières d'être avec la génération des aînés...

Mais l'inverse est, par définition, également vrai : les thèses biologiques n'ont pas à nier ce qui peut exister dans la société qui amplifie les tendances morbides de ses membres (Bastide, 1965). Faire abstraction de l'histoire des individus et du contexte social dans lequel les troubles mentaux émergent et se vivent risque de ramener ces derniers à de simples problèmes techniques pouvant être résolus par des moyens techniques.

La prédominance des thèses biologiques en psychiatrie aujourd'hui signale une tendance généralisée dans tous les secteurs de l'activité sociale et économique à la gestion technique des problèmes et des besoins. Cette tendance est intériorisée de plus en plus par les praticiens, toutes professions confondues, et module l'organisation de leur travail. Cette technicisation est justement ce qui inquiète un des pères de la psychiatrie biologique en Amérique du Nord, Heinz Lehmann, quand il met en garde contre les procédés diagnostiques caractérisant plusieurs pratiques psychiatriques (Lehmann, 1993). Mais l'approche bio-psycho-sociale adoptée par la psychiatrie contemporaine fait maintenant valoir non seulement les dimensions biologiques et psychologiques, mais aussi les dimensions sociales sous-jacentes aux phénomènes mentaux, permettant ainsi de mieux en apprécier toute la complexité.

La question des troubles mentaux est toujours une question sociale, une question du social, quelle que soit l'approche conceptuelle et pratique régissant le projet thérapeutique. Car la manière dont une société explique, nomme et traite les comportements jugés pathologiques ou déviants constitue une sorte de miroir dans lequel sont reflétées ses valeurs et croyances. Pour citer Foucault (1994, p. 169) : « La folie ne peut se trouver à l'état sauvage. La folie n'existe que dans une société, elle n'existe pas en dehors des formes de la sensibilité qui l'isolent et des formes de répulsion qui l'excluent et la capturent. »

Vue de cette manière, la maladie mentale n'est jamais hors du social ni hors du biologique. Même si l'on accepte la théorie prédominante dans les sciences médicales aujourd'hui selon laquelle l'individu atteint d'un trouble mental est préalablement vulnérable ou d'une constitution plus fragile, on peut également admettre, à l'instar de Bastide (1965), que le champ socioculturel, où la vie se déroule au jour le jour, peut exacerber des tendances morbides déjà présentes. Il s'agit donc, tant dans les politiques que dans la pratique clinique et la recherche, de tenir compte à la fois des dimensions biologiques et des influences du milieu (Bastide, 1965). Cela signifie que les thèses de l'organogenèse et de la sociogenèse ne se situent pas dans un rapport hiérarchique, mais sont en tension permanente (Green, 1995).

L'influence de la sociologie sur les pratiques psychiatriques ne se mesure pas de manière précise. Mais on peut dire qu'il y a deux types de rapport entre ces deux disciplines — l'accommodement et la position critique — qui marqueront différemment cette influence. Ainsi, on peut penser que certaines notions du structuro-fonctionnalisme s'accommoderaient bien de la sociobiologie, notamment en ce qui concerne l'adaptation comme critère de la santé ou de la normalité. Dans un contexte de désinstitutionnalisation et de virage ambulatoire, cet accommodement peut se traduire dans une réorganisation des services sur une base plus communautaire, mais comme extension de l'hôpital. Le mode d'intervention privilégié sera alors la gestion de cas.

À l'opposé, les approches sociologiques plus critiques des pratiques psychiatriques voudront agir comme une sorte de chien de garde qui cherche à protéger les gens contre les abus et les processus d'exclusion dont l'histoire de la psychiatrie a souvent donné des preuves (Foucault, 1972). D'où les pratiques de défense des droits et libertés ainsi que les pratiques d'entraide et autres qui émergent dans les communautés. En fin de compte, une sociologie critique offre des outils conceptuels et pratiques pour protéger la psychiatrie contre elle-même.

Bibliographie

AUDISIO, M.
1978   *La psychiatrie de secteur; une psychiatrie militante pour la santé mentale,* Paris, Privat.

BASTIDE, R.
1965   *Sociologie des maladies mentales,* Paris, Champs Flammarion.

BECKER, H.S.
1963   *Outsiders: études de sociologie de la déviance,* Paris, Métailié, 1985.

BLAIS, L.
1998   *Pauvreté et santé mentale au féminin. L'étrangère à nos portes,* Ottawa et Boucherville (Québec), Presses de l'Université d'Ottawa et Gaëtan Morin Éditeur.
1995   « Étiologie sociale et santé mentale : ouvertures et fermetures des modèles explicatifs dominants », *Reflets,* vol. 1, n° 2, p. 138-162.

BOZZINI, L., et coll.
1981   *Médecine et société : les années 80,* Laval (Québec), Éditions coopératives Albert Saint-Martin.

BROWN, G.W., et HARRIS, T.
1978   *Social Origins of Depression,* Londres, Tavistock.

CASTEL, F., CASTEL, R., et LOVELL, A.
1979   *La société psychiatrique avancée, le modèle américain,* Paris, Grasset.

CASTEL, R.
1981   *La gestion des risques. De l'anti-psychiatrie à l'après psychanalyse,* Paris, Seuil/Minuit.

COMMISSION D'ENQUÊTE SUR LES SERVICES DE SANTÉ ET LES SERVICES SOCIAUX
1988   *Rapport,* Québec, Les Publications du Québec.

CONSEIL DES AFFAIRES SOCIALES ET DE LA FAMILLE (CASF)
1984   *Objectif: santé,* rapport du comité d'étude sur la promotion de la santé, Québec, CASF.

CORPORAEL, L., et BREWER, M.
1990   « We ARE darwinians, and this is what the fuss is all about », *Motivation and Emotion,* vol. 14, n° 4, p. 287-293.

DARHENDORF, R.
1959   *Class and Class Conflict in Industrial Society,* Stanford, Stanford University Press.

DEVEREUX, G.
1970   *Essais d'ethnopsychiatrie générale,* Paris, Gallimard.

DOHRENWEND, B.S., et DOHRENWEND, B.P.
1974   *Stressful Life Events: Their Nature and Effects,* New York, J. Wiley and Sons.

DOTTER, D., et ROEBUCK, J.
1988   « The labeling approach re-examined : Interactionism and the components of deviance », *Deviant Behavior,* vol. 9, n° 1, p. 19-32.

EISENBERG, L.
1995   « The social construction of the human brain », *Am. J. Psychiatry,* vol. 152, n° 11, p. 1563-1575.

FOUCAULT, M.
1994   *Dits et écrits 1954-1988,* Paris, Gallimard, vol. 3.
1972   *Histoire de la folie à l'âge classique,* Paris, Gallimard.
1963   *Naissance de la clinique, une archéologie du regard médical,* Paris, PUF.

GERHARDT, U.
1989   *Ideas About Illness: An Intellectual and Political History of Medical Sociology,* New York, New York University Press.

GOFFMAN, E.
1961   *Asiles: études sur la condition sociale des malades mentaux et autres reclus,* Paris, Minuit, 1970.

GOULD, S.J.
1981   *La mal-mesure de l'homme: l'intelligence sous la toise des savants,* Paris, Éditions Ramsay, 1983.

GREEN, A.
1995   *La causalité psychique. Entre nature et culture,* Paris, Odile Jacob.

ILLICH, I.
1976   *Némésis médicale, l'expropriation de la santé,* Paris, Seuil.

JONES, B., GALLAGHER, B., et MCFALLS, J.
1988   *Social Problems, Issues, Opinions and Solutions,* New York, McGraw-Hill.

KLEINMAN, A.
1988   *Rethinking Psychiatry: From Cultural Category to Personal Experience,* New York, Free Press.

LEHMANN, H.
1993   « Il faut freiner la désintégration de la psychiatrie », *Actualité médicale,* vol. 13, n° 4, p. 1.

LEIGHTON, A.H.
1959   *My Name is Legion: Foundations for a Theory of Man in Relation to Culture. The Stirling County*

Study of Psychiatric Disorder and Sociocultural Environment, New York, Basic Books.

LEMERT, E.N.
1967 *Human Deviance, Social Problems and Social Control,* Englewood Cliffs (N.J.), Prentice-Hall.

LÉVY, J.
1995 « Du monde à l'individu. La complexité dans les sciences sociales », *Sciences humaines,* n° 47, p. 27-31.

MCGEE, R., WILLIAMS, S., et ELWOOD, M.
1994 « Depression and the development of cancer: A meta-analysis », *Soc. Sci. Med.,* vol. 38, n° 1, p. 187-192.

MECHANIC, D.
1977 « Illness behavior, social adaptation, and the management of illness: A comparison of educational and medical models », *J. Nerv. Ment. Dis.,* vol. 165, n° 2, p. 79-87.

MOURANT, F.
1984 « Déviance et délinquance: une revue des notions », *Service social,* vol. 33, n°s 2-3, p. 145-170.

NAVARRO, V.
1976 *Medicine under Capitalism,* New York, Prodist.

ORGANISATION MONDIALE DE LA SANTÉ (OMS)
1985 *Les buts de la santé pour tous,* Copenhague, Bureau régional de l'Europe.

PARSONS, T.
1964 *Social Structure and Personality,* Londres, Free Press.
1963 « Social change and medical organization in the U.S.: A sociological perspective », *Annals of the American Academy of Political and Social Science,* vol. 396, p. 21-33.

PARSONS, T., et FOX, R.
1952 « Illness, therapy and the modern urban family », *Journal of Social Issues,* vol. 8, n° 4, p. 31-44.

PEARLIN, L.I., et coll.
1981 « The stress process », *J. Health Soc. Behav.,* vol. 22, n° 4, p. 337-356.

RAYMOND, V., et MAZIADE, M.
1991 « La génétique moléculaire des psychoses majeures: le défi des années 90 », *Interface,* mars-avril, p. 10-18.

ROCHER, G.
1969 *Introduction à la sociologie générale,* t. II: *Regards sur la réalité sociale,* Montréal, Éditions HMH.

ROSENBERG, M.
1984 « A symbolic interactionist view of psychosis », *J. Health Soc. Behav.,* vol. 25, n° 3, p. 289-302.

SARBIN, T.R.
1990 « Toward the obsolescence of the schizophrenia hypothesis », *Journal of Mind and Behavior,* vol. 11, n°s 3-4, p. 259-283.

SCHEFF, T.J.
1984 *Being Mentally Ill: A Sociological Theory,* New York, Aldine.

TOURAINE, A.
1978 *La voix et le regard,* Paris, Seuil.

TRIVERS, R.L.
1971 « The evolution of reciprocal altruism », *Q. Rev. Biol.,* vol. 46, p. 35-57.

WILSON, E.O.
1978 *L'humaine nature,* Paris, Stock, 1979.

Lectures complémentaires

CLARKE, J.N.
1996 *Health, Illness, and Medicine in Canada,* Oxford, Oxford University Press.

PARSONS, T.
1951 *The Social System,* Glencoe (Ill.), Free Press.

MINISTÈRE DE LA SANTÉ ET DES SERVICES SOCIAUX
1985 *La santé mentale: de la biologie à la culture. Avis sur la notion de santé mentale,* Québec, Comité de santé mentale du Québec.

TOUSIGNANT, M.
1987 *L'étiologie sociale en santé mentale,* Université du Québec à Montréal, Laboratoire de recherche en écologie humaine et sociale (LAREHS), document déposé au Conseil québécois de la recherche sociale, juin.

CHAPITRE 67

Éthique et psychiatrie

FRANÇOIS PRIMEAU, M.D., B.Ph., F.R.C.P.C.
Directeur du Service de psychiatrie gériatrique du Centre hospitalier St. Mary (Montréal)
Professeur adjoint au Département de psychiatrie et au Centre d'études sur le vieillissement
de l'Université McGill (Montréal)

PLAN

67.1 Définition et survol historique

67.2 Déontologie et code de déontologie
    67.2.1 Déontologie et éthique
    67.2.2 Code de déontologie et annotations pour les psychiatres

67.3 Éthique, droit et philosophie
    67.3.1 Éthique et droit
    67.3.2 Éthique et philosophie : les principes

67.4 Approche comparée
    67.4.1 Éthique aux États-Unis
    67.4.2 Éthique en France

67.5 Psychiatrie clinique et questions éthiques
    67.5.1 Confidentialité
    67.5.2 Hospitalisation non volontaire
    67.5.3 Consentement et thérapeutique psychiatrique
        • *Traitements biologiques* • *Psychothérapies*

67.6 Éthique et recherche en psychiatrie
    67.6.1 Historique et principes généraux
    67.6.2 Consentement à la participation à la recherche
    67.6.3 Comités d'éthique de recherche

67.7 Éthique clinique : modèles de consultation

67.8 Autres sujets de réflexion

Bibliographie

Lectures complémentaires

Adresses utiles

Selon Henri Ey, la maladie mentale est la pathologie de la liberté. En effet, sans liberté, il n'y a pas de question éthique (Cassiers, 1988). Puisque la finalité de la psychiatrie réside en la restauration de la liberté du patient, chaque intervention thérapeutique revêt un caractère éthique plus marqué en psychiatrie que dans toute autre discipline médicale. Parce qu'elle pense, la personne humaine peut articuler une réflexion éthique. Le psychisme sous-tend donc les conditions nécessaires à l'énonciation du discours éthique.

Un intérêt renouvelé pour l'éthique comme catalyseur de la pratique clinique et de la réflexion sur la psychiatrie contemporaine se manifeste avec plus d'acuité depuis les 30 dernières années. À cause de ses multiples ramifications sur les plans professionnel, légal et universitaire (enseignement, recherche), l'éthique demeurera un élément constitutif de la psychiatrie du 21e siècle. Néanmoins, l'éthique apparaît trop souvent comme une discipline déroutante, aux affirmations contradictoires, à la remorque de l'opinion publique ou de la jurisprudence.

Un effort de réflexion préalable s'avère nécessaire pour clarifier les impératifs de l'action clinique. Ce chapitre espère contribuer à l'approfondissement de cette réflexion éthique.

Trois thèmes nourrissent cette réflexion :
1. Par sa défense de l'intégralité de la personne humaine et ses références anthropologiques et philosophiques, l'éthique favorise un dialogue entre les courants de la psychiatrie actuelle (matérialisme biologique et idéalisme psychologique).
2. L'éthique permet de mieux articuler l'obligation du respect de l'humanité en chaque personne qui, momentanément ou durablement blessée dans son esprit, demeure un membre à part entière de la communauté humaine.
3. L'éthique doit affronter en psychiatrie « la plus radicale de toutes les questions : quelle humanité voulons-nous être ? » (Comité consultatif national d'éthique pour les sciences de la vie et de la santé, 1988).

On peut prétendre que le patient souffrant d'un trouble mental, dans notre société, représente déjà le paradigme de la personne dans la société du 21e siècle : soit un objet, esclave d'une civilisation déshumanisante, ou bien un sujet appartenant à une civilisation plus humaine au service de la personne.

Ce chapitre rend compte de quelques-unes des préoccupations éthiques qui animent les débats de part et d'autre de l'Atlantique et qui se rejoignent au Québec, creuset des influences européenne et nord-américaine.

67.1 DÉFINITION ET SURVOL HISTORIQUE

Étymologiquement, le mot « éthique », dérivé du mot grec *êthos,* signifie manière d'agir, usages, mœurs. Le terme « morale » vient du latin *mos, moris,* et renvoie, littéralement, aux mœurs ou coutumes, au comportement. Les deux vocables, éthique et morale, sont en principe synonymes.

L'usage contemporain voudrait réserver la notion d'*éthique* à une morale séculière, sans références normatives ; *morale* impliquerait alors une tradition religieuse spécifique imposant ses normes et principes. Il n'est pas possible de trancher ce débat ici. Observons néanmoins qu'*éthique* recouvre diverses acceptions. En Amérique du Nord, l'éthique biomédicale, discipline hybride, tient à la fois de la philosophie, de la théologie, du droit et de la médecine. L'Europe continentale situe le plus souvent l'*éthique* dans la partie générale de la philosophie morale. Les champs concrets d'application de l'éthique donnent lieu alors à autant d'éthiques spéciales.

Concluons provisoirement que l'éthique peut se définir ainsi : la science des mœurs humaines ou du comportement humain. L'idée de norme ne semble pas étrangère à cette science, puisque toute science est œuvre de la raison, en recherche d'affirmations à portée universelle.

Cette définition de l'éthique ne doit pas occulter les métamorphoses successives qu'a connues ce concept. Avec Pellegrino (1993), on peut partager l'histoire de l'éthique biomédicale en quatre périodes :

1. La période hippocratique (jusqu'au début des années 60), dont la tradition témoigne de l'influence des diverses écoles de la philosophie grecque. Cette tradition insiste sur des préceptes éthiques fondamentaux (faire le bien, éviter le mal) de l'action thérapeutique ; elle condamne l'avortement, l'euthanasie et les relations sexuelles entre le médecin et le patient. La vertu essentielle en est la *phronesis,* jugement pratique éclairé pour distinguer le bien et guider l'action. L'évolution rapide de la médecine et de la société a remis en

Psychiatrie clinique : une approche bio-psycho-sociale

cause cette tradition en suscitant une nouvelle réflexion philosophique.

2. La période de redéfinition philosophique, qui s'est ensuivie durant les années 60. Cette redéfinition a mis en avant certains principes (voir la section 67.3.2) et a favorisé l'utilitarisme. Affranchies de la tradition hippocratique, les questions fondamentales (nature du bien, fondement et épistémologie de la morale) ont été reléguées au second plan. Le nouvel édifice de l'éthique biomédicale a été construit sur les quatre pierres angulaires suivantes :
   - autonomie (autodétermination de la personne) ;
   - bienveillance (obligation de faire le bien) ;
   - non-malveillance (pondération des influences négatives) ;
   - justice (souci d'équité individuelle et collective).

   Cependant, l'absence de hiérarchisation de ces principes en rend l'application clinique malaisée et controversée.

3. La période d'analyse critique de ces principes, dans les années 80, qui a été nourrie par cette faille conceptuelle et a contribué à la résurgence de la casuistique, méthode d'analyse pour les cas cliniques.

4. La période de crise, dans les années 90. Il semble quasi impossible d'ignorer principes et obligations pour inspirer l'action clinique. La question demeure : sur quelles bases philosophiques cohérentes peut-on construire un discours éthique adapté au 21e siècle ? On voit mal comment échapper au scepticisme ambiant, à moins de redécouvrir une anthropologie respectueuse de la personne dans toute sa dignité.

67.2 DÉONTOLOGIE ET CODE DE DÉONTOLOGIE

67.2.1 Déontologie et éthique

La déontologie, du grec *déôn, ontos*, « ce qu'il faut faire », et *logos*, « discours », est la science qui traite des devoirs à remplir et qui propose une réflexion sur les exigences éthiques inhérentes à la pratique d'une profession donnée. Pour plusieurs, les expressions « code de déontologie » et « code d'éthique » s'emploient indistinctement. Tout en soulignant certains principes éthiques, la déontologie s'intéresse surtout aux règles de l'exercice professionnel. L'objet de son étude se trouve plus restreint que celui de l'éthique. De plus, sous la pression des nombreuses poursuites judiciaires en Amérique du Nord, le risque est grand d'un infléchissement de l'éthique vers la déontologie. Il faut éviter de réduire l'éthique à la seule dimension déontologique.

67.2.2 Code de déontologie et annotations pour les psychiatres

En 1978, le conseil d'administration de l'Association des psychiatres du Canada (APC) adoptait le Code de déontologie de l'Association médicale canadienne (AMC), avec l'ajout d'annotations propres à la psychiatrie (Mellor, 1980). Ce code annoté constitue le guide obligé de la pratique de la psychiatrie au Canada. Une modification succincte y fut apportée en 1984 (Association des psychiatres du Canada, 1984).

Le Code de déontologie de l'AMC s'appliquant à l'ensemble des médecins est fondé sur sept principes :

1. Bien-être du patient ;
2. Respect de la profession ;
3. Reconnaissance de l'expertise des autres disciplines ;
4. Confidentialité de l'information ;
5. Acceptation de la nécessité d'enseigner et de recevoir soi-même une formation ;
6. Intégrité et compétence professionnelles ;
7. Responsabilité dans l'établissement du barème des honoraires.

L'APC reconnaît la pertinence de ces sept principes pour guider la pratique de la psychiatrie ; elle en éclaire certains aspects par les neuf annotations qui suivent et dont les éléments essentiels seront examinés dans cette section. Les neuf annotations s'appliquent spécifiquement à la pratique de la psychiatrie.

Les cinq premières annotations se rapportent aux principes 1 et 4 énoncés plus haut et traitent des responsabilités du psychiatre face au patient. Les annotations 6, 7 et 8, qui correspondent aux principes 2, 3, 5 et 6, explicitent les responsabilités du psychiatre

Psychiatrie clinique : une approche bio-psycho-sociale

face à la profession médicale. L'annotation 9, comme le principe 7, renvoie aux responsabilités du psychiatre face à la société.

1. *Respect envers le patient.* La pratique de la psychiatrie repose sur la relation patient-psychiatre. Le psychiatre peut y exercer une influence non négligeable sur les décisions personnelles du patient. Le psychiatre n'utilisera pas cette relation pour satisfaire ses besoins émotionnels, financiers ou sexuels.

2. *Droits du patient.* Le psychiatre reconnaît au patient le droit de consulter un autre médecin. Le psychiatre a l'obligation de rechercher une seconde opinion pour élucider les cas les plus difficiles. De plus, une vigilance constante s'impose afin d'assurer la confidentialité des échanges patient-psychiatre. Bien que la coopération avec la famille demeure essentielle au traitement, les besoins de la famille doivent céder le pas à l'obligation de confidentialité envers le patient. D'autre part, on obtiendra le consentement du patient avant une présentation de son cas à une réunion scientifique. L'anonymat et la réputation du patient seront alors sauvegardés.

3. *Continuité des soins.* Le psychiatre peut refuser de traiter un patient ou peut cesser les soins donnés à un patient (les cas d'urgence exceptés, jusqu'à ce qu'un transfert approprié ait pu être réalisé). Ces prérogatives ne peuvent être exercées avec insouciance. Le psychiatre examinera en détail, avec le patient, les avenues thérapeutiques possibles.

4. *Objection de conscience.* Le psychiatre doit informer le patient lorsqu'un traitement recommandé par un collègue s'oppose à ses convictions morales ou religieuses. Le patient demeure libre de choisir ce traitement et de consulter un autre médecin. Le psychiatre transmettra l'information nécessaire à ce médecin.

5. *Recherche clinique.* Le psychiatre doit s'assurer que le patient est apte à donner un consentement éclairé à sa participation à un protocole de recherche clinique (voir la section 67.6.2).

6. *Présentation de résultats de recherche.* Certains thèmes de recherche en psychiatrie peuvent conduire à une exploitation indue des patients (recherche pour des sujets déments, sentiment de coercition chez des sujets paranoïdes participant à une recherche, etc.). L'obligation déontologique exige une évaluation par les pairs des résultats de toute recherche avant publication, pour obvier à une médiatisation à outrance des résultats préliminaires.

7. *Relations publiques.* Le psychiatre contribue à l'éducation publique par ses interventions en tant qu'expert des maladies mentales. Il peut aussi participer au débat public en tant que citoyen. Le psychiatre, comme l'auditoire, doit pouvoir distinguer en quelle qualité il s'exprime publiquement.

8. *Coopération avec les professionnels.* Le psychiatre collabore souvent avec d'autres professionnels. Le patient doit consentir à cette collaboration et en comprendre les motifs. La division des responsabilités professionnelles doit être précisée et comprise par les parties en cause.

9. *Expertise auprès d'un tribunal.* Le psychiatre ne témoigne devant une cour de justice au sujet de l'état mental d'un individu que s'il a examiné ledit individu. Le témoignage du psychiatre ne doit pas être rendu seulement à la suite d'observations superficielles qu'il aurait faites dans la salle d'audience. Au cours de son témoignage, le psychiatre peut donner son avis sur des questions hypothétiques portant sur des sujets de nature psychiatrique relevant de sa compétence (Association des psychiatres du Canada, 1984).

67.3 ÉTHIQUE, DROIT ET PHILOSOPHIE

67.3.1 Éthique et droit

Le savoir scientifique ne fournit pas, à lui seul, les règles éthiques de son emploi technique (Meulders-Klein et Maingain, 1982). En proposant certaines balises pour guider l'action, les discours éthique et juridique apportent leurs contributions à ce débat. En dépit de la confusion entretenue en Amérique du Nord, ces deux types de discours ne se situent pas au même niveau.

Dans le domaine biomédical, la réflexion éthique peut s'enrichir des principes juridiques. Une analyse du droit comparée (Meulders-Klein et Maingain, 1982) met en relief certaines différences ; en Europe continentale, l'inviolabilité de la personne et l'inaliénabilité du corps humain sont des valeurs prédominantes. L'approche anglo-saxonne, façonnée par le libéralisme individualiste, privilégie le principe d'autodétermination. De même, la jurisprudence fait souvent allusion à des principes éthiques. Les relations éthique-droit sont complexes et mutuellement fécondes. Si le droit représente une source de la réflexion éthique, celle-ci ne doit pas lui être asservie.

67.3.2 Éthique et philosophie : les principes

La philosophie permet d'approfondir la réflexion éthique. En Amérique du Nord, les théories philosophiques les plus en vogue sont l'utilitarisme et une déontologie inspirée des devoirs *prima facie* de Ross (1930), surtout centrée sur l'autonomie. D'autres approches permettent aussi d'articuler les rapports entre l'éthique et la philosophie, dans le souci du respect de la personne : par exemple, le personnalisme de Mounier (1947), la réflexion anthropologique de Levinas (1961, 1982) ou encore les travaux du Comité consultatif national d'éthique pour les sciences de la vie et de la santé (1988), dont la réflexion s'inspire d'une anthropologie des droits de l'homme.

Il convient de présenter brièvement les deux théories influentes dans le monde anglo-saxon. L'utilitarisme tente de concrétiser la recherche du bonheur du plus grand nombre par la vérification de critères pragmatiques. Est moral ce qui est utile, profitable à l'individu et à la société. En l'absence de consensus sur les valeurs métaphysiques, il paraît ardu de choisir ce qui est *utile* à chacun, surtout dans un contexte d'individualisme outré.

Le respect de l'autonomie constitue une obligation éthique centrale selon Beauchamp et Childress (1989). D'après l'acception commune, l'autonomie s'entend dans son sens étymologique : est autonome celui qui se donne (*autos*) ses propres lois (*nomos*). Cette conception semble fort éloignée de la pensée de Kant sur l'autonomie de la volonté, qui se détermine d'après le caractère universel de la loi morale, à l'exclusion de tout motif sensible. L'autonomie n'est donc pas une liberté qui ne connaîtrait ni lois ni limites. Cependant, selon Ross (1930), un devoir *prima facie* est une obligation morale qui détermine l'action du sujet en toute circonstance, sauf en présence d'une obligation plus importante. Néanmoins, la théorie des devoirs *prima facie* ne permet pas de hiérarchiser les principes et, dans un cas concret, ne peut résoudre un conflit entre l'autonomie et la bienfaisance, par exemple.

Le principe de bienfaisance se décline en quatre éléments :

1. Ne pas faire le mal (*primum non nocere* ou non-malfaisance) ;
2. Prévenir le mal ;
3. Extirper le mal ;
4. Promouvoir le bien.

Intimement liées depuis l'origine de la tradition hippocratique, bienfaisance et non-malfaisance constituent la pierre angulaire de toute action médicale.

Le principe de justice est diversement interprété selon les théories :

- l'égalitarisme insiste sur l'accès universel aux biens essentiels ;
- le libéralisme se préoccupe plutôt des mécanismes qui permettent aux droits de la personne d'être reconnus dans une structure économique donnée.

Toutefois, dans un contexte de restrictions budgétaires, comment répartir équitablement les bénéfices et les fardeaux ? Pour répondre à cette question, on ne peut négliger une élucidation plus explicite des fondements du respect de la personne et de sa dignité.

67.4 APPROCHE COMPARÉE

Il peut s'avérer utile de comparer les caractéristiques générales de l'éthique biomédicale en Amérique du Nord (États-Unis) et en Europe continentale (France) [Primeau, 1990a].

Cependant, cette méthode d'analyse n'est pas sans comporter certaines limites ; l'Amérique du Nord ne se restreint pas aux États-Unis, pas plus que l'Europe continentale ne se réduit à la France. De plus, les considérations succinctes évoquées ne peuvent rendre compte de la complexité de l'éthique biomédicale en Occident.

Psychiatrie clinique : une approche bio-psycho-sociale

67.4.1 Éthique aux États-Unis

L'éthique biomédicale a vu le jour au sein d'un mouvement de contestation de la pratique médicale dans les années 60. Depuis lors, jurisprudence et lois ont renforcé l'autonomie du patient dans le processus décisionnel. Il s'est ensuivi une dévaluation relative du médecin. La tendance procédurière qui anime plus spécialement la société américaine porte devant les tribunaux, en nombre sans cesse croissant, les conséquences de cet antagonisme entre l'autonomie décisionnelle du patient et l'autonomie professionnelle du médecin.

Cet état de fait n'est probablement pas étranger à l'émergence de l'éthique biomédicale comme discipline distincte, avec ses centres spécifiques et ses sociétés professionnelles. La fonction et le statut de l'expert en éthique (ou éthicien, selon le néologisme maintenant répandu) sont reconnus au sein des comités d'éthique clinique ou de recherche.

L'amalgame de l'éthique et du droit aux États-Unis a déjà été souligné. Il faut ajouter l'importance de la jurisprudence dans l'élaboration législative, de même que l'influence de la magistrature sur la réflexion éthique.

67.4.2 Éthique en France

La tradition médicale française reconnaît au médecin un rôle déterminant dans son interaction avec le patient et dans le processus décisionnel. Récemment, à la suite de procès médiatisés, cet état de fait a commencé à évoluer; le droit à la vérité diagnostique est devenu une question éthique fort débattue dans le grand public.

En France, l'éthique biomédicale semble se situer dans la mouvance de la théologie et de la philosophie. On y recense un nombre plutôt restreint de centres d'éthique; par contre, sous l'influence de la loi de 1988 relative à la protection des personnes qui se prêtent à la recherche biomédicale, les comités d'éthique de recherche (CER) sont maintenant implantés dans les principaux centres hospitaliers universitaires. Le Comité consultatif national d'éthique (CCNE), créé en 1983, a eu un rayonnement certain par ses divers avis.

Le système juridique est tributaire du droit romain et du Code Napoléon. L'éthique et le droit sont plutôt considérés comme deux sphères distinctes, entre lesquelles la médiation est assurée par l'appareil législatif, moins interventionniste en matière d'éthique qu'aux États-Unis.

67.5 PSYCHIATRIE CLINIQUE ET QUESTIONS ÉTHIQUES

67.5.1 Confidentialité

La déclaration d'Hawaii de l'Association mondiale de psychiatrie de 1977 insiste sur cette dimension éthique tout à fait cruciale en psychiatrie. L'information obtenue concernant le patient demeure confidentielle, sauf:
- si le patient libère le psychiatre de l'obligation de garder le secret professionnel;
- si l'intérêt du patient ou le respect de valeurs fondamentales transcendent le maintien de la confidentialité et imposent la divulgation de ces informations, selon les balises prévues par la loi (Code civil du Québec, 1994; Loi sur les services de santé et les services sociaux, 1991).

La pratique de la psychiatrie offre malheureusement plusieurs occasions d'enfreindre ce précepte. Par négligence, le psychiatre peut transgresser cette obligation dans ses conversations avec des collègues ou pendant des présentations scientifiques. L'utilisation des archives médicales informatisées constitue une occasion redoutable de rompre le secret professionnel.

Par ailleurs, le psychiatre ne doit pas respecter cette obligation:
- lorsque le patient exprime des intentions homicides face à une tierce personne (qu'il est préférable d'aviser, selon le cas) [Tarasoff c. Regents, 1976];
- lorsque le patient est suicidaire et qu'il doit être protégé;
- dans les cas de sévices exercés sur un enfant (Loi sur la protection de la jeunesse, 1998; Webb, Rothschild et Monroe, 1994).

67.5.2 Hospitalisation non volontaire

Le principe de bienfaisance est invoqué pour justifier l'hospitalisation d'un patient contre son gré. Dans la plupart des pays occidentaux, la loi autorise la garde en établissement (en France: l'hospitalisation sur de-

Psychiatrie clinique : une approche bio-psycho-sociale

mande d'un tiers) si le patient présente un danger pour lui-même ou pour autrui. Le bénéfice visé est le traitement de la psychopathologie, la protection du patient contre lui-même et la protection de la société. Le patient peut toutefois interjeter appel auprès d'instances administratives ou judiciaires. La durée d'internement demeure limitée et assortie de révisions automatiques à délais fixes. Certaines voix se sont élevées pour dénoncer l'abus de pouvoir de la psychiatrie dans ce contexte : cependant, il faut retenir qu'en conformité avec les dispositions législatives prévues la garde en établissement est reconnue par le droit et l'éthique comme une action visant à protéger les patients dont l'état de détresse psychique grave menace l'intégrité personnelle ou celle d'autrui (voir aussi les chapitres 32 et 33).

67.5.3 Consentement et thérapeutique psychiatrique

Traitements biologiques

La garde en établissement n'autorise pas le traitement psychopharmacologique du patient sans son consentement ou celui de son mandataire s'il est inapte (tuteur ou curateur). Le respect de l'autonomie du patient se heurte alors au désir du psychiatre d'agir pour assurer le bien-être du patient (bienfaisance). L'expérience du psychiatre, sa capacité à négocier et à convaincre, la possibilité de surseoir au consentement en situation d'urgence permettront de résoudre certaines de ces situations.

La maladie mentale en général, les déficits cognitifs et les états psychotiques en particulier, ne déterminent pas, en soi, l'inaptitude à consentir aux traitements proposés ou à les refuser. Mais la vulnérabilité inhérente à ces états entraîne une responsabilité encore plus marquée pour le psychiatre d'obtenir la coopération du patient. Ainsi seront respectés les impératifs déontologiques et éthiques dans le cadre de la loi.

Psychothérapies

La relation privilégiée entre le patient et son thérapeute, au cours de la psychothérapie, donne lieu à des situations éthiques d'une dimension particulière :
- favoriser le consentement éclairé et libre, après examen des autres avenues thérapeutiques possibles ;
- nuancer le pouvoir du thérapeute face au respect de la liberté du patient ;
- évaluer les modalités d'appréciation de l'acte thérapeutique par les sociétés professionnelles et les recours possibles du patient ;
- interdire les relations sexuelles entre le patient et le thérapeute.

À la suite de plusieurs procès retentissants, cette question des relations sexuelles entre le patient et son thérapeute est débattue largement en Amérique du Nord. Les associations médicales et psychiatriques condamnent ces relations sexuelles comme une atteinte grave aux obligations déontologiques citées dans la section 67.2 ainsi qu'aux principes éthiques de bienfaisance et de respect de l'autonomie du patient (Council on Ethical and Judicial Affairs, 1991). Plus que la vulnérabilité du patient, ces situations révèlent la fragilité du thérapeute. Cette condamnation non équivoque laisse en suspens certains aspects du problème : après l'arrêt de la thérapie, peut-il être licite, et dans quel délai, de nouer une relation avec un ex-patient ?

En plus de l'effet dévastateur de ces relations sur le patient (et auquel la profession se doit d'apporter une attention renouvelée), ces situations compromettent la crédibilité de la profession. Les conceptions éthiques et déontologiques des associations médicales nord-américaines poussent ces dernières à entreprendre les procédures disciplinaires appropriées, à assurer le suivi des victimes de ces actes et le traitement des thérapeutes en cause.

67.6 ÉTHIQUE ET RECHERCHE EN PSYCHIATRIE

67.6.1 Historique et principes généraux

L'éthique de la recherche en médecine a été marquée par le code de Nuremberg, promulgué en 1947 à la suite des atrocités de la Seconde Guerre mondiale (Conseil de recherches médicales du Canada, 1987 ; Grunberg, 1990). Ce code insiste sur l'importance du consentement libre et éclairé, de même que sur le respect des personnes.

La déclaration d'Helsinki de l'Association médicale mondiale (AMM) adoptée en 1964 distingue la recherche clinique thérapeutique de la recherche non thérapeutique. Dans le premier cas, elle stipule que le consentement doit être donné par le patient s'il est apte ou par son mandataire en cas d'inaptitude. Pour la recherche non thérapeutique, elle ne prévoit aucune dérogation pour passer outre au consentement du sujet lui-même. La déclaration d'Helsinki a été modifiée en 1975 à Tokyo par l'AMM, afin d'encourager la création de comités d'éthique de recherche.

Aux États-Unis, les conclusions du rapport Belmont, publié en 1978, ont eu un important retentissement parmi la communauté scientifique. Ce rapport proposait trois règles :

— le consentement libre et éclairé ;
— l'évaluation des risques et des bénéfices (la balance bénéfices/risques doit être positive) ;
— la répartition équitable du fardeau de la recherche (éviter de choisir les sujets parmi les mêmes populations, en particulier les populations pauvres et défavorisées).

Malgré ces lignes directrices, la recherche en psychiatrie pose des problèmes délicats :

— consentement libre et éclairé (voir la section 67.6.2) par le sujet en toute connaissance de cause des risques possibles inhérents à l'étude et des bénéfices pour lui ;
— confidentialité maintenue dans les limites permises par la loi (Conseil de recherches médicales du Canada, 1987) durant l'étude et dans les publications ou présentations scientifiques éventuelles ;
— intégrité de la méthode scientifique, composante essentielle de l'éthique de la recherche ;
— intégrité du chercheur (médecin ou thérapeute) qui doit gérer les conflits potentiels entre ses devoirs de médecin et ses obligations de chercheur.

Certains principes généraux orientent la réflexion vers ces difficultés. La recherche du savoir est une valeur importante mais non absolue (Comité consultatif national d'éthique, 1990). Le principe fondamental, dans la recherche comme la clinique, demeure le respect de la vie (Conseil de recherches médicales du Canada, 1987) : « [Ce principe] justifie et limite la recherche. […] Il peut être acceptable que des individus assument des risques […] pour le bien de l'humanité. » Cependant, le consentement libre et éclairé ne décharge pas les chercheurs de leur responsabilité morale et scientifique (Comité consultatif national d'éthique, 1993). En somme, une éthique de la recherche suppose à la fois une éthique de la démarche scientifique et une éthique des droits de la personne.

67.6.2 Consentement à la participation à la recherche

Les assises éthiques du consentement libre et éclairé résident dans le principe de bienfaisance, dans le respect de l'autonomie et dans le principe de justice (Grunberg, 1990). D'un point de vue juridique, les fondements en sont le droit à l'autodétermination et l'inviolabilité de la personne. Néanmoins, il existe cinq situations où le consentement du patient n'est pas requis (Grunberg, 1990) :

— la situation d'urgence en santé publique (situation de crise où toute une population est menacée) ;
— l'urgence médicale (situation de crise où la vie ou la santé d'un individu est gravement menacée) ;
— l'inaptitude du patient à consentir (il faudra obtenir le consentement d'une tierce personne intéressée au patient, comme un parent, le tuteur ou le curateur, selon les dispositions stipulées par la loi) ;
— le privilège thérapeutique (situation qui permet au médecin de se soustraire à l'obligation de renseigner son patient, car l'information communiquée serait nuisible à ce dernier ; ce privilège est de plus en plus controversé sur le plan juridique) ;
— le renoncement du patient à exercer son droit au consentement (situation où le patient exerce son autonomie pour s'en remettre à son médecin ou à son thérapeute).

Tout doit être mis en œuvre pour éviter la coercition dans l'obtention du consentement. L'information transmise au patient, dans un langage clair, doit lui permettre d'opérer un choix quant à sa participation éventuelle à une recherche.

Le Conseil de recherches médicales du Canada (1987) recommande que le sujet participant à une recherche soit informé des aspects suivants :

— la raison d'être de l'étude ;
— la méthode utilisée (devis avec groupe expérimental et groupe témoin) ;
— les bienfaits anticipés pour le sujet et la société ;
— les risques prévisibles ;
— les mesures pour assurer la confidentialité ;

Psychiatrie clinique : une approche bio-psycho-sociale

- la durée prévue de la participation ;
- l'assurance de pouvoir se retirer du projet sans pénalité (révocabilité du consentement).

Le CRM rappelle de plus que, si la participation à l'étude est susceptible d'avoir une incidence sur les soins que reçoit ou pourrait recevoir le sujet, d'autres renseignements doivent lui être fournis, soit :

- le pronostic sans l'intervention ;
- les autres interventions possibles ;
- les aspects expérimentaux des interventions proposées ;
- les interventions dont le patient ne pourra plus bénéficier du fait qu'il participe à la recherche [...] ;
- une idée des possibilités de réussite et des risques d'échec de toutes les interventions [...] offertes et refusées ;
- la différence exacte entre les techniques exposées dans le protocole de recherche et celles qui feraient normalement partie des soins prodigués au patient.

Le CRM précise aussi que « l'ampleur de la divulgation doit être proportionnelle à la probabilité et à l'importance des torts éventuels ; cependant, toute possibilité de préjudice, même très faible, doit être signalée ».

Comme le stipule le code de Nuremberg, le consentement est volontaire et implique la compréhension de la nature, du but et des risques inhérents au protocole (Levine, 1986). On peut néanmoins s'interroger sur la compréhension *réelle* de l'information par les patients souffrant de troubles mentaux (Grunberg, 1990). Le problème se pose avec une acuité particulière lorsqu'il s'agit de patients inaptes à consentir en raison de troubles psychotiques ou démentiels, par exemple. Pour des recherches à visée thérapeutique, le consentement pourra être donné par le mandataire (tuteur ou curateur). L'*assentiment* du sujet demeure néanmoins indispensable. Une recherche dans laquelle la participation est imposée par la force n'est jamais éthique. Le débat reste cependant entier en ce qui concerne la recherche non thérapeutique. Par ailleurs, des mécanismes doivent être mis en place pour protéger les personnes vulnérables qui collaborent à la recherche psychiatrique (Milliken, 1993), faute de quoi cette dernière ne pourra progresser dans plusieurs domaines, telle la démence.

67.6.3 Comités d'éthique de recherche

Les comités d'éthique de recherche (CER) sont « la conscience des institutions » de recherche (Levine, 1986). Le CRM (1987), le CCNE (1993) et l'APC (Milliken, 1993) insistent sur la nécessité pour les CER de revoir, de façon indépendante, les protocoles de recherche. Ces comités ont pour fonction :

- d'évaluer le degré de risque couru ;
- de veiller à la protection de la liberté, de la sécurité et de la dignité des sujets en s'assurant du respect des modalités prévues pour le consentement ;
- de s'assurer de la pertinence scientifique du projet proposé et de la compétence des chercheurs.

Le Conseil de recherches médicales du Canada (1987) recommande d'inclure, dans la composition d'un CER, les personnes suivantes : un membre de la communauté scientifique associé à l'institut de recherche, des spécialistes des disciplines concernées, le cas échéant un psychiatre, des infirmiers, ainsi que des membres de diverses disciplines (éthique, théologie, philosophie, droit) en plus d'un représentant des malades.

67.7 ÉTHIQUE CLINIQUE : MODÈLES DE CONSULTATION

Depuis l'arrêt de la Cour suprême de l'État de New Jersey, en 1976, dans le cas de Karen Quinlan, les comités d'éthique ont connu un essor grandissant en Amérique du Nord et en Europe (McCarrick et Adams, 1989). En plus de leur mission consultative et éducative, les comités d'éthique, dont la composition est multidisciplinaire, ont porté le plus souvent leur attention sur les problèmes suivants : consentement éclairé, réanimation cardiopulmonaire, testaments biologiques (Baudoin, Ouellette et Molinari, 1990).

Les cas cliniques soumis aux comités d'éthique ont souvent connu leur dénouement avant même qu'aient eu lieu les délibérations du comité. Certains auteurs (Fletcher et Miller, 1991 ; Jonsen, Siegler et Winslade, 1992) ont préconisé la création de services de consultation en éthique clinique, pour évaluer, au chevet du patient, auprès de sa famille et de l'équipe soignante, le problème soulevé par la consultation

Psychiatrie clinique : une approche bio-psycho-sociale

éthique. Chaque institution doit donc trouver l'approche de consultation en éthique clinique adaptée à son « identité ». Cinq approches ou modèles, parmi d'autres, sont examinés ci-dessous.

1. En 1984, le docteur Siegler a mis sur pied, à Chicago, le Center for Clinical Medical Ethics où est enseignée l'éthique clinique selon le modèle médical traditionnel de consultation. L'éthicien consultant (souvent un médecin ou un infirmier) évalue le patient, documente l'évaluation, sollicite le consentement du patient à ces entrevues, en protège la confidentialité. Ces activités sont réalisées par l'éthicien consultant, sans le soutien d'un service multidisciplinaire. La consultation éthique s'appuie sur une grille d'analyse conceptuelle articulée autour de quatre éléments:
   - clarification de l'état clinique du patient;
   - préférences exprimées par le patient;
   - évaluation de la qualité de vie;
   - influences extérieures (famille, institution, loi, religion, facteurs économiques et sociaux) [Jonsen, Siegler et Winslade, 1992].

2. L'approche de consultation clinique élaborée par le philosophe Fletcher (Fletcher et Miller, 1991), à l'Université de Virginie, aborde chaque cas en tenant compte des quatre éléments du modèle de Siegler, mais y apporte deux nuances:
   - la qualité de vie, expression subjective ambiguë, est évaluée à la lumière des préférences exprimées par le patient;
   - toute décision clinique doit de préférence être *partagée,* à la fois par le patient et par le praticien, et non déterminée seulement par ce dernier.

3. En 1989, les autorités de l'Université catholique de Louvain ont conçu une approche de consultation éthique fondée sur des « cellules d'aide à la décision éthique ». Il s'agit d'un service de consultation éthique comprenant trois membres qui se réunissent au besoin: un médecin de la Commission d'éthique, un non-médecin du Centre d'études bioéthiques et un médecin appartenant à la spécialité d'où provient la requête de consultation. La cellule doit tenir, dans les plus brefs délais, une réunion avec les médecins sollicitant son avis.

4. Au Québec, Guy Durand, de la faculté de théologie de l'Université de Montréal, conçoit la bioéthique comme une discipline englobant l'ensemble de la réflexion sur les problèmes biomédicaux. Selon cette approche, l'évaluation des risques et des avantages inhérents à une situation donnée, l'analyse de cas, l'élaboration de grilles d'analyse ou l'établissement de principes directeurs pour une institution de santé doivent nourrir une réflexion théorique soutenue. La réflexion sur les fondements philosophiques et théologiques de la bioéthique portera sur les principes suivants: respect de la vie, bienfaisance, bienveillance, confidentialité, universalisation (d'après Kant), égalité en dignité, justice et équité.

5. Toujours au Québec, David Roy, directeur fondateur du Centre de bioéthique de l'Institut de recherches cliniques de Montréal, a établi un réseau d'éthique biomédicale comprenant des représentants de disciplines variées (théologie, philosophie, droit, recherche, spécialités cliniques) dont les réflexions s'attachent à des thèmes (oncologie, santé mentale, éthique fondamentale, etc.).

67.8 AUTRES SUJETS DE RÉFLEXION

Quelques autres sujets mériteraient d'être examinés pour compléter ce panorama des questions éthiques en psychiatrie, notamment:
- les conséquences de la rationalisation des choix budgétaires en ce qui touche le traitement des troubles mentaux;
- l'utilisation des testaments biologiques et des mandats en cas d'inaptitude (*advance directives* aux États-Unis);
- les problèmes éthiques liés aux aspects multiculturels de la pratique psychiatrique;
- le rôle de la psychiatrie et du psychiatre dans la société;
- l'atteinte à la dignité de la personne en raison des préjugés à l'endroit de la maladie mentale.

On ne saurait par ailleurs passer sous silence le débat concernant l'euthanasie et le suicide assisté qui, par leurs implications juridiques et sociales, appellent une réflexion approfondie et remettent en cause les assises de la relation patient-médecin. Une analyse critique de ces pratiques aux Pays-Bas incite à émettre des réserves quant à l'application et aux résultats des procédures prescrites par la législation néerlandaise qui comprend les éléments suivants (Gomez, 1991) : demande librement exprimée, réfléchie et répétée de recevoir la mort, souffrances mentales et physiques insupportables et irréversibles, seconde opinion médicale favorable à l'euthanasie, notification (obligatoire depuis juin 1994) du cas au procureur général de la province concernée. Au Canada, aucun consensus social ne se dégage sur ces questions, en dépit de la recommandation formulée en 1995 par une commission sénatoriale de ne pas décriminaliser l'euthanasie et le suicide assisté. Les patients, et en particulier ceux qui sont suivis en psychiatrie, sont en droit d'exiger du législateur et des participants à ce débat (dont les psychiatres) une réflexion sérieuse, étayée sur des bases moins volatiles que les sondages d'opinion.

*
* *

Comme le rappelait le docteur Albert Schweitzer, Prix Nobel de la paix 1952, l'éthique est la reconnaissance de notre responsabilité envers tout ce qui vit. L'éthique ne peut prétendre à une crédibilité dans la société et la communauté scientifique que si elle interpelle la responsabilité du patient, de sa famille, des professionnels et administrateurs de la santé avec la même vigueur qu'elle déploie dans la promotion de leur autonomie et de leurs droits. Le psychiatre et les autres praticiens œuvrant dans le champ de la psychiatrie doivent se sentir responsables des implications éthiques de leur action professionnelle. Au travers de la pratique de la psychiatrie se dessine une certaine conception de la personne humaine.

Il faut insister sur l'importance d'une réflexion anthropologique : « Le respect de la personne, valeur fragile et lieu de médiation, reste peut-être le seul principe de cohérence possible d'une démocratie humaniste », souligne Meulders-Klein (1988). Ce respect doit être d'autant plus ardemment défendu par le psychiatre et ses collègues que leur voix est souvent la seule à s'élever, avec celle des familles et des organismes communautaires, pour défendre l'humanité de patients affligés de psychopathologies chroniques et sévères. Que dire des pratiques néfastes que laissent envisager, entre autres, l'éventuel dépistage génétique de conditions psychiatriques ou certains raffinements psychopharmacologiques ? Sauront-elles respecter la personne ? La psychiatrie ne peut se réduire uniquement à des connaissances biochimiques, génétiques, psychodynamiques ou épidémiologiques. En chaque patient, même le plus diminué mentalement, la psychiatrie entrevoit un mystère irréductible à la science (Primeau, 1990b).

C'est au respect de ce mystère que, ultimement, l'éthique convie la psychiatrie. Une telle motivation, soucieuse de la personne dans ses dimensions organique, psychologique, sociale, voire métaphysique, pourra animer les efforts de tous ceux qui sont engagés dans les nombreux défis qu'a à relever la psychiatrie contemporaine.

L'auteur tient à témoigner sa reconnaissance à Marie Primeau, M.D., à Linda Legault et à Denis Marchand, c.s.c., pour leur aide précieuse à la rédaction et à la présentation de ce chapitre.

Bibliographie

ASSOCIATION DES PSYCHIATRES DU CANADA
1984 « Modification apportée à l'énoncé de position sur le code de déontologie », *Revue canadienne de psychiatrie*, vol. 29, n° 7, p. 634.

BAUDOIN, J.L., OUELLETTE, M., et MOLINARI, P.A.
1990 *Pour un conseil consultatif canadien d'éthique biomédicale*, Ottawa, Commission de réforme du droit du Canada.

BEAUCHAMP, T.L., et CHILDRESS, J.F.
1989 *Principles of Biomedical Ethics*, 3e éd., New York, Oxford University Press.

CASSIERS, L.
1988 « Questions éthiques en psychiatrie », *Louvain médical*, n° 107, p. 519-527.

CODE CIVIL DU QUÉBEC
1994 *Loi sur l'application de la réforme du Code civil et commentaires du ministère de la Justice*, titre deuxième, chap. 1, art. 10, Montréal, DAFCO éditeur.

COMITÉ CONSULTATIF NATIONAL D'ÉTHIQUE POUR LES SCIENCES DE LA VIE ET DE LA SANTÉ
1993 « Avis sur l'éthique de la recherche dans les sciences du comportement humain », *Lettre du Comité consultatif national d'éthique pour les sciences de la vie et de la santé*, n° 29, p. XI-XIX.

1990 *Éthique et connaissance. Une réflexion sur l'éthique de la recherche biomédicale*, Paris, La Documentation française.

1988 *Recherche biomédicale et respect de la personne humaine*, Paris, La Documentation française.

CONSEIL DE RECHERCHES MÉDICALES DU CANADA
1987 « Principes de consentement », dans *Lignes directrices concernant la recherche sur des sujets humains*, Ottawa, ministère des Approvisionnements et Services, p. 21-38.

COUNCIL ON ETHICAL AND JUDICIAL AFFAIRS
1991 « Sexual misconduct in the practice of medicine », *JAMA*, vol. 266, n° 19, p. 2741-2745.

FLETCHER, J.C., et MILLER, F.G.
1991 « Introduction to clinical ethics », dans J.C. Fletcher (sous la dir. de), *Introduction to Clinical Ethics and Health Care Law*, Charlottesville, Center for Biomedical Ethics, University of Virginia, p. 1-36.

GOMEZ, C.F.
1991 « Euthanasia as a public matter », dans *Regulating Death : Euthanasia and the Case of the Netherlands*, New York, Free Press, p. 19-57.

GRUNBERG, F.
1990 « La doctrine du consentement libre et éclairé : ses fondements éthiques, juridiques et ses applications dans la recherche et la pratique de la psychiatrie », *Revue canadienne de psychiatrie*, vol. 35, n° 5, p. 443-450.

JONSEN, A.R., SIEGLER, M., et WINSLADE, W.J.
1992 *Clinical Ethics : A Practical Approach to Ethical Decisions in Clinical Medicine*, 3e éd., New York, McGraw-Hill.

LEVINAS, E.
1982 *Éthique et infini*, Paris, Fayard.
1961 *Totalité et infini. Essai sur l'extériorité*, La Haye, Nijhoff.

LEVINE, R.J.
1986 *Ethics and Regulation of Clinical Research*, 2e éd., New Haven, Yale University Press.

Loi sur la protection de la jeunesse, LRQ P–34.1, Québec, Éditeur officiel du Québec, 1998.

Loi sur les services de santé et les services sociaux et modifiant diverses dispositions législatives, Québec, Éditeur officiel du Québec, 1991.

MCCARRICK, P.M., et ADAMS, J.
1989 *Ethics Committees in Hospitals, Scope Note 3*, Washington, National Reference Centre for Bioethics Literature.

MELLOR, C.
1980 « Le code de déontologie de l'Association médicale canadienne annoté à l'intention des psychiatres. La position de l'Association des psychiatres du Canada », *Revue canadienne de psychiatrie*, vol. 25, n° 5, p. 432-438.

MEULDERS-KLEIN, M.T.
1988 « Personne », dans A.A. Arnaud (sous la dir. de), *Dictionnaire encyclopédique de théorie et de sociologie du droit*, Paris, Librairie générale de droit et de jurisprudence, p. 292-294.

MEULDERS-KLEIN, M.T., et MAINGAIN, B.
1982 « Le droit de disposer de soi-même : étendue et limites en droit comparé », dans *Licéité en droit positif et références légales aux valeurs. Actes des Xe Journées d'études juridiques Jean Dabin*, Bruxelles, Bruylant, p. 215-288.

MILLIKEN, A.D.
1993 « Nécessité de la recherche et importance des garanties éthiques parmi les populations particulières. Énoncé de principe de l'Association des psychiatres du Canada », *Revue canadienne de psychiatrie*, vol. 38, n° 10, p. 686-690.

MOUNIER, E.
1947 *Qu'est-ce que le personnalisme ?*, Paris, Seuil.

PELLEGRINO, E.D.
1993 « The metamorphosis of medical ethics », *JAMA*, vol. 269, n° 9, p. 1158-1162.

PRIMEAU, F.
1990a « Comparative ethics and geriatric psychiatry looking at motivations », *J. Geriatr. Psychiatry Neurol.*, vol. 3, p. 231-236.
1990b « L'exigence éthique en gériatrie », *Laennec*, vol. 39, décembre, p. 11-14.

ROSS, W.D.
1930 *The Right and the Good*, Oxford, Oxford University Press.

Tarasoff v Regents of the University of California, 17 Cal 3d 425, 131 Cal Rptr. 14, 551 P2d 334, 1976.

WEBB, W.L., ROTHSCHILD, B.S., et MONROE, L.
1994 « Ethics and psychiatry », dans R.E. Hales, S.C. Yudofsky et J.A. Talbot (sous la dir. de), *Textbook of Psychiatry*, 2e éd., Washington (D.C.), American Psychiatric Press, p. 1341-1354.

Lectures complémentaires

BEAUCHAMP, T.L., et WALTER, L.
1989 *Contemporary Issues in Bioethics*, 3e éd., Belmont (Calif.), Wadsworth.

BLOCK, S., et CHODOFF, P.
1991 *Psychiatric Ethics*, 2e éd., New York, Oxford University Press.

BRUAIRE, C.
1978   *Une éthique pour la médecine,* Paris, Fayard.
DURAND, G.
1989   *La bioéthique: nature, principes, enjeux,* Paris, Cerf-Fides.
DOUCET, H.
1996   *Au pays de la bioéthique: l'éthique biomédicale aux États-Unis,* Genève, Labor et Fides.
DYER, A.R.
1988   *Ethics and Psychiatry: Toward Professional Definition,* Washington (D.C.), American Psychiatric Press.

LÉONARD, A.
1991   *Le fondement de la morale: essai d'éthique philosophique,* Paris, Cerf.
PELLEGRINO, E.D., et THOMASMA, D.C.
1988   *For the Patient's Good: The Restoration of Beneficence in Health Care,* New York, Oxford University Press.

Adresses utiles

AU QUÉBEC

CENTRE DE BIOÉTHIQUE
Institut de recherches cliniques de Montréal
110, ave. des Pins Ouest
Montréal (Québec) H2W 1R7
Tél.: (514) 987-5617

CENTRE DE MÉDECINE, DROIT ET ÉTHIQUE DE L'UNIVERSITÉ MCGILL
3690, rue Peel
Montréal (Québec) H3A 1W9
Tél.: (514) 398-7400

CENTRE DE RECHERCHES EN DROIT PUBLIC
Université de Montréal, Faculté de droit
C.P. 6128, Succ. A
Montréal (Québec) H3C 3J7
Tél.: (514) 343-7210

GROUPE DE RECHERCHE EN BIOÉTHIQUE
Université de Montréal, Faculté de théologie
C.P. 6128, Succ. A
Montréal (Québec) H3C 3J7
Tél.: (514) 343-5848

GROUPE DE RECHERCHE EN ÉTHIQUE MÉDICALE
Université Laval, Faculté de philosophie
Sainte-Foy (Québec) G1K 7P4
Tél.: (418) 656-5274

GROUPE GENETHIC
Collège de Chicoutimi
534, rue Jacques-Cartier Est
Chicoutimi (Québec) G7H 4Z6
Tél.: (418) 549-9520

EN FRANCE, EN BELGIQUE ET EN SUISSE

CENTRE DE BIOÉTHIQUE
Facultés catholiques
25, rue du Plat
69288 LYON CEDEX 02, France
Tél.: 04-72-32-50-28

CENTRE DE DOCUMENTATION EN BIOÉTHIQUE
14, rue d'Assas
75006 PARIS, France
Tél.: 01-45-48-52-51

CENTRE DE RECHERCHES INTERDISCIPLINAIRES EN BIOÉTHIQUE
145, ave. Adolphe Buyl, B.P. 188
B-1050 BRUXELLES, Belgique
Tél.: 02-650-26-28

CENTRE D'ÉTHIQUE MÉDICALE
Institut catholique de Lille
60, boul. Vauban, B.P. 109
59016 LILLE, France
Tél.: 05-20-30-88-27, poste 511

CENTRE SÈVRES
34, rue Sèvres
75006 PARIS, France
Tél.: 01-45-44-58-91

CENTRUM VOOR BIO-MEDISHE ETHICK
Kapucijnenvoer, 3S
B-3000 LEUVEN, Belgique
Tél.: 016-22-69-51

Comité consultatif national d'éthique
pour les sciences de la vie et de la santé
Centre de documentation
101, rue de Tolbiac
75664 PARIS CEDEX 13, France
Tél. : 01-45-84-14-41

Comité international de bioéthique de l'Unesco
7, Place de Fontenay
75007 PARIS, France
Tél. : 01-45-68-10-10

Conseil de l'Europe
Direction des droits de l'homme
Chemin de l'Europe, B.P. 431/R6
67006 STRASBOURG, France
Tél. : 04-88-41-20-00

Conseil pour les organisations internationales
de sciences médicales (CIOMS)
Organisation Mondiale de la Santé
20, ave. Appia
1211 GENÈVE, Suisse
Tél. : 22-791-21-11

Unité d'éthique biomédicale
51, Promenade de l'Alma, B.P 4534
B-1200 BRUXELLES, Belgique
Tél. : 02-764-43-30

Psychiatrie clinique : une approche bio-psycho-sociale

SIXIÈME PARTIE

Sujets d'intérêt

CHAPITRE 68

Évaluation de la qualité des soins

DANIEL SAINT-LAURENT, M.D.
Psychiatre, chef de service au Centre hospitalier Pierre-Boucher (Longueuil)

PLAN

68.1 Historique
    68.1.1 De 1910 à 1950 : les débuts
    68.1.2 De 1950 à 1980 : la Joint Commission on Accreditation of Health Care Organizations
    68.1.3 Période européenne et engagement de l'Organisation Mondiale de la Santé

68.2 Du modèle industriel au modèle médical
    68.2.1 Terminologie
    68.2.2 Définitions

68.3 Démarche qualité
    68.3.1 Politique qualité
    68.3.2 Culture qualité
        • *Communiquer la démarche qualité* • *Former à la démarche qualité*

68.4 Modes d'évaluation
    68.4.1 Évaluation par critères implicites
    68.4.2 Évaluation par critères objectifs

68.5 Modèle québécois
    68.5.1 Service d'inspection professionnelle
    68.5.2 Implantation d'un système de qualité en centre hospitalier

68.6 Outils de l'assurance qualité
    68.6.1 Méthodes d'analyse
    68.6.2 Mesure de la satisfaction des patients
    68.6.3 Mesure des coûts liés à la non-qualité et à la qualité
    68.6.4 Mode de gestion : réseau de soins coordonnés
    68.6.5 Mesure de la qualité des soins en santé mentale
    68.6.6 Méthodes d'amélioration de l'accessibilité aux soins

68.7 Accréditation
    68.7.1 Canada
    68.7.2 États-Unis
    68.7.3 France
    68.7.4 Japon
    68.7.5 Australie
    68.7.6 Grande-Bretagne

Bibliographie

Lectures complémentaires

À l'aube du troisième millénaire, en raison des bouleversements qui se sont produits récemment, on assiste à la naissance d'une nouvelle ère économique (Todorov, 1997). La qualité, bien qu'essentielle dans la vie économique et sociale, peut parfois apparaître comme une notion abstraite, impalpable, jusqu'à ce que quelqu'un fasse une erreur. Dans le domaine de la médecine, comme dans l'industrie, l'absence de qualité coûte cher.

Les difficultés importantes sur lesquelles butte le financement de la protection sociale ont parfois pour effet d'entretenir la confusion entre évaluation médicale et évaluation économique. Partout dans le monde, les gouvernements et les bailleurs de fonds remettent en question les coûts des soins par rapport aux résultats obtenus et cherchent des solutions qui permettraient de s'assurer que les soins payés ou approuvés ont le meilleur rendement coûts/efficacité (Freund et Luce, 1998). Il s'agit d'offrir à la population la même qualité de services, mais d'une manière différente et à un moindre coût (Léouffre et Tempier, 1998).

« La qualité, c'est la capacité des activités professionnelles et des services de santé d'améliorer de façon continue la santé des individus et de la population en tenant compte de leurs attentes et de l'avancement des connaissances dans le domaine de la santé. » (Collège des médecins du Québec, 1998.)

Cette notion de qualité implique la capacité de se remettre en question et d'être remis en question par les autres. L'évaluation de la qualité des soins représente une activité formelle et systématique visant à découvrir des dysfonctionnements dans les systèmes de soins. Elle permet de se prononcer sur l'existence de standards de qualité, sur leur respect et sur les démarches adoptées afin de concevoir les mesures correctives et d'en assurer un suivi continu (Durieux et coll., 1997).

La notion d'assurance qualité (*quality assurance*) employée dans le secteur de l'industrie correspond, en médecine, à l'idée d'amélioration continue de la qualité des soins. S'y rattachent une démarche et des modes de gestion qui visent à la plus grande qualité possible (Durieux et coll., 1997).

68.1 HISTORIQUE

Dans l'histoire de la médecine, la notion d'évaluation de la qualité des soins est relativement récente. On retient trois périodes, dont les deux premières sont essentiellement américaines.

68.1.1 De 1910 à 1950 : les débuts

C'est à Boston, au début du 20e siècle, que deux chirurgiens, Ernest Codman et Harvey Cushing, le père de la neurochirurgie, ont commencé à valoriser l'évaluation des soins. Codman, Cushing et Charles Mayo ont participé à la fondation de la Société de chirurgie clinique, qui est devenue, en 1913, l'American College of Surgeons (Giraud, cité dans Kovess, 1994). Dès 1917, le Collège a mis en place son « programme de standardisation hospitalière » basé sur des critères de qualité permettant d'évaluer les établissements de soins.

Le contrôle de la qualité, comme les Américains l'ont conçu pendant de nombreuses années, s'inspirait largement des principes de l'économiste Frederick Taylor, qui fut l'un des promoteurs de l'organisation scientifique du travail (taylorisme). Dans cette approche, il fallait définir les normes et détecter les erreurs. Le service de la qualité, qui était l'affaire de spécialistes, devait avoir un rôle disciplinaire face aux individus fautifs (Legault, 1991).

Dans les années 40, W. Edward Deming introduit le concept de qualité totale (Coker et coll., 1997). Il s'agit d'une philosophie de l'organisation selon laquelle l'amélioration de la qualité découle de la connaissance et d'une remise en question constante du processus de production. Cette approche a été par la suite adoptée par l'industrie japonaise sous l'appellation *kaizen* : les systèmes inadéquats, et non les individus, sont responsables de la mauvaise qualité.

68.1.2 De 1950 à 1980 : la Joint Commission on Accreditation of Health Care Organizations

Au début des années 50, les principes d'accréditation se sont généralisés à l'ensemble des disciplines médicales. En 1951, de nombreuses instances médicales (American College of Physicians, American College of Surgeons, American Hospital Association, American Medical Association) se sont regroupées pour former la Joint Commission on Accreditation of Hospitals (JCAH), qui est devenue, dans les années 60, la

Joint Commission on Accreditation of Health Care Organizations (JCAHO).

La JCAH et la JCAHO ont été les deux forces majeures dans le développement de l'évaluation de la qualité des soins aux États-Unis. La JCAHO est un organisme privé qui vise à promouvoir le progrès et l'application de standards professionnels. Elle emploie un personnel spécialisé qui procède à des enquêtes d'accréditation qui sont effectuées à la demande des hôpitaux. Lorsque les résultats sont favorables, les hôpitaux deviennent admissibles aux remboursements qu'effectuent la plupart des programmes fédéraux et d'autres instances de paiement (Fauman, cité dans Mattson, 1992). Aux États-Unis, plus de 80 % des hôpitaux sont accrédités.

Dans les années 60, le gouvernement fédéral des États-Unis a mis en place des programmes d'assurance-maladie : Medicare, pour les personnes âgées, et Medicaid, pour les personnes vivant sous le seuil de pauvreté. À cette époque, la JCAHO a émis une série de lignes directrices en matière d'évaluation de la qualité, afin de respecter les exigences des programmes gouvernementaux.

En 1972, l'organisme a élaboré un système d'audits médicaux, mais ce programme a été aboli en 1980.

En 1985, la JCAHO a publié un manuel d'accréditation pour les hôpitaux et, en 1987, un nouveau programme d'assurance qualité voyait le jour sous le nom de programme pour le changement. Cette nouvelle approche utilise de nombreux indicateurs cliniques en vue d'évaluer diverses situations problématiques de la pratique clinique. L'accent est mis sur les résultats cliniques plutôt que sur la façon dont les soins sont donnés (Mattson, 1992).

68.1.3 Période européenne et engagement de l'Organisation Mondiale de la Santé

La notion d'évaluation de la qualité des soins a atteint l'Europe à la fin des années 70. En 1977, le gouvernement hollandais rendait l'évaluation des soins obligatoire pour l'obtention de l'accréditation, et l'Institut national d'évaluation des soins hospitaliers a été créé en 1979. Cet institut préconise un système d'évaluation par les pairs (*peer review*) et il est financé par une fraction du prix de chaque journée d'hospitalisation (Giraud, cité dans Kovess, 1994).

La plupart des pays européens ont inscrit dans des lois la nécessité d'évaluer la qualité des soins, mais peu d'entre eux ont élaboré une véritable politique d'évaluation. La position de la France et celle de la Grande-Bretagne à ce sujet sont exposées à la section 68.7.

L'Organisation Mondiale de la Santé (OMS) préconise depuis un certain temps des activités dans le domaine de l'évaluation. À partir des années 80, en effet, elle s'est progressivement engagée dans le secteur de l'évaluation de la qualité des soins.

En 1982, l'OMS a mené une consultation internationale afin de discuter des problèmes liés à l'évaluation des soins en santé mentale. À la suite de cette initiative, une réflexion sur l'élaboration de normes internationales de qualité des soins s'est amorcée (Kovess et coll., 1994).

En 1990, l'OMS a organisé une réunion d'experts sur l'assurance qualité en santé mentale. D'emblée, on a recueilli un consensus sur la nécessité d'évaluer la qualité de tous les aspects de la prise en charge, et non seulement des soins. L'OMS recommande la mise au point d'instruments de mesure de la qualité et la définition de standards d'une bonne pratique. Ces recommandations devraient pouvoir s'appliquer à tous les pays, quelles que soient les conditions de vie et la culture. Dans l'optique de l'OMS, c'est à l'échelle nationale que se définit une politique en matière de qualité. À titre expérimental, l'OMS a publié un manuel d'évaluation qui comprend six cahiers couvrant les aspects suivants :

- la politique en santé mentale ;
- les programmes en santé mentale ;
- les soins non spécialisés (soins primaires) ;
- les structures hospitalières spécialisées ;
- les structures résidentielles pour personnes âgées ;
- les données de référence de type épidémiologique et socioéconomique.

On considère que chacun de ces aspects a une incidence sur la qualité des soins et qu'on ne peut évaluer l'un des aspects sans tenir compte des autres. Chaque cahier comprend une cinquantaine de critères issus des propositions faites par les experts dans leur domaine respectif.

Kovess (Kovess et coll., 1994) a consacré un chapitre aux critères proposés par l'OMS. L'auteure conclut que les instruments suggérés par l'OMS sont pertinents et touchent à la plupart des problèmes auxquels se heurte l'exercice de la psychiatrie.

68.2 DU MODÈLE INDUSTRIEL AU MODÈLE MÉDICAL

L'amélioration de la qualité dans la gestion des services de santé aura des répercussions positives à la fois dans la sphère clinique et dans la sphère administrative. Toutefois, la théorie de la gestion de la qualité telle qu'elle est appliquée dans le milieu industriel ne convient pas toujours au milieu hospitalier et encore moins souvent à l'ensemble du système de santé. Certains auteurs (Sabin, 1995 ; Stern et Naveh, 1997) souhaitent que les concepts soient théorisés et formulés de manière qu'ils puissent s'appliquer aux caractéristiques de la gestion de la qualité dans le domaine de la médecine. C'est pourquoi certains professionnels de la santé, qui sont sensibles aux limites de leur approche de la qualité, ont entrepris de comprendre, puis d'appliquer à leurs activités les concepts et les méthodes élaborés par les industriels (Fourcade et coll., 1997).

L'Organisation internationale de normalisation (International Organization for Standardization [ISO]) est une organisation internationale regroupant une centaine de pays, dont la mission consiste à favoriser les activités de standardisation en vue de faciliter, entre les nations, les échanges de produits et de services. Cet organisme est responsable de l'élaboration de normes internationales en matière de gestion de la qualité. L'expression la plus récente de ces normes est la série ISO 9000 (Todorov, 1997). Cette série comprend les normes ISO 9000 à 9004. Les normes ISO 9000 sont utilisées dans les activités de certification et de gestion de la qualité. Le vocabulaire relatif à la qualité est, quant à lui, défini dans les normes ISO 8402, qui sont des normes de « concepts et terminologie ».

68.2.1 Terminologie

Le processus d'évaluation de la qualité des soins possède une terminologie spécifique. Les concepts traditionnels incluent les normes, les critères, les standards et les indicateurs (Mattson, 1992).

Les *normes* correspondent à des mesures déterminées ou à des façons de faire qui guident certains aspects de la pratique clinique des professionnels de la santé. La dose moyenne recommandée d'un antidépresseur donné constitue un exemple de norme.

Quant aux *critères*, il s'agit d'énoncés qui définissent des soins cliniques appropriés. Ils sont déterminés par des professionnels en fonction de l'expérience clinique et de la littérature scientifique. Des lithémies comprises entre 0,7 et 1,0 mmol/L chez les patients traités par le lithium sont un exemple de critère.

Dans l'évaluation des soins, les critères peuvent être utilisés dans la description de la structure, du processus ou des résultats des soins. La *structure* fait référence aux ressources matérielles, technologiques et organisationnelles consacrées aux soins. Les locaux et le matériel nécessaires aux prélèvements sanguins et à la détermination de la lithémie appartiennent à la structure. Le *processus* renvoie à toutes les activités liées directement ou indirectement à la façon dont sont délivrés les soins. Par exemple, le fait qu'un prélèvement sanguin doit être effectué par une infirmière qualifiée est de l'ordre du processus. Les *résultats* des soins sont les changements observés dans l'état de santé du patient qui sont tributaires de l'intervention d'un professionnel de la santé. Dans la manie, le retour à une humeur euthymique à la suite d'un traitement par le lithium est un exemple de bon résultat.

Les *standards* sont définis comme étant le niveau de soins prévu ou requis. L'utilisation de neuroleptiques dans le traitement de la schizophrénie est un exemple de standard.

Un *indicateur* est une variable mesurable reliée à un aspect quelconque des soins. Le nombre d'attaques de panique par mois chez un groupe de patients ou le nombre de tentatives de suicide chez les patients en clinique externe sont des exemples d'indicateurs.

68.2.2 Définitions

Voici des définitions tirées des normes ISO 8402 (Fourcade et coll., 1997 ; Todorov, 1997) :

– L'*audit qualité* est un examen méthodique et indépendant visant à déterminer si les activités et les résultats relatifs à la qualité satisfont aux dispositions établies et si ces dispositions sont mises en œuvre de façon à atteindre les objectifs. Par exemple, le Service d'inspection professionnelle du Collège des médecins supervise la qualité des soins dans les hôpitaux.

- L'*assurance qualité* est l'ensemble des actions préétablies et systématiques garantissant qu'un produit ou un service satisfera aux exigences relatives à la qualité. Ainsi, on peut obtenir l'assurance qualité en instaurant une démarche qualité dans un établissement de santé au moyen de la mise en place de comités d'évaluation des actes, de l'éthique, etc.
- Un *système de qualité* est l'ensemble des structures organisationnelles, des responsabilités, des procédures, des procédés et des ressources auquel se rattache la gestion de la qualité.
- La *gestion de la qualité* est la fonction de l'entreprise qui définit la politique qualité et la met en application.

Les normes et les définitions devant, bien entendu, être ajustées à la réalité et aux exigences du monde médical, l'utilisation des normes de qualité ISO 9000 peut servir de base à la conception d'une démarche qualité dans un établissement de soins.

68.3 DÉMARCHE QUALITÉ

Fourcade et coll. (1997) décrivent la mise en place d'une démarche qualité. Ils soulignent d'emblée la nécessité pour la direction de manifester un engagement et un leadership dès les stades initiaux de la démarche qualité afin de permettre l'élaboration d'une politique qualité et l'instauration d'une culture qualité.

68.3.1 Politique qualité

La politique qualité se rapporte aux « orientations et objectifs généraux d'un organisme concernant la qualité, tels qu'ils sont exprimés formellement par la direction générale au plus haut niveau » (ISO 8402). Cette politique qualité doit tenir compte de certains principes :
- la direction doit maintenir son engagement au fil du temps ;
- la qualité doit être valorisée et quantifiée au moyen d'instruments et de méthodes de mesure appropriés ;
- tout le personnel doit être sensibilisé aux concepts et aux techniques associés à la qualité et recevoir une formation dans ce domaine ;
- une structure organisationnelle doit être mise en place en vue d'évaluer et d'améliorer de façon continue la qualité des soins et des services ;
- les objectifs reliés à la qualité doivent être clairement définis. Ils doivent être réalistes, acceptables et logiques ; de plus, ils doivent pouvoir se traduire dans des programmes précis. Il sera nécessaire, par la suite, d'assurer la mise en place des ressources qui permettront d'atteindre les objectifs fixés (Collège des médecins du Québec, 1994). Les objectifs reliés à la qualité concernent l'amélioration de l'organisation des soins, des processus de travail ou des résultats des soins. Parmi la variété d'objectifs possibles, on peut mentionner :
  - améliorer l'accessibilité aux soins et diminuer la durée des séjours ;
  - améliorer la qualité des soins en préconisant une formation spécifique pour le personnel (Alexander et coll., 1997) ;
  - favoriser la communication interdisciplinaire (Lachance et Santos, 1995).

68.3.2 Culture qualité

L'évaluation de la qualité des soins doit être un processus évolutif et continu qui repose sur un état d'esprit : la culture qualité (Kovess et coll., 1994). La notion de culture est empruntée à l'industrie, qui définit la culture d'entreprise comme l'ensemble des traditions touchant la structure et le savoir-faire qui assurent un code de comportement implicite et la cohésion à l'intérieur d'un établissement (Douchy, 1990).

Le concept de culture qualité s'applique très bien au domaine médical, car il implique une dynamique du changement permettant d'inculquer progressivement de nouvelles valeurs à la fois aux médecins et aux différentes catégories de personnel. En établissant un bon système de communication et en encourageant la formation, les responsables de la qualité pourront d'autant plus susciter l'intérêt et l'adhésion du personnel.

Communiquer la démarche qualité

Les bases de la communication doivent être maîtrisées par les médecins et le personnel de la direction ; cela leur permettra de sensibiliser les autres intervenants aux concepts, aux valeurs et aux enjeux de la démarche qualité.

Un système d'information efficace est un outil de communication essentiel. Ce système peut comprendre, par exemple, des réunions du personnel d'un service ou la formation de groupes de travail composés de membres de différents services ou de plusieurs échelons hiérarchiques.

La sensibilisation à la démarche qualité peut aussi se faire par le biais d'un manuel de la qualité présentant les objectifs de la démarche qualité et les dispositions prises pour assurer la gestion de la qualité.

Former à la démarche qualité

La formation ayant trait à la qualité permet l'adoption d'un vocabulaire commun et d'une vision commune ainsi qu'une meilleure compréhension des enjeux que comporte la qualité (Fourcade et coll., 1997). Une telle formation vise à améliorer les techniques d'animation de groupe afin de favoriser la participation, la concertation et la réflexion commune. Elle cherche en outre à augmenter les connaissances générales relatives à une démarche qualité en psychiatrie notamment, aux outils associés à la qualité et aux modes d'évaluation de la qualité.

68.4 MODES D'ÉVALUATION

Dans le domaine de la qualité des soins, les deux modes d'évaluation les plus utilisés sont l'évaluation par critères implicites et l'évaluation par critères objectifs (ou explicites).

68.4.1 Évaluation par critères implicites

L'évaluation par critères implicites consiste en un jugement de valeur porté par un médecin évaluateur sur un épisode de soins. L'évaluation se limite au processus de soins ; elle ne concerne pas les résultats. Elle se fait à partir des informations inscrites au dossier médical et des explications fournies par le médecin ou le personnel soignant.

Ce mode d'évaluation est souvent utilisé dans l'étude des complications et des décès, où la révision du dossier s'avère nécessaire. Il permet d'apprécier tous les aspects des soins délivrés au patient en tenant compte de l'ensemble des facteurs bio-psycho-sociaux ayant pu contribuer au tableau clinique.

Une limite de cette approche consiste dans la grande disponibilité qu'elle exige des médecins évaluateurs, ce qui restreint le nombre de cas pouvant être évalués (Collège des médecins du Québec, 1994).

68.4.2 Évaluation par critères objectifs

Il peut être problématique de réduire l'évaluation des soins à l'étude d'un petit nombre de dossiers. Pour cette raison, les Américains ont mis au point une méthode d'évaluation appelée *Performance Evaluation Procedure* (PEP), qui correspond au mode d'évaluation dit par critères objectifs (Kovess et coll., 1994).

L'évaluation par critères objectifs est une appréciation généralement anonyme de la qualité des soins qui se fait par rapport à une norme scientifiquement reconnue ou déterminée par consensus (Collège des médecins du Québec, 1994). Les critères diagnostiques du DSM-IV sont des exemples de critères objectifs.

Ce mode d'évaluation peut être utilisé aussi bien en recherche que dans l'étude des complications, des résultats ou des procédures diagnostiques. L'étude de patients ayant un diagnostic de dépression majeure et la recherche dans leurs dossiers de la présence ou non des critères du DSM-IV liés à ce diagnostic est un exemple d'évaluation par critères objectifs.

68.5 MODÈLE QUÉBÉCOIS

68.5.1 Service d'inspection professionnelle

Depuis 1969, le Collège des médecins du Québec (CMQ) assume la responsabilité du contrôle de l'exercice professionnel. Selon la loi québécoise, la responsabilité de l'évaluation de l'acte médical dans un établissement du réseau de la santé revient soit au Conseil des médecins, dentistes et pharmaciens (CMDP) qui doit faire un compte rendu au comité exécutif, soit au chef du service médical.

Dans le domaine de l'évaluation de la qualité, plusieurs modèles des milieux de l'industrie et des affaires ont été étudiés et adaptés à l'exercice médical en établissement grâce, entre autres, à l'expertise du Service d'inspection professionnelle (SIP) du Collège des médecins.

Le SIP procède à des visites systématiques des établissements de santé (centres hospitaliers [CH], centres d'hébergement et de soins de longue durée [CHSLD] et Centres locaux de services communautaires [CLSC]). Un des volets de cette inspection consiste à évaluer les fonctions du CMDP précisées dans la Loi sur les services de santé et les services sociaux et dans le Règlement sur l'organisation et l'administration des établissements (Collège des médecins du Québec, 1994). Ce travail d'évaluation prend la forme d'audits cliniques que l'on effectue régulièrement afin de vérifier la mise en œuvre et l'efficacité des systèmes de qualité.

68.5.2 Implantation d'un système de qualité en centre hospitalier

Conformément aux objectifs poursuivis par une démarche qualité, le Collège des médecins du Québec a publié en 1994 un manuel intitulé *La gestion de la qualité de l'exercice professionnel en établissement*. On y décrit notamment un modèle de gestion de la qualité qui peut être implanté dans les établissements québécois.

L'implantation d'un système de qualité en centre hospitalier comprend les 10 étapes suivantes :

1. Le comité exécutif élabore un projet de gestion de la qualité de l'exercice professionnel et le soumet au conseil d'administration, dont une des tâches consiste à s'assurer de la pertinence, de la qualité et de l'efficacité des services offerts. Le conseil d'administration devra prendre un engagement ferme et promouvoir la démarche qualité dans son établissement.

2. Le CMDP doit :
   - approuver une structure d'évaluation. Une structure d'évaluation adéquate implique la création des comités et des sous-comités nécessaires à l'évaluation ;
   - s'assurer de la réglementation ; le mandat de ces comités et sous-comités doit être précisé dans le règlement du CMDP (ou du centre hospitalier) ;
   - s'assurer de la disponibilité des ressources nécessaires à la mise en œuvre des mécanismes d'évaluation. Tout centre hospitalier doit pouvoir recourir aux services d'un « médecin-ressource » en matière de gestion de la qualité de l'exercice professionnel. Ce rôle peut être assumé par le président du comité central d'évaluation ou par un autre médecin clinicien possédant une certaine expertise dans la gestion de la qualité. De même, le service des archives doit collaborer aux activités d'évaluation. Le chef archiviste peut désigner un archiviste-ressource, qui assistera les différents comités ou sous-comités dans l'élaboration des indicateurs et dans les évaluations par critères objectifs.

3. Le comité exécutif nomme les membres du comité d'évaluation de l'acte et désigne le président du comité d'évaluation.

4. Le comité d'évaluation assume la responsabilité de l'évaluation. La planification de l'évaluation consiste à définir clairement les objectifs et les programmes d'évaluation en tenant compte de tous les secteurs de l'exercice professionnel. L'organisation des activités consiste à répartir les tâches entre les sous-comités et à définir les relations d'autorité entre le comité d'évaluation et les sous-comités. Quant à la direction des activités d'évaluation, elle comprend la coordination des activités des sous-comités, la transmission de l'information pertinente et la formation des membres en ce qui concerne les techniques d'évaluation. Le contrôle consiste à comparer les objectifs fixés avec ceux qui ont été atteints par les programmes et à prendre les mesures appropriées pour que soient atteints les objectifs qui ne l'ont pas été.

5. Le comité d'évaluation ou les sous-comités, selon le cas, désignent les médecins responsables des évaluations.

6. On établit une méthode d'évaluation, qui consiste à déterminer l'échantillonnage, les critères, les modalités de la collecte de données, etc.

7. On procède à la collecte de données. Pour ce faire, on peut utiliser l'évaluation par critères explicites. Le service des archives recherche alors les critères dans les dossiers et compile les résultats, qui seront révisés par le médecin responsable. On peut aussi utiliser l'évaluation par critères implicites.

Dans ce cas, les médecins évaluent les dossiers qui leur sont assignés. Dans certaines circonstances, on peut recourir à une grille d'évaluation.

8. On procède à la rédaction du rapport. Dans les deux modes d'évaluation, la démarche est similaire. Le médecin responsable rédige un rapport dans lequel il précise en outre les moyens d'action qu'il suggère pour améliorer la qualité de l'exercice professionnel.

9. Le comité d'évaluation reçoit et analyse les rapports des sous-comités. Par la suite, il élabore une stratégie visant à améliorer la qualité des soins et présente au comité exécutif son rapport ainsi que le plan d'action qu'il recommande (évaluations de contrôle, supervision, etc.).

10. Le comité exécutif approuve ou rejette le rapport et le plan d'action recommandé.

68.6 OUTILS DE L'ASSURANCE QUALITÉ

68.6.1 Méthodes d'analyse

Les méthodes d'analyse, qui sont nombreuses, visent, d'une part, à repérer et à classer les déficiences d'un système ou d'un processus et, d'autre part, à déterminer des solutions et des stratégies correctives. Ces méthodes sont décrites en détail dans les ouvrages traitant de la qualité des soins (Fourcade et coll., 1997 ; Fromentin, Brun et Lenglart, 1998). En voici deux exemples :

– le diagramme de Pareto, qui se fonde sur la relation mathématique selon laquelle 20 % des causes ou des défauts entraînent 80 % des dysfonctionnements ou des coûts de la non-qualité ;
– le diagramme cause-effet (ou diagramme d'Ishikawa ou en arête de poisson), qui sert à mettre en évidence toutes les causes aboutissant à une déficience, en les regroupant par classe ou famille.

Soulignons aussi trois méthodes de recherche d'idées qui font appel au travail de groupe :

– les séances de remue-méninges (*brainstorming*) ;
– la méthode des 5 M (main-d'œuvre, moyens, matières, méthodes, milieu) ;
– le QQOQCC (qui, quoi, où, quand, comment, combien).

Les résultats de l'analyse pourront être illustrés sous forme de logigramme (Fromentin, Brun et Lenglart, 1998). Une répartition pourra être représentée par un diagramme circulaire, ou camembert (voir la figure 68.1).

On pourra également recourir à un classement selon la loi de Pareto, dit diagramme de Pareto (voir le tableau 68.1), ou selon un diagramme cause-effet. La figure 68.2 montre un tel diagramme, qui se rapporte aux causes pouvant entraîner une erreur dans un protocole de traitement par le lithium.

De même, on pourra illustrer une distribution au moyen d'un histogramme (voir la figure 68.3).

68.6.2 Mesure de la satisfaction des patients

Dans l'esprit de l'assurance qualité, « le client est destinataire d'un produit ou service offert par le fournisseur » (ISO 8402). Il s'avère donc pertinent pour les établissements de soins de mettre au point un système de mesure de la satisfaction des patients, lequel permettra de relever les écarts entre la qualité perçue par le patient, la qualité réellement offerte et la qualité conçue et souhaitée par la profession médicale (Fourcade et coll., 1997).

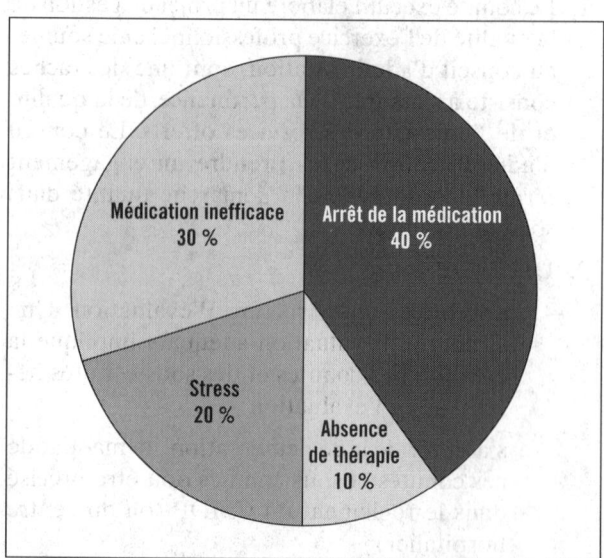

FIGURE 68.1 Répartition des causes de rechute dans la dépression

TABLEAU 68.1 Causes de la réhospitalisation de patients schizophrènes (n = 25)

Cause	Nombre	Pourcentage
Ajustement de la médication	20	80 %
Conflit conjugal	1	4 %
Problème d'argent	1	4 %
Abus d'alcool	1	4 %
Toxicomanie	2	8 %

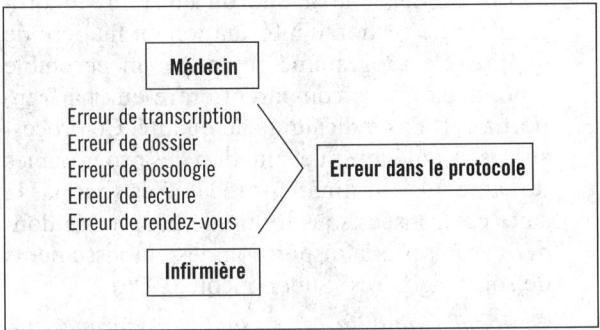

FIGURE 68.2 Causes possibles d'erreur dans le protocole d'un traitement par le lithium

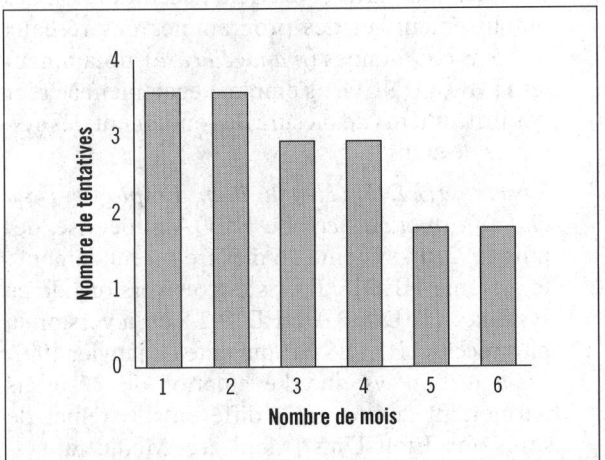

FIGURE 68.3 Nombre de tentatives de suicide depuis l'instauration de mesures de qualité des soins

68.6.3 Mesure des coûts liés à la non-qualité et à la qualité

L'évaluation de la qualité des soins est, et le sera sans doute de plus en plus, liée à la notion d'évaluation économique dans le domaine de la santé (Briggs et Sculpher, 1998). Une évaluation économique s'efforce d'établir une relation entre les coûts et les résultats médicaux obtenus (Durieux et coll., 1997). Mauskopf et coll. (1998) résument les cinq méthodes d'évaluation économique utilisées dans les programmes de santé :

1. L'*analyse des coûts* prend en considération uniquement les coûts de deux ou plusieurs programmes comparés.
2. L'*analyse de la réduction des coûts* (*cost minimum*) cherche à déterminer le programme le moins coûteux qui donne des résultats jugés équivalents à ceux d'autres programmes.
3. L'*analyse coûts/efficacité* permet de comparer des programmes qui diffèrent par leurs coûts et par les résultats médicaux qu'ils donnent. Dans ce type d'évaluation, les coûts sont mesurés en unités monétaires et les résultats, en unités naturelles (années de vie gagnées, nombre d'effets indésirables évités, nombre de jours d'invalidité évités, etc.). Le rapport coûts/efficacité aura au dénominateur un résultat exprimé en unités naturelles et au numérateur, un coût (p. ex., coût par jour d'invalidité évité).
4. L'*analyse coûts/utilité* est une forme particulière d'analyse coûts/efficacité où les résultats médicaux sont exprimés en indicateurs d'utilité. Ces indicateurs visent à évaluer les résultats médicaux en fonction de la satisfaction ou de la préférence du patient.

L'indicateur d'utilité le plus connu est celui des années de vie pondérées par la qualité (*quality adjusted life year* : QALY). Il s'agit d'une mesure de la perception qu'ont les patients de l'utilité d'une action médicale qui modifie leur état de santé. Cette perception est chiffrée selon le nombre d'années de vie gagnées pondérées par la valeur accordée à ces années par les patients en fonction de l'état dans lequel ces années sont vécues sur le plan des handicaps et de la souffrance (Deverill et coll., 1998).

5. L'*analyse coûts/avantages* (*cost-benefit*) donne des résultats qui ne sont pas exprimés en unités naturelles, mais plutôt en argent.

Psychiatrie clinique : une approche bio-psycho-sociale

68.6.4 Mode de gestion : réseau de soins coordonnés

En vue d'obtenir une amélioration de la qualité des soins combinée avec des prix concurrentiels (meilleur rapport coûts/efficacité), on a créé aux États-Unis, dans les années 80, le réseau de soins coordonnés (*managed care*). Il s'agit d'un système de gestion intégrée et coordonnée des prestations de soins de santé. Dans cette approche, les organismes qui couvrent les coûts participent de plein droit à la gestion du processus clinique (Geraty, 1995).

Il existe deux types de réseaux de soins coordonnés : les Health Maintenance Organizations (HMO) et les Preferred Provider Organizations (PPO). Ces réseaux de soins sont conçus pour améliorer la qualité des soins cliniques par le biais d'une prise en charge multidisciplinaire qui respecte les protocoles et les plans de soins spécifiques. Ils sont également utiles pour diminuer les coûts.

Geraty (1995) note que l'amélioration la plus importante qu'on puisse apporter au système de santé serait l'instauration de systèmes intégrés de soins en santé mentale. Dans ces systèmes, les praticiens agissent comme responsables de cas et facilitent l'accès aux soins et l'établissement de liens entre différents services.

Le besoin d'une communication plus grande entre les ressources spécialisées (p. ex., en psychiatrie de l'enfant ou de l'adolescent, en gérontopsychiatrie, en toxicomanie) et entre celles-ci et les ressources communautaires travaillant avec les mêmes clientèles sera de plus en plus pressant. Les systèmes intégrés facilitent la continuité des soins et favorisent les liens entre les différentes disciplines. L'intégration systémique entraîne une amélioration de la qualité des soins.

D'Ercole et coll. (1997) décrivent les avantages du réseau de soins coordonnés, notamment la diminution du nombre d'hospitalisations, la réduction des coûts et l'amélioration de la qualité de la vie des patients. Toutefois, les auteurs précisent que ce système ne peut s'avérer efficace sans l'existence de soins communautaires et de services de clinique externe appropriés. Domino et coll. (1998) formulent quant à eux quelques critiques au sujet de cette méthode. Ils citent la diminution du pouvoir décisionnel des psychiatres, les limitations imposées quant à l'accessibilité aux soins pour certains patients et les restrictions touchant certaines médications et le choix de certains traitements.

En outre, cette méthode requiert un travail administratif plus important, au détriment de la pratique clinique, et peut réduire de ce fait la satisfaction professionnelle.

68.6.5 Mesure de la qualité des soins en santé mentale

La mesure de la qualité des soins en santé mentale englobe généralement plusieurs dimensions et s'intéresse aux indicateurs que sont la structure, le processus et les résultats du système de soins (Druss et Rosenheck, 1997).

De nombreuses tentatives ont été faites pour établir des systèmes de mesure appropriés :

– *Quality Information Management Program Database*. En Caroline du Sud, on a instauré un programme de gestion d'information en matière de qualité. Ce programme regroupe un ensemble d'hôpitaux qui se comparent entre eux par rapport à certains indicateurs de qualité. Ce processus vise à améliorer l'évaluation des programmes de santé. Les informations recueillies sont par la suite centralisées sous forme de banque de données et mises à la disposition des établissements de soins membres (Suber et coll., 1996).

– *National Committee for Quality Assurance*. Le développement des réseaux de soins coordonnés a donné lieu à la création, en 1979, du National Committee for Quality Assurance (NCQA), une organisation à but non lucratif qui est devenue un des leaders dans le domaine de l'amélioration de la qualité (Spoeri, 1997). Cet organisme élabore des standards et œuvre à l'accréditation des établissements et des programmes des réseaux de soins coordonnés (*managed care*), notamment les HMO. Le NCQA s'emploie également à créer des instruments de mesure de rendement des systèmes de soins.

– *Système HEDIS (Health Plan Employer Data and Information Set)*. Le NCQA supervise, depuis 1992, un système de mesure du rendement : le système HEDIS. Il existe trois versions de ce système : HEDIS 2.0, HEDIS 2.5 et la version la plus récente, HEDIS 3.0, qui date de janvier 1997. Il s'agit d'un système d'évaluation des résultats permettant de comparer différents systèmes de soins aux États-Unis (Medicare, Medicaid, système commercial, assurance-maladie des employeurs, etc.) [Spoeri, 1997].

HEDIS 3.0 catégorise les mesures de rendement dans huit domaines :
- l'efficacité des soins ;
- l'accessibilité aux soins ;
- la satisfaction par rapport aux soins ;
- la stabilité du plan de soins ;
- l'utilisation des services ;
- le coût des soins ;
- l'information donnée sur les différentes possibilités de soins ;
- l'information descriptive sur les systèmes de soins.

HEDIS 3.0 met l'accent sur la mesure des résultats et sur l'efficacité des soins en ce qui concerne les pathologies aiguës et les pathologies chroniques.

– *Quality Indicator Project (QIP) in Mental Health.* Au Maryland, un groupe d'experts a mis en œuvre le QIP dont l'objet est d'établir des indicateurs de rendement appliqués au personnel soignant et de déterminer la validité des indicateurs dans les différents champs d'intervention. Ce projet vise également à renseigner les participants sur l'utilité des indicateurs en ce qui a trait à la détermination des possibilités d'améliorer les soins. Le QIP, qui regroupe environ 125 établissements, pourrait s'appliquer à l'ensemble des États-Unis (Lawthers et Wood, 1996).

68.6.6 Méthodes d'amélioration de l'accessibilité aux soins

Il existe dans la littérature un débat portant sur la question de savoir quels indicateurs mesurent le mieux la qualité, notamment les indicateurs de procédures de soins ou les indicateurs de résultats (Durieux et coll., 1997). L'utilisation des indicateurs vise à découvrir certaines anomalies, ce qui donnera lieu à l'élaboration de stratégies correctives.

L'accessibilité aux soins est un indicateur primordial de la qualité des soins (Keller, 1997). Plusieurs facteurs permettant l'amélioration continue de la qualité peuvent favoriser l'accessibilité aux soins en santé mentale :
– *Utilisation des nouvelles technologies.* Le recours aux nouvelles technologies telles que la télémédecine (Blackmon, Koak et Ranseen, 1997) et l'informatique (Briscoe, 1997 ; Powsner, 1997) peut améliorer nettement la qualité de l'information et l'accessibilité aux soins.

– *Thérapie brève de groupe.* Keller (1997) décrit les efforts d'une équipe HMO du Vermont qui a privilégié la formation en thérapie brève de groupe. Cette initiative favorisait l'accessibilité aux soins ainsi qu'une efficacité et une productivité plus grandes. Dans une revue de la littérature comprenant 686 articles, Hornberger et coll. (1997) mettent en évidence la pertinence clinique de l'approche psychothérapeutique, mais également son impact économique bénéfique. L'impact sur les coûts se situe surtout dans la réduction des hospitalisations et l'amélioration des capacités de maintien au travail.

– *Utilisation de lignes directrices de pratique clinique.* Reiss (1994) présente les positions de l'Association des psychiatres du Canada (APC) et de l'American Psychiatric Association (APA), qui favorisent l'utilisation de lignes directrices de pratique clinique (*clinical guidelines*). Celles-ci permettent une meilleure standardisation et une plus grande objectivité du processus d'évaluation. D'autre part, la diffusion des lignes directrices auprès des professionnels de la santé peut contribuer à la formation médicale et entraîner une meilleure accessibilité aux soins primaires et secondaires.

– *Relations entre médecins généralistes et psychiatres.* Craven (1997), dans une étude menée en Ontario, démontre l'importance du médecin de famille dans la détection et le traitement des problèmes de santé mentale. Cette étude dénonce les difficultés qui entourent la relation clinique entre la psychiatrie et la médecine familiale, lesquelles constituent un obstacle à l'accessibilité aux soins en santé mentale dans le secteur des soins primaires et à la prestation optimale de ces soins. Kates et coll. (1997a, 1997b) décrivent les nombreux avantages qu'il y a à favoriser l'intégration de psychiatres (consultation, supervision, soutien téléphonique) dans un cadre de soins primaires. Cette démarche permettrait d'augmenter les capacités de gestion de cas, de réduire le nombre de patients envoyés en milieu psychiatrique et d'écourter leur séjour dans ce milieu ainsi que d'accroître l'accessibilité aux soins et la continuité de ceux-ci.

Psychiatrie clinique : une approche bio-psycho-sociale

– *Diminution de la durée des séjours et prévention des hospitalisations.* Geller et coll. (1998) ont étudié une population de patients qui sont réhospitalisés fréquemment. Les auteurs suggèrent la création de réseaux hospitaliers permettant aux utilisateurs d'être réhospitalisés dans le même établissement. Ils recommandent également la mise en place de programmes spécifiques pour cette population (p. ex., programme pour patients présentant un trouble de personnalité limite, pour patients schizophrènes).

Certains auteurs rapportent que la diminution de la durée des séjours n'entraîne pas d'augmentation des taux de réadmission (Edward-Chandran, Malcolm et Bowen, 1996).

Au New Jersey, Rea et Thompson (1996) ont conçu un outil multidisciplinaire permettant une meilleure gestion de l'information entre les membres d'une équipe. Grâce à ce système, on peut établir, dès l'hospitalisation du patient, ses besoins cliniques et sociaux, ce qui devrait aboutir à une planification précoce du congé.

Kusamakar et coll. (1997) soulignent l'importance du travail de psychoéducation auprès des patients et de leurs proches. Cela permet une meilleure compréhension de la maladie et une amélioration de l'alliance thérapeutique, de l'observance médicamenteuse et, à plus long terme, de la qualité de la vie. Russo et coll. (1997) précisent que la qualité de la vie avant l'hospitalisation est un facteur pouvant influer fortement sur la durée du séjour en milieu hospitalier.

68.7 ACCRÉDITATION

L'accréditation, qui procède d'une démarche volontaire, peut être obtenue par un établissement de soins après une évaluation globale réalisée par un organisme extérieur indépendant et reconnu par des professionnels hospitaliers (Durieux et coll., 1997). L'évaluation porte principalement sur les procédures de fonctionnement de l'établissement en question, qui doivent satisfaire à un certain nombre de standards de qualité de soins.

L'accréditation se distingue de la certification de type ISO 9000 qui, notamment, n'intègre pas l'évaluation des soins médicaux (Fourcade et coll., 1997).

Quel que soit le pays où existe l'accréditation, la procédure comporte toujours trois étapes :

1) l'envoi d'un manuel d'accréditation à l'établissement, qui procédera à une autoévaluation ;
2) la visite de l'établissement par un groupe de professionnels de la santé ;
3) la rédaction d'un rapport d'inspection à la lumière duquel l'accréditation sera accordée ou non.

Les modalités d'accréditation diffèrent cependant selon les pays.

68.7.1 Canada

L'APC recommande que l'évaluation de la qualité des soins en psychiatrie soit effectuée par des psychiatres. Au Canada, l'évaluation est supervisée par les comités d'inspection issus des collèges des médecins provinciaux (Reiss, 1994).

Au Canada, les hôpitaux universitaires doivent être accrédités par le Conseil canadien d'agrément des hôpitaux et par le Collège royal du Canada ; ils ne peuvent plus recevoir d'étudiants s'ils perdent leur accréditation. L'accréditation est donnée ou maintenue à la suite d'une évaluation qui juge satisfaisants les services cliniques, administratifs et généraux (entretien, alimentation, etc.).

68.7.2 États-Unis

En 1995, la JCAHO a renouvelé son processus d'évaluation en adoptant de nouveaux standards dits de réseau.

L'évaluation s'attache à neuf dimensions de l'organisation des soins :

– l'efficacité ;
– la pertinence ;
– la disponibilité ;
– le rendement ;
– la continuité ;
– la sécurité ;
– l'efficience ;
– le respect ;
– l'empathie.

L'importance accordée aux données concernant les résultats des traitements répond au souhait formé par la JCAHO de progresser vers l'établissement d'un système centré sur l'évaluation du rendement qui inclue des indicateurs de rendement clinique, des indicateurs de rendement des systèmes et des réseaux de même que l'évaluation des mesures de prévention et de dépistage (Klegon, 1997).

68.7.3 France

Bien que les concepts américains en matière d'accréditation aient atteint la France dans les années 70, l'évaluation médicale n'a reçu de véritable reconnaissance qu'avec la création, en 1989, du Comité national de l'évaluation médicale (CNEM) et de l'Agence nationale pour le développement de l'évaluation médicale (ANDEM), devenue par la suite l'Agence nationale d'accréditation et d'évaluation en santé (ANAES).

Selon l'ordonnance L710-5 du 24 avril 1996 relative à la réforme de l'hospitalisation publique et privée, l'accréditation est définie « comme une procédure externe à un établissement de santé dont le but est d'obtenir une appréciation indépendante de la qualité de cet établissement, à l'aide d'indicateurs, de critères et de référentiels portant sur les procédures, les bonnes pratiques cliniques et les résultats des différents services et activités de l'établissement ». L'ordonnance précise également que « les réseaux de soins [...] ainsi que les groupements de coopération sanitaire sont soumis à cette obligation ». La tâche consistant à concevoir la procédure d'accréditation est confiée à l'ANAES (Durieux et coll., 1997).

68.7.4 Japon

Les hôpitaux psychiatriques japonais ont parfois été critiqués, notamment en raison de la longue durée des séjours (en moyenne plus de 400 jours) et de la piètre qualité de leurs soins. Le Conseil japonais pour la qualité des soins en santé a été établi en 1995 sous l'égide du gouvernement et des organisations majeures de soins au Japon. Ce pays compte 1 672 hôpitaux psychiatriques, qui risquent de perdre leur désignation d'hôpital s'ils continuent à ignorer la tendance à l'amélioration de la qualité des soins (Ito, Iwasaka et Kazushige, 1997).

68.7.5 Australie

L'Australie a instauré un programme d'accréditation en 1974 avec la création de l'Australian Council of Health Care Standards (ACHS). Cet organisme, comme la JCAHO, est responsable de l'évaluation de la qualité dans les établissements publics et privés de soins pour l'ensemble des États d'Australie.

Ce travail d'évaluation est effectué par des enquêteurs formés par l'ACHS. Les enquêteurs sont des professionnels en exercice et non pas des salariés de l'organisme, comme c'est le cas à la JCAHO. Les enquêtes dans les établissements visent à évaluer le respect ou non des standards de qualité élaborés par l'ACHS.

68.7.6 Grande-Bretagne

La Grande-Bretagne a élaboré un programme d'assurance qualité qui comporte deux volets : un volet clinique et un volet administratif. Soulignons que le système australien a servi de guide à l'expérience britannique.

L'évaluation de l'aspect clinique relève de professionnels et des Collèges royaux. Le principe retenu est celui de l'évaluation par les pairs. L'évaluation de la qualité des soins porte surtout sur l'existence et l'application, dans la pratique clinique, de lignes directrices.

Sur le plan administratif, l'évaluation s'attache à la gestion hospitalière. Ce travail est accompli sous la direction du King's Fund Organizational Audit. Ainsi, le King's Fund voit au recrutement d'enquêteurs, lesquels reçoivent une formation visant à les familiariser avec les standards et les procédures d'audit. Le King's Fund s'occupe en outre d'élaborer des standards nationaux pour l'évaluation des établissements hospitaliers. Depuis 1995, les hôpitaux ayant été soumis à un audit et dont l'évaluation est jugée satisfaisante peuvent recevoir un certificat d'accréditation (Fourcade et coll., 1997).

*
* *

Les mesures de réforme des systèmes de santé laissent prévoir un avenir dominé par une pratique de la médecine qui incorpore des systèmes fondés sur les principes de gestion et de concurrence. Dans un tel contexte, les psychiatres devront développer leurs compétences en matière de gestion de la santé et modifier leurs approches cliniques en fonction de ces nouvelles compétences (Lazarus, 1995).

Le médecin administrateur doit gérer un processus qui tend à résoudre un conflit apparent, dans un cadre éthique explicite reconnaissant les limites des données, entre les impératifs financiers et le jugement clinique (Moses III, 1996).

Les méthodes d'amélioration continue de la qualité des soins pourront servir de guide aux dirigeants cliniciens dans leur rôle primordial consistant à réinstaurer la qualité clinique. L'amélioration continue de la qualité, associée à un leadership clinique et administratif harmonieux, est une méthode permettant de faire la jonction entre la qualité des soins et les impératifs économiques afin d'atteindre l'objectif élargi de la médecine : l'amélioration globale de la santé (Keller, 1997).

Bibliographie

ALEXANDER, J.A., et coll.
1997 « Determinants of mental health providers expectations of patients improvement », *Psychiatr. Serv.,* vol. 48, n° 5, p. 671-677.

BLACKMON, L.A., KOAK, H.O., et RANSEEN, J.
1997 « Consumer satisfaction with telemedicine child psychiatry consultation in rural Kentucky », *Psychiatr. Serv.,* vol. 48, n° 11, p. 1464-1466.

BRIGGS, A., et SCULPHER, M.
1998 « An introduction to Markov modelling for economic evaluation », *Pharmacoeconomics,* vol. 13, n° 4, p. 397-409.

BRISCOE, M.
1997 « Obstacles to the use of computers in British mental health services », *Psychiatr. Serv.,* vol. 48, n° 3, p. 329-330.

COKER, M., et coll.
1997 « Implementation of total quality management after reconfiguration of services on a general hospital unit », *Psychiatr. Serv.,* vol. 48, n° 2, p. 231-236.

COLLÈGE DES MÉDECINS DU QUÉBEC
1998 *Rapport du groupe de travail sur la transformation du système de santé et la qualité des services médicaux,* Montréal, Collège des médecins du Québec, septembre.
1994 *La gestion de la qualité de l'exercice professionnel en établissement,* Montréal, Collège des médecins du Québec.

CRAVEN, M.A.
1997 « Mental health practices of Ontario family physicians : A study using qualitative methodology », *Can. J. Psychiatry,* vol. 42, n° 11, p. 943-949.

D'ERCOLE, A., et coll.
1997 « Effects of diagnosis, demographic characteristics, and case management on rehospitalization », *Psychiatr. Serv.,* vol. 48, n° 5, p. 682-688.

DEVERILL, M., et coll.
1998 « The use of QALY and non-QALY measures of health-related quality of life. Assessing the state of the art », *Pharmacoeconomics,* vol. 13, n° 4, p. 411-420.

DOMINO, M.E., et coll.
1998 « The impact of managed care on psychiatry », *Adm. Policy Ment. Health,* vol. 26, n° 2, p. 149-157.

DOUCHY, J.-M.
1990 *Vers le zéro défaut dans l'entreprise,* Paris, Dunod.

DRUSS, B., et ROSENHECK, R.
1997 « Evaluation of the HEDIS measure of behavioral health care quality », *Psychiatr. Serv.,* vol. 48, n° 1, p. 71-75.

DUNNER, D.L.
1997 « Improving the quality of care for depressed patients with comorbid psychiatric disorders : A review », *Clinical Performance and Quality Healthcare,* vol. 5, n° 1, p. 11-15.

DURIEUX, P., et coll.
1997 *Évaluation-qualité-sécurité dans le domaine de la santé,* Paris, Flammarion, coll. « Médecine-Sciences ».

EDWARD-CHANDRAN, T., MALCOLM, D.E., et BOWEN, R.C.
1996 « Reduction of length of stay in an acute care psychiatric », *Can. J. Psychiatry,* vol. 41, n° 2, p. 49-51.

FOURCADE, A., et coll.
1997 *La démarche qualité dans un établissement de santé,* Paris, Doin Éditeurs / Assistance publique – Hôpitaux de Paris.

FREUND, D.A., et LUCE, B.R.
1998 « The role of government and private insurers in guiding and implementing pharmacoeconomic analyses », *Pharmacoeconomics,* n° 13, p. 283-287.

FROMENTIN, D., BRUN, J., et LENGLART, J.
1998 *Santé et assurance qualité vers l'accréditation,* Paris, Berger-Levrault.

GELLER, J.L., et coll.
1998 « The effects of public managed care on patterns of intensive use of inpatient psychiatric services », *Psychiatr. Serv.,* vol. 49, n° 3, p. 327-332.

GERATY, R.D.
1995 « General hospital psychiatry and the new behavioral health care delivery system », *Gen. Hosp. Psychiatry,* n° 17, p. 245-250.

HORNBERGER, J., et coll.
1997 « The economic impact of psychotherapy: A review », *Am. J. Psychiatry,* vol. 154, n° 2, p. 147-155.

ITO, H., IWASAKA, S., et KAZUSHIGE, K.
1997 « Quality improvement in Japanese hospitals », *Psychiatr. Serv.,* vol. 48, n° 1, p. 107.

KATES, N., et coll.
1997a « Providing psychiatric backup to family physicians by telephone », *Can. J. Psychiatry,* vol. 42, n° 11, p. 955-959.
1997b « The psychiatrist in the family physician's office », *Can. J. Psychiatry,* vol. 42, n° 11, p. 960-965.

KELLER, G.A.
1997 « Management for quality: Continuous quality improvement to increase access to outpatient mental health services », *Psychiatr. Serv.,* vol. 48, n° 6, p. 821-825.

KLEGON, D.A.
1997 « JCAHO mental health care network accreditation as a performance improvement project », *Psychiatr. Serv.,* vol. 48, n° 3, p. 359.

KOVESS, V.
1994 « Origine et définition de l'évaluation en médecine », dans V. Kovess et coll., *Évaluation de la qualité en psychiatrie,* Paris, Economica, chap. II.

KOVESS, V., et coll.
1994 *Évaluation de la qualité en psychiatrie,* Paris, Economica.

KUSAMAKAR, V., et coll.
1997 « The foundations of effective management of bipolar disorder », *Can. J. Psychiatry,* vol. 42, n° 2, p. 695-735.

LACHANCE, K., et SANTOS, A.
1995 « Modifying the PACT model: Preserving critical elements », *Psychiatr. Serv.,* vol. 46, n° 6, p. 601-604.

LAWTHERS, J., et WOOD, J.M.
1996 « In search of psychiatric performance measures », *Clinical Performance and Quality Healthcare,* vol. 4, n° 1, p. 38-40.

LAZARUS, A.-J.
1995 « Preparing for practice in an era of managed competition », *Psychiatr. Serv.,* vol. 46, n° 2, p. 184-185.

LEGAULT, G.
1991 *Réussir la qualité totale dans une entreprise de services,* Montréal, G. Vermette.

LÉOUFFRE, P., et TEMPIER, R.
1998 « Le virage ambulatoire en psychiatrie: réactualiser nos principes de psychiatrie communautaire ou rater le virage! », *Revue canadienne de psychiatrie,* vol. 43, n° 5, p. 403-410.

MATTSON, M.R.
1992 *Manual of Psychiatric Quality Assurance: A report of the American Psychiatric Committee on Quality Assurance,* Washington (D.C.), American Psychiatric Association.

MAUSKOPF, J.A., et coll.
1998 « The role of cost-consequence analysis in healthcare decision-making », *Pharmacoeconomics,* vol. 13, n° 3, p. 277-288.

MEADOWS, G., et coll.
1997 « The pattern-of-care model: A tool for planning community mental health services », *Psychiatr. Serv.,* vol. 48, n° 2, p. 218-223.

MOSES III, H.
1996 « Managing managed care », *Clinical Performance and Quality Healthcare,* vol. 4, n° 4, p. 20-22.

NOVACEK, J., et RASKIN, R.
1998 « Recognition of warning signs: A consideration for cost-effective treatment of severe mental illness », *Psychiatr. Serv.,* vol. 49, n° 3, p. 376-378.

POWSNER, S.M.
1997 « Medical informatics and the quality of professional life », *Psychiatr. Serv.,* vol. 48, n° 1, p. 27-28.

REA, C.M., et THOMPSON, G.E.
1996 « Multidisciplinary patient management by means of a high social risk screening tool », *Clinical Performance and Quality Health Care,* vol. 4, p. 159-163.

REISS, J.P.
1994 « The role of psychiatrists in quality review », *Can. J. Psychiatry,* vol. 39, n° 6, p. 303-307.

RUSSO, J., et coll.
1997 « Psychiatric status, quality of life, and level of care as predictors of outcomes of acute inpatient treatment », *Psychiatr. Serv.,* vol. 48, n° 11, p. 1427-1434.

SABIN, J.E.
1995 « General hospital psychiatry and the ethics of managed care », *Gen. Hosp. Psychiatry,* vol. 17, p. 293-298.

SPOERI, R.K.
1997 « Quality in managed care: Developments and considerations », *Clinical Performance and Quality Healthcare,* vol. 5, p. 123-128.

STERN, Z., et NAVEH, N.
1997 « A methodology model for quality management in a general hospital », *Clinical Performance and Quality Healthcare,* vol. 5, p. 129-132.

SUBER, M.K., et coll.
1996 « The Quality Information Management Program Database in South Carolina », *Journal on Quality Improvement*, vol. 22, n° 9, p. 629-639.

TODOROV, B.
1997 *ISO 9000 : une force de management,* Boucherville (Québec), Gaëtan Morin Éditeur.

Lectures complémentaires

JOINT COMMISSION ON ACCREDITATION OF HEALTH CARE ORGANIZATIONS
1999 *1998-2000 Comprehensive Accreditation Manuel for Health Care Networks,* Oakbrook Terrace (Ill.).

KOVESS, V., et REYNAUD, M.
1999 *Psychiatrie années 2000 : organisation, évaluations, accréditation,* Paris, Flammarion.

LETEURTRE, H., et QUARANTA, J.-F.
1999 *La qualité des soins médicaux,* Paris, PUF.

JOLLY, D., et coll.
1998 *Les dossiers de l'Institut d'études des politiques de santé : Comment améliorer les pratiques médicales ?,* Paris, Flammarion.

CHAPITRE 69

Couple et famille

ANDRÉE ADAMS, M.Serv.soc.
Travailleuse sociale au Pavillon Albert-Prévost de l'Hôpital Sacré-Cœur de Montréal
Superviseure en thérapie familiale à l'Institut de psychiatrie communautaire et familiale
de l'Hôpital général juif Sir Mortimer B. Davis (Montréal)

MARK ADAMS, M.D.
Psychiatre à l'Institut de psychiatrie communautaire et familiale de l'Hôpital général juif
Sir Mortimer B. Davis (Montréal)
Professeur adjoint de clinique au Département de psychiatrie de l'Université McGill (Montréal)

PLAN

69.1 Évolution de la famille et du couple

69.2 Définition de la famille

69.3 Fonctionnement familial et normalité
    69.3.1 Définition de la normalité
    69.3.2 Normalité et cycle de la vie familiale
    69.3.3 Normalité et culture
    69.3.4 Normalité, divorce et famille recomposée
        • *Divorce* • *Famille recomposée*
    69.3.5 Normalité et rôles sexuels

69.4 Perspectives d'avenir de la famille

69.5 Origines de la thérapie familiale

69.6 Écoles de thérapie familiale
    69.6.1 Écoles d'orientation psychodynamique-psychanalytique
    69.6.2 École de Murray Bowen
    69.6.3 École expérientielle
    69.6.4 École behavioriste
    69.6.5 Écoles stratégiques (systémiques)
    69.6.6 École structurale
    69.6.7 Nouvelles écoles

69.7 Concepts communs aux théories

69.8 Aspects cliniques
    69.8.1 Considérations diagnostiques
    69.8.2 Formulation systémique
    69.8.3 Indications et contre-indications
    69.8.4 Processus thérapeutique
    69.8.5 Considérations techniques

Bibliographie

Lectures complémentaires

La famille est définie dans ce chapitre selon une perspective de développement qui comprend implicitement l'entité que forme le couple. Cette vision globale ne nie pas les particularités conjugales par rapport à l'ensemble du système familial; elle les intègre dans le continuum du cycle de la vie familiale.

Le contexte familial est circonscrit dans sa réalité historique et normative, et le champ de la thérapie familiale est abordé du point de vue de ses origines, des grands courants de pensée des 20 dernières années, des différentes écoles, des concepts communs à toutes les théories et de la démarche thérapeutique.

69.1 ÉVOLUTION DE LA FAMILLE ET DU COUPLE

Un mythe très répandu veut que la famille comme institution sociale soit devenue une espèce en voie de disparition. La réalité ne semble pas étayer cette hypothèse; elle révèle, au contraire, une permanence fondamentale de la famille, qui s'est cependant modifiée au cours des 100 dernières années: les liens familiaux seraient toujours aussi forts dans la famille dite nucléaire que dans la famille étendue. L'impression qu'une menace pèse sur la famille vient des changements que celle-ci a connus depuis la révolution industrielle. Ces changements sont de trois ordres:

1. Sur le plan structural, la famille préindustrielle est caractérisée par un mode de vie centré sur la production et sur le maintien de sa situation économique au sens large, alors que l'esprit du groupe familial l'emporte sur les aspects individuels. L'industrialisation amène l'ouverture du milieu familial sur la communauté en créant une relation d'interdépendance économique. La famille productrice se transforme en famille consommatrice où les enfants ne sont plus des sources d'apport financier pour le groupe, mais, à l'opposé, entraînent des dépenses considérables. On voit apparaître la séparation entre le milieu de travail, assimilé à la vie publique, et le milieu familial, associé désormais à la vie privée. La révolution industrielle a donc suscité l'émergence de l'individualité par rapport à l'esprit communautaire. De plus, elle serait à l'origine du phénomène de l'accroissement des divorces en ayant conduit les femmes à travailler, ce qui leur procure l'indépendance financière et un pouvoir décisionnel sur leur destinée.

2. Sur le plan fonctionnel, la famille s'est aussi transformée, passant d'un rôle utilitaire à une tâche principalement affective. La famille devient le lieu privilégié de la satisfaction des besoins émotifs tant pour le couple parental que pour les enfants, et l'échange amoureux dans le couple ainsi que l'harmonie dans les relations parents-enfants constituent des valeurs recherchées.

3. Sur le plan du système des valeurs, la famille est passée d'une soumission aux valeurs fixées et imposées par la communauté à une organisation des valeurs plus personnelles, selon des règles particulières à chaque famille quant à ses propres besoins et à sa perception du monde extérieur.

69.2 DÉFINITION DE LA FAMILLE

La famille est une entité composée d'adultes et d'enfants qui ont entre eux des liens reconnus socialement, qui partagent le même domicile ou espace de vie dans une certaine permanence et qui assurent la socialisation de chacun (Lacourse, 1994). Voici les principales catégories familiales:

- la famille nucléaire biologique (père, mère, un ou des enfants biologiques);
- la famille étendue (deux familles nucléaires ou plus);
- la famille monoparentale (un parent avec un ou plusieurs enfants);
- la famille recomposée (deux adultes et un ou plusieurs enfants issus d'unions différentes).

69.3 FONCTIONNEMENT FAMILIAL ET NORMALITÉ

Le fonctionnement optimal de la famille est systémique, car il repose sur la participation de chacun des membres à des tâches et appelle de multiples compromis à l'intérieur de la famille et entre la famille et le milieu extérieur (voir le chapitre 53). Chaque membre suit les étapes de son propre développement tout en interagissant avec les autres membres de la famille. De plus, cette interdépendance est teintée par les contacts extrafamiliaux avec la parenté, le milieu de travail, l'école et la société en général.

69.3.1 Définition de la normalité

Il n'existe pas de définition du fonctionnement normal permettant de catégoriser les familles, mais plutôt des efforts de schématisation visant à déterminer certaines dimensions de la compétence familiale. Offer et Sabshin (1991) ont regroupé différentes conceptions de la normalité individuelle en quatre perspectives principales qu'ils ont appliquées à la famille :

1. La famille asymptomatique. La famille normale est décrite par la négative ; la santé équivaut à l'absence de symptômes chez les individus ;
2. La famille idéale. La normalité est définie positivement par la réussite dans les tâches familiales ; le fonctionnement idéal constitue donc le niveau le plus élevé par rapport à la famille asymptomatique et à la famille dysfonctionnelle ;
3. La famille moyenne. La famille est normale si elle se conforme à un modèle commun à la plupart des familles ; il s'agit d'un concept sociologique mesuré statistiquement qui exclut les notions de santé, de normalité et de symptôme ;
4. La famille transactionnelle. La normalité est conçue comme un processus général appliqué à la famille et incluant l'intégration, le maintien et la croissance de l'unité familiale en relation avec l'individu et les autres systèmes sociaux.

Le modèle du fonctionnement familial de l'Université McMaster, établi par Epstein, Bishop et Levin (1978), décrit six aspects fonctionnels essentiels à la réalisation des tâches familiales et présente une vision de la normalité basée sur des propriétés positives de la famille :

- la résolution de problèmes : la capacité de la famille de faire face aux facteurs qui menacent son intégrité de façon à maintenir un fonctionnement efficace ;
- la communication : la transmission claire et directe des messages ;
- les rôles : l'adoption de modèles de comportement pour remplir les fonctions suivantes :
  - satisfaction des besoins de base (nourriture, logement, argent),
  - encouragement et éducation,
  - développement personnel,
  - maintien des systèmes familiaux,
  - gratification sexuelle des adultes,
  - vérification de l'équité et de la clarté des tâches ;
- l'expression affective : la capacité d'exprimer des affects appropriés selon différents stimuli, y compris les sentiments de bien-être et d'insatisfaction ;
- l'engagement affectif : l'intérêt et l'appréciation mutuels face aux activités et aux valeurs de chacun ;
- le contrôle du comportement : l'établissement et le maintien de standards de comportement et d'expression.

Les travaux de Reiss (1981) ont conclu que les familles apparemment fonctionnelles présentaient trois caractéristiques constantes, à savoir :

1) la confiance dans le fait de pouvoir maîtriser l'environnement ;
2) la tendance à fonctionner comme un groupe face à une tâche donnée ;
3) la vision de l'environnement comme une source d'enrichissement.

69.3.2 Normalité et cycle de la vie familiale

Selon Carter et McGoldrick (1989), le fonctionnement d'une famille est étroitement relié au cycle de la vie familiale. Ce concept se réfère au processus selon lequel la famille évolue sur un continuum incluant son fonctionnement passé, son attitude actuelle face aux tâches à accomplir et la réalité future à laquelle elle devra faire face. Ce processus comprend six étapes :

1) l'entre-deux-familles (le jeune adulte libre) : la séparation parent-enfant ;
2) l'union de deux familles (les nouveaux mariés) : l'engagement dans un nouveau système élargi ;
3) l'arrivée des enfants : l'introduction d'une nouvelle génération dans le système ;
4) l'adolescence : l'ouverture du système pour permettre l'indépendance ;
5) le départ des enfants et ses conséquences : la perméabilité du système permettant les départs et les nouvelles arrivées ;
6) le troisième âge de la famille : le changement des rôles d'une génération à l'autre.

Psychiatrie clinique : une approche bio-psycho-sociale

Il est reconnu que le passage d'une étape à une autre est en soi perturbateur et souvent accompagné de symptômes que l'on considère cependant comme faisant partie intégrante du fonctionnement normal tout au long du processus. La vie familiale implique une double perspective génératrice d'instabilité : sur le plan vertical, le stress provient des modes de fonctionnement transmis à travers les générations, alors que sur le plan horizontal, on trouve les réalités transitoires auxquelles les familles ont à s'adapter. Ausloos (1995) souligne l'importance de concevoir la famille comme étant potentiellement compétente pour résoudre des conflits qu'elle a elle-même provoqués.

69.3.3 Normalité et culture

Chaque famille appartient à un groupe culturel donné qui lui sert de cadre de référence à toutes les étapes du cycle de la vie familiale. Selon Schwartzman (1982), la fonction fondamentale de toutes les cultures est de produire des individus capables de s'adapter à la vie de groupe et de transmettre à la génération suivante les valeurs reçues. Ce processus d'adaptation comprend deux facettes reliées entre elles, soit la capacité de l'individu de fonctionner par lui-même et sa capacité de participer au groupe selon une modalité déterminée par le contexte culturel. Chaque culture établit donc ses propres règles dont l'ensemble représente le fonctionnement normal.

Toutefois, les mécanismes communs à une société n'excluent pas les différences culturelles, qui sont des éléments importants à considérer au point de vue clinique. Les écarts significatifs touchent :

– la différenciation. Le degré d'autonomie en relation avec la participation au groupe varie d'une culture à l'autre sous l'angle de la normalité. Il y a une grande variété d'ajustements possibles dits normaux entre les deux pôles que sont la surdétermination de l'autonomie individuelle, comme dans la culture américaine, et la prépondérance du groupe sur l'individu, comme dans les sociétés orientales ou certains groupes ethniques africains ;
– l'expression de l'affect. Dans les sociétés occidentales, l'expression de l'affect est un comportement souhaité, alors qu'elle est considérée comme tout à fait inappropriée dans d'autres cultures ;
– les rôles et les fonctions. Les rôles reliés au sexe et les rôles parentaux sont dictés par les normes culturelles de même que par l'organisation générationnelle. Dans les familles d'origine italienne, par exemple, on observe souvent que le père est considéré comme le chef, qu'il détient l'autorité, que ce soit sur la famille nucléaire ou sur la famille étendue, et qu'il doit faire respecter les règles, alors que la mère a un rôle plus affectif et qu'elle est perçue comme étant au service de sa famille. Ces comportements complémentaires sont transmis aux filles et aux fils, qui sont éduqués selon des normes différentes. Dans les familles irlandaises, par ailleurs, le rôle dominant est plutôt attribué à la mère tant à l'intérieur de la famille que dans la communauté. On observe aussi une différence dans le passage d'une étape à une autre du cycle de la vie familiale.

McGoldrick (1989a) note que la vie familiale, la relation de couple et le développement de l'individu sont fortement influencés par l'appartenance à une ethnie. Même les familles bien adaptées ou assimilées véhiculent leurs valeurs culturelles d'origine pendant plusieurs générations. L'auteure a observé que la première génération après l'immigration tend à rejeter les valeurs culturelles des parents, surtout à l'adolescence, dans un grand effort d'adaptation à la nouvelle identité, ce qui crée par conséquent des conflits majeurs entre parents et enfants. À la troisième et à la quatrième génération, il y a un retour aux sources pour retrouver l'identité sacrifiée. S'il est impossible pour un thérapeute de connaître toutes les cultures, il doit cependant rester ouvert aux différences et prendre conscience de ses propres limites.

69.3.4 Normalité, divorce et famille recomposée

Il faut dire, d'entrée de jeu, que la famille nucléaire intacte n'est pas représentative de l'ensemble de l'unité familiale ; on prévoit en effet qu'au début des années 2000 la famille recomposée sera majoritaire. Malgré le taux élevé de divorce, le mariage n'a rien perdu de sa popularité ; ainsi, selon les statistiques de Wamboldt et Reiss (1989), plus de 75 % des individus qui sont séparés par la mort ou par le divorce se remarient. La famille nucléaire biologique ne serait donc pas un symbole de normalité comme le veulent la croyance populaire et, malheureusement, bien des théoriciens. Il y a une cinquantaine d'années, l'espérance de vie moins élevée modifiait grandement la structure des familles, et l'on trouvait couramment des familles monoparentales ou recomposées à la suite du remariage du veuf ou de la veuve. On relève dans la société actuelle les mêmes organisations familiales ; seules les motivations diffèrent. Il est donc important d'éviter le préjugé selon lequel le divorce serait une pathologie du système conjugal et la famille monoparentale ou recomposée, une anomalie du système parental.

Divorce

Dans les écrits sur le sujet, deux tendances en partie opposées se dégagent. Certains auteurs font ressortir l'effet destructeur du divorce sur le développement des enfants, alors que d'autres soulignent le caractère transitoire des troubles engendrés par le divorce. Il faut envisager à long terme le processus enclenché par le divorce et dépasser la désorganisation immédiate, dont l'intensité est associée à la situation avant le divorce, aux caractéristiques socioéconomiques et culturelles de la famille et aux réaménagements relationnels.

On peut définir le divorce comme une rupture du système familial, dans sa perspective historique et dans la continuité des étapes du cycle de la vie familiale, entraînant des changements structurels et relationnels. Il a des conséquences pour les individus, pour les systèmes intergénérationnels ainsi que pour les systèmes sociaux et économiques.

Everett et Volgy (1991) décrivent le processus du divorce comme suit :

– les signes avant-coureurs du divorce :
  * une augmentation de l'ambivalence des conjoints quant à la qualité satisfaisante de leur relation,
  * une distanciation par rapport à l'autre conjoint accompagnée d'une diminution des affects positifs,
  * l'apparition de fantaisies concernant la séparation et d'actes significatifs, tel un départ temporaire ;
– l'enclenchement du divorce :
  * la séparation physique lorsque l'un des conjoints quitte la maison,
  * la pseudo-réconciliation, qui survient lorsque les conjoints ne se sentent pas prêts à assumer la séparation,
  * le retour des fantaisies concernant la séparation avec la résurgence des conflits,
  * la décision de divorcer,
  * le retour de l'ambivalence, cette fois par rapport au bien-fondé de cette décision,
  * l'affrontement quant aux modalités de séparation : division des biens, garde des enfants, etc.

Stern Peck et Manocherian (1989) ont résumé plusieurs études analysant les effets du divorce sur les enfants selon différents aspects :

– L'âge : plus les enfants sont jeunes, mieux ils semblent s'adapter au divorce, car ils ont très peu de souvenirs de la vie familiale antérieure. Les enfants plus âgés sont conscients du changement et considèrent le divorce comme l'événement majeur de leur enfance. Même les jeunes adultes sont affectés par le divorce et se montrent incapables d'impartialité.

– Le sexe : les garçons seraient plus touchés par le divorce, soit à cause de leur plus grande vulnérabilité au stress, soit à cause du fait que, la plupart du temps, c'est le parent du même sexe qui quitte la maison.

– Le conflit parental : l'intensité et la durée du conflit semblent influencer grandement les possibilités d'adaptation de l'enfant à la situation.

– Les changements de vie après le divorce : l'enfant sera bouleversé dans la mesure où son mode de vie sera perturbé.

– La qualité de la nouvelle organisation parentale : la plupart des enfants désirent garder un lien fort avec les deux parents, et le parent absent demeure très significatif même si l'enfant ne le voit pas souvent. Les enfants sont mieux adaptés lorsqu'il y a un partage des rôles parentaux de façon continue.

Selon Hetherington (1989), il faut trois ans au système familial et au couple pour traverser le processus du divorce et pouvoir reprendre une évolution normale. Durant cette période critique, tous les membres de la famille sont susceptibles de développer des symptômes à l'une ou l'autre des phases du processus.

Famille recomposée

La recomposition d'une famille engendre aussi une crise systémique qui menace le nouvel équilibre atteint après la rupture du premier équilibre à la suite du divorce. La famille recomposée réunit deux ensembles distincts en raison de leur histoire et de leur ajustement particulier aux différentes étapes du cycle de la vie familiale.

La famille biologique et la famille recomposée sont semblables en ce qui a trait aux tâches générales qui leur incombent, mais il est important de connaître les particularités de la famille recomposée :
- Les difficultés :
  - reliées au chevauchement des étapes du cycle de la vie familiale. Les deux types de familles n'ont pas nécessairement atteint le même niveau de développement, et le désir du nouveau couple de créer une intimité et une cohérence familiale peut entrer en conflit avec les besoins des sous-systèmes (les enfants, la famille étendue) ;
  - reliées à la loyauté des enfants envers le parent absent ou à la loyauté du parent envers ses enfants issus du mariage antérieur. Un sentiment de culpabilité peut freiner tout nouvel attachement. La confusion dans le sentiment d'appartenance risque de créer une triangulation difficile pour les parents qui sont appelés à prendre parti ;
  - reliées au sexe. Selon Walsh (1991), les filles seraient généralement plus hostiles envers leur beau-père que les garçons. De même, le rôle de la belle-mère serait plus difficile que celui du beau-père en raison des attentes associées au rôle de soutien affectif dévolu traditionnellement à la femme ;
  - reliées aux frontières. Le besoin de cohésion de la nouvelle famille peut empiéter sur l'individualité et sur le besoin d'intimité de chacun ou encore il peut forcer les enfants à établir des contacts auxquels ils ne sont pas prêts. De plus, les frontières ne sont pas les mêmes que dans les familles antérieures et les enfants, pour la plupart, doivent passer constamment d'une frontière à l'autre. Ce va-et-vient que font les enfants pose la question, fondamentale pour la nouvelle famille, de savoir qui appartient vraiment à cette famille. Dans les cas où plusieurs enfants sont en cause, des problèmes d'espace physique peuvent se présenter et créer une confusion quant à la place affective de chacun.
- Les tâches. Selon Visher et Visher (1982), les tâches sont de quatre ordres :
  - faire le deuil des pertes, des ruptures et des échecs ;
  - négocier et créer de nouvelles traditions ;
  - former de nouvelles alliances tout en préservant les anciennes ;
  - intégrer la famille du nouveau conjoint.

69.3.5 Normalité et rôles sexuels

Le développement de la famille et du couple évoque dès le départ, au moment même du choix du conjoint et tout au long des étapes du cycle de la vie familiale, l'idée de rôles sexuels et du nécessaire aménagement entre la femme et l'homme. Sans s'attarder sur la problématique de l'inégalité des sexes, il faut cependant la situer dans le contexte du couple et de la famille et rappeler que la différence des rôles est reliée historiquement à la question du pouvoir dans la famille. Le courant féministe dans le domaine de la thérapie familiale considère les rôles sexuels traditionnels comme opprimants pour les femmes, en tant qu'épouses, mères et filles (Goldner, 1988). Du débat auquel a donné lieu une telle perspective ont résulté un réajustement des perceptions et une vision plus juste des rapports homme-femme dans la famille.

Les tendances actuelles visent à dépasser les stéréotypes traditionnels pour atteindre une conception androgyne des rôles sexuels, tant sous l'aspect affectif que sous l'aspect pratique. La rigidité de la norme fait place aux particularités individuelles et au partage du pouvoir enrichissant pour la vie familiale. Selon une étude effectuée par Henry et Hampton (1992), la flexibilité des rôles sexuels des parents facilite l'individuation des enfants. Plus récemment, une controverse a été soulevée au sujet du désir des couples homosexuels de légitimer un rôle parental.

69.4 PERSPECTIVES D'AVENIR DE LA FAMILLE

La famille et le couple demeurent à la base du fonctionnement et du développement de la société, et il semble que cet état de fait se maintiendra dans les années futures, malgré l'indépendance que manifestent la plupart des couples et des familles modernes face au contrôle social.

On prévoit que les formes de la vie familiale seront très variées et que les relations homme-femme évolueront vers une forme de partenariat égalitaire. Selon Badinter (1986), il existe un mouvement irréversible, amorcé par la femme, de partage avec l'homme pour ce qui est des enfants et de la vie communautaire qui créera une nouvelle « condition humaine ».

69.5 ORIGINES DE LA THÉRAPIE FAMILIALE

Dans la première moitié du 20e siècle, les théories psychologiques concernant l'étiologie de la psychopathologie humaine s'ancrent fortement dans les relations précoces parent-enfant. Ces théories soulignent surtout la déficience émotionnelle de la mère, comme le concept de mère schizophrénogène. Les approches thérapeutiques de cette époque excluent de façon systématique les parents et les autres membres de la famille parce que leur interférence est considérée comme nuisible au déroulement du traitement individuel. Parallèlement, un intérêt pour les difficultés du couple se manifeste.

Deux courants psychanalytiques contribuent à l'intégration de la famille au domaine thérapeutique et, subséquemment, à une théorisation des dynamiques familiales. Du côté américain, le mouvement de la psychologie interpersonnelle de Sullivan incite Ackerman à appliquer plus spécifiquement cette orientation à la famille. En effet, au cours des années 40, Ackerman (1958) favorise le traitement simultané de l'enfant et de la mère par le même thérapeute et, au début des années 50, le thérapeute doit intervenir auprès de toute la famille. L'auteur applique le concept de conflit intrapsychique à la famille, notant son influence sur les relations interpersonnelles, et juge que les symptômes chez les enfants proviennent de l'intériorisation des conflits familiaux.

Du côté anglais, la théorie analytique de la relation d'objet de Fairbairn se prête bien à une extension thérapeutique de l'individu au couple et à la famille. Ces concepts sont repris par Dicks (1967) qui s'intéresse à la complémentarité, au sein du couple, des identifications introjectives et projectives. Quant à Bowlby (1990), il intègre dans sa pratique des rencontres familiales servant de catalyseurs au traitement psychanalytique.

Bateson et ses associés du Mental Research Institute (Haley, Weakland, Fry et Jackson) sont les premiers à appliquer les concepts de la cybernétique au fonctionnement familial en décrivant la famille comme un système interactif. Même si leur thèse de la schizophrénie engendrée par le processus pathologique de la double contrainte (*double bind*) n'est plus retenue aujourd'hui, ces penseurs et cliniciens ont légué des concepts et une nomenclature fort utiles. Ils se refusaient à considérer les motivations sous-jacentes aux communications familiales, mais s'attachaient plutôt aux lois les régissant afin d'en modifier la teneur et, de là, transformer les relations interpersonnelles (Bateson, 1980).

D'autres chercheurs des années 50 tentent d'expliquer la schizophrénie par une pathologie de la communication familiale. Lidz croit que le père et la mère doivent tous deux être incriminés et que certains modes de relation familiale tels que le schisme et la complicité perverse (*schism and skew*) peuvent précipiter l'émergence de la schizophrénie. En 1958, Wynne introduit les notions de pseudo-mutualité et de pseudo-hostilité, processus qui, selon lui, freinent la différenciation des membres de la famille et mènent à la schizophrénie (Nichols et Schwartz, 1994).

69.6 ÉCOLES DE THÉRAPIE FAMILIALE[1]

69.6.1 Écoles d'orientation psychodynamique-psychanalytique

L'approche psychodynamique conceptualise la famille selon les termes de la psychologie individuelle, auxquels s'ajoutent des concepts de la théorie des systèmes. Le symptôme que présente un individu est ainsi relié à la fois à l'histoire familiale intériorisée et au mode relationnel de la famille actuelle. Pour les puristes, l'outil thérapeutique demeure l'interprétation, pour chaque membre de la famille, du conflit

---

1. Cette section s'inspire des travaux de M. Elkaïm, *Panorama des thérapies familiales*, Paris, Seuil, 1995.

Psychiatrie clinique : une approche bio-psycho-sociale

inconscient, associé au comportement actuel. L'interprétation du transfert a encore sa place, mais elle dépasse le lien avec le thérapeute pour inclure les transferts entre les membres de la famille.

La thérapie familiale fondée sur la relation d'objet de Fairbairn postule que les motivations individuelles ne sont pas issues des intérêts libidinaux, mais plutôt d'un besoin d'entrer en relation avec un être signifiant. Cette approche familiale n'utilise pas la théorie systémique comme telle, mais elle s'y apparente en raison de l'intérêt porté aux relations interpersonnelles. Dicks (1967) est le premier à appliquer les concepts psychodynamiques aux couples, se référant à l'identification projective de Melanie Klein. Il parle de la motivation inconsciente du choix des conjoints, qui incite chacun à rechercher chez l'autre l'objet frustrant mais convoité de ses premières relations. Les interventions thérapeutiques auprès des couples visent à rendre conscients ces malentendus afin de les neutraliser. Plus récemment, Scharf et Scharf (1987) ont décrit une technique d'interprétation des identifications projectives d'une famille avec le thérapeute. Le but de cette approche est d'aider la famille à fonctionner comme un groupe tout en favorisant le développement des individus. Durant les séances, la famille fait des associations libres au sujet de ses préoccupations et le thérapeute partage avec elle sa compréhension des difficultés. Il interprète ensuite les projections et le transfert.

69.6.2 École de Murray Bowen

Bowen (1984) s'intéresse avant tout à la vie intrapsychique, mais toujours en relation avec le contexte familial. Les difficultés personnelles proviennent d'un manque de séparation de l'individu face à sa famille d'origine, celui-ci restant engagé dans un conflit émotionnel du passé même s'il s'est affranchi physiquement de sa famille. Selon Bowen, les mêmes modes de relation se transmettraient d'une génération à l'autre. Cela se vérifie particulièrement dans son hypothèse de la triangulation : deux personnes en conflit cherchent à conclure une alliance avec un tiers, ce qui créera un type d'échange qui risque de se perpétuer dans les générations subséquentes.

L'approche de Bowen est familiale, mais elle ne requiert pas la présence de toute la famille durant les séances. Bowen incite fréquemment le patient à aller se replacer dans une situation concrète dans sa famille d'origine afin de clarifier les relations, dénouer la triangulation et atteindre la différenciation. Le génogramme et l'histoire familiale constituent alors des outils thérapeutiques essentiels.

69.6.3 École expérientielle

L'école expérientielle tire en grande partie sa tradition du mouvement philosophique existentiel, qui prône le besoin qu'éprouve la personne de se connaître elle-même et de s'affranchir par rapport à son environnement. Elle est donc préoccupée par l'aspect individuel dans le contexte familial. Pour Whitaker (1976), les problèmes qu'éprouvent les familles proviennent de l'incapacité de reconnaître le caractère unique de chaque personne, de tolérer la liberté individuelle et de démontrer de la flexibilité dans leur façon de résoudre les difficultés de la vie. L'enjeu pour ces familles est d'éviter à tout prix les situations tragiques ou conflictuelles au moyen du contrôle des émotions, ce qui mène à l'étouffement de la croissance individuelle. L'intervention thérapeutique consiste donc à défaire ces carcans affectifs afin d'établir une harmonie entre les émotions exprimées par la famille et celles qui sont exprimées par les individus. L'école expérientielle utilise un langage emprunté à d'autres écoles et ne se distingue pas par une approche spécifique, rejetant au contraire la notion de théorie. La séance thérapeutique est perçue comme une occasion privilégiée de partager une expérience. En raison de son encadrement thérapeutique peu structuré, cette approche peut comporter des risques quand elle est utilisée par un néophyte.

69.6.4 École behavioriste

L'approche behavioriste individuelle est déjà bien connue lorsque Stuart, en 1969, l'applique au couple et Paterson, en 1971, aux enfants dans le contexte familial. En 1970, Liberman utilise les techniques de cette approche en milieu psychiatrique (Falloon, 1991). Si les behavioristes sont peu enclins à s'attarder sur les antécédents familiaux, ils portent par ailleurs leur attention sur le développement d'un symptôme en précisant son contexte de façon détaillée. Cet exercice vise à circonscrire les facteurs de renforcement positif et négatif pour ensuite arriver à les contrer. Si certains systémiciens jugent cette approche trop linéaire, ils ne peuvent certainement pas lui reprocher un manque de rigueur. Là-dessus, les behavioristes adoptent une attitude véritablement scientifique en tentant constamment de démontrer d'une manière quantifiable la pertinence de leurs interventions (Jacobson, 1985).

Le but de la thérapie familiale behavioriste est de remplacer les attitudes punitives à l'intérieur de la famille par des comportements positifs de renforcement. Toute forme de coercition est découragée par le thérapeute, qui soutient au contraire tout mouvement de réciprocité positive entre les membres de la famille ou du couple. Aux personnes qui leur reprochent de négliger les composantes affectives, les behavioristes répondent que celles-ci sont implicites dans leur schème élargi de comportement et qu'elles se retrouvent dans la description des rôles affectif et pédagogique du thérapeute (Holtzworth-Munroe et Jacobson, 1991), qui crée un cadre propice à l'apprentissage et à la collaboration.

69.6.5 Écoles stratégiques (systémiques)

Presque toutes les écoles de thérapie familiale se perçoivent comme systémiques parce qu'elles intègrent certains concepts communs. Les écoles stratégiques se disent systémiques dans la mesure où elles sont fidèles aux préceptes de Bateson, qui investit le champ interactionnel.

Les origines de cette approche remontent à Milton Erickson, qui s'interroge sur les facteurs contribuant à maintenir un symptôme et s'ingénie à découvrir un stratagème qui permettrait de remplacer le symptôme. Haley (1981) tente d'élaborer une théorie générale pour étayer l'approche idiosyncrasique d'Erickson basée sur l'intuition. Cette approche part du principe que toutes les familles fonctionnent selon des règles qui gouvernent les comportements individuels et les relations entre les membres. Au cours de son développement, chaque famille éprouve des difficultés qu'elle parvient ou non à résoudre. Pour les thérapeutes stratégiques, le problème réside plus dans la solution appliquée par la famille que dans la difficulté elle-même. Les familles en crise tentent de réutiliser une même solution inefficace, qui ne fait que maintenir, voire aggraver, le problème.

L'intervention stratégique introduit la notion de changement de premier ordre et de second ordre (Watzlawick, Weakland et Fisch, 1976). La famille présente un paradoxe au thérapeute: elle désire changer et elle a habituellement tenté de le faire à l'aide de modifications de premier ordre, c'est-à-dire sur le plan du comportement et des interactions qui ont maintenu le problème. À titre d'exemple, à la suite du non-respect par un adolescent d'une heure limite de rentrée, les parents auraient successivement augmenté les punitions et cédé au laxisme sans succès. Afin de provoquer un changement de second ordre, le thérapeute tentera de dénouer le paradoxe de cette famille qui souhaite voir l'adolescent adopter un meilleur comportement, mais qui persiste à appliquer des mesures qui renforcent sa déviance. Le thérapeute fera alors porter son intervention sur les règles implicites auxquelles l'adolescent réagit en se rebellant. Ces règles visent à protéger l'unité familiale en interdisant à chacun d'exprimer son désaccord et de manifester un désir d'autonomie. Les interventions, qui sont incisives, ne dépassent habituellement pas 10 séances. On croit que la famille a les forces nécessaires pour poursuivre elle-même ses changements.

Haley (1981) définit les communications familiales dans la perspective d'une lutte de pouvoir. Afin d'éviter le chaos et l'affrontement, il préconise une approche étapiste pour une intégration graduelle des changements.

Le groupe de Milan (Selvini-Palazzoli et coll., 1978) reprend les concepts du Mental Research Institute, de Palo Alto, en y ajoutant un aspect multigénérationnel. Un symptôme remplit une fonction de protection pour les différentes alliances entre les membres d'une famille étendue. L'investigation du fonctionnement familial se veut continue et liée à un questionnement dit circulaire délimitant l'impact mutuel des comportements et des perceptions des individus dans la famille. L'intervalle entre les séances est plus espacé afin de permettre les réajustements familiaux et de vérifier l'impact d'une intervention.

Le groupe s'est scindé en 1980 et ses membres ont modifié considérablement leurs approches. Selvini-Palazzoli a réintégré un schème psychodynamique où l'introspection occupe une place, tandis que Boscolo et Cecchin ont délaissé l'intervention paradoxale, préconisant plutôt une approche de collaboration avec la famille où l'outil d'échange est le questionnement circulaire.

Psychiatrie clinique : une approche bio-psycho-sociale

69.6.6 École structurale

Le maître d'œuvre de l'école structurale est Salvador Minuchin (1980). Le concept de structure familiale, qui est central, se réfère au modèle d'organisation des interactions familiales et se définit par deux notions fondamentales, les sous-systèmes et les frontières. La notion de sous-systèmes concerne la présence, dans la famille, de dyades et de triades associées à différentes fonctions et représentatives d'une hiérarchie le plus souvent générationnelle. Le concept de frontière définit les règles d'interaction des individus et des sous-systèmes.

Un problème familial est évalué en fonction d'une structure dysfonctionnelle et le travail diagnostique consiste à circonscrire les règles dysfonctionnelles et les exigences du contexte auxquelles elles répondent. L'intervention systémique du thérapeute est formulée spécifiquement dans le but d'ébranler cette structure pathologique afin de permettre à la famille de se restructurer autrement en acquérant la capacité de résoudre ses difficultés.

Minuchin nie la pertinence des incidences psychodynamiques dans la compréhension du fonctionnement familial, mais la richesse de ses interventions trahit ses origines de clinicien dynamique. Les concepts de l'école structurale demeurent toujours des outils thérapeutiques efficaces.

69.6.7 Nouvelles écoles

Au cours des années 60 et 70, les cloisons entre les écoles de thérapie familiale sont relativement hermétiques. Il existe un certain dogmatisme de même qu'une compétition visant à déterminer quelle école est la plus systémique. La compréhension psychodynamique de l'individu dans le système est presque une hérésie ; elle est perçue comme une déviation de la vraie connaissance du fonctionnement familial. Les « experts » en thérapie familiale, nimbés de leur ingéniosité thérapeutique, se complaisent dans une atmosphère quasi charismatique.

Au milieu des années 80, un changement devient perceptible avec l'émergence de concepts constructivistes. Cette philosophie se caractérise par une remise en question des prétendues valeurs établies, où celles-ci sont considérées dorénavant comme le reflet des perceptions que l'observateur a de son propre environnement et non plus comme une réalité absolue du monde extérieur. Le doute quant à l'objectivité du thérapeute en découle naturellement et entraîne chez lui une plus grande humilité. Dans cette optique, toute la famille se construit une image subjective de son fonctionnement à travers son histoire. Les problèmes surviennent lorsque cette construction mentale n'est pas adaptée aux tâches de la famille. Le rôle du thérapeute consiste donc à aider celle-ci à démonter cette construction inefficace et à lui offrir un encadrement lui permettant de reconstruire une perception moins conflictuelle de son fonctionnement. White et Epston (1990) utilisent pour ce faire une technique d'extériorisation du problème en désignant celui-ci comme un fardeau porté par chacun des membres de la famille. Ils tentent ainsi, en premier lieu, d'éliminer le blâme mutuel, pour ensuite découvrir avec la famille ce qui l'a amenée à édifier son système de croyances en faisant ressortir le rôle négatif de certaines croyances sociales, par exemple la stéréotypie sexiste ou le blâme à l'endroit de la mère.

Hoffman (1990) préconise une approche constructiviste beaucoup moins directive et plus relativiste. La signification que la famille donne à son histoire ainsi que les variantes de ce thème chez chacun des membres font l'objet d'une recherche collective en séance thérapeutique. Le rôle du thérapeute consiste à faciliter l'échange libre au sujet de ces constructions et à favoriser l'éclosion de nouvelles définitions ou hypothèses familiales et même à les proposer.

69.7 CONCEPTS COMMUNS AUX THÉORIES

Les différentes écoles de pensée en thérapie familiale se rejoignent fréquemment dans des concepts de base communs à toutes les théories même s'ils peuvent être appliqués par chacune d'elles de façon particulière.

– *La famille en tant que système.* La famille représente beaucoup plus que la somme de ses parties. Elle est considérée comme un système global comprenant les échanges émotionnels d'au moins trois générations (voir le chapitre 53). Cette vision systémique de la famille s'est élargie durant les dernières années afin de tenir compte à la fois de l'intériorité individuelle et du contexte extérieur (Caillé, 1989).

- *L'homéostasie et la morphogenèse.* Ces deux concepts font référence aux aspects fondamentaux du fonctionnement familial qui tend, d'une part, à maintenir un équilibre connu et vécu comme étant non menaçant et, d'autre part, à rechercher le changement et l'adaptation aux transitions du développement. En ce sens, il est plus constructif de parler des dysfonctionnements familiaux en tant que troubles d'adaptation qu'en tant que pathologies (Onnis, 1991).

- *Le processus et le contenu.* Depuis ses débuts, la thérapie familiale a centré ses interventions thérapeutiques sur le processus interactionnel et non sur le contenu des verbalisations. Le processus se résume aux modalités d'échange entre les individus et aux règles qui les gouvernent. L'importance primordiale accordée au processus ne doit cependant pas occulter le contenu, qui a une fonction individuelle et familiale. Le processus vient définir la nature du contenu qui véhicule l'histoire générationnelle et les croyances individuelles.

- *La communication.* Bateson (1980) dit qu'il est impossible de ne pas communiquer, toute manifestation verbale ou non verbale ayant une valeur de communication dans un système. Certains auteurs considèrent même la maladie mentale, notamment la schizophrénie, comme l'expression d'un défaut de communication dans le système familial, alors qu'à l'opposé d'autres croient que les difficultés de communication sont inhérentes à la maladie et ne comportent aucun symbolisme. Il est important de ne pas nier la maladie et les incapacités qui en découlent, mais aussi de considérer le malade comme ayant conservé un certain pouvoir de communication.

- *La fonction du symptôme.* Ce concept est relié directement au précédent puisque le symptôme a une fonction de communication visant à détourner les conflits et à conserver ainsi l'équilibre familial dans une perspective multigénérationnelle. Ausloos (1983) précise que le symptôme survient dans une conjoncture interactionnelle déterminée et met en scène un conflit entre finalité individuelle et finalité familiale. Selon Onnis (1991), la valeur homéostatique du symptôme est doublée d'un aspect morphogénique exprimant le désir de la famille de changer son fonctionnement. Il est important de nuancer ce concept qui peut s'avérer utile dans certaines dynamiques, mais qui, poussé à l'extrême, est susceptible de nier la maladie mentale en n'accordant au symptôme qu'une valeur de message interactionnel.

- *Les frontières.* L'individu fait partie d'une famille de type nucléaire, d'une famille étendue et de la communauté environnante. Les frontières se trouvent aux points de rencontre de ces différentes composantes systémiques et définissent le caractère des liens qui les unissent et des règles implicites qui les séparent. Les frontières, qui sont semi-perméables, servent à déterminer le degré d'individualité et d'autonomie des diverses parties du système. La nature des frontières, qui varie selon chaque famille, se situe quelque part entre deux extrêmes, soit une situation osmotique où il y a absence de séparation, soit une trop grande distanciation où l'on observe l'isolement et l'abandon. Bowen (1984) et Minuchin (1980) sont les auteurs dont la définition des frontières interpersonnelles est la plus reconnue.

- *Les dyades et les triades.* La dyade s'applique à deux individus, à deux sous-systèmes ou à deux systèmes en interaction, et le comportement individuel résulte de l'échange entre deux parties.

  Quant à la triade, elle désigne trois composantes en interaction, comme père-mère-enfant. Une situation de triade est saine si elle permet d'éviter la contrainte fusionnelle entre deux personnes et aide chacune à se différencier. Par son engagement, le père favorise la séparation-individuation de l'enfant face à la mère et maintient un bon équilibre dans le couple. La relation triangulaire devient destructrice, selon Bowen (1984), lorsqu'une dyade utilise un tiers pour résoudre un conflit. La mère, par exemple, créera un lien intense avec son enfant pour combler ses besoins affectifs et masquer le désengagement du père.

- *La circularité et la linéarité.* Ces deux concepts sont à la base même de la théorie cybernétique de Bateson, qui considère que tous les systèmes sont reliés entre eux de façon circulaire dans des systèmes de plus en plus élargis. C'est ce qu'on appelle le feed-back mutuel. Cette vision interactive a tendance à éliminer la possibilité d'une relation de cause à effet, la linéarité, et peut nier le pouvoir de contrôle d'une partie du système sur une autre. Appliquée aux relations familiales et

Psychiatrie clinique : une approche bio-psycho-sociale

conjugales, la causalité circulaire peut devenir réductrice, car elle ne considère pas l'individu à l'intérieur du système. Il est utile, sur le plan clinique, d'intégrer les deux concepts de circularité et de linéarité afin de pouvoir apprécier l'être humain dans sa globalité, c'est-à-dire de tenir compte de l'impact individuel historique en même temps que de l'interaction systémique (Cottone et Greenwell, 1992; Dell, 1986).

69.8 ASPECTS CLINIQUES

69.8.1 Considérations diagnostiques

Le DSM-IV se révèle plus accommodant que ses prédécesseurs en incluant le champ des problèmes relationnels dans son répertoire. Un regroupement de 14 organismes américains œuvrant dans le domaine de la thérapie familiale coopère avec le comité de travail du DSM afin d'établir des critères diagnostiques. Quelques auteurs ont délimité certains types de familles en rapport avec un diagnostic individuel (Feldman et Guttman, 1984; Minuchin, Rosman et Baker, 1978). Brodeur (1982) a décrit une « typologie du discours familial ». Cependant, ces travaux, qui sont fort utiles sur le plan clinique, ne sont pas parvenus à préciser quelles données seraient essentielles à la définition de catégories familiales. Selon Kaslow (1993), deux défis d'envergure demeurent. Le premier consiste à bâtir une nomenclature commune des troubles relationnels basée sur des caractéristiques objectives; cela exigera un consensus parmi les organismes représentatifs. Quant au deuxième défi, il consiste à déterminer des barèmes de dysfonctionnement relationnel afin de découvrir les cas problématiques. Miller et coll. (1994) ainsi que Thomas et Olson (1993) travaillent à établir et à valider des outils permettant d'atteindre ces objectifs.

69.8.2 Formulation systémique

La formulation systémique est une hypothèse concernant le fonctionnement d'une famille et les problèmes qu'elle présente. À ce titre, elle constitue en partie un diagnostic engendrant une démarche thérapeutique.

Selon Barker (1981), la formulation systémique doit couvrir trois dimensions de la situation familiale :

1) les facteurs qui ont précipité le problème et qui le maintiennent;
2) les forces de la famille et sa motivation à changer;
3) l'étape du développement à laquelle se trouve la famille et la présence, s'il y a lieu, d'une crise transitionnelle.

Pour qu'on la qualifie de systémique, il est essentiel que cette formulation intègre également les composantes psychodynamiques individuelles ainsi que d'autres incidences, telles que la maladie physique ou mentale, qui ne sont pas nécessairement issues du fonctionnement familial mais qui l'influencent.

La formulation peut varier selon le point de vue des différentes écoles, mais les interventions thérapeutiques découleront des hypothèses émises. Dans cette optique, une formulation n'est jamais définitive; elle demeure dynamique et évolue selon les perceptions du thérapeute des changements qui se produisent dans la famille.

69.8.3 Indications et contre-indications

Plusieurs théoriciens ont travaillé à préciser certaines normes quant à la pertinence de l'intervention familiale. Clarkin et coll. (1979) ont proposé des schèmes décisionnels d'intervention dans lesquels la thérapie familiale est classifiée comme une modalité thérapeutique parmi d'autres, intégrant ainsi la causalité systémique dans les diverses étiologies.

De façon générale, les interventions familiales ou conjugales sont indiquées lorsqu'un dysfonctionnement familial ou conjugal est défini comme tel par les patients eux-mêmes dans leur demande d'aide. Elles sont aussi appropriées lorsque le praticien reconnaît chez un individu des problèmes spécifiques reliés à un système familial dysfonctionnel ou aggravés par celui-ci. Il s'agit habituellement de troubles infantiles, de difficultés de séparation-individuation à l'adolescence et de mésadaptation dans les tâches ultérieures du cycle de la vie familiale.

La thérapie familiale serait contre-indiquée dans les situations suivantes :

– un état psychotique aigu ou subaigu chez un membre de la famille;

- une force destructrice incontrôlable dans la famille ;
- des troubles graves de la personnalité, par exemple personnalité paranoïde ou antisociale, qui peuvent engendrer des comportements violents de représailles à la suite de révélations non désirées ;
- des mécanismes de défense rigides dont la confrontation peut mener à la psychose.

La portée de ces indications et contre-indications est cependant relative au type d'intervention envisagé. Par exemple, une approche familiale psycho-éducative peut s'appliquer dans un cas où une thérapie plus confrontante serait déconseillée.

69.8.4 Processus thérapeutique

De façon générale, le but de la thérapie familiale est de changer la perception que la famille a d'elle-même et la nature de ses interactions en dyades et en triades afin de lui permettre de maîtriser sa réalité. Quant à définir ce qui provoque le changement, les positions théoriques varient selon les écoles. Les familles se distinguent dans leur façon d'appréhender le changement. Ainsi, certaines familles démontrent une bonne capacité d'autocritique, alors que d'autres utilisent cette autocritique de façon défensive. D'autres encore sont réfractaires à l'autocritique, car elles fonctionnent selon une pensée concrète et sur un mode relationnel fondé sur les échanges utilitaires. Si la grande majorité des familles bénéficient de la situation thérapeutique, certaines, qui s'avèrent chaotiques et destructrices, nécessitent des interventions de tutelle. Ces différences expérientielles et cognitives entre les familles soulèvent le problème de l'adaptation auquel font face les thérapeutes.

Le contrat entre le thérapeute et la famille est important au point de vue du contenu, à la fois explicite et implicite, et de la façon dont le cadre thérapeutique est négocié. Le contenu explicite se réfère aux modalités pratiques quant à l'horaire des rencontres, à la participation des membres, au paiement et à la définition du motif de la consultation, tandis que le contenu implicite concerne la redéfinition systémique du problème par le thérapeute et l'usage qu'il en fera avec l'accord tacite de la famille. La qualité de l'alliance thérapeutique sera en partie déterminée par la qualité de la négociation du cadre. Il n'y a pas de doute que les processus de transfert et de contre-transfert sont présents en thérapie familiale. Si différentes écoles peuvent débattre la pertinence de l'interprétation du transfert, elles ne peuvent contourner la réalité des mouvements contre-transférentiels que le thérapeute doit reconnaître et aménager (Berger, 1987). Whitaker, Felder et Workentin (1965) recommandent même l'utilisation de la cothérapie afin de pallier le contre-transfert massif du thérapeute. La théorie systémique souligne que le thérapeute est partie intégrante du système qu'il tente d'influencer et qu'il peut donc difficilement se targuer de faire preuve de neutralité.

Peu importe le style d'une famille ou l'orientation théorique d'un thérapeute, on peut résumer l'intervention thérapeutique en deux phases. À la première phase, on pose les jalons de la relation ; à la deuxième, les interventions thérapeutiques déstabilisent le fonctionnement familial afin de permettre à la famille de trouver de nouvelles solutions (Villeneuve, 1990).

69.8.5 Considérations techniques

Voici six considérations d'ordre technique :

1. Qui inviter ? À cet égard, le pragmatisme a remplacé le dogmatisme. Si la plupart des thérapeutes familiaux croient que toutes les personnes vivant sous le même toit devraient être invitées aux séances de la thérapie, une attitude de flexibilité admet les retraits ou les ajouts. L'exclusion d'un membre peut être un indice de résistance ou un moyen utilisé par la famille pour pouvoir aborder un sujet qui relève de l'intimité du couple. Les thérapies familiales se transforment souvent en thérapies de couple lorsque la triangulation a pu se dénouer, ce qui a pour effet de rendre les enfants asymptomatiques, tandis que la dyade conjugale demeure problématique.

2. La fréquence des séances. Elle est dictée par l'orientation théorique du thérapeute et par des considérations pragmatiques. Certains thérapeutes croient que des séances hebdomadaires sont essentielles afin de stimuler et de maintenir l'engagement thérapeutique de la famille. D'autres permettent à la famille de préserver son autonomie en la laissant aménager le déséquilibre provoqué par les interventions du thérapeute et en allongeant les intervalles entre les séances. D'autres encore opteront pour une fréquence variable en fonction de l'état de crise de la famille.

Psychiatrie clinique : une approche bio-psycho-sociale

3. **La durée du traitement.** Certaines écoles préconisent des interventions brèves axées sur le contrôle des symptômes. C'est le cas des écoles de Palo Alto et de Milan, qui croient que les familles se restructurent elles-mêmes et trouvent leurs propres solutions à d'autres problèmes. Cependant, il est clair que certaines familles sont extrêmement ambivalentes face au changement, alors que d'autres n'ont pas les ressources suffisantes pour changer rapidement ou pour maintenir un changement après qu'il s'est produit.

4. **La cothérapie.** Comme cela a été précédemment mentionné, l'usage de la cothérapie permet de contrôler plus adéquatement les forces contre-transférentielles et s'avère efficace pour saisir dans son ensemble la complexité de l'interaction familiale. Elle peut se pratiquer en présence des deux thérapeutes dans la même pièce avec la famille ; ou encore, l'un des thérapeutes observe la séance derrière une glace d'observation. Selon cette dernière façon, l'observateur n'est pas contraint par une interaction immédiate avec la famille ; il peut donc percevoir certains échanges qui échappent à l'autre thérapeute.

5. **La thérapie de familles multiples.** Introduite par Laqueur, cette thérapie vise à contenir certaines familles qui jugent agressantes les interventions du thérapeute. Certaines institutions continuent de favoriser ce mode de traitement pour les familles désorganisées et défensives qui ont besoin du soutien de familles semblables, de qui elles peuvent tolérer les commentaires (Gritzer et Okum, 1983).

6. **L'intervention paradoxale.** Bien que cette technique soit reliée plus particulièrement à certaines écoles, telles l'approche stratégique ou la thérapie brève, plusieurs thérapeutes l'utilisent pour résoudre une impasse thérapeutique avec certaines familles résistantes au changement (Berger et Roussillon, 1979 ; Seltzer, 1986). Le paradoxe peut prendre la forme de directives spécifiques ou résider simplement dans l'attitude impuissante, confuse ou perplexe du thérapeute (*one down position*). Il faut employer cette technique avec précaution pour éviter que la famille ne la perçoive comme une manifestation d'hostilité ou de rejet de la part du thérapeute.

*
* *

La thérapie familiale atteint la maturité dans sa pratique ainsi que dans sa théorie. Si certaines batailles idéologiques continuent, il reste que la très grande majorité des praticiens adoptent une attitude éclectique. La pratique de la thérapie familiale hors du champ médical psychiatrique se répand.

Dans le milieu psychiatrique, l'enseignement et la pratique de la thérapie familiale demeurent variables. La formation en thérapie familiale est inexistante dans certains programmes de résidence alors qu'elle est inscrite dans d'autres. On la trouve aussi dans certains stages de pédopsychiatrie. Y aurait-il lieu d'inclure dans les programmes de résidence une formation en thérapie familiale et de couple d'une durée de deux ans pour une psychiatrie intégrée, les concepts systémiques liant entre eux les domaines biologique, psychodynamique et social ? Guttman et coll. (1999) et Slovik et coll. (1997) signalent la grande utilité de cet apprentissage au-delà de son application à la thérapie de couple et de famille.

Bibliographie

ACKERMAN, N.W.
1958   *The Psychodynamics of Family Life*, New York, Basic Books.

AUSLOOS, G.
1995   *La compétence des familles*, Toulouse, Éditions Érès.
1990   « Individu – symptôme – famille », *Thérapie familiale*, vol. 11, n° 3, p. 273-279.
1983   « Finalité individuelle, finalité familiale : ouvrir des choix », *Thérapie familiale*, vol. 4, n° 2, p. 207-219.

BADINTER, É.
1986   *L'un et l'autre : des relations entre hommes et femmes*, Paris, Éditions Odile Jacob.

BARKER, P.
1981   *Basic Family Therapy*, Baltimore, University Park Press.

BATESON, G.
1980   *Vers une écologie de l'esprit*, Paris, Seuil.

BERGER, M.
1987 « Le travail sur la problématique familiale prénévrotique », dans *Pratique des entretiens familiaux*, Paris, PUF, p. 19-23.

BERGER, M., et ROUSSILLON, R.
1979 « Thérapie paradoxale et prescription de symptôme », *L'Évolution psychiatrique*, vol. 44, n° 3, p. 495-525.

BOWEN, M.
1984 *La différenciation du Soi*, Paris, ESF.

BOWLBY, J.
1990 « The study and reduction of group tension in the family », dans E. Trist (sous la dir. de), *The Social Engagement of Social Science: A Tavistock Anthology*, vol. 1: *The Socio-Psychological Perspective*, Philadelphie, University of Pennsylvania Press, p. 291-298.

BRODERICK, C.B., et SCHRADER, S.S.
1991 « The history of professional marriage and family therapy », dans A.S. Gurman et D.P. Kniskern (sous la dir. de), *Handbook of Family Therapy*, 2e éd., vol. 2, New York, Brunner/Mazel, p. 3-40.

BRODEUR, C.
1982 *Portraits de famille. Une typologie structurale du discours familial*, Montréal, France-Amérique.

CAILLÉ, P.
1989 « L'individu dans le système », *Thérapie familiale*, vol. 10, n° 3, p. 205-219.

CARTER, B., et MCGOLDRICK, M.
1989 « Overview: The changing family life cycle, a framework for family therapy », dans *The Changing Family Life Cycle*, 2e éd., Boston, Allyn and Bacon, p. 3-28.

CLARKIN, J., et coll.
1979 « Selection criterias for family therapy », *Fam. Process*, vol. 18, n° 4, p. 391-403.

COTTONE, R.R., et GREENWELL, R.J.
1992 « Beyond linearity and circularity: Deconstructing social systems therapy », *J. Marital Fam. Ther.*, vol. 18, n° 2, p. 167-177.

DELL, P.F.
1986 « In defense of lineal causality », *Fam. Process*, vol. 25, n° 4, p. 513-521.

DICKS, H.V.
1967 *Marital Tensions*, Londres, Routledge & Kegan Paul.

ELKAÏM, M.
1995 *Panorama des thérapies familiales*, Paris, Seuil.

EPSTEIN, N.B., BISHOP, D.S., et LEVIN, S.
1978 « The McMaster model of family functioning », *J. Marital Fam. Ther.*, vol. 9, n° 2, p. 171-180.

EVERETT, C.A., et VOLGY, S.S.
1991 « Treating divorce in family therapy practice », dans A.S. Gurman et D.P. Kniskern (sous la dir. de), *Handbook of Family Therapy*, 2e éd., vol. 2, New York, Brunner/Mazel, p. 508-524.

FALLOON, I.R.H.
1991 « Behavioural family therapy », dans A.S. Gurman et D.P. Kniskern (sous la dir. de), *Handbook of Family Therapy*, 2e éd., vol. 2, New York, Brunner/Mazel, p. 65-95.

FELDMAN, R.B., et GUTTMAN, H.
1984 « Families of borderline patients: Literal-minded parents, borderline parents, and parental protectiveness », *Am. J. Psychiatry*, vol. 141, n° 11, p. 1392-1396.

GOLDNER, V.
1988 « Generation and gender: Normative and covert hierarchies », *Fam. Process*, vol. 27, n° 1, p. 17-31.

GRITZER, P.H., et OKUM, H.S.
1983 « Multiple family group therapy: A model for all families », dans B.B. Wolman et G. Stricker (sous la dir. de), *Handbook of Family and Marital Therapy*, New York, Plenum Press, p. 315-342.

GUTTMAN, H.A., et coll.
1999 « The relationship between psychiatrists' couple and family therapy training experience and their subsequent practice profile », *J. Marital Fam. Ther.*, vol. 25, n° 1, p. 31-41.

HALEY, J.
1981 *Nouvelles stratégies en thérapie familiale*, Montréal, France-Amérique.

HENRY, C., et HAMPTON, B.
1992 « Parent gender role orientation of male and female offspring », *Family Therapy*, vol. 19, n° 2, p. 103-114.

HETHERINGTON, E.M.
1989 « Coping with family transitions: Winners, loosers and survivors », *Child Dev.*, vol. 60, p. 1-14.

HETHERINGTON, E.M., et CAMARA, K.A.
1984 « Families in transition: The process of dissolution and reconstitution », *Review of Child Development Research*, vol. 7, p. 398-439.

HOFFMAN, L.
1990 « Constructing realities: An art of lenses », *Fam. Process*, vol. 29, n° 1, p. 1-12.

HOLTZWORTH-MUNROE, A., et JACOBSON, N.S.
1991 « Behavioural marital therapy », dans A.S. Gurman et D.P. Kniskern (sous la dir. de), *Handbook of Family Therapy*, vol. 2, 2e éd., New York, Brunner/Mazel, p. 96-133.

JACOBSON, N.S.
1985 « Family therapy outcome research: Potential pitfalls and prospects », *J. Marital Fam. Ther.*, vol. 11, n° 2, p. 149-158.

KASLOW, F.W.
1993 « Relational diagnosis: An idea whose time has come », *Fam. Process*, vol. 32, n° 2, p. 255-259.

LACOURSE, M.-T.
1994 *Famille et société*, Montréal, Chenelière/McGraw-Hill.

MCGOLDRICK, M.
1989a « Ethnicity and the family life cycle », dans B. Carter et M. McGoldrick (sous la dir. de), *The Changing Family Life Cycle*, 2e éd., Boston, Allyn and Bacon, p. 70-90.
1989b « Women and the family life cycle », dans B. Carter et M. McGoldrick (sous la dir. de), *The Changing Family Life Cycle*, 2e éd., Boston, Allyn and Bacon, p. 29-68.

MILLER, I.W., et coll.
1994 « The development of a clinical rating scale for the McMaster model of family functioning », *Fam. Process*, vol. 33, p. 53-69.

MINUCHIN, S.
1980 *Familles en thérapie*, Montréal, France-Amérique.

MINUCHIN, S., ROSMAN, B.L., et BAKER, L.
1978 *Psychosomatic Families: Anorexia Nervosa in Context*, Cambridge (Mass.), Harvard University Press.

NICHOLS, M.P., et SCHWARTZ, R.C.
1994 « The historical context of family therapy », dans *Family Therapy: Concepts and Methods*, 3e éd., Boston, Allyn et Bacon, p. 1-68.

OFFER, D., et SABSHIN, M.
1991 *The Diversity of Normal Behavior*, New York, Basic Books.

ONNIS, L.
1991 « Le renouvellement épistémologique de la thérapie systémique », *Thérapie familiale*, vol. 12, n° 2, p. 99-109.

REISS, D.
1981 *The Family's Construction of Reality*, Cambridge (Mass.), Harvard University Press.

SCHARF, D., et SCHARF, J.
1987 *Object Relation Family Therapy*, New York, Jason Aronson.

SCHWARTZMAN, J.
1982 « Normality from a cross-cultural perspective », dans F. Walsh (sous la dir de), *Normal Family Processes*, New York, Guilford Press, p. 383-398.

SELTZER, L.F.
1986 *Paradoxical Strategies in Psychotherapy. A Comprehensive Overview and Guidebook*, New York, John Wiley & Sons, Interscience Publication.

SELVINI-PALAZZOLI, M., et coll.
1978 *Paradoxe et contre-paradoxe*, Paris, ESF.

SLOVIK, L.S., et coll.
1997 « Redefining the role of family therapy in psychiatric residency education », *Academic Psychiatry*, vol. 21, n° 1, p. 35-41.

STERN PECK, J., et MANOCHERIAN, J.R.
1989 « Divorce in the changing family life cycle », dans B. Carter et M. McGoldrick (sous la dir. de), *The Changing Family Life Cycle*, 2e éd., Boston, Allyn and Bacon, p. 335-370.

THOMAS, V., et OLSON, D.
1993 « Problem families and the circumplex model: Observational assessment using the Clinical Rating Scale (CRS) », *J. Marital Fam. Ther.*, vol. 19, n° 2, p. 159-175.

VILLENEUVE, C.
1990 « La thérapie familiale: les enjeux de son évolution et sa pratique actuelle », *Psychiatr. Enfant*, vol. 33, n° 1, p. 153-187.

VISHER, J.S., et VISHER, E.B.
1982 « Stepfamilies and stepparenting », dans F. Walsh (sous la dir. de), *Normal Family Processes*, New York, Guilford Press, p. 331-353.

WALSH, F.
1991 « Promoting healthy functioning in divorced and remarried families », dans A.S. Gurman et D.P. Kniskern, *Handbook of Family Therapy*, 2e éd., vol. 2, New York, Brunner/Mazel, p. 525-545.

WALSH, F. (sous la dir. de)
1993 *Normal Family Processes*, 2e éd., New York, Guilford Press.

WAMBOLDT, F.S., et REISS, D.
1989 « Defining a family heritage and a new relationship identity: Two central tasks in the making of a marriage », *Fam. Process*, vol. 28, n° 3, p. 317-336.

WATZLAWICK, P., WEAKLAND, J., et FISCH, R.
1976 *Changements, paradoxes et psychothérapie*, Paris, Seuil.

WHITAKER, C.A.
1976 « The hindrance of theory in clinical work », dans P.J. Guerin (sous la dir. de), *Family Therapy: Theory and Practice*, New York, Gardner Press, p. 154-165.

WHITAKER, C.A., FELDER, R.E., et WORKENTIN, J.
1965 « Countertransference in the treatment of schizophrenia », dans J. Boszormenyi-Nagy et J.L. Framo (sous la dir. de), *Intensive Family Therapy*, New York, Harper and Row.

WHITE, M., et EPSTON, D.
1990 *Literate Means to a Therapeutic End*, New York, W.W. Norton.

Lectures complémentaires

BENOIT, J.C., et coll.
1988   *Dictionnaire clinique des thérapies familiales systémiques,* Paris, ESF.

BERGMAN, J.S.
1985   *Fishing for Barracuda, Pragmatics of Brief Systemic Therapy,* New York, W.W. Norton.

NAPIER, A., et WHITAKER, C.A.
1980   *Le creuset familial,* Paris, Robert Laffont.

WALSH, F.
1998   *Strengthening Family Resilience,* New York, Guilford Press.

CHAPITRE 70

Psychiatrie et différences sexuelles

PASCALE DES ROSIERS, M.D., F.R.C.P.C.
Psychiatre, consultante à la Clinique de traitement de l'immuno-déficience (CTID)
du Centre universitaire de santé McGill (Hôpital général de Montréal)
Professeure adjointe au Département de psychiatrie de l'Université McGill (Montréal)

ODETTE BERNAZZANI, M.D., Ph.D., F.R.C.P.C.
Psychiatre, responsable de recherche à l'Hôpital Maisonneuve-Rosemont (Montréal)
Professeure adjointe au Département de psychiatrie de l'Université de Montréal

DARA CHARNEY, M.D., F.R.C.P.C.
Psychiatre à la Clinique des troubles de l'humeur et à l'Unité de toxicomanie
du Centre universitaire de santé McGill (Hôpital général de Montréal)
Professeure adjointe au Département de psychiatrie de l'Université McGill (Montréal)

PLAN

70.1 Développement psychosexuel de l'homme et de la femme
    70.1.1 Approche freudienne
    70.1.2 Approche moderne
        • *Petite enfance* • *Latence* • *Adolescence* • *Début de l'âge adulte* • *Âge mûr* • *Vieillesse*

70.2 Différences sexuelles et troubles psychiatriques
    70.2.1 Troubles liés à l'abus de substances
    70.2.2 Schizophrénies
    70.2.3 Troubles de l'humeur
    70.2.4 Troubles anxieux
    70.2.5 Troubles dissociatifs
    70.2.6 Troubles somatoformes
    70.2.7 Troubles de l'alimentation
    70.2.8 Troubles de la personnalité

70.3 Impact des sévices physiques et sexuels

70.4 Problèmes spécifiques
    70.4.1 Syndrome prémenstruel ou trouble dysphorique prémenstruel
    70.4.2 Troubles psychiatriques durant la grossesse
    70.4.3 Troubles du post-partum
        • *« Bleus » du post-partum* • *Dépression pendant le post-partum* • *Psychose pendant le post-partum*

70.5 Différences sexuelles et traitements psychiatriques
    70.5.1 Pharmacothérapie
    70.5.2 Psychothérapie

Bibliographie

Lectures complémentaires

Dans les années 70, le mouvement féministe a provoqué une remise en question de notre compréhension de la société et des relations interpersonnelles, ce qui a eu pour effet de transformer les théories du développement psychosexuel de la femme. À partir des recherches inscrites dans ce courant, notre compréhension du développement de l'homme a également évolué. Jusqu'à tout récemment, on confondait l'étude du développement humain avec celle du développement masculin. Cette façon d'aborder les choses faussait notre compréhension de ce qui, dans l'expérience humaine, est universel par rapport à ce qui est spécifiquement masculin ou spécifiquement féminin.

De même que l'évolution de la psychiatrie reflète les changements sociaux, de même elle exerce une influence sur la société. Par exemple, le retrait de l'homosexualité en tant que diagnostic psychiatrique dans le DSM-III n'a pas seulement traduit une plus grande tolérance de la société envers l'homosexualité, il a également contribué à l'avancement de la lutte des homosexuels pour des droits civiques égaux.

Les hommes et les femmes diffèrent sur le plan anatomique, bien sûr, mais aussi sur le plan psychologique et sur le plan social. Ces différences se reflètent dans l'épidémiologie, l'évolution et le pronostic des troubles psychiatriques. Les psychiatres se doivent de prendre ces différences en considération s'ils veulent avoir une approche complète de leurs patients.

70.1 DÉVELOPPEMENT PSYCHOSEXUEL DE L'HOMME ET DE LA FEMME

70.1.1 Approche freudienne

Bien que plusieurs principes énoncés par Freud soient encore valables aujourd'hui, le biais phallocentrique de son époque qui se retrouve dans certains de ses concepts n'apparaît plus approprié à notre société.

La théorie psychanalytique classique suppose que le petit garçon et la petite fille croient tous deux au début de leur vie qu'ils possèdent un pénis. La découverte des différences sexuelles vers l'âge de deux ou trois ans est donc vécue comme un traumatisme aussi bien pour le petit garçon que pour la petite fille.

Lorsque le petit garçon découvre que la petite fille n'a pas de pénis, il se persuade qu'elle en avait un au départ, mais qu'elle l'a perdu. Il développe ainsi la peur qu'on ne lui coupe le sien, ce que les psychanalystes appellent l'« angoisse de castration ». Il craint surtout que son pénis ne lui soit coupé par son père en punition de ses désirs incestueux pour sa mère. Selon Freud, l'angoisse de castration déclenche la résolution du complexe d'Œdipe. En renonçant à ses désirs incestueux pour sa mère et en s'identifiant à son père, le petit garçon espère se protéger des attaques potentielles du père contre son pénis. De la résolution du complexe d'Œdipe découle le développement du Surmoi. Le développement du Surmoi est donc intimement lié à l'angoisse de castration.

De son côté, lorsque la fillette découvre les différences sexuelles, elle ressent l'absence de pénis chez elle comme un manque et elle envie le pénis du garçon. Elle est convaincue qu'il lui poussera un pénis. Puis, lorsqu'elle se rend compte que cela ne se produira pas, elle blâme sa mère qui, elle non plus, n'a pas de pénis et elle se rapproche de son père qui possède le pénis qu'elle désire. Le complexe d'Œdipe de la petite fille, selon la théorie freudienne, requiert un changement d'objet, de la mère préœdipienne au père œdipien. Ce changement important dans le développement de la fillette la rend plus fragile psychologiquement.

De plus, la fillette ne présente pas d'angoisse de castration. Comme elle a déjà perdu son pénis, elle n'a pas peur qu'on ne le lui enlève. Par conséquent, cette théorie suppose que son Surmoi et son sens moral seront moins développés.

70.1.2 Approche moderne

Petite enfance

Les travaux provenant du Stone Center (Miller, 1976) et ceux de Chodorow (1978) ont reformulé le développement psychosexuel selon les sexes.

L'expérience entière du développement est influencée par le sexe de l'individu, autant à travers l'interaction avec l'environnement qu'à travers le rapport de l'individu à son propre corps. Contrairement à ce que croyait Freud, les enfants ne grandissent pas comme s'ils étaient tous des garçons jusqu'à la

Psychiatrie clinique : une approche bio-psycho-sociale

découverte des différences sexuelles. Les recherches fondées sur l'observation directe d'enfants montrent plutôt que les garçons et les filles se développent de façon différente dès la naissance. Il semble établi qu'existe une identité sexuelle de base (*core sexual identity*) [Stoller, 1973], c'est-à-dire une conscience d'appartenir au genre masculin ou féminin, généralement irréversible après trois ans.

Durant la première phase du développement, la relation avec la mère est cruciale pour les enfants des deux sexes. La phase de rapprochement du processus de séparation-individuation (Mahler, Pine et Bergman, 1975) se produit environ en même temps que la découverte des différences sexuelles, soit entre 16 et 28 mois. Cette cooccurrence renforce le processus de différenciation entre le Soi et les autres ainsi que la formation d'une identité sexuelle ferme.

Chodorow (1978) croit que, du fait de la similarité sexuelle entre la mère et la fille, le processus de séparation est moins marqué chez la fillette que chez le petit garçon. En conséquence, un certain flou quant aux frontières du Moi s'observe fréquemment chez les femmes adultes. Bien que, traditionnellement, on ait associé les frontières fermes du Moi à la force du Moi, il semble que cette conception corresponde à une vision masculine de la santé mentale qui ne convient pas nécessairement aux femmes. Le plus souvent, une plus grande flexibilité des frontières du Moi permet de mieux tolérer les régressions adaptatives, facilite le processus d'identification et aide à développer l'empathie. En revanche, une trop grande porosité des frontières du Moi peut être à l'origine d'un problème d'estime de soi et d'une inhibition dans le développement de l'indépendance.

Du fait des différences sexuelles entre la mère et le fils, le processus de séparation est plus marqué dans le développement du petit garçon. Il semble que l'identité sexuelle masculine soit intimement liée à la séparation d'avec la mère. En conséquence de cette phase, les hommes ont tendance à valoriser l'autonomie, les réalisations individuelles et l'accomplissement. Cependant, le risque de cette dynamique serait de pousser trop rapidement le petit garçon vers la séparation, ce qui le priverait du même coup de la possibilité de développer ses capacités d'affiliation.

La façon dont les garçons et les filles traversent la phase de rapprochement a certaines implications. Pour les hommes, les conflits de rapprochement et de séparation sont souvent compliqués d'anxiété face à l'identité masculine. Pour les femmes, ces conflits mettent moins en cause l'identité sexuelle, mais ils peuvent provoquer de la confusion au sujet des frontières du Moi.

La coïncidence temporelle entre la phase de rapprochement dans le processus de séparation-individuation et l'entrée dans la phase œdipienne peut être considérée comme un des éléments majeurs de la compréhension psychodynamique des différences sexuelles du développement. La présence du père pour les deux sexes permet les relations triangulaires, qui facilitent le processus de séparation-individuation.

Pour la petite fille, le développement de son intérêt sexuel pour le père fait partie de l'identification à la mère, mais il amène aussi la peur de perdre son amour. Le développement d'intérêts extérieurs, sexuels et autres, de la petite fille détermine son entrée dans la phase de latence, où le monde extérieur au triangle œdipien prend une importance grandissante.

Pour le petit garçon, le développement de son intérêt sexuel pour la mère est lié à une perte de la relation préœdipienne avec elle. Le pénis est souvent utilisé comme objet transitionnel, avec une augmentation correspondante de la masturbation. La formulation de la phase œdipienne est restée relativement inchangée depuis Freud, puisque l'angoisse de castration associée aux désirs œdipiens semble confirmée par les observations cliniques. L'identification au père et la consolidation de l'identité masculine qui s'ensuit correspondent à la résolution de la phase œdipienne et à l'entrée dans la phase de latence.

On observe que, alors que la phase œdipienne requiert un changement d'objet chez la fillette, sa résolution requiert un changement de figure identificatoire chez le petit garçon. Chaque sexe doit ainsi faire face à des écueils différents ayant des conséquences différentes au point de vue du développement.

La controverse au sujet du développement homosexuel déborde le cadre de ce chapitre. Les théories évoquées précédemment s'appliquent sans doute de façon différente dans ce cas. Selon Isay (1996), des différences d'origine constitutionnelle détermineraient la façon dont le petit garçon homosexuel traverse la phase œdipienne. Celle-ci serait principalement orientée vers le père et influencerait subséquemment de façon complexe les processus d'identification au père et à la mère.

Psychiatrie clinique : une approche bio-psycho-sociale

Latence

La phase de latence (de l'âge de 6 ans à 11 ans environ) fournit à l'enfant, garçon et fille, l'occasion de consolider son identité sexuelle autant que ses capacités intellectuelles, physiques et sociales. On note des différences sexuelles importantes dans la façon de jouer. Lorsque les règles du jeu causent des conflits entre les joueurs, les filles ont tendance à cesser de jouer afin de préserver la concorde, alors que les garçons ont tendance à exclure temporairement un joueur afin de terminer le jeu selon les règles établies (Gilligan, 1982). Ces observations sont liées à d'importants travaux sur le développement moral des hommes et des femmes. D'après Gilligan, au départ, les femmes assument la connexion entre les partenaires, dans laquelle elles voient la base des relations (et démontrent donc une plus grande peur de la séparation et de l'isolement), tandis que les hommes assument la séparation des individualités (et démontrent une plus grande peur de la fusion et du rapprochement).

À partir de ces présuppositions, les hommes et les femmes ont tendance à juger les dilemmes moraux différemment. Ainsi, les femmes se demandent quelle solution est la plus appropriée au bien-être des personnes en cause (*ethics of care*), alors que les hommes se demandent quelle solution est la plus juste (*ethics of justice*). C'est précisément cette différence qu'on observe, sous forme ludique, à la phase de latence.

Adolescence

L'adolescence est une période cruciale du développement de l'identité. Blos (1962) décrit un second processus de séparation-individuation qui se déroule durant cette période. Alors que le processus de différenciation exige du garçon qu'il prenne ses distances par rapport aux figures parentales, pour la fille l'attachement aux parents semble mieux coexister avec sa maturation.

Certains phénomènes biologiques acquièrent une signification particulière dans le développement psychosexuel. Pour les adolescentes, la première menstruation a des effets positifs et négatifs. L'instauration des menstruations a souvent comme conséquence de réorganiser l'image corporelle de la jeune fille, provoquant chez elle à la fois un sentiment de fierté à l'idée d'être davantage une femme et un sentiment d'embarras, voire de honte, à propos de l'absence de contrôle du saignement. Les changements qui touchent les caractères sexuels secondaires, tels le développement des seins, la redistribution des graisses et l'apparition des sécrétions vaginales, sont vécus avec la même ambivalence.

Les changements corporels qui se produisent chez les adolescents mâles, comme la mue, le développement disproportionné des membres, l'apparition de la barbe et des poils sur le corps, les premières éjaculations nocturnes, ont également des répercussions à la fois anxiogènes et organisatrices sur eux, lesquelles, curieusement, ont été relativement peu explorées.

La sexualité prend une importance nouvelle à l'adolescence. Pour l'adolescent, l'identité masculine adulte est liée de façon importante à la performance sexuelle. Les désirs sexuels sont souvent vécus de façon exacerbée chez le garçon, qui éprouve le besoin de libérer sa tension sexuelle et de se prouver sa virilité. Il semble que la sexualité de l'adolescente soit plus relationnelle, moins génitale dans son expression.

L'adolescence est également une période d'expérimentation de différentes identités ainsi que d'expérimentation de la sexualité. Les expériences homosexuelles y sont relativement fréquentes et souvent transitoires. Pour les adolescents et adolescentes homosexuels, par contre, cette période est une première étape vers l'acceptation et l'affirmation de leur orientation sexuelle. Cela ne se fait cependant pas sans difficulté ; on rapporte en effet que le taux de suicide chez les adolescents et adolescentes homosexuels est trois fois plus élevé que chez les adolescents hétérosexuels (Gibson, 1989).

Au cours de l'enfance, les petits garçons sont plus vulnérables au stress que les petites filles et, en conséquence, on note chez eux une incidence de psychopathologies plus élevée. À l'adolescence, cette tendance s'inverse.

Début de l'âge adulte

À l'âge adulte apparaissent les conflits entre la créativité et la stagnation. De nos jours, la maternité n'apparaît plus comme la seule voie possible de réalisation pour une femme. Toutefois, quel que soit le choix de la femme face à la maternité, il a des implications identitaires. Les jeunes femmes font souvent face à

Psychiatrie clinique : une approche bio-psycho-sociale

des décisions difficiles au début de leur vie d'adultes. La grossesse est souvent à l'origine d'une crise de maturation qui permet de résoudre des conflits antérieurs, en particulier en ce qui a trait à la relation avec la mère et à l'identification à celle-ci.

Au début de l'âge adulte, le jeune homme tente par-dessus tout de consolider son sens de la masculinité. Pour ce faire, il doit négliger certains aspects de lui-même qui lui apparaîtraient comme trop féminins. Levinson (1978) a décrit les vicissitudes de la polarité masculinité-féminité dans le développement des hommes :

- Bien que l'homosexualité et la féminité soient deux choses différentes, elles sont associées au niveau inconscient. Toute pulsion homosexuelle cause donc beaucoup d'anxiété et doit être réprimée puisqu'elle est perçue comme étant féminine.
- Les prouesses physiques sont vues comme une illustration de la masculinité.
- L'ambition et le succès au travail sont rapprochés de la masculinité. Plus le travail est traditionnellement mâle, plus le sens de la masculinité qui lui est associé est fort.
- Le pouvoir est un élément majeur de la masculinité. Il est important d'exercer un certain contrôle sur les autres, d'être un leader pour sentir qu'on est un homme. La faiblesse a un tel effet destructeur sur le sentiment de masculinité qu'elle doit être évitée à tout prix.
- La masculinité suppose une façon de penser et de réagir rationnelle, analytique et intellectuelle, définie par rapport à la façon de fonctionner plus émotive des femmes.

L'importance du rôle du père dans la famille et les profondes implications psychologiques de la paternité chez un homme ont été trop longtemps ignorées. Le désir d'un homme d'avoir un enfant et de s'en occuper se développe bien avant la conception ou la naissance de son enfant. On remarque des différences entre la mère et le père dans la manière d'interagir avec l'enfant. La mère a tendance à être plus rassurante et calmante, alors que le père a tendance à être plus stimulant.

Âge mûr

On peut considérer que l'âge mûr commence à peu près au moment où la perspective de vie change, s'orientant vers la vie qu'il « reste » à vivre. Alors que le jeune homme est préoccupé par l'établissement de sa masculinité, l'homme d'âge mûr renoue souvent avec certains côtés de lui qu'il avait négligés. Ainsi, il redécouvre l'importance des relations intimes et accepte mieux ses propres besoins de rapprochement, de dépendance et de passivité. La femme, pour sa part, exprime en général plus facilement son agressivité et s'affirme davantage.

Les implications psychophysiologiques de la ménopause ont soulevé la controverse. Alors que certains auteurs décrivaient auparavant la ménopause comme une période de deuils intenses sur le plan de la féminité et sur celui de l'estime de soi, des recherches plus récentes ont montré que, pour la majorité des femmes, la ménopause n'est pas une période de crise en soi. Les diverses circonstances de la vie, que ce soit le deuil définitif de la possibilité d'avoir des enfants chez une femme qui n'en a jamais eu ou le syndrome du nid vide vécu par celle dont les enfants ont grandi, détermineront souvent des réactions différentes à la ménopause. Dans une société qui valorise la jeunesse et la beauté, la perte narcissique associée au vieillissement du corps peut se vivre difficilement.

Vieillesse

La génération actuelle d'hommes âgés s'est définie en grande partie grâce au travail. La retraite, qu'elle soit volontaire ou forcée, marque un tournant dans le développement des hommes plus âgés. Elle requiert un réinvestissement de l'estime de soi. Pour certains, elle représente une perte narcissique difficile à accepter.

Comme les femmes vivent en moyenne plus longtemps que les hommes, elles vieillissent souvent seules. Les réseaux féminins d'amies ou de parentes peuvent alors s'avérer particulièrement importants chez les femmes âgées.

70.2 DIFFÉRENCES SEXUELLES ET TROUBLES PSYCHIATRIQUES

L'homme et la femme diffèrent autant par leur physiologie que par leurs expériences de vie. Ces différences se reflètent en partie dans les différences épidémiologiques concernant les troubles psychiatriques (voir le tableau 70.1).

Psychiatrie clinique : une approche bio-psycho-sociale

TABLEAU 70.1 Répartition de la fréquence des troubles psychiatriques selon le sexe

Troubles diagnostiqués au moins deux fois chez l'homme adulte	Troubles diagnostiqués au moins deux fois chez la femme adulte
Troubles liés à la consommation d'alcool	Troubles dépressifs majeurs, troubles dysthymiques
Troubles liés à la consommation de cannabis, d'hallucinogènes, de solvants volatils, d'opiacés, de phencyclidine	Agoraphobie, attaques de panique, phobies
	Anorexie mentale et boulimie
Troubles de l'identité sexuelle, paraphilies	Troubles dissociatifs
	Troubles somatoformes
Pyromanie, jeu pathologique	Kleptomanie, trichotillomanie
Personnalité antisociale	Personnalité limite

70.2.1 Troubles liés à l'abus de substances[1]

Selon le DSM-IV, les troubles liés à l'alcoolisme sont cinq fois plus répandus chez l'homme que chez la femme. Cet écart entre les hommes et les femmes diminue cependant avec l'âge, car les femmes commencent à consommer davantage d'alcool plus tard que les hommes. Les effets de l'alcool progressent plus rapidement chez les femmes ; pour cette raison, vers la quarantaine, elles subissent les mêmes conséquences que les hommes du point de vue de la santé, des relations sociales et du travail (American Psychiatric Association, 1994).

Les troubles liés à l'usage d'amphétamines, de cannabis, d'hallucinogènes, de solvants volatils et de phencyclidine sont tous plus fréquents chez l'homme que chez la femme. Ceux qui sont liés à la consommation de cocaïne ont une prévalence égale chez les deux sexes, alors que les troubles liés à l'abus de sédatifs, d'hypnotiques et d'anxiolytiques sont plus communs chez la femme (American Psychiatric Association, 1994).

La recherche indique qu'on trouve davantage d'autres troubles psychiatriques associés chez les femmes alcooliques ou toxicomanes que chez les hommes alcooliques ou toxicomanes. Cependant, ces différences sexuelles semblent refléter les différences de prévalence rapportées dans la population en général. D'ailleurs, le risque légèrement supérieur de maladies affectives chez les alcooliques et les toxicomanes de sexe masculin ne correspond pas aux différences observées entre les sexes dans la population générale. Si l'alcoolisme et la toxicomanie font partie de la gamme des troubles dépressifs, les hommes alcooliques et toxicomanes utilisent peut-être des substances psychoactives pour atténuer les symptômes de dépression et risquent, d'autre part, de présenter des signes de dysphorie à la suite de l'utilisation de ces substances (Brady et coll., 1993).

70.2.2 Schizophrénies[2]

On considère généralement que l'incidence de la schizophrénie est égale chez les deux sexes. Les estimations des risques relatifs varient selon les systèmes diagnostiques. Les définitions plus étroites de la maladie, qui excluent les symptômes affectifs (celle du DSM-IV, entre autres), tendent à donner un rapport hommes/femmes plus élevé.

Les différences sexuelles dans l'évolution de la schizophrénie pourraient provenir du début plus tardif de cette maladie chez la femme que chez l'homme. En raison des années supplémentaires de bonne santé dont jouissent les femmes comparativement aux hommes, celles qui souffrent de schizophrénie ont pu se rendre plus loin dans leur éducation, acquérir plus de compétences domestiques et professionnelles, mieux s'établir au point de vue financier, tisser un réseau social plus étendu avant que la maladie survienne, tout cela favorisant un pronostic plus optimiste.

Les effets protecteurs potentiels des œstrogènes, à cause de leur activité antidopaminergique, constituent une autre explication possible de l'évolution plus favorable de la schizophrénie chez la femme. Au cours de la vie fœtale, il y a peut-être une période critique, durant la maturation du cerveau, où le gène hypothétique de la schizophrénie se manifeste. Les stéroïdes féminins pourraient protéger les neurones des effets dommageables de ce gène (ou de ces gènes). À la vie adulte, il y a plus de risques que les symptômes psychotiques empirent chez une femme lorsque son

---

1. Voir aussi le tome I, chapitres 6 et 7.

2. Voir aussi le tome I, chapitre 10.

Psychiatrie clinique : une approche bio-psycho-sociale

taux d'œstrogènes est en baisse (avant la menstruation, après la grossesse ou durant la ménopause). Parmi les autres explications possibles, on trouve une latéralisation cérébrale moins prononcée chez la femme (ce qui permet une meilleure compensation du dysfonctionnement de l'hémisphère gauche qui est peut-être en cause dans la schizophrénie), une meilleure réaction des femmes aux neuroleptiques (à cause des plus grandes réserves de tissus adipeux, des doses plus faibles sont suffisantes, ce qui réduit les effets indésirables et facilite la coopération de la patiente) ainsi qu'une meilleure réponse aux programmes de réadaptation psychosociale (Seeman, 1992).

On note également des différences sexuelles dans la séméiologie de la schizophrénie. Les hommes ont tendance à présenter plus de symptômes négatifs, tandis que les femmes présentent plus de signes de dysphorie et de dépression. Il y a plus d'alcoolisme, de toxicomanie et de comportements antisociaux chez les hommes que les chez femmes, alors que celles-ci sont plus souvent victimes de leur entourage ou d'étrangers. Les hommes présentent des déficits frontaux plus marqués. On relève aussi chez eux une plus grande fréquence d'accidents neurologiques précoces et de complications obstétricales (Seeman, 1992).

70.2.3 Troubles de l'humeur[3]

Les troubles dépressifs (uniques ou récurrents) et la dysthymie sont deux fois plus fréquents chez la femme que chez l'homme. Selon le DSM-IV, les dépressions atypiques et saisonnières sont plus fréquentes chez la femme que chez l'homme, alors que les traits mélancoliques sont également distribués entre les patients déprimés masculins et féminins. L'incidence accrue de la dépression chez la femme apparaît à la puberté et persiste tout au long des années où la reproduction est possible (American Psychiatric Association, 1994).

Des études basées sur la communauté montrent que les taux plus élevés de dépression chez la femme ne peuvent s'expliquer ni par les différences entre les hommes et les femmes dans la recherche d'aide, ni par l'expérience du stress quotidien ou la manière d'y réagir, ni par la possibilité d'exposition à d'autres facteurs reliés à la dépression, ni par la tendance des médecins à diagnostiquer davantage de maladies psychiatriques chez les femmes que chez les hommes. Comme cela a été mentionné à la section 70.2.1, il est possible que l'alcoolisme, en tant qu'équivalent de la dépression, contribue au taux plus bas de dépression chez les hommes.

Les explications psychosociales de la prévalence plus élevée de la dépression chez les femmes sont reliées à leur vulnérabilité sociale. L'absence d'un confident, la présence de jeunes enfants à la maison, les origines sociales modestes, l'absence de travail à l'extérieur de la maison et la perte précoce de la mère ont été désignées comme des facteurs de risque (Brown et Harris, 1978). Le travail à l'extérieur de la maison pourrait ne constituer une protection qu'avec la présence d'un bon soutien social. De plus, alors que le mariage semble protecteur pour l'homme, il ne paraît pas conférer le même avantage à la femme. Par ailleurs, le manque de pouvoir économique et juridique, la dépendance à l'égard des autres, une faible estime de soi et des aspirations peu élevées peuvent mener au développement d'une impuissance apprise (*learned helplessness*).

On a noté que plusieurs femmes souffrent de dépression lorsque les taux d'œstrogènes en circulation subissent une baisse marquée (p. ex. avant la menstruation, après la grossesse et à la ménopause). Bien qu'une baisse du taux d'œstrogènes ne déclenche pas de symptômes de dépression d'une manière simple ou directe, certaines femmes peuvent avoir une sensibilité accrue aux changements hormonaux. Les œstrogènes affectent les systèmes neurotransmetteurs multiples et amplifient la transmission sérotoninergique. Les récepteurs d'œstrogènes sont situés dans les régions du cerveau participant à la régulation de l'humeur. Selon certaines hypothèses, le développement du système sérotoninergique serait influencé par les hormones gonadiques, créant un terrain propice à l'apparition de troubles dépressifs chez les femmes qui y sont génétiquement ou socialement prédisposées. Toutefois, il reste que la majorité des dépressions associées aux chutes d'œstrogènes sont probablement plutôt des épisodes de troubles majeurs de l'humeur qui, pour plusieurs raisons, coïncident avec des changements physiologiques sans être nécessairement provoqués par eux.

Par contraste, les troubles bipolaires I ont la même prévalence chez les deux sexes. Chez l'homme,

---

3. Voir aussi le tome I, chapitre 11.

Psychiatrie clinique : une approche bio-psycho-sociale

les premiers épisodes tendent à être maniaques, tandis qu'ils tendent à être dépressifs chez la femme. Les troubles bipolaires II sont peut-être légèrement plus communs chez les femmes, mais les troubles cyclothymiques sont également répandus chez les deux sexes. Les femmes sont de trois à neuf fois plus susceptibles de présenter un profil de cycles rapides dans les maladies bipolaires (American Psychiatric Association, 1994).

70.2.4 Troubles anxieux[4]

Parmi les troubles anxieux répertoriés dans le DSM-IV, les phobies spécifiques présentent la prédominance la plus élevée chez les femmes. Les ratios de prévalence en fonction du sexe varient selon la nature de la phobie.

Dans les échantillons cliniques, la phobie sociale est un peu plus commune chez l'homme, mais il semble que, dans la population générale, la phobie sociale soit en réalité légèrement plus élevée chez la femme. Il est possible que les hommes présentant une phobie sociale souffrent plus de dysfonctionnement social et consultent davantage (American Psychiatric Association, 1994).

L'agoraphobie a également une plus grande prévalence chez les femmes. Le DSM-IV rapporte que, dans des études cliniques, l'attaque de panique, accompagnée ou non d'agoraphobie, est de deux à trois fois plus courante chez les femmes.

L'anxiété généralisée et l'état de stress post-traumatique sont légèrement plus fréquents chez la femme, alors que le trouble obsessionnel-compulsif a une égale prévalence chez les deux sexes. Des études montrent que les femmes présentant un trouble obsessionnel-compulsif tendent à être des « nettoyeuses » (*cleaner type*), tandis que les hommes souffrant de cette maladie sont plutôt des « vérificateurs » (*checker type*) [American Psychiatric Association, 1994].

Des études portant sur les familles de sujets souffrant de troubles anxieux indiquent que ces affections pourraient être familiales et qu'elles pourraient chevaucher les troubles dépressifs. Ce chevauchement pourrait expliquer en partie la fréquence plus élevée de l'anxiété chez la femme. On a également signalé que, alors que les symptômes dépressifs sont associés à des événements entraînant des pertes, les symptômes de l'anxiété sont reliés à des événements menaçants. On ne sait pas avec certitude si les femmes sont plus exposées à des événements menaçants que les hommes ou si elles sont plus affectées par ces événements.

70.2.5 Troubles dissociatifs[5]

Les troubles de la dissociation de l'identité sont diagnostiqués de trois à neuf fois plus souvent chez les femmes que chez les hommes. Les femmes qui souffrent de ces troubles ont tendance à posséder un plus grand nombre d'identités distinctes, en moyenne 15 ou plus, tandis que les hommes ont en moyenne environ 8 identités (American Psychiatric Association, 1994).

Comme on le verra plus en détail à la section 70.3, le lien entre les troubles dissociatifs et les sévices physiques et sexuels, bien que controversé, peut expliquer en partie la différence entre les hommes et les femmes quant à la prévalence des troubles dissociatifs.

70.2.6 Troubles somatoformes[6]

Les troubles somatoformes sont généralement beaucoup moins fréquents chez les hommes occidentaux, en raison de facteurs culturels.

Le trouble de conversion est de 2 à 10 fois plus fréquent chez les femmes. Chez les hommes, les symptômes de conversion tendent à se manifester après des accidents du travail ou dans un contexte militaire. Il faut alors les différencier soigneusement de la simulation ou de la personnalité antisociale.

Le trouble douloureux est également plus commun chez les femmes, tandis que l'hypochondrie et la peur d'une dysmorphie corporelle ont une égale prévalence chez les deux sexes (American Psychiatric Association, 1994).

70.2.7 Troubles de l'alimentation[7]

On enregistre une plus grande prévalence de troubles de l'alimentation dans les sociétés industrialisées où

---

4. Voir aussi le tome I, chapitre 12.
5. Voir aussi le tome I, chapitre 16.
6. Voir aussi le tome I, chapitre 20.
7. Voir aussi le tome I, chapitre 22.

Psychiatrie clinique : une approche bio-psycho-sociale

la nourriture est abondante et où, spécialement pour les femmes, l'estime de soi et la beauté dépendent de la minceur. En Amérique du Nord, l'anorexie et la boulimie sont environ neuf fois plus courantes chez les femmes que chez les hommes ; elles touchent le plus souvent des femmes blanches, adolescentes ou jeunes adultes, des classes moyenne ou supérieure. Au cours de la dernière décennie, toutefois, on a signalé davantage de cas concernant des hommes, des membres de minorités ethniques et des femmes de tous les groupes d'âge. La recherche indique que les hommes homosexuels pourraient courir un risque plus grand que les hommes hétérosexuels, et que les hommes souffrant de boulimie présenteraient un taux d'obésité prémorbide plus élevé que les femmes (American Psychiatric Association, 1994).

70.2.8 Troubles de la personnalité[8]

Les troubles de la personnalité du groupe B (personnalités dramatiques et émotives), selon le DSM-IV, semblent obéir à une certaine division selon les sexes. Une personnalité antisociale ou une personnalité narcissique sont plus souvent diagnostiquées chez les hommes, alors que les femmes présentent surtout une personnalité limite (*borderline*) ou une personnalité histrionique. Il existe des différences sexuelles réelles en ce qui a trait à la prévalence, lesquelles peuvent être dues en partie à des facteurs d'éducation dans le développement de caractéristiques « masculines » ou « féminines », à des différences dans le processus de séparation-individuation ou encore à des diagnostics orientés par les stéréotypes sexuels des praticiens. La personnalité antisociale, en particulier, pourrait être signalée moins souvent chez les femmes en raison de l'accent mis sur les actes agressifs dans les critères diagnostiques, tout comme la personnalité limite pourrait être sous-diagnostiquée chez les hommes en raison de l'accent mis sur les gestes d'automutilation (American Psychiatric Association, 1994).

Les troubles de la personnalité du groupe A (personnalités bizarres ou excentriques), soit les personnalités paranoïaque, schizoïde et schizotypique, sont légèrement plus fréquents chez l'homme que chez la femme. Aucune tendance précise n'émerge des troubles de la personnalité du groupe C (personnalités anxieuses et craintives) : la personnalité dépendante semble plus courante chez les femmes, la personnalité obsessionnelle-compulsive est peut-être plus fréquente chez les hommes et la personnalité évitante paraît avoir une égale prévalence chez les deux sexes (American Psychiatric Association, 1994).

70.3 IMPACT DES SÉVICES PHYSIQUES ET SEXUELS

La relation entre les diverses formes de sévices et la maladie psychiatrique est complexe et controversée. Le débat sur les effets des sévices sexuels dure depuis un siècle. En 1896, Freud a émis l'hypothèse selon laquelle des sévices sexuels exercés durant l'enfance pouvaient être un facteur causal de l'apparition de problèmes émotionnels chez la femme adulte. Cependant, il en est venu, plus tard, à penser que les récits de ses patientes au sujet de présumées expériences sexuelles avec leur père étaient imaginaires. Changeant de modèle, Freud est passé de la théorie de la séduction au complexe d'Œdipe, ce qui a enlevé de l'importance au contexte social dans lequel les troubles psychologiques évoluent.

Il est important de comprendre que la réalité traumatique des sévices s'insère dans le contexte psychodynamique de la victime pour créer l'effet destructeur. Souvent, c'est précisément lorsqu'il y a une intrusion brutale de la réalité dans le monde des fantaisies que les dommages psychiques sont les plus graves. Loin de nier la réalité des sévices, ce point de vue permet de mieux comprendre ses effets à long terme.

On estime que garçons et filles courent un risque égal d'être victimes de sévices physiques durant leur enfance, tandis que les filles sont de deux à trois fois plus exposées aux sévices sexuels durant leur enfance.

Pour le moment, il n'existe aucun consensus à propos des conséquences à court terme et à long terme des sévices physiques et sexuels. Des études cliniques indiquent que de 20 % à 40 % des jeunes victimes en consultation présentent des symptômes psychiatriques importants. Les types d'expériences qui semblent les plus dommageables sont les sévices sexuels exercés par le père ou par une figure paternelle, les contacts génitaux et le recours à la force

---
8. Voir aussi le tome I, chapitre 27.

physique. Environ 20 % des victimes présentent, à l'âge adulte, des séquelles à long terme. Les effets à court terme chez les enfants comprennent la peur, l'anxiété, la dépression, la colère, l'hostilité, l'agressivité et les comportements sexuels non appropriés. Les conséquences à long terme chez les adultes incluent l'anxiété, la dépression, une faible estime de soi, un comportement autodestructeur, une tendance à devenir de nouveau victime, de la difficulté à faire confiance aux autres, une inadaptation sexuelle, l'alcoolisme et la toxicomanie.

Les effets psychiques et comportementaux les plus durables consistent en une fragmentation de l'identité. Cette fragmentation se produit lorsque les victimes essaient de s'adapter au jugement des autres membres de la famille et des personnes de l'extérieur en niant les sévices, en altérant leurs réactions affectives et en transformant la signification des sévices. Ces stratégies, qui peuvent permettre de tenir le coup pendant un certain temps, requièrent des défenses psychologiques (négation, dissociation, identification à l'agresseur, répression et distorsion) susceptibles de former plus tard le noyau des difficultés psychiatriques des victimes.

Les travaux de Herman (1992) auprès de personnes ayant subi des sévices répétés durant l'enfance ont entraîné la création d'un nouveau concept clinique : le syndrome de stress post-traumatique complexe. Il comprend les symptômes de l'état de stress post-traumatique général, auxquels s'ajoutent des changements de personnalité. Ces changements se manifestent cliniquement sous la forme d'une instabilité affective, de dissociation, d'une fragmentation de l'identité, de déformations des relations et d'une vulnérabilité aux mauvais traitements répétés, qu'ils soient infligés par la victime elle-même (automutilation, autopunition) ou par d'autres. Il est possible que le syndrome de stress post-traumatique complexe recoupe jusqu'à un certain point le diagnostic de personnalité limite, qui peut alors apparaître dans certains cas comme une forme de trouble de la personnalité post-traumatique. La prévalence élevée d'histoires de sévices dans l'enfance des personnes présentant une personnalité limite vient éclairer quelque peu la similarité de ces problèmes psychiatriques.

Une minorité des victimes de sévices deviennent des patients psychiatriques, mais une grande proportion de patients psychiatriques adultes ont subi de mauvais traitements physiques ou sexuels durant leur enfance. La fréquence de mauvais traitements antérieurs est d'environ 50 % pour les patients psychiatriques, de 70 % pour les patients présentant une personnalité limite et de 90 % pour les patients souffrant de troubles dissociatifs de l'identité.

L'établissement d'une alliance thérapeutique avec des victimes de sévices peut s'avérer particulièrement difficile. Les thérapeutes doivent préciser à leur patient que leur relation sera sécuritaire et peuvent utiliser la relation patient-thérapeute pour entamer un dialogue sur la confiance. Dans un environnement sécuritaire, les victimes seront peut-être capables de reconstruire leurs expériences ; des affects qui, auparavant, débordaient leurs défenses peuvent en venir à être tolérés graduellement. Grâce à un appui empathique, les victimes sont susceptibles de commencer à comprendre et à contenir les affects les plus forts. La capacité d'éprouver de nouveau de la colère devient une partie critique du processus de guérison.

70.4 PROBLÈMES SPÉCIFIQUES

70.4.1 Syndrome prémenstruel ou trouble dysphorique prémenstruel

Depuis plusieurs années, l'existence du syndrome prémenstruel en tant qu'entité spécifique fait l'objet d'un débat à la fois dans les médias et dans la littérature spécialisée. Cela a créé une certaine confusion dans la définition du syndrome qui a donné lieu, par moments, à une généralisation excessive de ce problème et à une stigmatisation des femmes en général. Or il importe de distinguer le syndrome prémenstruel de la physiologie féminine normale, car plusieurs études ont observé qu'au moins 75 % des femmes rapportent un symptôme ou plus durant la période prémenstruelle.

Dans la littérature clinique, le syndrome prémenstruel est parfois défini de façon générale comme un ensemble de symptômes physiques (œdème, sensibilité des seins, etc.) et psychologiques (tristesse, anxiété, irritabilité, etc.) qui surviennent durant la période prémenstruelle et sont absents durant la phase folliculaire du cycle menstruel.

Des critères diagnostiques plus spécifiques sont en cours d'élaboration, ce qui favorisera la mise sur pied d'études mieux construites sur le plan méthodologique. Le DSM-IV examine le diagnostic de trouble dysphorique prémenstruel, défini par la présence d'au moins cinq symptômes parmi les suivants pendant au moins deux cycles consécutifs :

- dépression ;
- anxiété ;
- sautes d'humeur ;
- irritabilité ;
- diminution de l'intérêt ;
- baisse de concentration ;
- manque d'énergie ;
- changement dans l'appétit ;
- changement des habitudes de sommeil ;
- sentiment de perte de contrôle ;
- symptômes physiques.

Les études indiquent une prévalence de ce trouble de 3 % à 5 % chez les femmes en âge de procréer. Une incidence élevée de troubles psychiatriques, en particulier de troubles majeurs de l'humeur, a été observée dans l'histoire antérieure des femmes souffrant d'un trouble dysphorique prémenstruel.

Le traitement du syndrome prémenstruel a fait l'objet de nombreuses études dont la qualité méthodologique est variable. Les inhibiteurs sélectifs du recaptage de la sérotonine (ISRS) donnent des résultats positifs solides. La plupart des études utilisent un traitement continu, mais certaines études en arrivent à la conclusion qu'un traitement intermittent pourrait être aussi efficace. Chez certaines femmes, la suppression pharmacologique de l'ovulation apparaît comme un traitement efficace (Yonkers, 1997).

70.4.2 Troubles psychiatriques durant la grossesse

De tous les dilemmes cliniques, la prescription de psychotropes aux femmes enceintes est certainement un des plus difficiles. En effet, le risque de tératogénie suscite beaucoup d'angoisse autant chez les psychiatres que chez les patientes et leur entourage.

En raison de l'hyperœstrogénie, on aurait tendance à croire que la grossesse pourrait procurer une certaine protection contre les troubles psychiatriques, mais cela ne paraît pas être le cas, en particulier pour les dépressions récurrentes (unipolaires et bipolaires). De plus, il semble que les rechutes tendent à se produire tôt dans la grossesse, en moyenne aux environs de la sixième semaine. Une bonne connaissance et une bonne évaluation des risques et des bénéfices du traitement pharmacologique sont donc d'une importance cruciale.

Durant les trois premières semaines suivant la conception (environ jusqu'à la première menstruation manquée), le risque de tératogénie est minimal en raison de l'absence de vascularisation de l'ovocyte. C'est au premier trimestre que le risque est le plus important. Cependant, cela ne veut pas dire qu'il faille absolument éviter toute médication. Le rapport risques/bénéfices doit être évalué avec soin.

Il semble que les neuroleptiques incisifs soient relativement sécuritaires et que, par contre, les neuroleptiques sédatifs doivent être évités. On ne dispose pas de données suffisantes pour évaluer le risque que présentent les antipsychotiques atypiques.

Le fait, pour la femme enceinte, de prendre au premier trimestre des antidépresseurs tricycliques (en particulier des amines secondaires) ou de la fluoxétine ne semble pas associé à des malformations congénitales majeures. Les données concernant l'association de la fluoxétine et des malformations mineures sont controversées. On ne dispose pas de données quant au risque associé aux autres ISRS.

On rapporte un risque relatif de 0,05 % de maladie d'Ebstein avec le lithium, tandis que la carbamazépine est associée à 1 % de risque de spina-bifida et l'acide valproïque, à 5 % de risque d'anomalie du tube neural.

On mentionne souvent un risque d'augmentation de fissures palatines de 0,6 % avec les benzodiazépines, mais on ignore si ce risque est applicable uniformément à toutes les benzodiazépines.

Le deuxième trimestre de la grossesse est une période relativement sécuritaire.

Certaines études pourraient faire croire à un risque de toxicité périnatale suivant la prise d'antidépresseurs au troisième trimestre. Ces études sont méthodologiquement discutables, et rien ne permet actuellement de conclure à une augmentation de la toxicité périnatale chez le bébé exposé à des antidépresseurs au troisième trimestre. Étant donné le risque de dépression durant le post-partum chez les patientes ayant des antécédents de dépression, il ne paraît pas

Psychiatrie clinique : une approche bio-psycho-sociale

approprié de cesser d'utiliser les antidépresseurs juste avant l'accouchement, comme cela a parfois été suggéré (Cohen, 1998).

70.4.3 Troubles du post-partum

Le nouvel état de mère s'accompagne de réaménagements majeurs sur les plans personnel et conjugal. Bien que cette transition s'effectue dans la joie pour la plupart des femmes, certaines d'entre elles éprouvent des difficultés émotionnelles importantes pendant la grossesse ou le post-partum.

« Bleus » du post-partum

Les « bleus » du post-partum désignent une condition fréquente (de 50 % à 70 % des femmes pendant le post-partum), bénigne et transitoire qui débute en général trois ou quatre jours après l'accouchement et qui atteint typiquement son intensité maximale les quatrième et cinquième jours. Ce syndrome se caractérise surtout par une labilité émotionnelle, une tendance aux pleurs, de l'anxiété et de l'irritabilité. À l'heure actuelle, les hypothèses étiologiques au sujet de cette affection, qu'elle soit de nature biologique ou de nature psychologique, n'ont pas été confirmées.

Le traitement repose essentiellement sur le réconfort apporté à la femme et à son conjoint. Les femmes doivent être encouragées à consulter si les symptômes persistent au-delà de deux semaines.

Dépression pendant le post-partum

De 8 % à 15 % des femmes qui ont accouché auront une dépression pendant le post-partum. On décrit cette dépression comme un état dépressif d'une durée d'au moins deux semaines, habituellement d'intensité légère ou modérée. Les symptômes de la dépression pendant le post-partum sont semblables à ceux de la dépression survenant à un autre moment de l'existence. Par ailleurs, les femmes déprimées pendant le post-partum expriment en général des sentiments d'inadéquation quant à leur rôle maternel. La dépression pendant le post-partum débute ordinairement de trois à six mois après l'accouchement.

Plusieurs études longitudinales indiquent que les facteurs de risque psychosociaux de la dépression pendant le post-partum sont semblables à ceux de la dépression majeure usuelle, soit des antécédents psychiatriques personnels et familiaux, des situations stressantes (survenant avant, pendant ou après la grossesse) et un soutien social inadéquat.

Bien que les hypothèses étiologiques hormonales demeurent intéressantes au point de vue conceptuel, les résultats de recherche contrôlées ne les ont pas confirmées jusqu'à présent.

La dépression pendant le post-partum persiste généralement pendant plusieurs mois. Étant donné ses conséquences négatives potentielles pour la mère, pour la relation conjugale et pour l'enfant, il est impératif qu'elle soit rapidement détectée et traitée.

Le traitement comprend un volet psychosocial et un volet pharmacologique. Dans un premier temps, une intervention de soutien auprès de la femme et de son conjoint s'avère nécessaire. Il importe, entre autres, de fournir des informations sur la dépression pendant le post-partum et de déculpabiliser la femme face à son état et à ses capacités maternelles. Une psychothérapie individuelle peut être particulièrement bénéfique lorsque la femme éprouve des sentiments conflictuels face à son rôle maternel. Des rencontres de couple peuvent être indiquées. Le rapport risques/bénéfices de l'usage d'une médication antidépressive devra être évalué, surtout si la femme allaite son enfant. Tous les psychotropes se retrouvent dans le lait maternel, mais les taux d'absorption par les nourrissons sont variables. Les médicaments sont en général indétectables dans le sérum des bébés par les méthodes de détection habituelles. En outre, on ne sait rien de l'effet à long terme chez le bébé d'une exposition à des traces de médicament. Aucun agent ne paraît plus sécuritaire ou moins sécuritaire, à l'exception du lithium, que devraient éviter les femmes qui allaitent (Cohen, 1998).

Psychose pendant le post-partum

Il s'agit de la forme la plus grave des troubles psychiatriques survenant pendant le post-partum. L'incidence de la psychose à l'intérieur des trois premiers mois du post-partum est de 1 à 2 pour 1 000 accouchements. À l'heure actuelle, la plupart des auteurs se rallient à l'idée que la majorité des psychoses pendant le post-partum font partie des troubles de l'humeur.

Habituellement, la psychose pendant le post-partum débute à l'intérieur des trois premières semaines après l'accouchement, après une courte période asymptomatique de deux ou trois jours. Les symptômes prodromiques comprennent des troubles du sommeil, une humeur dépressive, de l'irritabilité, une labilité émotionnelle et un sentiment de fatigue. La psychose pendant le post-partum se caractérise par de la confusion, une désorganisation du comportement et des symptômes schneideriens marqués. Les femmes qui ont des antécédents personnels ou familiaux de maladies affectives bipolaires risquent davantage de développer ce syndrome. L'incidence de celui-ci augmente également après un accouchement par césarienne.

Le traitement d'une psychose pendant le post-partum doit être vigoureux; il nécessite habituellement une hospitalisation. Il est primordial de faire participer le conjoint au plan de traitement et de lui assurer du soutien. La mobilisation de l'entourage élargi est également souhaitable. Avec un traitement combinant antipsychotiques et antidépresseurs, la majorité des femmes voient leur état s'améliorer en deux ou trois mois. Par ailleurs, des études indiquent que plusieurs d'entre elles feront une rechute pendant les grossesses et les post-partum subséquents (Cohen, 1998).

70.5 DIFFÉRENCES SEXUELLES ET TRAITEMENTS PSYCHIATRIQUES

70.5.1 Pharmacothérapie

Les différences sexuelles constituent une cause potentielle de variations des propriétés thérapeutiques des médicaments, de leurs effets secondaires et des taux sériques. L'absorption, la biodisponibilité, la distribution et le métabolisme des médicaments peuvent varier selon le sexe. Or les études pharmacologiques visant à déterminer les doses thérapeutiques sont ordinairement menées auprès des hommes. Pourtant, les femmes consultent davantage et reçoivent plus souvent une médication psychotrope.

Pour les raisons mentionnées à la section 70.2.2, on note une efficacité supérieure des antipsychotiques chez la femme. En général, il semble que, pour des doses fixes d'un médicament, les femmes présenteront des taux sériques plus élevés, en particulier si elles prennent des contraceptifs oraux. De plus, ces taux peuvent varier en fonction du cycle menstruel. Certains effets secondaires, tels les épisodes dystoniques, les symptômes parkinsoniens, l'akathisie, la dyskinésie tardive et l'hypothyroïdie, sont plus fréquents chez les femmes (Godfroid, 1999).

70.5.2 Psychothérapie

L'influence du sexe sur le processus thérapeutique est un domaine complexe. Il n'existe pas de base claire permettant d'adresser de façon préférentielle un patient ou une patiente à un thérapeute de l'un ou l'autre sexe.

Selon Kaplan (1985), certains types d'interactions peuvent se produire plus fréquemment selon la combinaison du sexe du thérapeute avec celui du patient. Le thérapeute masculin apporte à la thérapie l'expérience personnelle d'une position dominante et le sentiment d'un Soi séparé. Un rapport de pouvoir peut s'établir entre une femme et son thérapeute si celui-ci n'est pas conscient de ses propres stéréotypes. Par contre, une relation thérapeutique avec un homme empathique peut offrir à la patiente la possibilité d'explorer les rapports de pouvoir ou de séduction et de développer son affirmation personnelle de façon sécuritaire.

Il est peut-être plus difficile pour un homme que pour une femme de reconnaître un besoin de consulter en santé mentale. On entend souvent des hommes dire qu'ils préfèrent une femme thérapeute, car ils sont gênés de révéler à un autre homme ce qu'ils perçoivent comme une faiblesse. Le thérapeute masculin doit prêter attention à ce problème, ainsi qu'aux rapports de force et de compétition qui risquent de s'installer. Il peut cependant donner l'occasion au patient d'avoir accès à ses processus affectifs en présence d'un autre homme.

La femme thérapeute s'engage dans un suivi selon un mode de fonctionnement plus relationnel et une certaine expérience d'une position subordonnée. Le patient masculin qui entre en thérapie peut ressentir beaucoup d'angoisse à l'idée d'abandonner le contrôle de la situation thérapeutique à une femme. Le fait d'être confronté par une femme thérapeute peut susciter des réactions défensives. La thérapeute doit être attentive aux rapports de pouvoir susceptibles de se manifester au cours de la thérapie.

Un grand nombre de femmes manifestent le désir d'amorcer une thérapie avec une femme thérapeute,

Psychiatrie clinique : une approche bio-psycho-sociale

car elles ont l'impression qu'elles seront plus à l'aise pour verbaliser leurs expériences intimes. Le recours à une thérapeute du même sexe offre des possibilités plus grandes d'identification. Par contre, la thérapeute doit considérer la possibilité d'une suridentification qui nuirait à l'expression de l'agressivité ou de la colère au cours du processus thérapeutique.

*
* *

Les différences sexuelles ont des répercussions importantes tant sur le plan du développement psychosexuel que sur celui du diagnostic ou sur celui du traitement des troubles psychiatriques. De plus, le contexte social et économique n'est pas identique pour les deux sexes. Afin de développer une approche complète de la psychiatrie, et pour éviter autant les stéréotypes rigides que la négation des différences, il importe de bien comprendre tout ce qui se rattache aux différences sexuelles.

Bibliographie

AMERICAN PSYCHIATRIC ASSOCIATION
1994   *Diagnostic and Statistical Manual of Mental Disorders,* 4ᵉ éd., Washington (D.C.), American Psychiatric Association; trad. française *DSM-IV – Manuel diagnostique et statistique des troubles mentaux,* Paris, Masson, 1996.

BLOS, P.
1962   *On Adolescence,* New York, Free Press.

BRADY, K.T., et coll.
1993   « Gender differences in substance use disorders », *Am. J. Psychiatry,* vol. 150, n° 11, p. 1707-1711.

BROWN, G.W., et HARRIS, T.
1978   *Social Origins of Depression: A Study of Psychiatric Disorders in Women,* Londres, Tavistock.

CHODOROW, N.
1978   *The Reproduction of Mothering: Psychoanalysis and the Sociology of Gender,* Berkeley, University of California Press.

COHEN, L.S.
1998   « Pharmacologic treatment of depression in women: PMS, pregnancy and the post-partum period », *Depress. Anxiety,* vol. 8, p. 18-26.

GIBSON, P.
1989   « Gay male and lesbian suicide », dans M.R. Feinleb (sous la dir. de), *Report of the Secretary's Task Force on Youth Suicide,* vol. 3: *Prevention and Intervention in Youth Suicide,* Rockville (Md.), US Department of Health and Human Services, Public Health Service, Alcohol, Drug Abuse, and Mental Health Administration.

GILLIGAN, C.
1982   *In a Different Voice,* Cambridge (Mass.), Harvard University Press.

GODFROID, I.O.
1999   « Des variations intersexuelles relatives aux traitements en psychiatrie », *Revue canadienne de psychiatrie,* vol. 44, n° 4, p. 362-367.

HERMAN, J.L.
1992   *Trauma and Recovery,* New York, Basic Books.

ISAY, R.
1996   *Becoming Gay: The Journey to Self-Acceptance,* New York, Pantheon Books.

KAPLAN, A.G.
1985   « Female or male therapists for women patients: New formulations », *Psychiatry,* vol. 48, n° 2, p. 111-121.

LEVINSON, D.J.
1978   *The Seasons of a Man's Life,* New York, Knopf.

MAHLER, M.S., PINE, F., et BERGMAN, A.
1975   *The Psychological Birth of the Human Infant,* New York, Basic Books.

MILLER, J.B.
1976   *Toward a New Psychology of Women,* Boston, Beacon Press.

SEEMAN, M.V.
1992   « Addressing gender differences of schizophrenia and its treatment », *Contemporary Psychiatry,* vol. 1, n° 2, p. 4-8.

STOLLER, R.
1973   « Overview: The impact of new advances in sex research on psychoanalytic theory », *Am. J. Psychiatry,* vol. 132, n° 3, p. 241-251.

YONKERS, K.A.
1997   « Antidepressants in the treatment of premenstrual dysphoric disorders », *J. Clin. Psychiatry,* vol. 58, suppl. 14, p. 4-13.

Lectures complémentaires

SAINT-ANDRÉ, M., et TIDMARSH, L. (sous la dir. de)
1998 « Fille, garçon: quelle différence ? », *PRISME*, vol. 8, n° 2.

SEEMAN, M.V. (sous la dir. de)
1995 *Gender and Psychopathology,* Washington (D.C.), American Psychiatric Press.

WALSH, M.R. (sous la dir. de)
1997 *Women, Men and Gender: Ongoing Debates,* New Haven, Yale University Press.

CHAPITRE 71

Travail, chômage et invalidité

Denis Lepage, M.D., L.C.M.C., F.R.C.P.C.
Psychiatre, membre conseil du Centre hospitalier universitaire de Sherbrooke
Professeur titulaire au Département de psychiatrie de l'Université de Sherbrooke

PLAN

71.1 Importance et fonction du travail

71.2 Travail et charge de travail

71.3 Travail et pathologie

71.4 Chômage et santé mentale
    71.4.1 Quelques données statistiques
    71.4.2 Liens de causalité

71.5 Charge, surcharge et épuisement
    71.5.1 Épuisement professionnel
        • *Définition de l'épuisement professionnel* • *Validité du diagnostic d'épuisement professionnel* • *Épuisement et fatigue*

71.6 Travail et invalidité
    71.6.1 Notion d'invalidité
    71.6.2 Évaluation de l'incapacité
    71.6.3 Congé de maladie
    71.6.4 Approche thérapeutique : le retour au travail

Bibliographie

Lectures complémentaires

Le thème du travail, en relation avec la santé mentale, est particulièrement fécond. Il touche notamment la valeur attribuée au travail et son coût personnel, les effets du chômage, l'invalidité ainsi que les responsabilités du malade et du médecin dans leurs rapports avec les organismes gouvernementaux ou les compagnies d'assurances chargés de payer les indemnités.

71.1 IMPORTANCE ET FONCTION DU TRAVAIL

Il fut un temps où seuls les plus pauvres étaient contraints au travail quotidien, acquittant, bon gré mal gré, le prix du désœuvrement d'une minorité fortunée. De nos jours, les rôles sont inversés: on s'estime favorisé d'avoir un emploi et de gagner sa vie, bien qu'on se plaigne parfois de faire les frais, à même ses impôts, des programmes sociaux destinés à une minorité moins fortunée. La société vise le plein emploi, but auquel chacun doit tendre. Arendt (1961, p. 37) souligne que même les chefs d'État « voient dans leurs fonctions des emplois nécessaires à la vie de la société » et soutient que notre société de travailleurs n'est pas née de l'émancipation des classes laborieuses, mais plutôt de l'émancipation de l'activité même du travail : « L'époque moderne [...] a renversé toutes les traditions [...] en glorifiant le travail source de toute valeur et en élevant l'*animal laborans* au rang jadis occupé par l'*animal rationale*. » (*Ibid.*, p. 130.)

Les individus qui ne participent pas à l'effort collectif de production se retrouvent chômeurs ou assistés sociaux et sont dévalorisés. On ne s'étonnera donc pas que le retrait de l'activité de travail passe si souvent par la revendication du statut de malade ou d'invalide, qui préserve la dignité de l'individu en attribuant son inactivité à une condition dont il n'est pas responsable et en le libérant de ses obligations sociales ou économiques.

Labeur imposé par la condition humaine, prix de la vie à gagner, le travail est au cœur de la vie personnelle et sociale. Au travail effectué correspond un environnement quotidien, parfois la ville ou la région où l'on s'établit. « Que faites-vous dans la vie ? » On pose cette question si machinalement qu'on n'y prête même plus attention. Au-delà du nom et du sexe, l'identité individuelle est tributaire du travail auquel on s'adonne : il est policier ; elle est étudiante ; il ne travaille pas ; elle reste à la maison. Pour les plus heureux, la profession choisie permet de consolider une identité déjà esquissée. Pour les autres, le travail est imposé par les circonstances, et il imposera à son tour sa marque identitaire à travers l'appartenance à telle collectivité ouvrière ou professionnelle.

Ezzy (1993) passe en revue les principaux modèles proposés pour expliquer les liens entre le travail et la santé mentale, citant notamment le modèle fonctionnel de Jahoda qui soumet, derrière le but manifeste du travail (gagne-pain), des fonctions latentes qui lui confèrent une valeur ajoutée :

- structuration du temps ;
- participation à la réalisation d'objectifs communs ;
- contribution au statut personnel et à l'identité ;
- structuration de l'activité.

Ces fonctions expliqueraient, au-delà de ses conséquences matérielles, les effets du chômage sur la santé mentale.

Ezzy cite aussi le modèle de Warr, qui reconnaît neuf « vitamines » ou facteurs environnementaux déterminants pour la santé mentale de l'individu :

- occasion d'exercer un contrôle ;
- possibilité d'exercer ses talents ;
- objectifs générés de l'extérieur ;
- variété de l'environnement ;
- structuration de l'environnement ;
- accès à l'argent ;
- sécurité physique ;
- contacts avec autrui ;
- position sociale valorisée.

Ces notions peuvent aider à comprendre les réactions individuelles à certaines situations de travail, au chômage de même qu'à l'arrêt de travail imposé par la maladie.

71.2 TRAVAIL ET CHARGE DE TRAVAIL

Travailler, pour la majorité des gens, équivaut à se soumettre à la volonté d'autrui et aux exigences de la tâche à exécuter. Selon les postes occupés, l'individu participera plus ou moins à l'élaboration de la stratégie de travail, au choix des moyens et à la distribution des rôles.

Dejours (1993), en particulier, a traité de l'insatisfaction et de la souffrance mentale liées à l'organisation du travail. Retraçant l'évolution du travail au cours des deux derniers siècles, il rappelle que les luttes sociales ont d'abord porté sur la *durée* excessive du travail, qui menaçait la survie même de l'individu, puis sur les *conditions de travail* et leur impact sur la santé. Un troisième aspect concerne la souffrance mentale, produit de l'*organisation* du travail, c'est-à-dire la division du travail, le contenu de la tâche (morcelé et détaché de l'ensemble) et le système de gestion. Par exemple, le travail répétitif est étudié sous l'angle de la dépersonnalisation qu'il entraîne, phénomène qui s'étendrait même aux activités à l'extérieur du travail. C'est comme s'il s'agissait de maintenir ou de cultiver en tout temps les attitudes les plus propices à la productivité, tels ces ouvriers qui règlent l'emploi de leur temps « libre » sur le modèle de l'horaire de travail, « où activités et repos sont véritablement ordonnancés au chronomètre. Ainsi conservent-ils présente la préoccupation ininterrompue du temps imparti à chaque geste, sorte de vigilance permanente à ne pas laisser s'éteindre le conditionnement mental au comportement productif » (Dejours, 1993, p. 56). On peut ajouter ici, à titre d'exemple, le sentiment d'avoir « perdu » son temps quand le week-end n'a pas été « productif », même sous le rapport des activités de loisir, ou le cas de ces travailleurs autonomes qui limitent leurs vacances pour éviter l'effort de réadaptation qui suit tout « décrochage ».

Selon cet auteur, la souffrance correspond d'abord à l'insatisfaction vécue en relation avec le contenu *significatif* de la tâche, par opposition à celle qui résulte des aspects strictement *ergonomiques* :

> [...] accomplir une tâche sans investissement matériel ni affectif exige la production d'effort et de volonté, en d'autres circonstances supportés par le jeu de la motivation et du désir. [...] En règle générale, plus l'organisation du travail est rigide, plus la division du travail est poussée, moins il y a de contenu significatif dans le travail, et surtout moins il y a de possibilités de l'aménager. Corrélativement la souffrance augmente. (Dejours, 1993, p. 60, 64.)

À cette souffrance s'ajoute l'insatisfaction liée au « mode opératoire prescrit » (p. ex., le type d'activité requis par la tâche, psychomoteur ou intellectuel), qui peut s'avérer incompatible avec les dispositions individuelles. Cette inadéquation représente une « charge de travail » pouvant conduire à une souffrance, mentale elle aussi, mais concrète plutôt que symbolique, d'ordre économique plutôt que d'ordre significatif. Ces insatisfactions pourraient être à l'origine de dysfonctions psychosomatiques.

Ces notions se retrouvent dans les modèles empiriques qui ont été proposés pour expliquer les répercussions du stress au travail sur la santé et le bien-être personnels. Tout en reconnaissant le rôle des caractéristiques individuelles dans l'apparition de la souffrance ou des symptômes, chaque modèle met l'accent sur une dimension particulière du rapport travail-travailleur :

- adéquation entre la prestation requise et les capacités de l'individu ;
- exigences du poste et latitude laissée au travailleur ;
- équilibre entre l'effort requis et les bénéfices qui en découlent ;
- importance des contraintes au regard du soutien offert dans le milieu ;
- distinction entre effort et fardeau.

Il faut souligner que ces modèles ont des implications nettement différentes quant aux stratégies d'intervention à envisager, selon qu'on cible le travailleur ou l'organisation même du travail. Dans le premier cas, on pensera à des actions favorisant l'adaptation de l'individu ou fondées sur la sélection des travailleurs les plus aptes ; dans l'autre, on visera à alléger la tâche et à accroître l'autonomie de l'exécutant (Guglielmi et Tatrow, 1998).

71.3 TRAVAIL ET PATHOLOGIE

Pour bien des gens, c'est au travail que s'écoule la majeure partie du temps d'éveil et que se déroulent le plus grand nombre d'interactions avec autrui. Pour certains, le travail constitue le principal lieu de socialisation, voire le seul. Chacun transposant au travail sa dynamique propre, il n'est pas étonnant que la psychopathologie individuelle s'exprime souvent sur ce terrain. Il faut parfois chercher de ce côté pour saisir le rôle de telle situation de travail, en apparence anodine, dans une décompensation, ou pour mieux comprendre et lever certaines résistances, par exemple quand un travailleur, pourtant « remis » de sa dépression, refuse d'abandonner le refuge que représentent pour lui la maladie et l'invalidité.

Psychiatrie clinique : une approche bio-psycho-sociale

Certains mettront toute leur énergie à protéger leur image et à éviter la stigmatisation, s'efforçant de dissimuler tout signe de pathologie au travail, ne donnant libre cours à leur souffrance que lorsqu'ils se trouvent en « lieu sûr », dans leur famille ou devant leur médecin. Ainsi, l'apparition des premiers signes, les premiers commentaires de collègues seront déterminants dans la décision du travailleur de consulter ou du médecin de retirer son malade du milieu du travail. Chez d'autres, la pathologie s'annoncera au travail sous la forme d'une dégradation des relations, de comportements déviants, d'une incapacité ou encore de l'absentéisme.

Le travail peut aussi servir de défense. Les expressions *workaholic* et *work addiction* décrivent bien la fuite effrénée dans le travail, qui détourne l'individu de conflits personnels ou familiaux, et dont celui-ci paie éventuellement le prix sous forme de décompensations psychiques ou psychosomatiques diverses.

Pour comprendre les réactions de son malade et orienter son intervention, le médecin devra évaluer la part du travail dans le construit identitaire de son patient ; les difficultés qu'il y éprouve et les solutions auxquelles il a recours ; le soutien dont il dispose ; son histoire professionnelle, dont pourront se dégager certaines tendances, par exemple sur le plan des relations avec l'autorité et les pairs, ou des comportements autodestructeurs comme l'alcoolisme ; l'apparition de troubles cliniques et leur impact sur l'emploi.

71.4 CHÔMAGE ET SANTÉ MENTALE

Le chômage est un des grands problèmes qu'affrontent la plupart des pays occidentaux. Les journaux révèlent que le tiers des Canadiens « considèrent que le chômage est le plus important problème auquel [sic] le Canada est aux prises aujourd'hui [et] demeure au sommet des préoccupations des personnes interrogées depuis 1992 » (*La Presse*, 1996).

71.4.1 Quelques données statistiques

Les premiers travaux concernant les effets du chômage sur la santé mentale ont emprunté une approche macroscopique et tenté de reconnaître les liens entre l'évolution de l'économie et la santé de la population, notamment les taux d'utilisation des services psychiatriques. Brenner (1973) établit, sur une période de près de 130 ans, des relations inverses entre les fluctuations économiques (telles que permet de les mesurer, entre autres, le niveau de l'emploi) et la fréquence des admissions dans les hôpitaux psychiatriques. D'autres travaux établissent des corrélations du même ordre entre les fluctuations économiques et, notamment, les troubles cardiovasculaires. On n'a pas ménagé les critiques à l'égard de la méthodologie de ces études, et Brenner lui-même reconnaît que ses données n'autorisent pas de conclusion ferme quant aux liens de causalité ni d'extrapolation du général à l'individuel : rien ne prouve, par exemple, qu'au sein de la population totale ce sont, justement, les chômeurs qui sont hospitalisés ou meurent de troubles cardiaques (Shortt, 1996).

La plupart des études portant sur la fermeture d'usines présentent des lacunes méthodologiques, bien que, dans l'ensemble, les résultats indiquent que de telles situations affectent sensiblement la santé et le bien-être mental des travailleurs remerciés (Shortt, 1996).

Catalano et Dooley (1977) ont voulu préciser les liens entre l'économie et la santé mentale. En délimitant avec soin les zones économiques sur lesquelles portait leur étude, en scrutant un large éventail d'indices économiques et en utilisant un outil de mesure des variations de l'humeur, ils ont constaté que le niveau du chômage, mais non le taux d'inflation, était corrélé avec les variations de l'humeur observées, de deux à trois mois plus tard, parmi une population normale non hospitalisée. Cette étude a permis de déterminer, sur le terrain, les effets psychologiques immédiats des fluctuations économiques pouvant conduire aux événements « catastrophiques » (décompensations et hospitalisations), objet des études à une plus grande échelle.

Les jeunes représentent une population particulière, pour lesquels le chômage est souvent, d'entrée de jeu, le lot, alors que leur quête d'identité les rend particulièrement sensibles au fait qu'un statut professionnel leur est refusé. Morrell et coll. (1994) ont suivi durant 4 ans plus de 10 000 jeunes âgés de 15 à 24 ans, répartis en 2 cohortes selon qu'ils étaient inscrits aux services de placement ou faisaient partie d'un échantillon de la population générale. Leurs résultats révèlent que le chômage augmente d'environ 50 % le risque de perturbations émotionnelles et que l'accès au travail accroît les chances de récupération de 60 % à 70 %. Ces risques sont à peu près les mêmes pour les jeunes qui passent directement du statut d'étudiant à celui de chômeur.

On trouve plus de chômeurs chez les individus qui posent un geste suicidaire et une incidence plus élevée de comportements suicidaires chez les chômeurs (Platt, 1984). Le chômage produirait ses effets à travers la cascade des conséquences qu'il entraîne : problèmes financiers, stress, perturbation des relations familiales et sociales, modification des comportements alimentaires, conduites alcooliques. Mais il faut rappeler que si ces situations peuvent agir comme révélateurs de la vulnérabilité individuelle et provoquer l'apparition de symptômes, à l'inverse la présence d'un trouble mental en augmente aussi les risques, y compris la perte de l'emploi et le geste suicidaire : la direction de l'effet causal reste difficile à préciser (Platt, 1984).

71.4.2 Liens de causalité

Tel comportement est-il la conséquence du congédiement ou est-il, au contraire, à l'origine de la perte de l'emploi ? Les personnes atteintes de troubles mentaux ne glissent-elles pas vers un désengagement qui se cristallise dans un statut de marginalisé ou de chômeur ? Le chômage serait-il le lot d'une minorité d'individus, ceux qui, de toute façon, héritent des emplois les moins valorisés, incertains et à plus haut risque, susceptibles en soi d'affecter la santé autant que le chômage ? La perte de l'emploi n'est-elle pas bienvenue quand elle permet d'échapper à une situation difficile ?

Pour expliquer les effets pathologiques du chômage, on songe d'abord aux conséquences financières. Plusieurs études revues par Bartley (1994) soulignent les liens entre la morbidité psychologique et la perte du revenu ou la nécessité d'emprunter, de même que la protection que semble offrir une bonne indemnité de départ. Pourtant, l'expérience des pays offrant les plus hauts niveaux de sécurité sociale révèle que les chômeurs actifs font preuve d'un niveau d'adaptation et de bien-être plus élevé que les autres, et qu'il en est de même pour les employés faiblement rémunérés. À l'opposé, des problèmes de santé surviennent même chez les individus qui sont congédiés sans en subir de conséquences financières. Ces données montrent que les effets positifs du travail ne se limitent pas à l'aspect financier.

Ezzy (1993) relève plusieurs facteurs qui influencent la nature ou l'intensité de la réaction à la perte d'un emploi :

- l'âge ;
- le sexe ;
- le revenu ;
- le soutien social ;
- les raisons de la perte de l'emploi ;
- la satisfaction et l'engagement dans le travail ;
- l'anticipation du retour au travail ;
- la durée de la période de chômage.

Il y voit un « passage » négatif, du même ordre que le deuil, le divorce ou la maladie. La perte d'un emploi représente l'échec des stratégies mises en place pour maintenir une image positive de soi, et ses effets sur la santé mentale correspondent à l'atteinte au sens de l'identité, ici de l'identité comme travailleur.

Dans sa pratique, le médecin devra apprécier l'engagement de son patient dans l'emploi qu'il occupait, la valorisation qu'il en tirait et la perception qu'il a de sa mise à l'écart. Différentes stratégies d'adaptation seront envisagées selon que la perte de l'emploi est attribuée à des facteurs extrinsèques (comme la difficulté de la tâche) ou propres au travailleur (l'incompétence), transitoires (conjoncture économique) ou stables (caractéristique physique de l'individu), globaux (niveau d'intelligence générale) ou circonscrits (faiblesse dans le domaine de l'informatique). En corrigeant d'éventuelles erreurs d'attribution, le médecin peut orienter son malade vers des stratégies appropriées : recherche active d'un emploi, déménagement, réorientation professionnelle, approche palliative ou stratégies adaptatives (Thomson, 1997). Dans ce dernier cas, on devra évaluer le soutien dont le malade dispose, le diriger vers les ressources professionnelles ou sociales appropriées, veiller à ce qu'il reste actif, se découvre de nouveaux champs d'intérêt et se valorise même au moyen d'activités non rémunérées. Enfin, on devra rester à l'affût des premiers signes d'un trouble clinique chez le patient, s'enquérir de sa consommation d'alcool ou de drogues et surveiller l'apparition d'idées suicidaires.

Psychiatrie clinique : une approche bio-psycho-sociale

71.5 CHARGE, SURCHARGE ET ÉPUISEMENT

Nous n'en sommes toujours pas à la civilisation des loisirs tant annoncée où la technologie éliminerait la nécessité de travailler, libérant l'être humain de son fardeau et lui ouvrant les portes du paradis perdu. En attendant ce jour, le médecin voit fréquemment des gens dépassés par les exigences de leur fonction, par leur charge qui s'accroît, par les difficultés organisationnelles amplifiées par la course à la productivité, les fusions d'entreprises et les compressions des dépenses et du personnel qui touchent le secteur public. Plusieurs coureurs tombent avant d'atteindre le fil d'arrivée de la retraite.

71.5.1 Épuisement professionnel

Ce contexte a probablement contribué à bien faire accepter la notion d'épuisement professionnel ou *burnout* (Freudenberger, 1987). Ce diagnostic, objet de revendications syndicales, a suscité autant d'articles et d'émissions de vulgarisation que de travaux scientifiques. La perception populaire de l'épuisement professionnel fait presque un titre de gloire d'un tel diagnostic : on s'est brûlé au travail, on paie le prix de son dévouement, on succombe à la tyrannie du milieu où l'on œuvre. Le terme a fini par recouvrir toute situation de frustration ou d'épuisement attribuée au travail. Chacun parlant du *burnout* avec autorité, ce concept risque de perdre toute validité.

Définition de l'épuisement professionnel

À l'origine, Freudenberger (1987 p. 30) a décrit un état « de fatigue ou de frustration causée par [la] dévotion envers une cause, un mode de vie ou une relation qui n'a pas produit la récompense attendue ». Cette condition guetterait surtout les gens dynamiques, idéalistes, qui se fixent des objectifs élevés. Pour Freudenberger (1987, p. 35), « ce problème est généralement le résultat d'un dévouement excessif qui indique presque toujours que les buts poursuivis par la personne lui ont été imposés, c'est-à-dire qu'elle s'est engagée sur cette voie parce qu'on désirait qu'elle le fasse ». Les personnes les plus à risque exercent d'habitude des professions à caractère social où les gratifications se font attendre, mais Freudenberger insiste sur les motivations intimes qui s'expriment dans l'excès de dynamisme et de dévouement. Les symptômes comprennent, au premier plan, la fatigue extrême, une attitude indifférente ou même cynique, l'irritabilité, une paranoïa, des troubles psychosomatiques divers et la dépression.

Par la suite, d'autres auteurs ont proposé d'autres définitions du *burnout*, rendant son étude difficile. Parmi les auteurs cités le plus souvent, Maslach et Jackson (1981) insistent sur la perte d'intérêt et l'épuisement émotionnel aussi bien que physique, le sujet n'éprouvant plus de sentiment positif, de sympathie ou de respect pour les gens qu'il sert. Les autres définitions varient sensiblement, certaines décrivant un syndrome, d'autres renvoyant à un processus. On y trouve au premier chef la notion d'épuisement et la référence au travail.

Validité du diagnostic d'épuisement professionnel

Reste la question de la validité nosologique du syndrome d'épuisement professionnel, sur laquelle il n'existe pas de consensus. Un nombre important de travaux ne satisferaient pas aux critères de validité ou de rigueur méthodologique usuels (Kilpatrick, 1986), et le problème de la spécificité persiste, notamment par rapport à d'autres types de réactions affectives au stress.

Selon Corin et Bibeau (1985), l'importance qu'a prise le concept de *burnout* tient à la contradiction entre, d'une part, les valeurs nord-américaines liées à l'épanouissement personnel et la réalisation de soi (en particulier au travail) et, d'autre part, la lourdeur croissante de la tâche et les modèles de gestion axés sur la rentabilité. Derrière le problème clinique difficile à définir, ces auteurs décèlent un processus par lequel le tableau clinique est « attribué » au travail et constitue une « réaction de retrait face à une situation perçue comme difficile » (Corin et Bibeau, 1985, p. 626), le diagnostic d'épuisement étant plus acceptable socialement, susceptible de générer une réaction de sympathie envers la personne souffrante et de lui conférer un statut de victime ou de malade.

Où doit-on situer l'épuisement professionnel sur le terrain de la nosologie ? Bibeau et coll. (1988) ne croient pas utile de créer une nouvelle entité diagnostique pour en rendre compte. Dans les classifications actuelles (American Psychiatric Association, 1994), la catégorie des troubles de l'adaptation correspondrait à ce syndrome, assimilé à un « modèle d'inconduite » ou à une stratégie d'adaptation (Corin et Bibeau, 1985).

Brill (1984) passe en revue diverses situations que l'on confond aisément avec le *burnout* et souligne le risque, par erreur d'attribution, d'orienter l'intervention sur de fausses pistes, loin du véritable problème, par exemple l'incompétence, un environnement de travail inadéquat, des problèmes névrotiques et des troubles de la personnalité, des problèmes conjugaux, la dépression ou les transitions de la vie.

Dejours (1993, p. 152), pour sa part, affirme que « l'exploitation de la souffrance par l'organisation du travail ne fabrique pas de maladies mentales spécifiques. [...] Même les défenseurs les plus intarissables de la nosologie psychiatrique n'ont pu apporter de démonstration probante de l'existence d'une pathologie mentale occasionnée par le travail ». C'est plutôt de la structure de la personnalité que dépendront, en dernier ressort, la forme et le contenu de la décompensation, alors que la « réalité » pourra jouer un rôle dans son apparition.

Épuisement et fatigue

La fatigue reste l'élément central des définitions de l'épuisement professionnel. Elle constitue un symptôme non spécifique, qu'on trouve dans plusieurs tableaux cliniques, comme ceux de la dépression, de la somatisation, de l'anxiété ou des troubles de l'adaptation.

La fatigue est un état psychosomatique dont les causes sont multiples, pas nécessairement en relation avec l'effort fourni ou le travail accompli. Elle peut être spontanée et résulter d'un conflit, et alors elle « permet d'éviter la situation conflictuelle ou fournit au sujet une raison pour céder à la pulsion, source d'ambivalence. [...] La fatigue névrotique se caractérise par la disproportion entre les exigences de la situation professionnelle et l'intensité des symptômes, par l'échec du repos et l'arrière-fond d'anxiété » (Mertens de Wilmars, 1967, p. 8). Une étude menée récemment sur le perfectionnisme et la fatigue chez les infirmières souligne à son tour le rôle du conflit : seules les composantes négatives du perfectionnisme (p. ex., le doute) sont associées significativement à la fatigue mentale, alors que les composantes positives (p. ex., les normes élevées) sont en corrélation négative (Magnusson, Nias et White, 1996).

Mertens de Wilmars (1967) voit comme composantes subjectives de la fatigue l'indifférence et l'ennui, le besoin de changement, le découragement et le dégoût du travail. L'intérêt de son ouvrage, qui remonte à plus de 30 ans, tient notamment au fait que, bien avant la diffusion de la notion d'épuisement professionnel, il paraît mettre en question la spécificité de l'épuisement professionnel en tant que syndrome.

Le syndrome de fatigue chronique a par ailleurs été comparé à la neurasthénie, répandue au 19ᵉ siècle, dont il serait la version moderne (Abbey et Garfinkel, 1991). Les deux notions font référence au débordement des réserves de l'individu, attribué à des facteurs tels que les habitudes et le style de vie ; les deux conditions apparaissent dans un contexte social marqué par la glorification du succès matériel, une révolution des communications et des changements majeurs touchant le rôle des femmes ; les deux diagnostics exprimeraient un compromis socialement acceptable dissimulant le plus souvent des problèmes personnels ou des troubles mentaux. Cette réflexion n'est pas sans pertinence par rapport à la notion d'épuisement professionnel, du moins dans son acception et son utilisation courantes.

71.6 TRAVAIL ET INVALIDITÉ[1]

Avec l'apparition des régimes collectifs et des avantages sociaux, le fait de quitter son emploi peut entraîner la perte d'avantages accumulés. Aux États-Unis, Cooper et Monheit (1993) ont étudié cette question auprès de 7 758 individus répartis en deux groupes, selon qu'ils avaient ou non volontairement changé d'emploi au cours de l'année sur laquelle portait l'étude. Ils ont établi une corrélation inverse entre la probabilité d'un changement d'emploi et l'existence d'une couverture d'assurance-maladie : le travailleur est freiné dans sa mobilité, il est prisonnier de son emploi (*job lock*).

---

1. Le terme « invalidité » est employé ici dans son sens le plus large, allant des incapacités partielles ou transitoires jusqu'aux invalidités totales permanentes donnant accès aux rentes à long terme.

On tolérera ainsi des conflits ou une insatisfaction qui, autrement, inciteraient à un changement d'orientation professionnelle. D'où le recours à d'autres solutions prévues dans les conventions collectives permettant d'échapper à la situation difficile ou de modifier ses rapports avec l'environnement de travail : l'invalidité, le congé de maladie ou les limitations décrétées par la médecine.

Ni le congé de maladie ni l'invalidité prolongée ne dépendent que de facteurs strictement médicaux : on prétend depuis longtemps que l'absentéisme et l'évolution clinique des employés malades varient selon la générosité ou les modalités de paiement des programmes de remplacement du revenu (Ludwig, 1981). Au Canada, on a noté des disparités significatives, du simple au double selon les régions, dans la fréquence des déclarations d'invalidité donnant accès précocement au régime national de rentes (Gray, 1995). Une étude récente montre que la décision de se prévaloir d'un congé est aussi fonction, au-delà de l'affection « légitime » sanctionnée médicalement, des contraintes imposées par l'organisation du travail (McKevitt et coll., 1997).

Le médecin reçoit régulièrement des malades relativement peu atteints qui se disent pourtant incapables de poursuivre leur travail et se tournent vers lui, impuissants, épuisés. Celui-ci se prétend totalement et définitivement invalide, appuyé par son médecin qui pose un diagnostic de trouble anxieux. Celle-là aura établi son propre diagnostic : « Docteur, je crois que je fais un *burnout*. » Cette autre citera, à l'appui de sa demande explicite de congé, le cas d'une collègue qui a pu bénéficier d'un long répit. Dans bien des cas, le retrait du travail entraîne un soulagement rapide ; l'examen clinique s'avère peu révélateur et le malade semble bien fonctionner. Les problèmes au travail restant les mêmes, le patient et son médecin continuent d'exprimer, dans un langage symptomatique chez l'un, diagnostique chez l'autre, l'angoisse du retour : les symptômes se raniment à la moindre « menace » de retour au travail, et c'est alors l'impasse (Lepage, 1991).

Deux exemples serviront à illustrer la dimension non médicale de l'invalidité.

Monsieur A. est adressé à un expert qui évaluera sa capacité de travailler, dans le contexte d'un congé justifié par un diagnostic de trouble de l'adaptation. Il se plaint de symptômes, mais l'expert constate que le problème tient essentiellement à des conflits administratifs. Le retour au travail est recommandé ; le sujet s'y soumet tout en déposant une demande d'arbitrage. Le médecin qui reçoit Monsieur A. quelques semaines plus tard lui fait remarquer que, tout en alléguant l'incapacité, il est néanmoins retourné à son poste et qu'il y fonctionne. La réponse tombe en toute candeur : « Je n'ai pas le choix. »

Monsieur B. est arrivé à l'enseignement au début de la vingtaine, par un concours de circonstances malheureuses, mais il n'a jamais aimé ce travail et s'est toujours senti anxieux devant ses élèves, dont il ne savait pas se faire respecter. Il a souvent songé à réorienter sa carrière, mais chaque fois il a reporté sa décision, qu'il n'a ainsi jamais prise. À l'école, on s'est habitué à le voir disparaître périodiquement en raison de problèmes dépressifs ; ses congés de maladie étaient de plus en plus longs. Sa dernière absence aura pour effet d'épuiser les deux années de congé de maladie auxquelles il a droit. Au moment de l'évaluation, son médecin l'a déclaré totalement et définitivement invalide pour cause de trouble dysthymique.

Le premier exemple illustre le phénomène de la médicalisation d'un problème d'un ordre autre que médical, même si le sujet consulte au moment où sa réaction aux conflits de travail se manifeste par des symptômes. Mais aux symptômes décrits et à l'incapacité alléguée s'oppose l'absence de signes cliniques, de tableau franc ou d'incapacité démontrée. Il s'agit d'une situation plutôt que d'une maladie, et la solution est plus administrative que médicale ; une part de la responsabilité revient à l'employé.

Dans le deuxième exemple, c'est l'incapacité (ou l'incompétence) qui entraîne une réaction, et non la psychopathologie qui rend l'individu incapable. On est tenté ici de faire assumer à l'individu la responsabilité de ses choix : c'est lui qui a pris la décision de rester dans un milieu où il ne savait pas s'adapter et où il se rendait malade, même s'il devenait de plus en plus difficile, avec les années, de changer d'orientation professionnelle. Qu'en est-il, en revanche, de ces travailleurs peu qualifiés qui ont toujours donné satisfaction, mais qui ne peuvent s'adapter à l'informatisation de leur entreprise et en font une dépression ?

Sur le plan clinique, l'absentéisme n'est pas le seul fait des pathologies majeures. L'expérience montre que les troubles mineurs sont à l'origine d'une part très importante des congés de maladie pour des raisons psychiatriques (Hensig et coll., 1996; Lepage, 1995), alors qu'à l'échelle d'une population les tableaux dépressifs subcliniques entraînent autant, sinon plus, de conséquences sociales et économiques, y compris l'absence du travail, que les troubles dépressifs francs (Johnson, Weissman et Klerman, 1992).

71.6.1 Notion d'invalidité

Les « solutions » médicales prévues par les régimes d'assurance ou de retraite se fondent sur la notion d'incapacité totale ou partielle, permanente ou temporaire, et correspondent à des situations et à des régimes de protection publics ou privés distincts :

- invalidité donnant accès à un régime de rentes (incapacité totale permanente);
- déficit anatomo-physiologique pouvant exempter le travailleur de certaines tâches et commander une compensation forfaitaire selon les cas (incapacité partielle permanente);
- congé de maladie et assurance salaire (incapacité totale temporaire);
- retour progressif ou tâche allégée (incapacité partielle temporaire).

L'invalidité se définit différemment selon le contrat d'assurance ou la convention de travail : incapacité grave ou mineure, prolongée ou transitoire ; par rapport à l'emploi habituel ou par rapport à tout emploi rémunérateur ; résultant d'une maladie et nécessitant des soins continus.

En des termes plus généraux, Ludwig (1981) définit l'invalidité comme l'incapacité de satisfaire à certaines exigences d'efficacité physique ou de responsabilité sociale, professionnelle ou économique. L'invalidité est liée :

- à l'existence d'une maladie, c'est-à-dire à un processus pathologique auquel on peut attribuer l'incapacité;
- à des limitations fonctionnelles, que la maladie n'entraîne pas à tous coups;
- à l'attribution d'un statut de malade, en vertu duquel l'individu peut être relevé de ses obligations personnelles, sociales et professionnelles.

Sous ce dernier rapport, l'attitude des malades soumis à l'évaluation de leur incapacité est souvent révélatrice. Plusieurs ne tolèrent pas le fait d'être assistés sociaux ; le statut d'invalide est le seul moyen de protéger leur dignité, la rente qu'ils perçoivent à ce titre correspondant à une assurance dont ils ont acquitté les primes et non à une forme de charité. Certains sont manifestement accablés par leur situation, dans laquelle ils voient une déchéance ; leurs symptômes ne sont pas soulagés par l'arrêt de travail. D'autres clament d'emblée leur bonne foi et se plaignent de l'impuissance à laquelle les réduit leur maladie, alors qu'ils se portent visiblement bien. Quelqu'un nous a un jour déclaré, dans un lapsus empruntant au vocabulaire syndical, qu'il se présentait à l'évaluation pour « obtenir la permanence ».

L'incapacité est souvent, avant même les symptômes dont on réclame le traitement, la raison première de la consultation. D'où les difficultés qui surgissent si l'on n'aborde le problème que sous l'angle du soulagement des symptômes ou du traitement de la maladie.

71.6.2 Évaluation de l'incapacité

On ne peut établir de correspondance immédiate entre la symptomatologie ou le diagnostic psychiatrique et la capacité de travailler (Anthony et Jansen, 1984). Un trouble aussi grave que la schizophrénie pourra laisser à l'individu la souplesse nécessaire à une prestation adéquate, alors que le trouble obsessionnel-compulsif ou l'agoraphobie pourront s'avérer paralysants. C'est sur l'existence de limitations fonctionnelles qu'on se fondera pour évaluer le degré d'invalidité.

À cette fin, il sera utile de considérer, dans chacune de ses composantes, la nature du travail à fournir. On saura ainsi mieux apprécier l'impact de la maladie et des atteintes fonctionnelles sur la capacité de travail ou sur l'exécution de tâches spécifiques. Ainsi, l'individu doit :

- se rendre au travail (une personne souffrant d'agoraphobie pourrait en être incapable);
- y collaborer, se montrer autonome, capable de maintenir des relations, de communiquer, de tolérer la critique, de respecter les conventions élémentaires;
- y œuvrer, saisir une directive dans son contexte, garder à l'esprit la séquence des gestes à accomplir,

Psychiatrie clinique : une approche bio-psycho-sociale

soutenir sa concentration, maintenir vitesse et rythme, distinguer l'essentiel de l'accessoire, adapter le geste professionnel à la situation concrète;
- s'y adapter, supporter l'imprévu, les retards, les tracasseries administratives inévitables;
- s'y maintenir, s'y montrer constant et assidu.

L'évaluation de la capacité du malade portera donc d'abord sur le tableau clinique auquel on peut attribuer l'invalidité. Elle portera ensuite sur les limitations fonctionnelles qui concrétisent cette incapacité et dont on peut prendre une mesure adéquate en considérant :
- le rendement du sujet dans les activités de la vie quotidienne (autonomie, tâches ménagères, mobilisation autonome, gestion du quotidien);
- son comportement social (communication, relations dans le quartier, activités de loisir);
- ses expériences au travail et ses décompensations passées;
- les facteurs thérapeutiques que sont les exigences et les effets secondaires du traitement (American Medical Association, 1993).

71.6.3 Congé de maladie

Lorsqu'il recommande ou cautionne un congé, le médecin aura avantage à préciser, pour son propre compte et pour celui de son malade, les objectifs thérapeutiques du congé ou les obstacles à l'intégration au travail.

Il peut s'agir d'une perte de capacité, qu'elle soit due à la maladie ou aux exigences et effets secondaires du traitement. C'est la seule situation pouvant justifier des restrictions ou un retrait permanents, selon que les limitations sont partielles ou totales.

Dans les cas d'affections mineures, notamment les problèmes d'adaptation à une situation de travail, le congé est en règle générale de courte durée.

Le congé peut être d'ordre préventif, afin d'éviter l'aggravation d'une affection en voie d'installation ou de résolution : on vise ici à réduire les sollicitations ou à soustraire l'employé à l'obligation de fournir une prestation exigeante sur le plan du rendement, de la régularité ou de l'assiduité. Le besoin d'un répit représente une variante de ce cas, dans des situations dont les retombées invalidantes restent relatives : le sujet est souffrant, mais il peut, non sans effort, donner un rendement acceptable. Le médecin juge toutefois que le maintien des activités entraîne une souffrance, une violence faite à soi qui dépasse un certain seuil. Ici encore, on ne saurait parler que d'un congé de courte durée.

Il sera important de préciser, notamment dans les certificats requis par l'organisme qui verse les indemnités, si le problème porte sur l'exécution des tâches mêmes de l'emploi, sur leur exécution régulière et soutenue ou sur leur exécution dans un environnement donné.

71.6.4 Approche thérapeutique : le retour au travail

Dans une étude rétrospective conduite récemment, 115 dossiers d'invalidité temporaire cautionnée par des médecins généralistes sur la foi d'un diagnostic de trouble émotif ont été revus (Lepage, 1995). Au moment de l'évaluation indépendante requise par l'agence qui versait les indemnités, le congé durait depuis 141 jours en moyenne, sans qu'il y ait de différences significatives selon les diagnostics retenus, et depuis 133 jours dans les cas (56 %) de trouble « situationnel ». Plus des deux tiers des patients se sont présentés chez leur médecin en situation de crise, et le congé a été prescrit sur-le-champ. Dans la majorité des cas de trouble situationnel, le traitement suivi a été jugé insuffisant par le psychiatre expert. Le retrait du travail et le simple repos constituaient souvent l'ingrédient thérapeutique principal. L'approche psychothérapeutique était axée sur la satisfaction des besoins et la « gestion des énergies ». Le retour au travail était reporté jusqu'au moment où le patient s'y sentirait « prêt ».

Il n'est pas inutile de rappeler que c'est sur le terrain et sous la seule contrainte de la nécessité que l'on s'adapte aux situations. Cela dit, les troubles de l'adaptation à une situation éprouvante n'en sont pas moins du registre de la pathologie et réclament une intervention active, fondée sur une mobilisation qui s'inspire le plus souvent de l'intervention de crise (American Psychiatric Association, 1989).

On a tendance à voir dans le travail la cause de l'invalidité, un obstacle à la guérison, une activité que la maladie interdit. Aussi la reprise du travail est-elle fréquemment considérée comme une retombée ou le terme de la guérison, alors qu'elle peut être, au contraire, une étape importante du traitement, qu'il s'agisse d'un essai de retour au travail ou d'un retour progressif ou à temps plein sous supervision thérapeutique. Le travail, on le sait, est une source de valorisation, un cadre de socialisation, une activité structurante et mobilisatrice. C'est souvent en reprenant le travail que le patient complétera son mouvement vers l'équilibre, même et surtout celui qui n'y voit que le point d'arrivée : toute inactivité, quelle qu'en soit la raison, entraîne un déconditionnement qui incite à reporter le retour au travail.

On entend souvent dire que rien n'est plus propice à la prolongation d'un congé que la passivité d'un malade encouragé à se percevoir comme la victime des événements et qu'à l'inverse rien n'est plus propice à la passivité qu'un congé prolongé. Il faut pourtant rappeler que l'attribution d'un statut d'invalide peut permettre aux malades les plus atteints de trouver, à leur rythme propre, les modalités d'insertion sociale qui leur conviennent. Chez ces patients, la réadaptation ou le travail à tout prix peuvent induire une surstimulation et des rechutes (Von Gunten et Grasset, 1996).

Que la maladie et l'invalidité puissent servir de refuge contre une prise de conscience douloureuse ou une situation intenable ne doit pas faire oublier que le patient exprime ainsi un malaise, une angoisse, une souffrance. Le rôle du médecin n'est pas de dénoncer ce qu'il perçoit comme un évitement ou un abus du système ni d'accepter sans discernement toutes les allégations de ses malades. Il doit plutôt favoriser chez eux lucidité et responsabilité, les amener à découvrir les problèmes qui se dissimulent derrière les symptômes, faire des choix et prendre des mesures. Il s'agira pour lui non pas d'obéir à ses convictions personnelles (Monday et coll., 1988), mais d'aider son malade à surmonter ses difficultés. À ce sujet, on trouvera utile de s'interroger sur les avantages de la poursuite du congé sur les plans de l'évolution clinique, de la capacité de travail et du risque de rechute ou de récidive. À moins que le congé soit véritablement bénéfique sous l'un ou l'autre de ces rapports, il est probablement temps d'envisager le retour au travail, progressivement si cela est nécessaire.

Cette décision est souvent difficile. Ainsi, le médecin se demandera peut-être comment retourner ce malade au travail. Il devra donc clarifier au départ, puis rappeler au besoin, les termes du contrat thérapeutique. À la limite, plutôt que de prendre sur lui la responsabilité de cette réintégration, il devra choisir le moment où, tout en reconnaissant les besoins et les appréhensions de son malade, il cessera de cautionner médicalement le congé, lui en remettra simplement la responsabilité et démédicalisera la situation.

Le médecin en général et le psychiatre en particulier doivent rester conscients de la place qu'occupe le travail dans la vie de leurs malades. L'évaluation clinique devrait toujours inclure une histoire du travail, des changements d'emplois et des licenciements, une description des tâches ainsi qu'une appréciation de l'importance de son travail pour l'individu, des problèmes et des satisfactions qu'il y éprouve, de ses perceptions et réactions, du soutien dont il y dispose.

Les bouleversements qui se sont produits ces dernières années placent le médecin devant les retombées médicales de problèmes sociaux qui ne cessent de s'aggraver. Les compressions qu'ont entraînées les difficultés financières de l'État et la course à la productivité font de nombreuses victimes : au drame des individus qui perdent leur emploi répond l'épuisement de ceux qui restent en poste (Vahtera, Kimiväki et Pentti, 1997). Dans un tel contexte, on assiste au débordement des programmes de compensation et au resserrement des contrôles, d'où les pressions qui sont exercées sur le médecin qui recommande ou prolonge un congé.

*
* *

Nous avons voulu, dans ce chapitre, souligner la pertinence et l'importance cliniques du travail et de ses vicissitudes. En ce qui concerne l'invalidité et le congé de maladie, nous avons cherché à éclairer le praticien là où sa vision médicale risque d'être embrouillée par des considérations sociales complexes, en particulier lorsqu'il perçoit mal la frontière entre son mandat social et les impératifs personnels qui le poussent à vouloir régler tous les problèmes qui lui sont soumis.

Bibliographie

ABBEY, S.E., et GARFINKEL, P.E.
1991 « Neurasthenia and chronic fatigue syndrome : The role of culture in the making of a diagnosis », *Am. J. Psychiatry*, vol. 148, n° 12, p. 1638-1646.

AMERICAN MEDICAL ASSOCIATION
1993 *Guides to the Evaluation of Permanent Impairment*, 4e éd., Chicago, American Medical Association.

AMERICAN PSYCHIATRIC ASSOCIATION
1994 *Diagnostic and Statistical Manual of Mental Disorders*, 4e éd., Washington (D.C.), American Psychiatric Association ; trad. française *DSM-IV – Manuel diagnostique et statistique des troubles mentaux*, Paris, Masson, 1996, 1 040 p.
1989 *Treatment of Psychiatric Disorders*, Washington (D.C.), American Psychiatric Association.

ANTHONY, W.A., et JANSEN, M.A.
1984 « Predicting the vocational capacity of the chronically mentally ill », *Am. Psychol.*, vol. 39, n° 5, p. 537-544.

ARENDT, H.
1961 *Condition de l'homme moderne*, Paris, Calmann-Lévy, 1983.

BARTLEY, M.
1994 « Unemployment and ill health : Understanding the relationship », *J. Epidemiol. Community Health*, vol. 48, n° 4, p. 333-337.

BIBEAU, G., et coll.
1988 *Certains aspects culturels, diagnostiques et juridiques du burnout*, Montréal, Confédération des syndicats nationaux.

BRENNER, M.H.
1973 *Mental Illness and the Economy*, Cambridge (Mass.), Harvard University Press.

BRILL, P.L.
1984 « The need for an operational definition of burnout », *Family and Community Health*, vol. 6, n° 4, p. 12-24.

CATALANO, R., et DOOLEY, C.D.
1977 « Economic predictors of depressed mood and stressful life events in a metropolitan community », *J. Health Soc. Behav.*, vol. 18, n° 3, p. 292-307.

COOPER, P.F., et MONHEIT, A.C.
1993 « Does employment-related health insurance inhibit job mobility ? », *Inquiry*, vol. 30, n° 4, p. 400-416.

CORIN, E., et BIBEAU, G.
1985 « Le burn-out : une perspective anthropologique », *Ann. Med. Psychol.*, vol. 143, n° 7, p. 621-627.

DEJOURS, C.
1993 *Travail : usure mentale. Essai de psychopathologie du travail*, Paris, Bayard.

EZZY, D.
1993 « Unemployment and mental health : A critical review », *Soc. Sci. Med.*, vol. 37, n° 1, p. 41-52.

FREUDENBERGER, H.J.
1987 *L'épuisement professionnel : « la brûlure interne »*, Chicoutimi (Québec), Gaëtan Morin Éditeur.

GRAY, C.
1995 « Financial woes of the Canada Pension Plan hold implications for physicians », *CMAJ*, vol. 152, n° 10, p. 1682-1684.

GUGLIELMI, R.S., et TATROW, K.
1998 « Occupational stress, burnout, and health in teachers : A methodological and theoretical analysis », *Review of Educational Research*, vol. 68, n° 1, p. 61-99.

HENSIG, G., et coll.
1996 « Sick-leave due to psychiatric disorder : Higher incidence among women and longer duration for men », *Br. J. Psychiatry*, vol. 169, n° 6, p. 740-746.

JOHNSON, J., WEISSMAN, M., et KLERMAN, G.L.
1992 « Service utilization and social morbidity associated with depressive symptoms in the community », *JAMA*, vol. 267, n° 11, p. 1478-1483.

KILPATRICK, A.O.
1986 *Burnout : An Empirical Assessment of the Status and Rigor of Research*, Ann Arbor, UMI Dissertation Information Service.

LA PRESSE
1996 « Le chômage, la principale préoccupation des Canadiens », 29 janvier, p. A 6.

LEPAGE, D.
1995 « Psychiatric diagnosis and temporary disability in general practice », communication présentée au congrès annuel de l'Association des psychiatres du Canada, Victoria (C.-B.).
1991 « Invalidité temporaire et troubles émotifs », *CMAJ*, vol. 145, n° 10, p. 1241-1246.

LUDWIG, A.M.
1981 « The disabled society ? », *Am. J. Psychother.*, vol. 35, n° 1, p. 5-15.

MCKEVITT, C., et coll.
1997 « Sickness absence and "working through" illness : A comparison of two professional groups », *J. Public Health Med.*, vol. 19, n° 3, p. 295-300.

MAGNUSSON, A.E., NIAS, D.K.B., et WHITE, P.D.
1996 « Is perfectionism associated with fatigue ? », *J. Psychosom. Res.*, vol. 41, n° 4, p. 377-383.

MASLACH, C., et JACKSON, S.E.
1981 « The measurement of experienced burnout », *Journal of Occupational Behaviour*, vol. 2, n° 2, p. 99-113.

MERTENS DE WILMARS, C.
1967 *La fatigue psychique,* Louvain, Librairie universitaire.

MONDAY, J., et coll.
1988 « Le médecin face aux certificats d'invalidité : attitudes et comportements préconisés », *Revue canadienne de psychiatrie,* vol. 33, n° 7, p. 599-605.

MORRELL, S., et coll.
1994 « A cohort study of unemployment as a cause of psychological disturbance in Australian youth », *Soc. Sci. Med.,* vol. 38, n° 11, p. 1553-1564.

PLATT, S.
1984 « Unemployment and suicidal behaviour : A review of the literature », *Soc. Sci. Med.,* vol. 19, n° 2, p. 93-115.

SHORTT, S.E.D.
1996 « Is unemployment pathogenic ? A review of current concepts with lessons for policy planners », *Int. J. Health Serv.,* vol. 26, n° 3, p. 569-589.

THOMSON, N.F.
1997 « Coping with job loss : An attributional model », *J. Psychol.,* vol. 131, n° 1, p. 73-80.

VAHTERA, J., KIMIVÄKI, M., et PENTTI, J.
1997 « Effect of organizational downsizing on health of employees », *Lancet,* vol. 350, n° 9085, p. 1124-1128.

VON GUNTEN, C.R., et GRASSET, F.
1996 « Influence de l'attribution d'une rente invalidité sur l'évolution des patients psychiatriques chroniques », *Rev. Med. Suisse Romande,* vol. 116, n° 9, p. 697-707.

Lectures complémentaires

MASLACH, C., et LEITER, M.P.
1997 *The Truth About Burnout: How Organizations Cause Personal Stress and What to Do About It,* San Francisco, Jossey-Bass Publishers.

VÉZINA, M., et coll.
1992 *Pour donner un sens au travail. Bilan et orientations du Québec en santé mentale au travail,* Boucherville (Québec), Gaëtan Morin Éditeur.

CHAPITRE 72

Réseaux et partenariat

Luc Blanchet, M.D., F.R.C.P.C.
Psychiatre, chef du Service Enfance-Famille du Département de psychiatrie
de l'Hôpital Jean-Talon (Montréal)
Médecin-conseil en santé publique et président du Comité de la santé mentale du Québec

Michel J. Messier, M.D., M.B.A.
Psychiatre, directeur médical de la résidence Durost de l'Hôpital Douglas (Verdun)
Professeur adjoint de clinique au Département de psychiatrie de l'Université McGill (Montréal)

PLAN

72.1 Équipe multidisciplinaire
    72.1.1 Définition
    72.1.2 Composition
    72.1.3 Fonctionnement
    72.1.4 Problèmes particuliers
    72.1.5 Critique de l'équipe soignante

72.2 Famille
    72.2.1 Alliée pour le traitement
    72.2.2 Objet d'intervention
    72.2.3 Groupe de pression

72.3 Réseaux sociaux
    72.3.1 Réseau primaire et santé mentale
    72.3.2 Soutien social et santé mentale
    72.3.3 Interventions faisant appel aux réseaux sociaux
    72.3.4 Évaluation de l'efficacité

72.4 Collectivité
    72.4.1 Concepts de collectivité et de communauté
    72.4.2 Type d'intervention différent
    72.4.3 Organismes communautaires
    72.4.4 Complément à l'hospitalisation
    72.4.5 Limites

Bibliographie

Lectures complémentaires

La pratique contemporaine de la psychiatrie est essentiellement une pratique de partenariat. Même si l'entrevue individuelle reste le cadre traditionnel du travail en bureau privé et en clinique externe, la majeure partie des démarches psychiatriques se font aujourd'hui dans des lieux où les professionnels doivent collaborer les uns avec les autres. Outre l'équipe multidisciplinaire, les psychiatres doivent inclure, parmi leurs partenaires, les patients et leur famille, leurs réseaux sociaux ainsi que les organismes communautaires et la collectivité dans laquelle ils s'insèrent. Il apparaît important d'examiner les particularités de ces divers acteurs pour faire ressortir leurs problèmes propres de même que leurs mérites, leurs règles et leurs limites.

72.1 ÉQUIPE MULTIDISCIPLINAIRE

Depuis un demi-siècle, le nombre et la variété des intervenants ont beaucoup augmenté dans le champ psychiatrique. Chaque nouvelle profession a établi une praxis particulière qui se voulait une réponse plus appropriée à une problématique circonscrite et mieux définie. Le patient a donc été scruté à la loupe, compris, aidé et sûrement un peu bousculé par toutes les bonnes intentions de ces intervenants qui ont cherché à se démarquer plutôt qu'à se coordonner.

Toutefois, le patient a amené tous ces professionnels à reconnaître son unicité, sa complexité, la lourdeur et la chronicité de ses perturbations psychiques. La mise sur pied d'équipes thérapeutiques stables a alors prévalu. On ne relève guère d'articles à ce sujet avant les années 30, et c'est surtout après 1940 qu'ils ont fait leur apparition, en particulier après la Seconde Guerre mondiale (Crawshaw et Key, 1961).

De 1960 à 1980, le travail en équipe s'est imposé des deux côtés de l'Atlantique et a été en vogue dans tous les aspects de la prise en charge en psychiatrie : équipe de psychiatrie infantile, équipe externe de secteur, équipe de crise, équipe volante, etc. (Amyot et Messier, 1973). De nombreux articles publiés durant cette période reflètent bien l'enthousiasme et les questionnements soulevés par cette méthode de travail.

Graduellement, on a mieux évalué les situations cliniques pouvant bénéficier d'une approche individuelle ou d'une approche en équipe. Aux États-Unis, on a créé la fonction de suivi intensif dans le milieu (SIM), ou intervenant de SIM (*case manager*), pour coordonner les interventions de divers organismes indépendants au profit d'un patient. On se rend compte aujourd'hui qu'une seule personne ne peut faire preuve de polyvalence, de flexibilité et de continuité aussi bien qu'une équipe multidisciplinaire (Stein, 1992).

72.1.1 Définition

L'équipe multidisciplinaire est un regroupement stable de soignants de différentes disciplines œuvrant dans le domaine de la santé mentale dont le travail conjugué est requis pour évaluer certaines personnes qui présentent des problèmes psychiques majeurs et persistants et pour intervenir auprès d'elles. Ce groupe d'intervention clinique se distingue d'autres formes de travail collectif, tels les groupes *ad hoc* ou ponctuels, qui abordent un problème clinique particulier, les groupes de consultation-liaison et le suivi intensif dans le milieu.

La raison d'être de l'équipe multidisciplinaire est multiple. Ainsi, cette dernière constitue une réponse face à la lourdeur et à la complexité de la problématique de certains patients qui dépasse les capacités d'un seul soignant. Elle fournit des interventions professionnelles à la fois distinctes et complémentaires. Elle représente la continuité des soins qu'assure un groupe stable à long terme. Par ailleurs, certaines structures psychiques, en particulier la personnalité limite (*borderline*), exigent un encadrement très articulé et durable pour éviter clivages et dissensions.

Le regroupement de plusieurs professionnels appartenant à différentes disciplines ne correspond pas automatiquement à une équipe multidisciplinaire. Pour former celle-ci, certaines conditions doivent être réunies par les professionnels : adopter la même philosophie et des objectifs communs au regard du processus d'intervention ; avoir un rôle et une profession bien définis pour pouvoir aborder plus sereinement le partage des responsabilités et les zones de chevauchement ; faire appel à la cooptation si possible, pour accomplir à long terme une tâche souvent contraignante, le choix mutuel étant préférable à l'ancienneté.

72.1.2 Composition

Compte tenu de la diversité des lieux d'intervention en psychiatrie, il n'existe pas d'équipe type. Chacune

Psychiatrie clinique : une approche bio-psycho-sociale

recrute des membres en fonction de son mandat, comme on peut le voir dans les exemples ci-dessous :

- Équipe interne ou externe. On y rencontre nécessairement des infirmiers et infirmières et un médecin psychiatre, et fréquemment des ergothérapeutes, des intervenants sociaux, des omnipraticiens et des psychologues. En pédopsychiatrie, on trouve aussi des psychoéducateurs, des spécialistes en psychomotricité ou en orthophonie. En réadaptation, des accompagnateurs de formations diverses ou encore des non-professionnels.

- Centre de jour et atelier. Ici, le regroupement d'intervenants dépend essentiellement des objectifs poursuivis : recherche de possibilités autres que l'hospitalisation, soutien et socialisation, apprentissage scolaire, développement d'habiletés de travail, etc.

- Intégration d'autres intervenants. De plus en plus, on explore la possibilité d'intégrer des non-professionnels, voire des ex-patients, surtout si l'on vise à atteindre la clientèle là où elle se trouve et d'une manière non menaçante. Selon Dixon, Krauss et Leberman (1994), les non-professionnels viennent du milieu et le connaissent mieux, ce qui leur permet d'être des modèles plus positifs et plus acceptables, d'apporter un soutien concret et de combattre la stigmatisation. Les limites qu'ils doivent respecter et leurs besoins de supervision devront cependant être mieux définis.

72.1.3 Fonctionnement

Le travail en équipe multidisciplinaire connaît des temps forts où tous les membres se regroupent afin, essentiellement, de procéder à l'évaluation et aux réévaluations périodiques ou à l'occasion de crises et de dresser le bilan à la fin d'une prise en charge. Tous les membres de l'équipe partagent alors leur expérience de la situation et précisent le rôle de chacun auprès de chaque patient et de son milieu. Même si ces rôles sont appelés à varier avec le temps, il est important, pour assurer l'unicité et la continuité des soins, que tous les membres s'entendent régulièrement sur le sens de la démarche qu'ils ont adoptée et se sentent à l'aise pour intervenir comme thérapeute principal (lien entre le patient et l'équipe) ou comme soutien de ce dernier.

Certaines responsabilités appartiennent plutôt au groupe, auquel il revient de prendre des décisions concernant les patients et l'orientation générale à donner aux approches thérapeutiques privilégiées. Cela doit cependant se faire dans le respect des responsabilités de chaque membre (psychiatre, infirmière, psychologue, ergothérapeute et travailleur social), liées souvent à son expertise particulière. Ainsi, quels que soient son rôle et son leadership dans l'équipe, le médecin y garde une responsabilité légale et ultime pour ce qui est des soins prescrits et donnés à chaque patient. En contrepartie, il est impensable de recommander à un travailleur social un placement qu'il jugerait inapproprié ou à un psychologue une psychothérapie qui ne lui paraîtrait pas pertinente. Le respect des responsabilités et des compétences de chacun est indispensable.

On constate ici l'importance d'un fonctionnement basé sur la collégialité et sur la recherche de consensus par opposition à une démocratie au vote à main levée, à l'autoritarisme directeur, à la dictature des membres ou encore à un individualisme ancré qui enlève à l'équipe sa raison d'être. La solution à ces perversions de l'organisation et la gestion du groupe reposent sur l'intériorisation par chacun de la notion d'autorité et sur un sentiment d'appartenance à l'équipe.

Enfin, la vie de groupe permet de mieux comprendre le fonctionnement des individus en groupe, les phénomènes qui se produisent dans une équipe, les raisons pour lesquelles elle se trouve dans une impasse et la manière dont elle peut sortir de cette impasse.

72.1.4 Problèmes particuliers

Évidemment, qui dit équipe dit chef d'équipe. Or, là-dessus, divers courants de pensée se sont longtemps affrontés, les uns donnant ce rôle au médecin à cause de sa responsabilité légale et les autres l'attribuant à n'importe qui sauf au médecin, qui détenait assez de pouvoir comme cela ! Aujourd'hui, le rôle de chef d'équipe constitue une responsabilité au sein du groupe, et chaque équipe trouve implicitement ou explicitement sa propre façon de désigner la personne qui devra coordonner son travail. Nous disons bien « coordonner », car chaque professionnel relève hiérarchiquement d'un chef de service qui, la plupart du temps, n'est pas un membre de l'équipe. Le choix se

Psychiatrie clinique : une approche bio-psycho-sociale

porte d'habitude sur la personne qui a le plus d'intérêt ou d'habileté pour cette fonction, sur celle qui a la plus longue expérience dans l'équipe, ou par alternance suivant un rythme désigné. Au fond, toutes les solutions peuvent être valables à condition que le chef d'équipe accepte les responsabilités qui lui sont dévolues et respecte celles des autres membres, qui en retour acceptent de jouer pleinement leur rôle et respectent celui de la personne qu'ils ont choisie comme chef.

Un problème particulier consiste dans ce qu'on appelle couramment la réunionite. Il s'agit d'une perversion du travail en équipe où personne n'ose rien faire sans obtenir l'accord de tous les autres membres. Voilà sans doute la meilleure façon d'éviter de s'engager personnellement, en particulier vis-à-vis du patient; comme celui-ci s'adresse à un groupe, il ne pourra jamais établir une relation vraie avec un thérapeute si celui-ci n'est qu'un membre anonyme d'un tout. La réunionite peut aussi cacher une vie d'équipe recherchée pour elle-même en tant que source de gratification, avec tous les glissements affectifs et libidinaux que l'on peut imaginer. Le patient n'est alors qu'un prétexte à ces réunions.

Il est important de noter la difficulté que la plupart des équipes connaissent lorsqu'elles perdent un membre apprécié ou introduisent un nouveau membre en leur sein. De même, il est difficile pour chaque professionnel d'accepter l'idée qu'un effort et une responsabilité comparables pour chacun débouchent sur une reconnaissance légale, sociale et financière bien différente.

Le travail en équipe n'est donc pas de tout repos. Il suppose une capacité de régler les tensions inévitables que crée toute vie de groupe. De ce fait, il ne convient pas à tous les professionnels; il est indiqué en particulier lorsqu'un problème clinique est caractérisé par sa complexité, sa lourdeur et sa longue durée.

72.1.5 Critique de l'équipe soignante

Il faut se méfier de la possibilité que le groupe devienne seulement un meilleur instrument de manipulation du patient, surtout s'il permet aux membres de ne pas reconnaître leurs réactions contre-transférentielles au lieu de les aider à aborder celles-ci et à les surmonter. Enfin, on a souvent décrié la tendance à une certaine confusion des rôles (Pelsser, 1980), plus ou moins cherchée consciemment, visant à annuler les différences qui pourraient être difficiles à intégrer. Cela entraîne un affadissement du travail multidisciplinaire, où les membres cessent d'être de vraies personnes, susceptibles de servir d'objet d'identification transitoire, pour devenir des clones.

72.2 FAMILLE

Le rôle de la famille comme partenaire de l'intervention en psychiatrie n'est plus tellement contesté de nos jours, en théorie du moins. Dans la pratique, toutefois, il reste encore beaucoup à faire pour harmoniser les rapports entre les professionnels de la santé mentale et les familles qui consultent pour un de leurs membres. Nous examinerons dans cette section diverses facettes de la famille dans ses rapports avec la psychiatrie: comme alliée pour le traitement, comme objet d'intervention et comme groupe de pression.

72.2.1 Alliée pour le traitement

Historiquement, les rapports entre les professionnels de la santé mentale et les familles qui consultent en psychiatrie ont souvent été des sources de frustration et d'insatisfaction pour les familles. L'évolution de la conception des maladies mentales et de leur traitement a contribué à créer cette situation. Ainsi, à l'époque des asiles, la maladie mentale était surtout perçue comme le produit d'une société déréglée. Même les tenants de l'étiologie physiologique et de la transmission génétique mettaient l'accent sur le contexte de la société qui facilitait le développement de la maladie (Terkelsen, 1990). Dans cette perspective, la responsabilité de la famille était de protéger ses membres contre les conditions malsaines de la société. Si une personne était placée dans un établissement, on limitait alors les visites de la famille de peur que celle-ci ne vienne perturber le malade en lui fournissant des nouvelles de l'extérieur.

Avec l'apparition de la thérapie familiale basée sur la théorie des communications, dans les années 50, le point de vue des professionnels a changé. Les causes de la folie ne résideraient pas tant dans la société (ou dans l'intrapsychique, comme l'avait présumé la psychanalyse) que dans la famille, et en particulier chez la mère du malade mental, dont l'attitude serait froide, intruse, rejetante. Cette tendance blâmante à l'endroit des mères a atteint son point culminant avec la théorie de la mère schizophrénogène (Fromm-Reichman, 1948). Plusieurs auteurs (Ackerman, 1958 ; Bateson et coll., 1956, 1963) ont étudié les rapports entre la famille et son membre malade ; ils en ont conclu qu'en général la famille était en partie responsable du problème du patient en raison de ses propres difficultés. La conséquence naturelle de cette « découverte » fut la naissance de la thérapie familiale sous diverses formes.

En 1952, la chlorpromazine, le premier neuroleptique, fait son apparition. Elle donne des résultats inespérés, permettant à de nombreux patients de quitter l'asile pour retourner dans la collectivité. Cela représente un phénomène nouveau pour les familles, qui ne sont pas du tout préparées, après plus d'un siècle d'habitudes d'internement, à reprendre les patients avec elles. D'autant plus que cela se fait le plus souvent sans l'information, les conseils et le soutien nécessaires. Le retour de plusieurs patients dans la collectivité survient sans que les familles soient engagées dans le processus décisionnel menant à ce retour.

Il faudra l'évolution des mentalités pendant quelques décennies et des progrès dans les connaissances sur les rapports entre la famille et la maladie mentale pour que la famille jadis coupable devienne enfin une partenaire respectée et une alliée pour le traitement. Des enquêtes menées récemment auprès de familles et de professionnels (DeChillo, Koren et Schultze, 1994) font état des composantes d'une relation de collaboration entre familles et professionnels. Parmi les nombreuses caractéristiques jugées importantes pour l'établissement de cette collaboration, voici celles qui reviennent le plus souvent :
- une attitude empathique et non blâmante envers la famille ;
- l'échange d'information, et notamment la quantité d'informations fournie par le professionnel ;
- la reconnaissance de la famille en tant que source d'aide importante sur les plans affectif, économique, résidentiel et même parfois professionnel ;
- la reconnaissance des limites de la famille dans l'intervention auprès du patient et l'existence d'autres responsabilités, professionnelles notamment ;
- une approche de partage des responsabilités et du pouvoir de décision en ce qui concerne le traitement et ses conséquences, incluant l'ouverture du professionnel face aux commentaires que peut faire la famille à ce sujet.

Dans le même ordre d'idée, Bernheim (1990) soutient qu'il est important de poursuivre le travail avec les familles des patients traités en psychiatrie en raison des facteurs suivants :
- l'augmentation de la désinstitutionnalisation ;
- l'importance des conséquences affectives, financières et interpersonnelles de la maladie mentale pour la famille ;
- l'efficacité des interventions psychoéducatives pour réduire les rechutes ;
- la réévaluation des théories portant sur le rôle de la famille dans l'étiologie de la maladie mentale, réévaluation qui indique que le modèle de l'adaptation devrait remplacer le modèle de la famille pathogène issu de l'approche clinique face aux familles.

On doit respecter certains principes, selon cet auteur, si l'on veut promouvoir la collaboration entre les familles et les intervenants en santé mentale. Il est important, par exemple, de voir dans la famille qui désire participer au processus thérapeutique un membre d'un réseau de soutien qui détient des compétences. Cela suppose un préalable, soit le respect mutuel. Il faudra d'abord que certains professionnels abandonnent la mentalité qui consiste à considérer d'emblée les familles où l'on trouve une maladie mentale comme dysfonctionnelles, déviantes, surprotectrices, rejetantes, etc. Cette vision de la famille pathogène de la part de certains professionnels représente l'antithèse de la collaboration. Il faut ensuite que les professionnels fournissent aux familles des informations pertinentes sur le problème présenté et sur les services offerts, incluant les interventions de crise. Il est aussi important de veiller à réduire le sentiment d'isolement de la famille en mettant celle-ci en contact avec d'autres familles qui sont aux prises avec une situation semblable. L'origine ethnique, le degré de scolarisation, l'importance du réseau de soutien social et l'expérience préalable de la maladie mentale sont autant de variables dont devront tenir compte les professionnels dans l'élaboration du plan de services. Enfin, il faut répondre avec flexibilité aux besoins changeants des familles tout au long du processus thérapeutique, puisque, à certains moments, les familles ont besoin d'être prises en charge et, à d'autres

Psychiatrie clinique : une approche bio-psycho-sociale

moments, elles ont besoin de se prendre en main (voir les chapitres 52 et 53).

72.2.2 Objet d'intervention

Il faut souligner le changement de paradigme qui est en cause à partir du moment où ce n'est plus l'individu mais la famille tout entière qui devient l'objet de l'intervention. Selon Howells (1993), au début des années 60, il y a eu l'émergence de la psychiatrie familiale, qui peut être définie comme une approche clinique dans laquelle l'enfant, l'adolescent ou l'adulte adressé par la famille à des professionnels à cause d'un trouble mental est perçu comme une indication de la pathologie de la famille. On examine donc la dynamique familiale dans son ensemble, on pose un diagnostic familial et on offre un traitement à la famille. Le but du traitement est de produire un changement bénéfique dans la psychopathologie familiale en vue d'amener la famille à vivre une harmonie optimale. On met l'accent sur la bonne communication, sur le respect des frontières personnelles et sous-systémiques ainsi que sur le processus de résolution de problèmes. De cette manière, les symptômes pourront disparaître.

Une nouvelle tendance dans ce domaine d'intervention consiste à considérer à la fois la famille et les systèmes plus larges dans lesquels elle s'insère comme objets d'intervention (voir la figure 72.1) [Imber-Black, 1991]. Certaines familles, à cause de la pauvreté, des handicaps ou de la maladie chronique qu'elles connaissent, doivent avoir des contacts plus fréquents avec les systèmes institutionnels et risquent d'établir avec eux des interactions négatives conduisant parfois à l'épuisement professionnel chez les travailleurs des établissements. C'est le cas en particulier dans les services de psychiatrie des hôpitaux, où l'on observe la rencontre d'un système informel et d'un système formel. Il n'est pas nécessaire que l'un de ces deux systèmes soit dysfonctionnel pour que naisse un problème dans les interactions. Aussi, pour dénouer de tels problèmes intersystémiques, les thérapeutes familiaux ont avantage à considérer surtout les forces de chacun des systèmes plutôt que de partir à la recherche de leurs dysfonctionnements.

Cette ouverture sur des systèmes plus larges permet au professionnel d'intervenir auprès des familles qui ont connu des échecs dans leurs rapports antérieurs avec ces systèmes, échecs qui ont généralement pour effet d'augmenter la rigidité chez ces familles que l'on qualifie habituellement de résistantes, non coopérantes ou encore de familles à problèmes multiples. Elle permet aussi au thérapeute de recueillir des informations sur la place de ces systèmes dans la vie familiale, de repérer des points d'entrée pour l'intervention qui éviteront de répéter les échecs qui se sont produits et de créer avec les familles des relations différentes des précédentes. Si, par exemple, une famille est adressée à un thérapeute par un autre système, ce thérapeute devrait aborder la situation sous un angle macrosystémique. Une portion de l'entrevue initiale devrait porter sur les relations de la famille avec cet autre système. Les informations qui émaneront de cette entrevue pourront prévenir l'échec du traitement.

Le fait d'examiner le macrosystème pour la définition du problème peut aussi permettre au thérapeute de relativiser ses propres définitions et solutions. Par exemple, des informations au sujet de la demande de consultation peuvent l'amener à découvrir que les représentants des autres systèmes sont plus inquiets que la famille ou qu'ils blâment celle-ci alors que la famille blâme un intervenant.

Autre point important, les familles vivant avec un malade mental sont souvent stigmatisées. Cette stigmatisation vient de la collectivité mais aussi d'intervenants des établissements qui contribuent à augmenter les tensions et l'hostilité dans les relations entre les familles et les établissements. Les thérapeutes familiaux doivent reconnaître cette stigmatisation, en discuter avec la famille ; de même, ils doivent sensibiliser les systèmes plus larges à cette stigmatisation. On mettra alors le doigt sur des préjugés institutionnels contre certains groupes de la population (minorités, pauvres, handicapés mentaux et physiques, femmes) avec lesquels les systèmes ont le mandat de travailler. L'intervention rejoindra ici le niveau sociopolitique.

72.2.3 Groupe de pression

Une dernière dimension des rapports des familles avec la psychiatrie a trait au fait que les familles tendent de plus en plus à se considérer comme des consommatrices de soins et, par conséquent, à faire valoir leurs besoins et leurs droits. Exerçant une influence grandissante dans le milieu de la santé mentale en Amérique du Nord, cette tendance s'inscrit dans le mouvement

Psychiatrie clinique : une approche bio-psycho-sociale

FIGURE 72.1 Système familial

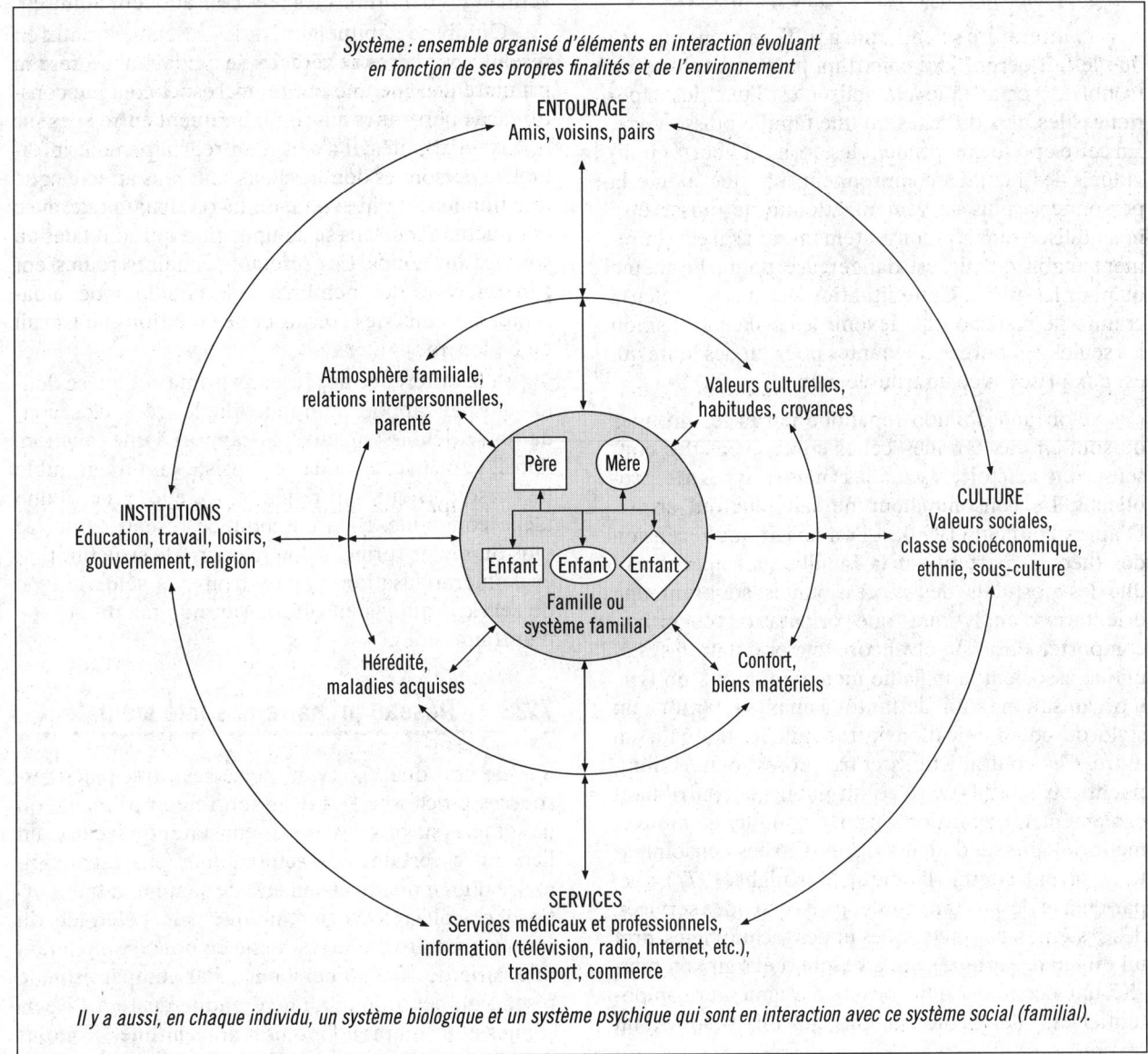

Source : P. Lalonde, inédit.

de la protection des consommateurs tout en s'inspirant des principes de fonctionnement des groupes d'entraide. Elle trouve ses sources dans les phénomènes suivants (Hatfield, 1990) :
- la désinstitutionnalisation ;
- la proportion importante de familles engagées directement dans les soins des personnes malades ;
- la déception à l'égard des professionnels de la santé mentale qui manquent de sympathie pour les familles soignantes et qui ne leur fournissent pas le soutien dont elles ont besoin, certains professionnels ayant encore tendance à rendre les familles responsables de l'apparition de la maladie et percevant celles-ci de manière négative ;

- le manque de ressources communautaires engagées dans la réinsertion sociale des patients.

La littérature scientifique a suffisamment montré que le fait de prendre soin d'un patient atteint d'un trouble psychiatrique à la maison est l'une des expériences les plus difficiles qu'une famille puisse vivre. En cette époque où priment les droits et libertés individuels, les familles comprennent mal que même la personne la plus gravement atteinte ne puisse être hospitalisée sans son consentement sauf s'il est clairement établi qu'elle est dangereuse pour elle-même ou pour les autres. Cette situation suscite chez elles la crainte de rester ou de devenir les principales sinon les seules ressources soignantes pour un des leurs qui est aux prises avec un trouble mental.

Selon une opinion répandue parmi les groupes de soutien aux familles, celles-ci reçoivent des conseils contradictoires pour les mêmes types de problèmes. Le consommateur ne sait plus qui croire. D'après Hatfield (1990), si l'on faisait une recension des théories portant sur la famille, on s'apercevrait que les postulats des professionnels adoptant une orientation analytique, une orientation cognitivo-comportementaliste ou encore une orientation systémique associent la maladie mentale tantôt à un type d'organisation familiale, tantôt à un autre, tantôt à un style de communication intrafamiliale, tantôt à un autre. Ces contradictions entre professionnels diminuent leur crédibilité face au public et contribuent également à l'expansion parmi les familles du mouvement de défense de leurs droits. Car les consommateurs savent, comme l'indique McKnight (1977), que, par-delà le désir d'aider les gens, il existe des services, des systèmes, des techniques et des technologies, bref un milieu des affaires qui a besoin d'élargir son marché, une économie qui a besoin d'augmenter son potentiel et... des professionnels qui ont besoin d'un revenu.

72.3 RÉSEAUX SOCIAUX

Si la notion de réseau social est présente depuis le début du 20e siècle dans quelques écoles européennes de sociologie, c'est toutefois à l'anthropologue Barnes (1954) que l'on reconnaît le mérite d'avoir démontré, dans les années 50, l'influence des réseaux sociaux sur les comportements humains. Il existe plusieurs définitions et classifications des réseaux sociaux. Aux fins de ce chapitre, nous présenterons et commenterons brièvement les définitions les plus couramment admises.

On divise habituellement les réseaux sociaux en réseaux primaires et réseaux secondaires. Le réseau primaire désigne une entité microsociologique constituée de personnes qui communiquent entre elles sur la base d'affinités. Il s'agit d'un regroupement informel de personnes dont les liens sont plus affectifs que fonctionnels et qui évolue de façon dynamique, avec des fluctuations dans sa composition qui sont liées au passage du temps. Les réseaux primaires réunissent généralement des membres de la famille et de la parenté, des amis, des voisins et des relations de travail ou de loisirs.

À la différence des réseaux primaires qui se définissent par rapport à un individu, les réseaux secondaires se définissent, eux, par rapport à une fonction. Ainsi, le réseau secondaire consiste en un ensemble de personnes qui sont reliées entre elles grâce à une tâche commune. Bien entendu, ce réseau peut être plus ou moins formel selon le degré de structuration et de hiérarchisation qu'on y trouve et selon le type de services qui y sont offerts (un hôpital, un groupe d'entraide, etc.).

72.3.1 Réseau primaire et santé mentale

S'il est vrai que l'individu puise ses principales ressources psychosociales dans son réseau primaire, on ne sera pas surpris dès lors de constater qu'il existe un lien entre certaines caractéristiques du réseau primaire d'un individu et son état de santé mentale. Pattison et coll. (1975) ont indiqué que l'étendue du réseau primaire d'une personne en bonne santé mentale varie de 15 à 40 personnes. Par comparaison, le réseau du névrotique a une étendue de 10 à 12 personnes et il comprend moins d'amis intimes et moins de relations à l'extérieur de la maisonnée. Pour ce qui est du réseau du psychotique, son étendue est encore plus faible : il est de quatre ou cinq personnes, qui sont surtout des membres de la famille. Selon d'autres auteurs (Sokolovsky et coll., 1978), les sujets non psychotiques ont plus de liens réciproques et multidimensionnels (la même personne remplit plusieurs fonctions) que les sujets psychotiques. Parmi ces derniers, ceux qui ont un réseau moins étendu et de faible densité (peu de membres du réseau se connaissent entre eux) courent un plus grand risque d'hospitalisation que les sujets psychotiques dont le réseau est plus étendu et plus dense. Ces études en corroborent d'autres (Henderson et coll., 1978 ; Tolsdorf, 1976) qui montrent que les sujets névrotiques établissent plus d'interactions sociales négatives dans leur réseau que les autres sujets et que les personnes qui consultent en psychiatrie ont moins de rapports intimes avec les membres de leur réseau que les autres.

72.3.2 Soutien social et santé mentale

Depuis plusieurs années, l'intérêt pour les réseaux sociaux a porté plus particulièrement sur les éléments de soutien qu'ils contiennent et sur leur impact sur la santé mentale. Le soutien social peut être défini comme l'intégration d'un individu à différents réseaux pouvant lui apporter une aide aussi bien matérielle qu'affective qui lui permettra de faire face aux difficultés de la vie. On reconnaît au soutien social plusieurs fonctions, dont l'information, l'aide matérielle, l'assistance physique, la rétroaction, la socialisation et, surtout, le soutien affectif. Ces fonctions peuvent être remplies par les divers membres des réseaux primaires et secondaires constitués de la famille, des amis, des collègues de travail ou des établissements de services. On attribue aussi au soutien social deux effets. Selon l'effet général, l'individu intégré dans un réseau social soutenant éprouve un sentiment de protection qui lui sert de régulateur biologique (augmentant sa capacité immunitaire) et social (influençant ses habitudes de vie). Selon l'effet tampon, l'individu en crise (à cause d'un deuil, de la perte d'un emploi, etc.), qui est soumis aux effets pathogènes du stress, serait protégé, grâce au soutien social, contre une détérioration de son état de santé physique et mentale.

Ces effets ont été établis sur la base d'études qui prouvent que le soutien accordé par les membres d'un réseau réduit l'impact du stress, et par le fait même les risques de maladies et de complications. Certaines de ces études (Brown, Bhrolchain et Harris, 1975 ; Roy, 1978) ont illustré de façon spécifique le rôle essentiel que joue une relation de confiance, en particulier dans le cas de la dépression, et plus explicitement chez les femmes.

On a par ailleurs observé que, dans une situation de crise, l'attitude des patients traités en psychiatrie se distingue de l'attitude de la population générale. Cette dernière a tendance à demander aide et soutien aux membres de son réseau quand la mobilisation individuelle n'est pas suffisante ; par contre, les premiers utilisent leur réseau d'une manière superficielle : ils ne se livrent pas suffisamment pour que les membres de leur réseau puissent leur apporter un soutien véritable. Quand le stress est engendré par le réseau, les sujets qui ne sont pas atteints de maladies psychiatriques ont tendance à utiliser le retrait thérapeutique plus sélectivement, alors que ceux qui le sont ont tendance à couper tous les contacts intimes. Cette attitude négative entraîne les patients traités en psychiatrie dans un cercle vicieux où les échecs s'accumulent : leurs chances de combattre le stress adéquatement deviennent moins grandes ; l'anxiété augmente, tandis que le rendement et l'estime de soi diminuent. Cette escalade pourra conduire à la crise psychotique ou à l'hospitalisation.

On peut se demander si l'association positive du soutien social et du bien-être est également présente lorsqu'il s'agit d'une population d'enfants. À la fin des années 70, certaines études (Cochran et Brassard, 1979 ; Feiring et Lewis, 1978) ont montré que l'entourage social de l'enfant fournit des activités et des échanges de nature concrète, affective et cognitive. L'environnement social influencerait le développement de l'enfant directement et indirectement. Par exemple, le réseau primaire de l'enfant lui donnerait la possibilité de participer activement au maintien de son équilibre. Il pourrait l'aider à affronter des événements critiques et, selon certains auteurs (Kaplan, Robbins et Steven, 1983), exercerait une influence non négligeable sur son bien-être futur.

Ce survol des études empiriques liant le soutien social à la santé ou à la pathologie débouche sur différentes implications cliniques. Plusieurs auteurs ont ainsi défini de nouveaux objectifs et de nouvelles méthodes d'intervention. De cette réflexion ont émergé diverses pratiques cliniques et communautaires qui ont tendance à se formaliser de plus en plus sous les appellations équivalentes d'interventions faisant appel aux réseaux sociaux, d'interventions en réseau ou encore de pratiques de réseau.

72.3.3 Interventions faisant appel aux réseaux sociaux

Situé au carrefour de la vie privée et de la vie publique, le réseau primaire d'un individu constitue un lieu privilégié pour l'intervention dans le domaine de la santé mentale. Speck et Attneave (1973) ont tenté les

Psychiatrie clinique : une approche bio-psycho-sociale

premiers d'intervenir auprès de schizophrènes et de leurs familles en élargissant le cadre de l'intervention pour y inclure de grands groupes de leur environnement social. Depuis ces premières applications au domaine de la santé mentale, les pratiques de réseau se sont élaborées et diversifiées, tant en Europe qu'aux États-Unis et au Québec. Les problématiques visées se sont également multipliées: dépression, suicide, conflits conjugaux, abus de drogues, désorganisation familiale, problèmes éprouvés par les personnes âgées, adolescentes perturbées sur le plan affectif, enfants en difficulté, qui ont des handicaps physiques ou qui consultent en pédopsychiatrie. D'autres professionnels en santé mentale utilisent ces stratégies en tant qu'intervention préventive.

Rueveni (1977) définit la pratique de réseau comme une approche recourant à la mobilisation de la famille et du système social de soutien afin de favoriser une collaboration orientée vers la résolution d'une situation problématique. Selon certains auteurs (Blanchet et coll., 1984; Guay, 1984; Schoenfeld et coll., 1985), l'objectif de cette forme d'intervention est l'amélioration de l'efficacité des réseaux. L'intervention vise à faciliter la dissolution des relations pathologiques et la reconstitution du réseau désintégré en une unité fonctionnelle et soutenante. D'autres auteurs (Garrison et Werfel, 1977) proposent aussi un travail plus individuel qui consiste à développer les capacités d'action de l'individu (utilisation des ressources de son environnement) et à lui enseigner à reconnaître les structures et les fonctions de son réseau de même que sa position à l'intérieur de ce réseau.

Quoi qu'il en soit, chaque intervention faisant appel aux réseaux sociaux poursuit ses propres objectifs généraux et spécifiques. Ces objectifs sont établis selon la nature du problème devant lequel les membres du réseau sont placés et selon la configuration et la dynamique du réseau en présence duquel on se trouve. Avant d'effectuer une intervention en réseau, on doit considérer le genre de problème en cause, le stade d'évolution du problème, les besoins des personnes et la capacité de ces personnes à utiliser les ressources de leur environnement social. Certains modèles nord-américains, plus systématisés que les pratiques de réseau européennes, ont établi les principales étapes que peut suivre une intervention en réseau. Une synthèse de ces différents modèles amène à distinguer, de manière générale, les étapes suivantes:

– définitions et perceptions variées du problème;
– mobilisation du réseau en vue d'une collaboration;
– recherche de solutions et autonomisation du réseau par rapport à l'équipe d'intervention.

Selon les modèles, les rencontres de réseau réuniront l'ensemble des personnes influentes quant à la problématique en question ou seulement certaines de ces personnes. Blanchet, Edisbury et Petitclerc (1995) résument ainsi l'apport particulier de la pratique de réseau:

– elle favorise l'expression de définitions multiples et parfois contradictoires du problème, ce qui aide l'intervenant et la famille à comprendre plus rapidement la véritable nature du problème;
– elle fait ressortir le soutien social accessible dans le réseau;
– elle rend possibles des interventions thérapeutiques ponctuelles à l'intérieur du réseau;
– elle indique les réseaux dans lesquels le soutien social est inexistant.

72.3.4 Évaluation de l'efficacité

Pour les uns, l'intervention en réseau est une méthode coûteuse eu égard au temps et aux ressources qu'elle nécessite alors que, pour les autres, elle règle certains problèmes assez rapidement et sans une dépense d'énergie trop importante. L'absence d'une évaluation systématique des effets à court et à long terme de ce mode d'intervention constitue cependant la principale limite des études recensées. Les effets positifs de l'intervention en réseau sont, il est vrai, assez bien étayés lorsqu'il s'agit d'études de cas particuliers. Il semble toutefois essentiel de mesurer avec précision l'influence de l'intervention sur le réseau de soutien des sujets. L'évaluation de l'efficacité des interventions devrait également porter sur l'adaptation psychologique des personnes, ce qui est heureusement le cas pour un certain nombre d'études en cours.

*

En conclusion, les interventions faisant appel aux réseaux sociaux continuent de progresser et plusieurs efforts sont faits pour mieux évaluer leur efficacité. Quant à leur impact sur le champ clinique, on peut retenir que, chez les enfants, cette approche semble prometteuse, étant donné qu'elle favorise la participation active des divers systèmes (famille, école, garderie, agences sociales, etc.) qui gravitent autour de l'enfant en difficulté (Blanchet, Edisbury et Petitclerc, 1995 ; Imber-Black, 1988). Quant aux adultes qui consultent en psychiatrie, la structure habituelle de leur réseau et la qualité des liens qu'ils y établissent ne permettent pas d'espérer un soutien adéquat dans la vie quotidienne, *a fortiori* dans un moment de crise. D'une façon générale, les sujets traités en psychiatrie ne comptent pas sur leur réseau ; ils ont une attitude négative, sinon dépressive face à lui. Dans cette situation, l'intervention devra viser le réseau primaire autant que le patient lui-même afin d'assainir la dynamique patient-réseau. Il importera donc de diversifier la composition du réseau et, si possible, de transformer la qualité des liens qui s'y établissent. Une intervention en réseau aura un effet de rétroaction sur le patient parce que, en ce qui concerne les situations de crise, la difficulté des patients à les affronter semble reliée autant à leurs attitudes vis-à-vis des membres de leur réseau, à la structure et à la dynamique propres à leur réseau qu'à la constellation d'éléments biologiques et psychologiques personnels.

Enfin, dans les cas où le réseau est quasi inexistant, la seule voie qui s'offre, mis à part l'institutionnalisation ou l'itinérance, consiste à aider les sujets atteints de troubles psychiatriques à se construire un nouveau réseau social, soit en les invitant à chercher eux-mêmes les personnes-ressources dont ils ont besoin, soit, comme cela est plus souvent indiqué, en les introduisant dans des lieux de rencontres ou des groupes d'entraide et en assurant, bien sûr, le suivi de ces démarches.

72.4 COLLECTIVITÉ

La collectivité peut se concevoir comme l'environnement physique, social et culturel dans lequel vivent et se développent ses membres ; certains y présenteront des problèmes psychiatriques. On a noté à plusieurs reprises que le rôle de la collectivité a beaucoup évolué au cours de l'histoire dans ses rapports avec les patients souffrant de maladies psychiatriques.

Pendant longtemps, le « fou », surtout dans les sociétés animistes, était perçu comme le symptôme d'un groupe malade ; toute la communauté se réunissait autour de lui pour le soigner autant que pour se soigner elle-même. Plus tard, d'autres communautés ont cherché à expulser le fou, voire à le détruire par le feu ou à lui prêter un lien privilégié avec les dieux ou l'au-delà (voir le chapitre 83).

Jusqu'au 18e siècle, le fou était considéré comme une personne très perturbée, dangereuse et sans véritable possibilité d'évolution. Il était alors naturel de l'enfermer, et même de l'attacher. Au 19e siècle, on a enfin commencé à s'adresser à cette personne comme à un malade, mais souvent aussi comme à un enfant. L'attitude devenait plus humaine, centrée sur les soins et la protection, d'où la création de grands asiles, nouvelles communautés qui accueillaient et éloignaient tout à la fois ces personnes à qui l'on avait peu à offrir, sauf de la bienveillance et des principes. On misait sur le travail pour l'actualisation de leur faible potentiel. Ce mouvement a connu une ampleur particulière aux États-Unis (*moral treatment era*).

Avec les progrès de la psychologie et de la pharmacologie, des traitements de plus en plus spécifiques ont été offerts aux patients atteints de maladies psychiatriques, mais leur famille et leur milieu de vie étaient encore largement tenus à l'écart parce qu'on croyait qu'ils faisaient partie du problème plutôt que de la solution. Ce n'est qu'à compter de 1960 que la psychiatrie a pu mieux aider ces personnes en les libérant de la plupart de leurs symptômes. Une société plus libérale a alors jugé inhumaines et aliénantes ces grandes institutions qui regroupaient souvent plusieurs milliers de malades vivant selon des règles qui n'avaient rien à voir avec celles de leur milieu d'origine.

Ce fut le début de la désinstitutionnalisation, et le mouvement s'est amplifié sous la double impulsion des considérations économiques et de l'affirmation du droit des personnes au traitement le moins restrictif.

Malheureusement, la collectivité était peu préparée pour accueillir ces anciens patients traités en psychiatrie. Laissés à eux-mêmes, plusieurs errent dans les centres commerciaux et viennent grossir les rangs des sans-abri. D'autres, plus chanceux sans doute, ont encore leur famille, mais celle-ci est vite dépassée par la complexité et la lourdeur de son nouveau rôle. Si la vie au sein de la collectivité offre davantage aux individus qui y vivent, elle comporte aussi plus d'exigences. Souvent, la personne qu'on y reloge ne trouve pas le soutien requis pour compenser ses troubles et ses déficits. Elle est alors moins bien accueillie et

Psychiatrie clinique : une approche bio-psycho-sociale

moins bien protégée qu'à l'asile d'où elle vient. Cela explique sans doute pourquoi elle est si facilement tentée d'y retourner à la moindre alerte.

Face à cette évolution particulière qui s'inscrit dans des changements plus globaux qui touchent toutes les sociétés, quel rôle la collectivité est-elle appelée à jouer ? Et d'abord, qui est-elle ?

72.4.1 Concepts de collectivité et de communauté

Il n'est pas aisé de définir les concepts de collectivité et de communauté, car leur sens et leur usage varient d'une langue à l'autre. *Le Petit Robert* définit le mot « collectivité » comme un « ensemble d'individus groupés naturellement ou pour atteindre un but commun ». La communauté consiste dans un « groupe social dont les membres vivent ensemble, ou ont des biens, des intérêts communs ». Une communauté implique donc une intimité des relations plus grande que celle qui existe au sein d'une collectivité. Comme la langue anglaise n'utilise que le mot *community* pour désigner les groupes sociaux, son influence se fait sentir en français, où l'on aura tendance à employer les termes « communauté » et « communautaire » pour parler de la collectivité.

Quoi qu'il en soit, avec l'exode rural, avec la composition de plus en plus cosmopolite des grandes villes, avec l'éclatement des structures familiales traditionnelles, avec la mondialisation de l'information, la réalité des collectivités a beaucoup évolué. À tel point que, dans l'anonymat contemporain des grandes villes, on ne retrouve guère aujourd'hui que quelques communautés telles que définies par *Le Petit Robert*.

Pour le professionnel de la psychiatrie, le rapport avec la collectivité est le plus souvent ambivalent. Étant donné qu'il y œuvre encore assez peu, il la connaît mal et la craint. Cette situation est d'ailleurs réciproque. À distance, comme dans le contexte d'une campagne de financement, la collectivité peut supporter les initiatives de la psychiatrie ; si la psychiatrie se rapproche d'elle, comme dans l'implantation d'une ressource résidentielle, la collectivité peut la combattre et même la rejeter énergiquement (Aubry, Teft et Currie, 1995).

L'approche communautaire peut donc se présenter comme un type d'intervention différent, comme une intervention non traditionnelle ou, du moins, comme un complément à l'intervention traditionnelle.

72.4.2 Type d'intervention différent

On trouve un bon exemple d'un type d'intervention différent en Italie, où la loi a interdit les premières admissions à l'hôpital psychiatrique à partir de 1978 et toutes les réadmissions à partir de 1982. Tansella (1991) a rapporté les résultats de ces changements 10 ans après l'implantation de services psychiatriques intégrés et diversifiés, internes et externes, dans la communauté de Vérone-Sud :

– aucune réadmission à l'hôpital psychiatrique en 6 ans ;
– nécessité d'un travail en équipe multidisciplinaire présente tant dans l'hôpital général qu'à l'externe ;
– création de nombreuses ressources communautaires diversifiées (intervention de crise, hébergement, travail, etc.).

72.4.3 Organismes communautaires

La collectivité peut aussi se présenter comme une source de formules d'aide originales, créées à partir de l'expérience des patients et de leurs proches. Le mouvement des « ressources alternatives » a connu un essor remarquable au Québec malgré des moyens modestes. Rousseau (1993), qui en retrace l'histoire, souligne la participation nécessaire de la collectivité à la définition des problèmes qui s'y créent et des solutions susceptibles d'en corriger ou d'en limiter les effets.

Dans le même esprit, le mouvement de réadaptation psychosociale prône l'habilitation (*empowerment*) des patients face au système de soins psychiatriques, voire au pouvoir politique. Ce mouvement, qui est particulièrement vigoureux et structuré aux États-Unis, s'installe graduellement au Québec, au Canada et en Europe. Par ailleurs, les associations de parents et d'amis, appelées souvent « associations de familles » en Europe, commencent à revendiquer une meilleure information et un soutien plus adéquat dans la mesure où ce sont les proches qui accueillent la plupart du temps les personnes qui ne résident plus à long terme dans les établissements psychiatriques.

Une autre possibilité consiste dans la formule des groupes d'entraide, qui s'inspire grandement du premier mouvement de ce genre, les Alcooliques Anonymes. En psychiatrie, le modèle « club » (*club house*)

Psychiatrie clinique : une approche bio-psycho-sociale

a un sens particulier, car il repose sur des principes de solidarité, de mutualité et d'entraide chez d'anciens patients traités en psychiatrie, qui se désignent parfois eux-mêmes sous les termes provocateurs de psychiatrisés et de survivants. Ces regroupements visent souvent des activités de socialisation, de revendication, de formation et de travail. Ramsey (1992) a passé en revue certaines de leurs caractéristiques ainsi que leur efficacité.

Au Québec, les groupes d'entraide évoluent souvent vers une fonction de défense des droits, et la *Politique de santé mentale du Québec* (Ministère de la Santé et des Services sociaux, 1989) demande maintenant à chaque région ou sous-région de se doter d'une structure dans laquelle les ex-patients pourront se regrouper pour proposer de nouvelles approches susceptibles de mieux les rejoindre, les aider, les soutenir et appuyer leurs revendications.

72.4.4 Complément à l'hospitalisation

C'est aussi au sein de la collectivité et à l'extérieur des institutions asilaires ou des hôpitaux généraux que se retrouvent insérés aujourd'hui une bonne partie des équipes externes, des centres de jour, des centres sans rendez-vous, des centres de crise, etc. Cette relocalisation des services vise à la fois à favoriser une plus grande accessibilité et à réduire la stigmatisation qui accompagne la fréquentation des établissements psychiatriques traditionnels. Compte tenu de la petite taille de ces équipes, de leur intégration à la collectivité, souvent à côté de groupes communautaires, les professionnels qui y œuvrent sont beaucoup plus sensibles aux besoins et aux normes qui prévalent dans le milieu où leur clientèle vit. Ils peuvent aussi être interpellés plus fréquemment et, de ce fait, sont appelés à remettre en question leur pratique; en retour, leur présence quotidienne permet de combattre les préjugés que d'autres professionnels moins familiers avec le champ de la santé mentale ainsi que la population générale nourrissent souvent à l'égard des professionnels du domaine psychiatrique. Vu leur plus grande accessibilité, ces professionnels se voient demander aide, soutien et information par des groupes divers ayant en commun leur intérêt pour les patients atteints de maladies psychiatriques soit parce qu'ils les regroupent, soit parce qu'ils regroupent leurs proches.

Il faut dire que ces groupes sont fréquemment mis à contribution pour compléter le travail amorcé en établissement ou y suppléer. Avec la réduction de la durée du séjour hospitalier, dans la foulée de ce que l'on appelle maintenant « virage ambulatoire », on confie de plus en plus aux familles et aux conjoints une partie importante de l'aide requise par les patients au jour le jour. Mal préparés, ces soignants risquent d'adopter des attitudes ou des comportements peu aidants, voire malsains; de toute façon, l'incertitude et la tension qui entourent ces situations ne peuvent que générer une angoisse assez vive qui retombe sur les patients. La disponibilité des professionnels, facilitée par leur insertion communautaire, est absolument nécessaire pour prévenir ces facteurs de stress additionnels.

72.4.5 Limites

Comme on vient de le voir, les collectivités ont réagi bien différemment au fil des siècles face à leurs membres qui présentaient des troubles mentaux majeurs et persistants. On peut dire que plus la collectivité est structurée, plus elle forme une communauté, plus la personne souffrante en fait partie, plus elle peut aussi en recevoir de l'aide sous une forme ou une autre. Il faut cependant ajouter que si cette communauté adopte un comportement d'exclusion, la possibilité réelle pour les malades traités en psychiatrie de s'y réinsérer s'en trouve nettement réduite. L'existence d'une communauté forte représente aussi bien une source de soutien qu'une source de rejet. Dans une collectivité plus anonyme, moins structurée, la possibilité de recevoir de l'aide sera plus faible, mais la déviance sera sans doute l'objet d'un rejet moins marqué.

*
* *

En ce qui concerne la prévention, c'est avant tout à l'ensemble de la collectivité qu'il faut s'adresser et aux nombreux groupes cibles qui s'y trouvent, où chacun peut profiter d'une approche spécifique. Il faut par ailleurs se tourner vers les communautés dans le but de réduire les préjugés à l'endroit des ex-patients traités en psychiatrie. Ces préjugés représentent des obstacles qu'ils n'arrivent pas toujours à franchir pour reprendre leur place au sein de leur propre communauté.

Psychiatrie clinique : une approche bio-psycho-sociale

Bibliographie

ACKERMAN, N.W.
1958   *The Psychodynamics of Family Life,* New York, Basic Books.

AMYOT, A., et LAVOIE, J.-G.
1976   « La psychiatrie communautaire : la continuité des soins », *Union Med. Can.,* vol. 105, n° 12, p. 1831-1837.

AMYOT, A., et MESSIER, M.J.
1973   « Les équipes volantes, moyens d'organiser des soins psychiatriques et communautaires dans une région rurale et isolée », *La revue de l'Association des psychiatres du Canada,* vol. 18, n° 2, p. 123-131.

AUBRY, T.D., TEFT, B., et CURRIE, R.F.
1995   « Public attitudes and intentions regarding tenants of community mental health residences who are neighbors », *Community Ment. Health J.,* vol. 31, n° 1, p. 39-52.

BARNES, J.A.
1954   « Class and committees in a Norwegian island parish », *Human Relations,* vol. 7, p. 39-58.

BATESON, G., et coll.
1963   « A note on the double bind », *Fam. Process,* vol. 2, n° 1, p. 154-161.
1956   « Towards a theory of schizophrenia », *Behavioral Science,* n° 1, p. 251-264.

BERNHEIM, K.F.
1990   « Principles of professional and family collaboration », *Hospital and Community Psychiatry,* vol. 41, n° 12, p. 1353-1355.

BLANCHET, L., EDISBURY, L., et PETITCLERC, L.
1995   « À la jonction du clinique et du communautaire : la pratique de réseaux », *PRISME,* vol. 5, n° 2, p. 86-98.

BLANCHET, L., et coll.
1984   « L'intervention en réseau comme processus de recherche-action », *Revue canadienne de service social,* p. 97-127.

BROWN, G.W., BHROLCHAIN, M.N., et HARRIS, T.O.
1975   « Social class and psychiatric disturbance among women in an urban population », *Sociology,* vol. 9, n° 2, p. 225-254.

COCHRAN, M.M., et BRASSARD, J.A.
1979   « Child development and personal social networks », *Child Dev.,* vol. 50, n° 3, p. 601-616.

CRAWSHAW, R., et KEY, W.
1961   « Psychiatric teams », *Arch. Gen. Psychiatry,* vol. 5, octobre, p. 397-405.

DECHILLO, N., KOREN, P.E., et SCHULTZE, K.S.
1994   « From paternalism to partnership : Family and professional collaboration in children's mental health », *American Orthopsychiatric Association,* vol. 64, n° 4, p. 564-576.

DIXON, L., KRAUSS, N., et LEBERMAN, A.
1994   « Consumers as service providers : The promise and challenge », *Community Ment. Health J.,* vol. 30, n° 6, p. 615-625.

FEIRING, C., et LEWIS, M.
1978   « The child as a member of a family system », *Behavioral Science,* vol. 23, n° 4, p. 225-233.

FROMM-REICHMAN, F.
1948   « Notes on the development of treatment of schizophrenics by psychoanalytic psychotherapy », *Psychiatry,* vol. 11, p. 263-273.

GARRISON, J., et WERFEL, S.
1977   « A network approach to clinical social work », *Clinical Social Work Journal,* vol. 5, n° 2, p. 108-117.

GUAY, J.
1984   *L'intervenant professionnel face à l'aide naturelle,* Boucherville (Québec), Gaëtan Morin Éditeur.

HATFIELD, A.B.
1990   « The social context of helping families », dans H.P. Lefley et D.L. Johnson (sous la dir. de), *Families as Allies in Treatment of the Mentally Ill : New Directions for Mental Health Professionals,* Washington (D.C.), American Psychiatric Press, p. 77-90.

HENDERSON, S., et coll.
1978   « The patient's primary group », *Br. J. Psychiatry,* vol. 132, janvier, p. 74-86.

HOWELLS, J.G.
1993   « An outline of family psychiatry », *Psychiatric Annals,* vol. 23, n° 9, p. 490-493.

IMBER-BLACK, E.
1991   « A family-larger-system perspective », *Family Systems Medicine,* vol. 9, n° 4, p. 371-395.
1988   *Families and Larger Systems : A Family Therapist's Guide through the Labyrinth,* New York, Guilford Press.

KAPLAN, B.H., ROBBINS, C., et STEVEN, M.S.
1983   « Antecedents of psychological distress in young adults : Self-rejection, deprivation of social support and life events », *J. Health Soc. Behav.,* vol. 24, n° 3, p. 230-244.

MCKNIGHT, J.
1977   « The professional service business », *Social Policy,* vol. 8, n° 3, p. 110-116.

MINISTÈRE DE LA SANTÉ et DES SERVICES SOCIAUX
1989   *Politique de santé mentale,* Gouvernement du Québec.

PATTISON, E.M., et coll.
1975   « A psychosocial kinship model for family therapy », *Am. J. Psychiatry,* vol. 132, n° 12, p. 1246-1251.

PELSSER, R.
1980 « La multidisciplinarité en santé mentale : fiction ou réalité ? », *Santé mentale au Québec,* vol. 5, n° 1, p. 3-21.

RAMSEY, P.W.
1992 « Characteristics processes, and effectiveness of community support groups : A review of the litterature », *Family and Community Health,* vol. 15, n° 3, p. 38-48.

ROUSSEAU, C.
1993 « Community empowerment : The alternative resources movement in Quebec », *Community Ment. Health J.,* vol. 29, n° 6, p. 535-545.

ROY, A.
1978 « Vulnerability factors and depression in women », *Br. J. Psychiatry,* vol. 133, août, p. 106-110.

RUEVENI, U.
1977 « Family network intervention : Mobilizing support for family in crisis », *International Journal of Family Counselling,* vol. 5, n° 2, p. 77-83.

SCHOENFELD, P., et coll.
1985 « Network therapy : An outcome study of twelve social networks », *Journal of Community Psychology,* vol. 13, n° 3, p. 281-287.

SOKOLOVSKY, J., et coll.
1978 « Personal networks of ex-mental patients in a Manhattan SRO hotel », *Human Organization,* vol. 37, n° 1, p. 5-15.

SPECK, R., et ATTNEAVE, C.
1973 *Family Networks,* New York, Vintage Books.

STEIN, L.I.
1992 « On the abolishment of the case manager », *Health Aff.,* vol. 11, n° 3, p. 172-177.

TANSELLA, M.
1991 « Community-based psychiatry : Long-term patterns of care in South-Verona », *Psychol. Med.,* supplément monographique 19, n° 19, p. 1-54.

TERKELSEN, K.G.
1990 « A historical perspective on family-provider relationships », dans H.P. Lefley et D.L. Johnson (sous la dir. de), *Families as Allies in Treatment of the Mentally Ill : New Directions for Mental Health Professionals,* Washington (D.C.), American Psychiatric Press, p. 3-21.

TOLSDORF, C.C.
1976 « Social networks, support and coping : An exploratory study », *Fam. Process,* vol. 15, n° 4, p. 407-417.

Lectures complémentaires

AUSLOOS, G.
1995 *Compétence des familles : temps, chaos, processus,* Ramonville-Saint-Agne, Érès.

NESTMANN, F., et HURRELMANN, K. (sous la dir. de)
1994 *Social Networks and Social Support in Childhood and Adolescence,* Berlin, Walter de Gruyter.

THOMSON, D.A., et coll.
(à paraître) « Les ingrédients essentiels au succès de la mise en place au Québec des équipes de suivi intensif dans la communauté s'inspirant du modèle PACT », *L'infirmière du Québec.*

CHAPITRE 73

Psychiatrie transculturelle, migrations

EMMANUEL HABIMANA, Ph.D.
Psychologue en cabinet privé
Professeur agrégé au Département de psychologie de l'Université du Québec à Trois-Rivières

CÉCILE ROUSSEAU, M.D., M.Sc.
Psychiatre, directrice de l'Équipe de psychiatrie transculturelle de l'Hôpital de Montréal pour enfants
Professeure agrégée au Département de psychiatrie de l'Université McGill (Montréal)

JEAN-FRANÇOIS SAUCIER, M.D., Ph.D.
Psychiatre, consultant en recherche au Département de psychiatrie de l'Hôpital Sainte-Justine (Montréal)
Professeur titulaire au Département de psychiatrie de l'Université de Montréal

URSULA STREIT, Ph.D. (ethnologie)
Psychanalyste à la Clinique des maladies affectives du Département de psychiatrie
de l'Hôpital du Sacré-Cœur de Montréal

PLAN

73.1 Psychopathologie et culture
    73.1.1 Troubles ethniques ou syndromes culturels
    73.1.2 Spécificité culturelle des troubles mentaux
    73.1.3 Compréhension étiologique des troubles mentaux : le cas de la possession

73.2 Santé mentale des immigrants et des réfugiés
    73.2.1 Facteurs prémigratoires
    73.2.2 Facteurs postmigratoires
        • *Société d'accueil et migration* • *Situation socioéconomique* • *Existence d'une communauté de la même origine culturelle*
    73.2.3 Facteurs associés au cycle de vie

73.3 Approches thérapeutiques
    73.3.1 Diversité et aspects universels des traitements
    73.3.2 Traitement dans un contexte interculturel
        • *Problématique de l'évaluation et du diagnostic* • *Types de traitements utilisés*

Bibliographie

Lecture complémentaire

Depuis le début du 20e siècle, deux grandes traditions ont cours dans le monde psychiatrique occidental pour rendre compte de la maladie mentale chez les peuples non occidentaux : la tradition universaliste et la tradition du relativisme culturel.

On peut associer la tradition universaliste à Kraepelin qui, en 1904, à la suite d'un voyage en Indonésie, publiait un article intitulé « Psychiatrie comparée ». Utilisant son propre système classificatoire, alors accepté en Europe, il prétendait pouvoir y faire entrer les syndromes qu'il avait observés à Java. De plus, il émettait l'hypothèse selon laquelle la maladie mentale s'expliquerait par un processus biologique sous-jacent qui s'apparenterait à une « forme » universelle (Littlewood, 1990) sur laquelle se grefferaient des « contenus » divers, de caractère superficiel, correspondant à la grande variété des syndromes observés partout dans le monde. Cette proposition opposant la biologie universelle à la culture locale, qui sembla aller de soi pendant longtemps, est actuellement remise en question par les travaux de la « psychobiologie de l'ethnicité » (Lin et coll., 1993), qui laissent entendre que la biologie serait aussi « locale » que la culture.

La seconde tradition, le relativisme culturel, perçoit comme très profondes les différences entre les cultures. Plusieurs auteurs (entre autres Kleinman, 1988 ; Murphy, 1982 ; Nathan, 1987) insistent sur le fait que la configuration « sociocentrique » (c.-à-d. une forte intégration dans une famille étendue, un lignage, un clan) dans laquelle sont situés la plupart des patients non occidentaux entraîne des normes comportementales radicalement différentes de celles des patients occidentaux, qui, eux, sont situés dans une configuration « égocentrique » (c.-à-d. une situation d'autonomie sociale). Il en résulterait des modèles psychiatriques qu'on ne peut strictement pas comparer et encore moins assujettir aux nosographies occidentales.

73.1 PSYCHOPATHOLOGIE ET CULTURE

Face à un stress psychosocial ou environnemental, chaque culture privilégie un certain nombre de manifestations cognitives, affectives ou comportementales pour exprimer une détresse psychologique, manifestations que chaque membre de la communauté apprend au cours de sa socialisation. Ainsi, dans certaines communautés, un sujet révélera son état dépressif en décrivant des symptômes psychiques, alors que, dans une autre culture, le malade exprimera sa souffrance par des plaintes somatiques. De même, dans une société donnée, les tentatives suicidaires peuvent être fréquentes parce qu'elles sont considérées comme des réactions prévisibles à certaines situations stressantes, alors que, dans une autre société, de tels comportements seront rares parce qu'ils sont condamnés. On peut prendre l'exemple de la Norvège et du Danemark où les taux de prévalence sont fort différents malgré des similitudes en ce qui concerne plusieurs indices comparatifs.

Au cours de la préparation de la quatrième édition du DSM, le Task Force a consulté plus de 60 spécialistes en ethnopsychiatrie, en anthropologie et en psychologie transculturelle afin de mieux faire ressortir les variations culturelles des troubles mentaux. De cette consultation, le DSM a retenu deux conclusions majeures. D'une part, il existe des troubles qui sont propres à certaines sociétés, comme le *latah* ou l'*amok*, qui sont des « troubles ethniques ». D'autre part, pour un syndrome donné (p. ex., la dépression ou la schizophrénie), l'expression psychopathologique, les représentations étiologiques et les traitements peuvent être influencés par le système de valeurs ou les croyances des individus appartenant à une même culture.

73.1.1 Troubles ethniques ou syndromes culturels

Le terme « troubles ethniques » désigne les manifestations psychopathologiques propres à des régions particulières et dues à des facteurs exclusivement culturels. Dans l'annexe I, le DSM-IV décrit une vingtaine de ces troubles ethniques, appelés aussi « exotiques » (*folk illness*) et plus couramment « syndromes culturels » (*culture-bound syndromes*). Le nombre de ces troubles est en réalité plus élevé si l'on se réfère à la classification de Simons et Hugues (1985). Parmi les plus connus, on peut citer le *latah*, l'*amok* et le *koro*. Selon Fernandez (1992), ces troubles se rencontrent dans 80 % des cultures et plusieurs sont analogues aux troubles dissociatifs répertoriés par le DSM-IV. Il est cependant réducteur de considérer ces troubles ethniques comme des troubles dissociatifs, car les symptômes sont si variés que la dissociation à elle seule ne peut les expliquer. Ainsi, les symptômes observés par différents auteurs sont les préoccupations anxieuses, l'irritabilité, l'insomnie, le retrait social, les tentatives suicidaires, les peurs, la logorrhée, la perte d'appétit, la labilité émotionnelle, l'incapacité de s'acquitter de ses obligations, etc. Contrairement à une opinion fort répandue, Westermeyer (1989b) conclut que les troubles ethniques ne se limitent pas aux sociétés non occidentales. D'ailleurs, O'Nell (1975) et plusieurs autres auteurs définissent un trouble ethnique de la façon suivante :

- une culture donnée reconnaît qu'une personne est malade car celle-ci présente des symptômes que cette culture considère comme pathologiques, même si ces symptômes peuvent recevoir une interprétation différente dans une autre société ;
- la cause du trouble n'est pas biologique ;
- le sujet n'est pas conscient du trouble ou ne s'en sent pas responsable et le trouble survient dans un contexte de conflit, de frustration ou de dislocation familiale ;
- dans la culture en question, le malade est traité différemment des autres personnes à cause de son état ; cependant, on s'attend à ce qu'il se conduise différemment des autres, car c'est son état qui lui confère le statut de malade.

Chaque culture fournit ainsi un répertoire de symboles et d'images par lesquels un trouble mental peut s'exprimer : possession par les esprits, contrôle par les ondes ou la télévision, conduite alimentaire étrange (p. ex., la boulimie), etc. Par conséquent, le trouble a, pour le patient tout comme pour son groupe d'appartenance, une signification d'ordre moral, social ou psychologique. Selon Littlewood et Lipsedge (1986), l'agoraphobie, la kleptomanie, le « siège domestique » (violence qu'un homme exerce contre son ex-épouse dans un conflit lié à la garde des enfants) et plusieurs paraphilies répondent également aux caractéristiques des syndromes culturels. En effet, ces auteurs envisagent comme un trouble ethnique toute manifestation étrange, déviante ou anormale propre à une aire culturelle déterminée. Dans un article provocant, Hill et Fortenberry (1992) vont jusqu'à considérer comme des syndromes culturels certains phénomènes touchant les adolescents en Amérique du Nord tels que la grossesse précoce, les maladies transmises sexuellement, la toxicomanie, le suicide, la délinquance ou la communication et les interactions pathologiques.

L'American Psychiatric Association (1994) retient pour le moment l'anorexie et la boulimie comme syndromes culturels propres aux pays occidentaux et considère le trouble dissociatif de l'identité (personnalité multiple) comme un trouble ethnique des États-Unis. Néanmoins, il faudrait faire des études de terrain pour vérifier avec rigueur si ces troubles ne se trouvent pas dans d'autres cultures sous un mode d'expression différent. Le *koro*, trouble qui se traduit par la peur que le pénis ne se rétracte dans l'abdomen, offre un bon exemple de syndrome culturel qui touche des sociétés autres que celles auxquelles il a été associé. Cette peur étrange, que l'on rencontre en Chine méridionale et en Malaisie, a également été observée ailleurs en Asie du Sud-Est, aux États-Unis, au Canada et en Afrique (Murphy, 1982), et ce malgré le fait que les patients de ces dernières régions ignoraient l'existence de cette maladie en Chine méridionale ou en Malaisie.

73.1.2 Spécificité culturelle des troubles mentaux

Plusieurs recherches ont rappelé le fait que certains troubles mentaux sont associés à la pauvreté ou aux classes sociales démunies, montrant par là des différences culturelles au sein d'une société. De même, l'attitude face à certaines pratiques comme la consommation d'alcool ou de drogues varie selon les milieux, d'où les taux de prévalence variables de la toxicomanie et de l'alcoolisme dans le monde. Il en est de même pour beaucoup d'autres troubles, aspect que reconnaît le DSM-IV en soulignant la spécificité culturelle associée aux principaux syndromes.

Pour ce qui est de la schizophrénie, maints auteurs soulignent que le pronostic est souvent meilleur dans les pays en voie de développement (Kleinman, 1980) à cause d'un soutien familial plus important et d'une tolérance sociale plus élevée ; ils font remarquer l'absence ou, du moins, la rareté des formes franches de schizophrénie au profit des formes simples, particulièrement les bouffées délirantes (Corin et Murphy, 1979). Ces dernières manifestations se caractérisent par une apparition soudaine, une personnalité prémorbide normale, un délire polymorphe, des hallucinations visuelles, auditives et somatiques nombreuses, mais avec un cycle évolutif très court, d'une moyenne de trois mois sans rechute. Chose curieuse, cependant, la présence des symptômes psychotiques comme les hallucinations auditives, visuelles, voire les délires, peut s'observer dans des contextes autres que la maladie, notamment au cours de certains rituels thérapeutiques ou religieux. Le praticien doit par conséquent être vigilant, surtout s'il existe une très grande distance culturelle entre lui et le patient.

En ce qui concerne la dépression, le DSM-IV met en garde contre la tendance à relier la dépression à la tristesse et au sentiment de culpabilité, étant donné que dans beaucoup de cultures la dépression est vécue par le truchement de plaintes somatiques. Ainsi, peu d'études relevaient la dépression en Afrique avant 1954 ou en Chine avant 1980, parce que l'expérience dépressive se manifestait différemment dans ces pays (Kleinman, 1988 ; Prince, 1968). Actuellement, on pense que la peur d'être ensorcelé ou persécuté, la sensation d'être visité par les morts ou le fait d'avoir des difficultés sexuelles sont des manifestations déguisées de l'expérience dépressive (Kleinman, 1980).

Des caractéristiques culturelles s'observent également dans les troubles anxieux, somatoformes, dissociatifs, alimentaires ainsi que dans les troubles de la personnalité. Le trouble panique, par exemple, peut survenir dans un contexte de crainte de la sorcellerie ou de la magie, alors que la dépersonnalisation et la déréalisation peuvent être induites volontairement et accompagner certaines pratiques religieuses ou méditatives. Des croyances comme le mauvais œil, le sixième sens ou la réincarnation paraîtraient bien schizotypiques en Occident, mais elles sont couramment admises dans d'autres sociétés. Il convient aussi de s'interroger sur un certain nombre de croyances et de pratiques en vogue en Occident même : astrologie, cartomancie, voyages astraux, mouvement des adeptes de Raël, phénomène du nouvel âge, etc. Plusieurs personnes « normales » partagent ces croyances, qui sont par ailleurs marginales, sinon schizotypiques.

73.1.3 Compréhension étiologique des troubles mentaux : le cas de la possession

Que ce soit en Asie, en Afrique ou en Amérique latine, les principales causes des troubles mentaux sont la possession par les esprits, l'ensorcellement et le mauvais œil. La possession est un phénomène très courant dans 80 % à 90 % des cultures du monde (Fernandez, 1992). Elle est souvent associée, voire confondue, avec la transe. Mais ces manifestations, bien que complémentaires, diffèrent. La possession désigne le phénomène par lequel un individu est habité par un être surnaturel qui prend le contrôle de son esprit à son insu, alors que la transe se traduit par une altération de l'état de conscience qui n'est pas causée par le sommeil, le rêve, le coma ou les drogues ; elle est accompagnée de mouvements stéréotypés comme une course sans but, des chutes incontrôlées ou des convulsions. Le DSM-IV propose des critères diagnostiques en vue de recherches ultérieures sur les phénomènes de la transe et de la possession et conçoit la possession comme un trouble dissociatif. Or il existe deux formes de possession : la possession-maladie et la possession initiatique. Dans la première forme, le guérisseur ou le chaman, agissant comme exorciste, met tout en œuvre pour chasser les mauvais esprits responsables des comportements observés chez le sujet « possédé » par ces esprits. Pendant l'exorcisme, le malade est en transe, mais pas nécessairement le chaman. Dans l'initiation ou « adorcisme » (de Heusch, 1971), le guérisseur ou le chaman initie le néophyte aux vertus de la médecine traditionnelle en faisant « descendre » sur lui les esprits qui vont désormais l'habiter et l'aider dans sa profession de thérapeute. Au cours de cette cérémonie, la transe est absente ; si elle se produit, ce ne peut être que chez le jeune initié, qui, avec l'expérience, apprend à la maîtriser comme les vieux chamans.

La possession par les mauvais esprits est l'œuvre des sorciers, qui agissent par envie ou à cause du mauvais œil. Ainsi, dès qu'il y a maladie, accident, fausse couche, malchance, échec scolaire ou professionnel, bref tout ce qui contrecarre l'harmonie, on pense presque automatiquement à la sorcellerie. Selon Murdock et coll. (1980), le phénomène de la sorcellerie est évoqué dans plusieurs sociétés dans le monde, et les recherches de Favret-Saada (1988) montrent comment ces croyances restent enracinées même dans la France contemporaine.

73.2 SANTÉ MENTALE DES IMMIGRANTS ET DES RÉFUGIÉS

Depuis quelques décennies, les chercheurs et les cliniciens s'intéressent à la relation entre les phénomènes migratoires et les problèmes psychiatriques. Tous s'entendent sur le fait que le choc culturel produit par l'immigration provoque une réaction d'adaptation qui comprend plusieurs phases au cours desquelles il est normal que l'individu éprouve des sentiments de tristesse, de peur et de méfiance. Les résultats des travaux portant sur la santé mentale des immigrants sont néanmoins contradictoires : certaines études font état d'une augmentation des troubles psychiatriques et des taux d'hospitalisation (Murphy, 1977), alors que d'autres indiquent une prévalence de problèmes observés inférieure ou égale à celle qui est observée dans la population du pays hôte (Munroe-Blum et coll., 1989 ; Weyerer et Hafner, 1992).

En ce qui concerne le type de troubles dont souffrent les migrants, il n'existe pas de consensus quant à la présence de psychopathologies spécifiques. Certains auteurs soutiennent que des troubles comme le mutisme électif chez les enfants (Bradley et Sloman, 1975), la psychose réactionnelle brève (bouffée délirante) et la psychose du post-partum (Nathan, 1987) sont plus fréquents chez les migrants. D'autres insistent au contraire sur la similarité entre les problèmes observés chez les migrants et ceux qui sont observés dans la population non migrante (Stern et coll., 1990).

Ces observations épidémiologiques permettent d'affirmer que l'immigration en soi ne constitue pas un risque pour la santé mentale et conduisent à poser la question fondamentale soulevée par Murphy (1977) et reprise par le groupe canadien de travail sur la santé mentale des migrants (Beiser, 1988) : dans quelles conditions les problèmes de santé mentale sont-ils plus ou moins fréquents chez les migrants que chez les personnes originaires du pays hôte ?

L'examen des facteurs psychosociaux associés aux problèmes de santé mentale des immigrants doit tenir compte de trois dimensions : le contexte, c'est-à-dire la réalité sociale du moment, la culture et la communauté. L'intégration de ces trois dimensions permet de saisir les configurations de facteurs de vulnérabilité ou de protection qui font de la migration une expérience structurante pour le migrant (Bibeau et coll., 1992). Les migrants sont porteurs de plusieurs cultures — celle de leur pays d'origine, celle qui est associée à la condition de migrant et celle du pays hôte — qui pénètrent dans tous les domaines de la vie sociale et les structurent. L'équilibre entre ces cultures peut s'établir de façon différente dans divers champs sociaux. On peut, par exemple, adopter les comportements et les valeurs du pays hôte dans le domaine du travail et conserver les comportements et les valeurs de son pays d'origine en ce qui touche les relations familiales (Berry et coll., 1986).

Ces cultures s'enracinent dans un contexte spécifique qui est changeant. Sur ce point, le contexte socioéconomique joue un rôle de premier plan. Ainsi, une période de récession peut, en augmentant le taux de chômage, se trouver à modifier la capacité de la société d'accueil de fournir du travail aux nouveaux arrivants et à favoriser l'émergence ou le renforcement d'une perception des immigrants comme constituant une menace sur le marché du travail pour les groupes majoritaires. La culture et le contexte s'articulent dans des communautés qui ont établi leurs propres ressources et stratégies, en particulier en ce qui a trait à la santé mentale. La tendance à l'individualisme, qui caractérise le monde occidental, transforme la communauté et la famille en aidants naturels qui participent à un plan thérapeutique élaboré par les services de santé officiels. Les individus ne jouant plus qu'un rôle secondaire dans la définition, la compréhension et la résolution des problèmes, il peut en découler, chez les communautés migrantes, une perte progressive du pouvoir et du sens de la responsabilité qu'elles exercent habituellement face à la maladie.

Les facteurs de vulnérabilité et de protection forment donc, chez le migrant, un processus dynamique, et aucun facteur ne peut être considéré comme ayant une valeur prédictive universelle. On peut cependant distinguer des facteurs qui apparaissent comme significatifs dans la plupart des trajectoires d'immigration : les facteurs prémigratoires, les facteurs postmigratoires et les facteurs associés au cycle de vie.

73.2.1 Facteurs prémigratoires

Les facteurs prémigratoires sont particulièrement importants dans le cas des migrants non volontaires, qui ont souvent fui leur pays dans des conditions périlleuses après avoir vécu des situations de guerre, de conflits armés ou de discrimination. La condition de réfugié se différencie de la condition d'immigrant par l'ampleur des pertes subies avant et pendant la migration : pertes de liens affectifs, de biens matériels, d'un statut social, des références culturelles, etc. Les traumatismes et les séparations constituent les événements les plus stressants de la période prémigratoire.

L'importance des traumatismes chez les populations réfugiées a été maintes fois documentée (Gong-Guy, Cravens et Patterson, 1991 ; Hauff et Vaglum, 1993). Ces traumatismes, dont la gravité varie selon

Psychiatrie clinique : une approche bio-psycho-sociale

les personnes et les contextes — menaces, harcèlement, détention, torture, viol, disparitions, exécutions, etc. —, peuvent être à l'origine de troubles post-traumatiques prolongés (Carlson et Rosser-Hogan, 1993 ; Kinzie et coll., 1990 ; Mollica et coll., 1990). La prévalence du vécu traumatique chez les réfugiés est souvent un facteur sous-estimé par les institutions du pays hôte. Deux phénomènes permettent d'expliquer cet état de choses. D'un côté, les réfugiés cherchent à éviter les souvenirs pénibles parce qu'ils ne veulent pas provoquer de réminiscences douloureuses et que, dans certains cas, ce vécu tombe sous le coup d'un tabou familial ou communautaire (Bottinelli et coll., 1990). De l'autre côté, on observe un déni de la part de la société hôte par rapport à des événements qui l'obligeraient à regarder en face un aspect insupportable de l'humanité et qu'il est par conséquent préférable d'ignorer (Doerr-Zegers et coll., 1992 ; Vinar et Vinar, 1989).

La place que doivent occuper les services psychiatriques en ce qui a trait aux traumatismes consécutifs à la guerre chez les réfugiés reste indéfinie (Jensen et coll., 1989). Certains auteurs soulignent la nécessité d'un traitement adapté aux caractéristiques culturelles des communautés réfugiées (Gong-Guy, Cravens et Patterson, 1991) ; d'autres insistent sur l'importance de ne pas trop médicaliser ces situations, qui ont une origine sociale et politique, et de chercher plutôt à maximiser les ressources des communautés, leurs stratégies adaptatives, leur capacité de donner un sens aux événements et de les réparer symboliquement (Becker et coll., 1990 ; Vinar et Vinar, 1989).

La séparation familiale est un événement presque inévitable dans un processus migratoire. Les migrants célibataires, les personnes mariées ayant dû laisser leur conjoint derrière eux, les parents ayant dû se séparer de leurs enfants, et vice versa, sont davantage prédisposés aux troubles mentaux (Beiser, 1988). Chaque culture définit de façon assez précise la structure familiale et l'importance des différents liens qui sont établis, et l'on ne peut présumer que seule la séparation de la famille nucléaire soit significative. Au contraire, la famille étendue peut apporter un soutien important (Rumbaut, 1991), tout comme elle peut constituer parfois une source d'obligations économiques ou morales difficiles à assumer (Rousseau, Drapeau et Corin, 1997). Dans le cas des réfugiés, la séparation a souvent un caractère involontaire, précipité, voire traumatique (Barudy, 1989 ; Gilad, 1990).

À la détresse causée par la séparation vient s'ajouter la préoccupation au sujet du sort de la famille demeurée dans le pays d'origine ou dans un camp de réfugiés. Les lenteurs de la procédure de réunification familiale des réfugiés dans les pays occidentaux prolongent indéfiniment les séparations, ce qui complique le rétablissement de l'équilibre familial dans un contexte où les rôles se sont réorganisés et où les différents niveaux d'acculturation peuvent constituer un fossé entre les membres de la famille (Barudy, 1989).

73.2.2 Facteurs postmigratoires

Après la migration, l'univers des migrants et celui de la société d'accueil se rencontrent et se transforment mutuellement. Les déterminants de la santé mentale des migrants proviennent donc simultanément de la société hôte, des communautés culturelles et des personnes immigrées.

Société d'accueil et migration

Parmi les travaux portant sur la santé mentale des migrants, trop peu ont examiné l'influence des caractéristiques de la société hôte : politiques migratoires, vision sociétale de l'acculturation et de l'intégration, attitudes face au migrant. Naidoo (1992) insiste sur la portée du racisme dans une société multiculturelle comme le Canada. D'après elle, la discrimination et les préjugés sous-tendent plusieurs problèmes psychosociaux qui se manifesteront chez les immigrants et les réfugiés. Les discours politiques au sujet du pluralisme dans les sociétés occidentales sont loin d'avoir aplani tous les problèmes, et les années 80 ont vu la résurgence de groupes politiques extrémistes de droite, qui dirigent leurs actions contre les immigrants et les réfugiés. Les difficultés économiques qui accompagnent habituellement la naissance de tels mouvements ont aussi une incidence directe sur la forme que prennent les politiques migratoires. En ce qui concerne les réfugiés, la situation d'incertitude prolongée à laquelle donnent lieu la détermination et l'attribution du statut de réfugié s'avère particulièrement stressante, se traduisant souvent par la réactivation ou l'aggravation de l'état de stress post-traumatique (Gonsalves, 1990).

Les politiques d'intégration adoptées par les sociétés hôtes (idéologie américaine libérale du melting-pot, mosaïque canadienne du multiculturalisme, etc.) déterminent les attentes auxquelles doivent répondre les communautés immigrantes. Le lien entre ces politiques et l'état de santé mentale des immigrants n'a pas été clairement établi (Bibeau et coll., 1992). Il semble cependant qu'un mouvement trop fort vers l'acculturation puisse avoir des effets négatifs en coupant les immigrants de leur culture. L'absence de racines culturelles rendrait plus difficile le travail de deuil qui est nécessaire après un processus d'immigration ou de demande de refuge (Eisenbruch, 1988) et provoquerait une confusion « fragilisante » au point de vue des référents identitaires.

Situation socioéconomique

La situation socioéconomique est, d'après Beiser (1988), le facteur ayant le plus d'influence sur la santé mentale des immigrants. Plus encore qu'un bas revenu, la perte du statut socioéconomique antérieur constitue un événement qui mine l'estime de soi du migrant et bouleverse les rôles traditionnels au sein de la famille, en particulier les relations homme-femme. L'importance centrale de la situation socioéconomique ne fait cependant pas l'objet d'un consensus. Selon une étude menée auprès de 338 réfugiés latino-américains (Sundquist, 1993), l'emploi et le niveau socioéconomique ne seraient pas un facteur de risque pour cette population. Des rapports entre les variables socioéconomiques et d'autres facteurs de type familial, culturel et contextuel pourraient être à l'origine de ces variations.

Existence d'une communauté de la même origine culturelle

Murphy (1973) a émis l'hypothèse que la présence d'une communauté de taille suffisante de la même origine que le migrant constitue pour celui-ci un facteur de protection puissant. La force des réseaux de soutien présents dans la communauté permettrait au migrant de rompre l'isolement et de faire face aux bouleversements que connaissent ses liens affectifs interpersonnels (Rogler, Gurak et Cooney, 1987). Plus que le nombre de personnes appartenant à une communauté ethnique donnée, c'est probablement le sentiment de solidarité et d'appartenance ethnique qui protège le migrant (Beiser, 1988). Cependant, il arrive que cette solidarité ethnique soit perçue comme une menace par la société hôte, qui la voit comme un processus de ghettoïsation.

73.2.3 Facteurs associés au cycle de vie

L'expérience de la migration est une expérience de rupture et de recréation de la continuité. Elle s'inscrit donc dans le temps et se déroule parallèlement au développement de l'individu. Durant le cycle de vie, la continuité est également centrale dans la mesure où la personne maintient son identité profonde tout en passant d'un âge à l'autre. Les recherches qui ont été effectuées sur les phénomènes migratoires mettent en évidence le fait que le migrant est plus fragile lorsque la migration a lieu à l'adolescence ou durant le troisième âge. Dans le cas de l'adolescence, il semble difficile pour l'adolescent de concilier les exigences des changements internes qu'il vit et les exigences liées à l'adaptation au milieu externe totalement nouveau, alors que, pour la personne âgée, c'est plutôt l'absence de perspectives capables de compenser les pertes massives subies lors de la migration qui est en cause.

73.3 APPROCHES THÉRAPEUTIQUES

La diversité des approches thérapeutiques partout dans le monde n'est pas surprenante ; elle reflète les différences culturelles en ce qui concerne la conception des troubles mentaux et les théories étiologiques (voir la section 73.1.3) étroitement liées aux traitements. La spécificité culturelle de toute approche thérapeutique a été mise en évidence par les limites des approches occidentales qui ont été utilisées auprès d'un nombre croissant de migrants non occidentaux dans les sociétés occidentales (Kirmayer, 1989 ; Nathan, 1991, 1994).

73.3.1 Diversité et aspects universels des traitements

L'utilisation parallèle de traitements somatiques et de traitements symboliques se retrouve dans un grand nombre de systèmes thérapeutiques dans le monde (Kleinman, 1988). En Occident, les thérapies symboliques séculaires en dyades prédominent, tandis que, dans les cultures non occidentales, ces traitements sont souvent publics (présence des membres de la famille ou d'autres patients) et impliquent une médiation entre l'univers ordinaire et un monde surnaturel

Psychiatrie clinique : une approche bio-psycho-sociale

(Kleinman, 1988; Nathan, 1991). Ces approches « traditionnelles », souvent qualifiées de magico-religieuses, découlent d'une vision des troubles mentaux comme ayant un fondement « à la fois psychique, somatique, familial, social et religieux » (Nathan, 1987, p. 1).

Bien que les thérapies traditionnelles soient fort diverses, une approche technique (étude de leur fonctionnement) permet, selon Nathan (1987, p. 1), de distinguer trois grandes classes: la possession, le chamanisme et la voyance. La possession (en tant que thérapie)

> consiste en l'organisation collective de rituels « religieux », mais aussi festifs et musicaux au cours desquels le corps du patient, ainsi que celui de certains assistants et d'auxiliaires du thérapeute, en état de transe, adoptent le comportement, la parole et la voix d'êtres mythiques tels que divinités, esprits, démons ou ancêtres.

Le chamanisme comprend le rituel thérapeutique suivant: « Le chaman, en transe, entreprend un voyage, dans le monde des esprits (en haut) ou dans le monde des démons (en bas) pour affronter les puissances à l'origine de la maladie. » (Nathan, 1987, p. 2.) Le rêve ainsi que les substances psychédéliques utilisées de façon systématique jouent aussi un rôle important. Les techniques de voyance précèdent souvent, comme démarche diagnostique, les rituels thérapeutiques proprement dits, mais elles peuvent aussi représenter une séquence thérapeutique (Nathan, 1987). Chacune de ces techniques est associée à des aires culturelles: la possession est fréquente en Afrique ainsi qu'au Brésil et en Haïti, et le chamanisme est répandu en Amérique du Nord et du Sud, en Asie centrale et en Sibérie ainsi qu'en Europe du Nord et de l'Est. Cependant, selon Nathan, il serait plus juste de dire que les différentes formes de thérapies mentionnées comprennent des éléments de possession, de voyance, de voyage de type chamanique et l'utilisation de substances psychédéliques, ces éléments étant combinés selon des dosages précis. De plus, surtout dans les grandes villes des pays en voie de développement, on trouve des thérapies syncrétiques nouvelles, c'est-à-dire des approches qui contiennent des éléments « traditionnels » et « des fragments du discours scientifique occidental » (Nathan, 1987, p. 4).

Malgré les différences entre les approches psychothérapeutiques occidentales et les approches traditionnelles, telles que l'accent mis sur le *Self* en Occident (Kirmayer, 1989) et l'importance du monde surnaturel dans les thérapies traditionnelles (Nathan, 1994), l'efficacité thérapeutique est généralement attribuée au fait que l'expérience idiosyncrasique du patient est rendue conforme à certaines parties du monde mythique. Le contenu de ce monde mythique varie selon les cultures: en Occident, il est formé de concepts psychologiques; dans d'autres cultures, il peut s'agir d'un monde des esprits. Il importe que le monde mythique particulier soit commun au thérapeute et au patient (Dow, 1986; Kleinman, 1988).

73.3.2 Traitement dans un contexte interculturel

Toute relation thérapeutique est susceptible de se révéler interculturelle en raison des sous-cultures (caractérisées par le niveau socioéconomique, l'âge, le sexe, etc.) que l'on trouve à l'intérieur d'une culture donnée. Cependant, la différence entre un praticien occidental et un patient non occidental quant à leurs mondes mythiques respectifs rend une relation thérapeutique interculturelle particulièrement complexe. Cela se reflète dans l'utilisation limitée d'approches psychothérapeutiques avec ce type de patients ainsi que dans l'abandon fréquent de thérapies par ces patients.

Problématique de l'évaluation et du diagnostic

Si l'on accepte le fait que le contexte socioculturel est partie intégrante du diagnostic, il va de soi que, tout particulièrement dans le cadre d'un traitement interculturel, un diagnostic valide doit être basé sur une négociation entre le praticien et le patient au sujet de leurs modèles explicatifs respectifs, c'est-à-dire le système diagnostique utilisé par le praticien et l'interprétation du patient (American Psychiatric Association, 1994; Kleinman, 1988). Par ailleurs, la relation thérapeutique semble facilitée lorsque le médecin invite le patient à exposer sa vision du problème (explication des causes, description des circonstances qui engendrent ces causes, évolution espérée et attentes face au traitement) [American Psychiatric Association, 1994; Kleinman, 1988; Westermeyer, 1989a].

L'évaluation des affects et de l'état émotionnel s'avère très difficile au cours d'un traitement interculturel: le praticien a besoin d'information concernant la « normalité culturelle » des manifestations émotionnelles que présente le patient. Il en va de même pour l'évaluation du comportement, de la communication non verbale, de la façon de se vêtir, des croyances religieuses, etc. Bien que certains membres de la famille puissent servir d'informateurs, il est préférable de faire appel à d'autres compatriotes.

Le recours à un interprète culturel et linguistique est donc fréquemment requis, mais le travail avec un interprète est complexe, car une troisième personne est introduite dans la relation médecin-patient. L'interprète est souvent perçu comme une « interférence » que l'on essaie de limiter en lui demandant simplement de transporter les messages du patient au praticien, et inversement. Une telle attitude peut être justifiée s'il s'agit d'un interprète sollicité pour l'occasion qui ne possède pas de formation professionnelle. L'évaluation est grandement facilitée si l'on travaille avec un interprète professionnel, qui est un intermédiaire actif entre les systèmes théoriques occidentaux et les modèles explicatifs propres à la culture du patient (Westermeyer, 1989a). Il faut aussi mentionner que, même si un patient migrant parle plus ou moins bien la langue du pays hôte, l'expression des émotions reste toujours difficile dans une langue étrangère. Ainsi, le praticien risque de ne pas avoir une vision juste de l'état du patient, par exemple de ne pas se rendre compte du danger de suicide. Il vaut donc mieux que le patient utilise sa langue maternelle.

En ce qui concerne l'examen des fonctions mentales supérieures, il importe de tenir compte du degré d'alphabétisation, du niveau d'instruction et du degré d'acculturation du patient. L'évaluation de l'orientation dans le temps peut s'avérer ardue à cause des différences concernant les calendriers (grégorien, juif, musulman). Si des proverbes sont utilisés, ils doivent appartenir à la culture du patient (Westermeyer, 1989a).

Une compréhension adéquate du problème et de la situation globale du patient migrant exige aussi une investigation concernant son histoire prémigratoire, autrement dit son fonctionnement psychologique et social (rôles, réseau social) dans son pays d'origine, les événements de sa vie, les raisons de la migration et de sa planification, l'expérience de la migration (durée, difficultés), ainsi que les attentes à l'endroit de la nouvelle vie et les problèmes présents (American Psychiatric Association, 1994 ; Westermeyer, 1989b). Les facteurs de risque et de protection décrits dans la section 73.2 peuvent servir de guide dans cette démarche. Pour des réfugiés, l'histoire prémigratoire ainsi que les circonstances de la fuite se rattachent souvent à des traumatismes très importants ; il est donc crucial de respecter le rythme du patient et le silence (ou le non-dit) qui peut entourer son histoire passée. Dans un tel cas, une relation thérapeutique à long terme, comprenant des périodes de traitement intensif lorsque les symptômes sont actifs et des contacts plus espacés lorsque le patient va mieux, semble particulièrement pertinente (Kinzie et Fleck, 1987). Certains auteurs suggèrent que l'espace thérapeutique s'articule autour d'autres espaces qui permettent d'attribuer un sens partagé au traumatisme : le sociopolitique, la religion, l'identité ethnique. Le groupe d'appartenance devient alors un lieu de réparation potentielle et le rôle du praticien consiste surtout à rétablir une continuité entre la personne et son histoire (Vinar et Vinar, 1989).

Types de traitements utilisés

Des recherches menées dans le domaine de la psychopharmacologie montrent des différences entre groupes ethniques par rapport à la pharmacodynamie, aux effets secondaires et à l'efficacité clinique de médicaments (Lin et coll., 1993). Les réponses aux médicaments, y compris les médicaments psychotropes, sont influencées par des facteurs biologiques, psychologiques et socioculturels (Lin et coll., 1993). Bien que des différences génétiques et des facteurs environnementaux, tels que l'alimentation, semblent intervenir, la culture paraît jouer un rôle prédominant, car les croyances et les attentes, qui déterminent la vision et l'explication de la maladie, influencent la fidélité au traitement et l'effet placebo.

Les positions par rapport à la nécessité d'adapter les interventions thérapeutiques (traitements symboliques) à la spécificité culturelle d'un patient donné varient fortement. Cependant, on préconise généralement l'acquisition, par le thérapeute, de compétences transculturelles. Celui-ci doit être conscient de son propre héritage culturel ainsi que des réactions de transfert et de contre-transfert liées au contexte interculturel et connaître les caractéristiques de la culture du patient : histoire, valeurs, conception de la personne et des relations interpersonnelles, expressions de détresse spécifiques, thérapies traditionnelles, etc.

La plupart des centres spécialisés dans le traitement psychologique de patients migrants ont recours à des approches d'inspiration analytique et systémique. L'utilisation de thérapies familiales semble particulièrement adéquate, car dans les sociétés non occidentales la maladie est souvent expliquée comme reflétant un problème du groupe en plus d'être un problème individuel. Comme l'approche systémique ne comporte pas de jugement normatif concernant le fonctionnement familial, elle paraît plus appropriée dans un contexte transculturel, où la spécificité culturelle du patient doit être respectée (DiNicola, 1985).

Bien que, de nos jours, on reconnaisse habituellement l'importance des normes et des valeurs de la culture d'origine du patient lorsqu'on applique des traitements interculturels (Moore et Boehnlein, 1991), les méthodes thérapeutiques (cadres théorique et technique) utilisées restent occidentales, car elles font essentiellement référence au monde mythique occidental (théories psychothérapeutiques occidentales).

Comme un monde mythique commun au thérapeute et au patient semble représenter, universellement, une des clés du succès des thérapies symboliques, des solutions supplémentaires paraissent souhaitables. À notre connaissance, seule l'approche ethnopsychanalytique élaborée par Nathan (1988, 1991, 1994) fait exception, laquelle recourt aux mondes mythiques de la culture du patient, appelés « théories étiologiques traditionnelles » (p. ex., la sorcellerie ou la perte de l'âme) ; même sur le plan des stratégies thérapeutiques, il y a intégration de techniques « traditionnelles » (p. ex., utilisation d'objets thérapeutiques). Dans cette approche, la culture du patient est considérée comme « une part de son "être-au-monde" au moins aussi importante que sa biologie ou que son histoire singulière » (Nathan, 1991, p. 298). L'importance accordée à la culture se traduit par l'utilisation de la langue maternelle du patient, de l'approche du groupe (prédominante dans les cultures non occidentales) et, surtout, des théories étiologiques ou des représentations de la maladie ayant cours dans sa culture. Cette forme de traitement permet donc de reconstruire, du moins en partie, l'univers de références culturelles du patient. De plus, on y trouve une induction implicite de la « médiation avec l'altérité » (Nathan, 1991, p. 304), car les thérapeutes du groupe sont d'origines culturelles diverses et, malgré la prédominance des représentations propres à la culture du patient, une multitude de références culturelles sont évoquées au cours d'une séance. Ainsi, cette approche indique de façon implicite qu'un problème peut être interprété différemment selon le contexte culturel. Le migrant qui souffre du clivage entre ses origines et la culture du nouveau pays est donc incité à faire des liens entre le passé et le présent (Nathan, 1991).

*
* *

La psychiatrie transculturelle vise à déterminer les aspects universels ainsi que la spécificité culturelle d'expériences humaines qu'on appelle « psychopathologies » dans la psychiatrie occidentale (Littlewood, 1990), mais aussi « mal », « malheur » ou « malchance » dans des sociétés « traditionnelles » et non occidentales (Nathan, 1987). Malgré une certaine universalité des causes, de la forme et du contenu de maladies psychiatriques, telles que la schizophrénie et les troubles bipolaires, la psychiatrie transculturelle montre que la prévalence d'une maladie psychiatrique, sa symptomatologie, sa gravité, sa durée et la réponse au traitement peuvent varier en fonction de la culture. Elle fait aussi ressortir une difficulté majeure en psychiatrie (Littlewood, 1990), soit celle des liens entre des déterminants biologiques et des déterminants socioculturels (p. ex., métaphores associées à une maladie donnée, théories explicatives, valeurs de base et systèmes de soins propres à une culture donnée).

De nos jours, on reconnaît le rôle de la culture sur le plan des connaissances et sur celui des pratiques professionnelles (Gaines, 1992), c'est-à-dire l'influence des valeurs américaines et européennes en ce qui a trait aux principaux systèmes diagnostiques : le DSM et la CIM ; on suggère donc d'avoir recours à plus d'une taxonomie afin de pouvoir mieux tenir compte de la spécificité culturelle d'un patient non occidental (American Psychiatric Association, 1994 ; Hinton et Kleinman, 1993). Si l'on admet maintenant qu'il n'existe pas seulement un système diagnostique « valable », la recherche et l'instauration d'une forme de métissage quant au traitement semblent cependant plus difficiles à accepter. Toutefois, certaines tentatives qui ont été faites récemment s'avèrent prometteuses (Hiegel, 1991 ; Moore et Boehnlein, 1991 ; Nathan, 1991, 1994).

Bibliographie

AMERICAN PSYCHIATRIC ASSOCIATION
1994   *Diagnostic and Statistical Manual of Mental Disorders*, 4ᵉ éd., Washington (D.C.), American Psychiatric Association; trad. française *DSM IV – Manuel diagnostique et statistique des troubles mentaux*, Paris, Masson, 1996, 1040 p.

BARUDY, J.
1989   « L'utilisation de l'approche systémique lors de thérapies avec des familles de réfugiés politiques », *Thérapie familiale*, vol. 10, n° 1, p. 15-31.

BECKER, D., et coll.
1990   « Therapy with victims of political repression in Chile: The challenge of social reparation », *Journal of Social Issues*, vol. 46, n° 3, p. 133-149.

BEISER, M.
1988   « Influences of time, ethnicity, and attachment on depression in Southeast Asian refugees », *Am. J. Psychiatry*, vol. 145, n° 1, p. 46-51.

BERRY, J.W., et coll.
1986   « Assessment of acculturation », dans W.J. Lonner et J.W. Berry (sous la dir. de), *Field Methods in Crosscultural Research*, Beverly Hills, Sage.

BIBEAU, G., et coll.
1992   *La santé mentale et ses visages. Un Québec pluriethnique au quotidien*, Boucherville (Québec), Gaëtan Morin Éditeur.

BOTTINELLI, M.C., et coll.
1990   *Psychological Impacts of Exile: Salvadorian and Guatemalan Families in Mexico*, Washington (D.C.), Center for Immigration Policy and Refugee Assistance, Georgetown University.

BRADLEY, S., et SLOMAN, L.
1975   « Elective mutism in immigrant families », *J. Am. Acad. Child Psychiatry*, vol. 14, p. 510-514.

CARLSON, E.B., et ROSSER-HOGAN, R.
1993   « Mental health status of Cambodian refugees ten years after leaving their homes », *Am. J. Orthopsychiatry*, vol. 63, n° 2, p. 223-231.

COLLOMB, H.
1966   « Psychiatrie et culture: considérations générales », *Psychopathologie africaine*, vol. 2, n° 3, p. 259-273.

COMAS-DIAZ, L.
1988   « Cross-cultural mental health treatment », dans L. Comas-Dias et E.E. Griffith (sous la dir. de), *Clinical Guidelines in Cross-Cultural Mental Health*, New York, John Wiley & Sons.

CORIN, E., et MURPHY, H.B.M.
1979   « Psychiatric perspectives in Africa. Part I: The Western viewpoint », *Transcultural Psychiatric Research Review*, vol. 16, n° 2, p. 147-178.

DEVEREUX, G.
1970   *Essai d'ethnopsychiatrie générale*, Paris, Gallimard.

DINICOLA, V.F.
1985   « Family therapy and transcultural psychiatry: An emerging synthesis. Part I: The conceptual basis », *Transcultural Psychiatric Research Review*, vol. 22, n° 2, p. 81-113.

DOERR-ZEGERS, O., et coll.
1992   « Torture: Psychiatric sequelae and phenomenology », *Psychiatry*, vol. 55, p. 177-184.

DOW, J.
1986   « Universal aspects of symbolic healing: A theoretical synthesis », *American Anthropologist*, vol. 88, n° 1, p. 56-69.

EISENBRUCH, M.
1988   « The mental health of refugee children and their cultural development », *International Migration Review*, vol. 22, n° 2, p. 282-300.

EVANS-PRITCHARD, E.E.
1937   *Sorcellerie, oracles et magie chez les Azandé*, Paris, Gallimard.

FAVRET-SAADA, J.
1988   « Le corps dans le désorcellement Bocain », *Santé Culture Health*, vol. 5, n° 3, p. 313-323.

FERNANDEZ, R.L.
1992   « The proposed DSM-IV trance and possession disorder category: Potential benefits and risks », *Transcultural Psychiatric Research Review*, vol. 29, n° 4, p. 301-317.

GAINES, A.D.
1992   *Ethnopsychiatry: The Cultural Construction of Professional and Folk Psychiatries*, Albany, State University of New York Press.

GILAD, L.
1990   « Refugees in Newfoundland: Families after flight », *Journal of Comparative Family Studies*, vol. 21, p. 379-396.

GONG-GUY, E., CRAVENS, R.B., et PATTERSON, T.E.
1991   « Clinical issues in mental health service delivery to refugees », *Am. Psychol.*, vol. 46, n° 6, p. 642-648.

GONSALVES, C.J.
1990   « The psychological effects of political repression on Chilean exiles in the U.S. », *Am. J. Orthopsychiatry*, vol. 60, n° 1, p. 143-153.

HAUFF, E., et VAGLUM, P.
1993   « Vietnamese boat refugees: The influence of war and flight traumatization on mental health on arrival in the country of resettlement: A community cohort study of Vietnamese refugees in Norway », *Acta Psychiatr. Scand.*, vol. 88, p. 162-168.

HEUSCH, L. de
1971   *Pourquoi l'épouser et autres essais*, Paris, Gallimard.

HIEGEL, J.-P.
1991   « Coopérer avec des médecins traditionnels asiatiques. Un métissage de savoir », *Nouvelle revue d'ethnopsychiatrie*, vol. 17, n° 1, p. 23-52.

HILL, R.F., et FORTENBERRY, J.D.
1992   « Adolescence as a culture-bound syndrome », *Soc. Sci. Med.*, vol. 35, n° 1, p. 73-80.

HINTON, L., et KLEINMAN, A.
1993   « Cultural issues and international psychiatric diagnosis », dans E. Costa, J.A. Sylva et C.C. Nadelson (sous la dir. de), *International Review of Psychiatry*, vol. 1, Washington (D.C.), American Psychiatric Press, p. 111-129.

JENSEN, S.B., et coll.
1989   « Psychiatric care of refugees exposed to organized violence : A comparative study of refugees and immigrants in Frederiksborg County, Denmark », *Acta Psychiatr. Scand.*, vol. 80, p. 125-131.

KINZIE, J.D., et coll.
1990   « The prevalence of post-traumatic stress disorder and its clinical significance among Southeast Asian refugees », *Am. J. Psychiatry*, vol. 147, n° 7, p. 913-917.

KINZIE, J.D., et FLECK, J.
1987   « Psychotherapy with severely traumatized refugees », *Am. J. Psychother.*, vol. 41, n° 1, p. 82-94.

KIRMAYER, L.J.
1991   « The place of culture in psychiatric nosology : Taijin Kyofusho and DSM-III-R », *J. Nerv. Ment. Dis.*, vol. 179, n° 3, p. 19-28.
1989   « Psychotherapy and the cultural concept of the person », *Santé Culture Health*, vol. 6, n° 3, p. 241-270.

KLEINMAN, A.
1988   *Rethinking Psychiatry: From Cultural Category to Personal Experience*, New York, Free Press.
1980   *Patients and Healers in the Context of Culture*, Berkeley, University of California Press.

KRAEPELIN, E.
1904   « Veirgleichende Psychiatrie », *Centralblatt Nervenheilkunde und Psychiatrie*, vol. 27, p. 29-33 ; trad. française « Psychiatrie comparée », *Psychopathologie africaine*, vol 23, n°s 2-3, 1995-1996, p. 259-263.

LAPLANTINE, F.
1988   *L'ethnopsychiatrie*, Paris, PUF.

LIN, K.M., et coll.
1993   *Psychopharmacology and Psychobiology of Ethnicity*, Washington (D.C.), American Psychiatric Press.

LITTLEWOOD, R.
1990   « From categories to contexts : A decade of the "New Cross-Cultural Psychiatry" », *Br. J. Psychiatry*, vol. 156, n° 3, p. 308-327.

LITTLEWOOD, R., et LIPSEDGE, M.
1986   « The culture-bound syndromes of the dominant culture : Culture, psychopathology and biomedicine », dans J. Cox (sous la dir. de), *Transcultural Psychiatry*, Londres, Croom Helm, p. 253-273.

MOLLICA, R.F., et coll.
1990   « Assessing symptom change in Southeast Asian refugee survivors of mass violence and torture », *Am. J. Psychiatry*, vol. 147, n° 1, p. 83-88.

MOORE, L.J., et BOEHNLEIN, J.K.
1991   « Treating psychiatric disorders among Mien refugees from highland Laos », *Soc. Sci. Med.*, vol. 32, n° 9, p. 1027-1036.

MUNROE-BLUM, H., et coll.
1989   « Immigrant children : Psychiatric disorder, school performance, and service utilization », *Am. J. Orthopsychiatry*, vol. 59, n° 4, p. 510-519.

MURDOCK, G., et coll.
1980   « World distribution of illness », *Transcultural Psychiatric Research Review*, vol. 17, n° 1, p. 37-64.

MURPHY, H.B.M.
1982   *Comparative Psychiatry: The International and Intercultural Distribution of Mental Illness*, Berlin, Springer Verlag.
1977   « Migration, culture and mental health », *Psychol. Med.*, vol. 7, n° 4, p. 677-684.
1973   « Migration and the major mental disorders : A reappraisal », dans C. Zwingmann et M. Pfister-Ammende (sous la dir. de), *Uprooting and After*, New York, Springer Verlag.

NAIDOO, J.C.
1992   « The mental health of visible ethnic minorities in Canada », *Psychology and Developing Societies*, vol. 4, n° 2, p. 165-186.

NATHAN, T.
1994   *L'influence qui guérit*, Paris, Odile Jacob.
1991   « Fier de n'avoir ni pays ni amis, quelle sottise c'était... Modifications techniques et conceptuelles récemment apportées à la psychopathologie par la clinique ethnopsychanalytique », *Psychologie française*, vol. 36, n° 3, p. 295-306.
1988   *Le sperme du diable. Éléments d'ethnopsychothérapie*, Paris, PUF.
1987   « Thérapie et culture », *Encyclopédie médico-chirurgicale*, Paris, Psychiatrie, 37725-D-10, 5 p.

O'NELL, C.
1975   « An investigation of reported "fright" as a factor in the etiology of Susto, "Magical fright" », *Ethos*, vol. 3, n° 1, p. 1-63.

PRINCE, R.
1968 « The changing picture of depressive syndrome in Africa. Is it a fact or diagnostic fashion ? », *Canadian Journal of African Studies*, vol. 2, n° 1, p. 177-192.

RACK, P.
1982 *Race, Culture and Mental Disorder*, Londres, Tavistock Publications.

ROGLER, L.H., GURAK, D.T., et COONEY, R.S.
1987 « The migration experience and mental health : Formulations relevant to Hispanics and other immigrants », dans M. Gaviria et J.D. Arana (sous la dir. de), *Health and Behavior : Research Agenda for Hispanics*, Chicago, Simon Bolivar Hispanic, American Psychiatric Research and Training Program, University of Chicago, p. 72-84.

ROUSSEAU, C., DRAPEAU, A., et CORIN, E.
1997 « The influence of culture and context on the pre- and post-migration experience of school-aged refugees from Central America and Southeast Asia in Canada », *Soc. Sci. Med.*, vol. 44, n° 8, p. 1115-1127.

RUMBAUT, R.G.
1991 « The agony of exile : A study of the migration and adaptation of Indochinese refugee adults and children », dans F.L. Ahearn et J.L. Athey (sous la dir. de), *Refugee Children. Theory, Research, and Services*, Baltimore, The Johns Hopkins University Press.

SIMONS, R.C., et HUGUES, C.C.
1985 *The Culture-Bound Syndromes*, Boston, Reidel Publishing Company.

STERN, G., et coll.
1990 « Patterns of attendance of child psychiatry outpatients with special reference to Asian families », *Br. J. Psychiatry*, vol. 156, n° 3, p. 384-387.

SUNDQUIST, J.
1993 « Ethnicity as a risk factor for mental illness. A population-based study of 338 Latin American refugees and 996 age-, sex- and education-matched Swedish controls », *Acta Psychiatr. Scand.*, vol. 87, p. 208-212.

VINAR, M., et VINAR, M.
1989 *Exil et torture*, Paris, Denoël.

WESTERMEYER, J.
1989a *Psychiatric Care of Migrants : A Clinical Guide*, Washington (D.C.), American Psychiatric Press.
1989b « Psychiatric epidemiology across cultures : Current issues and trends », *Transcultural Psychiatric Research Review*, vol. 26, n° 1, p. 5-25.

WEYERER, S., et HAFNER, H.
1992 « The high incidence of psychiatrically treated disorders in the inner city of Mannheim. Susceptibility of German and foreign residents », *Soc. Psychiatry Psychiatr. Epidemiol.*, vol. 27, n° 2, p. 142-146.

WHITE, G.M.
1982 « Introduction : Cultural conceptions in mental health research and practice », dans A.J. Marsella, *Cultural Conceptions of Mental Health and Therapy*, Dordrecht (Pays-Bas), D. Reidel Publishing Company, p. 3-38.

Lecture complémentaire

KAREN, J., et LITTLEWOOD, R.
1992 *Intercultural Therapy : Themes, Interpretations and Practice*, Oxford, Blackwell Scientific Publications.

CHAPITRE 74

Psychiatrie des autochtones

GÉRARD MONTAGNE, M.D., F.R.C.P.C.
Psychiatre au Département de psychiatrie du Centre hospitalier de l'Université de Montréal (Hôtel-Dieu)
Chargé d'enseignement de clinique au Département de psychiatrie de l'Université de Montréal

CLARE C. BRANT[†], M.D., R.C.P.S.C. (1941-1995)
Psychiatre, professeur adjoint de psychiatrie à la University of Western Ontario (London)

PLAN

74.1 Données sociologiques

74.2 Épidémiologie psychiatrique chez les autochtones

74.3 Suicide

74.4 Alcoolisme et toxicomanie

74.5 Violence familiale et abus sexuels

74.6 Analyse des problèmes de santé mentale

74.7 Aspects anthropologiques

74.8 Obstacles et solutions

Bibliographie

Lectures complémentaires

La psychiatrie des autochtones est un sujet vaste et complexe en raison des aspects historique, anthropologique, économique et politique qui lui sont associés. En conséquence, la revue de la littérature est forcément incomplète. Néanmoins, ce chapitre tente de brosser un tableau de la situation qui reflète cette complexité.

74.1 DONNÉES SOCIOLOGIQUES

Le terme « autochtone » fait référence aux sociétés amérindiennes et inuites (autrefois appelées « esquimaudes »), de même qu'aux individus qui en font partie, qui sont disséminées un peu partout sur le territoire canadien et dont la présence remonte à plusieurs milliers d'années. Ces sociétés, qui ont longtemps vécu de la chasse et de la cueillette, ont été soumises à des changements draconiens au cours des dernières décennies à cause, notamment, de leur sédentarisation. On évaluait le nombre d'autochtones à environ 450 000, au Canada, en 1988 (Santé et Bien-être social Canada, 1991). Au Québec, on estimait leur nombre à 63 000 en 1992 (Petawabano et coll., 1994). La population autochtone y est constituée :

- par la nation inuite, qui compte environ 7 000 personnes vivant presque uniquement dans le Grand Nord ;
- par 10 nations amérindiennes, qui regroupent environ 55 000 personnes appartenant à 41 bandes indiennes réparties dans le reste du territoire québécois.

En général, chaque bande amérindienne réside dans une réserve établie à son intention par le gouvernement fédéral, soit sur des terres de propriété fédérale, soit sur des terres de propriété provinciale dont le contrôle et l'administration ont été transférés au gouvernement fédéral par le Québec au bénéfice exclusif des Amérindiens. Néanmoins, on estime qu'environ 27 % de la population amérindienne québécoise vit à l'extérieur de la communauté d'appartenance.

74.2 ÉPIDÉMIOLOGIE PSYCHIATRIQUE CHEZ LES AUTOCHTONES

Il n'existe pas de données qui permettraient de tracer le profil épidémiologique de la santé mentale des autochtones du Canada. On dispose tout au plus de données fragmentaires. Young et coll. (1993) présentent les résultats des activités cliniques du service de consultation en terre de Baffin de l'institut psychiatrique Clark de Toronto. L'échantillon regroupait les 581 premiers patients qui ont été envoyés au service pour une consultation psychiatrique entre 1986 et 1989. Le groupe comprenait 60 % de femmes, l'âge moyen était de 27 ans, la majorité des patients étaient célibataires et sans emploi. Les raisons les plus courantes de la consultation étaient la dépression, l'idée et la tentative de suicide et les difficultés familiales. Les troubles de l'adaptation (19,4 %) et la dépression (15,7 %) constituaient les principaux diagnostics posés. Si l'alcoolisme et la toxicomanie ne comptaient que pour 10 % des diagnostics, ils compliquaient la situation dans 25 % des cas.

Abbey et coll. (1993) ont analysé les données ayant trait à 296 femmes du même échantillon. Les principaux motifs de consultation concernaient la dépression, les idées suicidaires, les problèmes familiaux, la violence physique et les abus sexuels. Les troubles de l'adaptation (28,7 %) et les maladies affectives (18,6 %) étaient les principaux diagnostics. Les auteurs insistent sur l'acuité des problèmes de violence conjugale et d'abus sexuels des enfants.

Minde et Minde (1995) ont procédé à l'examen du type de troubles psychiatriques notés chez 100 enfants cris vivant dans une communauté du nord du Québec. Seuls 49 % des enfants ont reçu le diagnostic correspondant à la nosologie du DSM-III-R. Dans 51 % des cas, les enfants présentaient un ensemble de symptômes qui, bien que très handicapants, ne correspondaient pas aux critères du DSM-III-R, mais traduisaient sans doute la spécificité des problèmes des autochtones et les perturbations socioculturelles auxquelles font face ces sociétés. Simard et Proulx (1995) montrent d'ailleurs qu'il existe un décalage important entre une certaine amélioration de la santé physique de cette population, par exemple l'allongement de la durée de vie, et la détérioration de la santé mentale, par exemple la consommation abusive d'alcool ou de drogues, qui résulterait des perturbations socioculturelles.

En résumé, les grandes maladies psychiatriques existent chez les autochtones (Kirmayer et coll., 1993), mais on n'en connaît pas l'épidémiologie exacte. Par contre, il semble y avoir un consensus (Petawabano et coll., 1994) quant à la gravité de cinq problèmes sociaux majeurs : le suicide, l'alcoolisme, la toxicomanie, la violence familiale et les abus sexuels.

74.3 SUICIDE

Le suicide est depuis quelques années une des préoccupations majeures des sociétés autochtones. Il a d'ailleurs fait l'objet d'un rapport préparé par la Commission royale sur les peuples autochtones (1995), dont voici les principaux résultats :

- Le nombre de cas de suicide chez les autochtones du Canada a été 3 fois plus élevé que pour l'ensemble de la population canadienne au cours des 10 à 15 dernières années.
- De 1987 à 1991, les adolescents amérindiens ont été 5,1 fois plus nombreux que les non-autochtones du même âge à songer au suicide : les filles autochtones sont 8 fois plus vulnérables que les filles non autochtones et les garçons, 4,7 fois plus.
- C'est le groupe des 20-29 ans qui compte le plus de victimes et, comme 38 % des autochtones sont maintenant âgés de moins de 15 ans, on peut s'attendre, si la tendance se maintient, à ce que les victimes se multiplient au cours des années à venir.
- Ces chiffres indiquent des tendances qui dissimulent en fait des variations locales et régionales importantes.

Petawabano et coll. (1994) rapportent, à la suite d'une étude ayant porté sur l'incidence des maladies mentales dans 20 collectivités autochtones du Québec, que, depuis 1980, le suicide était rare dans 13 des collectivités étudiées. Dans les sept autres, l'incidence du suicide dépassait de beaucoup la moyenne canadienne. Plus de la moitié de tous les suicides enregistrés se sont produits dans quatre collectivités. Un autre aspect important de la situation a trait au fait que les taux réels de suicide chez les autochtones sont vraisemblablement plus élevés que les statistiques ne l'indiquent. En effet, on estime à près de 25 % le nombre des accidents mortels qui sont en fait des suicides non déclarés. De plus, les données recueillies de façon systématique sont limitées. Enfin, le personnel médical peut hésiter à déclarer formellement un suicide, sachant que cela stigmatisera la famille.

En résumé, le suicide constitue un problème d'une ampleur considérable, d'autant plus tragique que la plupart des victimes sont des jeunes et que, selon la tradition orale des autochtones, les suicides étaient rares avant l'arrivée des Européens.

74.4 ALCOOLISME ET TOXICOMANIE

Il n'existe pas de statistiques précises en ce qui concerne l'alcoolisme et la toxicomanie, mais il s'agit d'un problème crucial (Santé et Bien-être social Canada, 1991). Une étude faite au Manitoba en 1985 a montré que l'alcoolisme est une préoccupation sérieuse dans 86 % des communautés ; il s'est en effet révélé le dénominateur commun de la violence à l'égard des enfants et du conjoint, de la violence en général et de l'absentéisme scolaire.

La toxicomanie fait aussi des ravages et, dans certaines communautés, jusqu'à 25 % des enfants souffriraient d'anomalies congénitales qui y seraient reliées. La Commission royale sur les peuples autochtones (1995) estime qu'il existe partout des liens étroits entre, d'une part, les problèmes d'alcool et de drogues et, d'autre part, le suicide. Ainsi, une étude réalisée en Colombie-Britannique révèle que 74 % des autochtones qui se sont suicidés avaient consommé de l'alcool ou de la drogue, comparativement à 36 % dans un échantillon semblable de victimes non autochtones. La Commission royale rappelle également que l'inhalation chronique de solvants, qui est très répandue, peut provoquer des lésions cérébrales ou des psychoses paranoïdes et conduire au suicide.

Selon Petawabano et coll. (1994), l'alcool est présent dans au moins 90 % des cas de violence en tout genre dans les milieux autochtones. Abbey et coll. (1993) mentionnent que 24 % des femmes faisant partie de leur étude reconnaissent qu'elles sont dépendantes de l'alcool ; en outre, 36 % d'entre elles mentionnent que l'alcool constitue un problème dans leur entourage. Malgré le caractère alarmant de ces chiffres, il faut éviter de perpétuer le stéréotype trop courant de l'Indien ivre qui ne supporte pas l'alcool (Gotowiec et Beiser, 1994). En effet, une enquête menée par le gouvernement de l'Ontario signale que les Amérindiens vivant en dehors des réserves ne consomment pas plus d'alcool que les non-autochtones. Par ailleurs, contrairement à ce que certaines études ont pu laisser penser, des recherches récentes ont montré que les autochtones ne métabolisent pas l'alcool différemment des non-autochtones.

Psychiatrie clinique : une approche bio-psycho-sociale

74.5 VIOLENCE FAMILIALE ET ABUS SEXUELS

Chez les autochtones, le nombre de décès par mort violente est de quatre à cinq fois plus élevé que chez les Canadiens. En Ontario, une étude menée en 1987-1988 par l'Association des femmes autochtones indique une prévalence de la violence familiale de l'ordre de 80 % (Santé et Bien-être social Canada, 1991). Au Québec (Petawabano et coll., 1994), le nombre annuel total de cas de violence physique rapportés a augmenté de 67 % de 1987 à 1992, et la violence physique conjugale représenterait environ 70 % de l'ensemble. Selon Abbey et coll. (1993), la violence conjugale est un problème courant. Ces auteurs considèrent que les statistiques sont trompeuses (seulement 5,1 % des motifs de consultation de leur échantillon) et qu'on en sous-estime la gravité. Les autochtones sont réticents à parler de ce problème, et il faut souvent plusieurs rencontres avant que le sujet puisse être abordé.

Bien qu'on ne dispose d'aucune donnée précise sur la prévalence des abus sexuels, ce sujet préoccupe nombre de communautés. Au Québec (Petawabano et coll., 1994), les communautés les plus touchées sont celles qui connaissent les plus forts taux de suicide. L'inceste et le viol figurent bien sûr au premier plan parmi les abus sexuels. Un des cinq types de troubles socioculturels précisés par Minde et Minde (1995) a justement trait à un comportement oppositionnel relié aux abus sexuels. Certains rapports (Santé et Bien-être social Canada, 1991) tendent à associer le problème des abus sexuels à l'époque, du milieu du 19ᵉ siècle jusque dans les années 50, où les enfants autochtones étaient envoyés comme pensionnaires dans les écoles du Sud, loin des réserves, ce qui a entraîné la rupture des liens familiaux traditionnels. De façon générale, ces phénomènes de violence familiale et sexuelle traduisent surtout un immense désarroi et pourraient être le reflet de l'état de désorganisation de certaines sociétés autochtones.

74.6 ANALYSE DES PROBLÈMES DE SANTÉ MENTALE

Les problèmes de santé mentale qui viennent d'être évoqués s'inscrivent dans un contexte de misère psychosociale qui plonge ses racines dans un lent processus de dégradation de la culture d'origine. Savard et Proulx (1982) expliquent notamment comment la signature de traités a permis de déposséder les autochtones de leurs terres ; ils ont dû s'installer dans des réserves et se sédentariser, eux qui étaient des peuples chasseurs-cueilleurs. La Commission royale sur les peuples autochtones (1995) rappelle que le respect et la réciprocité qui s'étaient d'abord établis entre les peuples autochtones et les nouveaux arrivants ont rapidement cédé la place aux assauts répétés des autorités coloniales et des Églises chrétiennes en vue de remodeler les cultures et les sociétés autochtones à l'image des cultures et des sociétés européennes. C'est ainsi que les croyances, les traditions et les institutions des autochtones ont fini par être méprisées, et que leurs gouvernements et leurs processus décisionnels ont été supprimés au moyen de la Loi fédérale sur les Indiens, en 1876. La société canadienne a tenté maladroitement d'assimiler les autochtones, avec des résultats, à certains égards, désolants.

Le taux d'analphabétisme est beaucoup plus élevé chez les autochtones que dans le reste du Canada. On compte environ deux fois plus de familles monoparentales que parmi l'ensemble des Canadiens. Le taux de chômage varie de 60 % à 90 % selon les communautés. Petawabano et coll. (1994) expliquent ce dernier fait, en ce qui concerne le Québec, par l'inaccessibilité des ressources et la non-intégration des communautés autochtones dans le contexte économique québécois. Les autochtones sont surreprésentés dans les prisons canadiennes, particulièrement dans les provinces de l'Ouest (Santé et Bien-être social Canada, 1991).

En d'autres mots, les sociétés autochtones souffrent d'anomie et d'acculturation (Deflem, 1989), c'est-à-dire qu'elles ont perdu les points de repère culturels qui devraient leur permettre d'assurer un équilibre individuel et collectif. D'ailleurs, au cours d'un colloque tenu en 1986, l'Association de santé mentale des autochtones (Canadian Psychiatric Association, 1986) a émis l'opinion selon laquelle la triade constituée par la pauvreté, l'impuissance et l'anomie donne naissance à celle de l'alcoolisme, du suicide et de la dépression. Petawabano et coll. (1994) et Savard (1979) vont dans le même sens, estimant qu'on aurait spolié les autochtones de leurs valeurs fondamentales, notamment celles qui touchent la spiritualité, le rôle des aînés, la terre, la langue et la solidarité familiale et communautaire. Selon Tassé (1995), cela entraînerait des problèmes de santé mentale autant chez les jeunes que chez les personnes âgées, qui ont complètement perdu leurs repères identificatoires.

74.7 ASPECTS ANTHROPOLOGIQUES

Good (1993) et Manson (1995) soulèvent diverses questions ayant trait au fait que la démarche psychiatrique courante, celle qui s'appuie sur le DSM-IV, a tendance à mettre de côté le relativisme culturel et que cela peut donner lieu à des erreurs de diagnostic et de traitement. Ils recommandent, par exemple, de prêter attention au « contexte narratif » (un Amérindien ne privilégie pas les mêmes modes de communication qu'un Blanc de la classe moyenne) et à la dimension culturelle des symptômes (notamment en ce qui concerne les délires et les hallucinations). Il faut également considérer le fait que les autochtones ne parlent pas toujours le français ou l'anglais et qu'il faut donc faire appel régulièrement à des interprètes avec tous les inconvénients que cela comporte.

Brant (1990) suggère de faire preuve de vigilance et de ne pas mal interpréter le comportement de prime abord passif et peu communicatif des enfants et des adolescents autochtones. En effet, traditionnellement, les Amérindiens, afin de pouvoir survivre dans un environnement hostile, avaient tendance à réprimer les conflits. Ils y parvenaient en adoptant certaines conduites, telles que la non-ingérence, le refus de la compétition, la maîtrise des émotions et le partage, et en recourant au consensus social et à la coopération volontaire. Kirmayer et coll. (1993) indiquent que la culture influence de manière importante la symptomatologie et l'évolution des troubles mentaux, qu'il existait et qu'il existe encore de nos jours une nosologie autochtone des troubles mentaux. Par exemple, le terme *isumaaluktuq* fait référence à une gamme de problèmes qui vont de l'anxiété légère à la psychose paranoïde. Cette nosologie autochtone est encore mal connue, mais il ressort des recherches ethnographiques actuelles que les anciens comptes rendus qui parlaient de certains syndromes culturels, comme le *pibloktoq* (hystérie arctique ou angoisse du kayak), ne sont plus du tout pertinents. En effet, ces syndromes présentent peu de similitudes avec les problèmes psychiatriques actuels des Inuits.

Dans un autre ordre d'idée, Maser et Dinges (1993) discutent de l'importance de prêter attention aux problèmes de comorbidité, notamment en ce qui a trait à la coexistence fréquente chez les Amérindiens des troubles anxieux, de la dépression et de la toxicomanie. Walker et coll. (1993) abordent la même question sous l'angle du traitement. Ils discutent de certaines tentatives qui ont été faites aux États-Unis en vue de relier les approches de la médecine occidentale à celles de la médecine traditionnelle amérindienne, comme la « tente à suer » (*sweat lodge*) et les « cercles de partage » (*talking circles*). Selon eux, ces approches sont pertinentes étant donné qu'elles font appel aux fondements mêmes de l'identité amérindienne.

En résumé, il apparaît qu'on devrait se préoccuper davantage de ce qui fait la spécificité des sociétés amérindiennes tant dans la démarche sous-jacente au diagnostic que dans l'élaboration des plans de traitement. De même, on devrait mieux comprendre leurs modèles explicatifs et leurs attitudes si l'on veut planifier des programmes cliniques et communautaires de prévention des maladies mentales (Kirmayer et coll., 1993).

74.8 OBSTACLES ET SOLUTIONS

Depuis quelques années, on tente, tant au niveau fédéral qu'au niveau provincial et dans les diverses communautés autochtones, de trouver des solutions aux problèmes multiples de santé mentale chez les autochtones. C'est dans cette optique que le gouvernement du Canada a mis en œuvre, en 1982, le Programme national de lutte contre l'abus de drogues et d'alcool chez les autochtones (PNLADAA). Néanmoins, les résultats semblent en deçà de l'espoir qui a été mis dans ce programme dans la mesure où la situation actuelle demeure extrêmement préoccupante. On peut sans doute voir la création de la Commission royale sur les peuples autochtones et du Comité de la santé mentale du Québec comme une réponse à un constat d'échec. Les rapports qui ont été publiés à la suite d'une vaste consultation menée auprès des communautés autochtones permettent de préciser les principaux obstacles qui sont en partie responsables de la situation actuelle ou qui risquent de contrecarrer les nouveaux efforts qui sont déployés.

Psychiatrie clinique : une approche bio-psycho-sociale

Les deux premiers obstacles concernent, d'une part, l'inertie inhérente à l'état d'acculturation et d'anomie, et, d'autre part, le manque d'autonomie politique et économique réelle de ces sociétés. Le troisième obstacle a trait à la façon dont les gouvernements réagissent face aux problèmes de santé mentale chez les autochtones. À cet égard, la Commission royale sur les peuples autochtones (1995) a dégagé cinq thèmes :

1) l'hésitation des gouvernements à s'occuper du problème du suicide. Ainsi, au cours des 20 dernières années, de multiples études ont attiré l'attention sur ce problème, mais pratiquement sans résultats ;

2) le caractère ponctuel des interventions des gouvernements qui se limitent essentiellement aux périodes de crise ;

3) l'absence de politique globale et nationale applicable à tous les peuples autochtones en matière de santé mentale. À ce sujet, Petawabano et coll. (1994) mentionnent le problème du cloisonnement des programmes fédéral et provincial, qui ne sont pas coordonnés ;

4) l'inégalité des chances d'accès aux programmes, due à la définition juridique du terme «Indien». Celle-ci inclut les Inuits, mais pas les Métis. Des milliers d'«Indiens inscrits» qui ont quitté leur réserve pour aller s'établir en ville n'ont plus accès aux services fédéraux ;

5) la multiplicité des sources de financement, tant au niveau fédéral qu'au niveau provincial, qui engendre de la confusion et qui donne aux collectivités autochtones l'impression d'être flouées par les interminables discussions avec des ministères qui ne se consultent même pas entre eux.

Le quatrième obstacle a trait aux intervenants en santé mentale. D'une part, les sociétés autochtones semblent manquer de main-d'œuvre autochtone qualifiée. D'autre part, selon Petawabano et coll. (1994), les professionnels non autochtones connaissent souvent mal les réalités autochtones ; les auteurs réclament donc la mise en place de programmes de formation spécifiques.

Les solutions envisagées ou appliquées sont multiples. On peut distinguer celles qui viennent du milieu autochtone des autres, qu'il s'agisse de politiques déjà en vigueur ou de recommandations faites par les deux commissions fédérale et provinciale.

Petawabano et coll. (1994) répertorient neuf initiatives venant des milieux autochtones. À titre d'exemple, la communauté d'Alkali Lake, en Colombie-Britannique, a décidé de couper à sa source l'approvisionnement en alcool, tout en organisant des débats entre les membres de la communauté, pour finalement amener celle-ci à se libérer à 95 % de la dépendance à l'alcool. Au Québec, les Montagnais ont créé le centre Nutshimiu Atusseum pour relancer la chasse et la trappe chez les jeunes de la région. Enfin, les femmes autochtones du Québec se sont regroupées en association en 1974 ; elles se consacrent actuellement aux problèmes qu'engendrent dans les communautés la violence conjugale et les abus sexuels. Elles ont accompli un important travail de sensibilisation qui semble porter ses fruits, puisque cette question a fait l'objet d'une résolution de l'Assemblée des chefs des Premières Nations en 1993.

Au regard des politiques déjà en vigueur, Petawabano et coll. (1994) décrivent le programme fédéral «Grandir ensemble», établi en 1992, qui vise à favoriser le bien-être des enfants et des familles. Ce programme touche divers aspects, soit la santé communautaire, le développement de l'enfant, l'inhalation de solvants, la prévention des accidents, la santé des bébés et les habiletés parentales. De la même façon, au Québec, on assiste à la création de centres locaux de services communautaires (CLSC) à l'intérieur des réserves.

Un dernier volet concerne les recommandations faites par la Commission royale sur les peuples autochtones et le Comité de santé mentale du Québec. Ces recommandations portent sur le développement communautaire et sur l'autodétermination politique. Selon la Commission, le développement communautaire devrait être axé sur la nécessité de renforcer les liens d'affection et d'entraide entre individus et familles dans chaque collectivité et de rebâtir les fondations sociales, culturelles et économiques des collectivités. Il faut aussi promouvoir la revitalisation culturelle et spirituelle, prêter attention de façon prioritaire aux enfants, favoriser une approche holistique, une participation collective, le partenariat et le contrôle par la collectivité elle-même. La Commission présente comme un modèle du genre ce qu'ont fait à Big Cove, au Nouveau-Brunswick, les autochtones eux-mêmes pour combattre le problème du suicide. Enfin, tant la Commission royale sur les peuples autochtones (1995) que Petawabano et coll. (1994)

préconisent de faciliter l'autodétermination politique des sociétés autochtones. Mais d'abord, il faudra surmonter de nombreux obstacles, notamment politiques, afin d'éviter un affrontement qui ne saurait être avantageux pour aucune des parties, qu'il s'agisse du Canada, du Québec ou des sociétés autochtones (Crépeau, 1995).

*
* *

Il ressort de ce chapitre que la psychiatrie des autochtones dépasse largement le cadre des pathologies habituelles. Les sociétés autochtones sont aux prises avec de graves problèmes de santé mentale, le suicide, l'alcoolisme et la toxicomanie, la violence familiale et les abus sexuels, qui sont le reflet d'une grande misère psychosociale. Ces sociétés sont sous le choc d'une acculturation dont les causes ont été présentées dans ce chapitre. Elles méritent qu'on les aborde dans leur spécificité, à défaut de quoi on risque de commettre de graves erreurs. Il apparaît comme prioritaire de bien former le personnel médical et paramédical et d'accepter un certain métissage, c'est-à-dire de trouver des moyens de lier les approches médicales occidentales classiques aux approches amérindiennes traditionnelles. Enfin, il semble qu'on ne réussira à résoudre ces graves problèmes de santé mentale qu'en privilégiant une approche communautaire et en permettant aux sociétés autochtones de se réapproprier leur autonomie politique. D'ailleurs, paradoxalement, les réalités autochtones pourront peut-être faciliter la compréhension d'autres réalités, que ce soit celles des immigrants, des autres minorités, ou même notre propre réalité, grâce au recul qu'elles nous obligent à prendre.

Bibliographie

ABBEY, S.E., coll.
1993 « Psychiatric consultation in the Eastern Canadian Arctic. III : Mental health issues in Inuit women in the Eastern Arctic », *Can. J. Psychiatry*, vol. 38, n° 1, p. 32-35.

BRANT, C.C.
1990 « Native ethics and rules of behaviour », *Can. J. Psychiatry*, vol. 35, n° 6, p. 534-539.

CANADIAN PSYCHIATRIC ASSOCIATION
1986 *Depression in the North American Indian, Causes and Treatment,* Native Mental Health Association of Canada, Shannonville (Ont.).

COMMISSION ROYALE SUR LES PEUPLES AUTOCHTONES
1995 *Choisir la vie. Un rapport spécial sur le suicide chez les autochtones,* Ottawa, ministre des Approvisionnements et Services du Canada, Groupe Communication Canada Édition.

CRÉPEAU, R.
1995 « De la nation à l'autonomie gouvernementale : entrevue avec l'anthropologue québécois Rémi Savard », *Recherches amérindiennes au Québec,* vol. 25, n° 4, p. 45-53.

DEFLEM, M.
1989 « From anomie to anomia and anomic depression : A sociological critique of the use of anomie in psychiatric research », *Soc. Sci. Med.,* vol. 29, n° 5, p. 627-634.

GOOD, B.J.
1993 « Culture, diagnosis and comorbidity », *Cult. Med. Psychiatry*, vol. 16, n° 4, p. 427-446.

GOTOWIEC, A., et BEISER, M.
1994 « La santé mentale des enfants autochtones : des enjeux particuliers », *Santé mentale au Canada,* vol. 41, n° 4, p. 8-12.

KIRMAYER, L.J., et coll.
1993 « Culture et maladie mentale chez les Inuits du Nunavik », *Santé mentale au Québec,* vol. 18, n° 1, p. 53-70.

MANSON, S.M.
1995 « Culture and major depression », *Psychiatr. Clin. North Am.,* vol. 18, n° 3, p. 487-501.

MASER, J.D., et DINGES, N.
1993 « Comorbidity : Meaning and uses in cross-cultural clinical research », *Cult. Med. Psychiatry,* vol. 16, n° 4, p. 409-425.

MINDE, R., et MINDE, K.
1995 « Sociocultural determinants of psychiatric symptomatology in James Bay Cree children and adolescents », *Can. J. Psychiatry,* vol. 40, n° 6, p. 304-312.

PETAWABANO, B.H., et coll.
1994 *La santé mentale et les autochtones du Québec,* Boucherville (Québec), Gaëtan Morin Éditeur.

SANTÉ ET BIEN-ÊTRE SOCIAL CANADA
1991 *Statistiques sur la santé mentale des autochtones,* Ottawa, Direction générale des services médicaux, Comité directeur sur la santé mentale des autochtones, rapport du groupe de travail n° 1 sur les aspects techniques et statistiques.

SAVARD, R.
1979 *Destins d'Amérique, les autochtones et nous,* Montréal, Éditions de l'Hexagone.

SAVARD, R., et PROULX, J.-R.
1982 *Canada, derrière l'épopée, les autochtones,* Montréal, Éditions de l'Hexagone.

SIMARD, J.-J., et PROULX, S.
1995 « L'état de santé des Cris et des Inuit du Québec nordique. Quelques indicateurs statistiques de l'évolution récente », *Recherches amérindiennes au Québec,* vol. 25, n° 1, p. 3-19.

TASSÉ, L.
1995 « Représentations de la santé mentale et de la filiation chez les Algonkins âgés de Kitigàn Zibi », *Recherches amérindiennes au Québec,* vol. 25, n° 1, p. 41-50.

WALKER, R.D., et coll.
1993 « Treatment implications of comorbid psychopathology in American Indians and Alaska natives », *Cult. Med. Psychiatry,* vol. 16, n° 4, p. 555-572.

YOUNG, L.T., et coll.
1993 « Psychiatric consultation in the Eastern Canadian Arctic. II: Referral patterns, diagnoses and treatment », *Can. J. Psychiatry,* vol. 38, n° 1, p. 28-31.

Lectures complémentaires

COMMISSION ROYALE SUR LES PEUPLES AUTOCHTONES
1996 *Rapport.* Vol. 1: *Un passé, un avenir*; vol. 2: *Une relation à redéfinir*; vol. 3: *Vers un ressourcement*; vol. 4: *Perspectives et réalités*; vol. 5: *Vingt ans d'action soutenue pour le renouveau,* catalogue n° Z1-1991-1F, Ottawa, ministre des Approvisionnements et Services du Canada, Groupe Communication Canada Édition.

LEWIS-FERNANDEZ, R., et KLEINMAN, A.
1995 « Cultural psychiatry: Theoretical, clinical and research issues », *Psychiatr. Clin. North Am.,* vol. 18, n° 3, p. 433-449.

MORO, M.R.
1993 « Principes théoriques et cliniques de l'ethnopsychiatrie. Quelques données actuelles », *L'Évolution psychiatrique,* vol. 58, n° 2, p. 263-279.

NATHAN, T.
1986 *La folie des autres. Traité d'ethnopsychiatrie clinique,* Paris, Dunod.

CHAPITRE 75

Suicide

CAROLE MÉNARD-BUTEAU, M.D., F.R.C.P.C.
Consultante en psychiatrie à l'Hôpital d'Ottawa
Professeure adjointe au Département de psychiatrie de l'Université d'Ottawa

JACQUES BUTEAU, M.D., F.R.C.P.C.
Psychiatre en cabinet privé

PLAN

75.1 Définitions

75.2 Types de suicide et moyens

75.3 Aspects démographiques

75.4 Maladies associées au suicide
    75.4.1 Maladies mentales
    75.4.2 Maladies physiques

75.5 Aspects biologiques
    75.5.1 Neurotransmetteurs
    75.5.2 Aspects génétiques

75.6 Aspects psychologiques

75.7 Aspects socioéconomiques

75.8 Suicide chez l'enfant

75.9 Suicide chez l'adolescent et le jeune adulte

75.10 Suicide chez la personne âgée

75.11 Effet d'un suicide chez les proches

75.12 Approches thérapeutiques
    75.12.1 Aspects préventifs
    75.12.2 Patient suicidaire à l'urgence
    75.12.3 Patient en suivi thérapeutique
    75.12.4 Patient suicidaire hospitalisé

75.13 Cas particuliers
    75.13.1 Suicide collectif
    75.13.2 Homicide-suicide
    75.13.3 Suicide en prison
    75.13.4 Euthanasie

75.14 Évaluation du risque suicidaire

Bibliographie

Lectures complémentaires

Dans les pays développés, le suicide compte parmi les 3 premières causes de décès chez les jeunes et parmi les 10 premières dans l'ensemble de la population (Diekstra, 1993). Le suicide constitue la troisième cause en ce qui concerne la perte d'années potentielles de vie, après le cancer et la coronaropathie, et représente la deuxième cause de mortalité chez les jeunes adultes, après les accidents de la route, en France aussi bien qu'en Amérique du Nord (Debout et Conseil économique et social, 1993 ; Santé Canada, 1994), d'où l'importance de mieux comprendre ce phénomène afin de le prévenir.

75.1 DÉFINITIONS

L'*idée suicidaire* englobe aussi bien la pensée de se voir mourir, le fait de s'imaginer mort, sans un contexte précis, que le *plan suicidaire* bien élaboré, qui prévoit des moyens spécifiques et la façon de se les procurer.

Le *comportement suicidaire* va de l'idée suicidaire passagère au suicide réussi. Le terme *suicide* implique le décès d'un individu découlant directement ou indirectement d'un comportement de cet individu qui s'attend à ce que la mort en résulte. Un comportement autodestructeur passif pouvant mener à la mort est qualifié d'*érosion suicidaire* (tel qu'une grève de la faim ou le refus de prendre des médicaments essentiels au maintien de la vie). Les autres gestes autodestructeurs délibérés dont la conséquence ultime aurait pu être la mort, mais dont la motivation première est de provoquer la réaction de l'entourage sont qualifiés de *parasuicides* lorsque l'individu qui les accomplit survit. Un terme équivalent et vulgarisé est celui de *tentative de suicide*, mais on reproche à cette expression un jugement quant au but directement visé, alors que dans certains cas de parasuicide la mort est une conséquence que l'auteur du geste compte éviter en demandant de l'aide avant qu'il soit trop tard (Diekstra et Garnefski, 1995). Un autre phénomène apparenté au suicide est l'*euthanasie*, dont l'application et même la définition créent de la dissension. L'euthanasie fait référence à toute situation où la vie d'une personne atteinte d'une maladie en phase terminale cesse prématurément, à sa propre requête, l'intention étant de soulager des souffrances extrêmes (Association canadienne pour la prévention du suicide, 1994). Un phénomène très proche parent est le *suicide assisté*, mais, selon les circonstances et le point de vue, on peut parler de l'euthanasie ou du suicide assisté comme d'un homicide justifié par « force majeure », tel que cela est accepté aux Pays-Bas, où, par exemple, un médecin administre une dose létale de médicament à un patient dans un coma irréversible (Van Den Akker, Janssens et Ten Have, 1997).

75.2 TYPES DE SUICIDE ET MOYENS

Il s'avère parfois difficile de distinguer un geste suicidaire, où la mort était le but visé et fut évitée de justesse, d'un autre, où la tentative était au préalable vouée à l'échec. En général, les parasuicides voués à l'échec se produisent à répétition, chez une population féminine et jeune, qui utilise des moyens peu létaux (comme la surdose de benzodiazépines ou les lacérations superficielles des poignets). Cet « appel à l'aide » est habituellement un geste impulsif, communiqué rapidement à l'entourage par l'individu, qui s'assure d'être secouru sans délai. Il arrive que le parasuicide soit fatal, le sujet ayant mal évalué la portée de son geste, souvent en raison de son ignorance du potentiel létal du moyen utilisé (p. ex., la surdose d'antidépresseurs tricycliques ou une combinaison d'alcool et de barbituriques) ou à cause d'un imprévu qui rend le sauvetage impossible (p. ex., une panne de téléphone, un accident touchant les personnes alertées, le retour tardif d'une personne de l'entourage). Lorsque la mort s'ensuit, la distinction entre parasuicide et suicide devient une hypothèse qui prête à la spéculation.

Quant au suicide réussi, il implique ordinairement une planification ainsi que l'utilisation de moyens reconnus pour être létaux, comme ceux dont fait mention la figure 75.1 (Debout et Conseil économique et social, 1993). La planification du suicide indique l'intention de mourir ; le sujet se défait de ses biens matériels et règle ses comptes avec son entourage. Il peut laisser un témoignage quant au pourquoi du geste qu'il va accomplir. Les individus qui font partie de ce groupe de suicidés sont plus souvent des hommes et ils sont plus âgés (Blumenthal, 1990).

75.3 ASPECTS DÉMOGRAPHIQUES

On estime que la prévalence réelle du suicide est de 30 % à 200 % supérieure à celle qui est rapportée

FIGURE 75.1 Répartition des décès par suicide suivant le mode, France, 1987

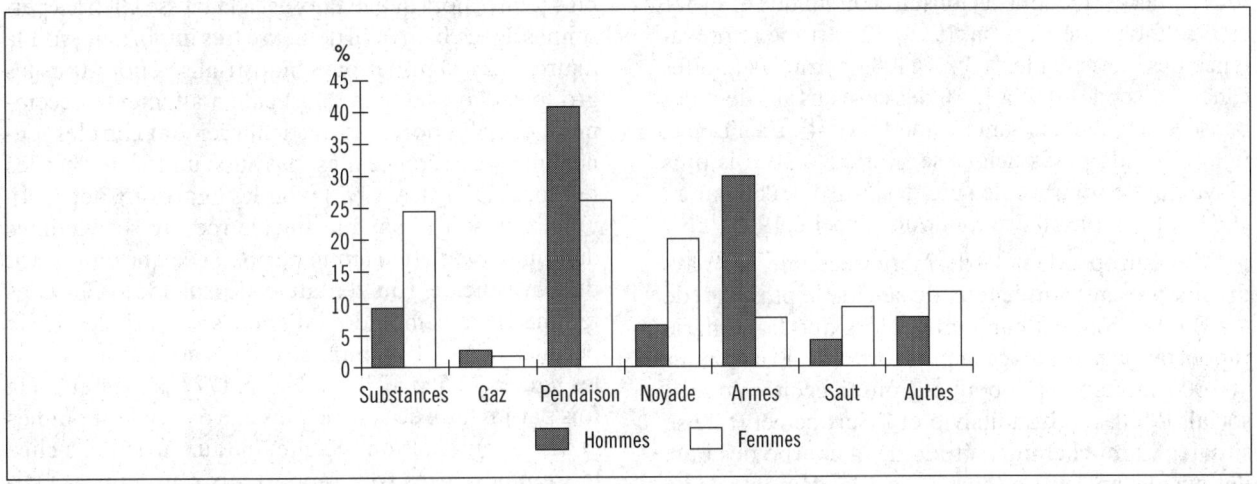

Source : M. Debout et Conseil économique et social, *Le suicide,* Paris, Direction des journaux officiels, 1993, p. 17.

officiellement. Seulement 39 pays membres des Nations unies rapportent les suicides. Le tableau 75.1 donne les taux de suicide enregistrés dans divers pays entre 1987 et 1991. Quant au parasuicide, il n'existe aucun relevé national officiel. Pourtant, il s'agit de l'une des causes de visite à l'urgence les plus fréquentes chez les jeunes gens de moins de 35 ans. Il semble que le taux de parasuicide soit un multiple des statistiques des suicides chez les jeunes, plus élevé chez les femmes que chez les hommes, selon les études de dossiers hospitaliers, mais il est peu élevé chez les personnes âgées (Diekstra, 1993).

Au Danemark et au Japon, le suicide est la principale cause de mortalité chez les jeunes de 25 à 34 ans, représentant 25 % des décès chez les femmes et 30 % chez les hommes (Diekstra, 1993). Récemment, les pays d'Amérique du Nord enregistraient le plus haut taux de suicide chez les jeunes hommes, dépassant la Scandinavie et le Japon (Blumenthal, 1990), bien que, pour tous les âges, les taux de suicide au Québec, par exemple, soient inférieurs à ceux de plusieurs pays industrialisés, notamment la Hongrie, la Finlande, la Suisse, la France, le Danemark et la Belgique (Ministère de la Santé et des Services sociaux, 1995).

Au Canada, le taux de suicide est d'environ 24 pour 100 000 habitants, et 1,7 % de tous les décès sont attribuables au suicide, soit plus de 3 600 Canadiens en 1997, avec 4 fois plus d'hommes que de femmes (taux relativement stables depuis 1990) ; en France,

TABLEAU 75.1 Taux de suicide dans divers pays par ordre décroissant, 1987-1991*

	1987	1988	1989	1990	1991
Hongrie	45,1	41,3	41,6	39,9	38,6
Finlande	27,6	28,3	28,5	30,8	29,8
Danemark	27,9	26,0	26,9	24,1	22,4
Autriche	27,3	24,4	24,9	23,6	22,6
Suisse	24,1	22,4	22,8	21,9	22,7
C.E.I.	19,1	19,5	21,0	21,1	n.d.
France	21,9	20,8	20,9	20,1	n.d.
Suède	18,4	18,8	18,6	n.d.	n.d.
Tchécoslovaquie	17,8	17,7	17,7	17,9	n.d.
Luxembourg	20,0	18,5	19,6	17,8	19,9
Japon	19,6	18,7	17,3	16,4	16,1
Allemagne (R.F.A.)	19,0	17,6	16,5	15,8	n.d.
Norvège	15,5	16,8	15,6	15,5	n.d.
Ex-Yougoslavie	17,2	16,2	16,5	15,3	n.d.
Pologne	13,3	12,2	11,3	13,0	13,9
Canada	14,0	13,5	13,3	12,7	n.d.
États-Unis	12,7	12,4	12,2	n.d.	n.d.
Pays-Bas	11,0	10,3	10,2	9,7	n.d.
Irlande	6,9	7,5	7,9	9,5	n.d.
Portugal	9,4	8,0	7,2	8,8	9,6
Royaume-Uni	8,1	8,7	7,6	8,1	7,9
Espagne	7,2	7,6	7,7	n.d.	n.d.
Italie	7,9	7,6	7,5	n.d.	n.d.
Grèce	4,1	4,0	3,8	3,5	n.d.

* Taux pour 100 000 habitants.
n.d. : donnée non disponible.
Source : M. Debout et Conseil économique et social, *Le suicide,* Paris, Direction des journaux officiels, 1993, p. 26.

Psychiatrie clinique : une approche bio-psycho-sociale

11 403 individus se sont suicidés en 1990, soit 2,1 % de tous les décès (Debout et Conseil économique et social, 1993 ; Statistique Canada, 1999). On estime la prévalence des parasuicides à 3 % à 4 % parmi les adultes canadiens, et de 10 % à 12 % des citoyens auraient des pensées suicidaires (Santé Canada, 1994). En France, le nombre de parasuicides serait de 8 à 10 fois plus élevé que le nombre de suicides, soit 120 000 par an (Debout et Conseil économique et social, 1993).

En Europe, dans la dernière décennie, les pays du Sud présentaient le taux de suicide le plus bas (de 4 à 8 pour 100 000 habitants), alors que la Hongrie rapportait la prévalence la plus forte (de 40 à 45 pour 100 000 habitants) [Debout et Conseil économique et social, 1993]. La Scandinavie et l'Europe centrale se situaient à mi-chemin. L'étude de la courbe des taux de suicide en Europe au 20e siècle démontre une hausse graduelle générale de même qu'une tendance à l'uniformité des taux dans les divers pays. Malgré tout, certains pays se démarquent. Ainsi, la hausse du taux de suicide la plus forte entre 1973 et 1987 était le fait de l'Irlande, avec 108 % ; l'Allemagne enregistrait une baisse de 10 % pour la même période (Santé Canada, 1994).

Dans plusieurs pays où des études de cohortes ont été effectuées (Canada, États-Unis, Australie, Allemagne, Angleterre, Italie, etc.), on signale une prévalence élevée du suicide parmi une population de plus en plus jeune, alors que le taux est à la baisse chez les personnes âgées, bien qu'il demeure très important (voir la figure 75.2). Dans les pays industrialisés, pour tous les groupes d'âge, le taux de suicide a augmenté récemment chez les hommes, particulièrement chez les jeunes, mais la tendance n'est pas aussi uniforme chez les femmes (Diekstra, 1993) [voir les figures 75.3 et 75.4]. Quel que soit le pays, le suicide recrute ses victimes dans une population féminine plus âgée que dans le cas du parasuicide (ou tentative de suicide). Chez les femmes, le taux moindre « d'années potentielles de vie perdues » (APVP) comparativement aux hommes (voir les figures 75.5, p. 1776, et 75.6, p. 1777) s'explique à la fois par un taux de suicide plus élevé chez les hommes et une augmentation récente du taux de suicide chez les femmes âgées (par rapport aux plus jeunes) [Ministère de la Santé et des Services sociaux, 1995].

75.4 MALADIES ASSOCIÉES AU SUICIDE

75.4.1 Maladies mentales

Des études panculturelles ont démontré que la psychopathologie était un facteur important prédisposant

FIGURE 75.2   Taux de suicide pour 100 000 habitants par groupe d'âge, Canada, 1989-1992

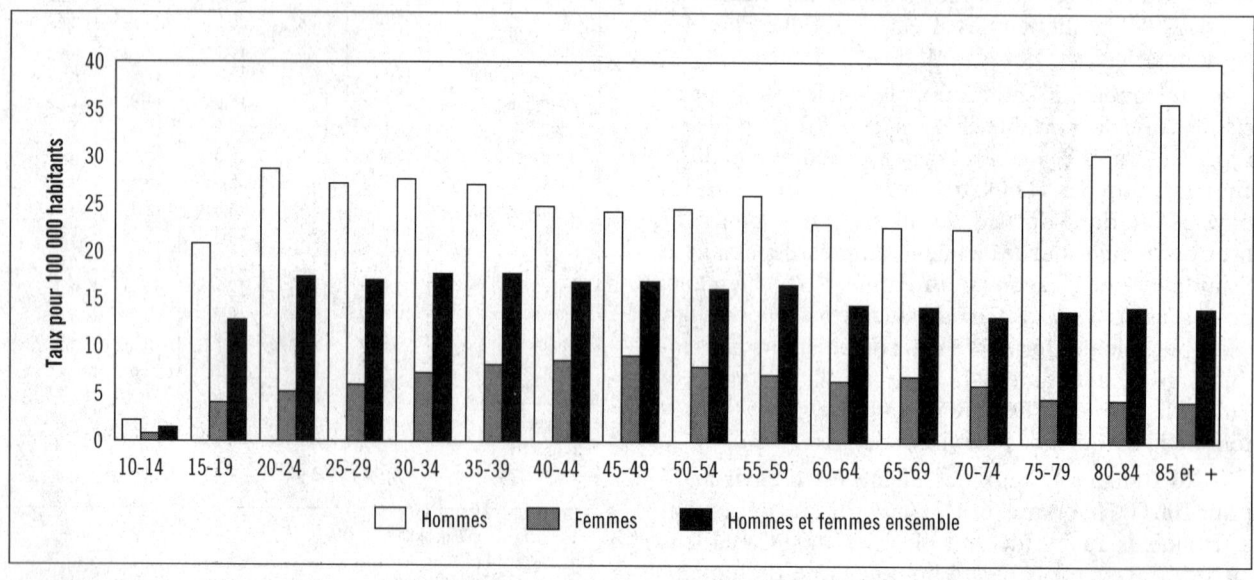

Source : Santé Canada, *Le suicide au Canada : mise à jour du rapport du Groupe d'étude sur le suicide au Canada*, Ottawa, ministre de la Santé nationale et du Bien-être social, 1994, p. 55.

FIGURE 75.3 Taux de suicide normalisés selon l'âge pour 100 000 habitants, Canada, 1950-1992 (population type : Canada, 1991)

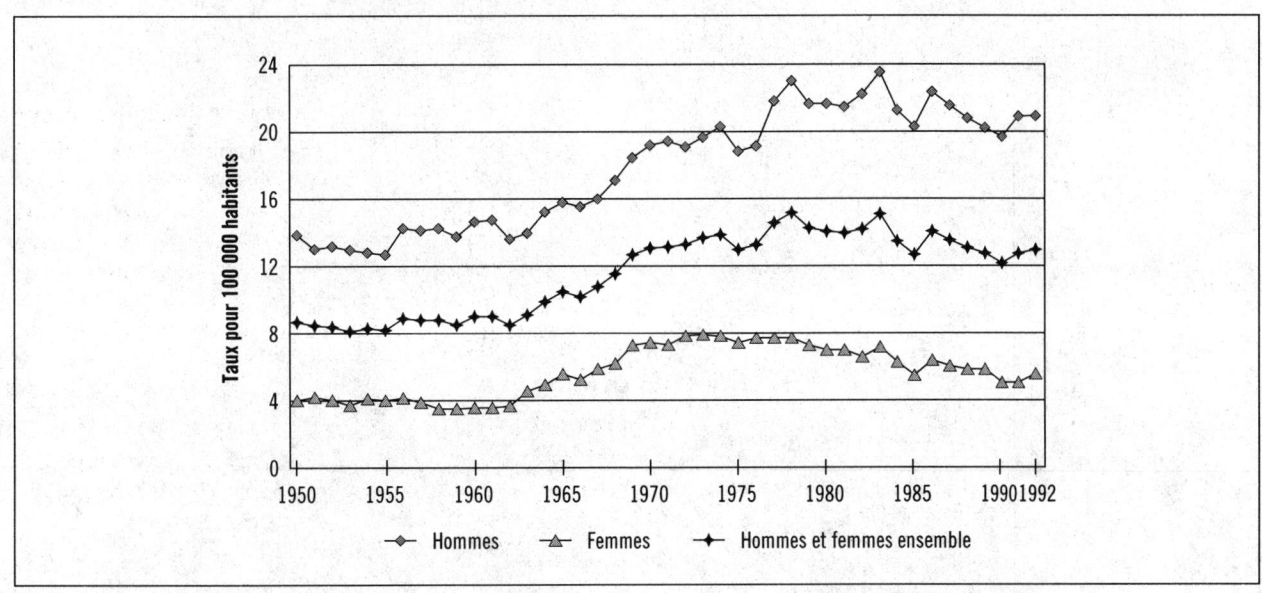

Source : Santé Canada, *Le suicide au Canada : mise à jour du rapport du Groupe d'étude sur le suicide au Canada*, Ottawa, ministre de la Santé nationale et du Bien-être social, 1994, p. 55.

FIGURE 75.4 Évolution du taux comparatif de mortalité par suicide selon le sexe (échelles arithmétiques), France, 1950-1990

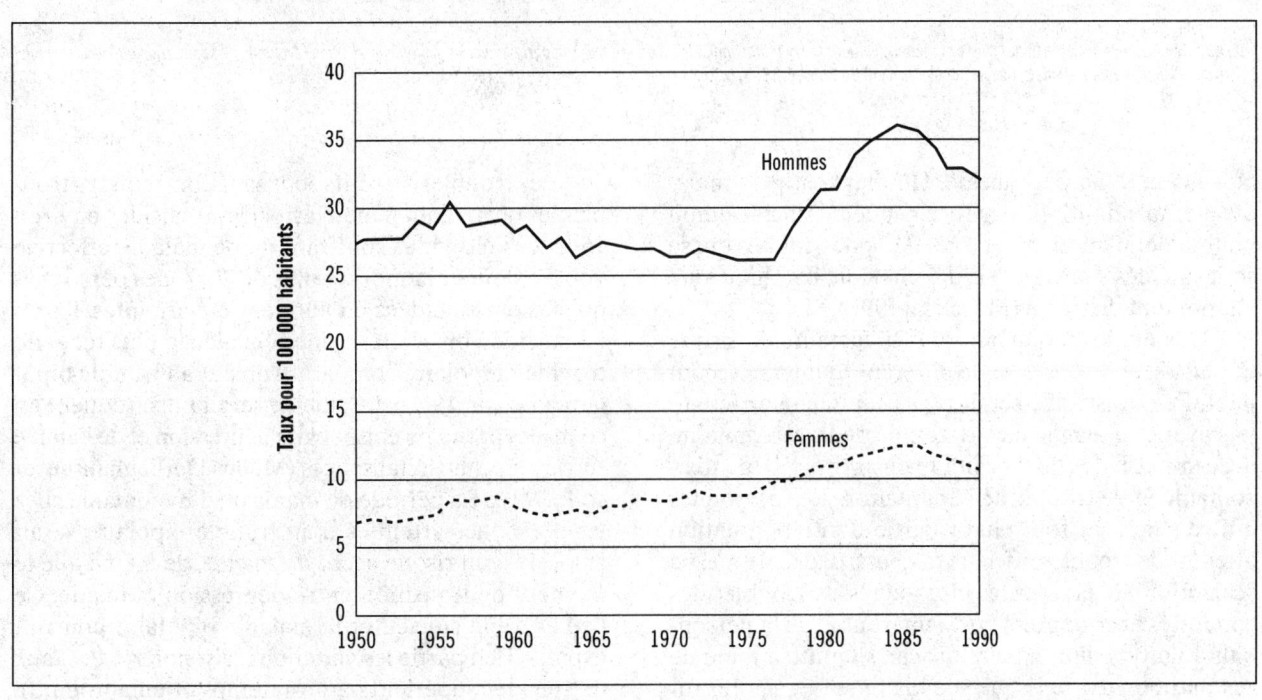

Source : P. Surault, « Variations sur les variations du suicide en France », *Population,* revue bimensuelle de l'Institut d'études démographiques, n°s 4-5, 1995, p. 1010.

Psychiatrie clinique : une approche bio-psycho-sociale

FIGURE 75.5 Taux comparatifs de mortalité par suicide et taux d'années potentielles de vie perdues (APVP) à 75 ans par suicide, Québec et certains pays, hommes, 1991*

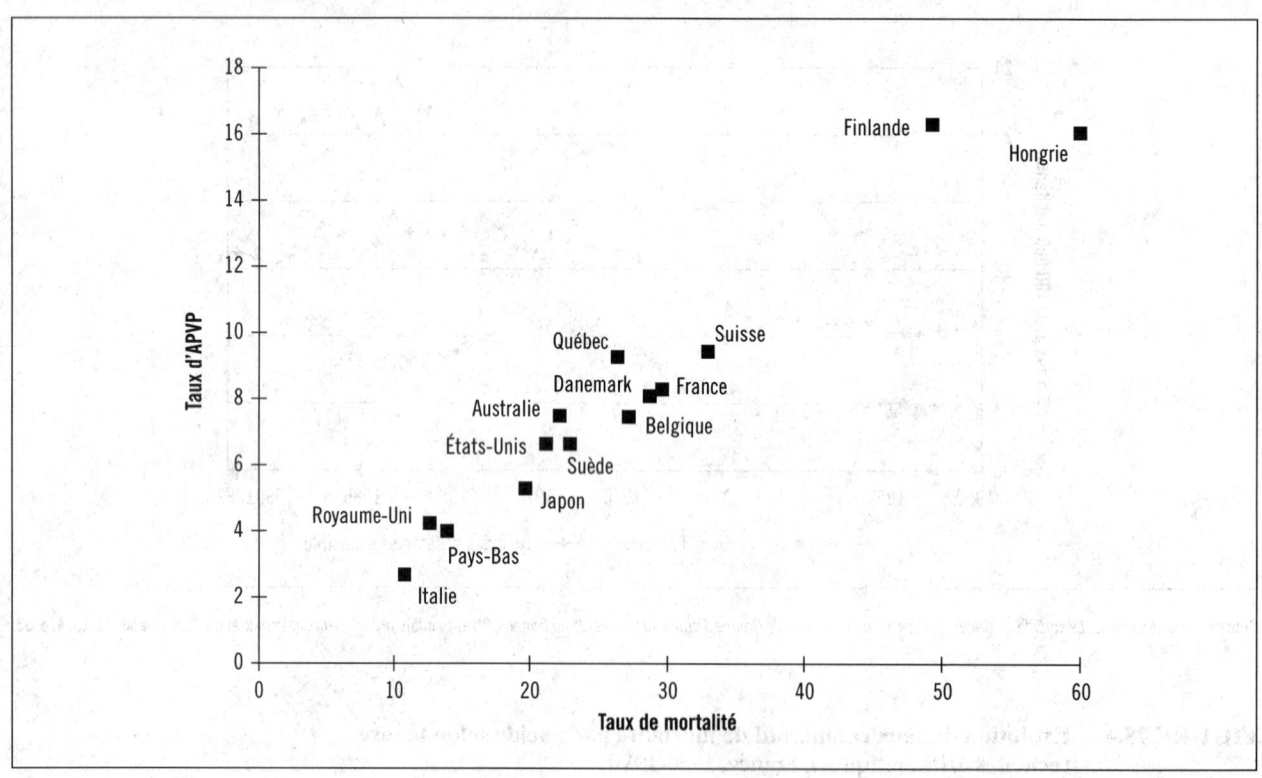

* Taux pour 100 000 habitants.
Source : Ministère de la Santé et des Services sociaux, *Le Québec comparé : indicateurs sanitaires, démographiques et socio-économiques ; évolution de la situation québécoise, canadienne et internationale*, Québec, Gouvernement du Québec, 1995, p. 202.

au suicide et au parasuicide. Un diagnostic de maladie mentale multiplie par 10 le risque de suicide établi pour la population en général ; 90 % des adultes qui se sont suicidés souffraient d'une maladie psychiatrique au moment du décès (Moscicki, 1997).

Des études indiquent que les facteurs de risque de suicide et de parasuicide diffèrent tout en se recoupant. Le parasuicide serait plus fréquent chez les sujets ayant un diagnostic de trouble de la personnalité avec impulsivité (du type limite ou antisocial), de toxicomanie et de trouble de l'adaptation. Les personnes qui se suicident font plutôt partie d'une population atteinte de troubles affectifs majeurs, d'alcoolisme, de schizophrénie et, chez les plus jeunes, de troubles des conduites avec dépression. Si un trouble de la personnalité du type limite ou antisocial s'ajoute à l'une de ces pathologies, le risque suicidaire serait significativement augmenté (Blumenthal, 1990).

Les troubles affectifs sont sans contredit les troubles les plus fréquemment associés au suicide : environ 15 % des individus souffrant d'une maladie affective vont se donner la mort et plus de 70 % des personnes qui se sont suicidées en auraient été atteintes. Parmi les suicidés, on a relevé une prévalence plus forte du trouble unipolaire comparativement au trouble bipolaire (Lester, 1993). Le suicide serait plus fréquent au cours des premiers épisodes de dépression et de l'année suivant une hospitalisation (Muller-Oerlinghausen et coll., 1999). La période de manie ou d'hypomanie chez les personnes atteintes d'un trouble bipolaire serait associée à un risque accru de suicide, de même que le moment de transition entre dépression et manie. Ce lien entre le suicide et la maladie bipolaire pourrait expliquer en partie les variations saisonnières des taux de suicide (supérieurs au printemps et en automne), parallèlement aux passages à une phase dépressive.

FIGURE 75.6 Taux comparatifs de mortalité par suicide et taux d'années potentielles de vie perdues (APVP) à 75 ans par suicide, Québec et certains pays, femmes, 1991[*]

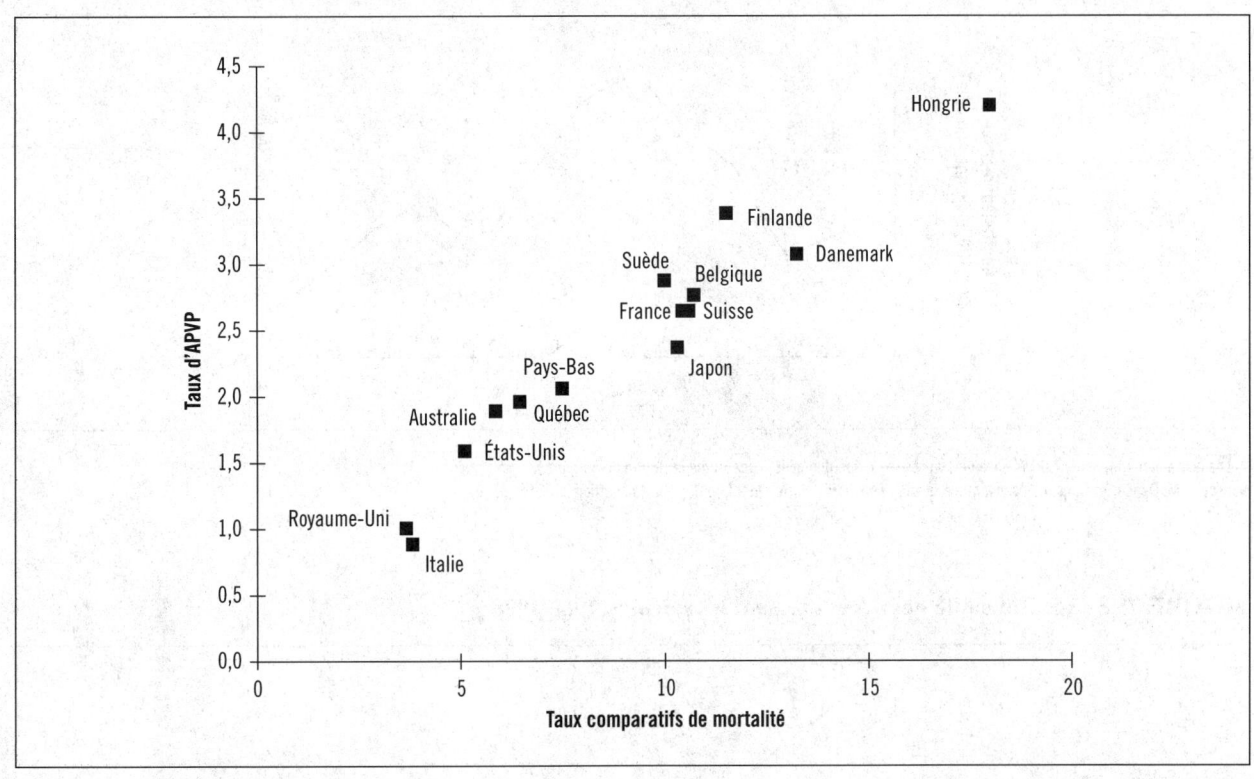

[*] Taux pour 100 000 habitants.
Source : Ministère de la Santé et des Services sociaux, *Le Québec comparé : indicateurs sanitaires, démographiques et socio-économique ; évolution de la situation québécoise, canadienne et internationale*, Québec, Gouvernement du Québec, 1995, p. 203.

Les figures 75.7 et 75.8 (p. 1778) permettent de comparer la saisonnalité des suicides et des décès dus à d'autres causes. Le trouble affectif saisonnier est une autre maladie cyclique pouvant faire varier les taux de suicide. La période prémenstruelle augmenterait le risque suicidaire en exacerbant les symptômes affectifs. Si le patient déprimé présente des symptômes psychotiques par surcroît, le risque de suicide est multiplié par cinq, une composante délirante étant susceptible d'engendrer des comportements suicidaires qui s'ajoutent au trouble affectif (Blumenthal, 1990).

Les toxicomanes risquent 20 fois plus de se suicider que la population générale. Ce risque élevé est attribué à l'effet déprimant de plusieurs substances, aux conditions de vie misérables des toxicomanes, à certains traits de personnalité ou troubles de la personnalité associés, à des facteurs biologiques qui les rendent vulnérables et à l'absence de soutien social. Des études ont évalué le taux d'alcoolisme chez les suicidés à plus de 20 %, et environ le même pourcentage d'alcooliques finissent par se suicider. De 60 % à 70 % des personnes aux prises avec un problème d'alcool ont un autre trouble psychiatrique dont les symptômes sont exacerbés par la consommation d'alcool, qui peut précipiter un geste suicidaire. De plus, il est reconnu que la consommation chronique d'alcool a un effet déprimant et contribue à diminuer la quantité de sérotonine au cerveau, deux facteurs qui augmentent le risque de suicide (Blumenthal, 1990).

La schizophrénie, qui affecte 1 % de la population, est associée à un fort taux de suicide : 40 % des patients schizophrènes font une tentative suicidaire et 10 % se suicident. Le risque de suicide est élevé lorsque le patient est désespéré, perçoit la dégradation

Psychiatrie clinique : une approche bio-psycho-sociale

FIGURE 75.7 Saisonnalité des suicides, 1968-1978*

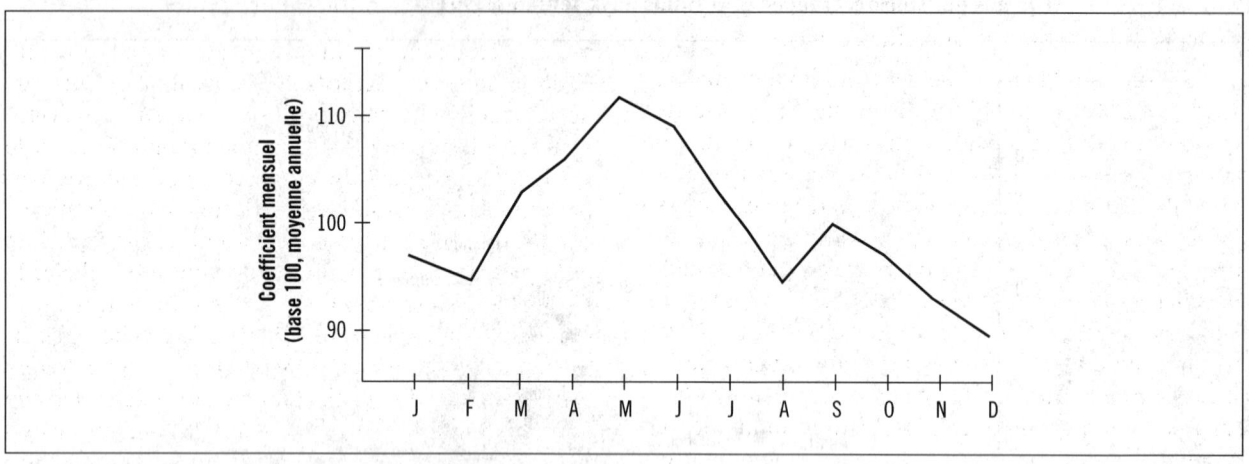

* Les coefficients mensuels ont été calculés après réduction des mois à une durée uniforme de 30 jours.
Source : M. Debout et Conseil économique et social, *Le suicide,* Paris, Direction des journaux officiels, 1993, p. 24.

FIGURE 75.8 Saisonnalité des décès excluant les suicides, 1968-1978*

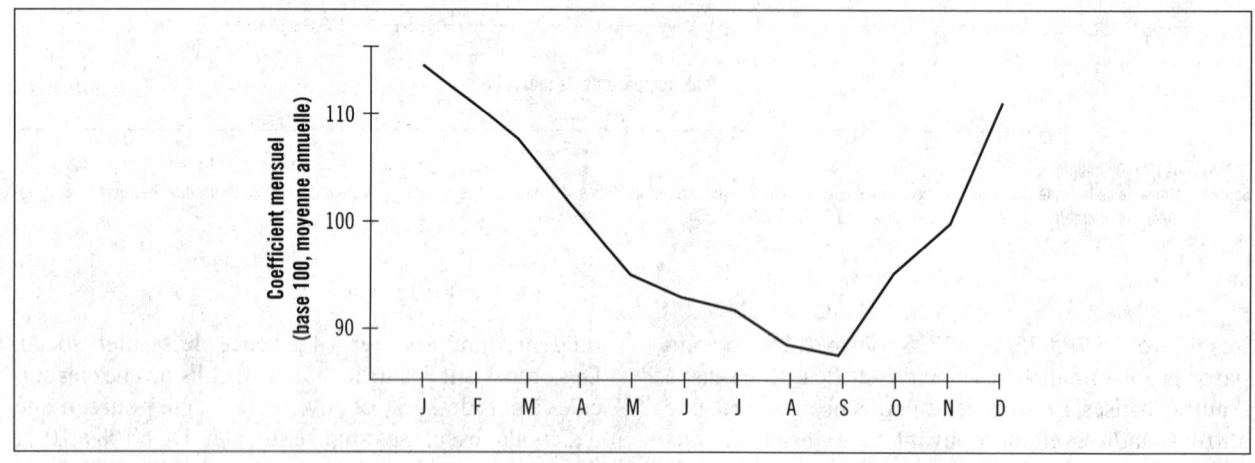

* Les coefficients mensuels ont été calculés après réduction des mois à une durée uniforme de 30 jours.
Source : M. Debout et Conseil économique et social, *Le suicide,* Paris, Direction des journaux officiels, 1993, p. 24.

progressive de ses fonctions, n'observe pas le traitement médicamenteux, a eu plusieurs rechutes de psychose aiguë et a déjà fait une tentative de suicide. Plusieurs individus qui se sont suicidés avaient souffert d'akathisie consécutivement à la prise de neuroleptiques. Ce geste, qui est rarement impulsif, survient surtout en période de rémission. Souvent des problèmes d'abus d'alcool et de drogues ajoutent au risque suicidaire. Au moment du suicide, il y a une forte incidence de dépression majeure qui aurait pu être traitée spécifiquement par des antidépresseurs (Blumenthal, 1990).

Un risque de suicide est aussi associé à certains troubles de la personnalité, dont la personnalité limite et la personnalité antisociale ; parmi les sujets souffrant de ces troubles, environ 10 % se suicident et près de 50 % ont à leur actif de multiples parasuicides, souvent peu létaux. L'impulsivité et l'agressivité caractérisent leur geste (Blumenthal, 1990).

Si l'on prend l'ensemble des troubles anxieux, de 15 % à 22 % des individus ayant un diagnostic de trouble anxieux se suicideront, soit une prévalence comparable à celle des suicides associés aux troubles affectifs. Il faut cependant noter qu'un trouble anxieux va souvent de pair avec la dépression majeure ou un problème d'alcool, ce qui pourrait expliquer le taux de suicide qui est le double de celui de la population générale. Quelque 77 % des individus souffrant de trouble panique ont également un autre diagnostic de maladie psychiatrique, et la moitié souffre aussi d'un trouble de la personnalité. Une histoire familiale de trouble anxieux constitue un risque supplémentaire. Par ailleurs, le trouble panique simple, sans complications ni comorbidité, est associé à sept fois plus de suicides que dans la population générale (Noyes, 1991).

Une étude des causes de mortalité dans une population souffrant de troubles de l'alimentation a établi à près de 5 % le taux de suicide chez les hommes et à environ 2 % chez les femmes, ce qui fait du suicide la cause principale de décès dans cette population (Nielsen et coll., 1998).

75.4.2 Maladies physiques

Toute maladie physique est un facteur de risque de suicide, quel que soit l'âge, surtout si la maladie est chronique et débilitante : la prévalence de maladies physiques chez les adultes qui se suicident varie de 25 % à 70 %. La maladie physique est considérée comme un facteur majeur dans 11 % à 51 % des cas (Blumenthal, 1990). Les maladies physiques les plus souvent associées au suicide sont les suivantes :

- *maladies du système nerveux central :* épilepsie (surtout du type temporal), sclérose en plaques, trauma crânien, maladie cardiovasculaire, chorée de Huntington, démence, sida ;
- *maladies endocriniennes :* maladie de Cushing, syndrome de Klinefelter, porphyrie ;
- *maladies gastro-intestinales :* ulcère gastroduodénal et cirrhose (associés à l'abus d'alcool) ;
- *maladies du système génito-urinaire :* hypertrophie prostatique, insuffisances rénales nécessitant l'hémodialyse, dysfonctions utérines ;

- *autres :* cancers, troubles musculosquelettiques, affections respiratoires chroniques.

Des études montrent que des symptômes affectifs, neurologiques et cognitifs prédisposant à des erreurs de jugement et à une impulsivité accrue interviennent dans la relation entre la maladie physique et le suicide. La douleur chronique concomitante de certaines maladies est souvent invoquée par les patients comme raison principale pour s'enlever la vie. Bien qu'il puisse sembler rationnel de vouloir s'enlever la vie lorsqu'on est condamné à des souffrances interminables et à une perte de dignité, des recherches effectuées par l'American Association of Suicidology (Maris et coll., 1992) ainsi qu'au Centre de recherche Fernand-Seguin (Lesage et coll., 1994) ont mis en évidence le fait qu'il y a rarement un geste suicidaire sans un trouble psychiatrique sous-jacent. Certaines maladies organiques échappent toutefois à cette tendance générale et peuvent être associées directement à un comportement suicidaire. Ainsi, l'épilepsie est l'une des rares maladies pouvant entraîner directement un comportement suicidaire, sans que le patient passe par un épisode de dépression grave. De plus, l'utilisation de certains anticonvulsivants, tel le phénobarbital, augmenterait le risque de dépression et de suicide (Blumenthal et Kupfer, 1990).

Le sida, ou syndrome immunodéficitaire acquis, est associé à un risque suicidaire 36 fois plus élevé que celui d'une population équivalente séronégative. La prévalence du suicide associé au sida est biphasique (à l'annonce du diagnostic de séropositivité, puis en fin d'évolution du sida), mais elle tend à décliner à mesure que les ressources et le soutien augmentent. Dans les pays industrialisés, l'approche bio-psycho-sociale mise au point dans les années 80 en réponse à la crise provoquée par l'annonce de ce diagnostic a réussi à ramener le taux de suicide dans cette population au niveau de celui de la même population à risque mais non atteinte. Il faut tenir compte du fait que l'on trouve, dans la population à risque pour ce qui est du sida, une prévalence élevée de toxicomanie, d'alcoolisme, de trouble de la personnalité de type limite et de maladies affectives, qui sont également des facteurs de risque de suicide. À cela s'ajoutent les complications organiques apparaissant en fin d'évolution du sida et les effets secondaires des médicaments utilisés pour les traiter qui, engendrant des symptômes dépressifs, augmentent la prévalence du suicide à cette phase. Mais c'est la douleur physique qui semble associée le

Psychiatrie clinique : une approche bio-psycho-sociale

plus directement aux idées suicidaires : 39 % des patients séropositifs se plaignant de douleurs avaient conçu des idées suicidaires, contrairement à 19 % des sujets qui ne souffraient pas (Brouillette, Des Rosiers et Montagne, 1994).

Les enfants seraient moins susceptibles de faire un geste suicidaire au cours d'une maladie physique à cause du soutien social qui est plus important à cet âge et de l'incidence moins grande d'autres facteurs de risque tels que la maladie affective ou la toxicomanie (Blumenthal, 1990).

75.5 ASPECTS BIOLOGIQUES

75.5.1 Neurotransmetteurs

C'est vers la fin des années 50 qu'a débuté l'étude de substances trouvées dans les cerveaux de sujets qui s'étaient suicidés. Ces études de pathologie ont démontré une diminution légère mais significative du taux de sérotonine et de son métabolite, l'acide 5-hydroxy-indol-acétique (5-HIAA), au niveau du tronc cérébral des sujets qui se sont suicidés, quel que soit leur diagnostic, par rapport à un groupe témoin de sujets qui n'avaient pas de maladie psychiatrique et qui ne s'étaient pas suicidés. D'où l'hypothèse d'un métabolisme accéléré de la sérotonine chez les sujets suicidaires, dans certaines régions du cerveau.

On s'est ensuite intéressé à l'étude des récepteurs de la sérotonine en utilisant comme marqueur l'imipramine tritiée. Des études ont confirmé une augmentation des récepteurs de la 5-hydroxytryptamine (5-HT$_2$) dans le cortex préfrontal de patients suicidés où intervient probablement une hypersensibilité ou une rétroaction positive des récepteurs à la suite d'une production insuffisante de sérotonine.

Durant les années 70, des recherches sur des sujets vivants ont montré que les patients ayant fait une tentative de suicide avaient un taux plus bas de 5-HIAA dans le liquide céphalorachidien que la population témoin, et ce indépendamment de leur diagnostic psychiatrique. Les patients souffrant d'un trouble bipolaire font exception, le taux cérébral de 5-HIAA chez eux ne présentant pas de variation selon qu'il y a eu un geste suicidaire ou non. Le taux cérébral de 5-HIAA semblerait avoir un potentiel pronostique quant au risque de suicide chez les patients déprimés, puisque 17 % des patients admis après un parasuicide chez qui le taux de 5-HIAA était bas se sont suicidés dans l'année suivante par rapport à seulement 7 % du même groupe chez qui le taux de 5-HIAA était élevé.

Le lien entre le système sérotoninergique et le comportement suicidaire a aussi été mis à l'épreuve par l'étude du taux de libération de prolactine et de cortisol à travers les voies sérotoninergiques de l'hypothalamus. On a trouvé une inhibition de la réponse de la prolactine chez des personnes ayant fait une tentative de suicide après l'administration de fenfluramine (un produit qui provoque la libération de sérotonine et bloque son recaptage). La réponse du cortisol à l'administration de 5-hydroxytryptophane a augmenté chez les patients qui avaient eu des comportements suicidaires.

Quelques études des récepteurs sérotoninergiques plaquettaires ont démontré une réduction de l'activité de la monoamine-oxydase (MAO) des plaquettes chez les patients atteints d'un trouble bipolaire et une augmentation de cette activité chez les patients atteints d'un trouble unipolaire. Une réduction de la MAO a également été relevée chez les membres de la famille de patients ayant déjà fait un geste suicidaire. Des études récentes indiquent une augmentation du taux des récepteurs 5-HT$_2$ plaquettaires chez les patients suicidaires, ce qui confirmerait les résultats des études de cerveaux de personnes qui se sont suicidées.

En conclusion, un niveau de sérotonine inférieur à la moyenne serait un indice pronostique de risque suicidaire chez des individus qui auraient déjà fait un geste suicidaire ou tout crime violent tel qu'un homicide ou un incendie criminel. Bien que cette piste semble prometteuse, des études spécialisées sont encore nécessaires avant que l'on puisse concevoir une application en clinique (Asberg, 1997). Pour ce qui est des MAO des récepteurs plaquettaires et des taux de MAO mesurés dans le liquide céphalorachidien, une série de conditions doivent être remplies pour que la mesure soit valide. Entre autres, une période préalable de plusieurs semaines d'élimination des antidépresseurs qui bloquent le recaptage de la sérotonine est nécessaire. Une telle restriction rend ce marqueur difficilement applicable en clinique, mais cette voie pourrait être empruntée en recherche dans le cadre d'études de patients présentant un risque élevé de suicide qui pourraient être ciblés plus facilement pour des études prospectives.

75.5.2 Aspects génétiques

Il semble qu'une composante génétique contribue au risque suicidaire, comme le laisse supposer la prévalence élevée du suicide (6 %) dans la famille d'une personne qui s'est suicidée, soit 88 fois le taux prévu.

Une vaste étude portant sur l'adoption au Danemark révèle une incidence six fois plus importante du suicide chez les parents biologiques de personnes adoptées qui se sont suicidées que chez leurs parents adoptifs. Il semble qu'une prédisposition génétique au suicide trouve son expression phénotypique dans une altération biologique du cerveau ou des neurotransmetteurs telle qu'elle a été décrite précédemment et se traduise par un comportement impulsif particulièrement difficile à contrôler. Le tiers des adolescents qui se sont suicidés avaient une histoire familiale de suicide. Les comportements suicidaires de ces jeunes ont été associés à des troubles émotifs chez les parents, comme la dépression et l'abus de substances. Il est aussi possible que ces adolescents ont imité les comportements suicidaires de leurs parents.

Une étude danoise qui a porté sur des jumeaux monozygotes a révélé que le suicide d'un jumeau était reproduit chez l'autre dans 13 % des cas. Cette concordance est supérieure à celle qui a été observée pour les jumeaux dizygotes. D'autre part, l'étude de la population amish de Pennsylvanie, aux États-Unis, qui est reconnue pour sa cohésion sociale et où la toxicomanie et les problèmes de violence sont inexistants, a fait ressortir l'aspect génétique du suicide, puisque les victimes souffraient toutes d'un trouble affectif majeur et se regroupaient toutes dans quatre génogrammes (Roy, Rylander et Sarchiapone, 1997).

75.6 ASPECTS PSYCHOLOGIQUES

Le comportement suicidaire peut être considéré selon trois perspectives, en fonction du but poursuivi :
- la cessation de l'expérience consciente à jamais (la mort);
- l'interruption de l'expérience consciente de façon temporaire afin de ne plus rien sentir momentanément;
- la mobilisation des autres, le désir d'attirer l'attention de l'entourage ou d'une personne en particulier.

Les deux derniers objectifs sont souvent combinés. Le parasuicide peut donc être perçu comme un effort d'adaptation, efficace ou non, dans une situation de crise. En fait, quel que soit le type de comportement suicidaire, le motif invoqué est toujours la recherche d'une solution à un problème créant une souffrance psychologique intense (Diekstra, 1993).

Les théories psychologiques concernant le suicide ont d'abord été élaborées par Freud dans son livre *Deuil et mélancolie,* publié en 1917, qui interprétait ce phénomène comme l'expression d'une hostilité inconsciente dirigée vers l'objet d'amour introjecté et empreint d'ambivalence. Selon cette conception, le suicide est un meurtre à 180 degrés. D'autres théories psychanalytiques invoquent une identification inconsciente à une personne décédée avec laquelle il y a un désir de réunion. Dans son analyse de la pulsion hostile menant au suicide, Menninger discerne trois composantes : 1) le désir de tuer; 2) le désir d'être tué; 3) le désir de mourir. La théorie psychanalytique interpersonnelle rejette l'explication freudienne selon laquelle le suicide dérive d'une pulsion, soulignant plutôt le rôle important des conditions socioculturelles dans lesquelles vit l'individu suicidaire.

Pour les théoriciens de la relation d'objet, le suicide traduit un échec lors de la transition, dans le processus de développement, de la phase de l'attachement symbiotique à la mère à la phase de la séparation-individuation. Pour sa part, Kohut considère la honte découlant d'un échec comme le point de départ d'un geste autodestructeur, qui serait une tentative du Moi pour effacer la dure réalité de l'échec. Kernberg met quant à lui l'accent sur une blessure narcissique qui engendre fragmentation et rage narcissique dégénérant en un comportement autodestructeur qui appartient à l'un de ces trois types :

- l'automutilation par l'individu souffrant d'une personnalité limite comme moyen de contrôler le chaos intérieur;
- le suicide à haut risque létal du sujet narcissique, vulnérable à cause de la fragilité de son sentiment de grandiosité et de son agressivité;
- le fantasme de transformation somatique ou psychologique auquel répond le suicide pour les patients psychotiques.

Beck est bien connu pour sa triade cognitive dépressive. Ainsi, on a pu repérer chez l'individu présentant un risque de suicide des distorsions cognitives

Psychiatrie clinique : une approche bio-psycho-sociale

qui l'amènent à une perception négative de lui-même (*worthlessness*), de son environnement (*helplessness*) et de l'avenir (*hopelessness*).

Un autre aspect du suicide est le transfert de la souffrance de la victime à un survivant. Dans ce cas, on considère comme facteur de risque des soins parentaux déficitaires durant l'enfance d'un individu, qui établit des liens d'attachement pathologique et pour qui une menace d'abandon peut précipiter le suicide. On observe cette dynamique chez les personnes souffrant d'anxiété, en relation avec l'angoisse de séparation (Blumenthal, 1990).

75.7 ASPECTS SOCIOÉCONOMIQUES

Historiquement, c'est sur l'aspect social qu'a reposé l'une des premières grandes théories explicatives du suicide. En 1897, Durkheim explique ce phénomène par l'influence de la société sur l'individu. Il discerne quatre types de suicide :

- le suicide *altruiste*, qui est celui par lequel l'individu se sacrifie au profit de la société (p. ex., le kamikaze) ;
- le suicide *égotiste*, justifié par l'absence de soutien social (p. ex., non-intégration dans une nouvelle communauté, perte de contact avec sa famille éclatée, rareté des amis). Ce serait la forme de suicide la plus commune en Amérique du Nord ;
- le suicide qui découle de l'état d'*anomie* dans lequel l'individu se retrouve à la suite d'un bouleversement qui se produit dans son rôle social (p. ex., perte d'emploi, arrestation) ;
- le suicide *fataliste*, qui a lieu lorsque l'individu perd la maîtrise de sa propre destinée et se rapproche de la philosophie existentialiste (Blumenthal, 1990).

Parmi les variables sociodémographiques prédisposant au suicide, on relève certains agents de stress qui consistent souvent en une perte personnelle : un deuil, le divorce, une famille éclatée, la perte d'un emploi et le chômage, un problème scolaire ou avec la police. En fait, quel que soit l'élément précipitant, il est vécu comme étant à l'origine d'une blessure profonde de l'estime de soi, et ce de façon aiguë (Hoberman et Garfinkel, 1989).

En Amérique, on compte deux fois plus de suicides chez les personnes blanches que chez les personnes noires. De même, chez les autochtones, la prévalence du suicide correspond au double de celle que l'on enregistre dans le reste de la population. Les homosexuels et les lesbiennes présenteraient respectivement six et deux fois plus de risques de se suicider qu'une population célibataire hétérosexuelle (Santé Canada, 1994). Si l'on considère la religion, le risque va en décroissant pour les protestants, les juifs et les catholiques. Pour ce qui est de l'état civil, le risque de suicide est le plus faible chez les personnes mariées ; il augmente chez les célibataires, les divorcés, les séparés et les veufs. Géographiquement, il semble qu'en Amérique du Nord les habitants de la campagne risquent moins de se suicider par comparaison avec ceux des villes, conformément aux observations initiales de Durkheim, bien que l'on doive se pencher sur la qualité du tissu social et sur la stabilité du soutien, de leur rôle social et professionnel ; les autochtones en voie d'assimilation culturelle rapide et les immigrants formeraient alors une population plus à risque, même en région rurale (Blumenthal, 1990). En France, l'exode rural a fait croître la proportion des individus qui sont les plus exposés aux facteurs de risque associés au suicide (âge avancé, célibat, isolement) et qui, parallèlement, reçoivent le moins de services médicaux et préventifs (Debout et Conseil économique et social, 1993). De façon globale, les taux de suicide en Europe et en Amérique du Nord sont plus élevés dans les régions urbaines, en particulier dans les quartiers où sévissent la pauvreté et l'insalubrité.

Parmi les professions où la prévalence du suicide est plus élevée, on trouve certaines professions libérales et le travail agricole. Les personnes les plus à risque demeurent sans contredit les sans-emploi, étant donné que le travail est un facteur de protection. Durant une période de récession, où le chômage est à la hausse, le taux de suicide augmente, alors qu'il diminue en période de guerre (Debout et Conseil économique et social, 1993). Le chômage semble prédisposer au suicide, mais la corrélation entre le taux de suicide chez les hommes de 20 à 24 ans et le taux de chômage ne s'applique pas aux femmes (Morrell, Taylor et Kerr, 1998).

75.8 SUICIDE CHEZ L'ENFANT

Bien que sa prévalence soit infime, il semble que le suicide chez l'enfant de 12 ans et moins ne soit pas un phénomène nouveau : des cas ont été recensés au 19ᵉ siècle. Dès cette époque, certaines publications concluaient que le taux de suicide augmente avec l'âge et qu'il est plus fréquent dans les communautés urbaines que dans les communautés rurales. On émettait alors l'hypothèse que le suicide chez l'enfant est précipité par des facteurs spécifiques tels qu'un décès dans la famille, un conflit familial, un échec scolaire, un manque d'amour, l'identification à une victime du suicide connue ou l'influence de l'information. Ces mêmes facteurs, qui ont été relevés en 1910, sont toujours actuels.

Il y a eu peu de progrès dans l'élucidation du phénomène du suicide chez les enfants avant les années 70, lesquelles ont marqué le début de recherches systématiques (Blumenthal, 1990). En fait, au Canada, aucun cas de suicide n'a été recensé chez les moins de 10 ans avant 1970, et bien que le taux de suicide demeure infime, il ne cesse d'augmenter. Les garçons seraient quatre fois plus nombreux que les filles à mettre fin à leurs jours. Le taux de décès par suicide dans le groupe des 10-14 ans est passé de 0,1 à 1,8 pour 100 000 habitants entre 1951 et 1992 (Santé Canada, 1994). Pour le même groupe d'âge, on a recensé en France 1,2 suicide masculin et 0,2 suicide féminin pour 100 000 habitants en 1975 ; ce taux est demeuré stable jusqu'en 1989, malgré une hausse significative dans les groupes plus âgés (Debout et Conseil économique et social, 1993). De même, le parasuicide, qui est fréquemment précurseur du suicide, est de plus en plus fréquent chez les enfants.

Des études en milieu scolaire chez des enfants de 10 ans montrent qu'ils ont une bonne compréhension du suicide, certains admettant même qu'ils ont eu des idées suicidaires ou qu'ils ont fait de « timides » tentatives (Santé Canada, 1994). Les préadolescents dont l'intelligence serait la plus développée présenteraient le plus de risques de suicide, car ils auraient une certaine maturité intellectuelle pour planifier et mettre à exécution leur suicide (Blumenthal, 1990).

Comme dans le cas de l'adulte, la maladie affective constitue un facteur de risque de suicide important chez l'enfant. L'enfant déprimé peut présenter les mêmes symptômes que l'adulte déprimé, mais aussi des symptômes s'exprimant par de vagues plaintes somatiques, des problèmes à l'école, une faible estime de soi et des comportements agressifs. L'observation du style de jeu de ces enfants peut donner de précieux indices ; ainsi, des jeux violents ou dangereux, où l'enfant se sert de son corps comme d'un objet, où il brise des jouets, frappe des objets, risque sa vie, peuvent être des façons pour lui d'exprimer ses idées suicidaires. Ces observations pourront servir de piste pour évaluer le contexte sociofamilial de l'enfant, où l'on relèvera peut-être des facteurs de risque de maladie affective et de suicide (Santé Canada, 1994).

75.9 SUICIDE CHEZ L'ADOLESCENT ET LE JEUNE ADULTE

La prévalence du suicide chez les jeunes augmente de façon vertigineuse : au Canada, elle est passée, entre 1950 et 1991, de 3,3 à 13,8 pour 100 000 chez les 15-19 ans (Santé Canada, 1994). Des statistiques du même ordre ont été compilées en France (Debout et Conseil économique et social, 1993). La modification du tissu social (augmentation du chômage, baisse de la mobilité, redistribution de la richesse, etc.), avec son cortège de déceptions et de frustrations, qui a suivi l'entrée dans l'âge adulte de la cohorte des *baby-boomers*, aurait été l'un des facteurs des maladies mentales et du suicide parmi ces derniers. À cette situation s'ajoute l'érosion des repères traditionnels (taux de divorce accru, changements de la structure familiale, urbanisation et désaffection religieuse) dont témoignent les événements de mai 1968 en France (Blumenthal, 1990 ; Surault, 1995).

Au début de l'adolescence, deux fois plus de garçons que de filles se suicideraient. Cette proportion augmentera pour se situer à quatre garçons pour une fille vers la fin de l'adolescence et rejoindre la proportion enregistrée chez les adultes. La pendaison est le moyen le plus utilisé par les plus jeunes, alors que l'arme à feu et le monoxyde de carbone sont plus fréquents chez les plus âgés. Les garçons emploient des moyens plus violents que les filles. De 30 % à 50 % des adolescents qui se suicident laissent une note et environ 50 % se suicident sous l'effet de l'alcool. La plupart se suicident à la maison à la suite d'un stress récent, comme un conflit avec les parents (Hoberman et Garfinkel, 1989).

Les maladies psychiatriques sont très fréquentes, touchant de 63 % à 95 % des suicidés, dont 20 % souffraient d'un trouble bipolaire et 76 %, d'une dépression majeure ou de dysthymie. Le trouble des conduites (chez un tiers) et la dépendance à une substance

Psychiatrie clinique : une approche bio-psycho-sociale

(70 % de cas de toxicomanie) sont le plus souvent associés au suicide, et les doubles diagnostics sont plus fréquents chez les adolescents (81 %) que dans la population générale (24 %). Le perfectionnisme compulsif et l'impulsivité sont rapportés chez un suicidé sur trois. Finalement, l'association d'une triade de facteurs, tels le comportement antisocial, la toxicomanie et des symptômes dépressifs, augmente de façon significative le risque de suicide dans ce groupe d'âge (Blumenthal, 1990). Une étude française confirme cette constellation d'observations dans plus de 50 % des cas de parasuicide (Debout et Conseil économique et social, 1993).

Les événements de vie négatifs, un soutien social plus fragile, une plus grande incidence d'abus physiques, de fugues et de grossesses non désirées sont souvent présents chez les adolescents suicidaires. De plus, le fait de connaître une personne qui s'est suicidée ou d'entendre parler de suicide dans les médias rendrait certains jeunes plus vulnérables au passage à l'acte (Blumenthal, 1990).

75.10 SUICIDE CHEZ LA PERSONNE ÂGÉE

Dans la plupart des pays, la personne âgée fait partie du groupe qui risque le plus de se suicider, particulièrement s'il s'agit d'un homme de plus de 75 ans. Aux États-Unis, la prévalence du suicide pour ce groupe est le triple de celle qu'on observe chez les jeunes de 18 à 24 ans, et bien que les personnes âgées ne représentent que 10 % de la population, elles comptent pour 25 % des suicides. Les moyens qu'elles utilisent sont létaux; il y a peu de parasuicides. Le tableau 75.2 montre l'importance de ce phénomène en France chez les hommes de plus de 75 ans comparativement aux femmes (Debout et Conseil économique et social, 1993).

On relève plusieurs facteurs de risque de suicide chez la personne âgée, comme le fait qu'elle soit seule, veuve ou en deuil, qu'elle n'ait ni emploi ni activité, qu'elle soit atteinte d'une maladie physique, parfois débilitante, qu'elle subisse des abus physiques ou de la négligence, qu'elle vive dans la pauvreté. Ces facteurs sont souvent à l'origine d'une situation intolérable, qui s'accompagne d'une douleur morale ou physique et de symptômes dépressifs; le suicide semble alors être la seule option possible. Les moyens utilisés sont sans merci : en première place vient la pendaison, utilisée dans la moitié des cas, et en deuxième place, l'arme à feu pour les hommes et la noyade pour les femmes (Debout et Conseil économique et social, 1993).

La personne âgée n'ira généralement pas consulter un psychiatre ou quelque autre professionnel de la santé mentale, malgré une grande détresse psychologique. Elle va plus facilement se confier à son médecin de famille sous le couvert de plaintes somatiques. Un traitement adéquat de la dépression sous-jacente au moyen d'antidépresseurs ne constitue qu'une facette du traitement bio-psycho-social, la reconstitution d'un réseau social restant l'élément le plus important (Chiles et Strosahl, 1995).

75.11 EFFET D'UN SUICIDE CHEZ LES PROCHES

Chaque suicide affecterait en moyenne six personnes. Comparativement aux proches de personnes décédées de manière naturelle ou accidentelle, les membres de la famille et les amis d'un suicidé ressentent plus de culpabilité, reçoivent moins de soutien social et éprouvent un plus grand besoin de comprendre la signification de cette mort tragique. Les suicidés

TABLEAU 75.2 Taux de suicide selon le sexe et l'âge, France, 1987*

55-64 ans		65-74 ans		75-84 ans		85 ans ou +	
H	F	H	F	H	F	H	F
43,9	19,3	54,9	23,5	106,9	29,5	144,2	27,2

* Taux pour 100 000 habitants.
Source : M. Debout et Conseil économique et social, *Le suicide*, Paris, Direction des journaux officiels, 1993, p. 18.

forment le seul groupe à propos duquel 44 % des proches mentent quant à la cause du décès pour masquer leur honte (McIntosh, 1993). Dans l'opinion publique, la famille est tenue pour responsable du suicide de l'un des siens. Le deuil d'une personne suicidée est lourd à porter : le sentiment de culpabilité et l'isolement sont les plaintes les plus fréquentes de la famille. Les survivants ont tendance à jeter le blâme sur les autres membres de la famille, sur les amis, sur le médecin, sur l'école ou sur le travail, afin d'éviter de blâmer le disparu et d'alléger leur propre fardeau.

Les gens affectés par le suicide d'un proche risquent de vivre un deuil pathologique ou une dépression majeure. Une autoévaluation de leur santé mentale démontre qu'ils demeurent symptomatiques jusqu'à deux ans et demi après l'événement et présentent un risque accru de toxicomanie, d'une maladie physique ou mentale, d'un accident mortel, d'infections et de suicide, particulièrement les hommes, qui reçoivent moins de soutien que les femmes. Quant aux personnes qui font la découverte du corps inanimé, elles sont susceptibles de souffrir d'un état de stress post-traumatique (Dunne, McIntosh et Dunne-Maxim, 1987). Aux Pays-Bas, au Canada et aux États-Unis, il existe des groupes de parents et de proches de suicidés qui viennent, en présence d'animateurs spécialisés, partager leur drame et les aider à le surmonter. En France, une telle ressource est encore en devenir (Debout et Conseil économique et social, 1993).

75.12 APPROCHES THÉRAPEUTIQUES

75.12.1 Aspects préventifs

Le meilleur facteur de prédiction du suicide est une histoire de tentative de suicide : de 30 % à 60 % des suicides sont l'aboutissement de tentatives dont le nombre varie de 1 à plus de 20. Des études montrent que de 10 % à 14 % des sujets qui ont déjà tenté de se suicider finiront par se suicider, soit un risque de suicide 100 fois plus grand que celui qui est évalué dans la population générale. Pourtant, seulement le quart de ces individus avaient consulté un professionnel de la santé à la suite de leur geste suicidaire. Comme on sait que la majorité de ces gestes est imputable à une maladie mentale, la cause demeure alors sans traitement, et un traitement aurait peut-être pu prévenir un geste fatal (Diekstra, 1993). Des études européennes rapportent des statistiques du même ordre : que ce soit en Grande-Bretagne, aux Pays-Bas ou en France, de 20 % à 30 % seulement des individus qui ont tenté de se suicider seront traités en clinique ambulatoire (Debout et Conseil économique et social, 1993). Toute évaluation bio-psycho-sociale devrait s'intéresser aux tentatives antérieures et aux idées suicidaires des patients.

Le sujet qui fait part à un tiers de son intention suicidaire ou d'un geste suicidaire transmet un message paradoxal : il cherche la mort tout en appelant à l'aide. L'approche d'un intervenant face à un individu suicidaire consiste à reconnaître la souffrance et le besoin frustré de celui-ci, à miser sur son ambivalence (la mort ou l'aide) et, finalement, à explorer un éventail de solutions au problème précipitant, ce qui aura comme effet de réduire l'état de tension et de souffrance du patient. La participation de personnes de l'entourage, comme la famille et les amis, dans une optique de réconfort pourra apporter un complément à la prise en charge du patient par des professionnels, dans un deuxième temps, une fois que les causes sous-jacentes au comportement suicidaire auront été précisées (Jacobs et Brown, 1989).

La *prévention primaire* s'adresse à la population générale à travers l'éducation du public, par les médias et l'école, et met à contribution les gouvernements et les institutions qui sont en mesure d'agir sur certains facteurs socioéconomiques jouant un rôle dans l'étiologie du suicide. Diverses actions préventives sont possibles, par exemple faire connaître les facteurs de risque du suicide, encourager les gens à être à l'écoute de l'affect de leurs proches et à mieux communiquer, discuter ouvertement de gestes auto-destructeurs et promouvoir une solide estime de soi dès le jeune âge. Des programmes ciblés s'adressant à la population à risque doivent aussi être envisagés, car aucune réduction du taux de suicide n'a été constatée lorsque les programmes sont destinés à la population générale, les cas à risque élevé étant probablement trop dilués dans l'ensemble pour que l'effet soit significatif (Rosewater et Burr, 1998). En revanche, des mesures comme la restriction de moyens létaux, tels les armes à feu et les médicaments dangereux en vente libre, et la limitation de la quantité de médicaments délivrés sur ordonnance au patient par le pharmacien et dont la surdose présente un potentiel létal, se sont révélées être des moyens de prévention primaire efficaces. Des programmes de prévention plus spécifiques,

Psychiatrie clinique : une approche bio-psycho-sociale

qui prennent en considération les facteurs de risque du suicide, pourraient être élaborés à l'intention des personnes qui sont en instance de divorce, qui viennent de perdre leur emploi, qui ont fait faillite, etc. La sensibilisation du personnel affecté à l'assurance emploi, des avocats en droit de la famille et des paraprofessionnels de la santé devrait être envisagée, bien qu'il soit difficile de s'assurer que de telles mesures auront un effet significatif sur le taux de suicide.

La *prévention secondaire* s'adresse aux personnes qui ont survécu à une tentative de suicide, donc à un groupe ciblé présentant un haut risque de récidive. Des organismes créés à l'intention de cette population, ainsi que des centres de prévention du suicide, existent, depuis les années 60, en Europe et en Amérique du Nord: l'International Association for Suicide Prevention and Crisis Intervention aux États-Unis, l'Association québécoise de suicidologie, qui chapeaute de nombreux organismes, notamment Suicide-Action Montréal, S.O.S. Phénix, en France, qui coordonne des centres de prévention dans le pays. Des centres d'écoute téléphonique sont également des ressources auxquelles font appel des personnes suicidaires; nommons Tel-Aide, au Québec, et S.O.S. Amitié, en France (Lesage, 1995; Séguin, 1991). Le suivi des patients suicidaires est essentiel pour prévenir un second geste. On recommande de porter une attention particulière au diagnostic et au traitement de la maladie mentale sous-jacente et d'assurer un soutien social adéquat. On note que, malgré ces efforts d'intervention, bien peu de « parasuicidaires » bénéficient d'un suivi adéquat. En effet, le manque de ressources et d'intervenants, le faible taux d'observance des traitements prescrits et la non-participation de la famille à la thérapie entraînent un taux d'échec du suivi chez les deux tiers des patients hospitalisés après une tentative de suicide (Rosewater et Burr, 1998).

Pour ce qui est de la *prévention tertiaire,* ou postvention, elle s'adresse aux proches parents et aux amis qui ont subi la perte de l'un des leurs qui s'est suicidé. Des groupes de soutien, une aide pour se relever d'un deuil difficile ou encore la démystification du suicide à une grande échelle afin d'éviter la stigmatisation des survivants pourraient améliorer la qualité de la vie de ces derniers et prévenir chez eux le développement de maladies psychiatriques (Diekstra, 1993).

Adoptant une perspective plus théorique, des équipes scientifiques se sont penchées sur le phénomène du suicide afin de mieux le comprendre par des analyses rétrospectives, parfois prospectives. C'est le cas de l'International Association of Suicidology, de l'Association canadienne pour la prévention du suicide, du Laboratoire de recherche sur le suicide et le deuil du Centre de recherche Fernand-Seguin (Montréal), du Centre de recherches et d'interventions sur le suicide et l'euthanasie (Montréal) et, en France, du Centre de réflexion et d'intervention sur le suicide et de l'Union des centres Recherche et rencontres.

On se plaît à croire que la prévention telle qu'elle est pratiquée actuellement a des retombées encourageantes, qu'elle a aidé plus d'une personne à s'en sortir. Pourtant, le bilan des mesures préventives est négatif, leur effet demeurant non significatif statistiquement quant au taux de suicide, qui continue de grimper. On peut invoquer, notamment, le maigre budget alloué aux organismes de prévention par les gouvernements ou encore le manque de coopération et de communication entre agences, intervenants et familles. Il reste beaucoup de travail à faire afin de déterminer la population à risque, de choisir les interventions appropriées et, enfin, de définir les modalités d'application des mesures préventives efficaces dans les limites d'un budget donné.

75.12.2 Patient suicidaire à l'urgence[1]

Chez le patient qui consulte de son plein gré, le médecin évaluera le risque suicidaire à court et à moyen terme et répondra à la demande d'aide sous-jacente, ce qui aura pour effet de désamorcer la crise suicidaire. Le médecin s'assurera ensuite de la protection du patient à court terme et d'un suivi à moyen terme. Le patient peut avoir besoin de séjourner à l'hôpital. Une intervention médicale est souvent indiquée lorsqu'on constate une intoxication ou qu'on veut entreprendre le traitement de la maladie associée au comportement suicidaire (dépression majeure, schizophrénie, toxicomanie). Parfois, ce sont les autorités judiciaires qui obligent un individu qui met sa vie ou celle des autres en danger à subir un examen psychiatrique, et ce afin de déterminer si une hospitalisation est nécessaire pour sa protection.

Dans le cas de patients qui présentent un trouble de la personnalité se manifestant, entre autres, par

---

1. Voir aussi le chapitre 29.

des parasuicides à répétition, il est préférable d'éviter l'hospitalisation, qui engendre un comportement régressif et confirme le patient dans son sentiment d'être incapable d'affronter ses problèmes de manière autonome. Comme le risque suicidaire chez ce type de patient est aigu et bien réel, un très court séjour (quelques heures peuvent suffire) dans le milieu hospitalier est la solution de choix.

75.12.3 Patient en suivi thérapeutique

En cabinet, une fois établie l'alliance thérapeutique entre le patient et le praticien, celui-ci pourra découvrir chez son patient, de façon directe, toute idée suicidaire et ainsi désamorcer une crise suicidaire. Le thérapeute évaluera le risque suicidaire que présente le patient pour ensuite explorer le facteur précipitant. Il devra indiquer clairement les limites de ses responsabilités comme thérapeute, ainsi que le moment où il devra recourir à d'autres ressources, telles que les services hospitaliers (urgence, clinique externe, programme de jour, ergothérapie, groupe de soutien, etc.), les spécialistes appropriés selon les problèmes qui ont déclenché la crise suicidaire ou les travailleurs sociaux et les organismes communautaires ou de soins spécialisés qui répondront au besoin spécifique du patient.

La démarche précédente pourra, sur le plan thérapeutique, diminuer le niveau d'impulsivité du patient et sa détresse, grâce à l'empathie dont fait preuve le thérapeute à l'écoute et à l'examen d'options qui permettront au patient de résoudre son problème.

Quelquefois, il semble que toutes les options ont été explorées en vain, car le patient persiste dans son attitude suicidaire : le recours au service des urgences d'un hôpital peut alors être nécessaire. Une ligne de conduite tracée nettement dès le début du traitement quant à la démarche à suivre dans le cas d'un comportement suicidaire évitera au thérapeute d'éprouver le sentiment d'être démuni, manipulé ou de trahir son patient, ou encore au patient de percevoir le thérapeute comme un agresseur.

Contrairement à la croyance populaire, le fait de discuter ouvertement avec une personne de ses idées suicidaires ne poussera pas celle-ci au passage à l'acte. Bien au contraire, elle sera soulagée de voir cette question abordée sans détour et son malaise reconnu, de constater qu'on est prêt à accueillir sa souffrance, sans la nier (Séguin, 1991).

75.12.4 Patient suicidaire hospitalisé

Le patient suicidaire hospitalisé doit être protégé contre lui-même. Ainsi, il faut rendre inaccessibles les objets qui peuvent s'avérer létaux, veiller à lui procurer une chambre où la défenestration et la pendaison sont impossibles, préférablement située près du poste des infirmières pour une surveillance accrue. On prendra soin d'accompagner le patient s'il doit se rendre à des endroits moins sécuritaires.

Le personnel hospitalier devra être vigilant face au patient et entretenir avec lui une bonne communication, faire participer la famille et les consultants au plan de traitement. L'évaluation du risque suicidaire devra être faite régulièrement ; elle influencera le choix du traitement.

Les premiers jours de l'hospitalisation constituent la période où le suicide risque le plus de se produire ; toutefois, la majorité des patients suicidaires hospitalisés ne se donnent pas la mort à l'hôpital, mais durant un congé ou une fugue (Safer, 1996). En effet, le *suicide en milieu hospitalier* est un événement rare, représentant 5 % de tous les suicides, ou 9,8 suicides pour 100 000 admissions dans un hôpital général américain. Selon les études européennes, le taux de suicide dans les hôpitaux psychiatriques varie de 25 à 295 pour 100 000 admissions. La prévalence est plus élevée chez les hommes souffrant de schizophrénie paranoïde qui ont connu au moins trois hospitalisations et chez les femmes affligées d'un trouble dépressif. Le moyen le plus utilisé est la pendaison et le saut d'un endroit élevé. De 30 % à 50 % des suicides de patients hospitalisés en psychiatrie ont lieu à l'extérieur de l'hôpital, alors que le patient est en congé, autorisé ou non. Les moments critiques sont le début et la fin de l'hospitalisation (Proulx et Grunberg, 1994).

75.13 CAS PARTICULIERS

75.13.1 Suicide collectif

Lorsque plusieurs suicides sont commis simultanément, on parle de *suicide collectif,* comme ceux qui ont lieu dans des sectes religieuses ou après une catastrophe telle le krach des années 30. Le *suicide par imitation,* c'est-à-dire un suicide succédant à un autre

Psychiatrie clinique : une approche bio-psycho-sociale

et pour lequel le même moyen est utilisé, est surtout le fait d'adolescents, plus influençables, qui peuvent percevoir le suicide comme étant désirable si la première victime est glorifiée à la manière d'un héros ou d'un martyr. Souvent, un *suicide collectif par imitation* aura été précédé d'une publicité tapageuse à propos d'un suicide récent ou d'un film portant sur ce thème. C'est l'effet Werther, ainsi désigné d'après un roman de Goethe où le héros se suicide et dont la publication fut suivie de multiples suicides d'adolescents. Le *suicide par contagion* implique, telle une maladie infectieuse, des suicides rapprochés dans le temps d'individus entretenant des relations étroites, comme si le désir de se tuer se transmettait, à la manière d'un virus, de l'un à l'autre. Les populations autochtones, qui présentent déjà un risque élevé de suicide, sont témoins de « vagues de suicides » chez leurs adolescents (Hoberman et Garfinkel, 1989).

Les facteurs suivants de risque de suicide collectif ont été relevés :
- une tentative de suicide antérieure ;
- des comportements autodestructeurs ;
- la connaissance d'une personne qui est morte de façon violente ;
- un comportement violent ou antisocial ;
- une histoire de toxicomanie ;
- la fin récente d'une relation intime (Hoberman et Garfinkel, 1989).

75.13.2 Homicide-suicide

L'homicide qui est suivi du suicide du meurtrier, qui constitue certes une situation tragique, est un événement rare, malgré la médiatisation qui entoure chaque cas. Contrairement aux taux d'homicide, les taux d'homicide-suicide sont habituellement assez stables dans une zone donnée. Une étude québécoise rapporte qu'environ 10 % des homicides commis au Canada sont des homicides-suicides (Buteau, Lesage et Kiely, 1993). On trouve une incidence de ce type d'événement de 0,18 pour 100 000 habitants si l'on exclut l'année 1989 où il y a eu des homicides-suicides en groupe.

Le scénario classique est celui où un homme (de 60 % à 92 % des cas) de 40 ans ou moins tue une femme (de 70 % à 80 % des cas) plus jeune que lui à la suite d'une dispute. Les deux personnes sont de la même famille (de 69 % à 81 % des cas). L'arme à feu est le moyen le plus souvent utilisé (88 %). Parmi les autres scénarios d'homicides-suicides, il y a le couple âgé qui signe un pacte suicidaire et le meurtrier qui tue plusieurs inconnus avant de se suicider.

L'homicide-suicide est lié à la psychopathologie. Des autopsies psychologiques révèlent que 75 % des cas d'homicides-suicides étaient associés à une dépression majeure. Les autres diagnostics étaient l'abus de substances et la personnalité antisociale (Buteau, Lesage et Kiely, 1993).

75.13.3 Suicide en prison

La prison est un milieu où le taux de suicide est important (six fois plus élevé que dans la population générale), taux qui augmente avec le degré de sécurité de l'établissement carcéral. Le suicide est plus fréquent en cellule d'isolement et le risque est le plus grand dans les six premiers mois après l'annonce de la sentence. Les individus condamnés pour un crime contre la personne sont plus susceptibles de se suicider que ceux qui ont été condamnés pour un crime contre les biens. Les individus placés en détention préventive forment une population à risque élevé : 47 % des suicides qui ont lieu en prison leur sont imputables, alors qu'ils ne représentent que 11 % de la population carcérale. La pendaison est le moyen le plus utilisé. Les maladies mentales et la toxicomanie sont des facteurs additionnels : 33 % des suicidés avaient des antécédents de maladie mentale et 25 % avaient reçu des soins (Santé Canada, 1994).

75.13.4 Euthanasie

Comme nous l'avons mentionné au début du chapitre, l'euthanasie est un concept qui soulève la controverse et son application n'est pas acceptée de la même façon dans tous les pays. Il semble que les Pays-Bas soient le pays le plus permissif quant à l'assistance apportée à une personne en phase terminale en vue d'abréger ses souffrances. Ce pays a en effet réglementé l'euthanasie en 1994, obligeant le médecin à suivre une procédure très stricte et à la déclarer aux autorités judiciaires, qui conservent néanmoins le pouvoir d'imposer des sanctions. Depuis le 1er juillet 1996, la Loi sur les droits des malades en phase terminale adoptée dans le Territoire-du-Nord australien est la première loi dans le monde qui autorise la pratique de l'euthanasie active (Stewart, 1996).

En ce qui concerne les autres pays européens et les pays d'Amérique, l'euthanasie y est considérée comme illégale, bien que certains professionnels de la santé mènent une croisade en faveur de sa légalisation afin de soulager les souffrances associées à des maladies incurables et de permettre la mort dans la dignité. Ce sont en effet les arguments les plus importants invoqués à l'appui d'une demande pour que soit légalisée l'euthanasie, cette requête étant la plupart du temps formulée par un patient en phase terminale, aux prises avec des douleurs intolérables, qui désire conserver sa liberté et le contrôle sur sa vie, tout en évitant de devenir un poids pour son entourage (Lavery et coll., 1997). Les opposants à l'euthanasie active, en plus de mettre en avant des raisons religieuses, sociales et philosophiques, soulignent que si une personne désire mourir, quel que soit le motif, le suicide est toujours possible. Très rares sont les cas où un individu malade ou handicapé est dans l'impossibilité physique de se donner la mort. En outre, il existe un processus psychologique entre la pensée de mourir et l'action de se donner la mort. L'intervention d'un tiers, que ce soit au moyen de l'euthanasie active ou au moyen du suicide assisté, court-circuiterait alors ce processus, puisque les méthodes utilisées dans le suicide assisté sont rapides, efficaces et sans douleur, ne laissant aucune possibilité de faire demi-tour une fois ce moyen mis en œuvre. Cela justifie le fait qu'aux Pays-Bas l'euthanasie n'est accordée qu'après une demande constante de la part d'un patient ; on s'assure de cette manière qu'il ne s'agit pas d'une réaction de crise ou d'une décision précipitée.

Malgré des justifications rationnelles pour demander l'euthanasie (le fait pour le patient d'éprouver des douleurs extrêmes, d'être un fardeau pour l'entourage, de souffrir d'une maladie incurable, etc.), la décision de mourir d'une façon prématurée est rarement fondée sur ces seuls critères objectifs, la douleur en soi biaisant le jugement et la maladie physique étant souvent accompagnée d'une maladie mentale (voir la section 75.4.2), telle la dépression, qui engendre des idées suicidaires. Les médecins opposés à l'euthanasie misent plutôt sur les bénéfices des soins palliatifs (voir le chapitre 79) où un traitement visant à calmer la douleur et à traiter la maladie mentale de même qu'un meilleur environnement psychosocial contribuent à une diminution de l'incidence des pensées suicidaires chez cette population. Ces options répondent peut-être mieux aux besoins réels de ces patients que le recours à l'euthanasie ; d'ailleurs, on reproche aux Pays-Bas d'avoir légalisé l'euthanasie au détriment des soins palliatifs, qui sont très peu développés dans ce pays (Van Den Akker, Janssens et Ten Have, 1997).

L'euthanasie et le suicide assisté, en plus de s'insérer dans la problématique concernant l'acte de se donner la mort, ouvrent un débat d'ordre éthique et légal quant au rôle du tiers qui aide à provoquer la mort. Comme ce rôle est souvent tenu par un médecin, ce dernier sera accusé par certains d'aller à l'encontre de son devoir premier qui est de soigner les patients et de repousser la mort, alors que d'autres verront cet acte comme une façon de respecter l'autonomie du patient et de le soulager dans la dignité.

75.14 ÉVALUATION DU RISQUE SUICIDAIRE

Le tableau 75.3 (p. 1790) récapitule les principales observations concernant les facteurs de risque majeurs de suicide et de parasuicide, souvent communs aux deux, puisque les individus qui se suicident ont souvent plusieurs parasuicides à leur actif (voir aussi le tableau 29.3, p. 845).

Il faut préciser qu'un facteur de risque n'est pas l'équivalent d'un facteur causal ; il ne renseigne donc pas sur l'étiologie du phénomène, mais il décrit une circonstance dont la présence est souvent associée au phénomène. Comme nous l'avons dit tout au long du chapitre, le parasuicide est un phénomène distinct du suicide, et le tableau 75.3 met en relief aussi bien les facteurs propres au suicide et au parasuicide que les facteurs communs aux deux. D'autre part, chaque situation peut être évaluée sur une échelle de dangerosité selon le nombre de facteurs de risque qui s'appliquent au sujet.

TABLEAU 75.3   Facteurs de risque de suicide et de parasuicide

Facteurs de risque	Suicide	Parasuicide
Sexe	Masculin	Féminin
Âge	Très âgé (plus de 75 ans ; le risque croît avec l'âge)	Jeune adulte (18-24 ans)
Histoire psychiatrique	Parasuicide antérieur, maladie mentale	
État civil (par ordre de fréquence)	Divorcé, séparé, veuf, célibataire	Célibataire ou changeant
Méthode	Létale, accessible	Peu létale, secours probable
Situation socioéconomique	Chômeur	Désœuvré
Facteurs précipitants	Perte ou conflit interpersonnel, isolement	Rejet, blessure narcissique
Circonstances	Geste planifié	Geste impulsif ou appel à l'aide
Signes	Se défait de ses biens et règle ses comptes	Attire l'attention
Ressources	Réseau social pauvre	Réseau social dysfonctionnel
Maladie mentale (par ordre de fréquence)	Trouble affectif, alcoolisme, toxicomanie, schizophrénie, trouble de la personnalité, trouble des conduites	Personnalité limite, personnalité antisociale, abus d'alcool et de drogues, trouble de l'adaptation, trouble affectif
État d'esprit	Morbide, ralenti, taciturne, ronchon	Vif, expressif
Maladie physique	Chronique, avec douleur, débilitante ; épilepsie	Aiguë, diagnostic récent
Religion (par ordre de fréquence)	Athée, non pratiquant, protestant, juif, catholique	
Histoire familiale	Suicide ou parasuicide d'un proche	
Facteurs biologiques	5-HIAA diminué	
Facteurs sociaux	Autochtones, immigrés récents, pauvreté, homosexualité	
Facteurs géographiques	Région urbaine, région avec histoire de suicides récents	

*
* *

Le phénomène du suicide continue de susciter beaucoup d'intérêt en raison de son universalité et des statistiques qui le placent au premier rang des causes de mortalité. Deux groupes risquent particulièrement de s'enlever la vie : les jeunes dans la vingtaine et les personnes de plus de 70 ans. Cela crée une courbe bimodale des taux de suicide en fonction de l'âge.

Malgré la multiplication des études sur le sujet, plusieurs aspects du suicide demeurent énigmatiques, d'où la difficulté de prévenir ce geste fatal qui prend au dépourvu l'entourage de la victime. Maints facteurs ont été invoqués comme éléments déclencheurs, mais il semble qu'un amalgame complexe de ceux-ci serait un reflet plus juste de la réalité. L'accent a été mis récemment sur les maladies mentales comme facteur précipitant important. Les recherches dans les domaines de la génétique, de la neurophysiologie et de la psychiatrie appuient cette hypothèse. Par ailleurs, des facteurs environnementaux, contextuels (p. ex., la pauvreté, l'absence d'amour de ses parents, le deuil) ont aussi été considérés comme non négligeables. L'éternel débat au sujet de l'inné et de l'acquis entoure ainsi la question du suicide. L'approche qui semble la plus efficace cliniquement tient compte de l'ensemble des aspects bio-psycho-sociaux lors de l'évaluation du risque suicidaire chez un individu.

Bibliographie

ASBERG, M.
1997 « Neurotransmitters and suicidal behavior », *Ann. N. Y. Acad. Sci.*, n° 836, p. 158-181.

ASSOCIATION CANADIENNE POUR LA PRÉVENTION DU SUICIDE
1994 *Suicide. A Media Resource Book*, Calgary, Canadian Association for Suicide Prevention.

BLUMENTHAL, S.J.
1990 « Youth suicide : Risk factors, assessment and treatment of adolescent and young adult suicidal patients », *Psychiatr. Clin. North Am.*, vol. 13, n° 3, p. 511-556.

BLUMENTHAL, S.J., et KUPFER, D.J.
1990 *Suicide Over Life Cycle*, Washington (D.C.), American Psychiatric Press.

BROUILLETTE, M.-J., DES ROSIERS, P., et MONTAGNE, G.
1994 « Understanding suicidal ideation in HIV infection », *The Canadian Journal of Diagnosis*, vol. 11, n° 2, p. 93-108.

BUTEAU, J., LESAGE, A.D., et KIELY, M.C.
1993 « Homicide followed by suicide : A Québec case series, 1988-1990 », *Can. J. Psychiatry*, vol. 38, n° 8, p. 552-556.

CHILES, J.A., et STROSAHL, K.D.
1995 *The Suicidal Patient : Principles of Assessment, Treatment, and Case Management*, Washington (D.C.), American Psychiatric Press.

DEBOUT, M., et CONSEIL ÉCONOMIQUE ET SOCIAL
1993 *Le suicide*, Paris, Direction des journaux officiels.

DIEKSTRA, R.F.W.
1993 « The epidemiology of suicide and parasuicide », *Acta Psychiatr. Scand.*, suppl. 371, p. 9-20.

DIEKSTRA, R.F.W., et GARNEFSKI, N.
1995 « On the nature, magnitude and causality of suicidal behaviors : An international perspective », *Suicide Life Threat. Behav.*, vol. 25, n° 1, p. 36-57.

DUNNE, E.J., MCINTOSH, J.L., et DUNNE-MAXIM, K.
1987 *Suicide and Its Aftermath*, New York, W.W. Norton.

HOBERMAN, H.M., et GARFINKEL, B.D.
1989 « Completed suicide in youth », dans C.R. Pfeffer (sous la dir. de), *Suicide Among Youth : Perspective on Risk and Prevention*, Washington (D.C.), American Psychiatric Press, p. 21-40.

JACOBS, D., et BROWN, H.N.
1989 *Suicide, Understanding and Responding*, Connecticut, International University Press Incorporated.

LAVERY, J.V., et coll.
1997 « Bioethics for clinicians. II : Euthanasia and assisted suicide », *CMAJ*, vol. 156, n° 10, p. 1405-1408.

LESAGE, A.D., et coll.
1994 « Suicide and mental disorders : A case-control study of young men », *Am. J. Psychiatry*, vol. 151, n° 7, p. 1063-1068.

LESAGE, L.
1995 *Le suicide*, Paris, Centurion.

LESTER, D.
1993 « Suicidal behavior in bipolar and unipolar affective disorders : A meta-analysis », *J. Affect. Disord.*, vol. 27, p. 117-121.

MCINTOSH, J.L.
1993 « Control group studies of suicide survivors : A review and critique », *Suicide Life Threat. Behav.*, vol. 23, n° 2, p. 146-161.

MARIS, R.W., et coll.
1992 *Assessment and Prediction of Suicide : An Official Publication of the American Association of Suicidology*, New York, Guilford Press.

MINISTÈRE DE LA SANTÉ ET DES SERVICES SOCIAUX
1995 *Le Québec comparé : indicateurs sanitaires, démographiques et socio-économiques ; évolution de la situation québécoise, canadienne et internationale*, Québec, Gouvernement du Québec.

MORRELL, S.L., TAYLOR, R.J., et KERR, C.B.
1998 « Unemployment and young people's health », *Med. J. Aust.*, vol. 168, p. 236-240.

MOSCICKI, E.K.
1997 « Identification of suicide risk factors using epidemiologic studies », *Psychiatr. Clin. North Am.*, vol. 20, n° 3, p. 499-517.

MULLER-OERLINGHAUSEN, B., et coll.
1999 « Antidepressants and suicidal risk », *J. Clin. Psychiatry*, vol. 60, suppl. 2, p. 111-116.

NIELSEN, S., et coll.
1998 « Standardized mortality in eating disorders : A quantitative summary of previously published and new evidence », *J. Psychosom. Res.*, vol. 44, n°s 3-4, p. 413-434.

NOYES, R.
1991 « Suicide and panic disorder : A review », *J. Affect. Disord.*, vol. 22, p. 1-11.

PROULX, F., et GRUNBERG, F.
1994 « Le suicide chez les patients hospitalisés », *Santé mentale au Québec*, vol. 19, n° 2, p. 131-144.

ROSEWATER, K.M., et BURR, B.H.
1998 « Epidemiology, risk factors, intervention, and prevention of adolescent suicide », *Curr. Opin. Pediatr.*, vol. 10, n° 4, p. 338-343.

ROY, A., RYLANDER, G., et SARCHIAPONE, M.
1997 « Genetics of suicide », *Ann. N. Y. Acad. Sci.*, n° 836, p. 135-157.

SAFER, D.J.
1996 « A comparison of studies from the United States and Western Europe on psychiatric hospitalization referrals for youths exhibiting suicidal behavior », *Ann. Clin. Psychiatry,* vol. 8, n° 3, p. 161-168.

SANTÉ CANADA
1994 *Le suicide au Canada: mise à jour du rapport du Groupe d'étude sur le suicide au Canada,* Ottawa, ministre de la Santé nationale et du Bien-être social.

SÉGUIN, M.
1991 *Le suicide: comment prévenir, comment intervenir,* Montréal, Éditions Logiques.

STATISTIQUE CANADA
1999 *Causes de décès 1997 – Tableaux standards,* Ottawa, Division des statistiques sur la santé, Statistique Canada, n° 84F0208XPB.

STEWART, S.
1996 « Bob Dent, premier cas d'euthanasie légale », *Le Devoir,* 27 septembre.

SURAULT, P.
1995 « Variations sur les variations du suicide en France », *Population,* revue bimensuelle de l'Institut d'études démographiques, n°s 4-5, p. 983-1012.

VAN DEN AKKER, B., JANSSENS, R.M.J.P.A., et TEN HAVE, H.A.M.J.
1997 « Euthanasia and international human rights law: Prolegomena for an international debate », *Med. Sci. Law,* vol. 37, n° 4, p. 289-294.

Lectures complémentaires

BORLANDI, M.
2000 *Le suicide: un siècle après Durkheim,* Paris, PUF.

FORTIN, P.
1998 *Le suicide: interventions et enjeux éthiques,* Québec, Presses de l'Université du Québec.

GRATTON, F.
1996 *Les suicides d'être de jeunes Québécois,* Québec, Presses de l'Université du Québec.

LEENAARS, A.A., et coll.
1998 *Suicide in Canada,* Toronto, University of Toronto Press.

LESTER, D.
2001 *Suicide Prevention: Resources of the Millenium Sheridan Books,* New York, Brunner Routlege.

MARIS, R.W., BERMAN, A.L., et SILVERMAN, M.M.
2000 *Comprehensive Textbook of Suicidology,* New York, Guilford Press.

MISHARA, B.L.
1995 *The Impact of Suicide,* New York, Springer.

CHAPITRE 76

Violence

Frédéric Millaud, M.D.
Psychiatre, chef du Département de psychiatrie de l'Institut Philippe Pinel de Montréal
Professeur agrégé de clinique au Département de psychiatrie de l'Université de Montréal

PLAN

76.1 Agressivité, impulsivité, violence, dangerosité

76.2 Liens entre maladie mentale et violence
      76.2.1 Études d'échantillons de la population générale
           • *Étude du National Institute of Mental Health* • *Étude suédoise* • *Étude de New York*
      76.2.2 Actes de violence
      76.2.3 Victimes
      76.2.4 Que retenir ?

76.3 Évolution de la notion de prédiction de la violence vers celle d'évaluation du risque

76.4 Évaluation de la dangerosité en psychiatrie
      76.4.1 Caractérisation de la manifestation violente
      76.4.2 Facteurs statiques
           • *Facteurs démographiques* • *Facteurs historiques*
      76.4.3 Facteurs psychodynamiques
      76.4.4 Facteurs neurobiologiques et génétiques
      76.4.5 Intoxication par l'alcool et les drogues
      76.4.6 Facteurs liés à l'état mental
           • *Symptomatologie* • *Diagnostic*
      76.4.7 Niveau de reconnaissance
      76.4.8 Regard longitudinal et qualitatif sur le risque de violence

76.5 Traitement à l'hôpital du patient violent
      76.5.1 Investigation clinique
      76.5.2 Cadre de soins spécifique
      76.5.3 Intervention pharmacologique
      76.5.4 Intervention psychothérapeutique et relationnelle
      76.5.5 Intervention sociofamiliale
      76.5.6 Considérations administratives, légales et éthiques

Bibliographie

Lectures complémentaires

La violence peut être considérée comme un phénomène universel qui s'exprime sous des formes variées : de manière physique, psychologique, sporadique, individuelle, en groupe, en société, contre soi ou autrui, contre des objets, au moyen d'une arme, sans arme, avec une intensité majeure (entraînant la mort), modérée ou mineure, à long terme, etc. Il s'agit donc d'une question complexe, tant sur le plan de son appréciation qualitative et quantitative que sur le plan des solutions possibles. La violence renvoie à la complexité même de chaque individu avec ses composantes génétiques, biologiques, psychologiques, à la complexité de la société humaine et des organisations sociales et politiques, et, enfin, à la complexité du rapport qu'entretient chaque individu avec les autres et, par extension, avec les règles et les lois instituées.

Ainsi, la violence s'inscrit dans des champs de compréhension et d'intervention multiples. Elle ne peut être à ce jour considérée comme une maladie en soi (elle n'entre d'ailleurs dans aucune classification diagnostique), même si l'on doit mentionner qu'en 1991 le Département de la santé des États-Unis a appuyé de nouvelles propositions préconisant d'analyser la violence non plus comme un crime, mais comme un problème de santé.

Les actions concertées, si elles sont souhaitables, se révèlent souvent difficiles à appliquer ; de plus, elles ne doivent pas faire perdre leur spécificité aux différents groupes en cause. Elles doivent au contraire inciter chacun des professionnels qui travaillent dans le domaine de la violence à poursuivre ses recherches à ce sujet et à préciser la vision qu'il en a.

Ce chapitre se limitera au champ de la violence exercée par des malades mentaux adultes (de 18 à 65 ans) contre autrui et à la question connexe de la dangerosité psychiatrique.

76.1 AGRESSIVITÉ, IMPULSIVITÉ, VIOLENCE, DANGEROSITÉ

Les difficultés que pose la conceptualisation de la violence aux cliniciens ont provoqué une certaine confusion sémantique. Les références à des modèles différents (social, physiologique, psychanalytique, psychiatrique, etc.) induisent l'emploi d'un vocabulaire propre à chaque théorie. Ainsi, le même mot peut ne pas recouvrir la même réalité clinique. L'influence d'autres disciplines, comme le droit, peut également entraîner certaines adaptations du vocabulaire. Les concepts et les mots varient aussi en fonction des pays et des références culturelles. Voici quelques définitions pouvant faciliter les échanges clairs.

- *Agressivité*. Expression d'une pulsion ou d'un affect dont le contrôle est incertain (Millaud et coll., 1992).
- *Impulsivité*. Tendance à des pensées et à des actes soudains, échappant à tout contrôle (Barratt, 1972).
- *Violence*. Actes réels envers autrui, et non pas fantasmatiques, qui sont susceptibles de porter atteinte à l'intégrité physique (Millaud et coll., 1992). La violence physique s'exprime par des comportements violents appelés « agressions » (Barratt, 1994). Les comportements violents sont le résultat d'interactions complexes de différents facteurs (sociaux, cliniques, de personnalité, d'environnement) dont l'importance varie en fonction des situations et du temps (Widiger et Trull, 1994).
- *Dangerosité*. État dans lequel une personne est susceptible de commettre un acte violent (Millaud et coll., 1992). La dangerosité peut se décomposer en plusieurs éléments (Steadman et coll., 1994) :
  - les facteurs de risque associés à la violence ;
  - la caractérisation de la violence appréhendée ;
  - la probabilité de survenue de la violence.

76.2 LIENS ENTRE MALADIE MENTALE ET VIOLENCE

L'association entre maladie mentale et violence n'est pas une question nouvelle ; elle apparaît en effet comme une préoccupation importante chez les aliénistes du 19e siècle. L'évolution et l'amélioration des soins psychiatriques relèguent par la suite cette question au second plan, et certaines études indiquent que les malades mentaux ne sont pas plus dangereux que le reste de la population (Hafner et Böker, 1973). Malgré la publication de ces études, la perception de la population générale quant à la dangerosité des malades mentaux ne semble pas changer.

Afin de mieux objectiver les liens entre maladie mentale et violence, les études épidémiologiques, en particulier celles qui portent sur des échantillons de la population générale, prennent beaucoup de valeur.

76.2.1 Études d'échantillons de la population générale

Il faut mentionner trois études qui tentent de faire ressortir, à partir d'un grand nombre d'individus pris dans la population générale, le rôle de la maladie mentale dans les actes de violence.

Étude du National Institute of Mental Health

Cette étude (Swanson, 1994; Swanson et Holzer, 1991) a pour objectif de déterminer la prévalence des troubles psychiatriques non traités et d'estimer la prévalence des comportements violents parmi les personnes malades mentales et les personnes non malades mentales dans la communauté. L'échantillon compte environ 19 000 personnes. Les premières analyses de 1990 (Swanson et Holzer, 1991) indiquent, à partir des données rapportées par les sujets eux-mêmes concernant leurs comportements violents dans l'année précédente, qu'il s'agit d'hommes jeunes, d'une condition socioéconomique faible et dont plus de la moitié satisfont aux critères du DSM-III quant à un ou à plusieurs diagnostics psychiatriques. L'interaction de l'abus de substances psychoactives avec une maladie mentale majeure est un «prédicteur» de violence statistiquement significatif. Enfin, le risque de comportement violent augmente avec le nombre de diagnostics retenus pour chaque individu.

En ce qui concerne la prévalence de la violence en fonction des diagnostics posés (voir la figure 76.1), on constate que le risque absolu de violence chez les malades mentaux graves (schizophrénie ou trouble affectif majeur) est de 7 %, soit environ 3 fois le risque observé dans la population non malade (2,3 %). Les toxicomanes représentent un risque encore bien supérieur (19,7 %), soit près de 9 fois celui que représente la population saine et 2,5 fois celui que l'on trouve dans la population malade mentale. Mais c'est l'association de pathologies psychiatriques et de troubles liés à l'abus de substances psychoactives qui représente le plus haut risque de violence (22 %).

D'autres résultats ont été publiés plus récemment (Swanson, 1994). Ainsi, des mesures ont été effectuées

FIGURE 76.1 Pourcentage des participants qui signalent un comportement violent en fonction du nombre de diagnostics (D*x*), avec la Diagnostic Interview Schedule

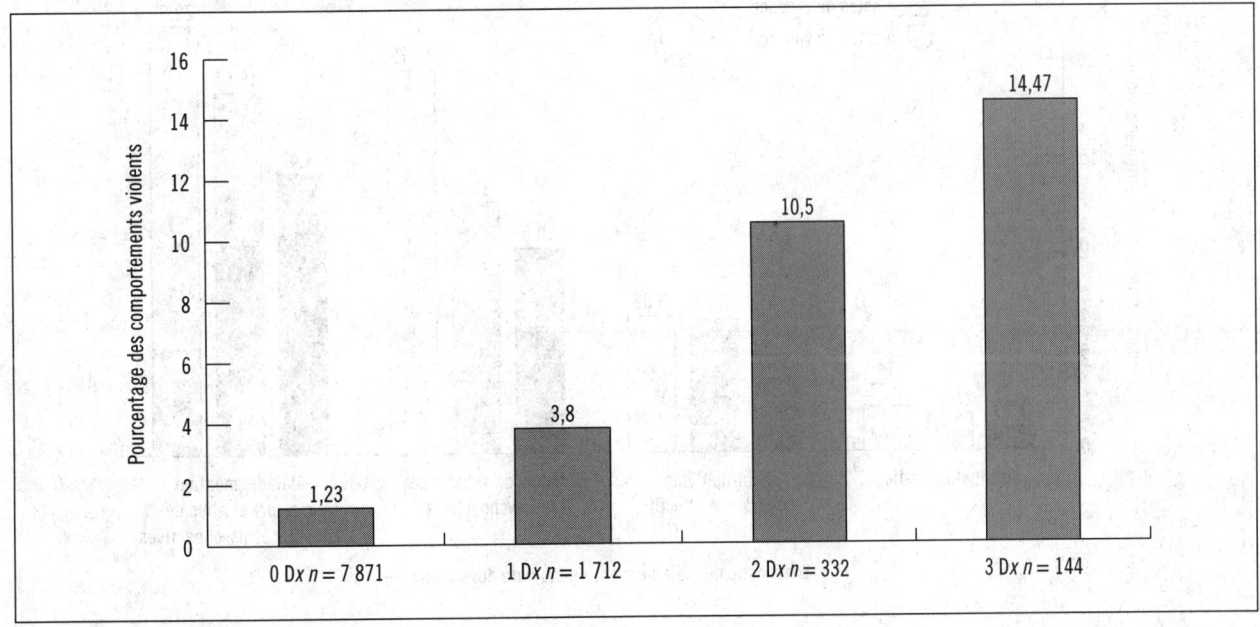

Source : J. Swanson et coll., «Violence and psychiatric disorder in the community: Evidence from the Epidemiologic Catchment Area Study», *Hospital and Community Psychiatry*, vol. 41, n° 7, 1990, p. 767.

avec deux à cinq actes de violence (voir la figure 76.2), qui sont, dans l'ordre :
- utiliser une arme (arme blanche ou arme à feu) dans une bataille ;
- frapper quelqu'un (une personne autre que le conjoint) ;
- frapper son conjoint ;
- frapper un enfant (le sien ou non) assez fort pour qu'il ait des ecchymoses ou soit vu par un médecin ;
- se battre en état d'ébriété.

Swanson (1994) estime que le risque de violence que représentent les malades mentaux est de 4,35 % et que celui qui est attribuable aux malades mentaux abusant de substances psychoactives est de 4,9 %, soit sensiblement le même. On a vu que la cooccurrence maladie mentale et abus de drogues comporte un haut risque de violence, mais cela est contrebalancé par un plus petit nombre d'individus présentant cette comorbidité. Les personnes qui abusent de substances psychoactives représentent par contre un risque de violence nettement supérieur (34 %) du fait du risque élevé qui est lié à la consommation de drogues et au grand nombre de sujets.

Enfin, la maladie mentale est associée à la violence lorsqu'on observe une phase aiguë de la maladie.

Étude suédoise

Cette étude porte sur plus de 15 000 personnes vivant en Suède et s'échelonne sur une période de 30 ans (Hodgins, 1992). Elle analyse particulièrement les crimes violents commis par les sujets qui souffrent d'une maladie mentale majeure et par ceux qui souffrent de troubles liés à l'utilisation de substances psychoactives. Sont considérés comme des crimes violents tous les délits dans lesquels intervient l'utilisation ou la menace de violence physique.

FIGURE 76.2 Prévalence sur un an des comportements violents en fonction des diagnostics de maladie mentale majeure

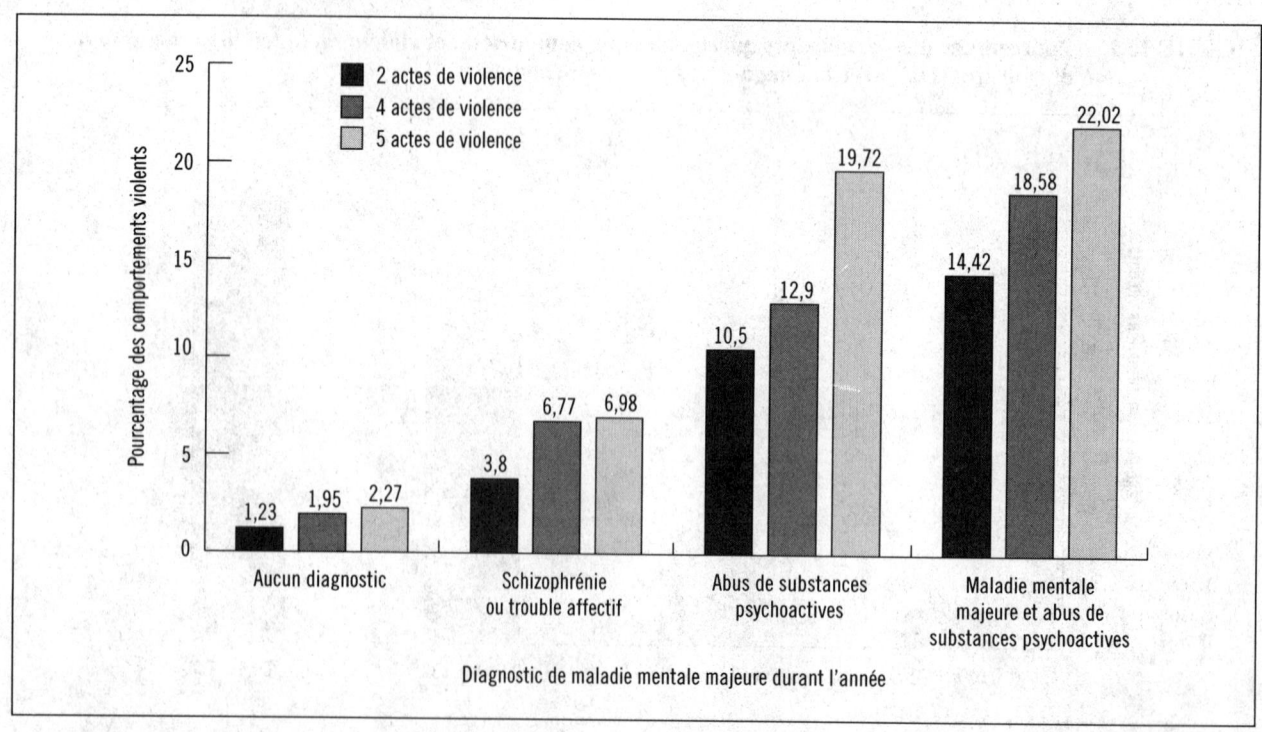

Source : D'après J. Swanson, « Mental disorder, substance abuse, and community violence : An epidemiologic approach », dans J. Monahan et H. Steadman (sous la dir. de), *Violence and Mental Disorder*, Chicago, University of Chicago Press, 1994, p. 114 (données de l'Epidemiologic Catchment Area [ECA] de Durham [N.C.] et de Los Angeles).

Psychiatrie clinique : une approche bio-psycho-sociale

Il ressort que les hommes ayant une maladie mentale majeure (schizophrénie, trouble affectif majeur, trouble délirant et autres psychoses) présentent un risque de commettre un délit violent 4 fois supérieur à celui que présentent les personnes qui ne sont pas malades mentalement et que, pour les femmes ayant une maladie mentale majeure, ce risque est 27 fois plus grand que chez les autres femmes. De leur côté, les hommes toxicomanes présentent un risque 15 fois plus élevé de commettre un acte violent que les hommes non toxicomanes alors que, pour les femmes toxicomanes, ce risque est 54 fois plus élevé que chez les femmes non toxicomanes.

En résumé, cette étude indique que les personnes souffrant d'une pathologie majeure représentent un risque de violence supérieur à celui que représente la population non malade. Par contre, ce risque est nettement plus faible que celui que présentent les toxicomanes.

Étude de New York

S'appuyant sur la recherche menée par Swanson et coll. en 1990 et sur les premiers résultats publiés en 1992 concernant un échantillon de population de New York, Link et Stueve (1994) se sont penchés plus spécifiquement sur le rôle des symptômes psychotiques dans les actes violents.

Bien que les auteurs considèrent les résultats comme préliminaires, ceux-ci tendent à soutenir l'hypothèse qu'il existe une relation entre la violence et les symptômes psychotiques, et que cette violence est plus probable lorsque les symptômes psychotiques amènent la personne à se sentir menacée ou contrôlée par des forces extérieures. À l'inverse, il n'existe pas d'association significative entre les autres symptômes psychotiques et la violence. Trois questions permettent de préciser les symptômes psychotiques associés à la violence :

- Avez-vous l'impression que votre pensée est dominée par des forces qui échappent à votre contrôle ?
- Avez-vous souvent l'impression que des pensées vous sont imposées de l'extérieur et qu'elles ne vous appartiennent pas ?
- Avez-vous l'impression que des gens vous souhaitent du mal ?

Les auteurs évoquent également, à ce propos, le principe de la rationalité dans l'irrationalité que les résultats de l'étude confirment. En effet, on peut comprendre assez bien que, les symptômes psychotiques étant vécus comme la réalité, une partie des sujets qui ont peur qu'on leur fasse du mal de façon imminente ou qui ont le sentiment que des forces extérieures les contrôlent puissent utiliser la violence pour se protéger.

La non-observance du traitement médicamenteux chez les patients psychotiques augmente de façon significative le risque de violence (Bartels et coll., 1991).

76.2.2 Actes de violence

La majorité des cas d'agression n'entraîne pas de blessures graves, et ce sont surtout les patients récidivistes qui font les gestes les plus graves.

En ce qui concerne les homicides commis par les malades mentaux, il existe peu d'études. Les chiffres, qui sont peu précis, oscillent entre 20 % et 50 % de l'ensemble des homicides qui sont commis par des malades mentaux. Cependant, les facteurs d'intoxication par l'alcool ou par des drogues semblent prendre dans ces chiffres une grande place, atténuant par le fait même l'importance du rôle joué par les maladies mentales dans l'accomplissement des homicides.

76.2.3 Victimes

Les victimes sont principalement les membres de l'entourage familial (de 50 % à 70 % des cas). Les mères semblent le plus souvent choisies comme cibles lorsqu'il s'agit d'une violence répétée (Estroff et Zimmer, 1994).

Lorsque les patients sont hospitalisés, les victimes sont alors soit les membres du personnel, soit les autres patients. Les études sont contradictoires quant au groupe qui est agressé le plus souvent.

Par ailleurs, Marzuk (1996) souligne que les malades mentaux sont sans doute plus souvent les victimes de la violence que les auteurs de celle-ci.

76.2.4 Que retenir ?

En séparant les troubles liés à l'utilisation de substances psychoactives des maladies mentales, on note ceci :

- 85 % des personnes violentes ne sont pas des malades mentaux ;

Psychiatrie clinique : une approche bio-psycho-sociale

- 90 % des personnes atteintes d'une maladie psychiatrique majeure ne sont pas violentes (Swanson et Holzer, 1991) ;
- les malades mentaux asymptomatiques et sans antécédents de violence se comparent à la population générale (qui n'abuse pas de substances psychoactives) quant au risque de violence. Ils ne sont pas plus dangereux que la population générale lorsqu'ils prennent une médication antipsychotique (Torrey, 1994) ;
- le risque de comportement violent chez les malades mentaux implique une symptomatologie aiguë. Il semble exister un sous-groupe de patients psychotiques chez qui les symptômes sont plus spécifiquement associés à la violence ;
- les personnes qui abusent de substances psychoactives représentent le groupe le plus à risque en ce qui a trait à la probabilité d'apparition de la violence ;
- l'abus de substances psychoactives augmente le risque de violence chez les malades mentaux.

76.3 ÉVOLUTION DE LA NOTION DE PRÉDICTION DE LA VIOLENCE VERS CELLE D'ÉVALUATION DU RISQUE

Jusqu'au début des années 80, les psychiatres et les psychologues ont été perçus comme étant incapables de prédire les comportements violents. Mais Monahan, en 1984, a remis en question cette affirmation et, par la suite, plusieurs études ont montré que des prédictions à court terme semblaient réalisables.

Cependant, l'impossibilité de prédire avec certitude l'accomplissement d'un acte violent a amené chercheurs et cliniciens à prendre conscience de leurs capacités réelles sans les minimiser, mais sans chercher non plus de recette infaillible. Cette question de la prédiction de la violence a donc fait l'objet d'une nouvelle conceptualisation en fonction de la détermination de facteurs de risque de violence. La notion de risque laisse toujours une place à l'incertitude et paraît beaucoup plus appropriée à la pratique clinique. En effet, les personnes atteintes de maladies psychiatriques sont exposées à des facteurs extérieurs qui interagissent avec leur personnalité et leur pathologie. Le niveau de dangerosité reliée à leur maladie psychiatrique varie selon une série de facteurs ; il ne peut pas être établi une fois pour toutes. Il existe des fluctuations dans le temps et des variations d'intensité, de sorte que le risque se situe plus sur un continuum que dans un registre dichotomique.

Ainsi, actuellement, les cliniciens et les chercheurs s'intéressent à la question de l'évaluation du risque de violence et de la détermination des facteurs de risque.

76.4 ÉVALUATION DE LA DANGEROSITÉ EN PSYCHIATRIE

L'évaluation du risque de violence des malades mentaux est un acte quotidien pour les praticiens et des décisions importantes en découlent : hospitalisation, traitement pharmacologique, mesures d'internement, mesures d'isolement, sortie de l'hôpital, etc.

Les chercheurs qui travaillent au projet MacArthur Risk Assessment Study, aux États-Unis, apportent les précisions suivantes :

- Les buts fondamentaux de notre recherche sur l'association de facteurs de risque à des comportements violents consistent :
  - à améliorer la validité de l'évaluation du risque ;
  - à améliorer l'efficacité du management clinique du risque ;
  - à fournir une information utile à la réforme des lois et des politiques en matière de santé mentale.
- Les facteurs de risque associés à la violence que nous explorons sont ceux qui, selon nous, jouent un rôle dans l'apparition de la violence chez les malades mentaux et que l'on peut évaluer sans trop de difficulté dans la pratique clinique actuelle.
- Les facteurs de risque étudiés sont :
  - ceux qui ont été associés à la violence dans des recherches antérieures ;
  - ceux que l'expérience des praticiens amène à associer à la violence ;
  - ceux pour lesquels il existe des hypothèses d'association à la violence dans des théories sur la violence ou la maladie mentale. (Steadman et coll., 1994, p. 301 ; traduction libre.)

Psychiatrie clinique : une approche bio-psycho-sociale

Ainsi, quatre grands domaines sont retenus dans l'étude de MacArthur : les facteurs prédisposants, les facteurs historiques, les facteurs contextuels et les facteurs cliniques.

Les cliniciens de l'Institut Philippe Pinel de Montréal ont pour leur part mis au point un inventaire de dangerosité destiné spécifiquement à l'évaluation clinique des personnes atteintes d'une maladie psychiatrique (Millaud et coll., 1992). Cet inventaire recoupe en grande partie les indicateurs de risque de l'étude de MacArthur, mais certains éléments sont explorés de façon plus particulière en fonction des exigences de la clinique.

Tous ces facteurs doivent être pris en considération et analysés selon chaque individu. Le clinicien a ensuite la responsabilité d'exercer son jugement quant à la pondération des différents éléments et aux décisions qui en découlent.

76.4.1 Caractérisation de la manifestation violente

La notion de « manifestation violente » englobe à la fois des idées, des fantasmes, des menaces et des actes violents. Cette caractérisation est la première étape indispensable à une bonne évaluation de la dangerosité en psychiatrie. Malgré son apparente simplicité, il est souvent difficile d'obtenir une image claire des événements violents, principalement à cause des réactions émotives qu'ils provoquent. Ces réactions entraînent fréquemment le clinicien à surestimer ou à sous-estimer la violence ou la dangerosité réelle. La surestimation et la sous-estimation de la dangerosité découlent essentiellement des mêmes émotions : l'angoisse, la peur, l'impuissance et la colère. La surestimation est associée à une amplification de la peur, à une exagération des fantasmes de violence attribués au patient de même qu'à une dramatisation de ses gestes et de ses attitudes. Quant à la sous-estimation de la dangerosité, elle se traduit par une forme de déni de la réalité avec une banalisation des messages, voire une identification partielle à l'agresseur.

La recherche de cette information passe par la collecte de données, qui sont regroupées autour de quatre thèmes principaux :
- *Détermination du type de manifestation violente.* Il s'agit de distinguer entre les fantasmes agressifs, les menaces et les actes de violence. Puis, on précise si la manifestation est de nature sexuelle et si une arme a été utilisée. La manifestation violente s'inscrit-elle dans un modèle répétitif ou non ?
- *Cible.* On précise la personne visée par la manifestation violente et les éventuelles blessures observées chez la victime.
- *Lieu.* S'agit-il d'un lieu spécifique (domicile conjugal, hôpital, travail) ou non ? Un lieu spécifique peut attirer l'attention sur certains éléments relationnels et déterminer une zone qui semble plus à risque, alors qu'un lieu non spécifique orientera différemment la compréhension et l'analyse de la dangerosité.
- *Temps d'élaboration.* Il s'agit de préciser le délai entre un fantasme agressif ou une idée de violence et l'acte violent lui-même. Cette information donne des indices précieux sur le fonctionnement mental du sujet et sur son degré d'impulsivité.

76.4.2 Facteurs statiques

Les facteurs statiques regroupent des informations sur les plans transversal (identification du sujet) et longitudinal (histoire psychiatrique, antécédents de violence). Ces facteurs, qui paraissent peut-être peu intéressants lorsqu'ils sont pris isolément, ne peuvent être changés et il est difficile de savoir quel est leur impact actuel sur le fonctionnement de l'individu. Mais lorsque ces éléments sont superposés aux autres facteurs, on peut mieux percevoir leur rôle prédisposant et souvent potentialisateur, ce qui est susceptible d'avoir des conséquences majeures.

Facteurs démographiques

Les facteurs démographiques sont les suivants :
- *Âge.* La plupart des études montrent que les adultes jeunes sont plus violents que le reste de la population. En ce qui concerne les malades mentaux, elles indiquent un risque plus élevé de violence chez les patients de moins de 30 ans (Estroff et Zimmer, 1994 ; Swanson, 1994).
- *Sexe.* La croyance selon laquelle les hommes malades mentaux seraient plus violents que les femmes est remise en question par plusieurs auteurs (Estroff et Zimmer, 1994 ; Steadman et coll., 1994), ce qui amène Steadman et coll. (1994) à dire qu'il n'y a plus de raisons de limiter les études aux hommes. Il semble ainsi que la violence des

femmes malades mentales ressemble à celle des hommes. Une étude effectuée récemment aux États-Unis (Tardiff et coll., 1997) montre que les femmes commettent autant d'agressions physiques que les hommes dans le mois précédant leur admission en psychiatrie. Les schémas de violence sont similaires quant à la cible, à la gravité des blessures, à l'utilisation d'une arme et au lieu.

— *État civil.* On constate le plus souvent que les personnes seules (par opposition aux gens mariés ou vivant en couple) présentent un risque plus élevé de violence.
— *Situation socioéconomique.* On trouve plus de célibataires et de personnes ayant un niveau économique faible parmi les personnes qui commettent des actes violents (Smith et Hucker, 1991 ; Williams, Thorby et Sandlin, 1989). Cependant, lorsque certains facteurs sont considérés (fréquentation de groupes violents, utilisation de services cliniques), les éléments sociodémographiques ne semblent plus significativement associés à la violence (Klassen et O'Connor, 1994 ; Swanson et coll., 1997).

Facteurs historiques

Certains indices peuvent appartenir à l'histoire du sujet et être aussi des facteurs de risque actuels (p. ex., l'alcool ou les facteurs biologiques). Les principaux facteurs historiques sont les suivants :
— abus physiques dans l'enfance ;
— exposition à des modèles violents dans l'enfance ;
— tout antécédent relatif à un délit ;
— usage de la violence antérieurement (le meilleur « prédicteur » de violence) ;
— nombre élevé d'hospitalisations antérieures.

76.4.3 Facteurs psychodynamiques

Plusieurs auteurs insistent sur l'incapacité de mentalisation des patients violents et sur leur propension à recourir à l'action pour résoudre les conflits et réduire l'angoisse. Lacan (1962-1963, p. 83-84, 134) est l'un des premiers à proposer une conceptualisation différente du passage à l'acte et de l'*acting-out*. Il situe le passage à l'acte du côté de l'angoisse, le passage à l'acte amenant une résolution temporaire de celle-ci, et l'*acting-out* du côté du symptôme, entendu dans le sens de quelque chose destiné à être montré. Cette distinction est particulièrement importante pour l'évaluation diagnostique, pour le pronostic ainsi que pour la prise en charge thérapeutique (Millaud, 1998).

Pour sa part, Bergeret (1992, p. 85) distingue l'agressivité « considérée comme une activité mentale assez élaborée, assez secondarisée » de la violence fondamentale, « simple réaction automatique de mode très primitif destinée à diminuer une angoisse de destruction par l'autre et n'apportant en soi aucune satisfaction de nature libidinale ». Par conséquent, selon lui, la violence « se réduit à un dynamisme purement défensif sans aucune participation libidinale. Même quand il est question d'attaquer l'autre ou même, au pire, de tuer éventuellement l'autre » (Bergeret, 1998, p. 11).

La carence d'élaboration psychique apparaît comme un concept clé, exploré par de nombreux cliniciens (Chasseguet-Smirgel, 1987 ; Tardif, 1998).

Les mécanismes de défense les plus souvent observés chez les patients violents sont le déni, l'identification projective, le clivage et l'idéalisation primitive. Ces éléments sont de bons indices cliniques du fonctionnement mental des patients et aident à déterminer le type d'intervention thérapeutique.

Il est également intéressant de cerner les fonctions possibles d'un passage à l'acte violent. Dans une perspective psychodynamique, Jeammet (1983, p. 110) en donne une synthèse :

> L'agir violent vient à la place d'une prise de conscience. Il s'agit d'une décharge pulsionnelle ayant pour fonction immédiate la protection narcissique (rétablir les fonctions nettes entre le dedans et le dehors). Il s'agit d'une violence, le plus souvent, et toujours d'une rupture des limites, d'une effraction de l'espace d'autrui. Il s'agit d'une tentative de maîtrise sur autrui. C'est également une transgression du contrat de soins, des règles de vie sociale, de la liberté individuelle, etc.

Enfin, pour les patients violents, bien que les concepts de transfert aient leur importance, la dimension contre-transférentielle doit être vue comme une des clés de la relation thérapeutique (Talbot, 1989).

76.4.4 Facteurs neurobiologiques et génétiques

Les facteurs biologiques sont parfois escamotés ou assimilés aux « conséquences » de la psychopathologie lorsqu'ils sont observables chez un patient violent. Toutefois, une connaissance approfondie des déficits neuropsychologiques, neurochimiques et neuroanatomiques présente un intérêt non seulement pour la recherche, mais aussi pour le choix de traitements plus spécifiques et adaptés à la capacité du patient.

Le niveau de fonctionnement intellectuel, par exemple, peut entraîner certaines difficultés. Les hésitations et les incapacités du patient risquent alors d'être faussement perçues comme une obstruction face au traitement.

Sur le plan génétique, les conclusions de l'étude sur le phénotype XYY suggérant la possibilité de comportements plus agressifs chez les sujets qui le possèdent n'ont pas été confirmées par la suite. Di Lalla et Gottesman (1991) concluent, après une revue de la littérature, qu'il n'y a pas encore de preuves qui permettent d'affirmer que des éléments génétiques sont à l'origine de la violence.

Des facteurs congénitaux doivent être considérés. Ainsi, les problèmes prénataux et périnataux peuvent jouer un certain rôle dans les dommages cérébraux associés aux sujets violents.

Sur le plan neuroanatomique, les études actuelles, qui s'appuient sur de nouvelles techniques d'imagerie cérébrale, associent les comportements violents à des lésions de certaines structures cérébrales, en particulier des structures limbiques, des lobes frontaux et des lobes temporaux (Garza-Treviño, 1994).

Par ailleurs, des déficits neuropsychologiques sont observés régulièrement chez les personnes souffrant de maladies psychiatriques, et plus spécialement chez les patients violents.

Pour ce qui est des facteurs neurochimiques, les chercheurs ont pris comme concept clé l'impulsivité. Les comportements violents sont vus comme une déficience du contrôle des impulsions (Shalling, 1993). Plusieurs neurotransmetteurs ont fait l'objet de recherches (acide glutamique, acide gamma-aminobutyrique [GABA], noradrénaline, dopamine), mais on retiendra principalement une hypothèse biologique, soit un déficit de sérotonine. Linnoila et Virkunnen (1992) parlent du « syndrome de basse sérotonine » pour décrire des épisodes de changements d'humeur, de comportements impulsifs ou les deux. Dailleurs, une activité faible de la monoamine-oxydase (MAO) dans les plaquettes sanguines a été relevée (Shalling, 1993). La MAO est un marqueur indiquant une faible activité sérotoninergique.

Les facteurs décrits précédemment semblent s'appliquer à l'impulsivité en elle-même plutôt qu'aux comportements agressifs ou violents. Ainsi, on peut dire qu'ils facilitent l'expression de la violence.

76.4.5 Intoxication par l'alcool et les drogues

Bien que l'alcoolisme et les toxicomanies fassent partie intégrante des maladies mentales (DSM-IV, CIM-10), ils sont différenciés, dans les études, des maladies mentales majeures, soit la schizophrénie, les troubles affectifs, les troubles délirants et les autres psychoses. Ils représentent un risque majeur de violence.

76.4.6 Facteurs liés à l'état mental

Une ou plusieurs entrevues cliniques doivent permettre de préciser la symptomatologie que présente le patient et de documenter les rapports de cette symptomatologie avec la violence. Il faut procéder à un questionnement sur le contenu propre à la dangerosité. Cependant, ce questionnement ne doit être entrepris que dans un climat approprié et dans un contexte sécuritaire pour le praticien. Dans certains cas, cela peut permettre au patient de verbaliser des émotions pénibles, d'exprimer sa crainte de faire des gestes violents et de se soulager temporairement. Dans tous les cas, cela aidera le praticien à prendre les décisions appropriées. Par la suite, il est nécessaire de réévaluer régulièrement l'évolution de l'état mental du patient.

L'examen mental se base sur l'observation des symptômes et conduit à des hypothèses diagnostiques. D'ailleurs, la littérature distingue ces deux aspects.

Symptomatologie

Les symptômes aigus représentent probablement un facteur de risque plus important que la présence d'un trouble identifiable (Mulvey, 1994). Les symptômes psychotiques jouent un rôle majeur, et plus spécialement certains symptômes psychotiques de la lignée paranoïde (Link et Stueve, 1994). Environ 70 % des schizophrènes entretiennent une relation délirante avec leur victime, la considérant comme un ennemi. Une association significative a été établie entre une motivation délirante et un délit violent grave. Il est

Psychiatrie clinique : une approche bio-psycho-sociale

important d'examiner alors l'intensité de la conviction délirante, les facteurs de maintien de la croyance, les conséquences de cette croyance sur le plan émotif, son degré de systématisation, l'*insight* du malade et son interaction avec la croyance délirante et son environnement. L'acte de violence est aussi associé aux variations émotives (p. ex., une augmentation de la peur ou de l'anxiété) que le patient attribue à la croyance délirante (Taylor et coll., 1994).

Dans le cas d'un trouble délirant, l'identification d'un persécuteur doit toujours soulever la question de la dangerosité. Les critères d'analyse de Taylor et coll. (1994) s'avèrent alors très utiles.

Les hallucinations seraient associées moins fréquemment à la violence que les délires. Mais dans l'ensemble, les études cliniques quantitatives ont montré une relation significative et positive entre les hallucinations et le comportement violent. Cette association existe cependant dans un contexte clinique plus large où l'on note aussi une corrélation entre la violence et d'autres symptômes psychotiques comme des troubles de la pensée et une désorganisation conceptuelle (McNiel, 1994). Il ne semble pas y avoir, à ce jour, de relation clairement établie entre les hallucinations impératives et le comportement violent ; plusieurs études indiquent en effet que la plupart des patients ne répondent pas aux commandes hallucinatoires. On ne doit pas pour autant, en clinique, sous-estimer le rôle que les hallucinations impératives peuvent jouer quant aux actes violents. Il faut les rechercher de façon systématique.

Diagnostic

La présence d'une maladie mentale majeure clairement diagnostiquée augmente le risque de violence, et encore plus s'il s'agit d'abus de substances psychoactives.

Dans l'étude de Swanson (1994), la violence n'a pas une prévalence significative chez les schizophrènes comparativement aux patients souffrant d'un trouble affectif. Il s'agit d'une donnée relativement nouvelle, même si quelques études antérieures avaient déjà pointé l'importance de l'association de la manie et de la violence. En effet, la place prépondérante est généralement attribuée à la schizophrénie, considérée comme la principale source de violence chez les malades mentaux. Le sous-type paranoïde est vu habituellement comme porteur du risque le plus grand. Taylor et coll. (1994) soutiennent pour leur part que les troubles affectifs comportent sensiblement le même risque que la schizophrénie lors du premier épisode, mais que le risque de récidive pour ce qui est des premiers s'avère beaucoup moins grand. Ils en concluent que les troubles affectifs sont associés à un risque de violence relativement faible, étant à peine plus élevé que celui que l'on trouve dans la population saine et nettement moins élevé que dans le cas de la schizophrénie.

Les troubles de la personnalité, en particulier la personnalité limite et la personnalité antisociale, semblent avoir un certain lien avec les actes de violence (Widiger et Trull, 1994). Cependant, ils paraissent fortement sous-représentés dans la plupart des études (Durivage, 1989).

L'association de troubles de l'axe I et de l'axe II paraît également un facteur de risque à considérer.

Enfin, la paranoïa est représentée dans les études, peut-être du fait de sa faible incidence. Elle doit cependant être vue comme un risque de violence particulièrement important (Wessely, 1993).

Ainsi, on retiendra comme principaux diagnostics associés à la violence les abus d'alcool et de drogues, la schizophrénie, la manie, les troubles de la personnalité limite et antisociale, auxquels on ajoutera le syndrome cérébral organique.

Il importe de rappeler par ailleurs certaines variations quant aux usages diagnostiques d'une étude à l'autre (et d'un pays à l'autre) et la nécessité de ne pas perdre de vue le fait que le risque de violence associé au diagnostic constitue un facteur parmi d'autres.

76.4.7 Niveau de reconnaissance

Le patient reconnaît-il sa dangerosité et en connaît-il les éléments ? Voilà une question importante à laquelle le praticien doit s'intéresser au moment de l'évaluation et qui contribue largement aux décisions qu'il prendra. De façon surprenante, ce sujet est peu étudié ; ce sont surtout des mesures indirectes et peu précises du niveau de reconnaissance qui sont les mieux documentées, comme l'acceptation d'une médication, la violence rapportée par le malade lui-même ou la mise en évidence des mécanismes de défense à l'œuvre. Le niveau de reconnaissance d'un acte violent par le patient dépend étroitement des mécanismes de défense qu'il utilise, mais il peut aussi être rattaché à certains facteurs biologiques qui limitent le fonctionnement cérébral ou à un état mental très perturbé. On peut distinguer quatre niveaux de reconnaissance chez un patient :

1. Il se sent victime d'une fausse accusation (négation).
2. Il reconnaît l'acte, mais nie le caractère violent de cet acte.
3. Il reconnait l'acte violent, mais fait appel à des rationalisations en rejetant la responsabilité sur des facteurs qui lui sont extérieurs (p. ex., alcool, drogues, provocation d'autrui) ou soutient que la difficulté est résorbée.
4. Il reconnaît l'acte violent, se l'approprie et se questionne sur les facteurs de motivation interne qui l'ont conduit à utiliser la violence.

Par ailleurs, et de façon complémentaire, il faut chercher à savoir, d'une part, si le patient reconnaît qu'il est susceptible de passer à l'acte et s'il connaît les circonstances déclenchantes et les signes précurseurs des épisodes de violence et, d'autre part, s'il connaît des solutions de remplacement lorsqu'il se trouve dans une situation à risque.

76.4.8 Regard longitudinal et qualitatif sur le risque de violence

Il est essentiel de bien connaître les différents facteurs susmentionnés, mais leur étude est toujours intégrée dans l'évolution temporelle du patient. La dangerosité et la violence ne sont pas des phénomènes permanents, et il est fondamental de correctement situer le risque de violence en fonction de l'histoire du malade et de le décrire avec précision. Ainsi, une bagarre isolée impliquant un patient psychotique qui n'a aucun antécédent de violence sera analysée différemment d'une escalade de l'agressivité depuis quelques jours chez un patient paranoïde qui a antérieurement commis un homicide !

Dans cet esprit, Krakowski et Czabor (1994) soulignent que la violence transitoire apparaît dans un contexte de délire paranoïde intense et qu'elle est probablement un symptôme de décompensation aiguë, alors que des comportements violents chroniques et répétitifs sont associés à une atteinte neurologique. Il faut également considérer les niveaux de violence : menaces verbales, bris d'objets, agressions physiques, etc.

76.5 TRAITEMENT À L'HÔPITAL DU PATIENT VIOLENT

Nous abordons dans cette section uniquement les principes de traitement à long terme, faisant abstraction des situations d'urgence, qui sont examinées dans le chapitre 29.

76.5.1 Investigation clinique

L'investigation clinique consiste à obtenir de l'information concernant les facteurs qui ont été décrits dans la section 76.4. Il s'agit d'une base essentielle à la mise en place du traitement. Bien sûr, tous les éléments nécessaires à une bonne évaluation ne pourront être examinés en même temps, le praticien devant exercer son jugement quant aux priorités cliniques. Il est indispensable également que le traitement du patient violent se fasse dans un cadre hospitalier (interne ou externe) et implique une approche multidisciplinaire et un travail effectué dans un esprit de prévention de la violence.

76.5.2 Cadre de soins spécifique

Les patients violents engendrent chez les soignants de la peur, de l'anxiété, de la colère ainsi que des sentiments d'impuissance et de perte de contrôle. Les différents membres d'une équipe multidisciplinaire n'étant pas placés devant les mêmes enjeux relationnels, il en découle inévitablement des situations de clivage, qui peuvent entraîner de véritables impasses thérapeutiques et un risque accru de violence.

Il faut adopter certains moyens spécifiques afin, d'une part, d'instaurer un cadre thérapeutique à l'intérieur duquel le patient et le personnel se sentiront en sécurité et, d'autre part, d'évaluer et de traiter la souffrance du patient et d'examiner les aspects psychologiques et psychiatriques. Ces moyens concernent le patient et l'équipe de soins. Il est important que l'ensemble des membres de l'équipe comprenne et accepte les règles d'intervention suivantes face aux comportements violents pour manifester l'attitude la plus adéquate possible :

– Toutes les interventions auprès des patients violents doivent se faire dans un contexte où l'on se sent en sécurité sur le plan physique. On ne peut

Psychiatrie clinique : une approche bio-psycho-sociale

- intervenir d'une façon appropriée lorsqu'on a peur.
- On doit utiliser des mesures restrictives en fonction de la situation clinique : isolement, contentions, sorties restreintes et sous surveillance de la chambre, de l'unité ou de l'hôpital, etc.
- Au sein de l'équipe de soins, il faut déterminer clairement ce qui est considéré comme de la violence ; les attitudes et les propos menaçants sont souvent négligés, banalisés, alors qu'ils sont bien souvent la première étape d'une escalade de la violence. Ces manifestations de violence doivent toujours faire l'objet d'une discussion avec le patient, à la fois pour préciser avec lui ce qui est de l'ordre de la violence et pour établir des limites et des interdits.
- Il faut établir un plan de soins clair, adapté à chaque patient, facile à appliquer, avec des objectifs de travail précis et spécifiques qui tiennent compte des ressources du milieu.
- On doit informer le patient du plan de traitement, des mesures qui sont prises à son endroit et des raisons qui les motivent. De même, on doit lui communiquer l'évaluation que l'équipe fait de sa dangerosité et préciser ce que l'on attend de lui ou les éléments cliniques observés qui permettront, par exemple, de lever certaines mesures restrictives.
- Il importe de déterminer en équipe et de communiquer au patient les éléments de souffrance sous-jacents aux manifestations de violence.
- Il faut toujours garder la liberté de réévaluer la situation et de faire marche arrière.
- Il faut faire des réunions d'équipe pour échanger des observations cliniques et déterminer les zones de clivage. Les rôles des membres de l'équipe multidisciplinaire doivent être clairs.
- On doit prendre le temps d'exprimer les émotions suscitées par l'agressivité et les actes violents des patients. En outre, on doit favoriser l'expression de la peur et prendre sans délai des mesures préventives.
- Il ne faut pas laisser à un seul membre de l'équipe la responsabilité de prendre une décision concernant la restriction de liberté pour un patient, mais plutôt répartir cette responsabilité entre les membres de l'équipe. Certaines décisions difficiles seront prises lors de réunions d'équipe uniquement.
- En cas d'impasse thérapeutique, de difficulté à évaluer la dangerosité ou à traiter un patient, il ne faut pas hésiter à faire appel à un consultant extérieur.

76.5.3 Intervention pharmacologique

Il n'existe pas de médicament contre la violence. Le traitement, qui est symptomatique, repose sur une observation clinique fine et sur des hypothèses diagnostiques rigoureuses. Lorsque la situation clinique le permet, la monothérapie est souhaitable, car elle facilite l'observation de l'efficacité du médicament. Les essais doivent être systématiques, à raison d'une dose efficace, et durer suffisamment longtemps. Dans la pratique, les cas de polypharmacothérapie sont ceux que l'on observe le plus souvent. Il est préférable, lorsque des changements s'avèrent nécessaires, de modifier un médicament à la fois. Il faut cependant faire preuve de vigilance quant aux interactions médicamenteuses possibles et aux effets secondaires. On sait que certains effets secondaires, tels que l'akathisie, l'irritabilité ou une agitation paradoxale, peuvent augmenter le risque de violence. Par ailleurs, lorsque les patients sont très incommodés par la médication, ils la délaissent fréquemment. La non-observance du traitement augmente bien sûr le risque de violence.

On doit donc trouver, dans la mesure du possible, une médication qui sera efficace et bien tolérée. De plus, il faut veiller à faire accepter par le patient ce type de traitement de façon qu'il y soit fidèle.

76.5.4 Intervention psychothérapeutique et relationnelle

Les individus violents sont isolés et rejetés et ils ne conservent pas de liens significatifs stables. Sur le plan relationnel, outre les éléments mentionnés dans la section 76.5.2, il est nécessaire d'établir une alliance thérapeutique avec ces patients, un lien de confiance suffisant qui leur permettra de venir chercher l'aide requise avant d'utiliser la violence. Les interventions directives, nécessaires au début du traitement, s'assoupliront au fur et à mesure que l'état clinique du patient, son niveau de reconnaissance et le contrôle de son agressivité s'amélioreront.

Les interventions psychothérapeutiques, qui se font seulement lorsque les situations ne sont pas aiguës, sont la plupart du temps d'ordre cognitivo-comportemental. Les approches de groupe sont privilégiées, mais elles sont souvent jumelées avec une prise en charge individuelle. Lion et Tardiff (1987) ont suggéré quelques principes sur lesquels devraient s'appuyer ces interventions :

- évaluer la motivation du patient à s'engager dans un processus psychothérapeutique ;
- apprendre au patient à contrôler lui-même ses émotions et ses comportements ;
- encourager la verbalisation et non les actes.

76.5.5 Intervention sociofamiliale

Les patients violents connaissent souvent une dynamique familiale complexe qu'il est nécessaire d'évaluer. Les interventions doivent être planifiées en fonction de chaque situation. Cependant, en règle générale, l'information donnée à la famille sur les traitements que suit le patient, la clarification des émotions suscitées chez les uns et les autres (y compris chez le patient) et la mise en place d'une certaine régulation des relations famille-patient (visites, appels téléphoniques, etc.) contribuent à l'amélioration clinique du patient et, ultérieurement, à la prévention des rechutes.

76.5.6 Considérations administratives, légales et éthiques

Face à un patient que l'évaluation désigne comme dangereux pour autrui, des mesures d'internement peuvent être prises. Les mesures légales qui sont imposées à certains patients (p. ex., probation, obligation de soins) doivent toujours baliser les interventions thérapeutiques et, autant que possible, s'insérer dans une compréhension clinique globale, souvent fort utile sur le plan thérapeutique.

Des mesures de judiciarisation d'actes violents peuvent être favorisées en fonction des circonstances et des pathologies (Bureau et coll., sous presse). Par ailleurs, suivant la difficulté de management (plan de soins global ou bio-psycho-social), certaines structures de soins se révéleront inadéquates. On peut alors avoir recours à des structures hospitalières plus spécialisées.

Par ailleurs, l'aspect éthique de l'évaluation et du traitement du patient violent est complexe. Il faut tenir compte de principes fondamentaux tels que la bienfaisance, la non-malfaisance ou l'autonomie (liberté individuelle, capacité de choisir, confidentialité, etc.). Ces principes s'articulent avec d'autres, plus larges (respect de la vie, équité, justice sociale, etc.), et s'inscrivent dans les cadres légal et administratif. Certaines situations cliniques révèlent des conflits entre principes éthiques, éléments légaux et aspect clinique ; elles doivent alors faire l'objet d'une réflexion approfondie. Les comités d'éthique des hôpitaux, qui sont obligatoires depuis quelques années au Canada, apportent un soutien aux praticiens et permettent l'établissement d'un processus de réflexion à partir de situations concrètes. Ils apparaissent aujourd'hui comme les garants du respect des règles éthiques dans la pratique clinique.

*
* *

Depuis quelques années, la violence et la dangerosité des malades mentaux ont repris une place de choix dans la clinique psychiatrique et dans le milieu de la recherche scientifique. Ces patients soulèvent des questions cliniques, éthiques, légales, administratives et sociales importantes. Il est donc essentiel de poursuivre le travail en vue d'améliorer et d'adapter les outils cliniques et de recherche, d'une part, et d'approfondir la réflexion interdisciplinaire sur ce thème, d'autre part.

Bibliographie

BARRATT, E.
1994 « Impulsiveness and aggression », dans J. Monahan et H. Steadman (sous la dir. de), *Violence and Mental Disorder,* Chicago, University of Chicago Press, p. 61-79.
1972 « Anxiety and impulsiveness : Toward a neuropsychological model », dans S. Spielberger (sous la dir. de), *Anxiety : Current Trends in Theory and Research,* New York, Academic Press.

BARTELS, J., et coll.
1991 « Characteristic hostility in schizophrenic outpatients », *Schizophr. Bull.,* vol. 17, n° 1, p. 163-171.

BERGERET, J.
1998 « Actes de violence : réflexion générale », dans F. Millaud (sous la dir. de), *Le passage à l'acte. Aspects cliniques et psychodynamiques,* Paris, Masson, p. 9-14.
1992 « Violence et évolution affective humaine », dans J. Bergeret et coll. (sous la dir. de), *Psychologie pathologique,* Paris, Masson, p. 84-89.

BUREAU, N., et coll.
(sous presse) « La judiciarisation des patients psychiatriques : éléments de réflexion et applications pratiques », *Santé mentale au Québec.*

CHASSEGUET-SMIRGEL, J.
1987 « L'acting out. Quelques réflexions sur la carence d'élaboration psychique », *Revue française de psychanalyse,* vol. 4, p. 1083-1099.

DI LALLA, L.F., et GOTTESMAN, I.
1991 « Biological and genetic contributors to violence – Widom's untold tale », *Psychology Bulletin,* vol. 109, n° 1, p. 125-129.

DURIVAGE, A.
1989 « Assaultive behaviour : Before it happens », *Can. J. Psychiatry,* vol. 34, n° 5, p. 393-397.

ESTROFF, S.E., et ZIMMER, C.
1994 « Social networks, social support and violence among persons with severe persistent illness », dans J. Monahan et H. Steadman (sous la dir. de), *Violence and Mental Disorder,* Chicago, University of Chicago Press, p. 259-295.

GARZA-TREVIÑO, E.
1994 « Neurobiological factors in aggressive behavior », *Hospital and Community Psychiatry,* vol. 45, n° 7, p. 690-699.

HAFNER, H., et BÖKER, W.
1973 *Crimes of Violence by Mentally Abnormal Offenders,* Cambridge (Mass.), Cambridge University Press.

HODGINS, S.
1992 « Mental disorder, intellectual deficiency and crime », *Arch. Gen. Psychiatry,* vol. 49, n° 6, p. 476-483.

JEAMMET, P.
1983 « Le passage à l'acte, occasion de rencontre, facteur de rupture, révélateur du fonctionnement institutionnel », dans J. Hochman, *Techniques de soin en psychiatrie de secteur,* Lyon, Presses de l'Université de Lyon, p. 105-113.

KLASSEN, D., et O'CONNOR, W.
1994 « Demographic and case history variables in risk assessment », dans J. Monahan et H. Steadman (sous la dir. de), *Violence and Mental Disorder,* Chicago, University of Chicago Press, p. 229-257.

KRAKOWSKI, M., et CZABOR, P.
1994 « Clinical symptoms, neurological impairment, and prediction of violence in psychiatric inpatients », *Hospital and Community Psychiatry,* vol. 45, n° 7, p. 700-701.

LACAN, J.
1962-1963 *L'angoisse,* séminaire inédit de 1962-1963.

LINK, B.G., et STUEVE, A.
1994 « Psychotic symptoms and the violent/illegal behavior of mental patients compared to community controls », dans J. Monahan et H. Steadman (sous la dir. de), *Violence and Mental Disorder,* Chicago, University of Chicago Press, p. 137-159.

LINNOILA, V., et VIRKUNNEN, M.
1992 « Aggression, suicidality, and serotonin », *J. Clin. Psychiatry,* vol. 53, n° 2, p. 46-51.

LION, J., et TARDIFF, K.
1987 « The long term treatment of the violent patient », dans R. Hales et A. Frances (sous la dir. de), *Psychiatry Update : Annual Review of the American Psychiatric Association,* vol. 6, Washington (D.C.), American Psychiatric Press, p. 537-548.

McNIEL, D.
1994 « Hallucinations and violence », dans J. Monahan et H. Steadman (sous la dir. de), *Violence and Mental Disorder,* Chicago, University of Chicago Press, p. 183-202.

MARZUK, P.M.
1996 « Violence, crime, and mental illness : How strong a link ? », *Arch. Gen. Psychiatry,* vol. 53, n° 6, p. 481-486.

MILLAUD, F.
1998 « Le passage à l'acte : points de repère psychodynamiques », dans F. Millaud (sous la dir. de), *Le passage à l'acte. Aspects cliniques et psychodynamiques,* Paris, Masson, p. 15-24.

MILLAUD, F., et coll.
1992 « Un inventaire pour l'évaluation de la dangerosité des patients psychiatriques », *Revue canadienne de psychiatrie,* vol. 37, n° 9, p. 608-615.

MONAHAN, J.
1984 « The prediction of violent behavior : Toward a second generation of theory and policy », *Am. J. Psychiatry*, vol. 141, n° 1, p. 10-15.

MULVEY, E.P.
1994 « Assessing the evidence of a link between mental illness and violence », *Hospital and Community Psychiatry*, vol. 45, n° 7, p. 663-668.

SHALLING, I.
1993 « Neurochemical correlates of personality, impulsivity and desinhibitory suicidality », dans S. Hodgins (sous la dir. de), *Mental Disorder and Crime*, Newbury Park, Sage Publications, p. 208-226.

SMITH, J.E., et HUCKER, S.J.
1991 « Violence, current opinion », *Psychiatry*, vol. 4, p. 841-845.

STEADMAN, H., et coll.
1994 « Designing a new generation of risk assessment research », dans J. Monahan et H. Steadman (sous la dir. de), *Violence and Mental Disorder*, Chicago, University of Chicago Press, p. 297-318.

SWANSON, J.
1994 « Mental disorder, substance abuse, and community violence : An epidemiologic approach », dans J. Monahan et H. Steadman (sous la dir. de), *Violence and Mental Disorder*, Chicago, University of Chicago Press, p. 101-136.

SWANSON, J., et coll.
1997 « Violence and severe mental disorder in clinical and community populations : The effects of psychotic symptoms, comorbidity, and lack of treatment », *Psychiatry : Interpersonal & Biological Processes*, vol. 61, n° 1, p. 1-22.
1990 « Violence and psychiatric disorder in the community : Evidence from the Epidemiologic Catchment Area Study », *Hospital and Community Psychiatry*, vol. 41, n° 7, p. 761-770.

SWANSON, J., et HOLZER, C.
1991 « Violence and ECA data (letter to the editor) », *Hospital and Community Psychiatry*, vol. 42, n° 9, p. 954-955.

TALBOT, J.
1989 « Le patient agressif en milieu psychiatrique, le contretransfert et les problèmes de management », *Santé mentale au Québec*, vol. 14, n° 2, p. 183-190.

TARDIF, M.
1998 « Le déterminisme de la carence d'élaboration psychique dans le passage à l'acte », dans F. Millaud (sous la dir. de), *Le passage à l'acte. Aspects cliniques et psychodynamiques*, Paris, Masson, p. 25-40.

TARDIFF, K., et coll.
1997 « Violence by patients admitted to a private psychiatric hospital », *Am. J. Psychiatry*, vol. 154, n° 1, p. 88-93.

TAYLOR, P., et coll.
1994 « Delusions and violence », dans J. Monahan et H. Steadman (sous la dir. de), *Violence and Mental Disorder*, Chicago, University of Chicago Press, p. 161-182.

TORREY, E.F.
1994 « Violent behavior by individuals with serious mental illness », *Hospital and Community Psychiatry*, vol. 45, n° 7, p. 653-662.

WESSELY, S.
1993 « Violence and psychosis », dans C. Thompson (sous la dir. de), *Violence, Basic and Clinical Science*, Londres, Butterworth-Heinemann Publications, p. 119-134.

WIDIGER, T., et TRULL, T.
1994 « Personality disorders and violence », dans J. Monahan et H. Steadman (sous la dir. de), *Violence and Mental Disorder*, Chicago, University of Chicago Press, p. 203-226.

WILLIAMS, W., THORBY, J., et SANDLIN, P.D.
1989 « Perceptions of prehospital dangerous behavior by psychiatric inpatients and their families », *Journal of Psychiatry and the Law*, vol. 17, n° 1, p. 21-27.

Lectures complémentaires

BERGERET, J.
1994 *La violence et la vie*, Paris, Payot, coll. « Bibliothèque scientifique ».

HODGINS, S.
1993 *Mental Disorder and Crime*, Newbury Park, Sage Publications.

MILLAUD, F. (sous la dir. de)
1998 *Le passage à l'acte. Aspects cliniques et psychodynamiques*, Paris, Masson.

MONAHAN, J., et STEADMAN, H. (sous la dir. de)
1994 *Violence and Mental Disorder*, Chicago, University of Chicago Press.

CHAPITRE 77

Comorbidité

MARIE-CARMEN PLANTE, M.D., M.Sc., F.R.C.P.C.
Psychiatre responsable du module Virage ambulatoire et de l'équipe Itinérance
au Centre hospitalier de l'Université de Montréal (Hôpital Saint-Luc)
Professeure agrégée de clinique au Département de psychiatrie de l'Université de Montréal

PLAN

77.1 Définition

77.2 Épidémiologie

77.3 Évaluation diagnostique
    77.3.1 Automédication
    77.3.2 Comorbidité et anxiété

77.4 Traitement

Bibliographie

Lectures complémentaires

La littérature psychiatrique des dernières années fait état d'un intérêt accru pour le phénomène de la comorbidité, ce terme étant défini comme la présence d'au moins deux troubles simultanés chez la même personne (Katz, 1992). La comorbidité fait référence non seulement à l'abus de substances associé à la maladie mentale, mais aussi à un large éventail d'autres psychopathologies ainsi qu'à une variété de troubles des axes I et II du DSM-IV, par exemple, la coexistence de troubles de l'alimentation et de troubles affectifs, de maladies physiques et de troubles affectifs ou encore d'une maladie bipolaire et d'une personnalité obsessive-compulsive.

La psychiatrie cherche donc à mettre au point une expertise rigoureuse basée sur des données scientifiques afin d'offrir un traitement plus efficace à la clientèle. En effet, il existe encore peu d'outils spécialisés dans l'évaluation adéquate de ce type de troubles, qui permettraient de poser des diagnostics appropriés et de traiter adéquatement une population chez laquelle la comorbidité est de plus en plus fréquente.

Cependant, la présence simultanée d'une ou plusieurs pathologies accompagnant une pathologie primaire peut permettre de prédire des implications étiologiques ou pronostiques très importantes. Même si l'on ne peut inférer la nature ou la direction de la relation qui existe entre deux maladies, il est possible, parce qu'il y a une corrélation chronologique, de proposer des modèles explicatifs qui feront éventuellement l'objet de recherches ou d'évaluations scientifiques.

77.1 DÉFINITION

En 1970, Feinstein a le premier utilisé le terme « comorbidité » qu'il définit comme toute entité clinique distincte additionnelle qui a existé ou qui peut survenir durant le cheminement clinique d'un patient qui présente une maladie classifiée. Par exemple, la dépression majeure, qui comporte un ensemble bien caractérisé de variables précisant son début et son évolution, peut être en comorbidité avec l'abus de substances ; ou bien une affection dont les symptômes clairement déterminés peuvent inclure la dépression peut aussi être reliée à la toxicomanie.

Les psychiatres épidémiologistes perçoivent la comorbidité de façon différente. Ils y relèvent un risque relatif et utilisent un ratio de possibilités et des statistiques pour exprimer la probabilité pour qu'un trouble soit associé à un autre (Regier et coll., 1990).

La comorbidité renvoie aussi à un diagnostic de maladie mentale ou de trouble de la personnalité, de même qu'à des pathologies physiques. Toutefois, ce terme ne s'étend pas aux signes cliniques et aux symptômes isolés qui peuvent, eux, survenir en même temps au cours d'un épisode de comorbidité. Par exemple, une insomnie rebelle peut être observée au cours d'une dépression clinique chez un patient atteint aussi de toxicomanie, mais l'insomnie rebelle en elle-même demeure un symptôme que l'on trouve à l'intérieur de pathologies différentes.

Il existe deux hypothèses en ce qui concerne l'apparition de la comorbidité :
– La maladie primaire psychiatrique précède l'abus de substances et entraîne l'individu à chercher à se traiter au moyen d'alcool, de marijuana, de cocaïne ou d'autres substances dont il abuse pour atténuer les symptômes de sa maladie.
– L'abus de substances lui-même produit ou exacerbe le trouble psychiatrique sous-jacent. C'est le cas pour la production d'une psychose paranoïde à partir de l'usage excessif de cocaïne ou d'amphétamines ou pour le développement de la dépression après une très longue période d'alcoolisme.

Pedersen (1990) définit la comorbidité comme la combinaison et l'interaction chez une personne d'un abus de substances psychoactives avec un trouble mental qui n'est pas relié à la toxicomanie. Selon lui, une personne peut présenter à la fois un problème de dépendance ou d'intoxication chimique et un trouble mental. De nombreux patients vivent cette situation, qui peut prendre plusieurs formes. Ainsi, le « double trouble » serait plus commun qu'on ne l'avait pensé autrefois.

Weiss, Mirin et Frances (1992) adoptent une définition différente de la comorbidité. Ils nous préviennent du danger consistant à établir une classification simpliste, trop homogène de la clientèle chez qui plus d'un trouble coexiste. En effet, le patient qui ferait l'objet d'un double diagnostic typique serait une « créature mythique ». Il existe, au contraire, une large gamme de problèmes cliniques qui requièrent des traitements adaptés à des situations précises, commes celles-ci :
– un patient alcoolique qui demeure déprimé après avoir été désintoxiqué ;

– un patient qui a un trouble d'anorexie-boulimie et qui, secrètement, mange et se purge alors qu'il est traité à l'hôpital pour un abus de cocaïne, l'accent n'étant pas mis sur le bon traitement.

Weiss, Mirin et Frances (1992) ajoutent cependant que la simultanéité d'un abus de substances et d'autres maladies psychiatriques serait beaucoup plus fréquente qu'on n'aurait pu le prédire. Les recherches montrent également que le pronostic est plus sombre pour ces patients que pour ceux qui ne souffrent que d'une seule pathologie. Ils présentent des symptômes psychiatriques plus graves et connaissent une incidence plus élevée d'hospitalisations et de réhospitalisations (syndrome de la porte tournante), de rechutes, de dépressions, de non-observance du traitement, de violence, de criminalité, d'itinérance, de comportements autodestructeurs, de syndrome immunodéficitaire acquis (sida), d'infections et de problèmes familiaux multiples. Ils ont plus de difficulté à vivre dans la communauté et à s'engager dans un traitement stabilisant, et leur état de désorganisation est plus précoce (Minkoff et Drake, 1991; Pechter, Janicak et Danis, 1997). Ils seraient fréquemment mal suivis et ne recevraient pas de traitements adéquats (Drake et coll., 1998).

Salloum, Mass et Daley (1991) rapportent que même si les estimations quant à la prévalence de la schizophrénie et de l'abus de substances simultanés sont très élevées, il semble que deux biais majeurs faussent les résultats : un biais de sélection et un biais de vérification. Les taux de prévalence estimés, qui peuvent varier selon la population de patients étudiés, et le problème diagnostique relié à la définition de la schizophrénie et à celle de l'abus de substances sont les principaux facteurs d'un biais potentiel. Dans la littérature, on parle de la présence d'un double diagnostic chez 2 % à 49 % des malades. Il faut donc se demander si ces pourcentages s'appliquent aux patients hospitalisés, aux patients traités dans les cliniques externes, aux vétérans, aux patients séjournant à long terme dans des hôpitaux, aux patients vivant dans la communauté ou aux patients recevant des soins tertiaires.

Selon Salloum, Mass et Daley (1991), les patients sont souvent confus lorsqu'ils souffrent de troubles comme l'hallucinose chronique, le delirium tremens, les états paranoïdes induits par des stimulants, les états psychotiques et les troubles schizophréniques induits par des hallucinogènes. Ainsi, l'hallucinose alcoolique présente un dilemme diagnostique particulier. Les hallucinations de nature auditive peuvent être présentes avec un sensorium clair qui ressemble fortement aux symptômes de la schizophrénie. Cependant, l'existence de ce trouble comme entité clinique demeure controversée, parce que l'on dispose de preuves de son évolution vers une variété de conditions comme la schizophrénie, les troubles affectifs, le delirium tremens ou le trouble délirant paranoïde.

Salloum, Mass et Daley (1991) ont noté une absence de consensus sur la nature de la comorbidité. Il y a aussi un manque de clarté et d'informations au sujet des effets de l'abus de drogues sur les symptômes d'une schizophrénie préexistante; on peut toutefois observer une intensification des symptômes psychotiques chez les schizophrènes qui consomment de l'alcool, du cannabis et d'autres drogues. Ces symptômes peuvent être dus aux descriptions imprécises des hallucinations expérimentées par les alcooliques, qui ne sont pas différentes des hallucinations vécues par les schizophrènes. Afin d'augmenter la possibilité de poser le bon diagnostic, il faut alors utiliser des mesures biochimiques objectives (p. ex., recherche de la présence de drogue dans l'urine) qui seraient supérieures aux observations psychologiques en ce qui concerne les schizophrènes qui abusent de l'alcool.

Miller (1993) considère que le double diagnostic, tel qu'on le conçoit dans la pratique clinique psychiatrique, ne correspond pas souvent à la signification de ce terme, c'est-à-dire la présence de deux troubles indépendants. Très souvent, les toxicomanies relevées dans les cas de comorbidité sont attribuées à une automédication visant à combattre un trouble psychiatrique sous-jacent, ignoré du patient. Cette observation fréquente peut indiquer que le patient souffre d'une pathologie (primaire) marquée par la toxicomanie et traitée en quelque sorte par cette même toxicomanie. Les études et la pratique cliniques auprès des personnes qui abusent des drogues ont montré que ces diagnostics doivent pouvoir avoir un statut indépendant l'un de l'autre avant l'attribution du double diagnostic, et cette évaluation devrait être faite quand le patient est en observation clinique.

L'établissement du double diagnostic doit tenir compte des aspects suivants :
– le trouble A peut être la cause du trouble B, voire être un facteur de risque pour le trouble B ;
– le trouble B peut être un facteur de risque pour le trouble A ;

Psychiatrie clinique : une approche bio-psycho-sociale

- ou bien les troubles A et B peuvent être les variations d'un même trouble ;
- ou bien les troubles A et B peuvent avoir une étiologie semblable ou la même étiologie (facteurs de risque) ;
- ou bien les troubles A et B peuvent être les covariants du trouble C.

Ainsi, la comorbidité devient une explication psychopathologique cohérente susceptible d'élargir la compréhension sur la nature des deux troubles ou du moins de suggérer de nouvelles orientations de recherche.

La définition et l'opérationalisation des critères diagnostiques de l'alcoolisme et de la toxicomanie prêtent constamment à confusion dans les domaines de la psychiatrie et de la médecine. Cette confusion est attribuable essentiellement à des attitudes philosophique et empirique différentes en ce qui a trait au diagnostic et au traitement des troubles qui en découlent. Il importe de tenir compte de l'usage des drogues et de l'alcool associé à un trouble psychiatrique lorsqu'on examine les conséquences de l'appellation « double diagnostic ». Il ne faut pas oublier non plus que de 25 % à 50 % des affections médicales peuvent aussi être considérées comme des doubles diagnostics quand elles sont associées à la consommation de drogues ou d'alcool.

Miller (1993) s'interroge sur la terminologie qui permet d'arriver à une description précise des doubles diagnostics : cooccurrence, coexistence, comorbidité, concordance et simultanéité. Ces termes indiquent seulement que deux ou plusieurs affections peuvent survenir ensemble ; ils ne précisent pas quand, pourquoi ni comment. Ils ne spécifient pas non plus les interactions possibles de ces affections.

Katz (1992) et Miller (1993) se rejoignent sur le fait que la comorbidité aura des implications théoriques et cliniques uniquement si deux ou plusieurs troubles surviennent de façon simultanée avec une fréquence plus grande que celle qui est observée au hasard. Si deux entités cliniques surviennent simultanément selon une fréquence prévisible, il peut devenir important d'ajuster le diagnostic et le traitement, même si l'étiologie et la pathogénie ne sont pas mieux précisées.

Le système multiaxial du DSM-IV encourage les médecins à noter plusieurs diagnostics sur les axes I et II. Cela permet de cerner l'hétérogénéité clinique des troubles mentaux au point de vue descriptif et comporte des implications importantes pour la planification du traitement et l'orientation du patient.

77.2 ÉPIDÉMIOLOGIE

On utilise différents tests en épidémiologie pour cerner les pathologies comorbides. Les meilleures méthodes qui présentent une spécificité marquée et une puissance de prédiction adéquate sont les suivantes :

- Addiction Severity Index (ASI) [McLellan et coll., 1980] ;
- Brief Psychiatric Rating Scale (BPRS) [Overall et Gorham, 1962] ;
- Clinical Global Impression Scale (CGIS) [Guy, 1976] ;
- Diagnostic Interview Schedule (DIS) [Ananth et coll., 1989 ; Weiss, Mirin et Frances, 1992] ;
- Family and Case Manager Test (FCMT) [Drake, Teague et Warren, 1990] ;
- Michigan Alcoholism Screening Test (MAST) [Selzer, Venakur et Von Rooijen, 1975] ;
- Structured Clinical Interview for DSM-III-R (SCID) [Spitzer, Williams et Gibbon, 1988] ;
- Structural Clinical Interview for DSM-IV (SCID) [First et coll., 1996].

L'épidémiologie de la comorbidité, à laquelle on a commencé à s'intéresser récemment, découle de certaines grandes études qui ont été effectuées depuis les années 80 et dont voici les grandes lignes. Kiesler, Simpkins et Mortin (1991) ont mené une enquête portant sur les congés d'hôpital en 1980 (*hospital discharge survey*) avec le Centre national pour les statistiques de santé aux États-Unis. Cette enquête était basée sur un échantillon de dossiers des patients qui avaient reçu leur congé des hôpitaux spécialisés en psychiatrie, des hôpitaux délivrant des soins généraux à court terme et des hôpitaux non universitaires (voir le tableau 77.1). Aux États-Unis, 60 % des patients qui subissent des épisodes psychotiques sont traités dans les hôpitaux généraux.

Les patients chez qui la comorbidité est associée à un diagnostic primaire de maladie mentale étaient plus jeunes, de sexe masculin, plus souvent hostiles, suicidaires, avec des troubles du comportement et du

TABLEAU 77.1 Diagnostics associés à la comorbidité

- 12,2 % des hospitalisations se rattachent à des doubles diagnostics ; dans 5,4 % des cas, le diagnostic primaire est une maladie mentale et dans 6,8 % des cas, le diagnostic primaire est un abus de substances.
- 18,9 % des patients font l'objet d'un diagnostic complexe de deux ou plusieurs troubles.
- 31,2 % des hospitalisations sont basées sur un diagnostic primaire de maladie mentale ou d'abus de substances associé à un diagnostic secondaire de maladie somatique.
- 44,5 % de tous les diagnostics de comorbidité partent d'un diagnostic primaire de trouble mental, dont :
  - 34 % de cas de trouble dépressif ;
  - 24 % de cas de psychose ;
  - 19 % de cas de troubles de la personnalité.
- 87 % des patients ayant reçu un diagnostic primaire de maladie mentale ont en plus un diagnostic secondaire de dépendance à l'alcool ou d'abus d'alcool sans dépendance ou les deux.
- 66 % des cas de comorbidité présentent un syndrome organique induit par les drogues et l'alcool.

Source : D'après C.A. Kiesler, C.G. Simpkins et T.L. Mortin, « Prevalence of dual diagnoses of mental and substance abuse disorders in general hospitals », *Hospital and Community Psychiatry*, vol. 42, n° 4, 1991, p. 400-403.

langage, et observaient moins le traitement (Pechter, Janicak et Danis, 1997).

Rice et Kelman (1989) ont analysé les congés des hôpitaux de 1983 à 1985 pour les patients faisant un usage abusif d'alcool et de drogues associé à une maladie mentale. Ainsi, sur 2,2 millions de congés, les diagnostics suivants sont mentionnés :

- maladie mentale dans 62 % des cas ;
- abus de drogues dans 21 % des cas ;
- abus d'alcool dans 11 % des cas ;
- combinaison de ces trois troubles dans 21 % des cas.

Le chevauchement des diagnostics se retrouve dans les proportions suivantes :

- abus de drogues et maladie mentale dans 6,8 % des cas ;
- abus d'alcool et maladie mentale dans 6,2 % des cas ;
- abus d'alcool et de drogues dans 4,3 % des cas ;
- abus d'alcool et de drogues et maladie mentale dans 2,4 % des cas.

On note la présence plus élevée de maladies mentales chez les femmes, alors que les hommes enregistrent un taux d'abus d'alcool très important. Le groupe des 15-40 ans représente la moitié des personnes faisant l'objet de ces diagnostics.

On observe une prévalence élevée de symptômes de dépression parmi les patients qui sont traités pour un abus de drogues et un chevauchement significatif de l'abus de drogues et des troubles mentaux dans la population des prisons.

Dans une revue de la littérature comprenant 75 études, Schubert et coll. (1988) ont trouvé un degré d'association élevé de l'alcoolisme, de la dépendance aux drogues et de la personnalité antisociale. Cette triade relativement homogène serait indépendante d'autres troubles affectifs.

Lyness et coll. (1993) rapportent que 78 % des patients en psychiatrie gériatrique présentent une maladie somatique et une maladie mentale concomitante. À mesure que la longévité augmente, les patients qui souffrent de troubles psychiatriques vivent aussi plus longtemps et les maladies chroniques et aiguës deviennent plus nombreuses, de même que les problèmes psychiatriques, d'où l'accroissement de la comorbidité.

Koranyi (1979) et Beckham et coll. (1997) ont observé que de 24 % à 42 % des patients admis pour un cancer au Memorial Sloan-Kettering Cancer Center, à New York, ont aussi un trouble de l'humeur. Il ne faut pas oublier, selon Snyder et coll. (1992), que 60 % des patients atteints du sida admis dans des unités de soins aigus médicaux présentent un trouble mental majeur.

En 1990, le National Institute of Mental Health (NIMH) des États-Unis a mené une enquête épidémiologique dans cinq États américains (Regier et coll., 1990) qui a donné les résultats présentés dans les tableaux 77.2 et 77.3.

TABLEAU 77.2 Enquête épidémiologique du NIMH, 1990

Prévalence à vie (PV) et probabilité de survenue (PS) de l'alcoolisme et d'abus de substances selon certaines maladies psychiatriques et dans la population en général

Maladie psychiatrique	Tout abus ou dépendance PV (%)	PS (%)	Tout diagnostic d'alcoolisme PV (%)	PS (%)	Tout autre abus de substances PV (%)	PS (%)
Schizophrénie	47,0	4,6	33,7	3,3	27,5	6,2
Maladies affectives	32,0	2,6	21,8	1,9	19,4	4,7
Troubles anxieux	23,7	1,7	17,9	1,5	11,9	2,5
Population en général	16,7	n.d.	13,5	n.d.	6,1	n.d.

n.d. : données non disponibles.

Source : D'après K.T. Mueser, A.S. Bellack et J.J. Blanchard, « Comorbidity of schizophrenia and substance abuse : Implications for treatment », *Journal of Counselling and Clinical Psychology*, vol. 60, 1992, p. 846.

TABLEAU 77.3 Schizophrénie et abus de substances selon l'enquête épidémiologique du NIMH, 1990

Substance	Prévalence de la comorbidité (%)	Probabilité de survenue (%)
Cocaïne	16,7	13,2
Opiacés	11,4	8,8
Hallucinogènes	10,0	7,4
Barbituriques	8,0	5,9
Marijuana	6,0	4,8
Amphétamines	5,5	3,9

Source : D'après I. Salloum, H. Mass et D. Daley, « Substance abuse and schizophrenia : Impediments to optimal care », *Am. J. Drug Alcohol Abuse*, vol. 17, n° 3, 1991, p. 323.

Cette étude est la plus complète à ce jour ; les données ont été ajustées en ce qui concerne l'âge, l'ethnie et le sexe. On note que, parmi la population en général, la prévalence à vie de l'alcoolisme est de 13,5 %, comparativement à 33,7 % parmi les schizophrènes. Il apparaît donc que chez ces derniers la probabilité de survenue d'un problème d'alcoolisme soit trois fois plus grande.

Cette enquête a été menée auprès de personnes de 15 à 54 ans à l'aide de la Composite International Diagnostic Interview (CIDI). Il est à noter qu'elle s'est appuyée sur des échantillons venant de la communauté en général ; malgré tous les ajustements qui ont été faits, il se peut que les membres de cette cohorte aient préféré l'alcool à la marijuana, qu'ils aient plus de difficulté à s'en procurer ou qu'ils aient déjà remplacé la consommation de marijuana par la consommation d'alcool pour différentes raisons, dont l'accessibilité du produit et les moyens financiers.

Les résultats montrent que la moitié de tous les troubles mentaux surviennent dans 14 % de la population qui a une histoire de comorbidité (deux troubles ou plus). On découvre que la comorbidité est plus fortement concentrée qu'on ne l'avait cru antérieurement chez le sixième de la population en général qui présente une histoire de deux ou plusieurs troubles associés. Ces patients utilisent donc davantage les services de santé mentale (d'autres études portant sur la comorbidité sont présentées aux tableaux 77.4 à 77.6).

Compte tenu de cette étude, Miller (1993) suggère de réfléchir au concept de double diagnostic devant la situation clinique suivante. Un alcoolique qui abuse d'opiacés et qui présente une personnalité antisociale développe une dépression majeure par suite d'une douleur chronique consécutive à une neuropathie diabétique. Quelle est la pathologie primaire dans ce cas ? Comment influe-t-elle sur les autres éléments de la comorbidité ? Comment peut-on aborder la complexité du traitement psychiatrique général de ce patient et de l'abus de substances en particulier ?

TABLEAU 77.4   Étude dans un centre de traitement pour l'abus d'alcool et de drogues au Massachusetts

Titre de l'étude	Hétérogénéité des diagnostics psychiatriques
Population étudiée	350 personnes abusant de substances primaires
Résultats concernant la comorbidité	– 52 % de l'échantillon présentait des symptômes d'abus d'alcool ou de dépendance à l'alcool ; – 37 % souffrait d'un autre trouble psychiatrique de l'axe I.
Affections associées les plus fréquentes	– 21 % des patients souffraient de troubles de l'humeur (excluant la dépression majeure) ; – 11 % des patients souffraient de dépression majeure ; – 59 % des patients qui étaient dépendants de sédatifs hypnotiques enregistraient une prévalence plus élevée de psychopathologies de l'axe I ; – 50 % souffraient d'un trouble panique ou d'anxiété généralisée ; – 13 % des personnes abusant de la cocaïne présentaient des troubles cyclothymiques et des atteintes cognitives (déficit de l'attention) ; – 30 % des cas de personnalité antisociale se retrouvaient chez les patients ayant une dépendance aux opiacés.
Autres caractéristiques	– Une clientèle hétérogène présentait aussi les traits suivants : impulsivité, recherche du risque, manque d'hygiène et de soins personnels. Bien que n'étant pas des diagnostics formels, ces traits expliquent les rechutes dans certains sous-groupes. – Plusieurs patients avaient fait l'objet de trois à cinq diagnostics fortement reliés à leur abus de substances.

Source : D'après R.D. Weiss, S.M. Mirin et R.J. Frances, « The myth of the typical dual diagnoses patient », *Hospital and Community Psychiatry*, vol. 43, n° 2, 1992, p. 107.

TABLEAU 77.5   Étude de comorbidité nationale

Titre de l'étude	Prévalence à vie de la maladie mentale et prévalence dans les 12 derniers mois, selon 14 diagnostics du DSM-III-R
Lieu de l'étude	48 États des États-Unis
Durée de l'étude	De septembre 1990 à février 1992
Population étudiée	Population civile (de 15 à 54 ans) ; 8 098 participants
Instruments d'évaluation et de mesure	Diagnostic Interview Schedule (DIS), version modifiée de la CIDI
Résultats concernant la comorbidité	– 1 maladie mentale à vie : 21 % des cas ; – 2 diagnostics à vie : 13 % des cas ; – 3 diagnostics à vie ou plus : 14 % des cas.
Commentaires	Phase approfondie de l'Epidemiologic Catchment Area Study comportant plus d'informations. La vaste majorité de l'échantillon (79 %) souffrait de plus d'un trouble.

Source : D'après R.C. Kessler et coll., « Lifetime and 12-month prevalence of DSM-III-R : Psychiatric disorders in the United States », *Arch. Gen. Psychiatry*, vol. 51, 1994, p. 8-19.

Koranyi (1979) indique que les symptômes psychiatriques peuvent être associés à un diagnostic somatique comme le cancer, l'endocrinopathie, le syndrome post-viral ou le sida. Le cancer du pancréas ou d'autres néoplasies des viscères peuvent se manifester par une dépression. On a aussi constaté que l'inhabileté fonctionnelle associée aux troubles dépressifs entraîne un dysfonctionnement dans de multiples sphères (p. ex., carrière, activités quotidiennes, relations interpersonnelles) semblable à celui qui est observé dans les maladies somatiques communes comme l'hypertension, l'arthrite rhumatoïde ou le diabète.

TABLEAU 77.6 Étude épidémiologique sur la comorbidité, la toxicomanie et la santé mentale

Lieu de l'étude	Urgence de l'Hôpital Saint-Luc, à Montréal
Durée de l'étude	De février à juin 1991
Population étudiée	143 sujets qui présentaient une conduite antisociale (itinérance, problème d'alcool ou de drogues) et demandaient une aide psychologique à l'urgence
Instruments d'évaluation	– BPRS ; – DIS-III-R.
Résultats concernant la comorbidité	Abus d'alcool ou de substances ou dépendance à eux : 74,1 % des cas : – cocaïne : abus, 37,5 % ; dépendance, 26,7 % ; – cannabis : abus, 31,6 % ; dépendance, 20 % ; – sédatifs, barbituriques, somnifères, diazépam (Valium®), chlordiazépoxide (Librium®), etc. : abus, 25 % ; – amphétamines : abus, 15,7 % ; – hallucinogènes : abus, 14,4 %.
Résultats	– Sur le plan de la comorbidité, dépression et psychose : 41,6 % des cas, dont 25 % de cas d'abus d'alcool ou de drogues. – Présence d'un problème antérieur grave d'abus de substances psychoactives : 75 % des cas.

Source : G. Côté et S. Hodgkins, *Problème d'alcool, problème de drogues et conduite antisociale chez des sujets en demande d'aide psychologique dans une salle d'urgence*, rapport de recherche, Montréal, Centre de recherche de l'Institut Philippe Pinel, 1996.

77.3 ÉVALUATION DIAGNOSTIQUE

La comorbidité psychiatrique et médicale donne lieu à plusieurs problèmes :

- des difficultés au point de vue du diagnostic et de l'évaluation, qui rendent nécessaires l'établissement de critères plus spécifiques et l'utilisation de tests de laboratoire ciblés pour bien délimiter les différentes pathologies ;
- le besoin d'interventions thérapeutiques différentes occasionné par les changements dans la pharmacocinétique et l'efficacité réduite des médications psychotropes à cause d'une réponse altérée de l'organe cible ;
- le besoin de traitements en clinique externe et l'élargissement de leur accessibilité ;
- l'établissement des priorités face à un patient qui peut aussi être très malade sur le plan médical (atteinte physique).

L'évaluation de la comorbidité dans la maladie somatique requiert une grande familiarité avec le système des doubles diagnostics médicaux et psychiatriques, une connaissance de la double pharmacopée ainsi que de la double structure de traitement. Il arrive fréquemment que l'on n'évalue pas ou que l'on diagnostique mal les troubles de l'humeur lors des traitements médicaux.

Lorsqu'on parle de double diagnostic, il faut établir correctement la chronologie pour préciser quelle affection survient avant l'autre dans le temps. Même si une affection peut en précéder une autre, il n'y a pas forcément de cause directe ou obligatoire dans cette relation. De même, on présume souvent que la première affection déterminera l'évolution des deux maladies. Par exemple, un patient développe une maladie schizophrénique dans l'adolescence et, devenu adulte, une dépendance alcoolique. Tandis que ces deux maladies sont des pathologies chroniques et progressives, la schizophrénie déterminera le cheminement clinique individuel, même si l'on traite sérieusement l'alcoolisme. Par ailleurs, il existe une relation causale plus claire pour ce qui est de l'anxiété qui survient chez un alcoolique, car l'alcoolisme précède et induit l'anxiété. La progression de l'alcoolisme déterminera le pronostic des deux troubles, que l'anxiété soit traitée ou non par des moyens spécifiques.

Un autre exemple porte sur la dépression majeure, où alternent généralement une période d'exacerbation et une période de rémission, de telle sorte que cette maladie peut apparaître avant l'abus de

Psychiatrie clinique : une approche bio-psycho-sociale

drogues, mais pas nécessairement comme une comorbidité. Si la dépression est présente en même temps que l'alcoolisme, on ne peut présumer automatiquement qu'il s'agit d'un trouble dépressif comportant une récurrence. Vraisemblablement, on penserait que la dépression est plutôt reliée à la consommation d'alcool. Une dépression majeure récurrente pourrait être diagnostiquée au lieu d'une dépression induite par l'alcool, si le médecin oublie de vérifier que l'alcoolisme peut être une cause de la dépression ou, simplement, s'il ne sait pas comment diagnostiquer l'alcoolisme. L'erreur opposée dans le diagnostic peut survenir au sujet de l'alcoolique qui est gravement déprimé au moment où il consomme de l'alcool. Étant donné que la dépression majeure est fréquente dans la population en général, particulièrement chez les femmes, on doit considérer que la dépendance à l'alcool et l'abus d'alcool ne sont pas la seule cause de la dépression et qu'il peut exister une dépression majeure indépendamment de l'abus d'alcool.

Les praticiens et les chercheurs doivent aussi tenir compte des caractéristiques psychologiques des personnes alcooliques et des personnes abusant de drogues qui font preuve couramment de déni, de rationalisation, de minimisation associée à une déformation des perceptions et à une altération du jugement. Par exemple, les tests ASI et DIS utilisés en épidémiologie peuvent aider à distinguer ces situations.

77.3.1 Automédication

L'hypothèse de l'automédication présume que certaines personnes cherchent à traiter elles-mêmes leurs malaises psychiques ou physiques en utilisant des drogues ou de l'alcool. Miller (1993) dénonce cette hypothèse qui fait obstacle au diagnostic et au traitement de la toxicomanie. Même si, intuitivement, l'hypothèse de l'automédication est attirante, les études expérimentales et l'expérience clinique contredisent ce type d'explication. L'hypothèse de l'automédication est largement avancée par les patients eux-mêmes pour expliquer leur usage abusif d'alcool et de drogues. On sait que l'alcool et les drogues engendrent de l'anxiété et de la dépression, et que les alcooliques et les toxicomanes utilisent ces produits en dépit de l'augmentation de leur anxiété et de leur dépression. Cependant, les gens anxieux et déprimés qui ne sont pas alcooliques peuvent se sentir soulagés par l'alcool et les drogues, sans être portés à augmenter leur consommation. Ils auraient même tendance à la diminuer en raison du rôle que jouent l'alcool et les drogues dans la production de l'anxiété et de la dépression.

Westermeyer (1992) soutient que la difficulté d'établir un double diagnostic est reliée à un *déni* plus fort que l'habitude de consommer chez plusieurs patients schizophrènes qui font aussi un abus de substances, mais non chez tous les schizophrènes. Si l'on utilise une bonne technique d'entrevue, les patients révéleront peut-être l'importance de leur abus de substances et les problèmes qui y sont rattachés. Par contre, leur autocritique et leur compréhension de la nature du problème resteront faibles.

Il existe un taux élevé d'abus d'alcool et de drogues parmi les schizophrènes ; les praticiens doivent s'habituer à prêter attention à cet aspect. Pendant l'évaluation, ces derniers doivent surveiller les signes qui peuvent indiquer un abus d'alcool ou de drogues comme les signes d'une atteinte du lobe frontal ou l'incoordination motrice.

Pour qu'on puisse poser un diagnostic de schizophrénie, il faut que le patient soit abstinent depuis au moins 6 mois ou, de préférence, depuis 12 mois. Un diagnostic différentiel a donc une importance critique si l'on veut proposer un plan de traitement et envisager un pronostic. Il convient donc de demeurer vigilant et de chercher à déterminer si, derrière le premier diagnostic, il ne s'en cache pas un autre.

D'autres hypothèses que l'automédication ont aussi été avancées. Alors que Pechter, Janicak et Danis (1997) appuient cette dernière, montrant que l'abus d'alcool ou de drogues diminue les symptômes positifs et permet de surmonter les symptômes négatifs et les effets secondaires handicapants, Smith et Hucker (1994) croient pour leur part qu'il existe d'autres explications théoriques, comme l'influence de certains facteurs psychosociaux qui augmentent la possibilité de faire des abus et encouragent les interactions sociales au cours desquelles on abuse d'alcool ou de drogues. Ils soulignent l'acceptation « tolérante » de la société quant à ces usages en certaines circonstances (soirées sociales, happenings, *raves*, etc.). Quoi qu'il en soit, l'usage d'alcool, de cocaïne, d'amphétamines et d'hallucinogènes, connus pour leurs propriétés psychogènes, contribue à augmenter les symptômes psychotiques et même à précipiter l'apparition de la maladie chez les porteurs de schizophrénie.

Pechter, Janicak et Danis (1997) ont découvert que les hommes psychotiques qui avaient déjà utilisé

Psychiatrie clinique : une approche bio-psycho-sociale

des drogues avant l'apparition de leur première désorganisation schizophrénique présentaient une réponse beaucoup plus lente et pauvre aux antipsychotiques que ceux qui n'avaient jamais consommé de drogues. Ils ont donc émis l'hypothèse que l'usage précoce de drogues contribue à augmenter la psychose et amène une réponse réfractaire aux antipsychotiques en raison d'une atteinte des mécanismes dopaminergiques.

Selon une autre observation de Pechter, Janicak et Danis (1997), les patients schizophrènes qui sont atteints de comorbidité présentent très tôt au cours de leur maladie des symptômes négatifs, de façon prédominante, comparativement aux autres patients qui présentent des symptômes positifs et négatifs. Cette observation marque un contraste avec l'évolution habituelle de la schizophrénie, caractérisée par l'apparition hâtive de symptômes positifs, suivis de symptômes négatifs, qui prendront de l'importance. El-Guebaly (1990) se demande si des facteurs génétiques qui prédisposent à l'alcoolisme pourraient prédisposer aussi à d'autres affections à travers une association génétique. Cet auteur analyse la fréquence de la schizophrénie et de l'alcoolisme parmi des jumeaux, dont 34 paires de jumeaux monozygotes et 47 paires de jumeaux dizygotes qui avaient à la fois le diagnostic de schizophrénie et celui d'alcoolisme. Les deux pathologies prises de façon isolée étaient significativement plus fréquentes chez les jumeaux monozygotes, mais n'étaient pas corrélées comme on aurait pu s'y attendre.

El-Guebaly (1990) rappelle une étude d'une durée de 45 ans qui a comparé une cohorte de 456 personnes, des citoyens d'un centre-ville, et 204 diplômés de collèges de classe moyenne supérieure. Cette étude a montré que l'alcoolisme constitue une maladie primaire progressive qui est influencée de façon prémorbide par les antécédents familiaux, l'ethnie et les problèmes de comportement des adolescents.

En ce qui concerne l'hypothèse de l'automédication, cet auteur dit que le choix de la drogue prise par le patient peut être le résultat d'une relation entre l'action psychopharmacologique de la drogue et les sentiments douloureux dominants contre lesquels le patient doit lutter. Les opiacés font taire chez les patients les effets menaçants de la rage et de l'agressivité, tandis que la cocaïne peut diminuer la détresse associée à la dépression, l'hypomanie et l'hyperactivité.

Si l'on étudie l'étiologie de la comorbidité du point de vue du modèle de l'ajustement (*coping*), le patient voit l'abus de substances comme une façon de faire face à un stress prolongé devant lequel il se sent impuissant; en abusant de drogues, il essaie de réinterpréter la réalité de façon cognitive et d'en diminuer l'aspect négatif. C'est ainsi que plusieurs jeunes patients s'initient en premier à la drogue, recherchant un effet positif, c'est-à-dire s'éclater et réduire le stress (*getting high*). Cependant, prises à long terme, les drogues peuvent intensifier le stress plutôt que de le diminuer, de sorte que leur usage ne correspond plus à un comportement d'ajustement. Arrive un moment où la personne ne peut plus faire de nouveaux apprentissages ni accroître son rendement et devient incapable d'affronter le stress par ses propres moyens. En conséquence, elle éprouve le besoin d'augmenter sa consommation de drogues et tombe dans l'abus.

77.3.2 Comorbidité et anxiété

L'épidémiologie de l'anxiété reliée à la comorbidité est aussi fort intéressante; on y démontre la simultanéité élevée des syndromes d'anxiété associés à l'abus de drogues ou d'alcool et la présence d'agoraphobie, de phobie sociale, d'attaques de panique et de troubles anxieux chez une forte proportion de patients alcooliques.

Cela reflète probablement l'action des drogues ou de l'alcool sur l'adrénaline, provoquant un syndrome clinique qui ressemble à une anxiété généralisée; ainsi, on a souvent observé un même trouble panique chez les individus intoxiqués.

On a aussi rapporté des taux élevés de symptômes d'anxiété associés à l'abus d'autres substances que l'alcool. Schuckit (1989) ainsi que Szuster, Pantuus et Compos (1988) croient qu'aux États-Unis de 20 % à 30 % des patients utilisant la marijuana ont pu avoir des problèmes reliés à l'alcool ou à l'abus d'autres substances. Une proportion similaire de patients présentent des troubles anxieux qui compliquent ce tableau, car on ne sait pas quelle est la source réelle de ces symptômes d'anxiété (Helzer et coll., 1988; Schuckit, 1985). On note aussi, à la suite du retrait de l'alcool ou des benzodiazépines, de hauts niveaux d'anxiété, surtout durant les premiers jours, chez au moins 80 % des patients dont la plupart n'avaient jamais présenté d'états de panique ou d'anxiété auparavant.

Par contre, le trouble panique apparaît comme intensifié par tous les stimulants, y compris la caféine (Schuckit, Irwin et Brown, 1990).

En ce qui concerne l'abus d'alcool et de substances associé aux troubles anxieux, il s'agit d'une situation clinique complexe. Ces deux types de troubles peuvent survenir ensemble pour plusieurs raisons (p. ex., le stress au travail et les problèmes conjugaux), et l'on note une prévalence élevée de ces deux types de troubles dans la population en général.

77.4 TRAITEMENT

Schuckit (1992) mentionne que plusieurs patients qui se présentent en clinique donnent des signes de troubles multiples et que leur histoire comporte plusieurs syndromes étalés dans le temps. Il faut alors déterminer quel traitement sera le plus utile et vérifier si des approches thérapeutiques multiples sont requises ou si la thérapie choisie pour un trouble risque de réduire l'efficacité de l'approche thérapeutique pour une autre pathologie.

Comme la comorbidité a des implications importantes pour le traitement, il est bon de se poser les questions suivantes :

– Est-ce que la présence d'un trouble de la personnalité peut masquer la présence et l'évolution d'une maladie mentale de l'axe I ?
– Est-ce que les traitements classiques doivent être modifiés lorsque deux troubles sont traités de façon simultanée (Wallen et Weiner, 1988) ?
– Est-ce que le traitement d'un trouble peut devenir dangereux face au traitement d'un autre trouble ?

Il faut aussi se demander si l'on est en présence de troubles indépendants, si un premier trouble a permis à un second de se développer ou si le second trouble peut comprendre les symptômes de la première maladie. Maser et Dinges (1993) apportent des preuves, que l'on constate de plus en plus dans les hôpitaux et les urgences psychiatriques, selon lesquelles les patients qui ont plus d'un trouble utilisent plus fréquemment les lits d'hôpitaux, se rendent aux urgences plus souvent, répondent plus lentement aux traitements, se suicident en plus grand nombre, meurent généralement plus tôt et font l'objet d'un pronostic beaucoup moins favorable que les patients schizophrènes qui ne souffrent d'aucun autre trouble.

Même si la question des patients ayant un double diagnostic n'est pas nouvelle, ce n'est que depuis quelques années qu'on a pris conscience des problèmes complexes que cette situation entraîne. Cela coïncide avec la reconnaissance par la société de l'ampleur des problèmes d'abus de substances en général.

Ces dernières années, plusieurs auteurs ont dénoncé le manque de soins intégrés pour ces patients et encouragé les efforts visant à mettre au point des traitements intégrés, et non plus séparés dans deux systèmes étanches, où chaque système exclut les patients à cause de la comorbidité qui les affecte (Minkoff, 1993 ; Ridgely, Goldman et Willenbring, 1990), ce qui amène ceux-ci à se considérer comme des laissés-pour-compte (Bachrach, 1987), ballottés entre un système et l'autre.

En 1989, Minkoff a été le premier chercheur à élaborer de façon claire et précise les modalités du traitement intégré. Il s'agit d'une intervention thérapeutique pour des patients qui ont des troubles mentaux graves comme la schizophrénie et qui reçoivent, en même temps, dans un programme intégré, des traitements pour leur abus de substances. Selon la philosophie de Minkoff, le traitement de ces deux maladies chroniques requiert une approche à long terme incluant la stabilisation, l'engagement personnel du patient dans son traitement et une thérapie psychoéducative.

Les patients sont traités par le même praticien ou la même équipe de praticiens dans un seul programme, car on veut s'assurer que le patient reçoit une explication homogène de sa maladie, une description cohérente du traitement, plutôt qu'un ensemble de messages contradictoires venant de différentes personnes. Le traitement intégré amène à réduire les conflits entre les praticiens, à éliminer pour le patient la difficulté consistant à suivre deux programmes de soins à la fois et donc à entendre des messages potentiellement conflictuels ; de même, il permet de diminuer les barrières financières et autres à l'accès au traitement et à la continuation de celui-ci.

Le traitement intégré peut consister en une structure de soins combinant le traitement des troubles mentaux comme tels et le traitement de l'abus de substances ; il peut se faire en milieu hospitalier ou à l'extérieur au moyen de l'hébergement et des programmes de jour. Depuis quelques années, l'équipe de

Psychiatrie clinique : une approche bio-psycho-sociale

Drake et coll. (1998) a incorporé plusieurs composantes du traitement intégré dans les services externes. Sa méthode va au-delà du suivi psychiatrique habituel, y adjoignant une surveillance quotidienne de la prise des médicaments, des services de soutien, une approche intensive pour que les patients s'engagent dans le traitement, un suivi de cas régulier et efficace dans la communauté, un suivi individuel, un suivi de groupe, des rencontres avec les familles au sujet des abus de substances de même que des conseils donnés à ce sujet et, dans certains cas, un soutien à domicile.

Avec les années, ces différents traitements intégrés ont évolué, se sont enrichis. Une littérature de plus en plus abondante ainsi que de nombreux projets de recherche démontrent le bien-fondé de ce type de traitement.

— Kofoed et coll. (1986) ont étudié 11 cas de comorbidité grave pris en charge par un programme hospitalier interne intégré. Il y a eu une diminution du nombre de journées d'hospitalisation, mais les patients n'ont pu atteindre l'abstinence totale.

— L'étude de Bond et coll. (1988) s'est penchée sur 56 cas de comorbidité grave traités dans le cadre du Program of Assertive Community Treatment (PACT) ou programme de suivi communautaire intensif. Il y a eu cinq fois moins d'hospitalisations pendant la durée de cette étude.

— Dans l'étude de Bond et coll. (1991), 97 cas de comorbidité ont suivi le traitement PACT. Les auteurs ont noté une diminution du nombre d'admissions à l'hôpital et de la durée du séjour, une diminution de l'usage de l'alcool et une augmentation des indices de satisfaction de la vie.

— Drake, McHugo et Noordsy (1993) ont suivi pendant 4 ans 18 cas de comorbidité. Une équipe externe effectuait un suivi communautaire intensif dans le cadre d'un programme intégré. Environ 11 % des patients ont connu une rémission totale en 26,5 mois.

— Jerrell et Ridgely (1995) ont examiné 147 patients ayant un double diagnostic. Il y a eu trois types d'intervention comportementale :

 1) un entraînement aux activités de la vie quotidienne ;

 2) un suivi de cas individuel ;

 3) la technique des 12 étapes des Alcooliques Anonymes (AA) dans un programme de santé mentale en milieu rural.

Les patients ont été évalués tous les six mois pendant deux ans à l'aide d'un autorapport multidimentionnel et de rencontres avec les chercheurs, lesquels ont eu recours à des mesures du fonctionnement psychosocial et à des échelles de symptômes psychiatriques, d'abus de drogues et d'abus d'utilisation des services. Les résultats obtenus sont les suivants :

- un changement dans le fonctionnement psychosocial ;
- une augmentation de la stabilité résidentielle et au travail ;
- une diminution de l'usage d'alcool et de drogues et des symptômes qui y sont reliés ;
- une diminution de l'utilisation des services de santé mentale à l'urgence et à l'hôpital ;
- une augmentation des services en externe et du suivi individuel.

Drake et coll. (1998) ont revu 36 études récentes sur l'efficacité des traitements intégrés pour les patients ayant fait l'objet d'un double diagnostic. Au moins 10 de ces études, qui comportaient un programme de traitement complet, intégré et en externe, démontrent le potentiel de ces programmes, qui incitent les patients à recevoir des services, les aident à réduire leur abus de substances et les acheminent vers la rémission. Ces succès sont reliés étroitement à l'adoption d'une approche externe intensive, à la gestion de cas individuelle et à une approche longitudinale de la motivation procédant étape par étape pour entraîner des résultats tels que l'abstinence, la stabilité résidentielle et la diminution du nombre d'hospitalisations.

Ces auteurs, qui demeurent très prudents, précisent que, même si certaines études présentées comportent de sérieuses limites, elles sont l'indication d'une évolution importante des services intégrés et de l'avancement de l'évaluation des méthodologies. Ils montrent que des services intégrés pour les doubles diagnostics peuvent être créés dans diverses structures cliniques, que des populations spéciales peuvent être attirées par ces services et qu'il est possible d'obtenir des bénéfices à court terme, incluant la réduction des hospitalisations et la diminution de l'abus de substances. Après qu'on a découvert, dans la pratique quotidienne, que les patients n'étaient pas prêts à subir des traitements pour un abus de substances orientés vers l'abstinence traditionnelle, on a mis au point plusieurs projets d'intervention par étapes comprenant différents niveaux d'engagement et de motivation chez les patients, et ce en vue de réduire d'abord les conséquences de l'abus de drogues. Grâce à ces projets, on a aussi pu mettre au jour les difficultés entourant l'utilisation des instruments d'évaluation traditionnels d'abus de substances comme l'ASI, ce qui a permis aux chercheurs d'élaborer d'autres types d'échelles plus performantes.

Cependant, les 10 études examinées qui comprenaient des programmes de traitement intégré pour les doubles diagnostics étaient beaucoup plus poussées. Ces études présentaient des avantages par rapport aux autres, car elles avaient incorporé des interventions sur la motivation, une approche intensive des patients (utilisation simultanée de plusieurs stratégies visant à renforcer les patients dans leur décision de réduire leur consommation), une gestion de cas très personnalisée, un soutien individuel et des interventions familiales. De plus, elles ont suivi les patients pendant plus d'une année. Certaines d'entre elles ont même pu évaluer la rémission, qui est définie comme suit : aucun abus de substances pendant six mois et plus.

Ces résultats démontrent l'efficacité de ce type de traitement intégré, surtout chez les patients qui ont été suivis pendant 18 mois ou plus. En effet, le traitement intégré a amené une réduction significative des abus de substances et, dans certains cas, une rémission complète, de même que la diminution de l'utilisation des services hospitaliers et l'atteinte d'autres objectifs, comme améliorer les relations familiales et de couple, retourner aux études ou vivre seul en appartement.

Le numéro de l'*American Journal of Psychiatry* de novembre 1995 (Mirin et coll., 1995) portant sur les patients qui font un usage abusif de substances — alcool, cocaïne et opioïdes — indique que les patients doivent être traités dans les structures les moins restrictives possible, qui soient à la fois sécuritaires et efficaces. Ils doivent pouvoir passer d'un niveau de soins à un autre, selon l'évaluation que l'on fait de leur état, de leurs besoins et de leurs capacités. Il faut que la planification du traitement et son application tiennent compte de la comorbidité psychiatrique, de l'affection médicale, du sexe (possibilité de grossesse, etc.), de l'âge, du milieu social, de l'environnement quotidien, des facteurs culturels et des caractéristiques familiales.

Par ailleurs, il est nécessaire d'apporter une attention spéciale aux traitements propres à la comorbidité. Les patients concernés ont besoin de traitements à long terme, dont l'intensité variera selon les moments et qui comprendront :

– la prise en charge psychiatrique ;
– des stratégies permettant d'atteindre l'abstinence et de réduire les effets des drogues illicites ;
– des efforts pour augmenter la fidélité aux programmes de soins, pour prévenir les rechutes et pour améliorer le fonctionnement global ;
– des traitements additionnels, soit en psychiatrie, soit sur le plan psychosocial, soit au point de vue de la désintoxication, afin de tenir compte des affections en cause dans la comorbidité.

Il est recommandé que ces traitements soient inclus dans un programme comportant une évaluation psychiatrique complète, des traitements psychosociaux et des traitements à long terme pour la réadaptation de ces patients.

*
* *

Les programmes de soins qui s'intéressent à la comorbidité, surtout en ce qui concerne la schizophrénie associée à l'abus de substances, doivent comprendre des traitements sophistiqués sur les plans psychiatrique, psychopharmacologique et psychothérapeutique, offrir des possibilités de désintoxication sécuritaire, inclure la prévention des rechutes, faire appel à la technique des 12 étapes des AA et proposer un traitement à long terme pour aider ces patients à surmonter les difficultés qu'ils expérimenteront à différents stades du processus de réadaptation.

Drake et coll. (1998) concluent que, vu l'importance du problème de la comorbidité, il est nécessaire de mener plus de recherches contrôlées non seulement pour examiner des programmes de traitement intégré par rapport à des programmes de traitement non intégré, mais aussi pour étudier les différentes composantes des interventions intégrées. La plupart de ces études devraient être longitudinales, parce que l'abus de substances comme les maladies mentales sont chroniques et s'accompagnent de rechutes, de réhospitalisations et de reprises de traitement. Ainsi, les programmes et les services doivent être expérimentés pendant une période appropriée, assez longtemps pour qu'on puisse en évaluer les résultats à long terme.

Si l'on combine un excellent traitement de la maladie psychiatrique avec un excellent traitement de la dépendance à des substances, certains de ces programmes spécialisés devraient améliorer de façon substantielle le pronostic quant à la comorbidité chez une population de patients qui a toujours été très difficile à joindre et à traiter, et qui l'est même de plus en plus.

Beaucoup de recherches sont faites au sujet de la comorbidité liée à d'autres affections. Les prochaines années seront marquées par de nouvelles perspectives, de nouvelles approches et de nouveaux traitements. On pourra alors élaborer différentes stratégies axées sur la comorbidité.

Bibliographie

ANANTH, J., et coll.
1989 « Missed diagnosis of substance abuse in psychiatric patients », *Hospital and Community Psychiatry*, vol. 40, p. 297-299.

BACHRACH, L.L.
1987 « The context of care for the clinic mental patient with substance abuse », *Psychiatr. Q.*, vol. 58, p. 3-14.

BECKHAM, J.C., et coll.
1997 « Self-efficacy and adjustment in cancer patients : A preliminary report », *Behav. Med.*, vol. 23, n° 3, p. 138-142.

BOND, G. et coll.
1991 « Assertive community treatment and reference groups : An evaluation of their effectiveness for young adults with serious mental illness and substance abuse problems », *Psychosocial Rehabilitation Journal*, vol. 15, n° 2, p. 31-43.
1988 « Assertive case management in three CMHC : A controlled study », *Hospital and Community Psychiatry*, vol. 39, p. 411-418.

CÔTÉ, G., et HODGKINS, S.
1996 *Problème d'alcool, problème de drogues et conduite antisociale chez des sujets en demande d'aide psychologique dans une salle d'urgence*, rapport de recherche, Montréal, Centre de recherche de l'Institut Philippe Pinel.

DRAKE, R.E., et coll.
1998 « Review of integrated mental health and substance abuse treatment for patients with dual disorders », *Schizophr. Bull.*, vol. 24, n° 4, p. 589-608.

DRAKE, R.E., McHUGO, G., et NOORDSY, D.
1993 « Treatment of alcoholism among schizophrenic outpatients : 4 year outcomes », *Am. J. Psychiatry*, vol. 150, n° 2, p. 328-330.

DRAKE, R.E., TEAGUE, G.B., et WARREN, R.S.
1990 « The New Hampshire Dual Diagnosis Program for people with severe mental illness and substance abuse », *Addiction and Recovery*, vol. 10, p. 35-39.

EL-GUEBALY, N.
1990 « Substance abuse and mental disorders. The dual diagnosis concept », *Can. J. Psychiatry*, vol. 32, p. 261-267.

FIRST, M.B., et coll.
1996 *Structured Clinical Interview for DSM-IV (SCID)*, Washington, American Psychiatric Press.

GUY, W.
1976 *ECDEU Assessment Manual for Psychopharmacology*, Rockville (Md.), U.S. Department of Health, Education, and Welfare, Public Health Service, Alcohol, Drug Abuse, and Mental Health Administration, National Institute of Mental Health, Psychopharmacology Research Branch, Division of Extramural Research Programs.

HELZER, J.E., et coll.
1988 « Alcoholism : A cross national comparison of population surveys with the Diagnostic Interview Schedule », dans R.M. Rose et J. Barret (sous la dir. de), *Alcoholism : Origins and Outcome*, New York, Raven, p. 31-50.

JERRELL, J.M., et RIDGELY, M.S.
1995 « Evaluating change in symptom and functioning of dually diagnosed clients in specialized treatment », *Psychiatr. Serv.*, vol. 46, n° 3, p. 233-238.

KATZ, J.L.
1992 « Eating disorders and substance abuse disorders », dans A. Tasman et M.B. Riba (sous la dir. de), *American Psychiatric Press Review of Psychiatry*, vol. 11, Washington (D.C.), American Psychiatric Press, p. 436-438.

KESSLER, R.C., et coll.
1994 « Lifetime and 12-month prevalence of DSM-III-R : Psychiatric disorders in the United States », *Arch. Gen. Psychiatry*, vol. 51, p. 8-19.

KIESLER, C.A., SIMPKINS, C.G., et MORTIN, T.L.
1991 « Prevalence of dual diagnoses of mental and substance abuse disorders in general hospitals », *Hospital and Community Psychiatry*, vol. 42, n° 4, p. 400-403.

KOFOED, L., et coll.
1986 « Outpatient treatment of patients with substance abuse and coexisting psychiatric disorders », *Am. J. Psychiatry,* vol. 143, p. 867-872.

KORANYI, E.K.
1979 « Morbidity and rate of undiagnosed physical illnesses in a psychiatric clinic population », *Arch. Gen. Psychiatry,* vol. 36, n° 4, p. 414-419.

LYNESS, J.M., et coll.
1993 « Depressive symptoms, medical illness, and functional capacity in depressed psychiatric inpatients », *Am. J. Psychiatry,* vol. 150, n° 6, p. 910-915.

MCLELLAN, T., et coll.
1980 « An improved diagnostic evaluation for substance abuse patients », *J. Nerv. Ment. Dis.,* vol. 168, n° 1, p. 26-34.

MASER, J.D., et DINGES, N.
1993 « Comorbidity-meaning and user in cross-cultural clinical research », *Culture, Medicine and Psychiatry,* Pays-Bas, Kluwer Academic Publishers, vol. 165, p. 409-425.

MILLER, N.S.
1993 « Comorbidity of psychiatric and alcohol/drug disorders : Interactions and independent status », dans *Comorbidity of Addictive and Psychiatric Disorders,* Binghampton (N.Y.), Haworth Press, p. 5-16.

MINKOFF, K.
1993 « Intervention strategies for people with dual diagnosis », *Innovation and Research,* vol. 2, n° 4, p. 11-17.

MINKOFF, K., et DRAKE, R.E.
1991 *Dual Diagnosis of Major Mental Illness and Substance Disorder,* San Francisco, Jossey-Bass.

MIRIN, M., et coll.
1995 *Practice Guideline for the Treatment of Patients with Substance Use Disorders : Alcohol, Cocaine, Opioids,* suppl. de l'*Am. J. Psychiatry,* vol. 152, n° 11.

MUESER, K.T., BELLACK, A.S., et BLANCHARD, J.J.
1992 « Comorbidity of schizophrenia and substance abuse : Implications for treatment », *Journal of Counselling and Clinical Psychology,* vol. 60, p. 845-856.

OVERALL, J.E., et GORHAM, D.R.
1962 « The Brief Psychiatric Rating Scale », *Psychol. Rep.,* vol. 10, p. 799-812.

PECHTER, B.M., JANICAK, G.P., et DANIS, J.M.
1997 « Psychopharmacotherapy of the dually diagnosed : Novel approaches », dans N.S. Miller (sous la dir. de), *The Principles and Practice of Addictions in Psychiatry,* Philadelphie, W.B. Saunders, p. 521-531.

PEDERSEN, B.
1990 *Dual-Disorders, Psychoactive Substance Use Disorders and Non-Addictive Mental Disorders,* from 1980's to 1990's, document de travail inédit.

REGIER, D.A., et coll.
1990 « Comorbidity of mental disorders with alcohol and other drug abuse : Results from the Epidemiologic Catchment Area (ECA) Study », *Comorbidity of Mental Disorders,* vol. 264, n° 19, p. 2511-2518.

RICE, D.P., et KELMAN, S.
1989 « Measuring comorbidity and overlap in the hospitalization cost for alcohol and drug abuse and mental illness », *Inquiry,* vol. 26, p. 249-260.

RIDGELY, M.C., GOLDMAN, H.H., et WILLENBRING, M.
1990 « Barriers to the care of persons with dual diagnosis », *Schizophr. Bull.,* vol. 16, p. 123-132.

SALLOUM, I., MASS, H., et DALEY, D.
1991 « Substance abuse and schizophrenia : Impediments to optimal care », *Am. J. Drug Alcohol Abuse,* vol. 17, n° 3, p. 321-336

SCHUBERT, D.S., et coll.
1988 « A statistical evaluation of the literature regarding the associations among alcoholism, drug abuse, and antisocial personality disorder », *Int. J. Addict.,* vol. 23, n° 8, p. 797-808.

SCHUCKIT, M.A.
1992 « Anxiety disorders and substance abuse », dans A. Tasman et M.B. Riba (sous la dir. de), *American Psychiatric Press Review of Psychiatry,* vol. 11, Washington (D.C.), American Psychiatric Press, p. 402-417.
1989 *Drug and Alcohol Abuse,* 3ᵉ éd., New York, Plenum.
1985 « The clinical implications of primary diagnosis groups among alcoholics », *Arch. Gen. Psychiatry,* vol. 42, p. 1043-1049.

SCHUCKIT, M.A., IRWIN, M., et BROWN, S.A.
1990 « History of anxiety among 171 primary alcoholics », *J. Stud. Alcohol,* n° 51, p. 34-41.

SELZER, M.L., VENAKUR, H., et VON ROOIJEN, L.
1975 « Self-administered short Michigan Alcoholism Screening Test (SMAST) », *J. Stud. Alcohol,* vol. 36, p. 117-126.

SMITH, J., et HUCKER, S.
1994 « Schizophrenia and substance abuse », *Br. J. Psychiatry,* vol. 165, p. 13-21.

SNYDER, S., et coll.
1992 « Prevalence of mental disorders in newly admitted medical inpatients with AIDS », *Psychosomatics,* vol. 33, n° 2, p. 166-170.

SPITZER, R.L., WILLIAMS, J.B.W., et GIBBON, M.
1988 *Structured Clinical Interview for DSM-III-R — Patient Version (SCID-P),* New York, New York State Psychiatric Institute Biometrics Research.

SZUSTER, R.R., PANTUUS, E.B., et COMPOS, P.E.
1988 « Marijuana sensitivity and panic anxiety », *J. Clin. Psychiatry,* vol. 49, p. 427-429.

WALLEN, M.C., et WEINER, H.D.
1988 « The dually diagnosed patients in an important clinical dependency treatment program », *Alcoholism Treatment Quarterly,* vol. 5, p. 197-218.

WEISS, R.D., MIRIN, S.M., et FRANCES, R.J.
1992 « The myth of the typical dual diagnosis patient », *Hospital and Community Psychiatry,* vol. 43, n° 2, p. 107-108.

WESTERMEYER, J.
1992 « Schizophrenia and substance abuse », dans A. Tasman et M.B. Riba (sous la dir. de), *American Psychiatric Press Review of Psychiatry,* vol. 11, Washington (D.C.), American Psychiatric Press, p. 379-401.

Lectures complémentaires

BARTELS, S.J., et DRAKE, R.E.
1991 « Dual diagnosis : New challenges and directions », *California Journal of the Alliance for the Mentally Ill,* vol. 2, p. 6-8.

BARTELS, S.J., et LIBERTO, J.
1995 « Dual diagnosis in the elderly », dans A. Lehman et L. Dixon (sous la dir. de), *Double Jeopardy : Chronic Mental Illness and Substance Abuse,* New York, Harwood Academic Publishers.

DRAKE, R.E.
1995 « Substance abuse and mental illness recent research », *NAMI Advocate,* vol. 15, n° 4, p. 5-6.

DRAKE, R.E., et coll.
1998 *Readings in Dual Diagnosis,* Columbia (Md.), International Association of Psychosocial Rehabilitation Services.

1997 « Integrated treatment for dually diagnosed homeless adults », *J. Nerv. Ment. Dis.,* vol. 185, p. 298-305.

MERCER-MCFADDEN, C., et coll.
1998 *Substance Abuse Treatment for People with Severe Mental Disorders. A Program Manager's Guide,* Concord (N.H.), New Hampshire-Dartmouth Psychiatric Research Center.

MUESER, K.T., DRAKE, R.E., et NOORDSLEY, D.L.
1998 « Integrated mental health and substance abuse treatment for severe psychiatric disorders », *Journal of Practical Psychiatry and Behavioral Health,* vol. 4, n° 3, p. 129-139.

MUESER, K.T., DRAKE, R.E., et WALLACH, M.
1998 « Dual Diagnosis : A review of etiological theories », *Addict. Behav.,* vol. 23, n° 6, p. 717-734.

CHAPITRE 78

Manifestations psychiatriques du sida

JOSÉ L. FABIAN, M.D., F.R.C.P.C.
Psychiatre, chef de service à l'Hôpital Louis-H. Lafontaine (Montréal)
Professeur adjoint de clinique au Département de psychiatrie de l'Université de Montréal

PLAN

78.1 Épidémiologie des complications psychiatriques

78.2 Complications psychiatriques
- 78.2.1 Delirium
  - *Étiologie* • *Traitement*
- 78.2.2 Troubles cognitifs
  - *Trouble neurocognitif léger* • *Démence*
- 78.2.3 Psychose
  - *Épidémiologie* • *Étiologie* • *Description clinique et évolution* • *Diagnostic différentiel* • *Traitement*
- 78.2.4 Troubles de l'humeur
  - *Épidémiologie* • *Étiologie* • *Description clinique et diagnostic* • *Traitement*
- 78.2.5 Troubles de l'adaptation
  - *Épidémiologie* • *Description clinique* • *Traitement*

Bibliographie

Lectures complémentaires

Le virus de l'immunodéficience humaine (VIH) est le facteur causal du syndrome immunodéficitaire acquis (sida). Il s'agit d'un virus, transmis généralement par un contact sexuel ou par un transfert de fluides corporels, tel le sang, qui possède des propriétés lymphotropiques et neurotrophiques. Le VIH infecte les cellules de la lignée lymphocytaire, entraînant une immunosuppression qui facilite l'apparition d'infections opportunistes et de certaines néoplasies. L'infection du système nerveux central (SNC) par le VIH peut se traduire par un éventail de syndromes neurologiques.

Dans le domaine de la santé mentale, l'épidémie de VIH a représenté un défi de taille, car les services et les intervenants ont dû s'adapter à une maladie susceptible d'avoir des complications psychiatriques et neuropsychiatriques sérieuses. En effet, les atteintes cérébrales constituent un des aspects biologiques majeurs de l'infection et les conséquences psychologiques de la séroconversion et de la progression de la maladie peuvent s'avérer dévastatrices, en raison du pronostic, de l'absence de traitement curatif et des répercussions sociales. L'intérêt que présente le VIH pour la psychiatrie est double. D'un côté, il relève d'un champ d'étude qui se situe à la frontière de la psychiatrie et de la neurologie et qui s'intéresse aux effets de l'infection par le VIH sur le cerveau. De l'autre côté, il soulève des questions qui concernent la psychiatrie et la psychologie et qui portent sur l'impact psychologique de l'infection par le VIH et du sida.

Au cours des dernières années, d'importantes données sur la gravité et sur la variété des complications psychiatriques de l'infection par le VIH et du sida ont pu être recueillies.

78.1 ÉPIDÉMIOLOGIE DES COMPLICATIONS PSYCHIATRIQUES

Les complications psychiatriques et neuropsychiatriques semblent fréquentes au cours de l'évolution de l'infection par le VIH (Nichols et Ostrow, 1984). Les premières explications de la morbidité psychiatrique chez les personnes atteintes du sida mettaient l'accent sur les répercussions émotionnelles de la maladie. Par la suite, on a prêté attention surtout aux complications neuropsychiatriques accompagnant l'infection par le VIH. Il est devenu évident que le VIH atteint le SNC (McArthur, Cohen et Farzedegan, 1988; Marshall et coll., 1988), et l'on estime que 75 % des personnes souffrant du sida finissent par présenter des signes d'atteintes cérébrales (Levy et Bredesen, 1989).

Selon certaines estimations, de 30 % à 65 % des patients sidéens requièrent, au cours de l'évolution de la maladie, une consultation psychiatrique (Dilley, Ochitil et Perl, 1985; Fabian, 1990) ou présentent un trouble psychiatrique (Atkinson et coll., 1988; Perry et Tross, 1984). Les diagnostics les plus fréquents sont ceux de troubles mentaux consécutifs à une atteinte cérébrale et de troubles de l'adaptation (Baer, 1989; Fabian, 1990; Mazzoti et coll., 1992).

Des études ont examiné les complications psychiatriques en tenant compte des stades initiaux de l'infection, alors que le diagnostic de sida n'est pas encore posé. Les constatations étaient similaires chez ces patients (Rundell et coll., 1988). Les raisons les plus fréquentes de la consultation étaient l'évaluation de troubles cognitifs, de symptômes dépressifs, d'anxiété et de difficultés adaptatives. On a remarqué que le risque d'apparition d'un trouble psychiatrique augmentait avec l'évolution de l'infection par le VIH et que des anomalies cognitives dans les stades initiaux de l'infection étaient rares.

Ces données laissent supposer une vulnérabilité des personnes infectées par le VIH aux troubles psychiatriques et neuropsychiatriques, en raison de l'incidence élevée d'atteintes cérébrales et des difficultés adaptatives consécutives au stress grave associé à cette maladie. Cependant, la plus grande prévalence de troubles psychiatriques chez les groupes à risque par rapport à l'infection par le VIH (Atkinson et coll., 1988) indique la possibilité que, dans plusieurs cas, la maladie psychiatrique précède le développement de l'infection.

Une étude (Chuang et coll., 1992) comparant l'incidence des troubles psychiatriques chez les patients séropositifs à différents stades de l'infection à celle que l'on observe chez les sujets séronégatifs considérés comme à risque quant à l'infection par le VIH (sujets homosexuels, bisexuels, vivant avec un partenaire séropositif ou utilisant des drogues intraveineuses) révélait un taux de morbidité psychiatrique significativement supérieur chez le groupe séropositif. La différence était particulièrement importante pour ce qui est des troubles de l'adaptation dans le cas de sujets séropositifs à différents stades de l'infection et en ce qui concerne les troubles cognitifs et mentaux

Psychiatrie clinique : une approche bio-psycho-sociale

consécutifs à une atteinte cérébrale chez les sujets atteints du sida.

Il semble donc que l'infection par le VIH rende l'individu vulnérable au développement de problèmes psychiatriques. Cependant, à l'exception de cas présentant une perturbation mentale ou bien de personnes chez qui les troubles psychiatriques ont une origine médicale et chez qui on peut facilement déceler une atteinte cérébrale, il est malaisé de déterminer de façon précise le rôle de l'infection par le VIH dans l'éclosion de ces troubles.

78.2 COMPLICATIONS PSYCHIATRIQUES

L'apparition de perturbations mentales au cours de l'évolution de l'infection par le VIH doit faire envisager sérieusement la possibilité d'une atteinte cérébrale. En effet, les atteintes cérébrales et les perturbations mentales consécutives à des affections médicales associées à l'infection par le VIH sont des complications fréquentes chez les patients atteints du sida. On rapporte que 65 % des patients hospitalisés pour le sida présentent un trouble mental dont il est possible de déterminer l'étiologie médicale (Perry et Tross, 1984). Ces perturbations mentales peuvent apparaître même s'il n'y a aucun signe d'atteinte systémique, le VIH pouvant toucher le cerveau avant que des manifestations systémiques soient observables (Perry, 1990).

On relève des tableaux de delirium, de démence, de troubles affectifs et de troubles psychotiques consécutifs à une affection médicale, ainsi que des tableaux de changement de personnalité et de troubles cognitifs discrets. Ils résultent d'une atteinte directe du SNC par le VIH ou sont une conséquence directe ou indirecte des anomalies immunitaires associées à l'infection par le VIH (Berger, 1987), ou correspondent à des troubles iatrogènes. Les infections et les syndromes para-infectieux sont les causes les plus fréquentes ; cependant, les tumeurs et les syndromes paranéoplasiques peuvent aussi survenir (Britton et Miller, 1984) [voir le tableau 78.1].

TABLEAU 78.1   Étiologie des atteintes cérébrales dans l'infection par le VIH

Atteintes infectieuses	Atteintes néoplasiques	Atteintes métaboliques	Atteintes vasculaires
Affections virales	Tumeur primaire	Anomalies électrolytiques	Hémorragies
VIH (infection directe)	Lymphome	Déficits vitaminiques	Embolies
Cytomégalovirus	Métastases	Effets secondaires des médicaments	Artérites para-infectieuses
Herpès simplex type 1			
Herpès simplex type 2			
Herpès zoster			
Adénovirus			
Affections bactériennes			
Treponema pallidum			
Mycobacterium tuberculosis			
Mycobacterium avium			
Affections fongiques			
Cryptococcus neoformans			
Aspergillus fumigatus			
Histoplasma capsulatum			
Candida albicans			
Affections parasitaires			
Toxoplasma gondii			
Tænia solium			

Psychiatrie clinique : une approche bio-psycho-sociale

78.2.1 Delirium

Les atteintes systémiques fréquentes dans le sida, les atteintes cérébrales et les nombreux médicaments utilisés en cours de traitement rendent les personnes affectées de cette maladie vulnérables au développement d'épisodes confusionnels aigus. Bien qu'il existe peu de données précises sur la prévalence et l'incidence du delirium dans l'infection par le VIH, certains auteurs ont rapporté des épisodes de delirium chez 30 % à 43 % des patients atteints du sida (O'Dowd et McKegney, 1990 ; Perry et Tross, 1984). On estime qu'il existe un processus confusionnel aigu, souvent non détecté, chez 43 % à 65 % des patients hospitalisés.

Étiologie

Plusieurs affections peuvent causer un tableau de delirium dans le contexte de l'infection par le VIH. Outre les syndromes infectieux, para-infectieux, néoplasiques et métaboliques, il ne faut pas oublier que plusieurs médicaments anti-infectieux, antinéoplasiques et psychotropes utilisés dans le traitement du sida peuvent produire des hallucinations, des perturbations thymiques et des états confusionnels aigus. Les facteurs étiologiques du delirium dans l'infection par le VIH sont :

– les infections opportunistes du SNC ;
– les infections opportunistes d'autres organes (p. ex., pneumonie à *Pneumocystis carinii* par mécanisme d'hypoxie) ;
– les infections opportunistes systémiques (p. ex., bactériémie à staphylocoques) ;
– les néoplasies opportunistes (p. ex., lymphome du SNC, sarcome de Kaposi avec atteinte du SNC) ;
– les troubles métaboliques (p. ex., anomalies hydro-électrolytiques) ;
– les médicaments psychotropes, anti-infectieux et antinéoplasiques.

Traitement

Le traitement du delirium dans l'infection par le VIH suit les principes généraux du traitement des états confusionnels aigus. Il faut traiter l'affection médicale sous-jacente, maintenir l'équilibre électrolytique et nutritionnel, fournir un environnement sécuritaire et rassurant (chambre calme et bien éclairée, veilleuse la nuit, horloge et calendrier pour favoriser l'orientation, restriction du nombre de visiteurs et du personnel, membre rassurant de la famille au chevet, etc.), corriger le cycle veille-sommeil et assurer une sédation adéquate de l'agitation. Dans les cas d'agitation grave, l'utilisation de médicaments antipsychotiques incisifs (p. ex., halopéridol) à faible dose, seuls ou en combinaison avec le lorazépam, est souvent efficace et sécuritaire (Brietbart, Platt et Marotta, 1991 ; Fernandez, Levy et Monsell, 1989). Cependant, étant donné que ces patients semblent vulnérables aux effets secondaires extrapyramidaux et anticholinergiques (Baer, 1989 ; Harris et coll., 1991) et peut-être au syndrome neuroleptique malin (Brietbart, Marotta et Call, 1988), il est recommandé de maintenir la dose la plus faible possible. L'emploi de benzodiazépines seules est rarement efficace.

78.2.2 Troubles cognitifs

Le cerveau est une cible fréquente du dommage causé par le sida. Outre les infections opportunistes, le VIH lui-même peut produire une destruction du SNC. Le syndrome cognitivomoteur associé au VIH (ou encéphalopathie due au VIH, *AIDS dementia complex,* encéphalopathie subaiguë due au VIH) est considéré comme la complication neuropsychiatrique la plus fréquente. Il comprend deux types de troubles : le trouble neurocognitif léger et la démence associée au VIH.

L'agent causal serait le VIH-1, qui infecte les cellules du cerveau et provoque, par différents mécanismes, une destruction progressive de la substance blanche et des structures sous-corticales. L'étude neuropathologique des cerveaux atteints démontre généralement une encéphalite propre à l'infection par le VIH caractérisée par des cellules géantes multinucléées, des macrophages, des cellules microgliales et des lymphocytes.

Trouble neurocognitif léger

Le terme « trouble neurocognitif léger » a été créé par le Centre de recherche neurobehaviorale sur le VIH de San Diego pour désigner une atteinte cognitive discrète consécutive à l'encéphalopathie due au VIH. Celle-ci se traduit par une réduction de la vitesse du traitement de l'information, une atteinte de la capacité d'attention et une difficulté de l'apprentissage et de la collecte d'informations nouvelles (Grant et Heaton, 1990). Les critères diagnostiques sont définis par la présence de déficits touchant deux ou plusieurs fonctions cognitives qui entraînent une légère perturbation du fonctionnement social ou professionnel (voir le tableau 78.2). On estime que 50 % des patients atteints du sida remplissent ces critères (Grant, Heaton et Velin, 1993). L'Académie américaine de neurologie a élaboré des critères similaires pour diagnostiquer et décrire ce trouble (Janssen, Cornblath et Epstein, 1991).

Dans le DSM-IV, ce syndrome peut être diagnostiqué sous la rubrique du trouble cognitif non spécifié (code 294.9) ou de la modification de la personnalité due à une affection médicale générale (code 310.1 ; voir le tome I, tableau 18.3, p. 454).

Il n'a pas encore été établi clairement si les individus séropositifs asymptomatiques présentent des changements cognitifs décelables, les données sur ce point étant sujettes à discussion. Cependant, il est reconnu que lorsque les patients deviennent plus symptomatiques, même si un diagnostic de sida n'est pas encore posé, ils sont plus susceptibles de présenter des changements neuropsychologiques.

Démence

Il existe peu d'études bien documentées sur la prévalence et l'incidence de la démence dans l'infection par le VIH. Certaines données indiquent que 60 % des personnes séropositives développent des difficultés cognitives et que de 15 % à 19 % présentent des problèmes cognitifs assez graves pour répondre aux critères de démence (McArthur, Hoover et Bacellar, 1993). Depuis l'utilisation précoce de traitements comme l'AZT (azidothymidine ou zidovudine) et, plus récemment, la didanosine, d'autres nucléosides et les inhibiteurs de la protéase, surtout en trithérapie, des tableaux de démence semblent survenir moins fréquemment. Cependant, il y a peu d'études contrôlées sur l'action de ces traitements sur les fonctions cognitives. Des lésions cérébrales significatives causées par le VIH ont été relevées chez 20 % à 30 % des patients après leur mort (Atkinson et coll., 1992).

Description clinique

La présentation initiale se caractérise par des changements cognitifs, comportementaux et moteurs, discrets et insidieux, progressant en général lentement vers un tableau de démence. Le tableau 78.3 donne les manifestations les plus fréquentes.

Le diagnostic de démence est posé lorsque le tableau clinique répond aux critères diagnostiques du DSM-IV (voir le tableau 78.4, p. 1834-1835). Le tableau peut se compliquer de delirium et de symptômes psychotiques.

TABLEAU 78.2   **Critères diagnostiques du trouble neurocognitif léger associé au VIH**

A. Anomalies cognitives, motrices et comportementales (1 et 2) :
  (1) Au moins deux anomalies parmi les suivantes :
    – atteinte de l'attention ou de la concentration ;
    – ralentissement psychique ;
    – atteinte mnésique ;
    – ralentissement moteur ;
    – incoordination ;
    – changement de personnalité.
  (2) Mise en évidence de (1) par une évaluation clinique neurologique ou par des tests neuropsychologiques.
B. Perturbation légère du fonctionnement social ou professionnel.
C. Ne remplit pas les critères de la démence.
D. Il n'y a pas de preuves d'infection opportuniste active du SNC, de néoplasie ou de maladie systémique et le trouble n'est pas attribuable exclusivement à un abus de substances ou à un autre trouble psychiatrique.

Source : Centre de recherche neurobehaviorale sur le VIH.

TABLEAU 78.3   **Manifestations cliniques de l'encéphalopathie due au VIH**

Atteinte des fonctions cognitives	Atteinte du comportement	Atteinte de la motricité
Agnosie (dans les phases terminales)	Anergie	Altération de la motricité fine
Altération de la fonction d'exécution	Apathie	Détérioration de l'écriture
Altération de la mémoire	Désinhibition	Hyperréflexie
Aphasie (dans les phases terminales)	Dysphorie	Instabilité de la démarche
Baisse de la concentration	Fatigue	Maladresse
Difficulté d'apprentissage	Perte de motivation	Ralentissement
Difficulté de classement	Retrait social	
Difficulté de résolution de problèmes		
Trouble de l'attention		

TABLEAU 78.4   Critères diagnostiques de la démence due à la maladie du VIH

DSM-IV 294.9 Démence due à la maladie du VIH	CIM-10 F02.4 Démence de la maladie due au virus de l'immunodéficience humaine (VIH)
	A. Répond aux critères généraux (G1 à G4) d'une démence.

A.   Apparition de déficits cognitifs multiples, comme en témoignent à la fois :
(1) une altération de la mémoire (altération de la capacité à apprendre des informations nouvelles ou à se rappeler les informations apprises antérieurement) ;
 	
(2) une (ou plusieurs) des perturbations cognitives suivantes :
   (a) aphasie ;
   (b) apraxie ;
   (c) agnosie ;
   (d) perturbation des fonctions exécutives (faire des projets, ordonner dans le temps, avoir une pensée abstraite).
	A. (G1.) Mise en évidence de (1) et (2) :
	(1) Altération de la mémoire, avant tout de l'apprentissage des informations nouvelles, et dans les cas les plus sévères, le rappel des informations apprises antérieurement :
	Altération légère : Interférence avec les activités de la vie quotidienne (AVQ), mais le sujet garde la capacité de vivre de façon indépendante. Atteinte de l'apprentissage d'informations nouvelles.
	Altération moyenne : Handicap sérieux pour vivre de façon indépendante. Seules les données très personnelles et celles ayant fait l'objet d'un apprentissage intense sont conservées. Incapacité de retenir les informations de base (domicile, activités récentes, nom des proches).
	Altération sévère : Aucune information nouvelle n'est retenue. Seuls persistent des fragments d'informations retenues antérieurement. Le sujet ne reconnaît plus ses proches.
	(2) Altération d'autres fonctions cognitives, caractérisée par une détérioration du jugement et de la pensée et du traitement général des informations. On doit mettre en évidence une détérioration par rapport à un niveau de performance prémorbide plus élevé :
	Altération légère : Interférence avec les AVQ, mais le sujet garde la capacité de vivre de façon indépendante. Incapacité d'entreprendre des tâches quotidiennes ou des activités de loisir complexes.
	Altération moyenne : Le sujet doit être assisté dans ses activités quotidiennes. Seules les tâches ménagères simples peuvent être accomplies. Les activités sont très réduites et peu soutenues.
	Altération sévère : Le sujet ne présente plus ou pratiquement plus d'idéation intelligible.
	Le diagnostic peut être étayé par la mise en évidence d'une altération d'autres fonctions corticales supérieures, se traduisant, par exemple, par une aphasie, une agnosie, une apraxie.

B. Les déficits cognitifs des critères A(1) et (2) sont tous les deux à l'origine d'une altération significative du fonctionnement social ou professionnel et représentent un déclin significatif par rapport au niveau de fonctionnement antérieur.	La sévérité globale de la démence doit être déterminée à partir du degré d'altération la plus sévère, *soit* de la mémoire *soit* d'autres fonctions cognitives. Tout jugement relatif à la capacité de vivre de façon indépendante doit tenir compte du contexte culturel.
	A. (G3.) Altération du contrôle émotionnel, du comportement social ou de la motivation, comme en témoigne la présence d'au moins une des manifestations suivantes : (1) labilité émotionnelle ; (2) irritabilité ; (3) apathie ; (4) altération du comportement social.

→

TABLEAU 78.4   Critères diagnostiques de la démence due à la maladie du VIH (*suite*)

DSM-IV 294.9 Démence due à la maladie du VIH	CIM-10 F02.4 Démence de la maladie due au virus de l'immunodéficience humaine (VIH)
	(G4.) Pour un diagnostic clinique certain, présence nette du critère G1 depuis au moins six mois.
C. Il existe des preuves, d'après l'histoire de la maladie, l'examen physique ou les analyses de laboratoire, que la perturbation est une conséquence physiologique directe de l'infection par le VIH.	B. Mise en évidence d'une infection à VIH. C. Absence d'arguments, d'après l'histoire de la maladie, l'examen physique et les investigations complémentaires, en faveur d'une autre cause de démence, y compris d'autres maladies, lésions ou dysfonctionnements du cerveau (p. ex., une maladie d'Alzheimer, une maladie cérébrovasculaire, une maladie de Parkinson, une maladie de Huntington, une hydrocéphalie à pression normale), d'une maladie somatique (p. ex., une hypothyroïdie, une carence en vitamine B_{12} ou en acide folique, une hypercalcémie) ou d'un trouble mental organique induit par l'alcool ou une autre substance psychoactive.
D. Les déficits ne surviennent pas de façon exclusive au cours de l'évolution d'un delirium.	A. (G2.) Persistance de la conscience de l'environnement pendant une durée assez longue pour permettre la mise en évidence sans équivoque du critère G1. En présence de delirium, le diagnostic de démence doit être différé.

Sources: American Psychiatric Association (1994), trad. française *DSM-IV – Manuel diagnostique et statistique des troubles mentaux*, Paris, Masson, 1996; World Health Organization (1993), trad. française *Classification internationale des maladies, 10ᵉ révision. Chapitre V (F): Troubles mentaux et troubles du comportement: critères diagnostiques pour la recherche*, Paris, Organisation Mondiale de la Santé et Masson, 1994.

Laboratoire

Les tests neuropsychologiques révèlent des déficits généralement compatibles avec un tableau de démence sous-corticale (Navia, Jordan et Price, 1986; Perdices et Cooper, 1990; Tross, Price et Navia, 1988). La tomographie axiale du cerveau (CT-SCAN) peut être normale ou démontrer une atrophie cérébrale (Navia, Jordan et Price, 1986). L'imagerie par résonance magnétique (IRM) est souvent un examen plus sensible qui peut révéler une atteinte diffuse, une atteinte focalisée de plusieurs régions ou des hypodensités ponctiformes de la substance blanche. Les lésions sont souvent localisées dans la région périventriculaire et moins fréquemment dans les noyaux gris centraux ou le thalamus (Olsen et coll., 1988).

Il est à noter que les tests neuropsychologiques semblent plus sensibles que le CT-SCAN ou l'IRM pour la détection d'une atteinte cérébrale dans les stades initiaux de l'infection.

Diagnostic différentiel

Ce syndrome peut être confondu avec un trouble dépressif, un trouble anxieux, une hypomanie ou un état psychotique. Il faut aussi faire le diagnostic différentiel avec des infections opportunistes, des néoplasies, des encéphalopathies métaboliques et d'autres causes de la démence telles la sclérose en plaques, la maladie de Parkinson et la maladie d'Alzheimer.

Traitement

L'utilisation de stimulants (méthylphénidate, dexamphétamine) et d'agents antirétroviraux dans l'espoir d'améliorer les paramètres cognitifs et neuropsychologiques a donné des résultats variables (Angrist et coll., 1992; Gorman et coll., 1993; Schmitt et coll., 1988). Parmi les agents antirétroviraux, l'AZT a été l'un des premiers à montrer une certaine efficacité. Au cours des dernières années, l'utilisation d'autres nucléosides, d'inhibiteurs de la transcriptase et d'inhibiteurs de la protéase, en combinaison, a été efficace dans le traitement du sida et a donné des résultats prometteurs quant à l'amélioration des déficits cognitifs. Cependant, des études contrôlées sont nécessaires pour confirmer cet effet.

Évolution

Bien que certains patients puissent présenter de façon précoce une atteinte cérébrale diffuse, la majorité des patients ne verront apparaître une démence que tard dans l'évolution de l'infection. L'évolution du tableau de démence est variable. Le rythme de la progression semble relié à l'état de santé général du patient et à sa fonction immunitaire. Le syndrome évolue vers une détérioration grave, avec une détérioration globale des fonctions cognitives et psychomotrices et la mort, surtout chez les patients ayant une atteinte systémique avancée (World Health Organization, 1990). La survie moyenne après le diagnostic de démence était évaluée à quelques mois en 1986 (Navia, Jordan et Price, 1986). L'utilisation d'agents antirétroviraux, surtout en combinaison, a contribué à améliorer ce taux de survie. En 1996, le taux de mortalité associé au sida a baissé de 15 % aux États-Unis et de 30 % à New York.

78.2.3 Psychose

Dans certains cas, les perturbations mentales se présentent sous la forme de symptômes psychotiques aigus en l'absence de delirium, de cause iatrogène, d'abus de substances ou d'atteinte cérébrale directement décelable.

Épidémiologie

Selon les estimations, la prévalence d'une telle complication, qui semble survenir surtout dans les phases avancées de la maladie, est de 0,1 % à 5 % (Buhrich, Cooper et Freed, 1988; Sewell, Jeste et Atkinson, 1993). Cependant, la présence d'un premier épisode de psychose a été rapportée chez 3,2 % des patients séropositifs sans diagnostic de sida au moment de l'éclosion psychotique (Harris et coll., 1991).

Étiologie

L'étiologie de tels épisodes est souvent obscure. On doit considérer aussi bien l'effet direct du VIH sur le cerveau que l'effet d'une infection du SNC par un autre virus, une co-infection du SNC par plusieurs virus, l'association de l'infection par le VIH et d'un trouble psychotique comme la schizophrénie ou encore l'effet du stress qui provoque une réaction psychotique brève.

Description clinique et évolution

On retient comme manifestations cliniques habituelles un début aigu ou subaigu sans prodrome apparent et des symptômes psychotiques graves. La présence de délires systématisés, d'hallucinations auditives, visuelles et tactiles, d'un relâchement des associations d'idées et de troubles de la pensée est fréquente. Le tableau ressemble à celui d'un trouble schizophréniforme. Les déficits cognitifs sont souvent minimes et les symptômes psychotiques dominent le tableau clinique. Dans la moitié des cas, on note une détérioration rapide vers une démence ou la mort en quelques mois. L'émergence de symptômes psychotiques est un signe de mauvais pronostic.

Diagnostic différentiel

Le diagnostic différentiel doit comprendre les troubles psychiatriques primaires (p. ex., la schizophrénie et le trouble bipolaire), les psychoses toxiques consécutives à l'abus de substances et aux effets neurotoxiques des agents antiviraux et d'autres médicaments, les infections opportunistes du SNC et les néoplasies du SNC.

Traitement

Les symptômes psychotiques et l'agitation tendent à répondre favorablement à la médication antipsychotique. L'emploi de ces médicaments chez ces patients suit les principes qui ont été mentionnés au sujet du traitement de l'agitation dans le delirium (section 78.2.1). Il faut tenir compte de la vulnérabilité accrue aux effets extrapyramidaux et anticholinergiques dans le choix du médicament et de la posologie.

78.2.4 Troubles de l'humeur

Les troubles de l'humeur constituent une autre complication possible de l'infection par le VIH. On peut observer des tableaux de dépression ou de manie.

Épidémiologie

Le taux de dépression majeure chez les personnes infectées par le VIH semble supérieur à celui qu'on enregistre dans la population générale et se compare au taux de dépression parmi les individus atteints d'autres maladies chroniques (Atkinson et coll., 1988; Perry, Jacobsberg et Fishman, 1990). D'après certains auteurs, de 10 % à 20 % des patients infectés par le VIH présenteraient une dépression majeure (Ostrow, 1987). Un taux plus élevé est rapporté chez les patients hospitalisés pour le sida, ce taux pouvant atteindre 40 % (Perry et Tross, 1984). Dans une étude (Atkinson et coll., 1992), de 10 % à 25 % des hommes homosexuels séropositifs suivis sur une période de 2 ans avaient présenté un syndrome dépressif. Cependant, ce taux ne semblait pas dépasser de beaucoup le taux relevé chez des hommes homosexuels séronégatifs.

Selon des estimations plus récentes, la prévalence de la dépression majeure serait de 10 % à 25 % chez les patients séropositifs et la prévalence de la manie, de 4 % à 10 % (Constantine, 1999).

Étiologie

Des facteurs biologiques peuvent intervenir dans l'étiologie des troubles de l'humeur. De plus, des infections opportunistes et des tumeurs risquent d'entraîner des lésions cérébrales amenant des perturbations de l'humeur. Certains troubles associés à l'immunosuppression peuvent affecter indirectement l'humeur. Par ailleurs, certains virus ont une prédilection pour des régions cérébrales responsables de l'humeur et du comportement, et plusieurs médicaments utilisés sont susceptibles d'altérer l'humeur. Cependant, on ne peut ignorer le fait que l'impact psychologique d'une telle maladie peut contribuer à l'éclosion de troubles de l'humeur.

Les tableaux de manie semblent fréquemment « secondaires ». On peut souvent relever une infection opportuniste du SNC ou des effets toxiques des médicaments utilisés. Toutefois, ce tableau est rarement associé à l'infection par le VIH elle-même (Schmidt et Miller, 1988).

Description clinique et diagnostic

Sur le plan clinique, la présentation ressemble à celle qui est observée chez des patients déprimés séronégatifs (Hintz et coll., 1990). Étant donné que des symptômes somatiques (p. ex., fatigue, perte de poids) ou neurologiques (p. ex., trouble de la mémoire, troubles de l'attention) peuvent compliquer le diagnostic différentiel chez le patient séropositif, on doit mettre en évidence les symptômes centraux de la dépression majeure pour confirmer le diagnostic. Ces symptômes incluent l'humeur dépressive, l'anhédonie, l'autodévalorisation et les idées suicidaires basées sur un sentiment de culpabilité ou de dévalorisation. Un des problèmes les plus fréquents est celui du patient se plaignant de problèmes cognitifs. Ces problèmes peuvent être d'origine neurologique (p. ex., démence causée par le VIH) ou psychiatrique (p. ex., dépression majeure). On doit évaluer avec soin les symptômes et les signes de dépression et avoir recours à une évaluation neuropsychologique détaillée. Le Mini-Mental State Examination est souvent insuffisamment sensible pour détecter des modifications cognitives en début de maladie.

Traitement

Peu d'études ont évalué si les dépressions peuvent être traitées de façon efficace et sécuritaire par les antidépresseurs existants. Les données actuelles indiquent une bonne efficacité pour plusieurs antidépresseurs, incluant la nortriptyline, l'imipramine et les inhibiteurs sélectifs du recaptage de la sérotonine (ISRS), telle la fluoxétine (Ferrando, 1997; Hintz et coll., 1990; Perkins et Evans, 1991; Rabkin et Harrison, 1990; Rabkin, Rabkin et Wagner, 1994). L'efficacité semble plus grande chez les patients séropositifs asymptomatiques que chez les patients sidéens. Les effets secondaires varient de minimes à modérés. Cependant, étant donné que les patients infectés par le VIH, et plus particulièrement ceux qui sont atteints du sida, présentent une sensibilité accrue aux effets anticholinergiques (Evans et Pelcins, 1990), les nouveaux ISRS, la venlafaxine et la néfazodone peuvent se révéler des antidépresseurs mieux tolérés. Le bupropion

Psychiatrie clinique : une approche bio-psycho-sociale

doit être utilisé avec précaution chez les patients ayant une atteinte cérébrale, car il peut précipiter des convulsions.

D'autres méthodes thérapeutiques ont amené des réponses positives. L'électroconvulsivothérapie a donné de bons résultats dans les cas de dépressions graves (Schaerf et coll., 1989) et peut être utile lorsque le traitement pharmacologique échoue. On a rapporté des succès thérapeutiques avec le recours à la fois d'une thérapie cognitive et d'antidépresseurs (Bhugra, Moorey et Minne, 1990). Des réponses favorables ont été observées à la suite de l'utilisation de stimulants, notamment quant aux symptômes d'apathie, de léthargie et de retrait, ce qui en fait une solution de rechange intéressante par rapport aux antidépresseurs (Fernandez, Adams et Levy, 1988; Holmes, Fernandez et Levy, 1989).

Dans le traitement d'épisodes de manie, l'emploi des agents antimanie habituels peut s'avérer problématique. Les patients démontrent une hypersensibilité aux effets extrapyramidaux des neuroleptiques et le lithium comporte un délai d'action de même qu'un potentiel de neurotoxicité, sans compter que le suivi des taux sériques constitue une entreprise difficile en raison des complications médicales concomitantes (p. ex., diarrhées, vomissements, fièvre). Une médication qui entraîne peu d'effets anticholinergiques et extrapyramidaux, qui exerce une action rapide et qui a des propriétés sédatives, comme celles du clonazépam, est une solution intéressante (Budman et Vandersall, 1990). L'acide valproïque peut être envisagé, mais il faut éviter la carbamazépine chez les patients recevant des antiviraux à cause du risque accru de toxicité hématologique.

78.2.5 Troubles de l'adaptation

Le pronostic associé au sida provoque des réactions psychologiques semblables à celles que l'on observe chez des personnes atteintes d'autres maladies graves et incurables (Kübler-Ross, 1988). Cependant, on doit retenir certaines particularités de cette maladie.

L'évolution de la maladie, à la fois aiguë et chronique, fait vivre au sujet des deuils répétés, ce qui rend le processus adaptatif passablement difficile. En outre, rarement dans notre société des personnes atteintes d'une maladie ont-elles eu à subir une exclusion et une stigmatisation telles que celles qui se rattachent au sida. Cette situation peut être reliée à deux phénomènes sociaux : la stigmatisation des minorités à plus grand risque (homosexuels, utilisateurs de drogues intraveineuses, minorités ethniques) et la peur de la contamination et de la mort. Dès le début, le sida a été associé à des habitudes de vie particulières, donnant lieu d'emblée à la marginalisation et à la stigmatisation. Cette maladie est perçue, par une partie de la société, comme une punition pour l'adoption de certains styles de vie. Par ailleurs, dans les sociétés occidentales, la mort fait l'objet d'un tabou. La peur, la honte et le malaise que suscite l'idée de la mort mènent souvent à des comportements de rejet.

L'exposition à ces situations stressantes est susceptible de provoquer des manifestations de détresse (Dilley et Waltham, 1990; Lamping, Sewitch et Clark, 1990). Le choc et la détresse psychologiques qui suivent l'annonce du diagnostic peuvent entraîner des réactions de panique; la perspective d'une éventuelle dégradation physique et cognitive suscite la peur de l'avenir et de la mort. Une telle réaction, qui répond généralement bien au soutien qui est apporté, est compréhensible : il s'agit d'une réaction humaine à une maladie grave. Ces personnes anticipent l'inconnu, la souffrance, l'isolement, l'invalidité, la dépendance. Elles se sentent souvent coupables de leur orientation sexuelle ou de leurs habitudes de vie. La colère est un autre sentiment fréquent, alors que les personnes séropositives voient leurs projets anéantis et sont rejetées par une partie de leur entourage et de la société. Elles réagissent selon les mécanismes adaptatifs qui leur sont propres et cherchent le soutien de leur entourage. Si leur détresse dépasse les capacités adaptatives de l'individu, on peut assister à des réactions mésadaptées.

Épidémiologie

Des études initiales portant sur le fonctionnement psychologique des personnes séropositives indiquaient que les difficultés adaptatives étaient fréquentes. Les troubles de l'adaptation représentaient le diagnostic le plus fréquent chez les patients souffrant du sida ou de l'ARC (*AIDS-related complex*) envoyés en consultation psychiatrique (Dilley, Ochitil et Perl, 1985; Rundell et coll., 1988). Dans une étude effectuée auprès de 63 patients sidéens, de 34 patients présentant l'ARC et de 139 sujets témoins sains, tous homosexuels, des diagnostics psychiatriques ont été posés dans respectivement 56 %, 78 % et 39 % des cas. Dans tous ces groupes, le diagnostic le plus fréquent était celui d'un trouble de l'adaptation, représentant 67 % de tous les diagnostics (Tross et coll., 1986).

Il est cependant devenu clair que les personnes infectées par le VIH forment un groupe relativement hétérogène quant à leur capacité adaptative et à leurs besoins (Perry, Jacobsberg et Fishman, 1990). Néanmoins, les difficultés semblent augmenter à la suite de l'apparition de symptômes de la maladie et en l'absence d'un soutien social et d'une bonne compréhension de la maladie, du traitement et du pronostic (Kelly, 1992). La venue du traitement combiné d'agents antiviraux et de la charge virale, comme outil clinique permettant des prédictions et des décisions cliniques plus efficaces, a amélioré le pronostic et le taux de survie, ce qui permet à certains patients une « deuxième vie ».

Description clinique

La présentation clinique des troubles de l'adaptation chez les sujets infectés par le VIH est généralement dominée par la tristesse et l'anxiété. Les patients peuvent d'habitude relier leur tristesse et leur anxiété aux conséquences médicales, sociales, familiales et professionnelles qu'amènent leur séropositivité et leur maladie.

Traitement

Les thérapies cognitives et l'entraînement aux techniques de gestion du stress, individuellement ou en groupe, peuvent s'avérer bénéfiques pour aider ces patients à mieux s'adapter (Kelly, 1992).

L'utilisation de médicaments anxiolytiques peut être indiquée dans les cas d'anxiété ou d'insomnie importantes. Les benzodiazépines dont l'action de courte durée produit peu de métabolites actifs sont préférables en raison de la sensibilité accrue aux effets secondaires et de la prévalence élevée de déficits cognitifs infracliniques chez ces patients. Le buspirone est un anxiolytique assez bien toléré par ces patients ; on peut donc le considérer dans les cas d'anxiété chronique.

*
* *

Rarement une maladie a-t-elle autant touché toutes les spécialités médicales, y compris la psychiatrie, que le sida. Les patients infectés par le VIH peuvent présenter une multitude de complications, y compris des complications psychiatriques graves. Des tableaux de delirium, de démence ou de psychose aiguë peuvent survenir au cours de l'évolution du processus d'immunosuppression ; cela exige une collaboration étroite des équipes médicale, psychiatrique et sociale. La recherche psychologique doit continuer à mettre au jour les facteurs sociaux et psychologiques prédisposant aux troubles psychiatriques chez ces patients et ceux qui peuvent les protéger contre ces troubles. De son côté, la recherche médicale doit préciser l'évolution naturelle des changements cognitifs, leur corrélation avec les changements neuroradiologiques et neuropathologiques et leur différenciation des troubles psychiatriques. Elle doit aussi élaborer des stratégies de traitement. Une attention particulière doit en outre être portée aux aspects de la vie des groupes à risque qui pourraient être la cible de programmes de prévention.

Bibliographie

AMERICAN PSYCHIATRIC ASSOCIATION
1994   *Diagnostic and Statistical Manual of Mental Disorders*, 4e éd., Washington (D.C.), American Psychiatric Association ; trad. française *DSM-IV – Manuel diagnostique et statistique des troubles mentaux*, Paris, Masson, 1996, 1040 p.

ANGRIST, B., et coll.
1992   « Central nervous system stimulants as symptomatic treatment for AIDS-related neuropsychiatric impairment », *J. Clin. Psychopharmacol.*, vol. 12, n° 4, p. 268-272.

ATKINSON, J.H., et coll.
1992   « Long-term follow-up of psychiatric disorders in HIV », affiche, 8th International Conference on AIDS, Amsterdam, juillet.

1988   « Prevalence of psychiatric disorders among men infected with HIV. A controlled study », *Arch. Gen. Psychiatry*, vol. 45, n° 9, p. 859-865.

BAER, J.K.
1989 « Study of 60 patients with AIDS or AIDS related complex requiring psychiatric hospitalisation », *Am. J. Psychiatry*, vol. 146, n° 10, p. 1285-1288.

BERGER, J.R.
1987 « Neurologic complications of HIV infection », *Postgrad. Med. J.*, vol. 81, p. 72-78.

BHUGRA, D., MOOREY, S., et MINNE, C.
1990 « Antidepressant and cognitive-behavior therapy for an AIDS patient », *Am. J. Psychiatry*, vol. 147, n° 2, p. 156.

BREDESEN, D.E.
1989 « Clinical features: The AIDS dementia complex », *Ann. Intern. Med.*, vol. 3, p. 401.

BRIETBART, W., MAROTTA, R.F., et CALL, P.
1988 « AIDS and neuroleptic malignant syndrome », *Lancet*, vol. 2, p. 1488-1489.

BRIETBART, W., PLATT, M., et MAROTTA, R.
1991 « Low-dose neuroleptic treatment for AIDS delirium », *Abstracts of the 144th Annual Meeting of American Psychiatric Association*, n° NR 518.

BRITTON, C.B., et MILLER, J.R.
1984 « Neurologic complications in AIDS », *Neurol. Clin.*, vol. 2, p. 315-399.

BUDMAN, C.L., et VANDERSALL, T.A.
1990 « Clonazepam treatment of acute mania in an AIDS patient », *J. Clin. Psychiatry*, vol. 51, n° 5, p. 212.

BUHRICH, N., COOPER, D.A., et FREED, E.
1988 « HIV infection associated with symptoms indistinguishable from functional psychosis », *Br. J. Psychiatry*, vol. 152, p. 649-653.

CHUANG, H.T., et coll.
1992 « Psychiatric morbidity in patients with HIV infection », *Can. J. Psychiatry*, vol. 37, n° 2, p. 109-115.

CONSTANTINE, G.L.
1999 « Mood disorders in HIV infection », *Abstracts on Disk of the 1999 APA Annual Meeting*.

DILLEY, J., et WALTHAM, M.A.
1990 « Psychosocial impact of AIDS », *AIDS Knowledge Base Text. Psychiatric Aspects*, Medicine Publishing Group, p. 1-5.

DILLEY, J.W., OCHITIL, H.N., et PERL, M.
1985 « Findings in psychiatric consultation with patients with AIDS », *Am. J. Psychiatry*, vol. 142, n° 1, p. 82-86.

EVANS, D.L., et PELCINS, D.O.
1990 « Clinical psychiatry of AIDS », *Current Opinion in Psychiatry*, vol. 3, p. 96-102.

FABIAN, J.L.
1990 « Morbidité psychiatrique chez les patients hospitalisés pour le sida : expérience dans un hôpital au Québec », *Revue canadienne de psychiatrie*, vol. 35, n° 7, p. 581-584.

FERNANDEZ, F., ADAMS, F., et LEVY, J.K.
1988 « Cognitive impairment due to AIDS-related complex and its response to psychostimulants », *Psychosomatics*, vol. 29, p. 38-46.

FERNANDEZ, F., LEVY, J.K., et MONSELL, P.W.A.
1989 « Management of delirium in terminally ill AIDS patients », *Int. J. Psychiatr. Med.*, vol. 19, p. 165-172.

FERRANDO, S.I.
1997 « SSRI treatment of depression in symptomatic HIV infection and AIDS : Improvement in affective and somatic symptoms », *Gen. Hosp. Psychiatry*, vol. 19, p. 89-97.

GORMAN, J.M., et coll.
1993 « Effects of zidovudine on neuropsychiatric measures in HIV-infected men », *Am. J. Psychiatry*, vol. 150, n° 3, p. 505-507.

GRANT, I., et HEATON, R.K.
1990 « Human deficiency virus-type 1 (HIV-1) and the brain », *J. Consult. Clin. Psychol.*, vol. 58, n° 1, p. 22-30.

GRANT, I., HEATON, R.K., et VELIN, R.
1993 « Rates of cognitive impairment and prediction of neuropsychological decline in HIV + persons : A 2 year follow-up », 9th International Conference on AIDS, Berlin.

HARRIS, M.J., et coll.
1991 « New onset psychosis in HIV infected patients », *J. Clin. Psychiatry*, vol. 52, n° 9, p. 369-376.

HINTZ, S., et coll.
1990 « Depression in the context of HIV infection : Implications for treatment », *J. Clin. Psychiatry*, vol. 51, n° 12, p. 497-501.

HOLMES, V.H., FERNANDEZ, F., et LEVY, J.K.
1989 « Psychostimulant response in AIDS-related complex patients », *J. Clin. Psychiatry*, vol. 50, n° 1, p. 5-8.

JANSSEN, R.S., CORNBLATH, D.R., et EPSTEIN, L.G.
1991 « American Academy of Neurology AIDS Task Force, nomenclature and research case definitions for neurologic manifestations of HIV-1 infection », *Neurology*, vol. 41, p. 778-785.

KELLY, J.A.
1992 « Psychosocial aspects of AIDS », *Current Opinion in Psychiatry*, vol. 5, p. 820-824.

KÜBLER-ROSS, E.
1988 *SIDA, un ultime défi à la société*, Montréal, Édition Internationale.

LAMPING, D.L., SEWITCH, M., et CLARK, E.
1990 *HIV-Related Mental Health Needs and Services in Canada, Needs Assessment Survey*, Ottawa, Federal Center for AIDS.

LEVY, R.M., et BREDESEN, D.E.
1989 « Controversies in HIV-related central nervous system disease : Neuropsychological aspects of HIV-1

infections », dans P. Volberding et M.A. Jacobson (sous la dir. de), *AIDS Clinical Review 1989*, New York, Raven Press, p. 151-191.

MCARTHUR, J.C., COHEN, B.A., et FARZEDEGAN, H.
1988 « Cerebrospinal fluid abnormalities in homosexual men with and without neuropsychiatric findings », *Ann. Neurol.*, vol. 23, suppl., p. 34-37.

MCARTHUR, J.C., HOOVER, D.R., et BACELLAR, H.
1993 « Dementia in AIDS patients: Incidence and risk factors », *Neurology*, vol. 43, p. 2245-2252.

MARSHALL, D.W., et coll.
1988 « Spectrum of cerebrospinal fluid findings in various stages of human immunodeficiency virus infection », *Arch. Neurol.*, vol. 45, p. 954-958.

MAZZOTI, G., et coll.
1992 « Psychiatric diagnosis in patients with HIV/AIDS in Lima-Peru », *International Conference on AIDS*, 19-24 juillet, vol. 8, n° 3, p. 107.

NAVIA, B.A., JORDAN, B.D., et PRICE, R.W.
1986 « The AIDS dementia complex: Clinical features », *Ann. Neurol.*, vol. 19, p. 517-524.

NICHOLS, S.E., et OSTROW, D.G.
1984 *Psychiatric implications of AIDS*, Washington (D.C.), American Psychiatric Press.

O'DOWD, M.A., et MCKEGNEY, F.P.
1990 « Does AIDS reduce psychiatric illness? AIDS patients compared with other medically ill HIV + patients seen in consultation », *Abstracts of the VIth International Conference on AIDS*, San Francisco, p. 2006.

OLSEN, W.L., et coll.
1988 « White matter disease in AIDS: Findings at MR imaging », *Radiology*, vol. 169, p. 445-448.

OSTROW, D.G.
1987 « Psychiatric consequences of AIDS: An overview », *Int. J. Neurosci.*, vol. 32, p. 647-659.

PERDICES, M., et COOPER, D.A.
1990 « Neuropsychological investigation of patients with AIDS and ARC », *Journal of AIDS*, vol. 3, p. 555-564.

PERKINS, D.O., et EVANS, D.L.
1991 « Fluoxetine treatment of depression in patients with HIV infection », *Am. J. Psychiatry*, vol. 148, n° 6, p. 807-808.

PERRY, S.W.
1990 « Organic mental disorders caused by HIV: Update on early diagnosis and treatment », *Am. J. Psychiatry*, vol. 147, n° 6, p. 696-705.

PERRY, S.W., JACOBSBERG, L.R., et FISHMAN, B.
1990 « Psychiatric diagnosis to serological testing for HIV », *Am. J. Psychiatry*, vol. 147, n° 1, p. 89-93.

PERRY, S.W., et TROSS, J.
1984 « Psychiatric problems of AIDS in patients at the New York Hospital: Preliminary report », *Public Health Rep.*, vol. 99, p. 200-205.

RABKIN, J.G., RABKIN, R., et WAGNER, G.
1994 « Effects of fluoxetine on mood and immune status in depressed patients with HIV illness », *J. Clin. Psychiatry*, vol. 55, n° 3, p. 92-97.

RABKIN, J.R., et HARRISON, W.M.
1990 « Effect of imipramine on depression and immune status in a sample of men with HIV infection », *Am. J. Psychiatry*, vol. 147, n° 4, p. 495-497.

RUNDELL, J.R., et coll.
1988 « Psychiatric illness at all stages of HIV infection », *Am. J. Psychiatry*, vol. 145, n° 5, p. 652-653.

SCHAERF, F.W., et coll.
1989 « ECT for major depression in four patients infected with HIV », *Am. J. Psychiatry*, vol. 146, n° 6, p. 782-784.

SCHMIDT, U., et MILLER, D.
1988 « Two cases of hypomania in AIDS », *Br. J. Psychiatry*, vol. 152, p. 839-842.

SCHMITT, F.A., et coll.
1988 « Neuropsychological outcome of AZT treatment of patients with AIDS and ARC », *New Engl. J. Med.*, vol. 319, p. 1573-1578.

SEWELL, D.D., JESTE, D.V., et ATKINSON, J.H.
1993 « Prospective study of HIV-associated psychosis », *Annual Meeting of the American Psychiatric Association*, La Nouvelle-Orléans, mai, p. 22-28.

SNIDER, W.D., SIMPSON, D.M., et NIELSON, S.
1993 « Neurological complications of AIDS », *Ann. Neurol.*, vol. 14, p. 403-418.

TROSS, S., et coll.
1986 « Psychological and social impact of AIDS spectrum disorders », *Abstracts of the IInd International Conference on AIDS*, Paris, p. 157.

TROSS, S., PRICE, R.W., et NAVIA, B.
1988 « Neuropsychological characterization of AIDS dementia complex », *AIDS*, vol. 2, p. 81-88.

WORLD HEALTH ORGANIZATION
1993 *The ICD-10 Classification of Mental and Behavioural Disorders: Diagnostic Criteria for Research*, Genève, World Health Organization; trad. française *Classification internationale des maladies, 10e révision. Chapitre V (F): Troubles mentaux et troubles du comportement: critères diagnostiques pour la recherche*, Paris, Organisation Mondiale de la Santé et Masson, 1994.

1990 *Report of the Second Consultation on the Neuropsychiatric Aspects of HIV-1 Infection*, Genève, janvier.

Lectures complémentaires

BROUILLETTE, M.J., et CITRON, K.
1997   *Le VIH et la psychiatrie : manuel de formation et de référence,* Ottawa, Association des psychiatres du Canada.

COHEN, P.T., et coll.
1999   *The AIDS Knowledge Base,* 3ᵉ éd., New York, Williams & Wilkins.

DEVITA, V.T., Jr., et coll.
1996   *AIDS : Etiology, Diagnosis, Treatment and Prevention,* New York, Williams & Wilkins.

Journal of Acquired Deficiency Syndromes (JAIDS), Lippincott Williams & Wilkins, <www.jaids.com>.

NATIONAL INSTITUTE OF ALLERGY AND INFECTIONS DISEASES, NATIONAL INSTITUTES OF HEALTH, <www.niaid.nih.gov>.

REIDY, M., et TAGGART, M.E.
1995   *VIH/sida : une approche multidisciplinaire,* Boucherville (Québec), Gaëtan Morin Éditeur.

CHAPITRE 79

Maladie incurable

JACQUES VOYER, M.D., F.R.C.P.C.
Psychiatre consultant au Service des soins palliatifs et à la Clinique communautaire
de l'Hôpital Royal Victoria de Montréal
Président du conseil d'administration de l'Institut de réadaptation de Montréal

PLAN

79.1 Historique

79.2 Épidémiologie

79.3 Maladie chronique
    79.3.1 Aspects psychologiques
        • *Stresseurs généraux* • *Stresseurs reliés aux maladies au pronostic sombre*
    79.3.2 Aspects psychiatriques
        • *Dépression* • *Troubles anxieux* • *Troubles psychotiques* • *Troubles du comportement*

79.4 Phase terminale
    79.4.1 Aspects psychologiques
        • *Contribution psychanalytique* • *Elisabeth Kübler-Ross* • *Manfred Pattison*
    79.4.2 Aspects psychiatriques
        • *Dépression* • *Anxiété* • *Troubles psychotiques* • *Troubles cérébraux dégénératifs*
        • *Trouble de la personnalité*

79.5 Impact sur la famille
    79.5.1 Début de la maladie
    79.5.2 Cours de la maladie
    79.5.3 Pronostic
    79.5.4 Incapacité

79.6 Impact sur les intervenants
    79.6.1 Principales problématiques psychologiques
    79.6.2 Communication du diagnostic et du pronostic

79.7 Éthique et loi
    79.7.1 Droit au refus de traitement
    79.7.2 Droit au suicide assisté
    79.7.3 Droit au traitement
    79.7.4 Droit à la vie

Bibliographie

Lectures complémentaires

L'incurabilité tend à démoraliser les malades, leurs proches et les intervenants, que le cours de la maladie soit stationnaire, épisodique, progressif ou fatal. Pendant les 100 dernières années, les résultats spectaculaires de la recherche médicale et l'amélioration des conditions de vie dans les pays industrialisés ont contribué à augmenter la longévité de la population en général, dont celle des malades atteints de pathologies jadis assez rapidement mortelles et dont l'évolution est maintenant beaucoup plus lente, tel le diabète. Toutefois, la diminution de la létalité de plusieurs de ces maladies ne s'accompagne pas toujours d'une atténuation de la morbidité qui en résulte. Enfin, malgré la quasi-disparition de plusieurs maladies dont le pronostic était autrefois très réservé, comme la pneumonie à pneumocoque et la poliomyélite, de vieilles maladies et de nouvelles au cours irréversible suscitent l'impuissance chez les intervenants et le désespoir chez les malades, et ce quotidiennement.

79.1 HISTORIQUE

Au cours de l'histoire, on a tendu dans les différentes cultures à valoriser le corps beau, fonctionnel et intact et, par conséquent, à stigmatiser, à rejeter et même à ostraciser les personnes malades. Ainsi, les sociétés occidentales semblent encore influencées par quatre grands courants d'attitudes :

1. Dans la Grèce antique, on associait la maladie et la malformation avec l'infériorité sociale. Les bébés difformes étaient précipités au pied de falaises et l'on marquait le corps des personnes handicapées afin de les signaler en tant que personnes à éviter dans les endroits publics.
2. Originellement, dans la culture juive, les maladies et les malformations physiques indiquaient une faute morale, et les personnes qui en étaient affligées étaient considérées comme impures et, partant, l'objet d'ostracisme.
3. Initialement, chez les chrétiens, on jugeait que la souffrance était purificatrice et qu'elle méritait les faveurs divines. Ce mythe, tout en n'impliquant pas l'acceptation de l'individu malade dans sa société, a toutefois donné lieu à l'instauration d'un système de soins asilaires pour les grands malades et les invalides, lequel reste une contribution importante de cette tradition religieuse. Au Moyen Âge, cependant, sous l'influence de superstitions encore nourries par l'ignorance et l'impuissance, on a de nouveau considéré les infirmes, les individus mal formés et les autres individus visiblement malades comme maudits, possédés du démon ou représentant des esprits mauvais, et, conséquemment, comme les causes des fléaux qui s'abattaient alors sur les villes et leurs habitants. C'est à ce titre qu'ils étaient craints, détestés, voire, dans bien des cas, carrément persécutés.
4. De nos jours, une perspective « scientifique » prévaut, en principe, selon laquelle maladies, accidents et incapacités résultent d'une absurdité du sort indépendante de la volonté des personnes qui les subissent.

79.2 ÉPIDÉMIOLOGIE

À l'heure actuelle, les maladies chroniques représentent le problème de santé physique le plus important :

– Le sondage le plus récent de Statistique Canada (1996) estimait à 13 % la proportion de Canadiens atteints de déficiences physiques permanentes.
– Économiquement, les coûts des maladies chroniques sont faramineux. Aux États-Unis, pour la seule maladie d'Alzheimer, on évalue la facture des soins requis par les 4 millions de personnes atteintes à près de 100 milliards de dollars par année.
– En juin 2000, l'Organisation Mondiale de la Santé estimait que 33,4 millions de personnes étaient porteuses du virus de l'immunodéficience humaine (VIH), dont un quart en Afrique et un autre quart en Asie.
– Enfin, 80 % des Nord-Américains meurent actuellement en institution. Il est donc de première importance de mettre au point des approches appropriées à leurs besoins. Comme il devient impossible de guérir ou de prolonger la vie, la qualité de la vie doit l'emporter sur sa durée.

79.3 MALADIE CHRONIQUE

La maladie chronique nous atteint tous psychologiquement d'une certaine manière. Avec le temps, et selon les individus, des pathologies psychiatriques peuvent apparaître.

79.3.1 Aspects psychologiques

Stresseurs généraux

Les stresseurs inhérents à la maladie chronique ravivent inévitablement des conflits plus ou moins sous-jacents chez l'individu atteint. Parmi les principaux stresseurs, on peut relever :

- *La menace pour l'estime de soi.* La maladie constitue pour tout individu une menace pour son intégrité et pour ses fantasmes narcissiques d'indestructibilité, d'immortalité et de maîtrise de sa destinée. La chronicité de la maladie et les changements qui y sont associés dans le temps obligent aussi l'individu à modifier l'image de soi qu'il s'était formée jusque-là. Les menaces les plus sérieuses apparaissent :

    - avec les changements touchant l'apparence physique, la mobilité et le fonctionnement sexuel ;
    - avec la perte du contrôle des fonctions physiques et physiologiques ;
    - avec la diminution de l'acuité mentale.

- *La menace pour l'autonomie.* Dans un contexte de soins prolongés, le malade en vient à dépendre d'un groupe de personnes de plus en plus limité à son médecin, à l'équipe soignante et à ses proches. Les individus très dépendants, tout comme les individus très indépendants, tendent à réagir à cette situation plus pathologiquement. Ainsi, pour les premiers, les besoins de dépendance qui sont comblés par les différentes interventions favoriseront la régression et la complaisance dans la maladie et le traitement, leurs traits de caractère les portant davantage vers la compensation que vers les efforts de réadaptation. Au contraire, les personnes indépendantes, qui valorisent au premier chef leur autonomie, percevront ces soins comme une menace pour celle-ci et, par là, pour leur estime de soi. Elles tendront à répondre de façon dépressive, anxieuse ou agressive, ou encore elles s'engageront dans des actions cherchant à nier la gravité de la maladie et la nécessité des traitements.

- *Les autres menaces.* Dans la phase aiguë de la maladie, la peur des étrangers ressentie au huitième mois de la petite enfance est souvent ravivée à partir du moment où le malade se voit obligé de remettre son corps et sa vie entre les mains d'intervenants jusqu'alors inconnus. L'angoisse de séparation peut aussi réapparaître en raison de la privation de l'environnement familier. La peur de perdre l'amour des proches survient souvent à la suite d'incapacités physiques et mentales et de la dépendance que cela entraîne. Des sentiments de culpabilité, l'angoisse de castration et la peur de la douleur peuvent aussi s'exprimer directement ou par l'intensification d'autres stresseurs.

Chez le malade chronique, l'adaptation et l'équilibre psychologique qui sont atteints dans la phase de rémission sont souvent compromis lorsque surviennent des rechutes ou des complications consécutives à la maladie ou à son traitement.

Stresseurs reliés aux maladies au pronostic sombre

Dans le cas des maladies dont le cours est susceptible d'être évolutif et fatal comme le cancer et l'infection par le VIH, les stresseurs suivants ont été reconnus comme étant plus spécifiques :

- les incertitudes entourant le diagnostic initial avec le choc, la colère, le déni, le sentiment de culpabilité et l'anxiété qui s'ensuivent ;
- les sentiments de vulnérabilité et d'impuissance rattachés à une maladie comportant un risque de rechute et dont le cours est traditionnellement fatal ;
- les conflits quant au suivi de l'état de santé et au traitement ;
- le partage ou non du diagnostic avec d'autres personnes ;
- la stigmatisation liée à certaines de ces maladies, telles que l'infection par le VIH, avec le potentiel de discrimination tant sociale que professionnelle et même familiale que cela comporte ;
- la perte d'amis et de connaissances consécutive à la maladie ;
- l'inconfort physique qui accompagne souvent la progression de la maladie ;
- la perte de l'indépendance reliée à la maladie, aux traitements et à l'hospitalisation ;

Psychiatrie clinique : une approche bio-psycho-sociale

- les lenteurs des phases de récupération et d'adaptation face aux séquelles subsistantes ;
- les incapacités et les déficiences résultant de détériorations, comme celles que l'on observe dans les phases préterminale et terminale du cancer et du sida ;
- la diminution des revenus.

79.3.2 Aspects psychiatriques

En général, les études tendent à démontrer une prévalence élevée de troubles psychiatriques chez les personnes atteintes de maladies physiques chroniques. En 1988, dans une étude épidémiologique menée auprès d'une communauté de 2 554 personnes, Wells, Golding et Burnam parlaient d'une prévalence à vie de troubles psychiatriques de l'ordre de 33 % dans le segment de la population qui ne souffrait pas de maladie physique et de 42,2 % chez des sujets atteints de maladies chroniques (pulmonaires, cardiaques, arthritiques, cancéreuses, neurologiques) ou d'un handicap physique. Les proportions de troubles dépressifs (8,4 % comparativement à 12,9 %) et anxieux (12,4 % comparativement à 18,2 %), tout comme la dépendance à des substances ou l'abus de celles-ci (19,6 % comparativement à 26,2 %) soulignent l'importance de bien diagnostiquer aussi ces conditions dans le suivi médical.

Quant aux facteurs de risque rendant les malades chroniques plus vulnérables aux troubles psychiatriques, on signale principalement :

- les pertes psychosociales significatives (deuils de proches ou changements des rôles familial et social) ;
- les difficultés financières ;
- les pertes cognitives et les défaillances de santé ;
- les sentiments d'impuissance et de perte de contrôle.

Dépression

Certains troubles dépressifs significatifs, qui sont fréquents chez les patients atteints d'une maladie incurable, restent intraités. Des signes et des symptômes comme la perte ou le gain de poids, la diminution ou l'augmentation de l'appétit, l'insomnie ou l'hypersomnie, le ralentissement psychomoteur ou l'agitation psychomotrice, la fatigue ainsi que les difficultés d'attention et de concentration peuvent résulter des effets métaboliques de certaines maladies physiques traitables (p. ex., l'hypothyroïdie) ou de la toxicité de médicaments (p. ex., la réserpine ou le méthyldopa).

Plusieurs praticiens tendent à considérer ces réactions comme normales ou compréhensibles dans les circonstances, oubliant que ce n'est pas tant la présence ou l'absence de stresseurs que la nature de la symptomatologie qui reste le meilleur gage de la réponse clinique.

Le médecin aura donc avantage à appuyer son diagnostic de dépression majeure chez un malade sur des symptômes cognitifs tels que la perte d'intérêt, l'humeur triste, les idées suicidaires, le sentiment de culpabilité inapproprié ou la faible estime de soi. Le diagnostic pourra aussi se fonder sur l'absence d'amélioration de l'humeur chez le patient malgré de bonnes nouvelles ou sur son refus de reprendre les activités qu'il appréciait. Enfin, une bonne réponse aux antidépresseurs antérieurement reste aussi un indice clinique favorable.

Troubles anxieux

L'anxiété a souvent été diagnostiquée en tant que réaction à des transitions de vie difficiles telles que l'anticipation du processus diagnostique, l'hospitalisation ou le transfert dans un établissement de soins ou encore l'apparition de nouvelles maladies ou de limitations fonctionnelles. Par ailleurs, les coûts reliés à la maladie et aux traitements, particulièrement ceux des médicaments, sont souvent la cause d'une forte angoisse chez les personnes qui ne disposent d'aucun régime de protection.

Sur le plan diagnostique, on notera encore la difficulté à départager l'étiologie psychiatrique et l'étiologie médicale dans ces cas, tout comme à accepter leur coexistence, ce qui entraîne une surutilisation des services de santé. Une étude portant sur de grands utilisateurs de soins médicaux a révélé que 21,8 % d'entre eux souffraient d'une anxiété généralisée et que la consultation en psychiatrie a conduit à une meilleure évaluation dans 40 % de ces cas et à une révision des plans de soins chez 67 % des malades (Katon et coll., 1990).

Troubles psychotiques

Un trouble psychotique consécutif à une maladie physique chronique peut survenir chez certains patients prédisposés. On ne peut véritablement prédire de telles réactions, car même chez des malades mentaux atteints d'une psychose réfractaire, on a souvent observé qu'un danger réel est susceptible de stimuler les aspects sains de leur personnalité.

Troubles du comportement

En fonction de la personnalité prémorbide, des comportements pathologiques extrêmement variés peuvent survenir. Les catégories de problèmes que l'on constate le plus fréquemment sont la régression et le passage à l'acte.

Régression

Un style de vie dépendant peut se révéler adaptatif dans certaines conditions chroniques particulièrement débilitantes (p. ex., chez des malades ayant de graves douleurs chroniques), mais il devient pathologique quand les attitudes d'impuissance et de dépendance des malades excèdent leurs limites physiques et mentales.

Passage à l'acte

Toutes sortes d'actes ont été rapportés, le plus courant étant la non-observance des traitements. Quant au suicide, il demeure la complication majeure la plus régulière.

En ce qui concerne la non-observance du traitement, plus de 50 % des personnes souffrant d'une maladie chronique suivies en médecine n'observeraient pas la prescription qu'on leur donne. Les raisons sont extrêmement variées et complexes, allant de la négation de la maladie et de sa gravité au déplacement de l'hostilité non exprimée envers le personnel soignant, « impuissant » et « en bonne santé », en passant par la réaction dépressive, anxieuse ou psychotique non diagnostiquée.

Pour ce qui est du suicide, même si l'expérience clinique et la littérature en révèlent une incidence plus élevée, il existe peu de données statistiques fiables à ce sujet. Paradoxalement, chez les séropositifs, les données indiquent une fréquence du suicide et d'autres manifestations de détresse moindre que chez les patients devenus sidéens. Les causes de ce phénomène ne sont pas encore précisées, mais la présence plus marquée du délire, de la démence, d'infections opportunistes et de maladies systémiques chez les sidéens porte à croire que l'atteinte organique favorise l'utilisation du déni, une association rapportée depuis plusieurs décennies. Yalom et Greaves (1977) ont même émis l'hypothèse que le cancer guérit les psychonévroses ou que l'aggravation fatale de leur condition amène ces patients à affronter et à maîtriser leur peur de la mort, diluant de cette façon bien d'autres peurs, comme si le fait d'abandonner les préoccupations plus superficielles de l'existence permettait une meilleure appréciation de ses éléments fondamentaux.

Au Service des soins palliatifs de l'Hôpital Royal Victoria, l'expérience révèle que le passage du temps, avec l'adaptation progressive aux pertes qui se succèdent et l'aggravation de l'asthénie, fait généralement en sorte que l'intensité de la souffrance psychologique tend à s'atténuer peu à peu.

79.4 PHASE TERMINALE

Les publications traitant des réactions psychologiques universelles au mourir tout comme de ses aspects psychiatriques ne sont apparues que depuis 1950 dans la littérature scientifique.

79.4.1 Aspects psychologiques

Contribution psychanalytique

En 1936, Felix Deutsch a, le premier, parlé de la psychologie du mourant dans un article intitulé « Euthanasia : A clinical study ». D'autres psychanalystes ont aussi le mérite d'avoir maintenu l'intérêt scientifique sur la question, et principalement Eissler, en 1955, dans son ouvrage *The Psychiatrist and the Dying Patient*. On pourra résumer leurs observations de la façon suivante :

– L'individu qui fait face à la réalité de sa mort imminente est entraîné dans une série de changements intrapsychiques.
– Tous les mécanismes de défense semblent utilisés face à la mort imminente, le principal restant le

Psychiatrie clinique : une approche bio-psycho-sociale

déni. Freud (1915, p. 289) écrivait d'ailleurs : « Notre inconscient ne croit pas en sa propre mort. Il se comporte comme si nous étions immortels. »

- Quand les mécanismes de défense et surtout le déni tombent, alors commence le travail de deuil, qu'Eissler (1955, p. 181 ; traduction libre) décrit ainsi : « Le mourant désinvestit les objets, y compris son propre corps, et c'est ainsi qu'au moment de la mort ses préoccupations et sa libido sont retirées du monde. »

Elisabeth Kübler-Ross

En 1969, Elisabeth Kübler-Ross a sensibilisé un large public à la psychologie du mourant, résumant la réaction de ce dernier en cinq étapes bien connues :

1. Le *déni* (« Non, pas moi ! Ce n'est pas possible ! ») lors de la communication du diagnostic et du pronostic. Suivant l'expérience des soins palliatifs de l'Hôpital Royal Victoria, il convient de ne pas intervenir sur le plan clinique par rapport à ce mécanisme de défense, ne serait-ce que pour soutenir l'espoir. On devra cependant s'y résoudre lorsque le déni interférera avec les traitements ou avec des obligations prioritaires comme le legs de biens importants.
2. La *colère* (« Pourquoi moi ? »), où le patient, qui refuse l'inévitable, projette son dépit sur le médecin, sur l'équipe traitante, sur ses proches, sur Dieu... Ramener le patient à sa tristesse et à son angoisse initiales reste l'intervention clinique la plus utile.
3. Le *marchandage* (« D'accord, mais pas avant que... »), où le patient tente d'apprivoiser l'inévitable en négociant des sursis. Le maintien de l'espoir, que le marchandage sert si bien, n'oblige pas l'équipe soignante à adopter une attitude particulière ou à intervenir sur le plan clinique.
4. La *dépression* (« Oui, c'est moi qui vais mourir »), où le patient s'attriste des différentes pertes qu'il vit — sa santé, sa famille, son statut social — et réfléchit sur ses déceptions et ses échecs. Cliniquement, l'écoute et la clarification sont alors particulièrement appropriées.
5. L'*acceptation* (« Mon heure est arrivée ; je l'accepte »), où, suivant Kübler-Ross (1969), le patient, qui est en paix avec lui-même, se retire en lui de plus en plus paisiblement. Au Service des soins palliatifs de l'Hôpital Royal Victoria, on a souvent noté que cette phase est une phase de retrait intérieur s'intensifiant, alors que les contacts avec les autres, y compris les échanges verbaux, deviennent de plus en plus exigeants, voire pénibles, pour le malade qui est de plus en plus asthénique, physiquement et moralement. Pour le psychiatre consultant, la priorité consiste alors à déculpabiliser le malade quant à son état psychologique et à aider les proches et les intervenants à prévenir toute forme d'activisme potentiellement douloureux en les sensibilisant à la fatigue et aux besoins du mourant.

Kübler-Ross (1969) insiste sur le fait que ces étapes ne se déroulent pas nécessairement selon la séquence décrite ; souvent elles s'entrecoupent et il arrive même qu'elles n'aient pas lieu. Le psychiatre consultant aura avantage à rappeler aux intervenants en cause que la définition de ces étapes a un caractère surtout descriptif et qu'elle ne représente pas un cheminement psychologique obligatoire.

Manfred Pattison

Le psychiatre E.M. Pattison (1967) suggère que les attitudes cliniques tiennent compte des trois éléments suivants : le cycle de la vie, les phases de la maladie et les peurs spécifiques reliées à un pronostic fatal.

Cycle de la vie

Chez l'enfant malade, ce n'est pas tant la peur de la mort que la peur de la séparation d'avec les parents qui est prépondérante. Il est alors fondamental d'encourager la présence de ces derniers.

Chez l'adolescent, ce n'est pas non plus la peur de la mort qui prédomine, mais plutôt l'atteinte à l'identité en formation.

Quant au jeune adulte, il ressentira le besoin de démontrer les compétences physiques, psychologiques et intellectuelles qu'il a acquises récemment, et ce souvent jusqu'à un stade très avancé de la maladie. Ainsi, une attitude thérapeutique appropriée consiste à lui permettre de travailler aussi longtemps que possible.

Les patients de 35 à 45 ans seront plutôt préoccupés par le sort de leurs proches, et particulièrement par celui de leurs enfants.

Chez l'adulte vieillissant, Pattison rappelle que l'approche de la mort place l'individu devant l'histoire de sa vie, ses événements marquants et sa signification. L'écoute compréhensive s'avère souvent fort utile.

Phases de la maladie

Pattison (1967) distingue les trois phases de la maladie suivantes :
1. La phase aiguë, qui, avec la communication du diagnostic et du pronostic fatal, oblige à une intervention de crise et au renforcement des mécanismes de défense antérieurs.
2. La phase intermédiaire de la maladie, qui, vu les incertitudes entourant l'évolution de la maladie et des traitements, amènera le praticien à insister sur le côté certain du quotidien : « On ne sait pas encore ce qui va vous arriver, mais aujourd'hui, n'étiez-vous pas censé téléphoner à votre sœur en Californie pour lui expliquer votre état ? »
3. La phase terminale, qui ramène aux attitudes telles que le déni, la colère, le marchandage, la dépression et l'acceptation.

Peurs spécifiques reliées à un pronostic fatal

À ce sujet, Pattison (1967) rappelle que les peurs les plus fréquentes sont les suivantes :
– la peur de la douleur ;
– la peur de perdre le contrôle de soi ;
– la peur de la solitude ;
– la peur de perdre les êtres chers ;
– la peur du corps et de son image corporelle ;
– la peur de l'inconnu.

Le praticien aura avantage à recenser les peurs présentes chez le patient, à informer ce dernier à leur sujet, à le laisser les explorer, à l'encourager à les verbaliser et à le soutenir.

79.4.2 Aspects psychiatriques

Dépression

La littérature psychiatrique nord-américaine en relation avec le milieu médical ou chirurgical rapporte généralement une prévalence élevée de dépression chez les malades hospitalisés. Ainsi, dans une étude portant sur 1 000 patients, Shevitz, Silberfarb et Lipowski (1976) ont relevé jusqu'à 66 % de cas de dépression majeure.

Pourtant, dans une étude portant sur 98 consultations effectuées auprès de malades cancéreux (Stedeford et Bloch, 1979) et dans une revue de 71 consultations psychiatriques effectuées entre le 1er janvier 1980 et le 1er janvier 1981 au Service des soins palliatifs de l'Hôpital Royal Victoria, on rapporte dans les deux cas une prévalence de syndromes dépressifs beaucoup moindre, soit respectivement de 20 % et de 14 %.

Pour expliquer ces différences surprenantes, on prendra en considération les points suivants :
1. Il est important de distinguer une situation triste d'un syndrome dépressif. Ces malades sont en effet engagés dans un processus de deuil, normal dans les circonstances, vu l'énormité des pertes vécues, ce que certains consultants ont tendance à oublier.
2. On ne doit pas confondre le syndrome dépressif classique et le syndrome physiologique typique de la maladie cancéreuse en phase terminale. L'humeur triste, l'anorexie, l'insomnie et le ralentissement psychomoteur sont fréquents chez les malades en phase terminale, qui sont souvent très faibles physiquement et épuisés moralement.
3. Une troisième distinction doit être faite entre les effets du deuil et les effets de l'isolement. En plus d'être engagés dans une situation de deuils multiples, ces malades sont souvent abandonnés, la plupart du temps de manière prématurée, répétitive et croissante à mesure que leur condition clinique se détériore. C'est alors que le soutien et la présence empathique de l'équipe soignante en milieu palliatif paraissent fournir des éléments de prévention très intéressants. Chez 11 malades présentant un trouble de l'adaptation avec une humeur dépressive dans l'échantillon de l'Hôpital Royal Victoria, des antidépresseurs n'ont été prescrits qu'à cinq patients — trois de ces cas se présentant sous la forme d'équivalents somatiques dépressifs —, tandis que les six autres malades n'ont eu besoin que du soutien et des bons soins du personnel.

Anxiété

On trouve souvent de l'anxiété chez les malades utilisant de façon inefficace le déni ou le refoulement face à une réalité de plus en plus évidente que la conscience

Psychiatrie clinique : une approche bio-psycho-sociale

ne peut toutefois pas encore admettre. On la trouve aussi chez des malades victimes de la conspiration du silence, c'est-à-dire qui sont peu ou pas informés quant à la gravité de leur condition. La plupart du temps, les malades ne sont pas dupes de ce silence, comme en témoignait un patient : « Si j'ai bien compris mon spécialiste, docteur, je vais mourir en pleine santé. »

Troubles psychotiques

Même les patients ayant une maladie mentale bien documentée décompensent rarement dans ces circonstances. Le traitement pharmacologique usuel doit cependant être maintenu.

Troubles cérébraux dégénératifs

Les troubles cérébraux ont une fréquence relativement élevée chez les malades cancéreux en phase terminale (16 % selon Stedeford et Bloch [1979] et 42 % au Service des soins palliatifs de l'Hôpital Royal Victoria), vu la fréquence élevée de l'atteinte métastatique cérébrale et l'âge généralement avancé de cette population.

Enfin, une multitude de pathologies consécutives aux maladies chroniques ou à leurs traitements peut aussi toucher le système nerveux central à des degrés d'intensité variables. On trouve ainsi chez 50 % des patients sidéens un trouble neurocognitif léger avec de légères atteintes aux fonctions cognitives, plus précisément une réduction de la vitesse de pensée ainsi que des déficits de l'attention et de l'apprentissage.

Plus grave encore, la démence associée au VIH se présente sous la forme de difficultés marquées de l'attention, de la concentration et de l'acquisition rapide et flexible de nouvelles informations. On a aussi rapporté des difficultés prononcées du langage ainsi qu'un ralentissement psychomoteur susceptible d'être très grave et de s'accompagner d'incoordination et d'ataxie. Des changements d'humeur peuvent également être présents, soit de la tristesse, de l'irritabilité, de la labilité affective, de la violence, des attitudes incongrues, du retrait et de l'apathie. Occasionnellement, le delirium peut aussi apparaître. L'apparition du delirium anxiolytique-hypnotique annonce souvent une mort précoce.

Trouble de la personnalité

Le trouble de la personnalité est le diagnostic principal dans une proportion de 4 % selon Stedeford et Bloch (1979) et de 10 % selon Voyer (1981). Cette situation témoigne bien de la remarque de Pattison, pour qui l'on meurt comme on a vécu. Ainsi, les malades présentant des traits de personnalité surtout histrioniques seront facilement hyperémotifs et somatisants et ceux qui ont des traits obsessionnels-compulsifs tenteront de tout contrôler, et ce à leur détriment. Les malades présentant des traits paranoïdes seront méfiants, tandis que les patients ayant une personnalité limite (*borderline*) demanderont, sans grand succès, des quantités invraisemblables d'analgésiques ou de psychotropes et continueront d'utiliser le clivage avec le personnel et l'entourage tout en exigeant de leur part énormément d'attention.

La principale intervention du psychiatre consultant reste encore la compréhension du comportement et de ses interactions pathologiques afin de mieux les expliquer aux intervenants et aux proches, ce qui permettra de contenir l'agir et de diminuer la victimisation des uns et des autres.

79.5 IMPACT SUR LA FAMILLE

La famille nucléaire moderne ne maintient son équilibre qu'au prix de l'activité continuelle de ses membres tant à l'école qu'au travail, la surveillance et la protection des vieillards et des malades sont ainsi devenues de plus en plus difficiles à assurer. La maladie chronique nécessitera donc un nouvel équilibre en fonction des quatre paramètres suivants : le début de la maladie, le cours de la maladie, le pronostic et l'incapacité.

79.5.1 Début de la maladie

On peut diviser les maladies selon que leur apparition est soudaine, tels l'accident vasculaire cérébral ou l'infarctus du myocarde, ou que leur progression est graduelle, comme l'arthrite et la démence de type Alzheimer. L'évolution graduelle de certaines maladies chroniques permettra aux familles de s'ajuster avec le temps. Comme la maladie s'accompagne souvent de changements importants dans les rôles des

Psychiatrie clinique : une approche bio-psycho-sociale

différents membres de la famille, les maladies dont l'apparition est soudaine placeront immédiatement toute la famille dans un état de crise ; ainsi, des réajustements majeurs s'imposeront très rapidement.

79.5.2 Cours de la maladie

La maladie chronique peut être évolutive, stationnaire ou épisodique. Dans la maladie d'Alzheimer, l'aggravation continue des symptômes force la structure familiale à modifier le rôle de chacun de ses membres et à se réorganiser autour des soins de la personne malade. Une maladie stationnaire, comme l'hémiplégie résultant d'un accident vasculaire cérébral, entraînera une période de crise et d'ajustement, puis laissera à la famille un peu de répit, ce qui lui permettra de s'ajuster aux besoins fixes du malade. Une maladie chronique au cours épisodique avec des rechutes et des attaques d'une durée variable, comme l'asthme ou la colite ulcéreuse, entraînera un va-et-vient incessant qui deviendra avec le temps un facteur de stress de plus en plus grand vu l'incertitude et l'imprévisibilité qui caractérisent l'évolution de ce genre de pathologie.

79.5.3 Pronostic

Les maladies chroniques peuvent aussi être réparties sur un continuum allant de la maladie non fatale à la maladie fatale. Dans les maladies fatales, comme le cancer métastatique ou la cardiomyopathie grave, la menace de mort est telle qu'elle place immédiatement la famille en face d'un deuil annoncé et dans une atmosphère d'inquiétude touchant tous les aspects de la vie familiale. À l'opposé, les conditions chroniques qui n'ont pas d'effet sur l'espérance de vie, comme la cécité ou la migraine, amènent des ajustements à long terme et des changements de rôle et de structure plus stables, voire permanents.

79.5.4 Incapacité

Les limitations fonctionnelles consécutives à une maladie chronique varieront selon l'atteinte à la cognition, à la mobilité ou au niveau d'énergie ou selon les déformations physiques. Le type et la gravité des limitations fonctionnelles auront donc des répercussions importantes sur le stress vécu par la famille. Par exemple, une maladie comprenant des déficiences physiques et cognitives combinées, comme cela se produit à la suite de certains accidents vasculaires cérébraux, sera beaucoup plus exigeante qu'une simple limitation de la mobilité.

79.6 IMPACT SUR LES INTERVENANTS

79.6.1 Principales problématiques psychologiques

Tandis que la maladie physique aiguë est souvent envisagée par le médecin comme un défi lancé à ses connaissances, à ses habiletés et à son arsenal thérapeutique, l'inévitable détérioration accompagnant une évolution chronique lui fait éprouver beaucoup plus régulièrement de l'impuissance. Hippocrate a consacré une grande partie de son œuvre à la description de ces malades que les médecins devaient éviter de soigner. À l'époque, les échecs thérapeutiques répétés ternissaient la réputation du médecin, l'obligeant alors à se faire nomade. Ces frustrations, souvent amplifiées par celles des malades et de leur famille, peuvent devenir d'importantes menaces pour l'estime de soi et les fantasmes sous-jacents de toute-puissance. Sentant son narcissisme menacé, le médecin est dès lors souvent porté à abandonner ses malades ou, au contraire, à faire preuve d'un acharnement thérapeutique aussi nuisible aux malades qu'à lui-même.

Depuis le début des années 50, les progrès que la médecine scientifique a réalisés à une cadence jusque-là inimaginable se sont toutefois doublés d'un revers en ce qui a trait aux soins des grands malades et des mourants. Tout se passe comme si l'explosion des ressources technologiques avait peu à peu détourné l'intérêt, les préoccupations et les habiletés des médecins, jusque-là orientés prioritairement vers les soins des personnes qui ne pouvaient plus guérir, au profit des malades en phase aiguë. Cela a amené le docteur Balfour Mount (1997), spécialiste en soins palliatifs, à dire que l'on pourrait transformer le dicton du 15ᵉ siècle « Guérir parfois, traiter souvent, soigner toujours » en celui-ci : « Guérir parfois, diagnostiquer souvent, investiguer toujours. »

Le personnel du Service des soins palliatifs de l'Hôpital Royal Victoria a précisé les principaux

Psychiatrie clinique : une approche bio-psycho-sociale

facteurs de stress propres au travail auprès de malades cancéreux en phase terminale :

- le fait d'affronter la mort, presque quotidiennement dans ce milieu, qui est en général ressenti de façon plus aiguë chez les stagiaires et les nouveaux membres du service ;
- le fait d'affronter sa vie, pour ce qui est de sa qualité et de son sens, à mesure que l'intervenant se rend compte de sa propre mortalité, ce qui constitue une forme sauvage de psychothérapie qui le place devant sa quotidienneté ;
- les deuils multiples et réguliers, dont l'intensité s'aggrave quand plusieurs malades décèdent simultanément, quand le contact avec la personne décédée a été prolongé ou quand l'intervenant s'identifie au mourant ou identifie à lui une personne qui lui est chère, ainsi que les pertes et les difficultés majeures dans la vie personnelle des soignants, qui peuvent devenir plus difficiles à supporter ;
- les crises qui surviennent régulièrement étant donné la fragilité des malades et de leur famille tant sur le plan physique que sur le plan psychosocial.

Les interventions suivantes ont été signalées comme facteurs de prévention face à l'épuisement professionnel dans le même milieu :

- la disponibilité — et non la présence — d'un médecin à plein temps, ce qui favorise une prise de décisions plus étendue ainsi qu'une plus grande autonomie chez les autres intervenants ;
- des groupes de soutien se préoccupant spécifiquement des aspects problématiques les plus immédiats du travail ;
- l'établissement de liens d'amitié entre les membres de l'équipe, tant à l'intérieur qu'à l'extérieur du travail ;
- la formation continue des différents intervenants ;
- les activités de rayonnement, dans leur secteur de compétence, pour les intervenants intéressés et habilités à le faire.

79.6.2 Révélation du diagnostic et du pronostic

S'inspirant de son expérience en soins palliatifs, Mount (1997) suggère au médecin traitant de tenir compte des éléments suivants lors de la communication d'un diagnostic au pronostic sombre :

- la compréhension que manifeste le médecin face à l'individu malade en ce qui concerne sa personnalité, ses antécédents, sa famille, sa culture, ses idées et ses valeurs, ses capacités d'introspection, ses relations importantes, ses rapports à lui-même et aux autres, sa spiritualité ;
- la compréhension que le patient a de sa maladie, tant sa physiopathologie que ce qu'elle signifie pour lui ;
- la dimension unique, privée et solitaire de la souffrance que génère toute menace pour la vie et l'intégrité d'une personne ;
- la disponibilité du praticien, qui favorise l'anticipation et l'intégration de la réalité par le malade en diminuant les effets négatifs de l'incertitude au moyen de la communication de l'information, de l'expression des peurs et de l'accompagnement du patient dans l'inconnu ;
- l'assistance dans la recherche d'un sens en tenant compte des centres d'intérêt de cette personne, de ses expériences passées et de ses croyances ;
- la facilitation du processus de guérison, au sens large, en aidant le malade à reconnaître ses besoins personnels et à s'accepter, de même qu'à transcender le souci exclusif de soi-même, qui inhibe la relation à l'autre, et ce par le recours au dialogue. Mount (1997, p. 18 ; traduction libre) ajoute : « Dans la maladie, la transcendance et le dialogue s'expriment souvent dans l'acceptation d'une dépendance aux autres de plus en plus grande. »

Mount propose même l'abandon de la position d'autorité dans la relation patient-médecin en faveur d'une intervention reconnaissant plutôt les réalités de l'unicité, de l'altérité et de la vulnérabilité qui caractérisent la condition de tout être humain.

Mount insiste aussi sur l'importance de la famille dans la communication du diagnostic et du pronostic, précisant que les entretiens familiaux demeurent un instrument de travail particulièrement efficace qui est trop souvent négligé. Le praticien peut, à l'occasion de ces entretiens, évaluer le système familial et sa dynamique et ainsi faciliter le consensus quant à la compréhension du diagnostic, du pronostic et des objectifs du traitement. Les entretiens familiaux peuvent également permettre l'expression des émotions difficiles de même que l'établissement de la relation de confiance qui est absolument essentielle aux futures communications. Certaines réconciliations peuvent y être favorisées, tout comme une meilleure maîtrise de la situation par le biais de la participation aux décisions.

Enfin, Mount rappelle que l'intégration d'une dure réalité pronostique et diagnostique constitue plus un processus qu'un événement en soi. Le temps doit aussi faire son œuvre, entre autres au moyen du déni adaptatif, qu'il définit comme suit : « Une stratégie qui préserve l'espoir en permettant au malade d'insister sur les aspects positifs de sa situation et de filtrer les éléments encore intolérables » (Mount, 1997, p. 27 ; traduction libre).

79.7 ÉTHIQUE[1] ET LOI

Si l'on adopte le point de vue selon lequel l'éthique précède la loi quant aux valeurs prépondérantes déterminant les choix professionnels, on peut résumer ainsi les principaux dilemmes de l'heure chez les personnes atteintes d'une maladie incurable.

79.7.1 Droit au refus de traitement

Essentiellement par la voie des tribunaux nord-américains, le respect de l'autonomie du malade a peu à peu supplanté le vieux principe de bienfaisance (ou du meilleur intérêt du malade), qui était jugé trop paternaliste. Et, depuis les années 60, le droit de refuser les traitements prescrits s'impose de plus en plus au nom du respect de l'intégrité physique et psychologique des individus. L'aptitude des patients à décider de leur traitement l'emporte donc sur leurs besoins cliniques et même sur leur statut légal, ainsi qu'on le voit dans le domaine de la psychiatrie dans les cas d'ordonnance de garde en établissement (cure fermée), où l'hospitalisation forcée n'autorise pas le traitement contre la volonté du malade.

Les causes de Mary Quinlan aux États-Unis (on a acquiescé à la demande des parents pour leur fille comateuse) et de Nancy B. au Québec (le tribunal a donné son accord à une demande similaire de la malade elle-même) ont entraîné des jugements cruciaux quant à la cessation de traitement pour les personnes atteintes de maladies fatales mais maintenues en vie, contre leur gré, par des moyens artificiels.

79.7.2 Droit au suicide assisté

Presque autant que l'avortement, la mort assistée des agonisants et des malades incurables (l'euthanasie active) est devenue l'objet de débats moraux, religieux, politiques et publics de plus en plus passionnés dans la plupart des sociétés occidentales. Ainsi, les médias américains ont accordé beaucoup d'attention aux nombreux procès intentés au docteur Jack Kevorkian qui a aidé plusieurs personnes atteintes d'une maladie incurable à se suicider. Au Canada, Sue Rodriguez, une femme atteinte d'une sclérose latérale amyotrophique avancée, s'est vu refuser par la Cour suprême le droit au suicide assisté, pendant qu'aux Pays-Bas et en Australie de telles pratiques sont maintenant encadrées par des lois.

Ainsi que Mishara (1997) résume ces débats, les tenants de l'euthanasie veulent qu'on lui accorde un statut de droit constitutionnel en la considérant comme une expression ultime des libertés fondamentales. Ses opposants se divisent en deux camps non mutuellement exclusifs : ceux qui croient que la vie est sacrée indépendamment des circonstances et ceux pour qui assister la mort ne peut qu'ouvrir la porte à des abus et à des dérapages inadmissibles.

Les défenseurs de l'euthanasie invoquent généralement le droit à une « bonne mort », choisie librement, comme expression du droit de garder sa dignité dans le mourir autant que dans le vivre. Le droit au contrôle des aspects importants de la vie quotidienne et celui du maintien d'un sentiment de sécurité et d'un confort physique et psychologique, la préservation de l'identité et de l'intimité de même que le contrôle de la douleur constituent les principaux points de leur argumentation. Le concept de justice distributive ou de partage des richesses pour le bien du plus grand nombre a aussi été un argument invoqué contre le soutien, à des coûts très élevés, d'individus ayant une pathologie lourde et incurable au détriment du traitement de malades pour qui le pronostic est meilleur. Enfin, certains arguent que la légalisation de l'euthanasie permettrait la standardisation et le contrôle de sa pratique, de façon à prévenir l'amateurisme et les abus qui peuvent résulter des pratiques illicites actuelles.

---
1. Voir aussi le chapitre 67.

Psychiatrie clinique : une approche bio-psycho-sociale

Chez les opposants à l'euthanasie, en plus d'apporter l'argument moral et religieux du caractère sacré et inviolable de la vie, on plaide la possibilité du mauvais diagnostic ou de l'arrivée inopinée de nouveaux traitements révolutionnaires. Plus souvent, on avance l'argument de la pente glissante, selon lequel le fait d'accepter l'assistance à la mort de certains individus se trouvant dans une situation intolérable, même avec les meilleurs règles et contrôles, ne peut mener qu'à des abus. On redoute particulièrement que, au nom de leur meilleur intérêt, des personnes désavantagées soient poussées vers la mort sans un véritable consentement éclairé de leur part. Il y a aussi l'argument selon lequel le suicide n'étant pas illégal dans plusieurs pays dont le Canada, il vaudrait mieux encourager au suicide les personnes qui demandent d'être euthanasiées plutôt que d'engager des tiers dans une pratique légalisée d'euthanasie. Certains, pour des raisons religieuses, invoquent la valeur salvatrice de la souffrance et d'autres disent craindre l'effet d'entraînement chez des personnes influençables lorsqu'elles font face à des situations douloureuses et difficiles mais transitoires. D'autres encore maintiennent qu'il ne peut y avoir de consentement rationnel et volontaire à un tel geste quand on est sous l'influence de la douleur et de la souffrance. On craint également que certaines personnes choisissent de mourir plutôt que de bénéficier de traitements physiques et psychosociaux dont elles ignorent l'existence.

Plusieurs médecins disent aussi craindre que leur association avec l'euthanasie diminue la confiance qu'entretiennent les malades à leur endroit, surtout les plus âgés et les plus débilités.

Enfin, s'appuyant sur le fait qu'il y a beaucoup plus de tentatives de suicide que de suicides réussis, certains opposants allèguent que les personnes suicidaires, si pénible que soit leur situation, changent souvent d'idée avant, pendant ou après leur tentative. Là-dessus, notre propre expérience avec les cancéreux et les sidéens révèle, comme le rapporte la littérature, que la plupart de ces personnes s'accrochent à la vie jusqu'à sa fin en dépit de velléités suicidaires au début. Si bien que certains soutiennent maintenant que la ritualisation d'un « théâtre euthanasique » pourrait imposer sa mise en scène à des personnes qui, autrement, seraient ambivalentes jusqu'à la fin.

En attendant qu'on en arrive à des conclusions plus consensuelles dans ce grand débat public, il apparaît comme important que praticiens et chercheurs continuent à se concentrer sur un meilleur contrôle de la douleur et de la souffrance tant physiques que psychosociales ainsi que sur l'établissement de standards cliniques. Avec l'accord éclairé des malades et de leurs proches, on pourra peut-être avoir un débat plus posé et éviter certaines ornières religieuses et légalistes.

79.7.3 Droit au traitement

Paradoxalement, le droit au traitement est beaucoup moins bien établi que les droits précédents, sauf dans les pays où la médecine est dite étatique ou socialisée comme la France, le Canada et le Québec où il a acquis, par voie de législation sociale, la valeur d'un droit fondamental autant que le droit de parole ou le droit à l'éducation. Toutefois, aux États-Unis, le droit au traitement n'est l'objet d'aucune loi ou jurisprudence majeure, même si le droit au refus de traitement y est de plus en plus renforcé et précisé par les tribunaux.

Dans les pays dotés d'un régime d'assurance-maladie universelle, les équipes traitantes ont de plus en plus à porter des jugements cliniques et éthiques sur le type et l'intensité des traitements que recevront certains malades, vu la rareté et le coût de ces traitements. Ainsi, dans les domaines des greffes cardiaque, hépatique ou rénale, les équipes en cause ont souvent à choisir entre les différents receveurs compatibles. De plus, dans le cas de l'hémodialyse, on procède régulièrement à l'évaluation bio-psycho-sociale des candidats, vu les ressources humaines et financières que cela implique.

79.7.4 Droit à la vie

Si les pratiques des Grecs de l'Antiquité permettant de laisser mourir les nouveau-nés visiblement handicapés ou anormaux soulèvent encore l'horreur, il faut reconnaître que, même aujourd'hui, nos pratiques médicales sont beaucoup moins interventionnistes à l'endroit des bébés qui naissent avec des déficits chromosomiques ou cérébraux évidents.

De plus, on accepte maintenant dans la pratique de dépister, aux fins d'avortement, les fœtus anormaux chez les femmes enceintes à risque. Plusieurs personnes handicapées d'âge adulte relativement bien adaptées à leur condition en sont venues à se questionner sur leur propre valeur dans des sociétés où l'on élimine des fœtus dont les conditions sont analogues à celles qui furent les leurs. Le dépistage génétique tout comme, bientôt, les techniques de clonage ne pourront qu'étendre ce questionnement à des segments de la population de plus en plus larges et sans déficiences évidentes en vue de prévenir des souffrances et des coûts potentiels. L'amélioration des gènes et, par conséquent, les vieux démons de l'eugénisme obligeront à faire preuve d'une plus grande vigilance encore.

*
* *

Même si elle est difficile à quantifier, tant pour ce qui est de l'importance de la population touchée qu'en ce qui a trait aux souffrances qu'elle inflige aux malades et à leurs proches, l'incurabilité demeure un défi médical des plus exigeants à relever parce qu'elle est inévitable et qu'elle renvoie quotidiennement le médecin à son impuissance, en dépit des gains technologiques extraordinaires qu'a obtenus la médecine scientifique.

Pour les intervenants, les soins à prodiguer aux malades incurables resteront toujours le test par excellence de leur humanisme, bien plus que les compétences cliniques et scientifiques.

William Osler (1939, p. 91 ; traduction libre) a déjà dit : « Ce qui compte, ce n'est pas tant la sorte de maladie qu'a une personne que la sorte de personne qui a cette maladie. » Quant aux soins des malades incurables, on pourrait ajouter : « ... et la sorte de personnes qui la soignent ».

Bibliographie

DEUTSCH, F.
1936 « Euthanasia : A clinical study », *Psychoanal. Q.*, vol. 5, p. 347-368.

EISSLER, K.R.
1955 *The Psychiatrist and the Dying Patient*, New York, International Universities Press, 1969.

FREUD, S.
1915 « Thoughts for the times on war and death », *Standard Edition*, vol. 14, Londres, Hogarth Press, p. 273-302.

KATON, W., et coll.
1990 « Distressed high utilizers of medical care DSM III R diagnoses and treatment needs », *Gen. Hosp. Psychiatry*, vol. 12, p. 355-362.

KÜBLER-ROSS, E.
1969 *On Death and Dying*, New York, Macmillan.

MISHARA, B.L.
1997 *The Right to Die and the Right to Live : Perspectives on Euthanasia and Assisted Suicide in Canada*, Toronto, University of Toronto Press.

MOUNT, B.M.
1997 « Communication with patient and family », *Oxford Case-Based Manual in Palliative Care*, New York, Oxford University Press.

MOUNT, B.M., et VOYER, J.
1980 « Staff stress in palliative/hospice care », dans I. Ajemian et B.M. Mount (sous la dir. de), *The R.V.H. Manual on Palliative/Hospice Care*, New York, Arno.

OSLER, W.
1939 *Æquanimitas*, Londres, H.K. Lewis.

PATTISON, E.M.
1967 « The experience of dying », *Am. J. Psychother.*, vol. 21, p. 32-43.

RIFKIN, A.
1992 « Depression in physically-ill patients post-graduated », *Medicine*, vol. 92, n° 3, p. 147-154.

SHEVITZ, S.A., SILBERFARB, P.M., et LIPOWSKI, Z.J.
1976 « Psychiatric consultations in a general hospital : A report on 1 000 referrals », *Diseases of the Nervous System*, vol. 37, n° 5, p. 295-300.

STATISTIQUE CANADA
1996 « Profil statistique des communautés canadiennes », <http://www.statcan.ca>.

STEDEFORD, A., et BLOCH, S.
1979 « The psychiatrist and the terminal care unit », *Br. J. Psychiatry*, vol. 135, p. 1-6.

VOYER, J.
1981 « Considérations phénoménologiques chez les malades en phase terminale : une étude de 71 cas », VIe Congrès international de psychosomatique, Montréal.

WELLS, K.B., GOLDING, J.M., et BURNAM, M.A.
1988 « Psychiatric disorder in a sample of the general population with and without chronic medical conditions », *Am. J. Psychiatry*, vol. 145, p. 976-981.

YALOM, I.D., et GREAVES, C.
1977 « Group therapy with the terminally ill », *Am. J. Psychiatry*, vol. 134, p. 396-400.

Lectures complémentaires

M'UZAN, M. de
1977   *De l'art à la mort,* Paris, Gallimard.

DOYLE, D., HANKS, G.W.C., et MACDONALD, N.
1996   *Oxford Textbook of Palliative Medicine,* 2ᵉ éd., New York, Oxford University Press.

LEWIS, J.L.
1982   « Dying with friends : Implications for the psychotherapist », *Am. J. Psychiatry,* vol. 139, n° 3, p. 261-266.

CHAPITRE 80

Maladie psychiatrique chronique

Jean-Luc Dubreucq, M.D.
Psychiatre, chef du Service de psychiatrie générale du Centre hospitalier de l'Université de Montréal
(Hôpital Notre-Dame)
Professeur adjoint de clinique au Département de psychiatrie de l'Université de Montréal

Jean Hébert, M.D.
Psychiatre à l'Institut Philippe Pinel de Montréal
Professeur adjoint de clinique au Département de psychiatrie de l'Université de Montréal

Richard Cloutier, M.D.
Résident en psychiatrie dans le cadre du programme d'études spécialisées en psychiatrie
de l'Université de Montréal

PLAN

80.1 Historique

80.2 Définition

80.3 Épidémiologie

80.4 Étiologie

80.5 Enjeux actuels
    80.5.1 Exclusion
    80.5.2 Éclatement de la prise en charge
    80.5.3 Défis cliniques
        • *Comorbidité* • *Observance du traitement* • *Filiation* • *Subjectivité*

80.6 Approche clinique
    80.6.1 Approche évaluative
        • *Nouveau regard* • *Objectifs de l'évaluation* • *Séquence pathologique*
    80.6.2 Approche multidisciplinaire
    80.6.3 Approche individualisée
    80.6.4 Approche relationnelle

Bibliographie

Malgré d'indéniables succès thérapeutiques, la psychiatrie est placée devant le problème de la limite de son efficacité, particulièrement lorsqu'elle a affaire à un processus pathologique chronique résistant à divers moyens curatifs. Toute discipline médicale ou chirurgicale est bien sûr logée à la même enseigne, car le désir de guérir est solidement ancré chez les médecins.

En psychiatrie, l'enjeu est peut-être plus important qu'ailleurs. L'échec du projet thérapeutique renvoie non seulement à un passé asilaire, marqué au coin du désespoir et de l'impuissance, dont on voudrait se distancer, mais également à la part d'utopie dont s'assortissent inévitablement les grandes espérances (pharmacologiques, communautaires, psychanalytiques, etc.) qui accompagnent, entre autres, la désinstitutionnalisation depuis plusieurs décennies et qui fondent en partie l'identité psychiatrique contemporaine.

Ainsi, l'échec atteint au moins deux fois les psychiatres, individuellement en contrariant leur désir de guérir et collectivement en décevant leur idéal professionnel. C'est dire à quel point la limitation des moyens thérapeutiques face à la maladie mentale chronique est douloureuse et peut amener à fuir d'une façon ou d'une autre les patients qui en souffrent.

Or la chronicité touche gravement au moins le tiers des patients suivis en psychiatrie et absorbe près de 80 % des ressources disponibles (Hasselback et coll., 1990). Il ne s'agit pas d'un problème négligeable, mais bel et bien d'un défi scientifique, social et humain. Tout au long de ce chapitre, trois questions seront présentes de façon implicite : qui sont ces patients ? Comment vivent-ils ? Que fait-on pour eux ?

80.1 HISTORIQUE

Indissociable de l'histoire de la folie et de la psychiatrie, le passé de ce groupe de patients est complexe. S'il est impossible d'en brosser un portrait exact, il n'est pas irréaliste de rappeler l'existence de deux lignes de force qui sous-tendent ici la trame historique.

D'une part, le « fou » est plus souvent maudit que respecté, l'attitude de la société à son égard oscillant, tel un balancier, entre différentes formes d'ostracisme et un certain humanisme. D'autre part, lorsque la médecine a une vision mécanique de la maladie mentale, c'est-à-dire lorsqu'elle considère les symptômes psychiques seulement comme des signes de « lésions » cérébrales, elle devient, selon l'expression d'Henri Ey, une « médecine sans personne » et elle collabore plus volontiers aux solutions d'exclusion des patients atteints. À l'inverse, quand elle reste fidèle à son inspiration humaniste, elle défend ces mêmes patients. Faute de pouvoir faire ici la démonstration de ces deux affirmations, quelques exemples permettront d'entrevoir en filigrane leur pertinence.

La malédiction ne s'abat pas seulement à la fin du Moyen Âge et durant toute la Renaissance avec l'Inquisition, ses possédés à exorciser et ses sorciers ou ses hérétiques à purifier par le feu... Elle frappe régulièrement et à toutes les époques, même si elle change de visage.

À l'âge classique, l'édit de 1656 institue en France le renfermement, c'est-à-dire la ségrégation carcérale dans des hôpitaux (Foucault, 1972). La folie est devenue un désordre que la morale réprouve désormais et que le dressage par la crainte, « thérapie » appliquée aussi dans les ménageries et les prisons, doit corriger (Ellenberger, 1964). À partir du 19e siècle et jusqu'au milieu du 20e, d'abord pour des raisons humanitaires, puis rapidement dans un souci de protection sociale, les aliénés sont massivement internés dans des asiles situés à proximité (mais pas trop !) des grands centres urbains. La promiscuité est grande et les conditions de vie sont difficiles. C'est également l'époque où la psychiatrie, forte de la mise en évidence d'une méningo-encéphalite syphilitique associée à la paralysie générale, cherche à définir des entités anatomo-cliniques, suivant en cela le modèle purement médical qui exclut la vie psychique. Enfin, peu avant la Seconde Guerre mondiale, la malédiction atteint de nouveau le niveau insoutenable de la barbarie lorsque le gouvernement nazi, aveuglé par son idéologie de pureté et de supériorité de la race, adopte une politique de santé publique qui transforme, avec la complicité du corps médical, certains asiles en camps d'extermination des malades mentaux « dégénérés », incurables et improductifs (Lifton, 1986).

La bienveillance se manifeste aussi de façon variée à travers les âges. Fondant leurs œuvres sur la foi, l'espérance et la charité, les communautés religieuses apportent aux malades atteints de folie secours et hospitalité, comme, à partir du 16e siècle, l'ordre des frères hospitaliers de Saint-Jean-de-Dieu. Toujours

Psychiatrie clinique : une approche bio-psycho-sociale

en pleine Inquisition, Jean Wier (1515-1588), médecin du duc de Clèves, conteste avec succès la thèse de la sorcellerie et prouve que les personnes qu'on accuse de ce « crime » sont des malades. Puis, dès la fin du 18e siècle, inspirés par les Lumières, les premiers aliénistes entreprennent la réforme des soins psychiatriques. Philippe Pinel, en libérant les fous de leurs chaînes, devient le symbole de ce vaste mouvement philanthropique qui se déploie également en Italie, en Allemagne et en Angleterre. Au cours du 19e siècle, l'aliéniste britannique John Conolly énonce les principes de sa méthode de l'*open door* et du *no restraint* qui se fonde sur une formation adéquate du personnel soignant et qui abolit l'enfermement et la contrainte, tristes substituts des soins exigés par leur état et synonymes d'abandon des malades (Pélicier, 1976). En Amérique, après la Seconde Guerre mondiale, s'amorce à partir des États-Unis un vaste mouvement de désinstitutionnalisation sous l'impulsion d'un projet à la fois humanitaire et de défense des droits civiques qui favorise le développement de la psychiatrie communautaire, c'est-à-dire d'une psychiatrie dont l'ambition est d'être le plus près possible de la société pour rompre avec toute approche ségrégationniste. L'apport de la psychanalyse et de la psychopharmacologie est prépondérant dans ce renouveau de la pratique psychiatrique.

Et aujourd'hui, de quel côté se trouve le balancier ? Au-delà du discours bio-psycho-social, à quelle conception effective de la maladie mentale chronique la pratique professionnelle auprès de ces patients renvoie-t-elle ? L'histoire, qui nous lègue ces questions, nous invite à faire preuve de vigilance dans le choix des réponses...

80.2 DÉFINITION

Même si la maladie psychiatrique chronique est une réalité quotidienne, aucune définition ne fait actuellement l'unanimité. Depuis la désinstitutionnalisation, il n'est plus possible de se contenter d'une définition circonstancielle se limitant à désigner la population « résiduelle » de patients résidant longtemps à l'hôpital psychiatrique. Une définition fonctionnelle s'avère nécessaire. À ce titre, celle que proposent Goldman, Gattozzi et Taube (1981) est l'une des plus intéressantes. Selon cette définition, les personnes atteintes d'une maladie psychiatrique chronique présentent des troubles mentaux (démence, schizophrénie, dépression, trouble bipolaire, trouble délirant ou tout autre trouble pouvant devenir chronique) qui, pendant longtemps, compromettent le développement de capacités fonctionnelles ou détériorent les capacités déjà acquises dans *trois aspects ou plus* de leur vie quotidienne ou sociale, tels :

– l'hygiène et les soins personnels ;
– l'autonomie (faire son marché, se faire à manger, boucler son budget, etc.) ;
– les relations interpersonnelles ;
– les différentes transactions sociales (ouvrir un compte bancaire, se trouver un logement, etc.) ;
– les loisirs ;
– l'apprentissage ;
– le travail.

De plus, ces troubles mentaux réduisent fortement les possibilités d'acquérir ou de maintenir une autosuffisance financière par ailleurs très valorisée dans la société.

Cette définition permet de prendre en considération trois facteurs (Bachrach, 1988), appelés les *3 D* : le *diagnostic* psychiatrique, les *déficits* et la *durée*.

Les diagnostics dont la littérature fait le plus souvent état sont les troubles schizophréniques et les troubles de l'humeur. Plus récemment, le trouble obsessionnel-compulsif grave s'est ajouté. La question de savoir si des diagnostics devraient être exclus du concept de maladie psychiatrique chronique demeure ouverte. La Checklist for Chronic Mental Illness Determination, élaborée par l'Arizona Department of Health Services (1979), est plus restrictive que la définition de Goldman, Gattozzi et Taube (1981) et exclut le retard mental et la démence. Faulkner et coll. (1989) préfèrent, pour des raisons médico-légales et thérapeutiques, écarter également l'abus d'une substance ou la dépendance à une substance ainsi que les troubles sévères de la personnalité. On sait cependant que ces derniers constituent une part non négligeable des pathologies chroniques rencontrées en pratique clinique.

Il n'en demeure pas moins vrai qu'au-delà des considérations diagnostiques, c'est l'existence de déficits, à rattacher à la notion d'invalidité, qui reste le critère déterminant de la maladie psychiatrique chronique. Le trouble psychiatrique est une condition nécessaire mais non suffisante : il doit être générateur

Psychiatrie clinique : une approche bio-psycho-sociale

d'inaptitudes dans différentes sphères de la vie quotidienne, dans le domaine du travail ou dans des situations d'apprentissage. De façon corrélative, les symptômes cliniques de déficits revêtent ici un caractère dimensionnel et laissent aux manifestations productives de la maladie de base un rôle accessoire. Cela implique, d'une part, une tendance à l'indifférenciation nosographique, laquelle est bien illustrée par le titre du chapitre, et, d'autre part, une connotation négative que certains tentent de masquer en vain en parlant de maladie sévère et persistante ou, plus récemment, de maladie grave et persistante, ce qui, bien sûr, n'enlève rien à la position centrale de l'invalidité reliée au concept quelle que soit la terminologie retenue. L'invalidité, source de stigmatisation, demeure liée non pas au vocabulaire employé, mais à l'absence de moyens curatifs efficaces pour enrayer le processus pathologique. Le déni des conséquences de la maladie mentale constitue, par ailleurs, un problème majeur de santé publique et entrave la mise en œuvre de moyens efficaces pour la traiter.

Enfin, la durée renvoie au caractère prolongé de l'incapacité. Celle-ci se développe à partir d'un fonctionnement initial adéquat, puis elle s'installe pour longtemps. Vasquez (1989) a souligné le caractère répétitif des comportements inadaptés, leur résistance au changement et leur indépendance par rapport aux circonstances (ils surviennent quelle que soit la situation, p. ex. que le patient ait connu ou non une bonne journée). Ces particularités ont longtemps nourri chez les thérapeutes, les malades ou les familles un pessimisme et une passivité qui ne devraient plus avoir cours.

En résumé, les patients atteints d'une maladie psychiatrique chronique sont des personnes qui présentent des déficits fonctionnels durables causés ou accentués par un trouble mental grave.

80.3 ÉPIDÉMIOLOGIE

En raison même de l'absence d'une définition consensuelle, il est impossible d'avoir une estimation fiable du nombre de patients touchés par une maladie psychiatrique chronique ainsi que des données comparatives. La définition reposant sur l'interaction de trois facteurs (les 3 D) est difficile à transposer en des termes quantifiables, même si elle exprime au mieux la réalité clinique.

Aux États-Unis, beaucoup d'États se contentent d'une définition administrative de la chronicité qui est facilement opérationnelle, car elle se fonde sur la durée et sur le nombre d'hospitalisations antérieures (Bachrach, 1988). On peut douter de la pertinence de ce mode de calcul pour traduire l'ampleur du phénomène de la chronicité à une époque où beaucoup de patients aux prises avec ce problème reçoivent leurs soins sur un mode ambulatoire et où, par ailleurs, un nombre sans cesse croissant de personnes gravement malades ne demandent aucun soin en psychiatrie.

Une autre difficulté provient des chercheurs eux-mêmes qui omettent souvent de préciser la définition de la maladie mentale chronique retenue pour leurs travaux (Bachrach, 1988) et qui font de la population de patients souffrant de troubles chroniques un groupe homogène, souvent associé de façon implicite à la schizophrénie, ce qui entraîne un manque d'informations spécifiques pour chacune des pathologies en cause.

Selon le National Institute of Mental Health (1992), il y aurait aux États-Unis approximativement de quatre à cinq millions de malades mentaux touchés par la chronicité, ce qui représente à peu près le tiers des patients recevant des soins en psychiatrie. Les critères retenus étaient soit une hospitalisation continue d'au moins 6 mois durant les 5 dernières années, soit deux hospitalisations ou plus durant les 12 derniers mois.

D'après quelques auteurs (Gottheil et coll., 1991 ; O'Driscoll, Marshall et Reed, 1990), les diagnostics se répartiraient comme suit :
- principalement des schizophrénies (de 40 % à 50 % des cas) ;
- des « syndromes cérébraux organiques » (de 20 % à 25 % des cas) ;
- des troubles schizo-affectifs (18 % des cas) ;
- des troubles de l'humeur (de 8 % à 15% des cas).

Curieusement, les troubles de la personnalité sont absents. En fait, ces chiffres témoignent d'une vision réductrice de la chronicité, qui se rapporte ici à la population institutionnalisée, ce qui est peut-être une façon de dire qu'on ne peut chiffrer ce qu'on ne voit plus…

Les données actuelles sur le pronostic des principales maladies mentales ne permettent pas davantage d'avoir une juste mesure de l'évolution chronique impliquant des incapacités, car le paradigme médical est centré sur la maladie, ce qui explique l'écart entre un pronostic optimiste et la persistance de difficultés éprouvées par le patient. Par exemple, même si, grâce aux traitements modernes, 85 % des patients schizophrènes voient leur état s'améliorer, il n'empêche que la plupart d'entre eux demeurent en dehors du marché du travail régulier (Jacobs et coll., 1992). En fait, les études tenant compte des incapacités des patients restent trop rares. Celles qui existent permettent seulement d'entrevoir le fait que la disparition des symptômes d'un trouble psychiatrique chez une personne ne témoigne pas nécessairement de l'absence de déficits. Ainsi, on a récemment mis en évidence des difficultés interpersonnelles et professionnelles importantes chez des patients atteints d'un trouble bipolaire qui n'avaient pourtant pas rechuté durant une période de cinq ans et qui suivaient régulièrement leur traitement (Gitlin et coll., 1995).

Certes, ce genre de considérations n'est pas exempt d'écueils. D'une part, toute incapacité n'est pas inévitablement associée à la notion de chronicité (on se rappellera que Goldman, Gattozzi et Taube [1981] posent comme condition la présence de déficits touchant au moins trois aspects de la vie quotidienne ou sociale); d'autre part, toute difficulté n'est pas forcément associée à un déficit. Si l'on veut éviter d'adopter une définition de l'incapacité basée sur des normes sociales arbitraires, on doit faire précéder les travaux d'une réflexion approfondie sur les limites entre le normal et le pathologique. Il reste qu'aujourd'hui la chronicité, que l'on tend de plus en plus à relier aux incapacités attribuables à un trouble mental, est mal appréhendée et donc sous-estimée.

80.4 ÉTIOLOGIE

Se poser la question de l'étiologie de la chronicité comme s'il s'agissait d'une entité clinique autonome, en quelque sorte d'une nouvelle maladie, est à première vue curieux, puisque l'incapacité invalidante qui caractérise la chronicité est le prolongement d'états pathologiques pour lesquels les hypothèses étiopathogéniques ont déjà été examinées dans ce manuel. Cependant, la conception contemporaine de la chronicité ne permet pas de réduire ce phénomène aux seules conditions pathologiques initiales. Outre la composante bio-psycho-sociale propre à chaque trouble mental en cause, certains facteurs non spécifiques entrent en jeu pour moduler, dans un sens positif ou négatif, les conséquences de la maladie.

Si l'on s'inspire du concept élaboré par l'Organisation Mondiale de la Santé (World Health Organization, 2000) pour sa révision de l'*International Classification of Functioning and Disability,* la chronicité peut être envisagée comme le résultat d'interactions entre le potentiel évolutif propre à chaque pathologie et un contexte particulier où interviennent à la fois des facteurs personnels (âge, sexe, comorbidité, histoire personnelle, style cognitif d'évaluation, p. ex. appréciation du stress ou du soutien social, stratégie d'adaptation ou *coping,* traits de caractère ou type de personnalité, soutien social, éducation ou profession, etc.) et des facteurs environnementaux, sociaux et physiques (p. ex., préjugés sociaux, organisation des soins et politique de santé, protection sociale, cadre juridique, caractéristiques architecturales de l'hébergement ou climat) [voir la figure 80.1].

De cette façon de voir la chronicité découle un modèle multifactoriel, bidirectionnel et transactionnel, c'est-à-dire qu'il tient compte non seulement de ce qu'est le patient et de ce qu'il subit, mais également de ce qu'il fait (style cognitif d'évaluation et stratégie d'adaptation). Dans cette perspective, l'intervenant est forcément un participant; il ne peut se considérer comme un simple observateur. La façon dont il conçoit la chronicité exerce une influence déterminante sur la relation et sur le processus en cours.

Les trois exemples suivants, parmi d'autres, démontrent la valeur du modèle proposé.

1. Le contexte personnel des patients. Récemment, une équipe montréalaise (Lecomte et coll., 1999),

FIGURE 80.1 Modèle étiologique de la chronicité

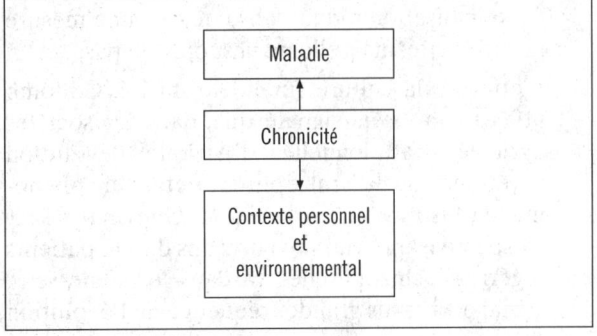

Psychiatrie clinique : une approche bio-psycho-sociale

qui s'est intéressée au sentiment de compétence (*empowerment*) de patients atteints de schizophrénie chronique, a montré que, lorsqu'on permettait à ces patients de croire en leurs propres capacités, les stratégies d'adaptation auxquelles ils recouraient s'amélioraient et leurs symptômes psychotiques s'atténuaient.

2. L'environnement social, et plus particulièrement le système de soins. De nombreux travaux, tels ceux de Goffman (1961), ont dénoncé l'hôpital psychiatrique comme étant un univers totalitaire à l'origine même de la chronicité et ont servi d'appui théorique au mouvement de désinstitutionnalisation. Cette dernière, malgré toutes les critiques dont elle est l'objet, s'accompagne de succès lorsqu'elle est soigneusement réalisée. Okin et coll. (1995) ont noté une amélioration substantielle du fonctionnement cognitif et social des patients renvoyés dans la communauté. Une équipe britannique (Trieman, Leff et Glover, 1999) a étudié les effets de la sortie de l'hôpital psychiatrique auprès de 670 patients, pour la plupart des schizophrènes, âgés en moyenne de 54 ans et comptant environ 28 années d'hospitalisation. Les résultats sont les suivants :

   - 70 % des patients n'ont pas rechuté ;
   - moins de 1 % des patients étaient sans abri après un recul de 5 années ;
   - ils accomplissent les activités de la vie quotidienne de façon plus satisfaisante ;
   - leur vie sociale s'est enrichie.

   En revanche, les auteurs ont relevé un taux de réadmission de 30 %. Ils recommandent qu'on garde 9 ou 10 lits par groupe de 100 patients désinstitutionnalisés, ce qui n'a malheureusement pas été planifié et cause une forte pression sur un système hospitalier déjà en crise…

   Contrairement aux attentes initiales, la désinstitutionnalisation réduit dans une certaine mesure la chronicité, mais elle ne la supprime pas.

3. L'effet de la culture sur la chronicité. Collomb (1968) avait déjà signalé que, dans les sociétés agricoles traditionnelles d'Afrique, l'évolution chronique de la schizophrénie était un phénomène plus rare qu'en Occident. Une analyse rétrospective après un suivi de 7 ans de 142 patients nigériens schizophrènes va dans le même sens, signalant la plus grande fréquence de l'évolution selon un mode épisodique (Ohaeri, 1993). Les ethnologues attribuent ce meilleur pronostic au fait que l'expérience subjective du psychotique s'articule mieux avec son groupe social, qui reconnaît un sens et une valeur à ce qu'il vit. Cependant, avec l'urbanisation galopante et l'arrivée des valeurs normalisatrices occidentales, il est probable que cet effet culturel protecteur s'estompera rapidement.

Ces quelques faits illustrent l'importance d'une vision globale des facteurs en cause dans la chronicité et montrent l'intérêt d'un modèle étiologique complexe.

80.5 ENJEUX ACTUELS

Il n'est pas question de prétendre être exhaustif face à une situation dont on ne connaît ni tout à fait la nature ni vraiment l'ampleur. La chronicité est aujourd'hui à la fois la face cachée de la psychiatrie et le lot quotidien de la pratique clinique, lot quotidien bien familier dont on ne parle toutefois pas souvent. Il est difficile, dès lors, de brosser un portrait fidèle de la situation réelle de ces patients et des problèmes soulevés. En voici quelques fragments, regroupés sous trois thèmes.

80.5.1 Exclusion

Le plus souvent pauvre et sans emploi, le patient qui reçoit des soins en clinique externe pour une maladie psychiatrique chronique vit dans des conditions pénibles, voire de paria. On peut facilement l'ignorer, car la désinstitutionnalisation l'a soustrait au regard des soignants (Losson et Paratte, 1988). S'il ne vit pas isolé dans une chambre parfois misérable, il est hébergé dans une famille d'accueil qui a reçu une formation de base minimale et qui n'est pas toujours en mesure de fournir un milieu de vie ouvert sur l'extérieur. Le retour à la communauté n'est généralement pas un retour à la vie sociale naturelle, car il se résume le plus souvent à la fréquentation d'organismes communautaires où ne se retrouvent que des patients atteints d'un trouble psychiatrique. Ainsi, des situations asilaires peuvent se reproduire ailleurs qu'en milieu hospitalier avec les mêmes risques de chronicité induite et d'exclusion sociale.

Curieusement, les patients se plaignent rarement de leur situation. Certaines études montrent qu'ils ont tendance à évaluer positivement la qualité de leur vie, même quand les indicateurs objectifs vont dans le sens contraire. Sur la base du seul point de vue de la majorité des patients, la désinstitutionnalisation ne se serait pas faite (Barry et Crosby, 1996). En outre, il ressort de ces études que les patients privilégient l'indépendance et la liberté, ce qu'effectivement la désinstitutionnalisation leur a donné.

Des projets originaux, qui tiennent compte de ces valeurs déterminantes, sont réalisés directement dans la communauté avec un succès notable. Celui de Leff (1997), par exemple, a montré que la socialisation des patients peut être développée par une action soutenue auprès du voisinage, même pour un sous-groupe de patients connus pour leur agressivité et leur faible observance du traitement. Par rapport à un groupe témoin :
- les patients ayant participé au projet ont établi des contacts avec leurs voisins (50 % comparativement à 0 %) ;
- les voisins les ont visités (28 % comparativement à 8 %) ;
- les patients ont parfois pris l'initiative de l'invitation (13 % comparativement à 0 %).

D'autres circonstances concernent des personnes jamais ou rarement vues en psychiatrie, essentiellement des jeunes psychotiques et des sans-abri. En dehors des situations comportant un danger imminent, il faut faire une démarche volontaire pour recevoir des soins psychiatriques. Ainsi, la personne demandant de l'aide doit accepter de se définir comme malade et doit se soumettre aux contraintes liées au fonctionnement d'une clinique externe. Certains jeunes psychotiques chroniques, qui vivent un conflit d'identité, ne peuvent pas intégrer la maladie à leur existence sans avoir le sentiment de se renier. Être patients signifie pour eux être dépendants et abandonner leurs projets ; devenir adultes veut dire être indépendants et prendre des risques. Dans ces conditions, il est illusoire d'attendre ces personnes en restant assis derrière un bureau. Si l'on ne va pas au-devant d'elles pour leur donner des soins appropriés, elles risquent fort de rejoindre la cohorte des patients qui vivent dans l'itinérance.

L'itinérance est un problème complexe impliquant de nombreuses variables socioéconomiques et culturelles telles que la pauvreté, le chômage, le manque de logements à prix abordable, l'éclatement des familles, la valorisation excessive de la réussite, le décrochage scolaire ou la violence familiale. Un bon nombre de sans-abri ont des problèmes psychiatriques et ne reçoivent pas de soins. L'estimation de la fréquence des troubles psychiatriques varie, selon les auteurs, de 15 % (suivant des critères très restrictifs) à 91 %. Outre les troubles de la personnalité et les problèmes de consommation d'alcool et de drogues, la schizophrénie serait fréquente parmi la population itinérante, touchant de 8 % à 67 % de celle-ci ; toutefois, beaucoup de problèmes méthodologiques sont reliés à ce genre d'études (Abdul Hamid, Wykes et Stansfeld, 1993). Dans la très grande majorité des cas, les troubles psychiatriques ont débuté avant l'itinérance (North et coll., 1998). Il est inquiétant de constater que les abris pour les personnes sans domicile fixe sont devenus en partie des « asiles ouverts » pour des patients qui ont décroché face au système de soins établi ou qui ne l'ont jamais vraiment connu (Bassuk, Rubin et Lauria, 1984). Pour un nombre grandissant de ces personnes, surtout aux États-Unis, c'est la prison qui les accueillera à la suite d'un délit généralement mineur constituant l'indice d'une décompensation psychotique (Lamb et Weinberger, 1998). Là encore, les approches privilégiant un suivi intensif dans la communauté s'avèrent prometteuses (Lehman et coll., 1999).

L'exclusion rend nécessaire l'élaboration de nouvelles approches tenant compte de la réalité post-institutionnelle d'aujourd'hui. Le suivi intensif dans le milieu de vie est un modèle de traitement intéressant, car il rejoint directement les patients quel que soit l'endroit où ils vivent. Le Program of Assertive Community Treatment (PACT), qui a été lancé aux États-Unis, a fait l'objet de nombreuses études expérimentales qui démontrent son efficacité. L'équipe soignante se compose de tous les intervenants œuvrant habituellement en psychiatrie, de manière à offrir, en tout temps, la gamme complète des services (thérapie de soutien, médication, intervention de crise, service social, soutien pour les activités de la vie quotidienne, réadaptation, aide au logement, etc.). Avec ce modèle, ce n'est plus l'hôpital, mais le milieu de vie du patient qui devient le principal lieu de soins (Test, 1998).

80.5.2 Éclatement de la prise en charge

La grande majorité des patients chroniques sont suivis à la fois par la psychiatrie et par un ou plusieurs organismes communautaires sans qu'il y ait, dans la plupart des cas, la moindre coordination entre chacun des intervenants.

Mis à part les divergences idéologiques irréconciliables concernant l'usage de la médication avec les rares organismes qui sont franchement antipsychiatriques, ce morcellement de la prise en charge se fait sur un fond d'incompréhension mutuelle liée surtout à un manque de communication. *A priori,* les organismes communautaires perçoivent les psychiatres comme des spécialistes qui s'intéressent à la maladie et méconnaissent la personne. Les psychiatres, quant à eux, font le reproche inverse ; ils considèrent que les intervenants communautaires négligent la réalité de la maladie. L'échange demande un temps considérable dont les uns et les autres ne disposent pas forcément.

L'incohérence de certaines situations amène des patients à se présenter fréquemment aux urgences de l'hôpital ; ils contribuent ainsi au maintien du « syndrome des portes tournantes ». D'une façon réaliste, c'est à partir de ces cas particuliers que l'on peut accomplir un effort de coordination dans le but de tisser des liens significatifs entre les personnes en cause plutôt que de créer de nouveaux lieux de soins.

80.5.3 Défis cliniques

Les défis cliniques sont bien sûr nombreux, mais certains sont, tout compte fait, moins cliniques que d'autres, car ils dépendent des progrès en cours dans les neurosciences. C'est le cas pour la résistance aux médicaments actuels. En revanche, plusieurs défis concernent directement les praticiens.

Comorbidité

On associe fréquemment la maladie mentale chronique avec la consommation d'alcool ou de drogues. Selon les études, on note un tel lien dans 20 % à 70 % des cas. Les conséquences pour les schizophrènes qui consomment des substances sont bien connues : la maladie s'aggrave et le pronostic est moins bon, ils font plus de rechutes, sont d'ordinaire hospitalisés plus brièvement mais plus souvent, ont plus d'idées suicidaires et vivent davantage dans la violence que ceux qui ne prennent pas de substances toxiques (Greenfield, Weiss et Tohen, 1995). Le lien étiologique entre maladie mentale et consommation de substances, qui est probablement différent pour la schizophrénie et les troubles bipolaires, n'est pas vraiment élucidé. Si l'ensemble de cette question a récemment été revu par Mueser, Drake et Wallach (1998), on ne peut pas encore, à la lumière de leur étude, formuler des recommandations pratiques.

Pour le praticien, c'est toujours au chapitre du suivi de ces patients que se pose le défi, car l'usage veut qu'en Amérique du Nord l'équipe psychiatrique ne s'occupe pas du traitement de la toxicomanie, qui est assuré de préférence par des ressources communautaires. Le patient se voit donc imposer deux suivis distincts qui ne sont généralement pas coordonnés. Greenfield, Weiss et Tohen (1995) rappellent que c'est le programme thérapeutique intégré, comprenant des rencontres de groupe, qui donne les meilleurs résultats. En effet, le traitement de la toxicomanie associée à un trouble psychotique est loin d'être aisé. Entre autres, il est difficile de distinguer les symptômes de sevrage des signes de psychose.

Observance du traitement

Bien que l'observance du traitement dépasse largement la prise des médicaments, c'est ce dernier aspect qui est le plus souvent débattu. D'une façon générale, la non-observance du traitement est la cause des rechutes. Les conséquences de ce problème sont donc importantes, même si son ampleur, en ce qui concerne les patients suivis en psychiatrie, est tout à fait comparable à celle que l'on constate chez les hypertendus (Baldessarini, 1994).

Pour être suffisante, l'observance d'un traitement psychotrope doit être de 80 % au moins, niveau qui n'est pas atteint par 30 % à 50 % des malades (Azrin et Teichner, 1998). L'acquisition d'habitudes, l'appui d'un proche, l'usage d'un pilulier, la notice et le rappel de rendez-vous, la psychoéducation, l'aide au transport, l'aide à la gestion du budget ou l'accompagnement d'un intervenant communautaire sont des mesures efficaces pour augmenter l'observance. Il est important d'aborder ouvertement ces questions en entrevue, car l'information n'est en général pas demandée par le patient ; il faut aller au-devant de ses questions lorsque la relation est bien établie (Tempier, 1996). Il demeure que le problème de l'observance n'est pas uniquement un problème d'habitude, d'encadrement et d'éducation. Des facteurs psychodynamiques (projection, identification, déni et enjeux transférentiels) interviennent dans une large mesure, représentant un défi relationnel majeur pour les intervenants, qui doivent alors dépasser le stade de l'argumentation et de l'information (Book, 1987).

Filiation

Tandis que le taux de fécondité des patientes atteintes d'une maladie psychiatrique chronique tend à se rapprocher de celui de la population générale, le système de santé fait bien peu de chose pour offrir à ces femmes une aide spécifique soutenant leur fonction parentale. Dans la littérature, on signale souvent que ces grossesses ne sont pas planifiées et que les enfants ne sont pas sous la garde de leur mère en raison de l'incapacité de celle-ci à en prendre soin. Alors qu'il existe une controverse éthique en relation avec l'avortement et la contraception, on parle plus rarement des soins à mettre au point pour répondre aux besoins des femmes qui ont déjà un enfant à charge au moment où débute la maladie. Dans l'étude de Caton, Cournos et Dominguez (1999), qui a porté sur 111 mères schizophrènes, 2 fois sur 3 l'enfant est né avant l'apparition de la maladie. Ce fait est loin d'être négligeable. Il importe alors d'élaborer des modèles de soins qui tiennent compte de cette réalité.

Pour le patient, le fait de pouvoir maintenir une relation avec ses propres parents relève aussi de la filiation. La maladie vient cependant modifier les rôles, et une aide s'avère souvent nécessaire pour que la famille puisse retrouver un sentiment de compétence, se libérer du sentiment de culpabilité et cheminer à travers les nombreux deuils à faire. Là encore, il reste beaucoup à faire. La société étant peu tolérante à l'égard de la marginalité, le premier lieu de socialisation à préserver est assurément la famille. Pour permettre à celle-ci de devenir un partenaire privilégié, il est important de commencer par répondre à son besoin d'information et de directives, d'accepter de lui donner des conseils sur les façons de composer avec le stress, de l'aider à poursuivre des objectifs réalistes, de l'inciter à établir des limites appropriées face aux demandes et aux comportements du malade. Goldstein (1994) a montré qu'il est efficace (chute du taux de réadmission de 50 % à 10 %) de considérer la famille comme réalisant avec les soignants un travail d'équipe et de l'engager pendant plusieurs mois dans une démarche structurée, aisément compréhensible, alliant psychoéducation et stratégies de résolution des conflits (voir le chapitre 52). D'une façon provocante, Lamb (1986) écrit que la famille « s'attend à mieux de nous » !

Subjectivité

Aller à la rencontre du monde intérieur des patients souffrant d'une maladie psychiatrique chronique est le défi le plus stimulant pour un psychiatre, tant sur le plan humain que sur le plan intellectuel. La folie n'a rien d'exaltant ; elle est toujours un drame. En revanche, les personnes qui vivent cette terrible épreuve sont fascinantes. Le fait de pouvoir accéder, parfois après un long travail relationnel, au dévoilement soudain, rare et fugace d'une parcelle de l'univers d'un patient donne à ce métier sa grandeur. Ce qui fait l'originalité d'une expérience intérieure échappe à la compréhension directe, habituellement obtenue par l'empathie. Lorsqu'on entreprend une telle exploration de la subjectivité, cela suppose qu'on se dépouille temporairement de son savoir et de ses catégories. Il est presque subversif d'aller au-delà des apparences... C'est pourtant le chemin qu'emprunte la psychiatrie phénoménologique. On devine aisément la portée humaine de l'entreprise, et cela représente déjà beaucoup. Mais cette entreprise recèle aussi un intérêt plus général pour la psychiatrie. En favorisant l'accès à une part de la subjectivité des patients, elle amène à porter un nouveau regard sur eux.

L'article de Corin (1998) permet de se convaincre de ce fait. L'un des objets de sa recherche de type phénoménologique consistait à déterminer si, chez des schizophrènes chroniques, certains types de réaménagement de l'expérience intérieure sont associés à un meilleur pronostic. De fait, il existe plusieurs différences entre le groupe de patients qui n'ont fait aucune rechute depuis quatre ans et le groupe de patients qui ont rechuté trois fois ou plus durant la même période. Entre autres, les patients qui n'ont pas rechuté valorisent beaucoup le « retrait positif », sorte de dosage minutieux de la distance où chaque éloignement, vécu par ailleurs comme essentiel au maintien de l'équilibre intérieur, est compensé par une proximité réelle ou imaginaire visant à préserver le sentiment d'être rattaché au monde malgré un retrait social important. Par exemple, certains patients fréquentent quotidiennement des lieux publics tels un centre commercial ou un restaurant de quartier où ils peuvent être en contact avec d'autres personnes sans pour autant communiquer vraiment avec elles.

Psychiatrie clinique : une approche bio-psycho-sociale

On peut distinguer ce retrait de l'isolement social par la confiance en soi qui l'accompagne. Cette réorganisation harmonieuse du rapport aux autres et au monde, fruit d'un travail personnel remarquable, intègre les contraintes imposées à la fois par la maladie (symptomatologie négative) et par la société (marginalité). En revanche, le groupe des patients qui ont rechuté ne recourent pas à la stratégie du retrait positif. Ces patients sont aussi isolés que les premiers, mais ils entretiennent des attentes importantes vis-à-vis de l'entourage tout en se sentant dans une position relationnelle asymétrique où ils reçoivent plus qu'ils ne donnent. Ils sont tiraillés entre le désir de répondre aux demandes de succès véhiculées par la société et le sentiment d'être incapables de le faire.

Cette étude soulève, bien sûr, de nombreuses questions, et en particulier la question de savoir pourquoi certains patients ont choisi le retrait positif et pas les autres. Comment, sans en dénaturer l'originalité, peut-on intégrer les résultats de cette étude dans une perspective de réhabilitation ? Mais surtout, ce genre de recherche rappelle que, par-delà d'indéniables déficits, certains patients acquièrent des compétences originales trop souvent méconnues.

Le champ de la subjectivité est donc d'un grand intérêt si l'on veut renouveler le travail clinique auprès des patients souffrant de troubles chroniques afin de mieux les comprendre et, par conséquent, de mieux les soigner.

80.6 APPROCHE CLINIQUE

Le travail avec des patients souffrant d'une maladie psychiatrique chronique est éprouvant à plusieurs titres. Ces patients exigent souplesse et adaptation de la part des thérapeutes, beaucoup de temps de réflexion, de l'humilité aussi. Pour être efficace, ce travail doit être bien structuré, et certains repères plus spécifiques sont à cet égard particulièrement importants.

80.6.1 Approche évaluative

Nouveau regard

On pense en général qu'un patient suivi de longue date est bien connu ; en fait, il est le plus souvent méconnu. Aussi importe-t-il de ne rien tenir pour acquis, de prendre le temps d'évaluer la situation de la même manière qu'un nouveau cas et d'être conscient que le patient, son entourage et les dossiers antérieurs sont des mines d'informations qu'il est essentiel de prendre en considération.

Objectifs de l'évaluation

Les objectifs de l'évaluation sont les suivants :
- prendre connaissance de l'histoire personnelle du patient, laquelle s'est souvent « perdue » au fil du temps ;
- réévaluer le diagnostic pour, le cas échéant, réorienter le traitement ;
- réévaluer toute la médication en vue de la simplifier, s'il y a lieu ;
- éliminer certaines causes médicales à l'origine de limitations fonctionnelles ;
- déterminer les affections associées pouvant compliquer le suivi, telle la toxicomanie ;
- mettre en évidence les facteurs de risque de comportements violents ou suicidaires ;
- découvrir le potentiel du patient et ses incapacités, de préférence dans des situations réelles et idéalement dans le milieu de vie, afin de réduire au minimum les risques de surévaluation et de sous-évaluation de l'autonomie, des forces et des faiblesses du patient. Rester conscient du fait qu'une telle évaluation n'est qu'un indicateur des capacités du patient, à un moment donné et dans des circonstances particulières ;
- connaître les souhaits et les objectifs du patient ;
- caractériser son réseau social ;
- évaluer le milieu de vie pour voir si celui-ci a des attentes irréalistes envers le patient, s'il favorise son autonomie, s'il est ouvert aux changements, etc.

Séquence pathologique

La séquence pathologique est la dernière particularité de l'évaluation. Il s'agit de relever, comme pour le traitement de la toxicomanie, les différentes étapes précédant une décompensation psychotique, une désorganisation du comportement ou une réadmission à l'hôpital. On part du postulat qu'il est probable que les mêmes circonstances produiront les mêmes effets. Ces informations permettront par la suite d'établir des stratégies pour mieux résoudre les problèmes ou pour éviter les situations de stress qui ont été précisées. Ces stratégies pourront aussi remplir une fonction préventive en permettant à l'entourage de reconnaître une situation à risque et d'agir en conséquence pour la désamorcer. Les événements de la vie considérés comme les plus stressants par les patients sont les changements apportés dans les activités quotidiennes routinières et les déménagements réels ou prévus (Baker et coll., 1985).

L'exemple clinique qui suit illustre ce type de démarche.

> Pierre a 47 ans. Il souffre depuis 28 ans d'une schizophrénie paranoïde chronique et vit en appartement supervisé. Pendant plusieurs années, il a été régulièrement admis à l'hôpital (en moyenne deux fois par année) pour une décompensation psychotique accompagnée d'agressivité. À chaque hospitalisation, son traitement était réajusté avec succès. Le cycle s'est poursuivi jusqu'à ce qu'un examen des motifs de chaque hospitalisation ait mis en évidence un problème de jeu pathologique correspondant à la séquence schématisée à la figure 80.2.
>
> La reconnaissance de cette séquence pathologique a permis à Pierre d'agir sur son problème de jeu. Depuis cinq ans, il n'a plus été admis à l'hôpital. Cette stabilité n'avait pu être obtenue uniquement par le traitement symptomatique.

FIGURE 80.2   Exemple d'une séquence pathologique

```
Jeu pathologique → Dettes → Stress → Isolement
                                        ↓
Hospitalisation ← Agressivité ← Psychose ← État interprétatif
```

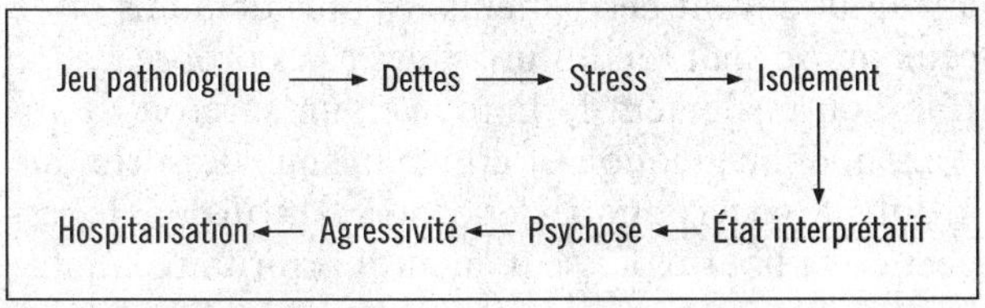

80.6.2   Approche multidisciplinaire

L'approche doit être bio-psycho-sociale et ne peut en aucun cas se résumer à la prescription de médicaments. Elle implique une équipe multidisciplinaire et comprend, après une évaluation soigneuse, l'élaboration d'un plan d'action coordonné et axé sur les besoins ainsi que sur les capacités du patient. Sa mise en œuvre tient compte de toutes les possibilités offertes par le réseau de la santé du secteur, par la famille et par la culture locale (Bachrach, 1991). Ce plan doit être flexible et ouvert aux changements d'objectifs qui ne manqueront pas de se produire en cours de route. Il est capital que le patient puisse évoluer dans un environnement thérapeutique qui lui permettra de développer au mieux ses capacités. Avant que l'on puisse considérer un déficit comme irréversible, il faut s'assurer que le patient a vécu dans un milieu favorable durant plusieurs années. Il serait désastreux d'estimer définitives les incapacités observées lors d'une hospitalisation. Enfin, le plan de soins comprend les diverses facettes bio-psycho-sociales qui sont explicitées dans ce manuel (pharmacothérapie, psychoéducation, thérapie cognitivo-comportementale, réadaptation, suivi intensif dans le milieu, intervention auprès de la famille, etc.).

80.6.3   Approche individualisée

L'individualisation du plan de soins des patients est une nécessité méritant d'être rappelée, car le qualificatif « chronique » qu'on accole souvent à ces derniers laisse croire à tort qu'ils sont tous pareils (Minkoff, 1987). Chaque patient oblige, en effet, à réfléchir sur la façon la plus appropriée, et donc la plus réaliste, de conjuguer simultanément les verbes « traiter », « soigner » et « assister » : traiter parce qu'on ne sait jamais vraiment où se trouve la limite du curatif en psychiatrie ; soigner parce qu'il s'agit d'accompagner une personne pour l'aider à vivre au mieux avec des limites imposées par la maladie ; assister, enfin, parce que le trouble chronique entraîne des conséquences qui vont au-delà des capacités d'adaptation du patient et qui compromettent son autonomie, voire sa sécurité. Il faut dire que le patient ne devient pas automatiquement un partenaire qui se préoccupe de ses soins. L'amener à s'y engager relève d'un processus qui se déroule progressivement, en partant de sa propre réalité. C'est dans cet esprit que le ministère de la Santé du Québec recommande la mise en œuvre d'un plan de soins individualisé (PSI) pour tous les patients suivis en psychiatrie.

80.6.4   Approche relationnelle

Ce qui compte le plus, ce n'est pas le programme mis en place, mais bien l'engagement relationnel auprès

Psychiatrie clinique : une approche bio-psycho-sociale

du patient et de ses proches. De la qualité des liens établis avec eux dépend le succès du plan de soins. La chronicité a une fâcheuse tendance à gommer les personnes, à les rendre invisibles. Il convient donc que les intervenants fassent les premiers pas. La perception que les uns et les autres ont de la chronicité d'une maladie mentale a une importance considérable. Il faut patiemment la mettre au jour, en sachant qu'elle s'articule toujours avec une blessure profonde, laquelle est infligée par la maladie, mais aussi par le rejet que celle-ci suscite. Malheureusement, un plan de soins, si parfait soit-il et bien qu'il reste indispensable, ne peut guérir cette double blessure. L'authenticité d'une présence constitue un meilleur remède.

Il n'empêche que, faut-il le rappeler, tout ce qui peut être fait doit être fait. À côté du plan de soins, qui, forcément, codifie la démarche, la relation entre le thérapeute et le patient viendra confirmer la primauté de la personne.

Dans cette optique, faut s'intéresser au quotidien du patient, soutenir en lui l'espoir, lui souligner que la vie est plus importante que la psychiatrie ou encore que les émotions ne sont pas toutes attribuables à la maladie. Il faut lui redonner confiance en lui afin qu'il puisse espérer en l'avenir et savourer un jour le bonheur de l'inattendu, qui pourra prendre, pour les patients qui le souhaitent, la forme d'un transfert du suivi au médecin de famille après une préparation minutieuse en vue d'en assurer le succès. Lorsqu'on prend ses distances par rapport à la psychiatrie après de nombreuses années de suivi en clinique externe, on éprouve un sentiment de liberté retrouvée et d'accomplissement, comme en témoignent ces quelques lignes extraites d'une lettre écrite par une patiente :

> Suivie en psychiatrie depuis 1976, hospitalisée à maintes reprises, suivie depuis un an hors de l'hôpital, stable avec ma médication, au cours de rencontres je parle de mon quotidien avec un bon médecin généraliste pour voir si tout va bien, mais plus à l'hôpital… Il y a un an, une porte de sortie qui m'était inconnue s'est ouverte sur mon chemin, comme si je commençais à faire quelques pas : j'apprenais à marcher seule… Quelle belle idée, pourtant impossible à première vue. L'attachement à l'hôpital, qui m'était finalement nuisible, disparaît tranquillement. Le présent a pris place dans ma vie…

*
* *

La notion de maladie psychiatrique chronique est en pleine évolution. Désignant autrefois les patients institutionnalisés, elle englobe maintenant une grande variété de personnes aux prises avec les conséquences d'un trouble mental grave. La désinstitutionnalisation, si elle a apporté aux patients une certaine liberté, n'a pas éliminé les difficultés que pose la maladie. Ainsi, s'ils jouissent désormais d'une liberté sociale, les patients ne sont pas pour autant libérés des troubles mentaux et des déficits qui s'y rattachent. Pour eux, la liberté passe aussi par la reconnaissance de leur maladie et par un accompagnement multidisciplinaire centré sur leurs besoins. De nombreux patients refusent d'admettre qu'ils souffrent d'un trouble mental. Une attitude complaisante face à ce déni, peut-être le nouveau visage du rejet de la part de la société, les confine le plus souvent dans l'indifférence et la misère. Pourtant, ils ont droit à une vie sociale leur permettant de préserver leur dignité, leur autonomie et leur estime de soi. Ils ont besoin d'un milieu de vie propice au développement de leurs capacités. C'est encore et toujours la tâche de la psychiatrie de contribuer à la mise en place de ces conditions. Elle doit le faire en allant au-devant des patients les plus démunis et de ceux qui se sont rendus invisibles à ses propres yeux. Elle doit également le faire avec un surcroît de réflexion, d'imagination et d'humanisme, de sorte que le difficile souci éthique de secourir autrui dans le respect de sa liberté puisse demeurer prioritaire.

Bibliographie

ABDUL HAMID, W., WYKES, T., et STANSFELD, S.
1993 « The homeless mentally ill : Myths and realities », *Int. J. Soc. Psychiatry*, vol. 39, n° 4, p. 237-254.

ARIZONA DEPARTMENT OF HEALTH SERVICES
1979 *Checklist for Chronic Mental Illness Determination*, Phoenix, Division of Behavioral Health Services, Arizona Department of Health Services.

AZRIN, N.H., et TEICHNER, G.
1998 « Evaluation of an instructional program for improving medication compliance for chronically mentally ill outpatients », *Behav. Res. Ther.*, vol. 36, n° 9, p. 849-861.

BACHRACH, L.L.
1991 « Service planning for chronic mental patients : Some principles », *International Journal of Group Psychotherapy*, vol. 41, n° 1, p. 23-31.
1988 « Defining chronic mental illness : A concept paper », *Hospital and Community Psychiatry*, vol. 39, n° 4, p. 383-388.

BAKER, F., et coll.
1985 « The impact of life events on chronic mental patients », *Hospital and Community Psychiatry*, vol. 36, n° 3, p. 293-301.

BALDESSARINI, R.J.
1994 « Enhancing treatment with psychotropic medicines », *Bull. Menninger Clin.*, vol. 58, n° 2, p. 224-241.

BARRY, M.M., et CROSBY, C.
1996 « Quality of life as an evaluative measure in assessing the impact of community care on people with long-term psychiatric disorders », *Br. J. Psychiatry*, vol. 168, n° 2, p. 210-216.

BASSUK, E.L., RUBIN, L., et LAURIA, A.
1984 « Is homelessness a mental health problem ? », *Am. J. Psychiatry*, vol. 141, n° 12, p. 1546-1550.

BOOK, E.H.
1987 « Some psychodynamics of non-compliance », *Can. J. Psychiatry*, vol. 32, n° 2, p. 115-117.

CATON, C.L., COURNOS, F., et DOMINGUEZ, B.
1999 « Parenting and adjustment in schizophrenia », *Psychiatr. Serv.*, vol. 50, n° 2, p. 239-243.

COLLOMB, H.
1968 « Conflict situations and changing family structures », *Canadian Psychiatric Association Journal*, vol. 13, n° 1, p. 49-52.

CORIN, E.
1998 « The thickness of being : Intentional worlds, strategies of identity, and experience among schizophrenics », *Psychiatry*, vol. 61, n° 2, p. 133-146.

ELLENBERGER, H.
1964 « Jardin zoologique et hôpital psychiatrique », dans B. Cyrulnick (sous la dir. de), *Si les lions pouvaient parler. Essais sur la condition animale*, Paris, Gallimard, coll. « Quarto », 1998, p. 78-91.

FAULKNER, L.R., et coll.
1989 « A basic residency curriculum concerning the chronically mentally ill », *Am. J. Psychiatry*, vol. 146, n° 10, p. 1323-1327.

FOUCAULT, M.
1972 *Histoire de la folie à l'âge classique*, Paris, Gallimard, coll. « Tel ».

GITLIN, M.J., et coll.
1995 « Relapse and impairment in bipolar disorder », *Am. J. Psychiatry*, vol. 152, n° 11, p. 1635-1640.

GOFFMAN, E.
1961 *Asiles. Études sur la condition sociale des malades mentaux*, Paris, Minuit, 1968.

GOLDMAN, H.H., GATTOZZI, A.A., et TAUBE, C.A.
1981 « Defining and counting the chronically mentally ill », *Hospital and Community Psychiatry*, vol. 32, n° 1, p. 21-27.

GOLDSTEIN, M.J.
1994 « Psychoeducational and family therapy in relapse prevention », *Acta Psychiatr. Scand. Suppl.*, vol. 382, p. 54-57.

GOTTHEIL, E., et coll.
1991 « Characteristics of patients who are resistant to deinstitutionalization », *Hospital and Community Psychiatry*, vol. 42, n° 7, p. 745-748.

GREENFIELD, S.F., WEISS, R.D., et TOHEN, M.
1995 « Substance abuse and the chronically mentally ill : A description of dual diagnosis treatment services in a psychiatric hospital », *Community Ment. Health J.*, vol. 31, n° 3, p. 265-277.

HASSELBACK, P., et coll.
1990 « Long term active psychiatric illness in a Canadian urban region », *Psychiatr. Q.*, vol. 61, n° 2, p. 105-119.

JACOBS, H.E., et coll.
1992 « Correlations between psychiatric disabilities and vocational outcome », *Hospital and Community Psychiatry*, vol. 43, n° 4, p. 365-369.

LAMB, H.R.
1986 « Some reflections on treating schizophrenics », *Arch. Gen. Psychiatry*, vol. 43, n° 10, p. 1007-1011.

LAMB, H.R., et WEINBERGER, L.E.
1998 « Persons with severe mental illness in jails and prisons : A review », *Psychiatr. Serv.*, vol. 49, n° 4, p. 483-492.

LECOMTE, T., et coll.
1999 « Efficacy of a self-esteem module in the empowerment of individuals with schizophrenia », *J. Nerv. Ment. Dis.,* vol. 187, n° 7, p. 406-413.

LEFF, J.
1997 « Aiding resocialization of the chronic psychotic patient », *Int. Clin. Psychopharmacol.,* vol. 12, n° 4, suppl., p. S19- S24.

LEHMAN, A.F., et coll.
1999 « Cost effectiveness of assertive community treatment for homeless persons with severe mental illness », *Br. J. Psychiatry,* vol. 174, p. 346-352.

LIFTON, R.J.
1986 *The Nazi Doctors. Medical Killing and the Psychology of Genocide,* New York, Basic Books.

LOSSON, J.-P., et PARATTE, J.
1988 « La désinstitutionnalisation psychiatrique au Québec », *L'Information psychiatrique,* vol. 64, n° 10, p. 1287-1299.

MINKOFF, K.
1987 « Beyond deinstitutionalization : A new ideology for the postinstitutional era », *Hospital and Community Psychiatry,* vol. 38, n° 9, p. 945-950.

MUESER, K.T., DRAKE, R.E., et WALLACH, M.A.
1998 « Dual diagnosis : A review of etiological theories », *Addict. Behav.,* vol. 23, n° 6, p. 717-734.

NATIONAL INSTITUTE OF MENTAL HEALTH
1992 *Defining Chronic Mental Illness,* Bethesda (Md.), National Institute of Mental Health.

NORTH, C.S., et coll.
1998 « Correlates of early onset and chronicity of homelessness in a large urban homeless population », *J. Nerv. Ment. Dis.,* vol. 186, n° 7, p. 393-400.

O'DRISCOLL, C., MARSHALL, J., et REED, J.
1990 « Chronically ill psychiatric patients in a district general hospital unit. A survey and two-year follow-up in an inner-London health district », *Br. J. Psychiatry,* vol. 157, p. 694-702.

OHAERI, J.U.
1993 « Long-term outcome of treated schizophrenia in a Nigerian cohort. Retrospective analysis of 7-year follow-ups », *J. Nerv. Ment. Dis.,* vol. 181, n° 8, p. 514-516.

OKIN, R.L., et coll.
1995 « Long-term outcome of state hospital patients discharged into structured community residential settings », *Psychiatr. Serv.,* vol. 46, n° 1, p. 73-78.

PÉLICIER, Y.
1976 *Histoire de la psychiatrie,* 2ᵉ éd., Paris, PUF, coll. « Que sais-je ? », n° 1428.

TEMPIER, R.
1996 « Long-term psychiatric patients' knowledge about their medication », *Psychiatr. Serv.,* vol. 47, n° 12, p. 1385-1387.

TEST, M.A.
1998 « Modèles de traitement dans la communauté pour adultes ayant des maladies mentales graves et persistantes », *Santé mentale au Québec,* vol. 23, n° 2, p. 119-147.

TRIEMAN, N., LEFF, J., et GLOVER, G.
1999 « Outcome of long stay psychiatric patients resettled in the community : Prospective cohort study », *BMJ,* vol. 319, n° 7201, p. 13-16.

VASQUEZ, L.
1989 « L'approche systémique de la chronicité : problématique », *Psychologie médicale,* vol. 21, n° 2, p. 216-218.

WORLD HEALTH ORGANIZATION
2000 *International Classification of Functioning and Disability,* <http://www.who.int/icidh/>.

CHAPITRE 81

Réadaptation

MICHEL J. MESSIER, M.D., M.B.A.
Psychiatre, directeur médical de la résidence Durost de l'Hôpital Douglas (Montréal)
Professeur adjoint de clinique au Département de psychiatrie de l'Université McGill (Montréal)

PLAN

81.1 Bases théoriques et historiques

81.2 Modalités d'intervention
    81.2.1 Bilan
    81.2.2 Plan
    81.2.3 Intervention

81.3 Interventions spécifiques
    81.3.1 Médication
    81.3.2 Psychoéducation des patients et de leur famille
    81.3.3 Retour au travail
    81.3.4 Community Support Program (CSP)
    81.3.5 Program of Assertive Community Treatment (PACT)

81.4 Rôles de l'hôpital psychiatrique et du psychiatre

Bibliographie

Lectures complémentaires

La réadaptation représente une réalité qui, jusqu'à maintenant, a été mal définie, mal délimitée, comparativement au traitement des maladies mentales, à la recherche psychiatrique et même à la prévention ou à la promotion de la santé mentale (Bachrach, 1996).

Plusieurs auteurs (Cubelli et Havens, 1969 ; Gagné et Lalonde, 1996 ; Liberman, 1992) ont contribué à la définition de la réadaptation. Il s'agit d'un ensemble de soins apportés aux individus souffrant d'une maladie mentale afin qu'ils se sentent encouragés à développer au maximum leurs capacités au moyen de méthodes d'apprentissage et d'un soutien environnemental. Le National Institute of Mental Health (NIMH) a proposé une définition de la réadaptation psychosociale qui renvoie à

> un éventail de programmes pour les personnes souffrant d'incapacités psychiatriques graves et persistantes. Le but visé est l'amélioration de la qualité de vie pour ces individus, en les assistant pour qu'ils puissent assumer leurs responsabilités dans leur vie et fonctionner de façon aussi active et autonome que possible dans la société (Turner, 1977 ; traduction libre).

Le vocable anglais *rehabilitation*, qui fait référence essentiellement au recouvrement d'une fonction perdue, se traduit en français par « réadaptation », tandis que le mot français « réhabilitation » signifie le rétablissement d'une personne dans ses droits ou encore le recouvrement de l'estime d'autrui. La réadaptation représente donc un processus, une démarche thérapeutique, alors que la réhabilitation est l'objectif poursuivi, car il faut bien reconnaître que les personnes qui souffrent d'une maladie mentale grave et persistante ont souvent vu leurs droits et leur réputation compromis.

En ce qui concerne les maladies mentales graves et persistantes, il faut maintenant considérer les aspects suivants (Morissette, 1996) :

- le *traitement*, qui vise à réduire les causes (à mesure qu'elles seront mieux connues) et les symptômes de la maladie. Le savoir (pas seulement le « présumé savoir ») acquis au cours des dernières années permet d'adopter des perspectives plus optimistes ;
- la *réadaptation*, qui permet de développer de nouvelles habiletés pour faire face à une invalidité et qui redonne les *moyens d'agir* en tenant compte des déficits et des capacités. Il s'agit de l'acquisition d'un savoir-faire. En s'inspirant d'une approche psychoéducative, les thérapeutes ont mis au point, il y a quelques années, une série d'outils aidant les patients et leur famille à adopter des stratégies de *coping* plus efficaces pour surmonter les handicaps qui découlent de la psychose. Socrate Réhabilitation[1] et le site Internet http://www.rehab-infoweb.net en présentent plusieurs exemples ;
- la *réadaptation psychosociale*, qui met l'accent sur la réinsertion du patient, alors que le terme « réadaptation psychiatrique » nous amène à concevoir cette démarche dans le sens des traitements psychiatriques. Pour plusieurs auteurs, ces expressions sont interchangeables, et il en sera de même dans ce chapitre ;
- la *réhabilitation*, qui redonne à la personne sa dignité et le pouvoir d'agir. Il s'agit de l'*empowerment*[2], le savoir-être. Comme l'indique *Le Petit Robert*, « réhabiliter », c'est « rétablir dans l'estime, dans la considération d'autrui » des malades stigmatisés et leurs parents culpabilisés. Les praticiens interviennent maintenant aussi au chapitre de la promotion de la santé mentale et de l'information publique afin de favoriser l'acquisition et le maintien de saines habitudes de vie de même que la création d'un environnement propice à l'épanouissement de la personne.

81.1 BASES THÉORIQUES ET HISTORIQUES

La médecine physique a une tradition plus longue que la psychiatrie dans le domaine de la réadaptation. Les articles et les livres traitant de la réadaptation physique ainsi que les instituts qui s'y consacrent existent depuis plus de 50 ans, mais ils ne sont apparus qu'il y a une vingtaine d'années en ce qui concerne la réadaptation psychosociale dans la francophonie, au Québec et en Europe.

Pourtant, dans le champ de la psychiatrie, le concept de réadaptation n'est pas vraiment nouveau,

---

1. Réseau francophone des programmes de réhabilitation psychiatrique, Socrate Réhabilitation, 55, rue de l'Hôpital, Belgique-6030, Marchienne-au-Pont. Tél. : 32 (0)71 29 30 78 ; téléc. : 32 (0)71 29 29 12.
2. Plusieurs traductions ont été proposées pour rendre le sens du terme *empowerment* : habilitation, capacité et volonté d'agir, découverte de son pouvoir.

mais on le distingue mal du concept de traitement, et certains auteurs vont même jusqu'à les opposer. On peut concevoir d'une manière plus positive la réadaptation comme le volet psychosocial d'un plan de traitement bio-psycho-social.

Plusieurs mythes persistants gênent le développement de la réadaptation, ce qui n'est pas surprenant car la plupart des manuels traditionnels de psychiatrie ne consacrent pas même un chapitre à la réadaptation. C'est dans les revues spécialisées qu'on peut obtenir la majeure partie des informations à jour (*Schizophrenia Bulletin, Psychiatric Rehabilitation Journal* et, de plus en plus, les grandes revues de psychiatrie).

Pour bien cerner le concept de réadaptation, il faut remonter à Bleuler, qui, en 1911, recommandait déjà de courts séjours hospitaliers et le retour rapide aux activités habituelles. Il faut aussi évoquer la période du « traitement moral » au début du 20e siècle, où l'on mettait l'accent non pas sur le traitement, qui était alors pour ainsi dire inexistant, mais sur les activités de la vie quotidienne dans un cadre rappelant si possible le milieu familial. Ces différentes démarches étaient empreintes de sagesse et surtout du respect d'un principe de médecine bien connu : *primum non nocere*. Comme on ne prétendait ni traiter ni guérir, on favorisait l'épanouissement des aspects sains de la personnalité du malade.

Avec l'introduction des neuroleptiques dans les années 50, on a pu nourrir l'espoir que l'on réussirait enfin à guérir la psychose et à fermer les asiles. C'est ainsi que sont apparues en Europe et en Amérique de nombreuses structures intermédiaires issues des établissements hospitaliers (centre de jour, atelier interne et externe, maison de transition, famille d'accueil, colonie de vacances, etc.). Par ces structures, on voulait empêcher le plus possible les effets négatifs de l'hospitalisation de longue durée tout en prolongeant la période de traitement.

De même, durant cette période se sont développées de très nombreuses formes de psychothérapie individuelle, institutionnelle, familiale, de groupe, etc. Malheureusement, l'efficacité limitée des premiers traitements biologiques ainsi que leurs effets secondaires importants n'ont pas permis à toutes ces démarches de donner leur pleine mesure.

Caplan (1964) a formulé les notions de prévention primaire (prévention de l'apparition de la pathologie), prévention secondaire (détection de la maladie et intervention précoce) et prévention tertiaire. La prévention tertiaire vise surtout à prévenir la désocialisation qui résultait inévitablement des longues hospitalisations auxquelles on avait eu recours dans le passé compte tenu des effets limités des traitements existants. Il recommandait donc de mettre l'accent sur la création d'un ensemble de lieux où l'hospitalisation à temps partiel était possible, ainsi que de centres résidentiels et vocationnels.

À partir du début des années 70, une philosophie axée sur les droits et libertés individuels influence toute la société occidentale et se traduit par des mesures législatives qui favorisent l'affirmation du droit des individus à refuser tout traitement à moins que leur état ne présente un danger grave et immédiat pour eux-mêmes ou pour autrui.

On a alors assisté à la naissance de nombreux regroupements d'anciens patients qui cherchaient à favoriser la vie de leurs membres au sein de la collectivité, ce qui leur permettait de mieux se développer et de mieux exercer leur autonomie et leurs responsabilités en profitant des mêmes avantages que tout le monde. Des groupes antipsychiatriques sont même allés jusqu'à déconseiller les traitements pharmacologiques et psychothérapeutiques, et plusieurs malades ont cru bon d'abandonner ces traitements. Bref, on a fait miroiter l'idée que la vie dans la collectivité, jugée plus saine que le milieu institutionnel et même curative en quelque sorte, offrirait de meilleures garanties de rétablissement.

Malheureusement, il en est résulté une multiplication des rechutes non traitées et des malades plus ou moins symptomatiques, des itinérants, des sans-abri, qui dérivent maintenant dans les villes et refusent l'aide traditionnelle qui est offerte. Ils se retrouvent souvent dépourvus de l'accueil, de la bonté et du respect qu'ils ont cru et croient encore trouver davantage en dehors des hôpitaux psychiatriques. En fait, plusieurs d'entre eux sont victimes d'une judiciarisation qui les amène souvent en prison.

Simultanément, les gouvernements ont pris conscience de la croissance très rapide des coûts de la santé et, en raison d'une économie qui ralentissait, ont voulu mettre un frein à cette escalade des coûts. Dans le domaine de la psychiatrie, la désinstitutionnalisation attribuable à des facteurs économiques tout autant qu'à des facteurs idéologiques et scientifiques a favorisé le développement des organismes communautaires et de tout ce qui était extrahospitalier.

Depuis 1990, de nouveaux médicaments antipsychotiques dits atypiques ont redonné l'espoir aux patients en leur apportant une aide plus spécifique, plus efficace, tout en comportant moins d'effets secondaires. En ce qui concerne aussi bien les troubles affectifs que les troubles schizophréniques, les patients qui acceptent de prendre régulièrement leur médication se trouvent en bien meilleure position pour profiter pleinement des bienfaits de la réadaptation.

En psychiatrie, la réadaptation commence là où les effets de la pharmacothérapie s'arrêtent; elle ne remplace pas celle-ci, mais la complète. Elle touche la réalité des handicaps psychiques importants et persistants et met l'accent sur l'actualisation du potentiel du patient, sur la satisfaction de ses besoins : se débrouiller, travailler, communiquer et surtout espérer. Certains, comme Jolivet (1989), voient à juste titre dans la réadaptation une partie importante du traitement qui doit viser une réhabilitation complète du patient.

En ce qui a trait aux maladies mentales, Anthony et Liberman (1986) décrivent quatre niveaux selon un modèle théorique de réadaptation :

1. La *pathologie* anatomique, histologique ou physiologique du cerveau est la base biologique, lésionnelle de la maladie mentale.
2. Le *déficit* de fonctionnement par l'altération psychophysiologique du cerveau entraîne une perturbation des activités mentales ou physiques. C'est ainsi qu'une dysfonction cérébrale, comme dans la schizophrénie, peut causer des troubles de la perception (hallucinations) ou des altérations de la logique (délire). C'est à ce niveau que les antipsychotiques agissent à travers leur action sur les neurotransmetteurs.
3. L'*invalidité* est l'incapacité, causée par une réduction partielle ou totale de la capacité, d'accomplir une activité parmi l'éventail normal des activités que la plupart des individus peuvent faire (p. ex., la difficulté de communiquer avec l'entourage ou la difficulté d'organiser la vie quotidienne). Il peut s'agir, notamment, des symptômes dits négatifs ou déficitaires de la schizophrénie. C'est à ce niveau qu'interviennent la réadaptation et l'entraînement aux habiletés sociales.
4. Le *handicap*, qui résulte d'une incapacité ou d'un déficit, constitue un désavantage pour un individu, ce qui l'empêche de tenir un rôle auquel il pourrait prétendre selon son âge, son sexe ou le contexte social et culturel où il s'insère dans l'ensemble de la population (p. ex., la qualification pour un emploi ou « employabilité »). Des *obstacles* au fonctionnement peuvent aussi provenir de facteurs environnementaux — c'est-à-dire l'ensemble des dimensions sociales, culturelles et écologiques qui déterminent l'organisation et le contexte d'une société — et aggraver un handicap. L'impossibilité de remplir un rôle social entraîne le chômage, l'itinérance et la stigmatisation des malades mentaux. Un ajustement des normes sociales pourrait atténuer ce handicap.

La réadaptation, qui complète le traitement biologique, s'adresse en particulier aux personnes atteintes de psychose, de toxicomanie ou d'un trouble grave de la personnalité. Ces patients continuent de présenter des déficiences importantes qui engendrent des incapacités fonctionnelles dans plusieurs secteurs de leur vie, comme les activités de la vie quotidienne, les activités familiales, sociales ou professionnelles. Par ailleurs, ils ont aussi à leur disposition des ressources intellectuelles, affectives ou artistiques réelles en plus de leurs expériences de vie. La réadaptation fait surtout appel à ce potentiel pour amener la personne à reconnaître et éventuellement à surmonter ses incapacités. Si la déficience persiste en dépit d'une pharmacothérapie continue, l'incapacité qui en résulte est réduite et l'individu peut espérer garder sa place ou en trouver une au sein de la société. Strauss (1986) indique même que l'engagement de la personne malade dans sa propre réadaptation peut l'aider à se réintégrer psychiquement et à retrouver un sens à sa vie. Ces deux fonctions psychiques font défaut dans les psychoses et les troubles graves de la personnalité, et leur récupération est importante.

Depuis une dizaine d'années, le concept de recouvrement d'un nouvel équilibre et d'un nouveau rôle social (*recovery*) prend de plus en plus d'importance, ce qui suscite de l'espoir chez tous les patients qui se trouvaient face à un avenir où la souffrance primait.

Il y a donc une continuité essentielle et nécessaire entre traitement et réadaptation, mais les objectifs spécifiques visés diffèrent. Il s'ensuit que les principes et les techniques utilisés ne sont pas les mêmes; par conséquent, les habiletés et la formation requises des thérapeutes varient.

La réadaptation n'est pas un nouveau lieu d'intervention, mais bien une *nouvelle stratégie d'intervention*.

Psychiatrie clinique : une approche bio-psycho-sociale

D'un côté, elle vise à entraîner des *changements chez la personne* en favorisant l'apprentissage de moyens pour mieux ressentir les choses, s'exprimer, vivre au jour le jour, établir des contacts, travailler et surtout espérer. Cela lui permettra de diminuer ses incapacités, voire de les surmonter. D'un autre côté, la réadaptation vise à entraîner des *changements dans l'environnement,* afin de rendre celui-ci plus accessible et accueillant pour la personne handicapée, et à favoriser la reconnaissance et le respect de sa déficience, mais sans la réduire à sa déficience. Cet environnement peut être un établissement assez grand (hôpital psychiatrique) ou petit (résidence d'accueil), ou bien la famille d'origine, une école, une usine, un bureau, un atelier, un centre culturel ou sportif, etc. Parfois, il suffit de modifier l'environnement ; parfois, il faut créer une ressource de type hospitalier ou communautaire, comme un service de réadaptation, un atelier protégé, un suivi communautaire, un centre résidentiel d'apprentissage ou un appartement supervisé.

La réadaptation reste avant tout une intervention individualisée, globale, continue et bien coordonnée. Elle est souvent amorcée dans une institution et l'on peut y recourir pour diverses activités. Elle cherche à permettre à une personne de vivre dans le milieu le moins restrictif possible compte tenu de ses limites, en l'aidant à utiliser au maximum ses propres moyens. Elle se réalise grâce aux apprentissages qu'elle permet de faire ainsi qu'aux divers soutiens environnementaux mis en place.

81.2 MODALITÉS D'INTERVENTION

Le modèle de réadaptation qui est présenté dans ce chapitre s'inspire largement des modèles qu'ont suggérés Anthony et Liberman (1986).

81.2.1 Bilan

Le bilan consiste en une évaluation des forces et des faiblesses de l'individu par rapport aux objectifs qu'il veut atteindre dans un environnement bien défini. Il importe que le patient (son tuteur ou un proche parent, le cas échéant) soit au cœur des décisions concernant la détermination des objectifs au chapitre de la résidence, du travail, de l'école, des loisirs, etc. Sans un engagement du patient au début de la réadaptation, celle-ci perd un levier important et risque alors de se limiter à des modifications de l'environnement. C'est le cas lorsqu'une personne présente un état morbide aigu, des troubles mnésiques majeurs, un refus de se mobiliser, etc. Morin et Comtois (1995) proposent une série de moyens pour évaluer le fonctionnement actuel dans la vie de tous les jours en vue de s'assurer du réalisme des objectifs retenus. Il est tout aussi important d'évaluer les ressources environnementales accessibles et capables de jouer un rôle dans l'intervention : la situation familiale, les ressources financières, les organismes du milieu, le contexte de l'emploi, etc.

En tout temps, il est essentiel que la réadaptation se déroule dans le cadre d'une équipe multidisciplinaire où la coordination des efforts de chacun est primordiale. Les opinions diffèrent quant à savoir quelle personne serait la plus apte à jouer ce rôle de coordination, mais tous s'entendent sur la nécessité de préciser cette fonction et de choisir une personne qui l'assumera sur une base stable.

81.2.2 Plan

L'équipe, qui connaît les objectifs à atteindre de même que les moyens dont disposent le patient et son milieu, définit les apprentissages nécessaires pour parvenir au niveau de compétence requis en fonction des objectifs. Elle détermine aussi les ressources communautaires à fréquenter ou même à créer le cas échéant. Et, aussi important que le choix d'un coordonnateur, elle doit décider *qui* fait *quoi* parmi les intervenants, *quand,* ainsi que le moment d'une *réévaluation.* Le patient et l'un de ses proches ou son tuteur participent à l'élaboration du plan et doivent l'accepter. Il importe de préciser la nature des démarches à suivre et de prévoir leur déroulement de façon à ne pas surcharger la personne qui suit un processus de réadaptation et à ne pas la laisser longtemps dans l'attente et l'inactivité, ce qui pourrait devenir des facteurs de démobilisation et d'échec en cours de route.

81.2.3 Intervention

L'intervention se caractérise par un enseignement selon l'approche psychoéducative, et c'est pourquoi les intervenants doivent posséder quelques habiletés pédagogiques. Il est important de reconnaître que

Psychiatrie clinique : une approche bio-psycho-sociale

l'accompagnement du patient diffère d'un rôle plus spécifiquement psychothérapeutique, en général plus neutre, plus effacé, et portant essentiellement sur la vie *intrapsychique* du sujet. L'accompagnement diffère aussi d'une démarche d'assistance et de suppléance qui maintiennent la dépendance, car le patient apprend à compter sur les autres plutôt que sur ses propres moyens.

Rien n'empêche une démarche psychothérapeutique (cognitive, comportementale, d'introspection) de se poursuivre simultanément (voir les chapitres 49, 51 et 52), mais il faut noter que les objectifs et les outils d'une intervention en réadaptation sont significativement différents. La psychothérapie permet un rapport affectif privilégié et vient soutenir le patient dans les moments difficiles.

Un autre aspect de l'intervention consiste à essayer de rattacher la personne plus solidement à son réseau naturel (enseignement aux familles et aux proches) ou encore à la rattacher au réseau communautaire (par le biais d'un groupe d'ex-patients, p. ex.).

Enfin, il est nécessaire de mettre en place diverses structures intermédiaires ou communautaires, résidentielles ou vocationnelles (foyer de groupe, appartement supervisé, atelier protégé, mesures de répit, etc.). La création de telles ressources devrait découler de l'observation d'un besoin évident chez plusieurs patients qui suivent une démarche de réadaptation.

Il importe aussi de miser sur le dynamisme propre du milieu, sur ses façons de faire, sur son ingéniosité et sur ses disponibilités. Cela favorise le développement de ressources qui respectent la couleur locale et encourage la responsabilisation du milieu, ce qui facilite en retour l'intégration des gens qui fréquentent ces ressources et diminue d'autant leur handicap social.

On doit aussi penser à un niveau d'intervention plus général faisant référence à la modification des systèmes d'aide financière de l'État, aux emplois subventionnés ou protégés, au soutien financier destiné aux organismes communautaires, et même à certaines mesures fiscales pouvant aider la famille ayant une personne malade à sa charge.

La description de cette gamme d'interventions aux facettes multiples n'implique pas que chacun des intervenants doive pouvoir agir sur tous ces plans simultanément ; il faut plutôt s'assurer que tous les systèmes qui ont un rôle à jouer le jouent de manière coordonnée. La nouvelle politique du Québec en matière de santé mentale exprime bien ce fait en parlant de partenariat et de concertation nécessaire, intersectorielle et interministérielle. La figure 81.1 donne une idée des diverses interventions offertes en partenariat à un malade et à sa famille.

81.3 INTERVENTIONS SPÉCIFIQUES

81.3.1 Médication

La médication vise généralement le contrôle des symptômes. Les anciens neuroleptiques arrivaient assez bien à contrôler les symptômes positifs de la schizophrénie, mais ils étaient peu efficaces en ce qui touche les symptômes négatifs. Aujourd'hui, les nouveaux antipsychotiques (clozapine, olanzapine, quétiapine, rispéridone et ziprasidone) exercent en plus une action sur ces symptômes négatifs tout en préservant les fonctions cognitives et en produisant moins d'effets secondaires. Il n'est donc pas surprenant de voir s'améliorer l'observance du traitement pharmacologique chez les patients, ce qui contribue évidemment aux bons résultats que donnent ces médicaments et favorise la motivation des patients à participer à la réadaptation.

Dans plusieurs unités de soins, on prépare maintenant le malade à son congé en lui donnant toutes les informations nécessaires concernant les objectifs poursuivis par sa médication, les effets secondaires, la marge de manœuvre qui lui est laissée, les signes d'intoxication, etc. On invite aussi le patient à prendre ses médicaments par lui-même, avec une supervision qui va en diminuant, de façon à reproduire les conditions dans lesquelles il se retrouvera le lendemain de son départ.

Cependant, il ne suffit pas de donner une médication efficace pour contrôler les symptômes, encore faut-il qu'elle permette au patient de s'engager pleinement dans son programme de réadaptation. Pour cela, il faut que la médication soit choisie et dosée avec une plus grande finesse, de manière à ne pas venir réduire l'énergie requise pour une participation active à la réadaptation. S'il y a sédation ou akathisie, par exemple, le patient rapporte une diminution de sa concentration ou de sa capacité d'apprentissage.

Par contraste, la personne en réadaptation devra probablement affronter des situations problématiques plus souvent que la personne qui s'exclut du champ

FIGURE 81.1 Ressources complémentaires de réadaptation psychiatrique

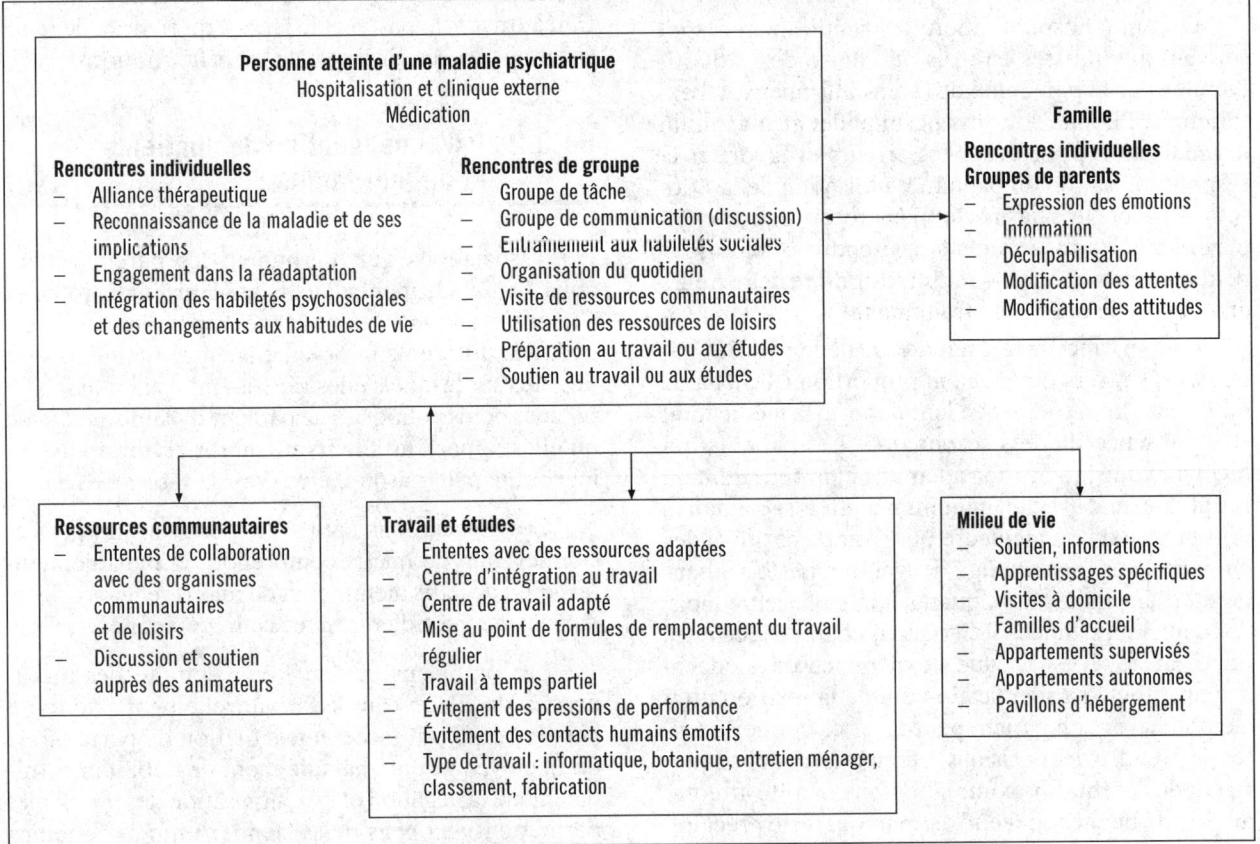

Source : Programme jeunes adultes de l'Hôpital Louis-H. Lafontaine (Montréal).

de la vie active et qui a tendance à s'isoler dans son logement ou à rester hospitalisée. La personne en réadaptation peut éprouver des tensions accrues qui nécessitent parfois une augmentation de la dose de son médicament sans qu'elle-même, son entourage ou son médecin y voient l'annonce d'une rechute ; il s'agit d'une aide supplémentaire pour faire face à une tâche plus exigeante. À d'autres moments, un soutien plus important de l'intervenant ou d'un proche, tout autant que le développement de nouvelles habiletés psychiques, permettra au patient de résoudre ses tensions sans avoir besoin d'un médicament d'appoint.

Les prescriptions doivent donc être individualisées et suivies de près pour tenir compte des besoins fluctuants du patient. Lorsque la situation est stable, une révision trimestrielle peut suffire, mais lorsque le patient participe activement à la réadaptation, les révisions doivent être beaucoup plus fréquentes.

Il est important de veiller à ce que les modalités d'emploi du médicament ne viennent pas compliquer indûment la vie du patient. Ainsi, on peut simplifier la prise du médicament en donnant des neuroleptiques injectables à longue durée. Pour d'autres patients, il est préférable de concentrer la prise de l'antipsychotique le soir au coucher afin de s'assurer que la majeure partie des effets secondaires, en particulier la somnolence et le parkinsonisme, soient moindres le jour. D'autres patients auront intérêt à prendre leur médicament deux fois par jour, par exemple au souper et au coucher, parce qu'une dose unique entraînerait de la fatigue et de la somnolence pendant la matinée du lendemain. Enfin, certains patients peuvent ressentir des effets secondaires variables de sorte qu'il est préférable pour eux de prendre des antidépresseurs sédatifs le soir au coucher pour profiter de l'effet de somnolence qu'ils engendrent, alors que d'autres

Psychiatrie clinique : une approche bio-psycho-sociale

antidépresseurs stimulants, susceptibles de provoquer de l'insomnie, devraient être pris en matinée.

Durant l'hospitalisation, les médicaments sont souvent administrés en trois ou quatre doses quotidiennes par le personnel des soins infirmiers. À l'extérieur de l'hôpital, on devrait simplifier au maximum la médication pour éviter les erreurs et favoriser la responsabilisation du patient. L'utilisation de la « dosette » — où le pharmacien sépare en divers compartiments les médicaments à prendre chaque jour pendant une semaine — réduit le nombre des erreurs et améliore la fidélité au traitement.

L'observance médicamenteuse de la part des patients est souvent directement proportionnelle à l'aide qu'ils ont l'impression que leur apporte la médication et à l'absence d'effets secondaires. Les patients qui reçoivent une médication adéquate et qui en tirent un profit maximal avec un minimum d'effets secondaires font preuve d'une meilleure observance, ce qui ne les empêche pas, néanmoins, de vouloir parfois abandonner leur médication quand, après plusieurs mois, voire quelques années, ils n'ont pas connu de rechutes importantes. C'est ici que l'expérience du médecin acquiert toute sa signification et que la relation qu'il a établie avec son patient peut aider ce dernier à éviter de prendre des décisions intempestives qui risqueraient de déséquilibrer une situation qui a été atteinte au prix de beaucoup d'efforts, mais qui reste précaire.

Cependant, si le patient insiste pour interrompre sa médication, il exerce un droit légitime et son médecin se doit de l'accompagner. On recommande une réduction d'environ 10 % par mois, ce qui permet d'échelonner l'interruption sur une période de 6 à 12 mois. En plus, le médecin doit réviser attentivement avec son patient les symptômes de rechute et se tenir prêt à rétablir une médication efficace s'il y a une résurgence des symtômes.

Il est aussi important d'informer les familles sur la pertinence des médicaments, leurs rôles et leurs limites, et d'essayer de les aider à faire la part des choses en ce qui concerne les effets des médicaments, de la maladie ou de la personnalité du patient quand il s'agit de comprendre un comportement surprenant ou inhabituel.

Il existe à l'intention des familles plusieurs brochures d'information et des modules d'enseignement qui leur permettent de collaborer à la démarche de réadaptation en connaissance de cause. Quant aux patients, des groupes de soutien peuvent aussi leur être très utiles parce qu'ils facilitent la supervision médicamenteuse et leur offrent du soutien et de l'information à travers le partage de leurs expériences, de leurs succès et échecs ainsi que de leurs frustrations.

81.3.2 Psychoéducation des patients et de leur famille[3]

Les associations qui regroupent les parents et les amis du malade mental aux États-Unis, en Europe, au Canada et au Québec ont gagné de plus en plus le respect des différents intervenants en santé mentale et des élus sur lesquels elles réussissent à agir aussi bien par leur poids politique que par leur dynamisme. L'aide qu'elles apportent à leurs membres reste cependant leur principale raison d'être (voir le tableau 81.1).

Ces associations approchent souvent les professionnels afin de mieux comprendre la maladie mentale d'un de leurs membres et de mieux réagir à celle-ci dans la vie quotidienne avec cette personne.

Les praticiens doivent tenir compte des mécanismes de défense utilisés naturellement par toute personne qui fait face à une situation de perte ou de deuil en vivant une maladie mentale débilitante. Initialement, la négation et la minimisation des problèmes permettent aux gens de se donner un peu de temps avant d'affronter une situation dont l'ampleur les

TABLEAU 81.1   **Structures et contrôle de la relation d'aide**

Type de relation d'aide	Type de services offerts
Peu structurée ; contrôlée par le milieu (voisinage, amis)	Réseau primaire, services informels
Peu structurée ; contrôlée par les professionnels	Bénévolat
Structurée et contrôlée par le milieu	Entraide
Structurée et contrôlée par les professionnels	Services étatiques et privés

Source : N. Saint-Amant et H. Clavette, *Entraide et débrouillardise sociale*, Ottawa, Conseil canadien de développement social, 1991, p. 16.

---

3. Voir aussi le chapitre 52.

dépasse et pour laquelle ils sont mal préparés. Puis viennent les explications par lesquelles on cherche à comprendre de même qu'à se défendre, à se déculpabiliser, car au fond de chaque parent, de chaque conjoint ou de chaque enfant se trouvent un doute et parfois un sentiment de culpabilité concernant la possibilité d'être en partie responsable de la maladie mentale. Viennent ensuite les inquiétudes quant au devenir de ce malade, ainsi que la tristesse quant à l'avenir bouché d'un jeune, surtout lorsque la maladie l'a frappé au moment où il avait une santé éclatante et poursuivait avec succès ses études ou faisait ses premiers pas dans une carrière prometteuse. On peut aussi se demander comment réagir en cas de crise et quelles sont les implications pronostiques et même génétiques d'une maladie bien définie. Le professionnel doit tenter de répondre à ces questions légitimes avec le plus de clarté et de nuances possible soit sur un plan individuel, soit d'une manière plus large lorsqu'il s'adresse à un groupe. La figure 81.2 illustre une variété de réactions exprimées par le patient et ses proches à la suite de l'annonce d'une maladie mentale grave.

Malheureusement, certains individus et parfois la famille au complet adoptent des positions moins adéquates. Ainsi, certains membres de la famille projetteront sur les autres membres la responsabilité de la maladie de l'un d'entre eux, ou encore toute la famille attribuera à la société, au système d'éducation ou aux services médicaux la responsabilité des difficultés que leur proche connaît. Ces positions peuvent entraîner, dans le premier cas, l'éclatement du noyau familial ou, dans le second cas, le retrait de la famille des situations d'aide et d'assistance dont elle a pourtant un grand besoin.

Face à ces comportements inappropriés ou aux réactions plus naturelles des membres de la famille, il importe que les professionnels, et les psychiatres en particulier, se prêtent aux demandes de rencontres et de soutien que leur adressent les familles ou les associations de parents et d'amis. Il est remarquable de voir jusqu'à quel point les groupes d'entraide sont capables d'apporter un soutien qui diffère de l'intervention professionnelle sans réduire le poids de celle-ci. Ces groupes, qui complètent l'aide professionnelle, sont susceptibles de remettre en question certaines attitudes des praticiens, ce qui devrait amener ces derniers à améliorer la qualité de leur intervention.

Il est important de mentionner certaines approches éducatives qui visent spécifiquement les familles, notamment celles d'Anderson, Reiss et Hogarty (1986), de Cormier et coll. (1991) et de Falloon, Boyd et

FIGURE 81.2 Réactions à l'annonce de la maladie

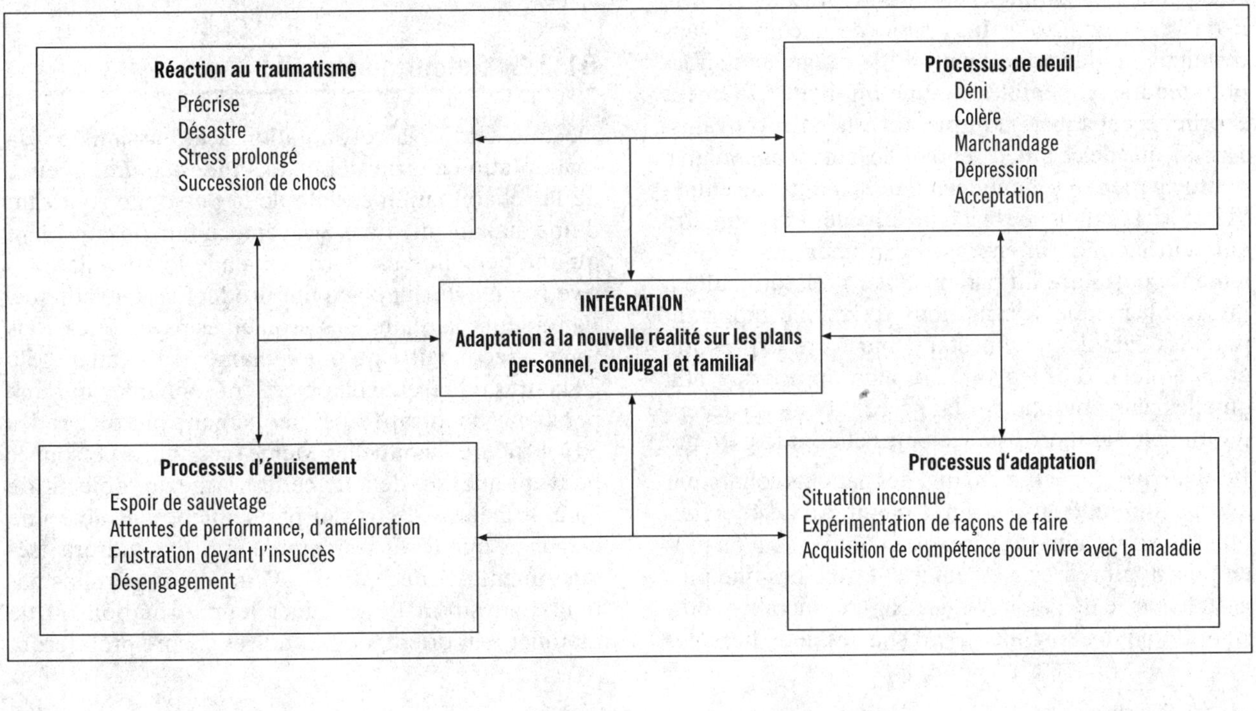

```
┌─────────────────────────────────┐         ┌─────────────────────────────────┐
│ Réaction au traumatisme         │         │ Processus de deuil              │
│   Précrise                      │◄───────►│   Déni                          │
│   Désastre                      │         │   Colère                        │
│   Stress prolongé               │         │   Marchandage                   │
│   Succession de chocs           │         │   Dépression                    │
│                                 │         │   Acceptation                   │
└─────────────────────────────────┘         └─────────────────────────────────┘
              ▲                                           ▲
              │              ┌──────────────────┐         │
              │              │   INTÉGRATION    │         │
              └─────────────►│ Adaptation à la nouvelle réalité sur les plans ◄──┘
                             │ personnel, conjugal et familial │
                             └──────────────────┘
              ▼                                           ▼
┌─────────────────────────────────┐         ┌─────────────────────────────────┐
│ Processus d'épuisement          │         │ Processus d'adaptation          │
│   Espoir de sauvetage           │◄───────►│   Situation inconnue            │
│   Attentes de performance,      │         │   Expérimentation de façons de faire │
│      d'amélioration             │         │   Acquisition de compétence pour vivre avec la maladie │
│   Frustration devant l'insuccès │         │                                 │
│   Désengagement                 │         │                                 │
└─────────────────────────────────┘         └─────────────────────────────────┘
```

McGill (1986). Dans l'excellente revue qu'il a faite des modèles d'intervention familiale proposés, Mueser (1996) précise les composantes les plus susceptibles de conduire à des interventions efficaces :

1) renseigner les familles au sujet des maladies psychiatriques et de leurs traitements ;
2) accroître l'adhésion à la médication et diminuer le stress de même que tout abus de substances ;
3) s'assurer que le traitement est flexible et adapté aux besoins particuliers de chaque famille ;
4) témoigner de la sympathie et de l'empathie à l'endroit des proches qui font face à la maladie mentale ;
5) éviter de blâmer une famille ou de voir ses efforts pour tenir le coup comme un symptôme pathologique ;
6) encourager le développement émotionnel de tous les membres de la famille ;
7) améliorer la communication entre les proches ainsi que leur habileté à résoudre les problèmes auxquels ils font face ;
8) encourager les proches à établir des relations sociales aidantes à l'extérieur du réseau familial ;
9) susciter et entretenir l'espoir d'un avenir meilleur, et adopter une perspective à long terme.

Signalons également le concept d'émotion exprimée (*expressed emotion*) issu des travaux de Brown, Birley et Wing (1972). Il s'agit ici de découvrir dans certaines familles une manière de réagir aux situations tendues et pénibles par une émotivité fortement exprimée (hostilité, critiques et attitudes envahissantes), qui, de ce fait, la rend difficilement assimilable pour le patient. Évidemment, il ne s'agit pas de culpabiliser les familles, mais bien de les aider à reconnaître que leur manière intense de s'exprimer émotionnellement peut nuire au patient qui a de la difficulté à intégrer le monde des émotions. Il est donc important pour les familles manifestant une forte expression émotionnelle de recevoir une aide appropriée afin qu'elles puissent modifier leur façon d'être ou accepter une plus grande distance entre elles et le patient.

Il arrive fréquemment que des patients cohabitent avec leur famille ou avec un conjoint. Au Québec, depuis le « virage ambulatoire », les familles sont de plus en plus nombreuses à assumer elles-mêmes une plus grande partie de l'aide requise par leur membre souffrant d'une maladie mentale. Déjà, les deux tiers des congés de l'hôpital sont planifiés en fonction du retour du malade dans sa famille soit à temps plein, soit à temps partiel. Il faut donc faire participer davantage la famille à la préparation des congés et l'aider à formuler ses exigences pour que le patient puisse s'y conformer et à repérer les limites propres à la maladie afin que les proches n'aient pas d'attentes ou d'exigences irréalistes. Il est important d'établir une communication claire entre les professionnels et les membres des familles, qui ne doivent pas sentir qu'ils sont mis à l'écart du processus décisionnel, afin qu'ils puissent tolérer des situations difficiles sans avoir recours au réflexe d'exclusion (l'hospitalisation en particulier) comme solution. Falloon, Boyd et McGill (1986), Spaniol, Zipple et Fitzgerald (1984) et Spaniol, Zipple et Lockwood (1992), parmi d'autres chercheurs, ont mis au point des stratégies d'intervention auprès des familles qui rendent celles-ci plus aptes à faire face aux problèmes de la maladie mentale et au problème des relations avec les professionnels.

Il faut aussi penser au besoin de répit que les familles éprouveront au fil des ans ; l'établissement ou l'organisme communautaire doit alors pouvoir offrir une relève satisfaisante et rassurante pour la famille. Le besoin de répit peut être lui-même très diversifié et inclure la possibilité de s'absenter pour une soirée, un week-end ou même quelques semaines. À l'occasion, une famille qui se sent débordée pourra se reposer et reprendre son souffle.

81.3.3 Retour au travail

De tout temps, la réadaptation a été assimilée à la réadaptation au travail ou aux études comme preuve de la réhabilitation sociale de la personne souffrant d'une maladie mentale. Souvent, en fait, on considère qu'une personne est encore malade lorsqu'elle n'arrive pas à avoir une activité productive quelconque. Par ailleurs, la réalité des problèmes psychiques nous force à reconnaître qu'une semaine de travail de 15 à 20 heures représente un objectif raisonnable pour une personne handicapée psychiquement plutôt que les 30 à 40 heures habituelles. Même si certaines personnes peuvent aller au-delà de cette norme, un objectif de 30 à 40 heures de travail par semaine entraîne une exigence quant au rendement qui engendrera fréquemment des déceptions. D'autre part, certains patients choisiront de terminer leur formation ou de modifier leur orientation. D'autres encore préféreront un travail bénévole à une activité rémunérée lorsque ce travail correspond plus à leurs champs d'intérêt, surtout s'ils ne sont pas capables d'acquérir la formation professionnelle qui leur donnerait accès au même travail.

Le travail a une grande importance dans la vie des gens, et bien sûr aussi des malades, et ce pour diverses raisons. Il génère un revenu, structure le temps et l'espace, multiplie les contacts, procure un rôle social et stimule l'activité et l'engagement personnel (Bachrach, 1996). Il est significatif de voir comment un malade qui se tient à l'écart des activités de ce genre aura une vie oisive où l'isolement, la dépendance et la satisfaction passive domineront. À l'opposé, les malades qui s'inscrivent à des activités, même limitées, soutenues ou protégées, ont immédiatement éprouvé un sentiment d'accomplissement et de fierté facile à observer. Il faut évidemment dénoncer les situations d'exploitation et chercher la reconnaissance de l'apport du malade à une activité économique de son choix et à sa mesure.

Certains groupes de recherche d'emploi formés de patients souffrant d'une maladie psychiatrique enregistrent des taux de placement de l'ordre de 65 % à 80 % alors que les centres traditionnels obtiennent plutôt des taux de 10 % à 20 %. Il ne s'agit pas de taux de rétention, qui sont évidemment inférieurs, mais bien de taux de démarrage dans un emploi, ce qui représente tout de même une première étape importante.

Au Québec, et peut-être ailleurs dans le monde, il faudrait corriger certaines inconséquences concernant la rémunération du travail, inconséquences qui donnent la possibilité aux personnes souffrant d'une maladie psychiatrique d'obtenir de l'État un soutien financier plus important qu'en travaillant au salaire minimum. Les revenus générés par leur travail viennent souvent réduire les prestations reçues de l'État, sans parler des autres avantages associés. On peut vite se rendre compte que la motivation au travail est sérieusement affaiblie par de telles mesures sociales. Il y aurait intérêt à soutenir financièrement la personne, proportionnellement à son handicap, et à lui permettre de garder les revenus additionnels tirés de son travail.

Dans plusieurs pays (Allemagne, France, Suède), les gouvernements ont prévu que les grandes entreprises devraient consacrer un pourcentage de leurs postes de travail à des personnes handicapées sur le plan physique ou sur le plan psychiatrique aux taux de rémunération habituels. Il est important de toujours rattacher une incitation financière au fait d'obtenir et de garder un emploi rémunérateur, même à temps partiel, car cela améliorera la situation économique du patient et favorisera sa réintégration sociale et sa pleine réhabilitation.

81.3.4 Community Support Program (CSP)

Ce programme du National Institute of Mental Health, modifié à des degrés divers dans certains États américains, vise à aider d'une manière complète les patients à échapper au réseau institutionnel pour s'inscrire et se maintenir dans la communauté. Pour être qualifié de CSP, le programme doit contenir les éléments suivants :

– repérer les patients et les joindre dans la communauté ;
– s'assurer qu'ils touchent le revenu auquel ils ont droit ;
– intervenir en situation de crise, au besoin à domicile ;
– offrir des services de réadaptation en ce qui concerne les loisirs et le travail ;
– offrir des services continus ;
– offrir des services médicaux et psychiatriques de base et spécialisés ;
– offrir le soutien requis aux familles, aux amis et à la communauté ;
– stimuler le bénévolat et la participation dans la communauté (*advocacy*) ;
– mettre sur pied un système de gestion de cas (*case management*).

Évidemment, ce ne sont pas tous les programmes qui comporteront chacun de ces éléments, mais le plus important est que l'ensemble des éléments soient présents et accessibles à la personne en difficulté dans un secteur donné. Les services mentionnés dans un CSP doivent avoir les caractéristiques suivantes : être complets, continus, bien coordonnés et contrôlés par la communauté.

Au Québec, la nouvelle politique en matière de santé mentale vise à établir un partenariat entre les différents acteurs. Le système entier n'est donc pas placé sous l'autorité d'un seul intervenant institutionnel ou autre ; il favorise plutôt la détermination de responsabilités distinctes ainsi que des liens nécessaires, facilitateurs et respectueux des uns et des autres

Psychiatrie clinique : une approche bio-psycho-sociale

entre les organismes communautaires, les ressources intermédiaires et les établissements. La personne doit être au cœur des préoccupations des divers intervenants, naturels ou professionnels, comme le prévoit le plan de soins individualisé (PSI).

81.3.5 Program of Assertive Community Treatment (PACT)

Ce programme a été mis au point par Stein et Test (1980) au Wisconsin et il s'est répandu rapidement dans les États américains et au Canada grâce à un effort soutenu concernant la recherche évaluative de ses résultats et une systématisation rigoureuse lors de sa mise en place.

Essentiellement, un PACT met l'accent sur l'aide à apporter en ce qui concerne la solution des problèmes de la vie courante et tient pour acquis le fait que la majeure partie des patients qui présentent des troubles psychiques graves et persistants devraient parvenir à vivre avec profit et satisfaction à l'extérieur de l'hôpital s'ils peuvent compter sur un soutien approprié.

Le PACT cherche à atteindre les patients là où ils se trouvent. Il s'assure que tous les services requis sont bien planifiés et coordonnés, il endosse la défense des droits des patients dont il s'occupe et prête attention en particulier à la prise régulière de la médication psychotrope.

Le PACT se différencie de plusieurs programmes de gestion de cas (*case management*) grâce aux caractéristiques suivantes :

- On aide les patients dans les domaines où ils éprouvent le plus de difficulté, que ce soit le logement, le travail, la communauté, etc.
- On s'assure que les patients reçoivent les services essentiels, au besoin en les donnant soi-même plutôt qu'en adressant le patient à un autre organisme.
- On favorise une approche en équipe où chaque praticien est prêt à intervenir auprès d'un patient.
- On cherche à ce que le nombre de patients par intervenant varie de 10 à 15 selon la situation.
- On s'engage auprès des patients à long terme en maintenant des liens avec eux pendant de nombreuses années, que le patient soit dans la communauté ou momentanément hospitalisé.

81.4 RÔLES DE L'HÔPITAL PSYCHIATRIQUE ET DU PSYCHIATRE

Malgré l'ensemble des dispositions énumérées précédemment, le succès de la réadaptation n'est pas toujours total. En effet, pour beaucoup de personnes, en raison d'une trop grande incapacité à vivre en société, l'environnement protecteur d'une hospitalisation à court terme, et parfois à long terme, demeurera strictement nécessaire. Ici encore, cependant, la règle de l'environnement le moins restrictif favorisant le mieux l'autonomie et l'épanouissement de ces patients devrait être respectée dans la mesure du possible. Il faut faire une distinction claire entre l'institution et l'institutionnalisation. Cette dernière réalité se retrouve même dans des milieux dont la taille est très réduite, là où les règles de fonctionnement l'emportent sur les besoins des personnes. Toutefois, il est évident que, vu leur grande taille, certaines institutions doivent faire respecter de nombreuses règles de fonctionnement pour que les activités diverses se déroulent bien et que les besoins conflictuels de centaines de personnes puissent être conciliés. Il s'agit ici de faire coïncider les besoins individuels avec le besoin collectif. C'est à ces réalités que tente de répondre le mouvement de désinstitutionnalisation. La nécessité de se centrer sur les besoins de la personne reste présente surtout à l'intérieur des institutions, grandes ou petites, où séjournent les mêmes patients durant de nombreuses années.

Pour ces institutions, tout effort de réadaptation passe forcément par un changement de la mentalité des praticiens qui s'occupent des patients depuis très longtemps et qui ont souvent perdu de vue le fait que ces derniers gardent aussi un potentiel d'apprentissage et d'épanouissement important malgré leurs limites. Il suffit parfois de leur offrir une activité qui touche certaines de leurs préférences anciennes pour les voir s'animer. Dans cet éveil, dans ce désir d'expression et de participation, on peut reconnaître le germe d'une réadaptation possible.

Pour les psychiatres, la réadaptation doit faire partie de leurs préoccupations thérapeutiques (Lalonde, 1994). Ils doivent pour cela être capables de reconnaître les limites actuelles de leurs traitements pharmacologiques et le potentiel de croissance des patients qui les consultent. D'ailleurs, la prescription médicamenteuse doit tenir compte des exigences énergétiques et dynamiques de la réadaptation. Cela implique

Psychiatrie clinique : une approche bio-psycho-sociale

surtout qu'à côté des efforts pour combattre la maladie, il faut donner au patient la possibilité de s'engager pleinement et de prendre plus de responsabilités vis-à-vis de son bien-être et de son intégration sociale.

Cela veut dire aussi que de nouveaux intervenants auront des rôles essentiels à jouer à certains moments et que le rôle du psychiatre consiste souvent à coordonner les échéances et à contrôler l'intensité du processus de réadaptation individualisé de chaque patient.

Il doit lui-même favoriser une coopération multidisciplinaire respectueuse exigeant une plus grande souplesse de tous les intervenants.

Au fil des ans, le rôle du psychiatre évoluera sûrement, mais son soutien doit rester entier pour faire face aux nombreux problèmes et aux échecs inévitables que connaîtront les personnes qui sont aux prises avec des maladies sans doute parmi les plus déshumanisantes.

Bibliographie

ANDERSON, C.M., REISS, D.J., et HOGARTY, G.E.
1986   *Schizophrenia and the Family,* New York, Guilford Press.

ANTHONY, W.A., COHEN, M., et FARKAS, M.
1990   *Psychiatric Rehabilitation,* Boston, Boston Center for Psychiatric Rehabilitation.

ANTHONY, W.A., et LIBERMAN, R.P.
1986   « The practice of psychiatric rehabilitation : Historical, conceptual and research base », *Schizophr. Bull.,* vol. 12, n° 4, p. 542-559.

BACHRACH, L.L.
1996   « Psychosocial rehabilitation and psychiatry : What are the boundaries », *Can. J. Psychiatry,* vol. 41, n° 1, p. 28-35.

BLEULER, E.
1911   *Dementia Praecox or the Group of Schizophrenias,* traduit par J. Zinkin, New York, International Universities Press, 1950.

BROWN, G.W., BIRLEY, J.L.T., et WING, J.K.
1972   « Influence of family life on the course of schizophrenic disorders », *Br. J. Psychiatry,* vol. 121, n° 562, p. 241-258.

CAPLAN, G.
1964   *Principles of Preventive Psychiatry,* New York, Basic Books.

CORMIER, H., et coll.
1991   *Profamille. Programme d'intervention de groupe auprès des familles de personnes atteintes de schizophrénie,* Sainte-Foy (Québec), Unité de psychiatrie sociale et préventive du CHUL, Centre de recherche Université Laval Robert-Giffard.

CUBELLI, G.E., et HAVENS, L.L.
1969   « The expanding role of psychiatric rehabilitation », dans L. Bellak et H.H. Barten (sous la dir. de), *Progress in Community Mental Health,* New York, Grune & Stratton.

FALLOON, I.R.H., BOYD, J.L., et McGILL, C.W.
1986   *Family Care of Schizophrenia : A Problem-Solving Approach to the Treatment of Mental Illness,* New York, Guilford Press.

GAGNÉ, G., et LALONDE, P.
1996   « Réadaptation : enjeux, stratégies, approches », *Nervure,* vol. 9, n° 1, p. 22-32.

JOLIVET, B.
1989   « Traitement et réhabilitation en psychiatrie », *Actualités psychiatriques,* vol. 19, n° 3, p. 21-26.

LALONDE, P.
1994   « Le rôle du psychiatre dans la réadaptation de la schizophrénie », *Synapse,* n° 104, mars, p. 67-75.

LIBERMAN, R.P.
1992   *Handbook of Psychiatric Rehabilitation,* New York, Macmillan.

MORIN, C., et COMTOIS, G.
1995   « La réadaptation », dans P. Lalonde et coll., *Démystifier les maladies mentales : la schizophrénie,* Boucherville (Québec), Gaëtan Morin Éditeur, p. 111-129.

MORISSETTE, R.
1996   « Traitement, réadaptation, réhabilitation », conférence, Montréal, Hôpital Louis-H. Lafontaine.

MUESER, K.T.
1996   « Helping families manage severe mental illness », *Psychiatric Rehabilitation Skills,* vol. 1, n° 2, p. 21-42.

SAINT-AMANT, N., et CLAVETTE, H.
1991   *Entraide et débrouillardise sociale,* Ottawa, Conseil canadien de développement social.

SPANIOL, L., ZIPPLE, A.M., et FITZGERALD, S.
1984   « How professionals can share power with families : Practical approaches to working with the families of the mentally ill », *Rehabilitation Journal,* vol. 8, n° 2, p. 77-84.

SPANIOL, L., ZIPPLE, A.M., et LOCKWOOD, D.
1992   « The role of family in psychiatric rehabilitation », *Schizophr. Bull.,* vol. 18, n° 3, p. 341-348.

STEIN, L.I., et TEST, M.A.
1980 « Alternative to mental hospital treatment: 1. Conceptual model, treatment program, and clinical evaluation », *Arch. Gen. Psychiatry,* vol. 14, n° 37, p. 392-397.

STOCKDILL, J.
1985 *Definition of Psychosocial Rehabilitation,* Washington (D.C.), National Institute of Mental Health.

STRAUSS, J.S.
1986 « Discussion: What does rehabilitation accomplish ? », *Schizophr. Bull.,* vol. 12, n° 4, p. 720-723.

TURNER, J.C.
1977 « Comprehensive community support systems for mentally disabled adults: Definitions, components, guiding principles », *Psychosocial Rehabilitation Journal,* vol. 1, n° 3, p. 39-47.

TURNER, J.C., et TENHOOR, W.
1978 « The NIMH Community Support Program: Pilot approach to a needed social reform », *Schizophr. Bull.,* vol. 4, n° 3, p. 319-349.

Lectures complémentaires

CHAMBON, O., et MARIE-CARDINE, M.
1992 *La réadaptation sociale des psychotiques chroniques: une approche cognitivo-comportementale,* Paris, PUF.

LALONDE, P., et MORIN, C.
1999 « La réadaptation dans la prise en charge de la schizophrénie », *Perspectives Psy,* vol. 38, n° 3, p. 201-207.

NATIONAL INSTITUTE OF MENTAL HEALTH
2000 « Psychosocial treatment for schizophrenia », *Schizophr. Bull.,* vol. 26, n° 1.

TESSIER, L., et CLÉMENT, M.
1992 *La réadaptation psychosociale en psychiatrie,* Boucherville (Québec), Gaëtan Morin Éditeur.

CHAPITRE 82

Réhabilitation psychosociale en France

MICHEL GOUTAL, M.D.
Psychiatre, praticien hospitalier et chef de service au Centre hospitalier Paul Guiraud (Villejuif)
Président de l'Association de promotion des appartements et rencontres thérapeutiques (APART)
[Boulogne-Billancourt]

PLAN

82.1 Définitions de la réhabilitation

82.2 Réhabilitation psychosociale

82.3 Associations et réhabilitation

82.4 Grands axes de la réhabilitation psychosociale promus par les associations en psychiatrie
    82.4.1 Information, sensibilisation, prévention et formation
    82.4.2 Lutte contre un problème psychopathologique spécifique
        • *Alcoolisme* • *Toxicomanie* • *Sida*
    82.4.3 Associations de parents et de familles de malades mentaux
    82.4.4 Aide aux élèves et aux étudiants
    82.4.5 Aide aux enfants
    82.4.6 Aide aux enseignants
    82.4.7 Aide aux usagers de la psychiatrie
    82.4.8 Lutte contre l'isolement et l'exclusion
    82.4.9 Associations pour la réinsertion professionnelle
    82.4.10 Établissements de soins et structures remplaçant l'hospitalisation

82.5 Réhabilitation psychosociale et psychiatrie publique
    82.5.1 Bases et organisation du secteur
    82.5.2 Circulaire du 14 mars 1990
    82.5.3 Loi du 27 juin 1990

82.6 Avenir et limites de la réhabilitation psychosociale
    82.6.1 Facteurs environnementaux
    82.6.2 Psychose

Bibliographie

Lectures complémentaires

Adresses utiles

Le terme *réhabilitation* est apparu récemment en France. On parlait, il y a quelques années encore, de réadaptation ou de réinsertion, concepts voisins mais différents (Goutal, 1994). Pour un lecteur anglo-saxon, le mot « réadaptation » n'existe pas ; il se traduit en fait par *rehabilitation*. Il convient donc de définir d'abord ce que l'on entend par « réinsertion » et « réadaptation » en France, avant de définir la réhabilitation.

La *réinsertion* concerne le social : il s'agit de réintégrer quelqu'un dans le tissu *social*. La *réadaptation* se rapporte plutôt au *soin*. Cependant, tout dépend de l'idée qu'on se fait du soin. Dans une optique pédagogique, cognitiviste ou comportementaliste, le soin vise à réadapter le « malade » à son environnement. Mais on sait à quelle dérive a pu conduire une telle conception, pervertie par certains régimes totalitaires où l'organisation sociale apparaissait comme la « norme » par rapport à l'individu considéré comme « déviant »... Dans une optique plus psychanalytique, le soin tient d'abord compte du sujet, qu'il s'agit de réconcilier avec lui-même, ce qui aboutira « de surcroît » à le réconcilier avec autrui. Comme on le voit, cette démarche procède à l'inverse de la précédente.

82.1 DÉFINITIONS DE LA RÉHABILITATION

Les définitions que les Anglo-Saxons et les Français donnent de la réhabilitation semblent assez différentes. Liberman (1991), par exemple, la définit en des termes qui évoquent l'un des sens du mot « réadaptation » en français, puisqu'il s'agit pour lui de la réappropriation par le sujet de son fonctionnement social et « instrumental » grâce à des techniques d'apprentissage et au soutien de l'environnement.

La théorie sous-jacente est clairement indiquée : les techniques d'apprentissage renvoient directement à des concepts comportementalistes ou pédagogiques qui paraissent à première vue assez éloignés de la psychanalyse et de la prise en considération du sujet, puisqu'il n'est fait mention que du fonctionnement « social » et « instrumental » (Gagné et Lalonde, 1996). Cependant, ces techniques pourraient, dans certains cas, s'apparenter à celles que les psychanalystes utilisent parfois : les « jeux de rôle » ressemblent à des techniques psychodramatiques, sans le recours, toutefois, à la dimension inconsciente proprement dite.

Le « soutien de l'environnement » fait, d'autre part, référence au social, mais pas n'importe lequel : un social aménagé, protégé, protecteur. D'une façon plus générale, la définition anglo-saxonne de la réhabilitation est très instrumentale et pragmatique : rétablir ou développer les « habiletés sociales » d'une personne. Les Français, eux, se réfèrent plutôt au droit et à l'éthique. Le *Petit Robert* définit en effet la réhabilitation comme l'action de « rétablir [...] dans des droits, des privilèges perdus ; rendre (à un condamné) ses droits perdus et l'estime publique, en reconnaissant son innocence ». Pinel, qui était contemporain de la Révolution française, se situait déjà dans cette optique, puisque, en libérant les malades mentaux de leurs chaînes, il entendait par ce geste reconnaître en eux « les droits sacrés de l'humanité ».

Esquirol, en 1819, fera de même lorsqu'il concevra l'« asile » comme étant destiné aux « membres les plus intéressants de la société, presque toujours victimes des préjugés, de l'injustice et de l'ingratitude de leurs semblables » (Massé, Jacquart et Ciardi, 1987, p. 21).

En fait, les acceptions anglo-saxonne et française de la réhabilitation sont bien évidemment complémentaires.

82.2 RÉHABILITATION PSYCHOSOCIALE

Jusqu'ici, on a envisagé seulement la notion de réhabilitation. Lorsqu'on parle de réhabilitation psychosociale, cela implique deux choses :

– D'une part, on tient compte des deux dimensions complémentaires du sujet, soit les dimensions psychique et sociale, où il n'y a pas de prééminence de l'une par rapport à l'autre, mais une interaction permanente qui construit progressivement à la fois l'environnement et la personne elle-même.

– D'autre part, l'objectif ne consiste plus seulement dans la réhabilitation par ou pour le travail, mais aussi dans la réinscription dans le tissu social, même si, bien entendu, la réhabilitation par le travail donne accès à la réhabilitation psychosociale. Mais la société occidentale connaît une crise, apparemment plus structurelle que conjoncturelle, et l'on ne peut aujourd'hui s'insérer dans le circuit du travail qu'à condition, habituellement, d'avoir acquis une surspécialisation de plus en plus sophistiquée. Cette entreprise est particulièrement ardue pour les personnes dont le rapport avec la réalité reste le plus souvent problématique. Cependant, dans le domaine de la psychiatrie, les perspectives ne sont peut-être pas aussi sombres qu'on pourrait le croire.

82.3 ASSOCIATIONS ET RÉHABILITATION

La réhabilitation était au centre des préoccupations de Pinel et d'Esquirol. Il faut convenir, cependant, que ce beau principe tomba assez rapidement en désuétude puisque l'asile, par la suite, fut justement dénoncé en tant que lieu d'enfermement et d'exclusion (Massé, Jacquart et Ciardi, 1987). Comment expliquer une telle régression ?

Il s'agit, en fait, d'un mouvement général qui n'est pas propre à la psychiatrie, mais qui peut s'observer dans toutes les *institutions* : après chaque rupture fondatrice, le poids de l'habitude, de l'inertie (de la pulsion de mort) vient mettre un frein à l'inventivité originelle (de la pulsion de vie). Et c'est bien souvent à des associations que revient le mérite de relancer la dynamique initiale oubliée ou refoulée, et ce pour une raison assez simple : au mouvement centripète quasi substantiel des institutions, qui se transforment peu à peu en des organismes hiérarchisés et rigides se préoccupant plus de leur survie que des buts pour l'atteinte desquels ils ont été créés, s'oppose presque toujours la dynamique centrifuge propre aux associations. Les associations étant en effet de petits groupes d'individus se rassemblant pour promouvoir une cause, elles restent plus souvent créatives, du moins lorsqu'elles conservent des dimensions humaines, car elles sont alors plus souples, peu hiérarchisées et limitées dans le temps.

Ainsi, en France, après la chape de plomb qui était retombée sur les asiles au 19e siècle, c'est Édouard Toulouse qui, le premier, reprit la cause de la réhabilitation en créant, en 1920, la Ligue de prophylaxie et d'hygiène mentale (association régie par la loi de 1901) qui se proposait, entre autres buts, « d'intéresser l'opinion à ses problèmes et de gagner la sympathie du public aux psychopathies ».

Ultérieurement, pendant la Seconde Guerre mondiale, c'est encore un groupe de psychiatres, engagés dans la Résistance autour de Bonnafé, Daumezon et Tosquelles, qui crée à Saint-Alban le Groupe du Gévaudan. Critiquant radicalement l'enfermement asilaire, qu'il compare à celui des camps de concentration, ce groupe amorce le grand mouvement libérateur de l'après-guerre qu'est la *psychothérapie institutionnelle* et invente la notion de sectorisation (Fourquet et Murard, 1975).

Sur un plan plus général, celui du politique, on ne peut qu'être frappé par un mouvement similaire : si c'est bien l'Assemblée nationale qui, en 1789, édicta la Déclaration des droits de l'homme et du citoyen, ce n'est pas à l'État que revint le mérite d'établir, 200 ans plus tard, la notion de droit humanitaire (Bettati et Kouchner, 1987), mais bien à des associations créées en vertu de la loi de 1901, les organisations non gouvernementales (ONG), dont la désignation négative, qui fait allusion au trop grand dirigisme des gouvernements, indique bien la vocation fondamentale de remise en question. Bernard Kouchner exprimait ce fait avec force à propos de la fondation de Médecins sans frontières et de Médecins du monde, revendiquant, à travers ces associations et à l'encontre de la souveraineté des États, le « droit d'intervention humanitaire » auprès des populations menacées.

82.4 GRANDS AXES DE LA RÉHABILITATION PSYCHOSOCIALE PROMUS PAR LES ASSOCIATIONS EN PSYCHIATRIE

Si le but général des associations œuvrant dans le champ de la psychiatrie a toujours été de lutter contre le carcan asilaire et administratif pour proposer des actions ou des réalisations plus proches des usagers, considérés comme des *sujets*, favorisant leur autonomisation et leur sortie de l'univers aliénant de la psychose et de l'asile pour qu'ils regagnent autant que faire se peut la vie sociale, alors on peut dire que pratiquement toutes ces associations s'inscrivent dans le mouvement de la réhabilitation.

Ces associations sont pour la plupart régies par la loi de 1901 (but non lucratif) et sont parfois reconnues d'utilité publique. Elles rassemblent soit des professionnels, soit des usagers de la psychiatrie, soit des membres de la communauté préoccupés pour toutes sortes de raisons par les problèmes de santé mentale.

Psychiatrie clinique : une approche bio-psycho-sociale

Ces différentes catégories de personnes sont souvent regroupées au sein d'une même association.

Les sources de financement des associations sont variables. Certaines reçoivent des subventions de fonctionnement ou des subventions à titre précis et exceptionnel des pouvoirs publics (État, région, département), des collectivités locales ou d'organismes tels que les Caisses d'assurance maladie, les Caisses de mutualité ou les Caisses d'allocations familiales. D'autres reçoivent une aide de fondations privées — Fondation de France, Institut national de la santé et de la recherche médicale (INSERM), organismes industriels et commerciaux — et enfin de leurs membres cotisants et de la vente de publications.

On tentera, dans les paragraphes qui suivent, de donner un aperçu du mouvement associatif en France[1] en dégageant certains axes d'action plus spécifiques (Tawil et Goutal, 1984).

82.4.1 Information, sensibilisation, prévention et formation

– La Ligue française d'hygiène mentale. Cette association, qui est la plus ancienne, a été fondée en 1920 par Édouard Toulouse et rénovée en 1952 par Paul Sivadon. Elle publie actuellement la revue *Santé mentale*.

– La Fédération nationale des associations de croix marine d'aide à la santé mentale. Après une première société créée en 1935, d'autres ont essaimé, avant de se fédérer en 1952 et d'être à l'origine, en 1964, de l'Union internationale d'aide à la santé mentale. La fédération publie la *Revue pratique de psychologie de la vie sociale et d'hygiène mentale*.

– Le Centre d'entraînement aux méthodes d'éducation active (CEMEA). Cette association, créée par Daumezon et Le Guillant en 1947, est destinée aux équipes soignantes. Elle publie la revue *Vie sociale et traitements*.

– Le Centre technique national d'études et de recherches sur les handicaps et les inadaptations (CTNERHI). Cette association possède une banque de données très importante et publie la revue *Handicap et inadaptation*.

– L'Association mondiale pour la réadaptation psycho-sociale (AMRP). Créée en France en 1986, cette association regroupe aujourd'hui une quarantaine de pays membres.

82.4.2 Lutte contre un problème psychopathologique spécifique

Alcoolisme

De très nombreuses associations combattent le fléau de l'alcoolisme, et en particulier le Comité national de défense contre l'alcoolisme, dont l'action peut se résumer en cinq points :

1) information et formation (prévention primaire) ;
2) action médico-sociale (prévention secondaire et tertiaire) : mise en place de centres de consultation, de centres d'hygiène alimentaire (CHA), de centres de postcure ;
3) action réglementaire : campagnes contre l'alcoolisme, pour une législation sur le taux d'alcool au volant autorisé (qui ne doit pas excéder 0,5 g/L actuellement) ;
4) action dans les domaines économique et culturel concernant la production et le commerce des boissons alcoolisées ;
5) concertation avec les institutions internationales.

Toxicomanie

L'augmentation massive et rapide de la toxicomanie, plus particulièrement chez les sujets jeunes, fait aujourd'hui de celle-ci un phénomène de société. Cependant, ces patients ont longtemps été rejetés par l'ensemble des structures d'accueil habituellement prévues pour la prise en charge des malades mentaux. Il n'est pas étonnant, dans ces circonstances, que des structures associatives se soient développées, s'adaptant aux problèmes spécifiques posés par les toxicomanes.

Sida

En l'espace de 15 ans, le sida est devenu un fléau national et mondial. Dans ce domaine plus que dans d'autres peut-être, les autorités ministérielles et gouvernementales n'ont pas été les premières à réagir. Si elles l'ont fait, ce ne fut que dans un second temps,

---

1. Le lecteur trouvera les coordonnées des organismes décrits ici et d'autres dans la section « Adresses utiles » à la fin du chapitre.

après que le mouvement associatif homosexuel en particulier se fut mobilisé massivement pour que des mesures soient prises.

Toutes les associations liées au sida étaient jusqu'à une date récente en France gérées par l'Association française de lutte contre le sida (AFLS), issue du ministère de la Santé. Elle attribuait des fonds en fonction de programmes précis : « marginaux », prostitués (hommes et femmes), etc. L'AFLS a été remplacée par la Division Sida de la Direction générale de la santé (DGS), au sujet de laquelle on peut craindre une moins grande souplesse et une moins grande ouverture en raison de son caractère « officiel[2] »...

82.4.3 Associations de parents et de familles de malades mentaux

– L'Union nationale des amis et familles de malades mentaux (UNAFAM). Cette association a été créée en 1963 par des familles de malades avec l'aide de la Ligue française d'hygiène mentale pour éclairer l'opinion publique sur la manière dont sont traités les malades mentaux dans les institutions psychiatriques et favoriser leur insertion sociale. Selon ses propres textes, elle poursuit les buts suivants :
  * rompre l'isolement provoqué par la maladie mentale ;
  * créer un environnement psychologique, social et juridique qui accompagne et prolonge l'action thérapeutique ;
  * faciliter la réinsertion sociale du malade et soutenir les efforts de son entourage ;
  * intervenir auprès des pouvoirs publics pour faire évoluer la législation ;
  * agir sur l'opinion publique pour modifier les comportements à l'égard de la maladie mentale.

  L'UNAFAM publie un bulletin de liaison, organise des congrès annuels et met en place des lieux de vie (foyers, appartements communautaires).
– L'Union nationale des associations de parents d'enfants inadaptés (UNAPEI). Cette association a pour but de favoriser et de susciter la solidarité entre les familles touchées par le handicap mental d'un enfant. Ses lignes directrices sont l'insertion des handicapés mentaux par l'éducation et la formation professionnelle, l'accès à un travail de même que l'autonomisation dans la vie personnelle. Son organe est la revue *Épanouir*.

82.4.4 Aide aux élèves et aux étudiants

– La Fondation santé des étudiants de France a créé un certain nombre de structures accueillant les élèves ou les étudiants malades mentaux. Elle leur offre les soins psychiatriques et psychologiques nécessaires ainsi qu'une formation parallèle scolaire, professionnelle ou universitaire : la Clinique Dupré, à Sceaux, la Clinique universitaire Georges Heuyer, à Paris, la Clinique médico-psychologique de Bouffémont, dans le Val-d'Oise, et bien d'autres.
– La Mutuelle nationale des étudiants de France (MNEF) œuvre dans le même esprit, s'adressant plus spécifiquement aux étudiants. Créée en 1948, elle est à l'origine du premier Bureau d'aide psychologique universitaire (BAPU) en 1956. Ces BAPU, qui sont très nombreux, sont parfois couplés aux centres médico-psycho-pédagogiques (CMPP).

82.4.5 Aide aux enfants

Les CMPP ont vu le jour en France après la Seconde Guerre mondiale. Au nombre de 304 actuellement, ils sont tous gérés par des associations constituées selon les termes de la loi de 1901, dont la plus ancienne est l'Association française des CMPP, elle-même issue du premier CMPP ouvert en France : le Centre Claude Bernard (1946). Ces centres offrent aux enfants et à leurs parents une aide ambulatoire diversifiée grâce à la pluridisciplinarité de leurs équipes (médecins, psychologues, psychopédagogues, orthophonistes, rééducateurs, assistants sociaux, etc.). Ils ont précédé la mise en place de la pédopsychiatrie publique (dite « intersecteur »), qui n'est apparue qu'en 1972.

82.4.6 Aide aux enseignants

La Mutuelle générale de l'éducation nationale (MGEN) est une importante mutuelle qui regroupe

---

2. Pour toute information, s'adresser à Sida-Info-Service : 0.800.36.66.36 (numéro vert).

les fonctionnaires du ministère de l'Éducation nationale (enseignants et autres). Elle s'est intéressée dès 1952 aux problèmes de santé mentale et a participé à l'expansion de la Ligue française d'hygiène mentale. Elle a instauré en 1956 des structures de soins très novatrices à l'époque, inspirant ultérieurement la sectorisation publique: l'Institut Marcel Rivière, les hôpitaux de jour, les ateliers protégés, les centres de consultations ambulatoires, etc.

82.4.7 Aide aux usagers de la psychiatrie

La Fédération nationale des associations de patients et ex-patients des services «psy» (FNA Psy) se propose de «regrouper les associations françaises de patients et ex-patients; d'aider la création d'associations de patients; [d'offrir] conseil et soutien aux usagers, protection et défense des intérêts des adhérents».

82.4.8 Lutte contre l'isolement et l'exclusion

– L'Union des Centres «Recherche et rencontre». Cette association régie par la loi de 1901, qui a été créée sur l'initiative notamment de Mignot et qui est reconnue d'utilité publique, regroupe des centres sociaux, un institut de formation pédagogique et linguistique et un centre rural, L'Éveil, qui lutte contre la désertion du milieu rural.
– L'Association Françoise et Eugène Minkowski. Elle offre une aide originale qui s'avère irremplaçable, en ce sens qu'elle apporte un soutien psychiatrique et psychothérapeutique à des immigrés, et ce *dans leur langue*.
– La Fédération nationale des associations d'accueil et de réadaptation sociale (FNARS). Elle assure «l'accompagnement social de personnes les plus en marge de la société». Elle rassemble plus de 400 associations qui gèrent 500 établissements et services (principalement des centres d'hébergement).

82.4.9 Associations pour la réinsertion professionnelle

On distingue en particulier les associations suivantes:
– L'Association nationale de gestion du fonds pour l'insertion professionnelle des handicapés (AGEFIPH). Cette association nationale, extrêmement riche, collecte les cotisations des entreprises soumises à la loi du 10 juillet 1987 (loi contraignant les entreprises à embaucher un certain nombre de travailleurs handicapés, ou, sinon, à verser les sommes équivalentes à l'AGEFIPH).
– L'Association pour l'insertion professionnelle et sociale (AIPS). Fondée par le docteur Tony Lainé, elle a créé et gère le restaurant Le Littoral, en région parisienne. Le personnel de ce restaurant ouvert au public est constitué en majeure partie par d'anciens enfants psychotiques devenus adultes.

82.4.10 Établissements de soins et structures remplaçant l'hospitalisation

– Les Sociétés de croix marine. Ces sociétés, qui ont été décrites précédemment, ont conçu et expérimenté des organismes tels que l'Office social (organisme médico-social spécialisé dans le reclassement professionnel et social), le Foyer protégé (cadre d'existence durable de postcure), les Ateliers spécialisés assistés et les Maisons d'accueil spécialisées.
– L'association L'Élan Retrouvé. En 1948, Sivadon, qui œuvrait au Centre de traitement et de réadaptation de Ville-Évrard, a fondé L'Élan. Il s'agissait de créer des instruments de soins suffisamment diversifiés pour satisfaire les besoins des malades aux divers moments de leur évolution. L'Élan a aussitôt imaginé, mis en place et soumis à l'épreuve du réel et du temps des formules alors inédites, qui ont par la suite servi de modèles ou de références. Les services d'hospitalisation de jour, de psychopathologie du travail, de médecine psychosomatique et de soins et sociothérapie sont connus depuis 1992 sous le nom d'Institut Paul Sivadon.
– L'Association de santé mentale et de lutte contre l'alcoolisme, dans le 13e arrondissement de Paris. Cette association, fondée par Philippe Paumelle, a fonctionné dès 1958 comme *centre-pilote de la psychiatrie de secteur*. Elle comprend aujourd'hui le Centre Alfred Binet (consultations et traitements ambulatoires pour enfants et adolescents), un Centre de psychanalyse et de psychothérapie pour adultes, le Centre Maison Blanche (hôpital

de jour pour adolescents), un hôpital de jour pour adultes, un service de placement familial thérapeutique, un réseau d'appartements thérapeutiques et associatifs, une policlinique psychiatrique (urgences psychiatriques), un foyer de postcure, un atelier de réadaptation, un centre de consultation spécialisée pour la communauté asiatique du 13ᵉ arrondissement de Paris (réfugiés pour la plupart) et, en dehors de Paris, à Soisy-sur-Seine, l'hôpital psychiatrique de secteur L'Eau vive.

- L'Association pour l'étude de la promotion de structures intermédiaires (ASEPSI). Dans la mouvance de la remise en question des institutions psychiatriques classiques, un *mouvement de désinstitutionnalisation* a été lancé en 1978 pour s'opposer à la « massivité aliénante des asiles ». L'ASEPSI cherche à regrouper toutes les personnes qui désirent mettre en œuvre des solutions de changement dans le champ psychiatrique et social ; les premiers appartements thérapeutiques sont issus de sa réflexion. Cette association publie la revue *Transitions*.

82.5 RÉHABILITATION PSYCHOSOCIALE ET PSYCHIATRIE PUBLIQUE

82.5.1 Bases et organisation du secteur

De 1940 à 1945, l'abandon dans lequel sont laissés les malades mentaux au sein des asiles (famine, carences, tuberculose) en France est dramatique puisque près de 40 % d'entre eux en meurent. C'est à un groupe de psychiatres engagés dans la Résistance que revient le mérite de réhabiliter, au sens fort du terme, la psychiatrie publique. En effet, la loi de 1838 permettait d'échapper à la répression allemande et pétainiste en donnant littéralement asile aux résistants sous le couvert de pseudo-internements. Tosquelles (républicain espagnol réfugié) et Bonnafé mettent en œuvre la *collégialité*, critiquent l'hôpital psychiatrique, et Bonnafé invente le concept de secteur, emprunté à la notion d'« ensemble » en mathématiques. Ainsi, le *secteur* désigne un ensemble de population pris en charge, sur le plan psychiatrique, par une même équipe pluridisciplinaire à l'aide d'un ensemble de structures de soins dont l'hôpital ne représente qu'un des éléments.

Le psychiatre responsable de ce secteur public n'est plus responsable seulement de l'hôpital, il est chargé de l'organisation de la *santé mentale* dans ce secteur (Fourquet et Murard, 1975). Ce langage est prophétique : on ne parle déjà plus de pathologie mais de santé mentale !

Georges Daumezon (1912-1979) fait partie de ce groupe. Il précise la notion de secteur : « L'unité [de la psychiatrie] postule la *continuité des soins,* donc la nécessité de ne pas considérer le temps hospitalier complètement séparé des autres temps : c'est *la même équipe* qui doit prendre en charge les gens d'un endroit à un autre. » (Daumezon, cité dans Fourquet et Murard, 1975, p. 83.)

En 1952, il prend le service des admissions de l'Hôpital Sainte-Anne, qui n'était qu'un lieu de triage et de transit, et en fait le Centre psychiatrique d'orientation et d'accueil (CPOA), où l'on accueille le patient, on entreprend un traitement avec lui et on le dirige vers l'hôpital de secteur (cela ne se fait plus en fonction des places disponibles ici ou là ou du bon vouloir de tel ou tel médecin-chef...). Il crée la même année, avec Kœchlin, le terme « psychothérapie institutionnelle » qui marquera toute une génération de psychiatres de l'après-guerre. Ce terme sera fécond puisqu'il déclenchera une très riche réflexion sur le travail thérapeutique en équipe pluridisciplinaire avec les patients au sein des hôpitaux psychiatriques, empruntant aussi bien à des idéologies politiques qu'à des idéologies psychanalytiques (en particulier lacanienne). En même temps, ce terme est ambigu parce qu'il contient un paradoxe ou une contradiction : il se réfère à la fois à un plan subjectif (psychothérapeutique) et à un plan collectif (institutionnel).

La circulaire du 15 mars 1960 (qui n'est pas encore une loi) donnera la première définition « officielle » du secteur. Elle propose que la taille moyenne des secteurs soit de 67 000 habitants, comporte un service de 200 lits (norme de l'OMS : 3 lits par 1 000 habitants) et reçoive des malades des deux sexes (la mixité n'apparaîtra qu'en 1970). Tous les problèmes psychiatriques du secteur doivent être pris en charge : il n'y a pas de rejet possible (pas d'écrémage...). L'équipe médico-sociale doit être intégrée au groupe social.

Les lois du 25 juillet et du 31 décembre 1985 officialiseront enfin le secteur, 25 ans plus tard. Symboliquement importantes, ces lois le sont également dans la réalité, car elles introduisent la notion fondamentale de budget global. Jusque-là, en effet, les sources de financement de l'hôpital et de l'extrahospitalier étaient différentes et concurrentes. L'hôpital, qui était financé par la Sécurité sociale sous forme de « prix de journée », n'avait aucun intérêt à ce que les malades en sortent, parce qu'il risquait de voir diminuer son budget. Quant à l'extrahospitalier, qui était financé à 20 % par le département et à 80 % par l'État, il n'avait pas intérêt à augmenter ses activités puisque celles-ci entraînaient un double déficit : pour l'hôpital, privé de « prix de journée », et pour le département et l'État, qui voyaient leurs dépenses s'accroître. Le budget global, au contraire, qui confie l'ensemble de la psychiatrie publique (intra et extrahospitalière) à l'État, par le biais de la Sécurité sociale, fait cesser cette concurrence, favorisant en revanche le développement de l'extrahospitalier, moins onéreux et surtout plus proche de la population en ce qui a trait à la réinsertion et à la réhabilitation. Cette globalisation du budget introduit cependant un nouveau risque, et de taille : celui de l'*hospitalocentrisme*, puisque le budget est géré par l'administration hospitalière...

Le décret et l'arrêté du 14 mars 1986 viennent préciser les dispositions générales des textes de 1985 en instituant et en organisant techniquement les secteurs de psychiatrie générale, les intersecteurs de psychiatrie infanto-juvénile et les secteurs de psychiatrie en milieu pénitentiaire. Ils décrivent surtout les équipements possibles, avec ou sans hébergement. On y prévoit ainsi des structures sans hébergement et des structures avec hébergement.

En ce qui concerne les structures sans hébergement, elles comprennent :
- les *centres médico-psychologiques* (anciens dispensaires d'hygiène mentale), soit des « unités de coordination et d'accueil en milieu ouvert, organisant des actions de prévention, de diagnostics, de soins ambulatoires et d'interventions à domicile » ;
- les *centres d'accueil permanent*, « habilités à répondre à l'urgence psychiatrique, ouverts 24h/24, [...] organisant *l'accueil, l'orientation*, et le cas échéant, les soins d'urgence ambulatoire et à domicile nécessaires. Ces centres peuvent comporter *quelques lits* pour des prises en charge ne pouvant dépasser 48 heures » ;
- les *hôpitaux de jour*, « assurant des soins polyvalents prodigués dans la journée » ;
- les *ateliers thérapeutiques*, « utilisant des techniques de soins particulières, groupes ergothérapiques notamment, en vue d'un ré-entraînement à l'exercice d'une activité professionnelle ou sociale » ;
- les *centres d'accueil thérapeutiques à temps partiel*, « visant à maintenir ou à favoriser une existence autonome par des actions de soutien et de thérapeutique de groupe ».

Quant aux structures avec hébergement, elles ne se limitent plus aux « unités d'hospitalisation à temps complet », mais comportent une panoplie de structures beaucoup plus légères orientées vers la réhabilitation :
- des *centres de crise*, « centres d'accueil disposant de quelques lits permettant des prises en charge intensives et de courte durée pour répondre aux situations d'urgence et de détresse aiguës » ;
- des *hôpitaux de nuit*, « organisant des prises en charge thérapeutiques de fin de journée et une surveillance médicale de nuit » ;
- des *appartements thérapeutiques*, « qui sont des unités de *soins*, à visée de *réinsertion sociale*, mises à la disposition de quelques patients pour des durées *limitées* et nécessitant une présence *importante*, sinon continue, du personnel soignant » ;
- des *centres de postcure*, « unités de moyen séjour destinées à assurer, après la phase aiguë de la maladie, le prolongement des soins actifs ainsi que les traitements nécessaires à la réadaptation en vue du retour à une existence autonome » ;
- des *services de placement familial thérapeutique*, qui « organisent le traitement des malades mentaux de tous âges placés dans des familles d'accueil pour lesquels le maintien ou le retour à leur domicile ou dans leur famille naturelle ne paraît pas souhaitable ou possible ».

L'arrêté du 24 novembre 1986 fait, entre autres, une distinction importante entre les appartements thérapeutiques et les appartements associatifs, communautaires ou protégés, « destinés à l'hébergement de malades mentaux *stabilisés* qui nécessitent un appui médicosocial *discontinu* [...]. À la différence des appartements thérapeutiques, ils sont considérés comme le véritable *domicile* des patients qui en sont *locataires* ».

82.5.2 Circulaire du 14 mars 1990

Cette circulaire cherche à contrer le *risque d'hospitalocentrisme* contenu dans les dispositions de 1985 en énonçant six axes ou orientations visant fortement la réhabilitation :

1) améliorer les connaissances sur l'état de santé mentale de la population ;
2) donner aux personnes les moyens de résoudre leurs problèmes de santé mentale en les informant et en les éduquant, en améliorant l'accès aux soins, en réalisant la meilleure offre de soins possible, en augmentant la pertinence et la qualité des services, leur diversité, leur souplesse, leur complémentarité, leur coordination et leur potentiel d'évolution. Pour cela, il faut accroître la compétence du personnel au moyen de la formation, de la mobilité, de la participation à la recherche et de l'évaluation des actions, et veiller au respect des droits des patients et de leurs familles ;
3) valoriser l'ensemble des ressources de santé mentale en développant la communication avec la population, entre professionnels et non-professionnels ;
4) prévenir les effets indésirables produits par les systèmes de soins, dont la perte d'autonomie des personnes prises en charge ;
5) participer à l'insertion sociale des personnes malades ;
6) développer une prévention ciblée en agissant sur les situations de risque et de vulnérabilité des individus (notamment les personnes âgées, les enfants et les adolescents).

Ces axes encouragent, on le voit, des initiatives et des transformations, à condition que les équipes soignantes et les directions des hôpitaux le souhaitent...

82.5.3 Loi du 27 juin 1990

Cette loi vient prendre la relève de la loi du 30 juin 1838. On n'entrera pas dans les détails de ce texte majeur qui régit actuellement les différents modes d'hospitalisation en France. On se contentera d'insister sur le fait qu'elle vise la réhabilitation. Cette loi « relative aux droits et à la protection des personnes hospitalisées » introduit plusieurs nouveautés importantes. Ainsi, les anciens placements volontaires ou d'office deviennent des hospitalisations sur demande d'un tiers (HDT) ou des hospitalisations d'office (HO). Un seul certificat ne suffit plus (sauf en cas d'urgence) : il faut maintenant deux certificats, dont un émanant d'un médecin extérieur à l'établissement.

Et, surtout, l'hospitalisation libre obtient enfin une reconnaissance légale ! Une autre disposition importante est amenée, celle de la sortie d'essai (selon le mode HDT ou le mode HO), qui, dans la pratique, s'avère fort utile pour pouvoir faire sortir plus rapidement et, plus encore, maintenir à l'extérieur un certain nombre de patients dits lourds. Sans cette disposition, ces patients restaient hospitalisés pour de nombreuses années ou, une fois sortis, ils échappaient à toute prise en charge ambulatoire et revenaient tôt ou tard à l'hôpital dans un contexte souvent dramatique.

82.6 AVENIR ET LIMITES DE LA RÉHABILITATION PSYCHOSOCIALE

Toutes les actions et les structures imaginées et mises en place par le mouvement associatif, toutes les dispositions légales concernant le secteur contribuent aujourd'hui largement à réhabiliter les malades mentaux. On se heurte néanmoins à un certain nombre de limites difficilement dépassables. Si l'on s'en tient au seul exemple des appartements thérapeutiques — qui constituent pourtant un outil aujourd'hui irremplaçable dans la *déshospitalisation* —, qu'observe-t-on ?

Goutal, Grossin et Daghero (1992) mentionnent que, à la sortie des appartements gérés par l'Association de promotion des appartements et rencontres thérapeutiques (APART), 50 % des anciens résidents intègrent un logement indépendant. Beau résultat de réhabilitation ! Mais il faut bien mesurer la limite que contient ce chiffre, puisqu'il signifie que 50 % des autres résidents n'ont pu s'autonomiser sur le plan du logement. Que sont-ils devenus ? Certains ont regagné leur famille parentale, d'autres ont été admis ou réadmis en foyer, d'autres enfin ont été hospitalisés ou réhospitalisés. Deux à trois ans plus tard, cette réhabilitation est encore plus faible, puisque 20 % seulement des anciens résidents occupent un logement indépendant...

Si l'on essaie d'analyser, au-delà des chiffres, ce qui « résiste », on peut considérer deux ordres de facteurs : les facteurs environnementaux et la psychose.

82.6.1 Facteurs environnementaux

La société actuelle requiert de plus en plus de spécialisations, dont la plupart des psychotiques sont

Psychiatrie clinique : une approche bio-psycho-sociale

dépourvus. Par ailleurs, cette société est en crise, et le chômage qui frappe aujourd'hui en France environ trois millions de personnes ne touche pas que les malades mentaux. On compte actuellement en France plus de 500 000 individus sans domicile fixe, et là encore, beaucoup ne sont pas des malades mentaux. Même si l'on estime que la réhabilitation sociale ne passe pas obligatoirement par le travail, il reste qu'un logement décent en constitue l'un des éléments de base. Mais on connaît assez l'état actuel du marché immobilier — au moins dans les grandes villes — pour concevoir que se loger avec une allocation aux adultes handicapés (AAH), une pension d'invalidité en général modeste, un revenu minimum d'insertion (RMI) ou une allocation logement, c'est la quadrature du cercle... Les appartements thérapeutiques ne sont qu'une solution temporaire. Reste l'après : d'appartement thérapeutique en appartement thérapeutique ou associatif, d'appartement associatif en foyer thérapeutique ou associatif, de foyer en retour à la famille faute de mieux à 40 ou à 50 ans, la quête de la réhabilitation sociale, au moins par le logement, de la part de l'ex-résidant des appartements thérapeutiques ressemble au parcours du combattant, qui se solde souvent par l'errance, la clochardisation ou la réhospitalisation à la case départ, quand ce n'est pas le suicide.

Les solutions à ce problème d'environnement sont-elles environnementales ? Pour dire vrai, la société ne parvient même pas, surtout dans le contexte actuel, à régler ses propres problèmes sociaux. Les équipes psychiatriques imaginent alors des *lieux de vie* — hôtels associatifs, pavillons d'hébergement — qui pourraient, dans certains cas, régler au moins partiellement la lancinante question de la réhabilitation au sortir des appartements thérapeutiques (Vidon et Goutal, 1995). Il n'en demeure pas moins qu'il s'agit là de solutions ponctuelles, dont le financement est loin d'être assuré si ces structures ne relèvent plus du « soin » proprement dit ; de plus, on peut craindre qu'elles ne recréent insidieusement, au-dehors, des zones de « parking social », à l'opposé de la réhabilitation souhaitée.

82.6.2 Psychose

La psychiatrie sociale s'est beaucoup préoccupée de la réalité extérieure, en imaginant et en créant toutes sortes de formules en remplacement de l'hospitalisation. Si elle ne l'avait pas fait, elle aurait adopté une attitude de déni proche de celle qui caractérise la psychose qu'elle était censée prendre en charge. Mais on peut se demander si elle n'a pas parfois sous-estimé la formidable résistance à toute réhabilitation que constitue la psychose. Celle-ci, en effet, vit la réalité de manière si terrifiante qu'elle ne peut que l'exclure, la forclore, l'halluciner ou délirer à son sujet. Les équipes soignantes ont donc également pour tâche de prendre en considération cette dimension *subjective* de la folie qu'un certain activisme dans le « tout-alternatif » ou le « tout-pharmacologique » a pu parfois faire oublier à certains. Il faut, par conséquent, revenir à la clinique, et à la *psychodynamique,* sans retomber pour autant dans l'autre piège du signifiant magique.

*
* *

On doit aujourd'hui se poser d'autres questions : n'est-on pas parfois en train de recréer au-dehors l'asilisation que l'on a cru abolir au-dedans ? Et ce de façon d'autant plus insidieuse qu'elle est moins visible que l'énorme concentration asilaire d'antan ? Est-on suffisamment attentif aux difficultés extrêmes auxquelles se heurtent les malades mentaux dans leur rencontre avec la société ? Faut-il tenter de les réadapter encore, de gommer leur folie ? Ou faut-il au contraire prendre résolument le problème à l'inverse et faire comprendre à la société qu'elle doit tenir compte de la diversité de ses concitoyens et les admettre tous, y compris ceux qui se montrent singuliers ?

La réhabilitation de la « folie » — c'est-à-dire la revendication d'un droit à une certaine « folie » — est une tâche prioritaire au moment où le discours technocratique et libéral, au nom du « réalisme », tend chaque jour un peu plus à étouffer et à exclure le citoyen.

Psychiatrie clinique : une approche bio-psycho-sociale

Bibliographie

BETTATI, M., et KOUCHNER, B.
1987 *Le devoir d'ingérence,* Paris, Denoël.

FOURQUET, F., et MURARD, L.
1975 *Histoire de la psychiatrie de secteur,* Paris, Éditions Recherche, coll. «Encres».

GAGNÉ, G., et LALONDE, P.
1996 «Réadaptation : enjeux, stratégies, approches», *Nervure,* vol. 9, n° 1, p. 22-32.

GOUTAL, M.
1994 «Intérêts et limites de la réhabilitation psychosociale dans le cadre des appartements thérapeutiques», *Nervure,* vol. 7, n° 3, p. 42-44.

GOUTAL, M., GROSSIN, J., et DAGHERO, P.
1992 «Projet thérapeutique global et évaluation du devenir des anciens résidents des appartements thérapeutiques», dans G. Vidon, P. Halmos et M. Goutal, *Situations européennes de l'hébergement thérapeutique,* Toulouse, Érès, p. 253-260.

LIBERMAN, R.P.
1991 *Réhabilitation psychiatrique des malades mentaux chroniques,* Paris, Masson.

MASSÉ, G., JACQUART, A., et CIARDI, A.
1987 *Histoire illustrée de la psychiatrie en 41 leçons et résumés,* Paris, Dunod.

TAWIL, S., et GOUTAL, M.
1984 «Associations et organismes français d'hygiène mentale», *Encyclopédie médico-chirurgicale,* Paris, Psychiatrie, t. VI, 37-960-A.40.

VIDON, G., et GOUTAL, M.
1995 «Lieux de vie – lieux de soins», *Encyclopédie médico-chirurgicale,* Paris, Psychiatrie, t. VI, 37-876-A.70.

Lectures complémentaires

AGULHON, M.
1988 «L'histoire sociale et les associations», *Revue de l'économie sociale,* vol. 4, p. 35-41.

TESSIER, L., et CLÉMENT, M.
1992 *La réadaptation psycho-sociale en psychiatrie,* Boucherville (Québec), Gaëtan Morin Éditeur.

Adresses utiles*

INFORMATION, SENSIBILISATION, PRÉVENTION ET FORMATION

ASSOCIATION FRANÇAISE DES CENTRES DE CONSULTATION CONJUGALE
228, rue de Vaugirard
75015 PARIS
Tél. : 01.45.66.50.00

ASSOCIATION MONDIALE POUR LA RÉADAPTATION PSYCHO-SOCIALE (AMRP)
31, rue de la Brèche-aux-Loups
75012 PARIS
Tél. : 01.43.96.61.10

ASSOCIATION POUR LA FORMATION, L'ANIMATION ET LA RECHERCHE (AFAR)
46, rue Amelot
75011 PARIS
Tél. : 01.48.05.31.51

CENTRE D'ENTRAÎNEMENT AUX MÉTHODES D'ÉDUCATION ACTIVE (CEMEA)
76, boul. de la Villette
75019 PARIS
Tél. : 01.40.40.43.43

CENTRE TECHNIQUE NATIONAL D'ÉTUDES ET DE RECHERCHES SUR LES HANDICAPS ET LES INADAPTATIONS (CTNERHI)
236 bis, rue Tolbiac
75013 PARIS
Tél. : 01.45.65.59.00

ÉCOLES DES PARENTS ET DES ÉDUCATEURS
5, impasse Bon-Secours
75011 PARIS
Tél. : 01.44.93.44.70

FÉDÉRATION NATIONALE DES ASSOCIATIONS DE CROIX MARINE D'AIDE À LA SANTÉ MENTALE
31, rue d'Amsterdam
75008 PARIS
Tél. : 01.45.96.06.36

GROUPE DE RECHERCHE EUROPÉEN EN ACCUEIL FAMILIAL (GREPFA)
7, rue des Attrebates, B.P. 78
1040 BRUXELLES

LIGUE FRANÇAISE D'HYGIÈNE MENTALE
11, rue Tronchet
75008 PARIS
Tél. : 01.42.66.20.70

---

* Répertoire (non exhaustif) des associations intervenant dans la réhabilitation psychosociale en France.

ALCOOLISME

ALCOOLIQUES ANONYMES
21, rue Trousseau
75011 PARIS
Tél. : 01.48.06.43.68

COMITÉ NATIONAL DE DÉFENSE CONTRE L'ALCOOLISME
20, rue Saint-Fiacre
75002 PARIS
Tél. : 01.42.33.51.04

CROIX BLEUE
47, rue Clichy
75009 PARIS
Tél. : 01.42.85.30.74

CROIX D'OR FRANÇAISE
10, rue Messageries
75010 PARIS
Tél. : 01.47.70.34.18

TOXICOMANIE

CENTRE D'ACCUEIL ET D'AIDE AUX TOXICOMANES (CAAT 92)
9, av. Beauséjour
92500 RUEIL MALMAISON
Tél. : 01.47.49.29.66

CENTRE DÉPARTEMENTAL D'AIDE AUX TOXICOMANES
122, boul. Carnot
78200 MANTES-LA-JOLIE
Tél. : 01.30.63.77.90

CENTRE DE TOXICOMANIE
Hôpital Sainte-Anne, 1, rue Cabanis
75014 PARIS
Tél. : 01.45.65.80.64

CENTRE DIDRO-DROGUES ET JEUNESSE
9, rue Pauly
75014 PARIS
Tél. : 01.45.42.75.00

CENTRE MARMOTTAN
19, rue d'Armaillé
75017 PARIS
Tél. : 01.45.74.00.04

CLINIQUE LIBERTÉ
30, rue de la Liberté
92220 BAGNEUX
Tél. : 01.43.36.11.20

ESPACE MURGER
Hôpital Fernand Widal, 200, rue du Faubourg Saint-Denis
75010 PARIS
Tél. : 01.40.05.45.45

LE TRAIT D'UNION
154, rue du Vieux-Pont-de-Sèvres
92100 BOULOGNE BILLANCOURT
Tél. : 01.41.44.98.01

SIDA

AIDES
247, rue de Belleville
75019 PARIS
Tél. : 01.44.52.00.00

ARCAT-SIDA
13, boul. Rochechouart
75009 PARIS
Tél. : 01.49.70.85.90

ASSOCIATION DES JEUNES CONTRE LE SIDA (AJCS)
36, rue Geoffroy-Lasnier
75004 PARIS
Tél. : 01.44.78.00.80

CENTRE RÉGIONAL D'INFORMATION ET DE PRÉVENTION DU SIDA (CRIPS)
192, rue Lecourbe
75015 PARIS
Tél. : 01.53.68.88.88

DESSINE-MOI UN MOUTON
35, rue Lune
75002 PARIS
Tél. : 01.40.28.01.01

SOL EN SI (SOLITUDE-ENFANTS-SIDA)
41, av. René-Coty
75014 PARIS
Tél. : 01.43.22.42.81

35, rue Duris
75020 PARIS
Tél. : 01.43.49.63.63

VAINCRE LE SIDA (VLS)
41, rue Volte
75003 PARIS
Tél. : 01.44.78.75.50

ASSOCIATIONS DE PARENTS ET DE FAMILLES DE MALADES MENTAUX

UNION NATIONALE DES ASSOCIATIONS DE PARENTS D'ENFANTS INADAPTÉS (UNAPEI)
15, rue Coysevox
75018 PARIS
Tél. : 01.44.85.50.50

UNION NATIONALE DES AMIS ET FAMILLES DE MALADES MENTAUX (UNAFAM)
12, Villa Compoint
75017 PARIS
Tél. : 01.42.63.03.03

AIDE AUX ÉLÈVES ET AUX ÉTUDIANTS

FONDATION SANTÉ DES ÉTUDIANTS DE FRANCE
8, rue Émile-Deutsch-de-la-Meurthe
75014 PARIS
Tél. : 01.45.89.43.39

MUTUELLE NATIONALE DES ÉTUDIANTS DE FRANCE
(MNEF)
3, rue Fontaines, B.P. 1003
95003 CERGY CEDEX
Tél : 01.30.75.08.20

AIDE AUX ENSEIGNANTS

MUTUELLE GÉNÉRALE DE L'ÉDUCATION NATIONALE
(MGEN)
34, place Raoul-Dautry
75015 PARIS
Tél. : 01.40.47.20.20

AIDE AUX USAGERS DE LA PSYCHIATRIE

FÉDÉRATION NATIONALE DES ASSOCIATIONS
DE PATIENTS ET EX-PATIENTS DES SERVICES « PSY »
(FNA PSY)
17, rue Waldeck-Rousseau
94600 CHOISY LE ROI

LUTTE CONTRE L'ISOLEMENT ET L'EXCLUSION

ASSOCIATION FRANÇOISE ET EUGÈNE MINKOWSKI
18, rue Saulnier
75009 PARIS
Tél. : 01.44.79.96.40

ASSOCIATION POUR ADULTES ET JEUNES HANDICAPÉS
(APAJH)
26, rue du Chemin Vert
75011 PARIS
Tél. : 01.48.07.25.88

ATD QUART-MONDE
107, av. du Général-Leclerc
95480 PIERRELAYE
Tél. : 01.30.37.11.11

EMMAÜS
32, rue des Bourdonnais
75001 PARIS
Tél. : 01.42.33.61.06

FÉDÉRATION NATIONALE DES ASSOCIATIONS D'ACCUEIL
ET DE RÉADAPTATION SOCIALE (FNARS)
76, rue du Faubourg Saint-Denis
75010 PARIS
Tél. : 01.45.23.39.09

SECOURS CATHOLIQUE
106, rue du Bac
75007 PARIS
Tél. : 01.43.20.14.14

SECOURS POPULAIRE
9-11, rue Froissart
75003 PARIS
Tél. : 01.42.74.71.01

SOS AMITIÉ
Paris et région parisienne
Tél. : 01.42.93.31.31 ; 01.42.96.26.26

UNION DES CENTRES « RECHERCHE ET RENCONTRE »
61, rue de la Verrerie
75004 PARIS
Tél. : 01.42.78.79.10

ASSOCIATIONS POUR LA RÉINSERTION PROFESSIONNELLE

ASSOCIATION NATIONALE DE GESTION DU FONDS
POUR L'INSERTION PROFESSIONNELLE DES HANDICAPÉS
(AGEFIPH)
192, av. Aristide-Briand
92220 BAGNEUX
Tél. : 01.46.11.01.55

ASSOCIATION POUR L'INSERTION PROFESSIONNELLE ET
SOCIALE (AIPS) : L'IMAGERIE
10, place de la Carpe
91170 VIRY CHATILLON

ASSOCIATION XIII VOYAGES
5, rue Guillaume-Colletet
94150 RUNGIS
Tél. : 01.46.86.44.45

**ÉTABLISSEMENTS DE SOINS ET STRUCTURES
REMPLAÇANT L'HOSPITALISATION**

ASSOCIATION AURORE
1, impasse du Labrador
75015 PARIS
Tél. : 01.48.58.50.97

ASSOCIATION CAPAS 4
Centre hospitalier universitaire de Pointe-à-Pitre
B.P. 465
97159 Pointe-à-Pitre CEDEX
Guadeloupe

ASSOCIATION DE PROMOTION DES APPARTEMENTS
ET RENCONTRES THÉRAPEUTIQUES (APART)
31 bis, rue Fernand-Pelloutier
92100 BOULOGNE BILLANCOURT
Tél. : 01.55.38.93.39

ASSOCIATION DE SANTÉ MENTALE ET DE LUTTE CONTRE
L'ALCOOLISME
11, rue Albert-Bayet
75013 PARIS
Tél. : 01.45.85.73.63

ASSOCIATION FRANÇAISE DE FOYERS, APPARTEMENTS
ET LOGEMENTS THÉRAPEUTIQUES ET ASSOCIATIFS
(ASFFALTA)
Hôpital Esquirol, 57, rue du Maréchal-Leclerc
94229 SAINT MAURICE
Tél. : 01.43.96.63.63

ASSOCIATION POUR L'ÉTUDE DE LA PROMOTION
DE STRUCTURES INTERMÉDIAIRES (ASEPSI)
55, av. Mathurin-Moreau
75019 PARIS
Tél. : 01.46.07.83.76

ASSOCIATION SANTÉ MENTALE ET COMMUNAUTÉ
136, rue Louis-Becker
69100 VILLEURBANNE
Tél. : 04.78.68.26.16

CENTRE DE POST-CURE ET DE RÉADAPTATION SOCIALE AGRICOLE DE L'OUEST (CRSAO)
à Billiers (Morbihan)
Domaine des Prières
Tél. : 01.97.26.60.03

L'ÉLAN RETROUVÉ
23, rue de la Rochefoucauld
75009 PARIS
Tél. : 01.49.70.88.88

ENTRAIDE ET AMITIÉ
Centre hospitalier Paul Guiraud, 54, av. de la République
94806 VILLEJUIF CEDEX
Tél. : 01.42.11.72.19

LE VENT DU LARGE
44, rue Carves
92120 MONTROUGE
Tél. : 01.40.92.00.30

SOCIÉTÉ D'HYGIÈNE MENTALE D'AQUITAINE
290, boul. du Président Wilson
33000 BORDEAUX
Tél. : 05.56.17.12.12

SOCIÉTÉ PARISIENNE D'AIDE À LA SANTÉ MENTALE (SPASM)
31, rue de Liège
75008 PARIS
Tél. : 01.43.87.60.51

CHAPITRE 83

Évolution des services psychiatriques au Québec

HUBERT WALLOT, M.D., Ph.D., F.R.C.P.C., F.A.P.A.
Psychiatre au Centre hospitalier Robert-Giffard (Québec)
Professeur à la Télé-Université du Québec

PLAN

83.1 La folie en liberté chez les Amérindiens et les Français (avant 1760)

83.2 Aliénation mentale et asile (1760-1920)

83.3 Causes de la dégénérescence de l'asile au Québec

83.4 Hôpital psychiatrique universitaire québécois: un demi-siècle de « renfermerie » (1910-1960)

83.5 Évolution des connaissances au 20e siècle

83.6 Évolution des soins mentaux en Amérique au 20e siècle

83.7 « Révolution psychiatrique » au Québec (1962-1972)

83.8 Vers un système intégré de soins

83.9 Politique de santé mentale

83.10 Émergence du paradigme de la santé publique

83.11 Réformes concrètes

Bibliographie

Lectures complémentaires

Décrire l'évolution des services psychiatriques isolément des concepts psychopathologiques et du contexte de l'époque, c'est méconnaître les facteurs qui la façonnent et qui lui donnent un sens. Le présent chapitre ne constitue pas un historique établi avec un regard neutre. Il ne cherche pas à fournir une somme de renseignements utiles, comme une nomenclature ou une énumération de services ou d'institutions existantes. En effet, ces dernières s'avèrent de plus en plus promises à une rapide désuétude, particulièrement en cette période-ci, marquée par la diversité locale et régionale et par la fugacité. Ce chapitre vise à cerner les moments d'une trajectoire historique de même qu'à servir de guide dans le monde actuel des services de santé mentale. C'est donc un point de vue personnel qui est présenté ici, d'où une plus grande importance donnée à certains aspects au détriment d'autres.

Cinq constantes semblent se dégager de l'histoire organisationnelle de la prise en charge des personnes souffrant de troubles mentaux :

1. Cette prise en charge traduit toujours une ambivalence, sous forme d'une oscillation entre l'exclusion et l'inclusion : d'une part, l'exclusion du milieu social habituel et même du milieu de soins habituel dans le cas des maladies dites physiques au profit d'un milieu thérapeutique spécifique dans le cas d'une maladie présumée spécifique ; d'autre part, l'inclusion dans ces mêmes milieux au nom de l'humanisme ou encore d'une conception uniforme de la santé, fût-elle purement biologique ou encore bio-psycho-sociale.

2. Dans ces mouvements de balancier, chaque réforme est précédée de scandales retentissants à propos des soins en vigueur, comme si, en raison d'un savoir insuffisant, seul un sursaut d'humanisme, parfois assorti de l'intérêt d'un groupe, pouvait rendre possible le changement.

3. À chaque époque, l'évolution de l'organisation est étroitement liée à l'état des connaissances et de la maîtrise thérapeutique, de même qu'à l'idée qu'on se fait du trouble mental.

4. Chaque époque élabore des normes pour contrôler les patients agressifs ou agités, oscillant entre la protection humaniste du patient et celle des autres.

5. Dans l'évolution organisationnelle, à la faveur des diverses influences, il y a des « fixations » (arrêts de l'évolution) comme dans le développement de l'individu. Si bien qu'on retrouve, à chaque époque, comme dans chaque milieu géographique, des organisations anachroniques et d'autres avant-gardistes.

83.1 LA FOLIE EN LIBERTÉ CHEZ LES AMÉRINDIENS ET LES FRANÇAIS (AVANT 1760)

Pour les Amérindiens, la folie est en relation avec la magie ou les mauvais esprits. La conduite à suivre consiste à faire appel au sorcier, qui pratique des rites comportant des danses, des sacrifices d'animaux, parfois des saignées, des jeûnes, des festins, des bains de vapeur, l'utilisation des rêves quant aux cadeaux à faire dans les rituels mis en branle qui mobilisent la communauté entière (Cellard, 1991).

Chez les Français d'Amérique, les individus souffrant de folie, s'ils vivent en milieu rural, connaissent une grande liberté ; en milieu urbain, ils vont en prison s'ils sont violents, autrement on les dirige vers l'hôpital. À l'époque, ce dernier est une institution communautaire d'hébergement « dans la tradition chrétienne d'aide aux plus démunis et de support aux victimes des fléaux épidémiques et autres maux sociaux » (Berlinguet, 1985, p. 354). La méconnaissance de la valeur de l'hygiène et la grande prévalence des maladies infectieuses y provoquent une contagion importante avec les taux de mortalité élevés qui y correspondent. Ses principaux acteurs sont des religieux et des bénévoles. L'Hôtel-Dieu, comme l'a dit Mgr Bruchési, était ainsi « une maison sainte, construite par Dieu, caché souvent sous les traits d'un bienfaiteur, et où Dieu, caché sous les traits d'un pauvre malade, est accueilli par Dieu, caché sous les traits d'une Vierge » (Lahaise, 1973), en l'occurrence une religieuse.

83.2 ALIÉNATION MENTALE ET ASILE (1760-1920)

Sous le Régime anglais, en contrepoint d'une industrialisation tardive du Canada français demeuré rural, survient une certaine immigration qui est décidée par la métropole et qui vise deux buts convergents : débarrasser l'Angleterre des indigents et indésirables (notamment les catholiques irlandais et même écossais) et angliciser le Canada français par une immigration anglophone. Cela accroît l'indigence et l'errance urbaines, que l'on confond souvent avec la folie. Deux raisons conduiront à déplacer de plus en plus de la prison à l'hôpital les errants dérangeants : d'abord, le surpeuplement des prisons, surtout au début du 18e siècle ; ensuite, l'accroissement de l'indésirabilité du fou pour les autres prisonniers et le personnel (des employés du gouvernement), en raison de son indiscipline indomptable et de son agitation. Il n'en est pas pour autant désiré dans les hôpitaux, car ceux-ci sont divisés en grandes salles communes, sans installations pour l'isolement des agités. Une solution apparaît : sur le terrain même de l'hôpital, on construit un édifice distinct, dit « maison de force », comportant des loges ou cellules individuelles permettant l'isolement et la contrainte.

À la fin du 19e siècle survient une définitive médicalisation des troubles mentaux, avec Pinel, qui innove de trois façons :

1. Il remplace le mot « folie », trop large et trop frivole, par une expression plus stricte et médicale, l'*aliénation mentale*. Malgré ses causes biologiques (hérédité, constitution, tempérament, etc.), psychologiques (passions, excès d'alcool, manières de vivre, abus des plaisirs vénériens ou continence excessive, etc.) et sociales (éducation vicieuse), malgré, donc, ce modèle étiologique bio-psycho-social, il s'agit d'une maladie unique aux expressions cliniques diverses pouvant même se succéder chez le même individu. Comme malade, l'*aliéné* doit être séparé des malfaiteurs, mais aussi des autres malades et de ceux qui ont des troubles mentaux d'origine toxique ou infectieuse, car les traitements physiques ne lui conviennent pas.

2. Selon Pinel, la folie n'est jamais totale. Il subsiste toujours une partie psychique saine, que visera son invention, le traitement moral concernant l'esprit et non le physique. Voilà sa révolution, qui exige à ce titre une institution particulière, entièrement rationnelle, sous l'autorité sans partage d'un individu (l'aliéniste).

3. Pinel affirme qu'il faut observer systématiquement en vue de mieux traiter :

   C'est répandre peu de lumière sur les moyens propres à guérir la manie, que s'en tenir à des maximes générales connues même des anciens sur l'art de consoler les aliénés, de leur parler avec bienveillance, de leur donner quelquefois des réponses évasives pour ne point les aigrir par des refus, de leur imprimer d'autres fois une crainte salutaire, et de triompher sans aucun acte de violence de leur obstination inflexible. Ce sont, pour ainsi dire, des vérités stériles, si on ne détermine par des observations précises les circonstances de lieux, du temps, du caractère de l'aliéné, de la nature particulière de ses égarements, des lésions variées des facultés morales. (Pinel, 1801, p. 46-47.)

Pinel ne fait donc pas que libérer le fou des chaînes, comme le veut la légende, mais il invite surtout à une démarche « scientifique » d'observation clinique systématique complétée par des compilations statistiques.

La notion d'institution thérapeutique séparée et rationnelle, sans équivaloir à la notion humanitaire d'asile qui se répand, va faciliter l'implantation de celui-ci. En effet, dès 1791, l'Anglais William Tuke avait fondé The Retreat pour offrir à ses coreligionnaires quakers un lieu privilégié pour la guérison dans une atmosphère familiale et religieuse, où règne la discipline du travail. Le succès rapide du concept d'asile tient non seulement à l'influence humaniste du siècle des Lumières, mais aussi à un contexte socio-économique marqué par l'exode rural dans la foulée de l'industrialisation, puis par l'accroissement en conséquence de l'indigence urbaine, ce qui coïncide également avec la création de pénitenciers, de maisons de redressement et « d'autres institutions dites de charité [...] dans le but de faire de ces individus des êtres moraux et productifs » (Cellard et Nadon, 1986).

Le premier asile canadien, le Montreal Lunatic Asylum, n'apparaît qu'en 1839, sous forme d'asile temporaire au troisième étage de la prison de Montréal. Un relevé ethnique de ses pensionnaires montre une nette sous-représentation francophone (42 %). En effet, plutôt rurale, « la société canadienne-française n'était tout simplement pas prête encore à accepter aussi facilement d'envoyer ses malades à l'asile » (Cellard et Nadon, 1986). Comme dans le cas de la prison, l'asile se surpeuple rapidement : en signe de protestation, les commissaires responsables démissionnent en réclamant un asile permanent adéquat.

Le premier asile permanent québécois (le futur Hôpital Saint-Michel-Archange, devenu par la suite Robert-Giffard) est construit à Beauport en 1848 par le docteur James Douglas, qui a déjà, avant la lettre, une conception bio-psycho-sociale de la maladie

Psychiatrie clinique : une approche bio-psycho-sociale

mentale et de son traitement. Selon lui, l'aliénation peut découler :
1) de causes héréditaires, la stabilité de la population francophone facilitant ce constat ;
2) de causes socioéconomiques (dissidence religieuse ou pauvreté) ;
3) de mauvaises habitudes (intempérance ou masturbation).

Cependant, selon une théorie alors émergente qui persiste aujourd'hui, Douglas croyait que les dérangements fonctionnels (les symptômes) de la folie ont tendance, lorsqu'ils sont maintenus longtemps, à inscrire une lésion structurelle (organique) irréversible. D'où l'importance d'un traitement précoce qui, à l'époque, était le traitement asilaire[1]. Ce dernier consiste en une thérapie de milieu dont les divers volets visent les causes présumées de la maladie, notamment :
– par une bonne hygiène physique ;
– par le travail ;
– par un bon milieu social ;
– par une retraite géographique à la campagne à l'abri de la turbulence urbaine, peut-être sous l'influence lointaine et indirecte du retour à la nature de Rousseau.

À Montréal, un nouvel asile francophone (Saint-Jean-de-Dieu, ancêtre de l'actuel Hôpital Louis-H. Lafontaine) voit le jour en 1873, confié par le gouvernement à une communauté religieuse, comme le sera en 1893 l'asile de Beauport. Par ailleurs, dans la foulée d'un débat politique persistant au sujet de la qualité des soins donnés aux malades mentaux et du mode *per capita* de versement des subsides, les anglophones commencent à se mobiliser. En outre, la dénonciation des asiles québécois par la philanthrope Dorothea Dix, en 1843-1844, puis, en 1884-1885, par le frère du réformateur Tuke ainsi que la contestation par ses proches de la détention d'une dame Lynam à l'asile montréalais amènent les anglophones à créer le Verdun Protestant Hospital (ancêtre du Douglas Hospital). Les trois asiles sont désormais de grande taille et érigés en périphérie des deux grandes villes ; ils sont donc loin des milieux d'origine d'un grand nombre de leurs malades, qui s'y retrouvent peu ou pas visités et éventuellement déracinés socialement, si d'aventure ils s'avisent d'aller mieux.

Les critiques croissantes obligent le gouvernement, bailleur de fonds, à imposer son contrôle, d'abord par le biais de la nomination de médecins visiteurs, puis par l'accroissement de leurs pouvoirs et, enfin, par l'adoption d'une loi dite loi Ross (1885) qui conférait au gouvernement le pouvoir de nommer le bureau médical des asiles. Après l'échec de ses tentatives, la remise en question de la loi Ross et de nouveaux contrats avec les religieuses (1893, 1897), le gouvernement croit trouver la solution dans la transformation des asiles en hôpitaux psychiatriques universitaires, ce qui introduit un tiers plus neutre : l'Université, qui a notamment pour fonction de fournir au gouvernement une liste de candidats où il choisira le surintendant médical de l'asile en cause.

83.3 CAUSES DE LA DÉGÉNÉRESCENCE DE L'ASILE AU QUÉBEC

L'asile, même en devenant hôpital universitaire, dégénère pourtant en la *renfermerie* dont parlait Esquirol, et ce pour deux raisons plus intimement liées qu'il n'y paraît à première vue.

La première raison est pratique : c'est l'échec du traitement asilaire, au début attribué à l'arrivée trop tardive du malade dans l'asile, puis reconnu même chez les jeunes malades.

La deuxième raison tient à l'évolution de la pensée médicale en faveur d'une conception de la folie comme maladie du cerveau. Georget, Pinel, puis Esquirol ne s'intéressaient pas à la cause de l'aliénation, sans doute « [par] crainte de se trouver en opposition avec des opinions philosophiques et religieuses [...]. Ils ont considéré [...] les désordres des facultés intellectuelles sans le cerveau qui est indispensable à leur manifestation ; en sorte que de cette manière, ce sont les symptômes qui constituent la maladie, au lieu du trouble organique qui lui donne naissance » (Georget, 1821, p. 19).

En 1864, Falret s'en prend violemment à ses prédécesseurs, principalement au caractère unitaire de l'aliénation, à leur démonstration tautologique des monomanies (p. ex., le meurtrier est atteint d'une monomanie homicide ; à preuve, il tue), à l'ignorance du fait que certaines manies pouvaient s'avérer fébriles et parfois indiscernables du délire aigu toxique ou infectieux, ce qui remet en cause la distinction absolue entre l'aliénation mentale et d'autres mala-

---
1. Aujourd'hui, la psychanalyse ou les neuroleptiques atypiques ou la thérapie cognitive.

dies relevant de la médecine. Dans la même période où Darwin publie *De l'origine des espèces par voie de sélection naturelle,* Morel publie son *Traité des dégénérescences,* la dégénérescence correspondant à une déchéance par rapport à un type humain primitif qui se caractérise par la domination du moral sur le physique, cette relation étant inversée chez le dégéneré. Le processus dégénératif se déroule, d'une part, sur le plan individuel selon des causes variées (intoxications, alcool, paludisme, etc., et milieu social) et, d'autre part, sur le plan des générations par l'hérédité, selon la *loi de la progressivité* qui implique une succession de quatre classes d'aliénation. Défenseur de Morel, Magnan (1890) va plus loin que Falret en faisant des troubles du comportement des maladies. Si certains exhibitionnistes doivent être considérés comme des malades mentaux, c'est parce que, outre ce trait, ils souffrent de stigmates psychiques de dégénérescence, à savoir des impulsions et des pensées obsédantes. Magnan parle aussi d'états mixtes, domaine à partager avec la neurologie alors naissante : démence sénile, hystérie, épilepsie, troubles dus à l'alcool et à d'autres toxiques exogènes. Il lorgne le modèle de la maladie médicale légué par Sydenham au 17e siècle. La maladie y est caractérisée par un groupe de symptômes qui évolue de manière typique chez un patient et qui se retrouve de façon identique soit chez le même patient à l'occasion d'une rechute, soit chez d'autres patients. Le 19e siècle voit la naissance de l'étiologie et introduit la notion de syndrome, qui réunit plusieurs symptômes et signes constituant une entité clinique reconnaissable. La doctrine de Magnan est introduite au Canada par le docteur Bourque qui, dès 1886, cite la classification du «maître» Magnan entendue à ses cours. Elle est ensuite reprise par le docteur Duquet (1888), puis par le docteur Brochu quelques années plus tard. En 1896, Kraepelin soutient, au sein du milieu médical germanique, que la psychiatrie a fait suffisamment de progrès pour qu'on puisse employer le terme de maladie.

83.4 HÔPITAL PSYCHIATRIQUE UNIVERSITAIRE QUÉBÉCOIS : UN DEMI-SIÈCLE DE «RENFERMERIE» (1910-1960)

Un modèle français neuropsychiatrique et fataliste de la maladie mentale prévaut donc au début du 20e siècle, surtout en milieu francophone. L'affiliation universitaire des trois grands hôpitaux psychiatriques québécois vers les années 10 n'est qu'une occasion d'occulter le fait que l'enseignement (donc, un certain regard critique) quitte peu à peu les grands hôpitaux psychiatriques (Keating, 1993), puisque, au même moment, les surintendants médicaux des trois hôpitaux psychiatriques sont remplacés par des personnes qui n'occupent pas, comme eux, des postes de professeur. En outre apparaissent deux petits établissements : à Montréal, l'Institut Albert Prévost et, à Québec, la Clinique Roy-Rousseau émergent comme lieux de traitement de maladies mentales qui sont traitables rapidement et qui ne requièrent pas l'internement. L'enseignement universitaire s'y déplace progressivement. À travers ces établissements, on prépare la création de départements de psychiatrie dans les hôpitaux généraux, c'est-à-dire de milieux destinés à des malades moins atteints par la maladie, aménageant ainsi subtilement une ségrégation des malades mentaux entre ceux, plus curables, dont on s'occupe et ceux, moins curables, dont on s'occupe moins.

Pendant ce temps, les hôpitaux psychiatriques se remplissent et reçoivent tant les malades souffrant de psychose que les épileptiques, les «gâteux», les personnes difformes ou les enfants «arriérés» ou déclarés tels[2]. Dans les milieux anglophones, notamment le Douglas Hospital et l'Allan Memorial, on demeure à l'avant-garde des traitements. Dans les hôpitaux francophones, le contrôle qu'exercent les religieuses prend l'allure d'un redressement moral. Elles distinguent les bons et les mauvais malades et récompensent les uns, châtient les autres sous diverses formes, tout cela en s'appuyant sur d'autres critères que les critères médicaux. Ce fait n'échappera pas à la future Commission d'étude des hôpitaux psychiatriques dont le rapport soulignera :

> La religieuse hospitalière valorise les trois vertus qu'elle entend pratiquer pour accéder à la perfection : la chasteté, la pauvreté et l'obéissance. Elle cherche à faire de sa salle une extension de sa communauté où la prière et la méditation sont cultivées. [...] Faute de comprendre le comportement pathologique, elle tente de régir celui-ci par des solutions uniformes [...] par l'autorité. (Bédard, Lazure et Roberts, 1962, p. 21.)

---

2. Ce fut la situation des personnes qui se désignent comme les «orphelins de Duplessis».

Psychiatrie clinique : une approche bio-psycho-sociale

Vu le nombre insuffisant de médecins et sa situation juridique, et nonobstant l'affiliation universitaire, « l'hôpital était un espace vide de tout pouvoir médical [...]. Il suffisait de garder, de nourrir [...]. Dès lors, le seul pouvoir qui trouvait à s'exercer dans l'hôpital [...] était celui de la religieuse garde-malade ou de l'économe » (Raymondis, 1966, p. 117). Les deux grands hôpitaux psychiatriques francophones étaient légalement des municipalités. Ils avaient leur ferme, leur cimetière, leur dentiste, leur barbier, leur chapelle, leur police, etc. Leur taille gigantesque les obligeait à demeurer en nombre restreint et à servir une population parfois très lointaine sur le territoire, ce qui brisait les liens sociaux d'origine.

83.5 ÉVOLUTION DES CONNAISSANCES AU 20ᵉ SIÈCLE

Au cours de la première moitié du 20ᵉ siècle, l'évolution des connaissances sur le plan neurologique, la découverte plus ou moins fortuite de divers traitements organiques et l'influence de la psychanalyse conduisent la pratique psychiatrique vers une nécessaire transformation radicale. Kraepelin élargit le champ de la psychiatrie avec, outre l'usage du concept de maladie, la définition des maladies psychiatriques psychogènes (psychoses carcérales et psychoses des quérulents). Certains auteurs — Jackson, Sherrington et surtout Goldstein avec ses études des blessés de guerre — innovent en proposant de nouveaux concepts. Par ailleurs, la psychologie expérimentale progresse, notamment ses orientations comportementalistes (Watson, Pavlov et, plus tard, Skinner) et gestaltistes (Wertheimer, Koffka). De son côté, la psychanalyse, introduite par Freud au début du siècle, fleurit d'abord en milieu anglo-saxon, puis, vers les années 50, en France, à une époque où beaucoup de psychiatres québécois s'y formeront. Freud avance une conception d'abord psychogénétique de la psychopathologie, qui se reflète entre autres dans le repérage d'un sens inconscient du symptôme. Il réduit la frontière entre le normal et le pathologique, notamment dans le rapprochement entre le rêve et l'état psychotique, entre le rituel obsessionnel et le rite religieux, et dans l'analyse du *mot d'esprit* et du *lapsus*. Il contribue ainsi à déstigmatiser les troubles mentaux et à défier le fatalisme thérapeutique. Outre les multiples bureaux privés de psychologie clinique qui naîtront hors des hôpitaux psychiatriques, pour les psychopathologies moins graves, il faut mentionner, sous l'influence d'Anna Freud, un champ d'intervention nouveau, la prévention, à travers la mise en place des cliniques de guidance qui font de la prévention primaire par l'éducation et de la prévention secondaire par le dépistage précoce des problèmes de santé mentale.

Dans les années 50, on sent le besoin de procéder à une synthèse. En France s'impose Henri Ey, qui conçoit le réel comme une hiérarchie de trois domaines, chacun assurant le fondement du suivant, qui le dépasse radicalement, mais en dépend : la matière, la vie, l'esprit. Les maladies sont ainsi des déstructurations de fonctionnement propres à la vie ; le système nerveux central représente l'organisation de l'être vivant qui, chez l'homme, rend possibles l'esprit et la liberté.

De leur côté, les progrès thérapeutiques viennent modifier la nosographie et les théories. D'abord, l'évolution de la thérapeutique consacre l'efficacité de certains traitements : c'est le cas, par exemple, pour le myxœdème (traitement par l'iode en 1891), pour la pellagre (traitement par la niacine en 1914), pour la paralysie générale (malariathérapie en 1918, puis traitement par la pénicilline en 1943). Ces succès appuient le recours au paradigme biomédical pour l'investigation des maladies considérées auparavant comme psychiatriques. Mais une fois qu'elles sont biologiquement guérissables et donc étiologiquement validées, ces vraies maladies cessent d'être qualifiées de psychiatriques[3]. Pour d'autres pathologies psychiatriques, on trouve aussi des traitements qui sont généralement éphémères. Chaque fois, on observe un enthousiasme initial, statistiques à l'appui, et, plus tard, arrivent les décevantes statistiques à long terme : ce sont d'abord l'asile et le traitement moral, puis l'opium, les bromures (1850), la belladone, le chanvre (*cannabis indica*) et le conium, tous aujourd'hui oubliés. Viennent ensuite des médicaments encore utiles mais qui ne sont pas vraiment des traitements : le chloral (1869), la paraldéhyde (1882) et les barbituriques (1903). Par la suite apparaissent de présumés traitements pour la schizophrénie, soit, en 1927, l'insulinothérapie de Sakel, puis, en 1934, la convulsivothérapie au métrazol de Meduna, suivie, en 1938, des électrochocs avec

---
3. Pourtant, personne ne fait de l'ulcère de stress une maladie psychiatrique.

Cerletti et Bini qui finissent par s'avérer efficaces, mais sans durabilité, surtout dans la psychose maniaco-dépressive (1948). La réalisation la plus importante de ces découvreurs de traitements est moins d'avoir proposé un traitement nouveau que d'avoir contribué à changer l'attitude pessimiste qui prévalait notamment à l'égard de la schizophrénie.

Enfin, une formidable innovation pharmacologique survient, soit l'introduction du premier neuroleptique, la chlorpromazine, par Delay et Deniker, en 1952, expérimentée ensuite en Amérique au Verdun Protestant Hospital par Heinz Lehmann. Cette molécule modifie en profondeur l'organisation des services psychiatriques dans la décennie qui suit, car elle amorce un vidage massif des institutions psychiatriques (Overholser, 1956). Puis, on met au point le premier antidépresseur, l'imipramine, et une série de neuroleptiques et d'antidépresseurs. Au début des années 60 apparaissent les benzodiazépines et le lithium. D'autres molécules viennent ensuite, sans introduire de changements aussi importants jusqu'à l'arrivée des nouveaux antipsychotiques atypiques dans les années 90. Désormais, surtout avec cette « révolution tranquillisante », on peut, sans les guérir, atténuer la symptomatologie « positive » des grands malades de façon à permettre leur vie hors de l'hôpital, c'est-à-dire la désinstitutionnalisation ou l'évitement de l'institutionnalisation. Cette pharmacopée efficace rapproche encore plus la psychiatrie de la médecine et relance la recherche sur la nature des psychopathologies graves à partir de l'étude des mécanismes d'action des médicaments jugés efficaces.

Entre-temps, poussant aussi au changement, de sérieuses critiques sont formulées contre les hôpitaux psychiatriques nord-américains. En 1959, Russel Barton décrit la « névrose institutionnelle », une pathologie apparaissant après plusieurs années d'hospitalisation et comportant des caractéristiques qu'on croyait alors induites par le séjour prolongé à l'asile. Il s'agissait notamment des symptômes (aujourd'hui dits « négatifs ») de la schizophrénie : l'indifférence, l'apathie, l'obéissance passive, l'autonégligence, etc. De son côté, Erwing Goffman, en 1961, trouve dans l'asile et les institutions psychiatriques qui s'y apparentent un exemple d'« institutions totalitaires » : des lieux de résidence et de travail où un grand nombre d'individus, placés dans la même situation, coupés du monde extérieur pour une période relativement longue, mènent ensemble une vie recluse dont les conditions sont explicitement et minutieusement réglées. Ainsi, plusieurs comportements des malades d'hôpitaux psychiatriques correspondraient simplement à une adaptation à leurs conditions de vie. Ces comportements ressemblent à ceux qu'on rencontre chez les prisonniers, les soldats, les religieuses et les moines, et chez tous les individus qui vivent dans des institutions totalitaires.

83.6 ÉVOLUTION DES SOINS MENTAUX EN AMÉRIQUE AU 20ᵉ SIÈCLE

Comme on l'a vu, le contexte des connaissances évolue dans le sens d'un rapprochement entre la psychiatrie et la médecine et du discrédit croissant des institutions psychiatriques. Après les tentatives américaines pour faire entrer des malades mentaux à l'hôpital général en Pennsylvanie en 1755 et au Centre médical d'Albany en 1902, la Fondation Rockefeller crée, en 1933, des départements de psychiatrie dans certains hôpitaux généraux universitaires. À l'époque, on distingue les unités psychiatriques physiquement intégrées aux hôpitaux généraux de celles qui sont adjacentes. Ces dernières sont plus autonomes et portent le nom d'institut. Toutefois, ces instituts se différencient de leurs équivalents médicaux par la durée des séjours. En 1961, une commission nationale américaine, The Joint Commission on Mental Illness and Health, recommande qu'aucun hôpital général communautaire ne soit considéré comme dispensant un service complet s'il n'accepte pas d'hospitaliser des patients souffrant de maladies psychiatriques pour de courtes périodes. En 1963, le président Kennedy exhorte le Congrès à créer des centres communautaires spécialisés en psychiatrie, distincts des hôpitaux généraux et des cliniques médicales ordinaires. Enfin, les dernières décennies ont amené de nouvelles approches, notamment la gestion de cas (*case management*) et l'ACT (Assertive Community Treatment ou suivi communautaire intensif), qui permettent de rapprocher le suivi du patient de son milieu naturel.

Au Canada, le premier institut québécois fut l'Allan Memorial Institute (1944) rattaché au Royal Victoria Hospital. Pour leur part, au cours des années 50, des experts issus de l'Organisation Mondiale de la Santé ont élaboré le Saskatchewan Plan, qui ne prévoyait pas d'institutions psychiatriques distinctes, fussent-elles de petite taille, dans cette province canadienne. Le dynamisme social-démocrate de la Saskatchewam a incité le gouvernement fédéral canadien à inviter les provinces canadiennes à participer à un programme national d'assurance-maladie en commençant par l'assurance-hospitalisation en 1961.

83.7 « RÉVOLUTION PSYCHIATRIQUE » AU QUÉBEC (1962-1972)

Grâce à des subventions fédérales instituées en 1948, le nombre de psychiatres québécois décuple en 10 ans. Mais, du côté francophone, ils n'avaient pratiquement pas de place dans une psychiatrie conçue comme une « science au service de Dieu et de l'Église » (Hôpital Saint-Michel-Archange, document pour le personnel). L'importance du retard en psychiatrie et la résistance des institutions aux idées nouvelles offrent une occasion unique de faire des changements majeurs.

En 1960, le Parti libéral remporte les élections provinciales avec le slogan « Il faut que ça change ». En 1961, Jean-Charles Pagé, un ex-patient de Saint-Jean-de-Dieu, publie un livre-choc intitulé *Les fous crient au secours,* postfacé par le psychiatre Camille Laurin. L'opinion publique réagit vivement. Une commission d'étude des hôpitaux psychiatriques est créée, formée de trois psychiatres et présidée par le docteur Dominique Bédard. Son rapport, qui rejoint les propos du docteur Laurin, relève que le gouvernement accorde un prix de journée de 24 $ pour un malade traité pour un trouble physique dans un hôpital général et de seulement 2,75 $ pour un patient d'hôpital psychiatrique. Il s'agit d'une iniquité à corriger. Cependant, « la cause de tous les maux » n'est pas « le manque d'argent » ; il y a aussi « l'arbitraire et l'incohérence qui caractérisent le développement de nos hôpitaux psychiatriques » (Bédard, Lazure et Roberts, 1962, p. 129). La Commission recommande ceci :

> [...] tout hôpital général d'au moins 200 lits devrait posséder son service de psychiatrie avec cliniques externe et interne : le nombre de lits consacrés à la psychiatrie, selon les standards reconnus, doit représenter au moins 10 % du total des lits de l'hôpital [qu'on peut installer au besoin] dans un pavillon voisin de l'hôpital. Les facilités médico-chirurgicales de l'hôpital général peuvent alors être utilisées [...]. Les psychiatres bénéficient de l'atmosphère stimulante d'un hôpital général : le malade psychiatrique peut demeurer dans un milieu relativement familier, il est dirigé vers un « hôpital » et non vers la « maison des fous » et sa famille peut le visiter plus assidûment. (Bédard, Lazure et Roberts, 1962, p. 136.)

Ce principe gagnera du terrain avec le temps en raison de la croissance de la comorbidité. La Commission mise sur la formation de psychiatres et de professionnels dans les domaines parapsychiatriques (psychologues, ergothérapeutes, travailleurs sociaux, infirmiers, etc.) pour traiter les malades mentaux.

Le gouvernement accueille favorablement ce rapport et les commissaires sont invités à faire partie de la nouvelle Division des services psychiatriques du ministère de la Santé, dont le directeur a le statut de sous-ministre.

Le modèle organisationnel est simple. Il s'agit d'un système de soins psychiatriques parallèle au système de santé, dont, paradoxalement, la plaque tournante organisationnelle est le service de psychiatrie de l'hôpital général. Ce service comporte trois parties :

1) une responsabilité territoriale reposant sur les épaules d'un psychiatre et supposant le découpage d'un territoire donné en sous-territoires relevant chacun d'une équipe psychiatrique multidisciplinaire, laquelle est axée sur un soutien dans la communauté sous l'autorité clinique du psychiatre : c'est la sectorisation ;

2) des services spécialisés tels que la consultation-liaison et certaines formes de thérapies (électroconvulsivothérapie [ECT]) ou de services spécialisés (pédopsychiatrie, gérontopsychiatrie) ;

3) les départements de psychiatrie formés des collègues psychiatres sont soutenus par un psychiatre, dit directeur régional, et son adjoint qui relèvent du directeur de la Division des services psychiatriques du ministère.

Par ailleurs, le plus grand défi découlant de cette réforme a trait aux deux grands hôpitaux psychiatriques francophones. Celui de Montréal opte pour la responsabilité d'un grand secteur en créant des points de services excentriques et un volet surspécialisé pour les très grands malades de la région montréalaise. Celui de Québec devient un hôpital de *troisième ligne,* mais dans les faits, hormis certaines unités récentes de traitements spécialisés externes[4], les traitements

---

4. Notamment, à Québec, le Centre psychanalytique de traitement pour jeunes psychotiques et d'autres centres plus récents.

n'y sont pas nécessairement ultraspécialisés. Il y a eu, ce qui est une preuve de leur visibilité, des enquêtes gouvernementales dans les deux hôpitaux qui, par ailleurs, ont renvoyé beaucoup de malades dans la communauté, et pas toujours dans les meilleures conditions. À certains foyers affiliés (à ces hôpitaux et à d'autres), caractérisés par des contacts parfois rares entre propriétaires et patients, se sont ajoutés des foyers clandestins, des familles d'accueil de qualité variable, des maisons de chambres plus ou moins adéquates, souvent situées à proximité d'usuriers (Murphy, 1986) : ces variantes constituent parfois des mini-asiles cachés dans la communauté et non visibles pour la critique, dans une forme de trans-institutionnalisation et de production d'un sous-prolétariat dans les centres-villes. Cependant, depuis deux décennies, les hôpitaux psychiatriques sont sur le point de dépasser les services de psychiatrie d'hôpitaux généraux en matière d'innovation, pour diverses raisons dont l'importance de leurs ressources et la nécessité de contrer la constante contestation de leur légitimité.

Des expériences de psychiatrie communautaire inspirée surtout de la «psychiatrie de secteur» française font leur apparition dans certaines régions. Cependant, la professionnalisation dans le contexte plus large de la Révolution tranquille québécoise amènera, à travers la contestation de l'autorité du psychiatre, beaucoup de dysfonctionnements...

83.8 VERS UN SYSTÈME INTÉGRÉ DE SOINS

Dans les années 60, en parallèle avec la réforme Bédard à l'occasion d'une conjoncture sociopolitique canadienne complexe (Wallot, 1998), est créée au Québec la Commission d'enquête sur la santé et le bien-être social. Cette commission produit par étapes son rapport entre 1967 et 1972, entraînant dans son sillage l'assurance-hospitalisation, l'assurance-maladie et une restructuration du système de santé qui bouscule les acquis de la psychiatrie. Parmi les principes de cette nouvelle réforme, notons l'accès universel et gratuit aux services de santé.

L'objectif ultime du nouveau système de santé proposé est l'amélioration de l'état de santé de la population. Il comporte deux sous-objectifs :
1) *tendre à une médecine globale* s'inspirant d'un modèle social de la maladie et visant à fournir des *soins complets, continus et personnalisés* ;

2) *axer la médecine sur la personne, sur une relation humaine basée sur la confiance et la compréhension mutuelles entre les personnes à soigner et le personnel à leur service.*

Quant aux établissements pour malades mentaux, ils ont à ce point subi les assauts de l'intégration que l'on ne peut douter de la nécessité de les intégrer au régime général des centres de santé. En effet [...] le traitement des malades mentaux s'effectue efficacement à l'intérieur d'un centre de santé normal et, de ce fait, [...] plusieurs hôpitaux possèdent déjà leur service de psychiatrie. (Commission d'enquête sur la santé et le bien-être social, 1971, p. 31.)

Il est donc révolu le temps du parallélisme organisationnel entre la santé mentale et la santé physique : les soins mentaux devront s'intégrer à un échafaudage de structures érigées autour des niveaux (primaire, secondaire et tertiaire) de soins médicaux[5].

Le modèle proposé par la Commission et partiellement modifié dans la réforme implantée suppose une hiérarchie d'établissements ayant des responsabilités territoriales. L'équipe de première ligne, avec l'omnipraticien, constitue le pivot de la continuité du système dans le contexte d'une approche bio-psycho-sociale typique de la nouvelle médecine (Engel, 1986). À l'entrée du système, on trouve un Centre local de services communautaires (CLSC) ayant une responsabilité territoriale, de même que des bureaux privés de médecins, des cliniques externes d'hôpitaux et des unités universitaires de médecine familiale. Dans chaque région administrative, on crée un organisme régional de planification, ayant un rôle consultatif auprès du gouvernement, le Conseil régional de la santé et des services sociaux (CRSSS), qui doit voir à l'accessibilité et à la complémentarité des services sur le territoire.

Par contraste avec la réforme Bédard, on multiplie à la fois les acteurs individuels et institutionnels et les paliers d'interactions. Les interventions en santé, y compris en santé mentale, se font à tous les niveaux et requièrent donc un degré élevé de concertation institutionnelle. La responsabilité administrative n'est plus personnelle ; elle se perd plutôt parmi des autorités diverses. Par ailleurs, conséquence possible de l'affaiblissement du rôle décisionnel dominant des

---

5. Ces niveaux sont parfois désignés par la métaphore militaire suivante : première ligne, deuxième ligne, troisième ligne.

médecins dans le système, la mise sur pied des équipes multidisciplinaires dans les CLSC entraîne des tensions dans les équipes psychiatriques, à savoir un débat insoluble sur la nature des pouvoirs et du leadership (Brunet, 1978), débat qui a pour effet de tenir éloignés des CLSC beaucoup de médecins.

En 1976, dans un discours-choc adressé aux psychiatres du Québec lors du congrès de leur association, le ministre de la Santé d'alors, Claude Forget, fait un diagnostic au sujet des services psychiatriques. D'abord, l'équipe de secteur, « foyer obligatoire de toutes les rivalités interprofessionnelles », représente, malgré son caractère multidisciplinaire, une « médecine de luxe […] essentiellement centrée sur l'hôpital et qui ne correspond pas à l'orientation communautaire qu'elle doit cependant assumer ». Quant à la sectorisation, elle « n'est rien d'autre qu'un modèle de gestion des ressources » qui peut être dissocié, malgré la confusion entretenue, de la psychiatrie communautaire. La notion de prise en charge que le modèle de sectorisation véhicule serait incompatible avec la « liberté de choix, une caractéristique fondamentale de nos services de santé ». Par ailleurs, « les CLSC […] ne jouent pas le rôle qu'ils devraient jouer […] dans le domaine de la santé mentale ». Il dénonce enfin la mauvaise répartition persistante des psychiatres sur le territoire et dans les institutions.

Dans un pareil climat politique, les termes changent : on dit désormais « problème de santé mentale » au lieu de « maladie », « bénéficiaire », « usager » ou « client » au lieu de « patient », « intervenant en santé mentale » plutôt que toute autre étiquette (titre professionnel, bénévole ou famille). Aussi, le mot-vedette « communautaire[6] » émerge pour désigner surtout, avec la magie de l'imprécision, ce qui est petit ou hors de l'« institution », laquelle est souvent assimilée, un peu erronément, à une grosse bâtisse médicale.

En 1972, la Loi sur la protection du malade mental introduit une nouvelle attitude envers le malade mental : on ne lui reconnaît plus de lieux privilégiés (comme autrefois l'asile ou l'hôpital psychiatrique), mais un statut particulier (p. ex., la garde en établissement) lorsqu'il est susceptible de mettre en danger sa santé ou sa sécurité, la santé ou la sécurité d'autrui. Ce statut consiste aussi en une curatelle exercée sur sa personne ou ses biens, selon le cas. En 1975 entre en vigueur la Charte québécoise des droits et libertés de la personne, qui vient garantir la sécurité, l'intégrité physique et la liberté de la personne. Cette charte prévoit notamment le droit de toute personne d'être secourue et, dans le cas du malade mental, d'être protégée contre toute forme d'exploitation. En 1977, une loi crée l'Office des personnes handicapées, qui garantit les droits des personnes handicapées physiquement et mentalement. En 1990, une révision de la Loi sur le curateur public du Québec instaure une gamme graduée plus étendue de formules de protection tout en renforçant les droits du protégé. En 1997, la loi 39 modifie la Loi sur la protection du malade mental, qui devient la Loi sur la protection des personnes dont l'état mental présente un danger pour elles-mêmes et pour autrui (voir le chapitre 32).

En même temps apparaissent des groupes de pression voués à la défense des droits des « psychiatrisés ». Ainsi, en 1981, Auto-Psy se donne « le but […] de créer un rapport de force avec les intervenants du réseau afin de changer les règles du pouvoir » (Guertin et Lecomte, 1983). Du même souffle, étant donné les idéaux qui n'ont pas été atteints par le système officiel, des organismes communautaires de divers types sont mis sur pied par des bénévoles, d'ex-patients psychiatriques, parfois avec des professionnels qui désirent innover.

Par ailleurs, à partir de 1979, donc dans le contexte des suites du second choc pétrolier, les États-providence commencent à réduire leurs dépenses. Dès lors, on se met à valoriser la réduction des coûts découlant de la prestation de services par des non-professionnels de la santé mentale[7]. D'où l'intérêt gouvernemental croissant pour les organismes communautaires.

---

6. Quelle est, d'ailleurs, la communauté du bénéficiaire-usager-client-patient ? Est-ce la communauté, probablement aussi malade que lui, qui l'a élevé, celle où il dit se reconnaître, celle où, comme souffrant, il a migré ou encore le territoire dans lequel l'a inscrit la psychiatrie communautaire administrative ?

7. C'est-à-dire : 1) le bénévolat ou « statut d'exploitation économique des générosités individuelles ; […] mentalité conforme à un type périmé de société » (Apollon, 1986) ; 2) la communauté, ce qui réintroduit dans l'univers non marchand le travail, en grande partie féminin, qui avait été intégré petit à petit à la sphère d'activité marchande à travers le salariat du réseau des établissements de santé (Gaucher, 1985) ; 3) les ressources humaines « alternatives » en remplacement des ressources humaines syndiquées ; 4) la solution fréquente pour les hommes souffrant de troubles mentaux : la prison (Lefebvre, 1987).

83.9 POLITIQUE DE SANTÉ MENTALE

En 1988, la Commission d'enquête sur la santé et les services sociaux, créée pour examiner le spectre de problèmes futurs de financement de la santé et présidée par le docteur Jean Rochon, estime dans son rapport qu'avec le vidage des hôpitaux psychiatriques d'environ 40 % de leur clientèle il y a eu une désinstitutionnalisation, qui n'a pas été compensée par une véritable réinsertion sociale.

En 1989, le gouvernement du Québec publie *La politique de santé mentale du Québec*, selon laquelle les problèmes prioritaires sont les suivants:
- l'absence de consensus sur la notion de santé mentale;
- les interventions inadaptées;
- la préoccupation insuffisante au sujet des milieux de vie;
- les lacunes dans la qualité des services;
- la répartition inéquitable des ressources. Il y aurait un équilibre à atteindre entre le recours au modèle institutionnel et l'intégration sociale qui passe par le décloisonnement des structures.

Cette politique établit un cadre d'action balisé par une vision bio-psycho-sociale de la santé mentale et par deux objectifs généraux: d'abord, permettre à toute personne dont la santé mentale est perturbée ou sérieusement menacée de recevoir l'attention appropriée et une réponse adaptée à ses besoins; ensuite, favoriser le maintien et le développement optimal de la santé mentale de la population. La politique insiste sur l'importance d'assurer la complémentarité des services, ce qui suppose une collaboration entre les diverses institutions intervenantes tout autant qu'entre les divers intervenants (soignants, proches, bénévoles, etc.). Pour faciliter des solutions dans le milieu de vie des personnes, le ministère entend reconnaître et soutenir, notamment sur le plan financier, les organismes communautaires. Enfin, le ministère mandate les CRSSS pour l'élaboration des plans régionaux d'organisation de services en santé mentale (PROSSM) et, après l'approbation du ministère, pour la gestion de leur mise en œuvre.

De son côté, en 1988, le gouvernement du Canada a publié *La santé mentale des Canadiens: vers un juste équilibre*. Alors que la politique québécoise insiste sur l'adaptation des services à l'individu pour que ce dernier s'insère mieux dans son milieu, le document fédéral met l'accent sur l'adaptation de l'environnement socioéconomique aux exigences d'un équilibre individuel indispensable au développement et au maintien de la santé physique et mentale. Il s'agit, en somme, d'une problématique plus moderne, définie en fonction de déterminants et de facteurs de risque par rapport à la santé mentale. Cela témoigne de l'émergence du paradigme de la santé publique.

83.10 ÉMERGENCE DU PARADIGME DE LA SANTÉ PUBLIQUE

Que signifie la perspective de la santé publique en ce qui a trait à la santé mentale? Jadis, l'Organisation Mondiale de la Santé considérait la santé en général comme «un état optimal de bien-être physique, psychique et social», donc sous un jour subjectif. Cependant, qui donc est mieux placé pour ressentir l'état de bien-être que la personne qui souffre d'un trouble maniaque aigu? Plus récemment, les définitions de la santé ont versé du côté objectif des définitions fonctionnalistes: la santé correspond à une capacité de l'individu à s'adapter à son environnement, ce qui renvoie aux rôles sociaux que doivent jouer les individus (Kovess et coll., 1982). En 1985, le Comité de santé mentale du Québec suggérera d'ajuster cette perspective de manière à tenir compte de la «qualité du vécu personnel». Santé et maladie ne sont pas tout à fait le contraire l'un de l'autre[8].

C'est sur l'épidémiologie que repose la formulation des objectifs de santé mentale. Faute d'un consensus sur les diagnostics en santé mentale, les premières études épidémiologiques marquantes dans ce champ furent réalisées aux États-Unis. Elles en vinrent rapidement à porter sur ce qu'on appelle généralement les déterminants de la santé mentale, puis sur les échelles de dysfonctionnement psychique. Ainsi, l'étude classique de Faris et Dunham (1939) montre une distribution concentrique des taux de schizophrénie, les

---

8. C'est déjà vivre que d'être malade; un symptôme, par exemple la douleur, peut être un signal d'alarme permettant de réagir contre un danger potentiel. La fièvre traduit une mobilisation saine du système immunitaire contre un envahisseur. Comment peut-on, avec la définition de la santé, distinguer santé et santé mentale? Le volet subjectif, le volet rôles sociaux à jouer et le volet intégrité anatomo-physiologique se renforcent mutuellement.

Psychiatrie clinique: une approche bio-psycho-sociale

taux les plus élevés se situant dans les centres-villes, là où l'on trouve les milieux les plus désorganisés. Ils font alors l'hypothèse que l'isolement social propre à ces milieux contribue à la symptomatologie. Puis, Hollingshead et Redlich (1958) trouvent, à New Haven (Connecticut), une moins grande fréquence de cas de psychose traitée dans les couches socioéconomiques élevées. La maladie cause-t-elle la dérive sociale, ou cette dernière est-elle la conséquence de la maladie ? Le Canadien Leighton (Leighton et coll., 1963) élabore à des fins épidémiologiques une échelle du dysfonctionnement psychologique. Plus tard, aux États-Unis, on entame des études épidémiologiques à l'aide d'entrevues standardisées permettant d'utiliser la nomenclature du DSM-III (Myers et coll., 1984). Au Québec, où le suicide a atteint des sommets mondiaux, notamment dans la catégorie des jeunes hommes, on examine les relations de ce phénomène avec la maladie mentale de même qu'avec des phénomènes sociaux comme le chômage (Cormier et Klerman, 1985). Côté et Larouche (2000) ont montré que l'utilisation de services de santé dans un contexte de gratuité comme au Canada pouvait être prédite à partir du « taux d'inoccupation[9] » dans la population d'où vient cette demande : la prédiction est plus précise au fur et à mesure que le temps passe à la suite d'un taux d'inoccupation donné. Cela indique que nous avons sans doute affaire à une désorganisation sociale progressive à moyen terme comme conséquence de l'innoccupation ainsi définie.

83.11 RÉFORMES CONCRÈTES

À la suite du dépôt du rapport de la Commission d'enquête sur les services de santé et les services sociaux (1988) et de la publication, en 1990, du document *Une réforme axée sur le citoyen,* le gouvernement québécois implante, en 1991, une réforme de la santé basée sur un paradigme fonctionnaliste de la santé publique où il n'est nulle part fait mention d'éléments subjectifs comme le bien-être ou la souffrance. Le premier article de la nouvelle Loi sur les services de santé et les services sociaux se lit comme suit :

> Le régime de services de santé et de services sociaux institué par la présente loi a pour but le maintien et l'amélioration de la capacité physique, psychique et sociale des personnes d'agir dans leur milieu et d'accomplir les rôles qu'elles entendent assumer d'une manière acceptable pour elles-mêmes et pour les groupes dont elles font partie.

Pour atteindre ce but, la loi prévoit trois paliers organisationnels : le ministère de la Santé, la Régie régionale de la santé et des services sociaux (RRSSS), qui, remplaçant le CRSSS, doit « planifier, organiser, mettre en œuvre et évaluer, dans la région, les programmes de santé et de services sociaux élaborés par le ministre », notamment les PROSSM.

Avec le retour au pouvoir du Parti québécois, en 1994, le gouvernement du Québec s'engage dans des compressions budgétaires sans précédent afin d'arriver au déficit zéro pour le tournant du 21e siècle : on ferme des établissements et on en fusionne d'autres. Ainsi, plusieurs régions concentrent certains services spécialisés dans un seul centre régional : par exemple la pédiatrie, l'obstétrique et, à certains endroits, la psychiatrie. Cela signifie que la psychiatrie sort de plusieurs hôpitaux généraux de plus de 200 lits où elle était entrée à fort prix à la suite du dépôt du rapport de Bédard, Lazure et Roberts, en 1962. Par ailleurs, à première vue, le virage ambulatoire en santé mentale s'apparente à la désinstitutionnalisation des années 60, ce qui n'est pas sans soulever d'inquiétudes.

Les années 1996 et 1997 sont marquées par la publication de documents importants. D'abord, en décembre 1996, le vérificateur général du Québec constate, dans son rapport annuel, que la politique de santé mentale de 1989 est « un échec quant au réaménagement souhaité des ressources ». Répondant à cette critique, le ministère de la Santé dévoile, en avril 1997, un document de consultation intitulé *Orientations pour la transformation des services de santé mentale.* En quelques lignes, ce document fait état du surplus de lits dans les services de psychiatrie au Québec par rapport à l'Ontario. Il propose de favoriser le traitement dans la communauté et la collaboration avec les organismes communautaires. De son côté, en janvier 1997, le ministre de la Santé Jean Rochon annonce la fermeture de la moitié des 6 000 lits actifs de

---

9. Le taux d'inoccupation désigne « la proportion des 15 ans et plus sans emploi, exprimée en pourcentage [...]. Il comprend, dans une même mesure, l'ensemble des chômeurs de même que l'ensemble de ceux qui ne font pas partie de la population active : les assistés sociaux, les conjoints au foyer sans emploi, les personnes placées en institution sur une longue période (plus de six mois) et les personnes âgées à la retraite. Bref, tous ceux qui dépendent d'un tiers pour l'acquisition des biens de première nécessité. » (Côté et Larouche, 2000, p. 36.)

psychiatrie. Le plan d'action qui émanera du ministère à l'automne 1998 reprend dans ses grandes lignes les *Orientations* de 1997.

Alors que les documents ministériels provinciaux (notamment *Orientations pour la transformation des services de santé mentale* et *Défis de la reconfiguration des services de santé mentale*) et fédéraux (notamment *Examen des meilleures pratiques de la réforme des soins de la santé mentale*) mentionnent à peine les mots « psychiatre » ou « psychiatrie », deux documents médicaux, l'un national et l'autre provincial, préconisent un rôle accru des omnipraticiens dans le traitement des problèmes de santé mentale, et ce pour une meilleure utilisation des psychiatres. Ceux-ci devraient, par ailleurs, améliorer leur rendement en jouant plus le rôle de médecins consultants auprès des omnipraticiens que le rôle de médecins traitants auprès des malades. Le premier (*Les soins de santé mentale partagés au Canada,* 1997) fut adopté conjointement par l'Association des psychiatres du Canada et par le Collège des médecins de famille du Canada, tandis que le second (*Rapport du groupe de travail sur l'accessibilité aux soins psychiatriques et aux services de santé mentale,* 1997) émane du Collège des médecins du Québec.

Dans une enquête antérieure (Melanson-Ouellet et Pronovost, 1981) menée par le ministère des Affaires sociales auprès d'un échantillon de 1 200 Québécois, on découvrait deux faits importants :

1. Il n'y a pas de correspondance entre la conception psychiatrique du champ de la maladie mentale et la conception populaire de ce même champ ;
2. Un rôle majeur est attribué au médecin de famille. « Le médecin de famille constitue aussi une ressource et un intervenant plus naturel que le psychiatre auprès de la communauté [...] 50 % à 60 % des soins mentaux sont assurés par des médecins omnipraticiens. » (Aird, 1982.) De fait, 73 % des omnipraticiens facturent l'acte de psychothérapie à la Régie de l'assurance-maladie du Québec (RAMQ) [Kovess et Murphy, 1983]. Ils sont mieux formés à la psychiatrie et à la santé mentale depuis quelques décennies.

*
* *

Au moment où ce chapitre est écrit, la réorganisation des services de santé, qui bat son plein, n'a pas dit son dernier mot. Les services psychiatriques doivent relever quelques défis majeurs :

- la réduction relative du nombre de psychiatres face à une demande croissante en raison du vieillissement et de la fragilisation du tissu social ;
- la répartition inégale des psychiatres sur le territoire du Québec ;
- le financement d'une transition dans le transfert des ressources des grandes institutions aux organisations communautaires de petite taille, dont la visibilité moindre les protège plus de la critique sociale ;
- l'intervention des professionnels directement dans la communauté, plutôt que confinée entre les murs des établissements ;
- l'aménagement progressif de l'emploi du temps par le biais d'activités qui donnent un sens à la vie des personnes souffrant de troubles graves dans ce monde du travail de plus en plus compétitif et exigeant ;
- une vision anthropologique de la santé mentale des jeunes ;
- une vision de la santé mentale de la personne âgée.

Par ailleurs, on doit constater certaines tendances fondamentales, sinon s'en inquiéter. Tout d'abord, du côté des professionnels, on observe la vogue grandissante des modèles biogénétiques des troubles psychiques, puis, conséquemment, du traitement à dominante pharmacologique. Ensuite, du côté du gouvernement, on observe un penchant surtout économique pour la déspécialisation des services de santé mentale. Derrière la désignation de plus en plus floue des réalités visées, le recours recherché à l'omnipraticien et aux organismes communautaires non professionnels est un signe de cette déspécialisation. Enfin, comme conséquence des deux premières tendances, on constate la mort de l'intégration et l'émergence nécessaire de la concertation pour la remplacer, concertation, d'abord, entre les acteurs en tant qu'individus (professionnels, non-professionnels, bénévoles, famille, amis), puis, entre les institutions, notamment celles du réseau officiel (CLSC, hôpitaux, cabinets privés), et, enfin, entre ces institutions et les organismes communautaires au caractère privé bien qu'ils soient à but non lucratif. Initialement, le gouvernement québécois et ses prolongements régionaux, les régies régionales, favorisaient la concertation pour justifier leur

Psychiatrie clinique : une approche bio-psycho-sociale

discours face à une oppression difficilement perceptible. Toutefois, depuis que la concertation s'amorce à la base, les régies s'en éloignent, comme si elles redoutaient que les choses aillent trop bien.

Outre la gratuité, c'est bien la nécessaire concertation entre les niveaux de soins intégrés (primaire, secondaire et tertiaire) et entre établissements et organismes à l'intérieur de chacun de ces niveaux qui distingue le système québécois du système français, où le principe de la sectorisation rend une organisation unique responsable de la mise en place de toute la gamme des services psychiatriques à l'échelle d'un territoire, en pur parallélisme avec le reste du système de santé.

Bibliographie

AIRD, G.
1982 « La mort d'une illusion ? », *Santé mentale au Québec,* vol. 7, n° 1, p. 116-119.

APOLLON, W.
1986 « Pour une politique en santé mentale », *Santé mentale au Québec,* vol. 11, n° 1, p. 75-104.

BÉDARD, D., LAZURE, D., et ROBERTS, C.
1962 *Rapport de la Commission d'étude des hôpitaux psychiatriques,* gouvernement du Québec, ministère de la Santé.

BERLINGUET, M.
1985 « Structures et fonctions hospitalières », dans J. Dufresne, F. Dumont et Y. Martin (sous la dir. de), *Traité d'anthropologie médicale: l'institution de la santé et de la maladie,* Sillery, Presses de l'Université du Québec et Institut québécois de recherche sur la culture, Lyon, Presses universitaires de Lyon, p. 353-385.

BOURQUE, E.
1916 « Le délire chronique », *Union Med. Can.,* vol. 45, p. 193-198.

BRUNET, M.
1978 « Le professionnalisme, obstacle au changement social. Un cas type : l'équipe multidisciplinaire de santé », *Recherches sociographiques,* vol. 19, n° 2, p. 261-269.

CELLARD, A.
1991 *Histoire de la folie au Québec de 1600 à 1850: le désordre,* Montréal, Éditions du Boréal.

CELLARD, A., et NADON, D.
1986 « Ordre et désordre : le Montreal Lunatic Asylum et la naissance de l'asile au Québec », *Revue d'histoire de l'Amérique française,* vol. 39, n° 3, p. 345-367.

COMMISSION D'ENQUÊTE SUR LA SANTÉ ET LE BIEN-ÊTRE SOCIAL
1967-1972 *Rapport de la Commission d'enquête sur la santé et le bien-être social,* Québec, Éditeur officiel du Québec, 6 vol., 15 t.

COMMISSION D'ENQUÊTE SUR LES SERVICES DE SANTÉ ET LES SERVICES SOCIAUX
1988 *Rapport de la Commission d'enquête sur les services de santé et les services sociaux,* Québec, Les Publications du Québec.

CORMIER, H.J., et KLERMAN, G.L.
1985 « Suicide, économie et environnement social au Québec », *L'Union médicale,* t. 114, n° 15, p. 360-365.

CÔTÉ, C., et LAROUCHE, D.
2000 *Radiographie d'une mort fine. Dimension sociale de la maladie au Québec,* Chicoutimi (Québec), Éditions JCL.

CÔTÉ, C., LAROUCHE, D., et SAVARD, H.
1996 *Le niveau d'emploi, la consommation de services et l'état de santé des populations: résumé de quelques constats de recherche,* Chicoutimi, Régie régionale de la santé et des services sociaux du Saguenay–Lac-Saint-Jean.

DUQUET, E.E.
1888 « La folie héréditaire ou la folie des dégénérés », *Union Med. Can.,* vol. 17, p. 5-156.

ENGEL, G.L.
1986 « The need for a new medical model : A challenge for medicine », *Science,* vol. 196, p. 129-136.

FALRET, J.-P.
1864 *Des maladies mentales et des asiles d'aliénés,* Paris, J.-B. Baillière.

FARIS, R.E.L., et DUNHAM, H.W.
1939 *Mental Disorders in Urban Areas: An Ecological Study of Schizophrenia and Other Psychosis,* Chicago, University of Chicago Press.

GAUCHER, D.
1985 « L'organisation des services en santé mentale au Québec : tendances actuelles », *Sociologie et sociétés,* vol. 17, n° 1, p. 41-49.

GEORGET, E.
1821 *De la physiologie du système nerveux et spécialement du cerveau,* Paris, J.-B. Baillière.

GUERTIN, M., et LECOMTE, Y.
1983 « Éditorial sur les structures intermédiaires ou alternatives », *Santé mentale au Québec,* vol. 8, n° 1, p. 4-6.

HOLLINGSHEAD, A.B., et REDLICH, F.C.
1958 *Social Class and Mental Illness: A Community Study,* New York, John Wiley.

KEATING, P.
1993 *La science du mal: l'institution de la psychiatrie au Québec: 1800-1914,* Montréal, Éditions du Boréal.

KOVESS, V., et coll.
1982 *Les indicateurs de santé mentale,* Montréal, Unité de recherche psychosociale, Centre hospitalier Douglas.

KOVESS, V., et MURPHY, H.B.M.
1983 « Philosophies et pratiques de la psychiatrie communautaire », *Santé mentale au Canada,* vol. 31, n° 4, p. 2-7.

LAHAISE, R.
1973 *L'Hôtel-Dieu de Montréal (1642-1973),* LaSalle (Québec), Hurtubise HMH.

LEFEBVRE, Y.
1987 « Jalons pour une problématique québécoise de la désinstitutionnalisation », *Santé mentale au Québec,* vol. 12, n° 1, p. 5-13.

LEIGHTON, D.C., et coll.
1963 *The Character of Danger,* vol. III: *The Stirling County Study of Psychiatric Disorder and Sociocultural Environment,* New York, Basic Books.

MAGNAN, V.
1890 *Leçons cliniques sur les maladies mentales faites à l'asile clinique,* Paris, Bataille.

MELANSON-OUELLET, A., et PRONOVOST, L.
1981 « Étude sur les connaissances et les perceptions des services psychiatriques au Québec », *Santé mentale au Québec,* vol. 6, n° 2, p. 79-88.

MURPHY, H.B.
1986 « Foster homes: The new back wards », *Canada's Mental Health,* vol. 20, suppl., p. 1-17.

MYERS, J.K., et coll.
1984 « Six months prevalence of psychiatric disorders in three communities », *Arch. Gen. Psychiatry,* vol. 41, n° 10, p. 959-967.

OVERHOLSER, W.
1956 Séance d'introduction, *Actes du Colloque international sur la chlorpromazine et les médicaments neuroleptiques en thérapeutique psychiatrique,* tenu à Paris, du 20 au 22 octobre 1955, *Encéphale,* numéro spécial.

PAGÉ, J.-C.
1961 *Les fous crient au secours,* postface du Dr Camille Laurin, Montréal, Éditions du Jour.

PINEL, P.
1801 *Traité médico-philosophique sur l'aliénation mentale ou la manie,* Paris, Richard, an IX.

RAYMONDIS, L.M.
1966 *Quelques aperçus sur une réforme des services psychiatriques,* Paris, Pichon et Durant-Auzias.

WALLOT, H.
1998 *La danse autour du fou. Histoire organisationnelle de la prise en charge de la folie au Québec,* préface du Dr Camille Laurin, Beauport (Québec), Éditions MNH.

Lectures complémentaires

BOUDREAU, F.
1984 *De l'asile à la santé mentale,* Montréal, Éditions Albert Saint-Martin.

WALLOT, H.
1998 *La danse autour du fou. Histoire organisationnelle de la prise en charge de la folie au Québec,* en particulier la préface du Dr Camille Laurin, p. IX-XV, et la troisième partie, « Les avenues récentes en psychiatrie », p. 307-426.

CHAPITRE 84

Évolution des services psychiatriques en France

GÉRARD MASSÉ, M.D.
Psychiatre, praticien hospitalier et chef de service au Centre hospitalier Sainte-Anne (Paris)
Coordinateur de la Mission nationale d'appui en santé mentale

PLAN

84.1 Psychiatrie publique sectorisée : des objectifs de santé publique
    84.1.1 Missions réaffirmées
    84.1.2 Évolution positive de la place de la psychiatrie

84.2 Indicateurs d'évolution
    84.2.1 Personnel : des situations disparates
    84.2.2 Hospitalisation à plein temps et secteur extrahospitalier

84.3 Bilan nuancé
    84.3.1 Des constats qui s'imposent
    84.3.2 Impossibilité, en psychiatrie plus qu'ailleurs, de décréter le changement
    84.3.3 Facteurs de l'évolution

84.4 Typologie des services
    84.4.1 Structures repliées : persistance de l'asile
    84.4.2 Structures semi-ouvertes : développement de l'extrahospitalier mené à son terme
    84.4.3 Structures ouvertes : collaboration avec les soins somatiques et le social

84.5 Absence de frontière entre domaine sanitaire et domaine social

84.6 Formules innovantes et nécessaires

84.7 Évolution du dispositif psychiatrique public
    84.7.1 Stratégies de réponses à la chronicité
        • *Démarche intersectorielle* • *Principes communs*
    84.7.2 Psychiatrie de l'exclusion
        • *Débat interne dépassé* • *Alliance nécessaire avec le social* • *Démarche en réseau*
        • *Articulations souhaitables* • *Intérêt de l'intersectorialité*
    84.7.3 Urgences

Bibliographie

Lectures complémentaires

Promulguée en France il y a 40 ans (circulaire du 15 mars 1960), la psychiatrie de secteur entre progressivement dans les faits. On relève, en ce qui la concerne, deux principes de base :

1) la continuité des soins : une même équipe multiprofessionnelle (médecins, infirmiers, assistantes sociales, autres paramédicaux) prend en charge la population d'une zone géographique de 70 000 habitants pour les adultes et de 240 000 habitants pour les enfants et les adolescents (George et Tourne, 1994) ;

2) un plateau technique différencié : divers lieux de soins intra et extrahospitaliers sont animés par la même équipe, l'hospitalisation à plein temps ne représentant qu'un aspect, non obligatoire, des soins (Massé, Petitjean et Caroli, 1984).

La sectorisation se décline actuellement selon trois types de secteur :

1) le secteur de psychiatrie générale ;
2) le secteur de psychiatrie infanto-juvénile ;
3) le secteur de psychiatrie en milieu pénitentiaire pour chaque région pénitentiaire qui a une action de prévention et de traitement de tout détenu qui nécessite une prise en charge psychiatrique.

84.1 PSYCHIATRIE PUBLIQUE SECTORISÉE : DES OBJECTIFS DE SANTÉ PUBLIQUE

L'idée-force de la politique de secteur, soit le *traitement dans la communauté,* nécessite une évolution constante des pratiques pour répondre à des besoins qui s'expriment sous des formes variées et en des lieux différents. Le dispositif doit s'efforcer constamment d'élaborer des approches nouvelles pour faciliter la perception de certains problèmes de santé mentale jusque-là méconnus, leur reconnaissance ne signifiant pas pour autant que la réponse soit du seul ressort du dispositif psychiatrique (Massé, 1996).

84.1.1 Missions réaffirmées

Les missions concernent, en premier lieu, celles des établissements de santé assurant le service public hospitalier conformément à la loi du 31 juillet 1991 relative à la réforme hospitalière, que l'on peut résumer ainsi :

– garantir l'égal accès de tous aux soins que les établissements de santé délivrent ;
– être ouverts à toutes les personnes dont l'état nécessite leurs services ;
– assurer la permanence de l'accueil ;
– délivrer des soins préventifs ou curatifs ;
– participer à la formation et à la recherche.

On relève ensuite les missions propres à la psychiatrie, définies par l'article L. 326 du Code de la santé publique et précisées en particulier dans les circulaires suivantes :

– celle du 14 mars 1990 relative aux orientations de la politique de santé mentale ;
– celle du 30 juillet 1992 relative à la prise en charge des urgences psychiatriques ;
– celle du 11 décembre 1992 relative aux orientations de la politique de santé mentale en faveur des enfants et des adolescents, lesquelles consistent :

- à favoriser les soins et les interventions auprès de la population ;
- à offrir une gamme variée de structures et de prestations spécialisées, notamment par une diversification des formules de soins ambulatoires et des interventions à domicile ;
- à faire des actions de réadaptation et de réinsertion sociale ;
- à développer la prévention, entre autres en partenariat ;
- à assurer une mission d'intervention dans la communauté, par une approche en réseau, en apportant l'appui technique des équipes spécialisées et en améliorant la perception de la psychiatrie ;
- à articuler les actions des secteurs de psychiatrie générale, infanto-juvénile et en milieu pénitentiaire (Senninger et Fontaa, 1994).

84.1.2 Évolution positive de la place de la psychiatrie

Il devient nécessaire de réexaminer la place de la psychiatrie dans l'ensemble du dispositif sanitaire. Pour cela, il faut s'appuyer sur une volonté d'ouverture

Psychiatrie clinique : une approche bio-psycho-sociale

face aux patients, aux professionnels et aux institutions, tout en reconnaissant les particularités de la discipline, au carrefour de la médecine et des sciences humaines :

- La nouvelle loi hospitalière de 1991 fait figurer la discipline psychiatrique parmi les disciplines de court séjour.
- L'hospitalisation librement consentie est devenue la règle, comme pour les autres disciplines, et l'hospitalisation sans consentement est l'exception, ce qu'a réaffirmé la loi du 27 juin 1990 relative aux droits et à la protection des personnes hospitalisées en raison de troubles mentaux et aux conditions de leur hospitalisation.
- La réforme des études de soins infirmiers regroupe dans une même formation et pour un même diplôme l'ensemble des infirmiers (un diplôme antérieur propre à la psychiatrie concerne encore 66 000 infirmiers).
- La formation des médecins par un internat spécifique en psychiatrie a été supprimée du fait de la mise en place du concours unique d'accès aux spécialités.
- La psychiatrie, qui est novatrice en matière de planification (parution en 1987 du guide de planification en santé mentale pour l'élaboration de schémas départementaux d'organisation en santé mentale), fait l'objet de schémas régionaux de planification, comme les autres disciplines, mais en s'appuyant sur les schémas départementaux de psychiatrie.
- Des passerelles professionnelles entre la psychiatrie de secteur et la pratique libérale apparaissent comme indispensables alors qu'elles sont actuellement presque inexistantes.

84.2 INDICATEURS D'ÉVOLUTION

84.2.1 Personnel : des situations disparates

La pluridisciplinarité des équipes, qui est un des fondements de la psychiatrie de secteur, demeure encore trop limitée par une large prépondérance des infirmiers. Cependant, en 1995, chaque équipe de psychiatrie générale, pour un secteur en moyenne de 70 000 habitants, était composée :

- de 5,2 équivalents temps plein (ETP) médicaux ;
- de 83 ETP non médicaux, dont 61,4 ETP d'infirmiers, 2 ETP de psychologues et 1,5 ETP d'assistant de service social.

À la même date, en psychiatrie infanto-juvénile, chaque équipe comprenait en moyenne :

- 4,9 ETP médicaux ;
- 42,5 ETP non médicaux, dont 17,1 ETP d'infirmiers, 5,8 ETP de personnel éducatif, 5,2 ETP de psychologues et 1,7 ETP d'assistant de service social.

Il existe des disparités importantes avec des écarts notables tant pour les effectifs médicaux que pour les effectifs non médicaux, entre secteurs, à l'intérieur d'une même région ou d'une région à l'autre. Cependant, l'interprétation de ces chiffres, qui est difficile, doit prendre en considération l'évolution propre de chaque structure, compte tenu du fait que les différences de moyens pour des missions identiques sont dans un rapport de 1 à 17.

84.2.2 Hospitalisation à plein temps et secteur extrahospitalier

La diminution globale du nombre de lits dans le secteur public est notable. Ainsi, il y avait :

- 114 000 lits environ en 1980 ;
- 99 500 lits environ en 1985 ;
- moins de 80 000 lits en 1991.

La baisse est marquée surtout dans les hôpitaux spécialisés.

Tous les secteurs de psychiatrie générale disposent d'au moins un centre médico-psychologique (CMP). Dans 90 % des cas, ce centre est ouvert au moins cinq jours par semaine et, en psychiatrie infanto-juvénile, 71 % des secteurs comptent au moins quatre centres médico-psychologiques. En outre :

- Près de 80 % des secteurs utilisent des hôpitaux de jour.
- Environ 50 % utilisent un centre d'accueil thérapeutique à temps partiel.
- Les structures de soins ambulatoires se trouvent de façon croissante hors de l'hôpital.

Psychiatrie clinique : une approche bio-psycho-sociale

- Environ 30 % des secteurs sont rattachés à des hôpitaux généraux.
- On observe une baisse régulière de l'hospitalisation complète, quant à la durée moyenne du séjour :
  - en 1971, elle était de 247,2 jours ;
  - en 1980, elle était de 131,7 jours ;
  - en 1991, elle était de 57 jours.

Les hospitalisations se font en grande majorité librement. Selon des enquêtes réalisées un jour donné, en 1991, 16 % des personnes hospitalisées l'étaient dans le cadre des soins obligés, comparativement à 73,2 % en 1971 et à 87 % en 1965. Les hospitalisations sans consentement restent plus nombreuses dans les centres hospitaliers spécialisés, mais l'écart entre les catégories d'établissements a tendance à se réduire (Boisguérin, Parayre et Quemada, 1994).

84.3 BILAN NUANCÉ

Un certain nombre de rapports récents indiquent les faits suivants :

- la validité de certaines hypothèses fondant la sectorisation : nécessité de disposer d'équipements et de services diversifiés, implantés hors de l'hôpital et proches du domicile des patients, intérêt du travail pluridisciplinaire, liens avec la communauté, etc. (Jeanson, 1987) ;
- la nécessité de poursuivre dans le sens de la sectorisation, en renforçant l'implantation des équipes de soins psychiatriques là où des besoins sont maintenant mieux précisés : accueil des urgences dans les hôpitaux généraux, développement de la psychiatrie de liaison, amélioration des possibilités de recours aux soins psychiatriques pour certaines populations connaissant une situation précaire ou un risque de marginalisation, pour ne citer que ces exemples ;
- la persistance d'éléments défavorables à la qualité de la prise en charge des malades : unités d'hospitalisation mal équipées et trop éloignées des lieux de vie, services hospitaliers surdimensionnés et, à l'opposé, insuffisance de lits dans certains secteurs, surcharge de certaines équipes, lacunes dans la formation du personnel, difficulté à établir des liens entre secteur public, secteur associatif et secteur privé (Mordelet et Massé, 1990) ;
- le besoin de préciser les raisons des séjours de longue durée pour certains patients stabilisés admis au cours de ces dernières années ;
- l'importance des questions portant sur la réinsertion des malades mentaux et, plus largement, sur leur qualité de vie.

84.3.1 Des constats qui s'imposent

Les soins psychiatriques sont à l'origine de 13 % des dépenses de santé en France. C'est à la fois beaucoup et peu étant donné la réalité des demandes. L'idée que la psychiatrie publique représenterait une source de moyens financiers pour le reste de la médecine demeure d'actualité pour certains. Ce point de vue s'appuie sur une image négative très répandue de la discipline et sur la persistance de certains hôpitaux spécialisés qui n'ont pas évolué. Une telle absence de crédibilité pourrait déboucher sur une période extrêmement dangereuse pour une discipline en devenir susceptible de subir une évolution marquée par le passage de certains de ses moyens au champ médico-chirurgical. Cela reviendrait à amenuiser un système de soins qui ne demande pourtant qu'à poursuivre une indispensable évolution pour le plus grand bénéfice de l'ensemble du dispositif sanitaire (Massé et Mie, 1995).

Par ailleurs, l'activité de consultation de la psychiatrie libérale progresse de 14 % par an, ce qui situe cette spécialité au premier rang en ce qui a trait au développement, alors qu'on relevait, en 1997, 6 291 psychiatres libéraux et 10 000 lits de cliniques privées pour 125 établissements auprès desquels la demande était forte, étant donné la qualité médiocre de l'hébergement de l'hospitalisation publique.

Sur un plan plus général, on observe une excellente situation de la psychiatrie quant à ses capacités thérapeutiques dans le champ médical, qui s'appuie sur des investissements théoriques équilibrés à la frontière du social et du médical.

84.3.2 Impossibilité, en psychiatrie plus qu'ailleurs, de décréter le changement

Nombre d'expériences novatrices, surtout dans un contexte extrahospitalier, ont été menées par des équipes de terrain. Ce foisonnement de créativité, qui n'a pas été planifié, est à la base d'une pensée psychiatrique forte et originale et, sur le plan des concepts, du renouveau d'une politique de santé mentale (Massé et Mosnier, 1996).

Une inquiétude raisonnée s'impose quand on sait que la plus grande partie des moyens de la discipline (qui concernent potentiellement 30 % des actes médicaux) sont déployés dans un certain nombre d'établissements soumis à des pesanteurs institutionnelles, sociales et économiques très contraignantes. Les deux tiers des secteurs sont rattachés à 120 centres hospitaliers spécialisés et le tiers restant est rattaché à un centre hospitalier général.

L'expérience montre toutefois que l'élaboration d'un projet d'établissement (centre hospitalier spécialisé ou service de psychiatrie dans un centre hospitalier général) met en jeu une réflexion et une méthodologie comparables à celles qui sont consacrées aux soins généraux.

84.3.3 Facteurs de l'évolution

Les facteurs de l'évolution regroupent :

– l'importance considérable de l'extrahospitalier et de l'articulation avec le médico-social (l'hospitalisation à plein temps ne devant représenter qu'une partie, certes indispensable, du dispositif de soins) ;
– l'intrication du projet médical, des projets de soins infirmiers et du plan social qui doit faire l'objet d'un contrat caractérisé par une réelle transparence entre les différents acteurs ;
– une volonté médicale et administrative commune affirmée à partir d'une vision claire des enjeux ;
– le rôle moteur de l'encadrement infirmier.

Les disparités entre régions, départements et secteurs génèrent des inégalités (rapport, répétons-le, de 1 à 17 quant aux moyens pour des services ayant les mêmes missions, lequel ne peut être expliqué que par le poids de l'histoire) :

– Les services les plus dynamiques ne sont pas toujours ceux qui disposent de plus de moyens.
– Les patients ne bénéficient pas d'une offre de soins identique selon leur rattachement géographique.
– La diversité des dispositifs de soins peut faire douter de la cohérence interne de la discipline, ce qui est certainement préjudiciable à sa crédibilité (Massé, 1994).

84.4 TYPOLOGIE DES SERVICES

Le bilan de la psychiatrie française, malgré des faiblesses et une fragilité qui ont déjà été soulignées, la situe à un bon niveau de performance pour ce qui est du suivi à long terme des patients psychotiques. La part de l'hospitalisation s'est réduite, les centres hospitaliers spécialisés n'accueillant plus ou accueillant de moins en moins une clientèle traditionnelle, qui emprunte d'autres circuits mieux adaptés, qu'il s'agisse des personnes âgées ou des autistes parvenus à l'âge adulte (Chanoit, 1991).

Par contre, une pression forte et persistante s'exerce sur les hôpitaux généraux, ce phénomène étant suffisamment affirmé pour qu'on en soit conscient depuis quelques années. Cette pression mobilise les urgences et perturbe des services qui ne sont pas prêts à faire face aux problèmes qui leur sont posés. Parallèlement, le développement de la psychiatrie libérale s'est tout autant imposé, prenant une part grandissante dans le dispositif de soins sans qu'il soit possible de cerner aisément les caractéristiques de cette pratique. Fait inquiétant, on ne relève pas de coordination, mais au contraire une ignorance mutuelle, entre ces diverses modalités de soins. Trois handicaps, qui demeurent préoccupants, doivent être corrigés :

1) l'hétérogénéité des moyens qui a été évoquée précédemment ;
2) l'absence de coordination entre les structures publiques, privées et associatives ainsi qu'entre le domaine sanitaire et le domaine médico-social (qui accueille les personnes handicapées) ;
3) la non-harmonisation, trop fréquente à l'échelon local, des objectifs des administrations hospitalières, des équipes soignantes et des services extérieurs de l'État, comme les Agences régionales de l'hospitalisation, soumis à une faible pression des usagers.

Les différentes étapes d'un changement souhaitable peuvent toucher des sous-groupes de services et concernent autant les services de psychiatrie dans les

Psychiatrie clinique : une approche bio-psycho-sociale

centres hospitaliers généraux que les centres hospitaliers spécialisés. À partir d'une situation qui paraît figée, un travail de préparation et de maturation doit permettre une évolution graduée passant par différents stades qui correspondent aux situations types suivantes : les structures repliées, les structures semi-ouvertes et les structures ouvertes (Massé, 1992).

84.4.1 Structures repliées : persistance de l'asile

La notion de structures repliées désigne des structures sur lesquelles la sectorisation a eu peu d'effets. Elles se caractérisent par une forte prédominance de l'hospitalisation à plein temps, un faible développement des structures extrahospitalières, l'éloignement des lieux de soins par rapport aux lieux de vie et le repli sur un recrutement traditionnel des patients sans qu'il y ait de démarche en amont.

Ces structures peuvent aussi être dotées d'une structure extrahospitalière de façade qui ne fait que déplacer des pratiques tournées vers la chronicité. Les années économiquement favorables ont permis de renforcer certaines résistances au développement extrahospitalier, où les moyens ont été attribués surtout aux institutions qui se sont très peu modifiées de l'intérieur.

84.4.2 Structures semi-ouvertes : développement de l'extrahospitalier mené à son terme

Les structures semi-ouvertes sont des structures sur lesquelles la psychiatrie de secteur a eu une forte influence. Elles se distinguent par une diminution importante des capacités d'hospitalisation à plein temps, le développement de structures extrahospitalières légères, l'éclatement de la prise en charge en vue d'un rapprochement par rapport à la population (à l'exclusion de l'hospitalisation complète) et l'établissement de liens avec les structures et associations environnantes. Cependant, les structures semi-ouvertes demeurent centrées sur un recrutement traditionnel des patients ; elles ne prennent en charge que la population qui s'adresse directement et habituellement à elles.

Si ces lieux de soins ont réussi leur sectorisation, ils demeurent très centrés sur eux-mêmes dans leur fonctionnement. Une forte convergence des acteurs politiques, administratifs, médicaux et des soignants a permis l'évolution vers cette structure semi-ouverte. La mutation doit se poursuivre dans le sens du rapprochement de l'hospitalisation complète des lieux de vie et de la prise en charge de l'ensemble des détresses psychologiques.

84.4.3 Structures ouvertes : collaboration avec les soins somatiques et le social

Les structures ouvertes ont parcouru le même chemin que les structures semi-ouvertes. Elles présentent donc les mêmes caractéristiques. Mais, en plus, elles ont compris la nécessité d'étendre le domaine de leurs réponses à des demandes qui, jusqu'alors, n'étaient pas prises en considération : les besoins psychologiques lors d'une urgence médico-sociale ou somatique ou les besoins exprimés hors du champ strict de la psychiatrie, par exemple à l'occasion d'une hospitalisation ou à partir de circuits sociaux (Petitjean, Dubret et Tabèze, 1994). De la même façon, les structures ouvertes ont su se rendre disponibles par le biais de consultations, dans des lieux qui n'étaient pas investis habituellement jusque-là.

En outre, la logique du rapprochement par rapport aux patients a incité certains secteurs à transférer des lits d'hospitalisation complète à proximité des lieux de vie.

Ces structures semblent correspondre à ce vers quoi doit tendre la psychiatrie publique et qui peut s'inscrire au sein de plusieurs montages possibles tels que divers protocoles ou conventions entre établissements.

84.5 ABSENCE DE FRONTIÈRE ENTRE DOMAINE SANITAIRE ET DOMAINE SOCIAL

Rappelons que le domaine sanitaire soigne et que le domaine social assiste. Le risque majeur de dérive sociale touchant les patients stabilisés qui ne relèvent plus des soins prédominants et qui présentent un état marqué par un déficit sur le plan clinique ne pourrait qu'être accentué par un moindre désir, de la part des équipes du secteur psychiatrique, de lutte contre la ségrégation.

Psychiatrie clinique : une approche bio-psycho-sociale

La priorité donnée à la prévention et au traitement de la crise et des troubles évolutifs accroît la nécessité d'une redéfinition de la prise en charge dans le champ social et des moyens correspondants (Arveiller et Bonnet, 1994).

Il importe de définir un champ intermédiaire de réadaptation qui doit être intégré dans les soins et dont la durée, variable, doit être limitée. Ce temps particulier décentre la thérapeutique en direction de la vie sociale, culturelle ou économique.

La réhabilitation est au contraire sociale et hors du sanitaire. Il est donc nécessaire que les collectivités locales, qui ont pour vocation la vie sociale de la population, soient les instigatrices de projets pouvant être gérés dans un cadre associatif qui maintienne un pont avec le sanitaire. On peut alors poursuivre les soins sur un mode conventionnel avec un praticien ou une équipe de secteur en conservant une réflexion institutionnelle (Vidon, 1997).

Les centres hospitaliers publics peuvent depuis peu créer et gérer des structures médico-sociales d'hébergement dont la population hospitalière serait la clientèle prioritaire. Ces structures devraient être extrahospitalières, d'une petite capacité, respectant à la fois les principales règles du social et les impératifs liés à la maladie mentale.

84.6 FORMULES INNOVANTES ET NÉCESSAIRES

Comme dans le cas des urgences ou de l'activité de liaison, des unités d'hospitalisation à plein temps peuvent être gérées par voie de convention à l'hôpital général. Ce dernier offre ses locaux, tandis que le centre hospitalier spécialisé conserve la gestion du personnel affecté. Ce type de gestion ne constitue pas une implantation réelle à l'hôpital général. Il peut permettre une période transitoire avant que soit dressé un premier bilan pouvant justifier ou non la pertinence d'un transfert, ce qui ne représente qu'une éventualité. D'autres solutions de collaboration entre établissements peuvent être envisagées.

Il convient d'observer que des délocalisations réussies transforment une structure hospitalière en un établissement doté d'un « siège social » gérant ses « succursales » avec une totale indépendance administrative et financière, et s'autorisant toutes les formules partenariales souhaitables (Marin, 1990).

Le rôle de centralisation de multiples structures balkanisées qu'assume le centre hospitalier spécialisé redéployé impose un fonctionnement d'agence qui suppose de faire la part de la régulation, de la gestion et de la coordination institutionnelles et de s'assurer qu'il existe des procédures correspondantes pour que soit respectée une plus juste appropriation des réponses thérapeutiques. Il convient donc de distinguer trois cercles dans la filière psychiatrique, lesquels comportent des problèmes d'organisation de nature distincte et une articulation :

- premier cercle : les relations entre la psychiatrie publique et la psychiatrie privée, les somaticiens ou les services médico-sociaux qui nécessitent une coordination institutionnelle encore mal établie et des formes de contractualisation à déterminer ;
- deuxième cercle : la filière psychiatrique publique, du centre hospitalier spécialisé au centre hospitalier général, en passant par les différentes formes d'intervention extrahospitalière, qui doit s'analyser en fonction de la régulation des moyens (qu'il s'agisse du financement ou du personnel) dans une optique de transferts et d'échanges ;
- troisième cercle : le fonctionnement courant du réseau extrahospitalier, le fonctionnement d'agences ayant pour objet de vérifier la circulation des informations et s'adressant au premier cercle pour les méthodes, au deuxième pour la logistique et au troisième pour l'analyse.

84.7 ÉVOLUTION DU DISPOSITIF PSYCHIATRIQUE PUBLIC

84.7.1 Stratégies de réponses à la chronicité

La situation des patients qui demeurent hospitalisés au service de psychiatrie mais qui ne relèvent plus d'une hospitalisation à plein temps ne correspond qu'à quelques cadres nosographiques :

- personnes souffrant d'une psychose chronique (schizophrénie, délire chronique) stabilisée, mais aussi d'une nouvelle pathologie chronique (état limite, structure abandonnique, etc.), demeurant

Psychiatrie clinique : une approche bio-psycho-sociale

dépendantes de l'institution, en attente d'une structure différente inaccessible ou inexistante, ou retournées à l'hôpital après de multiples tentatives de sortie ;
- personnes âgées présentant des éléments de détérioration psychique et physique, en attente d'un placement dans un service de long séjour ou une maison de retraite ;
- personnes souffrant d'une psychose infantile ou d'un retard mental parvenues à l'âge adulte le plus souvent transférées, il y a fort longtemps, de services de pédopsychiatrie ou, plus récemment, de structures pour handicapés qui ne les ont pas reprises ;
- polyhandicapés et adultes jeunes dépendants du fait d'une atteinte neurologique ayant une évolution lente doublée d'une désocialisation.

La prise en considération de l'autonomie et, en miroir, de la dépendance de ces patients, auxquelles concourent une dimension psychopathologique et les circuits en place (offres de soins, réseaux, trajectoires de vie, politique sociale), doit permettre de dégager les points communs aux soins et aux réponses de type lieux de vie en les articulant (Massé et Bonal, 1995).

Démarche intersectorielle

Le fait de tenir compte de la dépendance institutionnelle aboutit à la prise de conscience de l'obligation de résoudre le problème, de l'insuffisance notoire de moyens de le résoudre à l'extérieur des établissements et donc de créer les outils nécessaires.

La population en cause a le plus souvent perdu ses repères familiaux et environnementaux (facteur par ailleurs très important de chronicité). L'hôpital ou le pavillon sont devenus son cadre de vie habituel, et la notion de secteur apparaît comme peu pertinente du fait de la rupture avec la communauté ou avec un contexte géographique. Chaque service, en fonction de son histoire, accueille une diversité de situations (en proportion variables selon le passé de l'institution).

Il semble cohérent de faire bénéficier ces patients d'une démarche spécifique intersectorielle, c'est-à-dire commune à plusieurs secteurs, capable d'induire une dynamique propre.

Il importe d'aboutir à la requalification des unités de court séjour demeurant dans un cadre unisectoriel et à la spécification d'unités de long séjour par la mise en commun de moyens et de compétences entrant dans une dynamique marquée par « une autre manière de faire » qui ne doit, sous aucun prétexte, être dévalorisée comme cela a trop souvent été le cas auparavant. Les patients seront regroupés selon leur situation clinique et leur état de dépendance, en fonction de chaque projet thérapeutique réévalué, dans ces unités particulières dont la mission sera centrée sur une population homogène quant à ses modes évolutifs et à ses problèmes de prise en charge, seul objet de l'attention des soignants (Gouffinhal et Gabbaï, 1988).

Principes communs

Des unités reconnues

Chaque unité doit être placée sous la responsabilité d'un médecin et d'un cadre infirmier responsables des nouvelles missions définies, lesquelles impliquent des objectifs précis.

Cette mutation des services de soins apparaît bien évidemment, tant sur le plan chronologique que dans l'ordre des priorités, comme un élément essentiel. Seule l'option de la mise en œuvre, au profit de chaque patient hospitalisé, d'un projet thérapeutique individuel faisant appel aux compétences nécessaires, y compris extérieures au champ de la psychiatrie, dans l'état actuel des connaissances, satisfait aux exigences éthiques. Elle évite de créer deux niveaux d'hospitalisation, en requérant une réponse au cas par cas et non sur un plan général. Une démarche volontariste du corps médical, maintenant un intérêt et une capacité d'intervention pour tous les malades hospitalisés, adaptée à leur état, implique une spécialisation des unités dans un souci d'efficacité et de cohérence. Elle ne comporte aucune connotation négative puisqu'il s'agit de reconnaître et d'investir des réalités cliniques nécessitant une approche adaptée à chaque patient.

Il s'agit de raisonner en fonction de l'insertion des malades souffrant de troubles ayant une évolution longue, l'insertion étant alors définie comme la possibilité pour le patient de développer au maximum ses capacités. Aborder franchement le problème de la dépendance et du déficit comme une mission dont on reconnaît l'importance répond, pour un établissement, aux principes de solidarité et de responsabilité.

Des unités spécifiques

Les unités seront amenées à voir évoluer la population prise en charge, ce qui leur permettra de se transformer pour assumer de nouvelles missions sanitaires ou médico-sociales.

Les unités créées notamment en ce qui concerne les personnes souffrant de psychose infantile et de retard mental ou les polyhandicapés, pour ne pas risquer de redevenir rapidement des lieux d'abandon demeurant définis comme sanitaires, devront évoluer vers des lieux de vie en maintenant des liens contractuels avec les secteurs d'origine. Leur évolution vers un statut médico-social préservera un cadre institutionnel. La notion de groupes de vie permettra l'établissement de moyens de mise en activité sur le plan de la vie quotidienne, de moyens pédagogiques et culturels, de socialisation et de déségrégation. Les soins spécifiques apportés de façon ponctuelle lors de crises ou centrés sur l'approche corporelle ayant une visée rééducative ou psychothérapeutique (psychomotricité, kinésithérapie, ergothérapie, etc.) pourront être assumés par les équipes de secteur dans un cadre contractuel.

On ne peut qu'être frappé par les similitudes de fonctionnement entre les unités mises en place ou prévues dans les centres hospitaliers selon les modalités qui viennent d'être exposées et les structures médico-sociales. Les deux démarches se définissent à l'identique comme un lieu de vie et de soins, générateur de projets de vie variés et ouverts.

84.7.2 Psychiatrie de l'exclusion

Il est primordial de faire un débat de société sur la conception de la santé en tant qu'approche globale de l'homme, sur le comportement de tous vis-à-vis de l'autre et de sa différence, sur notre vision de la solidarité à une époque marquée par l'égoïsme collectif (Castel, 1995).

Débat interne dépassé

Force est de relever l'opposition de certains intervenants de la psychiatrie publique à tout engagement en dehors de situations strictement pathologiques et reconnues en tant que telles. Ce type de rapport au social interdit toute relation partenariale sur le terrain de la déqualification sociale qui n'est pas une maladie, ce qui n'est pas acceptable pour les travailleurs sociaux, même lorsque ces derniers se contentent de formuler une demande de formation et de supervision. Cette position se limite aux soins des malades mentaux, même si ces derniers sont considérés comme des exclus sociaux « parmi d'autres ».

Ce repli frileux, qui condamne au cantonnement d'une psychiatrie traditionnelle, n'a rien à voir avec une politique de secteur ambitieuse, qui est avant tout une politique de santé publique adaptée à la santé mentale et continuellement évolutive. La crainte d'une déspécification, qu'accompagne l'approche timide d'une réelle pluridisciplinarité, refuse le passage du statut de spécialiste de la pathologie à celui de spécialiste de la normalité. Cette position met en avant et considère comme un argument de poids le risque d'une psychiatrie pouvant être perçue comme excessive sur son terrain (Perret, 1995).

Une autre tendance souhaite promouvoir une psychiatrie des limites associant la psychiatrie sociale avec la psychiatrie de liaison. Elle désire apporter une aide aux sujets souffrant en raison d'un contexte difficile, voire insupportable, à partir non plus d'un état pathologique supposé, mais d'un état normal, tout autant supposé, en acceptant de se mesurer à une nouvelle clinique (dévalorisation, compulsion pour l'échec, etc.). Elle refuse le prétexte de l'absence de demande (quasi obligatoire dans un premier temps) et le risque de psychiatrisation qu'elle pense fallacieux. Elle se situe facilement en dehors de lieux classiques d'exercice (centre médico-psychologique, hôpital de jour, centre de crise, etc.) pour aller au-devant de ceux qu'elle souhaite aider, en acceptant de le faire aux côtés d'autres intervenants (Maisondieu, 1995). Évidemment, cette position s'inscrit pleinement dans les axes actuellement définis de la politique française de santé mentale.

Alliance nécessaire avec le social

En ce moment, on relève trop souvent une collaboration peu développée entre le secteur psychiatrique et les divers dispositifs sociaux. Ce constat a pour corollaire celui selon lequel il est très difficile de mettre en place une pratique de prévention alors que l'effort s'est centré sur d'autres solutions que l'hospitalisation, une telle perspective portant en elle des germes d'hospitalocentrisme. L'effort pour sortir des « murs » (ces derniers pouvant être extrahospitaliers en raison de déplacements de la pratique sans adaptation) a trop souvent été fait « en plus », quant aux moyens, par des équipes, motivées mais trop souvent restreintes en nombre ou privilégiant les soins des patients psychotiques (Bardaune, Lery et Maisondieu, 1990).

Cela peut expliquer le sentiment des professionnels du social d'être laissés pour compte, et de n'être pas entendus, par des équipes de soins dont certaines affirment qu'elles ne peuvent rien proposer sans une demande élaborée, ou au moins exprimée, de la part de nombre de nos concitoyens qui ne se considèrent pas comme « malades » mais n'en souffrent pas moins. Une telle position de certaines équipes paraît être en rupture avec l'esprit du secteur, qui impose de concevoir et de réaménager l'offre de soins en fonction des circonstances rencontrées.

Raccourcir le temps passé entre l'émergence de la souffrance et l'aide proposée représente, tout compte fait, l'idée principale du secteur. Or, par définition, la souffrance psychique ne donne pas lieu à une demande de soins lorsque le patient n'est pas conscient de cette souffrance. L'indication apparaît alors chez les proches ou dans le social. Il convient donc de travailler en réseau sans position de domination, de demeurer disponible, humble, de prouver au cas par cas son efficacité et sa compétence, de se déplacer et non de faire venir les personnes dans un lieu qui, même extrahospitalier, demeure marqué par une image refusée par beaucoup *a priori*. De ce point de vue, le travail en réseau avec le social ne semble guère différent du travail de liaison avec l'hôpital général.

Démarche en réseau

La mise en réseau d'une offre de soins, notion qui ne doit pas être confondue avec celle de filière représentant le parcours des patients, permet d'améliorer la compétence des membres du réseau tout en proposant des prestations de qualité dans la périphérie de ce dernier (Bantman et Dufour-Selmanovitch, 1995).

La population des exclus a perdu tout réflexe de recours aux soins, auxquels elle accède le plus souvent par les urgences, ce qui est accentué par une méconnaissance de ses droits et un manque d'initiative devant toute démarche administrative. Il importe donc d'amorcer un travail en partenariat, qui vise à permettre de nouveaux rapports entre professionnels de formation et de sensibilité différentes et à adapter les pratiques et les réponses aux problèmes qui se présentent, au quotidien, en collaborant avec :

– les centres d'hébergement et de réadaptation sociale (CHRS), qui s'inscrivent dans un vaste champ d'intervention entre l'urgence et le logement ;
– les SAMU sociaux, des structures mobiles d'aide aux exclus dans les lieux publics ;
– les boutiques de solidarité et les points d'accueil de jour ;
– les initiatives hospitalières (prestation de soins et délivrance de médicaments en consultation externe, cellules administratives d'accueil installées dans des locaux hospitaliers) ;
– les réseaux des missions locales et des permanences d'accueil, d'information et d'orientation (PAIO) ;
– les réseaux de santé de proximité soutenus par le plan Santé ville ;
– les fédérations ou associations caritatives de solidarité (Médecins sans frontières, Médecins du monde, Secours populaire, Secours catholique, Remède, Comède, Reso, Entr'aide protestante, etc.).

De telles articulations doivent être contractualisées par des conventions, véritables cahiers des charges, liant les partenaires en cause.

Articulations souhaitables

La loi de 1975 supplée à certaines insuffisances de la protection sociale des chômeurs, des marginaux, des malades mentaux et des personnes âgées. Dans la situation économique difficile que l'on connaît actuellement, elle est amenée à servir de « filet » à de nombreux chômeurs dont les prestations tirent à leur fin.

On note que peu de bénéficiaires passent de l'allocation aux adultes handicapés (AAH) au revenu minimum d'insertion (RMI) compte tenu de la différence des revenus accordés et d'une faible adaptabilité. C'est davantage dans le sens inverse, du RMI aux Commissions techniques d'orientation et de reclassement professionnels (COTOREP), qui s'adressent aux handicapés, que se fait l'échange (Jaeger et Monceau, 1992).

L'intervention psychiatrique dans le cadre du RMI montre que la détresse psychosociale, qui constitue le noyau pathologique de la population rencontrée, justifie une telle intervention, mais il faut la définir strictement pour éviter la dérive du contrôle social. La pathologie est largement dominée par une problématique de honte doublée de phobies des contacts sociaux, d'une appréhension du jugement d'autrui et de conduites d'évitement, aboutissant à des réactions de dépassement (passages à l'acte suicidaire, forte consommation d'alcool, compulsion pour l'échec). Cette autoexclusion, si elle n'est pas prise en considération, rend aléatoire tout effort d'insertion (Kovess et coll., 1995).

Ce qui caractérise le groupe des RMistes est moins le faible niveau de qualification professionnelle que leurs antécédents de rupture (20 % des allocataires ont connu un placement dans l'enfance comparativement à 1 % dans la population générale) et leur isolement relationnel (80 % sont des isolés). Une enquête conduite en Île-de-France en 1991 a montré, chez les RMistes, pratiquement le même pourcentage de psychoses chroniques que dans la population générale. Par contre, ces derniers souffrent beaucoup plus fréquemment de troubles dépressifs graves, de phobies graves, de troubles somatoformes et liés à l'usage de substances.

La circulaire ministérielle du 27 mars 1993 relative aux dispositifs d'insertion en application de la loi du 29 juillet 1992 préconise une meilleure articulation entre psychiatrie et RMI lors de l'instauration d'une politique départementale en faveur des plus démunis.

Un travail en réseau favorisé par le développement de la psychiatrie de secteur (à savoir de l'extrahospitalier) doit aborder les situations de marginalisation et de détresse sociale en incluant une collaboration avec les antennes RMI qui gèrent les allocations aux chômeurs. Dans le cadre de l'instruction des dossiers des bénéficiaires du RMI, des modalités de travail partenariales entre les équipes de travailleurs sociaux des services instructeurs et les équipes psychiatriques doivent être instaurées. Il faudra intensifier et généraliser ces pratiques sur le réseau départemental en privilégiant la valorisation de l'image de la psychiatrie, l'articulation avec les médecins généralistes, la clarification du contrat d'insertion pour ce qui est du volet santé et en évitant tout dérapage vers l'obligation de soins.

La définition et la clarification du cheminement vers les soins doivent permettre de distinguer les phases d'écoute, d'orientation et de soins par une articulation accrue entre le dispositif de soins et les services instructeurs. Cette orientation peut déboucher sur des objectifs de travail et des méthodologies dans chacun des secteurs en question. Les travailleurs sociaux et les professionnels de la santé sont des interlocuteurs privilégiés de la population, notamment lorsque celle-ci fait face à des difficultés. L'ensemble de ce réseau doit connaître les prestations de chaque intervenant, ses compétences et ses limites, et se montrer capable d'orienter les patients vers la structure la plus adaptée. Cela suppose une démarche de la part des établissements spécialisés consistant à faire connaître leur savoir-faire. L'expérience menée dans le département du Loiret est, dans ce contexte, d'un intérêt certain.

La sectorisation doit mettre en place un dispositif de santé publique susceptible de faciliter l'accès aux soins pour une population donnée, permettant des prestations de qualité garantie, tout en favorisant la continuité des soins. On ne peut que regretter les possibles ruptures introduites dans cette continuité au nom d'une répartition pas très rigoureuse, voire tatillonne, des patients à partir d'un critère unique de zones géographiques.

Intérêt de l'intersectorialité

Aux critères d'exclusion, beaucoup souhaitent voir se substituer des indications quant à l'inclusion permettant des traitements qu'offriraient des équipes aux compétences évidentes et reconnues par tous. La notion de continuité des soins doit privilégier les critères fonctionnels au détriment de critères géographiques, qui toutefois doivent demeurer afin qu'aucun patient ne soit exclu des soins. La notion de traitements différenciés implique des mécanismes intersectoriels, tant sur le plan de l'utilisation des moyens que sur celui du recrutement des patients, ce qui apparaît particulièrement pertinent dans les mégalopoles, pour les situations cliniques que nous venons d'évoquer.

L'expérience montre qu'il existe dans les mégalopoles un volume d'activité suffisant pour qu'une équipe améliore sa technique dans certains domaines.

Psychiatrie clinique : une approche bio-psycho-sociale

Qu'il s'agisse d'une unité fonctionnelle à vocation intersectorielle ou d'un intersecteur à part entière, plusieurs préalables s'imposent si l'on veut optimiser ses actions :

- une évaluation précise des besoins et une inscription dans les schémas d'organisation départementaux et régionaux ;
- un projet médical précis et cohérent, soutenu par des motivations fortes avalisées par les autorités de tutelle ;
- une parfaite définition de l'articulation avec les autres secteurs et éventuellement avec les intersecteurs ainsi qu'avec la psychiatrie libérale et la psychiatrie associative.

Bien d'autres thèmes peuvent être touchés par l'intersectorialité, qu'il s'agisse des adolescents, de la gérontopsychiatrie, de l'alcoologie, de la toxicomanie, etc., de même que plusieurs secteurs correspondant à la zone d'attraction d'un centre hospitalier général, comme les urgences ou la psychiatrie de liaison (Rigaud, 1996).

84.7.3 Urgences

Bien que l'urgence psychiatrique représente entre 10 % et 25 % du total des urgences générales à l'hôpital, il existe une grande inégalité nationale entre les réponses. Si le dispositif émane du secteur psychiatrique, la réponse peut être inexistante, ou, à l'opposé, consister en un centre d'accueil et de crise fonctionnant 24 heures sur 24. Ce peut être un centre médico-psychologique ouvert de 9 heures à 20 heures, assurant dans cette plage horaire les urgences connues. Si le dispositif émane de l'hôpital général, là encore la réponse peut être inexistante, ou consister en la présence isolée d'un psychiatre aux urgences ou en pratique de liaison. À l'inverse, il peut s'agir d'une véritable unité diversifiée au sein d'un service d'urgence générale, effectuant un travail de crise et comportant des lits-portes de court séjour ou de crise (p. ex., Nantes). Enfin, les expériences de collaboration entre le Service d'aide médicale d'urgence (SAMU) et la psychiatrie sont rarissimes.

Le premier texte organisant la réponse aux urgences psychiatriques a été la circulaire du 15 juin 1979. Pour l'essentiel, il a eu très peu d'effets. La situation est en train d'évoluer notablement et durablement vu la conjonction de différents facteurs :

- Il y a une évolution des pratiques et des demandes dans les domaines de la psychiatrie, de la médecine, comme dans la société en général. Il deviendra de plus en plus difficile aux dispositifs sanitaires de ne pas organiser de réponse spécialisée, tant la demande augmente et la reconnaissance des besoins se banalise rapidement, tandis que l'absence de réponse devient insupportable. En même temps, on sollicite le dispositif psychiatrique afin qu'il réponde à bien d'autres questions que la psychose, sans pour autant renoncer à celle-ci. On y verra, mais pas exclusivement, l'augmentation de la demande dans la nébuleuse des « crises » médico-psycho-sociales, ainsi que pour d'autres clientèles ciblées (personnes âgées, exclus, délinquants sexuels …). Un exemple frappant de cette évolution concerne l'émergence rapide de la « psychiatrie » des victimes (d'abus, d'un traumatisme, d'un attentat ou d'une catastrophe collective). Même si l'on peut s'interroger sur l'idée d'une psychiatrie faisant face à la rupture du lien social et à la restauration de celui-ci, il existe un tel déficit de réponse qu'un changement de positionnement du dispositif doit être trouvé, sinon la psychiatrie deviendra une discipline marginalisée. Il ne faudra ni méconnaître ni éluder les questions cliniques, de formation, éthiques et sociopolitiques que cette évolution soulève et pour lesquelles, très souvent, le domaine de l'urgence psychiatrique représente un carrefour obligé.

- La demande émanant des généralistes et des familles devient de plus en plus claire, stigmatisant l'insuffisance de réponse du dispositif psychiatrique. Les associations d'usagers et leurs familles exercent une influence qui ira en grandissant en raison de leur présence nouvelle aux conseils d'administration des établissements hospitaliers.

- Le décret de mai 1995 oblige les hôpitaux généraux, s'ils veulent être reconnus comme pôle d'urgence, à disposer d'un plateau technique qui ne sera agréé que s'il est, entre autres, conforme aux normes effectives de la présence et de la disponibilité psychiatriques sur le site d'urgence. Désormais, les hôpitaux généraux demandent avec insistance un rapprochement opérationnel avec le dispositif psychiatrique.

- On commence à voir émerger en psychiatrie (infanto-juvénile comme générale) un courant d'idées, validé par des travaux de recherche et d'évaluation, selon lequel un certain type de prévention est possible et utile, grâce à une accessibilité accrue du dispositif liée à une intervention précoce, autorisant une détection suivie de traitements plus rapides.

- Il existe une demande croissante émanant des services mobiles d'urgence pour obtenir une coopération psychiatrique à leur activité.

Pour ces raisons, on verra se multiplier dans les années à venir des réponses consolidées ou structurées dans le domaine de l'urgence psychiatrique. Ce mouvement qui vient d'être lancé est sûrement irréversible. Il favorisera des pratiques diversifiées ainsi que des filières particulières, source de recherche clinique et d'évaluation, à l'exemple d'autres pays. La question qui apparaîtra dans les prochaines années ne pourra donc se réduire à l'équipement de base, pourtant indispensable, mais elle englobera l'analyse et l'évaluation des objectifs et des missions de base d'une activité d'urgence psychiatrique.

Les objectifs principaux d'un dispositif d'urgence psychiatrique à l'hôpital général devraient être les suivants :

- détecter et évaluer les troubles psychiatriques, y compris dans les pathologies mixtes, ce qui suppose une bonne articulation avec les disciplines médico-chirurgicales et avec les disciplines traitant les troubles liés à l'alcoolisme ou à la toxicomanie ;
- amorcer précocement le traitement ;
- réaliser, en cas d'orientation, le circuit le plus court possible pour le patient ;
- faciliter l'entrée, si cela est nécessaire, des patients nouveaux dans le dispositif psychiatrique ou médical, et ce dans les meilleures conditions ;
- participer et coopérer à la politique de désinstitutionnalisation du secteur psychiatrique en offrant une réponse graduée qui permette la mise en place de solutions autres que l'hospitalisation psychiatrique en général, pour les patients connus comme pour les patients nouveaux ;
- être partie prenante d'une politique de prise en charge et de prévention du suicide, dont les urgences psychiatriques ne représentent qu'un maillon.

Le site d'urgence psychiatrique, qui se trouve au sein du service des urgences, doit être aisément accessible et identifiable (*hot line*), articulé avec le dispositif psychiatrique public et privé et avec l'hôpital général. Le modèle le plus fréquemment rencontré est celui de la mise à la disposition du service des urgences médicales, par les secteurs psychiatriques de la zone sanitaire en cause, du personnel médical et paramédical intervenant sous la responsabilité du chef du service des urgences. L'objectif visé est de faciliter le rapprochement opérationnel entre l'hôpital général et l'hôpital psychiatrique, partout où cela est possible, par la mixité du personnel et des structures afin d'éviter l'appropriation de l'activité d'urgence psychiatrique au profit de l'hôpital général, au détriment de la vision globale de la filière psychiatrique. Il s'agit aussi d'inciter fortement le secteur psychiatrique à y participer. Cette coordination ne paraît pas exclure les acteurs privés.

Le travail de base ne peut se limiter à l'urgence psychiatrique proprement dite, c'est-à-dire au tri et à l'orientation. Il doit permettre d'établir un travail de crise pendant une durée brève tant sur le plan hospitalier (lits d'hospitalisation d'une durée brève, de 24 à 72 heures, y compris sous contrainte) que sur le plan de consultations de post-urgence sur le même site.

La possibilité, même partielle, d'intervenir en dehors de l'hôpital dans la communauté (mobilité) peut représenter un puissant facteur d'articulation avec le centre de régulation des urgences, les généralistes et le réseau social, de façon à coordonner un réseau préhospitalier et hospitalier d'urgence psychiatrique.

*
* *

Les ordonnances récentes livrent un certain nombre d'outils favorables au développement de la politique de santé mentale en espérant que son dispositif saura s'en emparer (Massé, 1996).

Un souci de responsabilisation des acteurs s'exprime notamment par des contrats d'objectifs externes aux établissements et internes entre les principaux partenaires institutionnels. Les contrats d'objectifs externes seront conclus dans une perspective pluriannuelle, permettant une meilleure adaptation aux évolutions nécessaires. Chaque établissement devra se mobiliser autour du directeur et du président de la commission médicale d'établissement, en s'appuyant sur le projet médical, sur le projet de soins infirmiers, sur les projets de services et sur le projet d'établissement.

Un souci d'insertion des établissements de santé dans leur environnement amènera à élaborer des actions de coopération :
- Tous les établissements publics devront inscrire leur développement dans une communauté d'établissements dont le cadre est le secteur sanitaire, afin de promouvoir des visions stratégiques et des moyens communs.
- Une modalité nouvelle de coopération entre établissements privés et publics sera rendue possible par la création d'un groupement de coopération sanitaire.
- Des réseaux de soins seront organisés pour l'amélioration de la prise en charge dans une zone géographique déterminée, sur la base d'une coopération volontaire, en complémentarité avec le domaine médico-social.

Le dispositif de santé mentale aura à faire preuve de son caractère multipartenarial et d'une grande capacité d'intervention, et ce à chaque sollicitation. Il devra également s'organiser en dépassant les barrières et les clivages traditionnels (p. ex., généralistes/hospitaliers) afin d'assurer des démarches globales au sein de filières, dans la continuité thérapeutique, tout en évitant les redondances des actes entre professionnels (Sœur, 1995). Cette coopération sera intégrée, répétons-le, dans des contrats d'objectifs qui prendront en considération le financement. En outre, il sera nécessaire de donner une plus grande place aux usagers dans les instances représentatives et les futures commissions de conciliation.

Quant aux données concernant l'évaluation et l'accréditation, il revient aux acteurs de la psychiatrie de les définir, au mieux, en les centrant sur les patients et non sur les procédures (Raynaud et Lopez, 1994).

Bibliographie

ARVEILLER, J.-P., et BONNET, C.
1994   *L'insertion du malade mental*, Ramonville, Érès.

BANTMAN, P., et DUFOUR-SELMANOVITCH, L.
1995   « La notion de réseau en psychiatrie. Réflexions sur l'utilisation du terme de réseau dans le champ médico-social », *L'Information psychiatrique,* vol. 8, p. 750-756.

BARDAUNE, I., LERY, J.-F., et MAISONDIEU, J.
1990   « Psychiatrie et revenu minimum d'insertion », *Annales médico-psychologiques,* n° 8, p. 736-739.

BOISGUÉRIN, B., PARAYRE, C., et QUEMADA, N.
1994   *Enquête nationale sur la population prise en charge par les secteurs de psychiatrie générale,* Paris, Inserm, OMS, ministère des Affaires sociales, DGS, juillet.

CASTEL, R.
1995   *Les métamorphoses de la question sociale,* Paris, Fayard.
1984   *La gestion des risques de l'antipsychiatrie à l'après-psychanalyse,* Paris, Minuit.

CHANOIT, P.F. (sous la dir. de)
1991   *Psychiatrie sociale à l'heure européenne,* Ramonville, Érès, coll. « Psychiatrie et société ».

GEORGE, M.C., et TOURNE, Y.
1994   *Le secteur psychiatrique,* Paris, PUF, coll. « Que sais-je ? », n° 2911.

GOUFFINHAL, Y., et GABBAÏ, P.
1988   « Psychoses infantiles et dysharmonies psychotiques parvenues à l'âge adulte. Expériences de prises en charge en institution », *L'Information psychiatrique,* n° 1, p. 25-37.

JAEGER, M., et MONCEAU, M.
1992   « Un choix de "carrière" » : Rmiste ou handicapé ? », *Nervure,* vol. 5, n° 5, p. 76-79.

JEANSON, F.
1987   *La psychiatrie au tournant,* Paris, Seuil.

KOVESS, V., et coll.
1995   « La psychiatrie face aux problèmes sociaux : la prise en charge des Rmistes à Paris », *L'Information psychiatrique,* n° 3, p. 273-285.

MAISONDIEU, J.
1995   « Psychiatrie des limites, limites de la psychiatrie », *Nervure,* vol. 8, n° 2, p. 74-79.

MARIN, P.
1990   *Activité extrahospitalière en psychiatrie,* Paris, Berger-Levrault.

MASSÉ, G.
1996   « La psychiatrie de l'exclusion : une vision transversale », *Pratiques psychologiques,* n° 2, p. 11-17.
1994   « Proposition pour une évolution des institutions psychiatriques en France », *Sociologie santé,* n° 10, p. 55-66.
1992   *La psychiatrie ouverte. Une dynamique nouvelle en santé mentale,* Rennes, Éditions ENSP.

MASSÉ, G. (coord.)
1996   « Santé mentale. L'individu, les soins, le système », *Actualité et dossier en santé publique*, n° 15.

MASSÉ, G., et BONAL, C.
1995   « Adultes handicapés loi du 30 juin 1975 », *Encyclopédie médico-chirurgicale*, Paris, Psychiatrie, 37901 A20.

MASSÉ, G., et MIE, J.-C.
1995   « Évolution et devenir des institutions psychiatriques », *Encyclopédie médico-chirurgicale*, Paris, Psychiatrie, 37917 A20.

MASSÉ, G., et MOSNIER, G.
1996   *Soins psychiatriques. Guide des innovations*, Taverny, Heures de France.

MASSÉ, G., PETITJEAN, F., et CAROLI, F.
1984   « Le secteur de psychiatrie générale », *Encyclopédie médico-chirurgicale*, Paris, Psychiatrie, 37915 A10, 2.

MORDELET, P., et MASSÉ, G.
1990   « La place de l'hospitalisation psychiatrique dans la politique de santé mentale, aujourd'hui et demain », *Cahiers statistiques solidarité et santé*, n° 17, p. 273-285.

PERRET, J.
1995   « Sanitaire et social. Entre cloisonnement belliqueux et dilution consensuelle : une articulation cohérente des compétences », *L'Information psychiatrique*, n° 8, p. 757-763.

PETITJEAN, F., DUBRET, G., et TABÈZE, P.
1994   *Psychiatrie à l'hôpital général*, Ramonville, Érès.

RAYNAUD, M., et LOPEZ, A.
1994   *Évaluation et organisation des soins en psychiatrie*, Paris, Frison-Roche.

RIGAUD, A.
1996   « Les réseaux de soins en alcoologie : situation actuelle et perspectives d'évolution », *Dépendances*, vol. 8, n° 1, p. 28-32.

SENNINGER, J.L., et FONTAA, V.
1994   *Les unités pour malades difficiles*, Taverny, Heures de France.

SŒUR, A.
1995   *La politique de santé mentale en question. De la circulaire du 14 mars 1990 au Rapport Massé*, Bordeaux, Les Études hospitalières.

VIDON, G. (sous la dir. de)
1997   *La réhabilitation psychosociale en France*, Paris, Frison-Roche.

Lectures complémentaires

AYME, J.
1995   *Chroniques de la psychiatrie publique à travers l'histoire d'un syndicat*, Ramonville, Érès.

KOVESS, V., et coll. (sous la dir. de)
1999   *Psychiatrie années 2000 : organisations, évaluations, accréditation*, Paris Flammarion.

MORDELET, P.
1987   *La santé mentale. Organisation et gestion*, Paris, Berger-Levrault.

ZARIFIAN, E.
1988   *Les jardiniers de la folie*, Paris, Éditions Odile Jacob.

CHAPITRE 85

Évolution des services psychiatriques en Suisse

PIERRE BOVET, M.D., F.M.H.
Psychiatre adjoint au Département universitaire de psychiatrie adulte de Lausanne
Maître d'enseignement et de recherche à l'Université de Lausanne

JACQUES GASSER, M.D., Ph.D., F.M.H.
Psychiatre associé au Département universitaire de psychiatrie adulte de Lausanne et à l'Institut romand d'histoire de la médecine de Lausanne
Maître d'enseignement et de recherche et privat-docent à l'Université de Lausanne

FRANÇOIS BORGEAT, M.D., M.Sc., F.R.C.P.C.
Psychiatre, chef du Département universitaire de psychiatrie adulte de Lausanne
Professeur de psychiatrie à l'Université de Lausanne et à l'Université de Montréal

PLAN

85.1 Particularités politiques et culturelles de la Suisse

85.2 Origines de la psychiatrie en Suisse

85.3 Clinique du Burghölzli

85.4 Évolution de la psychiatrie en Suisse
- 85.4.1 Évolution de la psychiatrie de 1920 à 1960
  - *Hans Steck, professeur de psychiatrie*
- 85.4.2 Évolution de la psychiatrie depuis 1960

85.5 Tendances actuelles

Bibliographie

Lectures complémentaires

La psychiatrie en Suisse a fait preuve, au cours du 20e siècle, d'une très grande richesse, sans commune mesure avec la taille ou avec l'importance culturelle de ce pays. S'il n'existe pas à proprement parler d'école suisse de psychiatrie, on peut cependant reconnaître à la psychiatrie suisse un « air de famille », au sens où l'entend Wittgenstein.

85.1 PARTICULARITÉS POLITIQUES ET CULTURELLES DE LA SUISSE

Les structures politiques particulières de la Suisse jouent un rôle déterminant dans l'évolution de sa psychiatrie. La Suisse est une confédération fortement décentralisée, composée de 26 « États » qui ont chacun une très grande autonomie, voire une souveraineté complète, dans des domaines importants pour la psychiatrie : santé publique, instruction publique, organisation judiciaire, fiscalité et répartition des ressources. Cette souveraineté s'exerce dans des communautés qui sont aujourd'hui encore très petites : la croissance démographique de la Suisse au cours du 20e siècle est marquée par l'émergence de 4 cantons ayant la taille d'un petit département français, mais les 22 autres comptent moins d'un demi-million d'habitants chacun. Le cloisonnement administratif est marqué, relayé dans la population, malgré le brassage démographique, par une attention sourcilleuse à préserver ces particularismes. La Suisse moderne, dès le milieu du 19e siècle, cherche à préserver sa cohérence et son unité sans nier les différences confessionnelles (cantons catholiques et cantons protestants) ou économiques (cantons de plaine, essentiellement industriels, et cantons de montagne, essentiellement agricoles).

Un professeur du canton de Zurich, aussi brillant et influent soit-il dans son fief, n'aurait jusqu'à présent aucune chance d'imposer ses vues à ses homologues des autres cantons. Paradoxalement, ce sont ces barrières qui, croyons-nous, ont favorisé le dialogue : on échange plus librement avec un collègue par qui on ne sent nullement son pouvoir menacé ; les confrontations de points de vue perdent, et c'est tant mieux, en dogmatisme défensif.

Aux dialogues internes il faut ajouter les échanges internationaux dans lesquels les psychiatres suisses se sont plongés dès le début. Bien sûr, le plurilinguisme dont bénéficient les Suisses facilite en pratique ces contacts. Mais la diversité linguistique du pays joue également un rôle plus subtil : chaque communauté entretient en effet avec son voisin linguistique (Allemagne, France et Italie) un rapport ambigu, marqué par des souhaits d'identification (s'y reconnaître et s'y faire reconnaître) et des souhaits de différenciation très prononcés. Un universitaire suisse alémanique cherche à se distinguer de ses collègues allemands par la proximité qu'il cultive avec la France — et réciproquement pour un universitaire romand. La neutralité militaire de la Suisse au cours des deux guerres mondiales a favorisé cet état d'esprit.

Relevons une autre particularité politique de la Suisse : son système de démocratie directe. La Suisse est l'un des très rares pays au monde où la population se prononce par référendum sur certaines pratiques psychiatriques. Par exemple, des votations populaires ont eu lieu ces dernières années sur la politique sanitaire à adopter en matière de toxicomanie, sur une réforme de l'assurance invalidité, sur la recherche génétique et sur la construction d'un hôpital psychiatrique.

Voilà donc le décor posé : un petit pays (marqué, rappelons-le, car on a peine à s'en souvenir aujourd'hui, par une grande pauvreté et une forte émigration pour des raisons économiques jusque dans les années 30), fragmenté en une vingtaine de petites souverainetés et trois groupes linguistiques principaux, mais qui, à cause même de ces frontières étroites, multiplie les échanges à l'intérieur et avec l'étranger.

85.2 ORIGINES DE LA PSYCHIATRIE EN SUISSE

Comme dans le reste de l'Europe, la psychiatrie s'est institutionnalisée en Suisse dans le courant du 19e siècle. Des lieux spécifiques pour le soin des aliénés sont aménagés dès 1810 dans le canton de Vaud, pionnier en la matière ; les autres cantons ont créé leurs propres institutions dans les décennies suivantes, jusqu'aux dernières années du 19e siècle.

Une société professionnelle — la Société des médecins aliénistes suisses — s'est formée et réunie pour la première fois en 1864. Elle regroupait les directeurs des différentes institutions publiques et privées, qui se rencontraient généralement une fois par année. Au début, les discussions portaient essentiellement sur

Psychiatrie clinique : une approche bio-psycho-sociale

l'influence que pourrait exercer un regroupement de médecins se disant spécialistes de l'assistance aux aliénés. En fait, vers le milieu du 19e siècle, les aliénistes étaient peu reconnus en tant que groupe professionnel, et la deuxième moitié du siècle a surtout été caractérisée par la professionnalisation du métier d'aliéniste, puis de celui de psychiatre. Cette reconnaissance s'est effectuée de plusieurs façons, par exemple à travers la maîtrise des statistiques du nombre de personnes atteintes d'aliénation mentale et par la création d'une nosographie acceptée à la majorité ; ainsi pouvaient être faites des comparaisons entre établissements, ce qui rendait plus crédibles les revendications des aliénistes auprès des autorités politiques.

On notera encore, vers la fin du 19e siècle, les nombreuses discussions tenues aux réunions de la Société des médecins aliénistes suisses à propos de la responsabilité des criminels aliénés. On se préoccupait de l'élaboration de lois particulières pour la protection des malades et des handicapés mentaux. Le débat concernant la notion de « responsabilité restreinte », dans les années 1880, est exemplaire. Au cours de la discussion de l'avant-projet d'un Code pénal unifié pour toute la Suisse, les spécialistes du droit et ceux de la pathologie mentale se mettent d'accord pour proposer des articles de loi permettant de tenir compte d'une baisse de la responsabilité pénale pour des raisons psychiatriques chez certains accusés paraissant souffrir d'un trouble mental en rapport avec leur délit. Même si le Code pénal suisse n'est entré en vigueur qu'au début des années 40, plusieurs affaires célèbres ont permis aux psychiatres de l'époque de se prononcer sur cette question ; l'exemple de l'affaire Lucheni, du nom de l'assassin de Sissi, impératrice d'Autriche, analysée par Auguste Forel en est une bonne illustration (Forel, 1902).

D'une façon plus générale, une grande attention aux aspects sociaux de la psychiatrie apparaît clairement, en particulier dans les œuvres d'Adolf Meyer et de son maître Auguste Forel. Meyer est devenu l'un des pionniers de la psychiatrie américaine ; sa théorie psychobiologique a conduit au concept de « réaction » qui a profondément transformé l'approche nosographique américaine, comme en témoigne le DSM-I, publié en 1952 (Grob, 1991). De son côté, Forel a joué un rôle central dans la naissance du mouvement d'hygiène mentale lorsqu'il a engagé, à la fin du 19e siècle, la lutte antialcoolique et l'éducation du public sur les problèmes sexuels.

85.3 CLINIQUE DU BURGHÖLZLI

L'exemple emblématique de la richesse de la psychiatrie suisse, à la fin du 19e siècle et au début du 20e, est certainement celui de la clinique zurichoise du Burghölzli où cohabitent des courants de pensée différents qui aboutiront à des résultats remarquables. Au Burghölzli, créé en 1870, ont travaillé un éventail impressionnant de « grands personnages » de la psychiatrie (voir le tableau 85.1).

C'est là qu'Eugen Bleuler contribue d'une façon essentielle à la nosologie psychiatrique en élaborant la notion de groupe des schizophrénies (Bleuler, 1908, 1911). À partir d'observations cliniques approfondies, il établit une double distinction entre les symptômes :

- une distinction nosologique entre :
  - symptômes fondamentaux, pathognomoniques de la maladie (p. ex., l'autisme, l'ambivalence, la discordance des affects, le relâchement des associations) ;
  - symptômes accessoires, moins caractéristiques et parfois absents (p. ex., le délire) ;

- une distinction « théorique » entre :
  - symptômes primaires, directement liés au trouble organique cérébral supposé (principalement le trouble des associations d'idées) ;
  - symptômes secondaires dont la formation, pour certains, peut se comprendre au moyen d'une approche psychanalytique (p. ex., les délires).

Hermann Rorschach, quant à lui, y élabore une méthode de diagnostic psychologique basé sur l'étude

TABLEAU 85.1   Quelques personnalités du Burghölzli entre 1870 et 1920

Bernhard von Gudden (1824-1886)	Carl Gustav Jung (1875-1961)
Edward Hitzig (1838-1907)	Ludwig Binswanger (1881-1966)
Gustav Huguenin (1841-1920)	Jakob Klaesi (1883-1980)
Auguste Forel (1848-1931)	Hermann Rorschach (1884-1922)
Eugen Bleuler (1857-1939)	Eugène Minkowski (1885-1972)
Adolf Meyer (1866-1950)	André Repond (1886-1973)

Psychiatrie clinique : une approche bio-psycho-sociale

de l'interprétation que donne un patient de figures symétriques formées par des taches d'encre, test utilisé aujourd'hui dans le monde entier.

Carl Gustav Jung, jeune assistant à la clinique du Burghölzli dès 1900, fait de Zurich, avec entre autres le pasteur Oskar Pfister, Franz Riklin et Alphons Maeder, un des hauts lieux de l'institutionnalisation de la psychanalyse, comme le remarque Freud lui-même en 1914 dans sa *Contribution à l'histoire du mouvement psychanalytique* :

> Les Zurichois sont devenus le noyau de la petite cohorte combattant pour la reconnaissance de l'analyse. Ce n'est que chez eux qu'il était possible d'apprendre le nouvel art de conduire des travaux dans ce domaine. La plupart de mes fidèles et collaborateurs actuels sont arrivés à moi à travers Zurich. (Freud, 1914, p. 98.)

Le rayonnement de la clinique de Bleuler est également révélé par la qualité des visiteurs étrangers qui y découvriront l'importance de la psychanalyse (on peut citer Karl Abraham, Hermann Nunberg, Sabina Spielrein, Otto Gross, Max Eitington ou encore Abraham Brill).

Et c'est au Burghölzli que Ludwig Binswanger et Eugène Minkowski constituent, en 1922, la psychiatrie phénoménologique (Schweizerischer Verein für Psychiatrie, 1923). Développée surtout dans les milieux germanophones, la psychiatrie phénoménologique s'appuie sur une compréhension philosophique de l'homme telle qu'elle a été proposée, par exemple, par Henri Bergson (qui a grandement influencé Minkowski), Edmund Husserl et Martin Heidegger (dont s'inspire Binswanger). Elle vise à rendre compte de l'expérience vécue dans la rencontre entre un thérapeute et un patient, à éclaircir les faits psychopathologiques plutôt qu'à les expliquer.

La floraison de la psychiatrie zurichoise au cours du premier tiers du 20ᵉ siècle a un rôle important dans le développement de la psychiatrie en Suisse. Les personnalités qui surgissent alors ont des conceptions très diverses, et le renom de Zurich donne une assurance certaine aux psychiatres en Suisse, leur permettant de « jouer dans la cour des grands ».

Il est difficile de déterminer comment cette richesse a pu apparaître dans la Suisse du tournant du siècle, alors que, jusque-là, comme on l'a vu, sa psychiatrie était restée discrète.

85.4 ÉVOLUTION DE LA PSYCHIATRIE EN SUISSE

85.4.1 Évolution de la psychiatrie de 1920 à 1960

Henri Ellenberger a donné, dans une série d'articles publiés dans *L'Évolution psychiatrique* de 1951 à 1953 et repris dans son livre (Ellenberger, 1954), une description détaillée des nombreuses directions dans lesquelles la psychiatrie en Suisse s'est développée après la Première Guerre mondiale. Une brève évocation de ces courants montrera la richesse de ces pratiques. Encore une fois, le cloisonnement politique de la Suisse et l'absence de pôles disposant de ressources et de pouvoirs importants ont permis à ces courants de coexister, sans que l'un cherche à obtenir une position hégémonique au détriment des autres, voire, dans bien des cas, de s'enrichir mutuellement — ce qui n'excluait nullement les conflits de personnalités !

Sur le plan clinique, la reconnaissance internationale dont la psychiatrie suisse bénéficie se mesure, par exemple, à la renommée des *Archives suisses de neurologie et de psychiatrie*, fondées en 1917 par Constantin von Monakow, dont le premier numéro comprend un article de Paul Dubois (1917), professeur de psychiatrie à Berne, qui préfigure étonnamment la psychothérapie cognitive d'aujourd'hui. Notons aussi l'importante contribution de psychiatres suisses aux divers tomes de *Psychiatrie der Gegenwart* (*Psychiatrie d'aujourd'hui*), ouvrage de référence publié en Allemagne à partir de 1963 et dont Max Müller, psychanalyste, directeur d'un hôpital public non universitaire dans le canton de Berne, promoteur de l'insulinothérapie, fut la cheville ouvrière. Les chapitres portant sur la psychanalyse, sur les traitements somatiques (insulinothérapie, convulsivothérapie, pharmacothérapie, psychochirurgie), sur l'alcoolisme, sur la psychopathologie et sur le traitement de la schizophrénie sont confiés surtout à des Suisses ; Manfred Bleuler y traite de psychiatrie et d'endocrinologie, et Roland Kuhn, de la *Daseinsanalyse*.

Dans le domaine de la psychiatrie sociale et de l'hygiène mentale, l'apport suisse a fait l'objet de peu de publications internationales, mais de nombreuses réalisations ont vu le jour, conférant aux psychiatres suisses une certaine expertise dans ce domaine. Là aussi le fédéralisme a facilité les choses : les lois, les nouvelles structures se décidaient sur de petits territoires, proches du lieu de leur application et sans trop de lourdeur administrative. Ces réalisations ont contribué à une ouverture précoce de la psychiatrie sur le public, et à un certain intérêt public, en retour, pour la psychiatrie. Les cantons de Bâle et de Vaud, par exemple, ont joué un rôle de pionniers en Europe avec la création, dans les années 40, de centres publics de consultation ambulatoire ouverts à toute forme de souffrance psychique.

Par ailleurs, on relève l'intérêt traditionnel en Suisse pour l'étude des méthodes éducatives et des soins aux enfants en difficulté, de Jean-Jacques Rousseau et Heinrich Pestalozzi jusqu'à Johann Jakob Guggenbühl. Avec, au début du 20e siècle, la rencontre entre la psychanalyse, la pédagogie et le protestantisme, la nouvelle conception du développement et de l'éducation qui s'établit donne lieu à de nombreux écrits comme ceux, en Suisse alémanique, de l'un des fondateurs de la psychopédagogie, l'instituteur Hans Zulliger (1930), ou encore du pasteur Oskar Pfister (1921).

La contribution genevoise est également importante. À partir des travaux du psychologue Théodore Flournoy (1900), qui découvre les pouvoirs de l'inconscient à travers l'occultisme et la mystique, et de son élève Édouard Claparède, fondateur de l'Institut Jean-Jacques-Rousseau, se formera le premier groupe psychanalytique de Genève. Il en résultera, d'une part, les travaux essentiels de Jean Piaget, tentant de reconstituer la genèse et les phases de la formation de l'intelligence, qui orientent encore aujourd'hui dans le monde entier les recherches en psychologie génétique et développementale, et, d'autre part, le déploiement de l'institutionnalisation de la psychanalyse à travers, par exemple, l'enseignement de Charles Baudoin. On notera également que, quelques années plus tard, en 1928-1929, Henri Flournoy, Charles Odier et Raymond de Saussure feront partie des membres fondateurs de la Société psychanalytique de Paris.

La Suisse a été parmi les précurseurs du développement de la pédopsychiatrie en ouvrant, dès la fin de la Première Guerre mondiale, des policliniques de psychiatrie infantile et des maisons d'observation pour enfants. Moritz Tramer dirige une des premières revues de pédopsychiatrie et publie son *Manuel de psychiatrie infantile générale* (Tramer, 1949). Signalons en passant que Tramer est le premier chercheur qui a décrit la saisonnalité des naissances des schizophrènes (Tramer, 1929), laquelle fait aujourd'hui l'objet de très nombreuses publications. Peu avant la Seconde Guerre mondiale, sous l'impulsion d'André Repond, s'ouvrent en Suisse les premiers Services médico-pédagogiques (Beno, Bersot et Bovet, 1947).

Dans le domaine de la recherche, de nombreuses publications sont consacrées aux thérapeutiques biologiques de l'époque (malariathérapie, insulinothérapie, début des neuroleptiques). Grâce à son sens clinique, Roland Kuhn (1957, 1989) contribue de façon majeure à la découverte des antidépresseurs en observant l'effet de l'imipramine, dont les laboratoires Geigy espéraient une action neuroleptique. À Zurich, les travaux de Monakow (Monakow et Mourgue, 1928) sur les liens entre anatomie cérébrale et troubles psychiatriques lui valent une renommée internationale. Manfred Bleuler (1941), de son côté, publie ses premières observations approfondies des schizophrènes et de leur famille : la stabilité de la population suisse à cette époque lui permet de recueillir des renseignements extensifs sur la psychopathologie et les événements existentiels dans un échantillon de 100 schizophrènes et de près de 9 000 individus faisant partie de leur parenté, proche ou éloignée ; ces observations serviront de fondement aux enquêtes épidémiologiques américano-scandinaves qui aboutiront à la notion de « troubles du spectre de la schizophrénie » (Kety et coll., 1968). Ludwig Binswanger définit la *Daseinsanalyse* qui prend appui à la fois sur la psychanalyse et sur l'analytique existentielle développée par Heidegger dans *Être et temps* (Boss, 1981). La maladie mentale n'est plus considérée comme un fait simplement « naturel » ; elle est désormais comprise et décrite à partir des possibilités originelles de l'être humain. Enfin, en 1956, se tiennent en Suisse les premiers Symposiums internationaux sur la psychothérapie de la schizophrénie, réunissant, entre autres, Harold Searles, des États-Unis, Paul-Claude Racamier, de France, Gaetano Benedetti, d'Italie, et Christian Müller, de Suisse ; ces rencontres se poursuivent encore régulièrement à l'heure actuelle.

Hans Steck, professeur de psychiatrie

Une autre façon d'illustrer l'évolution de la psychiatrie en Suisse depuis les années 20 consiste à retracer brièvement un parcours professionnel exemplaire. Resté peu connu en dehors des frontières nationales, Hans Steck est une figure typique de la psychiatrie suisse des années 20 à 60 dans sa recherche d'unité, c'est-à-dire dans sa cohérence clinique, et dans son ouverture.

Issu d'un père biologiste, il s'intéresse dès son adolescence aux lettres et à la médecine. Il entreprend des études de médecine à Berne, qu'il enrichit de nombreux stages en Suisse et en France qui jouent un rôle essentiel dans l'orientation de ses futurs travaux allant de la neuropsychiatrie biologique à une vision sociale et psychodynamique de la psychiatrie. En 1919, à l'âge de 29 ans, il s'établit à Lausanne, ville où se déroulera toute sa carrière. Il accède aux fonctions de directeur de l'Établissement psychiatrique en 1936 et de professeur aux Facultés de médecine et de droit de l'Université de Lausanne. Sous son impulsion, l'Asile des aliénés devient l'Hôpital psychiatrique universitaire de Cery, ce qui marque la volonté de changer l'image carcérale de la psychiatrie, de la sortir du ghetto aliéniste, pour la diriger vers la médecine universitaire. Cette ouverture d'esprit se manifeste de diverses manières dans l'évolution de l'institution : augmentation importante du personnel soignant, implantation d'une formation spécialisée pour les infirmiers, développement de la réinsertion sociale des patients accompagné, dès 1931, de la création de postes d'assistantes sociales, disparition progressive des diverses méthodes de contention encore régulièrement en usage dans les années 30.

De son travail scientifique, retenons les points suivants. En ce qui concerne la neuropsychiatrie biologique, Steck s'est surtout intéressé aux facteurs biologiques qui expliciteraient la schizophrénie dans ses causes et ses manifestations diverses. Partant d'une profession de foi organiciste – la schizophrénie doit avoir une base somatique – héritée de Bleuler, il reste préoccupé par les autres dimensions de cette affection. Il utilise la notion jacksonienne de hiérarchie des fonctions cérébrales et les travaux de Lévy-Bruhl sur la mentalité primitive pour décrire la schizophrénie comme un processus de régression.

Hans Steck s'est toujours intéressé à l'aspect thérapeutique. Il introduit parallèlement à Sakel la cure d'insuline en 1929, d'abord chez les alcooliques pour traiter le delirium tremens, puis chez les schizophrènes. Il est également un des pionniers de l'introduction des neuroleptiques, et décrit en particulier leurs effets secondaires spécifiques en 1953, dans un article original sur le syndrome extrapyramidal qu'il a constaté chez une patiente traitée par la chlorpromazine.

Steck est aussi très actif dans le domaine de l'hygiène mentale. Il met au point les thérapies occupationnelles et la réinsertion la plus rapide possible dans le milieu naturel de ses patients. Il est également un défenseur de l'eugénisme, typique des années 30, en étant l'un des initiateurs de la très controversée loi sur la stérilisation forcée des handicapés et des malades mentaux de 1928, qu'il applique d'ailleurs. On notera, dans le même domaine, son engagement antialcoolique dans la continuité de celui d'Auguste Forel. Steck effectue de nombreux travaux sur les effets somatiques de l'alcool et sur l'utilisation de l'hypnose pour la prophylaxie et la thérapeutique de l'alcoolisme.

Sur un tout autre plan, Hans Steck a aussi contribué à la définition du délire où, sans se détacher d'une conception biologique de la psyché, il déplore que les cliniciens de formation neurologique réduisent les phénomènes délirants à de simples manifestations secondaires ; il s'intéresse de près aux recherches phénoménologiques de Ludwig Binswanger et de Karl Jaspers.

Pour terminer ce tour d'horizon des travaux de Hans Steck, mentionnons son grand intérêt pour les créations plastiques de ses malades. Il est parmi les premiers cliniciens qui accordent de l'importance aux productions des patients alors que la plupart du temps les dessins et les peintures des malades mentaux étaient jetés. C'est lui qui remarque la valeur artistique de sa patiente la plus célèbre : Aloïse. Il joue un rôle majeur dans la venue à Lausanne de la collection d'art brut de Dubuffet.

De ce riche parcours, on retiendra que, malgré des prises de position que l'on qualifierait aujourd'hui d'organicistes, Steck n'a pas empêché le déploiement d'autres courants de pensée, en particulier en direction d'une approche psychodynamique des psychoses – que l'apparition des neuroleptiques favorisait en rendant les patients plus accessibles. Il pousse à sa succession un psychanalyste, Christian Müller, directeur de 1960 à 1986, qui développera cette approche psychodynamique sans dogmatisme. La cohabitation et la fécondation mutuelle des idées resteront une des caractéristiques essentielles de la psychiatrie en Suisse.

Psychiatrie clinique : une approche bio-psycho-sociale

85.4.2 Évolution de la psychiatrie depuis 1960

L'utilisation, souvent conjointe, de thérapeutiques médicamenteuses efficaces et de prises en charge psychothérapeutiques psychodynamiques permettra de donner un nouveau visage à la psychiatrie. Dans toute la Suisse se développe une psychiatrie ambulatoire qui ne se limite pas aux suites du traitement hospitalier, mais qui offre un accès élargi à des soins psychiatriques et psychothérapeutiques dans la cité. Plusieurs personnalités contribuent à cette évolution, notamment :

– Julian de Ajuriaguerra, à Genève. D'origine espagnole, Ajuriaguerra est surtout connu internationalement pour son apport décisif au développement d'une psychologie scientifique de l'enfant. Sa renommée a donné, durant les années où il a dirigé la psychiatrie genevoise, un grand essor à celle-ci ;
– Christian Scharfetter, à Zurich. Il a publié de nombreux travaux originaux sur la psychopathologie de la schizophrénie ;
– Gaetano Benedetti, à Bâle. Il est l'un des pionniers et des maîtres de la compréhension psychanalytique des schizophrènes ;
– Pierre-Bernard Schneider et Edmond Gilliéron, à Lausanne. Ils ont contribué de façon importante au développement de la psychothérapie d'inspiration analytique et à celui de la psychologie médicale.

Ce développement de la psychiatrie ambulatoire nécessite un investissement public important et l'engagement de nombreux psychiatres : les candidats suisses sont au début trop peu nombreux et, pendant plusieurs années, de jeunes médecins belges, espagnols et italiens viendront se former à la psychiatrie en Suisse et contribueront, de retour dans leur pays, à l'essor de la psychiatrie communautaire dans l'Espagne post-franquiste et l'Italie de la réforme psychiatrique.

Peu à peu apparaît en Suisse une nouvelle génération de psychiatres très bien formés à la psychothérapie d'inspiration psychanalytique, qui essaimeront en pratique privée, conférant à la Suisse sa densité actuelle de psychiatres, l'une des plus fortes du monde. Cette densité de la psychothérapie est aussi favorisée par le fait que le titre de spécialiste en psychiatrie doit être couplé à celui de psychothérapeute : tout psychiatre en Suisse doit suivre une formation spécifique en psychothérapie équivalente à sa formation dans les autres aspects de la psychiatrie. En conséquence, et fait unique, il obtient une double certification officielle délivrée par la Fédération des médecins suisses (F.M.H.) : spécialiste en psychiatrie et en psychothérapie. En outre, les traitements psychothérapeutiques sont largement remboursés par les organismes de sécurité sociale.

Les cinq départements universitaires de psychiatrie en Suisse (Lausanne, Genève, Bâle, Berne et Zurich) servent le tout-venant de la région où ils sont implantés ; aucun ne pratique une sélection de cas difficiles ou requérant des moyens d'investigation particuliers. Les professeurs de psychiatrie sont avant tout les directeurs médicaux de ces établissements et, jusqu'à récemment, ils en assumaient aussi la direction administrative. La réflexion s'est donc articulée autour de l'observation et du soin, souvent à long terme, se caractérisant par une attitude que l'on appellerait peut-être aujourd'hui « éclectique » ou *evidence-based,* mais une évidence issue de la compréhension du patient, et non pas de l'économicité de sa prise en charge.

Dans tous les domaines de recherche, la principale source de financement est le Fonds national suisse de la recherche scientifique. La recherche médicale est en outre de plus en plus financée par l'industrie pharmaceutique de la région bâloise dans un partenariat université-entreprise. Parmi les réalisations de cette industrie, il faut, bien entendu, mentionner le développement des benzodiazépines et des antidépresseurs tricycliques et la découverte de la clozapine, en 1962 (par une équipe de recherche de la firme Wander, par la suite intégrée à Novartis).

Pour ce qui est de la recherche universitaire, il faut relever les deux grandes enquêtes catamnestiques à long terme : celle de Manfred Bleuler (1972), d'une part, et celle de Luc Ciompi et Christian Müller (1977), connue sous le nom d'Enquête de Lausanne, d'autre part. Ces deux enquêtes, dont les conclusions sont semblables et confirmées par des travaux allemands (Huber, Gross et Schuettler, 1979), ont été les premières à décrire les différents types d'évolution clinique de la schizophrénie et surtout à montrer qu'à long terme le pronostic de la schizophrénie est loin d'être aussi redoutable que ce que l'on croyait, ce qui aide à dédramatiser et à déstigmatiser cette maladie. Ces travaux ont joué un rôle majeur dans le développement

Psychiatrie clinique : une approche bio-psycho-sociale

des modèles de vulnérabilité à la schizophrénie (Ciompi, 1988; Zubin et Steinhauer, 1981). En 1968, Paul Kielholz fonde, à la Clinique universitaire de Bâle, le premier centre européen sur la dépression, dont les travaux conduiront, entre autres, à la reconnaissance des formes « masquées » de la dépression (Kielholz, 1973). À Zurich, les travaux épidémiologiques de Jules Angst sur les troubles de l'humeur font autorité; à Genève, les recherches et l'enseignement de René Tissot dans les domaines de la psychiatrie biologique et de l'épistémologie (en collaboration avec Jean Piaget) rayonnent bien au-delà des frontières.

85.5 TENDANCES ACTUELLES

Depuis deux décennies, la Suisse, comme tous ses voisins européens, réorganise son service public en cherchant à améliorer son efficacité tout en diminuant les coûts. Dans la psychiatrie publique, diverses pressions visent à mettre l'accent sur un raccourcissement des séjours hospitaliers au profit d'un traitement dans le milieu communautaire, ce qui nécessite la mise sur pied d'un important travail interdisciplinaire en réseau avec les médecins de premier recours, les organismes d'assistance sociale et médico-sociale, la justice civile et pénale, les assurances maladie et invalidité, les lieux de vie et de travail protégés, les associations d'usagers et les groupes de proches.

La plupart des psychiatres qui se sont installés en cabinet privé ont jusqu'ici coupé les liens avec les institutions et ils adoptent une orientation psychanalytique. En conséquence, ils s'intéressent peu à la psychopathologie lourde. La grande majorité des psychotiques sont traités dans le service public. On a commencé à faire des efforts pour éviter d'établir une dichotomie des conceptions psychopathologiques : une conception psychodynamique pour les troubles de la personnalité et une conception plus séméiologique et biologique pour les psychoses.

Notons une particularité liée à la fragmentation linguistique du pays, à ses dimensions restreintes et à sa tradition déjà soulignée d'ouverture sur le monde : le recrutement de professionnels étrangers. Plus que les autres pays, la Suisse a fréquemment recruté en dehors de ses frontières, particulièrement pour des postes d'influence, par exemple des postes de professeurs et de chefs de service. Cette politique, justifiée par un réservoir de recrutement interne limité et par l'attrait de la pratique privée pour les Suisses, a conduit à l'arrivée dans des postes de direction de psychiatres étrangers surtout issus des cultures latine et germanique. Ces nouveaux venus ont pu apporter des idées et des visions nouvelles, mais ils ont aggravé la fragmentation linguistique. En effet, ils sont en général peu familiarisés avec les autres langues du pays, ce qui crée un paradoxe dans un petit pays où l'on compte déjà quatre langues nationales : bien des réunions doivent se dérouler dans une cinquième langue, la langue anglaise.

Dans la recherche, la fragmentation fédéraliste est perçue comme un handicap, aucun des centres universitaires n'étant capable à lui seul de rassembler une masse critique suffisante : les autorités politiques encouragent donc vivement une concentration des moyens et une collaboration interdisciplinaire dans laquelle, état des finances publiques oblige, l'industrie pharmaceutique est invitée à participer largement. Des centres de neurosciences psychiatriques commencent à s'établir, mettant en œuvre des projets qui touchent à la schizophrénie, aux troubles bipolaires ou à la maladie d'Alzheimer, par exemple. Ces centres travaillent en réseau et collaborent avec des ingénieurs, mais ils savent aussi que la recherche en psychiatrie, même la plus fondamentale, a besoin d'une psychopathologie florissante : ils s'installent donc sur les lieux mêmes où sont traités les patients, dans les hôpitaux psychiatriques (p. ex., à l'Hôpital de Cery, à Lausanne) dont les espaces se libèrent grâce au raccourcissement des séjours, et collaborent étroitement avec les cliniciens.

En 2000, l'Association des professeurs titulaires de chaire de psychiatrie a senti l'importance de former un front uni et de présenter une position commune quant aux enjeux actuels de la psychiatrie en Suisse, particulièrement de la psychiatrie institutionnelle et universitaire. Elle a publié un petit « livre blanc » intitulé *Situation actuelle et développement à venir de la psychiatrie et de la psychothérapie en Suisse,* afin de faire valoir ses préoccupations et ses perspectives d'avenir auprès des décideurs politiques et économiques, des médias et du grand public. Derrière cette démarche, on trouve la crainte de perdre certains acquis en raison des réorganisations ayant une portée économique et des changements en cours dans les modes de financement de la psychiatrie.

* * *

Au cours du 20e siècle, la psychiatrie suisse a joué, sur le plan international, un rôle sans commune mesure avec la taille du pays ou avec son rayonnement culturel général. Son apport à la compréhension de la schizophrénie, dans la continuité de l'œuvre d'Eugen Bleuler, a, par exemple, souvent facilité l'élaboration des conceptions actuelles de cette maladie (notamment les notions de vulnérabilité et de spectre de troubles). L'industrie pharmaceutique de la région bâloise (Novartis, Roche) a synthétisé plusieurs molécules essentielles à la composition des psychotropes. Sur un autre plan, le système de soins performant mis en place au profit de la population a attiré de nombreux psychiatres étrangers, qui ont acquis en Suisse toute leur formation ou une partie d'elle. Enfin, la pratique de la psychothérapie est très développée en Suisse, et plusieurs travaux ont contribué à l'extension et à la popularisation de son champ d'application. Parmi les facteurs qui ont favorisé ce rayonnement, il faut compter le fédéralisme et le plurilinguisme de la Suisse, qui ont poussé les psychiatres du début du 20e siècle à s'ouvrir aux courants de toute l'Europe. Après la Seconde Guerre mondiale, la richesse de la Suisse et sa stabilité politique lui ont permis de développer son réseau de soins et de poursuivre dans de bonnes conditions des travaux de recherche universitaires.

Cependant, la psychiatrie suisse se trouve actuellement à un carrefour. La nécessaire mise en réseau des groupes de compétence élevée dans le domaine de la recherche scientifique est trop souvent ralentie ou même entravée par des méfiances intercantonales ou des intérêts régionaux. Dans le même ordre d'idée, les réticences de la Suisse à rallier l'Union européenne freinent son accès à certains programmes de recherche internationaux. Le plurilinguisme, quant à lui, ne représente plus guère d'avantages à l'heure où l'anglais domine dans les communications scientifiques. Par ailleurs, l'une des spécificités des psychiatres suisses, à savoir leur double spécialisation en psychiatrie et en psychothérapie, devra subir de profondes adaptations : jusqu'ici, les psychiatres ont bénéficié d'un quasi-monopole sur les psychothérapies d'adultes remboursées par la sécurité sociale. Prochainement, les psychologues auront aussi accès à ce marché, et un contrôle plus serré des indications et des bénéfices de ce type de traitement sera opéré. Les tensions entre psychiatrie et psychothérapie, déjà perceptibles aujourd'hui entre les psychiatres du service public et ceux qui sont installés en cabinet privé, risquent de s'exacerber. Enfin, l'économie publique suisse n'est plus aussi florissante que jadis et l'augmentation continue des budgets de la santé conduira à des choix et à la redéfinition de priorités. La pression des autorités politiques est de plus en plus forte et ne s'exerce pas toujours dans le sens souhaité par les psychiatres.

Bibliographie

ASSOCIATION DES PROFESSEURS TITULAIRES DE CHAIRES DE PSYCHIATRIE
2000   *Situation actuelle et développement à venir de la psychiatrie et de la psychothérapie en Suisse,* Genève, Médecine et Hygiène.

BENO, N., BERSOT, H., et BOVET, L.
1947   *Les enfants nerveux, leur dépistage et leur traitement par les services médico-pédagogiques,* Neuchâtel, Delachaux et Niestlé.

BLEULER, E.
1911   *Dementia Praecox oder Gruppe der Schizophrenien,* Leipzig, Deuticke.
1908   « Die Prognose der Dementia Praecox (Schizophreniegruppe) », *Allgemeine Zeitschrifft für Psychiatrie und psychisch-gerichtliche Medizin,* vol. 65, n° 3, p. 436-464.

BLEULER, M.
1972   *Die schizophrenen Geistesstörungen im Lichte langjähriger Kranken- und Familiengeschichten,* Stuttgart, Thieme.
1941   *Krankheitsverlauf, Persönlichkeit und Verwandtschaft Schizophrener und ihre gegenseitigen Beziehungen,* Leipzig, Thieme.

BOSS, M.
1981   « Exposé sur le développement de la psychothérapie au XXe siècle », *Archives suisses de neurologie, de neurochirurgie et de psychiatrie,* vol. 128, n° 2, p. 183-196.

CIOMPI, L.
1988   « Learning from outcome studies. Toward a comprehensive biological-psychosocial understanding

of schizophrenia », *Schizophr. Res.*, vol. 1, n° 6, p. 373-384.

CIOMPI, L., et MÜLLER, C.
1977   « L'évolution des schizophrénies », *L'Évolution psychiatrique*, vol. 42, n° 4, p. 1219-1243.

DUBOIS, P.
1917   « Somatogène ou psychogène ? », *Archives suisses de neurologie et de psychiatrie*, vol. 1, n° 1, p. 8-18.

ELLENBERGER, H.
1954   *La psychiatrie suisse*, Aurillac, L'Évolution psychiatrique.

FLOURNOY, T.
1900   *Des Indes à la planète Mars*, Paris et Genève, Atar.

FOREL, A.
1902   *Crime et anomalies mentales constitutionnelles*, Genève, Kündig.

FREUD, S.
1914   *Contribution à l'histoire du mouvement psychanalytique*, Paris, Payot, 1973.

GROB, G.N.
1991   « Origins of DSM-I: A study in appearance and reality », *Am. J. Psychiatry*, vol. 148, n° 4, p. 421-431.

HUBER, G., GROSS, G., et SCHUETTLER, R.
1979   *Schizophrenie. Eine Verlaufs- und sozialpsychiatrische Langzeitstudie*, Berlin, Springer.

KETY, S.S., et coll.
1968   « The types and prevalence of mental illness in the biological and adoptive families of adopted schizophrenics », dans D. Rosenthal et S.S. Kety (sous la dir. de), *The Transmission of Schizophrenia*, Oxford, Pergamon, p. 345-362.

KIELHOLZ, P. (sous la dir. de)
1973   *La dépression masquée*, Berne, Huber.

KUHN, R.
1989   « The discovery of modern antidepressant », *Psychiatric Journal of the University of Ottawa*, vol. 14, n° 1, p. 249-252.
1957   « Über die Behandlung depressiver Zustände mit einem Iminodibenzylderivat (G 22355) », *Schweizerische Medizinische Wochenschrifft*, vol. 87, n°s 35-36, p. 1135-1140.

MONAKOW, C. von, et MOURGUE, R.
1928   *Introduction biologique à l'étude de la neurologie et de la psychopathologie. Intégration et désintégration de la fonction*, Paris, Alcan.

PFISTER, O.
1921   *La psychanalyse au service des éducateurs*, Berne, Pfister.

SCHWEIZERISCHER VEREIN FÜR PSYCHIATRIE
1923   « Protokoll der 63. Versammlung den 25. und 26. November 1922 in Zürich », *Archives suisses de neurologie et de psychiatrie*, vol. 12, n° 2, p. 327-336.

TRAMER, M.
1949   *Manuel de psychiatrie infantile générale*, Paris, PUF.
1929   « Über die biologische Bedeutung des Geburtsmonates, insbesondere für die Psychoseerkrankung », *Archives suisses de neurologie et de psychiatrie*, vol. 24, n° 1, p. 17-24.

ZUBIN, J., et STEINHAUER, S.
1981   « How to break the logjam in schizophrenia. A look beyond genetics », *J. Nerv. Ment. Dis.*, vol. 169, n° 8, p. 477-492.

ZULLIGER, H.
1930   *La psychanalyse à l'école*, Paris, Flammarion.

Lectures complémentaires

COLLECTIF
1997   « La psychiatrie en Suisse », *Europsy. Journal européen de psychiatrie*, n° 7 (numéro spécial consacré à la psychiatrie suisse).

COLLECTIF
1995   « La psychiatrie en Suisse », *Nervure. Journal de psychiatrie*, tome 8, n° 8 (numéro spécial consacré à la psychiatrie suisse).

GASSER, J. (sous la dir. de)
2000   « Pour une histoire de la Société suisse de psychiatrie », *Archives suisses de neurologie et de psychiatrie*, vol. 151, suppl. 1 (contient une importante bibliographie sur l'histoire de la psychiatrie en Suisse).

MÜLLER, C.
1997   *De l'asile au centre psychosocial. Esquisse d'une histoire de la psychiatrie suisse*, Lausanne, Payot.

WALSER, H.H.
1976   « Psychoanalyse in der Schweiz. Von den Anfängen bis zum Bruch zwischen Sigmund Freud und C.G. Jung im Jahre 1913 », dans D. Eicke (sous la dir. de), *Die Psychologie des 20. Jahrhunderts*, vol. 2, Zurich, Kindler Verlag, p. 1192-1218.

Index des auteurs

A

Aarons, S.F., 300, 316, 326
Abbey, S.E., 1723, 1728, 1762, 1763, 1764, 1767
Abdul Hamid, W., 1867, 1873
Abe, K., 558, 573
Abernethy, D.R., 1142, 1145, 1157
Abraham, K., 654, 1109, 1116, 1280, 1288, 1295, 1328, 1944
Abrams, R., 915, 920, 1210, 1225, 1228, 1229, 1231, 1237
Abramson, L., 1333, 1340
Ackerman, N.W., 1369, 1689, 1696, 1735, 1744
Adam, K.S., 402, 407
Adams, F., 1838, 1840
Adams, J., 1657, 1660
Adams, R.D., 135, 142
Adams, W., 1106, 1116
Addonizio, G., 904, 920
Adelson, E., 1014, 1015
Ades, J., 170, 899, 920, 1202, 1203
Adinoff, B., 437, 442
Adler, A., 1339
Adrien, J., 548, 573
Aétius d'Amida, 694
Aghajanian, G.K., 177, 208
Agid, Y., 1547, 1569
Aguiar, R.L., 1152, 1157
Aguilera, D.C., 869, 873
Aguilera, P.C., 406, 407
Agulhon, M., 1903
Ahmed, S.K., 1192, 1204
Aimez, P., 537
Ainsworth, M.D.S., 992, 1015
Aird, G., 1921, 1922
Ajuriaguerra, J. de, 976, 987, 1947
Ajzen, I., 1346, 1360, 1361
Akiskal, H.S., 295, 305, 308, 315, 316, 326, 1113, 1116
Akiskal, K., 295, 305, 326
Akiyama, K., 1534
Alarie, P., 581, 582, 584, 586, 597, 610
Albernhe, T., 690, 705
Aldrich, M.S., 573
Alessi, N., 1089, 1090, 1100
Alexander, F., 466, 475, 479, 1414, 1432, 1440
Alexander, G., 1387, 1394
Alexander, J.A., 1669, 1678
Alexander, M.P., 884, 888
Alexandre de Tralles, 694

Alexopoulos, G.S., 903, 904, 920
Allard, L., 1051, 1067
Allcock, C.C., 439, 441
Allen, A.J., 1026, 1036
Allen, B.A., 152, 170
Allen, D.A., 1051, 1057, 1067
Allen, J.G., 420, 425
Allen, L.A., 1152, 1157
Allouch, J., 1450, 1462
Allouche, G., 285
Alluaume, R., 1162, 1176, 1240, 1258
Almeida, O., 899, 920
Alnaes, R., 680, 682
Alouis, A., 1392, 1394
Alpfelbaum, B., 603, 610
Alvarez, E., 320, 326
Alyson, M.M., 392, 394
Alzate, H., 585, 610
Alzheimer, A., 114
Ambrosini, R.C., 1112, 1116
Amchin, J., 68
American Academy of Child and Adolescent Psychiatry, 1045, 1052, 1066
American Association on Mental Retardation, 75, 76, 77, 80, 98
American Medical Association, 30, 920, 1727, 1728
American Psychiatric Association, 873, 920, 979, 981, 987, 994, 999, 1002, 1005, 1006, 1007, 1010, 1015, 1024, 1026, 1027, 1028, 1029, 1031, 1033, 1034, 1035, 1036, 1045, 1046, 1047, 1048, 1049, 1050, 1052, 1053, 1054, 1055, 1058, 1059, 1063, 1066, 1077, 1078, 1082, 1096, 1100, 1193, 1202, 1228, 1271, 1295, 1322, 1352, 1360, 1675, 1706, 1707, 1708, 1709, 1714, 1722, 1726, 1728, 1749, 1754, 1755, 1756, 1757, 1835, 1839
American Psychological Association, 1311
American Sleep Disorders Association, 550, 573
Amias-Wilchesky, M., 638, 648
Amin, F., 1531, 1534
Amir, R.E., 1015
Amyot, A., 1732, 1744
Ananth, J., 451, 462, 1814, 1824
Anders, T.F., 547, 548, 573
Andersen, J., 221, 222
Anderson, B.L., 582, 611
Anderson, C.M., 1344, 1360, 1885, 1889
Anderson, J.C., 1090, 1092, 1100
Andreasen, N.C., 262, 265, 284, 406, 407, 501, 503, 1560, 1567

Psychiatrie clinique : une approche bio-psycho-sociale

Andreoli, A., 1162, 1163, 1166, 1176, 1377
Andres, A.H., 1532, 1534
Andrews, S., 1559, 1567
Andriambao, D., 686, 705
Angelergues, R., 1462
Angrist, B., 1835, 1839
Angst, J., 289, 1948
Anisman, H., 403, 405, 407, 408, 984, 987
Annable, L., 1210, 1222, 1223
Anthony, E.J., 403, 407, 1109, 1116
Anthony, W.A., 1725, 1728, 1880, 1881, 1889
Anzieu, D., 1281, 1289, 1296, 1453, 1454, 1455, 1462
Apollon, W., 1918, 1922
Appelo, M.T., 1353, 1360
Appleton, R.E., 562, 574
Appter, J.T., 1152, 1157
Arai, H., 1531, 1536
Araji, S., 623, 633
Arana, G.W., 1219, 1223
Arboleda-Florès, J., 942, 947
Arcand, M., 923
Arendt, H., 1718, 1728
Arevalo, C.M., 1032, 1036
Arfwedson, J.A., 1254
Arieti, S., 987, 1437, 1440
Aristote, 1303, 1471, 1472, 1473, 1475, 1481, 1482
Arkovitz, H., 1274
Arlow, J., 1280, 1296
Arndt, I., 199, 206
Arnold, L., 1045, 1066
Arntz, A., 1321, 1322
Arora, R.C., 1533, 1534
Artigas, F., 320, 326, 1191, 1203
Arveiller, J.-P., 1931, 1938
Asarnow, J.R., 1106, 1116
Asberg, M., 305, 1780, 1791
Aserinsky, E., 540, 573
Asher, R.E., 510
Assaglioli, R., 1435, 1440
Assalian, P., 604, 610, 612, 645, 648, 649
Association canadienne pour la prévention du suicide, 1772, 1791
Association des médecins psychiatres du Québec, 30, 1271
Association des pharmaciens du Canada, 1198, 1202
Association des professeurs titulaires de chaire de psychiatrie, 1948, 1949
Association des psychiatres du Canada, 30, 1228, 1231, 1271, 1651, 1652, 1659, 1675, 1764, 1767
Association médicale canadienne, 1651
Association médicale mondiale, 1655, 1656

Association mondiale de psychiatrie, 1654
Association psychanalytique internationale, 1293, 1296
Atkinson, J.H., 1830, 1833, 1836, 1837, 1839, 1841
Attneave, C., 1739, 1745
Aubin, S., 593, 611
Aubry, T.D., 1742, 1744
Aubut, J., 616, 628, 631, 633
Auby, J.M., 972
Audisio, M., 1634, 1645
Auerbach, S.H., 455, 462
Aulagnier, P., 1450, 1451, 1462
Ausloos, G., 1073, 1081, 1082, 1115, 1116, 1366, 1367, 1370, 1371, 1372, 1374, 1375, 1377, 1686, 1693, 1696, 1745
Avicenne, 694
Avissar, S., 1191, 1202, 1534
Ayme, J., 1451, 1452, 1453, 1462, 1939
Azam, E.E., 419
Azrin, N.H., 165, 169, 1868, 1873

B

Babor, T.F., 153, 169
Bacellar, H., 1833, 1841
Bachevalier, J., 1552, 1567
Bachrach, L.L., 1821, 1824, 1863, 1864, 1871, 1873, 1878, 1887, 1889
Bachrarch, H., 1293, 1296
Bacon, F., 1472, 1473, 1474, 1475, 1476, 1481, 1482
Badeau, D., 583, 610
Badinter, É., 1689, 1696
Baer, J.K., 1830, 1832, 1840
Baillarger, J.G.F., 289
Baillon, G., 873
Baird, P.A., 77, 98
Bakalar, J.B., 191, 207
Baker, E.L., 1417, 1419, 1421
Baker, F., 1871, 1873
Baker, L., 526, 536, 1045, 1047, 1051, 1058, 1063, 1066, 1375, 1377, 1378, 1694, 1698
Baker, R.W., 69
Bakish, D., 321, 327
Balant, L.P., 1162, 1163, 1166, 1176
Balant-Gorgia, A.E., 1162, 1163, 1166, 1176
Baldessarini, R.J., 1142, 1157, 1200, 1202, 1204, 1210, 1223, 1868, 1873
Balint, E., 33
Balint, M., 27, 32, 33, 1447, 1462
Ball, C.J., 1199, 1202
Ballenger, J.C., 1157
Ballereau, J., 33
Ballet, G., 226, 686, 690, 705

Bancroft, J., 582, 610
Bandler, R., 1390
Bandura, A., 1306, 1322, 1329, 1333, 1339, 1340, 1345, 1360, 1595, 1611
Bankoff, E.A., 1265, 1267, 1272
Bantman, P., 1934, 1938
Bányai, É.I., 1410, 1411, 1417, 1418, 1421, 1424
Barabasz, A.F., 1417, 1421
Baratt, E., 1796, 1808
Barbaree, H.E., 631, 634
Barbeau, D., 1566, 1567
Barber, T.X., 1425
Barbier, D., 1124, 1136
Bardach, J., 501, 503
Bardaune, I., 1934, 1938
Barden, N., 1192, 1203
Barker, P., 1694, 1696
Barkley, R.A., 1040, 1066
Barlow, D.H., 341, 358, 1157, 1319, 1320, 1322, 1324, 1335, 1340, 1401
Barnes, J.A., 1738, 1744
Barnes, R.F., 461, 462
Barnett, W., 435, 441
Barnier, A.J., 1425
Barr, M.L., 1534
Barr, W.G., 461, 462
Barrelet, F., 1361
Barrett, J.E., 656, 683
Barrett, M.L., 1111, 1116
Barrios, B.A., 1399, 1405
Barrois, C., 395
Barrow, D.H., 1405
Barrowclough, C., 1351, 1358, 1360
Barrucand, D., 1414, 1421
Barry, M.M., 1867, 1873
Barsky, A.J., 485, 499, 503
Bartels, J., 1799, 1808
Bartels, S.J., 1826
Bartley, M., 1721, 1728
Bartley III, W.W., 1483
Barton, M.L., 1013, 1015
Barton, R., 1915
Baruch, P., 442, 1215, 1225
Barudy, J., 1752, 1757
Basaglia, F., 1634
Bass, C., 485, 487, 490, 503, 504
Bass, C.M., 504
Bassuk, E.L., 1867, 1873
Bastide, R., 1634, 1644, 1645

Bateson, G., 1084, 1369, 1377, 1419, 1452, 1454, 1462, 1689, 1691, 1693, 1696, 1735, 1744
Batki, S.L., 199, 206
Batth, S.K., 1026, 1036
Baudelaire, C., 55
Baudin, M.-L., 25, 33
Baudoin, C., 1945
Baudoin, J.L., 1657, 1659
Bauer, D.H., 1093, 1100
Bauer, M.S., 325, 326, 1223
Baum, A.L., 1199, 1203
Bauman, M.L., 1016
Baumeister, A.A., 92, 93, 94, 98
Bayliss, R.I.S., 510, 515, 519
Beal, S.M., 511, 519
Beale, M.D., 1233, 1237
Beardsley, G., 475, 476, 479
Beasley, C.M., 1199, 1203
Beaty, T.H., 1498
Beauchamp, T.L., 1653, 1659, 1660
Beaulieu, M., 895, 920
Beaumont, W., 474, 479
Beauregard, M., 1541, 1555, 1567, 1569, 1590
Beavers, W.R., 1370, 1376, 1378
Beavin, A., 1419
Bech, P., 305
Béchard, S., 1292, 1296
Beck, A.T., 203, 206, 305, 322, 326, 659, 681, 682, 1111, 1272, 1309, 1322, 1328, 1333, 1335, 1336, 1340, 1341, 1417, 1420, 1421, 1432, 1436, 1781
Becker, B., 453, 462
Becker, D., 1752, 1757
Becker, H.S., 1637, 1639, 1645
Becker, M.H., 1345, 1360, 1361
Beckham, J.C., 1815, 1824
Beckmann, H., 305, 313, 327
Bédard, D., 1913, 1916, 1920, 1922
Bee, H., 1612
Bégin, G., 1323
Beidel, C.C., 1090, 1100
Beidel, D.C., 1091, 1100, 1320, 1324
Bein, E., 1269, 1272
Beiser, M., 1751, 1753, 1757, 1763, 1767
Beitel, A., 639, 640, 648
Bejin, G., 1315
Bélanger, L., 895, 920
Belicki, K., 568, 573
Beliles, K., 877, 888
Bellack, A.S., 322, 326, 1322, 1816, 1825
Bell-Dolan, D., 1091, 1100

Bellerose, C., 175
Belleville, S., 1017, 1061, 1067
Bellman, M., 1032, 1036
Belongia, E.A., 1222, 1223
Belpaire, F., 1084
Belza, M., 513, 519
Belzile, G., 1401, 1405
Bemporad, J.R., 1037, 1437, 1440
Bender, M.B., 135
Benedeck, T., 466
Benedetti, G., 1945
Benjamin, H., 638, 648
Benjamin, S., 490, 503
Benkelfat, C., 1222, 1223
Ben-Meir, S., 1106, 1116
Bennett, H.Z., 1388, 1394
Beno, N., 1945, 1949
Benoit, D., 1013, 1015
Benoît, J.-C., 1369, 1377, 1452, 1462, 1699
Benoit, M., 366, 377
Benson, B.A., 95, 98
Benson, D.F., 143, 457, 458, 462, 908, 920
Benson, H., 1398, 1402, 1405
Benton, D., 894, 920
Benton, M.K., 1357, 1358, 1360
Bérard, L.J., 520
Beresford, T., 451, 452, 461, 462
Berger, H., 540
Berger, J.R., 1831, 1840
Berger, M., 1193, 1203, 1695, 1696, 1697
Bergeret, J., 178, 206, 654, 670, 682, 1288, 1296, 1451, 1462, 1802, 1808, 1809
Bergeron, A., 583, 610
Bergeron, I., 1088, 1100
Bergeron, P., 372, 377
Bergeron, R., 320, 326, 1524, 1535
Bergin, A.E., 1262, 1273
Bergler, E., 437, 441
Bergman, A., 649, 977, 988, 1078, 1083, 1703, 1714
Bergman, J.S., 1699
Bergson, H., 1944
Berlin, F.S., 617, 618, 629, 633
Berlinguet, M., 1910, 1922
Berman, A., 1447
Berman, A.L., 1792
Bernard, C., 1434
Bernard, P., 212, 222, 412, 415, 417, 425, 688, 692, 695, 706, 1448, 1464
Bernard, P.-M., 1631
Bernard-Bonnin, A.C., 1037

Bernatchez, J.-P., 31, 33
Berne, E., 1459, 1463
Bernheim, H., 694, 1445, 1457, 1463
Bernheim, K.F., 1735, 1744
Bernstein, D., 1282, 1283, 1296
Bernstein, D.P., 657, 682
Berry, J.W., 1751, 1757
Bersot, H., 1945, 1949
Bertelotte, J.M., 1357, 1360
Bertelsen, A., 1493, 1498
Bertillon, J., 8
Bertram, J.C., 1109, 1116
Bertran, F., 121, 143
Bertrand, L., 1313, 1320, 1322
Bettati, M., 1895, 1903
Beutler, L.E., 1435, 1440
Beyer, J.L., 1237
Bezchlibnyk-Butler, K.Z., 1159
Bhrolchain, M.N., 1739, 1744
Bhugra, D., 1838, 1840
Bibeau, G., 1722, 1723, 1728, 1751, 1753, 1757
Bieber, I., 1437, 1440
Biederman, J., 91, 98, 981, 987, 1110, 1116
Bigler, E.D., 1589, 1591
Billiard, M., 557, 573, 576
Billings, E.G., 876, 888
Binder, L., 456, 462
Binet, A., 80
Bini, L., 1228, 1915
Binswanger, L., 1944, 1945, 1946
Bion, W., 1455, 1463
Bion, W.R., 1283, 1284, 1285, 1296
Birchwood, M., 1360
Birk, L., 1436, 1440
Birley, J.L.T., 1886, 1889
Birmaher, B., 1108, 1111, 1117
Birnbaum, H.J., 620, 633
Birraux, A., 1133, 1136
Birse, T.M., 887, 888
Bishop, D.S., 1685, 1697
Bishop, D.V.M., 1051, 1052, 1057, 1066
Bjorskten, A.R., 1233, 1237
Black, D.N., 459, 462
Black, D.W., 657, 682
Blackburn, I.M., 681, 682, 1328, 1340
Blackmon, L.A., 1675, 1678
Blackwood, D.H.R., 1559, 1567
Blais, L., 1638, 1645
Blakeslee, S., 1546, 1569
Blanchard, E.B., 1402, 1405, 1406

Blanchard, J.J., 1816, 1825
Blanchard, R., 638, 644, 646, 648, 650
Blanchet, L., 13, 18, 1740, 1741, 1744
Blanco, C., 437, 441
Bland, R., 459, 460, 463
Bland, R.C., 175, 207
Blaszczynski, A.P., 437, 441
Blazer, D., 903, 920
Bleuler, E., 212, 226, 245, 262, 275, 289, 412, 425, 686, 1474, 1879, 1889, 1943, 1944, 1946, 1949
Bleuler, M., 1944, 1945, 1947, 1949
Blier, M., 1203
Blier, P., 293, 320, 326, 372, 377, 916, 920, 1191, 1203, 1524, 1535
Bliss, E.L., 1416, 1421
Bloch, R.G., 1184, 1203
Bloch, S., 1851, 1852, 1857
Block, S., 1660
Blood, G. W., 1321, 1322
Blos, P., 1704, 1714
Blume, S.B., 438, 442, 446, 447
Blumenthal, S.J., 1772, 1773, 1776, 1777, 1778, 1779, 1780, 1782, 1783, 1784, 1791
Blumer, J., 1199, 1204
Bobon, J., 1245, 1246, 1257
Boehnlein, J.K., 1756, 1758
Bogetto, F., 1294, 1296
Bohman, M., 1496, 1498
Bohr, N., 1456
Boisguérin, B., 1928, 1938
Boisseaux, H., 33
Boisvert, J.-M., 1313, 1320, 1321, 1322, 1324, 1406
Boivin, D., 175, 206
Boivin, I., 1320, 1323
Böker, W., 1796, 1808
Bolen, D.W., 436, 441
Boman, B., 320, 326
Bonal, C., 1932, 1939
Bonaparte, M., 1448
Bond, G., 1822, 1824
Bonet, T., 289
Bonnafé, L., 1451, 1452, 1453, 1463, 1895, 1899
Bonner, T.I., 1535
Bonnet, C., 1931, 1938
Book, E.H., 1869, 1873
Bootzin, R.R., 551, 573
Borch-Jacobsen, M., 1421
Borgeat, F., 1269, 1272
Boris, N.W., 1015, 1017
Borkovec, T.D., 1319, 1322, 1401, 1405

Borlandi, M., 1792
Bornstein, S., 619, 633
Boscolo, L., 1691
Boss, M., 1945, 1949
Bossy, J., 1519, 1535
Boston Psychotherapy Group, 275, 276, 284
Botez, I.B., 143
Botez, M.I., 459, 462, 463, 1541, 1543, 1545, 1567
Bott, L., 1106, 1119
Bottinelli, M.C., 1752, 1757
Bouchams, A., 498, 503
Bouchard, C., 377, 1114, 1117
Bouchard, M.A., 1265, 1266, 1274
Bouchard, S., 1612
Boudreau, F., 1923
Bougerol, T., 1570
Boulough, B., 650
Bourgeois, M., 690, 691, 698, 705, 707, 1559, 1568
Bourgeois, M.L., 329
Bourgeron, J.P., 1448, 1463
Bourget, D., 618, 633
Bourin, M., 1159
Bourque, E., 1913, 1922
Bouvard, M., 68, 1311, 1322
Bouvet, M., 1449, 1463
Bovet, L., 1945, 1949
Bowden, C.L., 324, 326, 1217, 1223
Bowen, M., 1690, 1693, 1697
Bowen, R.C., 1676, 1678
Bowers, K.S., 1411, 1412, 1413, 1421
Bowers, P.G., 1418, 1424
Bowlby, J., 1008, 1015, 1078, 1079, 1083, 1094, 1100, 1109, 1117, 1134, 1339, 1689, 1697
Boyd, H., 436, 441
Boyd, J.L., 1885, 1886, 1889
Boyer, R., 841, 873
Boyle, M.P., 565, 574
Bozzini, L., 1640, 1645
Braconnier, A., 1120, 1444, 1450, 1461, 1465
Bradford, J.M., 618, 628, 629, 633
Bradford, J.M.W., 943, 947
Bradley, S., 1751, 1757
Bradley, S.J., 638, 641, 649, 650, 1009, 1017
Bradwejn, J., 340, 358, 1150, 1157
Brady, K.T., 1706, 1714
Brandon, S., 355, 358
Brandt, G.T., 104, 143
Brant, C.C., 1765, 1767
Brassard, J.A., 1739, 1744
Braun, B.G., 413, 421, 425

Braun, C.M., 1067
Braun-Claude, M., 1570
Bravo, G., 127, 131, 142, 896, 920
Brazeal, T.J., 1091, 1100
Bredesen, D.E., 1830, 1840
Bregman, J.D., 79, 81, 98
Breitbart, W.S., 108, 143
Bremmer, J.D., 381, 382, 394
Bremner, R., 1061, 1067
Brenman, M., 1413, 1414, 1422
Brenner, M.H., 1720, 1728
Brenner, P., 1383, 1394
Brenot, P., 580, 610
Brent, J., 1114, 1117
Breslau, N., 380, 394
Breton, J.J., 1020, 1036, 1088, 1100, 1114, 1117
Breton, M., 1333, 1340
Breuer, J., 412, 425, 1278, 1296, 1447, 1463
Brewer, M., 1642, 1643, 1645
Briand, C., 1348, 1360
Brietbart, W., 1832, 1840
Briggs, A., 1673, 1678
Briggs, A.C., 355, 358
Brill, A., 1944
Brill, P.L., 1723, 1728
Brillon, P., 395, 1320, 1323
Brion, S., 1550, 1567
Briquet, P., 694
Briquet, R., 490
Briscoe, M., 1675, 1678
Brisset, C., 688, 692, 695, 706, 1448, 1464
Brisset, C.H., 212, 222, 412, 415, 417, 425
Britton, C.B., 1831, 1840
Broadhead, J., 909, 920
Broca, P., 1508, 1541
Brochu, D., 1913
Brochu, S., 175, 206
Broderick, C.B., 1697
Brodeur, C., 1694, 1697
Brodmann, K., 1503
Brogden, R.N., 1150, 1157
Bronish, T., 406, 407
Brotman, A.W., 1162, 1169, 1176
Broughton, R., 567, 573
Broughton, R.J., 565, 573
Brouillette, M.-J., 1780, 1791, 1842
Broussin, B., 580, 610
Brown, A.S., 1519, 1533, 1535
Brown, D.P., 1414, 1416, 1421, 1422
Brown, E.R., 995, 1017

Brown, F.W., 879, 888
Brown, G.W., 1641, 1645, 1707, 1714, 1739, 1744, 1886, 1889
Brown, H.N., 1785, 1791
Brown, J.P., 510, 518, 519
Brown, S.A., 1821, 1825
Brown, S.J., 456, 462
Brown, T.A., 341, 358, 1157, 1319, 1322
Bruaire, C., 1661
Bruce, T.J., 1321, 1322
Bruch, H., 524, 525, 526, 535
Brun, D., 1124, 1135, 1136
Brun, J., 1672, 1678
Brunet, M., 1918, 1922
Brusset, B., 1447, 1463
Brust, J.C.M., 202, 206
Bruyer, R., 1552, 1567
Bryson, S., 996, 1015
Bryson, S.E., 76, 77, 99
Bub, D., 1567
Buber, M., 1383, 1394
Buch, F.N., 1210
Bucher, S.F., 553, 573
Bucknill, J.C., 466
Bucy, P.C., 1508
Budd, R.J., 1376, 1377
Budman, C.L., 1838, 1840
Buhrich, N., 437, 441, 1836, 1840
Buhrich, N.A., 504
Buissière, M.T., 633
Bujold, A., 435, 442
Bullough, V.L., 650
Bundlie, R.S., 570, 575
Bunney, W.E., 1188, 1203
Burack, J.A., 1015
Burack, L., 997, 1016
Buramen, C., 494, 504
Bureau, N., 1807, 1808
Bureau du syndic, Service d'inspection professionnelle, 946, 947
Burgess, A.W., 623, 633
Burgess, C., 1412, 1424
Burgos, V., 687, 706
Buring, J.E., 1631
Burkard, F.-P., 1483
Burnam, A., 147, 169
Burnam, M.A., 1848, 1857
Burner, M., 1454, 1463
Burns, D., 1341
Burns, D.D., 1269, 1272
Burr, B.H., 1785, 1786, 1792

Burton, J., 472, 473, 479
Bury, J.-A., 31, 33
Busch, F., 1435, 1440
Busch, F.N., 1223
Bush, K.A., 452, 462
Busse, E.W., 913, 920
Busto, U., 1142, 1145, 1157
Buteau, J., 1788, 1791
Butler, P.M., 511, 520
Butler, S.F., 1268, 1272, 1293, 1297
Button, E.J., 524, 535
Button, J., 1410, 1423
Buysse, D.J., 293, 326
Buzan, R., 122, 142
Byard, R.W., 511, 519
Byrne, D.G., 402, 407

C

Cade, J., 1241, 1254
Cade, J.F., 1208, 1223
Cadilhac, J., 557, 573
Cadoret, R.J., 176, 206, 1486, 1498
Caffey, E.M., Jr., 1209, 1210, 1224
Cahn, R., 1120
Caillard, V., 1258
Caillé, P., 1692, 1697
Cain, A., 1453, 1463
Calabrese, J.R., 1223
Calgar, H., 1120
Calhoun, K.-S., 1320, 1322
Call, P., 1832, 1840
Camara, K.A., 1697
Cameron, N., 230, 239
Campbell, M., 432, 441
Canadian Society for the International Classification of Impairments, Disabilities and Handicaps, 987
Canadian Study of Health and Aging Working Group, 114, 142, 920
Cantillon, M., 1152, 1157
Cantwell, D.P., 1045, 1047, 1051, 1058, 1063, 1066, 1110, 1117
Capgras, J., 686, 706
Caplan, G., 12, 18, 836, 865, 868, 869, 873, 1107, 1117, 1879, 1889
Caplan, L.R., 122, 142
Capul, M., 1081, 1083
Cardon, A., 1120
Carey, M.P., 591, 601, 603, 611
Carkhuff, R., 1431, 1441
Carlson, E.B., 420, 425, 1752, 1757

Carlson, G.A., 1021, 1036, 1110, 1113, 1117
Carlsson, A., 1188, 1203
Carnap, R., 1475
Carney, M.W.P., 510, 518, 519
Caroli, F., 688, 705, 837, 873, 1926, 1939
Carpenter, D., 375, 376
Carpenter, W.T., 215, 222, 1108, 1119
Carr, M., 30, 33
Carrasco, J.-L., 437, 441
Carroll, B.J., 1532, 1535
Carroll, J.L., 558, 573
Carroll, K.M., 205, 206
Carroll, R., 593, 610
Carroy-Thirard, J., 1449, 1463
Carson, H., 460, 462
Carter, B., 1685, 1697
Carter, R., 1537
Cartier, A., 474, 480
Case, G., 1324
Cash, T.F., 501, 503
Casper, R.C., 525, 535
Casriel, D., 1389
Cassem, N.H., 486, 487, 503, 889
Cassiers, L., 1650, 1659
Castel, F., 1645
Castel, R., 1634, 1645, 1933, 1938
Castle, D.J., 899, 920
Castonguay, L.G., 1263, 1265, 1266, 1268, 1269, 1270, 1272, 1273, 1274, 1440, 1441
Catalan, J., 593, 599, 610
Catalano, R., 204, 206, 1720, 1728
Caton, C.L., 1869, 1873
Caufeld, T., 22, 33
Cauldwell, D.O., 638
Cautela, J., 1333, 1340
Cavanaugh, J.L., 452, 462
Cecchin, G., 1691
Cellard, A., 1910, 1911, 1922
Cellier, A., 691, 705
Centre canadien de lutte contre l'alcoolisme et les toxicomanies, 146, 169
Cerletti, U., 1228, 1256, 1915
Chadwick, P.D., 238, 239
Chaigneau, H., 1453, 1463
Chaimowitz, G.A., 938, 947
Challamel, M.J., 573
Chambers, J.B., 487, 503
Chambers, W.J., 1111, 1117
Chambless, D.L., 1309, 1322

Chambon, O., 238, 239, 240, 284, 1263, 1272, 1345, 1353, 1358, 1359, 1360, 1362, 1890
Chandler, M.J., 992, 1016
Channer, K.S., 487, 503
Chanoit, P., 1453, 1463
Chanoit, P.F., 1620, 1621, 1630, 1929, 1938
Chaouloff, F., 1192, 1203
Chapman, J.P., 1106, 1117
Chapman, L.J., 1106, 1117
Chappell, P., 1029, 1036
Chaput, Y., 293, 326, 1191, 1203
Charcot, J.M., 694, 1278, 1279, 1445, 1449, 1457, 1463
Charland, C., 175, 206
Charney, D.S., 200, 206, 381, 382, 394, 568, 573
Charpentier, P., 1240
Charron, M., 909, 920
Chartier, J.P., 1080, 1083
Chartier, L., 1080, 1083
Chaslin, P., 1463
Chasseguet-Smirgel, J., 1298, 1802, 1808
Chasslin, P., 1445
Chaves, J.F., 1416, 1417, 1424
Chertok, L., 1414, 1421, 1457, 1463
Chess, S., 657, 683, 992, 1012, 1017, 1071, 1083, 1094, 1100, 1610, 1611
Chevalier, S., 175, 206
Chiland, C., 650
Childress, J.F., 1653, 1659
Chiles, J.A., 1784, 1791
Chodoff, P., 1660
Chodorow, N., 1702, 1703, 1714
Chong, S.A., 433, 441
Choquet, M., 1136
Chouinard, G., 1144, 1145, 1148, 1149, 1157, 1158, 1159, 1172, 1176, 1177, 1210, 1212, 1217, 1222, 1223, 1224, 1225
Chuang, H.T., 1830, 1840
Chui, H.C., 127, 133, 143, 896, 922
Ciardi, A., 1894, 1895, 1903
Cicchetti, D., 992, 1015
Ciompi, L., 282, 284, 901, 920, 1947, 1948, 1949, 1950
Citron, K., 1842
Claparède, É., 1945
Clark, D.M., 355, 358
Clark, E., 1838, 1840
Clarke, J.C., 1417, 1421
Clarke, J.M., 1556, 1568
Clarke, J.N., 1646
Clarkin, J., 679, 682, 1694, 1697
Clarkson, M., 193, 206
Classen, C., 393, 394

Claude, H., 686, 690, 691, 705
Clavette, H., 1884, 1889
Clayton, P.J., 291, 297, 326, 699, 706
Cleckley, H.M., 414, 426
Clegon, D.A., 1677
Clément, J.-P., 923
Clément, M., 1890, 1903
Clérambault, G.G. de, 212, 234, 245, 686, 690, 691, 701, 702, 705
Click, R.A., 836, 873
Cloninger, C.R., 148, 153, 169, 205, 207, 490, 503, 1610, 1611, 1612
Cloninger, R., 1496, 1498
Cloutier, J., 1292, 1296
Cloutier, R., 1060, 1066
Clum, G.A., 1320, 1323, 1401, 1405
Clüver, H., 1508
Coccagna, G., 575
Cochran, M.M., 1739, 1744
Code civil du Québec, 1654, 1659
Codman, E., 1666
Coe, W.C., 1412, 1424
Coffey, B., 1029, 1036
Coffey, C.E., 143
Cohen, B.A., 1830, 1841
Cohen, B.H., 1498
Cohen, D.J., 1000, 1017, 1026, 1030, 1036
Cohen, H., 1551, 1567, 1570
Cohen, J., 1623, 1630
Cohen, L., 649
Cohen, L.S., 1712, 1713, 1714
Cohen, M., 1889
Cohen, P.T., 1842
Cohen, Y., 640, 649
Cohen-Cole, S.A., 879, 888
Cohen-Kettenis, P.T., 640, 649
Coker, M., 1666, 1678
Cole, C.L., 87, 98
Cole, C.M., 640, 649
Cole, F.C., 186, 207
Cole, J.O., 1199, 1200, 1204
Cole, M.G., 111, 142
Collège des médecins du Québec, 22, 30, 33, 946, 1157, 1666, 1668, 1669, 1670, 1671, 1678
Collins, E.J., 1169, 1176
Collomb, H., 1757, 1866, 1873
Colonna, L., 1246, 1257, 1258
Colonomos, F., 1448, 1463
Comas-Diaz, L., 1757
Comings, D.E., 437, 441

Comings, D.E.H., 983, 987
Comité consultatif national d'éthique pour les sciences de la vie et de la santé, 1650, 1654, 1656, 1659
Comité de la santé mentale du Québec, 13
Comité français d'éducation pour la santé, 174, 175, 206
Comité national de la recherche scientifique, 1414, 1421
Commission d'enquête sur la santé et le bien-être social, 1917, 1922
Commission d'enquête sur les services de santé et les services sociaux, 1642, 1645, 1919, 1922
Commission royale sur les peuples autochtones, 1763, 1764, 1765, 1766, 1767, 1768
Compas, B.E., 404, 407
Compos, P.E., 1820, 1825
Comte, A., 1475, 1634
Comtois, G., 1881, 1889
Conjoli, S.M., 480
Conolly, J., 1863
Conseil de la famille du Québec, 1377
Conseil de recherches en sciences humaines du Canada, 932, 947
Conseil de recherches médicales du Canada, 932, 947, 1655, 1656, 1657, 1660
Conseil des affaires sociales et de la famille, 1642, 1645
Conseil économique et social, 1772, 1773, 1774, 1778, 1782, 1783, 1784, 1785, 1791
Consensus Development Panel, 1223, 1224
Consoli, S., 504
Consoli, S.-M., 25, 33
Constantine, G.L., 1837, 1840
Cook, E.H., Jr., 987
Cooney, R.S., 1753, 1759
Coons, P., 414, 425
Cooper, D.A., 1835, 1836, 1840, 1841
Cooper, P.F., 1723, 1728
Copeland, J., 899, 920
Coplan, J., 1054, 1056, 1066
Coppen, A., 292, 326
Cordier, B., 972
Corin, E., 1722, 1723, 1728, 1749, 1752, 1757, 1759, 1869, 1873
Cormier, H., 1357, 1361, 1885, 1889
Cormier, H.J., 1920, 1922
Cornblath, D.R., 1833, 1840
Cornelius, J.R., 680, 682
Corporael, L., 1642, 1643, 1645
Corrigan, P.W., 1357, 1361
Corvea, M.H., 911, 922
Coryell, W., 313, 326, 657, 683
Costa, P.T., Jr., 1599, 1612
Costello, E., 1319, 1322, 1401, 1405

Costes, J.M., 175
Côté, C., 1920, 1922
Côté, G., 1818, 1824
Côté, H., 599, 610, 643, 645, 648, 649, 650
Cottone, R.R., 1694, 1697
Cottraux, J., 68, 300, 326, 681, 682, 1311, 1322, 1324, 1328, 1340, 1459, 1463
Couchner, B., 1895
Coulter, D.L., 83, 84
Coulter, D.M., 98, 1199, 1203
Council on Ethical and Judicial Affairs, 1655, 1660
Cour suprême du Canada, 947
Courjon, J., 540, 574
Cournos, F., 1869, 1873
Cournut, J., 1282, 1296
Cournut-Janin, M., 1282, 1296
Cousin, F.R., 687, 705
Cousin, V., 1430, 1435
Cousineau, P., 681, 682
Couvreur, C., 1097, 1100
Cowdrey, R.W., 680, 682
Cowles, K.S., 166, 170
Cox, B.J., 1320, 1322
Coyle, K., 552, 573
Coyne, J.C., 296, 326
Cozak, M.J., 1323
Cramer, B., 1014, 1015, 1098, 1100, 1283, 1296
Craske, M.G., 1320, 1322
Craven, M.A., 1675, 1678
Cravens, R.B., 1751, 1752, 1757
Crawford, H.J., 1411, 1417, 1421
Crawshaw, R., 1732, 1744
Creed, F., 877, 888
Crépault, C., 580, 581, 601, 610, 640, 649, 650
Crépeau, R., 1767
Crimmins, D.B., 86, 98
Crisp, A.H., 525, 535
Critchley, M., 557, 573
Crocq, L., 380, 394
Crombez, J.-C., 1385, 1391, 1394
Croq, D., 413, 425
Crosby, C., 1867, 1873
Crow, T.J., 1229, 1237
Crowe, R.R., 1496, 1498
Cubelli, G.E., 1878, 1889
Cuche, H., 213, 216, 222
Cueva, J.E., 1108, 1118
Cui, X., 296, 326
Cummings, J.L., 134, 143, 908, 920
Currie, R.F., 1742, 1744

Curtiss, S., 1051, 1067
Curzi-Dascalova, L., 546, 574
Cushing, H., 1666
Custer, R.L., 437, 441
Cutting, J., 901, 920
Cuvo, A.J., 1315, 1322
Cytryn, L., 1110, 1117
Czabor, P., 1805, 1808
Czeisler, C.A., 562, 574

D

D'Amato, T., 248, 250, 284
D'Ercole, A., 1674, 1678
D'Zurilla, T.J., 1311, 1312, 1322, 1323
Da Costa, J.M., 332
Da Prada, M., 1532, 1535
Dackis, C.A., 199, 206
Daghero, P., 1901, 1903
Dahlitz, M., 562, 574
Dale, I., 1513
Dalery, J., 248, 250, 284
Daley, D., 1813, 1816, 1825
Daley, D.A., 204, 206
Dalle, B., 690, 704, 705
Dally, P.J., 315, 329
Danis, J.M., 1813, 1815, 1819, 1820, 1825
Danon Boileau, H., 1453, 1464
Darcourt, G., 691, 705
Darhendorf, R., 1639, 1645
Darling, C.A., 585, 610
Darnell, J., 1518, 1535
Darwin, B., 1471, 1472, 1477, 1478, 1481
Darwin, C., 1642, 1913
DaSilva, G., 1285, 1296
Dattilio, F.M., 1335, 1340
Daumezon, G., 1895, 1896, 1899
Davanloo, H., 1292
David, C., 466, 467, 469, 479, 1290, 1297
Davidson, J.M., 582, 610
Davidson, J.R.T., 315, 326, 393, 394
Davidson, M., 1531, 1534
Davidson, R.J., 1398, 1405
Davidson, T.M., 1411, 1413, 1421
Davila, R., 1531, 1532, 1535
Davis, J.M., 1188, 1203
Davis, K., 239
Davis, K.L., 1531, 1534
Davis, P.K., 1315, 1322
Dazord, A., 1293, 1296, 1460, 1463

De Bellis, M.D., 1111, 1117
De Clercq, M., 873, 1376, 1377
De la Fuente, J.M., 1220, 1224
De Leon, G., 205, 207
De Pascalis, V., 1425
De Plaen, S., 1358, 1361
De Rubeis, R.J., 1267, 1272, 1339, 1340
De Schill, S., 1450, 1463
De Wolf, M., 650
Dean, B., 1533, 1535
Debout, M., 1772, 1773, 1774, 1778, 1782, 1783, 1784, 1785, 1791
Debruille, B., 1545, 1558, 1567
DeCaria, C.M., 437, 441
DeChillo, N., 1735, 1744
Decobert, S., 1292, 1296
Deflem, M., 1764, 1767
Degeilh, B., 690, 705
Déjerine, J., 1445, 1446, 1463
Dejours, C., 1718, 1719, 1723, 1728
Delay, J., 690, 705, 1162, 1176, 1240, 1241, 1256, 1257, 1258, 1915
Delbrouk, P., 1258
DeLeo, D., 405, 406, 407
Deleu, G., 1362
Delgado-Escuela, A.V., 458, 462
Dell, P.F., 1694, 1697
Demb, H.R., 1109, 1117
Dement, W.C., 549, 574, 576
Deming, E., 1666
Deniker, P., 68, 353, 690, 695, 705, 706, 1162, 1176, 1240, 1241, 1246, 1257, 1258, 1915
Denis, J.F., 678, 682, 845, 864, 865, 873
Denis, S., 1540, 1567
DeRisi, W.J., 1347, 1361
Derouesné, J., 1542, 1568
Des Rosiers, P., 1780, 1791
Descartes, R., 7, 1430, 1473, 1474, 1478, 1479, 1481, 1482
Désilets, M.-F., 599, 610
Desjarlais, N., 334, 337, 338, 353, 358
Desmond, D.P., 175, 208
DesNoyers-Hurley, A., 88, 99
Despine, A., 419
Dess, W.J., 186, 207
Deustch, F., 466
Deutsch, F., 1849, 1857
Devereux, G., 1455, 1456, 1463, 1636, 1645, 1757
Deverill, M., 1673, 1678
DeVita, V.T., Jr., 1842
Deynaka, C.J., 942, 947

Di Lalla, L.F., 1803, 1808
Diamond, M.J., 1425
Diatkine, G., 1450, 1453, 1463, 1464
Diatkine, R., 976, 988, 1037, 1128, 1452, 1463
Dick, C.L., 175, 207
Dicks, H.V., 1689, 1690, 1697
Dickson, W.E., 1217, 1224
Dickstein, S., 995, 1017
DiClemente, C.C., 1265, 1266, 1274
Diderot, D., 1430
Didi Huberman, G., 694, 706
Diekstra, R.F.W., 1772, 1773, 1774, 1781, 1785, 1786, 1791
Dietrich, D.E., 1534, 1535
Dietz, P.E., 947
Digman, J.M., 1612
Dilley, J., 1838, 1840
Dilley, J.W., 1830, 1838, 1840
Dingemanse, J., 1535
Dinges, D.F., 1417, 1423
Dinges, N., 1765, 1767, 1821, 1825
DiNicola, V.F., 1756, 1757
Dinwiddie, S.H., 205, 207
Dix, D., 1912
Dixon, J.C., 424, 425
Dixon, L., 1733, 1744
Dixon, L.B., 275, 284, 1362
Doane, B.K., 1412, 1423
Doerr-Zegers, O., 1752, 1757
Doherty, J.P., 1293, 1297
Dohrenwend, B.P., 1640, 1645
Dohrenwend, B.S., 1640, 1645
Dolan, B.M., 433, 442
Dollard, J., 1435, 1440
Dominguez, B., 1869, 1873
Domino, M.E., 1674, 1678
Donahey, M.K., 593, 610
Dongier, M., 164, 169
Donnet, J.L., 1281, 1296
Dooley, C.D., 1720, 1728
Dosen, A., 87, 98, 100
Dostoïevski, F.M., 437
Dotter, D., 1637, 1638, 1645
Doucet, H., 1661
Doucet, P., 1280, 1288, 1291, 1296, 1451, 1463
Douchy, J.-M., 1669, 1678
Dougherty, D., 146, 170
Douglas, J., 1911, 1912
Douyon, A., 175, 206
Dow, J., 1754, 1757
Dowling, F.G., 370, 377

Downey, G., 296, 326
Downs, N., 905, 922
Doyle, D., 1858
Dragon, E.M., 911, 922
Drake, M.E., Jr., 431, 441
Drake, R.E., 659, 683, 1813, 1814, 1822, 1823, 1824, 1825, 1826, 1868, 1874
Drapeau, A., 1752, 1759
Drury, V., 221, 222
Druss, B., 1674, 1678
Dubé, D., 435, 442
Dubertret, C., 899, 920
Dublineau, J., 686, 705
Dubois, B., 1547, 1548, 1549, 1567, 1569
Dubois, P., 1270, 1272, 1446, 1463, 1944, 1950
Dubovsky, S., 122, 142
Dubovsky, S.L., 1533, 1535
Dubret, G., 1129, 1136, 1930, 1939
Dubuisson, P., 1453, 1465
Duché, D.J., 1131, 1136
Duché, J., 976, 987
Dufour-Selmanovitch, L., 1934, 1938
Dugas, L., 423, 425
Dugas, M.J., 1312, 1319, 1322, 1323
Duhamel, F., 33
Dumais, C., 1554, 1568
Dumas, J.-L., 1475, 1482, 1483
Dumont, M., 564, 574
Dunbar, F., 466, 470, 479
Duncan-Jones, P., 402, 407
Dunham, H.W., 1919, 1922
Dunne, E.J., 1785, 1791
Dunne-Maxim, K., 1785, 1791
Dunner, D.L., 290, 313, 317, 327, 1678
Dupré, E., 686, 706
Duquet, E.E., 1913, 1922
Durand de Bousingen, R., 1399, 1405
Durand, G., 1658, 1661
Durand, V.M., 86, 98
Durham, N.C., 1436, 1440
Durieux, P., 1666, 1673, 1675, 1676, 1677, 1678
Durivage, A., 1804, 1808
Durkheim, É., 316, 1634, 1782
Durlak, J.-A., 1321, 1324
Duruz, N., 1263, 1265, 1273, 1441
Dvorak, J., 455, 463
Dyer, A.R., 1661

E

Eagger, S.A., 132, 142
Early Psychosis Prevention and Intervention Centre, 1362
Eccles, A., 569, 574
Eccles, J.C., 1479, 1483, 1570
Eckman, T.A., 1350, 1358, 1361
Edel, Y., 704, 705
Edelman, G.M., 1479, 1480, 1481, 1482
Edelman, G.N., 1285, 1296
Edisbury, L., 1740, 1741, 1744
Edward-Chandran, T., 1676, 1678
Egan, K., 497, 504
Egan, M.F., 1560, 1567
Eggers, C., 1108, 1117
Eiguer, A., 1455, 1463
Einarson, T.R., 1202, 1203
Eisen, J.L., 377
Eisenberg, L., 8, 18, 1644, 1645
Eisenbruch, M., 1753, 1757
Eisendrath, S.J., 512, 514, 515, 516, 517, 518, 519, 520
Eisold, K., 1429, 1440
Eissler, K.R., 1849, 1850, 1857
Eitington, M., 1944
Ekbom, K.A., 552, 574
El Guebaly, N., 859, 873, 1820, 1824
Élia, G., 1234
Elie, R., 1269, 1272, 1417, 1423
Elkaïm, M., 1369, 1375, 1377, 1455, 1463, 1689, 1697
Elkashef, A.M., 254, 284
Elkin, I., 1338, 1340
Ellenberger, H., 1862, 1873, 1944, 1950
Ellenberger, H.F., 420, 425, 426, 1278, 1296, 1410, 1421
Elliot, R., 1437, 1440
Ellis, A., 1320, 1328, 1331, 1340, 1420, 1422, 1432, 1436
Ellul, E., 691, 706
Elman, J.L., 985, 987
Elwood, M., 1640, 1646
Émard, J.-F., 114, 142
Emde, R., 547, 573, 1283, 1296
Emond, A., 467, 479
Emslie, G., 1112, 1117
Enberg, G., 1152, 1157
Endicott, J., 310, 327
Engel, G., 486, 503
Engel, G.L., 4, 5, 7, 18, 104, 466, 469, 1917, 1922
Enns, M.W., 1228, 1237
Entsuah, R., 1152, 1157
Epelbaum, C., 987, 1037
Épictète, 1432

Epstein, D., 551, 573
Epstein, L.G., 1833, 1840
Epstein, N.B., 1685, 1697
Epston, D., 1692, 1698
Erb, S., 1565, 1567
Erhardt, A.A., 639, 649
Erickson, M.H., 1390, 1414, 1415, 1416, 1418, 1419, 1420, 1422, 1431, 1433, 1437, 1457, 1691
Erikson, E., 229, 239
Erikson, E.H., 868, 1594, 1600, 1603, 1604, 1605, 1606, 1607, 1608, 1612
Erlenmeyer-Kimling, L., 1106, 1117
Erwin, R.J., 1559, 1567
Escobar, J.L., 490, 503
Espezel, H., 562, 574
Espie, C.A., 1401, 1405
Esquirol, É.J., 15, 74, 226, 288, 362, 690, 1444, 1463
Esquirol, J.-É.-D., 1894, 1895, 1912
Estroff, S.E., 1799, 1801, 1808
Esty, J., 146, 170
Etchegoyen, R.H., 1450, 1463
Evans, D., 1449, 1464
Evans, D.L., 1837, 1840, 1841
Evans, D.M., 191, 207
Evans, F.J., 1412
Evans, R.W., 473, 479
Evans-Pritchard, E.E., 1757
Everett, C.A., 1687, 1697
Ey, H., 4, 7, 18, 212, 215, 216, 222, 412, 415, 417, 425, 686, 687, 688, 689, 690, 691, 692, 695, 705, 706, 1448, 1449, 1464, 1650, 1862, 1914
Eysenck, H., 295, 654
Eysenck, H.J., 1262, 1273
Ezzy, D., 1718, 1721, 1728

F

Fabian, J.L., 1830, 1840
Fabrega, H., 401, 407, 486, 503
Fages, J.B., 1450, 1464
Fagg, J., 593, 599, 610
Fagot, B.I., 641, 649
Fain, M., 467
Fairbairn, W.R., 1689
Fairburn, C.G., 525, 536, 1321, 1322
Falker, S., 1013, 1016
Fallon, B.A., 500, 503
Falloon, I., 278, 280, 284
Falloon, I.R.H., 1348, 1354, 1359, 1361, 1375, 1377, 1690, 1697, 1885, 1886, 1889
Falloon, R.M., 1108, 1117

Falret, J.-P., 226, 235, 289, 690, 1912, 1913, 1922
Fann, J.R., 456, 462
Farah, A., 1233, 1237
Faraone, S.V., 1498
Farber, N.B., 255, 284
Faris, R.E.L., 1919, 1922
Farkas, M., 1889
Farrington, D.P., 1074, 1083
Farzedegan, H., 1830, 1841
Fass, M.L., 1414, 1422
Fast, G.A., 1188, 1204
Faucon, A., 1013, 1016
Faulkner, L.R., 1863, 1873
Faulkner, W., 150
Fauman, M., 1667
Fava, F.A., 1321, 1323
Favret-Saada, J., 1750, 1757
Favrod, J., 1357, 1358, 1361
Feather, B.W., 1436, 1440
Fédération française de psychiatrie, 285
Federn, P., 1288, 1451, 1464
Fedio, P., 458, 462
Fedoroff, J.P., 618, 633
Fehlings, D.L., 1321, 1323
Feighner, J.P., 246
Feiring, C., 1739, 1744
Feldenkrais, M., 1388, 1389, 1394
Felder, R.E., 1695, 1698
Feldman, H.A., 597, 610
Feldman, R.B., 1694, 1697
Feldman, R.S., 1537
Féline, A., 215, 216, 222, 686, 695, 706
Fellenius, J., 1320, 1323, 1324
Fenichel, E., 1017
Fenichel, O., 441
Fenn, H., 132, 142
Ferber, R., 548, 565, 574, 576
Ferbos, C., 177, 207
Ferencz, J., 938, 947
Fernandez, A., 704, 705, 903, 920
Fernandez, C., 1155, 1157
Fernandez, F., 1832, 1838, 1840
Fernandez, R.L., 1748, 1750, 1757
Ferrando, S.I., 1837, 1840
Ferrante, F.M., 887, 888
Ferrara, M., 686, 706
Ferrari, P., 987, 1032, 1036, 1037
Ferreira, A.J., 1072, 1083
Ferreri, M., 1154, 1157
Ferrero, F., 1457, 1464

Ferrey, G., 904, 920, 923
Feyerabend, P., 1434, 1440
Fieve, R.R., 317, 326
Filipek, P.A., 1000, 1015
Filotto, J.F., 1292, 1296
Filteau, M.J., 442
Finding, R.L., 1197, 1204
Fineberg, N., 372, 377
Fink, M., 1228, 1237
Fink, P., 451, 461, 462
Finkelhor, D., 623, 633
Finn, E., 1390, 1394
First, M.B., 1814, 1824
Fisch, R., 1691, 1698
Fischer, J., 551, 574
Fish, B., 1106, 1117
Fishbein, M., 1361
Fisher, C.M., 135, 142
Fisher, D., 632, 633
Fishman, B., 1837, 1839, 1841
Fisk, N., 638, 649
Fitzgerald, S., 1886, 1889
Flament, M.F., 1096, 1100
Fleck, J., 1755, 1758
Fleckenstein, A.E., 1527, 1535
Flemming, C.F., 305
Flemming, J.A., 312, 328
Flemming, J.A.E., 68
Fletcher, J.C., 1657, 1658, 1660
Fletcher, J.M., 1066
Fletcher, R.J., 100
Fliesen, W., 1418, 1422
Flint, A.J., 911, 916, 920
Flor-Henry, P., 1545, 1567
Flournoy, H., 1945
Flournoy, T., 1945, 1950
Fluoxetine Bulimia Nervosa Collaborative Study Group, 534, 535
Foa, E.B., 366, 367, 377, 382, 383, 390, 393, 394, 1318, 1323, 1401, 1405
Fogel, B.S., 480
Folks, D.G., 474, 475, 476, 479, 494, 503
Follett, C., 1089, 1090, 1101
Follin, S., 686, 687, 706
Folstein, M.F., 56, 58, 68, 108, 111, 121, 127, 128, 142, 143, 840, 873, 896, 921
Folstein, S.E., 840, 873, 896, 921
Folstein, S.F., 56, 58, 68, 108, 121, 127, 128, 142
Fombonne, E., 524, 535, 997, 1015

Fondation de la recherche sur la toxicomanie de l'Ontario, 146, 169
Fontaa, V., 1926, 1939
Fontaine, O., 1324, 1459, 1464
Ford, C.V., 494, 503
Ford, J.M., 1559, 1569
Forel, A., 1943, 1946, 1950
Forget, C., 175, 207, 1918
Forrest, A.R., 193, 207
Fortenberry, J.D., 1749, 1758
Fortin, L., 909, 920
Fortin, P., 1792
Foucault, M., 1634, 1640, 1644, 1645, 1862, 1873
Foulkes, D., 549, 574
Fourcade, A., 1668, 1669, 1670, 1672, 1676, 1677, 1678
Fournier-Charneri, E., 1124, 1135, 1136
Fourquet, F., 1895, 1899, 1903
Foville, A.L., 690
Fox, R., 1635, 1646
Foxx, R.M., 96, 98
Fraiberg, S., 1014, 1015
Frances, A., 9, 375, 376, 679, 682
Frances, A.J., 79
Frances, R.J., 1812, 1813, 1814, 1817, 1826
Francis, G., 1091, 1100
Frank, D., 1294, 1296
Frank, E., 322, 327
Frank, J.D., 1263, 1264, 1265, 1266, 1273, 1431, 1440
Frankel, F., 1228, 1237
Frankel, F.H., 1416, 1417, 1422
Frankenburg, F.R., 657, 683
Franzen, M.D., 455, 463
Fraser, D., 86, 95, 98
Frasure Smith, N., 472, 479, 879, 888
Fréchette, M., 1071, 1072, 1083
Freed, E., 1836, 1840
Freedman, N., 1298
Freeman, A., 1432, 1440
Freeman, C.P.L., 532, 536
Freeston, M.H., 377, 1309, 1320, 1323
Frege, G., 1475
French, T., 1432, 1440
French, T.M., 1263, 1273
Freud, A., 1093, 1100, 1134, 1287, 1594, 1600, 1601, 1603, 1604, 1605, 1606, 1607, 1612, 1914
Freud, S., 8, 177, 178, 207, 229, 239, 244, 245, 295, 300, 327, 332, 362, 363, 364, 366, 380, 394, 412, 425, 437, 441, 485, 493, 503, 580, 610, 618, 633, 639, 654, 693, 694, 695, 1092, 1097, 1100, 1109, 1117, 1240, 1278, 1279, 1280, 1282, 1283, 1284, 1285, 1286, 1288, 1289, 1291, 1293, 1295, 1296, 1297, 1328, 1382, 1413, 1422, 1439, 1445, 1446, 1447, 1448, 1449, 1451, 1463, 1464, 1474, 1482, 1612, 1702, 1703, 1709, 1781, 1850, 1857, 1914, 1944, 1950
Freudenberger, H.J., 1722, 1728
Freund, D.A., 1666, 1678
Friedberg, J., 1202, 1204
Friedländer, K., 1072, 1079, 1083
Friedman, D., 1559, 1567
Friedman, M., 470, 471, 472, 479
Frischholz, E.J., 1425
Fritze, J., 1219, 1224
Fromentin, D., 1672, 1678
Fromm, E., 1413, 1414, 1416, 1417, 1418, 1419, 1421, 1422
Fromm-Reichman, F., 1735, 1744
Fry, W., 1689
Fudala, P.J., 199, 207
Fuller, R.K., 165, 169
Fulton, B., 1150, 1157
Funfgeld, M., 193, 207
Fyer, A.J., 1090, 1100

G

Gabbaï, P., 1932, 1938
Gabbard, G., 323, 327
Gabbard, G.O., 30, 33, 412, 414, 425, 680, 682, 1298
Gaddum, J.H., 1524
Gaffney, G.R., 617, 618, 633
Gagné, G., 279, 284, 1878, 1889, 1894, 1903
Gagnon, L., 996, 1015
Gaillard, J.M., 576
Gaines, A.D., 1756, 1757
Galanter, M., 170
Galien, C., 694
Gallagher, B., 1637, 1645
Galton, F., 1474
Gammans, R.E., 1150, 1157
Gamper, E., 135
Gantt, A., 1350, 1353, 1361
Garattini, S., 1162, 1176
Garcia, R.H., 1290, 1297
Gardier, A.M., 1191, 1203
Gardner, D.L., 680, 682
Gardner, D.M., 1200, 1203
Gardner, M., 414, 425
Gardner, W.I., 87, 98
Garfield, S.L., 1264, 1266, 1273
Garfinkel, B.D., 1782, 1783, 1788, 1791
Garfinkel, P.E., 524, 525, 526, 527, 532, 535, 537, 1723, 1728
Garland, J., 1090, 1100

Garnefski, N., 1772, 1791
Garner, D.M., 525, 526, 527, 532, 535, 537
Garonne, G., 1376, 1377
Garrabe, J., 1453, 1463
Garrick, T.R., 878, 888
Garrison, J., 1740, 1744
Garvey, M.J., 1531, 1535
Garza-Treviño, E.S., 325, 327, 1210, 1224, 1803, 1808
Gasser, J., 1950
Gastpar, M., 1193, 1203
Gattozzi, A.A., 1863, 1865, 1873
Gaucher, D., 1918, 1922
Gauchet, M., 1444, 1446, 1464
Gauckler, E., 1445, 1446, 1463
Gauthier, Y., 1034, 1036
Gautrin, D., 474, 480
Gauvain-Piquard, A., 1124, 1135, 1136
Gauvreau, D., 114, 142
Gawin, F.H., 199, 207
Gay, P., 1284, 1297
Ge, L.Y., 985, 987
Geahchan, D.J., 1453, 1464
Gedye, A., 93, 99
Geer, J.H., 612
Gelder, M.G., 355, 358
Geldmacher, D., 133, 143
Gelenberg, A.J., 1142, 1145, 1156, 1158, 1159, 1200, 1203
Gélineau, J., 554, 574
Gelkopf, M., 511, 519
Geller, B., 1112, 1117
Geller, J.L., 1676, 1679
Gendlin, E.T., 1391, 1394
Gendreau, G., 1081, 1083
Gennarelli, T.A., 455, 463
George, M.C., 1125, 1126, 1136, 1926, 1938
Georget, E., 1912, 1922
Georget, É.J., 694
Gérard, C.L., 1040, 1057, 1066
Geraty, R.D., 1674, 1679
Gergen, K.J., 1429, 1432, 1441
Gerhardt, U., 1635, 1636, 1637, 1639, 1641, 1645
Gerrity, E.T., 392, 394
Gershon, E., 290, 313, 327
Geschwind, N., 458, 462, 1545, 1570
Ghosh, A., 984, 987
Gibbon, M., 1814, 1825
Gibbs, E.L., 658, 682
Gibbs, F.A., 658, 682
Gibello, B., 1058, 1060, 1061, 1062, 1066
Gibson, P., 1704, 1714

Gilad, L., 1752, 1757
Gilberg, C., 530, 536
Gilberg, I.C., 530, 536
Gilbert, P.L., 1174, 1176
Gilbertson, A.D., 413, 421, 425
Gill, M.M., 1413, 1414, 1422
Gillberg, C.J., 1003, 1016
Gilleard, C., 894, 921
Gilliéron, É., 1292, 1294, 1297, 1451, 1464, 1947
Gilligan, C., 1704, 1714
Gilson, S.F., 95, 99
Ginestet, D., 1246, 1257
Giraud, A., 1666, 1667
Girolamo, G. de, 1357, 1360
Girouard, D., 127, 131, 142
Gitlin, M., 1214, 1224
Gitlin, M.J., 1865, 1873
Gittelman-Klein, R., 1112, 1117
Glancy, G.D., 943, 947
Glass, C.R., 1265, 1273
Glassman, A.H., 472, 479
Gleick, J., 1369, 1378
Glenn, M.D., 1237
Glockeski, S., 472, 479
Glod, C., 1199, 1204
Glover, E., 178, 207
Glover, G., 1866, 1874
Gockel, K.A., 511, 519
Godfroid, I.O., 1713, 1714
Godin, G., 1345, 1361
Godin, J., 1414, 1419, 1422, 1457, 1464
Goethe, J.W. von, 1788
Goffman, E., 1638, 1639, 1645, 1866, 1873, 1915
Gold, J.R., 1263, 1274, 1441
Gold, M., 176, 191, 208
Gold, M.S., 199, 200, 206, 208
Goldberg, D., 488, 503
Goldberg, J., 381, 394
Goldberg, M.A., 558, 574
Goldberg, T.E., 901, 921
Goldfried, M.R., 95, 99, 1263, 1265, 1266, 1269, 1270, 1272, 1273, 1274, 1311, 1322, 1330, 1340, 1403, 1405, 1440, 1441
Golding, J.M., 1848, 1857
Goldman, C.R., 1344, 1350, 1361
Goldman, H.H., 1821, 1825, 1863, 1865, 1873
Goldman, M.J., 432, 441
Goldner, V., 1688, 1697
Goldstein, K., 1383, 1390, 1914
Goldstein, L., 437, 441
Goldstein, M.G., 472, 475, 476, 479

Goldstein, M.J., 1349, 1358, 1359, 1361, 1869, 1873
Golub, A., 191, 207
Gomez, C.F., 1659, 1660
Gong-Guy, E., 1751, 1752, 1757
Gonsalves, C.J., 1752, 1757
Gonzalez, N.M., 432, 441
Gonzales-Heydrich, J., 640, 649
Good, B.J., 1765, 1767
Goodwin, D.W., 150, 169
Goodwin, F., 290, 313, 326
Goodwin, F.K., 289, 294, 308, 309, 310, 316, 317, 327, 1216, 1217, 1223, 1225
Gooren, L., 639, 649
Gorassini, D.R., 1411, 1422
Gorham, D.R., 1814, 1825
Gorman, G.M., 18
Gorman, J.M., 338, 339, 358, 1158, 1835, 1840
Gorwood, P., 899, 920
Gosi-Greguss, A.C., 1410, 1421, 1424
Gosselin, P., 1312, 1323
Gotowiec, A., 1763, 1767
Gottesman, I., 1803, 1808
Gottesman, I.I., 1493, 1498
Gottfried, L.A., 510, 515, 519
Gottheil, E., 1864, 1873
Gouffinhal, Y., 1932, 1938
Gould, J., 1061, 1067
Gould, R.A., 1320, 1323
Gould, S.J., 1643, 1644, 1645
Goutal, M., 1894, 1896, 1901, 1902, 1903
Gouvernement du Québec, 947, 948
Gozzlan, H., 1535
Grafenberg, E., 585, 610
Grant, I., 1833, 1840
Grasset, F., 1727, 1729
Gratton, F., 1792
Gratzer, T.G., 943, 947
Gray, A.S., 631, 634
Gray, C., 1724, 1728
Gray, J., 466
Greaves, C., 1849, 1857
Grebb, J.A., 294, 295, 316, 320, 327, 333, 334, 335, 336, 337, 338, 344, 350, 352, 353, 354, 356, 357, 358, 894, 921, 1092, 1101
Green, A., 1289, 1298, 1449, 1450, 1451, 1464, 1644, 1645
Green, B.L., 1088, 1101
Green, J., 1003, 1016
Green, W.H., 1024, 1032, 1036, 1106, 1107, 1117
Greenberg, D.B., 477, 479
Greenberg, D.M., 618, 629, 633, 943, 947

Greenberg, L.S., 1437, 1440
Greenberg, R.L., 1341
Greenblatt, D.J., 1142, 1145, 1157
Greenfield, D., 1109, 1119
Greenfield, S.F., 1868, 1873
Greenspan, S., 1012, 1016, 1017
Greenwell, R.J., 1694, 1697
Greist, J.H., 373, 377
Grencavag, L.M., 1273
Gressot, M., 1451, 1464
Grieger, R., 1331, 1340, 1420, 1422
Griffiths, D., 85, 96, 99
Griffiths, R., 1040, 1066
Grignon, M., 1285, 1297
Grimes, J., 124, 142
Grimm, L.G., 1399, 1405
Grinberg, L., 1283, 1284, 1297
Grinder, J., 1390
Grinker, R., 380, 394
Grinspoon, L., 191, 207
Gritzer, P.H., 1696, 1697
Grivois, H., 837, 873, 1120
Grob, G.N., 1943, 1950
Groddeck, G., 1383
Groesbeck, C.J., 191, 208
Grof, S., 1388, 1394
Gros-Louis, Y., 1321, 1323
Gross, G., 1947, 1950
Gross, O., 1944
Grossin, J., 1901, 1903
Grossman, H.J., 99
Grosso, L., 1120
Groth, A.N., 620, 623, 633
Grunberg, F., 4, 9, 18, 617, 633, 926, 947, 948, 1540, 1655, 1656, 1657, 1660, 1787, 1791
Grunberger, B., 1285, 1297, 1298
Gruzelier, J.H., 1411, 1421
Gualtieri, C.T., 92, 99
Gualtieri, T., 455, 456, 457, 462
Guay, J., 1740, 1744
Guedeney, A., 1017
Guelfi, J.D., 695, 706, 1258
Guertin, M., 1918, 1923
Guggenbühl, J.J., 1945
Guglielmi, R.S., 1719, 1728
Guidano, V.F., 1334, 1340
Guillaumin, J., 1281, 1297
Guilleminault, C., 547, 574, 576
Guilloux, J., 686, 706
Guiraud, P., 8, 18

Guitart, X., 176, 207
Gull, W., 524
Gunderson, J.G., 388, 394, 657, 680, 682, 683
Gurak, D.T., 1753, 1759
Gurman, A.S., 1265, 1273, 1369, 1378
Gutheil, T.G., 846, 873, 948
Guthrie E., 498, 503
Guthrie, E., 877, 888
Guttman, H., 1366, 1378, 1694, 1697
Guttman, H.A., 1696, 1697
Guy, W., 1814, 1824
Guyomard, P., 1450
Guyotat, J., 68, 353, 695, 706
Guyton, A.C., 1503, 1504, 1505, 1535
Guze, S.B., 298, 328, 490, 504, 699, 706, 1619, 1630
Gysens, S., 1620, 1621, 1630

H

Haag, G., 1454, 1464
Habimana, E., 1067
Hackett, T., 498, 503
Hackett, T.P., 487
Haefely, W.E., 1144, 1157, 1529, 1535
Hafner, H., 284, 1796, 1808
Hafner, M., 1751, 1759
Haggerty, J.J., 517, 518, 519
Hagin, R., 1045, 1049, 1067
Haled, R.E., 463
Hales, R.E., 79, 889
Haley, J., 1419, 1431, 1433, 1437, 1440, 1455, 1464, 1689, 1691, 1697
Halgren, E., 1556, 1557, 1558, 1568
Hall, A.S., 459, 463
Hall, P., 860, 873
Hall, R.C., 451, 452, 461, 462
Hall, R.C.W., 876, 888
Hallopeau, F., 439
Halpern, L., 548, 573
Hamann, A., 1389, 1394
Hamberger, C., 638
Hamilton, M., 305, 1111
Hamilton, V., 1432, 1440
Hamon, M., 1535
Hampson, R.B., 1370, 1376, 1378
Hampton, B., 1688, 1697
Hanks, G.W.C., 1858
Hanly, C., 1432, 1434, 1441
Hanson, F.K., 633
Hantouche, E.-G., 1154, 1157

Haratsaris, M.N., 1214, 1225
Harden, C.L., 1218, 1224
Harding, C.M., 274, 282, 284, 901, 921
Hardy, R., 1198, 1203
Harl, J.M., 1162, 1176, 1240, 1257
Harris, J., 899, 921
Harris, M.J., 1832, 1836, 1840
Harris, T., 1641, 1645, 1707, 1714
Harris, T.O., 1739, 1744
Harrison, R., 124, 142
Harrison, W.M., 1837, 1841
Harrow, M., 1210, 1217, 1224
Hartmann, H., 865, 1283, 1297
Harvard, B., 658, 682
Harvey, A.G., 354, 358
Harvey, J., 132, 142
Harvey, P., 902, 921
Harvey, S.C., 1142, 1157
Haskins, J.T., 1152, 1157
Hasselback, P., 1862, 1873
Hatfield, A.B., 1737, 1738, 1744
Hauck, J.A., 1312, 1323
Hauff, E., 1751, 1757
Hauri, P., 551, 574
Havens, L.L., 1878, 1889
Havercamp, S.M., 96, 100
Hawton, K., 593, 599, 610
Hay, P., 372, 377
Hayes, A.H., 1269, 1273
Hayes, R., 1350, 1353, 1361
Hayez, J.Y., 1081, 1083
Haynal, A., 1457, 1464
He, J., 558, 574
Heath, A.W., 204, 208
Heaton, R.K., 1833, 1840
Hebb, D., 1479
Hébert, R., 127, 131, 142, 896, 920, 923
Hechtman, L., 1025, 1037
Hecker, J.E., 1320, 1323
Hegel, M.T., 1321, 1322
Heidegger, M., 1383, 1944, 1945
Heiden, W., 284
Heim, A., 223
Heiman, J.R., 589, 610
Heimann, P., 1280, 1284, 1297
Heinroth, J.C., 226, 466
Heithoff, K., 903, 921
Held, R., 1451, 1464
Helgason, L., 1107, 1117
Hellström, K., 1320, 1323

Helzer, J.E., 147, 169, 380, 394, 1820, 1824
Hemingway, E., 150
Henderson, A., 899, 921
Henderson, S., 402, 407, 513, 519, 1739, 1744
Heninger, G.R., 200, 206
Henneberg, A.E., 1534, 1535
Hennekens, C.H., 1631
Henry, C., 1688, 1697
Henry, W.P., 1269, 1273
Hensig, G., 1725, 1728
Herman, J.L., 395, 1710, 1714
Herman, M.M., 1512, 1535
Hermle, L., 193, 207
Hersen, M., 68
Hershman, S., 1415, 1422
Hersov, L., 976, 988, 1037
Hertoft, P., 650
Hervé, N., 1556, 1568
Herzberg, J.S., 1199, 1202
Hesnard, A., 31, 33
Hester, R.K., 168, 169
Hetherington, E.M., 1687
Heusch, L. de, 1750, 1758
Heuyer, G., 976, 987, 1070, 1083
Hickie, I., 1588, 1590
Hiegel, J.-P., 1756, 1758
Hietter, S.A., 431, 441
Hilgard, E.R., 1410, 1411, 1412, 1413, 1422, 1423, 1424
Hilgard, J.R., 1416, 1422
Hill, A.B., 1624
Hill, R.F., 1749, 1758
Hilliard, R.B., 1269, 1273
Hillyard, S.A., 1557, 1558, 1559, 1560, 1561, 1562, 1563, 1564, 1565, 1566, 1567, 1568, 1569
Hindmarch, I., 1149, 1157
Hinton, L., 1756, 1758
Hintz, S., 1837, 1840
Hippocrate, 4, 8, 654, 694, 1109, 1853
Hipsley, P.A., 356, 358
Hitri, A., 1519, 1535
Hoberman, H.M., 1782, 1783, 1788, 1791
Hobson, J.A., 549, 574
Hochmann, J., 1081, 1083, 1452, 1464, 1570
Hodapp, R.M., 79, 81, 98
Hodgins, S., 1798, 1808, 1809
Hodgkins, S., 1818, 1824
Hoehns, J.D., 1155, 1158
Hoehn-Saric, R., 356, 358
Hoenk, P.R., 406, 407
Hoffman, E., 547, 573

Hoffman, H.L., 557, 573
Hoffman, L., 1692, 1697
Hogarty, G.E., 274, 276, 283, 284, 1344, 1357, 1359, 1360, 1361, 1885, 1889
Holder, H.D., 163, 169
Holland, A.J., 524, 536
Hollander, E., 504, 1158, 1560, 1568
Hollingshead, A.B., 1920, 1923
Hollister, L.E., 325, 327, 1105, 1117, 1155, 1158
Holmes, L.J., 1564, 1570
Holmes, T.H., 215, 222, 296, 327, 401, 402, 407
Holmes, V.H., 1838, 1840
Holroyd, K.A., 1402, 1404, 1405
Holsber, F., 1192, 1203
Holtzworth-Munroe, A., 1691, 1697
Holzer, C., 1797, 1800, 1809
Homer, A.C., 894, 921
Hompe, E., 1093, 1101
Hoogduin, K., 1416, 1424
Hoover, D.R., 1833, 1841
Hoppenbrouwers, T., 547, 574
Horevitz, R.P., 413, 421, 425
Horewitz, R., 1416, 1422
Horn, J., 152, 170
Hornberger, J., 1675, 1679
Hornblow, A.R., 402, 407
Horney, K., 1339
Horowitz, M.J., 380, 383, 394
Horter, S., 1534, 1535
Horwath, E., 333, 358
Horwitz, D.L., 511, 519
Hotopf, M., 1198, 1203
Houck, C.A., 510, 511, 514, 515, 517, 519
Houde, R., 1612
Houston, D.B., 191, 207
Howard, K.I., 1265, 1267, 1272, 1274
Howard, R., 899, 900, 921
Howells, J.G., 1736, 1744
Howells, K., 632, 633
Howes, J.L., 1335, 1341
Howlett, A.C., 191, 207
Hsiao, J.K., 1192, 1203, 1531, 1535
Hua, J., 548, 573
Huber, G., 1947, 1950
Hucker, S., 1819, 1825
Hucker, S.J., 1802, 1809
Hudson, J.I., 525, 530, 536
Hudson, S.M., 631, 633
Huei-Chen, K., 1531, 1535
Hughes, H.D., 851, 873

Hughes, I.C.T., 1376
Huguenard, P., 1162, 1176, 1240, 1258
Hugues, C.C., 1748, 1759
Hugues, I.C.T., 1377
Hume, D., 1430, 1474, 1475, 1478, 1481, 1482
Hume, W.I., 658, 682
Hunt, R.D., 1025, 1029, 1036
Huot, J., 1401, 1405
Hurrelmann, K., 1745
Hurst, M.W., 402, 407
Husch, T.W., 876, 888
Husserl, E., 1383, 1944
Huttenlocher, P.R., 984, 987
Hyde, T.H., 1512, 1535
Hyler, S.E., 514, 515, 518, 520

I

Iannaccone, S., 553, 574
Igert, C., 689, 706
Illich, I., 1640, 1645
Imber-Black, E., 1736, 1741, 1744
Institute of Medicine, 151, 169
International Classification of Impairments, Disabilities and Handicaps, 982, 988
Irwin, M., 1821, 1825
Isaacs, S., 1284
Isay, R., 1703, 1714
Isherwood, J., 402, 407
Ismond, D.R., 1070, 1083
Isojärvi, J.I.T., 1220, 1224
Israël, L., 1414, 1422
Ito, H., 1677, 1679
Iwamoto, N., 1531, 1536
Iwasaka, S., 1677, 1679

J

Jackson, D., 1419, 1689
Jackson, D.N., 656, 682
Jackson, J.A., 1417, 1421
Jackson, J.H., 1914
Jackson, S.E., 1722, 1728
Jacobs, D., 1785, 1791
Jacobs, H.E., 1865, 1873
Jacobs, S.C., 1197, 1204
Jacobsberg, L.R., 1837, 1839, 1841
Jacobson, D., 1456
Jacobson, E., 1398, 1399, 1405
Jacobson, N.S., 1691, 1697
Jacoby, R., 909, 920, 923
Jacquart, A., 1894, 1895, 1903

Jacquot, C., 1191, 1203
Jaeger, M., 1935, 1938
Jaffe, J.H., 186, 191, 193, 199, 207, 1105, 1118
Jahoda, M., 1718
Jajoo, H.K., 1150, 1158
Jamison, K.R., 289, 294, 308, 309, 310, 316, 317, 327
Jan, J.E., 562, 574
Janda, L.H., 501, 503
Jandrot-Louka, F., 1392, 1394
Janet, P., 362, 370, 380, 412, 419, 423, 425, 1241, 1414, 1445, 1446, 1464
Janicak, G.P., 1813, 1815, 1819, 1820, 1825
Janicak, P.G., 680, 682, 1155, 1158
Janov, A., 1389, 1394, 1458, 1459, 1464
Jansen, M.A., 1725, 1728
Janssen, R.S., 1833, 1840
Janssens, R.M.J.P.A., 1772, 1789, 1792
Janus, C.L., 582, 610
Janus, S.S., 582, 610
Janz, N.K., 1345, 1361
Jarret, R., 213, 222
Jaspers, J.P., 441, 442
Jaspers, K., 362, 1383, 1946
Jauch, D.A., 215, 222
Javitt, D.C., 195, 207
Jeammet, P., 534, 536, 1802, 1808
Jeammet, P.H., 480, 504
Jeannerod, M., 1570
Jeanson, F., 1928, 1938
Jednyak, C.P., 1550, 1567
Jefferson, J.W., 356, 358, 1192, 1203
Jeffries, J.J., 1159
Jellinek, E.M., 153, 169
Jenike, M.A., 377, 911, 921
Jenkins, C.D., 402, 407
Jenkins, M., 1588, 1590
Jennett, B., 455, 462
Jensen, P., 1037, 1045, 1066
Jensen, S.B., 1752, 1758
Jerrell, J.M., 1822, 1824
Jeste, D., 911, 921
Jeste, D.V., 899, 921, 1836, 1841
Jo Piccolo [LoPiccolo], J., 589, 610
Jo Piccolo [LoPiccolo], L., 589, 610
Joanette, Y., 996, 1015
Joffe, R.T., 320, 321, 327
John, O.P., 1612
Johnson, A.M., 1094, 1101
Johnson, B.D., 191, 207
Johnson, D.H., 1394

Johnson, J., 1725, 1728
Johnson, R., 451, 462, 1558, 1568
Johnson, R.E., 199, 207
Johnson, S.R., 582, 611
Johnson, V.E., 580, 581, 582, 583, 584, 585, 611
Johnston, B.D., 1032, 1036
Johnstone, E.C., 1229, 1237
Jolivet, B., 1880, 1889
Jolly, D., 1680
Joly, R., 4, 18
Jonas, C., 972
Jones, B., 1637, 1645
Jones, B.E., 548, 574
Jones, J.G., 511, 512, 519
Jones, M., 273, 1634
Jones, R.M., 504, 513, 516, 517, 518, 519
Jonsen, A.R., 1657, 1658, 1660
Jordan, B.D., 1835, 1836, 1841
Jorgensen, P., 213, 214, 221, 222, 223
Jorm, A.F., 903, 921
Joseph, B., 1284
Jouvet, M., 540, 549, 574
Joyce, P.R., 1219, 1224
Juel-Nielsen, N., 658, 682
Jung, C.G., 1383, 1474, 1944
Junod, A., 33

K

Kadesjo, B., 1003, 1016
Kadrmas, A., 1217, 1225
Kafka, F., 629, 633
Kahlbaum, K.L., 226, 305, 313
Kahn, D.A., 375, 376
Kahn, R.S., 1531, 1535
Kahn, S., 1418, 1422
Kales, A., 540, 575
Kalivas, P.W., 1504, 1535
Kamb, M.L., 1222, 1224
Kamieniecki, H., 480
Kammerer, T., 215, 223, 1399, 1405
Kandel, E.R., 18
Kannel, W.B., 471, 472, 479
Kanner, L., 1134, 1136
Kant, F., 1334, 1430, 1653, 1658
Kant, O., 221, 223
Kaplan, A.G., 1713, 1714
Kaplan, B.H., 1739, 1744
Kaplan, B.J., 1611
Kaplan, E.H., 178, 208

Kaplan, H.I., 294, 295, 316, 320, 327, 333, 334, 335, 336, 337, 338, 344, 350, 352, 353, 354, 356, 357, 358, 480, 873, 894, 921, 988, 1092, 1101, 1514, 1535
Kaplan, H.S., 583, 584, 586, 587, 589, 590, 591, 593, 595, 597, 599, 601, 602, 603, 604, 606, 607, 608, 610
Kapur, S., 1163, 1176, 1192, 1203, 1519, 1535
Karasu, T.B., 680, 682
Karen, J., 1759
Kasanin, J., 268
Kase, G., 1321
Kashani, J.H., 1088, 1093, 1101, 1110, 1113, 1117, 1118
Kaslow, F.W., 1694, 1698
Katchadourian, H.A., 580, 581, 610
Kates, N., 1675, 1679
Katon, W., 485, 486, 492, 497, 504, 879, 888, 1848, 1857
Katsetos, C.D., 1512, 1535
Katz, J.L., 1812, 1814, 1824
Kaufman, E., 204, 207
Kay, G.G., 453, 462
Kay, J., 16, 18
Kay, T., 456, 462
Kazdin, A., 1309, 1323
Kazdin, A.E., 88, 99
Kazushige, K., 1677, 1679
Keane, T.M., 390, 394
Keating, P., 1913, 1923
Keel, K., 535, 536
Keitner, G.I., 1377, 1378
Keller, G.A., 1675, 1678, 1679
Keller, M.B., 291, 297, 306, 327
Kellner, C.H., 1233, 1237
Kellner, R., 501, 504
Kelly, G., 1328, 1334, 1340
Kelly, J.A., 1839, 1840
Kelly, J.F., 1400, 1401, 1404, 1405
Kelman, S., 1815, 1825
Kelner, C.H., 1237
Kemali, D., 1217, 1224
Kemp, K., 413, 421, 425
Kenardy, J.A., 391, 394
Kendler, K., 239
Kendler, K.S., 291, 296, 327, 524, 536, 657, 682, 1109, 1118, 1487, 1488, 1489, 1498, 1617, 1618, 1630
Kennedy, G.J., 906, 921
Kenyon, F.E., 498, 504
Kernberg, O., 670, 681, 682, 1072, 1083, 1288, 1297
Kernberg, O.F., 149, 169, 1781
Kernberg, P.F., 1037, 1062, 1066
Kerns, L.L., 514, 519
Kerr, C.B., 1782, 1791

Kerr, S., 1267, 1268, 1273
Keshavan, M., 1108, 1119
Kessler, L.G., 467, 479
Kessler, R.C., 290, 291, 327, 1620, 1621, 1630, 1817, 1824
Ketcham, K., 414, 426
Kety, S.S., 1945, 1950
Kevorkian, J., 1855
Key, W., 1732, 1744
Keys, A., 528, 536
Khantzian, E., 178, 208
Khantzian, E.J., 178, 207, 208
Khoury, M.J., 1498
Kielholz, P., 1110, 1118, 1948, 1950
Kiely, M.C., 12, 18, 1788, 1791
Kierkegaard, S., 1383
Kierman, J.A., 1534
Kiesler, C.A., 1814, 1815, 1824
Kihlstrom, J.F., 1420, 1422, 1425
Kilpatrick, A.O., 1722, 1728
Kimiväki, M., 1727, 1729
Kindell, R.E., 1217, 1224
King, P., 1449, 1464
King, R., 1030, 1036
Kinneman, R.E., 193, 208
Kinney, F.C., 474, 475, 476, 479
Kinsey, A.C., 580, 581, 610
Kinzie, J.D., 1752, 1755, 1758
Kirk, J., 1335, 1341
Kirmayer, L.J., 486, 492, 504, 1753, 1754, 1758, 1762, 1765, 1767
Kirsch, I., 1416, 1417, 1420, 1421, 1422, 1423, 1425
Kishimoto, A., 1219, 1224
Kissling, W., 1356, 1361
Klackenberg, G., 571, 574
Klassen, D., 1802, 1808
Kleber, H.D., 170, 200, 206, 207
Kleffner, F.R., 1052
Klegon, D.A., 1679
Klein, A., 1017
Klein, D.F., 304, 328, 333, 335, 358
Klein, D.N., 306, 327
Klein, M., 229, 654, 1097, 1101, 1134, 1284, 1287, 1297, 1690
Klein, R.F., 452, 461, 463
Klein, R.M., 1412, 1423
Kleinman, A., 492, 504, 1641, 1645, 1748, 1749, 1750, 1753, 1754, 1756, 1758, 1768
Kleinmann, A., 1346, 1361
Kleitman, N, 540, 549, 573, 574
Klerman, G., 909, 921

Klerman, G.L., 296, 322, 327, 909, 922, 1725, 1728, 1920, 1922
Klett, C.J., 1209, 1210, 1224
Klin, A., 996, 1000, 1016, 1061, 1066
Kline, M., 380, 394
Kline, N., 1240
Klonoff, E.A., 515, 517, 518, 519
Klosko, J.S., 1341
Klotz, H.G., 1456
Kluft, R.P., 412, 414, 420, 426, 1416, 1423
Knesper, D., 133, 142
Knight, R.A., 620, 628, 633
Kniskern, D.P., 1369, 1378
Koak, H.O., 1675, 1678
Koch, R., 1624
Koechlin, P., 1899
Koffka, K., 1383, 1914
Kofoed, L., 1822, 1825
Kohen, D.P., 441, 442
Kohlberg, L., 1597, 1598, 1612
Köhler, W., 1311, 1383
Kohut, H., 681, 682, 1285, 1286, 1297, 1781
Kohut, R., 1431
Kolada, J.L., 175, 207
Kolb, L.C., 389, 394
Kolodny, R.C., 581, 582, 583, 584, 585, 611
Kolvin, I., 1107, 1110, 1118
Kontur, P.J., 1531, 1536
Koopman, C., 393, 394
Koran, L.M., 1154, 1158
Koranyi, E.K., 450, 451, 461, 462, 1815, 1817, 1825
Koren, P.E., 1735, 1744
Korsakoff, S., 134, 135
Kosten, T.R., 183, 208
Kostowic, I., 984, 988
Kouchner, B., 1903
Kovacs, M., 1111, 1118
Kovess, V., 1620, 1621, 1630, 1666, 1667, 1669, 1670, 1679, 1680, 1919, 1921, 1923, 1935, 1938, 1939
Kowalski, J.M., 1089, 1101
Kozak, M.J., 366, 367, 377, 1318
Kozak, N.H., 377
Kraepelin, E., 212, 226, 244, 289, 307, 308, 309, 316, 686, 701, 898, 904, 1474, 1748, 1758, 1913, 1914
Krakowski, M., 1805, 1808
Kramer, B., 1235, 1237
Kraus, J., 455, 456, 462
Krauss, N., 1733, 1744
Krauthammer, C., 909, 921
Kreisler, L., 1008, 1013, 1016

Kretschmer, E., 226, 307, 313, 370, 654, 701
Krieger, J., 558, 559, 574
Kris, M., 403, 408
Krishaber, M., 423, 426
Kruglyak, L., 1497, 1498
Kryger, M.H., 576
Krystal, H., 178, 207
Kübler-Ross, E., 26, 33, 1838, 1840, 1850, 1857
Kuhn, R., 1184, 1203, 1241, 1944, 1945, 1950
Kuhn, T., 1434, 1441
Kuipers, L., 1361
Kulka, R.A., 380, 394
Kunovac, J.L., 336, 358
Kuntzberger, F., 442
Kunugi, H., 1106, 1118
Kunzmann, P., 1483
Kupfer, D.J., 8, 18, 319, 327, 1779, 1791
Kusamakar, V., 1676, 1679
Kutas, M., 1558, 1568
Kutcher, S.P., 1119, 1559, 1568
Kydd, R.R., 1108, 1118

L

L'Abbé, L., 86, 95, 98
L'Abbé, Y., 85, 96, 99, 100
La Presse, 1720, 1728
Labelle, A., 1142, 1158
Laborit, H., 1162, 1176, 1240, 1258
Laboucarie, J., 689, 706
Labram, C., 508, 517, 519
Labrecque, R., 1545, 1568
Labudde, J.A., 1150, 1157
Lacan, J., 226, 1289, 1290, 1297, 1447, 1448, 1449, 1450, 1451, 1461, 1464, 1802, 1808
Lachance, K., 1669, 1679
Lacourse, M.-T., 1684, 1698
Ladame, F., 1116, 1118
Ladas, A., 585, 611
Lader, M., 1149, 1158
Ladouceur, R., 377, 435, 442, 1312, 1315, 1319, 1321, 1322, 1323, 1324, 1406
Ladu, M.A., 1294, 1296
Laerum, H., 221, 222
Lafond, J., 581, 584, 611
Laforgue, R., 1079, 1083
Lafortune, D., 12, 18
Lagache, D., 1448, 1449, 1464
Lago, J., 183, 208
Lahaise, R., 1910, 1923

Lainé, T., 1898
Laing, R., 1390
Lake, C.R., 193, 208
Lalande, R., 1345, 1349, 1361
Lalive, J., 1376, 1377
Lalonde, P., 4, 9, 18, 246, 279, 284, 285, 617, 633, 926, 948, 1358, 1360, 1361, 1540, 1619, 1630, 1737, 1878, 1888, 1889, 1890, 1894, 1903
Lamarck, J.-B. de Monet, chevalier de, 1471, 1477
Lamarre, S., 872, 873
Lamb, H.R., 1867, 1869, 1873
Lambert, M., 1428, 1441
Lambert, M.J., 1262, 1265, 1273
Lambert, P.A., 1164, 1241, 1245, 1246, 1255, 1258
Lamontagne, Y., 433, 442, 1406
Lamoureux, B., 632, 633
Lamping, D.L., 1838, 1840
Lanczik, M., 305, 313, 327
Landau, W.M., 1052
Lander, E., 1497, 1498
Lander, J., 887, 888
Landry, P., 1222, 1224
Langfeldt, G., 221, 223, 245, 689
Langs, R., 1287, 1297
Lansky, M., 1378
Lanteri-Laura, G., 707
Lapierre, O., 564, 565, 570, 574, 576
Lapierre, Y.D., 1142, 1158
Lapipe, M., 1256
Laplanche, J., 644, 649, 1279, 1281, 1289, 1297, 1450, 1451, 1464, 1601, 1612
Laplanche, S., 413, 426
Laplantine, F., 1758
Lapointe, C., 524, 536, 1631
Laporta, M., 1217, 1225, 1375, 1377
Larouche, D., 1920, 1922
Lasègue, E.C., 226, 235, 524
Lassonde, M., 1550, 1568
Last, C.G., 1090, 1091, 1092, 1093, 1094, 1100, 1101
Laumann, E.O., 599, 611
Laurence, J.-R., 1416, 1420, 1423
Laurent, A., 1560, 1568
Laurent, N., 1345, 1358, 1360
Lauria, A., 1867, 1873
Laurin, C., 1916
Lavery, J.V., 1789, 1791
Lavigne, G.J., 552, 574
Lavin, M., 876, 888
Lavoie, G., 1411, 1413, 1414, 1416, 1417, 1423
Lavoie, J.-G., 1744

Lawson, C., 338, 358
Lawthers, J., 1675, 1679
Laxenaire, M., 442
Lazare, A., 451, 452, 462
Lazarus, A.A., 1420, 1423, 1424, 1435, 1441
Lazarus, A.-J., 30, 33, 1678, 1679
Lazarus, R.S., 1328, 1340
Lazure, D., 1913, 1916, 1920, 1922
Le Couteur, A., 1003, 1016
Le Goues, G., 904, 920, 923, 1450, 1463
Le Guillant, L., 1896
Le Roux, A., 690, 692, 706
Leberman, A., 1733, 1744
Leblanc, J., 329
Leblanc, M., 1071, 1072, 1080, 1083
Lebovici, S., 976, 988, 1017, 1037, 1450, 1453, 1463, 1464
Lebowitz, B.D., 904, 918, 921
Lechevalier, B., 121, 143
Leckman, J.F., 1026, 1030, 1036
Lecomte, C., 1263, 1266, 1270, 1273, 1440, 1441
Lecomte, T., 1865, 1874
Lecomte, Y., 1918, 1923
Lecours, A.R., 1554, 1555, 1567, 1568, 1569, 1570
Ledoux, S., 1136
Leenaars, A.A., 1792
Lees Roitman, S.E., 658, 682
Lefebvre, Y., 1918, 1923
Leff, J., 902, 921, 1348, 1359, 1361, 1866, 1867, 1874
Leff, J.P., 256, 257, 284
Lefko-Singh, K., 1144, 1157
LeFort, P.E., 401, 407
Legault, G., 1666, 1679
Legault, M., 28, 33
Léger, C., 1547, 1548, 1549, 1568
Léger, J.-M., 923
Legrain, M., 212
Lehman, A.F., 1362, 1867, 1874
Lehmann, H., 1644, 1645, 1915
Lehrer, P.M., 1398, 1401, 1402, 1404, 1405
Leiblum, E.R., 589, 591, 611
Leiblum, S.R., 584, 589, 604, 611
Leighton, A.H., 1641
Leighton, D.C., 1920, 1923
Leinbach, M.D., 641, 649
Leiter, M.P., 1729
Lejoyeux, M., 1198, 1199, 1200, 1202, 1203
Lelliott, P., 336, 344, 358
Lemaire, J., 1456, 1464
Lemay, F., 1118
Lemay, M., 988, 1072, 1078, 1081, 1083, 1109

Lemert, E.N., 1638, 1646
Lemire, I., 557, 575
Lemoine, G., 1453, 1464
Lemoine, P., 1453, 1464
Lempérière, T., 68, 334, 337, 338, 353, 358, 691, 695, 706
Lenane, M.C., 1097, 1101
Lenglart, J., 1672, 1678
Lennox, W.G., 658, 682
Leon, G.R., 893, 921
Léonard, A., 1661
Leonard, B.E., 1191, 1203, 1524, 1536
Leonard, H.L., 1026, 1036
Leonhard, K., 289, 327
Léouffre, P., 1666, 1679
Lepage, D., 1724, 1725, 1726, 1728
Lépine, J.P., 1258
Lepore, F., 1550, 1568
LeRoux, A., 212, 221, 223
Lery, J.F., 1934, 1938
Lesage, A., 246, 284, 1619, 1630
Lesage, A.D., 1779, 1788, 1791
Lesage, L., 1786, 1791
Lesèvre, N., 1556, 1557, 1568
Leshner, A.I., 206, 208
Lesieur, H.R., 438, 442, 446, 447
Lesperance, F., 472, 479
Lespérance, F., 879, 888
Lesser, I.M., 1587, 1590
Lester, D., 1776, 1791, 1792
Letarte, A., 359, 1320, 1323
Leteurtre, H., 1680
Levenson, H., 1269, 1272
Levenson, J.L., 472, 479
Levin, S., 1685, 1697
Levinas, E., 1653, 1660
Levine, R., 1199, 1203
Levine, R.J., 1657, 1660
Levine, S., 589, 612
Levinson, D.J., 1594, 1600, 1608, 1609, 1610, 1612, 1705, 1714
Levis, J.J., 1570
Levitan, G.W., 86, 99
Levitan, M., 474, 479
Levitas, A., 95, 99
Levkoff, S.E., 104, 142
Lévy, J., 1643, 1646
Levy, J.K., 1832, 1838, 1840
Levy, N.B., 472, 479
Levy, R., 899, 921
Levy, R.M., 1830, 1840

Levy-Bruhl, L., 1946
Lévy-Soussan, P., 706
Lewin, K., 1458
Lewis, A., 239, 362
Lewis, C.E., 658, 682
Lewis, D., 1436, 1441
Lewis, G., 1198, 1203
Lewis, J.L., 1858
Lewis, M., 988, 1739, 1744
Lewis, R.J., 1402, 1405
Lewis, S., 150
Lewis-Fernandez, R., 1768
Leyghton, A.H., 1645
Lhermite, F., 1542, 1568
Liberman, R.P., 284, 1347, 1357, 1358, 1361, 1362, 1878, 1880, 1881, 1889, 1894, 1903
Liberto, J., 1826
Lichstein, L.L., 1398, 1401, 1404, 1405
Lichtshein, G., 903, 920
Lieberman, A.F., 1011, 1014, 1016, 1017
Lieberman, J., 1532, 1536
Lieberman, J.A., 1108, 1118
Liebman, P.M., 1533, 1536
Liebowitz, M.R., 315, 327, 341, 358
Lief, H.I., 583, 611
Lifton, R.J., 1862, 1874
Lin, K.M., 1748, 1755, 1758
Lindemann, E., 865, 868, 873
Lindsay, J., 109, 142
Lindsay, W.R., 1401, 1405
Linehan, M., 1335, 1340
Linehan, M.M., 681, 682, 1435, 1441
Link, B.G., 1799, 1803, 1808
Linnoila, M., 1531, 1536
Linnoila, V., 1803, 1808
Lion, J., 1807, 1808
Liotti, G., 1334, 1340
Lipiansky, E.M., 1392, 1394
Lipowski, Z.J., 104, 142, 466, 479, 484, 504, 1851, 1857
Lipsedge, M., 1749, 1758
Lipsitt, D.R., 877, 888
Lipska, B.K., 1566, 1570
Lisspers, J., 1402, 1405
Little, K.Y., 1215, 1224
Littlewood, R., 1748, 1749, 1756, 1758, 1759
Livesley, J., 301, 327
Livesley, W.J., 656, 682
Llorca, P.M., 1191, 1203
Lobrot, M., 1393, 1394
Lockwood, D., 1886, 1889

Lockyer, L., 1109, 1119
Loebel, A.D., 1108, 1118
Loew, C., 1439, 1441
Loewenstein, R.J., 420, 426
Loftus, E., 414, 426
Loftus, E.F., 1416, 1423
Logigian, E.L., 553, 575
Logre, B., 686, 706
Lokkegaard, H., 1214, 1224
Lombroso, P., 1030, 1036
Loo, H., 689, 706
Lôo, H., 1258
Lookingland, K.J., 1527, 1535
Lopez, A., 1124, 1136, 1938, 1939
Loranger, A.W., 1106, 1118
Lord, C., 1000, 1003, 1016
Lordat, J., 1541
Losson, J.-P., 1866, 1874
Lothstein, L.M., 640, 649
Lotufo-Neto, F., 1192, 1203
Loubeyer, J.N., 1120
Loughlin, G.M., 558, 573
Louka, J.M., 1392
Loulan, J., 583, 611
Lovaacs, O.I., 1460
Lovell, A., 1645
Lovell, M.R., 455, 463
Low, B.L., 433, 441
Lowen, A., 1387, 1394, 1458, 1464
Lowinson, J.H., 859, 873
Lowry, M., 155, 169
Luborsky, L., 1267, 1273, 1294, 1297
Luby, J.L., 1009, 1016
Luby, V., 132, 142
Luce, B.R., 1666, 1678
Ludwig, A.M., 414, 426, 1724, 1725, 1728
Lugaresi, E., 575
Luka, J.M., 1394
Lunde, D.T., 580, 581, 610
Luria, A.R., 1543, 1568
Lussier, I., 1552, 1553, 1568
Lusznat, R.M., 1217, 1224
Luthe, W., 1399, 1406
Lykes, W.C., 1108, 1118
Lyness, J.M., 1815, 1825
Lynn, E.J., 513, 519
Lynn, S.J., 426, 1412, 1416, 1417, 1423, 1425

M

M'Uzan, M. de, 178, 208, 466, 467, 469, 479, 1281, 1290, 1297, 1858
Maas, J.W., 1531, 1536
McAllister, T.W., 455, 463
McArthur, J.C., 1830, 1833, 1841
McCabe, M., 214, 215, 223
McCabe, N., 1236, 1237
McCandless-Glimcher, L., 1361
McCarley, R.W., 549, 574
McCarrick, P.M., 1657, 1660
McCarthy, R.A., 1552, 1568
McClellan, C.J., 1105, 1107, 1118, 1119
McConaghy, N., 437, 441
McConkey, K.M., 1425
McCool, B.A., 136, 142
McCormick, D.A., 549, 576
McCormick, R.A., 438, 442
McCrae, R.R., 1599, 1612
McDaniel, J.S., 511, 519, 879, 888
Macdonald, A., 109, 142
MacDonald, N., 1858
McDonough, S.C., 1014, 1016
McDougall, J., 178, 208, 618, 633
McDouglas, C.J., 1109, 1118
McDougle, C.J., 1000, 1016
McElroy, S.L., 325, 327, 380, 394, 432, 442
McEvoy, L., 380, 394
McEvoy, L.T., 147, 169
McEwen, B.S., 1533, 1536
McFalls, J., 1637, 1645
McFarlane, A., 380, 382, 395
McFarlane, W.R., 1359, 1361
McGee, J.J., 95, 99
McGee, R., 1640, 1646
McGill, C.W., 1886, 1889
McGoldrick, M., 1685, 1686, 1697, 1698
McGorry, P.D., 1108, 1118
McGuffin, P., 658, 683, 1097, 1101
McHugh, P.R., 68, 127, 128, 142, 840, 873, 896, 921
McHugo, G., 1822, 1824
McIntosh, J.L., 842, 873, 1785, 1791
McIntyre, J.S., 452, 463
McKegney, F.P., 1832, 1841
McKeith, I.G., 124, 142
McKevitt, C., 1724, 1728
McKhann, G., 116, 118, 142
McKnew, D.H., 1110, 1117
McKnight, J., 1738, 1744

McLaren, J., 76, 77, 99
McLeer, S.V., 1088, 1101
McLellan, T., 1814, 1825
McLeod, D.R., 356, 358
McLeod, G., 860, 873
McLure, J.N., 333
McMarrow, M.J., 96, 98
McMillen, I.C., 547, 575
McNamee, S., 1429, 1432, 1441
McNaul, J.P., 207
McNiel, D., 1804, 1808
McTavish, D., 1155, 1159
Madden, J.S., 1105, 1118
Madden, T.J., 1346, 1360
Maddux, J.F., 175, 208
Madhukar, M.H., 1193, 1202, 1204
Maeder, A., 1944
Maes, M., 1533, 1534, 1536
Maffei, C., 213, 214, 223
Magen, J., 1089, 1090, 1100
Magistretti, P.J., 1581, 1590
Magnan, V., 212, 214, 216, 226, 686, 687, 690, 1913, 1923
Magni, G., 887, 888
Magnusson, A.E., 1723, 1728
Magoudi, A., 177, 207
Magoun, H.W., 548, 575
Maher, B.A., 228, 239
Mahieux, F., 511, 518, 519
Mahler, M., 977, 1283, 1297
Mahler, M.E., 459, 463
Mahler, M.S., 649, 1605, 1612, 1703, 1714
Mahmood, I., 1150, 1158
Mahoney, M.J., 1271, 1273, 1329, 1334, 1340
Mahowald, M.W., 567, 570, 575
Mai, F.M., 413, 426
Maingain, B., 1652, 1660
Maisondieu, J., 1933, 1934, 1938
Maj, M., 1217, 1224
Malamud, N., 135
Malan, D.H., 1292
Malcolm, D.E., 1676, 1678
Malher, M., 988, 1078, 1083
Malligner, A.G., 1519, 1533, 1535
Malmquist, C.P., 1110, 1118
Mandeli, J., 582, 611
Mander, A.J., 1217, 1224
Manji, H.K., 1519, 1531, 1536
Mann, J., 1292
Mann, J.J., 1192, 1203, 1519, 1535
Mannoni, M., 1450, 1464

Mannuzza, S., 981, 988
Manocherian, J.R., 1687, 1698
Manschreck, T.C., 240
Manson, S.M., 1765, 1767
Marc Aurèle, 1328
Marcelli, D., 1120, 1131, 1132, 1136
March, J.S., 375, 376, 377
Marchand, A., 359, 395, 1320, 1323, 1324, 1406
Marichy, B., 690, 705
Marie-Cardine, M., 238, 239, 240, 284, 1263, 1272, 1345, 1353, 1358, 1359, 1360, 1890
Marin, P., 1931, 1938
Maris, R.W., 842, 1779, 1791, 1792
Marius, J., 1106, 1118
Markar, H.R., 1217, 1224
Marks, I.M., 1304, 1305, 1323
Marks, J., 1142, 1145, 1158
Marlatt, G.A., 204, 206
Marmar, C.R., 389, 390, 394
Marmor, J., 1263, 1264, 1266, 1273, 1274
Marotta, R., 1832, 1840
Marotta, R.F., 1832, 1840
Marques, J.K., 633
Marsalet, D., 1256
Marshall, C., 894, 920
Marshall, D.W., 1830, 1841
Marshall, J., 1864, 1874
Marshall, W.L., 569, 574, 619, 631, 634
Marthur, A., 1563, 1570
Martin, J.H., 1506, 1507, 1509, 1510, 1536
Martin, P.R., 136, 142
Martinelli, P., 575
Martini, D.R., 1088, 1101
Martres, M.P., 1536
Marty, P., 178, 208, 467, 469, 479, 1290, 1297, 1451, 1464
Marx, K., 1639
Marzuk, P.M., 1799, 1808
Masahiza, N., 1293, 1297
Maser, J.D., 1159, 1765, 1767, 1821, 1825
Maslach, C., 1722, 1728, 1729
Maslow, A.H., 1596, 1612
Mason, J.C., 461, 462
Mass, H., 1813, 1816, 1825
Massé, G., 837, 873, 1895, 1903, 1926, 1928, 1929, 1930, 1932, 1937, 1938, 1939
Masserman, J.H., 1264, 1273
Masson, J., 1295
Masson, P., 1032, 1034, 1036
Masters, W.H., 580, 582, 583, 584, 585, 611
Masterson, J.F., 525, 536, 1120

Masuda, M., 401, 402, 407
Matheson, J.K., 553, 575
Matson, J.L., 88, 97, 99
Mattson, M.R., 1667, 1668, 1679
Mauco, G., 1133
Maurice, P., 81, 99
Maury, M., 1124, 1136
Mauskopf, J.A., 1673, 1679
Mawson, D., 1097, 1101
Maxmen, J.S., 1147, 1152, 1153, 1158
May, P., 1162, 1176
Maydeu-Olivares, A., 1311, 1323
Mayer-Gross, W., 423, 426
Mayeux, R., 885, 888
Mayfield, D., 860, 873
Mayo, C., 1666
Mayo, J.P., 517, 518, 519
Mayol, R.F., 1150, 1157, 1158
Mayou, R., 504
Mazet, P., 1017
Maziade, M., 1489, 1493, 1498, 1617, 1630, 1644, 1646
Mazure, M., 382
Mazzoti, G., 1830, 1841
Mead, M., 1419
Meadow, R.S., 511, 519
Meadows, G., 1679
Mechanic, D., 486, 504, 1641, 1646
Mednick, S.A., 1106, 1106, 1118
Meichenbaum, D., 1330, 1333, 1340, 1420, 1423, 1436, 1441
Melanson-Ouellet, A., 1921, 1923
Mello, N.K., 200, 208
Mellor, C., 1651, 1660
Melman, C., 1450
Meltzer, H.J., 1168, 1176
Meltzer, H.Y., 1176, 1533, 1534
Mendelson, J.H., 200, 208
Mendez, M., 124, 142
Mendez, M.F., 886, 888
Mendis, T., 124, 142
Mendlewicz, J., 1220, 1224
Menninger, K., 8, 18, 1781
Menuck, M., 213, 214, 223
Menvielle, E., 1030, 1037
Mercer-McFadden, C., 1826
Mercuel, A., 688, 705, 873
Merini, F., 366, 377
Mersh, P.P.A., 1320, 1323
Merskey, H., 414, 426, 504
Mertens de Wilmars, C., 1723, 1729
Messer, S.B., 1274

Messick, J.M., 406, 407, 869, 873
Messier, M.J., 1732, 1744
Metzger, J.Y., 214, 221, 223
Meulders-Klein, M.T., 1652, 1659, 1660
Meunier, H., 1255
Meunier, J.M., 1537
Meyer, A., 8, 245, 322, 976, 1943
Meyer, J.K., 649
Meyer, J.S., 1537
Meyer, T.J., 1309, 1323
Mezzich, A.C., 401, 407
Mezzich, J.E., 401, 407
Michaud, F., 1802
Michel, F., 540, 574
Michelson, L., 1400, 1406
Mie, J.-C., 1928, 1939
Miermont, J., 1369, 1378
Mignot, G., 1898
Mijolla, A. de, 1449, 1465
Milbert, F., 366, 377
Mill, J.S., 1474, 1475, 1476, 1481, 1483
Millaud, F., 1796, 1801, 1808, 1809
Miller, B., 122, 142
Miller, D., 497, 504, 1837, 1841
Miller, F.E., 1354, 1355, 1361
Miller, F.G., 1657, 1658, 1660
Miller, F.T., 1210, 1223
Miller, I.W., 1377, 1378, 1694, 1698
Miller, J.A., 1450, 1463, 1465
Miller, J.B., 1702, 1714
Miller, J.N., 1003, 1016
Miller, J.R., 1831, 1840
Miller, L.J., 1230, 1237
Miller, M.S., 921
Miller, N.E., 1435, 1440
Miller, N.S., 176, 191, 208, 898, 1813, 1814, 1816, 1819, 1825
Miller, P.C., 1335, 1341
Miller, W.R., 147, 167, 168, 169, 203, 208
Milliken, A.D., 1657, 1660
Milmoe, S., 859, 873
Milner, B., 135, 143, 176
Milner, P., 1561
Minde, K., 1012, 1013, 1016, 1017, 1762, 1764, 1767
Minde, R., 1762, 1764, 1767
Minden, S.L, 460, 463
Ministère de la Santé et des Services sociaux, 1646, 1743, 1744, 1773, 1774, 1776, 1777, 1791
Ministère des Affaires sociales et de l'Intégration, 979, 988
Minkoff, K., 1813, 1821, 1825, 1871, 1874
Minkowski, E., 1898, 1944

Minkowski, F., 1898
Minne, C., 1838, 1840
Minshew, N.J., 1016
Minuchin, S., 526, 536, 1084, 1375, 1377, 1378, 1390, 1455, 1465, 1692, 1693, 1694, 1698
Miranti, S.V., 95, 98
Mirin, M., 1823, 1825
Mirin, S.M., 1812, 1813, 1814, 1817, 1826
Mirsky, A.F., 466
Mischel, W., 641, 649
Misès, R., 1052, 1058, 1059, 1060, 1066, 1084
Mishara, B.L., 1792, 1855, 1857
Misri, S., 1199, 1203
Missenard, A.R., 1453, 1465
Mitchell, J., 391, 394, 534, 536
Mitchell, J.K., 419
Miura, S., 440, 442
Modestin, J., 414, 426
Mohr, E., 124, 142
Moisan, C., 146, 170
Moise, F.N., 1112, 1118
Moldofsky, H., 567, 575
Molinari, P.A., 1657, 1659
Mollica, R.F., 1752, 1758
Monahan, J., 1800, 1809
Monceau, M., 1935, 1938
Moncrieff, J., 1217, 1224
Monday, J., 68, 466, 470, 474, 477, 479, 480, 1727, 1729
Money, J., 580, 612, 639, 649
Mongeau, R., 1191, 1203
Monheit, A.C., 1723, 1728
Moniz, E., 1228
Monk, T.H., 561, 575
Monroe, L., 1654, 1660
Monsell, P.W.A., 1832, 1840
Montagne, G., 1780, 1791
Montgomery, G., 1423
Montgomery, S.A., 305, 307, 327
Montigny, C. de, 293, 320, 326, 328, 1191, 1203, 1210, 1224
Montoya, I.D., 199, 208
Montplaisir, J.Y., 552, 554, 565, 570, 574, 575
Moore, K.E., 1527, 1535
Moore, L.J., 1756, 1758
Moorey, S., 1838, 1840
Moran, M.G., 473, 480, 877, 888
Morault, P., 1559, 1561, 1568
Mordelet, P., 1928, 1939
Moreau de Tours, P., 1134
Moreau, D., 1089, 1090, 1101
Moreau, J.-L., 1562, 1563, 1568

Morel, B.A., 244, 1913
Morel, F., 690
Morel-Kahn, F., 546, 574
Moreno, J.L., 1292, 1453, 1458, 1465
Morier, S., 1313, 1320, 1322
Morin, C., 1881, 1889, 1890
Morin, C.M., 552, 575, 576, 1321, 1323
Morin, D., 81, 85, 99, 100
Morin, P.C., 1612
Morisey, J.D., 898
Morisseau, L., 1124, 1135, 1136, 1394
Morissette, R., 12, 18, 1878, 1889
Morley, W.E., 869, 873
Moro, M.R., 1456, 1465, 1768
Morowitz, H., 1412, 1423
Morrell, S., 1720, 1729
Morrell, S.L., 1782, 1791
Morris, L.M., 1090, 1100
Morris, M., 124, 142
Morrison, J., 68
Morrow, G.R., 1402, 1406
Mortensen, P.B., 221, 223
Mortin, T.L., 1814, 1815, 1824
Morton, R., 524
Moruzzi, G., 548, 575
Moscicki, E.K., 1776, 1791
Moses III, H., 1678, 1679
Mosnier, G., 1929, 1939
Moss, R.A., 1400, 1401, 1406
Mottron, L., 996, 997, 1015, 1016, 1017, 1061, 1067
Moulignier, A., 1190, 1203
Mounier, E., 1653, 1660
Mount, B.M., 1853, 1854, 1855, 1857
Mourant, F., 1637, 1638, 1646
Mouren, M.C., 1110, 1118
Mouren-Siméoni, M.C., 1090, 1091, 1092, 1101, 1127, 1136
Mourgue, R., 1945, 1950
Moutier, F., 423, 425
Mowrer, O.H., 1304, 1324
Mudford, O.C., 95, 99
Mueser, K.T., 1318, 1324, 1347, 1361, 1376, 1378, 1816, 1825, 1826, 1868, 1874, 1886, 1889
Müller, C., 1945, 1946, 1947, 1950
Muller, J.M., 1240
Müller, M., 1944
Muller-Oerlinghausen, B., 1776, 1791
Mulvey, E.P., 1803, 1809
Mundo, E., 372, 377
Munro, A., 227, 239
Munroe-Blum, H., 1751, 1758

Murard, L., 1895, 1899, 1903
Murdock, G., 1750, 1758
Murphy, B.E., 1532, 1536
Murphy, D.P., 1217, 1224
Murphy, H.B., 1917, 1923
Murphy, H.B.M., 1751, 1748, 1749, 1751, 1753, 1757, 1758, 1921, 1923
Murphy, J.M., 903, 921, 1620, 1630
Murray, G.B., 877, 888
Murray, R.M., 899, 920, 1106, 1118
Murray-Jobsis, J., 1417, 1423
Myers, J.K., 897, 921, 1920, 1923
Myllylä, V.V., 1220, 1224

N

Näätänen, R., 1558, 1568
Nacht, S., 215, 223, 1447, 1148, 1449, 1465
Nadelson, T., 520
Nadon, D., 1911, 1922
Nadon, R., 1410, 1423
Nagaoka, S., 1531, 1536
Nagy, J., 1061, 1067
Naidoo, J.C., 1752, 1758
Nair, N.P.V., 1192, 1204
Nakamura, M., 1504, 1535
Napier, A., 1699
Narayan, M., 910, 921
Nash, M.R., 1413, 1423
Nathan, K.I., 292, 293, 294, 328
Nathan, T., 1456, 1465, 1748, 1751, 1753, 1754, 1756, 1758, 1768
National Institute of Mental Health, 1338, 1815, 1864, 1874, 1878, 1887, 1890
Navarro, V., 1640, 1646
Naveh, N., 1668, 1679
Navia, B., 1835, 1836, 1841
Neale, M., 1488, 1489, 1498
Neff, D.R., 1402, 1406
Neisser, U., 1328, 1340
Nelson, A., 1536
Nelson, J., 910, 921, 1145, 1149, 1158
Nelson, J.C., 321, 328, 1197, 1204, 1532, 1536
Nemeroff, C.B., 1532, 1536
Nemiah, J., 1290, 1297
Nemiah, J.C., 467
Néron, S., 359
Nestler, E.J., 177, 208
Nestmann, F., 1745
Neugarten, B.L., 893, 921

Neuvonen, P.J., 1202, 1204
Newcorn, J., 91, 98
Newman, S.C., 175, 207
Neyraut, M., 1281, 1297
Ng Ying Kin, N.M.K., 1192, 1204
Nias, D.K.B., 1723, 1728
Niaura, R., 472, 479
Nichols, M.P., 1689, 1698
Nichols, S.E., 1830, 1841
Nicole, L., 246, 284, 1619, 1630
Nielsen, S., 1779, 1791, 1841
Nierenberg, A.A., 1193, 1204
Nishino, S., 555, 575
Nissen, G., 1110, 1118
Noaghiul, S., 910, 921
Nobler, M.S., 1202, 1204
Nodet, C.H., 690
Nofzinger, E.A., 293, 326
Nolen-Hoeksema, S., 1269, 1272
Nolte, J., 1511, 1536
Noordsley, D.L., 1826
Noordsy, D., 1822, 1824
Norcross, J.C., 1263, 1273, 1439, 1440, 1441
Norden, M.J., 1158
Norell, J.S., 33
Norman, G.F., 1631
Normandin, L., 1265, 1266, 1274
North, C.S., 1867, 1874
Noshpitz, J., 976, 988, 1037
Novacek, J., 1679
Novaco, R., 95, 99
Novaco, R.W., 1330
Noyes, R., 1779, 1791
Nunberg, H., 1944
Nunn, C.M., 1217, 1224
Nurnberg, H.G., 657, 683
Nutt, D., 338, 358
Nyberg, S., 1163, 1176

O

O'Connor, W., 1802, 1808
O'Donohue, W., 612, 1302, 1324
O'Dowd, M.A., 511, 520, 1832, 1841
O'Driscoll, C., 1864, 1874
O'Farrell, T.J., 166, 170, 1321, 1324
O'Leary, T.A., 1319, 1322
O'Neil, J.A., 1483
O'Neill, E., 150
O'Nell, C., 1749, 1758

Oberling, P., 177, 208
Occam, G. d', 1436
Ochitil, H.N., 1830, 1838, 1840
Odier, C., 1945
Oehrberg, P.E., 356, 358
Oepen, G., 193, 207
Offer, D., 1685, 1698
Offord, D.R., 1071, 1083
Ofshe, R., 414, 426
Ogloff, J.R.P., 938, 948
Oguchi, T., 440, 442
Ogura, C., 558, 575
Ohaeri, J.U., 1866, 1874
Ohnishi, T., 997, 1016
Okawa, M., 561, 562, 564, 575
Okin, R.L., 1866, 1874
Okum, H.S., 1696, 1697
Olds, J., 176, 1561
Olichney, J.M., 1559, 1568
Olie, J.P., 1258
Olié, J.P., 305, 309, 310, 328
Olin, S., 1106, 1118
Olmsted, M.P., 532, 535
Olney, J.W., 255, 284
Olsen, W.L., 1835, 1841
Olson, D., 1694, 1698
Omer, H., 1438, 1439, 1441
Ommaya, A.K., 455, 463
Onghena, P., 498, 504
Onnis, L., 1693, 1698
Oppenheimer, C., 923
Organisation mondiale de la santé, 982, 1114, 1118, 1357, 1641, 1646, 1667, 1846, 1865, 1915
Orlinsky, D.E., 1262, 1265, 1274
Orne, E.C., 1417, 1423
Orne, M.T., 1417, 1423
Orr, L., 1387
Orvashel, H., 1088, 1093, 1101
Osler, W., 1857
Osofsky, J., 1017
Öst, L.G., 1320, 1323, 1324, 1402, 1403, 1404, 1405, 1406
Ostrow, D.G., 1830, 1837, 1841
Otto, M.W., 1324, 1321
Ouellet, R., 96, 99
Ouellette, M., 1657, 1659
Oury, J., 1451, 1452, 1465
Overall, J.E., 325, 327, 1814, 1825
Overholser, W., 1915, 1923
Owens, M.J., 1533, 1536
Ozonoff, S., 1003, 1016

Psychiatrie clinique : une approche bio-psycho-sociale

P

Padawer, W., 1265, 1266, 1273
Padesky, C.A., 1335, 1340
Pagé, J.-C., 1923
Pagès, M., 1392, 1393, 1394
Painchaud, G., 31, 33
Painter, J., 1388
Pakalnis, A., 431, 441
Pakarinen, A.J., 1220, 1224
Palacio-Espasa, F., 1014, 1015
Palazzoli, M., 1435, 1437, 1441
Pallanti, S., 1154, 1158
Palmer, B., 911, 921
Palsson, S., 903, 922
Pandey, G.N., 1533, 1536
Pankratz, W.J., 1228, 1237
Pannbacker, M., 511, 519
Pantel, J., 1588, 1590
Pantuus, E.B., 1820, 1825
Papadatos, C.J., 1214, 1225
Papatheodorou, G., 1113, 1119
Paquette, I., 897, 909, 920, 922
Paracelse, 694
Paradis, A.-F., 581, 584, 611
Paratte, J., 1866, 1874
Parayre, C., 1928, 1938
Paris, J., 486, 504, 659, 683
Parkham, I.M., 893, 922
Parmelee, A.H., 547, 573
Parquet, Ph.J., 480
Parry, B.D., 1067
Parsons, T., 1634, 1635, 1636, 1637, 1639, 1646
Partiot, A., 1561, 1569
Paterson, G., 1690
Pato, C.N., 370, 377
Pato, M.T., 370, 377
Patterson, C.W., 452, 463
Patterson, P.G.R., 68
Patterson, T.E., 1751, 1752, 1757
Pattison, E.M., 1738, 1744, 1850, 1851, 1857
Paty, J., 1559, 1568
Paul, G.L., 1403, 1406
Paul, R., 1051, 1067
Paul d'Égine, 694
Pauls, D., 362, 377
Pauls, D.L., 1026, 1036
Pauly, I.B., 638, 649
Paumelle, P., 1451, 1465, 1898
Pauzé, R., 1369, 1378

Pavlov, I.P., 364, 1263, 1302, 1304, 1305, 1914
Pawl, J.H., 1014, 1016
Paykel, E.S., 296, 328, 402, 407
Pearlin, L.I., 1640, 1646
Pechter, B.M., 1813, 1815, 1819, 1820, 1825
Peck, C.L., 97, 99
Pecknold, J.C., 1150, 1158
Pedersen, B., 1812, 1825
Peet, M., 1198, 1204
Peirano, P., 546, 574
Pelcins, D.O., 1837, 1840
Pélicier, Y., 1863, 1874
Pellegrino, E.D., 1650, 1660, 1661
Pelsser, R., 1030, 1036, 1734, 1745
Penn, D.L., 1318, 1324, 1376, 1378
Pennebaker, J.W., 485, 504
Pennington, B.F., 1046, 1047, 1067
Pentti, J., 1727, 1729
Penzien, D.B., 1402, 1404, 1405
Perdices, M., 1835, 1841
Perel, J.M., 1197, 1199, 1204
Peretz, I., 1552, 1568
Perez, V., 320, 326
Perkins, D.O., 1837, 1841
Perl, M., 1830, 1838, 1840
Perlmutter, R.A., 1378
Perls, F., 1386, 1390, 1394, 1458, 1465
Peroutka, S.J., 1150, 1158, 1191, 1204
Perreault, M.C., 1544, 1569
Perret, J., 1933, 1939
Perris, C., 238, 239, 289, 1329, 1331, 1335, 1340
Perron, R., 1058, 1059, 1060, 1066
Perry, B.D., 1062
Perry, C., 1416, 1423
Perry, C.W., 1410, 1423
Perry, J., 585, 611
Perry, J.C., 656, 659, 683
Perry, P.J., 92, 93, 94, 99, 1155, 1158, 1193, 1202, 1204
Perry, S.W., 1830, 1831, 1832, 1837, 1839, 1841
Persico, A.M., 1519, 1537
Perty, S.W., 1837
Pérusse, D., 1487
Peselow, E.D., 1532, 1536
Pestalozzi, H., 1945
Petawabano, B.H., 1762, 1763, 1764, 1766, 1767
Peterson, H., 1149, 1158
Petit, M., 1246, 1257, 1258
Petitclerc, L., 1740, 1741, 1744
Petitjean, F., 1129, 1136, 1926, 1930, 1939
Petot, J.M., 1414, 1423

Petrides, G., 1112, 1118
Petty, F., 1224
Peurifoy, R.Z., 359
Peyre, F., 707
Pfäfflin, F., 640, 647, 648, 649
Pfeffer, C.R., 1119
Pfefferbaum, A., 1559, 1569
Pfister, O., 1944, 1945, 1950
Pfohl, B., 656, 679, 683
Philippe, P., 1631
Phillips, K.A., 235, 240, 308, 328, 501, 502, 504
Phillips, M.R., 513, 519
Piaget, J., 1060, 1328, 1334, 1339, 1481, 1597, 1598, 1945, 1948
Piazza, P.V., 176, 177, 208
Picard, D., 1392
Picarelli, Z.P., 1524
Piccione, C., 1411, 1423
Pichard-Léandri, E., 1124, 1135, 1136
Pichot, P., 212, 213, 216, 223, 519, 686, 689, 690, 691, 706, 707
Pick, A., 122
Pickrell, J.E., 1416, 1423
Picton, T.W., 1557, 1568
Pierson, A., 1560, 1569
Pillans, P.I., 1199, 1203
Pilon, B., 1547, 1569
Pilowsky, L.S., 1210, 1224
Pinard, G., 618, 634
Pine, F., 649, 977, 988, 1078, 1083, 1703, 1714
Pineda, J., 1558, 1567
Pinel, P., 654, 1444, 1445, 1465, 1863, 1894, 1895, 1911, 1912, 1923
Piñeyro, G., 1191, 1204
Pirozzi, R., 1217, 1224
Pithers, W.D., 631, 634
Pittman III, F.S., 1376, 1378
Pitts, F.N., 333
Plapp, J.M., 402, 407
Platon, 1303, 1471, 1472, 1481
Platt, M., 1832, 1840
Platt, M.M., 108, 143
Platt, S., 1721, 1729
Plomin, R., 166, 170, 984, 988
Pluymaekers, J., 1081, 1083
Pohl, R., 1152, 1158
Pokorny, A.D., 161, 170
Polivy, J., 532, 535
Pollack, M.H., 356, 358
Pomerleau, G., 524, 536

Pontalis, J.-B., 413, 426, 644, 649, 1279, 1281, 1289, 1297, 1601, 1612
Pope, H.G., 512, 513, 514, 518, 519, 525, 530, 536
Pope, K.S., 30, 33, 1416, 1423
Popkin, M.K., 399, 404, 405, 407
Popli, A.P., 1200, 1204
Popper, C.W., 1112, 1119
Popper, K.R., 1476, 1477, 1478, 1479, 1480, 1481, 1483
Porge, E., 1449, 1465
Porjesz, B., 1559, 1569
Posner, M.I., 8, 18
Post, R., 8, 18
Post, R.M., 294, 328
Postel, J., 694, 706, 1445, 1465
Potczny, W., 451, 461, 462
Pottash, A.C., 200, 208
Potter, W.Z., 1531, 1536
Pounds, R., 879, 888
Powsner, S.M., 1675, 1679
Poznanski, E.D., 1111, 1119
Prentky, R.A., 628, 629, 633, 634
Preskorn, S.H., 1112, 1119, 1188, 1204
Pribram, K.H., 1411, 1412, 1423
Price, A.R., 1026, 1036
Price, L., 1536
Price, R.W., 1835, 1836, 1841
Prien, R.F., 1209, 1210, 1217, 1224, 1225
Primeau, F., 1148, 1158, 1222, 1224, 1653, 1659, 1660
Primeau, F.J., 111, 142
Prince, M., 419
Prince, R., 1750, 1759
Prochaska, J.O., 1265, 1266, 1274
Procuste, 1440
Prohaska, M., 134, 143
Pronovost, J., 1114, 1119
Pronovost, L., 1921, 1923
Prosoff, B.A., 402, 407
Proulx, F., 1787, 1791
Proulx, J., 619, 628, 634
Proulx, J.-R., 1764, 1768
Proulx, S., 1762, 1768
Prusoff, B.A., 296, 328
Przybeck, T.R., 1612
Ptito, M., 1550, 1568
Puig-Antich, J., 1111, 1112, 1119
Pull, C.B., 216, 223, 690, 691, 706
Pull, M.C., 216, 223, 690, 691, 706
Purohit, D., 901, 922
Putman, F.W., 381, 394, 412, 414, 426

Q

Quaranta, J.-F., 1680
Quebec Committee for the International Classification of Impairments, Disabilities and Handicaps, 987
Quemada, N., 1928, 1938
Quenzer, L.F., 1537
Quetel, C., 694, 706
Quinsey, V.L., 623, 634
Quintana, H., 1108, 1119
Quinton, D., 1075, 1083

R

Rabian, B., 1092, 1101
Rabins, P.V., 111, 143
Rabkin, J.G., 304, 328, 1837, 1841
Rabkin, J.R., 1837, 1841
Rabkin, R., 1837, 1841
Racamier, P.-C., 215, 223, 1288, 1289, 1297, 1451, 1452, 1465, 1945
Rack, P., 1759
Radanov, B.P., 455, 463
Radnitzky, G., 1483
Rado, S., 178, 208, 865, 868
Rafaelsen, D.J., 305
Rag, B.A., 911
Rahe, R.H., 215, 222, 296, 327, 402, 407
Raimbault, G., 1124, 1135, 1136
Raj, A., 353, 358
Raj, B.A., 922
Rakic, P., 984, 988
Rakotobe, A., 686, 705
Ramachadran, V.S., 1546, 1569
Ramarojaona, R., 686, 705
Ramirez, L.F., 438, 442
Ramón y Cajal, S., 1512
Ramsey, P.W., 1743, 1745
Rank, O., 1383
Ranseen, J., 1675, 1678
Ranty, Y., 504
Rapee, R.M., 354, 358
Rapin, I., 1051, 1057, 1067
Rapoport, J., 1070, 1083, 1097, 1101. 1415, 1423
Rappard, P., 689, 706
Raskin, A., 305
Raskin, H.A., 178, 207
Raskin, R., 1679
Rasmussen, S.A., 377
Rastam, M., 530, 536
Ratté, C., 524, 536
Rauss-Mason, C., 535, 536

Ravar, J., 537
Ravart, M., 593, 611
Raymond, N., 534, 536
Raymond, V., 1644, 1646
Raymondis, L.M., 1914, 1923
Raynaud, M., 1938, 1939
Razzell, A., 433, 442
Rea, C.M., 1676, 1679
Read, J., 587, 611
Reber, M., 87, 88, 99
Rechtmann, R., 1456, 1465
Rechtschaffen, A., 540, 575
Redlich, F.C., 1920, 1923
Redmond, D.E., 333
Reed, J., 1864, 1874
Regan, W.M., 494, 503
Regestein, Q.R., 561, 575
Regier, D.A., 290, 291, 328, 862, 873, 903, 911, 922, 1812, 1815, 1825
Reich, J.H., 680, 683
Reich, P., 510, 515, 519
Reich, T., 205, 207
Reich, W., 654, 1383, 1387, 1390, 1392, 1394, 1458
Reichler, R.J., 88, 99
Reidy, M., 1842
Reik, T., 1383
Reimao, R., 572, 575
Reine, G., 1191, 1203
Reiss, D., 1685, 1686, 1698
Reiss, D.J., 1885, 1889
Reiss, J.P., 1228, 1237, 1675, 1676, 1679
Reiss, S., 83, 84, 86, 87, 88, 90, 91, 93, 96, 97, 99, 100, 1309, 1324
Reiss-Schimmel, I., 1450, 1463
Remington, G., 1163, 1176
Renaud, A., 1060, 1066
Renault, B., 1558, 1567
Renbaum, L.C., 1519, 1533, 1535
Repond, A., 1945
Resick, P.-A., 1320, 1322
Restak, R., 450, 463
Retterstol, N., 221, 223
Reul, J.M.H.M., 1192, 1203
Revol, L., 1164, 1245, 1246, 1258
Rey, J.M., 402, 408
Reynaud, M., 480, 504, 1124, 1136, 1680
Rhéaume, J., 377
Rhoads, J.M., 215, 223, 1436, 1440
Rhue, J.W., 426, 1412, 1416, 1417, 1423
Rialle, V., 1569

Ribot, T., 134
Rice, C.J., 95, 98
Rice, D.P., 1815, 1825
Rice, L.N., 1437, 1440
Richard, D., 1258
Richelson, E., 1186, 1196, 1204, 1536
Richer, P.-M., 694
Rickels, K., 1145, 1149, 1150, 1158, 1321, 1324
Riddle, M.A., 1030, 1036, 1204
Ridgely, M.C., 1821, 1825
Ridgely, M.S., 1822, 1824
Riel, M., 1394
Ries, R.K., 492, 504
Rifkin, A., 1857
Rigaud, A., 1936, 1939
Riklin, F., 1944
Rivet, B., 213, 223
Rivière, J., 1284
Rix, K.J., 434, 442
Robaey, P., 982, 988
Robbins, C., 1739, 1744
Robbins, J.M., 486, 492, 504
Roberts, C., 1913, 1916, 1920, 1922
Robin, M., 1376, 1378
Robins, E., 298, 328, 1619, 1630
Robins, L.N., 186, 208, 290, 291, 328, 380, 394, 656, 683, 1620, 1621, 1630
Robinson, E., 30, 33
Rocha, F.L., 433, 442
Rocha, M.E., 433, 442
Rochen-Renner, B., 88, 99
Rocher, G., 1635, 1646
Rochon, J., 1919, 1920
Rodgers, J., 459, 460, 463
Rodin, G., 878, 888
Roebuck, J., 1637, 1638, 1645
Roehrich, L., 437, 442
Roemer, R.A., 1559, 1569
Roesler, A., 629, 634
Rogers, C., 1431, 1458, 1465
Rogler, L.H., 1753, 1759
Rognonat, J., 1459, 1464
Rolf, I., 1388, 1394
Rollnick, S., 147, 167, 169, 203, 208
Roman, G.C., 121, 143
Romano, J., 104, 452, 463
Romero, L., 1191, 1204
Rompré, P.P., 1562, 1570
Rondepierre, J., 1256
Roose, S.P., 1202, 1204

Root, R., 1015
Rorschach, H., 1111, 1943
Rose, R.M., 402, 407
Rosen, J., 1451, 1465
Rosen, R.C., 582, 584, 589, 591, 595, 599, 601, 604, 605, 606, 608, 610, 611
Rosenbaum, J., 1142, 1145, 1158
Rosenbaum, J.F., 338, 358
Rosenberg, M., 1639, 1646
Rosenbloom, M., 1559, 1569
Rosenheck, R., 1674, 1678
Rosenstein, D.L., 1197, 1204
Rosenthal, N.E., 562, 575
Rosenzweig, S., 1263, 1274
Rosewater, K.M., 1785, 1786, 1791
Rosman, B.L., 526, 536, 1375, 1377, 1378, 1694, 1698
Rosner, B., 1621, 1630
Ross, C.A., 413, 414, 426
Ross, M.W., 649
Ross, W.D., 1653, 1660
Ross-Chouinard, A., 1177
Rosse, R.B., 184, 208
Rosser-Hogan, R., 1752, 1757
Rossi, E.L., 1419, 1422
Rossi, S.I., 1419, 1422
Roth, M., 898
Roth, T., 576
Rothbaum, B.O., 382, 383, 390, 394, 1401, 1405
Rothschild, B.S., 1654, 1660
Rouchell, A.M., 879, 888
Roudinesco, E., 1298, 1450, 1465
Rouillon, F., 1199, 1202, 1203, 1204
Roume, D., 1452, 1462
Rounsaville, B.V., 203, 208
Rousseau, C., 1742, 1745, 1752, 1759
Rousseau, J.-J., 1945
Roussillon, R., 1696, 1697
Roustang, F., 1414, 1416, 1423
Roy, A., 437, 442, 1745, 1781, 1792
Roy, A.I., 437, 442
Roy, D., 1658
Roy, E., 175
Roy, J.-Y., 873
Roy, M.-A., 1488, 1489, 1493, 1496, 1498, 1616, 1617, 1618, 1630
Roy-Byrne, P., 354, 355, 357, 356, 358
Roy-Byrne, P.P., 1158
Rubin, I.L., 79, 99
Rubin, L., 1867, 1873
Rueveni, U., 1740, 1745

Ruffert, S., 1534, 1535
Rumbaut, R.G., 1752, 1759
Rümke, D.H., 245
Rundell, J.R., 480, 876, 877, 881, 882, 888, 1830, 1838, 1841
Rush, A.J., 1193, 1202, 1204, 1338, 1340
Russell, A.T., 1106, 1119
Russell, B., 1475
Russell, G.F.M., 524, 536
Russo, A.M., 438, 442
Russo, J., 1676, 1679
Rutkove, S.B., 553, 575
Rutter, M., 976, 988, 997, 1003, 1016, 1037, 1071, 1075, 1083, 1109, 1119
Ruyter, C., 640, 649
Ryan, N.D., 1111, 1112, 1119
Ryan, R., 91, 99
Rylander, G., 1781, 1792

S

Sabin, J.E., 1668, 1679
Sabo, A.N., 388, 394
Sabourin, G., 100
Sabshin, M., 1685, 1698
Sack, R.L., 561, 575
Sadavoy, J., 918, 922, 923
Sadock, B.J., 294, 295, 316, 320, 327, 333, 334, 335, 336, 337, 338, 344, 350, 352, 353, 354, 356, 357, 358, 480, 873, 894, 921, 988, 1092, 1101, 1514, 1535
Sadock, V.A., 1611
Sadovnick, A.D., 77, 98
Safer, D.J., 1787, 1792
Safran, J.D., 1334, 1340
Sahajwalla, C., 1150, 1158
Saint-Amant, N., 1884, 1889
Saint-André, M., 1017, 1715
Saitoh, O., 1559, 1569
Sakel, M.J., 1228, 1256, 1914, 1946
Salah, D., 1459, 1464
Salisbury, D.F., 1559, 1569
Salkovskis, P., 355, 358
Salkovskis, P.M., 1309, 1324, 1335, 1341
Sallee, F., 1028, 1036
Sallee, F.R., 1154, 1158
Salloum, I., 1813, 1816, 1825
Salzman, C., 923
Salzman, N., 1439, 1441
Sameroff, A.J., 992, 1016
Sami, M., 1114, 1119
Sammon, C., 1106, 1119

Samuel-Lajeunesse, B., 223, 686, 706
Samuels, J.F., 657, 683
Sanavio, E., 1309, 1324
Sancte de Sanctis, M., 976
Sanders, S., 1418, 1424
Sanders, S.H., 1401, 1406
Sandlin, P.D., 1802, 1809
Santé Canada, 1772, 1774, 1775, 1782, 1783, 1788, 1792
Sante de Sanctis, S., 1134, 1136
Santé et Bien-être social Canada, 1762, 1763, 1764, 1767
Santé Québec, 174, 175, 208, 467, 480, 894, 922
Santos, A., 1669, 1679
Sapir, M., 1399, 1406
Sapirstein, G., 1420, 1423
Saraceno, B., 1162, 1176
Saravoy, S.M., 876, 888
Sarbin, I.R., 1412, 1424
Sarbin, T.R., 1638, 1646
Sarchiapone, M., 1781, 1792
Sartorius, N., 301, 328
Sartre, J.-P., 1383
Sarwer, D.B., 1321, 1324
Sasaki, H., 561, 575
Saskin, P., 551, 575
Sasseville, M., 873
Sasson, Y., 363, 371, 377
Satir, V., 1390
Satlin, A., 909, 922
Saussure, R. de, 1945
Sauvage, D., 1013, 1016
Savard, H., 1922
Savard, R., 1764, 1768
Saxe, L., 146, 170
Sayette, V. de la, 121, 143
Scahill, L., 1029, 1030, 1036
Schaerf, F.W., 1838, 1841
Schafer, R., 1440, 1441
Schaie, K.W., 893, 922
Scharf, D., 1690, 1698
Scharf, J., 1690, 1698
Scharfetter, C., 1947
Schatz, C.J., 984, 987
Schatzberg, A.F., 292, 293, 294, 328
Scheehan, D.V., 1152, 1159
Scheff, T.J., 1637, 1638, 1646
Scheflin, A.W., 1425
Schenck, C.H., 567, 569, 570, 575
Schiavi, R.C., 582, 611
Schiffer, R.B., 452, 460, 461, 463
Schildkraut, J.J., 292, 328, 1188, 1204
Schindler, W., 1255

Schloss, C.N., 96, 98
Schmale, A.H., 466, 469, 480
Schmidt, U., 1837, 1841
Schmit, G., 1455, 1465
Schmitt, F.A., 1835, 1841
Schnarch, D.M., 589, 611
Schneider, K., 245, 263, 284, 305, 308, 313, 328, 362, 421, 426, 654
Schneider, N.G., 1158
Schneider, P.-B., 33, 1947
Schneier, F.R., 350, 358
Schoenfeld, P., 1740, 1745
Schopler, E., 88, 99
Schopler, F., 1460, 1465
Schou, M., 1208, 1217, 1225, 1241, 1254
Schrader, S.S., 1697
Schreber, D.P., 229, 1289
Schreiber, G., 1191, 1202, 1534
Schreiber, H., 1559, 1569
Schreier, H.A., 511, 519
Schreiner-Engel, P., 582, 611
Schröder, J., 617, 634
Schroeder, H.E., 1357, 1358, 1360
Schubert, D.S., 1815, 1825
Schuckit, M.A., 149, 153, 170, 176, 186, 191, 197, 202, 208, 1820, 1821, 1825
Schuettler, R., 1947, 1950
Schultz, J.H., 1398, 1399, 1406, 1456
Schultz, R.T., 997, 1003, 1016
Schultze, K.S., 1735, 1744
Schwartz, G., 165, 169
Schwartz, G.E., 1398, 1405
Schwartz, J.C., 1536
Schwartz, J.T., 1162, 1169, 1176
Schwartz, M.A., 1483
Schwartz, R.C., 1689, 1698
Schwartz, S., 205, 207
Schwartzman, J., 1686, 1698
Schwarz, E.D., 1089, 1101
Schweitzer, A., 1659
Schweizer, E., 332, 350, 354, 357, 358, 1149, 1150, 1158, 1321, 1324
Schweizerischer Verein Für Psychiatrie, 1944, 1950
Scogin, F., 134, 143
Scott, J.E., 275, 284
Scott, W.C.M., 1285, 1298
Scoville, W.B., 135, 143
Sculpher, M., 1673, 1678
Searles, H., 1288, 1298, 1945
Sechehaye, M.A., 1451, 1465

Sechter, D., 1258
Secter, I.I., 1415, 1422
Sedler, M.J., 240
Seeman, M.V., 1707, 1714, 1715
Seeman, P., 1176
Segal, H., 654, 683, 1284, 1298
Segal, L., 1378
Segond, P., 1073, 1082
Segraves, K.B., 581, 582, 583, 591, 593, 611
Segraves, R.T., 581, 582, 583, 591, 593, 611
Séguin, M., 1786, 1787, 1792
Seidel, R., 535, 536
Seifer, R., 992, 995, 1016, 1017
Sejnowski, T.J., 549, 576
Self, D.W., 1504, 1536
Seligman, M.E.P., 1333, 1340, 1417
Seltzer, L.F., 1696, 1698
Selvini-Palazzoli, M., 525, 536, 1082, 1083, 1372, 1375, 1378, 1454, 1455, 1465, 1691, 1698
Selye, H., 1640
Selzer, M.L., 161, 170, 1814, 1825
Senatore, V., 88, 99
Senninger, J.L., 1926, 1939
Senon, J.L., 1258
Sensky, T., 460, 463
Serban, G., 680, 683
Sergeant, J., 1020, 1036
Sergent, J., 1551, 1569
Sérieux, P., 686, 706
Servant, D., 480
Sevin, J.A., 92, 93, 94, 98
Sewell, D.D., 1836, 1841
Sewitch, M., 1838, 1840
Seywert, F., 1372, 1378
Shader, R., 1029, 1036
Shader, R.I., 1142, 1145, 1157
Shaefer, M.S., 1142, 1159
Shagass, C., 1559, 1569
Shaham, Y., 1565, 1567
Shalling, I., 1803, 1809
Shames, V.A., 1418, 1424
Shanahan, W., 1375, 1377
Shapiro, D., 1320, 1323
Shapiro, D.A., 472, 479
Shapiro, E.S., 1028, 1037
Shapiro, F., 390, 394
Shapiro, R.W., 306, 327
Shapiro, S., 328
Shapiro, V., 1014, 1015
Sharma, V., 1217, 1225

Sharp, C.W., 532, 536
Sharpe, M., 485, 504, 1321, 1324
Shaw, J., 609, 611
Shaywitz, B.A., 1021, 1037
Shaywitz, S.E., 1021, 1037
Shea, S.C., 68, 663, 683
Shear, M.K., 338, 358, 1320, 1324, 1435, 1441
Sheehan, D.V., 353, 358
Sheehan, P.W., 1410, 1418, 1424, 1425
Sheehy, E., 948
Sheehy, T.W., 511, 519
Sheikh, J., 911, 921
Sheitman, B.B., 1176
Sheline, Y.I., 1533, 1536, 1588, 1591
Shelton, R.C., 1225
Shenton, M.E., 1560, 1569
Shepherd, M., 283, 284
Sheridan, P.M., 646, 648
Sherman, D.D., 1110, 1118
Sherman, S.J., 1425
Sherrington, C.S., 1914
Sherwin, B.B., 582, 584, 611
Shevitz, S.A., 1851, 1857
Shigetomi, C.C., 1399, 1405
Shortt, S.E.D., 1720, 1729
Shover, L.R., 606, 607, 611
Shulman, K., 909, 922
Shvaloff, A., 1537
Sicotte, N., 524, 536
Sider, R.C., 452, 461, 463
Siegel, D.J., 1062, 1067
Siegel, J.M., 548, 575
Siegel, S., 680, 683
Siegler, M., 1657, 1658, 1660
Siever, L.J., 1531, 1537
Sifneos, P.E., 467, 1292
Sigal, M., 511, 519
Signoret, J.L., 1542, 1568
Sigvardsson, S., 1496, 1498
Silberfarb, P.M., 1851, 1857
Silva, R.R., 432, 441
Silver, A., 1045, 1049, 1067
Silver, L.B., 1040, 1045, 1046, 1050, 1067
Silverman, M.M., 1792
Silverman, W.K., 1092, 1101
Silverston, L., 1106, 1118
Simard, J.-J., 1762, 1768
Simeon, D., 1158
Simmel, E., 436, 442
Simon, G.E., 485, 504

Simon, R.I., 393, 394
Simon, T., 80
Simonnet, G., 177, 208
Simons, R.C., 1748, 1759
Simpkins, C.G., 1814, 1815, 1824
Simpson, D.M., 1841
Simpson, S.W., 1588, 1590
Sinaniotis, C.A., 1214, 1225
Singer, J.L., 1412, 1423
Single, E., 146, 170
Singleton, C.K., 136, 142
Sivadon, P., 1896, 1898
Sizaret, P., 514, 520
Skillicorn, S.A., 135
Skinner, B.F., 1305, 1306, 1561, 1914
Skinner, H.A., 152, 170
Skodol, A.E., 529, 536
Skoog, I., 903, 922
Sloane, R.B., 1264, 1266, 1274
Slovik, L.S., 1696, 1698
Sluzewska, A., 1534, 1536
Small, J.G., 1219, 1225, 1229, 1237
Smith, A.L., 290, 328
Smith, D.A., 92, 93, 94, 99, 1090, 1100
Smith, D.B., 459, 463
Smith, G.R., 492, 504
Smith, J., 1819, 1825
Smith, J.E., 1802, 1809
Smith, M.E., 1558, 1569
Smith, M.J., 108, 143
Smith, M.L., 1262, 1274
Smith, S.S., 176, 208, 1519, 1537
Smith, W.H., 420, 425
Smoller, J.W., 358
Smyth, T.R., 1034, 1037
Snider, W.D., 1841
Snowdon, J., 513, 520
Snyder, S., 405, 408, 1815, 1825
Snyder, S.H., 1191, 1204
Socarides, C.W., 639, 649
Société médicale Balint, 32
Soeur, A., 1938, 1939
Sofinowski, R.E., 511, 520
Sokoloff, P., 1536
Sokolovsky, J., 1738, 1745
Solman, L., 1751, 1757
Solnit, A.J., 403, 408
Soloff, P.H., 680, 683
Solomon, S.D., 392, 394
Song, F., 1193, 1198, 1202, 1204

Soranus l'Ancien, 694
Sorensen, T., 650
Sorenson, S.B., 455, 456, 462
Sotsky, S., 322, 328
Soucquet, M., 547, 574
Soulé, M., 976, 988, 1037
Southwick, S.M., 381, 382, 394
Sovner, R., 88, 92, 99
Spaniol, L., 1886, 1889
Spanos, N.P., 1411, 1412, 1413, 1416, 1417, 1422, 1424
Speck, R., 1739, 1745
Specker, S., 534, 536
Spector, I.P., 591, 601, 603, 611
Spencer, T., 1037
Sperling, R.A., 1584, 1591
Sperry, R.W., 1550, 1569
Spiegel, C.A., 393, 394
Spiegel, D., 412, 414, 426, 1412, 1417, 1420, 1424
Spiegel, D.A., 1321, 1322, 1324
Spiegel, J., 380, 394
Spielman, A.J., 551, 575
Spielrein, S., 1944
Spinhoven, P., 1417, 1424
Spitz, R.A., 1093, 1101, 1109, 1119
Spitzer, M., 228, 239, 435, 441, 1474, 1483
Spitzer, R.L., 1814, 1825
Spoeri, R.K., 1674, 1675, 1679
Sprich, S., 91, 98
Springer, T., 1321, 1324
Squires, K.C., 1558, 1569
Squires, N.K., 1558, 1569
Squires-Wheeler, E., 1559, 1567
Srole, L., 1620, 1630
Stack Sullivan, H., 322
Staedt, J., 553, 575
Stahl, S.M., 319, 328, 336, 358
Stampfl, T., 1436, 1441
Stansfeld, S., 1867, 1873
Stanton, M.D., 204, 208
Starke, I., 109, 142
Statistique Canada, 894, 922, 1072, 1774, 1792, 1846, 1857
Steadman, H., 1796, 1800, 1801, 1809
Steck, H., 1240, 1945, 1946
Stedeford, A., 1851, 1852, 1857
Steering Committee, American Psychiatric Association, 328
Stein, G., 668, 678, 679, 683
Stein, L.I., 1732, 1745, 1888, 1890
Steinbeck, J., 150
Steinberg, M., 420, 426

Steiner, B., 638, 650
Steiner, R., 1449, 1464
Steiner, W., 1217, 1225
Steinglass, P., 166, 170
Steinhauer, P., 1078, 1083
Steinhauer, S., 1948, 1950
Steinhausen, H.C., 535, 536
Steketee, G., 382, 383, 390, 394, 1401, 1405
Stengel, E., 8, 18
Stepanski, E., 552, 575
Stephenson, R., 395
Steriade, M., 548, 549, 576
Stern, D., 1283, 1298
Stern, D.N., 992, 1017
Stern, G., 1751, 1759
Stern, Z., 1668, 1679
Stern Peck, J., 1687, 1698
Sterner, U., 1320, 1324
Steven, M.S., 1739, 1744
Stevenson, R.L., 419
Stewart, J., 1565, 1567
Stewart, M., 31, 33
Stewart, S., 1789, 1792
Stiles, W.B., 1262, 1274
Stinus, L., 177, 208
Stip, E., 1541, 1544, 1545, 1553, 1554, 1555, 1567, 1568, 1569
Stirba, A.L., 193, 208
Stockdill, J., 1890
Stoleru, S., 1017
Stoll, A.L., 1217, 1225
Stoller, R., 1703, 1714
Stoller, R.J., 619, 634, 639, 640, 645, 650, 1288, 1298
Stone, M., 642, 683
Stone, W.M., 1458, 1465
Stotland, N.L., 878, 888
Stoudemire, A., 877, 888, 906, 922
Stoudemire, A.I., 480
Strachey, J., 1445
Strain, J.J., 405, 408
Straumanis, J.J., 1559, 1569
Strauss, C.C., 1092, 1100, 1101
Strauss, J.S., 1108, 1119, 1880, 1890
Streiner, D.L., 1630, 1631
Stretch, D.D., 355, 358
Stricker, G., 1263, 1274, 1441
Strik, W.K., 1560, 1569
Strober, M., 526, 536
Strömgren, E., 212, 223
Strosahl, K.D., 1784, 1791
Strupp, H.H., 1264, 1266, 1268, 1272, 1274

Stuart, R., 1690
Stueve, A., 1799, 1803, 1808
Suber, M.K., 1674, 1680
Sugarman, P., 432, 442
Sullivan, H.S., 1689
Sullivan, M.D., 879, 888
Sulser, F., 1190, 1204
Sultzer, D.L., 134, 143
Sunderland, T., 1192, 1204
Sundquist, J., 1753, 1759
Surault, P., 1775, 1783, 1792
Surridge, D., 460, 463
Susini, J.R., 213, 216, 222
Susser, E., 213, 223, 1622, 1630
Sutton, S., 1558, 1569
Svensson, T.H., 1522, 1537
Svrakic, D.M., 1610, 1611, 1612
Swain, G., 1444, 1446, 1464
Swaminath, R.S., 940, 948
Swanson, J., 1797, 1798, 1799, 1800, 1801, 1802, 1804, 1809
Swartz, C.M., 1229, 1237
Swedo, S.E., 1026, 1036, 1037, 1097, 1101
Sweeney, J.A., 1016
Switz, D.M., 474, 475, 480
Sydenham, T., 694, 1913
Sylvain, C., 1321, 1324
Symonds, L.L., 900, 922
Syndicat national des praticiens en psychothérapie, 1465
Szatmari, P., 1061, 1067, 1107, 1119
Szuster, R.R., 1820, 1825
Szymanski, H., 456, 463
Szymanski, L.S., 79, 99
Szyszko, J., 86, 99

T

Tabeze, J.P., 1129, 1136
Tabèze, P., 1930, 1939
Taggart, M.E., 1842
Tainturier, M.J., 1554, 1568
Takahashi, K., 561, 575
Talajic, M., 472, 479, 879, 888
Talbot, J., 1802, 1809
Talbot, P.R., 1584, 1591
Talbott, J.A., 947, 948
Tallal, P., 985, 988, 1047, 1051, 1067
Taminga, C.A., 1528, 1537
Tampakeras, M., 1563, 1570
Tansella, M., 1742, 1745
Tardif, M., 630, 634, 1802, 1809

Tardiff, K., 1802, 1807, 1808, 1809
Tarjan, G., 79, 99
Tarrier, N., 1351, 1358, 1359, 1360, 1361
Tart, C.T., 1389, 1394
Tasman, A., 79
Tassé, L., 1765, 1768
Tassé, M.J., 81, 96, 99, 100
Tatossian, A., 687, 706
Tatrow, K., 1719, 1728
Taube, C.A., 1863, 1865, 1873
Tawil, S., 1896, 1903
Taylor, C., 1599, 1612
Taylor, E., 976, 988, 1020, 1037, 1040, 1067
Taylor, F., 1666
Taylor, M.A., 1210, 1225, 1489, 1498
Taylor, P., 1804, 1809
Taylor, R.J., 1782, 1791
Taylor, S., 514, 515, 518, 520, 1313, 1320, 1324
Teague, G.B., 1814, 1824
Teasdale, G., 455, 462
Teasdale, J.D., 1333, 1340
Teboul, E., 1144, 1148, 1157, 1159
Teft, B., 1742, 1744
Teicher, M.H., 1199, 1204
Teichner, G., 1868, 1873
Tellenbach, H., 295, 307, 328
Tempier, R., 1666, 1679, 1868, 1874
Ten Have, H.A.M.J., 1772, 1789, 1792
Teng, E.L., 127, 131, 143, 896, 922
TenHoor, W., 1890
Tennant, F.S., 191, 208
Terkelsen, K.G., 1734, 1745
Terr, L.C., 382, 394, 1089, 1101
Tervin, L.A., 1612
Tessier, L., 1890, 1903
Test, M.A., 1867, 1874, 1888, 1890
Thapar, A., 658, 683
Thase, M.E., 323, 328, 1192, 1193, 1202, 1203, 1204
The Medicine Group Ltd., 170
The Psychological Corporation, 1040, 1067
Therapeutics and Technology Assessment Subcommittee of the American Academy of Neurology, 1584, 1591
Thibaut, F., 629
Thigpen, C.H., 414, 426
Thomas, A., 657, 683, 992, 1012, 1017, 1071, 1083, 1094, 1100, 1610, 1611
Thomas, H., 191, 208
Thomas, V., 1694, 1698
Thomasma, D.C., 1661
Thompson, T.L., 473, 480

Thompson, W.L., 473, 480
Thomson, D.A., 1745
Thomson, N.F., 1721, 1729
Thorby, J., 1802, 1809
Thorn, T.J., 471, 472, 479
Thornicroft, G., 191, 208
Thorpy, M.J., 551, 575
Thouez, J.-P., 114, 142
Tidmarsh, L., 1715
Tieger, M.E., 1458, 1465
Tienari, P., 1106, 1119
Timsit-Berthier, M., 1559, 1569
Tissot, R., 1948
Tizard, J., 1071, 1083
Todd, M.E., 92, 93, 94, 98
Todd, R.D., 1519, 1537
Todorov, B., 1666, 1668, 1680
Tognoni, G., 1162, 1176
Toharia, A., 1369, 1373, 1378
Tohen, M., 909, 922, 1631, 1868, 1873
Tolsdorf, C.C., 1739, 1745
Tompson, G.E., 1676, 1679
Tordjman, G., 1457, 1465
Torem, M., 413, 421, 425
Torgersen, S., 658, 680, 682, 683, 1092, 1101
Torrey, E.F., 1800, 1809
Tosquelles, F., 1451, 1452, 1453, 1465, 1895, 1899
Toulouse, É., 15, 1895, 1896
Touraine, A., 1640, 1646
Tourne, Y., 1125, 1126, 1136, 1926, 1938
Tousignant, M., 1646
Trager, M., 1389
Tralles, A. de, 694
Tramer, M., 1945, 1950
Treasure, J., 524, 536
Trecpacz, P.T., 106, 143
Treece, C., 178, 208
Tremblay, N., 1554, 1568
Tremblay, R.E., 1071, 1074, 1083
Treurniet, M., 1298
Trieman, N., 1866, 1874
Trimble, M.R., 84, 100, 458, 463
Trimble, R.W., 1403, 1406
Trivedi, M., 1192, 1203
Trivers, R.L., 1642, 1643, 1646
Trolle, E., 687, 706
Tross, J., 1830, 1831, 1832, 1837, 1841
Tross, S., 1835, 1839, 1841
Trottier, R., 580, 581, 610
Truax, C., 1431, 1441

Trudeau, J.B., 69
Trudel, G., 593, 611, 1324
Trull, T., 1796, 1804, 1809
Trzepacz, P.T., 69
Tsuang, D.W., 1498
Tsuang, M., 312, 328
Tsuang, M.T., 1498, 1631
Tuason, V.B., 1531, 1535
Tucker, L.E., 517, 518, 520
Tueth, M.J., 910, 922
Tuke, D.H., 1445, 1465
Tuke, W., 1911, 1912
Tunnieliff, G., 1150, 1159
Turkle, S., 1448, 1465
Turner, J.C., 1878, 1890
Turner, S.M., 68
Turney, J.G., 879, 888
Túry, F., 1418, 1421
Tyrer, P., 915, 922

U

Uhl, G.R., 1519, 1537
Uhlenhuth, E.H., 296, 328, 402, 407, 1149, 1158
Union nationale des amis et familles des malades mentaux, 285
Unis, A., 1105, 1119
Urwand, S., 1454, 1464

V

Vachon, L., 165, 169
Vaglum, P., 1751, 1757
Vahtera, J., 1727, 1729
Vaidya, C.J., 985, 988
Vaillant, G., 148, 149, 156, 159, 168, 170
Vaillant, G.E., 296, 326, 659, 683
Valcah, L., 455, 463
Valla, J.P., 1088, 1100
Vallis, T.M., 1335, 1341
Van Balkom, A.J.L.M., 1320, 1324
Van Den Akker, B., 1772, 1789, 1792
Van der Hart, O., 380, 395
Van der Kolk, B.A., 380, 381, 382, 392, 393, 395
Van Der Linden, M., 1552, 1567
Van Dyck, R., 1416, 1417, 1424
Van Gijseghem, H., 623, 634
Van Houdenhove, B., 498, 504
Van Oppen, P., 1320, 1324
Van Petten, C., 1558, 1570
Van Praag, H.M., 293, 328, 1560, 1570

Van Vliet, I.M., 1152, 1159
Vandersall, T.A., 1838, 1840
Vanelle, J.-M., 285, 687, 689, 705, 706
Vantalon, V., 212, 221, 223
Varga, K., 1410, 1421, 1424
Vasile, R.G., 680, 683
Vasquez, L., 1864, 1874
Vaughn, C., 1348, 1361
Vaughn, C.E., 256, 257, 284
Vedak, C., 1229, 1237
Velin, R., 1833, 1840
Venakur, H., 1814, 1825
Verdoux, H., 329, 707
Verlhac, A., 687, 706
Vernet, J.P., 691, 706
Vézina, M., 1729
Victor, M., 135, 136, 143
Vida, S., 895, 922
Vidal 1998, 1251, 1256, 1258
Vidon, G., 1902, 1903, 1931, 1939
Vieweg, V., 903, 920
Viguera, A.C., 1202, 1204
Villeneuve, C., 1369, 1373, 1378, 1695, 1698
Villeneuve, R., 581, 582, 584, 586, 597, 610
Vinar, M., 1752, 1755, 1759
Vincent, A., 363, 377, 1215, 1225
Vincent, P., 442, 1215, 1225
Virkkunen, M., 434, 442
Virkunnen, M., 1803, 1808
Visher, E.B., 1688, 1698
Visher, J.S., 1688, 1698
Vogenthaler, D., 455, 456, 463
Volgy, S.S., 1687, 1697
Volkan, V.D., 639, 640, 649, 650
Volkmar, F., 996, 1000, 1016, 1017
Volkmar, F.R., 1107, 1119
Volkow, N.D., 984, 988
Von Bertalanffy, L., 1366, 1377
Von Euler, U., 1521
Von Gunten, C.R., 1727, 1729
Von Hattingberg, H., 436, 442
Von Korff, M., 485, 504, 877, 888
Von Meduna, L.J., 1228, 1256, 1914
Von Monakow, C., 1944, 1945, 1950
Von Rooijen, L., 1814, 1825
Voshart, K., 878, 888
Voyer, J., 1852, 1857

W

Wachtel, P.L., 1435, 1441
Wadsworth, M., 1074, 1083
Wadworth, A.N., 1155, 1159
Wager, S., 1525, 1537
Wagner, G., 1837, 1841
Walczak, T., 494, 504
Waldman, I.D., 984, 988
Wålinder, J., 316, 328
Walker, E.A., 607, 611
Walker, R., 645, 650
Walker, R.D., 1765, 1768
Wallace, C.J., 1358, 1362
Wallach, M., 1826
Wallach, M.A., 1868, 1874
Wallen, M.C., 1821, 1826
Wallerstein, R.S., 1294, 1298
Walling, M., 582, 611
Wallot, H., 1917, 1923
Walser, H.H., 1950
Walsh, D., 1617, 1618, 1630
Walsh, F., 1688, 1698, 1699
Walsh, M.R., 1715
Walsh, T., 1030, 1037
Walsh, T.B., 534, 536
Walter, L., 1660
Walter, W.G., 1558, 1570
Walters, A.S., 552, 576
Walters, E., 414, 426
Walters, R.H., 1595, 1611
Waltham, M.A., 1838, 1840
Wamboldt, F.S., 1686, 1698
Wanderling, J., 213, 223
Ward, N.G., 1147, 1152, 1153, 1158
Ward, T., 631, 633
Warner, L.A., 175, 208
Warr, P., 1718
Warren, R.S., 1814, 1824
Warrington, E.K., 1552, 1568
Washton, A.M., 200, 208
Waskow, I.E., 191, 208
Watson, D., 485, 504
Watson, G.G., 494, 504
Watson, J.B., 1914
Watts, F.N., 552, 573
Watzlawick, P., 230, 231, 240, 1368, 1369, 1378, 1419, 1424, 1691, 1698
Waxman, S.G., 1545, 1570
Waynberg, J., 602, 611

Weakland, J., 1419, 1689, 1691, 1698
Webb, W.L., 1654, 1660
Weber, M., 576, 1636
Wechsler, L.R., 553, 576
Wehr, T.A., 1216, 1217, 1223, 1225
Weibel, H., 214, 221, 223
Weiden, P.J., 1210, 1223
Weiershausen, U., 1145, 1159
Weight, D.G., 1589, 1591
Weilburg, J.B., 1156, 1159
Weinberger, D.R., 1566, 1570
Weinberger, J., 1265, 1274
Weinberger, L.E., 1867, 1873
Weiner, H.D., 1821, 1826
Weiner, N., 1367, 1368
Weiner, R., 1228, 1229, 1230, 1234, 1235, 1236, 1237
Weinrich, J.D., 650
Weisaeth, L., 382, 395
Weismann, M.M., 995, 1017
Weiss, G., 1025, 1037, 1040, 1045, 1067
Weiss, J.R., 215, 223
Weiss, R.D., 1812, 1813, 1814, 1817, 1826, 1868, 1873
Weissbluth, M., 547, 576
Weissman, M., 1725, 1728
Weissman, M.M., 290, 312, 328, 337, 350, 359, 909
Weissman, M.N., 1142, 1159
Weitzenhoffer, A.M., 1410, 1418, 1419, 1424
Weitzman, E.D., 561, 576
Welch, S.L., 525, 536
Weller, E.B., 1111, 1119
Weller, R.A., 1111, 1119
Wells, C.E., 905, 907, 922
Wells, D.G., 1233, 1237
Wells, K.B., 304, 329, 1848, 1857
Werfel, S., 1740, 1744
Wernicke, C., 134, 135, 422
Werry, J., 1107, 1118
Werry, J.S., 1106, 1107, 1108, 1118, 1119
Wertheim, J., 923
Wertheimer, M., 1383, 1914
Wessely, S., 1804, 1809
West, E.D., 315, 328
Westerlund, E., 589, 611
Westermeyer, J., 1749, 1754, 1755, 1759, 1819, 1826
Weston, S.C., 1531, 1537
Westphal, C., 332, 362
Weyerer, S., 1751, 1759
Whipple, B., 585, 611
Whitacker, C.A., 1455, 1465
Whitaker, C.A., 1369, 1690, 1695, 1698, 1699

White, G.M., 1759
White, M., 1692, 1698
White, M.B., 1416, 1424
White, P.D., 1723, 1728
Whitehouse, A., 524, 535
Whitehouse, P., 133, 143
Whitman, K., 1071, 1083
Whittemore, K.E., 938, 948
Whybrow, P.C., 325, 326
Wickramasekera, I., 1416, 1424
Widiger, T., 1796, 1804, 1809
Widlöcher, D., 295, 299, 329, 1298, 1444, 1450, 1461, 1465
Wieder, H., 178, 208
Wieder, S., 1012, 1016, 1017
Wiedmann, F., 1483
Wiener, J.M., 976, 988
Wier, J., 1863
Wiggins, O.P., 1483
Wilchesky, M., 640, 643, 645, 648, 649, 650
Wilde, A., 569, 574
Willenbring, M., 1821, 1825
Williams, J.B.W., 1814, 1825
Williams, S., 1640, 1646
Williams, W., 1802, 1809
Willis, T., 694
Willner, P., 1562, 1570
Wilson, E.O., 1642, 1643, 1646
Wimmer, A., 212
Wing, J.K., 1886, 1889
Wing, L., 1061, 1067
Winnicott, D.W., 1134, 1283, 1284, 1298, 1431, 1451, 1465
Winnicott, J.L., 404
Winokur, G., 150, 170, 227, 240, 289, 295, 309, 312, 329, 1217, 1225
Winslade, W.J., 1657, 1658, 1660
Winslow, F., 134
Winstead, B.A., 501, 503
Wise, M.G., 480, 876, 877, 881, 882, 888, 1231, 1237
Wise, M.T., 104, 143
Wise, R.A., 1562, 1564, 1570
Wiseman, M.M., 922
Wisner, K.L., 1197, 1199, 1204
Wittgenstein, L., 1942
Witzum, E., 629, 634
Wolberg, L., 1414, 1419, 1424
Wolf, D., 405, 408
Wolf, K.M., 1109, 1119
Wolf, M.A., 1203
Wolfe, B.E., 1159
Wolkowitz, O.M., 1532, 1537

Wolman, B.B., 580, 612
Wolpe, J., 1099, 1101, 1302, 1324, 1399, 1403, 1406, 1420, 1424
Wood, J.M., 551, 573, 1675, 1679
Woodruff, R.A., Jr., 699, 706
Woods, S.M., 1274
Woody, G.E., 203, 209
Woolf, M.A., 1191
Woolfolk, R.L., 1398, 1404, 1405
Woolson, R., 312, 328
Woolston, J.L., 402, 408
Workentin, J., 1695, 1698
World Health Organization, 922, 979, 988, 994, 999, 1002, 1005, 1006, 1007, 1010, 1017, 1024, 1027, 1031, 1035, 1037, 1047, 1053, 1055, 1059, 1063, 1067, 1077, 1078, 1083, 1096, 1101, 1835, 1836, 1841, 1874
World Psychiatric Association Task Force Report, 1142, 1159
Wright, B.A., 985, 988
Wright, J.A., 1032, 1036
Wroblewski, B.A., 1197, 1204
Wundt, W., 1474
Wurmser, L., 178, 209
Wyatt, R.J., 1108, 1119
Wykes, T., 1867, 1873
Wynne, L., 1689

Y

Yager, J., 17, 526, 536
Yalom, I.D., 1849, 1857
Yapco, M.D., 1417, 1424
Yates, A., 524, 525, 536, 537
Yatham, L.N., 324, 329
Yehuda, R., 380, 395
Yeomans, J.S., 1563, 1570
Yesavage, J.A., 132, 142, 904, 922
Yonkers, K.A., 1711, 1714
Young, I.R., 459, 463
Young, J.E., 681, 682, 683, 1332, 1334, 1341
Young, L.T., 1762, 1768

Young, R.C., 909, 922
Young, S.N., 320, 329, 1210, 1222, 1223
Yudofsky, S., 463
Yudofsky, S.C., 889
Yule, W., 1088, 1101

Z

Zacharko, R.M., 403, 405, 407, 408
Zahner, G.E., 1631
Zanarini, M.C., 657, 659, 683
Zarifian, E., 1258, 1939
Zeanah, C.H., 988, 1011, 1013, 1015, 1016, 1017
Zero to Three/National Center for Clinical Infant Programs, 994, 1017
Zerssen, D. von, 295, 329
Ziegler, E., 1015
Zilbergeld, B., 589, 612
Zimbardo, P.G., 1411, 1423
Zimmer, C., 1799, 1801, 1808
Zimmerman, M., 69, 657, 683
Zimnitzky, B., 1112, 1119
Zipple, A.M., 1886, 1889
Zipursky, R.B., 1163, 1176
Zisook, S., 905, 922
Zohar, J., 363, 371, 377
Zseni, A., 1418, 1421
Zubin, J., 1948, 1950
Zucker, K., 638, 650
Zucker, K.J., 638, 641, 650, 1009, 1017
Zuckerman, B., 995, 1017
Zuckerman, L.A., 887, 888
Zuger, A., 511, 520
Zukin, S.R., 195, 207
Zulliger, H., 1945, 1950
Zumbrunnen, R., 143, 889
Zung, N.K., 910, 922
Zung, W., 305
Zweig, S., 1461
Zweig-Frank, H., 659, 683

Index des médicaments

Dans cet index, les noms de marque déposée ® sont suivis d'initiales désignant les pays où les médicaments sont commercialisés (C : Canada ; F : France ; I : Italie ; É.-U. : États-Unis ; P. S. : pays scandinaves).

A

abécarnil[1], 1154
Accutane® (C), *voir* isotrétinoïne
acépromazine (**Plégicil®** [F]), 1243
　　voir aussi acéprométazine
acéprométazine (___, acépromazine et clorazépate [**Noctran®** (F)] ; ___ et méprobamate [**Mépronizine®** (F)]), 1243
acétaminophène (**Atasol®**, **Tylenol®** [C] ; **Dafalgan®** [F]), 1201
acétazolamide (**Diamox®** [C, F]), 1583
acétyl-homotaurinate de calcium, *voir* homotaurine
acide éthacrynique (**Edecrin®** [C]), 1216
acide folique (**Folvite®** [C]), 860
acide valproïque (**Depakene®**, **Epival®** [divalproex[2]] [C] ; **Depakine®** [F]), 84, 92, 93, 133, 294, 324, 439, 459, 867, 910, 1108, 1113, 1151, 1175, 1200, 1217, 1221, 1711, 1838
　　voir aussi divalproex de sodium *et* valproate de sodium
Adalat® (C), *voir* nifédipine
Adalate® (F), *voir* nifédipine
adrafinil (**Olmifon®** [F]), 1253
Adrenalin® (C), *voir* épinéphrine
Adrénaline® (F), *voir* épinéphrine
Akineton® (C, F), *voir* bipéridène
Aldomet® (C, F), *voir* méthyldopa
alendronate (**Fosamax®** [C]), 534
alimémazine (**Théralène®** [F]), 1243
alprazolam (**Xanax®** [C, F]), 202, 354, 355, 356, 594, 680, 700, 1140, 1143, 1145, 1147, 1151, 1201, 1242
amantadine (**Mantadix®** [F] ; **Symmetrel®** [C]), 199, 220, 867, 1171, 1173
amfépramone (**Modératan®** [F]), 1253, 1254
aminéptine (**Survector®**[3] [F]), 1194, 1250, 1251, 1252
aminophylline (**Phyllocontin®** [C] ; **Aminophylline®** [C, F]), 867, 882
Aminophylline® (C, F), *voir* aminophylline
amisulpride (**Solian®** [F]), 269, 1165, 1248
amitriptyline (**Elavil®** [C] ; **Laroxyl®** [F]), 356, 392, 460, 498, 887, 1141, 1156, 1184, 1188, 1194, 1197, 1201, 1219, 1250, 1251
amobarbital (**Amytal®** [C, F]), 1141
amoxapine (**Asendin®** [C] ; **Défanyl®** [F]), 321, 356, 1194, 1195, 1197, 1250
Amytal® (C, F), *voir* amobarbital
Anafranil® (C, F), *voir* clomipramine
Androcur® (C, F), *voir* cyprotérone

Anectine® (C), *voir* succinylcholine
Anexate® (C, F), *voir* flumazénil
Antabuse® (C), *voir* disulfirame
Anticholum® (F), physostigmine
Antilirium® (É.-U.), *voir* physostigmine
Aotal® (F), *voir* homotaurine
Arcalion® (F), *voir* sulbutiamine
Aricept® (C, F), *voir* donépézil
Artane® (C, F), *voir* trihexyphénidyle
Asendin® (C), *voir* amoxapine
aspirine, 132, 139
astémizole (**Hismanal®** [C, F[3]]), 1200, 1201
Atarax® (C, F), *voir* hydroxyzine
Atasol® (C), *voir* acétaminophène
aténolol (**Tenormin®** [C] ; **Tenormine®** [F]), 354, 357, 1153
Athymil® (F), *voir* miansérine
Ativan® (C), *voir* lorazépam
Atrium® (F), *voir* tétrabamate
atropine, 220, 1526
Aventyl® (C), *voir* nortriptyline
Avlocardyl® (F), *voir* propranolol
azidothymidine (**Retrovir®** [C, F]), 1833
　　voir aussi AZT *et* zidovudine
AZT (**Retrovir®** [C, F]), 1835
　　voir aussi azidothymidine *et* zidovudine

B

Balminil DM® (C), *voir* dextrométhorphane
Barnetil® (F), *voir* sultopride
Benadryl® (C), *voir* diphénhydramine
Benerva® (F), *voir* thiamine
bensérazide (**Modopar®** [F] ; **Prolopa®** [C]), 554
Bénylin DM® (C), *voir* dextrométhorphane
benztropine (**Cogentin®** [C]), 849, 867, 1171, 1172
béthanéchol (**Urecholine®** [C, F]), 866
Bewon® (C), *voir* thiamine
Biaxin® (C), *voir* clarithromycine
bipéridène (**Akineton®** [C, F]), 1171
Biquin Durules® (C), *voir* quinidine
Blocadren® (C), *voir* timolol
Briétal® (C, F), *voir* méthohexital
bromazépam (**Lectopam®** [C] ; **Lexomil®** [F]), 354, 1242
bromocriptine (**Parlodel®** [C, F]), 165, 199, 220, 867, 885, 1173, 1192, 1520

Psychiatrie clinique : une approche bio-psycho-sociale

buprénorphine (**Temgésic®** [F]), 186, 199, 200
bupropion (**Wellbutrin®**, **Zyban®** [C]), 319, 321, 356, 881, 905, 1187, 1193, 1199, 1253, 1519, 1837
Buspar® (C, F), *voir* buspirone
buspirone (**Buspar®** [C, F]), 93, 133, 164, 186, 320, 354, 356, 372, 474, 902, 912, 1140, 1150, 1152, 1153, 1202, 1243, 1244, 1524, 1839
butalbital (**Fiorinal®** [C]), 202
butobarbital (**Butobarbital®** [F]), 1243
Butobarbital® (F), *voir* butobarbital

C

calcium, *voir* carbimide de calcium
Cantor® (F), *voir* minaprine
Capoten® (F), *voir* captopril
captodiame (**Covatine®** [F]), 1243
captopril (**Capoten®** [C] ; **Lopril®** [F]), 1216
carbamazépine (**Tegretol®** [C, F]), 84, 92, 93, 133, 199, 269, 272, 294, 317, 324, 432, 439, 459, 558, 867, 868, 886, 903, 910, 1032, 1108, 1113, 1151, 1155, 1166, 1169, 1175, 1200, 1201, 1208, 1213, 1216, 1218, 1219, 1220, 1221, 1255, 1711, 1838
carbidopa (**Larodopa®**, **Sinemet®** [C, F]), 554
voir aussi lévodopa
carbimide de calcium (**Temposil®** [C]), 165
Carbolith® (C), *voir* lithium
Cardioquine® (F), *voir* quinidine
Cardizem® (C), *voir* diltiazem
carpipramine (**Prazinil®** [F]), 1154
Catapres® (C), *voir* clonidine
Catapressan® (F), *voir* clonidine
Celexa® (C), *voir* citalopram
Célocurine® (F), *voir* succinylcholine
chlordiazépoxide (**Librium®**[4] [C, F]), 109, 163, 202, 859, 860, 1140, 1143, 1146, 1147, 1148, 1151, 1240, 1242
chlorpromazine (**Largactil®** [C, F]), 109, 269, 280, 689, 866, 886, 916, 1108, 1162, 1164, 1165, 1168, 1169, 1173, 1174, 1184, 1219, 1240, 1245, 1246, 1247, 1526, 1735, 1915, 1946
cimétidine (**Tagamet®** [C, F]), 228, 847, 880, 1151, 1155, 1169, 1175, 1202, 1219, 1221
cisapride (**Prepulsid®** [C, F]), 1198
citalopram (**Celexa®** [C] ; **Seropram®** [F]), 319, 905, 1184, 1194, 1200, 1201, 1202, 1250, 1251, 1519
clarithromycine (**Biaxin®** [C] ; **Zeclar®** [F]), 1151, 1221
Clédial® (F), *voir* médifoxamine
Cleridium® (F), *voir* dipyridamole
clobazam (**Urbanyl®** [F]), 1242
clobenzorex (**Dinintel®** [F]), 1253, 1254
clomipramine (**Anafranil®** [C, F]), 307, 356, 370, 372, 432, 437, 556, 605, 630, 868, 1030, 1097, 1099, 1112, 1154, 1156, 1184, 1193, 1194, 1197, 1201, 1202, 1245, 1250, 1251, 1252

clonazépam (**Rivotril®** [C, F]), 84, 202, 237, 271, 324, 354, 356, 372, 389, 554, 569, 570, 1030, 1113, 1140, 1143, 1145, 1146, 1147, 1148, 1151, 1209, 1210, 1212, 1214, 1219, 1221, 1222, 1838
clonidine (**Catapres®** [C] ; **Catapressan®** [F]), 94, 140, 200, 292, 307, 389, 867, 880, 1024, 1025, 1029, 1030, 1141, 1172, 1522, 1532
Clopixol® action semi-prolongée (F), *voir* zuclopenthixol
Clopixol Acuphase® (C, F), *voir* zuclopenthixol
Clopixol® Dépôt (C), *voir* zuclopenthixol
clorazépate (**Tranxene®** [C, F]), 202, 700, 1140, 1142, 1143, 1147, 1242, 1243
clorgyline[1], 1187, 1192
clothiapine (**Étumine®**[3] [F]), 1246
clotiazépam (**Vératran®** [F]), 1242
clozapine (**Clozaril®** [C] ; **Leponex®** [F]), 133, 255, 259, 269, 272, 325, 868, 885, 910, 916, 1108, 1146, 1151, 1152, 1163, 1164, 1165, 1167, 1169, 1173, 1174, 1175, 1176, 1201, 1214, 1221, 1222, 1233, 1247, 1248, 1521, 1528, 1565, 1566, 1882, 1947
Clozaril® (C), *voir* clozapine
codéine (**Codéine®** [C]), 185, 1201
Codéine® (C), *voir* codéine
Codotussyl® (F), *voir* dextrométhorphane
Cogentin® (C), *voir* benztropine
Cognex® (É.-U., F), *voir* tacrine *et* tétrahydroacridine
Concordine® (F), *voir* protriptyline
Conflictan®[3] (F), *voir* oxaflozane
Coragoxine® (F), *voir* digoxine
Corgard® (C), *voir* nadolol
cortisol (**Cortone®** [C] ; **Hydracort®** [F]), 1201
Cortone® (C), *voir* cortisol
Covatine® (F), *voir* captodiame
Crixivan® (C, F), *voir* indinavir
cyamémazine (**Tercian®** [F]), 1245, 1247
Cyclomen® (C), *voir* danazol
cyclosporine (**Nioral®**, **Sandimmune I.V.®** [C] ; **Sandinum®** [F]), 1201, 1221
Cylert® (C), *voir* pémoline
cyprotérone (**Androcur®** [C, F]), 629, 630

D

Dafalgan® (F), *voir* acétaminophène
Dalmane® (C), *voir* flurazépam
Danatrol® (F), *voir* danazol
danazol (**Cyclomen®** [C] ; **Danatrol®** [F]), 1221
Dantrium® (C, F), *voir* dantrolène
dantrolène (**Dantrium®** [C, F]), 867, 1173
DDAVP® (C), *voir* desmopressine
Decadron® (C, F), *voir* dexaméthasone
Decapeptyl® (F), *voir* triporéline

Défanyl® (F), *voir* amoxapine
Démerol® (C), *voir* mépéridine
Depakene® (C), *voir* acide valproïque *et* valproate de sodium
Depakine® (F), *voir* acide valproïque *et* valproate de sodium
Dépamide® (F), *voir* dipropylacétamide, dipropylacétate *et* valpromide
Déprenyl® (F), *voir* sélégiline
Deroxat® (F), *voir* paroxétine
désipramine (**Norpramin®**, **Pertofrane®** [C]; **Pertofran®** [F]), 164, 199, 321, 356, 392, 534, 905, 914, 1025, 1030, 1112, 1151, 1184, 1188, 1194, 1197, 1198, 1201, 1250
desmopressine (**DDAVP®** [C]; **Desmopressine®** [F]), 1032
Desmopressine® (F), *voir* desmopressine
Desyrel® (C), *voir* trazodone
dexaméthasone (**Decadron®** [C, F]), 292, 293, 304, 315, 1111, 1532
dexamphétamine (**Dexedrine®** [C]; **Maxiton®**[4] [F]), 93, 180, 320, 556, 881, 884, 1024, 1025, 1030, 1835
Dexedrine® (C), *voir* dexamphétamine
dexfenfluramine (**Isoméride®** [F]), 1253, 1254
dextrométhorphane (**Bénylin DM®**, **Balminil DM®** [C]; **Codotussyl®** [F]), 1201, 1202
Diamox® (C, F), *voir* acétazolamide
diazépam (**Valium®** [C, F]), 110, 163, 165, 190, 201, 202, 271, 354, 853, 859, 863, 866, 1032, 1140, 1143, 1146, 1147, 1148, 1151, 1171, 1201, 1216, 1235, 1242
diazoxide (**Hyperstat®** [C, F]), 866
didanosine (**Videx®** [C, F]), 1833
Diflucan® (C), *voir* fluconazole
digoxine (**Lanoxin®** [C]; **Coragoxine®** [F]), 847, 1151
Di-Hydan® (F), *voir* phénytoïne
Dilantin® (C), *voir* phénytoïne
Dilaudid® (C), *voir* hydromorphone
Dilexopal®[3] (F), *voir* inositol
diltiazem (**Cardizem®** [C]; **Tildiem®** [F]), 1151, 1201, 1221
Dinintel® (F), *voir* clobenzorex
diphénhydramine (**Benadryl®** [C]; **Nautamine®** [F]), 272, 849, 863, 867, 1140, 1156, 1168, 1171
Dipiperon® (F), *voir* pipampérone
dipropylacétamide (**Dépamide®** [F]), 1255
   voir aussi dipropylacétate *et* valpromide
dipropylacétate (**Dépamide®** [F]), 1255
   voir aussi dipropylacétamide *et* valpromide
dipyridamole (**Persantine®** [C]; **Cleridium®** [F]), 132
Disipal® (C, F[3]), *voir* orphénadrine
disulfirame (**Antabuse®** [C]; **Espéral®** [F]), 149, 163, 165, 1151, 1169
divalproex de sodium (**Épival®** [C])[2], 1217, 1218, 1219
   voir aussi acide valproïque
Dogmatil® (F), *voir* sulpiride

Dolosal® (F), *voir* péthidine
donépézil (**Aricept®** [C, F]), 132, 897, 902, 1526
Donormyl® (F), *voir* doxylamine
Doral® (É.-U.), *voir* quazépam
Doriden®[3] (C), *voir* gluthéthimide
Dormopan®[3] (F), *voir* hexobarbital
dosulépine (**Prothiaden®** [F]), 1194, 1250
doxépine (**Sinequan®** [C, F]), 356, 1141, 1156, 1194, 1195, 1197, 1250
doxycycline (**Vibra-Tabs®** [C]; **Vibraveineuse®** [F]), 1221
doxylamine (**Donormyl®**, **Méréprine®** [F]), 1156, 1243
Droleptan® (F), *voir* dropéridol
dropéridol (**Droleptan®** [F]), 1248
Duragesic® (C), *voir* fentanyl
Duralith® (C), *voir* lithium

E
Edecrin® (C), *voir* acide éthacrynique
Effexor® (C, F), *voir* venlafaxine
Elavil® (C), *voir* amitryptiline
Eldepryl® (C), *voir* sélégiline
éphédrine, 220
Éphynal® (F), *voir* tocophérol
épinéphrine (**Adrenalin®**, **Epinephrine®** [C]; **Adrénaline®** [F]), 863, 882
Epinephrine® (C), *voir* épinéphrine
Épitomax® (F), *voir* topiramate
Epival® (C), *voir* acide valproïque *et* divalproex de sodium[2]
Équanil® (C, F), *voir* méprobamate
Erythrocin® (C), *voir* érythromycine
Érythrocine® (F), *voir* érythromycine
érythromycine (**Erythrocin®** [C]; **Érythrocine®** [F]), 1151, 1153, 1155, 1201, 1216, 1219, 1221
Espéral® (F), *voir* disulfirame
estazolam (**Nuctalon®** [F]), 202, 1140, 1141, 1143, 1155, 1242
Estinyl® (C), *voir* éthinylestradiol
Estulic® (F), *voir* guanfacine
ethchlorvynol (**Placidyl®**[4] [C]), 201
éthinylestradiol (**Estinyl®** [C]; **Ethinylestradiol®** [F]), 1201
Éthinylestradiol® (F), *voir* éthinylestradiol
éthopropazine (**Parsitan®** [C]), 1171
éthosuximide (**Zarontin®** [C, F]), 459, 1219
éthyle, loflazépate d' (**Victan®** [F]), 1242
étifoxine (**Strésam®** [F]), 1243
Étumine®[3] (F), *voir* clothiapine
Euthonyl® (É.-U.), *voir* pargyline
Exelon® (C), *voir* rivastigmine

Psychiatrie clinique : une approche bio-psycho-sociale

F

félodipine (**Plendil®** [C] ; **Flodil L.P.®** [F]), 1201, 1221
fenfluramine (**Pondéral®**[3] [C, F]), 293, 307, 335, 1202, 1253, 1254, 1532, 1780
fénozolone (**Ordinator®** [F]), 1253, 1254
fenproporex (**Fenproporex®** [F]), 1253, 1254
Fenproporex® (F), *voir* fenproporex
fentanyl (**Duragesic®** [C]), 185
Fiorinal® (C), *voir* butalbital
Flécaine® (F), *voir* flécaïnide
flécaïnide (**Tambocor®** [C] ; **Flécaine®** [F]), 1201
Flodil L.P.® (F), *voir* félodipine
Floxyfral® (F), *voir* fluvoxamine
Fluanxol® (C, F), *voir* flupenthixol
fluconazole (**Diflucan®** [C] ; **Triflucan®** [F]), 1151
flumazénil (**Anexate®** [C, F]), 201, 1150, 1529
flunitrazépam (**Rohypnol®** [F]), 1141, 1155, 1242
fluoxétine (**Prozac®** [C, F]), 93, 199, 307, 319, 321, 356, 371, 500, 502, 534, 556, 629, 630, 680, 865, 1030, 1112, 1151, 1184, 1188, 1192, 1193, 1194, 1199, 1200, 1201, 1216, 1219, 1221, 1250, 1251, 1252, 1519, 1711, 1837
flupenthixol (**Fluanxol®** [C, F]), 269, 1108, 1165, 1166, 1248, 1566
fluphénazine (**Moditen®** [C, F] ; **Modecate®** [décanoate de fluphénazine] [C, F] ; **Moditen I.M.®** [C] ; **Moditen action prolongée®** [énanthate de fluphénazine] [F]), 269, 689, 693, 886, 1029, 1108, 1162, 1165, 1166, 1245, 1246, 1247, 1248
flurazépam (**Dalmane®** [C] ; **Hypalene®**[3] [F]), 163, 202, 1140, 1141, 1143, 1147, 1155
fluvoxamine (**Luvox®** [C] ; **Floxyfral®** [F]), 140, 319, 356, 371, 502, 534, 905, 1151, 1175, 1184, 1194, 1201, 1250, 1251
Folvite® (C), *voir* acide folique
Fortal® (F), *voir* pentazocine
Fosamax® (C), *voir* alendronate
furosémide (**Lasix®** [C] ; **Lasilix®** [F]), 867, 1216

G

gabapentine (**Neurontin®** [C, F]), 324, 325, 459, 910, 1154, 1223
Gabitril® (F), *voir* tiagabine
galantamine (**Nivalina®** [I] ; **Reminyl®** [É.-U.]), 132, 897, 902
Gardenal® (F), *voir* phénobarbital
Geodon®[5] (É.-U.), *voir* ziprasidone
gépirone[6], 1152
glutéthimide (**Doriden®**[3] [C]), 186, 201
glycopyrrolate (**Robinul®** [C]), 1233
guanéthidine[3] (**Pro Doc®** [C] ; **Isméline®** [F]), 866
guanfacine (**Tenex®**[3] [C] ; **Estulic®** [F]), 1029

H

Halcion® (C, F), *voir* triazolam
Haldol® (C[4], F), *voir* halopéridol
Haldol DeCanoas® (F), *voir* halopéridol
halopéridol (**Haldol LA®** [C] ; **Haldol®**[4] [C, F] ; **Haldol DeCanoas®** [F]), 105, 109, 110, 163, 177, 199, 202, 203, 220, 237, 269, 372, 680, 689, 693, 848, 860, 863, 886, 916, 1028, 1029, 1108, 1152, 1162, 1164, 1165, 1166, 1167, 1168, 1169, 1170, 1192, 1201, 1209, 1212, 1216, 1221, 1222, 1243, 1245, 1246, 1248, 1508, 1520, 1565, 1566, 1832
Havlane® (F), *voir* loprazolam
Hemipralon® (F), *voir* propranolol
hexobarbital (**Dormopan®**[3] [F]), 1201
Hismanal® (C, F[3]), *voir* astémizole
homotaurine (**Aotal®** [F]), 165
Humoryl® (F), *voir* toloxatone
Hydracort® (F), *voir* cortisol
hydrate de chloral, 1141, 1155, 1156
hydromorphone (**Dilaudid®** [C]), 185
hydroxyzine (**Atarax®** [C, F]), 354, 700, 1140, 1154, 1240, 1243
Hypalene®[3] (F), *voir* flurazépam
Hyperstat® (C, F), *voir* diazoxide
Hypnovel® (F), *voir* midazolam

I

Imigrane® (F), *voir* sumatriptan
imipramine (**Tofranil®** [C, F]), 333, 354, 355, 356, 392, 534, 1025, 1032, 1099, 1112, 1151, 1184, 1188, 1192, 1194, 1197, 1201, 1240, 1249, 1250, 1251, 1526, 1837, 1915, 1945
Imitrex® (C), *voir* sumatriptan
Imménoctal® (F), *voir* sécobarbital
Imovane® (C, F), *voir* zopiclone
Incital® (F), *voir* méfénorex
indalpine (**Upstene®** [F]), 1251
Indéral® (C), *voir* propranolol
indinavir (**Crixivan®** [C, F]), 1151
Indocid® (C, F), *voir* indométhacine
indométhacine (**Indocid®** [C, F]), 1216
inositol (**Dilexopal®**[3] [F]), 1154
Insidon®[3] (F), *voir* opipramol
iprindole[1], 1190, 1191
iproniazide (**Marsilid®** [F]), 315, 1184, 1187, 1194, 1240, 1251
ipsapirone[6], 1152
Isméline®[3] (F), *voir* guanéthidine
isocarboxazide (**Marplan®**[3] [F]), 1192
Isoméride® (F), *voir* dexfenfluramine
isoniazide (**Isotamine®** [C] ; **Rimifon®** [F]), 1113, 1221, 1240
isoprotérénol (**Isuprel®** [C, F]), 335
Isoptin® (C), *voir* vérapamil

Index des médicaments 1997

Isoptine® (F), *voir* vérapamil
Isotamine® (C), *voir* isoniazide
isotrétinoïne (**Accutane®** [C]; **Roaccutane®** [F]), 1221
Isuprel® (C, F), *voir* isoprotérénol
itraconazole (**Sporanox®** [C, F]), 1151, 1153
Ivadal® (F), *voir* zolpidem
Ixel® (F), *voir* milnacipran

K
Kemadrin® (C), *voir* procyclidine
Kemadrine® (F), *voir* procyclidine
kétoconazole (**Nizoral®** [C, F]), 1151, 1200, 1532
Kinupril® (F), *voir* quinupramine

L
L. Thyroxine® (F), *voir* thyroxine
Lafon® (F), *voir* modafinil
Lamictal® (C, F), *voir* lamotrigine
lamotrigine (**Lamictal®** [C, F]), 324, 325, 459, 910, 1223
Lanoxin® (C), *voir* digoxine
Largactil® (C, F), *voir* chlorpromazine
Larodopa® (C, F), *voir* carbidopa *et* levodopa
Laroxyl® (F), *voir* amitryptiline
Lasilix® (F), *voir* furosémide
Lasix® (C), *voir* furosémide
Lectopam® (C), *voir* bromazépam
Leponex® (F), *voir* clozapine
leuprolide (**Lupron®** [C]; **Lucrin®** [F]), 629, 630
levodopa (**Larodopa®**, **Sinemet®** [C, F]), 124, 220, 254, 460, 568, 847, 880, 882, 885, 1028, 1192, 1520
voir aussi carbidopa
lévomépromazine (**Nozinan®** [C, F]), 689, 1164, 1165, 1243, 1246, 1247
lévothyroxine, *voir* thyroxine
Lexomil® (F), *voir* bromazépam
Librium®[4] (C, F), *voir* chlordiazépoxide
lidocaïne (**Xylocaïne®** [C]; **Lidocaïne®** [F]), 1201, 1232
Lidocaïne® (F), *voir* lidocaïne
Lithane® (C), *voir* lithium
lithium (**Lithane®**, **Carbolith®**, **Duralith®** [C]; **Téralithe®**, **Neurolithium®** [F]), 92, 93, 133, 163, 164, 237, 269, 272, 317, 319, 320, 321, 324, 325, 372, 433, 439, 473, 558, 858, 867, 902, 910, 916, 929, 1108, 1112, 1113, 1151, 1166, 1169, 1175, 1202, 1208, 1209, 1210, 1211, 1212, 1213, 1214, 1215, 1216, 1217, 1218, 1219, 1220, 1221, 1222, 1223, 1233, 1241, 1254, 1255, 1517, 1519, 1533, 1563, 1668, 1711, 1712, 1838, 1915
loprazolam (**Havlane®** [F]), 1141, 1155, 1242
Lopresor® (C), *voir* métoprolol
Lopril® (F), *voir* captopril

lorazépam (**Ativan®** [C]; **Temesta®** [F]), 110, 190, 202, 220, 324, 389, 848, 853, 859, 860, 867, 883, 1140, 1141, 1142, 1143, 1146, 1147, 1148, 1151, 1154, 1171, 1172, 1175, 1209, 1214, 1222, 1235, 1242, 1553, 1832
lormétazépam (**Noctamide®** [F]), 1141, 1155, 1242
Losec® (C), *voir* oméprazole
Loxapac® (C, F), *voir* loxapine
loxapine (**Loxapac®** [C, F]), 269, 916, 1165, 1170, 1195, 1245
L-tryptophane, *voir* tryptophane
Lucidril® (F), *voir* méclofénoxate
Lucrin® (F), *voir* leuprolide
Ludiomil® (C, F), *voir* maprotiline
Luminal® (C), *voir* phénobarbital
Lupron® (C), *voir* leuprolide
Luvox® (C), *voir* fluvoxamine
Lysanxia® (F), *voir* prazépam

M
Majeptil® (C, F), *voir* thiopropérazine
Manerix® (C), *voir* moclobémide
mannitol (**Osmitrol®** [C]; **Mannitol®** [F]), 867
Mannitol® (F), *voir* mannitol
Mantadix® (F), *voir* amantadine
maprotiline (**Ludiomil®** [C, F]), 356, 886, 1188, 1194, 1197, 1199, 1202, 1250
Marplan®[3] (F), *voir* isocarboxazide
Marsilid® (F), *voir* iproniazide
Maxeran® (C), *voir* métoclopramide
Maxiton®[4] (F), *voir* dexamphétamine
méclofénoxate (**Lucidril®** [F]), 1253
médifoxamine (**Clédial®** [F]), 1194, 1250
médroxyprogestérone (**Provera®** [C]; **Prodasone®** [F]), 629, 630
méfénorex (**Incital®** [F]), 1253, 1254
Mellaril® (C), *voir* thioridazine
Melleril® (F), *voir* thioridazine
Mentane® (É.-U.), *voir* velnacrine
mépéridine (**Démerol®** [C]), 185, 1201, 1202
méprobamate (**Équanil®** [C, F]), 186, 201, 202, 1240, 1243
Mépronizine® (F), *voir* acéprométazine
Méréprine® (F), *voir* doxylamine
mésoridazine (**Serentil®** [C]), 1165
Mestinon® (C, F), *voir* pyridostigmine
méta-chlorophénylpipérazine, *voir* trazodone
méthadone, 180, 185, 199, 200, 203, 204, 861, 863
méthohexital (**Brietal®** [C, F]), 1233
méthotrexate (**Rheumatrex®** [C]), 136
méthotriméprazine, *voir* lévomépromazine
méthyldopa (**Aldomet®** [C, F]), 304, 866, 880, 1216, 1848
méthylpentynol (**Oblivon®**[3] [F]), 1240

Psychiatrie clinique : une approche bio-psycho-sociale

méthylphénidate (**Ritalin®** [C] ; **Ritaline®** [F]), 93, 180, 183, 199, 220, 320, 556, 881, 882, 884, 885, 984, 985, 1024, 1025, 1030, 1081, 1253, 1254, 1835
métoclopramide (**Maxeran®** [C] ; **Primpéran®** [F]), 880
Métopirone® (C, F), *voir* métyrapone
métoprolol (**Lopresor®** [C] ; **Séloken®** [F]), 1201
Métrazol® (C), *voir* pentylènetétrazol[3]
metrifonate[1], 132, 897, 902
métyrapone (**Métopirone®** [C, F]), 1532
miansérine (**Athymil®** [F]), 1191, 1194, 1250
midazolam (**Versed®** [C] ; **Hypnovel®** [F]), 110, 1140, 1141, 1143, 1146, 1151, 1155
milameline[1], 132
milnacipran (**Ixel®** [F]), 1250
minaprine (**Cantor®** [F]), 1253
mirtazapine (**Remeron®** [É.-U.]), 319, 1191
Moclamine® (F), *voir* moclobémide
moclobémide (**Manerix®** [C] ; **Moclamine®** [F]), 319, 356, 680, 881, 886, 905, 1187, 1192, 1194, 1200, 1201, 1202, 1251, 1252, 1563
modafinil (**Lafon®**, **Modiodal®** [F]), 556, 1253, 1254
Modecate® (C, F), *voir* fluphénazine
Modératan® (F), *voir* amfépramone
Modiodal® (F), *voir* modafinil
Moditen® (C, F), *voir* fluphénazine
Moditen® action prolongée (F), *voir* fluphénazine
Moditen I.M.® (C), *voir* fluphénazine
Modopar® (F), *voir* bensérazide *et* lévodopa
Mogadon® (C, F), *voir* nitrazépam
Mopral® (F), *voir* oméprazole
Motival® (F), *voir* nortriptyline
Mysoline® (C, F), *voir* primidone

N

nadolol (**Corgard®** [C]), 1153
Nalorex® (F), *voir* naltrexone
naloxone (**Narcan®** [C, F]), 94, 186, 199
naltrexone (**ReVia®** [C] ; **Nalorex®** [F]), 94, 186, 200, 307, 439
Narcan® (C, F), *voir* naloxone
Nardil® (C), *voir* phénelzine
Nautamine® (F), *voir* diphénhydramine
Navane® (C), *voir* thiothixène
Navoban® (F), *voir* tropisétron
néfazodone (**Serzone®** [C]), 319, 556, 680, 881, 905, 1151, 1187, 1188, 1193, 1194, 1199, 1200, 1201, 1223, 1524, 1837
Nembutal® (C), *voir* pentobarbital
néostigmine (**Prostigmin®** [C] ; **Néostigmine®** [F]), 1526
Néostigmine® (F), *voir* néostigmine
Neuleptil® (C, F), *voir* péricyacine
Neurolithium® (F), *voir* lithium

Neurontin® (C, F), *voir* gabapentine
nialamide (**Niamide®**[3] [F]), 1187, 1251
Niamide®[3] (F), *voir* nialamide
niaprazine (**Nopron®** [F]), 1243
nifédipine (**Adalat®** [C] ; **Adalate®** [F]), 866, 1201
nimodipine (**Nimotop®** [C, F]), 133
Nimotop® (C, F), *voir* nimodipine
Nioral® (C), *voir* cyclosporine
nitrazépam (**Mogadon®** [C, F]), 1140, 1141, 1143, 1146, 1147, 1155, 1242
Nivalina® (I), *voir* galantamine
Nizoral® (C, F), *voir* kétoconazole
Noctamide® (F), *voir* lormétazépam
Noctran® (F), *voir* acéprométazine
Nolvadex® (C, F), *voir* tamoxifène
Nootropyl® (F), *voir* piracetam
Nopron® (F), *voir* niaprazine
Nordaz® (F), *voir* nordazépam
nordazépam (**Nordaz®**, **Praxadium®** [F]), 1242
Norflex® (C), *voir* orphénadrine
Normison® (F), *voir* témazépam
Norpramin® (C), *voir* désipramine
nortriptyline (**Aventyl®** [C] ; **Motival®** [F]), 307, 356, 905, 914, 1030, 1184, 1188, 1194, 1197, 1201, 1837
Norvir® (C, F), *voir* ritonavir
Nozinan® (C, F), *voir* lévomépromazine
Nuctalon® (F), *voir* estazolam
Nutrilamine®[7] (F), *voir* tryptophane

O

Oblivon®[3] (F), *voir* méthylpentynol
olanzapine (**Zyprexa®** [C, F]), 133, 237, 269, 272, 325, 885, 902, 916, 1108, 1164, 1165, 1169, 1175, 1209, 1222, 1247, 1248, 1565, 1882
Olmifon® (F), *voir* adrafinil
oméprazole (**Losec®** [C] ; **Mopral®** [F]), 1201
ondansétron (**Zofran®** [C] ; **Zophren®** [F]), 132, 1154, 1525
opipramol (**Insidon®**[3] [F]), 1194, 1250
Orap® (C, F), *voir* pimozide
Ordinator® (F), *voir* fénozolone
orphénadrine (**Norflex®** [C] ; **Disipal®** [C, F[3]]), 1171
Osmitrol® (C), *voir* mannitol
oxaflozane (**Conflictan®**[3] [F]), 1250
oxazépam (**Serax®** [C] ; **Seresta®** [F]), 163, 190, 202, 354, 859, 883, 1140, 1143, 1147, 1242
oxprénolol (**Trasicor®** [C, F]), 1153
oxycodone (**Supeudol®** [C]), 185

P

paracétamol, *voir* acétaminophène
pargyline (**Euthonyl®** [É.-U.]), 866

Index des médicaments 1999

Parlodel® (C, F), *voir* bromocriptine
Parnate® (C), *voir* tranylcypromine
paroxétine (**Paxil®** [C]; **Deroxat®** [F]), 319, 356, 371, 390, 392, 556, 629, 630, 865, 868, 905, 1099, 1184, 1188, 1194, 1200, 1201, 1250, 1251, 1252
Parsitan® (C), *voir* éthopropazine
Paxil® (C), *voir* paroxétine
pémoline (**Cylert®** [C]), 93, 320, 556
penfluridol (**Semap®** [F]), 1248
pentazocine (**Talwin®** [C]; **Fortal®** [F]), 186, 220, 1202
pentobarbital (**Nembutal®** [C]; **Pentobarbital PCH®**[3] [F]), 202, 1141, 1530
Pentobarbital PCH® (F)[3], *voir* pentobarbital
pentylènetétrazol[3] (**Métrazol®** [C]), 1228
pergolide (**Permax®** [C]), 554
périciazine (**Neuleptil®** [C, F]), 1165, 1245, 1246, 1247
Permax® (C), *voir* pergolide
perphénazine (**Trilafon®** [C]; **Trilifan®** [F]), 1165, 1169, 1201, 1247, 1248
Persantine® (C), *voir* dipyridamole
Pertofran® (F), *voir* désipramine
Pertofrane® (C), *voir* désipramine
péthidine (**Dolosal®** [F]), 866
phénelzine (**Nardil®** [C]), 356, 392, 905, 1156, 1184, 1187, 1192, 1193, 1194, 1251
Phénergan® (C, F), *voir* prométhazine
phénéthylamine[1], 1187
phénobarbital (**Luminal®** [C]; **Gardenal®** [F]), 84, 201, 432, 459, 886, 1141, 1253, 1530
phentolamine (**Rogitine®** [C]; **Regitine®** [F]), 866
phénytoïne (**Dilantin®** [C]; **Di-Hydan®** [F]), 84, 459, 859, 867, 886, 1175, 1214, 1216, 1219, 1221
Phyllocontin® (C), *voir* aminophylline
physostigmine (**Synapton®**[4] [C]; **Antilirium®** [É.-U.]; **Anticholum®**, **Pranfil®**[4] [F]), 105, 132, 1197, 1526
picrotoxine[1], 1529
pimozide (**Orap®** [C, F]), 237, 269, 502, 916, 1028, 1029, 1165, 1167, 1173, 1216
pindolol (**Visken®** [C, F]), 94, 320, 372, 1191, 1524
pipampérone (**Dipiperon®** [F]), 1248
Piportil L4® (C, F), *voir* pipotiazine
pipotiazine (**Piportil L4®** [C, F]), 1166, 1245, 1247, 1248
piracetam (**Nootropyl®** [F]), 133, 1253
pirisudanol (**Stivane®** [F]), 1253
Placidyl®[4] (C), *voir* ethchlorvynol
Plégicil® (F), *voir* acépromazine
Plendil® (C), *voir* félodipine
Pondéral®[3] (C, F), *voir* fenfluramine
Pragmarel®[4] (F), *voir* trazodone
Pranfil®[4] (F), *voir* physostigmine
Praxadium® (F), *voir* nordazépam

prazépam (**Lysanxia®** [F]), 202, 1140, 1143, 1147, 1242
Prazinil® (F), *voir* carpipramine
prégabaline[1], 1154
Prepulsid® (C, F), *voir* cisapride
primidone (**Mysoline®** [C, F]), 459
Primpéran® (F), *voir* métoclopramide
Pro Doc® (C)[3], *voir* guanéthidine
procaïnamide (**Pronestyl®** [C]), 1200
prochlorpérazine (**Stemetil®** [C]; **Tementil®**[3] [F]), 1245, 1246
procyclidine (**Kemadrin®** [C]; **Kemadrine®** [F]), 220, 237, 272, 849, 1108, 1168, 1171
Prodasone® (F), *voir* médroxyprogestérone
Prolopa® (C), *voir* bensérazide *et* lévodopa
prométhazine (**Phénergan®** [C, F]), 1099, 1140
Pronestyl® (C), *voir* procaïnamide
propentofylline[1], 133, 897
propéricyazine, *voir* périciazine
propranolol (**Indéral®** [C]; **Avlocardyl®**, **Hemipralon®** [F]), 94, 140, 201, 220, 272, 354, 357, 389, 432, 847, 863, 867, 1141, 1151, 1153, 1172, 1201, 1213, 1216, 1402, 1522
Prostigmin® (C), *voir* néostigmine
Prothiaden® (F), *voir* dosulépine
protriptyline (**Triptil®** [C]; **Concordine®** [F]), 1194
Provera® (C), *voir* médroxyprogestérone
Prozac® (C, F), *voir* fluoxétine
pyridostigmine (**Mestinon®** [C, F]), 1197
pyridoxine (**Vitamine B6®** [C, F]), 859

Q

quazépam (**Doral®** [É.-U.]), 1140, 1141, 1143
quétiapine (**Seroquel®** [C, F]), 133, 237, 269, 272, 885, 902, 916, 1108, 1164, 1165, 1169, 1175, 1565, 1882
quinidine (**Biquin Durules®**, **Quinidine®** [C]; **Cardioquine®** [F]), 1200, 1201
Quinidine® (C), *voir* quinidine
quinpirole[1], 1564
quinupramine (**Kinupril®** [F]), 1194, 1250

R

Regitine® (F), *voir* phentolamine
Remeron® (É.-U.), *voir* mirtazapine
Reminyl® (É.-U.), *voir* galantamine
réserpine (**Serpasil®** [C]), 304, 866, 880, 1162, 1240, 1246, 1848
Restoril® (C), *voir* témazépam
Retrovir® (C, F), *voir* azidothymidine, AZT *et* zidovudine
ReVia® (C), *voir* naltrexone
Rheumatrex® (C), *voir* méthotrexate
Rifadin® (C), *voir* rifampicine

Psychiatrie clinique : une approche bio-psycho-sociale

Rifadine® (F), *voir* rifampicine
rifampicine (**Rifadin®** [C]; **Rifadine®** [F]), 1153
Rimifon® (F), *voir* isoniazide
Risperdal® (C, F), *voir* rispéridone
rispéridone (**Risperdal®** [C, F]), 133, 237, 255, 269, 272, 325, 372, 885, 902, 916, 1030, 1108, 1109, 1113, 1162, 1163, 1164, 1165, 1169, 1173, 1175, 1201, 1209, 1222, 1233, 1247, 1248, 1520, 1565, 1882
Ritalin® (C), *voir* méthylphénidate
Ritaline® (F), *voir* méthylphénidate
ritansérine[1], 1154
ritonavir (**Norvir®** [C, F]), 1151
rivastigmine (**Exelon®** [C]), 132, 897, 902
Rivotril® (C, F), *voir* clonazépam
Roaccutane® (F), *voir* isotrétinoïne
Robinul® (C), *voir* glycopyrrolate
Rogitine® (C), *voir* phentolamine
Rohypnol® (F), *voir* flunitrazépam

S

Sabril® (C, F), *voir* vigabatrine
Sandimmune I.V.® (C), *voir* cyclosporine
Sandinum® (F), *voir* cyclosporine
Scopoderm® (F), *voir* scopolamine
scopolamine (**Transderm®** [C]; **Scopoderm®** [F]), 1566
sécobarbital (**Seconal®** [C]; **Imménoctal®** [F]), 202, 1141
Seconal® (C), *voir* sécobarbital
Seldane®[3] (C), *voir* terfénadine
sélégiline (**Eldepryl®** [C]; **Déprenyl®** [F]), 124, 132, 1192, 1194
Séloken® (F), *voir* métoprolol
Semap® (F), *voir* penfluridol
Serax® (C), *voir* oxazépam
Serentil® (C), *voir* mésoridazine
Seresta® (F), *voir* oxazépam
Sériel® (F), *voir* tofisopam
Seropram® (F), *voir* citalopram
Seroquel® (C, F), *voir* quétiapine
Serpasil® (C), *voir* réserpine
sertindole[1], 1169
sertraline (**Zoloft®** [C, F]), 319, 356, 371, 629, 630, 905, 1099, 1112, 1151, 1184, 1191, 1194, 1199, 1201, 1250, 1251
Serzone® (C), *voir* néfazodone
Sinemet® (C, F), *voir* carbidopa *et* lévodopa
Sinequan® (C, F), *voir* doxépine
Solian® (F), *voir* amisulpride
Sporanox® (C, F), *voir* itraconazole
Stablon® (F), *voir* tianeptine
Starnoc® (C), *voir* zaleplon
Stélazine® (C), *voir* trifluopérazine

Stemetil® (C), *voir* prochlorpérazine
Stilnox® (F), *voir* zolpidem
Stivane® (F), *voir* pirisudanol
Strésam® (F), *voir* étifoxine
succinylcholine (**Anectine®** [C]; **Célocurine®** [F]), 1216, 1230, 1233, 1235, 1256
sulbutiamine (**Arcalion®** [F]), 1253
sulpiride (**Dogmatil®** [F]), 269, 693, 1162, 1165, 1246, 1248
sultopride (**Barnetil®** [F]), 1248
sumatriptan (**Imitrex®** [C]; **Imigrane®** [F]), 1202, 1524
Supeudol® (C), *voir* oxycodone
Surmontil® (C, F), *voir* trimipramine
Survector®[3] (F), *voir* amineptine
suxaméthonium, *voir* succinylcholine
Symmetrel® (C), *voir* amantadine
Synapton®[4] (C), *voir* physostigmine
Synthroïd® (C), *voir* thyroxine

T

tacrine (**Cognex®** [É.-U., F]), 132, 896, 902
Tagamet® (C, F), *voir* cimétidine
Talwin® (C), *voir* pentazocine
Tambocor® (C), *voir* flécaïnide
tamoxifène (**Nolvadex®** [C, F]), 1201
tandospirone[6], 1152
TAO®[3] (F), *voir* troléandomycine
Tedralan® (F), *voir* théophylline
Tegretol® (C, F), *voir* carbamazépine
Teldane®[3] (F), *voir* terfénadine
témazépam (**Restoril®** [C]; **Normison®** [F]), 202, 389, 1140, 1141, 1143, 1147, 1155, 1242
Tementil®[3] (F), *voir* prochlorpérazine
Temesta® (F), *voir* lorazépam
Temgésic® (F), *voir* buprénorphine
Temposil® (C), *voir* carbimide de calcium
Tenex®[3] (C), *voir* guanfacine
Tenormin® (C), *voir* aténolol
Tenormine® (F), *voir* aténolol
Téralithe® (F), *voir* lithium
Tercian® (F), *voir* cyamémazine
terfénadine (**Seldane®**[3] [C]; **Teldane®**[3] [F]), 1200, 1201
Terfluzine® (F), *voir* trifluopérazine
tétrabamate (**Atrium®** [F]), 1243
tétracycline (**Tetrex®**[4] [C]; **Tétracycline®** [F]), 1216
Tétracycline® (F), *voir* tétracycline
tétrahydroacridine, *voir* tacrine
Tetrex®[4] (C), *voir* tétracycline
Theo-Dur® (C), *voir* théophylline
théophylline (**Theo-Dur®** [C]; **Tedralan®** [F]), 1020, 1201, 1221, 1232

Théralène® (F), *voir* alimémazine
thiamine (**Bewon®** [C]; **Benerva®** [F]), 139, 859, 860
thiopropérazine (**Majeptil®** [C, F]), 1165, 1245, 1246, 1247
thioridazine (**Mellaril®** [C]; **Melleril®** [F]), 92, 1162, 1165, 1173, 1175, 1201, 1245, 1246, 1247
thiothixène (**Navane®** [C]), 269, 680, 1165
thyroxine (**Synthroïd®** [C]; **L. Thyroxine®** [F]), 1215, 1216
tiagabine (**Gabitril®** [F]), 325
tianeptine (**Stablon®** [F]), 1190, 1194, 1250, 1251, 1252
Tiapridal® (F), *voir* tiapride
tiapride (**Tiapridal®** [F]), 1248
Ticlid® (C, F), *voir* ticlodipine
ticlodipine (**Ticlid®** [C, F]), 132
Tildiem® (F), *voir* diltiazem
timolol (**Blocadren®** [C]; **Timoptol®** [F]), 1201
Timoptol® (F), *voir* timolol
tocophérol (**Vitamine E®** [C]; **Éphynal®** [F]), 1172
tofisopam (**Sériel®** [F]), 1242
Tofranil® (C, F), *voir* imipramine
toloxatone (**Humoryl®** [F]), 1194, 1251, 1252
Topamax® (C), *voir* topiramate
topiramate (**Topamax®** [C]; **Épitomax®** [F]), 325, 910, 1223
Transderm® (C), *voir* scopolamine
Tranxene® (C, F), *voir* clorazépate
tranylcypromine (**Parnate®** [C]; **Tylciprine®**[3] [F]), 905, 1187, 1192, 1194
Trasicor® (C, F), *voir* oxprénolol
trazodone (**Desyrel®** [C]; **Pragmarel®**[4] [F]), 133, 319, 321, 356, 389, 594, 885, 1141, 1156, 1187, 1188, 1193, 1194, 1199, 1250
triazolam (**Halcion®** [C, F]), 202, 1140, 1141, 1143, 1147, 1148, 1151, 1155, 1201, 1242, 1244
Triflucan® (F), *voir* fluconazole
trifluopérazine (**Stélazine®** [C]; **Terfluzine®** [F]), 269, 513, 1165, 1245, 1246, 1247
triflupéridol (**Triperidol®** [F]), 1245, 1246, 1248
trihexyphénidyle (**Artane®** [C, F]), 1171
Trilafon® (C), *voir* perphénazine
Trilifan® (F), *voir* perphénazine
trimipramine (**Surmontil®** [C, F]), 1155, 1156, 1190, 1193, 1194, 1197, 1201, 1202, 1250
Triperidol® (F), *voir* triflupéridol
triporéline (**Decapeptyl®** [F]), 629, 630
Triptil® (C), *voir* protriptyline
troléandomycine (**TAO®**[3] [F]), 1151
tropisétron (**Navoban®** [F]), 1154
Tryptan® (C), *voir* tryptophane
tryptophane (**Tryptan®** [C]; **Nutrilamine®** [F]), 320, 372, 432, 868, 1155, 1156, 1202, 1208, 1209, 1210, 1212, 1213, 1217, 1221, 1222, 1223, 1532

Tylciprine® (F)[6], *voir* tranylcypromine
Tylenol® (C), *voir* acétaminophène

U
Upstene® (F), *voir* indalpine
Urbanyl® (F), *voir* clobazam
Urecholine® (C, F), *voir* béthanéchol

V
Valium® (C, F), *voir* diazépam
valproate de sodium (**Depakene®**, **Epival®** [divalproex[2]] [C]; **Depakine®** [F]), 1208, 1212, 1217, 1218, 1219, 1221, 1222, 1223, 1255
voir aussi acide valproïque
valpromide (**Dépamide®** [F]), 1241, 1255, 1256, 1257
voir aussi dipropylacétamide *et* dipropylacétate
velnacrine (**Mentane®** [É.-U.]), 132
venlafaxine (**Effexor®** [C, F]), 319, 680, 881, 905, 1187, 1188, 1193, 1194, 1199, 1200, 1201, 1837
vérapamil (**Isoptin®** [C]; **Isoptine®** [F]), 325, 1201, 1221
Vératran® (F), *voir* clotiazépam
Versed® (C), *voir* midazolam
Vibra-Tabs® (C), *voir* doxycycline
Vibraveineuse® (F), *voir* doxycycline
Victan® (F), *voir* éthyle, loflazépate d'
Videx® (C, F), *voir* didanosine
vigabatrine (**Sabril®** [C, F]), 459
viloxazine (**Vivalan®** [F]), 1250
Visken® (C, F), *voir* pindolol
Vitamine B₆® (C, F), *voir* pyridoxine
Vitamine E® (C), *voir* tocophérol
Vivalan® (F), *voir* viloxazine

W
Wellbutrin® (C), *voir* bupropion

X
Xanax® (C, F), *voir* alprazolam
xanomeline[1], 132
Xylocaine® (C), *voir* lidocaïne

Y
Yocon® (C), *voir* yohimbine
yohimbine (**Yocon®** [C]), 335, 882, 1522

Z
zaleplon (**Starnoc®** [C]), 1141, 1155
Zarontin® (C, F), *voir* éthosuximide
Zeclar® (F), *voir* clarithromycine

Zelmid® (P. S.), *voir* zimélidine
zidovudine (**Retrovir®** [C, F]), 1833
  voir aussi azidothymidine *et* AZT
zimélidine (**Zelmid®** [P. S.]), 1251
ziprasidone (**Geodon®**[5] [É.-U.]), 885, 902, 1164, 1165, 1565, 1882
Zofran® (C), *voir* ondansétron
Zoloft® (C, F), *voir* sertraline

zolpidem (**Stilnox®**, **Ivadal®** [F]), 1141, 1155, 1242
Zophren® (F), *voir* ondansétron
zopiclone (**Imovane®** [C, F]), 1141, 1155, 1242
zuclopenthixol (**Clopixol® Dépôt** [C] ; **Clopixol®**, **Clopixol Acuphase®** [C, F] ; **Clopixol® action semi-prolongée** [F]), 269, 848, 1108, 1165, 1166, 1168, 1248, 1249
Zyban® (C), *voir* bupropion
Zyprexa® (C, F), *voir* olanzapine

---

1. Ce produit n'est commercialisé ni au Canada, ni en France.
2. Le divalproex (**Epival®**) a un enrobage entérique et se dissocie en acide valproïque dans le tractus gastro-intestinal.
3. Ce produit a été retiré du marché.
4. Ce médicament a été retiré du marché par la compagnie pharmaceutique qui l'avait commercialisé originellement. Il n'existe maintenant que la copie générique.
5. Ce médicament n'était pas commercialisé au Canada au moment d'aller sous presse, mais il devait l'être incessamment.
6. Ce médicament, qui s'apparente à la buspirone, est toujours à l'étude et n'est pas commercialisé dans aucun pays.
7. En France, le L-tryptophane est disponible en association seulement (mélange azoté injectable).

Index des sujets

Dans cet index:
- les numéros de page suivis d'un *t* renvoient à un tableau;
- les numéros de page suivis d'un *f* renvoient à une figure;
- les numéros de page en gras renvoient à une discussion principale;
- les numéros de page en italique renvoient à l'appendice (tome I, p. 709-781).

A

abandon
  corporel, 1389
  scolaire, 1050
aboulie, 1542
abréaction, 391, 1459
ABS (Adaptive Behavior Scales), 81*t*
absentéisme, 438, 1131, 1724-1725
absorption
  du lithium, 1208
  vitesse d'__, 1142
abstinence, 162
  sexuelle, 604*t*
abstraction, 56, 60, 119, 1332, 1543, 1597
abus, *780*, 994, 1856
  d'alcool, 151, **156***t*
    comorbidité et __, 1815*t*
    démence et __, 121, 122
    pyromanie et __, 435
    suicide et __, 1778, 1790*t*
    trouble de l'érection chez l'homme et __, 598
  d'hypnotiques, 126
  d'une(de) substance(s), 141, 180, 227*f*, 469
    affections gastro-intestinales et __, 475
    anxiété généralisée et __, 350
    chez les personnes âgées, 898
    comorbidité et __, 1812, 1813, 1815*t*, 1816*t*, 1822, 1823
    critères diagnostiques de l'__, 181*t*
    dépression et __, 1110
    différences sexuelles et __, 1706
    patient psychotique et __, 857
    prévalence de l'__, 1621*t*
    suicide et __, 1114, 1788
    trouble de conversion et __, 494
    trouble explosif intermittent et __, 431
    trouble panique, agoraphobie et __, 350
    violence et __, 1797
  de médicaments, 236
  de pouvoir, 1655
  de sédatifs, 1146, 1706

  envers les personnes âgées, 894-895
  physique(s), *780*, 1784, 1802
  prolongé d'alcool, 140
  sexuel(s), *780*, 970, 1367
    chez les autochtones, 1762, 1764
    encoprésie et __, 1033
    hypnose et __, 1416
accélération-décélération, 455
acceptation, 1607, 1850
accès cataleptique, 696
accessibilité
  aux soins, 1675-1676
  des soins médicaux, 28
accident(s) vasculaire(s) cérébral(aux), 121, 304, 453, 454, **883-884**
  dépression et __, 879, 880*t*
  ECT et __, 1230
  symptômes anxieux et __, 882*t*
  tics et __, 1027
accommodation, 1598
accouchement, 1459
accréditation, 1666, 1676-1677
accueil familial, 1128
acculturation, 215, 304, *780*, 1753, 1764, 1766
acétaldéhyde, **165**
acétaldéhyde-déshydrogénase (ALDH), 149, 165
acétylcholine (ACh), 105, 116, 132, 292, 548
  métabolisme de l'__, 1526, 1527*f*
  neurobiologie et __, 1504, 1513, 1514*f*, **1525-1526**
acétylcoenzyme A, 1526
ACh, *voir* acétylcholine
acharnement thérapeutique, 1853
achondroplasie, 559
acide(s)
  α-amino-3-hydroxy-5-méthyl-4-isoxazole-propionique, 1528
  aminés, 1513
    excitateurs, 1528
    excitatoires, 133
    inhibiteurs, 1529-1530

arachidonique, 1517
désoxyribonucléique (ADN), 1490
folique, 905
    carence en __, 1835*t*
gamma-aminobutyrique, *voir* GABA
glutamique, 1514*f*, 1803
homovanillique (HVA), 1026, 1170, 1192, 1520
5-hydroxy-indol-acétique, 1192, 1524, 1780
    voir aussi 5-HIAA
kainique, 1528
lysergique diéthylamide, *voir* LSD
valproïque, 867*t*, 1175*t*, **1217-1218**, 1711
voir aussi valproate de sodium
acidocétose diabétique, 453
acidoses métaboliques, 195
acné, 478*t*
acouphènes, 697
acquittement, 940
acrophobie, 53
acte(s)
    criminel, 941
    délinquants, 1072
    illégal, 934
    mentaux, 364
ACTH (hormone corticotrope hypophysaire), 403
acting out, 47, 1802
    voir aussi passage(s) à l'acte
activation
    comportementale, 1611*t*
    neurovégétative, 385*t*
activité(s)
    compulsives, 262
    dopaminergique, 1175, 1564
    intellectuelle, 1502
    synaptique cérébrale, 1582
actualisation de soi, 1596
adaptation, 402, 1601, 1636
    à l'objet, 1041*t*-1044*t*
    à la maladie, 24-25
    communautaire, 1314-1316
    de l'environnement, 134
    psychosociale, 647, 1344
    sociale, 237*t*, 618, 1001, 1313
        troubles de l'__, *voir* trouble(s) de l'adaptation (sociale)
    stratégie(s) d'__, 66*t*, 297, 391, 1865
    style d'__, 470
    trouble(s) de l'__, *voir* trouble(s) de l'adaptation
Adaptive Behavior Scales (ABS), 81*t*
Addiction Severity Index, 1814

Addison, maladie d', 228, 880*t*, 1111
adénosine, 336
    monophosphate cyclique (AMPc), 1191, 1517-1519
adénovirus, 1831*t*
adénylcyclase, 1209
ADN (acide désoxyribonucléique), 1490
adolescence, 580, 662, *771-778*, 994
voir aussi adolescent(s)
    développement psychosexuel et __, 1704
    identité et __, 1071, 1606-1607
    psychiatrie transculturelle et __, 1753
    suicide à l'__, 1783
    thérapie psychanalytique et __, 1287
    thérapie systémique et __, 1368
adolescent(s)
voir aussi adolescence
    alcool chez les __, 160
    dépression chez l'__, **1109-1113**
    psychose chez l'__, **1104-1109**
    suicide chez l'(les) __, **1113-1116**, 1783-1784
    toxicomanie chez les __, 204
    trouble de l'identité sexuelle chez les __, 642*t*
    troubles de l'adaptation chez les __, 400, 401, 406
adrénaline, 381, 473, 1513, 1514*f*, 1522-1523, 1820
adulte(s), 567, 642*t*
affect(s), 49, 288, 297, 1595-1596
    aplati, 265
    carence perceptuelle et/ou expressive d'__, 467
    dépressif, 461
    émoussé, 265
    émoussement de l'__, 1106
    maniaque, 460
    restriction des __, 387*t*
    troubles de l'__, 1008-1011
affection(s)
    arthritiques, 1290
    chroniques, 1335
    dermatologiques, 476, 1290
    voir aussi maladie(s) (dermatologiques)
    gastro-intestinales, 474-475
    voir aussi maladie(s) (gastro-intestinales)
    médicale(s)
        changement de personnalité dû à une __, **454-455**
        comportements inadaptés en matière de santé influençant une __, 471
        dysfonction sexuelle due à une __, 588, 589*t*
        études démontrant l'influence de certains facteurs sur les __, 478*t*

facteurs psychologiques influençant une __, *voir* facteurs psychologiques influençant une affection médicale
générale(s), *voir* affection(s) médicale(s) générale(s)
induisant des troubles mentaux ou comportementaux, 455-461
réponse physiologique liée au stress influençant une __, 471
symptômes psychologiques influençant une __, 469-470
systémiques, 451, 454
traits de personnalité ou style d'adaptation influençant une __, 470
trouble mental influençant une __, 469
troubles spécifiques dus à une __, 453-454
métaboliques, 453
neurologiques, 453, 454
physique, 466
pulmonaires, 1290
respiratoires chroniques, 1779
rhumatismales, 1290
affection(s) médicale(s) générale(s), 62
démences dues à des __, 125-126
susceptibles de causer des troubles psychotiques, 220*t*
trouble amnésique dû à une __, 136, 137*t*
trouble(s) mental(aux) dû(us) à une __, *voir* trouble(s) mental(aux) dû(us) à une affection médicale générale
troubles de l'humeur dus à une __, 297, 308, 313
affectivité négative, 485
affirmation de soi, 435, 533, 1337, 1348
âge, 452
agent(s)
agoniste de la dopamine, 1171*t*
anticalciques, 133
anticholinergiques, 1171*t*
antihistaminique, 1171*t*
antirétroviraux, 1835
de probation, 935
sérotoninergique, 335
thymorégulateur, 558
agir, 1073*f*
agitation, 120, 133, 272, 569, 849*t*, 1166
infection par le VIH et __, 1832, 1836
motrice, 385*t*, 1021
psychomotrice, 46, 299
psychotique, 1145
troubles du sommeil se manifestant principalement par de l'__, 565-572
agnosie(s), 55, 119, 1543-1545, 1833*t*
auditive verbale, 1051

agnosodiaphorie, 1544
agnosognosie, 1544
agoniste(s)
alpha-adrénergique, 1172
bêta-adrénergique, 335
de la dopamine, 164-165
des opiacés, **200**
des récepteurs alpha$_2$-adrénergiques, 200
du récepteur de GABA, 165
inverses des récepteurs de benzodiazépines, 335
muscariniques, 132
partiel des récepteurs 5-HT$_{1A}$, 1150
sérotoninergiques, 1533
agoraphobie, 52, **344**, *750*
benzodiazépines et __, 1144
chez l'enfant, **1089-1090**
comorbidité et __, 1820
complications associées à l'__, 350
critères diagnostiques de l'__, 344, 347*t*
différences sexuelles et __, 1708
en psychiatrie gériatrique, 911
épidémiologie de l'__, 333
pronostic de l'__, 357
relaxation et __, 1400
thérapie comportementale et __, 1316
traitement de l'__, 354-356
trouble obsessionnel-compulsif et __, 369
trouble panique avec __, 50, 345-346*t*
trouble panique sans __, 345-346*t*
agrammatisme, 48
agranulocytose, 272, 1108, 1173-1174
agraphie(s), 48, 1550, 1555
agrégation
études d'__, 1625
familiale, 1488, 1619
agression(s), 64*t*, 1076*t*, 1796
patient confus et __, 848
patient menaçant et __, 849
patient psychotique et __, 857
agressivité, 83*t*, 89, 138, 309, 431, 556, 620, 850, 1279, 1796
autisme et __, 1000
benzodiazépines et __, 1147
déficience mentale et __, 83*t*, 89
démence et __, 120, 133
hypersomnie idiopathique et __, 556
jeu pathologique et __, 437
lors de l'examen mental, 47
maladies respiratoires et __, 473
paraphilies et __, 620
personnalité épileptique et __, 458

phencyclidine et __, 195
refoulée, 364
somnambulisme et __, 567
syndromes d'apnées du sommeil et __, 558
traumatisme cranien et __, 138
trouble bipolaire I et __, 309
trouble délirant et __, 233
trouble explosif intermittent __, 431
troubles de l'humeur et __, 293, 295
troubles mentaux dus à une affection médicale générale et __, 453
violence et __, 1802
AHC (antidépresseurs hétérocycliques), **1184-1202**
aidants naturels, 1344
aide sociale à l'enfance, 1132
aides-thérapeutes, 1308
AIDS dementia complex (syndrome cognitivomoteur associé au VIH), 1832
AIDS-related complex (ARC), 1838-1839
aire(s)
  corticales, 1503
  de Broca, 253, 382, 1554
  de Wernicke, 253, 1554
  entorhinale, 1508
  limbiques, 382
  paralimbiques, 382
  sensoriovisuelle, 1544
  tegmentaire, 251*f*, 1508, 1562
  tegmento-ventrale, 1192
  visuelles, 382
akathisie, 46, 89, 553, *763*, 1171-1172, 1178
  effets secondaires des médicaments et pathologies iatrogènes et __, 867*t*
  patient anxieux et __, 852
  suicide et __, 1778
  violence et __, 1806
akinésie, 47, 454, 1542
alarme
  de peur, 335
  de suffocation, 335
Alcohol Dependence Scale, 152
alcool, 126, **146-169**, 300, 309, *721*, 858
voir aussi alcoolisme(s)
  abus d'__, *voir* abus (d'alcool)
  abus prolongé d'__, 140
  adolescents et __, 160
  anxiété et __, 852
  appétence d'__, 164-165
  automédication et __, 149, 164
  benzodiazépines et __, 1145

bouffées délirantes aiguës et __, 688
cauchemars et __, 569
comorbidité et __, 1813, 1815, 1820
complications psychiatriques des alcoolismes et __, 159
dépendance à l'__, 858, 1815*t*
enfants et __, 160
évaluation gérontopsychiatrique et __, 896
femmes et __, 160
intolérance à l'__, 389
maladie psychiatrique chronique et __, 1867, 1868
neurotransmission et __, 1517
paraphilies et __, 618
personnes âgées et __, 160
psychiatrie transculturelle et __, 1749
psychophysiologie et __, 1565
schizophrénie et __, 256, 267
sevrage d'__, 108
voir aussi sevrage(s) (alcoolique) *et* sevrage(s) (syndrome de)
suicide et __, 843, 1777, 1778, 1779, 1783
symptômes anxieux et __, 882*t*
terreurs nocturnes chez l'adulte et __, 567
trouble amnésique induit par l'__, 136-138
trouble délirant et __, 228
troubles dépressifs et __, 304
troubles du sommeil et __, 551, 554, 559, 914
troubles éjaculatoires et __, 602
troubles liés à l'__, *726-727*
troubles mentaux dus à une affection médicale générale et __, 451
troubles précoces de l'enfance et __, 995
troubles reliés au stress intense et __, 382*t*
violence et __, 1799, 1804
alcool-déshydrogénase, 149
alcoolémie, 154
alcoolique(s)
voir aussi alcoolisme(s)
  associations d'entraide pour __, 167-168
Alcooliques Anonymes, 167-168, 859, 1822
alcoolisme(s), 79*t*, 135, 141, **144-169**, *724*, *726*, 860*t*, 1946
voir aussi abus (d'alcool) *et* alcoolique(s)
  à début tardif, 897
  acides aminés inhibiteurs et __, 1529
  affections gastro-intestinales et __, 474
  benzodiazépines et __, 1146
  chez les autochtones, 1762, 1763
  chez les personnes âgées, 897-898
  chronique, **155-156**, 163-167
  classification des __, 152-153
  comorbidité et __, 1814, 1816*t*

complications psychiatriques des __, 159
de novo, 897
dépistage systématique et précoce des __, 160-161
différences sexuelles et __, 1706
dopamine et __, 1519
épidémiologie des __, 147-148
étiologie des __, 148-151
fœtal, 78*t*
génétique et __, 1496
jeu pathologique et __, 436
lithium et __, 1210
neurobiologie et __, 1532
obligation de soins et __, 957-958
personnalité antisociale et __, 670
primaire, **152-153**
programmes d'aide aux employés en matière d'__, 168
pronostic des __, 168-169
réhabilitation psychosociale en France et __, 1896, 1904
sévices physiques et sexuels et __, 1710
suicide et __, 843, 1776, 1779, 1790*t*
toxicomanies et __, 175
traitement des __, 161-168
trouble dépressif et __, 880*t*
troubles de l'adaptation sociale et __, 1074
troubles de l'alimentation et __, 530
troubles de l'humeur et __, 293, 295
variété diagnostique des __, 153-159
violence et __, 1803
alerte, 1556
alertness, 56
alexie, 48
alexithymie, 50, 149, 467, 473, 1290
alexithymiques, 489
algies, 697
algorithme thérapeutique, 374
aliénation mentale, 942, 1911, 1943
aliéniste, 1943
alimentation, 755, 778, 1013
troubles de l'__, *voir* trouble(s) de l'alimentation
allaitement, 1148
allèles, 1490
identiques, 1494
alliance thérapeutique, 29, 277, 933, 1132, 1269, 1419
avec des victimes de sévices, 1710
avec les patients violents, 1806
qualité des soins et __, 1676
alogie, 265
alopécie, 440, 440*t*, 476
altération
cognitive, 1040
des conduites cognitives, 1062-1065

altruisme, 61
aluminium, 115
intoxication à l'__, 126
Alzheimer
démence de type __, *voir* démence(s) (de type Alzheimer)
maladie d'__, *voir* démence(s) (de type Alzheimer) *et* maladie(s) (d'Alzheimer)
ambivalence, 364, 605, 1687
aversion sexuelle et __, 594
schizophrénie et __, 245
trouble de l'érection chez l'homme et __, 598
trouble de l'excitation sexuelle chez la femme et __, 595, 596
trouble de l'orgasme chez la femme et __, 599
troubles de l'humeur et __, 295
troubles de l'identité sexuelle et __, 639
aménorrhée, 527, 534, 697
Amérindiens, 1910
voir aussi autochtones
amines biogènes, 1513
amnésie(s), 59, 566, 567
antérograde, 58, 138, 189, 1148
continue(s), 59, 417, 697
de fixation, 159
dissociative, 385*t*, 416-417, 417*t*, 752
épileptique, 421
factice, 59
généralisée, 59, 417
globale transitoire, 135, 138-139
lacunaire, 59, 139, 416-417, 697
mixte, 59
organique, 59
post-commotionnelle, 421
post-traumatique, 455, 456*t*
psychogène(s), 59, 139
réactions d'adaptation à l'__, 59
rétrograde, 58, 138, 458, 565
sélective, 59, 417, 1412
troubles dissociatifs d'__, 388
amok, 219, 422, 431
amorçage, 1552-1553
amour, 1596
AMPc (adénosine monophosphate cyclique), 1191, 1517-1519
amphétamine(s), 228, 353, *731-732*, 1254
benzodiazépines et __, 1145
comorbidité et __, 1816*t*
différences sexuelles et usage d'__, 1706
intoxication à l'(aux) __, 182-183, 183*t*-184*t*

2008 Index des sujets

psychophysiologie et __, 1561, 1562, 1564, 1565
psychose toxique et __, 1105
sevrage à l'__, 185*t*
symptômes anxieux et __, 882*t*
trouble dépressif et __, 880*t*
troubles liés aux __, **180-185**
urgences psychiatriques et __, 861*t*
amplification des erreurs, 1332
amygdale, 135, 253, 381
    antidépresseurs et __, 1191
    mémoire et __, 1546
    neuroanatomie et __, 1502, 1503, 1504, 1509, 1510, 1511*f*
    syndrome de Gilles de la Tourette et __, 1026
analgésie, 1530
    hypnotique, 1411
analgésiques, 498, *760*
analphabétisme, 1764
analyse(s), 1543
    coûts/efficacité, 1673
    de la réduction des coûts, 1673
    de ségrégation, 1489
    des résistances, 1262
    fonctionnelle du comportement, 1307
    fonctionnelle et multidimensionnelle, 85-87
    transactionnelle, 1459
anamnèse, 39-40, 978
anaphylaxie, 353, 882*t*
ancrages, 1391
androgènes, 639
anéjaculation, 601
anémie, 304, 473, 531*t*, 553, 880*t*, 882*t*, 1111
    pernicieuse, 228
anesthésie(s), 55, 697, 1233
    dissociatives, 494
    sensorielles, 423
anévrysme, 1230
Angel Dust, *voir* phencyclidine
angine, 558, 882*t*
angiopathie amyloïde, 116
angoisse(s), 883, 1094, 1802
    archaïques, 1093
    d'anéantissement, 639
    de castration, 618-619, 1702
    de mort, 34
    de séparation, 50, 1110, 1782
    du kayak, 1765
    hystérie d'__, *750*
    névrose d'__, 332
    psychotique, 688
anhédonie, 265-266, 1562
voir aussi patient(s) (anhédonique)

animation de groupe, 1360
annulation rétroactive, 364, 1097, 1601
anomalies
    cognitives reliées à des syndromes psychiatriques, 1061-1062
    de la posture, 1004
    éjaculatoires, 1148
    neuromusculaires, 1057
anomie, 119, 1764, 1766, 1782
anorexie, 430, 1013
voir aussi trouble(s) (anorexique)
    dépression et __, 1110
    différences sexuelles et __, 1709
    facteurs psychologiques de l'__, 525
    hypnose et __, 1417
    mentale, 501, 524, **526-528**, 528*t*, 700, *755*, 1349
        traitement de l'__, 532-534
    nerveuse, 293, 313, 524
voir aussi anorexie (mentale)
    psychiatrie transculturelle et __, 1749
    thérapie systémique et __, 1375, 1377
anorexigènes, 1254
anorgasmie, 600-601, 1148
anosmie, 1545
anosognosie, 55
anoxie, 78*t*
antagoniste(s)
    alpha$_2$-adrénergique, 335
    des benzodiazépines, 201
    des narcotiques, 94
    des opiacés, 165
    des récepteurs opiacés, 199-200
    sérotoninergiques, 1527-1528
antécédents, 41-42
anthropologie, 1456
anti-acides, *760*
anti-androgènes, 591
anticholinergique(s), 228, 882*t*, 1172, 1566
voir aussi médication (anticholinergique)
anticholinestérases, 132, 902
anticipation, 253, 1541
    anxiété d'__, 340, 355, 594
anticonvulsivants
voir aussi médication (anticonvulsivante)
    antidépresseurs et __, 1201*t*
    démence et __, 133
    ECT et __, 1232
    intoxication à la cocaïne et __, 199
    jeu pathologique et __, 439
    suicide et __, 1779

Psychiatrie clinique : une approche bio-psycho-sociale

trouble délirant et __, 228
trouble douloureux et __, 498
trouble explosif intermittent et __, 432
troubles amnésiques et __, 136
troubles cognitifs associés à l'épilepsie et __, 459
troubles de l'humeur et __, 294, 325
troubles psychotiques et __, 902
anticorps antithyroïdiens, 1211*t*
antidépresseur(s), *760*, 881, 884, 1141*t*, 1169, **1184-1202**
voir aussi traitement(s) (antidépresseur)
    acétylcholine et __, 1526
    acide valproïque et __, 1218, 1219*t*
    alcoolisme(s) et __, 163, 164
    antipsychotiques et __, 1175*t*
    anxiolytiques et __, 1154
    atypiques, 905, 1250*t*
    autisme et __, 1000
    benzodiazépines et __, 1151*t*
    boulimie et __, 534
    cauchemars et __, 569
    chez les jeunes, 1112
    classification des __, 1192-1193
    contre-indications des __, 1193
    déficience intellectuelle et __, 93
    déficit de l'attention/hyperactivité et __, 1025
    démence et __, 133
    douleur et __, 887
    ECT et __, 1229, 1233
    effets secondaires des __, 1193-1200
    en France, 1244, 1249-1253, 1250*t*-1251*t*
    en psychiatrie gériatrique, 912, 916
    érotomanie et __, 704
    facteurs psychologiques influençant les maladies de peau et __, 476
    grossesse et __, 1711
    hétérocycliques (AHC), **1184-1202**
    histamine et __, 1526, 1527
    hypersomnie récurrente et __, 558
    hypnotiques et __, 1156
    imipraminiques, 1250*t*
    indications des __, 1193
    interactions médicamenteuses reliées aux __, 1200-1202
    lithium et __, 1215, 1216, 1216*t*, 1223
    maladies démyélinisantes et __, 460
    mécanismes d'action des __, 1188-1192
    modalités de prescription des __, 1193
    narcolepsie et __, 556
    neurobiologie et __, 1533, 1534
    neurotransmission et __, 1517, 1519, 1531
    noradrénaline et __, 1522

    pharmacologie des __, 1184-1188
    premier __, 1915
    réadaptation et __, 1883
    sédatifs, 1156
    sevrage d'__, 571
    symptômes anxieux et __, 882*t*
    syndrome prémenstruel et __, 307
    terreurs nocturnes et __, 567
    tics et __, 1030
    tricyclique(s), 905, 1221*t*
    trouble bipolaire I et __, 312
    trouble de l'orgasme chez la femme et __, 599
    trouble douloureux et __, 498
    trouble du comportement lié au sommeil paradoxal et __, 570
    trouble obsessionnel-compulsif et __, 370-372
    trouble panique, agoraphobie et __, 355
    trouble somatisation et __, 492
    troubles anxieux et __, 1099
    troubles de l'adaptation et __, 405
    troubles de l'humeur et __, 293, 295, 314, 317, 319, 323, 1838
    troubles de la personnalité et __, 680
    troubles du sommeil et __, 914
    troubles éjaculatoires et __, 602
    troubles reliés au stress intense et __, 392
antiépileptiques, 84
antihistaminiques, 228, 354, 476, 595, 1140*t*, 1156
    antidépresseurs et __, 1201*t*
    antipsychotiques et __, 1175*t*
    en France, 1242
    troubles anxieux et __, 1098
antihypertenseur(s), 568, 591, 880*t*, 882*t*, 1029
anti-inflammatoires, 897
    non stéroïdiens, 115, 880*t*, 882*t*
anti-opioïdes, 177
antioxydants, 115, 897
antipaniques, 1151*t*
antiparkinsonien(s), 124, 271, 868*t*, 916, 1526
voir aussi médication (antiparkinsonienne)
antipsychiatrie, 1359, 1638
antipsychotique(s), 324-325, **1162-1180**
voir aussi médication (antipsychotique) *et* traitement(s) (antipsychotiques)
    antidépresseurs et __, 1201*t*
    atypique(s), 133, 269, 1164
        grossesse et __, 1711
        lithium et __, 1222
        neurobiologie et __, 1533
        sérotonine et __, 1524

Psychiatrie clinique : une approche bio-psycho-sociale

choix d'un __, 1167-1168
classification des __, 1164-1166
classiques, 1532
contre-indications des __, 1167
début du traitement par les __, 1168
différences sexuelles et __, 1713
effets secondaires des __, 1170-1174
en psychiatrie gériatrique, 916
facteurs influençant la réponse thérapeutique aux __, 1170
indications des __, 1166-1167, 1167*t*
interactions médicamenteuses reliées aux __, 1174
mécanismes d'action des __, 1163-1164
neurobiologie et __, 1508, 1533
pharmacologie des __, 1162-1163
psychophysiologie et __, 1563
réadaptation et __, 1883
traitement d'entretien par un __, 1168-1169
traitement des affections réfractaires par un __, 1169-1170
troubles de la personnalité et __, 680
troubles éjaculatoires et __, 602
troubles psychotiques et __, 220, 900, 902
validation des résultats des __, 1174-1175
antisociaux, 46
anxiété, 40, 47, 315, **334**, 472, *750*, 851-853, 882, 1318
voir aussi trouble(s) anxieux
  acides aminés inhibiteurs et __, 1529
  affections gastro-intestinales et __, 474
  alcoolismes et __, 153, 160
  anticipatoire, 346
  cannabis et __, 191
  chez l'enfant, **1088-1100**
  côlon irritable et __, 475
  comorbidité et __, 1820-1821
  d'anticipation, 340, 355, 594
  de castration, 338, 639
  de performance, 598, 1153, 1318
  de séparation, 43, 338, 351*t*, 548, 640, 777, 1045, 1065, 1098
    agoraphobie, trouble panique et __, 1089
    chez l'enfant, **1093-1096**
    critères diagnostiques de l'__, 1095*t*-1096*t*
  démence et __, 120
  dépression majeure et __, 299
  énurésie et __, 1030
  épisodique paroxystique, 345*t*-346*t*
  voir aussi trouble panique
  état de stress traumatique et __, 1007
  étiologie de l'__, 334-340
  généralisée, *750*, 1098, 1312
    anxiolytiques et __, 1154
    azaspirodécanediones et __, 1152
    benzodiazépines et __, 1144
    chez l'enfant, **1091-1092**
    comorbidité et __, 1820
    complications associées à l'__, 350
    critères diagnostiques de l'__, **341**, 342*t*-343*t*
    description clinique de l'__, 341
    diagnostic différentiel de l'__, 351, 351*t*
    différences sexuelles et __, 1708
    en psychiatrie gériatrique, 911
    épidémiologie de l'__, 333
    génétique et __, 1489
    hypocondrie et __, 499
    imagerie cérébrale et __, 1589*t*
    pronostic de l'__, 357
    relaxation et __, 1401
    thérapie cognitive et __, 1335
    thérapie comportementale et __, 1319
    traitement de l'__, 354
    trouble obsessionnel-compulsif et __, 369
    troubles reliés au stress intense et __, 388
    urgences psychiatriques et __, 852
  génitales, 1282-1283
  hypocondrie et __, 913
  maladies cardiovasculaires et __, 471, 472
  maladies du système immunitaire et __, 461
  maladies respiratoires et __, 473
  névrotique, 50
  normale, 334
  pathologique, 334
  phase terminale d'une maladie incurable et __, 1851-1852
  psychotique, 50
  relaxation et __, 1399, 1403
  sévices physiques et sexuels et __, 1710
  sociale, 1106, 1335
  thérapie comportementale et __, 1306
  trouble de l'__, 1008-1009
  trouble de l'attention relié à l'__, 1040-1045
  trouble des conduites et __, 1075
  trouble post-commotionnel et __, 456
  troubles du désir sexuel et __, 591
  violence et __, 1804
anxiolytiques, *729-730*, 883, 910, **1140-1154**
voir aussi médicament(s) (anxiolytiques)
  acides aminés inhibiteurs et __, 1529
  aversion sexuelle et __, 594
  benzodiazépines et __, 1151*t*

classes d'__, 1140t-1141t
déficience intellectuelle et __, 93
en France, 1241-1245, 1252
intoxication aux __, 189t, 201
psychophysiologie et __, 1563
schizophrénie et __, 271
sevrage aux __, 190t, 201
troubles du désir sexuel et __, 591
troubles liés aux __, **186-191**
apathie, 50, 120, 122, 124, 265, 1542
voir aussi patient(s) (apathique)
maladies démyélinisantes et __, 460
maladies rénales et __, 473
schizophrénie et __, 280
trouble post-commotionnel et __, 456
aphasie(s), 126, 772, 1554, 1833t
amnésique de Pitres, 1554
d'expression, 48, 1554
de Broca, 1554
de réception, 48
de Wernicke, 1545, 1554
transcorticale motrice, 48
aphonie(s), 48, 697
aphrodisiaques, *voir* substance(s) (aphrodisiaques)
apnée(s)
centrales, 559
du sommeil, 126, 473, 756, 1145
syndrome(s) d'(des)__, 555, **558-561**, 914
obstructives, 559
apolipoprotéine, 115
apotemnophilie, 627
appareil
électrodermal, 1400
génital, 639
judiciaire, **926-947**
psychique, **1600-1602**
thermique, 1400
apparence physique, 45
appariement, 1283
appartement(s)
supervisé, 1882
thérapeutiques, 1900
appartenance, 1596
groupe d'__, 1755
appétence, 1565
appétit
perte d'__, 473
troubles de l'__, 300
apprentissage(s), 57, 85, 95-96, 118, 773, 1130, 1302, 1304, 1305, 1595
classique, 1595

développement de la personnalité et __, 1594
difficultés d'__, 558, 1071, 1833
épistémologie et __, 1481
inhibitions d'__, 1064
maladie psychiatrique chronique et __, 1863
opérant, 1595
oppositions d'__, 1064-1065
par observation, 1306, 1313
problèmes d'__, 1020
réhabilitation et __, 1894
répondant, 1595
social, 89, 1329, 1345-1346, **1347-1348**, 1433
théorie(s) de l'__, 1330, 1333
trouble(s) de l' __, *voir* trouble(s) de l'apprentissage
troubles des __, *voir* trouble(s) (des apprentissages)
approbation, 1598
approche(s)
behavioriste de la thérapie familiale, 1690-1691
biologique, 281t
cognitive(s), 392, 432, 435, 590
cognitivo-comportementale, 390, 681, 1262
voir aussi thérapie(s) cognitive(s), thérapie(s) (cognitivo-comportementale(s)) *et* thérapie(s) comportementale(s)
comportementale, *voir* approche(s) (behavioriste)
et éducative, 435
de groupe, 432, 630, 1806-1807
dimensionnelle, 1559-1560
nosographique, 1560
transnosographique, 1560-1561
Écho, 1391
éclectiques, 918
voir aussi éclectisme
empirique, 980, 981
ethnopsychanalytique, 1756
expérimentale, 980, 981
familiale, 432
générale globale, 487
multidisciplinaire, 1871
organo-dynamique, 4, 390-391
pharmacologique, 1028-1030
positive, 95
psychanalytique, 1014
voir aussi thérapie(s) (psychanalytique)
psychodynamique, 496, 590, 1267, 1689-1690
psychoéducative, 133-134, 239, 277-278, 852, 1878, 1881
voir aussi thérapie(s) (psychoéducative)
psychologique, 281t
psychopharmacodynamique, 502
psychosociale, 680-681, 1030

psychothérapeutique, 238-239, 1025
voir aussi psychothérapie(s)
sociale(s), 204-205, 281*t*, 485-486
systémique, 1756
voir aussi thérapie(s) (systémique)
apragmatisme, 48
apraxie(s), 106, 119, 1544, 1550, 1834*t*
aptitude, 927
    à comparaître, **938-939**
    à consentir, 929
aqueduc de Sylvius, 1512
ARC, 1838-1839
archicortex, 1502
architecture du sommeil, 293, 300, 1155, 1156
argumentation, 1446
arithmétique, trouble spécifique de l', *773*
armure caractérielle, 654
Arnold-Chiari, syndrome d', 559
arrêt
    cardiaque, 140
    Chaulk, 940
    Daviault, 941
    de la pensée, 439
    développemental, 1004
    Swain, 942
arriération, *771*
voir aussi retard(s) (mental)
artériosclérose, 478*t*
    cérébrale, *719*
artérite(s)
    para-infectieuses, 1831*t*
    temporale, 353, 882*t*
arthralgies, 697
arthrite, 304
    rhumatoïde, 466, 478*t*
articulation, *772*, 1052
    trouble de l'acquisition de l'__, 1052
    troubles de l'__, 1051
arythmie(s), 478*t*, 882*t*
    cardiaques, 202
    nocturne, 558
asile(s), 15, 1444, 1734, 1741, 1862, 1895
    au Québec, **1911-1914**
asocialité, 1071
aspect(s)
    génétique des troubles de la personnalité, 658
    médico-légaux, 517
    psychoéducatif du traitement de la schizophrénie, 273
Asperger, syndrome d', *voir* syndrome(s) (d'Asperger)
Aspergillus fumigatus, 1831*t*

assimilation, 389, 1598
assistance
    à personne en péril, 969-970
    sociale, 1080
association(s), 320-321, 1624-1625
    de parents, 1897, 1904
    études d'__, 1495
    force de l'__, 1621-1622
    incohérente d'idées, 264-265
    libre(s) __, 39, 1279, 1286
    par assonances, 48
    privées, 1133
    relâchées, 51
    statistique, **1621-1627**
Association française de lutte contre le sida, 1897
Association freudienne, 1450
associationnisme, 1474
assurance-hospitalisation, 1917
assurance-maladie, 27-28, 1917
    programmes d'__, 1667
assurance médicaments, 28
assurance qualité, 1666, 1669
    outils de l'__, 1672-1676
    programme d'__, 1667
astasie-abasie, 697
astéréognosie, 119
asthénie, 300
    neuro-circulatoire, *753*
asthme, 466, 469*t*, 473, 478*t*, 699, 882*t*, 1420
astrologie, 1750
asymétrie
    cérébrale, 1551
    des réflexes, 431
ataque de nervios, 422
ataxie, 858*t*, 1147
    calleuse, 1550
atelier(s)
    protégé, 1882
    thérapeutiques, 1900
athérosclérose, 569
    cérébrale, 121
atrophie(s)
    cérébrale(s), 195, 892, 1835
    corticale frontale, 432
    lobaires focales, 122
attachement, 50, 1008, 1009, 1332
    sécurité de l'__, 992
    social, 1611*t*
    suicide et __, 1782
    trouble de l'__, 999
    trouble réactionnel de l'__, 777, 1009-1011, 1010*t*, 1079

attaque(s)
  de panique, 64t, 341, 343t, 911
  voir aussi trouble panique
      chez l'enfant, 1089-1090
      comorbidité et __, 1820
      différences sexuelles et __, 1708
      noradrénaline et __, 1522
      urgences psychiatriques et __, 852
  pseudo-convulsive, 696
atteinte(s)
  cérébrale(s), 1830
      périnatale, 1046
  cognitives, 904
  corticales hémisphériques, 1051
  mnésique, 1833t
  organique cérébrale, 1098
  sensorielles, 494
attentes négatives, 337
attention, 56, **57**, 106, 253, 299, 1410, 1555-1556
  déficit de l'__, voir déficit(s) (de l'attention)
  divisée, 456, 1556
  lobe frontal et __, 1543
  sélective, 1411, 1564
  soutenue, 1556
  trouble(s) de l'__, 1040-1045, 1460, 1833t
attitude(s), 46, 1268
  d'écoute, 47
  négative, 1311, 1312
  parentales, 1331f
  passive-agressive, 655t
  positive, 1311
attribution, 381
  logique, 258
  théorie de l'__, 231
audit de la qualité, 1668
aura, 55
  d'épilepsie temporale, 494
authenticité, 49
autisme, 78t, 83t, 91, 245, 773, **995-1001**, 1109
  antipsychotiques et __, 1167t
  atypique, 1004-1005
  critères diagnostiques de l'__, 998t-999t
  description clinique de l'__, 997
  diagnostic différentiel de l'__, 997-1000
  épidémiologie de l'__, 996
  étiologie de l'__, 996-997
  évolution de l'__, 1001
  psychanalyse et __, 1287
  psychothérapies cognitivo-comportementales et __, 1460
  schizophrénie et __, 1107
  traitement de l'__, 1000-1001

autiste savant, 996
auto-anticorps, 253
auto-apaisement, 1012
autochtones, **1762-1767**
  abus sexuels chez les __, 1762, 1764
  alcoolisme chez les __, 1762, 1763
  analyse des problèmes de santé mentale chez les __, 1764-1765
  aspects anthropologiques liés aux __, 1765
  dépression chez les __, 1762, 1765
  données sociologiques liées aux __, 1762
  épidémiologie psychiatrique chez les __, 1762-1763
  suicide chez les __, 1762, 1763, 1782, 1788, 1790t
  toxicomanie chez les __, 1762, 1763, 1765
  violence familiale chez les __, 1764
autocontrôle, 95
autocritique, 61, 840, 1695
autodétermination, 926, 1653, 1656
autodévalorisation, 52
autoérotisme infantile, 177
autoexclusion, 1935
autogynéphilie, 644, 646t
autohypnose, 441
automatisme(s), 56
  de la pensée, 53, 263
  idéo-verbal, 692
  mental, 216, 690
      états aigus d'__, 212
  psychomoteur, 692
  sensoriel et sensitif, 692
automédication, 149, 164, 178, 1813, 1819-1820
automutilation(s), 83t, 89, 262, 997, 1107
  déficience intellectuelle et __, 94
  personnalité limite et __, 1781
  syndrome de Münchhausen et __, 510
  troubles reliés au stress intense et __, 388
autonomie, 14, 127, 525, 915, 918, 1332
  degré d'__, 896
  développement de la personnalité et __, 1603, 1604, 1608
  du malade, 1789, 1855
  éthique et __, 1651, 1653, 1656, 1807
  maladie chronique et __, 1847, 1863
  morale, 1598
  perte d'__, voir perte(s) (d'autonomie)
  réadaptation et __, 1888
autonomisation, 533, 1074, 1367
auto-observation, 1090
auto-organisation, 1368, 1369t
autopoïèse, 1368, 1369t
autopsies psychologiques, 1114

autorécepteurs
　dopaminergiques D_2, 1150
　5-HT_{1A}, 1191
autoréférence, 1368, 1369t
autorité, 1598
　sanitaire, 957
autoscopie, 423
autostimulation, 89
　intracérébrale, 1561-1563
autotopoagnosie, 1544
aversion, 598, 630, 1305
　sexuelle, 590, **593-595**, 594t
avolition, 265
avortement, 1869
awareness, 1385
axe
　du DSM-IV, 62-63
　hypothalamo-hypophyso-cortico-surrénalien, 1532
　hypothalamo-hypophyso-surrénalien, 293, 335
　hypothalamo-hypophyso-thyroïdien, 293, 1532
axones, 455
azaspirodécanedione(s), 1140t, **1150-1153**

B

baby blues, 316
baby-boomers, 1783
baisse du désir sexuel, 591-593
balanite, 598
Baltazar Scales of Adaptive Behavior, 81t
Barbeau-Pinard, 80t
barbituriques, 84, 186, 1141t, 1221t
　acide valproïque et __, 1219t
　acides aminés inhibiteurs et __, 1529
　comorbidité et __, 1816t
　patient toxicomane et __, 862
　trouble dépressif et __, 880t
　urgences psychiatriques et __, 861t
basic security, 46
basic trust, 46
Bayley Scales of Infant Development, 80
bebainan, 422
Beck, triade de, 1333
bégaiement(s), 48, 697, 772, 1058, 1059t, 1318
behaviorisme, 6, 1302
voir aussi thérapie(s) comportementale(s)
belle indifférence, 50
bénéfices secondaires, 468
benzamides, 1164, 1165t, 1248t

benzodiazépine(s), 1140t-1141t, **1142-1150**, 1169, 1221t, 1915
　abus de __, 898
　acide valproïque et __, 1219t
　acides aminés inhibiteurs et __, 1529
　akathisie et __, 1172
　alcoolismes et __, 164
　antidépresseurs et __, 1201t
　anxiété généralisée et __, 354
　bouffées délirantes aiguës et __, 689
　comorbidité et __, 1820
　contre-indications des __, 1145-1146
　déficience intellectuelle et __, 84, 93
　delirium et __, 109-110
　démence et __, 133
　dépendance aux __, 1146, 1149
　dépersonnalisation et __, 424-425
　ECT et __, 1232, 1233
　effets secondaires des __, 1147-1148
　en France, 1241, 1242t
　en psychiatrie gériatrique, 916
　grossesse et __, 1711
　hypnotiques, 1155
　indications des __, 1144-1145
　interactions médicamenteuses reliées aux __, 1150, 1151t
　intoxication à la cocaïne et __, 199
　liposolubilité des __, 1142
　lithium et __, 1216t
　maladies respiratoires et __, 474
　mécanismes d'action des __, 1144
　mémoire et __, 1553
　modalités de prescription des __, 1146-1147
　patient anxieux et __, 853
　patient confus et __, 848
　patient d'allure intoxiquée et __, 859
　patient menaçant et __, 850
　pharmacologie des __, 1142-1144
　phobie sociale et __, 356
　posologies des __, 1147t
　propriétés pharmacocinétiques des __, 1143t
　réactions indésirables aux __, 866t
　rythmies du sommeil et __, 572
　schizophrénie et __, 255
　sevrage de(s) __, 108, 1149-1150, 1244, 1321
　sevrage et __, 163
　somnambulisme et __, 568
　terreurs nocturnes et __, 567
　tolérance aux __, 1146, 1149
　toxicomanie et __, 186
　trouble délirant et __, 228

trouble dépressif et __, 880*t*
trouble du comportement lié au sommeil paradoxal et __, 570
trouble panique et __, 355
troubles amnésiques et __, 136
troubles anxieux et __, 336*t*, 883, 912
troubles bipolaires et __, 324
troubles de l'adaptation et __, 405
troubles dissociatifs typiques et __, 421
troubles du sommeil et __, 914, 1154
troubles psychotiques aigus et transitoires et __, 220
troubles reliés au stress intense et __, 389, 392
urgences psychiatriques et __, 861*t*
besoin(s), 1390, 1596-1597, 1600
  d'amour, 1596
  d'appartenance, 1596
  d'estime, 1596
  de sécurité, 1596
  hiérarchie des __, 1596*f*
bêta adrénergiques, 1141*t*
bêtabloquant(s), **1153-1154**
  akathisie et __, 1172
  antidépresseurs et __, 1201*t*
  déficience intellectuelle et __, 93-94
  démence et __, 133
  phobie sociale et __, 357
  symptômes anxieux et __, 882*t*
  trouble explosif intermittent, 432
  troubles psychotiques et __, 902
  troubles reliés au stress intense et __, 389
biais, 1623-1624, 1626
  d'information, 1623
  d'observation, 1623, 1628
  de publication, 1630
  de remémoration, 1623
  de sélection, 1623, 1628, 1813
  de vérification, 1813
  écologique, 1625
  systématique, 1333*t*
bien(s), 1598
bien-être, 1398
bienfaisance, 14, 1807
  principe de __, 1653, 1656
bienveillance, 1651
Binswanger, encéphalopathie de, 121-122
bioénergie, 1458
voir aussi technique(s) (bioénergétiques)
biofeedback (rétroaction biologique), 552, 1400, 1402
bisexualité, 644-645, 768
bizarrerie, 54

blackout, 139
blâme, 1337, 1692
blessure narcissique, 295, 1114, 1781
«bleus» du post-partum, 1712
blocage, 48, 264, 498
  du développement psychosexuel, 439
bloquants alpha$_2$-adrénergiques, 389
bloqueurs
  calciques, 1201*t*
  des récepteurs alpha$_2$-adrénergiques et des récepteurs post-synaptiques 5-HT$_2$ et 5-HT$_3$, 319
  des récepteurs bêta-adrénergiques, 354
  du recaptage de la noradrénaline et de la dopamine, 319
Bof Generation, 1112
Boston Psychotherapy Group, 275
boucle
voir aussi circuit(s)
  cingulaire antérieure, 1547
  dorso-latérale, 1547
  motrice, 1547
  oculomotrice, 1547
  orbito-frontale, 1547
bouddhisme, 1383
bouffée(s) délirante(s), **212-222**, 237, 268, 700, *741*, 1104, 1749, 1751
  aiguës, **686-690**
boulimie, 432, 524, **528-529**, 529*t*, *755*
voir aussi trouble(s) (boulimique)
  dépression et __, 1110
  différences sexuelles et __, 1709
  groupes d'entraide et __, 534
  nerveuse, 313
  psychiatrie transculturelle et __, 1749
  thérapie psychoéducative et __, 1349
  traitement de la __, 534
Bourneville, sclérose tubéreuse de, 78*t*
bouton axonal, 1512
boxeur, 457
bradykinésie, 46, 124, 1177
bradyphrénie, 124
bradypsychie, 48
brainstorming (remue-méninges), 1311, 1672
Brief Psychiatric Rating Scale, 1814
Briquet
  hystérie de __, 490
  syndrome de __, **698-699**
Broca
  aire de __, 253, 382, 1554
  aphasie de __, 1554
brûlures mictionnelles, 697

bulbe rachidien, 1506
Burghölzli, 1943-1944, 1943*t*
burnout, voir épuisement professionnel
butyrophénones, 1248*t*

C

Ça, 1279, 1601
cacosmie, 54
cadre, 1451
   conceptuel, 1263
   de la cure psychanalytique, 1449
   thérapeutique, 678, 851, 1266, 1286, 1695
   violence et __, 1805-1806
café, 551
caféine, 335, 351*t*, 732, 882*t*
Cain-Levine Social Competency Scale, 81*t*
Caisses d'allocations familiales, 1896
Caisses d'assurance maladie, 1896
Caisses de mutualité, 1896
calcium, 115, 1512-1513, 1517, 1519, 1533
calcul, 773, 1045, 1046, 1047*t*
callosotomie, 1550
calvitie, 439, 440
camarades imaginaires, 419*t*
Campberwell Family Interview (CFI), 256
canaux de Müller, 639
cancer(s), 109, 879, 1290, 1847
   comorbidité et __, 1817
   relaxation et __, 1402
   suicide et __, 1779
Candida albicans, 1831*t*
cannabinoïdes, 1515
cannabis, 228, 256, 728
   comorbidité et __, 1813
   dépendance au __, 728
   différences sexuelles et usage de __, 1706
   intoxication au __, 728
   psychose toxique et __, 1105
   symptômes anxieux et __, 882*t*
   traitement des troubles induits par le __, 202
   troubles liés au __, **191-192**, 728
   urgences psychiatriques et __, 861*t*, 862
cantons, 1942
capacité(s)
   cognitives, 1543, 1597
   de performance continue, 258
Capgras, syndrome de, 120, 234, 1545, 1546
capsule interne, 1503
capsulotomie antérieure, 373

caractère(s), 654
   sexuels, 580, 582
   traits de __, 1610, 1611*t*, 1865
   troubles du __, 1070
carbamates, 186
carbohydrate deficient transferrin (CDT), 161
carcinoïde, 353
cardiazol, 1256
carence(s), 78*t*
   affective(s), 432, 508, 510, 594, 1011, 1109, 1128
   d'élaboration psychique, 1802
   de soins, 1010
   de stimulation, 1065
   en acide folique, 1835*t*
   en vitamine B_{12}, 353, 1835*t*
   encoprésie et __, 1033
   nutritionnelle, 253
   perceptuelle et/ou expressive d'affects, 466
   relationnelle(s), 1074, 1078-1079
carphologie, 47
cartomancie, 1750
cas
   études de __, *voir* étude(s) (de cas)
   gestion de __, 1887, 1888
   séries de __, 1625
cascade des phosphoinositides, 1532
case management (gestion de cas), 1887, 1888
castration
   anxiété de __, 388, 639
   chirurgicale, 629
catalepsie, 47, 266, 418, *739*
cataplexie, 47, 554, *758*
catatonie, 47, 325, 454*t*, 838, 1229
voir aussi état(s) (catatonique)
   dépression majeure et __, 299
   létale, 325
   troubles dissociatifs et __, 421
catécholamines, 292, 334, 1513, 1533
catéchol-O-méthyl-transférase, 1192, 1520
voir aussi COMT
catharsis, 38, 1265, 1266, 1433, 1445, 1457
   émotionnelle, 1263
catholiques, suicide chez les, 1782
cauchemar(s), 383, 555, 565, **568-569**, 571, *758*, 1012
causalité, 1303, 1333, 1624-1625
   circulaire, 7, 247, 402, 1694
   hélicoïdale, 402
   linéaire, 402, 1367
   sociale, 1638-1639
cava-cava, 1154

CCK, *voir* cholécystokinine
CDT (*carbohydrate deficient transferrin*), 161
cécité, 228, 561, 562
cellules de Leydig, 584
centralisation, 1931
centre(s)
   d'accueil, 918
      permanent, 1900
      thérapeutiques, 1128, 1900
   d'action médico-sociale précoce, 1125
   de crise, 1743, 1900
   de guidance, 1124
   de jour, 1743
   de postcure, 1900
   de prévention, 934
   de réadaptation pour alcooliques, 167
   de type «Minnesota», 163
   médico-psychologique(s), **1125-1126**, 1900
   médico-psycho-pédagogique, 1133
Centre de formation et de recherche psychanalytique, 1450
Centre local de services communautaires (CLSC), 1917
céphalées, 558, 692, 697, 1210, 1402
«cercles de partage», 1765
certificat(s), 679, 955-957
cerveau, 8, 251*f*, 252*f*
   décennie du __, 4, 7
cervelet, 135, 1503*f*, 1505, 1508, **1510-1512**
CFI (Campberwell Family Interview), 256
chaman, 1750, 1754
champ
   de réalité, 1386
   psychosomatique, 468*f*
changement(s), 1346, 1415
   de personnalité, 138, 1831, 1833*t*
      affections médicales systémiques et __, 454
      affections neurologiques et __, 454
      dû à une affection médicale, **454-455**, 454*t*, 455*t*, 460
      dû à une épilepsie, 458
      maladie de Huntington et __, 124
   thérapeutique, 1262-1263, 1268
   thérapie familiale et __, 1691, 1695
Charles Bonnet, syndrome de, 902-903
Charte québécoise des droits et libertés de la personne, 1918
chasse, 1766
cheminement intérieur, 1385
chémorécepteurs, 339
chimiothérapie anticancéreuse, 440
chirurgie
   apnées du sommeil et __, 559

   génitale, 645
   intracrânienne, 136
chloral, 1141*t*, 1156
cholécystokinine (CCK), 177, 255, 335, 336, 1514*f*, 1563
choline, 1526
choline-acétyl-transférase, 116
chômage, **1720-1721**, 1920
   chez les autochtones, 1764
   maladie psychiatrique chronique et __, 1867
   psychiatrie transculturelle et __, 1751
   réadaptation et __, 1880
   suicide et __, 1782
   troubles de l'adaptation sociale et __, 1071
chorée de Huntington, 124, 228, 453, 454, *720*
voir aussi maladie(s) (de Huntington)
   acétylcholine et __, 1525
   acides aminés inhibiteurs et __, 1529
   génétique et __, 1489, 1491
   noyaux gris centraux et __, 1548
   suicide et __, 1779
   tics et __, 1027
   trouble obsessionnel-compulsif et __, 1097
chromosomes, 295, 1490, 1491, 1497
chronicité, 15, 1931-1933
voir aussi maladie(s) psychiatrique(s) (chronique)
chronothérapie, 562
chutes, 1148
cigarette, 1200
voir aussi nicotine *et* tabac
CIM-10 (*Classification internationale des maladies, 10ᵉ révision*), **11-12**, 686
cingulotomie, 373
cingulum, 176, 253, 1541
circonlocutions, 119
circonstantialité, 458
circonvolutions, 1502
voir aussi gyrus
circuit(s)
voir aussi boucle
   dopaminergique, 176
   dorso-latéral, 1547*t*
   fronto-sous-corticaux, 1547, 1549*f*
   gabaergiques, 176
   méso-limbique, 1561
   noradrénergiques, 176
   opioïdes, 176
   sérotoninergiques, 176
circularité, 1367, 1693-1694
cirrhose, 1779
civilisation, 1650

Psychiatrie clinique : une approche bio-psycho-sociale

classe sociale, 1639
Classification internationale des maladies, 10ᵉ révision, voir CIM-10
classification(s)
  des troubles mentaux, **9-12**
  dimensionnelle, 656
claustrophobie, 52, 344
claustrum, 1503
Clérambault, érotomanie de, 234
Clinical Global Impression Scale, 1814
Clinical Mental Status Examination for Complex Dissociative Symptoms, 420
clinique du Burghölzli, 1943-1944
clivage, 23, 26, 1285, 1419
  du Moi, 640
    personnalité narcissique et __, 671
    syndrome de Münchhausen et __, 510
    trouble délirant et __, 229
    troubles de la personnalité et __, 655*t*
    troubles dissociatifs et __, 412
    violence et __, 1802, 1806
cocaïne, 228, 353, 618, 688, *730-731*
  benzodiazépines et __, 1145
  comorbidité et __, 1816*t*, 1820
  dépendance à la __, *730*
  différences sexuelles et usage de __, 1706
  dopamine et __, 1519
  intoxication à la __, 46, 182-183, 183*t*-184*t*, 199, *730*
  neurotransmission et __, 1517
  patient toxicomane et __, 862
  psychophysiologie et __, 1561, 1562, 1565
  psychose toxique et __, 1105
  sevrage à la __, 185*t*, 199, *730*
  symptômes anxieux et __, 882*t*
  tics et __, 1030
  trouble dépressif et __, 880*t*
  troubles liés à la __, **180-185**
  troubles précoces de l'enfance et __, 995
  urgences psychiatriques et __, 861*t*
code
  de déontologie, 1651-1652
  de Nuremberg, 1655, 1657
Code civil du Québec, 22, 508, **926-934**
Code criminel, 934
Code de déontologie, 933, 952
Code pénal, **966-972**
coefficient
  de corrélation, 1488
    intra-classe, 1616-1617
  kappa, 1616

cœur irritable, *753*
cognition(s), 238, **1040-1066**, 1328-1340, 1345, 1508
  troubles de la __, **1040-1066**
cognitivisme, 6, 1302, 1432, 1556
cohérence, 45
coït, 601
coïtalgie, 596
colectomie, 598
colère, 402, 474, 598, 603, 620, 1330, 1596
  gestion de la __, 95, 631
  maladie incurable et __, 1850
  victimes de sévices et __, 1710
colite
  muqueuse, 470*t*
  spasmodique, 1402
  ulcéreuse, 466, 474
collaboration, 48, 1334, 1350, 1359, 1735
collecte de données, 1671
collectivité, **1741-1743**
Collège des médecins du Québec, 933, 1670, 1671
colle(s), 126, *734*
côlon irritable, 475, 477, *753*, 1402
colopathies fonctionnelles, 699
Columbia Mental Maturity Scale, 81*t*
coma, 56
combat, 836
combinaisons, 320-321
comité
  consultatif de protection des personnes dans la recherche biomédicale, 960
  de discipline, 933
commission d'examen, 943
Commission départementale d'éducation spéciale, 1133
Commission royale sur les peuples autochtones, 1764, 1766-1767
commissure, 1502, 1506*f*
communauté(s), 1314, **1741-1743**, 1917
  religieuse, 1912
  suivi intensif dans la __, 1867
  thérapeutiques, 205
  traitement dans la __, 1926
communication(s), 86, 230, 590, *772*, 1369, 1414, 1693
  autisme et __, 998*t*
  développement de l'enfant et __, 1041*t*-1044*t*
  expérience hypnotique et __, 1412
  familiales, 1691
  famille et __, 1685
  habiletés de __, 592, 1354
  non verbale, 1755
  psychothérapie et __, 1266

théories de la (des)__, 382-383, 1369, 1431
thérapie psychoéducative et __, 1345, 1347
troubles de la cognition et __, 1061
troubles de la __, 772, 1288
verbale, 1051, 1063
visuelle, 1056*f*
comorbidité, 150, 268, **1812-1824**
définition de la __, 1812-1814
épidémiologie et __, 1814-1817
évaluation diagnostique et __, 1818-1821
maladie psychiatrique chronique et __, 1868
traitement et __, 1821-1823
compensation, *768*, 1725
Compétence (jeu), 1357
compétence(s), 1606
parentales, 994
sentiment de __, 1866
sociale, 1312, 1313, 1347
complémentarisme, 1456
complexe(s)
d'Œdipe, 639, 1280, 1605, 1702, 1709
GABA, 1144
K, 542, 543*f*, 547
N1-P2, 1557-1558
compliance, 31
complications neuropsychiatriques, 1830
comportement(s), 45-49, **1302-1321**, 1595
à risque, 309
agressifs, 1152, 1210, 1643
alimentaire, 1013
analyse fonctionnelle et multidimensionnelle du __, 85
antisocial, *781*, 1784
autodestructeur(s), 514, 1111, 1813
bizarres, 1106
d'échec, 1093
d'évitement, 52, 367, 369, 371*f*, 1089
d'exploration, 1564, 1566
d'utilisation, 1542
de malade, 475
de type A, 471
de type B, 472
désorganisés, 265
développement de la personnalité et __, 1594
déviant, 1637
en psychiatrie transculturelle, 1755
modification du __, 1350
neuroanatomie et __, 1508
oppositionnel, 1764
pathologique, 1637
perturbateur(s), 1070, 1075-1077

primitifs, 89
réactionnel, 1075
renforcement d'un __, 1305
sexuel(s), 580
à risque, 470*t*
compulsifs, 430
sociaux, 1010
stéréotypés, 565
suicidaire, 842, 1772, 1781
troubles du __, *voir* trouble(s) du comportement
violent, 458
comportementalisme, 1302, 1432
voir aussi thérapie(s) comportementale(s)
composante
N200, 1558
N400, 1558
P300, 1558
composition écrite, 1048
compulsion(s), 47, **364-376**, 1096
voir aussi activités compulsives
tics et __, 1028
troubles de l'adaptation sociale et __, 1075, 1079
COMT, 1522
voir aussi catéchol-O-méthyl-transférase
concentration, *57*, 299, 309, 456, 1389, 1399
dirigée, 1391
faible, 473
troubles de la __, 299, 558
concept de soi, 390
conception bio-psycho-sociale, 1911
voir aussi modèle(s) (bio-psycho-social)
concertation, 1921-1922
conditionnement, 85, 383, 551, 1329
autisme et __, 1000
aversif, 439
classique, 337, 619, 1304-1305, 1304*f*, 1595
énurésie et __, 1032
instrumental, 1595
intéroceptif, 337
opérant, 337, 437, 619, 1264, 1305, 1344, 1595
répondant, 1595
conductance cutanée, 334
conduite(s)
antisociales, 438, 1371
autopunitives, 1079
cognitives
altération des __, 1062-1065
thérapeutique, 63
trouble des __, *voir* trouble(s) des conduites
confabulation, 59, 138, 159

confiance, 1431
   de base, 46, 229-230
   fondamentale, 1603
   intervalle de __, 1622
   relation de __, 1354
confidentialité, 934, 1374
   éthique et __, 1652, 1654, 1656
conflit(s), 1291, 1384, 1601, 1636, **1639-1642**
   développement psychosexuel et __, 1602
   familial, 1783
   intellectualisation et __, 1602
   intérieurs, 1429
   névrotique, 338
   œdipien, 338, 603
   parentaux, 1114
   pédopsychiatrie et __, 979
   résolution de __, 992
   théorie du __, **1639-1642**
conformité, 1635
   sociale, 1283
confrontation, 205, 515-516, 1264
confusion, 56, 138, 461, 565, 688, *753*, 848, 917, 1147
   d'identité, 1607
congé de maladie, 1724, 1726
congédiement, 1721
conjugaison, 1142
conscience, 452, 1385, **1410-1421**, 1446, 1600
   état de __, *voir* état(s) (de conscience)
   perte(s) de __, 431, 456*t*
   troubles de la __, 698
conscient, 1279, 1601
conseil de famille, 964-965
Conseil régional de la santé et des services sociaux, 1917
conseiller, 930
   au majeur, 931
consentement, 926, **952-961**, 1655, 1656
   aux soins, 929, 930
   éclairé, 872, 952-953, 1652, 1856
   formule de __, 932
   libre et éclairé, 22
   renforcé, 960-961
consolidation, 58
consommation locale d'énergie, 1584
constance de l'information, 1616
construct validity (validité théorique), 1618
construction
   conjointe, 1438
   sociale, 1638
constructivisme, 1368, 1369*t*
   social, 1432

consultation
   en éthique, 1658
   modèles de __, 1657-1658
   raison de __, 838
consultation-liaison, **876-888**
   douleur et __, 886-887
   principes généraux de la __, 876-878
   troubles anxieux et __, 881-883
   troubles dépressifs et __, 878-881
   troubles neuropsychiatriques et __, 883-886
contact(s)
   corporels, 1392-1393
   visuel, 47
contamination, 366, 1317
   obsessions de __, 365
contenants de pensée, 1060
contention(s), 110, 848, 850, 895, 1806
contenu de la pensée, 52-55, 299-300
contestation de la garde, 928
contexe
   culturel, 303
   délictuel, 940
   socioéconomique, 1751
Continuous Performance Task (CPT), 250
contraceptifs oraux, 880*t*
contraception, 1869
contrat thérapeutique, 22
contre-conditionnement, 1399
contre-transfert, 31, 38, 49, 845, **1280-1281**
   en psychiatrie transculturelle, 1755
   institutionnel, 1452
   psychothérapie et __, 1265, 1266
   thérapie familiale et __, 1695
contrôle
   de la qualité, 1666
   des impulsions, *voir* troubles du contrôle des impulsions
   pulsionnel, 430
   social, 1636
   sphinctérien, 1007*t*, 1604
   trouble de l'orgasme chez la femme et __, 599
conventions sociales, 1598
conversion, 55, 57, 530, *752*, 1601
   hystérie de __, 451, *752*, 1416
   sexuelle chirurgicale, 645-646
   trouble(s) de __, **493-496**, 695, 1416, 1708
convoitise, 1281
convulsions, 120, 202, 272, 431, 461
   voir aussi crise(s) (convulsives)
   dissociatives, 494
   factices, 513

convulsivothérapie, 1914
voir aussi électroconvulsivothérapie (ECT)
coopération, 1938
coordination
    institutionnelle, 1931
    motrice, 1046
    trouble de l'acquisition de la __, *773*, **1034-1035**, 1035*t*
coping (stratégie d'adaptation), 297, 1865, 1878
coprolalie, 48, 1027
coprophagie, 1107
coprophilie, 628
coq-à-l'âne, 52
Cornelia de Lange, syndrome de, 83*t*
corps, 1387, 1388, 1389, 1392, 1393, 1458
    calleux, 1502, 1549-1550
    cellulaire, 1512
    de Hirano, 116
    de Lewy, 116, 122-123, 124
        démence à __, **122-124**
    de Pick, 122
    genouillé, 1505
    mamillaires, 135, 1509
corrélation, 657, 1488
    coefficient de __, *voir* coefficient (de corrélation)
cortex, 1190, 1502, 1505, 1506
    cérébral, 1541
    dorso-latéral, 1541
    dorsolatéral, 251*f*
    entorhinal, 253, 1502
    frontal, 1554
    limbique, 1502, 1508
    moteur, 1554
    olfactif, 176, 1508
    orbital, 251*f*
    piriforme, 1502, 1508
    préfrontal, 176, 253, 340, 1026, 1562, 1564, 1780
        médian, 1541
corticostéroïdes, 403, 460, 880*t*
corticostimuline, 177
cortisol, 294, 334, 381, 531*t*, 1780
Cotard, syndrome de, 235, 904, 1546
cothérapie, 1696
couple(s), 1292, **1684-1696**
    relation de __, 1686
Cour du Québec, 928
Cour supérieure, 930
cours de la pensée, 51-52
voir aussi pensée(s)
crack, 180
voir aussi cocaïne

craving (appétence), 1565
Creutzfeldt-Jakob, maladie de, 125, *720*
cri primal, 1458-1459
voir aussi thérapie(s) (primale)
crimes, 1132, 1798
criminalisation, 14
criminalité, 1813
crise(s), 836, 838, 839, 869
    clastiques, 458
    convulsives, 163, 457, 859
    d'identité, 525
    de concepts, 15-16
    développement de la personnalité et __, 1609
    hypertensive, 321
    intervention de __, 837, 865-870, 1116
    situation(s) de __, 1739, 1741
    thérapie systémique et __, 1371, 1374, 1376
critère(s), 1668
    d'exclusion, 1619
    de la Nouvelle-Écosse, 929
    validité liée à un __, 1618
Crohn, maladie de, 474, 478*t*
croissance, 1384
    crânienne, 1004
    personnelle, 1382
    retard de __, 1013
«Cross-Roads», 645
croyances, 1268, **1328-1340**, 1351, 1599, 1755
    fondamentales associées aux troubles de la personnalité, 681*t*
    occultes et ésotériques, 53
    relatives à la santé, 1345
cruauté, 1076*t*
Cryptococcus neoformans, 1831*t*
Crystal, *voir* phencyclidine
culpabilisation, 300
culpabilité, 52, 608, 1603, 1605
    jeu pathologique et __, 437
    maladies rénales et __, 472
    suicide et __, 1785
    trouble de l'érection chez l'homme et __, 598
    trouble de l'orgasme chez la femme et __, 599
    troubles du comportement et __, 1079
    troubles du contrôle des impulsions et __, 430
    troubles éjaculatoires et __, 603
culture(s), 219, 303, 1599, 1686
    ethnopsychiatrie et __, 1456
    maladie psychiatrique chronique et __, 1866
    primitives, 52
    psychopathologie et __, 1748-1750
    qualité, 1669

Psychiatrie clinique : une approche bio-psycho-sociale

curatelle, 42, 931, 965, 1918
curateur, 930
cure(s), 1447
   analytiques, 1287
   de désintoxication, 959
   fermée, *voir* garde (en établissement)
   insulinique, 1256
   psychanalytique, 1449
Cushing
   maladie de __, 228, 267, 880*t*, 882*t*, 905, 1779
   syndrome de __, 591
cybernétique, 1367-1369, 1390, 1454, 1455, 1689
cycle(s)
   à succession rapide, 1210
   de (la) vie, 1753, 1850-1851
      familiale, 1685-1686
   menstruel, *764*, 1710
   veille-sommeil, 1508
cyclopyrrolone, 1141*t*
cyclothymie, **313-314**, *746*
cystalgies, 697
cytochrome(s) P450
   antidépresseurs et __, 1188
   azaspirodécanediones et __, 1150, 1153
   benzodiazépines et __, 1142
   hypnotiques et __, 1155
cytokines, 1533
cytomégalovirus (CMV), 79*t*, 253, 1831*t*

D

DA, 1527, 1532
voir aussi dopamine
Da Costa, syndrome de, 332
DAG (diacylglycérol), 1517, 1519
DAH, *voir* déficit(s) (de l'attention/hyperactivité)
danger, 871, 927, 1655
dangerosité, 323, 435, 1796
   alcoolisme et __, 957
   du patient psychotique, 857
   évaluation de la __, 1800-1805
   psychiatrie légale et __, 927, 935, 936, 954
débit verbal, 51
debriefing, 391
décalage horaire, 313, 561, *758*
décès par suicide, 1773*f*
décharge, 1393
déchéance, 300
déclaration d'Helsinki, 1655-1656
déclin
   cognitif lié à l'âge, 126
   des fonctions cognitives, 1588

déduction, 52, 1303, 1472, 1473
déficience(s)
   androgénique, 591
   dysharmonique, 1060
   en acide folique, 141
   en thiamine, 135
   en vitamines B$_{12}$, 141
   intellectuelle(s), *voir* déficience(s) intellectuelle(s)
   mentale, 996
   œstrogénique, 595
   physiques, 1846
   simple, 999
déficience(s) intellectuelle(s), 52, **72-98**, *771*, 1460
   épidémiologie de la __, 76-77
   étiologie de la __, 77
   évaluation de la __, 77-82
   pronostic de la __, 82-83
   traitements biologiques en __, 91-94
   traitements psychologiques en __, 94-97
   troubles mentaux associés à la __, 83-97
déficient(s), 69, 439
déficit(s)
   cognitif(s), 450, 459, 901, 909
   de fonctionnement, 1880
   de l'attention, 138, 266, 1026, 1097, 1113
      avec hyperactivité, 670, 1335
   de l'attention/hyperactivité (DAH), 91, 313, 431*t*, *775*, **1020-1025**, 1040
      critères diagnostiques du __, 1022*t*-1024*t*
      description clinique du __, 1020-1021
      épidémiologie du __, 1020
      étiologie du __, 1020
      imagerie cérébrale et __, 1589*t*
      traitement du __, 1021-1025
      traitements biologiques en France et __, 1254
      trouble de l'acquisition de la coordination et __, 1034
      troubles des apprentissages et __, 1045
   de programmation phonologique, 1052
   intellectuel(s), 1050, **1058-1061**
   lexical-syntaxique, 1051-1052
   maladie psychiatrique chronique et __, 1871
   neuro-intégratifs, 1106
   sensoriel(s), 76, 1049, 1057
   sérotoninergiques, 658
   vitaminiques, 1831*t*
définition opérationnelle, 1475-1476
déflexion, 1390
dégénérescence(s)
   cérébelleuses, 195
   corticobasale, 126
   granulovacuolaires, 116

déglutition, troubles de la, 588
degré
    d'autonomie de la personne âgée, 896
    d'exposition, 1625
déjà-entendu, 59
déjà-pensé, 59
déjà-vu, 55, 59
délinquance, *775*, *1033*, *1071*, *1131*
    contra-phobique, 1079-1080
délire(s), 53-54, **226-239**, 557, 687
    cannabis et __, 191
    cénesthésique, 53
    chroniques, 690
    contrôle et __, 53
    d'indignité, 53
    d'influence, 310
    d'interprétation, 701, 704
    de contrôle, 263
    de culpabilité, 53
    de(s) grandeur(s), 53, 310, 234, 690
    de jalousie, 53, 234-235, 701
    de pauvreté, 53
    de persécution, 53, 226, 234, 310, 690, *741*, 904
    de préjudice, 53
    de référence, 53
    de relation des sensitifs, 701
    de revendication, 701
    de richesse, 53
    déficience intellectuelle et __, 90
    définition du __, 231
    démence et __, 120-121
    dépressifs, 53
    des partitions, 900
    ECT et __, 1229
    expansifs, 53
    hallucinatoire, 692
    hypocondriaque(s), 53, 904
    inaptitude et __, 930
    maladies démyélinisantes et __, 460
    mystique, 53
    nihiliste(s), 53, 235, 904
    paranoïaques, 701
        chroniques, 693
    paranoïde(s), 900, 1805
    passionnels, 701
    psychose factice et __, 513*t*
    religieux, 53
    responsabilité criminelle et __, 940
    rétractifs, 53
    schizophrénie et __, 263-264, 1107

    schneidérien, 53-54
    somatique, 53
    stimulants du SNC et __, 184
    trichotillomanie et __, 440
delirium, **104-111**, 227*f*, *721-722*, *725-737*, 847
    anxiolytiques-hypnotiques et __, 190
    atropinique, 1526
    cannabis et __, 191
    critères diagnostiques du __, 107*t*
    démence et __, 106-108, 120, 121
    diagnostic différentiel du __, 106-108
    ECT et __, 1229, 1235
    épidémiologie du __, 104-105
    étiologie du __, 105-106
    hallucinogènes et __, 193
    infection par le VIH et __, 1831, 1832
    maniaque, 325
    phencyclidine et __, 197
    post-ictal, 321
    pronostic du __, 110-111
    solvants volatils et __, 195
    stimulants du SNC et __, 184
    syndrome de Korsakoff et __, 138
    traitement du __, 109-110
    tremens (TD), 54, 55, 158-159, 163, *726*
        alcoolisme et __, 898
        comorbidité et __, 1813
        urgences psychiatriques et __, 859
    trouble bipolaire et __, 909
    trouble délirant et __, 236
    troubles amnésiques et __, 134, 139
    troubles cognitifs et __, 126
    troubles mentaux dus à une affection médicale générale et __, 450
    troubles psychotiques aigus et transitoires et __, 219
délit, 934
démarche, 46
    psychoéducative, 863
    qualité, 1669-1670
démence(s), 83*t*, 108, 110, **111-134**, 562, *718-720*
    à corps de Lewy, 122-124
    antipsychotiques et __, 1167*t*
    chez les personnes âgées, 896-897
    corticale, 111, 113, 908*t*
    critères diagnostiques de __, 112*t*-113*t*
    de la maladie de Creutzfeldt-Jakob, 125
    de la maladie de Huntington, 124
    de la maladie de Parkinson, 124
    de la maladie de Pick, 122
    de Pick, 1541

de type Alzheimer, 114-121, 117*t*, 227*f*, *718-719*, 896, 902
voir aussi maladie(s) (d'Alzheimer)
    acétylcholine et __, 1525
    dépression et __, 905
    en psychiarie gériatrique, 892
    noradrénaline et __, 1521
    thérapie psychoéducative et __, 1349
de type frontal, 1541
delirium et __, 106-108
dépression et __, 880*t*, 906-908
des dialysés, 126
diagnostic différentiel de la __, 126-127
due au virus d'immunodéficience humaine (VIH), 125
dues à des affections médicales générales, 125-126
électroconvulsivothérapie et __, 917
épidémiologie de la __, 114
évaluation de la mémoire et __, 58
frontales, 122
fronto-temporale, 1584
imagerie cérébrale et __, 1580, 1584, 1585
induite, *726-737*
infection par le VIH et __, 1831, **1833-1836**, 1834*t*
kleptomanie et __, 435
maladies démyélinisantes et __, 459
neuroanatomie et __, 1512
neurobiologie et __, 1532
par infarctus multiples, *719*
persistante due à l'utilisation de substances, 126
post-traumatique, 125-126
précoce, 226, 244, 289
pugilistique, 125
pyromanie et __, 434
sénile, *719*
solvants volatils et __, 195
sous-corticale, 111-113, 122, 908*t*, 1835
suicide et __, 1779
traitement des __, 132-134
trouble bipolaire et __, 909
trouble délirant et __, 228, 236
troubles amnésiques et __, 134, 139
troubles de la personnalité et __, 915
troubles mentaux dus à une affection médicale générale et __, 459
troubles psychotiques et __, 899, 902
vasculaire(s), 121-122, 123*t*, *719*, 896, 905, 1584
demi-vie, 1144
démocratie directe, 1942
dendrites, 1512
déni, 23, 59, 61, 155, 1285, 1601, 1752
    drogues et __, 1819

maladie incurable et __, 1850
pathologique, 470*t*
psychotique, 655*t*, 668, 930
trouble délirant et __, 229
troubles de l'adaptation et __, 403
troubles reliés au stress intense et __, 381, 383
violence et __, 1802
dénonciations, 969
déontologie, 1651-1652
dépendance, 177, 324, *760*, 1312, 1384, 1635
à l'alcool, 858, 1815*t*
à la cocaïne, *730*
à la récompense, 1610
à une(aux) substance(s), 179-180, 179*t*, 502, *724-737*, 1863
    psychoactives, 1335
    suicide et __, 1783-1784
alcoolique, 157*t*, *726*, 1818
au buspirone, 1152
au cannabis, *728*
aux benzodiazépines, 1146, 1149
aux hypnotiques, 1156
aux opiacés, *727*
besoins de __, 511, 1847
carence affective et __, 508
institutionnelle, 1932
jeu pathologique et __, 437
maladies respiratoires et __, 473
physique, 152
stade oral et __, 1603
trouble de l'orgasme chez la femme et __, 599
troubles factices et __, 517
dépersonnalisation, 55, 197, 216, **423-425**, *753*, 1149, 1281
critères diagnostiques de la __, 424*t*
dysmnésie et __, 1062
état de stress aigu et __, 385*t*
névrose hystérique et __, 697, 698
psychiatrie transculturelle et __, 1750
travail et __, 1719
trouble des conduites et __, 1075
troubles anxieux et __, 1090
dépistage, 1126
dépit, phase de, 703
déplacement, 23, 338, 1602
dépresseurs du SNC, 1151*t*
dépression(s), 83*t*, 288, 297-298, 309, 478*t*, *745*, *747*, **878-881**
voir aussi trouble(s) dépressif(s)
à caractère saisonnier, 316-317
à début tardif, 1587-1588
accident vasculaire cardiaque et __, 883

affections gastro-intestinales et __, 474
alcoolisme(s) et __, 153, 159, 160, 898
anaclitique, 1008, 1109
anxiété généralisée et __, 350
atypique(s), 300, 315-316, 1113, 1193
azaspirodécanediones et __, 1152
benzodiazépines et __, 1147
bêtabloquants et __, 1153
chez l'adolescent, **1109-1113**
chez l'enfant, 1009, **1109-1113**
chez les autochtones, 1762, 1765
chez les personnes âgées, 903-906
chronique(s), 915, 1588
comorbidité et __, 1817
déficience intellectuelle et __, 90
delirium et __, 106
démence et __, 115, 120, 122, 133
dépersonnalisation et __, 424
différences sexuelles et __, 1707
dite atypique, 300
dopamine et __, 1519
dyspareunie et __, 607
ECT et __, 917
endogène, 301, 314
épuisement professionnel et __, 1722
examen mental et __, 46, 47, 51
facteurs de risque pour la __, 291, 293
génétique et __, 1496
hallucinations et paralysies du sommeil et __, 571
hypnose et __, 1417-1418
imagerie cérébrale et __, 1584, 1588, 1589*t*
lobe frontal et __, 1541, 1542*f*
majeure, *voir* dépression majeure
maladie chronique et __, 25, 1848
maladie de Huntington et __, 124
maladie incurable et __, 1850, 1851
maladies cardiovasculaires et __, 471, 472
maladies démyélinisantes et __, 460
maladies rénales et __, 472
maladies respiratoires et __, 473
masquée, 432-433, *746*, 904, 1110
mineures, 1249
narcolepsie et __, 555
neurobiologie et __, 1532
névrotique, 305, *746*
périnatale, 1129
personnalité épileptique et __, 458
phases du traitement de la __, 319*t*
post-partum, *759*, 1712
post-psychotique, 689

post-schizophrénique, 267
psychiatrie transculturelle et __, 1750
psychothérapies cognitivo-comportementales et __, 1460
psychotique(s), 321, *746*, 904, 917
pyromanie et __, 435
réactionnelle, 1026
récurrentes, 1349, 1711
saisonnières, 1113
secondaire, 1229
sévices physiques et sexuels et __, 1710
suicide et __, 1114, 1776, 1784, 1789
symptômes hypocondriaques et __, 913
syndrome démentiel de __, 128
thérapie cognitive et __, 1328-1340
thérapie comportementale et __, 1316
thérapie systémique et __, 1375
traitements biologiques en France et __, 1254
trouble de conversion et __, 494
trouble de l'attention relié à la __, 1045
trouble de l'érection chez l'homme et __, 597
trouble des conduites et __, 1075
trouble post-commotionnel et __, 456
troubles amnésiques et __, 139
troubles anxieux et __, 911, 912, 1090, 1097
troubles cognitifs et __, 126
troubles du désir sexuel et __, 591
troubles du sommeil et __, 557, 561
dépression majeure, 289, 297, **298-305**, **318-323**
voir aussi épisode(s) (dépressif majeur) *et* trouble(s) dépressif(s)
aspects ethnoculturels de la __, 303
benzodiazépines et __, 1145
comorbidité et __, 1818-1819
de type mélancolique, 314-315
dépression double et __, 306
dépression mélancolique ou endogène et __, 301
diagnostic différentiel de la __, 304
ECT et __, 1229
génétique et __, 1489
hypocondrie et __, 499
infection par le VIH et __, 1837
jeu pathologique et __, 438
lithium et __, 1210
noradrénaline et __, 1521
psychophysiologie et __, 1562
responsabilité criminelle et __, 941
schizophrénie et __, 1107
suicide et __, 1778, 1779, 1783, 1785, 1786, 1788
symptômes de la __, 299-301
trouble douloureux et __, 497

trouble obsessionnel-compulsif et __, 369
trouble panique et __, 350
trouble somatisation et __, 491
troubles de l'adaptation sociale et __, 1075
troubles de la personnalité et __, 680
urgences psychiatriques et __, 855
déprivation maternelle précoce, 439
déraillement(s), 51, 264
déréalisation, 55, 216, 422, 423, 698, *753*
 culture et __, 1750
 état de stress aigu et __, 385*t*
dérive sociale, 1638, 1920
dermite(s), 469*t*
 atopique(s), 476, 478*t*
désaliénation, 15
désastres naturels, 391
désengagement, 1367
désensibilisation, 439, 598, 603, 1265
 cauchemars et __, 569
 de Shapiro, 390
 progressive, 595
 systématique, 390, 392, 590, 1008, 1099, 1262, 1399
déséquilibre(s) électrolytique(s), 108, 453
désespoir, 52, 299, 438, 1566, 1603, 1607
désinhibition, 120, 122, 324, 432, 460, 858, 1542
 comportementale, 93, 338
 phencyclidine et __, 195
 sexuelle, 1107
désinstitutionnalisation, 14, 272, 1741, 1879, 1888
 maladie psychiatrique chronique et __, 1863, 1866, 1867
 partenariat avec la famille et __, 1735
 réadaptation et __, 1915, 1919
 troubles psychotiques et __, 901-902
 urgences psychiatriques et __, 836
désintoxication(s), 162-163, 862, 959, 1823
voir aussi sevrage(s) (alcoolique)
désir(s), 1602
 hyperactif du partenaire, 592
 hypoactif, 582
 sexuel(s), 473, 583-584, 590, *764*, *765*, 1704
  baisse du __, 591-593
  hypoactif, 591, 592*t*
  inhibition du __, 697
  troubles du __, **590-595**, 596
désorganisation, 1104
désorientation, 60, 106, 119, 138, 565, 840, 1147
dessin, 569, 979
détachement, 387*t*
 affectif, 384
détente, 1398
 musculaire, 1456

détenus, 175*t*
détresse psychosociale, 297-298, 1935
deuil(s), 24, 303*t*, 315, *780*, 1285, 1290
 chez l'enfant, 1008
 dépression et __, 904
 maladie incurable et __, 1850, 1851
 pathologique, 1785
 réaction de __, 25
 sida et __, 1838
 suicide et __, 1782, 1784
 thérapie familiale et __, 1355-1356
 troubles de l'adaptation et __, 401
 troubles de l'humeur et __, 295
 troubles dépressifs et __, 304
 troubles factices et __, 513
 vieillissement et __, 894
dévalorisation, 1080
dévaluation, 300, 655*t*, 670
développement
 cérébral, 451
 de l'enfant, 977, 1040, 1041*t*-1044*t*
 de l'individu, 1686
 de la personnalité, 46, **1594-1611**
  rapports de l'individu avec son milieu et __, 1594-1600
  théories psychobiologiques du __, 1610
  théories psychodynamiques et psychosociales du __, 1600-1610
  traits de caractère et __, 1611*t*
 du langage, *772*, 1056*f*
 humain, 1283-1284
 maltraitance et __, 994
 moteur, *773*
 neurobiologie du __, 984-985
 neuro-développemental, 978
 normal, 1040
 physique, 978
 psychosexuel, **1702-1705**, 1602-1603
  approche freudienne du __, 1702
  approche moderne du __, 1702-1705
 sexuel de la femme, 1282
 trouble du langage et __, 1055-1057
 trouble(s) envahissant(s) du __, *voir* trouble(s) envahissant(s) du développement
 troubles graves du __, 1021, 1080
 troubles spécifiques du __, 1097
déviance, 1635, 1637
déviation(s), 1368
 sexuelle(s), 639, *767*
dévouement, 1722
dexamethasone suppression test (DST), 292, 304

dexaméthasone, 904, 1532
dexamphétamine, 180
diabète, 121, 304, 472, 475, 559
   delirium et __, 108
   trouble de l'érection chez l'homme et __, 598
   trouble délirant et __, 228
   trouble dépressif et __, 879, 880*t*
   troubles du désir sexuel et __, 591
diacylglycérol (DAG), 1517, 1519
diagnostic(s), *781*, 1352
   communication du __, 1850, 1854
   double __, 268, 859, **1812-1824**
   en psychiatrie transculturelle, 1754
   maladie psychiatrique chronique et __, 1870
   multiaxial, 40, 62-63
   psychiatriques, **8-12**, 1619
   urgences psychiatriques et __, 841
   validité du __, 9
Diagnostic and Statistical Manual of Mental Disorders, 4e édition (DSM-IV), **9-11**
Diagnostic Interview Schedule, 1814
diagramme
   cause-effet, 1672
   de Pareto, 1672
dialyse, 126, 472
diarrhée verbale, 47
diencéphale, 135, 1503, **1504-1506**
différences sexuelles, **1702-1709**
   schizophrénies et __, 1706-1707
   troubles anxieux et __, 1708
   troubles de l'alimentation et __, 1708-1709
   troubles de l'humeur et __, 1707-1708
   troubles de la personnalité et __, 1709
   troubles dissociatifs et __, 1708
   troubles liés à l'abus de substances et __, 1706
   troubles somatoformes et __, 1708
différenciation sexuelle cérébrale, 639
difficulté(s)
   d'apprentissage, 558, 1071, 1833
   relationnelles, 1444
   scolaires, 1130, 1133
diffusion, 53
   des rôles, 1603, 1607
dignité, 1653, 1789, 1855
   humaine, 1599
dilatateurs vaginaux, 607
dilatation des ventricules, 262
2,5-diméthoxy-4-méthylamphétamine (DOM), 192
diméthyltryptamine (DMT), 192, 861*t*
diminution de la libido, 558, 1148

dimorphisme sexuel, 639
dioxide de carbone, 335
diplopie(s), 389, 697
dipsomanie, 150
directives, 1315
discernement, 971
discipline, 1075
discordance, 49
discours
   intérieur, 1331
   pression du __, 47, 309
   tangentiel, 264
discrimination, 1752
disqualifications, 1073, 1081
dissimulation, 49
dissociation, 381, 655*t*, 1412, 1413, 1708
   hystérie de __, *752*
   sévices physiques et sexuels et __, 1710
   troubles anxieux et __, 1089
Dissociative Experiences Scale, 420
distorsion(s), 655*t*, 668
   cognitives, 300, 321, 373, 1332
      anorexie mentale et __, 533
      paraphilies et __, 619
      troubles de l'alimentation et __, 525
   parataxique, 61
distractivité, 51, 57, 309, 1040
distribution
   des benzodiazépines, 1142
   du lithium, 1208
   géographique, 1616
   socioéconomique, 1616
diurétiques, 531*t*, *761*
divorce, 934, 966, 1072, 1686, 1687, 1782
divulgation, 53
   de la pensée, 263-264
DMT (diméthyltryptamine), 192, 861*t*
dogmatisme, 1392, 1692
DOM (2,5-diméthoxy-4-méthylamphétamine), 192
domination, 620
dommage(s), 22
   cérébraux, 1803
dopamine, 105, 292, 403, 553, 584, 1508, **1519-1521**
voir aussi DA
   agonistes de la __, 164-165
   antidépresseurs et __, 1184, 1192
   bêta-hydroxylase, 1522
   latéralisation et __, 1551
   maladie de Parkinson et __, 885
   métabolisme de la __, 1520, 1521*f*

neurotransmission et __, 1513, 1514f, 1515
psychophysiologie et __, 1562, 1565
syndrome de Gilles de la Tourette et __, 1026
vieillissement et __, 892
violence et __, 1803
dosette, 1884
dossier médical, 36, 933, 1670
double bind, *voir* double contrainte
double(s) contrainte(s), 516, 1072, 1689
double diagnostic, 268, 859, **1812-1824**
double lien scindé, 1072-1073
double personnalité, *753*
douleur(s), **496**, *766*, 886-887
   abdomino-pelviennes, 697
   chronique(s), 25, 592, 887
      antidépresseurs et __, 1193
      relaxation et __, 1401
      suicide et __, 1779
      thérapie cognitive et __, 1335
   dépression et __, 880
   hypnose et __, 1411, 1416, 1420
   liées à la croissance, 552
   post-éjaculatoire, 601
   psychogène, 496, *754*
doute, 238, 1604
   obsession(s) du __, 365, 366
Down, syndrome de, 78*t*, 115, 1034
dramatisation, 47, 670, 1332
drogue(s), 300, 308, 860, 1131
   comorbidité et __, 1815, 1820
   maladie psychiatrique chronique et __; 1867, 1868
   psychiatrie transculturelle et __, 1749
   psychoactives, 591
   psychose toxique et __, 1105
   schizophrénie et __, 256, 262, 267
   suicide et __, 1778
   troubles dépressifs et __, 304
   troubles éjaculatoires et __, 602
   troubles mentaux dus à une affection médicale générale et __, 450, 451
   troubles reliés au stress intense et __, 382*t*
   violence et __, 1799, 1804
droit(s)
   à la vie, 1856-1857
   au traitement, 1856
   civil(s), **926-934**, 963
   criminel, **934-945**
   de la personne, 926, 1656
   de propriété, 620
   éthique et __, 1652-1653

humanitaire, 1895
individuels, 1599
médical, **952-972**
pénal, **934-945**
DSM, 1748
DSM-IV (*Diagnostic and Statistical Manual of Mental Disorders*, 4ᵉ édition), **9-11**
dualisme
   cartésien, 7
   corps/esprit, 450
   de genre, 640
Duchenne, maladie de, 1057
dyade, 1693
   mère-fille, 641
dynamique
   conjugale, 590
   familiale, 639
dynorphine(s), 177, 1530
dysarthrie, 48, 555, 1550
dyscalculie, 1046
dyschronie, 1062
dyscrasie sanguine, 1113
dysfonction(s)
   cérébrale, 561, *562*, *775*
   cognitive, 459
   érectile, 1148
   orgasmiques, 185
   ovarienne, 882*t*
   sexuelle(s), 185, *726*, *764-766*, 1318
      bêtabloquants et __, 1154
      due à des facteurs psychologiques, 589
      due à une affection médicale, 588, 589*t*
      induite, 588, 590*t*, *727-737*, *728*
      noradrénaline et __, 1522
   utérines, 1779
dysfonctionnement(s)
   de l'axe hypothalamo-hypophysaire, 591
   neurovégétatif somatoforme, 485
   orgasmique, 600*t*, 602*t*
   sexuel(s), *voir* dysfonctionnement(s) sexuel(s)
dysfonctionnement(s) sexuel(s), 432, **578-609**, *764-766*
voir aussi dysfonction(s) (sexuelle(s)), réponse (sexuelle), sexualité *et* trouble(s) (sexuels)
   non dû à un trouble ou à une maladie organique, 588*t*
   pathologies de la fonction sexuelle et __, 590-609
   primaire, 588
   processus d'évaluation des __, 585-587
   relation de couple et __, 587
dysfunctional care-eliciting behavior, 513
dysgraphie(s), 106, 1040, 1046, 1048

dysharmonie cognitive pathologique, 1061
dyskinésie(s), 47, 55, 554, 1177, 1180
    de retrait, 867t
    iatrogènes, 699
    tardive, **272**, 324, 454, *763*, 917, 1172
        acides aminés inhibiteurs et __, 1529
        imagerie cérébrale et __, 1586
        neuroleptiques et __, 933, 1249
        troubles psychotiques et __, 901
dyslalie(s), 772, 1051
dyslexie, 1046-1047, 1052
dysménorrhée, 697, *753*, 1402
dysmnésie(s), 59, 1062
dysmorphie
    corporelle, 499
        peur d'une __, **501-502**, *753*, 1708
    faciale, 559, 561
dysmorphophobie, 235, 501, *741*, *753*, 912-913
voir aussi trouble(s) (dysmorphophobique)
dysorthographie, 1048
dyspareunie, 582, 588, **606-607**, 608, 697, *764*, *766*
    critères diagnostiques de la __, 606t
    trouble de l'excitation sexuelle chez la femme et __, 595
    troubles du désir sexuel et __, 592
dyspepsie, 474, *753*
dysphagie(s), 474, 697
dysphasies, 106, 1034, 1051
dysphorie, 49, 297-298, 627
    chronique, 670
    de genre, 638, 642
dyspraxie, **1034-1035**
    diagonistique, 1550
    verbale, 1052
dysprosodie, 48
dyssyntaxie, 1052
dysthymie, 289, 297, **305-306**, 677, 746, 747
voir aussi trouble(s) (dysthymique)
    alcoolismes et __, 153
    antidépresseurs et __, 1193
    anxiété généralisée et __, 350
    différences sexuelles et __, 1707
    en psychiatrie gériatrique, 915
    hypocondrie et __, 499
    suicide et __, 1783
dystonie(s), 272, *763*, 1177, 1178-1179, 1180
    aiguë, 454, 867t, 1171
    tardive, 1171
dystrophies musculaires, 78t

E

Eating Attitude Test, 532
Eating Disorder Inventory, 532
ébriété, 56, *725*, *726*
échange, 1598
échantillon, 1622
échantillonnage, 1623
échec(s) scolaire(s), 1064, 1131, 1783
échelle(s)
    d'évaluation globale du fonctionnement EGF, 64t
    de comportements adaptatifs, 81t
    de dépression de Zung, 305
    de Glasgow, 455-456
    de Hamilton, 305
    de Holmes et Rahe, 215
    de mélancolie de Bech et Rafaelsen, 305
    de Montgomery et Asberg, 305
    de Raskin, 305
    de Yale-Brown, 368
    du développement du langage de Coplan, 1056f
    G.A.F., 64t
    sociale, 1638, 1641
Échelle de statut mental de Folstein (MMSE), 129-131t
voir aussi Mini-Mental State Examination
Échelle de statut mental modifiée (3MS), 129-131t
Échelle québécoise de comportements adaptatifs (EQCA), 81t
écho de la pensée, 53, 264
écholalie, 48, 119, 267, 454t, 1027, 1051, 1542
échopraxie, 47, 267, 454t, 1542
éclectisme, **1430-1440**, 1430t
école(s), 1063, 1130
    buissonnière, 1077t
    de pensée, 1428, 1429
    de psychothérapie, 1271
    de thérapie familiale, 1689-1692
    expérientielle, 1690
    phobie de l'__, 1094
    stratégiques, 1691
    structurale, 1692
    systémiques, 1691
École de la cause, 1450
École lacanienne de psychanalyse, 1450
écologie, 1642
économie, 1720
écriture, 119, 569, 1045
«ecstasy» (3,4 méthylènedioxyméthamphétamine), 192, 193, 862
ECT, 140, 372
voir aussi électroconvulsivothérapie
    bouffées délirantes aiguës et __, 689

démence(s) et __, 122, 133
épilepsie et __, 458
schizophrénie et __, 272
troubles de l'humeur et __, 308, 315, 319, 321, 324, 325
eczéma, 466, 476, 478t
éducation, 1135, 1169, 1360, 1945
　du psychiatre, 16-17
　prévention du suicide et __, 1785
　publique, 1652
　sexuelle, 591, 592, 594, 598
　spéciale, 1133
　spécialisée, 1000
　stricte, 608
Éducation nationale, **1130-1131**
EE (émotion exprimée), 256, 1073, 1348-1349, 1886
EEG, 125, 305, 334, 540
　anomalies à l'__, 431, 437
　attaque pseudo-convulsive et __, 696
　maladies démyélinisantes et __, 459
　quantifié, 453
　trouble de conversion et __, 494
　troubles mentaux dus à une affection médicale générale et __, 452-453
effet(s)
　atropiniques, 272
　de rebond, 1149
　dyskinétiques, 272
　extrapyramidaux, 272, 916
　placebo, 678, 1262, 1755
　secondaires, 47, 763
　Werther, 1788
efficacité
　de la psychothérapie, 1267, 1270
　des traitements, 1293
égalité, 1599
égocentrisme, 61, 120, 1597, 1598
égomanie, 52
EHS, *voir* entraînement (aux habiletés sociales)
éjaculation, 581, 585
　précoce, 603-606, 604t, 766, 1167t
　retardée, 601-606
　rétrograde, 601
électrocardiogramme, 452
électrocardiographe, 1400
électrochocs, 1229, 1914
électroconvulsivothérapie, 311t, 314, 321, 1169, **1228-1236**
voir aussi ECT
　contre-indications de l'__, 1230-1231
　dépression(s) et __, 315, 881, 905, 1838
　effets secondaires de l'__, 1235-1236

　en France, 1256-1257
　en psychiatrie gériatrique, 917
　indications de l'__, 1228-1230
　mécanismes d'action de l'__, 1228
　trouble(s) bipolaire(s) et __, 308, 324
　trouble(s) dépressif(s) et __, 319, 321
électroencéphalogramme, *voir* EEG
électroencéphalographe, 1400
électroencéphalographie, *voir* EEG
électrolytes, 452
voir aussi déséquilibre(s) électrolytique(s)
électromyogramme, *voir* EMG
électromyographe, 1400
électromyographie, 334
électro-oculogramme (EOG), 540
électrophysiologie cérébrale, 1556-1561
élimination, 1144
élocution, 1058
　ébrieuse, 48
embolie(s), 1831t
　pulmonaire, 882t
embrasement, 340
EMG (électromyogramme), 494, 540
émotion(s), 1336, 1337t, 1595-1596
　expression des __, 567, 1265
　exprimée (EE), 256, 1073, 1348-1349, 1886
　neuroanatomie et __, 1508
　psychothérapie et __, 1269
　thérapie psychoéducative et __, 1347
émoussement
　affectif, 64t
　de l'affect, 1106
empathie, 38, 238, 918, 1269, 1355, 1431
empirisme, 1459
empowerment (sentiment de compétence), 13, 1866, 1878
emprisonnement, 935
encadrement, 1732
encapsulation, 389
encéphale, 1503f
encéphalite(s), 228, 267, 453, 454, 555, 880t, 882t
　à herpès simplex, 136, 140
　dépression et __, 1111
　imagerie cérébrale et __, 1580
　infection par le VIH et __, 1832
　tics et __, 1027
　virale, 558, 1057
encéphalopathie(s), 453, 723, 1033
　de Binswanger, 121-122
　de Wernicke, 134, 135, 136, 159, 860t, 898
　due au VIH, 1832, 1833t

Psychiatrie clinique : une approche bio-psycho-sociale

hépatique, 267
métabolique-toxique, *voir* delirium
métaboliques, 1835
sous-corticale artériosclérotique, 121-122
enchevêtrement(s), 1367
neurofibrillaires, 116
encoprésie, *778*, **1032-1034**, 1033*t*, 1460
endocrinopathie, 1817
endométriose, 608
endormissement
test itératif d'__, 550, 555
voir aussi TIE
trouble(s) de l'__, 300, 1012
endorphines, 186, 1026, 1530, 1563
automutilation et __, 94
énergie
psychique, 1601
vitale, 1387
enfance, *771-778*
voir aussi enfant(s)
aide sociale à l'__, 1132
idée suicidaire et __, 842
petite __, 992
thérapie psychanalytique et __, 1287-1288
trouble désintégratif de l'__, *774*, 1005, 1007*t*
troubles précoces de l'__, *voir* troubles précoces de l'enfance
enfant(s), 619-620, 1283
voir aussi enfance
abandonniques, 1126
aide aux __, 1897
alcool chez les __, 160
apnées du sommeil chez l'__, 559
changement de personnalité chez les __, 454
dépression chez l'__, **1109-1113**
développement de l'__, 977, 1040, 1041*t*-1044*t*
garde d'__, 934
maltraité, 517
protection de l'__, 1131-1132
psychose chez l'__, **1104-1109**
suicide chez l'(les) __, **1113-1116**, 1782-1783
timides et personnalité schizoïde, 666
trouble de l'identité sexuelle chez les __, 643*t*
troubles à expression somatique et psychomotrice chez l'__, **1020-1035**
troubles anxieux chez les __, *voir* trouble(s) anxieux (chez les enfants)
troubles de l'adaptation sociale chez l'__, **1070-1082**
troubles de la cognition chez l'__, **1040-1066**
troubles reliés au stress intense chez les __, 382

enfermement, 1895
engagement, 603, 1385, 1607
engourdissement psychique, 1089
enképhalines, 186, 1530
enmeshment (enchevêtrement), 1367
enquête préliminaire, 934
enregistrement polygraphique, 541*f*, 542*f*, 543*f*, 544*f*, 545*f*, 553*f*, 560*f*, 566*f*, 570*f*, 572*f*
enseignants, 1897-1898, 1905
enseignement, 878, 1050, 1345
entérite régionale, 474
entraide, 1743
groupes d'__, 1742-1743, 1885
entraînement
aux habiletés de coopération, 96
aux habiletés sociales (EHS), 66*t*, **1347-1348**, 1357-1358
déficience intellectuelle et __, 96
kleptomanie et __, 433
paraphilies et __, 631
pyromanie et __, 435
schizophrénie et __, 279
cognitif, 134
entrevue, 37-38
énurésie, 558, 568, *758*, *778*, **1030-1032**, 1031*t*
antidépresseurs et __, 1193
encoprésie et __, 1032
primaire, 1057
psychothérapies cognitivo-comportementales et __, 1460
environnement, 66*t*, 451, 982-983, 1314, 1431, 1611
adaptation de l'__, 134
social, 1740, 1866
thérapeutique, 1263, 1266
thérapie systémique et __, 1366-1367
troubles précoces de l'enfance et __, 995
Epidemiologic Catchment Area (ECA) Study, 290
épidémiologie, 4, **1616-1630**
analytique, 1620-1627
comorbidité et __, 1814-1817
descriptive, 1619-1620
expérimentale, 1627-1628
génétique, 1486-1490
psychiatrique chez les autochtones, 1762-1763
santé mentale et __, 1919-1920
validité des mesures en __, 1617-1619
épilepsie(s), 136, 140, **457-459**, *720*, *723*, 886
acides aminés inhibiteurs et __, 1529
autisme et __, 996
changement de personnalité et __, 454, 455*t*, 458
chronique, 455*t*
de type absence, 494

déficience intellectuelle et __, 83
delirium tremens et __, 159
dépression et __, 880*t*
frontale, 494
lobe pariétal et __, 1544
paraphilies et __, 617
post-traumatique, 457
rythmies nocturnes et __, 572
schizophrénie et __, 267
suicide et __, 1779
symptômes anxieux et __, 882*t*
temporale, 458, 629, 699
   aura d'__, 494
   dépersonnalisation et __, 424
   somnambulisme et __, 568
   trouble du comportement lié au sommeil paradoxal et __, 569
   troubles dissociatifs et __, 421
   troubles du désir sexuel et __, 591
trouble catatonique et __, 453
trouble de conversion et __, 494
trouble de l'adaptation et __, 457
trouble délirant et __, 228
trouble du langage et __, 1052, 1057
troubles anxieux et __, 1098
épiphyse, 1505
épisiotomie, 607
épisode(s)
  confusionnels, 123, 1832
  voir aussi delirium
  de manie, 311*t*
  voir aussi épisode(s) (maniaque(s))
  de reviviscences, 387*t*
  dépressif(s), 1023*t*
    atypique, 530
    bipolaires, 1210
    majeur, 302*t*-303*t*
  maniaque(s), 308-310, 431*t*, 461, 917, 1023*t*
  voir aussi épisode(s) (de manie) *et* manie
  psychotique(s), 568
    aigus, 222*t*
    brefs, 150, 513
épistémologie(s), 1429, **1470-1482**, 1471*f*
  évolutionniste, 1476-1481
  racines historiques de l'__, 1470-1476
  systémique, 1366
épithalamus, 1509
épuisement professionnel, 27, 753, **1722-1723**, 1854
équifinalité, 1367, 1368*t*
équilibre familial, 1693

équipe(s)
  de première ligne, 1917
  externes, 1743
  multidisciplinaire(s), **1732-1734**, 1881, 1918
  pluridisciplinaire, 1125, 1899
érection(s), 580, 581, **584**, **596-599**, *764*
  trouble de l'__, 597-599, 597*t*
éreutophobie, 338
ergothérapeutes, 1733
ergothérapie, 900, 1014, 1445
érosion suicidaire, 1772
érotisme, 581
érotomanie, 53, 227*f*, **701-705**, *741*
  de Clérambault, 234
errance, 120, 1911
erreur(s)
  génétique et schizophrénie, 248-251
  logiques, 300
érythrophobie, 1093
espace thérapeutique, 1755
espoir, 51, 1352, 1850
  perte d'__, 384
  phase d'__, 703
estime, 1596
  de soi, 46, 300, 309, 918, 1330, 1331
    déficience intellectuelle et __, 84
    maladie chronique et __, 1847
    paraphilies et __, 618
    sévices physiques et sexuels et __, 1710
    suicide et __, 1782
    thérapie psychoéducative et __, 1347, 1353
    trouble de l'__, 473
    troubles de l'alimentation et __, 525
estompage, 96
état(s)
  aigus d'automatisme mental, 212
  anxieux, 1057
  anxio-dépressif, 478*t*
  catatonique, 310
  civil, 964
  confusionnel, 1146
    aigu, *voir* delirium
  confuso-onirique, 57
  crépusculaire(s), 56, 698
  d'éveil, 56
  de conscience, 56-57, 846, 1457
    altéré, 840
  de stress aigu, 385*t*-386*t*, 388, 421, 424*t*
    benzodiazépines et __, 1144
    chez l'enfant, **1088-1089**

de stress post-traumatique, 59, 386*t*-388*t*, 568, *751*, 1098
  voir aussi troubles reliés au stress intense
    antipsychotiques et __, 1167*t*
    chez l'enfant, **1088-1089**
    déficience intellectuelle et __, 91
    différences sexuelles et __, 1708
    facteurs étiologiques de l' __, 382*t*
    hypnose et __, 1417
    imagerie cérébrale et __, 1589*t*
    relaxation et __, 1401
    sévices physiques et sexuels et __, 1710
    suicide et __, 1785
    thérapie cognitive et __, 1335
    thérapie comportementale et __, 1320
    troubles de l'adaptation et __, 405
    troubles dissociatifs et __, 421
    urgences psychiatriques et __, 852
  de stress traumatique, 1007-1008
  de transe dissociatif, 422
  de veille et de sommeil, 545-549
  de vigilance, 540
  délirants aigus, 1256
  hypnotique, 1399
  interprétatif aigu curable, 686
  limites, 1080
  maniaque, 688
  mixtes, 1256
  oniroïde, 686
  pseudo-bulbaire, 121
  pseudo-comateux, 57
  psychopathiques, 1070
  psychotique(s), 461, 1835
  seconds, 698
  suicidaire, 841-846
États-Unis, éthique aux, 1654
éthique, **1650-1659**
  clinique, 1657-1658
  confidentialité et __, 1654
  consentement et __, 1655
  déontologie et __, 1651
  développement du jugement moral et __, 1599
  droit et __, 1652-1653
  épistémologie et __, 1482
  maladie incurable et __, **1855-1857**
  recherche et __, 932, 1655-1657
  thérapeutique psychiatrique et __, 1655
ethnie, 1686
voir aussi trouble(s) (ethniques)
ethnopsychiatrie, **1455-1456**
éthologie, 1642

étiquetage, théorie de l', 1637
étourdissements, 389
étrangeté, 55
  état de stress post-traumatique et __, 387*t*
  sentiment d'__, 423
  sentiment délirant d'__, 263
étude(s)
  à double insu, 1628
  coût/bénéfices, 1628
  d'adoption, 250, 294, 658, 1486-1487
  d'agrégation, 1625
  d'association, 1495
  de cas, 1625
    témoins, **1626-1627**, 1626*t*
  de cohorte, **1626-1627**, 1626*t*
  de jumeaux, 148, 228, 249-250, 337, 1487
    suicide et __, 1781
    syndrome de Gilles de la Tourette et __, 1026
    troubles des apprentissages et __, 1046
  de ségrégation, 1490
  en double aveugle, 1628
  épidémiologiques, 1919
  expérimentales, 1627
  familiales, 249, 294, 1486
  génétiques, 228, 337
  métaboliques, 1584-1585
  neurobiologiques, 658
  post mortem, 1530-1531
  psychophysiologiques, 658
  thérapeutiques, **1627-1628**
étudiants, aide aux, 1897, 1904-1905
eugénisme, 1946
euphorie, 49, 309, 1542
euthanasie, 1658-1659, 1772, 1788-1789, 1855
eutonie, 1387
évaluation
  de l'état du patient, 1309-1311
  de l'incapacité, 1725-1726
  de la dangerosité, 1800-1805
  de la qualité des soins, **1666-1678**
  du risque, 1800
  globale du fonctionnement (EGF), 63
    échelle d'__, 64*t*
  médicale, 451
  négative
    de l'avenir, 1333
    de l'environnement, 1333
    de soi, 1333
  neuropsychologique, 453
  ordonnance d'__, 938

orthopédagogique, 1050
par critères, 1670, 1671
par les pairs, 1667
pédopsychiatrique, 978
présentencielle, **941-942**
psychiatrique, 837-841
  au criminel, 936-942
  des personnes âgées, 895-896
éveil(s)
  confusionnels, 565-566
  nocturnes, 548
  test du maintien de l'__, 550
  troubles de l'__, 565
événements
  cognitifs, 1333
  de la vie quotidienne, 257
  de vie négatifs, 1784
évitement, 337, 1304, 1312, 1400
  anxiété et __, 1088
  aversion sexuelle et __, 593, 595
  comportement d'__, 52, 367, 369, 371f, 1089
  du mal, 1610
  état de stress aigu et __, 385t
  état de stress post-traumatique et __, 387t
  phobique, 1400
  réponse d'__, *voir* réponse (d'évitement)
  trouble de l'excitation sexuelle chez la femme et __, 596
  trouble de l'orgasme chez la femme et __, 599
  troubles anxieux et __, 338
  troubles du désir sexuel et __, 591
évocation, 59
évolution, 1643
  des connaissances au 20e siècle, 1914-1915
  des services psychiatriques
    au Québec, **1910-1922**
    en France, **1926-1938**
    en Suisse, **1942-1949**
  des soins mentaux, 1915-1916
  organisationnelle, **1910-1922**
exaltation, 49, 1542
examen(s)
  clinique, 466
  des fonctions mentales supérieures, 1755
  mental, **44-61**, 839-841, 840t
  neurobiologique, 895
  physique, 44, 452
  psychiatrique(s), **34-68**, 927
    histoire de cas et __, 40-65
    note d'admission et note d'évaluation à l'urgence et __, 66
    note(s) d'évolution et __, 67, 67t
    rapport de consultation et __, 66
    résumé du dossier et __, 68
excitation sexuelle, 584, *765*
  troubles de l'__, 595-599
    chez la femme, **595-597**, 596t
exclusion, 1895, 1898, 1905, 1910
  maladie psychiatrique chronique et __, 1866-1867
exercices, 1307-1309
  à domicile, 590
    anorgasmie et __, 600-601
    aversion sexuelle et __, 595
    dyspareunie et __, 607
    éjaculation précoce et __, 605
    trouble de l'érection chez l'homme et __, 598
    trouble de l'excitation sexuelle chez la femme et __, 596
    troubles du désir sexuel et __, 592
    troubles éjaculatoires et __, 603
    vaginisme et __, 609
  de Kegel, 600
  physiques et maladies cardiovasculaires, 472
exhibitionnisme, **620-622**, 621t, *767*
existentialisme, 1383, 1470
expansivité, 49
expérience(s), 1384, 1429
  correctrices, 1265
  directe, 1457
  émotionnelle correctrice, 1432
  mystique intense, 57
  psychotique, 1104, 1289
experiencing, 1269
expérimentation, 932, 1336
expertise, 37, 936, **945-946**, 968, 1131
exploration, 391, 1385
exposition, 373, 382t, 1316, 1318, 1319-1320
  au facteur de risque, 1625, 1626
  degré d'__, 1625
  graduelle, 390, 1400
  in vivo, 1308
  technique d'__, 1305-1306
expression
  des émotions, 47, 567, 1265
  écrite
    trouble de l'__, 1047-1048, 1049t
  faciale, 47
  verbale, 1051
extase, 49
  mystique, 698
extinction, 96, 373, 1304, 1566
extraits thyroïdiens, 1532
extraversion-introversion, 654
exubérance, 49

F

fabulation(s), 59, 697
face validity (validité apparente), 1618
facilitation, 293
façonnement, 96
facteur(s)
  communs, 1267
  culturels, 470*t*, 471
  de confusion, 1624
  de croissance, 1515
  de protection, 296
  de risque, 992, **1620-1627**
    de la dépression, 291, 293
    de suicide, 1790*t*
  de stress
    psychosocial, 401-402
    réaction aiguë à un __, 385*t*-386*t*, 401
  démographiques, 1801-1802
  environnementaux, 1488
  génétiques
    alcoolismes et __, 148-149
    déficience intellectuelle et __, 78*t*
    paraphilies et __, 617
    trouble obsessionnel-compulsif et __, 362
    troubles de l'alimentation et __, 524-525
    troubles de l'humeur et __, 294-295
    troubles mentaux dus à une affection médicale générale et __, 451
  perpétuants, 62*t*
  précipitants, 62*t*
  prédisposants, 62*t*
  psychodynamiques, 404
  psychologiques, 466, 471, 589
    influençant une affection médicale, *voir* facteurs psychologiques influençant une affection médicale
  religieux, 470*t*, 471
  socio-économiques, 478*t*, 1785
  uniques, 1267-1270
facteurs psychologiques influençant une affection médicale, 457, **464-478**, 760-761
  caractéristiques des __, 469*t*-470*t*
  diagnostic différentiel des __, 476-477
  épidémiologie des __, 467
  pronostic des __, 477-478
faiblesse, 1153
faisceau(x)
  arqué, 1554
  dopaminergique méso-cortical, 1541
  mamillothalamique, 1509
  médian prosencéphalique, 1546, 1562
  méso-cortico-limbique, 176-177
  périventriculaire dorsal, 1524
  pyramidaux, 195
  tegmentaire ventral, 1524
falsification rétrospective, 59
famille(s), 526, 1292, 1354, **1684-1696**
  à faible expression émotive, 256
  à forte expression émotive, 256
  antipsychiatrie et __, 1454
  conseil de __, 964-965
  désinstitutionnalisation et __, 1741
  éclatée, 1782
  étendue, 1752
  hôpital de jour et __, 1127
  hyperprotectrices, 338
  maladie incurable et __, **1852-1853**, 1854
  nucléaire, 1752
  partenariat avec la __, **1734-1738**, 1740
  pédopsychiatrie et __, 978
  pouvoir dans la __, 1688
  psychiatrie légale et __, 934
  recomposée, 1688
  service d'accueil par une __, 1128
  styles de fonctionnement des __, 1370-1371
  thérapie psychoéducative et __, 1354-1356
  thérapie systémique et __, 1366-1377
  troubles de l'adaptation sociale et __, 1072, 1081
Family and Case Manager Test, 1814
fantasmes, 1280, 1290, 1453
  érotiques, 644
  transsexuels, 643
fardeau émotionnel, 1355
fatigabilité, 299
fatigue, 300, 389, 554, 567
  benzodiazépines et __, 1147
  bêtabloquants et __, 1153
  chronique, *743*, 1723
  épuisement professionnel et __, 1722, 1723
fausse interprétation, 55
fausses mémoires retrouvées, 414
fausse(s) reconnaissance(s), 59, 1550
faute, 932
  professionnelle, 22
faux négatif, 1617
faux positif, 1617
faux souvenirs, 1417
feed-back, 1367-1368, 1369*t*
voir aussi rétroaction
fellation, 601
féminité, 599, 640, 1282, 1705

femme(s), 619-620
  alcool chez les __, 160
  développement sexuel de la __, 1282
  trouble de l'orgasme chez la __, **599-601**, 600*t*
fétiche, 642
fétichisme, 592, 622, 622*t*, 639, 767
fiabilité, 45, 49, 297, 656, 838
fibromyalgie, 475
fibromyosite, 475
fidélité, **1616-1617**
  interjuge, 1616
  test-retest, 1616
fièvre, 272
figure
  paternelle, 640
  significative, 1008
filiation, 1869
fille, identité sexuelle chez la, 640-641
finalité, 1367
Fisher, test de, 1622
fissure anale, 1033
fixation, 59, 1602
flashback, 55, 193, 383
flexibilité
  cireuse, 47, 266
  mentale, 253
flooding (immersion), 1099
fluence verbale, 51, 1555
flux sanguin, 1583
  cérébral, 1580-1584
focalisation, 50
focusing (concentration dirigée), 1391
folie, 1910, 1911, 1912
  à deux, 233, 235-236, *741*, 1167*t*
Folstein, test de, *voir* test(s) (de Folstein)
fonction(s)
  cognitives, 55-61, 127, 459
    azaspirodécanediones et __, 1152
    benzodiazépines et __, 1148
    déclin des __, 1588
    démence due à la maladie du VIH et __, 1834*t*
    évaluation gérontopsychiatrique et __, 896
    maladies chroniques et __, 1852
  du symptôme, 1693
  exécutives, 119, 893, 1834*t*
  hépatique, 452
  mentales supérieures, 1502, 1755
  rénale, 452, 1211
  sphinctériennes, 1604
  visuospatiales, 119

fonctionnement, 127
  centrifuge, 1371
  centripète, 1370-1371
  évaluation globale du __, 63, 64*t*
  intellectuel, 1803
  social, 279
Fondation pour l'anorexie nerveuse et la boulimie (ANEB), 534
force de l'association statistique, 1621-1622
formation
  culturelle, 303
  du psychiatre, 16-17
  hippocampique, 1508
  psychanalytique, 1293
  réactionnelle, 363, 655*t*, 676, 1097, 1602, 1604-1605
  réticulée, 548, 1506
forme de la pensée, 52
voir aussi pensée(s)
formication, 54
formulation, 1373
  d'une synthèse, 61-62
  systémique, 1694
formule
  de consentement, 932
  sanguine complète, 452
fornix, 1509, 1511*f*
fou, 1741
foyer(s)
  de groupe, 1882
  thérapeutiques, 1129
fraction de recombinaison, 1492
France
  antidépresseurs en __, 1244, 1249-1253, 1250*t*-1251*t*
  anxiolytiques en __, 1241-1245, 1252
  dispositif psychiatrique public en __, 1931-1937
  domaine sanitaire et domaine social en __, 1930-1931
  électroconvulsivothérapie en __, 1256-1257
  éthique en __, 1654
  hypnotiques en __, 1241-1245
  neuroleptiques en __, 1242, 1245-1249, 1247*t*-1248*t*
  particularités nosographiques en __, **684-705**
  pédopsychiatrie en __, **1124-1136**
  psychiatrie de l'enfant et de l'adolescent en __, **1124-1129**
  psychiatrie en __, 15-16
  psychiatrie légale en __, **952-972**
    Code civil et __, 961-966
    Code pénal et __, 966-972
    consentement et __, 952-953, 960-961
    obligation de soins et __, **953-959**
  psychiatrie publique sectorisée en __, 1926-1927

psychostimulants en __, 1253-1254, 1253*t*
psychothérapie(s) en __, **1444-1462**
    évaluation des __, 1460-1462
    historique de la __, 1444-1450
psychothérapies dérivées de la psychanalyse en __, 1450-1454
psychothérapies empruntant à d'autres modèles théoriques en __, 1454-1457
psychothérapies non analytiques en __, 1457-1460
psychotropes en __, 1241
réhabilitation psychosociale en __, **1894-1902**
services psychiatriques en __, **1926-1938**
    indicateurs d'évolution des __, 1927-1928
    typologie des __, 1929-1930
thymorégulateurs en __, 1254-1256
traitements biologiques en __, **1240-1257**
free-base, 180
voir aussi cocaïne
frigidité, 591, 697, *765*
voir aussi trouble(s) (du désir sexuel)
froid, 554
frontières, 1366, 1370, 1693
    du Moi, 1703
frotteurisme, 622, 623*t*
FSH (hormone folliculo-stimulante), 531*t*, 580
fugue(s), 697, 1075, 1098, 1131, 1784
    dissociative, **417-418**, 417*t*, *752*
    troubles dissociatifs de __, 388
fuite des idées, 51, 309
fuseau(x) du sommeil, 542, 543*f*, 547
fusion, 1390

G
GABA (acide gamma-aminobutyrique), 105-106, 548, 1514*f*, 1529-1530, 1563
    acide valproïque et __, 1218
    agoniste du récepteur de __, 165
    benzodiazépines et __, 1144
    complexe __, 1144
    neurotransmission et __, 1515
    vieillissement et __, 892
    violence et __, 1803
gain(s)
    de poids, 315
    secondaires, 46, 382*t*, 393, 431
galactosémie, 78*t*
galimatias, 47
Gamblers Anonymes, 438, 439, 442
gamma-endorphines, 255

gamma-glutamyl-transférase (GGT), 161
gamma-hydroxybutyrate (GHB), 862
ganglions de la base, 1546, 1547*t*
voir aussi noyau(x) (gris centraux)
Ganser, syndrome de, 422, 514-515, 700, *753*
garçon, identité sexuelle chez le, 639-640
garde, 871-872
    contestation de la __, 928
    d'enfants, 934
    en établissement, 517, 871-872, **926-929**, 1918
    préventive, 871, 927
    provisoire, 871, 927
Gélineau, syndrome de, *voir* narcolepsie
généralisation, 52, 383, 1332
    avec dramatisation, 1332
    des habiletés, 1348
générativité, 1607
gènes, 1490, 1594
    candidats, 1496-1497
    de susceptibilité, 1490-1497
génétique, 4, **1486-1498**
voir aussi erreur(s) (génétique), étude(s) (de jumeaux), facteur(s) (génétiques), gènes, nature génétique, syndrome(s) (génétiques) et transmission génétique
    épidémiologie et __, 1486-1490
    pédopsychiatrie et __, **983-984**
    psychiatrie et __, 1497
génocide, 1634
génogramme, 1690
génome, 1490, 1610
Génothon, 1492
génotype(s), 249, 1490
genre
    dualisme de __, 640
    dysphorie de __, 638, 642
    identité de __, 591, 638
    voir aussi identité (sexuelle)
gérontopsychiatrie, *voir* psychiatrie (gériatrique)
Gerstmann, syndrome de, 1555
gestalt(s), 1390, 1458
gestaltisme, 1302, 1431
gestaltthérapie, 1390, 1433, 1437, 1458
gestes
    homicides, 941
    parasuicidaires, 670
    rituels, 1317
    suicidaires, 388
gestion, 27
    de cas, 1887, 1888
    de la colère, 95, 631

de la qualité, 1669
du stress, 163, 221, 476, 631, 1099, 1839
GHB (gamma-hydroxybutyrate), 862
Gilles de la Tourette,
    maladie de, 363, 370, 371*f*, 1555
    syndrome de, *voir* maladie(s) (de Gilles de la Tourette)
        et syndrome(s) (de Gilles de la Tourette)
ginkgo biloba, 1154
giving up-given up syndrome, 23, 466
glande pinéale, 1505
gliose sous-corticale progressive, 122, 126
Global Assessment of Functioning Scale, 64*t*
globus hystericus, 55, 474
globus pallidus, 1503, 1504, 1505, 1547, 1549*f*
glossolalie, 47-48, 1555
glossomanie, 1555
glucocorticoïdes, 1533, 1588
glutamate, 255, 1515, 1528, 1565
glycine, 255, 549, 1514*f*, 1530
GMPc (guanosine monophosphate cyclique), 1517
gnosies, 908
gonades, 639
gonadotrophines, 580
goodness of fit, 657, 1012
grande attaque hystérique, 696
grandeur(s), 227*f*
    délire(s) de __, 53, 234, 310, 690
    idée de __, 309
gratification, 1504
greffe
    de moelle osseuse, 25
    de rein, 25
grilles d'entrevue, 1616
grossesse(s), 325, 335, 553, 1711
    acide valproïque et __, 1218
    antipsychotiques et __, 1170
    benzodiazépines et __, 1148
    ECT et __, 1230-1231
    nerveuse, 502, 697
    non désirées, 1784
    troubles psychiatriques durant la __, **1711-1712**
groupe(s), 1127, 1292, 1353
    animation de __, 1360
    d'appartenance, 1755
    d'entraide, 66*t*, 323, 534, 681, 1742-1743, 1885
    de soutien, 204, 205, 1786
    ethniques, 301, 303
    intervention de __, 1353
    psychodrame et __, 1453
    psychoéducatifs, 1356
    psychothérapie(s) de __, 1292, 1454

guanosine monophosphate cyclique (GMPc), 1517
guidance interactionnelle, 1014
gynécomastie, 1148
gynémimétisme, 646*t*
gyrus, 1502
    angulaire, 1554
    cingulaire, 1508
    de Heschl, 1545
    denté, 1508
    parahippocampique, 1508
    supramarginal, 1554

H

habenula, 1509-1510
habileté(s), 1306-1307
    constructionnelle, 58, 59*f*
    de communication, 592, 1354
    de coopération, 96
    fonctionnelles, 95-96
    intellectuelles, 996
    motrices, *773*
    sociales, 66*t*, 96, 321, 357, 619, 918, **1312-1314**
        entraînement aux __, **1347-1348**, 1357-1358
        réhabilitation et __, 1894
        relaxation et __, 1400
        thérapie psychoéducative et __, 1347
habituation, 373, 1564
habitudes, 42, *762*
    de vie, 1349
hallucination(s), 54-55, 64*t*, 310, 688, 690, 856, 1352
    anxiolytiques-hypnotiques et __, 190
    auditives, 262, 692
        musicales, 903
    autoscopique(s), 54
    benzodiazépines et __, 1147
    bêtabloquants et __, 1154
    bouffée délirante aiguë et __, 688
    cénesthésiques, 54, 263, 692
    comorbidité et __, 1813
    déficience intellectuelle et __, 90
    delirium et __, 106
    démence(s) et __, 120-121, 123-124, 897
    échelle d'évaluation du fonctionnement et __, 64*t*
    état de stress post-traumatique et __, 387*t*
    génitales, 692
    hallucinogènes et __, 193
    haptiques, 54
    hypnagogiques, 55, 570
    hypnopompiques, 55, 570

impératives, 1804
kinesthésiques, 838
lilliputienne, 54
maladies démyélinisantes et __, 460
mentale, 54
négative, 54
olfactives, 263
parahypniques, 55
psychose factice et __, 513*t*
psychose hallucinatoire aiguë et __, 691-692
psychose hallucinatoire chronique et __, 690
psychose toxique et __, 1105
reliées au sommeil, 570-571
schizophrénie et __, 262-263
spectre paranoïde et __, 237*t*
stimulants du SNC et __, 184
tactiles, 184, 452
trichotillomanie et __, 440
trouble bipolaire I et __, 310
trouble délirant et __, 231
troubles du sommeil et __, 555, 556, 557
violence et __, 1804
visuelles, 184, 191, 263, 452, 838, 903
hallucinogène(s), 732-733
   comorbidité et __, 1813, 1816*t*
   différences sexuelles et usage d'__, 1706
   intoxication aux __, 194*t*, 202
   symptômes anxieux et __, 882*t*
   troubles liés aux __, **192-193**
hallucinose, 159, 722, 725, 726, 859
   alcoolique, 54, 860*t*, 1813
halos lumineux, 193
handicap(s), 1880
   mentaux, 76
haptonomie, 1389
harm avoidance (évitement du mal), 1610
hasard, 1622
haschich, 191, 688
voir aussi cannabis
Health Maintenance Organizations (HMO), 1674
héautoscopie, 423
hébéphrénie, *739*, 1107
hébergement, 1865
Heller, syndrome de, *774*
helplessness (évaluation négative de l'environnement), 52, 322, 1333, 1782
hématome(s), 455
   sous-dural(aux), 125, 1580
hémianopsie(s), 697, 1545
hémiasomatognosie, 1544

hémisphères cérébraux, 1502
hémodialyse, 228
hémorragies, 1831*t*
hépatite(s), 195, 453*t*, 880*t*
hépatotoxicité, 132
hérédité, 1594, 1644
héritabilité, 1488
hermaphrodite, 642*t*
herméneutique, 1429, 1470
héroïne, 185, 1145
voir aussi opiacés
herpès, 79*t*, 253, 1831*t*
Heschl, gyrus de, 1545
hésitations, 48
hétérogénéité génétique, 1495-1496
hétérosexualité, *768*
5-HIAA (acide 5-hydroxy-indol-acétique), 255, 437, 1192, 1524, 1780, 1790*t*
hippocampe, 116, 135, 1508, 1510, 1511*f*
   antidépresseurs et __, 1190, 1191
   azaspirodécanediones et __, 1150
   imagerie cérébrale et __, 1588
   mémoire et __, 1546
   psychophysiologie et __, 1562, 1565
   schizophrénie et __, 251-252, 253, 262
   toxicomanies et __, 176
Hirano, corps de, 116
Hirschsprung, maladie de, 1033
Hiskey-Nebraska Test of Learning Aptitude, 81*t*
histamine, 548, 1513, 1514*f*, 1515, **1526-1528**
histidine, 1527
histoire
   de cas, 40-66
      antécédents et __, 41-42
      examen mental et __, 44-61
      examen physique et __, 44
      formulation d'une synthèse à partir de l'__, 61-62
      maladie actuelle et __, 42-43
   des services psychiatriques, **1910-1949**
   familiale, 1690
      méthode de l'__, 1617, 1618*t*
   personnelle, 43-44, 1870
   sexuelle, 896
Histoplasma capsulatum, 1831*t*
historiogramme, 1082
histrionisme, 695
holding, 1283
holding environment (environnement assurant le maintien), 1431
holotropie, 1388

homéostase, 1366, 1368, 1368t, 1369t
homéostasie, 1693
homicide(s), 53, 567, 1788, 1799
homme(s), 619-620
    trouble de l'orgasme chez l'__, **601-603**, 602t
homocystinurie, 267
homosexualité, 229, 235, 639, 644, *768*, 1702, 1705, 1790t
homosexuel(s), 642, 1782
honte, 338, 599, 1604, 1785
hopelessness (évaluation négative de l'avenir), 52, 322, 1333, 1782
hopelessness-helplessness syndrome, 466
hôpital(aux)
    de jour, 919, **1126-1127**, 1900
    de nuit, 1900
    général(aux), 877, 1929
    psychiatrique(s), 1866, 1888, 1913
    universitaire(s), 1676, 1913-1914
horloge biologique, 563
hormone(s), *761*
    corticotrope hypophysaire, 1530
    de croissance, 292, 294, 334
    de libération de la corticotrophine (ACTH), 403
    de libération de la thyréostimuline, 1514f
    folliculo-stimulante, *voir* FSH
    hypophysaires, 1506
    lutéinisante, *voir* LH
    mélanotropes, 1530
    prénatales, 639
hormonothérapie, 582, 642, 646
hospitalisation, 516, 533, 679, 954, 1127, 1901, 1927-1928
    Code civil du Québec et __, 926-929
    d'office, **954-956**, 971
    déficit de l'attention/hyperactivité et __, 1025
    droit français et __, 953-956
    établissements de soins et structures remplaçant l'__, 1898-1899, 1905-1906
    non volontaire, 1654-1655
    sur demande d'un tiers, **954-956**
    thérapie systémique et __, 1375
hostilité, 472, 603, 1147, 1355
5-HT (5-hydroxytryptamine), 255
voir aussi sérotonine
Human Genome Project, 1486, 1492
humanité de la personne, 1650
humeur(s), 49-50, 288, 297
    corporelles, 654
    dépressive, 299
    expansive, 309
    labilité de l'__, 309

réactivité de l'__, 315
    stabilisateur(s) de l'__, *voir* stabilisateur(s) de l'humeur
    troubles de l'__, *voir* trouble(s) de l'humeur
humiliation, 630
Huntington, chorée de, *voir* chorée de Huntington *et* maladie(s) (de Huntington)
Hurler, maladie de, 559
HVA, *voir* acide(s) (homovanillique)
hydrates de carbone, 317
hydrocarbures, 193
hydrocéphalie, 125, 1580, 1835t
hydrothérapie, 1445
5-hydroxytryptamine (5-HT), *voir* sérotonine
5-hydroxytryptophane, 1780
hygiène, 45
    de vie, 323
    du sommeil, 551
    mentale, 1946
hyperacousie, 55
hyperactivation neurovégétative, 387t
hyperactivité, 46, 83t, 89, 552, *774*, *775*, 1040
voir aussi déficit(s) (de l'attention/hyperactivité)
    antidépresseurs et __, 1193
    neurovégétative, 341, 1088, 1089
    phencyclidine et __, 197
    syndromes d'apnées du sommeil et __, 558
    trouble de l'acquisition de la coordination et __, 1034
    trouble obsessionnel-compulsif et __, 1097
    troubles anxieux et __, 334
    troubles de l'adaptation sociale et __, 1071
hyperalimentation, 470t
hyperanxiété, 1091
hypercalcémie, 126, 228, 453, *720*, 1835t
hypercortisolémie, 403
hyperdopaminergisme, 254
hyperémotivité, 315
hyperesthésies, 55, 697
hyperhidrose, 476
hyperkaliémie, 882t
hyperkinésie, 1040, 1460
hyperkinétiques, 47
hyperlexie, 996
hyperlipidémie, 121
hypermnésies, 59, 381
hyperoralité, 617
hyperparathyroïdie, 126, 699
hyperphagie, 315, *755*
hyperprolactinémie, 591
hyperréaction, 1012
    physiologique, 471, 472

hypersensibilité
  au rejet, 315
  du système sympathique, 604
  psychique, 387t
hypersexualité, 557, 617
hypersomnie(s), 293, 300, 315, 554, 564, 757, 914
  idiopathique, 555, 556-557, 1254
  post-traumatique, 555
  récurrente, 555, 557-558
  stimulants du SNC et __, 185
hypertension, 121, 304, 1230, 1401
  artérielle, 336, 466, 472, 558, 569
  phencyclidine et __, 202
hyperthermie, 882t
  maligne, 202
hyperthyroïdie, 267, 351t, 882t, 1098, 1113
hypertonie d'opposition, 56
hypertrophie(s)
  des amygdales et des adénoïdes, 559
  des parotides, 531t
  prostatique, 1779
hyperventilation, 473, 478t, 485, 753
  chronique, 474, 477
  trouble panique et __, 344
  troubles anxieux et __, 335
hyperverbosité, 309
hypervigilance, 233, 334, 385t, 387t, 1091
  cognitive, 341
hypnoanalyse, 1418-1419
hypnogramme(s), 545, 546f
hypnose, 57, 420, 421, 494, 694, 1399, **1410-1421**
  bases théoriques de l'__, 1410-1416
  contre-indications de l'__, 1416-1418
  en France, 1445, 1446, 1457
  indications de l'__, 1416-1418
  modalités d'application de l'__, 1418-1420
  perspective psychanalytique de l'__, 1413-1414
  validation des résultats de l'__, 1420-1421
hypnotiques, 552, 562, 563, 729-730, **1154-1156**
  abus d'__, 126, 898
  antipsychotiques et __, 1175t
  dépendance aux __, 1156
  en France, 1241-1245
  intoxication aux __, 189t, 201
  patient toxicomane et __, 862
  sédatifs, 1141t
  sevrage aux __, 190t, 201
  syndrome d'alternance veille-sommeil différente de 24 heures et __, 564
  troubles du désir sexuel et __, 591

  troubles du sommeil et __, 914, 1154
  troubles liés aux __, **186-191**
hypocalcémie, 699, 882t
hypocondrie, 50, 52, 303t, **498-502**, 607, 753
voir aussi psychose(s) (hypocondriaque) *et* trouble(s) (hypocondriaque)
  chez les personnes âgées, 912-913
  critères diagnostiques de l'__, 500t
  délirante monosymptomatique, 502
  différences sexuelles et __, 1708
  névrose hystérique et __, 699
  spectre obsessionnel-compulsif et __, 371f
  spectre paranoïde et __, 227f
  trouble des conduites et __, 1075
hypoesthésies, 697
hypofrontalité, 51, 252-253, 1584
hypoglycémie, 136, 267, 699, 882t
hypogonadisme, 617
hypokaliémie, 531t
hypokinésie, 46
hypomagnésémie, 139, 163
hypomanie, 191, 310-312, 745, 1776, 1835
hyponatrémie, 228, 882t
hypoparathyroïdie, 882t
hypopituitarisme, 1229
hypoprosexie, 57
hyporéaction, 1012
hyposexualité, 458
hypotension, 531t
  orthostatique, 272
hypothalamotomies, 629
hypothalamus, 548, 583, 1505, 1506, 1509, 1510, 1561
  émotions et __, 1546
  suicide et __, 1780
  syndrome de Gilles de la Tourette et __, 1026
hypothèse(s)
  de convergence, 160
  de recherche, 1629
  neuroanatomique, 338-340, 339f
  psychodynamiques, 229-231
hypothyroïdie, 115, 304
  démence due à la maladie du VIH et __, 1835t
  dépression et __, 880t, 905, 1111
  lithium et __, 1215-1216
  symptômes anxieux et __, 882t
hypovolémie, 882t
hypoxémie, 126
hypoxie, 136
hystérectomie, 638
hystérie, 412, 670, **693-701**, 1278, 1295
  arctique, 1765

d'angoisse, *750*
de Briquet, 490
de conversion, 451, *752*, 1416
de dissociation, *752*
hystéro-épilepsie, 694

I

ice, 180
voir aussi amphétamine(s)
idéalisation, 229, 655*t*, 670, 1285, 1802
idéalisme, 27
idéation(s)
  délirante, 54
  suicidaire(s), 64*t*, 302*t*, 474, 1111, 1114
    voir aussi idée(s) (suicidiaire(s))
idée(s)
  agressive, 53
  association incohérente d'__, 264-265
  de grandeur, 309
  de référence, 54, 263, 856
  délirantes, 64*t*, 856, 897
    de persécution, 899
  fuite des __, 51, 309
  obsédante, 50
  paranoïde, 50
  pseudo-suicidaires, 53
  suicidaire(s), 53, 302*t*, 841, 1772, 1787, 1789
    voir aussi idéation(s) suicidaire(s)
    chez les enfants, 1783
    enfance et __, 842
    maladie psychiatrique chronique et __, 1868
    religion et __, 842
  surinvesties, 52, 233, 367
identification, 41, 295, 1602, 1703
  à l'agresseur, 641
  au thérapeute, 1264
  des gènes de susceptibilité, 1490-1497
  féminine, 640
  narcissique, 1114
  projective, 229, 655*t*, 1285, 1289, 1802
  troubles de l'identité sexuelle et __, 638, 642*t*
identité, 977
  confusion d'__, 1607
  crise d'__, 525
  de genre, 638
  voir aussi identité (sexuelle)
    trouble(s) de l'__, 591, 1009
  de rôle, 642*t*
  ethnique, 1755
  féminine, 1282

masculine, 617
personnelle, 46, 1603
professionnelle, 1429
sexuelle, 618, 627, 638, *766-767*, 1703
  chez la fille, 640-641
  chez le garçon, 639-640
  de base, 619
  trouble(s) de l'__, *voir* trouble(s) de l'identité sexuelle
stade génital et __, 1606-1607
trouble de l'__, *voir* trouble(s) (de l'identité)
trouble dissociatif de l'__, **418-420**
troubles de l'adaptation sociale et __, 1071
troubles de l'identité sexuelle et __, 639
idiotie, 244, *772*
illness behavior, 475
illogisme, 264
illusion(s), 55, 106, 387*t*, 452, 856
imagerie
  cérébrale, 4, 105, 124, 334, 900, **1574-1590**
    langage et __, 1554
    pédopsychiatrie et __, 985
  fonctionnelle, 985
  mentale, 356, 439, 569, 1336
  par résonance magnétique, *voir* IRM
imaginaire érotique, 581
IMAO (inhibiteurs de la monoamine-oxydase), 314, 319, **1184-1202**
voir aussi monoamine-oxydase
  anxiolytiques et __, 1154
  azaspirodécanediones et __, 1153
  bêtabloquants et __, 1154
  démence et __, 133
  dépression et __, 905
  ECT et __, 1233
  en France, 1251, 1251*t*
  L-tryptophane et __, 1222
  phobie sociale et __, 356
  psychophysiologie et __, 1563
  réactions indésirables aux __, 866*t*, 868*t*
  sélectifs, 1251*t*
  trouble obsessionnel-compulsif et __, 372
  trouble panique et __, 355
  troubles anxieux et __, 336*t*
  troubles de la personnalité et __, 680
  troubles reliés au stress intense et __, 392
imbécillité, *771*
imidazopyridine, 1141*t*
imitation, 1315
immaturité, 61
  psychosociale, 1065

immersion, 390, 392, 595, 1099
immigrants
   santé mentale des __, 1750-1753
      suicide chez les __, 1782
immigration, 215, 231, 1751
immigrés, 1790*t*
immobilisation, 121
immunosuppression, 1830
impartialité, 946
impatiences musculaires, 551-554, *758*
implosion, 390
impuissance, 26, 27, 299, *764*, *765*
   apprise, 1333
   maladie incurable et __, 1847, 1853
   sentiment d'__, 300, 402
   troubles de l'alimentation et __, 525
   troubles reliés au stress intense et __, 381
impulsions, 430, *762*
   troubles du contrôle des __, *voir* troubles du contrôle des impulsions
impulsivité, 47, 1040, 1288, 1796, 1803
   démence et __, 120, 133
   maladies démyélinisantes et __, 460
   névrose hystérique et __, 696
   personnalité antisociale et __, 670
   suicide et __, 1776, 1779, 1784, 1787
   syndrome de Gilles de la Tourette et __, 1026
   troubles de l'adaptation sociale et __, 1071
   troubles précoces de l'enfance et __, 992
impulsivité-négligence, 1312
imputabilité, 971
inanition, 857
inaptitude, **930-932**, 962
   à comparaître, 943
   à consentir, 929
   à tester, 932
   mandat en cas d'__, 931-932
inattention, 1040
   sélective, 57
incapables majeurs, 961
incapacité(s), 963, 1865
   évaluation de l'__, 1725-1726
      mentales, 1847
      physiques, 1847
      relationnelles, 1009
inceste, 391, 1074
incidence, 1619-1620
incitation, 96
inclusion, 1910
incohérence, 51

incompatibilité sexuelle, 598
incompétence éjaculatoire, *voir* trouble(s) (éjaculatoires)
inconduite, 932
   sexuelle, 30-31, 932, 933
inconscient, 412, 1278, 1279, 1600
   hypnose et __, 1410, 1415, 1419
incontinence, *778*, 1031*t*
   intellectuelle, 309
incoordination, 1005*t*
indécision, 302*t*
indemnisation, 393
indemnités, 1718
indicateur(s), 1668
   de procédures de soins, 1675
   de résultats, 1675
indifférence, 120
   belle __, 50
individualisation, 1367
individuation, 1078, 1368*t*
indolamines, 292-293
induction(s), 1303, 1471-1472, 1473, 1475, 1477
   classique, 1476-1477
   éliminatoire, 1476
   hypnotique, 1410
   logique, 1472, 1474
   perceptive, 1472, 1474
inductionnisme, 1482
industrialisation, 1684
inégalité(s)
   des sexes, 1688
   entre les hommes, les femmes et les enfants, 619-620
   socioéconomiques, 1642
infantilisation, 84
infarctus, 879
   cérébral, 140
   du myocarde, 478*t*, 1230
infection(s)
   à streptocoques, 1026
   à VIH, 880*t*
   voir aussi infection par le VIH
   opportunistes, 1832, 1837
   urinaires, 108
infection par le VIH
voir aussi sida
   atteintes cérébrales dans l'__, 1831*t*
   complications psychiatriques de l'__, 1830-1839
inférence(s)
   arbitraire, 1332
   erronées, 373
infériorité, 1606
   sociale, 1846

infertilité, 592
infirmiers, 1452, 1733
inflation du Moi, 309
influenza, 253
information(s), 17, 953, 1329f, 1369
   biais d'__, 1623
   confidentialité de l'__, 1654
   constance de l'__, 1616
   intégration de l'__, 1046
   obligation d'__, 953
   réhabilitation psychosociale et __, 1896, 1903
   sources d'__, 1617
   thérapie psychoéducative et __, 1344, 1350, 1351-1352
   traitement de l'(des) __, 1046, 1333, 1347
   transmission d'__, 1431-1432
inhalation de solvants chez les autochtones, 1763
inhibiteur(s)
   de l'acétylcholinestérase, 132
   de l'ALDH, 165
   de la cholinestérase, 896
   de la monoamine-oxydase, *voir* IMAO
   des ions calcium, 325
      et de la noradrénaline, 319, 555
   du recaptage de la sérotonine, 1156, 1562
      et de la noradrénaline, 905, 1154
   réversibles de la monoamine-oxydase, 319, 356
      de type A, 905, 1154
   sélectif(s) du recaptage de la sérotonine, 164, 319, 390, **1184-1202**, 1525
   voir aussi ISRS
      acide valproïque et __, 1219t
      alcoolismes et __, 164
      antipsychotiques et __, 1175t
      anxiolytiques et __, 1154
      benzodiazépines et __, 1145
      dépression et __, 881, 905, 1112
      ECT et __, 1233
      en France, 1249, 1250t
      lithium et __, 1217
      L-tryptophane et __, 1222
      psychophysiologie et __, 1563
      réactions indésirables aux __, 868t
      tics et __, 1030
      trouble dysphorique prémenstruel et __, 1711
      trouble obsessionnel-compulsif et __, 370-372
inhibition(s), 473, 603, 1057
   comportementale, 338, 1611t
   d'apprentissage, 1064
   de l'orgasme, *voir* orgasme (trouble(s) de l')
   du désir sexuel, 697

   éjaculatoire, 601-602
   intellectuelles, 1064
   réciproque, 1099, 1399
   scolaire, 1093
   verbale, 1454
initiative, 1603, 1605
inositol triphosphate (IP$_3$), 1191, 1517, 1519, 1526
inquiétudes, 1092
insecticides, 126, 136
insécurité, 1094
insertion, 1932, 1938
   communautaire, 1743
   revenu minimum d'__, 1934-1935
   sociale, 1901
insight, 61, 1265, 1352, 1419
insomnie(s), 300, 310, **550-555**, 562, 563, 757
   antidépresseurs et __, 1193
   azaspirodécanediones et __, 1152
   benzodiazépines et __, 1147
   bêtabloquants et __, 1154
   chez les personnes âgées, 914
   dépression et __, 293
   dépression majeure et ___, 300
   hypnose et __, 1420
   hypnotiques et __, 1154
   psychophysiologique, 914
   relaxation et __, 1401
   syndrome d'alternance veille-sommeil différente de 24 heures et __, 564
   syndrome d'alternance veille-sommeil irrégulière et __, 563
   syndrome de retard de la phase de sommeil et __, 562
   thérapie comportementale et __, 1321
   trouble bipolaire I et __, 310
instabilité posturale, 124
instincts de vie, 50
institut(s), 1915
   de rééducation, 1133
   médico-pédagogiques, 1133
   médico-professionnels, 1133
institution(s), 1452, 1635, 1741, 1895
   en Suisse, 1946
   totalitaires, 1915
   traitement moral et __, 1911
institutionnalisation, 919, 1452, 1888
instruments de mesure, **1309-1311**
insuffisance(s)
   cardiaque, 108, 882t
   cérébrale, 882t
      aiguë, *voir* delirium

hépatique, 108
rénale(s), 108, 126, 202, 532, 879, 1779
chronique(s), 195, 472
respiratoire, 108
insula, 1502, 1504, 1510
insulinome, 882t
insulinothérapie, 1228, 1914
intégration, 391, 1314, 1739
à la société, 1635
de l'information, 1046
des approches psychothérapeutiques, 1428
des idées thérapeutiques, **1434-1439**
en psychothérapie, 1262, 1270
fonctionnelle, 1388-1389
posturale, 1388
psychophysique, 1389
scolaire, 1070
sociale, 1131, 1639
structurale, 1388
intégrité
personnelle, 1603, 1607
physique, 837, 929
intellectualisation, 52, 1602
intelligence, 60, 1597
inférieure, 213
limite, 83t
intention
criminelle, 940
pseudo-suicidaire, 844-846, 845t
suicidaire, 841, 844-846, 845t, 1114
interaction(s)
médicamenteuses, 108
parents-enfant, 1012
sociales, 998t, 1739
thérapeutique, 1267
interactionnisme symbolique, **1636-1639**
interdits, 603
intérêt(s)
restreints, 1003
sexuel, 1703
interprétation(s), 1263, 1265, 1286, 1448
catastrophiste, 337
de proverbes, 60
délire d'__, 701, 704
des rêves, 1262
du transfert, 1262
fausse __, 55
négative, 390
interprète, 1755
intersectorialité, 1935-1936

intervalle de confiance, 1622
intervenant(s), 1732, 1854
communautaire, 1868
maladie incurable et __, 1853-1855
sociaux, 1733
intervention(s)
auprès du jeune suicidaire, 1115-1116
brèves, 167
de crise, 391, 406, 837, 865-870, 1116
de groupe, 1353
faisant appel aux réseaux sociaux, 1739-1740
familiale(s), 134, 1081-1082
médicale, 953
objets d'__, 1736
orthophonique, 1057
paradoxale, 1696
plan d'__, 63-66
précoce, 280-281
professionnelles, 1732
psychodynamiques, 140
psychoéducatives, 1735
psychologique, 1428
psychosociales, 134
stratégique, 1691
thérapeutiques, 1627-1628, 1755
intimité, 322, 590, 593, 1603, 1607
paraphilies et __, 619
trouble de l'orgasme chez la femme et __, 599
troubles éjaculatoires et __, 603
intolérance
à l'alcool, 389
à l'incertitude, 1319
intonation, 47
intoxication(s), 47, 56, 108, 589, 699, *721*
à l'aluminium, 126
à l'(aux) amphétamine(s), 182-183, 183t-184t
à la cocaïne, 46, 182-183, 183t-184t, 199, *730*
à la phencyclidine, 197t, 202-203
à une substance, 181t, 434t, 725-737
aiguës, 424
alcoolique, *726*
aiguë, 153-154, 154t
anxiété et __, 852
au cannabis, 192t, *728*
au monoxyde de carbone, 140
au plomb, 79
aux anxiolytiques, 189t, 201
aux hallucinogènes, 194t, 202
aux hypnotiques, 189t, 201
aux opiacés, 187t, 199-200, *727*
aux solvants volatils, 196t, 202

Psychiatrie clinique : une approche bio-psycho-sociale

effets secondaires des médicaments et pathologies iatrogènes et __, 867t
idiosyncrasique, 860t
par le lithium, 1212, 1214, 1214t
responsabilité criminelle et __, 941
suicide et __, 843, 1786
troubles anxieux et __, 1098
troubles des apprentissages et __, 1046
urgence psychiatrique et __, 857, 860t, 863t
introjection, 23, 229, 295, 1390, 1602
introspection, 61, 1265, 1266, 1286
invalidité, 25, **1723-1727**, 1880
approche thérapeutique de l'__, 1726-1727
évaluation de l'incapacité et __, 1725-1726
maladie psychiatrique chronique et __, 1863-1864
inventaire, 88
de la dépression de Beck, 305
investigation, 63, 65t
inviolabilité de la personne, 14, 926, 1653, 1656
IP$_3$, *voir* inositol triphosphate
ipéca, 531t
irascibilité, 309
IRM (imagerie par résonance magnétique), 1574
en psychiatrie, 1586-1590
fonctionnelle (IRMf), 1574, 1588-1590
IRMAO (inhibiteurs réversibles de la monoamine-oxydase), 133, 319, 356
irradiation, 126
irrationalité, 1799
irrégularité du RVS, 566-567
irresponsabilité pénale, **970-972**
irrigation parenchymateuse, 1583
irritabilité, 120, 299, 309, 315
benzodiazépines et __, 1147
épuisement professionnel et __, 1722
maladies démyélinisantes et __, 460
maladies rénales et __, 473
personnalité épileptique et __, 458
somnambulisme et __, 567
syndromes d'apnées du sommeil et __, 558
trouble post-commotionnel et __, 456
ischémie
cérébrale transitoire, 353
myocardique, 478t
isoenzymes hépatiques P450, 1201t
isolation, 23, 364, 655t, 676, 1097, 1602
isolement, 563, 666, 1898, 1905
développement de la personnalité et __, 1603, 1607
du patient
menaçant, 850
violent, 1806

relationnel, 1935
suicide et __, 1785
ISRS, 319, 629, **1184-1202**
voir aussi inhibiteur(s) (sélectif(s) du recaptage de la sérotonine)
antidépresseurs et __, 1201t
anxiété généralisée et __, 354
déficience intellectuelle et __, 93
démence et __, 133
en France, 1251
en psychiatrie gériatrique, 912, 916
grossesse et __, 1711
hypocondrie et __, 500
jeu pathologique et __, 439
kleptomanie et __, 432, 435
narcolepsie et __, 556
phobie sociale et __, 356
trichotillomanie et __, 441
trouble de l'érection chez l'homme et __, 598
trouble de l'excitation sexuelle chez la femme et __, 595
trouble panique et __, 355
troubles anxieux et __, 336t
troubles de la personnalité et __, 680
troubles reliés au stress intense et __, 392
itinérance, 14, 259, 857, 1813, 1867, 1880
itinérants, 1879
ivresse, *725, 726*
du sommeil, 556, 565
pathologique, 155

J

jalousie, 227f, 234, 370, 371f, *741*, 777
délire de __, 53, 234-235, 701
jamais-vu, 59
jargonaphasie, 48, 264-265
jeu(x), 979, 1287, 1292, 1453
Compétence, 1357
de mots, 48
de rôle, 357, 1313, 1351
pathologique, 370, **435-439**, 436t, *618, 762*, 1316
test de dépistage du __, 443-447
style de __, 1783
jeune(s)
de la rue, 175t
psychotiques, 1867
suicidaire, 1115-1116
suicide chez le __, 1783-1784
judiciarisation, 14, 1807
jugement, 56, 60-61
critique, 1412
moral, 1598-1599

juifs, suicide chez les, 1782
jumeaux(elles), 524, 1487
    études de __, *voir* étude(s) (de jumeaux)
jurisprudence, 22, 926, 952, 967, 1654
justice, **1131-1132**, 1135, 1651
voir aussi appareil (judiciaire)
    distributive, 1855

K

K-ABC, 80*t*
Kanner, syndrome de, *773*
Kegel, exercices de, 600
khat, 180
kindling, 294, 340
Kleine-Levin, syndrome de, 557
kleptomanie, 432-433, 433*t*, *762*
Klinefelter, syndrome de, 617, 1779
klismaphilie, 628
Klüver-Bucy, syndrome de, 617, 1546
koro, *753*, 1749
Korsakoff
    psychose de __, 135, 159, *726*
    voir aussi syndrome(s) (de Korsakoff)
    syndrome de __, *voir* syndrome(s) (de Korsakoff)
kuru, 125

L

LAAM (lévo-alpha-acétyl-méthadol), 200
labilité
    affective, 83*t*, 456
    de l'humeur, 309
    émotionnelle, 461
        organique, *743*
    émotive, 1106
lactate de sodium, 335
Landau-Kleffner, syndrome de, *772*, 1052
langage, 47-48, 119, *772*, 1041*t*-1044*t*, **1051-1058**, 1553-1555
    développement cognitif et __, 1597
    échelle du développement du __, 1056*f*
    retard(s) du __, 997, 1052
    trouble(s) du __, *voir* trouble(s) du langage
lanugo, 531*t*
lapsus, 47
latah, 422, *753*
latence, 1280, 1602, 1606, 1627, 1704
latéralisation, 1550-1551
lavage de cerveau, 422
laxatifs, 531*t*, *760*

learned helplessness (désespoir acquis), 403, 475, 1566
lecture, 1045, 1046
    critique, 1628-1630
    trouble(s) de la __, *773*, 1046-1047, 1048*t*, 1555
Leiter International Performance Scale, 81*t*
lenteur obsessionnelle, 367
lesbiennes, suicide chez les, 1782
Lesch-Nyhan, syndrome de, 83*t*
lésion(s)
    cérébelleuses, 1034
    démyélinisantes, 1587
    hypothalamiques, 431
    ischémiques, 1587
    organique, 1586
    tumorales, 1587
létalité, 842
leuco-araïose, 122
leucodystrophie métachromatique, 267
leucopénie, 531*t*
lévo-alpha-acétyl-méthadol (LAAM), 200
lévodopa, 1520
Lewy, corps de, *voir* corps (de Lewy)
lexique mental, 1555
Leydig, cellules de, 584
LH (hormone lutéinisante), 531*t*, 580
L-histidine décarboxylase, 1527
liaison, 878
    génétique, 1491, 1494, 1496, 1497
    psychiatrie de __, **1129-1132**, 1933
    voir aussi consultation-liaison
libération, 941
liberté, 952, 957, 1650, 1690
libido, 186, 301, 558, 1148, 1279, 1606
libre(s) association(s), 39, 1279, 1286
life events, 257
life review therapy (thérapie de réminiscence), 918
lignes directrices de pratique clinique, 1675
Ligue de prophylaxie et d'hygiène mentale, 1895
limitations fonctionnelles, 1726, 1853
linéarité, 1693-1694
lipidose cérébrale, *720*
liquide céphalorachidien, 1512
lithium, **1208-1217**, 1221*t*, 1915
    alcoolismes et __, 164
    carbonate de __, 1175*t*
    contre-indications du __, 1210-1211
    dans le traitement de la manie aiguë, 1211-1212
    effets secondaires du __, 1213-1216
    emploi prophylactique du __, 1212

en association avec d'autres stabilisateurs de l'humeur, 1222-1223
excrétion du __, 1208-1209
grossesse et __, 1711
hypersomnie récurrente et __, 558
indications du __, 1209-1210
interactions médicamenteuses reliées au __, 1216-1217
jeu pathologique et __, 439
kleptomanie et __, 435
mécanisme d'action du __, 1209
neurotransmission et __, 1517, 1519
pharmacologie du __, 1208-1209
réactions indésirables au __, 867t
somnambulisme et __, 568
syndrome de Kleine-Levin et __, 557-558
troubles de l'humeur et __, 317, 319, 320, 321, 323
littérature scientifique, **1628-1630**
lobe(s)
  frontal(aux), 135, 617, 1502, 1541-1543, 1803
  limbique, 253
  occipital, 1502, 1544-1545
  pariétal, 1502, 1543-1544
  temporal(aux), 135, 253, 617, 1502, 1545, 1803
locomotion, 1594
locus, 1490
  coeruleus, 339f, 548, 1508, 1522
  de contrôle externe, 659
  interne de contrôle, 678
lod score, 1492, 1494-1495, 1497
logement, 1902
logique, 1332, 1337
  de la pensée, 51
logorrhée, 47
loi(s), **926-947**, **952-972**, 1598
  maladie incurable et __, 1855-1857
  Ross, 1912
Loi fédérale sur les Indiens, 1764
Loi sur la protection des personnes dont l'état mental présente un danger pour elles-mêmes ou pour autrui, 927
Loi sur la protection du malade mental, 1918
Loi sur les accidents du travail et les maladies professionnelles, 393
Loi sur les services de santé et les services sociaux, 22
loisirs, 1722
LSD (acide lysergique diéthylamide), 192, 228, 255, 688, 861t, 862
L-tryptophane, 868t, 1141t, 1156, 1221-1222
lubrifications vaginales, 580
lupus, 440
  érythémateux, 227f, 228, 267, 454, 720, 882t, 1111, 1229
    disséminé, 460-461, 699, 880t

lutte(s)
  de pouvoir, 1691
  sociales, 1719
Luys, noyau de, 1503
lymphome, 1831t

M

macropsie, 54, 193, 423
magic mushroom, *voir* psilocybine
magnésium, 139, 1209
maison de force, 1911
maîtrise de soi, 1604
mal, 1598
  de vivre, 297-298
  évitement du __, 1610
malade
  comportement de __, 476
  rôle de __, 486, 487, 509t, 1350
  rôle du __, 29
  statut de __, 1725
maladie(s), 1345, 1346-1347
  actuelle, 42-43
  adaptation à la __, 24-25
  affective(s), 430, 440, 530, 1779, 1783, 1816t
    bipolaire(s), 214, 268, 438, 628
    voir aussi trouble(s) bipolaire(s)
  au cours de l'histoire, 1846
  auto-immune, 253
  bipolaire(s), 1021, 1713
  cardiaque, 304
    athérosclérotique, 121
  cardiovasculaire(s), 353, 471-472, 477, 478t, 1290, 1779
  voir aussi pathologie (cardiovasculaire)
  cérébrale dégénérative, 253
  cérébro-vasculaire, 136, 1835t
    trouble amnésique secondaire à une __, 139
  chronique, 24-25, **1846-1849**
  voir aussi maladie(s) (incurable(s))
  coronarienne, 478t
  d'Addison, 228, 880t, 1111
  d'Alzheimer, 118t, 431t, 1504, 1526
  voir aussi démence(s) (de type Alzheimer)
    démence due a la maladie du VIH et __, 1835, 1835t
  de Creutzfeldt-Jakob, 125, *720*
  de Crohn, 474, 478t
  de Cushing, 228, 267, 880t, 882t, 905, 1779
  de Duchenne, 1057
  de Gilles de la Tourette, 363, 370, 371f, 1555
  voir aussi syndrome(s) (de Gilles de la Tourette)

de Hirschsprung, 1033
de Huntington, 111, 124, 267, 1540, 1835*t*
voir aussi chorée de Huntington
de Hurler, 559
de la peau, 476
de la «vache folle», 125
de Marchiafava-Bignami, 159
de Menière, 353, 882*t*
de Parkinson, 113, 115, 124, 304, *720*, 885, 1540
    acides aminés inhibiteurs et __, 1529
    changement de personnalité dû à la __, 454
    démence de la __, 124
    démence due à la maladie du VIH et __, 1835, 1835*t*
    dépression et __, 879, 880*t*, 905
    dopamine et __, 1519
    électroconvulsivothérapie et __, 917
    neuroanatomie et __, 1508
    noyaux gris centraux et __, 1548
    trouble catatonique et __, 453
    trouble obsessionnel-compulsif et __, 1097
de Peyronie, 598
de Pick, 122, *720*
de Raynaud, 1402
de Tay-Sachs, 78*t*
de Wilson, 126, 267, *720*, 1027
dégénérative, 494
démyélinisantes, 459-460
dermatologiques, 440, 478*t*
voir aussi affection(s) (dermatologiques)
du système immunitaire, 460-461
endocriniennes, 353, 475-476
gastro-intestinales, 475, 478*t*
voir aussi affection(s) (gastro-intestinales)
incurable(s), **1846-1857**
    épidémiologie des __, 1846
    éthique et __, 1855-1857
    famille et __, 1852-1853
    intervenants et __, 1853-1855
    phase terminale d'une __, 1849-1852
inflammatoires, 474-475
    de l'intestin, 478*t*
mentale
voir aussi maladie(s) psychiatrique(s)
    chronique, 1355
    comorbidité et __, 1815*t*
    conception bio-psycho-sociale de la __, 1911-1912
    perspective interactionniste de la __, 1636-1639
    perspective structuro-fonctionnaliste de la __, 1634-1636
    sociobiologie et __, 1642-1644
    suicide et __, 1776
    théorie du conflit et __, 1639-1642
    violence et __, 1796-1800
néoplasiques, 478*t*
organique, 47
physique(s), 451, 878
    chronique, 452
psychiatrique(s), *voir* maladie(s) psychiatrique(s)
psychosomatique(s), 438, 466, *753*, 1290
pulmonaire(s), 304, 353, 478*t*
    obstructive chronique, 473-474, 882*t*
réactions à la __, 23-24
rénales, 472-473, 478*t*
respiratoires, 473-474
rhumatologique(s), 475, 478*t*
transmises sexuellement, 591
vasculaire cérébrale, 909
maladie(s) psychiatrique(s), 876
voir aussi maladie(s) (mentale)
chronique, **1862-1872**
    approche clinique de la __, 1870-1872
    définition de la __, 1863-1864
    épidémiologie de la __, 1864-1865
    étiologie de la __, 1865-1866
    historique de la __, 1862-1863
malaise, 1346
malaria, 228
malnutrition, 228
    fœtale, 78*t*
maltraitance, 994, 1010, 1132
managed care (soins coordonnés), 1674
management comportemental, 1306-1311
mandat en cas d'inaptitude, 931-932
mandataire, 931, 963-964
manganèse, 115
manie, 47, 48, 288, 311*t*, 557, *745*
voir aussi affect(s) (maniaque), épisode(s) (maniaque(s)) *et* trouble(s) de l'humeur
    benzodiazépines et __, 1145
    chronique, 312
    déficit de l'attention/hyperactivité et __, 1021
    dysphorique, 312
    ECT et __, 1229, 1235, 1256
    érotomanie et __, 704
    hallucinogènes et __, 193
    infection par le VIH et __, 1837
    jeu pathologique et __, 438
    kleptomanie et __, 435
    neurobiologie et __, 1532
    phencyclidine et __, 197
    secondaire, 909
    suicide et __, 1776

trouble explosif intermittent et __, 431
troubles de l'humeur et __, 294
violence et __, 1804
maniérisme(s), 47, 267, 458
manifestation(s)
cliniques, 1619
violente, 1801
manipulation, 846
manque
d'entrain, 299
de mots, 48
de plaisir sexuel, 593
MAO (monoamine-oxydase), 255, 437
voir aussi monoamine-oxydase
MAO-A, 1522, 1524
voir aussi monoamine-oxydase (de type A)
MAO-B, 1520, 1532
voir aussi monoamine-oxydase (de type B)
marchandage, 1850
Marchiafava-Bignami, maladie de, 159
marginalisation, 1838, 1935
marginalité du patient psychotique, 857
mariage, 1686, 1707
marijuana, 191, 353, 995, 1816*t*, 1820
marketing pharmaceutique, 1252
marmonnement, 48
marqueur(s), 292
biologiques, 1619
masculinisation, 639
masculinité, 640, 1705
masochisme, 508, *767*
psychique, 437
sexuel, 623-624, 625*t*
masque facial, 47
massages, 1388
MAST (Michigan Alcoholism Screening Test), 161*t*
masturbation, 581, 600, 601, 603, 605, *778*
maternité, 1130, 1704
mathématiques, 1046
maturation biologique, 1594
mauvais œil, 1750
mauvais traitements, 1131
durant l'enfance, 432
maux de tête, 389
MDMA (3,4 méthylènedioxyméthamphétamine), 192, 862
mécanismes
de défense, 23-24, 39, 659, 1280, 1284-1285, 1601-1602
maladie incurable et __, 1850
personnalité et __, 1594
obsessionnels, 1079

médecin, 1853
de famille, 1872, 1921
rôle du __, 29
médecine, 876
légale, 952
nucléaire, 1574, 1575-1586
psychoéducation en __, 1349
psychosomatique, 466
somatique, 1129-1130, 1135
médicalisation, 1640
médicament(s), 42, 459
abus de __, 236
antinéoplasiques, 1832
anxiolytiques, 187, 1839
voir aussi anxiolytique(s)
effets secondaires d'un __, *763*
emploi de __, 140
hypnotiques, 187
voir aussi hypnotiques
induisant une aversion pour l'alcool, 165
neuroleptiques, 458
voir aussi neuroleptique(s)
Medicare, 1667
médication
anticholinergique, 1168
voir aussi anticholinergique(s)
anticonvulsivante, 163, 458
voir aussi anticonvulsivants
antiparkinsonienne, 848
voir aussi antiparkinsonien(s)
antipsychotique, 269-272, 885
voir aussi antipsychotique(s)
maladie psychiatrique chronique et __, 1870
neuroleptique, 273-275
voir aussi neuroleptique(s)
réadaptation et __, 1882-1884
troubles factices et __, 516-517
méditations, 1389, 1398
méfiance, 230, 233, 599, 853-854, 1355
développement de la personnalité et __, 1603
thérapie systémique et __, 1373
mégacôlon a-ganglionnaire, 1033
mégalomanie, 53, 233 234, *741*
méiose, 1490-1491
mélancolie(s), 289, 295, 300, 688, 1110, 1256
antidépresseurs et __, 1193, 1249
d'involution, 904
involutionnelle, *746*
mélatonine, 561, 562, 563, 564, 1533
membre(s)
de plomb, 315
fantôme, 1544

mémoire(s), 56, **57-59**, 106, 119, 299, 1062, 1410
   acides aminés excitateurs et __, 1528
   antérograde, 159
   de peur, 390
   de rappel, 459
   de travail, 1552
   épisodique, 893, 1552
   imagerie cérébrale et __, 1583
   lobe pariétal et __, 1543
   maladies démyélinisantes et __, 459
   neuroanatomie et __, 1508
   neuropsychologie et __, 1552-1553, 1553f, 1565
   non verbale, 459
   pertes de __, 1153
   procédurale, 1540, 1552
   récente, 893
   rétrograde, 159
   retrouvées
      fausses __, 414
   sémantique, 893, 1552
   trouble post-commotionnel et __, 456
   troubles de la __, 299, 461, 558, 1148
   troubles mentaux dus à une affection médicale générale
      et __, 452, 459
   verbale, 459
   vieillissement et __, 893
menace, 969
   de mort, 381
Ménière, maladie de, 353, 882t
méninges, 1512
méningo-encéphalite syphilitique, 1862
ménopause, 582, 595, 607, 1705
mensonge pathologique, 52, 510
menstruations, 531t, 1704
mercure, 126, 136
mère(s), 639, 995, 1283, 1284
   phallique, 640
   schizophrénogène(s), 244, 1689, 1735
mérycisme, 778, 1013
mescaline, 192, 861t
mésencéphale, 1506, 1562
mesure(s), 1309, 1311
   de liaison spécifique, 1585-1586
   de validité, 1617t, 1618t
   étalon, 1617, 1617t
   instruments de __, **1309-1311**
   reproductibilité d'une __, 1616
métabolisme d'une benzodiazépine, 1142
métabolites, 1142, 1531
métaphores, 60
métastases, 1831t

métaux lourds, 454
météorisme, 697
meth, *voir* amphétamine(s)
méthamphétamine, 180
méthaqualone, 861t
méthode(s)
   de l'histoire familiale, 1617, 1618t
   de la meilleure estimation diagnostique, 1617
   de prévention des rechutes, 166
   Feldenkrais, 1388-1389
   Lovaas, 1000
   psychoéducatives, 534
   psychométrique factorielle, 1599
   Teacch, 1000
   Trager, 1389
méthonymie, 48
3,4 méthylènedioxyméthamphétamine (MDMA), 192, 862
meurtre, 941
Meynert, noyau basal de, 116, 548, 1504
MHPG, 292, 437
Michigan Alcoholism Screening Test (MAST), 161t, 1814
micrognathie, 559
micropsie, 54, 193, 423
migraine(s), 136, 882t, 1402, 1420, 1544
migrations, **1748-1756**
milieu
   environnant, 1595
   familial, 451
   protégé, 82t
   suivi intensif dans le __, 919, 1732, 1871
mimétisme, 47
Mini-Mental State Examination (MMSE), 121, **127-131**,
   128t, 840, 896
voir aussi Échelle de statut mental de Folstein
minimisation
   des problèmes, 1884
   des réussites, 1332
Minnesota Developmental Programming System, 81t
Minnesota Multiphasic Personality Inventory (MMPI), 658
minorités ethniques, 81t
minutie, 458
MMPI (Minnesota Multiphasic Personality Inventory), 658
MMSE, *voir* Échelle de statut mental de Folstein *et* Mini-
   Mental State Examination
mode(s)
   de connaissance, 1430t
   de transmission, 1489-1490
modelage, 96, 337, 1099, 1262, 1265, 1313
modèle(s)
   animaux en psychophysiologie, 1561
   bio-psycho-social, **4-17**, 5f

clinique, 980
de consultation en éthique clinique, 1657-1658
de création de handicap selon l'OMS, 982t
de réattribution, 488
de résignation apprise, 403
des croyances relatives à la santé, 1345
expérimental, 980
explicatifs, 1754
génétique, 175-176
intégré en psychiatrie de l'enfant, 981-983
médical, 1347, 1668-1669
multifactoriel, **982-983**
neurobiologique, 176-177
oligogéniques, 1495
psychodynamiques, 177-178
rationaliste, 1334
social, 6
théoriques en psychothérapie, 1428
transthéorique, 1265
vulnérabilité-stress, 247-259, 248f, 1354
modification(s)
du comportement, 1350
durable(s) de la personnalité
après une expérience de catastrophe, 384, 391-392
non attribuables à une lésion ou à une maladie cérébrale, 661
Modified Mini-Mental State (3MS), 127, 896
voir aussi Échelle de statut mental modifiée
modules psychoéducatifs, 1357
Moi, 1279, 1601
clivage du __, 640
fragile, 215
frontières du __, 1703
inflation du __, 309
psychologie du __, *voir* psychologie (du Moi)
monde(s) mythique(s), 1754, 1756
monoamine-oxydase (MAO), 255
antidépresseurs et __, 1192
de type A, 1585
voir aussi MAO-A
de type B, 1585
voir aussi MAO-B
inhibiteurs de la __, *voir* IMAO
plaquettaire, 437
suicide et __, 1780
vieillissement et __, 892
violence et __, 1803
monoamines, 555
mononucléose, 1111
monoxyde de carbone, 126, 136
intoxication au __, 140

morale, 940, 1599, 1650
moralité, 1598-1599
morbidité, 451, 461, 879, 1846
moria, 1542
morphine, 185, 1565
voir aussi opiacés
morphogenèse, 1366, 1368, 1369t, 1693
mort, 300, 1849, 1850
angoisse de __, 34
subite, 478t, 558
mortalité, 451, 461, 879
par suicide, 1775f, 1776f, 1777f
motivation(s), 48, 253, 1596-1597, 1600
électrophysiologie cérébrale et __, 1559
inconsciente, 1690
neurobiologie et __, 1504
thérapie psychanalytique et __, 1287
thérapie psychoéducative et __, 1346, 1350
motricité, *763*, 1041t-1044t, 1594
mouvement(s)
antipsychiatriques, 258, 1228
choréiformes, 1034
choréo-athétosiques, 47, 1179
dyskinétiques, 1179-1180
féministe, 1702
oculaires rapides, 540
stéréotypés, 267, 776, 1028
moyens thérapeutiques, 980
MPOC, 478t
3MS, *voir* Échelle de statut mental modifiée *et* Modified Mini-Mental State
Müller, canaux de, 639
Münchhausen, *voir* syndrome(s) (de Münchhausen)
mutation, 1490
mutisme(s), 48, 64t, 119, 454t, 772, 997
akinétique, 56-57, 421, 697
électif, 1751
schizophrénie catatonique et __, 267
sélectif, 1063, 1063t
troubles bipolaires et __, 309
mutualité, 1743
myasthénie grave, 882t, 1145
Mycobacterium avium, 1831t
Mycobacterium tuberculosis, 1831t
myocardite, 532
myoclonies, 120, 121, 125
mythomane, 514
mythomanie, 52, 1605-1606

N

NA, *voir* noradrénaline
naissance, 1387
narcissisme, 149, **1285-1286**, 1419
narcoanalyse, 420
narcolepsie, 47, **554-556**, 557, 558, 571, *758*
    antidépresseurs et __, 1193
    déficit de l'attention/hyperactivité et __, 1021
    traitements biologiques en France et __, 1254
narcotiques, 887
voir aussi opiacés
Narcotiques Anonymes, 859
National Comorbidity Survey (NCS), 290
nature génétique, 1642
    de l'hypersomnie idiopathique, 557
    de la narcolepsie, 555
NCS (National Comorbidity Survey), 290
nécrophilie, 627
négation, 23, 439, 655*t*, 1602, 1884
    trouble délirant et __, 229, 234
négativisme, 49, 266, 454*t*
négligence, *780*, 894-895, 1544
néocortex, 1502, 1506, 1541
néologismes, 48, 264, 1555
néonatalogie, 1130
néoplasie(s), 126, 478*t*, 880*t*, 882*t*, 1832
néopositivisme, 1475-1476
nerfs crâniens, 195
nervosité, 1152
neural cell adhesion molecule (protéine d'adhésion neuronale), 1566
neurasthénie, 298, 492-493, *746*, *753*, 1723
neuroanatomie, **1502-1512**
    des ventricules, 1512
    du cervelet, 1510-1512
    du diencéphale, 1504-1506
    du système limbique, 1508-1510
    du télencéphale, 1502-1504
    du tronc cérébral, 1506-1508
neurobiologie, **1502-1534**
    du développement, 984-985
neurochirurgie, 375*t*, 629
neuroendocrinologie, 293
neuroleptique(s), 270*t*, *763*, **1162-1180**, 1915
voir aussi médicament(s) (neuroleptiques), médication (neuroleptique) *et* traitement(s) (neuroleptique)
    à action prolongée, 1166*t*, 1248*t*
    acétylcholine et __, 1526
    acide valproïque et __, 1218
    atypiques, 1247, 1248*t*, 1522, 1556
    benzodiazépines et __, 1151*t*
    bouffées délirantes aiguës et __, 689
    classiques, 1586
    déficience intellectuelle et __, 92
    déficit de l'attention/hyperactivité et __, 1024
    delirium et __, 109
    démence(s) et __, 124, 133
    dépersonnalisation et __, 425
    désinhibiteurs, 1246, 1246*f*
    ECT et __, 1232, 1233
    en France, 1242, 1245-1249, 1247*t*-1248*t*
    érotomanie et __, 704
    grossesse et __, 1711
    incisifs, 916
    intoxication à la cocaïne et __, 199
    lithium et __, 1215, 1216, 1216*t*
    maladies démyélinisantes et __, 460
    noradrénaline et __, 1522
    patient confus et __, 848
    patient d'allure intoxiquée et __, 859
    patient menaçant et __, 850
    psychophysiologie et __, 1562
    psychose hallucinatoire chronique et __, 693
    psychose toxique et __, 1105
    réactions indésirables aux __, 867*t*, 868*t*
    schizophrénie et __, 1108
    sédatifs, 916, 1246, 1246*f*
    somnambulisme et __, 568
    symptômes anxieux et __, 882*t*
    syndrome de retrait des __, 92
    tics et __, 1028
    trouble catatonique et __, 454
    trouble délirant et __, 237-238
    trouble explosif intermittent et __, 431-432
    trouble psychotique bref et __, 1105
    troubles de l'humeur et __, 321, 324-325
    troubles dissociatifs et __, 422
neuroleptisation rapide, 269
neurologie, 883
neuromodulateurs, 1513
neurone(s)
    cholinergiques, 1563
    post-synaptique, 1512
    sérotoninergiques, 1150
neuropathie(s), 559, 598, 602
    périphériques, 195
neuropeptides, 255, 335, 336, 437, 1515, 1530
    FF, 177
neurophysiologie, *voir* perspective (neurophysiologique)
neuropsychiatrie, 1574

neuropsychologie, **1551-1556**
neurorécepteurs, 1585
neurosciences, 4, 7, 17
neurosida, 909
neurosyphilis, *720*, 882*t*, 909
neurotensine, 255, 1514*f*, 1530, 1563
neuroticism, 654
neurotransmetteurs, 254-255, 292, 617, 1515*t*, 1780
voir aussi neurotransmission
    monoaminergiques, 403
    systèmes de recapture des __, 1585
neurotransmission, **1512-1519**
    chez l'être humain, **1530-1534**
        psychoneuroendocrinologie et __, 1531-1532
        psychoneuroimmunologie et __, 1533-1534
    transduction du signal et __, 1513-1519
neurotrophines, 1515
neutotoxicité, 1175*t*
neutralité bienveillante, 39
neutropénie, 1108
névrose(s), 10, 11, 297, *753*, 1079, 1445
    d'angoisse, 332
    d'échec, 1079
    de transfert, 1280, 1448
    hystérique, 380, **693-701**, 704
        de type conversion, 493
    infantile, 1280
    institutionnelle, 1915
    obsessionnelle, **362-376**, 675, *751*, 1097
    œdipienne, 412
    phobique, *750*
    traumatique, *751*
névrosisme, 295
névrotisme, 382*t*
nicotine, 256, 353, *733*, 1561, 1565
voir aussi cigarette *et* tabac
nihilisme, 303*t*
niveau
    de fonctionnement de la personne âgée, 896
    socioéconomique, 451
NMDA (N-Méthyl-D-Aspartate), 195, 255, 1515, 1528
non-dit(s), 1073, 1073*f*
non-malfaisance, 1807
non-observance, 475, 476-477, *780*, 1813, 1849
non-responsabilité criminelle, 940, 944-945
noo-analeptiques, 1241
nooleptiques, 1241
nootropes, 133
noradrénaline (NA), 381, 1508, 1513, 1514*f*, **1521-1523**
    antidépresseurs et __, 1184, 1188, 1190
    états de veille et de sommeil et __, 548

jeu pathologique et __, 437
lithium et __, 1209
métabolisme de la __, 1522, 1523*f*
neurotransmission et __, 1515, 1517
pyromanie et __, 435
récepteurs adrénergiques et __, 1522
schizophrénie et __, 256
syndrome de Gilles de la Tourette et __, 1026
synthèse de la __, 1522
topochimie et __, 1522
troubles de l'adaptation et __, 403
troubles de l'humeur et __, 292
vieillissement et __, 892
violence et __, 1803
normalité, 1391, 1636, 1640, **1685-1688**
norme(s), 1637, 1650, 1668
nosographie des maladies mentales, 8-12
nosologie, 1723, 1765, 1943
nouvel âge, 1750
noyau(x)
    A10, 1562
    accumbens, 1503, 1504, 1507*f*, 1540, 1562
    basal de Meynert, 116, 548, 1504
    caudé, 363, 1503, 1507*f*, 1540, 1547
    cérébelleux profonds, 1510
    de Luys, 1503
    du raphé, 339, 1524
    gris centraux, 124, 125, 363, 373, 1546-1548
        calcification des __, 228
        mémoire et __, 1540
        neuroanatomie et __, 1502, 1503, 1505*f*, 1506*f*
        nomenclature des __, 1547*t*
        syndrome de Gilles de la Tourette et __, 1026
    intralaminaires, 1505-1506
    lenticulaire, 1503, 1547
    sous-thalamique, 1547*t*, 1549*f*
    suprachiasmatique, 563
    ventro-postérieur, 1505
nucleus accumbens, 176
nymphomanie, 697, *766*

O

obésité, 588, 1254, 1417
objet, 1284
    adaptation à l'__, 1041*t*-1044*t*
    permanence de l'__, 1060
    phobogène, 1092
    relation d'__, 1449, 1689, 1781
    transitionnel, 548

obligation
   d'information, 953
   de moyens, 22
   de soins, **953-959**
obnubilation, 56, 698
observance, 31, 473, 704, 1349
   du traitement, 1868-1869
   médicamenteuse, 916, 1676, 1884
observation, 979, 1306, 1313
   biais d'__, 1623, 1628
obsession(s), 53, 233, **364-376**, 1075, 1096
obsessionnels, 47
obstination, 1604
ocytocine, 381
odds ratio (rapport de cotes), 1621-1622
œdème pulmonaire, 882*t*
œstrogènes, 115, 307, 584, 639, 897, 1706-1707
oméga frontal, 45
omission, 57
omnipotence, 27, 437
omnipraticiens, 1733
onde(s)
   alpha, 540
   bêta, 540
   delta, 542, 566
   P-300, 250, 258
   thêta, 540, 542
ontologie, 1470, 1471*f*
onychophagie, 371*f*, 440
opiacés, 186, 554
   antidépresseurs et __, 1201*t*
   antipsychotiques et __, 1175*t*
   comorbidité et __, 1816*t*, 1820
   dépendance aux __, 727
   intoxication aux __, 187*t*, 199-200, 727
   patient toxicomane et __, 862
   psychophysiologie et __, 1561, 1562
   sevrage aux __, 188*t*, 200, 727
   trouble dépressif et __, 880*t*
   troubles liés aux __, **185-186**, *727-728*
   troubles précoces de l'enfance et __, 995
   urgences psychiatriques et __, 861*t*
opinion publique, 1916
opioïdes endogènes, 381
opium, 185, 688
   voir aussi opiacés
opposition(s), 1075, 1604
   d'apprentissage, 1064-1065
   passive, 48-49
optimisation, 320

optimisme, 309
oralité, 178
ordonnance
   d'évaluation, 938
   d'examen psychiatrique, 870-871
   de probation, 935
   de sursis, 935
   de traitement, 42, 930
ordre, 1097
   public, 954
   social, 1635, 1643
organes génitaux, *764*
organicité, 439, 838-839
organisation, 1366
   des soins, 1676
   familiale, 1738
Organisation mondiale de la santé, 1667
organismes communautaires, 1742-1743, 1787, 1868, 1879, 1918
organogenèse, 1644
orgasme, 580, 585, 600*t*, *765*, *766*
   trouble(s) de l'__, 599-606
      chez l'homme, **601-603**, 602*t*
      chez la femme, **599-601**, 600*t*
orientation, 59-60, 452
   psychodynamique interpersonnelle, 1267
   sexuelle, *768*, 1704
orphelins de Duplessis, 1913
orthographe, 1047
   trouble spécifique de l'__, *773*, 1049*t*
orthophonie, 1014
orthophonistes, 1133
ostéoporose, 532
ostracisme, 1846
oublis bénins, 139

P

PACT (Program of Assertive Community Treatment), 1822, 1867, 1888
pacte de vie, 1115
pain prone personality, 496
paléocortex, 1502
palimpseste(s), 139, 420
palingénésie, 1387-1388
pallidum, 1540
panique, 50, 594, 595, *750*, 1521
   attaque(s) de __, *voir* attaque(s) de panique *et* trouble(s) panique
   chez l'enfant, **1089-1090**

diagnostic différentiel de la __, 351-352
homosexuelle, 50
nocturne, 567, 569
trouble __, *voir* trouble panique
paradigme, 980
expérimental, **983-986**
paradoxe, 1437, 1691, 1696
paralogismes, 1555
paralysie(s), 555, 556, 697
cérébrale, 76, 81*t*, 83, 1027, 1034
du sommeil, 570-571, *758*
hystériques, 694
supranucléaire progressive, 113, 126, 1548
paramnésies, 59
paranoïa, 150, 197, **226-239**, 701, *741*, 1722
des sensitifs, 226
paraphasies, 106, 119
sémantiques, 1052
paraphilie(s), 370, 371*f*, **614-632**, 767, 1288
antidépresseur et __, 1193
critères diagnostiques des __, 621*t*
définition des __, 616
description clinique des __, 620-628
diagnostic différentiel des __, 628
épidémiologie des __, 616-617
étiologie bio-psycho-sociale des __, 617-618
processus de rechute des __, 631*f*
pronostic des __, 632
traitements des __, 628-632
trouble de l'érection chez l'homme et __, 598
paraphrénie(s), 226, 227*f*, 247, 898-899
parapraxies, 47
parasitose, 370
parasuicide(s), 508, 1772, 1781, 1783, 1784, 1789
facteurs de risque de __, 1790*t*
taux de __, 1773
parent, 995
parentalité, 994
parésies, 697
paresthésie(s), 55, 552
Pareto, diagramme de, 1672
Parkinson, maladie de, *voir* maladie(s) (de Parkinson)
parkinsonisme, 124, 272, 454, *763*, 1170-1171, 1177-1178, 1180
parole, 772
partenariat, **1732-1743**, 1934
avec la collectivité, 1741-1743
avec la famille, 1734-1738
avec les réseaux sociaux, 1738-1741
avec une équipe multidisciplinaire, 1732-1734

partialisme, 627
particularités nosographiques en France, **684-705**
passage(s)
à l'acte, 47, 655*t*, 702, 1849
hépatique, 1153
passifs-agressifs, 26
passivité, 1106, 1312, 1350, 1727
paternité, 1705
pathologie
cardiovasculaire, 336
voir aussi maladie(s) (cardiovasculaires)
organique, 847*t*
patient(s)
amorphe, 50
anhédonique, 50
anxieux, 851-853
apathique, 50
atteint d'un trouble de la personnalité, 863-865
confus, 846-848
d'allure intoxiquée, 857-859
déprimé, 854-855
fiabilité du __, 838
intégrité du __, 837
méfiant, 853-854
menaçant, 848-851
psychotique, 855-857
satisfaction des __, 1672
schizophrènes, 628
toxicomane, 859-863
violent, 1805-1807
pauvreté, 992-994, 1071, 1764, 1867
de la pensée, 52
suicide et __, 1782, 1784, 1790*t*
PCP, 862
voir aussi phencyclidine
pédagogie, 1345, 1945
pédiatrie, 1130
pédophilie, 623, 624*t*, 767
pédopsychiatrie, **976-987**
clinique et __, 976-977
de liaison, **1129-1132**
démarche diagnostique en __, 977-979
en France, *voir* France (pédopsychiatrie en)
en Suisse, 1945
intervention thérapeutique en __, 979-980
privée, 1134
recherche en __, **980-983**, 1135-1136
peine, 935
pelade, 440
pellagre, 228, 267

pénétrance, 1489, 1493-1494, 1496
pénis, 640, 1702
pensée(s), **51-55**, 1583
   arrêt de la __, 439
   autistique, 52
   automatiques, 1332, 1334, 1336, 1338
   automatisme de la __, 53, 263
   circonstanciée ou digressive, 51-52
   concrète, 1597
   contenants de __, 1060
   contenu de la __, 52-55, 299-300
      appauvrissement du __, 299
   cours de la __, 51-52
   dichotomique, 533, 1332-1333
   divulgation de la __, 263-264
   écho de la __, 53, 264
   erronées, 439
   forme de la __, 52
   imaginaire, 695-696
   imposée, 263
   irrationnelles, 1329
   logique de la __, 51
   logique, 1597-1598
   magique, 52, 364, 436
   opératoire, 50, 467
   pauvreté de la __, 52
   rationnelle, 1337*t*
   récurrentes, 383
   rythme de la __, 51
   sensorimotrice, 1597
   tangentielle, 52
   troubles de la __, 1107
   vol de la __, 53, 264
peptides, 1513
   opiacés, 1517
perception(s), 54-55, 1347, 1410, 1543, 1583
   de la réalité, 1332
   de soi, 300
   délirante, 263
   dialectique, 1383
      systèmes de __, 1390
   troubles de la __, 54-55
père, 639, 1289-1290
perfection, 1391-1392
perfectionnisme, 366, 1723, 1784
performance, 80, 1315
   anxiété de __, 1153, 1318
péril, 969
période
   de latence, 1280, 1602, 1606, 1627
   prémenstruelle, 335, 1777

périphrases, 48, 119
perlaboration, 383
permanence de l'objet, 1060
perméabilité cellulaire, 1228
perplexité, 52, 268
persécuteur, 1804
persécution, 227*f*, *741*, 904
   délire(s) de __, 53, 226, 234, 310, 690
persévération(s), 57, 83*t*, 119, 1051, 1542, 1543
persistance, 1610
personnalisation, 1332
personnalité(s), **652-681**, *769-770*, 1280, 1284, 1437, **1594-1611**
   affections gastro-intestinales et __, 474
   anankastique, 368, 675-676
   antisociale, 431*t*, 632, **668-671**, 915, 1025, 1072
      alcoolismes et __, 153
      comorbidité et __, 1815
      critères diagnostiques de la __, 671*t*
      différences sexuelles et __, 1709
      épilepsie et __, 458
      génétique et __, 1496
      kleptomanie et __, 433
      prévalence de la __, 1621*t*
      pyromanie et __, 435
      suicide et __, 1778-1779, 1788, 1790*t*
      troubles de l'humeur et __, 295
      violence et __, 1804
   anxieuse, 672-674
   borderline, *voir* personnalité(s) (limite)
   changement(s) de __, *voir* changement(s) (de personnalité)
   de type histrionique, 295
   de type obsessionnel-compulsif, 295
   de type oral-dépendant, 295
   dépendante, **674**, 675*t*, 1709
   dépression et __, 291
   dépressive, 297, 305, 307-308, 655*t*, **677**
      critères diagnostiques de la __, 677*t*
   développement de la __, *voir* développement (de la personnalité)
   double __, *753*
   du groupe B, 915
   dyssociale, 668-670
   émotionnellement labile, type impulsif, 655*t*
   épileptique ou inter-ictale, 458
   évitante, **672-674**, 674*t*, 1006*t*, 1709
   explosive, 430
   histrionique, 47, **670**, 915
      critères diagnostiques de la __, 673*t*
      différences sexuelles et __, 1709

névrose hystérique et __, 695
trouble de conversion et __, 493
troubles de l'identité sexuelle et __, 640
troubles de la __, 413, 421
troubles factices et __, 512
inconduite sexuelle et __, 30
limite, 313, 431*t*, **670-672**, 915, 1062
avec symptômes psychotiques, 1167*t*
critères diagnostiques de la __, 672*t*
différences sexuelles et __, 1709
sévices physiques et sexuels et __, 1710
suicide et __, 1778-1779, 1790*t*
trichotillomanie et __, 440
troubles de l'alimentation et __, 530
troubles de l'humeur et __, 293
troubles de l'identité sexuelle et __, 640
troubles dissociatifs et __, 413, 421
troubles factices et __, 512
troubles reliés au stress intense et __, 388-389
violence et __, 1804
maladie psychiatrique chronique et __, 1865
maladies de la peau et __, 476
modification(s) durable(s) de la __, 384, 391-392, 661
multiple, 388, 412, **418-420**, 698, *753*
voir aussi trouble(s) dissociatif(s) (de l'identité)
hypnose et __, 1416, 1417
narcissique(s), 640, **670-671**, 673*t*, 915, 1288
différences sexuelles et __, 1709
oppositions d'apprentissage et __, 1064-1065
trouble du raisonnement et __, 1061
négativiste, 655*t*
obsessionnelle-compulsive, 363, 368-369, 599, **675-676**, 676*t*, 1098
différences sexuelles et __, 1709
organique, 10, 430
paranoïaque, **665-666**, 667*t*, 1709
paranoïde, 237*t*, 295, 665
passive-agressive, 655*t*, **676-677**, 677*t*
préexistante, 393
prémorbide, 215, 295-296, 456
psychothérapie et __, 1263
psychotique, 640
relation médecin-malade et __, 23
schizoïde, **666**, 1006*t*, 1709
schizotypique, 52, 658, **666-668**, 669*t*, *742*
antipsychotiques et __, 1167*t*
différences sexuelles et __, 1709
génétique et __, 1488
neurobiologie et __, 1531
structure de la __, 39

traits de __, *voir* traits (de personnalité)
trouble(s) de la __, *voir* trouble(s) de la personnalité
vieillissement et __, 893, 894
personne(s), 1653
âgée(s)
voir aussi vieillissement
abus de substances chez les __, 898
abus envers les __, 894-895
alcool chez les __, 160
alcoolisme chez les __, 897-898
benzodiazépines chez la __, 1148
démences chez les __, 896-897
dépression chez les __, 903-906
évaluation psychiatrique des __, 895-896
négligence envers les __, 894-895
suicide chez la(les) __, 895, 1784
trouble bipolaire chez les __, 909-910
trouble dysthymique chez les __, 908
troubles anxieux chez les __, 910-912
troubles de la personnalité chez les __, 915
troubles du sommeil chez les __, 914-915
troubles mentaux dus à une affection médicale générale chez une __, 452
troubles psychotiques chez les __, 898-903
troubles somatoformes chez les __, 912-914
dignité de la __, 1653, 1855
droits de la __, 926, 1656
en péril, 969-970
humanité de la __, 1650
inviolabilité de la __, 926, 1653, 1656
respect de la __, 1659
perspective
neurophysiologique, 149
psychodynamique, 485
systémique, 498
transculturelle, 638
persuasion, 1264, 1446
perte(s), 1109, 1114, 1353, 1848
d'appétit, 473
d'autonomie, 896, 904, 911, 1901
d'espoir, 384
de cheveux, 531*t*
de conscience, 431, 456*t*
de mémoire, 1153
de poids, 310
perversion(s), 50, 618, 1288
sexuelle, 639
pessimisme, 300
PET-scan, *voir* TEP (tomographie par émission de positrons)

petite enfance, 992
peur(s), 332, 336, 1306, 1596
    alarme de __, 335
    chez l'enfant, 1092
    d'une dysmorphie corporelle, 235, 371f, 753, 1708
    mémoires de __, 390
    nocturne, 569
    pronostic fatal et __, 1851
    structure cognitive de __, 383, 390
    violence et __, 1804
peyotl, 193
Peyronie, maladie de, 598
phalloplastie, 638
pharmacocinétique des antidépresseurs, 1187-1188
pharmacodépendance chez les personnes âgées, 898, 917
pharmacothérapie
    anorexie mentale et __, 533-534
    boulimie et __, 534
    déficit de l'attention/hyperactivité et __, 1021-1025
    érotomanie et __, 704
    névrose hystérique et __, 700
    psychose hallucinatoire chronique et __, 693
    toxicomanie et __, 198-203
    trouble panique et __, 355
    troubles de la personnalité et __, 679-680
    troubles induits par les anxiolytiques-hypnotiques et __, 201-202
    troubles reliés au stress intense et __, 389
phase(s)
    autistique, 1283
    d'espoir, 703
    de dépit, 703
    de rancune, 703
    de résolution des troubles reliés au stress intense, 383
    de (la) séparation-individuation, 640, 1781
    développementale, 393
    maniaque, 46, 628
    voir aussi épisode(s) maniaque(s)
    prodromique, 1106
    terminale, 1789, 1851
phasies, 908
phencyclidine (PCP), 46, 228, 255, 735
voir aussi PCP
    acides aminés excitateurs et __, 1528
    différences sexuelles et usage de __, 1706
    ECT et __, 1229
    intoxication à la __, 197t, 202-203
    psychose toxique et __, 1105
    troubles liés à la __, **195-197**
    urgences psychiatriques et __, 861t

phénocopies, 249, 1492, 1496
phénomène
    d'extinction, 1304
    de cohorte, 903
phénoménologie, 1383, 1470
phénothiazines, 203, 1175t, 1247t
    acide valproïque et __, 1219t
    aliphatiques, 1165t
    antipsychotiques et __, 1175t
    histamine et __, 1526, 1527
    pipéraziniques, 1165t
    pipéridiniques, 1165t
phénotype(s), 249, 983, 1490
    comportementaux, 83t
    XYY, 1803
phénylalkylamines, 192
phénylcétonurie, 78t, 228, 267
phénytoïne, 867t, 1175t
phéochromocytome, 351t, 882t
philosophie, 1303, 1383, **1470-1482**
    dialectique, 1470
    éthique et __, 1653
    existentialiste, 1782
    linguistique, 1470
    morale, 1650
    stoïcienne, 1328
phimosis, 607
phobie(s), 50, 52-53, **330-357**, 1935
    aversion sexuelle et __, 594
    benzodiazépines et __, 1144
    d'impulsion, 53, 365
    diagnostic différentiel de la __, 351-352, 352t
    différences sexuelles et __, 1708
    en psychiatrie gériatrique, 911
    étiologie des __, 334-340
    psychothérapie et __, 1262, 1460
    relaxation et __, 1399, 1400
    scolaire(s), 777, 1065, **1094-1096**, 1098, 1460
    simple, 1400
    sociale(s), 53, 313, **346-347**, 750, 1098
        antidépresseurs et __, 1193
        anxiété généralisée et __, 350
        anxiolytiques et __, 1154
        azaspirodécanediones et __, 1152
        chez l'enfant, **1090-1091**
        comorbidité et __, 1820
        complications associées à la __, 350-351
        critères diagnostiques de la __, 349t-350t
        épidémiologie de la __, 333
        personnalité évitante et __, 674

Psychiatrie clinique : une approche bio-psycho-sociale

pronostic de la __, 357
spectre obsessionnel-compulsif et __, 371f
traitement de la __, 356-357
trouble obsessionnel-compulsif et __, 369
trouble: peur d'une dysmorphie corporelle et __, 502
spécifique(s), **344-348**, 750, 1098
chez l'enfant, **1092-1093**
complications associées aux __, 350-351
critères diagnostiques de la __, 348t
épidémiologie des __, 333
hypocondrie et __, 499
pronostic des __, 357
traitement des __, 356
trouble obsessionnel-compulsif et __, 1097
thérapie comportementale et __, 1319-1320
trouble des conduites et __, 1075
phonèmes, 1052
phosphoinositides, 1519, 1532
phospholipides, 1585
photogramme, 1082
photophobie, 389
photothérapie, 321, 562
phylogenèse, 1540-1541
physiopathologie, 1583
physiothérapie respiratoire, 474
pibloktoq (hystérie arctique ou angoisse du kayak), 422, 1765
pica, 778, 1013
Pick,
corps de __, 122
démence de, 1541
voir aussi maladie(s) (de Pick)
pictogramme, 87
Pierre Robin, syndrome de, 559
pilulier, 1868
pince pouce-index, 1042t
Pitres, aphasie amnésique de, 1554
placement, 1128
plaintes somatiques, 1750
plaisir, 581, 585, 1596, 1602
principe de __, 1279, 1600, 1603, 1604, 1605
sexuel, 765
plan
d'intervention, 63-66, 65t, 66t, 942
de soins individualisé (PSI), 63, 1888
suicidaire, 841, 1772
planification, 51, 253
plaques séniles, 116
plaquettes sanguines, 1532-1533
plasticité neuronale, 1565

plateforme orgastique, 585
pléiotropie, 1493
plomb, 78t, 126, 136
intoxication au __, 79
pluridisciplinarité, 976, 1927, 1933
pneumothorax, 882t
point G, 585
pôle
processuel, 1387
structurel, 1387
poliomyélite bulbaire, 559
politique
de santé, 1865
mentale, 1919
qualité, 1669
polyarthrite rhumatoïde, 879, 882t
voir aussi arthrite (rhumatoïde)
polypharmacie, 1241
polytoxicomanie, *736*
ponction lombaire, 459
ponctuation, 1048
population, 1619, 1620
pornographie, 620
porphyrie, 228, 267, 882t, 1779
aiguë, 353
intermittente, 699
position
de témoin, 1385, 1389
dépressive, 229, 1284
dite proto-féminine, 619
paranoïde-schizoïde, 229
schizo-paranoïde, 1284
positivisme, 1303-1304, 1482
positrons, 1578
possession, 219, 422, 1750, 1754
post-partum, 855, 1712
«bleus» du __, 1712
psychose du __, 1751
troubles du __, **1712-1713**
postulat(s)
de Koch, 1624
irrationnels, 1437
posture(s), 46, 1004, 1387
pot, voir cannabis
potentialisation, 320, 372, 1255, 1528, 1565
potentiel(s)
d'action, 1512
évoqués, 250, 1556
intellectuel, 1045
liés aux événements, **1556-1561**, 1557f
potomanie, 1031

poursuites, 932-933
   judiciaires, 28
   oculaires, 250
pouvoir, 620, 1655, 1688, 1705
   lutte de __, 1691
Prader-Willi, syndrome de, 83*t*
praecox feeling, 245
pragmatisme, 1303, 1438, 1459
pratique psychiatrique, 13-14
praxies, 908
préconscient, 1279, 1601
précurseurs, 1531
prédiction de la violence, 1800
prédisposition, 1559-1561
   biologique, 475
   génétique, 381, 393, 1781
préférence sexuelle, trouble(s) de la, 621*t*, *767*
Preferred Provider Organizations, 1674
préjudice, 933
Prelapse (programme), 1356
prématurité, 78*t*
préoccupations excessives, 52
pression(s)
   de performance, 258
   du discours, 47, 309
   positive continue, 559
   positive intermittente, 559
pressor reactivity, 472
prévalence, 1620
   des troubles psychiatriques, 1621*t*
prévention, 1896, 1903, 1914
   de la démence, 132
   de la(des) rechute(s), 166, 204-205, 631
   de la récidive des paraphilies, 631
   de la réponse, 373
   de la schizophrénie, 269
   de réponse, 1319, 1320
   des troubles mentaux dus à une affection médicale générale, 461
   des troubles reliés au stress intense, 392
   du suicide, 1785-1786
   en France, 1125, 1132
   en santé mentale, 12-13, 453
   primaire, 1627, 1879
   secondaire, 1627, 1879
   tertiaire, 1627, 1879
priapisme, 598
priming (amorçage), 1552-1553
principe
   de bienfaisance, 1653, 1656
   de plaisir, 1279, 1600, 1603, 1604, 1605
   de réalité, 437, 1279, 1600, 1603, 1604, 1605

prion, 125
prison, 1788
privation de sommeil, 313, 551, 555, 566, 571
probabilité, 1622
probation, 935
problème(s)
   d'apprentissage, 1020
   de socialisation, 992, 1021
   dépressifs, 886
   oppositionnels, 1021
   professionnel, *780*
   psychotiques, 886
   relationnels, *779-780*, 1287
   religieux, *781*
   résolution de __, *voir* résolution (du(de) problème(s))
   scolaire, *780*, 1782
   spirituel, *781*
processus, 1668
   cognitifs, 1332-1333
   d'habituation, 334
   de séparation-individuation, 1703
   primaire, 52, 1600
   psychanalytique, 1461
   secondaire, 1600
   thérapeutique, 1265, 1266, 1269
procrastination, 1312
production intentionnelle ou simulation de symptômes ou d'incapacité, soit physiques soit psychologiques, 509*t*
productivité, 1719, 1727
Pro-famille (programme), 1357
professions, 1635, 1782
progestatifs, 307
progestérone, 335, 584
Program of Assertive Community Treatment (PACT), 1822, 1867, 1888
programmation neurolinguistique, 1390-1391
programme(s)
   comportemental, 1307
   d'aide aux employés et alcoolisme, 168
   d'assurance-maladie, 1667
   d'assurance qualité, 1667
   d'entraînement, 1314, 1315-1316, 1318
   Prelapse, 1356
   Pro-famille, 1357
Programme de médicalisation des systèmes d'information, 16
projection, 23, 439, 655*t*, 1390, 1602
   épistémologie et __, 1472, 1473
   personnalité paranoïde et __, 666
   trouble délirant et __, 229, 234
prolactine, 293, 334, 584, 1174, 1520, 1532, 1780

prolapsus de la valve mitrale, 336, 1098
prolixité, 47
   circonlocutoire, 51, 64*t*
pronostic, 63, 1850, 1854
pro-opiomélanocortine, 1530
propreté, 1097
prosopagnosie, 55, 119, 1545
prostatectomie, 598
prostatite, 602
prostitution, 648, 1072, 1131
protection
   de l'enfant, 1131-1132
   juridique, **961-966**
   neuronale, 133
   régimes de __, 930-931, **962-965**
   sociale, 1865
Protection de la jeunesse, 1080
protéine(s)
   d'adhésion neuronale, 1566
   G, 1515, 1516, 1517, 1518*f*, 1532
   G_S, 1191
   kinases, 1517
   tau, 133
protestants, suicide chez les, 1782
protubérance, 1506
proverbes, 60, 1755
proximité existentielle, 1438
prurit, 440, 478*t*
pseudo-anesthésies, 494
pseudo-cécités, 494, 697
pseudo-coma hystérique, 696
pseudo-communauté, 230
pseudo-convulsions, 494
pseudo-démence, 299, 515, 880, 906, 907*t*
pseudo-hallucination, 55
pseudo-hypersomnie, 555
pseudo-irresponsabilité, 864-865
pseudo-mutualité, 1689
pseudo-paralysies, 494
pseudo-psychose, 514
pseudo-suicidaires, 514
pseudo-surdités, 494, 697
PSI (plan de soins individualisé), 63, 1888
psilocybine, 192, 861*t*
psoriasis, 476, 478*t*
psychanalyse, 6, 681, 700, 1302, 1431, 1914
voir aussi psychothérapie(s) (psychanalytique(s)) *et* thérapie(s) (psychanalytique)
   classique, **1278-1282**
   en France, **1447-1450**
   en Suisse, 1944, 1945
   épistémologie et __, 1480

   hypnose et __, 1414
   lacanienne, 1449-1450
   moderne, **1282-1286**
   pédopsychiatrie et __, 1134
   psychothérapie et __, 1263, 1270
   psychothérapies dérivées de la __, 1450-1454
   thérapie expérientielle et __, 1382-1383
psyché, 1279, 1284
psychiatre(s)
   éducation et formation du __, 16-17
   en tant qu'expert, 945-946
   responsabilité du __, **932-934**
psychiatrie
   ambulatoire, 1947
   anthropologique, 1482
   bio-psycho-sociale, **2-17**
   communautaire, 1917, 1918
   de l'enfant et de l'adolescent, **1124-1129**
   de liaison, **1129-1132**, 1933
   voir aussi consultation-liaison
   de secteur, 1926
   en France, 15-16
   familiale, 1736
   génétique, 1497
   gériatrique, **892-919**
   voir aussi personne(s) (âgée(s)) *et* vieillissement
      approches thérapeutiques en __, 915-918
         évaluation en __, 895-896
      services en __, 918-919
   imagerie par résonance magnétique en __, 1586-1590
   infanto-juvénile, 1124
   légale
      au Québec, *voir* Québec (psychiatrie légale au)
      en France, *voir* France (psychiatrie légale en)
   libérale, 1928
   phénoménologique, 1944
   publique, 1899-1901, 1948
   sectorisée, 1926-1927
   sociale, 1933, 1944
   techniques de médecine nucléaire applicables en __, 1579-1586
   tomodensitométrie en __, 1586
   transculturelle, **1748-1756**
      approches thérapeutiques en __, 1753-1756
psychoanaleptiques, 1241
psychochirurgie, 372-373, 1228
psychodrame, 1099, **1453-1454**
   psychanalytique, 1292
psychodynamique
voir aussi hypothèse(s) (psychodynamiques) *et* perspective (psychodynamique)
   freudienne, 5

psychodysleptiques, 1241
psychoéducateurs, 1733
psychoéducation, 533, 590, 631-632
voir aussi méthode(s) (psychoéducatives), psychothérapie(s) (psychoéducative) *et* thérapie(s) (psychoéducative)
   en médecine, 1349
   maladie psychiatrique chronique et __, 1868, 1869, 1871
   qualité des soins et __, 1676
   réadaptation et __ 1884-1886
psycholeptiques, 1241
psychologie, 1014, 1383
   cognitive, 1552
   du Moi, 865, **1283-1285**
   expérimentale, 1914
   interpersonnelle, 1689
   sociale, 1345-1346
psychologues, 1133, 1733
psychoneuroendocrinologie, 1531-1532
psychoneuroimmunologie, 1533-1534
psychopathie, 668, 686, *769*
   dépressive, 308
psychopathologie(s), 460, 640, 1748-1750, 1590
   attitudes parentales et __, 1331*f*
   théorie de la __, 1329
psychopédagogie, 1133
psychopharmacologie, 1755
psychophysiologie, **1540-1566**
   électrophysiologie cérébrale et __, 1556-1561
   méthodes d'étude en __, 1561-1566
   phylogenèse et __, 1540-1541
   système nerveux central et __, 1541-1551
psychose(s), 11, 54, 856-857, 885, 886, **1288-1290**
voir aussi épisode(s) (psychotique(s)) *et* état(s) (psychotique(s))
   aiguës, 686
   alcoolique, *726*
   anxiolytiques-hypnotiques et __, 190
   au cannabis, 191
   brèves, *voir* troubles psychotiques aigus et transitoires
   chez l'enfant et l'adolescent, **1104-1109**
   comorbidité et __, 1815*t*
   de Korsakoff, 135, 159, *726*
   voir aussi syndrome(s) (de Korsakoff)
   des soins intensifs, *voir* delirium
   factice, 512-513, 513*t*
   voir aussi trouble(s) factice(s)
   hallucinatoire aigu, 686
   hallucinatoire chronique, 226, **690-693**
   hôpital de jour et __, 1126
   hypocondriaque, 235
   hystérique, 514, *753*
   imaginative essentielle, 686
   infantile(s), *773*, 996, 1075, 1080, 1109
   infection par le VIH et __, 1836
   maladie de Huntington et __, 124
   maniaco-dépressive, 289, 308, *745*
   voir aussi trouble(s) de l'humeur
   organique(s), 263, 1107
   paranoïde, 226
   post-partum et __, 316, 1167*t*, 1712-1713, 1751
   puerpérale(s), 215, *759*
   réactionnelle, *741*
      brève, **213-222**, 268, 1167*t*, 1751
      voir aussi bouffée(s) délirante(s)
   réadaptation et __, 1880
   réhabilitation psychosociale en France et __, 1902
   responsabilité criminelle et __, 940
   solvants volatils et __, 195
   stimulants du SNC et __, 184
   toxique(s), 263, 941, **1105-1106**, 1107, 1836
   trouble bipolaire et __, 1113
   violence et __, 1799, 1803
psychosomatique, 466
psychostimulants, 884
   à action dopaminergique, 1251
   déficience intellectuelle et __, 93
   déficit de l'attention/hyperactivité et __, 1020, 1024-1025
   dépression et __, 320, 881
   en France, 1253-1254, 1253*t*
   hypersomnie idiopathique et __, 557
   narcolepsie et __, 556
   psychophysiologie et __, 1563
psychosynthèse, 1435
psychothérapie(s), **1428-1440**
   alcoolismes et __, 165-166
   analytique(s), 439, 477, 1419
   anorexie mentale et __, 533
   anxiété et __, 883
   boulimie et __, 534
   cauchemars et __, 569
   changement thérapeutique et __, 1262-1263
   cognitivo-comportementale(s), 276-277, **1459-1460**
   voir aussi thérapie(s) cognitive(s), thérapie(s) (cognitivo-comportementale(s)) *et* thérapie(s) comportementale(s)
   conjugale, 1292
   d'inspiration analytique, 700
   d'orientation psychanalytique, 1262
   de groupe, 646*t*, 1292, 1454

de soutien, 700, 918
    et d'adaptation à la réalité, 275-276
dépression et __, 881
dérivées de la psychanalyse, 1450-1454
différences sexuelles et __, 1713-1714
dynamique brève, 391, 1291-1292
écoles de __, 1271
en France, *voir* France (psychothérapie(s) en)
en psychiatrie gériatrique, 917-918
en Suisse, 1947
épistémologie et __, 1470
érotomanie et __, 704-705
et inconduite sexuelle, 30
éthique et __, 1655
expérientielles, **1457-1459**
voir aussi thérapie(s) (expérientielle)
facteurs psychologiques influençant les maladies de peau et __, 476
familiale, 567, 700, 1292
fondements de la __, **1262-1272**
humaniste, 95
hypnose et __, 1420
hypocondrie et __, 501
individuelle, 567
    psychodynamique, 1099
institutionnelle(s), 1444, **1451-1453**, 1895, 1899
intégration en __, 1265-1270, 1434-1439
intégrée, 918
interpersonnelles brèves, 322
maladies démyélinisantes et __, 460
multimodale, 1435
névrose hystérique et __, 700
non analytiques, 1457-1460
paraphilies et __, 629-632
psychanalytique(s), 322, 1291
voir aussi thérapie(s) (psychanalytique)
psychoéducative, 276-277
voir aussi thérapie(s) (psychoéducative)
psychose hallucinatoire chronique et __, 693
réadaptation et __, 1882
somnambulisme et __, 568
survol historique des __, 1263-1265
systémique, *voir* thérapie(s) (systémique)
trouble de conversion et __, 494
trouble obsessionnel-compulsif et __, 373
troubles dissociatifs et __, 421-422
troubles factices et __, 517-518
psychoticism, 654
psychotropes, 1127
    classification française des __, 1241

en psychiatrie gériatrique, 915-917
    neurobiologie et __, 1506
    sida et __, 1832
puberté, 580
puerpéralité, *759*
puissance statistique, 1622-1623
pulsion(s), 1279, 1280, 1601, 1602
    agressives, 619
    de mort, 1279
    homosexuelles, 644
    sexuelle(s), 338, 619
    suicide et __, 1781
punition, 437, 1305, 1598
putamen, 1503, 1540, 1547
pyrolagnie, 434
pyromanie, **434-435**, 434*t*, 762

Q

Q.I., *voir* quotient intellectuel
qi-gong, 219
qualité
    assurance __, *voir* assurance qualité
    contrôle de la __, 1666
    de vie, 86, 1344, 1658
    des soins, **1666-1678**
    évaluation de la __, 1670
    gestion de la __, 1669
    totale, 1666
quality adjusted life year (années de vie pondérées par la qualité), 1673
Québec
    asile au __, **1911-1914**
        dégénérescence de l'__, 1912-1913
    évolution des services psychiatriques au __, **1910-1922**
    politique de santé mentale au __, 1919
    psychiatrie légale au __, **926-947**
        contenu des rapports d'évaluation en __, 937*t*
        droit civil et __, 926-934
        droit criminel et __, 934-945
    réforme de la santé au __, 1920-1921
    «révolution psychiatrique» au __, 1916-1917
questionnaire(s), 1309
    CAGE, 860-861
questionnement, 1334, 1372, 1437
quotient intellectuel (Q.I.), 60, 74-75, 80, 1058
    courbe de distribution normale du __, 74*t*
    maladies démyélinisantes et __, 459
    tests de __, 80*t*, 81*t*

R

race, 1639
racisme, 1752
radiographie pulmonaire, 452
rage, 83t, 630
raison, 1303
   de consultation, 838
raisonnement, 1060, 1597
   retard d'organisation du __, 1061
   troubles du __, 1060-1061
ralentissement psychomoteur, 47, 299, 1542
rancune, phase de, 703
randomisation, 1624
raphé, 548, 1508, 1524, 1562
rapid cycling (cycles à succession rapide), 1210
rapid eye movement, 540
rapid-cyclers, 317
rapport(s)
   d'évaluation, 936, 937t, 938
   de cotes, 1621-1622
   homme-femme, 1688
   psychiatrique, 945
rapprochement, 1703
raptus suicidaire, 842
rationalisation(s), 23, 367, 439, 619
rationnel théorique, 1263
Raven, 81t
Raynaud,
   maladie de, 1402
   troubles vasculaires périphériques de type __, 556
réaction(s)
   à la maladie, 23-24
   aiguë à un facteur de stress, 385t-386t, 401
   anxieuse, *752*
   catastrophique(s), 59, 120
   conditionnelle, 1304
   contre-transférentielles, 660, 678
   d'adaptation à l'amnésie, 59
   de deuil, 24
   de perte, 1008-1009
   de sevrage, 431
   inconditionnelle, 1304
   indésirables à des médicaments, 866t-868t
   paradoxales, 93
   psychotique brève, *741*
   sociales à la déviance, 1637
réactivité, 315
   de l'humeur, 315
   émotionnelle, 301, 696

réadaptation, 12, 66t, 140, **278-281**, 1733, **1878-1889**, 1894
   bases historiques de la __, 1878-1881
   bases théoriques de la __, 1878-1881
   maladie psychiatrique chronique et __, 1871
   modalités d'intervention en __, 1881-1888
   psychosociale, 1742, 1878
   rôles du psychiatre en __, 1888-1889
   thérapie psychoéducative et __, 1344
réalité
   champ de __, 1386
   perception de la __, 1332
   principe de __, 1279, 1600, 1603, 1604, 1605
   subjective, 1391
réassignation sexuelle, 638, 640
   programme de __, 645
rebirth (palingénésie), 1387-1388
récepteur(s), 254-255, 292, 293, 1585
   α, 1522
   β, 1522
   δ, 1530
   κ, 1530
   μ, 1530
   adrénergiques, 1153, 1156, 1164, 1191, 1522
   benzodiazépiniques (BZ), 1144, 1532
   cholinergiques, 1526
   couplés à des canaux ioniques, 1513
   couplés aux protéines G, 1516
   D_1, 1164, 1520, 1548
   D_2, 1520, 1531, 1548, 1586
   densités des __, 1585
   dopaminergiques (D), 1163, 1520-1521, 1561
   gabaergique(s) (GABA), 1144, 1155, 1515, 1529-1530
   histaminergique, *voir* récepteur(s) (histaminiques)
   histaminiques (H), 1154, 1164, 1527-1528
   5-HT$_{1A}$, 1150
   5-HT$_2$, 1150, 1191, 1524, 1532, 1533, 1780
   ionotrope(s), 1514, 1515, 1516f
   métabotropes, 1514
   moléculaires, 1514
   muscariniques, 1164
   N-Méthyl-D-Aspartate (NMDA), 1515
   noradrénergiques, 1191, 1532
   pré-synaptiques somatodendritiques, 1150
   sérotoninergiques (5-HT), 1156, 1163, 1164, 1220, 1524-1525, 1532
   stéroïdien(s), 1516, 1516f
récession et suicide, 1782
recherche, 17, 953, 1293
   clinique, 932
   de nouveauté, 1610

Psychiatrie clinique : une approche bio-psycho-sociale

en PCL, 878
en pédopsychiatrie, **980-983**, 1135-1136
en Suisse, 1945, 1947, 1948
éthique et __, 1652, 1655-1657
hypothèses de __, 1629
loi et __, 932, 960-961
psychosociale, 986
rechute(s), 1352, 1358t, 1359
de la schizophrénie, 256, 257f, 266, 274
prévention de la(des) __, 166, 204-205, 631
recombinaison(s), 1491, 1492
récompense, 1305, 1562, 1598, 1610
reconditionnement fantasmatique, 631
reconnaissance(s)
des personnes, 138
fausse(s) __, 59, 1530
recto-colite hémorragique, 469t
rééducation
nutritionnelle, 534
respiratoire, 474
références médicales opposables (RMO), 16, 1243-1245, 1252-1253
réflexe(s), 1041t, 1597
asymétrie des __, 431
conditionnés, 1302
éjaculatoire, 601, 603-604
primitifs, 119-120
réforme, 1910
Bédard, 1917
de la santé, 1920-1921
refoulement, 23, 338, 412, 1097, 1602
réfugiés, santé mentale des, 1750-1753
refus
alimentaire, 1013
catégorique, 22, 1231
d'assistance, 970
de scolarisation, 1131
de(du) traitement, 929, 1855
scolaire, 1094
regard, 47
régime(s)
de protection, 930-931, **962-965**
de services de santé et de services sociaux, 1920
région sous-thalamique, 1505, 1508
règles, 1076t, 1368, 1598
régression, 23, 679, 1281, 1286, 1457
développement psychosexuel et __, 1602-1603
maladie chronique et __, 1849
sadomasochiste, 295
troubles anxieux et __, 1097

réhabilitation, 13, 66t, 1878, 1894, 1931
associations et __, 1895
définitions de la __, 1894
en France, **1894-1902**
grands axes de la __, 1895-1899
limites de la __, 1901-1902
psychiatrie publique et __, 1899-1901
réincarnation, 1750
réinsertion, 962, 1894
professionnelle, 1898, 1905
sociale, 66t, 1897
rejet, 84, 338, 1074, 1392
sensibilité au __, 315-316
relation(s), 978
d'aide, 31, 1266
voir aussi relation(s) (médecin-malade)
d'emprise, 619
d'objet, 1449, 1689, 1781
de confiance, 273, 1354
de couple, 1686
facilitante, 1431
fusionnelle, 639
interpersonnelles, 1041t-1044t, 1598, 1689
intimes, 1607
médecin-malade, **20-32**, 952
médecin-patient, 508, 877, 1346
mère-enfant, 229, 1013, 1285, 1289
parent(s)-enfant(s), 1684, 1689
patient-médecin, 4
voir aussi relation(s) (médecin-malade)
patient-psychiatre, 1652
sexuelles, 933, 1655
sociales, 997, 1041t-1044t, 1603
symbiotique, 639
thérapeutique, 1266
en psychiatrie transculturelle, 1754, 1755
en psychothérapie, **1263-1272**
interculturelle, 1754
triangulaire, 1693
relativisme culturel, 1765
relaxation, 355, 607, 1319, 1337, **1398-1404**
bases théoriques de la __, 1398
en France, 1456-1457
hypnose et __, 1420
indications de la __, 1400-1402
insomnie et __, 552
maladies cardiovasculaires et __, 472
maladies respiratoires et __, 474
névrose hystérique et __, 700
progressive de Jacobson, 1398-1399

Psychiatrie clinique : une approche bio-psycho-sociale

progressive de Wolpe, 1399
  résultats de la __, 1400-1402, 1404
  rétroaction biologique et __, 1400
  training autogène de Schultz et __, 1399-1400
  trouble de conversion et __, 494
  trouble douloureux et __, 498
  troubles anxieux et __, 1099
  troubles reliés au stress intense et __, 390
religion(s), 608, 842
  marginales, 53
religiosité, 591
réminiscence, 55, 918, 1471
rémission, 180
remue-méninges, 1311, 1672
rendement, 1315
  coûts/efficacité, 1666
  scolaire, 1045
renfermerie, 1912
renforcement(s), 1304, 1305, 1315
  apprentissage et __, 1595
  différentiel, 96
  négatif, 87, 630, 1305
  partiel, 1611t
  positif(s), 87, 96, 1305, 1313, 1690
    thérapie psychoéducative et __, 1351
  psychophysiologie et __, 1561, 1564
  psychothérapie et __, 1265
renversement des rôles, 1011
réorganisation des services, 1921
répétitions de mots, 48
réponse
  d'évitement, 1304f, 1305, 1565-1566
  physiologique liée au stress influençant une affection médicale, 471
  prévention de __, 1319, 1320
  sexuelle, **583-585**
    chez l'homme et la femme, 584f
    phases de la __, 583t
représentation du corps, 531t
répression, 474
reproductibilité, 1616
reproduction de l'association, 1625
réseau(x)
  communautaire, 1882
  de soutien, 1640-1641, 1735
    social, 393
  naturel, 1882
  social(aux), **1738-1741**, 1755, 1870
réserves, 1764
résistances, 1262, 1281, 1350

résolution, 585
  de conflits, 992
  du(de) problème(s), 95, 279, 496, 631, 869-870
    famille et __, 1685, 1736
    lobe frontal et __, 1543
    techniques de __, 1354-1355
    thérapie cognitive et __, 1328, 1330
    thérapie comportementale et __, 1311-1312
résonance magnétique, 334, 453, 459, 1587f
  imagerie par __, *voir* IRM
  nucléaire fonctionnelle, 1556
respect, 1652
  de la personne, 1659
  de la vie, 1656
respiration(s), 1387-1388, 1399, 1401
responsabilisation, 678
responsabilité
  civile, 963
  criminelle, **940-941**
  déontologique, 933-934
  légale, 452, **932-934**
  pénale, 1943
ressources communautaires, 1868
restless legs syndrome, 552
restriction des affects, 387t
restructuration cognitive, 1319
résultats, 1668, 1675
  scolaires, 1045
retard(s)
  d'organisation du raisonnement, 1061
  de croissance, 1013
  développemental, 431
  du langage, 997, 1052
  mental, 62, **74-98**, 434, *771-772*, 1059
    antipsychotiques et __, 1166
    classification du __, 77t
    critères diagnostiques du __, 76t
    encoprésie et __, 1033
    évaluation médicale du __, 79t
    facteurs étiologiques du __, 78t
    paraphilies et __, 628
    prévalence du __, 77t
    repères développementaux en fonction de la sévérité du __, 82t
    responsabilité criminelle et __, 940
    rythmies nocturnes et __, 571
    syndrome d'alternance veille-sommeil différente de 24 heures et __, 563
    syndromes génétiques et phénotypes comportementaux associés au __, 83t

trouble de l'acquisition de la coordination et __, 1034
trouble du langage et __, 1053t, 1057
psychomoteur, 1005t
staturo-pondéral, 558
retour
au travail, 1726-1727, 1886-1887
sur soi, 1389
retrait, 261-262, 1106
autistique, 265
émotionnel, 47
positif, 1869
social, 265-266, 384
thérapeutique, 1739
retraite, 1705
rétrécissement du «champ» de la pensée, 299
rétroaction, 1313, 1367, 1368t
voir aussi feed-back
biologique, 498, 552
voir aussi biofeedback
rétroflexion, 1390
rétrognathie, 559
rétrovirus, 253
Rett, syndrome de, *774*, 1004-1005, 1005t
rêve(s), 387t, 549, 567, 569
d'effroi, 389
interprétation des __, 1262
revenu minimum d'insertion (RMI), 1934-1935
réversibilité, 57
reviviscence(s), 383, 1088
épisodes de __, 387t
syndrome de __, 193
révolution industrielle, 1684
revues de littérature, 1629-1630
rhabdomyolyse, 202
rigidité, 124, 1177
cognitive, 1547
risque(s), 953
évaluation du __, 1800
facteurs de __, 992, **1620-1627**
relatif, 1812
spécificité du __, 1488
suicidaire, 51, 841-846, 1787
évaluation du __, 1114-1115, 1789
hypocondrie et __, 903
trouble bipolaire II et __, 290
trouble(s) dépressif(s) et __, 293, 300, 307, 315, 321
troubles de l'humeur et __, 290, 293, 300, 307, 315, 321
rites, 1263
rituels, 47, 364, 1079, 1097
obsessionnels, 64t
thérapeutiques, 1750

rivalité, *777*
RMI (revenu minimum d'insertion), 1934-1935
RMO, *voir* références médicales opposables
Rolando, scissure centrale de, 1502
rôle(s)
au sein de la famille, 1686
de malade, 486, 487, 509t, 1350
diffusion des __, 1603, 1607
du malade, 29
du médecin, 29
identité de __, 642t
jeu de __, 1313, 1351
renversement des __, 1011
sexuels, 638, 1688
sociaux, 1635
rolfing (intégration structurale), 1388
rubéole, 78t, 79t
rumination, *778*
suicidaire, 841
rupture(s), 402, 1074
relationnelles, 1011
rythme(s)
circadien(s), 547
troubles du __, 561
troubles du sommeil liés au __, 551
de la pensée, 51
nycthéméral, *758*
veille-sommeil, 107t, 547, 562
irrégularité du __, 566-567
rythmies nocturnes, **571-572**

S

sadisme, *767*
sexuel, **624-626**, 625t
SADS (Schedule for Affective Disorders and Schizophrenia), 304
saisons, **1608-1610**
salade de mots, 47, 264-265
salicylates, 882t
salpingite, 608
sanction(s), 933, 971
sans-abri, 1867
santé, 1635
mentale, 1718
chômage et __, 1720-1721
des autochtones, 1764-1765
des immigrants, 1750-1753
des réfugiés, 1750-1753
qualité des soins en __, 1667, 1674-1675
travail et __, 1718

politique de __, 1865
publique, 967, 1919-1920
réforme de la __, 1920-1921
satiation, 630
satiété, 96-97, 1561
satisfaction, 1603
    des patients, 1672
sauvegarde de justice, **963-964**
scatologie téléphonique, 627
scepticisme scientifique, 1430
Schedule for Affective Disorders and Schizophrenia (SADS), 304
schéma(s)
    cognitifs, 300, 1329*f*, 1331-1332
    corporel, 1544
    de sécurité, 383
schèmes cognitifs, 1598
schizomanie(s), 212, 686
schizophasie, 48, 1554
schizophrène(s), 421, 628, 1533, 1583
voir aussi schizophrénie(s)
schizophrénie(s), 214, 227*f*, **242-283**, 289, *738-740*, 899, 1540
voir aussi schizophrène(s)
    à début tardif, 900
    à survenue tardive, 899
    acides aminés excitateurs et __, 1528
    acides aminés inhibiteurs et __, 1529
    antidépresseurs et __, 1193
    antipsychotiques et __, 1166, 1169
    attention et __, 1556
    autisme et __, 996, 1000
    benzodiazépines et __, 1145
    bouffées délirantes aiguës et __, 688, 689
    catatonique, 266-267
    causalité sociale et __, 1638
    chez l'enfant et l'adolescent, **1106-1109**
    chez les personnes âgées, 901
    comorbidité et __, 1813, 1816*t*, 1818, 1819, 1820
    critères diagnostiques de la __, 260*t*-261*t*
    déficience intellectuelle et __, 90
    déficit de l'attention/hyperactivité et __, 1023*t*
    delirium et __, 108
    dépersonnalisation et __, 424*t*
    désorganisée, 266, 1107
    diagnostic différentiel de la __, 267-269
    différences sexuelles et __, 1706-1707
    dopamine et __, 1519
    ECT et __, 1229
    électrophysiologie cérébrale et __, 1559
    épidémiologie de la __, 246-247

    étiologie bio-psycho-sociale de la __, 247-259
    évolution de la __, 281-283, 282*t*, 283*t*
    examen mental et __, 47, 51
    famille et __, 1689
    génétique et __, 1488, 1489, 1493, 1496, 1497
    hébéphrénique, 266
    histamine et __, 1526
    hypnose et __, 1411, 1417
    imagerie cérébrale et __, 1584, 1585, 1589*t*
    indifférenciée, 267
    latente, 666
    lithium et __, 1210
    lobe frontal et __, 1541
    maladie psychiatrique chronique et __, 1863, 1864, 1867, 1868
    mémoire et __, 58
    modèle vulnérabilité-stress de la __, 247-259
    neuroanatomie et __, 1512
    neurobiologie et __, 1531, 1532, 1534
    neuroleptiques et __, 1249
    névrose hystérique et __, 699-700
    noradrénaline et __, 1521
    paranoïde, 184, 237*t*, 266, 1787
        psychose hallucinatoire chronique et __, 691
        trouble délirant et __, 236, 239
    pronostic de la __, 268, 281-283
    pseudo-névrotique, 700, *742*
    psychiatrie transculturelle et __, 1749
    psychophysiologie et __, 1564
    psychose toxique et __, 1105
    résiduelle, 267
    sérotonine et __, 1524
    simple, 267, 666
    suicide et __, 1114, 1776, 1777-1778, 1786, 1790*t*
    Suisse et __, 1945, 1946, 1947
    thérapie cognitive et __, 1335
    thérapie psychoéducative et __, 1348, 1349, 1354, 1356, 1357
    thérapie systémique et __, 1375, 1376
    tics et __, 1028
    traitement bio-psycho-social de la __, 269-281, 281*t*
    trouble délirant et __, 232*t*
    trouble dépressif post-psychotique de la __, 297
    trouble envahissant du développement non spécifié et __, 1006*t*
    trouble explosif intermittent et __, 431
    trouble obsessionnel-compulsif et __, 369-370
    troubles bipolaires et __, 312
    troubles cognitifs et __, 126
    troubles de l'alimentation et __, 530
    troubles de l'identité sexuelle et __, 642*t*

Psychiatrie clinique : une approche bio-psycho-sociale

troubles psychotiques aigus et transitoires et __, 219, 221
violence et __, 1797, 1799, 1803, 1804
vulnérabilité neuropsychologique et __, 248-256, 248f
SCID (Structured Clinical Interview for DSM-IV), 304, 1814
sciences
  cognitives, 985
  humaines, **1634-1645**
  sociales, 985-986, **1634-1645**
scinticisternographie, 1580
scintigraphie, 1576-1579, 1580
scissures, 1502-1503
sclérose
  en plaques, 126, 136, 141, 459-460, *720*, **885-886**
    changement de personnalité et __, 454, 460
    cyclothymie et __, 314
    démence due à la maladie du VIH et __, 1835
    dépression et __, 1111
    névrose hystérique et __, 699
    suicide et __, 1779
    symptômes anxieux et __, 882*t*
    tics et __, 1027
    trouble bipolaire et __, 1113
    trouble catatonique et __, 453
    trouble de conversion et __, 494
    trouble de l'érection chez l'homme et __, 598
    trouble de l'orgasme chez la femme et __, 599
    trouble dépressif et __, 880*t*
  latérale amyotrophique, 122, 459
  tubéreuse de Bourneville, 78*t*
scotomes, 697
second(s) messager(s), 1513, 1517, 1585
secret(s), 1073
  professionnel, **933-934**, **967-969**, 1654
secteur, 1125, 1452, 1899-1900
  extrahospitalier, 1927-1928
  privé, 1134
sectorisation, 15, 1125, 1895, 1916, **1926-1930**
sécurité, 848, 849, 1596
  d'autrui, 953
  de base, 46
  de l'attachement, 992
  sociale, 1721
sédatifs, 559, 599, *729-730*, 1175*t*
  abus de __, 1146, 1706
sédation, 272
séduction, 670, 1295, 1605, 1709
ségrégation, 84, 1489, 1490
sélection
  biais de __, 1623, 1628, 1813
  déductive, 1476

  naturelle, 1643
  neuronale, 1479
sélectionnisme, 1482
sélénium, 115
Self, 1754
self-soothing (auto-apaisement), 1012
self-system, 1595
sénescence, *718*
sensation(s)
  corporelles, 1403
  de boule dans la gorge, 55
  de chaleur, 310
sensibilisation, 215, 381
  comportementale, 294, 1565
sensibilité, 1617
  au rejet, 315-316
  troubles de la __, 697
sensorium, 56-57
sentiment
  d'étrangeté, 263, 423
  d'impuissance, 300, 402
  de compétence, 1866
  de vide, 298, 384
séparation, 440, 1089, 1129, 1288, 1687, 1703
  angoisse de __, 1110, 1782
  anxiété de __, *voir* anxiété(s) (de séparation)
  carence relationnelle et __, 1078
  dépression et __, 1109
  familiale, 1752
  maladie incurable et __, 1850
  psychiatrie légale et __, 934
  troubles précoces de l'enfance et __, 1008, 1012
séparation-individuation, 215, 525, 619, 640, 1283, 1419, 1693
  anxiété et __, 1093
  développement psychosexuel et __, 1703
  suicide et __, 1781
septum, 253, 1509, 1546, 1562
séquence
  manuelle de Luria, 1543
  pathologique, 1870-1871
séries
  conceptuelles, 60
  de cas, 1625
sérotonine, 548, 584, 1508, 1513, 1514*f*, **1523-1525**
  antidépresseurs et __, 1184, 1188, 1190
  azaspirodécanediones et __, 1150
  électroconvulsivothérapie et __, 1228
  inhibiteur(s) sélectif(s) du recaptage de la __, *voir* ISRS
  jeu pathologique et __, 437

kleptomanie et __, 432
latéralisation et __, 1551
métabolisme de la __, 1524, 1525*f*
neurotransmission et __, 1515
paraphilies et __, 617-618
psychophysiologie et __, 1562
pyromanie et __, 435
schizophrénie et __, 255
suicide et __, 1777, 1780
syndrome de Gilles de la Tourette et __, 1026
troubles de l'adaptation et __, 403
troubles de l'alimentation et __, 525
troubles de l'humeur et __, 292-293
violence et __, 1803
service(s)
  d'inspection professionnelle, 1670-1671
  de psychiatrie, 1929
  de santé, 4
  éducatifs, 1080
  en gérontopsychiatrie, 918-919
  familial thérapeutique, 1128, 1900
  médicaux généraux, 1124
  psychiatriques, 1720
    au Québec, **1910-1922**
    en France, **1926-1938**
    en Suisse, **1942-1949**
  réorganisation des __, 1921
  spécialisés, 1130
seuil
  de signification, 1622
  de suffocation, 335
sévices, 382*t*, 780, 968
  physiques, 1114, **1709-1710**
  sexuels, 641, 1088, 1114, **1709-1710**
sevrage(s), 47, 56, 437, *721*, 860*t*
  à l'amphétamine, 185*t*
  à la cocaïne, 185*t*, 199, *730*
  à une substance, 182*t*, 725-737
  alcoolique, 158*t*, 162-163, *726*, 1145
  anxiété et __, 852
  aux anxiolytiques, 190*t*, 201
  aux hypnotiques, 190*t*, 201
  aux opiacés, 188*t*, 200, *727*
  d'alcool et de benzodiazépines, 108
  d'antidépresseurs, 571
  de(s) benzodiazépines, 1149-1150, 1244, 1321
  de l'héroïne, 1145
  dépersonnalisation et __, 424
  réactions de __, 431
  symptômes de __, 1868

syndrome de __, *voir* syndrome(s) (de sevrage)
thérapie comportementale et __, 1321
troubles anxieux et __, 353
sexe(s), 638, 1605
  différences liées au __, 1639
  voir aussi différences sexuelles
  inégalité des __, 1688
sexoses, *voir* dysfonctionnement(s) sexuel(s)
sexualisation, 630
sexualité, 309, *764-768*, 1280, 1704
  féminine, 1282-1283
  humaine, **580-585**
  troubles de la __, *voir* trouble(s) (de la sexualité)
shenjing shuairuo, 298
sialorrhée, 272
sida, 228, 454, 460, 688, *720*, **1830-1839**
voir aussi infection par le VIH
  comorbidité et __, 1813, 1817
  dépression et __, 1111
  réhabilitation psychosociale en France et __, 1896-1897, 1904
  suicide et __, 1779
  urgences psychiatriques et __, 839
siestes, 554, 556, 563
signalement, 957
signe(s), 45
  neurologiques, 48
  pathognomoniques, 45
silent assumptions, 322
simulation, 393, 484*t*, *768*, *769*, *781*, 1417
  névrose hystérique et __, 699
  schizophrénie et __, 268
  trouble explosif intermittent et __, 431
  trouble post-commotionnel et __, 456
  troubles amnésiques et __, 139
  troubles dissociatifs typiques et __, 421
  troubles factices et __, 509, 512, 514
  troubles psychotiques aigus et transitoires et __, 219
  troubles reliés au stress intense et __, 388
site de recapture, 1525, 1532
situation(s)
  d'urgence, 927
  de crise, 1739, 1741
  projectives, 979
  socioéconomique, 1753
sixième sens, 1750
social drifting (dérive sociale) 1638, 1920
socialisation, 1065, 1739
  problèmes de __, 992, 1021
  travail et __, 1719, 1727

Psychiatrie clinique : une approche bio-psycho-sociale

troubles de l'adaptation sociale et __, 1070
    troubles de la __, 1003
société, 6, 1634, 1686, 1900
    d'accueil, 1752-1753
Société médicale Balint, 32
sociobiologie, **1642-1644**
sociogenèse, 1644
sociologie, **1634-1645**, 1738
sociopathie, 295, 668, *769*
SOGS (South Oaks Gambling Screen), 438, 443-447
Soi, 1285
soignants, 1854
soin(s), 28, 926, 1894
    accessibilité aux __, 1675-1676
    ambulatoires, 1125
    consentement aux __, 22, 929, 930
    coordonnés, 1674
    institutionnel, 1452
    mentaux, 1915-1916
    obligation de __, **953-959**
    organisation des __, 1676
    palliatifs, 1789, 1850
    qualité des __, *voir* qualité (des soins)
solidarité, 1743, 1753
soliloque, 47
soliloquie, 89
solvants, 126, 136
    inhalation de __, 1706, 1763
    volatils, *734*
        intoxication aux __, 196*t*, 202
        troubles liés aux __, 193-195
somatisation(s), **484-485**, *753*, 880, 904
    critères diagnostiques de la __, 491*t*
    diagnostic différentiel des __, 487*t*
    hypocondrie et __, 499
    spectre des __, 484*t*
somatognosie, 1544
sommeil, 107*t*, 456, **538-578**, *756-758*, 1012
    activités mentales en __, 549
    agité, 540, 547
    apnée(s) du __, *voir* apnée(s) (du sommeil)
    architecture du __, 293, 1155, 1156
    avec mouvements oculaires rapides, 1156
    calme, 540, 547
    fuseau(x) du __, 542*f*, 547
    hallucinations reliées au __, 570-571
    hygiène du __, 551
    hypnogrammes et __, 546*f*
    ivresse du __, 556, 565
    lent, 540, 542, 548-549

neurophysiologie des états de veille et de __, 548-549
ontogénie des états de veille et de __, 545-548
organisation du __, 545, 547-548
paradoxal (SP), 540, 542-545, 549, *758*, 914
    trouble du comportement lié au __, 568, 569-570
paralysie(s) du __, 570-571, *758*
privation de __, 313, 551, 555, 566, 571
profond, 914
relaxation et __, 1401
syndrome de retard de la phase de __, 561-562
syndrome des mouvements périodiques des jambes au cours du __, 552-554
thérapie de restriction de __, 551-552
transitionnel, 546-547
trouble du comportement de __, 1012-1013
trouble(s) du __, *voir* trouble(s) du sommeil
somnambulisme, 56, 542, 565, **567-568**, *758*
    névrose hystérique et __, 698
    terreurs nocturnes et __, 567
    trouble du comportement lié au sommeil paradoxal et __, 569
somnolence, 56, 554, 1147, 1152, 1153
sondes à ADN, 124
sorcellerie, 1750
sorcier, 1910
sorties à l'essai, 956
souffrance, 1390, 1444, 1854
sourires bizarres, 47
sous-thalamus, 1503
South Oaks Gambling Screen, 438
voir aussi SOGS
soutien, 140
    cauchemars et __, 569
    démence et __, 133
    émotionnel, 1264, 1350, 1360
    groupes de __, 204, 205, 1786
    neurobiologique des traits de caractère, 1611*t*
    réseau(x) de __, 393, 1640-1641, 1735
    social, 322, 382*t*, 1357
        maladie psychiatrique chronique et __, 1865
        maladies cardiovasculaires et __, 472
        maladies de la peau et __, 476
        santé mentale et __, 1739
        schizophrénie et __, 258
        suicide et __, 1784
        troubles de l'humeur et __, 296
        troubles précoces de l'enfance et __, 994
    troubles psychotiques aigus et transitoires et __, 221
    troubles reliés au stress intense et __, 391
souvenir amélioré, 59

souvenir-écran, 59
spanioménorrhée, 697
spécialisation hémisphérique, 1550-1551
spécialistes
   en orthophonie, 1733
   en psychomotricité, 1733
spécificité, 1617
   du risque, 1488
SPECT, *voir* TEPU (tomographie par émission de photon unique)
spectre
   dépressif, 150, 295
   des somatisations, 484*t*
   impulsif, 1560
   obsessionnel-compulsif, 370, 371*f*
   paranoïde, 227*f*, 237*t*
speed, *voir* amphétamine(s)
spiritualité, 1599
voir aussi problème(s) (spirituel)
spleen, 49-50
squeeze technique, 605
stabilisateur(s) de l'humeur, 323, **1208-1223**
   contre-indications des __, 1210-1211
   déficience intellectuelle et __, 92-93
   effets secondaires des __, 1213-1216, 1218, 1220
   indications des __, 1209-1210
   interactions médicamenteuses reliées aux __, 1216-1217, 1216*t*, 1218, 1219*t*, 1221, 1221*t*
   maladies démyélinisantes et __, 460
   mécanime d'action des __, 1209, 1218, 1220
   trouble bipolaire et __, 1113
stabilité, 1178, 1619, 1635
stade(s)
   anal, 363, 1280, 1602, 1604-1605
   génital, 1280, 1602, 1606-1607
   œdipien, 1602, 1605
   opératoire, 1597-1598
   oral, 149, 1280, 1602, 1603-1604
   phallique, 1280, 1285, 1602, 1605
   psychosexuels, 1280, 1285, 1602-1603
   psychosociaux, 1603
   sensorimoteur, 1597
stagnation, 1607
standards, 1668
Stanford-Binet, 80, 80*t*
state marker, 292
status cataleptipus, 555
statut de malade, 1725
stéréotypie(s), 47, 83*t*, 89, 776, 997, 1004
   verbales, 48, 1543

stérilisation, 1946
stéroïdes, 228, 353, 461, *761*, 882*t*
stigmatisation, 972, 1720, 1736, 1838, 1847
stimulants, 568
voir aussi traitement(s) (stimulants)
   comorbidité et __, 1813
   démence due à la maladie du VIH et __, 1835
   du facteur de croissance neuronale, 133
   du système nerveux central (SNC), 180
   tics et __, 1030
   troubles de l'humeur et __, 1838
stimulation(s), 1000, 1065, 1595
   cognitive, 134
   sensorielle, 110
   transcutanée, 498
stimulus(i)
   conditionné, 1566
   conditionnel, 337, 1304
   désagréables, 1590
   inconditionnel, 337, 1304
   neutre, 1304
   phobogène, 344
stockage, 58
stratégie(s)
   d'adaptation, 66*t*, 297, 391, 1865
   de *coping*, 1878
stress, 381, 468, 470*t*, 471, 475, 478*t*, 1330, 1640
   affections gastro-intestinales et __, 474
   aigu, *voir* état(s) (de stress aigu)
   au travail, 1719
   diabète et __, 475
   électrophysiologie cérébrale et __, 1559
   facteur de __, *voir* facteur(s) (de stress)
   facteurs biologiques et __, 381
   gestion du __, 163, 221, 476, 631, 1099, 1839
   influençant une affection médicale, 468, 470*t*, 471, 478*t*
   intense, *voir* troubles reliés au stress intense
   maladie psychiatrique chronique et __, 1865
   maladies cardiovasculaires et __, 472
   maladies de la peau et __, 476
   post-traumatique, *voir* état(s) (de stress post-traumatique)
   syndrome de __, 25
   soutien social et __, 1739
   traumatique, *voir* état(s) (de stress traumatique)
   trouble de l'érection chez l'homme et __, 597
   troubles anxieux et __, 1088
   troubles de l'humeur et __, 296
   troubles du sommeil et __, 554, 567
stresseur(s), 383-384
   psychosociaux, 431

striatum, 253, 1547, 1549f
　dorsal, 1564
　　neuroanatomie et __, 1503, 1504, 1505, 1507f, 1508
　　psychophysiologie et __, 1562
　　ventral, 1564, 1565
structuralisme, 1328
structure(s), 1668
　cognitive de peur, 383, 390
　de la personnalité, 39
　du sommeil, 914
　familiale, 1692
　limbique(s), 381, 1803
　　voir aussi système(s) (limbique)
　ouvertes, 1930
Structured Clinical Interview for DSM-III-R, 1814
Structured Clinical Interview for DSM-IV (SCID), 304, 1814
　Dissociative Disorders, 420
structuro-fonctionnalisme, **1634-1636**
Student, test de, 1622
stupeur, 56
　catatonique, 57, 265
　dépressive, 57
　dissociative, 418, 418t
　psychogène, 57
style(s)
　cognitif d'évaluation, 1865
　d'adaptation influençant une affection médicale, 470
　de fonctionnement familial(aux), 1370-1371, 1371t
　de jeu, 1783
　de vie, 1609
subiculum, 1508
subjectivité, 1869-1870
sublimation, 23, 1602
substance(s)
　abus d'une(de) __, *voir* abus (d'une(de) substance(s))
　aphrodisiaques, 593
　blanche, 125, 1502
　démence persistante due à l'utilisation de __, 126
　dépendance à une(aux) __, *voir* dépendance (à une(aux) substance(s))
　dysfonction sexuelle induite par une __, 588, 590t
　hallucinogène, 352t
　hypnotiques de type barbiturique, 186
　innominée, 1504, 1547
　intoxication à une __, 181t, 434t, 725-737
　noire, 1192, 1503, 1505, 1508, 1547t
　　reticula, 1549f
　P, 1520
　sevrage à une __, 182t, 725-737

　susceptibles de causer des troubles psychotiques, 220t
　sympathomimétique, 352t
　toxicomanogènes, 177
　toxiques, 1105
　trouble amnésique persistant induit par une __, 136, 137t
　troubles de l'humeur induits par une __, 297, 308, 313
　troubles induits par une __, 180
　troubles liés à l'utilisation d'une(de) __, 10, 476
　troubles liés à une __, *724-737*
　usage de __, 1935
substitution(s), 48, 320
sudation, 310
suffocation, 335
　seuil de __, 335
suggestibilité, 49, 57, 1410
suggestion, 494, 1418, 1431
　psychothérapie et __, 1264, 1445, 1446, 1447, 1457
suicidaires, 514
suicide, 262, 302t, 318, **841-846**, 1374, **1772-1790**
voir aussi idée(s) (suicidaire(s)), risque(s) (suicidaire) *et* suicidés
　altruiste, 1782
　approches thérapeutiques du __, 1785-1787
　aspects biologiques du __, 1780-1781
　aspects démographiques du __, 1772-1774
　aspects psychologiques du __, 1781-1782
　aspects socioéconomiques du __, 1782
　assisté, 1658-1659, 1772, 1789, 1855-1856
　cas particuliers de __, 1787-1789
　chez l'(les) adolescent(s), **1113-1116**, 1783-1784
　chez l'(les) enfant(s), **1113-1116**, 1782-1783
　chez la(les) personne(s) âgée(s), 895, 1784
　chez les autochtones, 1762, 1763, 1782, 1788, 1790t
　collectif, 1787-1788
　comorbidité et __, 1821
　d'un patient, 932, 933
　décès par __, 1773f
　effet d'un __, 1784-1785
　en milieu hospitalier, 1787
　épidémiologie du __, 1113-1114
　fataliste, 1782
　jeu pathologique et __, 438, 439
　maladie chronique et __, 1849
　maladie de Huntington et __, 124
　maladies associées au __, 1774-1780
　mortalité par __, 1775f, 1776f, 1777f
　moyens servant au __, 1772
　par imitation, 1787-1788
　paraphilies et __, 618
　patient psychotique et __, 857

psychodynamique du __, 1114
taux de __, 1773*t*, 1774*f*, 1775*f*, 1783, 1784*t*
tentative(s) de __, *voir* tentative(s)
trouble bipolaire II et __, 313
trouble délirant et __, 233
trouble panique et __, 350
trouble: peur d'une dysmorphie corporelle et __, 502
troubles de l'identité sexuelle et __, 648
troubles de la personnalité et __, 662
troubles psychotiques et __, 900
types de __, 1772
suicidés, 1531
voir aussi suicide
Suisse
clinique du Burghölzli en __, 1943-1944
évolution des services psychiatriques en __, **1942-1949**
particularités politiques et culturelles de la __, 1942
psychiatrie en __
évolution de la __, 1944-1948
origines de la __, 1942-1943
tendances actuelles en __, 1948-1949
suivi
communautaire intensif, 1915
intensif dans la communauté, 1867
intensif dans le milieu, 919, 1732, 1871
sundowning, 120
super-mâles, 617
superstitions, 436-437
supervision, 1293
surdité, 228, 772, 1545
surdosage, 108
surinfection bronchique, 108
Surmoi, 1279, 1283, 1285, 1601
développement psychosexuel et __, 1605, 1702
survie, 1384
survivant, 391
suspicion, 458
sweat lodge («tente à suerie»), 1765
Sylvius
aqueduc de __, 1512
scissure latérale de __, 1502
symboles, 1432
symbolisation, 52, 338
symptôme(s), 45, 1303, 1691
accessoires, 1943
anxieux, 882*t*
de sevrage, 1868
dépressifs, 1784
dissociatifs, 385*t*, 393, 1088
extrapyramidaux, 120, 121, 122, 123, 1175*t*

fonction du __, 1693
fondamentaux, 1943
négatifs
de schizophrénie, 262, 265-266
des troubles psychotiques, 901
parkinsoniens, 1519
positifs
de schizophrénie, 262-265
des troubles psychotiques, 901
primaires, 1943
psychologiques influençant une affection médicale, 469-470
psychotiques, 856, 1527
associés à l'épilepsie, 458-459
associés à la sclérose en plaques, 460
démence due à la maladie du VIH et __, 1833
suicide et __, 1777
syndrome de Gilles de la Tourette et __, 1026
violence et __, 1799, 1803
secondaires, 1943
somatiques, 1110, 1601-1602
végétatifs inversés, 300
synapse, 1512
syncinésies, 1034
syncope(s), 124, 344
syndrome(s)
affectif organique, 1167*t*
alcoolique fœtal, 1046
amotivationnel, 1105
anticholinergique, 865, 868*t*
carcinoïde, 882*t*
cérébral(aux) organique(s), 55, **104-141**, 158, *718*, *722*, 1027, 1804, 1864
cognitivomoteur associé au VIH, 1832
confusionnel, 1235
culturels, **1748-1756**
d'abandon-démission, 466
d'alternance veille-sommeil différente de 24 heures, 563-564
d'alternance veille-sommeil irrégulière, 562-563
d'amotivation, 191
d'Arnold-Chiari, 559
d'Asperger, *773*, 996, **1001-1004**, 1061
autisme et __, 999
critères diagnostiques du __, 1001*t*-1002*t*
schizophrénie et __, 1107
d'éosinophilie-myalgie, 1222
d'immunodéficience acquise, 460
voir aussi sida
d'Othello, 234-235
de Briquet, 698-699

de Capgras, 120, 234, 1545, 1546
de Charles Bonnet, 902-903
de Cornelia de Lange, 83*t*
de Cotard, 235, 904, 1546
de Cushing, 591
de Da Costa, 332
de déchéance sociale, 272
de Down, 78*t*, 115, 1034
de fatigue chronique, 493, 1723
de Ganser, 422, 514-515, 700, *753*
de Gélineau, *voir* narcolepsie
de Gerstmann, 1555
de Gilles de la Tourette, *776*, **1026-1030**
voir aussi maladie(s) (de Gilles de la Tourette)
    antipsychotiques et __, 1167, 1167*t*
    autisme et __, 999
    critères diagnostiques du __, 1027*t*
    déficit de l'attention/hyperactivité et __, 1021
    langage et __, 1555
    thérapie psychoéducative et __, 1349
    trouble obsessionnel-compulsif et __, 1097
de glissement, 904
de Heller, *774*
de Kanner, *773*
de Kleine-Levin, 557
de Klinefelter, 617, 1779
de Klüver-Bucy, 617, 1546
de Korsakoff, 134, 136-138, 421, 898
de l'œsophage «casse-noisettes», 474
de Landau-Kleffner, *772*, 1052
de Lesch-Nyhan, 83*t*
de Münchhausen, 509-510, 516, 700, *768*, 994
voir aussi trouble(s) factice(s)
    par procuration, 511
de Pierre Robin, 559
de Prader-Willi, 83*t*
de retard de la phase de sommeil, 561-562
de retrait des neuroleptiques, 92
de Rett, *774*, 1004-1005, 1005*t*
de reviviscence, 193
de sevrage, 158, 162-163, 177, *721*, 1149-1150
    alcoolique, 858, 898
de stress post-traumatique, 25
voir aussi état(s) (de stress post-traumatique)
de Wernicke-Korsakoff, 135, 159, 859
délirant organique, 1167*t*
démentiel de la dépression, 126, 908
dépressif, 457
des apnées du sommeil, 914
des impatiences musculaires de l'éveil, 551-554
des jambes sans repos, 552, 554

douloureux, 496
du (chromosome) X fragile, 78*t*, 83*t*, 1034, 1046
du déficit attentionnel/hyperactivité, *voir* déficit(s) (de l'attention/hyperactivité)
du XXY, 617
dysphasiques, 1051-1052
extrapyramidal, 453, *763*
frontal, *723*
génétiques, 83
hypernycthéméral, 563
immunodéficitaire acquis, *voir* sida
malin, *763*
neuroleptique malin, 325, 453, 454, 1172-1173, 1175*t*
    ECT et __, 1229
    effets secondaires des médicaments et pathologies iatrogènes et __, 867*t*
    infection par le VIH et __, 1832
    neuroanatomie et __, 1506
organiques, 1229
    cérébraux post-ECT, 1233
para-infectieux, 1831
paranéoplasiques, 1831
parkinsonien, 570, 1229
post-commotionnel, 389
post-viral, 1817
prémenstruel, 307
voir aussi trouble(s) (dysphorique prémenstruel)
sérotoninergique, 320, 321, 865, 868*t*, 1202, 1222
synesthésie, 55
syntaxe, 1048
synthèse
    éléments constitutifs d'une __, 62*t*
    formulation d'une __, 61-62
syphilis, 267, 453*t*
    tertiaire, 880*t*
système(s), 1366, 1367
    cholinergique, 1553
    d'évaluation par les pairs, 1667
    de qualité, 1669
    de recapture des neurotransmetteurs, 1585
    endocrinien, 1506
    extrapyramidal, 1503
    familial, 1737*f*
    famille en tant que __, 1692
    gabaergique, 1242
    HEDIS, 1674-1675
    limbique, 176, 340, 431, 583, 617, 1505, 1506, **1508-1510**, 1545, 1546
    voir aussi structure(s) (limbiques)
        acide valproïque et __, 1218
        neurotransmission et __, 1531

phylogenèse et __, 1541
psychophysiologie et __, 1562, 1564
multiaxial, 9
nerveux autonome, 1506, 1596
nerveux central, **1541-1551**
nerveux sympathique, 381
noradrénergique, 403
paradoxal, 1281
réticulaire activateur ascendant, 548
théorie des __, 1366-1367, 1689

T

T_3 (triiodothyronine), 320, 325, 531*t*
tabac, 551, *733*
tabagisme, 121, 256, 1417
tableau pseudo-bulbaire, 122
tachycardie, 272
tachypsychie, 47, 51, 309
tact, 61
Tænia solium, 1831*t*
talking circles («cercles de partage»), 1765
tamponnade psychique, 309
tangentialité, *voir* pensée(s) (tangentielle)
taux
   d'abandon, 1628
   d'accord, 1616
   d'incidence, 1619
   de prévalence, 1620
   de suicide, 1773*t*, 1774*f*, 1775*f*, 1783, 1784*t*
Tay-Sachs, maladie de, 78*t*
taylorisme, 1666
TD, *voir* delirium (tremens)
technique(s)
   à trois et cinq colonnes, 1337*t*
   arrêt-départ, 605
   behavioristes, 133
   bioénergétiques, 1387, 1388
   voir aussi bioénergie
   d'affirmation de soi, 435
   d'autocontrôle, 1099
   d'exposition, 1305-1306
   de compression du pénis, 605
   de confrontation, 205
   de connexion, 601
   de gestion du stress, 1839
   de prévention de la rechute, 631
   de relaxation, 607
   de résolution de problèmes, 631, 1354-1355
   du *flash*, 32
   néoreichienne, 1388

Tel-jeu, 442
télémédecine, 1675
télencéphale, **1502-1504**, 1540, 1541
téléologie, 1472
tempérament, 295, 305, 313, 654, 1610
   dépressif, 307
tendances kleptomanes et anorexie, 528
tension(s), 1398, 1600
   musculaire, 1400
   prémenstruelle, 1210
   sexuelle, 585
tentative(s)
   de suicide, 64*t*, 841-842, 1090, 1127, 1374-1375, 1772
   suicidaire, 302*t*
«tente à suerie», 1765
tenue vestimentaire, 45-46
TEP, *voir aussi* tomographie (par émission de positrons), 1556, 1574, 1578
TEPU (tomographie par émission de photon unique), 1574, 1576, 1577-1578
terreur(s) nocturne(s), 542, **565-567**, *758*, 1012
   apnées du sommeil et __, 558
   cauchemars et __, 569
   hallucinations et __, 571
   somnambulisme et __, 568
test(s)
   cognitifs, 1588
   de calcul, 57
   de dépistage du jeu pathologique de South Oaks (SOGS), 443-447
   de différence et de similitude, 60
   de Fisher, 1622
   de Folstein, 58, 108
   voir aussi Mini-Mental State Examination
   de laboratoire, 452, 453*t*
   de quotient intellectuel (Q.I.), 80*t*, 81*t*
   de répétition de chiffres, 58
   de reproduction de figures, 58
   de stimulation à la TRH, 304
   de stimulation de la TSH, 292, 293
   de Student, 1622
   de tri, 1542
   du khi carré, 1622
   du maintien de l'éveil, 550
   itératif d'endormissement, 550, 555
   neuropsychologiques, 1588, 1835
testament(s), 932, 1658
testicules, 639
testostérone, 558, 581, 584
   paraphilies et __, 618
   troubles de l'identité sexuelle et __, 639

tétrahydrocannabinol (THC), 191, 861*t*
thalamus, 135, 253, 548, 1547*t*, 1549*f*
    émotions et __, 1546
    neuroanatomie et __, 1505, 1505*f*, 1506, 1509
    syndrome de Gilles de la Tourette et __, 1026
THC (tétrahydrocannabinol), 191, 861*t*
théâtralisation, 670
thème délirant, 234-236
théologie, 1658
théorie(s)
    cognitive et comportementale, 337-338
    comportementale, 1263, 1344
    cybernétique, 1693
    de l'apprentissage, 151, 1330, 1333
        social, 1345-1346
    de l'attribution, 231
    de l'étiquetage, 1637
    de l'objet, 1449
    de la (des) communication(s), 382-383, 1369, 1431
    de la psychopathologie, 1329
    de la séduction, 1709
    des instincts, 1279
    des systèmes, 1366-1367, 1689
    dopaminergique, 254-255
    du chaos, 1369, 1369*t*
    du comportement planifié, 1346
    du conflit, **1639-1642**
    du développement psychosocial, 868
    du traitement des informations, 1333
    psychanalytique(s), 149, 659, 1702, 1781
    psychique, 466
    psychodynamique, 338
    somatopsychique, 466
    traditionnelles, 1756
thérapeute(s), 1713-1714
    «constructivistes», 1334
    identité professionnelle du __, 1429
    psychothérapie et __, 1263, 1264, 1265, 1266, 1268
thérapeutique(s), 1451, 1914
thérapie(s), 65*t*
    brève(s), *voir* intervention(s) (brèves)
        de groupe, 1675
    cognitive(s), *voir* thérapie(s) cognitive(s)
    cognitivo-comportementale(s), 534, 1267, 1345
    voir aussi psychothérapie(s) (cognitivo-comportementale(s)), thérapie(s) cognitive(s) *et* thérapie(s) comportementale(s)
        éjaculation précoce et __, 605
        maladie psychiatrique chronique et __, 1871
        phobie sociale et __, 357

        trouble panique et __, 355-356
        troubles dépressifs et __, 322
        troubles reliés au stress intense et __, 390
        vaginisme et __, 609
    conjugale, 163, 166, 590
    d'aversion, 203
    d'exposition, 1305
    d'introspection d'orientation psychodynamique, 203
    d'orientation analytique, 918
    de contrôle des stimuli, 551
    de couple, 632
    de groupe
        alcoolismes et __, 166
        facteurs psychologiques influençant une affection médicale et __, 477
        jeu pathologique et __, 439
        kleptomanie et __, 435
        toxicomanies et __, 203-204
        troubles de l'adaptation et __, 405-406
        troubles psychotiques aigus et transitoires et __, 221
        troubles reliés au stress intense et __, 391
    de milieu, 272-273
    de motivation, 203
    de relaxation progressive, 477
    de réminiscence, 918
    de restriction de sommeil, 551-552
    de soutien, 275
    dialectique comportementale, 1435
    éducative, 532
    émotivo-rationnelle, 1331
    expérientielle, **1382-1393**
    voir aussi psychothérapie(s) (expérientielles)
        bases théoriques de la __, 1382-1385
        classification des techniques de la __, 1386-1391, 1386*t*
        contre-indications de la __, 1385
        indications de la __, 1385
        validation des résultats de la __, 1391-1393
    familiale(s), *voir* thérapie(s) familiale(s)
    individuelle interpersonnelle, 203
    individuelle personnalisée, 276
    institutionnelles, 167
    interpersonnelle, 406, 1338
    par la lumière, 308, 311*t*, 317, 321
    primale, 1389-1390
    voir aussi cri primal
    psychanalytique, 275, 391, **1278-1295**
    voir aussi psychanalyse *et* psychothérapie(s) (psychanalytique)
        bases théoriques de la __, 1278-1286
        contre-indications de la __, 1286-1291

hypnose et __, 1414
indications de la __, 1286-1291
modalités d'application de la __, 1291-1292
validation des résultats de la __, 1292-1295
psychodynamique, 94-95, 435, 630
psychoéducative, 391, **1344-1360**
voir aussi psychoéducation
bases théoriques de la __, 1344-1349
contre-indications de la __, 1349-1350
indications de la __, 1349
modalités d'application de la __, 1350-1357
validation des résultats de la __, 1357-1359
rationnelle-émotive, 1420
sexologique, 590
stratégiques, 1419-1420
systémique, 496, **1366-1377**
applications thérapeutiques de la __, 1374-1375
contre-indications de la __, 1373
cybernétique et __, 1367-1369
entretien familial type et __, 1371-1373
indications de la __, 1373
styles de fonctionnement familiaux et __, 1370-1371
théorie générale des systèmes et __, 1366-1367
théories de la communication et __, 1369, 1734-1735
validation de la __, 1375-1377
traditionnelles, 1755
thérapie(s) cognitive(s), 373, 918, 1270, **1328-1340**, 1420
caractéristiques générales de la __, 1334-1335
facteurs communs et uniques et __, 1268, 1269
facteurs psychologiques influençant une affection médicale et __, 477
indications thérapeutiques de la __, 1335
insomnie et __, 552
paraphilies et __, 631-632
psychoses chroniques et __, 238
relaxation et __, 1401
techniques thérapeutiques de la __, 1335-1338
théorie de la psychopathologie et __, 1329
toxicomanies et __, 203
trouble obsessionnel-compulsif et __, 373
troubles anxieux et __, 1099-1100
troubles de l'adaptation et __, 406, 1839
troubles de l'humeur et __, 1838
troubles psychotiques aigus et transitoires et __, 221
thérapie(s) comportementale(s), 373, **1302-1321**, 1420, 1436
alcoolismes et __, 166
anorexie mentale et __, 532
bases théoriques de la __, 1302-1306
contre-indications de la __, 1318-1319
déficience intellectuelle et __, 95-97

démence et __, 133
dysfonctionnements sexuels et __, 590
indications de la __, 1316-1318
insomnie et __, 552
jeu pathologique et __, 439
kleptomanie et __, 433
modalités d'application de la __, 1306-1316
paraphilies et __, 630-631
toxicomanies et __, 203
trouble obsessionnel-compulsif et __, 373
troubles anxieux et __, 1099
validation des résultats de la __, 1319-1321
thérapie(s) familiale(s), 66t, 166, 204, 391, 1169, 1352, 1366, **1689-1696**
comportementale(s), 1348, **1354-1356**, 1358-1359
résultats thérapeutiques des __, 1358t
contre-indications de la __, 1694-1695
écoles de __, 1689-1694
en France, **1454-1455**
en psychiatrie transculturelle, 1756
indications de la __, 1694, 1695
systémiques, 1369-1373
théorie de la communication et __, 1734-1735
thiamine, 136, 139, 159, 163
déficience en __, 135
thioxanthènes, 1165t
thought broadcasting, 53
thought insertion, 53
thought withdrawal, 53
thrombocytopénie, 531t
thymoanaleptiques, 1241
thymorégulateurs, 133, 910, 1151t, 1254-1256
thyroid-stimulating hormone, *voir* TSH
thyrotoxicose, 228, 466, 475-476
thyroxine (T_4), 325
tic(s), 47, 697, 776, **1026-1030**, 1028t, 1046, 1097
description clinique des __, 1026-1027
diagnostic différentiel des __, 1027-1028
épidémiologie des __, 1026
étiologie des __, 1026
pronostic, 1030
traitement des __, 1028-1030
transitoire, 776, 1029t
timidité, 777
TOC, *voir* trouble(s) obsessionnel(s)-compulsif(s)
tolérance, 152, 177, 437
aux benzodiazépines, 1146, 1149
tomodensitométrie, 453, 1586
tomographie
monophotonique, 334
par émission de photon unique, *voir* TEPU

par émission de positrons, 334, 382, 453
voir aussi TEP
tonus psychologique, 51
topique, 1279, 1285, 1600, 1601
torticolis, 697
totalité, 1367, 1368*t*
toux spasmodiques, 697
toxicité comportementale, 84
toxicomanes, 1799
voir aussi patient(s) (toxicomane) *et* toxicomanie(s)
    suicide chez les __, 1777
toxicomanie(s), 79*t*, **172-206**, 313, 632, 724, 727-737
voir aussi patient(s) (toxicomane) *et* toxicomanes
    benzodiazépines et __, 1146
    chez les autochtones, 1762, 1763, 1765
    comorbidité et __, 1813, 1814
    critères diagnostiques des __, 178-180
    description clinique de la __, 178-197
    épidémiologie de la __, 174-175
    étiologie des __, 175-178
    idée suicidaire et __, 843
    imagerie cérébrale et __, 1585
    jeu pathologique et __, 439
    maladie psychiatrique chronique et __, 1868, 1870
    neurobiologie et __, 1504
    obligation de soins et __, 958-959
    paraphilies et __, 618
    pronostic des __, 205
    psychophysiologie et __, 1565
    réadaptation et __, 1880
    réhabilitation psychosociale en France et __, 1896, 1904
    schizophrénie et __, 267-268
    sévices physiques et sexuels et __, 1710
    suicide et __, 1776, 1779, 1784, 1785, 1786, 1788, 1790*t*
    thérapie psychoéducative et __, 1349
    traitements de la __, 197-205
    trouble délirant et __, 236
    troubles anxieux et __, 1090
    troubles de l'adaptation sociale et __, 1072
    troubles de l'alimentation et __, 530
    troubles du contrôle des impulsions et __, 430
    troubles précoces de l'enfance et __, 994-995
    violence et __, 1803
Toxoplasma gondii, 1831*t*
toxoplasmose, 79*t*
tractotomie sous-caudée, 373
trailing, 55
training autogène, 552, 1399-1400, 1402
trait marker(s), 292, 293, 294
traitement(s), 12, 942, 953
    antidépresseur, 311*t*, 313

antipsychotiques, 1508
voir aussi antipsychotique(s)
biologiques en France, *voir* France (traitements biologiques en)
Code civil du Québec et __, 929-930
combiné(s), 283*t*, 323
de l'hypocondrie, 500
de l'(des) information(s), 1046, 1333, 1347
de la schizophrénie, 269-281
voir aussi pharmacothérapie
droit au __, 1856
du patient violent, 1805-1807
efficacité des __, 1293
intégré, 1821-1822, 1823
interculturel(s), 1754, 1756
mauvais __, 1131
moral, 1444, 1445, 1879, 1911
neuroleptique, 1358
voir aussi neuroleptique(s)
observance du __, 1868-1869
ordonnance de __, 930
psychothérapeutique, 405-406, 516
voir aussi psychothérapie(s)
refus de(du) __, 929, 1855
somatiques, 1753
stimulants, 555
symboliques, 1753-1754
traits
    de caractère, 1610, 1611*t*, 1865
    de personnalité, 471, 473, 478*t*, 654, 840-841
        influençant une affection médicale, 470
    hystériques, 315
    névrotiques, 654
tranquillisants, 862
transduction, 1514
    du signal, 1513-1519
transe(s), 57, 698, *752*, 1415, 1750, 1754
    état de __, 422
transfert(s), 26, 30, 31, 918, **1280-1281**, 1289, 1437
    en psychiatrie transculturelle, 1755
    érotomanie et __, 704
    filial, 918
    interprétation du __, 1262
    névrose de __, 1280, 1448
    parentaux, 594
    thérapie familiale et __, 1690, 1695
    trouble de l'érection chez l'homme et __, 598
    trouble de l'orgasme chez la femme et __, 599
transformations socio-économico-administratives au Québec, 13-14

Index des sujets

transition, 1609
transmission
   génétique, 1486, 1488
   liée au sexe, 1489-1490
   mendélienne, 1489
   mode de __, 1489-1490
   noradrénergique, 1532
   polygénique, 1490
   sérotoninergique, 1532
   synaptique, 1581, 1583
transpiration, 272
transplantation, 472
transsexualisme, 501, **641-643**, 646*t*, 766
transsexuel(s), 638, 643, 646*t*
transvestisme, 766, 767
trappe, 1766
trauma(s), 267
   crânien(s), 125, 451, 455-457, **884-885**, 1779
   voir aussi traumatisme(s) (crânien(s))
      changement de personnalité dû à un __, 454
      épilepsie post-traumatique et __, 457
      gravité du __, 456*t*
      trouble affectif post-traumatique et __, 457
      trouble catatonique et __, 453
      trouble de la personnalité à la suite d'un __, 457
      trouble démentiel post-traumatique et __, 457
      trouble post-commotionnel et __, 456
traumatisme(s), 1007
   aversion sexuelle et __, 594
   cérébral, 58, 494
   crânien(s), 135, 136, 140, 141, 559, *720*
   voir aussi trauma(s) crânien(s)
      symptômes anxieux et __, 882*t*
      tics et __, 1027
      trouble amnésique secondaire à un __, 138
      trouble bipolaire et __, 909, 1113
      trouble délirant et __, 228
      trouble dépressif et __, 880*t*
      trouble du langage et __, 1057
      trouble explosif intermittent et __, 431*t*
      troubles reliés au stress intense et __, 389
   cri primal et __, 1459
   déficience intellectuelle et __, 91
   intra-familial, 391
   naissance comme __, 1387
   précoces, 619
   psychique, 412
   psychologique, 380, 751, 1088
   santé mentale des réfugiés et __, 1751-1752
   sexuel(s), 414, 591, 607
      infantile, 412

trouble de l'érection chez l'homme et __, 598
trouble de l'orgasme chez la femme et __, 599
troubles éjaculatoires et __, 603
travail, 1705, **1718-1727**
   maladie psychiatrique chronique et __, 1863
   multidisciplinaire, 1734
   posté, 561
   réhabilitation et __, 1894
   retour au __, 1726-1727, 1886-1887
   stress au __, 1719
travailleur social, 1132, 1733
travesti, 642, 644
travestisme, 592, 622, 639, 644
   fétichiste, **626-627**, 626*t*, 646*t*
tremblements, 124, 1178
Treponema pallidum, 1831*t*
triade, 1693
   de Beck, 1333
   dépressive, 52
triage, 837
trialisme, 1479
triangulation, 1073, 1690
tribunal, 927, 1652
   administratif, 928, **943-945**
Tribunal de grande instance, 958
trichobézoard, 440
trichophagie, 440
trichotillomanie, 370, 371*f*, **439-441**, 440*t*, 762, 1316
tricycliques, 1145
   anxiété généralisée et __, 354
   démence et __, 133
   hypnotiques et __, 1156
   kleptomanie et __, 435
   lithium et __, 1210
   psychophysiologie et __, 1563
   réactions indésirables aux __, 866*t*, 868*t*
   troubles anxieux et __, 336*t*
   troubles de l'humeur et __, 315, 319, 324
   troubles de la personnalité et __, 680
triiodothyronine, *voir* T_3
trisomie 21, 83*t*, 559
tristesse, 299, 879, 1110
tronc cérébral, 338-339, 1503*f*, **1506-1508**, 1509*f*, 1510
trouble(s)
   à expression instrumentale, **1040-1058**
   à expression somatique et psychomotrice, **1020-1035**
   affectif(s), *voir* trouble(s) affectif(s)
   alimentaires, 1750
   voir aussi trouble(s) de l'alimentation
   allergiques, 1290

Psychiatrie clinique : une approche bio-psycho-sociale

amnésique(s), *voir* trouble(s) amnésique(s)
anorexique, 370
anxieux, *voir* trouble(s) anxieux
autistiques, 1057
bipolaire(s), *voir* trouble(s) bipolaire(s)
boulimique, 370
cardiovasculaires, 531, 1720
catatonique, **453-454**, 454*t*
cérébraux dégénératifs, 1852
cognitif(s), *voir* trouble(s) cognitif(s)
comportementaux, 455-461
voir aussi trouble(s) du comportement
convulsifs, 76
cyclothymique(s), **313-314**, 1708
voir aussi cyclothymie
de conversion, **493-496**, 695, 1416, 1708
de dépersonnalisation, 59, **423-425**, 424*t*
de l'acquisition de l'articulation, 772, 1052
de l'acquisition de la coordination, 773, **1034-1035**, 1035*t*
de l'adaptation, *voir* trouble(s) de l'adaptation
  sociale, *voir* trouble(s) de l'adaptation (sociale)
de l'affect, 1008-1011
voir aussi trouble(s) affectif(s) *et* trouble(s) de l'humeur
de l'ajustement, 1011
voir aussi trouble(s) de l'adaptation
de l'alimentation, *voir* trouble(s) de l'alimentation
de l'anxiété, 1008-1009
de l'appétit, 300
de l'apprentissage, *voir* trouble(s) de l'apprentissage
de l'articulation, 1051
de l'attachement, 999
de l'attention, **1040-1045**, 1460, 1833*t*
de l'endormissement, 300, 1012
de l'érection, **597-599**, 597*t*
de l'estime de soi, 473
de l'éveil, 565
de l'excitation sexuelle, *voir* excitation sexuelle (trouble(s) de l')
de l'expression écrite, **1047-1048**, 1049*t*
de l'humeur, *voir* trouble(s) de l'humeur
de l'identité de genre, 591, 1009
de l'identité sexuelle, *voir* trouble(s) de l'identitié sexuelle
de l'impulsivité, 1167*t*
de l'intégration sensorielle, 1045
de l'orgasme, *voir* orgasme (trouble(s) de l')
de la cognition, **1040-1066**
de la communication, 772, 1288
de la concentration, 299, 558
de la conscience, 698

de la coordination motrice, 1046
de la déglutition, 558
de la lecture, 773, **1046-1047**, 1048*t*, 1555
de la libido, 186
voir aussi dysfonctionnement(s) sexuel(s) *et* paraphilie(s)
de la mémoire, 299, 461, 558, 1148
voir aussi trouble(s) (mnésiques)
de la pensée, 1107
de la perception, 54-55
de la personnalité, *voir* trouble(s) de la personnalité
de la préférence sexuelle, 621*t*, 767
de la régulation, **1011-1012**
de la sensibilité, 697
de la sexualité, 1349
voir aussi dysfonctionnement(s) sexuel(s), paraphilie(s) *et* trouble(s) de l'identité sexuelle
de la socialisation, 1003
de la transition veille-sommeil, 565
délirant(s), *voir* trouble(s) délirant(s)
démentiel post-traumatique, 457
dépressif(s), *voir* trouble(s) dépressif(s)
des acquisitions scolaires, 1045
des apprentissages (TA), 773, **1045-1050**
voir aussi trouble(s) de l'apprentissage
  déficit de l'attention/hyperactivité et __, 1021
  évolution des __, 1050
  syndrome de Gilles de la Tourette et __, 1026
  traitement des __, 1050
  trouble du langage et __, 1057
des conduites, *voir* trouble(s) des conduites
des habitudes et des impulsions, 430
désintégratif de l'enfance, 774, 1005, 1007*t*
digestifs, 310
dissociatif(s), *voir* trouble(s) dissociatif(s)
douloureux, **496-498**, 497*t*, 914, 1708
du calcul, 773, 1046, 1047*t*
du caractère, 1070
du comportement, *voir* trouble(s) du comportement
du contrôle des impulsions, *voir* troubles du contrôle des impulsions
du désir sexuel, **590-595**, 596
du développement, 1080
du fonctionnement physiologique d'origine psychique, 466
du langage, *voir* trouble(s) du langage
du post-partum, **1712-1713**
du raisonnement, 1060-1061
du rappel mnésique, 1046
du rythme circadien, 561

du sommeil, *voir* trouble(s) du sommeil
dysmorphique corporel, 235, 501-502
dysmorphophobique, 370, 501-502
dysphorique prémenstruel, 297, 306-307, *759*, 1152, 1193, **1710-1711**
dysthymique(s), **305-306**, *747*, 908, 1075, 1110, 1111
voir aussi dysthymie
éjaculatoires, **601-606**, 602*t*
électrolytique(s), 353, 473
émotionnels, 1040
endocriens, 1290
envahissant(s) du développement, *voir* trouble(s) envahissant(s) du développement
épileptiques, 59, 1229
État de stress aigu, 385*t*-386*t*
État de stress post-traumatique, 386*t*-388*t*
ethniques, **1748-1756**
explosif intermittent, **430-432**, 431*t*, *762*
factice(s), *voir* trouble(s) factice(s)
fonctionnel, 485
graves du développement, 1021
hyperkinétique, *775*
voir aussi déficit(s) (de l'attention/hyperactivité)
hyperphagique, 529
voir aussi trouble(s) de l'alimentation
hypocondriaque, 370
voir aussi hypocondrie *et* trouble(s) somatoforme(s)
iatrogènes, 1831
instrumentaux, 1133
intestinaux, 1290
liés à l'abus de substances, 1706
liés à l'alcool, *726-727*
liés à l'utilisation d'une(de) substance(s), 10, 476
liés à la cocaïne, **180-185**
liés à la phencyclidine, **195-197**
liés à une substance, *724-737*
liés au cannabis, **191-192**, *728*
liés aux amphétamines, **180-185**
liés aux anxiolytiques-hypnotiques, **186-191**
liés aux hallucinogènes, **192-193**
liés aux opiacés, **185-186**, *727-728*
liés aux solvants volatils, **193-195**
mental(aux), *779*
   affections médicales induisant des __, 455-461
   classification des __, **9-12**
   consécutifs à une atteinte cérébrale, 1830
   dû(us) à une affection médicale générale, *voir* trouble(s) mental(aux) dû(us) à une affection médicale générale
   influençant une affection médicale, 469
   organique(s), 10, **104-141**, 311*t*, 420-421, *722-723*, 1835*t*

métaboliques, 1832
mixte anxiété-dépression, 297
mixte de l'expression émotionnelle, 1009
mnésiques, 697, 913, 1236, 1526
voir aussi trouble(s) (de la mémoire)
moteurs dissociatifs, 494
musculosquelettiques, 1779
narcissique, 1126
neurocognitif, 455
   léger, 141, *723*, **1832-1833**, 1833*t*
neurologiques, 1046
neuropsychiatriques, 883-886
névrotique(s), 1126, 1445
obsessionnel, 235
obsessionnel(s)-compulsif(s), *voir* trouble(s) obsessionnel(s)-compulsif(s)
œsophagiens, 474
oppositionnel, 775, 1064, 1075, 1078*t*, 1097, 1110
organiques, 353*t*, 435, 450
panique, *voir* trouble panique
paranoïde, 226
voir aussi trouble(s) délirant(s)
personnalité limite, 1288
voir aussi personnalité(s) (limite)
peur d'une dysmorphie corporelle, **501-502**
phobique(s), 383, 1030, 1400
voir aussi phobie(s)
phonologique(s), 1051, **1052-1053**, 1055*t*
phosphocalciques, 108
post-commotionnel, 141, 456, 884, 884*t*
post-traumatiques prolongés, 1752
précoces de l'enfance, *voir* troubles précoces de l'enfance
pseudo-unipolaire, 313
psychiatriques
   biais systématiques de la pensée dans les __, 1333*t*
   différences sexuelles et __, 1705-1709
   durant la grossesse, **1711-1712**
   selon le sexe, 1706*t*
psychomoteurs, 1057
psychophysiologiques, 466
psychosexuels, 639
psychosomatique(s), 485, 1722
voir aussi facteurs psychologiques influençant une affection médicale
psychotique(s), *voir* trouble(s) psychotique(s)
réactionnel de l'attachement, *777*, **1009-1011**, 1010*t*, 1079
reliés au stress intense, *voir* troubles reliés au stress intense
schizo-affectif(s), 267, 268-269, 312, *740*, 1107, 1169, 1864
   génétique et __, 1488

Psychiatrie clinique : une approche bio-psycho-sociale

lithium et __, 1210
trouble psychotique bref et __, 1105
schizophréniforme(s), 124, 268, 1105, 1488, 1836
schizotypique, 666, *742*
voir aussi personnalité (schizotypique)
scolaires, *773*
sexuels, 638, 695, 697, 1287, 1460
voir aussi dysfonctionnement(s) sexuel(s) *et* trouble(s) de l'identité sexuelle
douloureux, 606-609
situationnels aigus, 471
somatisation, 421, **490-492**, 491*t*, 494, 913-914
voir aussi facteurs psychologiques influençant une affection médicale
somatodysmorphique, 235
somatoforme(s), *voir* trouble(s) somatoforme(s)
spécifique de l'arithmétique, *773*
spécifique de l'orthographe, *773*, 1049*t*
spécifiques du développement, 1097
spécifiques dus à une affection médicale, 453-455
thymiques, *743*
thyroïdiens, 909
unipolaire(s), 289, 297, 313
valvulaires, 882*t*
vasculaires périphériques de type Raynaud, 556
trouble(s) affectif(s), 138, 227*f*, **286-329**, 469, *743-748*, 1133
voir aussi maladie(s) affective(s) *et* trouble(s) de l'humeur
acétylcholine et __, 1525
hypnose et __, 1417-1418
infection par le VIH et __, 1831
majeur(s), 236, 1776, 1781, 1797, 1799
maladie de Parkinson et __, 885
maladies de la peau et __, 476
neurobiologie et __, 1531
organique, *722*
post-traumatique, 457
prévalence des __, 1621*t*
réfractaires, 1167*t*
saisonnier, 1777
suicide et __, 843, 1114, 1790*t*
thérapie systémique et __, 1375, 1377
trouble délirant et __, 232*t*, 239
troubles psychotiques aigus et transitoires et __, 219
unipolaire avec éléments psychotiques, 1167*t*
violence et __, 1797, 1799, 1803
trouble(s) amnésique(s), 126, **134-140**, *721*, *725*
diagnostic différentiel des __, 139
étiologie des __, 135-136
induit, *726-737*
traitement des __, 139-140

trouble(s) anxieux, 138, **330-357**, 432, *726*, *749-751*, **881-883**, 1333*t*
voir aussi anxiété (généralisée)
antipsychotiques et __, 1167*t*
aversion sexuelle et __, 593, 595
chez les autochtones, 1765
chez les enfants, **1088-1100**
diagnostic différentiel des __, 1098
traitement général des __, 1098-1100
chez les personnes âgées, 910-912
comorbidité et __, 1816*t*, 1820
déficience intellectuelle et __, 91
déficit de l'attention/hyperactivité et __, 1023*t*
démence due à la maladie du VIH et __, 1835
dépression et __, 905, 1110
différences sexuelles et __, 1708
dû à une affection médicale générale, 1145
encoprésie et __, 1033
étiologie des __, 334-340
hypnose et __, 1411, 1417
hypocondrie et __, 913
induit(s), *727-737*
par une substance, *749*, 1144
insomnie et __, 551
jeu pathologique et __, 438
maladie chronique et __, 1848
maladies de la peau et __, 476
organique, *723*
prévalence des __, 1621*t*
psychanalyse et __, 1287
psychiatrie transculturelle et __, 1750
psychothérapies cognitivo-comportementales et __, 1460
sérotonine et __, 1524
suicide et __, 1114, 1779
thérapie cognitive et __, 1335
thérapie comportementale et __, 1316, 1319-1320
thérapie psychoéducative et __, 1349
traitements biologiques en France et __, 1252
trichotillomanie et __, 440
trouble de l'attention et __, 1045
troubles cognitifs et __, 126
troubles de l'alimentation et __, 530
troubles dépressifs et __, 316
troubles organiques associés aux __, 353*t*
trouble(s) bipolaire(s), 46, 289, 290, 297, **308-314**, 317, 421, *745-746*
voir aussi maladie(s) (bipolaire)
I, 1707-1708
II, 1708
à début tardif, 909

Psychiatrie clinique : une approche bio-psycho-sociale

    antipsychotiques et __, 1166
    avec évolution par cycles à succession rapide, 312, 313, 317, 325
    chez l'enfant et l'adolescent, 1113
    chez les personnes âgées, 909-910
    déficience intellectuelle et __, 90
    dépression et __, 1111-1112
    génétique et __, 1488, 1489, 1493, 1497
    hypersomnie récurrente et __, 558
    lithium et __, 1209-1210
    lobe frontal et __, 1542
    maladie psychiatrique chronique et __, 1868
    neurobiologie et __, 1533
    réfractaires, 325
    schizophrénie et __, 1107
    suicide et __, 1776, 1780, 1783
    thérapie cognitive et __, 1335
    thérapie psychoéducative et __, 1349
    traitement des __, 323-325
    traitements biologiques en France et __, 1255
    trouble obsessionnel-compulsif et __, 369
    troubles de l'alimentation et __, 530
    troubles psychotiques aigus et transitoires et __, 221
trouble(s) cognitif(s), **102-141**, 722
    alcoolisme et __, 898
    delirium et __, 104-111
    dépression et __, 903
    diagnostic différentiel des __, 126-127
    épilepsie et __, 459
    maladies rénales et __, 472
    sida et __, 1830, 1832-1836
    troubles anxieux et __, 912
    troubles psychotiques et __, 899
trouble(s) de l'adaptation, 388, **396-407**, 752, 1098
    avec anxiété, 399-400
    avec humeur dépressive, 304, 399
    avec perturbation des conduites, 400
    chez les autochtones, 1762
    critères diagnostiques des __, 398-401, 399t-400t
    dépression et __, 1112
    diagnostic différentiel des __, 404-405
    épuisement professionnel et __, 1723
    étiologie des __, 401-404
    pronostic des __, 406
    sida et __, 1830, 1838-1839
    sociale, **1070-1082**
        description clinique des __, 1074-1080
        diagnostic différentiel des __, 1080
        épidémiologie des __, 1070-1071
        étiologie des __, 1071-1074
        traitement des __, 1080-1082

    suicide et __, 1776, 1790t
    thérapie psychoéducative et __, 1349
    traitement des __, 405, 406
    transitoire, 855
    trouble post-commotionnel et __, 456
    troubles de la personnalité et __, 662
    troubles mentaux dus à une affection médicale générale et __, 450, 457
    troubles reliés au stress intense et __, 388
    urgences psychiatriques et __, 852
trouble(s) de l'alimentation, 371f, **522-535**, 755, 778
    antidépresseurs et __, 1193
    différences sexuelles et __, 1708-1709
    pronostic des __, 534-535
    sérotonine et __, 1524
    suicide et __, 1779
    thérapie cognitive et __, 1335
    thérapie comportementale et __, 1316
    thérapie psychanalytique et __, 1288
trouble(s) de l'apprentissage, 79t, 83t, 138, 434, 459
voir aussi trouble(s) (des apprentissages)
    déficit de l'attention/hyperactivité et __, 1040
    épilepsie et __, 459
    pyromanie et __, 434
    retard mental et __, 79t, 83t
    thérapie cognitive et __, 1335
    thérapie psychanalytique et __, 1288
    trouble amnésique persistant induit par l'alcool et __, 138
trouble(s) de l'humeur, **286-325**, 432, 725, 743-748
voir aussi trouble(s) affectif(s)
    chez l'enfant et l'adolescent, **1109-1113**
    comorbidité et __, 1815
    déficience intellectuelle et __, 90
    différences sexuelles et __, 1707-1708
    dus à une affection médicale générale, 297, 308, 313
    étiologie des __, 291-297, 294t
    imagerie cérébrale et __, 1585
    induit(s), 297, 308, 313, 727-737, 743
    infection par le VIH et __, 1837-1838
    insomnie et __, 551
    maladie psychiatrique chronique et __, 1863, 1864
    opiacés et __, 186
    patient toxicomane et __, 862
    post-partum, 316
    stimulants du SNC et __, 185
    traitement des __, 317-325
    troubles psychotiques et __, 899
    troubles somatoformes et __, 914
trouble(s) de l'identité sexuelle, 608, 627, **636-648**, 642t, 766-767, 1009
    critères diagnostiques du __, 642t, 643t

diagnostic différentiel des __, 644-645
étiologie des __, 638-641
névrose hystérique et __, 695
pronostic des __, 646-648
traitement des __, 645-646
trouble(s) de la personnalité, 62, 431, 599, **652-681**, 655*t*, 769-770, 864
voir aussi personnalité(s)
   à la suite d'un trauma crânien, **457**
   alloplastiques, 659
   antipsychotiques et __, 1166
   anxiété généralisée et __, 350
   chez les personnes âgées, 915
   comme facteur psychologique influençant une affection médicale, 467
   comorbidité et __, 1815*t*
   critères généraux des __, 660-662, 661*t*
   déficience intellectuelle et __, 91
   dépression et __, 905
   différences sexuelles et __, 1709
   dysthymie et __, 305
   égo-syntones, 659
   épuisement professionnel et __, 1723
   étiologie des __, 657-659
   examen mental et __, 46
   frontale, 1542
   groupe A: personnalités bizarres et excentriques, 665-668
   groupe B: personnalités dramatiques et émotives, 668-671
   groupe C: personnalités anxieuses et craintives, 672-676
   histrionique, 413, 421
   hôpital de jour et __, 1126
   hypnose et __, 1417
   hypocondrie et __, 499
   jeu pathologique et __, 438
   limite, 421, 515-516
   maladie psychiatrique chronique et __, 1863, 1864, 1867
   neurobiologie et __, 1531
   organique, 1167*t*
   paraphilies et __, 628
   patient atteint d'un __, 863-865
   patient déprimé et __, 855
   patient toxicomane et __, 862
   phase terminale et __, 1852
   psychiatrie transculturelle et __, 1750
   pyromanie et __, 434, 435
   réadaptation et __, 1880
   responsabilité criminelle et __, 941
   schizophrénie et __, 1107
   spectre paranoïde et __, 227*f*
   suicide et __, 1114, 1776, 1779, 1786-1787, 1790*t*
   thérapie cognitive et __, 1335
   thérapie comportementale et __, 1316, 1321
   thérapie psychanalytique et __, 1287, 1290-1291
   thérapie systémique et __, 1371
   traitement des __, 677-681
   trouble obsessionnel-compulsif et __, 374
   trouble somatisation et __, 491
   troubles de l'adaptation et __, 405
   troubles de l'alimentation et __, 530
   troubles de l'humeur et __, 297
   troubles dépressifs et __, 304, 316
   troubles du contrôle des impulsions et __, 430
   troubles psychotiques aigus et transitoires et __, 213, 214
   type antisocial, 176, 1776
   type limite, 1776
   urgences psychiatriques et __, 864*t*
   validité diagnostique et __, 656-657
trouble(s) délirant(s), **224-239**, *741*, 853
   antipsychotiques et __, 1167*t*
   critères diagnostiques du __, 231-233, 232*t*
   de type somatique, 499, 502
   delirium et __, 108
   diagnostic différentiel du __, 236
   étiologie des __, 228-231
   induit, 235, *741*
   organique, *722*
   paranoïde, 1813
   partagé, 235-236
   pronostic du __, 239
   schizophrénie et __, 1107
   somatique, 236
   spectre obsessionnel-compulsif et __, 371*f*
   traitements du __, 237-239
   trouble obsessionnel-compulsif et __, 370
   troubles bipolaires et __, 312
   troubles psychotiques aigus et transitoires et __, 219
   troubles psychotiques et __, 899
   violence et __, 1799, 1803, 1804
trouble(s) dépressif(s), **298-308**, **318-323**, *746-747*, 878-881, 1935
voir aussi dépression(s) *et* problème(s) (dépressifs)
   affections médicales et substances associées à un __, 880*t*
   bref récurrent, 297, 307
   comorbidité et __, 1815*t*
   démence due à la maladie du VIH et __, 1835
   différences sexuelles et __, 1707
   invalidité et __, 1725
   majeur, 301, 497, 502, **1110-1113**
      chronique, 304
   mineur, 297, 307

post-psychotique de la schizophrénie, 297
  thérapie cognitive et __, 1335
  traitement des __, 318-323
trouble(s) des conduites, 431*t*, 432, 435, 671*t*, 775, 1074-1075
  alimentaires, *755*
  autisme et __, 999
  critères diagnostiques du __, 1076*t*-1077*t*
  déficit de l'attention/hyperactivité et __, 1021
  dépression et __, 1110
  encoprésie et __, 1033
  oppositions d'apprentissage et __, 1064
  suicide et __, 1114, 1776, 1783, 1790*t*
trouble(s) dissociatif(s), **410-425**, *752-753*, 1412
  critères généraux des __, 415*t*
  d'amnésie, 388
  de fugue, 388
  de l'identité, 418-420, 419*t*, 1749
  différences sexuelles et __, 1708
  dysmnésie reliée aux __, 1062
  étiologie des __, 414-415
  hypnose et __, 1411, 1416-1417
  névrose hystérique et __, 695
  organique, *723*
  psychiatrie transculturelle et __, 1748, 1750
  trouble de conversion et __, 493, 494
  troubles psychotiques aigus et transitoires et __, 219
trouble(s) du comportement, 324, 1020, 1913
voir aussi trouble(s) de l'adaptation (sociale)
  alimentaire, 1013
  de sommeil, 1012-1013
  déficience intellectuelle et __, 84-87, 96-97
  démence et __, 120, 133
  encoprésie et __, 1033
  lié au sommeil paradoxal (SP), 568, 569-570
  lithium et __, 1210
  maladie chronique et __, 1849
  syndromes d'apnées du sommeil et __, 558
  thérapie psychanalytique et __, 1287
  troubles à expression instrumentale et __, 1040
  troubles du langage et __, 1053
  troubles mentaux dus à une affection médicale générale et __, 459
trouble(s) du langage, **1051-1058**, 1053*t*, 1054*t*
  classification neurolinguistique des __, 1051-1052
  classification psychiatrique des __, 1052-1053
  étiologie des __, 1051
  évolution des __, 1057-1058
  traitement des __, 1057
  troubles des apprentissages et __, 1045, 1047

trouble(s) du sommeil, 310, 475, *726*, *756-758*
voir aussi sommeil
  acides aminés inhibiteurs et __, 1529
  chez les personnes âgées, 914-915
  et de la vigilance, **538-573**
    agenda du sommeil et __, 564*f*
  hypnose et __, 1417
  hypnotiques et __, 1154
  induit, *727-737*
  maladies rénales et __, 473
  se manifestant principalement par de l'agitation, 565-572
  se manifestant principalement par de l'hypersomnie, 554-561
  se manifestant principalement par de l'insomnie, 550-554
  se manifestant principalement par un asynchronisme circadien du sommeil, 561-564
  stimulants du SNC et __, 185
  thérapie comportementale et __, 1316
  thérapie psychanalytique et __, 1287
  traitements biologiques en France et __, 1255
  troubles de l'humeur et __, 293-294
trouble(s) envahissant(s) du développement, *773-774*, **995-1007**, 1109
  déficit de l'attention/hyperactivité et __, 1023*t*
  encoprésie et __, 1033
  non spécifié, 1004-1005, 1006*t*
  schizophrénie et __, 1106, 1107
  trouble de l'acquisition de la coordination et __, 1034
  trouble du langage de type expressif et __, 1053*t*
trouble(s) factice(s), 466, **506-518**, *768-769*
  avec présentation somatique, 484*t*
  avec signes et symptômes physiques prédominants, 509-512
  avec signes et symptômes psychologiques prédominants, 512-514
  critères diagnostiques du __, 509*t*
  diagnostic différentiel des __, 512*t*, 514-515
  étiologie des __, 508
  hypnose et __, 1417
  par procuration, 511-512, 517
  pronostic des __, 518
  schizophrénie et __, 268
  traitement des __, 515-518
  trichotillomanie et __, 440
  trouble post-commotionnel et __, 456
  troubles amnésiques et __, 139
  troubles dépressifs et __, 304
  troubles psychotiques aigus et transitoires et __, 219
  urgences psychiatriques et __, 839
trouble(s) mental(aux) dû(us) à une affection médicale générale, 10, **448-461**, 476
  étiologie des __, 451
  tests de laboratoire et __, 453*t*

trouble(s) obsessionnel(s)-compulsif(s) (TOC), 360-376, 430, *751*
    antidépresseurs et __, 1193
    antipsychotiques et __, 1167, 1167*t*
    anxiolytiques et __, 1154
    autisme et __, 999
    azaspirodécanediones et __, 1152
    benzodiazépines et __, 1144
    chez l'enfant, **1096-1098**
    diagnostic différentiel du __, 368-370
    différences sexuelles et __, 1708
    ECT et __, 1229
    en psychiatrie gériatrique, 911
    étiologie du __, 362-364
    hypocondrie et __, 499
    imagerie cérébrale et __, 1585, 1589*t*
    maladie psychiatrique chronique et __, 1863
    paraphilies et __, 618
    personnalité obsessionnelle-compulsive et __, 675
    pronostic du __, 374
    syndrome de Gilles de la Tourette et __, 1026
    thérapie cognitive et __, 1335
    thérapie comportementale et __, 1316-1317, 1320
    traitement du __, 370-374
    traitements biologiques en France et __, 1252
    trichotillomanie et __, 440
    trouble délirant et __, 236
    trouble: peur d'une dysmorphie corporelle et __, 502
    troubles de l'alimentation et __, 530
trouble panique, 313, **330-357**, *750*, 881, 1310*t*, 1333*t*
voir aussi panique
    antidépresseurs et __, 1193
    anxiété généralisée et __, 350
    anxiolytiques et __, 1154
    avec agoraphobie, 50, 345*t*-346*t*
    azaspirodécanediones et __, 1152
    benzodiazépines et __, 1144, 1145
    bêtabloquants et __, 1153
    chez l'enfant, **1089-1090**
    comorbidité et __, 1820
    critères diagnostiques du __, 341-344, 345*t*-346*t*
    dépersonnalisation et __, 424*t*
    description clinique du __, 341-344
    diagnostic différentiel du __, 352*t*
    en psychiatrie gériatrique, 911
    étiologie du __, 334-340
    hypocondrie et __, 499
    imagerie cérébrale et __, 1589*t*
    pronostic du __, 357
    psychiatrie transculturelle et __, 1750
    psychothérapie et __, 1262
    relaxation et __, 1401
    suicide et __, 1779
    thérapie cognitive et __, 1335
    thérapie comportementale et __, 1320
    traitement du __, 354-356
    traitements biologiques en France et __, 1252
    trouble obsessionnel-compulsif et __, 369
    troubles reliés au stress intense et __, 388
trouble(s) psychotique(s), 138, *725*, 853
voir aussi problème(s) (psychotiques) *et* psychose(s)
    à début tardif, 899-900
    aigu polymorphe, 268
    aigus et transitoires, *voir* troubles psychotiques aigus et transitoires
    bref(s), 227*f*, 237, 386*t*, 388, *741*, **1104-1105**
        antipsychotiques et __, 1166
        critères diagnostiques du __, 215*t*
        et transitoires, 421
        schizophrénie et __, 1107
    cannabis et __, 191
    chez l'enfant et l'adolescent, **1104-1109**
    chez les personnes âgées, 898-903
    déficit de l'attention/hyperactivité et __, 1023*t*
    induit(s), 236, 726-737, *738*
    infection par le VIH et __, 1831
    maladie chronique et __, 1849
    partagé, 233, *741*
    phase terminale d'une maladie et __, 1852
    phencyclidine et __, 197
    relié à une affection médicale générale, 236
    thérapie comportementale et __, 1316
    trichotillomanie et __, 440
    trouble explosif intermittent et __, 431*t*
    troubles bipolaires et __, 312
    troubles factices et __, 512
trouble(s) somatoforme(s), 466, 476, **482-503**, 607, *753-754*, 1935
voir aussi somatisation(s)
    approches thérapeutiques des __, 487-490
    chez les personnes âgées, 912-914
    côlon irritable et __, 475
    diagnostic différentiel des __, 486-487
    différences sexuelles et __, 1708
    étiologie des __, 485-486
    hypnose et __, 1411, 1416
    névrose hystérique et __, 695
    psychiatrie transculturelle et __, 1750
    thérapie comportementale et __, 1316
    trouble délirant et __, 235
    trouble dissociatif de l'identité et __, 413

trouble post-commotionnel et __, 456
troubles factices et __, 512
troubles du contrôle des impulsions, 370, 371f, **428-441**
troubles de l'humeur et __, 293
troubles précoces de l'enfance, **992-1015**
classification des __, 992
évolution des __, 1015
intervention thérapeutique pour les __, 1014-1015
pronostic des __, 1015
variété diagnostique des __, 995-1014
troubles psychotiques aigus et transitoires, **210-222**, 233, 687
critères diagnostiques des __, 217t, 218t
diagnostic différentiel des __, 219, 220t
étiologie des __, 214-216
pronostic des __, 221-222
traitement des __, 219-221
troubles reliés au stress intense, **378-393**
diagnostic différentiel des __, 384-389
étiologie des __, 380-383
pronostic des __, 392-393
traitement des __, 389-392
tryptophane, 320, 432, 1513, 1524
TSH (*thyroid-stimulating hormone*), 292, 453t, 1211t
test de stimulation de la __, 292, 293
tubercule(s) olfactif(s), 1504, 1540, 1562
tuberculose, 880t
tumeur(s), 126, 136
cérébrale(s), 454, 699
dépression et __, 1111
ECT et __, 1230
trouble bipolaire et __, 1113
urgences psychiatriques et __, 838
du troisième ventricule, 558
infection par le VIH et __, 1831, 1831t, 1837
narcolepsie et __, 555
paraphilies et __, 617
trouble bipolaire et __, 909
trouble catatonique et __, 453
trouble délirant et __, 228
tutelle, 931, 964-965
tuteur, 930
type
agressif, 455t
apathique, 455t
désinhibé, 455t
labile, 455t
paranoïde, 455t
physique
asthénique, 654
picnique, 654

typus melancholicus, 307
tyrosine, 1520

U

ulcère, 466, 469t, 478t, 1290, 1779
underdog, 1639
unfinished business, 1391
Union nationale des amis et familles de malades mentaux, 1897
unité(s)
d'hospitalisation, 1127
mère-bébé, 1128, 1129
Unité de la sexualité humaine de l'Hôpital général de Montréal, 645
universalité des soins, 28
urémie, 228, 472
urgence(s), 679
patient suicidaire à l'__, 1786-1787
psychiatrique(s), **836-872**
effets secondaires des médicaments et pathologies iatrogènes et __, 865
en France, **1936-1937**
idée suicidaire et __, 841-846
intervention de crise lors d'une __, 865-870
patient anxieux et __, 851-853
patient atteint d'un trouble de la personnalité et __, 863-865
patient confus et __, 846-848
patient d'allure intoxiquée et __, 857-859
patient déprimé et __, 854-855
patient méfiant et __, 853-854
patient menaçant et __, 848-851
patient psychotique et __, 855-857
patient toxicomane et __, 859-863
thérapie systémique et __, 1374
situation(s) d'__, 927, 953
urophilie, 628
urticaire, 469t, 476, 478t
utilisation nocive pour la santé, 180, 181t
utilitarisme, 1653

V

vaginisme, 588, 605t, **607-609**, 697, *766*
critères diagnostiques du __, 608t
trouble de l'excitation sexuelle chez la femme et __, 595
troubles du désir sexuel et __, 592
vaginoplasties, 638
valeur(s), 1598
culturelles, 1686
personnelle, 1332

prédictive, 1617
sociales, 1637
validité, 9, 297, 656-657, 1616, **1617-1619**, 1624
   d'une entité clinique, 983
   des diagnostics psychiatriques, 1619
   mesures de __, 1617t, 1618t
valorisation, 1727
valproate de sodium, 1221t
voir aussi acide(s) (valproïque)
valvulopathies, *voir* trouble(s) (valvulaires)
vandalisme, 1072
variables, 1616-1617
variation(s)
   contingente négative, 1558-1559
   saisonnières des taux de suicide, 1776
vasopressine, 381
vaudou, 219
vécu psychique, 1595
veille, 540, 548
   états de __, 545-549
ventilation par pression positive intermittente, 559
ventricule(s), 1505, 1512
   cérébraux, 251
   dilatation des __, 262
   élargissement des __, 432
verbigération, 47
verbosité, 47
vertiges, 456
vésanie, 226
vétérans de la guerre, 513
VGM (volume globulaire moyen des hématies), 161
victime(s), 25, 26, 390, 1710
victimisation, 84
vidéo éducatifs, 1351
vie
   cycle de (la) __, 1753, 1850-1851
   droit à la __, 1856-1857
   familiale et maladie chronique, 1853
   intérieure, 1282, 1284
   intrapsychique, 1690, 1882
   qualité de __, 1344, 1658
   style de __, 1609
vieillesse, 1705
vieillissement
voir aussi personne(s) (âgée(s))
   aspects biologiques du __, 892-893
   aspects psychologiques et sociaux du __, 893-895
   cognitif, 893
   de la population, 29
   dépression et __, 904

normal, 126
sexualité et __, 581-583
vigilance, 45, 46, 106, 687, 1559
   états de __, 540-545
   schizophrénie et __, 258
   trouble(s) du sommeil et de la __, *voir* trouble(s) du sommeil (et de la vigilance)
VIH, 141, 453t, **1830-1839**, 1846
voir aussi virus de l'immunodéficience humaine
   démence due à la maladie du __, 1834t
   dépression et infection à __, 880t
   encéphalopathie due au __, 1832, 1833t
   infection par le __, *voir* infection par le VIH
Vineland Adaptive Behavior Scales, 81t
viol, 393, 608, 619, 628
violence(s), 64t, 235, 620, **1796-1807**
voir aussi patient(s) (violent)
   aversion sexuelle et __, 594
   chez les autochtones, 1762, 1764
   comorbidité et __, 1813
   dangerosité et __, 1796, 1800-1805
   familiale, 1867
   impulsivité et __, 1796
   maladie mentale et __, 1796-1800
   patient menaçant et __, 848-849, 850t
   péri-ictale, 494
   phencyclidine et __, 195
   prédiction de la __, 1800
   thérapie systémique et __, 1373
   troubles de l'adaptation sociale et __, 1074, 1075
   troubles de l'identité sexuelle et __, 641
   troubles dissociatifs et __, 418
   troubles précoces de l'enfance et __, 994
virage
   ambulatoire, 13-14, 28, 1743, 1920
   hypomanique, 317
   maniaque, 295, 310, 317
virus
   Borna, 1534
   de l'immunodéficience humaine, 253
   voir aussi VIH
      démence due au __, **125**
   neurotrophiques, 253
viscosité de la pensée, 299
vision en tunnel, 55
visite à domicile, 66t
visualisation fonctionnelle, 985
vitamine(s), *760*, 1835t
   B_{12}, 141, 353, 562, 564, 905, 909
   E, 115

vitesse d'absorption, 1142
vocabulaire, 47
vociférations, 47
voie(s)
   directe, 1548, 1549*f*
   indirecte, 1548
   méso-corticale, 251*f*, 254, 1520
   méso-limbique, 251*f*, 254, 1520
   méso-striée, 1520
   nigro-striée(s), 254, 1175, 1520
   tubéro-infundibulaire, 251*f*, 254
vol(s), 1072
   de la pensée, 53, **264**
volition, 253
volonté, 1302, 1604
volume globulaire moyen des hématies (VGM), 161
vomissements, *755*
voyages astraux, 1750
voyance, 1754
voyeurisme, **627**, 627*t*, *767*
vraisemblance biologique, 1624
vulnérabilité, 380, 1329*t*, 1353
   neuropsychologique, 248-256
vulnérabilité-stress, 1354

W
WAIS-R, 80, 80*t*
WCST, *voir* Wisconsin Card Sorting Test
Wechsler, 80
Wernicke
   aire de __, 253, 1554
   aphasie de __, 1545, 1554
   encéphalopathie de __, 134, 135, 136, 159, 860*t*, 898
Wernicke-Korsakoff, syndrome de, 135, 159, 859
Wilson, maladie de, 126, 267, *720*, 1027
Wisconsin Card Sorting Test (WCST), 250, 1583
WISC-R, 80, 80*t*
worthlessness (évaluation négative de soi), 52, 322, 1333, 1782
WPPSI, 80*t*

X
X fragile, syndrome du, 78*t*, 83*t*
XXY, syndrome du, 617

Z
zar, 219
zinc, 115
zoophilie, 628
zoophobie, 53

*Nous reconnaissons l'aide financière du gouvernement du Canada
par l'entremise du Programme d'aide au développement
de l'industrie de l'édition pour nos activités d'édition.*

*Gouvernement du Québec – Programme de crédit d'impôt
pour l'édition de livres – Gestion SODEC*